主编

孙祖越｜周　莉

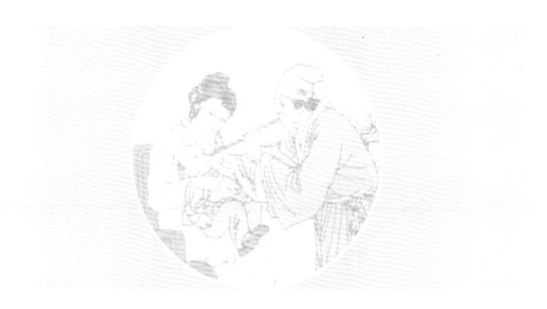

儿科用药非临床
安全性研究

上海科学技术出版社

"十三五"国家重点图书出版规划项目
本书出版由上海科技专著出版资金资助

图书在版编目（ＣＩＰ）数据

儿科用药非临床安全性研究 / 孙祖越，周莉主编
. -- 上海 ： 上海科学技术出版社，2020.12
ISBN 978-7-5478-4999-6

Ⅰ．①儿… Ⅱ．①孙… ②周… Ⅲ．①小儿疾病－用
药法－研究 Ⅳ．①R720.5

中国版本图书馆CIP数据核字(2020)第118552号

儿科用药非临床安全性研究

主编　孙祖越　　周　莉

上海世纪出版(集团)有限公司
上海 科 学 技 术 出 版 社　出版、发行
(上海钦州南路71号　邮政编码200235　www.sstp.cn)
上海雅昌艺术印刷有限公司印刷
开本 889×1194　1/16　印张 47.5
字数 1500千字
2020年12月第1版　2020年12月第1次印刷
ISBN 978-7-5478-4999-6/R·2132
定价: 398.00元

内容提要

    本书为国内首部系统总结儿科用药非临床安全性研究理论体系及实验技术、方法和标准操作规程的专著，是孙祖越研究员及其团队多年来潜心研究所取得宝贵经验和系列成果的总结。

    本书从儿科学及儿科用药发展历程、儿科用药不良反应及历史教训开始，强调儿科用药研究中的监管和伦理问题。在介绍幼龄动物敏感性、实验设计特殊性和研究策略、逐案原则（研究实例）、评价规范性要求的同时，重点阐述儿科用药非临床安全性研究的宏观思考和设计方案，并展示了大鼠、小鼠、豚鼠、兔、犬、小型猪和猴等幼龄动物的发育毒性研究案例。这些试验设计科学、步骤精细、实施规范，极具参考价值，指导作用突出。

    本书内容丰富、翔实，附有大量彩图和表格，可为从事儿童药物开发、发育毒理学理论研究和药物非临床安全性评价的专业人士提供重要指导，也可供药品监管部门行政和技术人员参考。

主编介绍

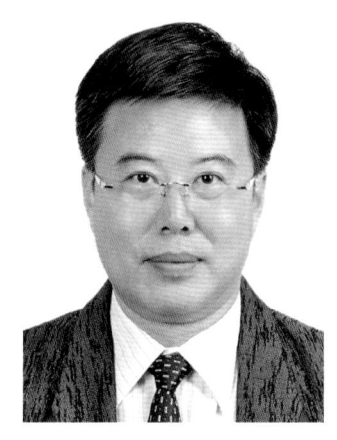

孙祖越

医学博士，上海市计划生育科学研究所二级研究员，中国生育调节药物毒理检测中心（世界卫生组织人类生殖研究合作中心）主任，复旦大学博士研究生导师。全国优秀科技工作者，荣获中共上海市委组织部、上海市人力资源和社会保障局授予的"上海领军人才"称号，享受国务院政府特殊津贴。

担任中国毒理学会副理事长，中国毒理学会青年委员会主任委员，中国毒理学会生殖毒理专业委员会名誉主任委员，国家药品监督管理局药物非临床研究质量管理规范（GLP）检查员和药品审评中心外聘专家。

学科专业：药理毒理学。科研方向：药物生殖与发育药理毒理学。2000—2019年间，主持并完成科研项目288项，其中国家和省部级科研项目19项。

荣获上海市科学技术进步奖二等奖1项、三等奖1项，华夏医学科技奖二等奖1项，中国实验动物学会科学技术奖二等奖1项，中国药学会科技进步奖三等奖1项，中国高新技术、新产品博览会科技新产品银奖1项。申请科技专利38项，其中已授权25项、发明专利8项。发表论文463篇；主编学术专著7部，参编4部。

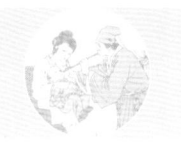

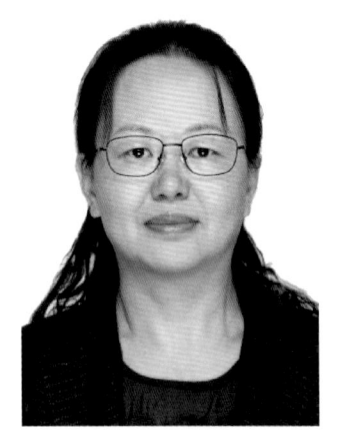

周　莉

医学博士，研究员，中国生育调节药物毒理检测中心（世界卫生组织人类生殖研究合作中心）副主任，复旦大学硕士研究生导师。担任中国毒理学会常务理事、中国毒理学会生殖毒理专业委员会主任委员、国家药品监督管理局 GLP 检查员和药物审评中心专家、中国环境诱变剂学会致突变专业委员会副主任委员、中国毒理学会生物技术药物毒理与安全性评价专业委员会常务委员、中华中医药学会中药毒理学与安全性分会常务委员、中国中西医结合学会临床药理与毒理分会常务委员等。

学科专业：药理毒理学。科研方向：药物生殖与发育药理毒理学和药物非临床安全性评价。

主持制药企业药理毒理学研究项目 210 余项，主持或参与国家级和部委级课题研究 10 项，包括"上海市妇幼用药非临床评价专业技术服务平台"、"重大新药创制"科技重大专项"十三五"计划项目"药物非临床生殖与发育毒理学关键技术的建立及应用"及"重大新药创制"科技重大专项"十二五"计划项目"建立符合国际新药研究规范的临床前安全评价技术平台"等。

荣获上海市科学技术进步奖三等奖 1 项，华夏医疗科技奖二等奖 1 项，中国实验动物学会科学技术奖二等奖 1 项，中国药学会科技进步奖三等奖 1 项。申请科技专利 11 项，已授权 8 项。主编专著 5 部，参编 3 部；发表论文 106 篇。

作者名单

主 编

孙祖越　周 莉

编 委

骆永伟　上海市计划生育科学研究所（中国生育调节药物毒理检测中心）

贾玉玲　上海市计划生育科学研究所（中国生育调节药物毒理检测中心）

崇立明　上海市计划生育科学研究所（中国生育调节药物毒理检测中心）

饶玉良　上海市计划生育科学研究所（中国生育调节药物毒理检测中心）

马爱翠　上海市计划生育科学研究所（中国生育调节药物毒理检测中心）

孟　祥　上海市计划生育科学研究所（中国生育调节药物毒理检测中心）

潘　琦　上海市计划生育科学研究所（中国生育调节药物毒理检测中心）

王　芬　上海市计划生育科学研究所（中国生育调节药物毒理检测中心）

田义超　湖北天勤生物科技有限公司（药物安全性评价研究中心）

前 言

儿科学（pediatrics）是专门研究小儿时期生长发育、疾病预防与医疗、护理等的一门学科。我国儿科学可以追溯到公元前12世纪，古称"少小科""小方脉""幼科"和"哑科"等。Pediatrics一词源于德文，意为儿童的医治者。在欧洲，儿科学作为一门独立学科出现于1850年。

儿童，特别是婴幼儿和早产儿，其在解剖、生理、生化、病理和免疫等方面与成人有明显的不同，对药物的吸收、分布、代谢、排泄，以及药物的疗效和毒性也表现迥异，所以不能简单地把小儿看作成人的缩影。这些差别容易导致药物不良反应，严重者可致死亡，国内外已有众多的惨痛教训。

近年来，随着儿童用药需求的增加，幼龄动物用于药物非临床安全性评价日趋常见，幼龄动物非临床发育毒性的研究越来越受到重视，其专业名称为幼龄动物毒理学研究，简称幼龄动物试验（juvenile animal study，JAS）。儿科用药非临床安全性评价是幼龄动物毒理学研究的应用形式，归根到底是考察儿科用药的非临床发育毒性，目的是为儿童新药提供非临床安全性数据，确保儿童用药的安全。

在既往的生殖与发育毒理学研究历程中，我们完成了一系列工作，略有心得。我们总结了这些经验和教训，编写了这本《儿科用药非临床安全性研究》。该书从儿科学及儿科用药的发展历程开始，介绍了儿科用药不良反应及历史上的惨痛教训，阐述了儿科用药研究中的监管和伦理问题，重点强调了儿科用药非临床安全性研究的宏观思考和设计方案，展示了儿科用药非临床安全性研究的具体案例，这些案例均来自我们自己的实验室。为了保密，我们特地隐去了受试物的名称，用"AAA""BBB""CCC"等字母代替，

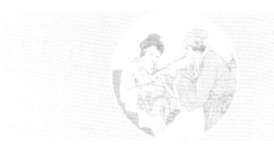

其他不方便表露的信息，如公司名称、药物名称和机构信息等，我们也统一用"XXX"代替。

本书不仅介绍了儿科用药非临床安全性研究的发展历程、历史事件、法规指南和宏观思考，而且还列举了大量的真实案例，相信对读者有一定的指导作用。希望通过本书与同行交流，更希望得到同行们的指正和支持。本书适用于从事儿童药物开发、发育毒理学理论研究与药物非临床安全性评价专业的工作人员和广大师生，以及药品监管部门行政和技术人员参考。

由于我们的专业水平有限，书中难免会有疏漏和错误，还望同行、读者多提宝贵意见，帮助我们提高，为我们共同的事业努力，为我国儿童用药安全多做贡献！

孙祖越　周　莉

2020年9月

目 录

第五章
儿科用药非临床安全性研究的宏观思考　173

第六章
用于儿科用药非临床安全性研究的常见幼龄实验动物　183

第七章
儿科用药非临床安全性研究的设计方案　207

第十章
利用幼龄比格犬开展儿科用药非临床安全性研究的案例 519

附　录 721

第一章

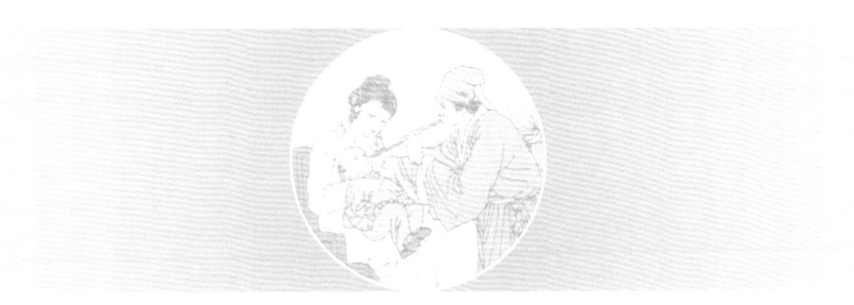

儿科学及儿科用药的
发展历程

儿科学（pediatrics）是专门研究小儿时期生长发育、疾病预防、医疗和护理等的一门学科。儿童和青少年时期的健康与卫生问题都属于儿科范围，世界各国的儿科范围年龄各有不同，在我国从出生断脐到14周岁末为儿科范围。

我国的儿科学，早期实属中医儿科学。中医儿科学是以中医药学理论体系为指导，以中医药防治方法为手段，研究小儿生长发育、预防保健和疾病诊治的一门临床医学学科。我国儿科学古称"少小科""小方脉""幼科"和"哑科"等。小儿在生长发育、生理和病理等方面均与成人不同，不能简单地把小儿看作成人的缩影。

自古以来，大多数郎中都知道，男子的病比妇女的好治，妇女的病比儿童的好治。明代张介宾在《景岳全书》中提到"小儿之病，古人谓之哑科，以其言语不能通，病情不易测。故曰：宁治十男子，莫治一妇人；宁治十妇人，莫治一小儿"，他还认为小儿"阳非有余，阴常不足"，在治疗上，认为"脏气清灵，随拨随应"，用药注重甘温扶阳。这反映了小儿之病不易治，小儿用药须谨慎。清代吴鞠通在《温病条辨·解儿难》中写到"不精于方脉妇科，透彻生化之源者，断不能作儿科也"。可见，掌握儿科学和儿科用药的精髓一直是一个难题。

到了明末清初，西医的传入使得西医儿科学在我国得到发展。随着中西医结合的开始，以及医学模式的改变，儿科学在重视小儿组织和器官健康发育的同时，对小儿心理、性格、人格、良好生活习惯的培养和临床用药安全也给予了关注。

一、我国儿科学的起源与发展

殷墟出土的公元前12世纪商代甲骨文中，就有关于小儿疾病的记载。所谓"贞子疾首"，即是指小儿疾病。这也许是我国儿科学相关的最早记载。

我国的儿科学研究由来已久，其形成与壮大凝聚着我们祖先千百年来与儿童疾病抗争的智慧。我国儿科在中医内科学的基础上，通过不断地认识、实践、积累、再认识、再实践、再积累，逐步得到升华。从萌芽、形成和发展，到进入崭新的时期、形成一个独立的学科，迄今已逾3 000年。

（一）我国儿科学的萌芽时期

我国中医儿科学起源于公元前12世纪，随着历史的变迁、医学文明的进步，直到隋代初期才显现雏形。其中，最主要的时期有二，一是自春秋战国时期到汉代末年，二是从魏晋到隋代伊始。

春秋战国时期虽无专门的儿科医生，亦无专业的儿科著作，但一些著名的医家在从事儿科的医疗实践活动，已经有了关于小儿疾病用药的记录。从史料可以看出，远在春秋战国至两汉时期，系统的中医儿科学理论虽尚未形成，但却显露出儿科学的萌芽。魏晋南北朝时期，医家们在先人医学基础上，对小儿疾病的认识不论是在广度还是在深度上，都有了一定的发展。这一时期出现了一批优秀的儿科医家，他们编撰了不朽的著作，如王叔和（西晋）及其《脉经》、皇甫谧（西晋）及其《针灸甲乙经》、葛洪（东晋）及其《肘后备急方》、陈延之（东晋）及其《小品方》、陶弘景（东晋）及其《神农本草经》《本草经集注》、姚僧垣（东晋）及其《集验方》等。

（二）我国儿科学的形成时期

从隋代开始（581年）到宋代灭亡（1279年），是我国儿科学的形成时期。此形成期大致分成两个时期，即隋唐五代十国时期和宋辽金元时期，这两个时期各显特色，并涌现出一大批杰出的儿科医药大家：巢元方（隋代）及其《诸病源候论》、孙思邈（隋代）及其《千金方》、王焘（唐代）及其《外台秘要》、钱乙（宋代）及其《小儿药证直诀》、董汲（宋代）及其《小儿斑疹备急方论》、陈文中（宋代）及其《小儿病源方论》《小儿痘疹方论》、刘昉（宋代）及其《幼幼新书》、曾世荣（南宋）及其《活幼心书》、滑寿（元代）及其《诊家枢要》、危亦林（元代）及其《世医得效方》等。

宋辽金元时期的儿科学进展比较迅速，较前一时期有了显著的进步和突飞的发展。既有儿科专业医生的总结，又有其他包括儿科内容的医药和针灸等书籍的各种汇编。此时期，我国中药儿科学逐步形成了自己的独立理论体系，开创了各个学派，进入百家争鸣、百花齐放的新时代。国外，直到15世纪，意大利医生巴格达才完成了一部儿科专著，比中国的《颅囟经》要晚5个多世纪，比钱乙的《小儿药证直诀》晚了3个多世纪。

（三）我国儿科学的发展时期

从元代开始（1271年），直到中华人民共和国成立前夕（1949年），近700年的破浪前行，我国中医儿科学得到了发展。

鉴于前朝几千年的中医药发展基础，特别是经过了唐、宋时期的中医儿科学成长，到了明清时期，我国中医儿科学处于迅速发展阶段。明代李时珍所著《本草纲目》，收集了很多治疗儿科疾病的药方，具有临床实用价值。这一段时间内，产生了关于儿科学理论、小儿病诊法及诸病治疗方法等方面的不少精辟论述。大量医家和学者已将我国中医儿科学的理论和技术做了系统的完善，促使儿科学进入了昌盛成熟阶段。儿科医家层出不穷，百家争鸣；儿科专著五彩斑斓，百花齐放。

清代后期，随着西医学传入我国，儿科界也开始有人提出宜"中西医合参"。何炳元的《新纂儿科诊断学》中除传统中医望、闻、问、切四诊之外，引入了检诊一项，用于检查口腔、温度、阴器和便路等的变化。

1. 儿科学系统温病学理论的创立· 此后，清代医家利用北宋钱乙创立的"五脏辨证学说"和清代叶桂建立的卫气营血与三焦辨证的原则，使中医儿科成为一门理论比较完整的科学体系。到了清代，由于温病学派的兴起，对热性病用卫气营血及三焦辨证的理论作指导，大大提高了儿科医疗效果（表1-0-1）。

表 1-0-1　清代温病学四大医家简介及其贡献

姓　名	年　代	简　　介	贡　　献
叶　桂	1666—1745年	江苏吴县人，有"温热大师"之称，著有《温热论》	建立了温病因证脉治的独立体系
薛　雪	1681—1770年	又名薛生白，江苏吴县人，代表作《湿热病篇》	系统论述了湿热病的因证脉治
吴鞠通	1758—1836年	江苏淮安人，少习儒学，使叶氏温病学说系统化、理论化，代表作《温病条辨》	发展叶氏学说，丰富了温病证治内容
王士雄	1808—1868年	浙江海盐人，早期在杭州行医，后旅居上海，代表作《霍乱论》《温热经纬》	汇集诸家之说，集温病学之大成

2. 预防"天花"种痘术的发明· 15世纪之后，由于交通的便利，人员来往更加频繁，天花开始在中国广泛流行。

在1368—1840年的400多年间出现儿科专著200余种，其中痘疹专著就占120种之多。医学界普遍认为，葛洪对天花疾病症状和治疗药方的记述是中国医学史上的第一次对天花的记载。根据晋代葛洪《肘后救卒方》中记载，天花是"建武中于南阳击虏所得，乃乎为虏疮"。到了唐代和五代时期，被人们称为"豌豆疮"的天花，开始出现在文人墨客的文章和诗篇中。最早的是北宋董汲的《小儿斑疹备急方论》和宋、金期间陈文中的《小儿痘疹方论》，天花开始以"痘疮"为名。从这时开始，中医把"痘疮"归属到"小儿科病类"。有人推测，在宋代，天花主要侵袭的对象是儿童，而成人已经具备了免疫力。明代医学家万全在《痘疹世医心法》中记载"嘉靖甲午年（1534年）春，痘毒流行，病死者什之八九"。清代的《痘科金镜赋集解》中记载"闻种痘法起于明代隆庆年间（1567—1572年）宁国府太平县（今安徽太平）……由此蔓延天下"。翁仲仁《痘疮金镜录》

三卷，其方术成为后世治痘所宗。《医宗金鉴》分列《幼科杂病心法要诀》《痘疹心法要诀》《幼科种痘心法要诀》，足见对痘疹的重视及对种痘法的总结和推广。

我国发明的人痘接种法，归纳起来分为痘衣法、痘浆法、旱苗法和水苗法四种，种后7天发热见痘，为种痘成功。这四种方法中，痘衣法和痘浆法比较原始，旱苗法和水苗法都是用痘痂作为痘苗，虽然方法上比痘衣法和痘浆法有所改进，但仍是用人工方法感染天花，有一定危险性。其中，以水苗法最佳，旱苗法其次，痘浆法危险性最大。

人痘接种实际上是采用人工的方法，使被接种者感染一次天花。这种早期的种痘术所使用的都是人身上自然发出的天花的痂，人们把它叫"时苗"，毒性很大。于是，不采用自然之痘作为种苗，而是使用接种多次的痘痂接种，从而降低危险性。此种选炼减低痘苗毒性的方法是合乎现代科学原理的。该方法比欧洲发明的牛痘接种早了百余年。

3. 我国儿科学的西化时代· 明末清初，西医西药伴随着来华的基督教传教士而来。起初影响不大，主要是因为解剖生理知识难以被国人接受，且西医效果尚未显现。直到19世纪初，牛痘接种法及西医外科和眼科治疗技术的传入，才为西医在中国的发展奠定了基础。

4. 民国时期儿科学的变革与发展·民国时期，我国中医儿科学因受到西医的冲击及战乱的影响，在理论与实践上的发展都相对缓慢。总的来看，这一阶段的儿科学基本上是承袭古人观点，对小儿生理病理特点等理论问题进行研究和总结，对儿科疾病的特殊性进行分析，同时还受西学的影响，有中西合璧的趋势，但未见长足的创新性进步。

可喜的是，这一时期医家，不仅对"胎毒"和"变蒸"等儿科特有的生理病理现象进行探索，还在婴幼儿护养和儿科临床常见疾病的诊治及推拿等方面有所论述，认识上具有一定的科学发展和创新。出现了大批的儿科名家，如奚晓岚、奚伯初、钱同增、钱今阳、钱宝华、杨鹤龄、古绍尧、徐小圃、恽铁樵、单养和、吴克潜和施光致等，也出现了一批总结性的儿科医著，如曾志斋的《福幼奇书》（1911年）、顾鸣盛的《中西合纂幼科大全》（1918年）、张山雷的《小儿药证直诀笺正》（1923年）和《钱氏儿科案疏》（1923年）、陈守真的《儿科萃精》（1929年）、秦伯未的《幼科学讲义》（1930年）、叶隐衡的《幼科指南》（933年）、吴克潜的《儿科要略》（1934年）、何廉臣的《小儿诊法要义》（1936年）、施光致的《幼科概论》（1936年）、恽铁樵的《保赤新书》（1936年）、钱今阳的《中国儿科学》（1942年）、杨鹤龄的《儿科经验述要》（1949年）等，为我国儿科学的发展做出了不朽的贡献。

民国时期儿科常见疾病有麻疹、痘疹（指天花与水痘）、惊风和疳证等。新中国成立前，痘疹在我国乃至全世界流行猖獗，中医界治疗此病积累了丰富的经验。1911—1949年，公开出版和发行的关于痘疹的专著据不完全统计有140余种，可见研究之盛。推拿术专著也颇多，如《小儿按摩术》（1921年）、《幼科推拿方剂集成》（1928年）、《推拿新书》（1931年）、《增图考释推拿法》（1933年）、《小儿百病推拿法》（1936年）、《推拿全书》（1939年）和《小儿推拿辑要》（1949年）等。

（四）我国儿科学的崭新时期

1949年10月1日，中华人民共和国成立，政府非常重视儿童健康，在努力发展我国传统医学的同时，更提倡中西医结合，推动我国儿科学的发展进入了崭新的时代。20世纪50年代初，我国开办了中医中等及高等教育。1978年，中医研究院等单位率先招收了中医儿科学硕士研究生。1986年，南京中医学院成为我国第一个中医儿科学博士学位点。1983年，中华中医药学会儿科分会成立。1985年，我国第一所中医儿童医院成立于西安。各级政府还按照中医学术特点，通过师徒传承的传统方式，多层次、多形式地培养我国特色的中医儿科学人才。2009年世界中医药学会联合会儿科专业委员会成立，建立了世界性中医儿科学术交流的平台。

新中国学者们继承并讨论了"纯阳""稚阴稚阳""少阳""变蒸"及五脏"不足"和"有余"等儿科传统理论和实践。同时，还结合现代科学技术，进一步研究发现了小儿体质形成与先天遗传因素和后天环境因素有关，提出了有创新意义的学术观点。

在科学技术方面，首先突出传统四诊，其次利用血液生化检测和超声影像等技术，以及微生物学、免疫学、酶学、内分泌学、生物化学、分子生物学、超微结构、核技术、电子计算机等方法，使儿科中医中药研究不断深入。在中药剂型改革方面，也有新的发展，如颗粒剂、口服液、滴鼻剂、栓剂、膜剂、注射液和纳米乳剂等。搜集儿童体内疾病变化信息，并将其纳入中医儿科辨证体系，即宏观辨证与微观辨证相结合，使中医儿科辨证学的认识层次得到深化。对儿童疾病，开展了中西医结合治疗模式。

由于广泛开展了预防接种、新法接生及优生保健工作，被古代儿科医家称为儿科四大要证的痧、痘、惊、疳中，痘证（天花）已彻底消灭，惊风中的新生儿破伤风几乎绝迹，痧证（麻疹）已被人工控制，疳证亦极为罕见。在中医儿科学预防医学方面，以中医学"治未病"思想为指导，积极探索应用中医儿科学防治方法来增强儿童体质、降低发病率的有效措施。

综上所述，我国儿科学的萌芽、形成和发展，至今已跨越数千年（表1-0-2），现在已经走进了崭新时期。其主要的特征是从传统走向现代，从单纯的中医和西医走向中西医结合。在历史的长河中，儿科学的发展，培养人才是关键，继承学习是基础，科技创新是动力，重中之重是"天时"，伟大时代的气息才是源动力。

表 1-0-2　我国儿科学（相关）主要专著简表

序　号	书　名	年代（公元）	作　者
1	《颅囟经》	东汉 220 年之前	卫泛（也称卫汛）
2	《诸病源候论》	隋（616 年）	巢元方
3	《备急千金要方》	唐（682 年）	孙思邈
4	《小儿药证直诀》	北宋（1119 年）	钱　乙
5	《小儿斑疹备急方论》	北宋（1093 年）	董　汲
6	《幼幼新书》	南宋（1150 年）	刘　昉
7	《小儿卫生总微论方》	南宋（1156 年）	—
8	《小儿痘疹方论》	南宋（1241 年）	陈文中
9	《小儿病源方论》	南宋（1251 年）	陈文中
10	《活幼心书》	元（1330 年）	曾世荣
11	《袖珍小儿方》	明（1413 年）	徐用宣
12	《全幼心鉴》	明（1468 年）	寇　平
13	《保婴撮要》（十卷）	明（1505 年）	薛　铠
14	《婴童百问》	明（1505 年）	鲁伯嗣
15	《育婴家秘》	明（1541 年）	万　全
16	《保婴撮要》（二十卷）	明（1555 年）	薛铠、薛己
17	《博集稀痘方论》	明（1577 年）	郭子章
18	《片玉心书》	明（1578 年）	万　全
19	《幼科发挥》	明（1579 年）	万　全
20	《小儿推拿方脉活婴秘旨》	明（1604 年）	龚云林
21	《小儿按摩经》	明（1604 年）	四明陈氏
22	《小儿推拿秘诀》	明（1605 年）	周于蕃
23	《证治准绳·幼科》	明（1607 年）	王肯堂
24	《景岳全书·小儿则》	明（1639 年）	张介宾
25	《幼科金针》	明（1641 年）	秦景明
26	《幼科折衷》	明（1641 年）	秦昌遇
27	《幼科指南》	明（1661 年）	周　震
28	《痧科纂要》	明—	马之骐
29	《幼科铁镜》	清（1695 年）	夏禹铸
30	《种痘新书》	清（1741 年）	张　琰
31	《幼科心法要诀》	清（1742 年）	吴　谦
32	《麻科活人全书》	清（1748 年）	谢玉琼
33	《幼幼集成》	清（1750 年）	陈复正
34	《幼科要略》	清（1764 年）	叶天士
35	《幼科释谜》	清（1773 年）	沈金鳌
36	《温病条辨·解儿难》	清（1811 年）	吴鞠通
37	《医原·儿科论》	清（1861 年）	石寿棠
38	《保赤汇编》	清（1879 年）	金玉相

（续表）

序 号	书 名	年代（公元）	作 者
39	《麻症集成》	清（1879年）	朱载扬
40	《保赤新书》	民国（1936年）	恽铁樵
41	《中医儿科学》	1984年	王伯岳、江自仁
42	《儿科医籍辑要》丛书	1990年	张奇文
43	《实用中医儿科学》	1995年	江育仁、张奇文
44	《中医药学高级丛书·中医儿科学》	1998年	汪受传
45	《中医儿科学》	2006年	汪受传
46	《中医儿科学》	2012年	广东中医学院
47	《中医儿科学》	2016年	马 融

二、西医儿科学的起源与发展

在过去的中国，"西医"被称为"新医"，与"旧医（中医）"相对应。西方医学起源于古希腊，它的奠基人是希波克拉底（Hippocrates）。在近代时期，西医学发展成为一门建立在科学研究和实验数据基础上的全新医学体系。

Pediatrics（儿科学）源于德文，意为儿童的医治者。在欧洲，儿科学作为一门独立学科出现是在1850年，尽管已有200多年的历史，却仍然是一门较小的学科。

被誉为"儿科学之父"的德国医学家亚伯拉罕·雅可比（Abraham Jacobi，1830—1919年），是美国第一位儿科学教授，并创建了美国第一所儿童诊所。

在美国，儿科和内科在相当长的时间内是合二为一的，内科医生同时参与小儿疾病的诊治。早期主要的儿科学会是1888年成立的美国儿科学会，由于重视儿科学术研究和临床研究，在1932年促成了儿科研究学会的成立，为年轻学者提供了一个相互交流的平台。

1850年，弗里德里希·路德维希在莱比锡出版了一部关于儿科学的参考巨著，它涵盖了1472—1849年的儿科学发展史，包括儿童医院的建立、儿童各种疾病的相关书籍及论文，以及对儿童健康关注意识的提高。1932年，世界上第一本儿科期刊面世，它是由美国儿科学会（American Academy of Pediatrics，AAP）和莫斯比出版公司共同推出的。1947年，美国儿科学会创建了杂志《儿科学》。

西医儿科学的发展可以分为两个阶段：其一，在20世纪初，由于巴氏消毒法、配方奶的问世，儿童感染和不能母乳喂养儿童的健康状况得到了改善，提高了儿童的生活质量且明显降低了小儿的死亡率；其二，20世纪后半世纪，儿科学取得了惊人的发展。生物医学迅速发展，抗生素及各种疫苗的应用降低了婴幼儿感染性疾病的死亡率；口服补液和静脉输液成功治疗了腹泻；先天性心脏病手术治疗的开展挽救了大量儿童的生命；对新生儿苯丙酮尿症、先天性甲状腺功能减退症等的筛查防治了儿童的一些代谢性疾病。一些疾病的发生率大大下降，甚至绝灭，如传染病和营养不良等。

之后，儿科学迅速发展，分化出小儿传染病学、小儿呼吸病学、小儿内分泌学、小儿心脏病学、小儿神经病学、发育行为儿科学、儿童精神病学和儿童心理学等众多学科。

三、我国儿科学的中西医结合

西方医学传入我国的历史，最早可追溯到南北朝时期，但在鸦片战争前对我国的医学影响并不大。19世纪，西方儿科学发展迅速，并随着商品和教会进入我国，开始广泛传播。近百年来，在我国形成了中西医并存的局面。

中西医结合是我国儿科学的发展方向。新中国成立后，在"团结中西医"的卫生工作方针指导下，中西医结合工作得以迅速发展。在儿科临床工作中，采用西医辨病与中医辨证相结合的方法，中药与西药优势互补，并采用现代化科学方法改变中药剂型，取得了较好的临床效果，如中西医结合治疗新生儿硬肿症、新生儿黄疸、流行性乙型脑炎、过敏性紫癜、急性肾炎与肾病综合征等。在通过现代科学试验手段研究小儿脾胃病等中西医结合基础学科上也取得了很大的成绩。

由于西方医学是建立在近代自然科学基础上的，它的传入客观上为我国带来了新的科学知识，促进了我国医学的发展，对我国人民的保健事业起到了重要作用。

早在新中国成立初期就有一批立志于中西医结合的临床及基础学科研究的医务工作者进行了"西学中"的学习，成为我国中西医结合临床及基础研究的骨干。目前大批中医学院的学生，特别是中西医结合专业的学生，他们不仅学习中医儿科学知识，同时亦学习现代医学基础及临床各科知识，成为中西医结合的后备力量和生力军。我国还创办了《中西医结合杂志》，中西医结合的儿科学书籍及临床手册不断问世。我国中西医结合儿科学专业已初步创立，在新世纪将不断地发展。

20世纪80年代以来，中西医结合儿科研究进一步深入，对小儿肺炎、小儿腹泻、小儿厌食、小儿肾炎和小儿癫痫等疾病进行了大量的临床与实验研究，同时在新生儿疾病及小儿急性传染病等诸多领域也取得了丰硕的研究成果。在小儿急性传染病方面，中西医结合的优势日益得到发挥，在诊治麻疹、白喉、百日咳、痄腮、猩红热、流行性乙型脑炎、小儿麻痹症和中毒性菌痢方面均取得较好的成绩，尤其在防治乙脑、小儿麻痹症和中毒性痢疾等方面进展卓著。而中西医结合治疗小儿肾病综合征，因其可拮抗激素的副作用及并发症、防止撤减西药后的反跳现象，而被临床广泛采纳。

四、我国儿科学重视用药安全

约在公元1世纪时，我国的一部药学专著《神农本草经》问世。它收载了365种药物，并把药品分为上、中、下三品，其中有的药物"无毒"，可以多服，多服不伤人；有的药物有毒，用时要"斟酌其宜"；有的药物"多毒，不可久服"，说明古人对这些药物的治疗作用、毒副作用已有一定的了解，并且初步提出了合理用药、安全用药的概念。

1. 中医儿科对胎毒认识·胎毒致病的记载，最早见于《诸病源候论》，"小儿在胎，其母气有热，熏蒸于胎，至生小儿，体皆黄，谓之胎黄也"。可见早在公元7世纪，古人就认识到了胎毒与儿科某些病证的因果关系。"胎毒"一词最早见于宋代《小儿卫生总微论方》，其中《胎中病论》指出"母食毒物，胎有所感，至生下后，毒气发而为病"，并在"鹅口""垂痈""重颚""褥疮"等胎病中直书"胎毒上攻""胎毒攻发"，正式提出胎毒这一概念。元代朱震亨《格致余论》对胎毒致病甚为重视，到了明代胎毒之说更为盛行。

2. 母乳喂养与发育毒性·不论妊娠期或哺乳期，母亲用药均可影响新生儿和婴儿，如孕妇应用某些药物可引起胎儿各种各样的畸形。有些药物可以引起胎龄偏小、凝血功能障碍、呼吸抑制、药瘾症和特殊综合征等。如胎儿苯妥英钠综合征、新生儿撤药综合征、胎儿酒精综合征、水杨酸盐所致的撤药症状（表现为全身性张力过高及反射应激性增强，并伴有尖声哭叫，稍微触之即有激动不安。婴儿血液中水杨酸盐消失数周后这些症状仍持续存在）。乳母所服用的药物几乎都能在乳汁中出现，但其含量很少超过母亲摄入量的1%～2%，一般不至于给新生儿或婴儿带来危害。但某些药物在乳汁中排泄量较大，母亲在服用时应考虑对新生儿或婴儿的危害性，避免滥用。药物在乳汁中排泄受以下因素影响：① 药物的分子量，分子量大于200的物质难以穿过细胞膜；② 药物在脂肪和水中的溶解度；③ 药物的离解度，离解度越低，乳汁中药物浓度也越低，锂离子易于进入乳汁达到较高浓度；④ 药物的酸碱度，碱性药物如红霉素易于在乳汁中排泄，而酸性药物青霉素则较难排泄。某些药物在哺乳期禁用，如放射性药物（可抑制甲状腺功能）、巴比妥类（可致高铁血红蛋白血症、全身大块瘀斑、嗜睡、虚脱现象）、氯霉素（可抑制婴儿骨髓）、红霉素、四环素、麻醉药、抗癌药（MTX除外）、抗凝剂、抗甲状腺药物、碘剂、溴剂和汞剂等。有些药物虽然在乳汁中浓度不高，但长期应用可导致婴儿产生相应的药理作用和不良反应，故应慎用，如避孕药、磺胺类、肾上腺皮质素、利尿剂、巴比妥类、水合氯醛、丙咪嗪、水杨酸盐、利血平、咖啡因和抗组胺药等。

3. 小儿用药原则及特点·儿童不同于成人，表现在解剖、生理、生化、代谢和内环境等方面，所以，同一种药物在儿童和成人体内产生的毒性反应是不一样的，小儿有其固有的特点。

（1）不药之药：纵观古代，富贵之家，衣食有生，生子常夭；贫贱之家，衣食不足，生子常坚。民间亦有小儿三分饥和三分寒之说。小儿时期合理喂养，有利于小儿生长发育，此外，小儿衣着过厚，或环境过暖，则毛孔常开，不耐寒热，稍遇寒则感发为病。小儿具有清灵、易于康复的特点。故小儿有不同于成人的生理、病理特点，为病时与成人有别。

一般病情轻浅，则当观之，配以调护，不可随意用药，可自愈，故当调护为主。此外，因小儿脏腑娇嫩，对药物敏感性较强，故用药不可过寒、过热，中病即止。尽管中医有"药食同源"之说，但药物在发挥治疗作用的同时，必定对人体产生某些不良反应，故当慎用。

（2）谨慎用药：对于小儿，用药须谨慎为之。由于小儿脏器清灵，脏腑娇嫩，对疾病抵御不足的同时，对药物也十分敏感，所以对小儿用药需更加谨慎、准确，避免用药不当而对病情不利，甚者还会对小儿体质产生影响而变生百病。《景岳全书》中载："小儿气血未充，一生盛衰之基，全在幼时。此饮食之宜调，而药饵尤当慎也。"描述了小儿时期是一生的基础时期，应注重饮食的调理适宜，而且用药尤其需要谨慎。

（3）药物选择：治疗中首先要注意药物的选择，药物有寒、热、温、凉之分，用之不慎可能造成小儿阴阳失调而致生他病。《幼科发挥》云"小儿用药，贵用和平，偏热、偏寒之剂，不可多服"，且小儿脏器清灵，对药物极为敏感，所以同类药物中应尽量选择适宜小儿体质的药物，尤其峻烈有毒之品，更应慎重选用，

否则易伤及小儿正气。

（4）用药剂量：小儿用药剂量除了以药物药性、毒性大小为依托外，更应根据患儿年龄大小、病情需要、个体差异酌情进行加减，做到"中病即止"。如《千金要方》《小儿药证直诀》《幼科发挥》《幼幼集成》中均有"量儿大小加减"等描述，均是古代方剂对小儿用药剂量严谨的体现。

（5）用药方法：根据病情的不同，药物的服用方法也有所不用。比如初生儿及婴幼儿服药，古方中多用母乳下，如《千金要方》《小儿药证直诀》《幼科发挥》中均有此描述。再有古方中多用姜汤、姜枣汤、薄荷汤和紫苏汤等调下，或用以兼护脾胃，或为引药入经，或可增强药效，如《幼幼集成》中助胃膏"炒米汤化服"，《幼科发挥》中当归龙荟丸"竹叶汤下"，《小儿药证直诀》中凉惊丸"金银花汤下"。纵观古人对小儿治疗的用药，在煎服方法上有很多有别于成人的独特之处，其独特的服用方法也都基于小儿本身的体质特点。

总而言之，我国儿科学的发展跨越3 000多年，汇集了博大精深的中华文明，凝结了古圣先贤的人类智慧，消除了众多疾病，治愈了无数患儿。

我国古代无数医家，对小儿发育不全和脏腑娇嫩的生理特点早有诠释，对儿科用药安全方面更有思想警戒和防患措施。

随着中西医结合时代的到来，我国儿科学有了崭新的转折。当代的我们，应该为儿童提供科学、合理的用药安全保障，担当起每一位医药工作者和监管者应该肩负的责任！

（孙祖越　周　莉）

参 考 文 献

[1] 江育仁.中医儿科学 [M].上海：上海科学技术出版社，2012.

[2] 匡凤梧，白晓玲.新编儿科常见病防治学 [M].郑州：郑州大学出版社，2012.

[3] 曾福善.中西医临床儿科学 [M].北京：中国古籍出版社，2003.

[4] 赵艳.民国时期中医儿科学发展探讨 [J].中国中医基础医学杂志，2015（7）：789-791.

[5] 赵艳.民国时期中医儿科学发展概况 [J].西部中医药，2015，28（10）：75-78.

[6] 赵艳.新中国成立后30年（1949—1977）中医儿科学发展概述 [J].中医儿科杂志，2016，12（5）：23-25.

[7] 赵艳.1977年以来中医儿科学学科发展概述 [J].中医儿科杂志，2016，12（2）：379-382.

[8] 王雨彤.中国儿童用药现状、问题与对策 [D].北京中医药大学，2018.

[9] 马融.中医儿科学 [M].北京：中国中医药出版社，2018.

[10] 汪受传.中医儿科学 [M].上海：上海科学技术出版社，2006.

[11] 年云娜，熊杰.张从正儿科学术思想小议 [J].山东中医杂志，2004，23（9）：566-567.

第二章

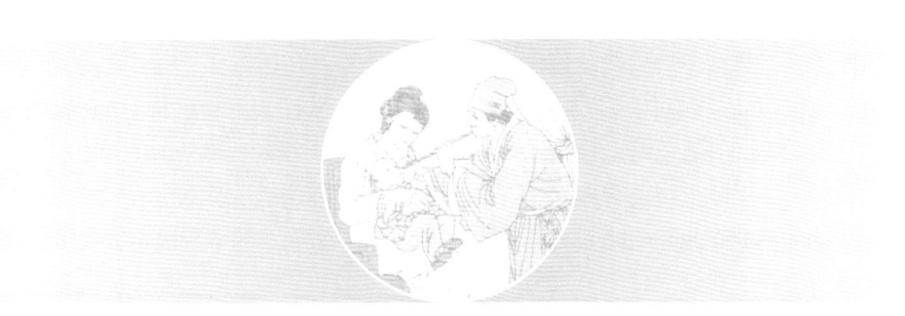

儿科用药不良反应及
历史教训

药害事件泛指由药品使用导致的患者身体健康损害或危及生命的事件，主要有三种类型：一是由于药品质量缺陷导致的损害；二是由于合格药品使用过错导致的损害；三是合格药品在正常用法和用量下出现的与治疗目的无关或意外的有害反应，也就是我们通常所说的药品不良反应。国际上将药害事件定义为"any injury resulting from medical interventions related to a drug"，意即药害既包括非人为过失的不良反应，也包括人为过失导致的其他负面的药物作用。

儿科用药主要存在儿科专用药稀缺、临床用药选择性受限、用药成人化现象普遍、超说明书使用药物等现象。由此造成的儿科用药不良反应及历史教训层出不穷，至今还历历在目。2010 年的第六次全国人口普查数据表明，我国大陆地区现有 0 ～ 14 岁儿童约 2.22 亿人，占全国总人口的比例为 16.60%，从患病人数的总量看，每年患病儿童约占总患病人数的 19.25%，如此庞大的儿童人口基数及患病率，决定了我国儿科用药总体需求之大、儿科用药不良反应波及人数之广。

因此，儿科用药的安全性更应该得到当今社会的普遍关注，历史教训更不可忘却。

第一节
儿科用药临床不良反应

儿童患者在临床中是一类特殊的群体，特别是婴幼儿和早产儿，其在解剖、生理、生化、病理和免疫等方面与成人有明显的不同，对药物的吸收、分布、代谢和排泄，以及药物的疗效和毒性也表现迥异。

一、临床上儿科用药不规范问题

由于许多药品说明书上未注明儿童使用的剂量和方法，或者未能提供儿童使用的具体科学数据，导致临床上儿科用药问题众多，出现一次又一次的儿科用药不良反应，大体归纳起来有如下几个方面。

1. 缺乏儿童适宜的品种、剂型及规格·资料显示：我国常用的 3 000 多种药品中，儿童专用药物品种数占儿童所用药品比例的 3%，处方药中儿童专用药物占儿童所用药物比例只有 1.93%，非处方药中儿童专用药物占儿童所用药物不到 20%。2010 年版《国家基本药物目录》中，288 种口服化学药物，儿童专用药物只有 1 种，在儿童可用药物的 207 种内，有新生儿用药说明书的仅 19 种，包含中成药 9 种，剂型以颗粒剂为主。

适宜剂型的缺乏是我国儿童中成药存在的主要问题之一。国内市场 90% 的药品没有儿童剂型。近年来，我国上市儿童中成药品种以口服液、颗粒和糖浆剂为主，但由于数量少，未形成目前儿童中成药剂型的主流。丸剂、片剂和胶囊等儿童服药依从性较差的剂型在《中华人民共和国药典》中占 51.19%，在《国家基本药物目录》中占 45.45%。而口服液、颗粒和糖浆剂等儿童服药依从性较好的剂型在《中华人民共和国药典》中仅占 34.52%，在《国家基本药物目录》中仅占 40.91%。儿科最常用给药途径是口服和注射。根据儿童服药的特点，不同剂型适合不同年龄阶段的儿

童，如滴剂适用于 2 岁以内的儿童，片剂和胶囊都不适用于 3 岁以下婴幼儿，对学龄儿童可使用溶液剂、咀嚼片或口崩片等，而大颗粒的胶囊剂、丸剂或片剂给儿童使用可能造成吞咽困难及损伤，这种损伤对于年龄较小的儿童甚至是致命的。

适宜规格的缺少时常导致临床多以成人药品拆分为儿科用药，拆分率约为 54%。其中儿童专用中成药的拆分率约为 66%。儿童服药采用将成人药掰取"半片"的现象普遍，既破坏了药物的剂型结构，在不同程度上影响了药物的生物利用度和药物效应，同时也导致了儿童服药依从性差，并造成药物资源的浪费。由于没有合适的剂型，将注射剂用于口服或外敷的现象时有发生，将成人片剂或胶囊分成数份（有时将 1 片药分成 12 份以上，如氯硝西泮和托吡酯等）更是司空见惯，须知缓释剂、控释剂和肠溶制剂等都是不能分割使用的，其后果是直接影响剂量的准确性和药效。

临床上儿童用药的剂型较多，如咀嚼片、泡腾片、颗粒剂和糖浆剂等，我国需要在此基础上，加强开发儿童适用剂型，如儿童哮喘用的贴剂、镇静止惊用的肛门栓剂等；规格上用儿童剂量小包装（片剂和胶囊剂）更迫切。

2. 药品说明书上缺乏儿童用法和用量·尽管许多药物已广泛用于儿童和成人，但儿童安全用药信息缺乏。在美国，大多数处方药在儿科用药方面没有充分的资料；欧洲、澳大利亚、日本和世界许多地区儿科用药也没有提供所需资料。Wilson JT 对 1973 年出版的《医生案头参考》一书中的 2 000 种药品进行了分析，结果发现，80% 药品没有儿科用药参考，首次提出了儿科用药缺乏使用说明的问题。1991 年版《医生

案头参考》同样存在这个问题。1995年，美国食品药品管理局（FDA）批准了28种专利药上市，其中20种新药可能会用于儿童，但只有4种新药有儿童使用说明，占上市新药的20%。Pina LM曾对10种常用于儿童且没有使用说明的药品进行了分析，其中包括沙丁胺醇吸入液、注射用氨苄西林钠、色甘酸钠、哌醋甲酯片。一项对1976—1996年美国处方药转为非处方药的40个产品分析表明，大部分药品没有儿童使用说明。

目前我国中成药，尤其是成人和儿童共用类中成药，对儿童用法和用量几乎没有描述，或描述不完整，多以"小儿酌减""儿童酌减""儿童遵医嘱"和"儿童在医生指导下应用"等文字表述。这类品种在《中华人民共和国药典》中占69.64%，在《国家基本药物目录》中占68.18%。其中，部分品种用药的年龄段不明确，且年龄分段的标准不统一，存在年龄段过宽的现象。儿童专用中成药数量少，且覆盖病种范围局限，在《中华人民共和国药典》仅占5.56%，在《国家基本药物目录》仅占4.92%，心血管系统、泌尿系统、皮肤和眼部疾病及风湿病儿童专用药物缺如，不能满足临床用药的需求。

根据我国2014年4月25日《医药经济报》报道，"儿科用药现状调查分析"课题共有全国15家医疗机构参与，共纳入调查药品品种6 020种（不含中成药），在儿童可用药品的1 098种中，有儿科用药信息的仅占47.3%。

《中华人民共和国药品管理法》规定，药品说明书必须注明药品的适应证或功能主治、用法用量、禁忌、不良反应和注意事项等。由于缺少儿童用药方面的临床研究数据，目前大部分儿童药物说明书中并没有写明儿童服用的禁忌、不良反应及注意事项等内容。由于缺少科学详细的用药信息等因素，导致儿童临床用药存在诸多不合理现象，如超说明书用药、不合理选药（滥用抗菌药物和解热镇痛药等）、用药剂量不精准、给药途径不合理（如过度使用静脉输液）和联合用药等。临床上儿童药物的用量常以成人用药量为基础并酌情减量，此种做法容易造成服药剂量不准确、药物稳定性破坏等结果，并会不同程度地增加儿科用药不良反应发生的概率。

3. 非临床幼龄动物研究数据信息不足。目前儿科用药基本上是经过成人临床试验或实践后外延至儿童的，即使参考国外儿童相关资料，也会因种族、地域差异而存在风险。由于缺乏儿童疗效和安全性数据，药品说明书中常会有这样的标识——"12岁以下儿童没有相关资料"。没有儿科用药的科学信息，何谈儿科用药的安全，其后果只能导致儿童药物不良反应的增加，同时也会限制一些有价值药物在儿童中的应用，如阿奇霉素对儿童支原体感染非常有效，但为了避免医疗纠纷，医生一般不会使用，因为说明书上注明16岁以下安全性不明。

儿童中成药上市后缺乏药品安全性再评价，含有毒性药材的品种药品说明书中儿童安全用药信息缺失，药效学和毒性试验结果多无描述，不良反应与禁忌多"尚未明确"，且无疗程标识。临床联合用药多，尤其是中、西药联合应用较多，但目前说明书中缺乏中药与西药联合用药的安全性和有效性的信息，存在安全隐患。

同世界其他国家一样，我国儿科用药也存在相当多的问题。主要表现在标签和说明书上儿科用药信息缺失或模糊，缺失项包含了关系到患儿安全及合理用药的药理作用、儿童用法和用量、不良反应和禁忌等。说明书中"儿科用药"下多使用"未进行该项试验且无可参考文献"和"无资料证实安全性和有效性"等表述方式。

此外，由于没有非临床幼龄动物研究的资料，即使进行了儿童剂量的临床试验，也往往不是以儿童为受试者，有的是将剂量放大5倍给成人应用，等试验安全后，再按原剂量给儿童用，从而导致儿科用药缺乏临床评价数据。此类不足可产生两方面后果，一是引发不良反应；二是限制了一些对儿童可能会很有价值的药物在儿童中应用，如非甾体类药吲哚美辛在治疗脊椎关节炎方面很有前途，而《医生案头参考》是这样叙述的：吲哚美辛对儿童的作用还不清楚，不能用于14岁以下儿童，除非在缺少其他有效药物且本品的安全性有保障的情况下，才能用于14岁以下儿童。

4. 药品的包装不达标、不规范。儿童天生具有好奇和善于模仿的本性，误用药物的例子屡见不鲜，尤其小婴儿误用药物可能会导致无法挽回的严重后果。除了提醒家长不要疏忽药物的存放管理外，还需要增加包装的安全性能。国外对儿科用药的包装十分重视，美国1970年就立法强制执行药品儿童安全包装，包括成人用的药品也采取了防儿童开启的安全措施。像泰诺林，除了色彩和口味迎合儿童心理，还具有防止小儿意外开启的保护功能。我国现有药品外观与包装比较简单，95%以上药品不具备儿童药品安全包装的功能。有些儿科用药还以大包装形式出厂，既造成浪费，又造成分装后缺少说明书的情况，影响儿科用药安全。

5. 说明书上对适应证的描述不够规范·无西医疾病名称，无规范的功能主治描述，时常还会夹杂中医的症候描述。"功能"用中医术语表述，"主治"先用中医术语表述，以分号隔开，再列述西医病名及其中医证候属性特点。由于诸多历史原因，无论是传统的老药，还是近代研究的新药，功能主治的表述均存在着不规范之处，其中儿童中成药缺少西医病名也是最为常见的问题。功能主治不规范、无西医疾病名称的品种在《中华人民共和国药典》中占57.74%，在《国家基本药物目录》中占70.45%，造成临床超适应证范围用药、不辨证用药等现象普遍。

二、儿童发生药物不良反应的易感因素

儿童发生药物不良反应的因素有多种，除了药物的作用外，儿童自身的生理、生化、代谢及与药物的互相作用，与成人常常有所不同，这些就构成了儿童发生药物不良反应的易感因素。

1. 儿童生理基础影响药物效应·新生儿及婴幼儿液体占体重比例大，对水和电解质代谢的调节功能差，因此对影响水盐代谢、酸碱平衡的药物比成人敏感，易致脱水和电解质紊乱，如利尿剂可能引起低钠和低钾血症。

儿童钙盐代谢旺盛且易受药物影响，服用苯妥英钠和糖皮质激素在影响钙盐吸收的同时，还会影响骨骼钙盐代谢，导致脱钙和骨质疏松，严重者甚至发生骨折，影响生长发育。

儿童血脑屏障发育不成熟、通透性较强，一些药物容易透过血脑屏障，在脑组织中沉积引起神经系统反应，如儿童服用环丙沙星可引起烦躁不安、谵妄等精神症状；氨基糖苷类药物引起婴幼儿中毒，此类药物是造成我国儿童耳毒性听力损伤的主要因素；此外，在成人不易透过血脑屏障的药物如多潘立酮在婴幼儿也易引起中枢神经系统不良反应。

药物与血浆蛋白的结合是影响药物作用的重要因素。小儿体内药物与血浆蛋白结合率比成人低，容易产生过高的游离血药浓度，药物易进入组织细胞，药效加强并引起不良反应。因此，婴幼儿给药剂量应比

年长儿或成人小一些。苯巴比妥、利尿药和青霉素等因较低的血浆蛋白结合率，给药剂量也应小一些。

小儿的皮肤纤细、薄嫩，富于水分，对药物的通透性高于成人，尤其处于创伤、烧伤时吸收量更明显增高。如硼酸粉或其高浓度液体用于婴幼儿炎症表面可引起呕吐和腹泻，严重时可出现循环抑制和休克等中毒症状。

2. 儿童生理特点影响药物代谢·在药物吸收方面，儿童由于胃酸过少，酸性药物如苯巴比妥和苯妥英的生物利用度会下降，而碱性药物或酸不稳定性药物如青霉素、氨苄西林和红霉素的生物利用度会提高。

新生儿体表面积相对较大且皮肤角质层薄，药物经皮吸收能力是成人的数倍，故常有新生儿局部用药（如碘剂、水杨酸软膏和硼酸洗剂等）导致中毒的报道。此外，在药物的分布方面，新生儿细胞外液量与细胞内液量的比值较高，易导致水溶性药物（如庆大霉素和磺胺二甲基异噁唑等）的分布容积增大。

小儿肝、肾发育不完善，对药物的代谢和排泄能力较低，药物代谢的主要器官肝脏，在成人仅占全身质量的2%，而在新生儿占40%，但其肝药酶的数量与活性却较少，导致新生儿对药物的解毒能力明显低于成人，药物不良反应情况相对高发。用于年龄较大儿童的标准体重相关的剂量，对药物代谢酶发育不成熟的新生儿来说太高，对不同年龄儿童准确剂量估计的困难性增加了儿童发生药物毒性的可能性。

儿童肝脏中所含细胞色素P450（CYP450）和结合酶缺乏且活力比成人低得多，使得在酶参与下的氧化、还原、水解和结合反应能力弱，导致药物代谢缓慢、清除半衰期延长及毒副作用增加。如儿童体内葡萄糖醛酸转移酶系统发育不成熟，不能催化葡萄糖醛酸与氯霉素及与胆红素的结合，从而导致非结合胆红素血液浓度升高和氯霉素在小儿体内积累，易导致小儿核黄疸和灰婴综合征（由于新生儿肝药酶系统尚未发育成熟，肾脏排泄功能较差，易导致使用氯霉素后血药浓度过高，出现心力衰竭、发绀和死亡）。

小儿年龄越小，不发挥作用和不成熟的肾单位越多，未成熟儿童的肾功能则更差。如足月儿肾小球滤过率是2～4 mL/min，而早产儿仅为0.7～0.8 mL/min，8～12个月的婴儿肾排泄与较大儿童的相当。故儿童服用药物后肾脏的清除是延迟的，需要减少服药剂量，否则易致蓄积中毒，如氨基糖苷类抗生素的肾

毒性。

但是，有时候幼儿代谢的不同路径也可能具有保护作用。儿童的硫酸化成盐能力的增强可减少对乙酰氨基酚氧化产生的肝毒性代谢物，后者在成人可引起非常严重的肝脏损害。

3. 不同发育阶段影响药代动力学·从新生儿、婴幼儿、学龄期儿童直至青春期少年，不同发育阶段的身体结构、器官结构与代谢能力随年龄变化而变化，且为非线性变化，所以药物在不同年龄段儿童体内的代谢特点差异也较大，如新生儿时期（出生后1个月内），胃黏膜尚未发育完全，胃酸分泌量少，导致在胃内吸收的或不耐酸的药物吸收较完全；周围血循环不足，皮下或肌内注射时影响药物的吸收和分布。

婴幼儿时期（出生后28天～3岁）生长发育迅速，应更加关注药物对生长发育的影响，如喹诺酮类药物可抑制儿童骨骼发育，造成儿童负重骨关节组织损伤；此外，人类的血脑屏障3岁时才基本发育完成，因此在婴幼儿时期，由于血脑屏障功能差，药物易通过血脑屏障直接作用于中枢神经系统而导致神经系统不良反应。

3～18岁儿童新陈代谢旺盛，对水、电解质调节能力差，易受药物影响而引起水和电解质平衡失调；此外，这个阶段的儿童由于内分泌的改变，也可能影响药物的使用。不同年龄段儿童的药代动力学特点也有差异，以卡马西平为例，其血浆蛋白结合率新生儿为65%～70%，婴儿至成人则为75%～78%；达峰时间新生儿为2～6 h，婴儿到成人为4～8 h。单次给药半衰期成人为25～65 h，新生儿为8～37 h，婴儿为3～32 h。因此，相对成人来说，婴幼儿服用卡马西平后，血药浓度高，达峰时间和消除时间都较短。此外，新生儿口服阿莫西林吸收量较成人增加，而服用苯妥英钠则吸收较成人减少。

4. 内源性物质被药物干扰作用·许多激素和抗激素制剂会扰乱儿童内分泌及其内源性激素代谢，皮质类固醇药物和哌甲酯能够影响糖、蛋白质和脂肪代谢，长期服用会导致儿童生长发育迟缓、身材矮小和免疫力低下等情况。

儿童也更有可能发生不良的药物相互作用。比如癫痫患儿，丙戊酸钠抑制大多数其他抗惊厥药物的代谢；哮喘患儿，当红霉素、丙戊酸钠或西咪替丁合并使用时将降低茶碱的清除率等。

三、儿科用药成人化的不良后果

由于上述外因和内因的作用，成人药物用于儿童会带来一些不良后果。

1. 社会医药资源的浪费·由于儿童所需剂量较成人小，很多时候一次使用量小于某药品的最小规格（如1片和1支等），需要将其分次使用。尤其在针剂市场上，儿科用药几乎仍处在真空地带，很多时候，只能用成人的粉针剂或注射剂来代替，没有用完的部分往往丢弃，造成浪费。

2. 降低医疗机构的信任度·由于临床用药的复杂性及儿童自身对不良反应不能主观表达等客观因素，儿科用药后的不良反应容易被忽视或误判，随之带来人们对儿科用药安全的恐慌。相关资料显示，每年儿童患者占总就诊人数的比例高达20%，在药品不良反应导致死亡的人群中儿童人数竟有1/3之多。统计发现，儿童药物不良反应发生率约为12.9%，新生儿更是高达24.4%，是成人的2～4倍。这些不良反应，往往被认为是"医疗事故"，导致患儿及其家属对医疗机构的不信任，甚至导致严重的冲突。

3. 影响医生的判断抉择·一些对儿童具有治疗优势的药物却难以应用于儿童。如阿奇霉素对儿童支原体感染非常有效，但由于未在儿童中进行过相关试验，药物说明书上仅注明"16岁以下的患者使用本品的安全性尚不清楚"，故影响了治疗药物选择。

四、儿科用药常见的不良反应

据统计，儿科用药不良反应发生率从高到低的药物依次为抗感染类药物、电解质平衡药、化痰止咳药和解热镇痛药等。化学药品不良反应的发生率要高于中药和生物制剂，较多的不良反应主要集中在抗菌药物、中枢神经系统用药和抗感冒药，如抗感染药阿奇霉素、炎琥宁、头孢硫脒和红霉素等，多以胃肠道损害等不良反应为主。

严重不良反应的表现以过敏性休克、过敏样反应和呼吸困难等严重过敏反应为主，其次为心血管系统的损害，表现为心力衰竭、呼吸衰竭和发绀。口服制剂则以消化系统损害、皮肤及其附件损害、中枢及外周神经系统损害为主；注射剂所引起的不良反应常表现为皮肤及其附件损害、消化系统损害和全身性损害。

按照药物类别及给药途径来分，化学药口服制剂的不良反应多表现为恶心、皮疹、呕吐、头晕、瘙痒、头痛、腹泻、腹痛、口干和咳嗽等；化学药注射剂的不良反应多表现为皮疹、瘙痒、恶心、呕吐、胸闷、过敏反应、头晕、心悸、寒战和发热等。中成药口服制剂的不良反应多表现为恶心、腹泻、皮疹、呕吐、腹痛、瘙痒、头晕、胃不适、口干和头痛等，中药注射剂的不良反应多表现为皮疹、瘙痒、胸闷、恶心、心悸、寒战、过敏反应、头晕、呕吐和呼吸困难等。

根据2011—2013年国家药品不良反应监测数据，总体上儿童药品不良反应报告比例较为平稳。儿童不良反应的发生率与其生长发育状况密切相关，年龄越小发生率越高，男童高于女童。据统计，6岁以下儿童的不良反应上报比例为40%以上，其中1～3岁儿童不良反应的发生率最高，其次为1岁以下患儿，6岁以上患儿不良反应的发生率明显降低。2014年《药品不良反应监测年度报告》显示，14岁以下儿童不良反应报告比例占10.5%，其中化学药占81.2%，中药占17.3%，生物制品占1.5%；按药品剂型统计，中药注射剂占60.9%，口服制剂占35.2%，其他制剂占3.9%；按给药途径统计，静脉注射给药占57.8%，其他注射给药占3.0%，口服给药占36.2%，其他给药途径占3.0%。

《药品不良反应信息通报》是由国家药品不良反应监测中心不定期发布的，能够及时反映某些药品可能存在的安全隐患信息，截至2015年12月11日，国家药品不良反应监测中心共发布69期。其中以"儿科用药问题"或"儿童严重病例分析"为专题进行的统计分析有5期，分别如下。

（1）第38期《细辛脑注射剂的严重不良反应/事件病例报告》中，14岁以下的儿童患者达466例，占严重病例的65.64%，其中6岁以下儿童严重病例高达387例，占全部儿童严重病例的83.05%。主要不良反应表现为过敏性休克、过敏样反应和呼吸困难等，其中过敏性休克107例，占细辛脑注射剂过敏性休克报告总数的63.69%。

（2）第43期《8 146例维生素K注射液不良反应/事件报告》中，有1 715例儿童不良反应的病例，占比21.05%，发生严重不良反应/事件的病例报告为295例，占严重病例报告的33.00%"。

（3）第48期《警惕喜炎平注射液和脉络宁注射液的严重过敏反应》涉及14岁以下儿童患者病例报告的有1 048例，占报告总数的71.00%，其中严重病例报告28例，占比57.14%，报告中主要不良反应表现为过敏样反应、过敏性休克、发绀和呼吸困难。

（4）第49期《酸氨溴索注射剂的严重过敏反应》报告分析显示，该产品在临床上存在不合理使用的现象，此现象在儿童病例中尤为突出。79例儿童严重不良反应/事件的病例报告中，用药剂量超出盐酸氨溴索剂量范围的51例，占严重病例的64.56%。

（5）第69期《警惕注射用头孢硫脒引起的过敏性休克及儿科用药风险》报告中显示6岁及6岁以下儿童注射用头孢硫脒不良反应病例报告1 677例，占该品种不良反应总报告数的28.9%，主要累及皮肤及其附件损害占60.6%、全身性损害占12.6%和消化系统损害占7.4%，临床主要表现为皮疹、瘙痒等过敏反应；严重不良反应主要累及全身性损害占29.7%、皮肤及其附件损害占26.9%、呼吸系统损害占11.6%，临床主要表现为过敏性休克、过敏样反应、皮疹、瘙痒、寒战、高热和呼吸困难等。分析显示，有904例儿童患者占53.9%的用药频率为每天1次，不符合药品说明书规定的2～4次给药，其中18例儿童患者用药剂量超过说明书规定的每天最大剂量。

在已发布的通报中，儿科用药存在的不合理使用现象包括：① 头孢曲松钠、克林霉素注射剂、注射用头孢哌酮钠-舒巴坦钠、盐酸氨溴索注射剂等药物存在超剂量用药情况；② 胸腺肽注射剂存在明显的超剂量、超适应证等不合理使用情况；③ 左氧氟沙星注射剂存在违反说明书的明确提示和《抗菌药物临床应用指导原则》中喹诺酮类抗菌药物注意事项的情况，存在18岁以下患者应用左氧氟沙星注射剂且引起严重不良事件的病例报告；④ 清开灵注射剂存在多组液体、多种药品混合滴注的现象。

儿童发生药物不良反应的频率依赖于所处的环境。儿科专科医院里发生率在5.5%～16.8%；而在普通医院，患儿所患疾病不太严重，所用的药物危险性较低，因而药物不良反应的发生率似乎较低，与儿童在社区接受治疗时不良反应的发生率相类似（4.7%～7.8%）；而新生儿重症监护室里的发生率较高，据报道为10%～30%。在住院儿童中，胃肠道不良反应最常见，其次是血液系统、皮肤、神经系统、代谢系统、心血管及呼吸系统等。院外儿童最为常见的是嗜睡、皮疹和胃肠道症状。在新生儿中，腹泻、血压过低、电解质不平衡、低血糖、惊厥、心律改变及胃肠道出血是最常见的药物不良反应。有些反应只特异性地发生于儿童。儿童中常见的不良反应和可能的诱发药物见表2-1-1。由于缺乏使用说明或评价不充分而导致儿科用药出现不良反应见表2-1-2。

表 2-1-1　儿童中常见不良反应和可能的诱发药物

药　品 / 药 品 组	不 良 反 应
皮质类固醇	痤疮
苯丙胺、同化激素类药（是一种合成的以同化作用为主、雄激素样作用较弱的睾酮衍生物，如美雄酮、苯丙酸诺龙、羟甲烯龙、司坦唑醇、葵酸诺龙和达那唑等）、抗惊厥药	攻击行为
阿司匹林、非甾体抗炎药、普萘洛尔	哮喘、支气管痉挛
苯二氮䓬类、卡马西平、苯妥英和其他抗惊厥药	共济失调
广谱抗菌药、吸入性皮质类固醇	念珠菌感染
铁剂、阿片类镇痛药	便秘
皮质类固醇	库欣综合征
氨基糖苷类如链霉素、庆大霉素，依他尼酸，呋塞米，万古霉素、去甲万古霉素	儿童听神经损害（耳聋）
广谱抗菌药、铁剂、缓泻剂	腹泻
抗惊厥药、抗组胺药	嗜睡
氟哌啶醇、甲氧氯普胺（胃复安）、吩噻嗪类	儿童锥体外系反应
铁剂、非甾体抗炎药	胃不适
苯妥英	牙龈增生
含蔗糖药	牙龈炎
氯霉素	灰婴综合征
皮质类固醇、哌甲酯	生长抑制
麻黄碱和伪麻黄碱、抗组胺药、哌甲酯	幻觉
地高辛	传导阻滞
阿司匹林、丙戊酸钠	肝功能衰竭
皮质类固醇、米诺地尔、苯妥英	多毛症
皮质类固醇、呋塞米和噻嗪类化合物、肾上腺素	高血糖
β₂受体激动剂、皮质类固醇、利尿药	低钾血症
茶碱和其他支气管扩张药	激惹
磺胺类药物	血尿、尿闭、肾功能损害，核黄疸
所有的口服药	恶心
抗痉挛药	眼球震颤
皮质类固醇、哌甲酯	精神病
氨基糖苷类、呋塞米	肾功能障碍
阿片类、镇静药和催眠药	呼吸抑制
阿司匹林	可使出血时间延长，引起或加重哮喘；Reye综合征
大多数药物	皮疹
抗惊厥药、肼屈嗪、异烟肼	系统性红斑狼疮
氨基糖苷类、阿司匹林	耳鸣
抗组胺药、苯丙胺、哌甲酯	震颤

（续表）

药品/药品组	不良反应
大多数口服药物	呕吐
喹诺酮类药物	可能会使青少年骨骺线提前骨化
萘甲唑啉滴鼻剂	中毒反应
维生素A	长期大剂量易引起中毒
庆大霉素	蛋白尿、管型尿和镜下血尿
多黏菌素	大剂量可出现尿蛋白、管型尿，并可出现红细胞和白细胞
去甲肾上腺素	大剂量长时间可引起急性肾衰竭，严重者可致死亡
氯芬黄敏（感冒通）	血尿
硝基呋喃类如呋喃唑酮（痢特灵）和呋喃妥因	溶血性贫血

表 2-1-2　缺乏使用说明或评价不充分而导致儿科用药出现不良反应

药名	用途	不良反应	原因	警戒年份
磺胺酏剂	抗感染	肾衰竭、死亡	使用了二乙烯乙二醇稀释剂代替乙醇作溶媒	1937年
磺胺异噁唑	抗感染	核黄疸、死亡	胆红素结合移位	1956年
氯霉素	抗感染	心力衰弱、死亡	药物消除能力弱	1959年
沙利度胺	孕期止吐	海豹肢畸形	畸形生长	1962年
维生素C	补充维生素	低血糖、昏迷	含有丙烯乙二醇溶剂	1970年
抑菌氯化钠和水	导尿管冲洗、稀释	呼吸抑制、酸中毒、死亡	含有苯甲醇防腐剂	1982年
静脉注射用维生素E	补充维生素	多器官功能失调、死亡	与使用剂量过高及给药途径有关	1985年
芬太尼	镇静剂	撤药综合征	用药时间延长	1986年
丁哌卡因	局麻药	癫痫、心脏停搏	尾侧硬膜外或胸腔内输注	1992年
咪哒唑仑	镇静	失去知觉	红霉素相互作用	1994年
四环素	抗感染	牙齿着色	与使用剂量及用药年龄有关	1995年
胰酶	治疗胆囊纤维化	结肠狭窄	用药过量	1995年

第二节
儿科用药历史教训

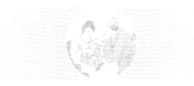

20世纪阿司匹林、磺胺类药物、青霉素、胰岛素和避孕药等的发明，在人类疾病预防、治疗和保健方面发挥了巨大作用。历史上，药品不良反应无数次使人类，特别是儿童，付出生命的代价。不少儿科用药的药害事件唤起我们关注儿童安全用药的责任感和使命感。

历史上发生的与儿科用药有关的重大药害事件，以及明确对儿童生长发育产生毒性的药物比比皆是，如含汞药物引起肢端疼痛症、磺胺酏剂引起肾衰竭、阿司匹林引起Reye综合征、氯霉素引起灰婴综合征、磺胺类药物引起核黄疸及丙戊酸钠引起肝功能衰竭等。

一、国外重大的儿科用药历史教训

（一）含汞药物与肢端疼痛症

汞和汞化合物作为药物已有1 000多年的历史，在阿拉伯国家，许多人用含汞的软膏治疗慢性皮肤病、麻风、斑疹伤寒等。哥伦布远航归来后欧洲流行梅毒，汞又成了治疗梅毒的唯一有效药物。

自19世纪末开始，欧洲国家和美国、澳大利亚等广泛使用甘汞（氯化亚汞）作为幼儿的轻泻剂和驱虫剂，甚至在婴儿用的牙粉、尿布漂洗粉中均含有汞和汞化合物。1890年以后首先在英国，然后在其他国家不断发现一些儿童出现一种肢端疼痛症，约20个患者中有1个人死亡，主要表现为出汗、烦躁不安、手足发红及剧痛、口腔发炎、牙龈肿胀、流涎、脱发和牙齿脱落等临床症状和体征。1947年，一位医生从患者尿中发现大量汞。经过长期的流行病学调查，证明多数患者是由于使用含汞药物所致。1939—1948年，仅英格兰和威尔士等地区死于这种含汞药物

中毒的儿童就达585人，其中多数是在3岁以下。

（二）磺胺酏剂与肾衰竭

磺胺类药物于1935年问世，各种硫胺片剂和胶囊剂相继问世。1937年美国Massengill公司的主任药师Harold Watkins为使小儿服用方便，用二甘醇（diethylene glycol）代替乙醇作溶媒，配制色、香、味俱全的口服液体制剂，称为磺胺酏剂（elixir sulfanilamide），用于治疗感染性疾病。这些药物主要销售地区是美国俄克拉何马州的塔尔萨市。实际上，该制剂主要含10%氨基苯磺酰胺和72%二甘醇，Massengill公司在药品上市前并未进行动物实验，就投放入市场，而当时的美国法律是许可新药未经临床试验便进入市场的。

1937年9—10月，塔尔萨市不明原因而患肾衰竭的患者大量增加。人们怀疑，这些病例与服用Massengill公司的磺胺酏剂有关。这时美国医学会才发现Massengill公司的磺胺酏剂根本未获批准。然而，在这种情况下，Massengill公司仍不肯提供磺胺酏剂的成分及进行药物的毒理试验。

1937年10月中旬，美国FDA收到了塔尔萨市的病例报告，立即派出调查组进行调查。结果发现，在4周内353人曾经服用磺胺酏剂，多数文献记载有107人死亡，也有文献记载105人死亡，病死率约为30%。105例死亡病例中，34例为儿童，71例为成人，这就是历史上称的磺胺酏剂事件。最初人们以为是磺胺类药物引起的，在分析了磺胺酏剂的成分并分别进行毒理试验，以及对药品进行了铋、汞和砷等物质的检测后发现，引起这起事件的原因是磺胺酏剂所含有的二甘醇。

这一药害事件促使美国国会通过《联邦食品、药

品和化妆品法案》（*Food*，*Drugs*，*and Cosmetic Act*，简称FDCA）。1938年罗斯福总统签署了该法案，这个法案赋予了FDA更多的监管权力。最重要的是，它开始了影响深远的"新药申请"流程（new drug application，简称NDA）。

（三）醋酸铊与慢性铊中毒

1861年，Crooks在制备硒时，意外地发现了一个新元素，取名为"铊"（thallium），英文名从希腊文"Thallus"一字而来，意为"长着新芽的嫩枝"。19世纪末，硫酸铊曾被用在临床上治疗淋病、梅毒、痛风、细菌性痢疾、结核和癣，由于铊副作用太大，未被广泛接受。20世纪20年代，儿童头癣特别多，当时无抗真菌药物，皮肤科医生就使用醋酸铊进行治疗。医源性铊中毒在20世纪30年代是常见的急性中毒之一，由于当时采用的铊剂治疗剂量接近中毒剂量，临床上常因剂量过大、重复用药和误用而导致中毒，接受铊剂治疗的患者近40%出现铊中毒症状，如加拿大一孤儿院为16名儿童治疗头癣，醋酸铊剂量为8.0 mg/kg，结果致使14人中毒死亡。1930—1960年，各国使用醋酸铊的患者近半数发生慢性中毒，死亡万余人。

（四）磷酸奥司他韦与精神异常

磷酸奥司他韦是一种强效的高选择性流感病毒神经氨酸酶抑制剂，其作用机制是竞争性地与流感病毒神经氨酸酶的活动位点结合，从而减少甲型或乙型流感病毒的传播。

奥司他韦于1996年首次被合成，1998年获得美国专利，1999年首次在瑞典上市，随后进入加拿大、欧盟和美国市场，目前已在100多个国家批准上市，全球累计暴露量超过9 000万例患者。2001年9月，该药作为处方药获准在我国上市，其规格为每粒胶囊含75 mg磷酸奥司他韦，适用于成人和1岁及以上儿童流感的治疗、成人和13岁及以上青少年甲型和乙型流感的预防。2004年7月，国家食品药品监督管理局（SFDA）批准瑞士罗氏制药有限公司生产的磷酸奥司他韦（达菲）胶囊在我国进口分包装，同时批准了上海罗氏制药有限公司的达菲胶囊在国内生产。

2004年1月，FDA发布有关奥司他韦的安全公告，指出由于1岁以内婴儿的血脑屏障发育不完全，如果将奥司他韦应用于婴幼儿，可能造成脑内药物浓度过高，形成潜在的安全问题。2006年，FDA对奥司他韦说明书进行修改，在不良反应处增加精神异

常。2007年SFDA修改奥司他韦说明书，在"注意事项"下增加以下内容：奥司他韦上市后，陆续收到流感患者使用奥司他韦治疗发生自我伤害和谵妄事件的报告，大部分报告来自日本，主要是儿童患者。已有学者在探索奥司他韦引起精神异常的原因，并对奥司他韦引起的精神异常进行了汇总分析，结果显示截至2005年9月，全球范围内共记录了126例应用奥司他韦后出现精神错乱等不良反应的病例，主要发生在日本，因为日本是达菲使用率最高的国家。据日本厚生劳动省的报道，自2001年2月日本达菲上市以来，已报道39例达菲相关死亡病例，其中13例年龄低于16岁。2007年2月，2例青少年患者服药后自杀。鉴于青少年服用后发生的行为异常和自我伤害，2007年3月，日本厚生劳动省正式建议该药物避免用于青少年患者，但磷酸奥司他韦与这些事件的相关性还不清楚。在使用该药物治疗期间，应对患者的自我伤害和谵妄等异常行为进行密切监测。

2008年《药物流行病学杂志》报道了奥司他韦引起行为改变的不良反应，称日本厚生劳动省自2001年2月批准使用该药以来已收到该药引起不良反应的案例超过1 000例，其中128例为不常见的各种行为异常。已有8例死亡，其中5例是青年患者，多数为跳楼致死。这种行为异常现象主要发生在10 ～ 19岁年龄段；另有28例为20岁以上的成人；在43例不到10岁的儿童病例中无死亡。

（五）孕激素与女婴外生殖器男性化

孕激素是20世纪30—40年代治疗习惯性流产等妇产科疾病的常用药物。1950年，美国一家医院发现，一些女性患儿的外生殖器出现男性化畸形，但手术探查腹腔却是女性生殖器，随后其他医院也发现类似情况。

1939—1950年，美国发现类似患者达600多例。经过流行病学调查发现，这种异常现象与患儿的母亲在怀孕期服用孕激素保胎有关，动物实验证实孕激素能引起动物雌性幼仔发生外生殖器雄性化现象。

（六）己烯雌酚与少女阴道癌

1966—1969年，美国波士顿妇女医院在短时间里遇到8个十多岁的少女患有阴道癌，大大超过了自然情况下这种疾病在少女人群中的发病率（比同年龄人群一个世纪以来报道的总数还多）。通过流行病学调查，证明此情况与患儿母亲在怀孕期间服用己烯雌酚保胎有因果关系，因为己烯雌酚作为一种保胎药物，

曾广泛用于先兆流产的治疗。服药妇女所生的女婴患此癌的危险性是不服此药的132倍。到1972年，美国各地共报告91例8～25岁的阴道癌病例，其中49例患者的母亲在怀孕期间服用过己烯雌酚。己烯雌酚的这种不良反应是在几年、十几年甚至20年后在下一代身上才暴露出来的。此案例说明，有些药物的不良反应可潜伏很多年，甚至会发生在子代身上。

（七）沙利度胺（反应停）与海豹肢畸形

沙利度胺是一种治疗妊娠反应的镇静药（又称反应停、肽咪哌啶酮）。1957年首先在联邦德国上市，因治疗孕妇妊娠呕吐的疗效明显，上市后不久就被联邦德国、澳大利亚、加拿大和日本等28个国广泛使用。到1960年前后，上述国家突然发现许多新生儿的上肢、下肢特别短小，甚至没有臀部和腿部，手直接连在躯干上，其形状极似"海豹"。部分新生儿还伴有心脏和消化道畸形、多发性神经炎等。1961年10月，三位德国医生在妇产学科会议上报告了这些海豹肢畸形儿的病例，以后其他地方也报告了类似病例。大量的流行病学调查和大量的动物实验证明这种"海豹肢畸形"与患者母亲在妊娠期间服用沙利度胺有关。"海豹肢畸形"患儿在日本约有1 000名，在联邦德国约有6 000名，全世界超过1万人。此外，该药还引起多发性神经炎1 300多例。这就是沙利度胺不良反应事件，也是20世纪最大的药物灾难。

此次事件的严重后果在美国引起了重视，美国国会对《联邦食品、药品和化妆品法案》进行了重大修改，且很快通过了《Kefauver-Harris修正案》，确定了新药上市审批的必要程序。

（八）磺胺类药物与新生儿核黄疸

磺胺类药物属化学合成的广谱抗菌药，应用较广的有磺胺嘧啶、复方磺胺甲噁唑（复方新诺明）、磺胺嘧啶银（外用）、磺胺醋（眼用）等；磺胺类药物用于新生儿（特别是早产儿）易引起黄疸或核黄疸。

新生儿核黄疸首次被命名是在1904年，Sehmorl在对一例患重症黄疸者死后进行尸解时发现，其神经基底核被黄染，故称核黄疸。这种黄染物质经分析确定是间接胆红素，它能导致神经细胞的中毒性病变，故又称"胆红素脑病"。1956年Silvermas报告应用磺胺后出现了流行性核黄疸。同年Zetterstrom和Ernster发现在分离的线粒体内有未结合氧化磷酸化的胆红素，因此认为胆红素是导致新生儿中毒的缘由。

核黄疸对新生儿的健康和生命威胁很大，且预后较差，病死率高，即使幸免存活，也常留有神经系统严重后遗症。

磺胺类药物可通过胎盘进入胎儿体内，致使出生后出现新生儿黄疸或核黄疸，故早产儿、新生儿及孕妇禁用。

（九）阿司匹林与Reye综合征

阿司匹林作为有效的解热镇痛和抗风湿药，从发明至今已有百年的历史，阿司匹林一经问世就风靡世界，成为最常用的药物之一，全球阿司匹林年消耗量近年来维持在5万吨左右，相当于每年服下1 500亿片阿司匹林药片，美国的阿司匹林原料药耗用就占世界产量的30%～40%。阿司匹林具有十分广泛的用途，其最基本的药理作用是解热、镇痛，通过发汗增加散热作用，从而达到退热目的。阿司匹林的另一个重要作用是抗炎和抗风湿，是治疗风湿热和风湿性关节炎的首选药物。

儿童患流行性感冒（流感）或水痘后服用阿司匹林，可能会引起Reye综合征。Reye综合征又称脑病合并内脏脂肪变性（encephalopathy and fatty degeneration of the viscera），多见于儿童，临床急性起病，表现为发热、频繁呕吐、意识障碍和惊厥等神经症状，以及肝功能异常、低血糖和高血氨等代谢紊乱，病情进展迅速，常导致运动和智力障碍，是一种严重危害儿童健康的疾病。

该病在1963年由澳大利亚病理学家Ralph Douglas Reye首先报告而命名。Reye认为该病可能为药物或毒物引起，但并未提及阿司匹林。之后美国、英国等国家进行了流行病学调查，并证明阿司匹林是Reye综合征的重要诱发因素。儿童患流感或水痘等病毒性疾病期间服用阿司匹林或含阿司匹林的制剂会发生Reye综合征。美国于1976年起监测，每年报告的病例数为250～550例，其曾被列入美国儿童十大死因之一。因此，许多国家卫生部门立法，撤销阿司匹林儿童制剂。世界卫生组织主张急性呼吸道感染引起发热的儿童不应使用阿司匹林，其用途仅限于儿童风湿热、幼年关节炎和川崎病。我国推荐的严重急性呼吸综合征（SARS）治疗方案中规定发热儿童禁用阿司匹林。美国FDA宣布妊娠期使用阿司匹林对胎儿及新生儿具有危险性。一般不主张1周岁以下的婴儿服用阿司匹林。

（十）氯霉素与灰婴综合征

灰婴综合征（grey baby syndrome）是指大剂量使用氯霉素所致血药浓度异常增高引起的机体重要器官

微循环衰竭综合征,临床过程凶险,病死率极高,由于多易发生在新生儿及早产儿,所以临床称其为灰婴综合征。典型病例多发生于出生后48 h内即给予大剂量氯霉素的情况,治疗持续3～4天后发生灰婴综合征,血药浓度可高达40～200 mg/L。临床表现为腹胀、腹泻、呕吐、进行性苍白、发绀、循环衰竭、体温不升和呼吸不规则等。

新生儿和早产儿由于肝脏发育不完全,对氯霉素的解毒功能有限,且肾小管排泄药物的能力也较低,致使氯霉素在体内潴留,高浓度的氯霉素直接抑制细胞线粒体呼吸和氧化磷酸化过程,应用氯霉素(日剂量大于100 mg/kg)可能引起灰婴综合征。因此早产儿、出生2周内的新生儿不宜用此药。婴儿用药每天应小于25 mg/kg。一般3周岁以上的幼儿对氯霉素的耐受力与成人接近。

(十一)丙戊酸钠与肝功能衰竭

丙戊酸钠为一种不含氮的广谱抗癫痫药,临床应用广泛。患者对丙戊酸钠较其他抗癫痫药耐受性好,但仍有不良反应出现。

肝功能异常是丙戊酸钠最常见的不良反应,多见于儿童,尤其是2岁以下的儿童容易出现严重的肝脏毒性,发生率为15%～30%。有调查显示,肝功能受损多出现在用药后的前6个月,最早的出现于用药后2周。2岁以下儿童服用丙戊酸钠出现肝功能衰竭的发生率远高于2岁以上儿童。2岁以下儿童单用丙戊酸钠时的致死性肝功能衰竭发生率(1/7 000)远高于2岁以上者(1/45 000)。

避免用于妊娠和哺乳期妇女。妊娠妇女的肝脏负担已加重,若用丙戊酸钠更易发生肝功能损害。哺乳期妇女乳汁中丙戊酸钠的浓度虽未达血液浓度的10%,但婴儿肝脏的解毒功能较差,更易出现肝脏损害。

(十二)甲氧氯普胺与肌张力障碍

甲氧氯普胺为胃动力促进药,主要用于各种原因引起的呕吐及胃炎、消化性溃疡的辅助治疗,是纹状体多巴胺受体拮抗剂,易透过血脑屏障,其药理作用主要通过抑制中枢催吐化学感受区(CTZ)中的多巴胺受体而提高CTZ的阈值,使传入自主神经的冲动减少,从而呈现强大的中枢性镇吐作用。其副作用与中枢多巴胺阻滞作用相关。婴幼儿极易在使用过量时发生急性中毒。

在临床上已发现甲氧氯普胺可导致小儿锥体外系综合征。临床表现为急性肌张力障碍、帕金森综合征和迟发性运动障碍等。其机制可能为:① 小儿血脑屏障发育不成熟;② 小儿黑质致密带多角形大细胞含色素不多,功能尚未成熟,多巴胺含量少,故较成人更易出现阵发性肌张力不全症状,所以临床上屡见甲氧氯普胺致小儿锥体外系反应,尤其是婴儿;③ 甲氧氯普胺阻断了多巴胺受体或耗竭了锥体外系内多巴胺的储存,使乙酰胆碱的功能相对增强而出现锥体外系兴奋症状。

甲氧氯普胺引起锥体外系症状与药物使用方法有关。口服者锥体外系症状发生在1天内,而肌内注射者多发生在2 min左右。其症状亦与剂量有关。口服或肌内注射应＜0.2 mg/(kg·d),超过此剂量更易出现锥体外系症状。

二、国内重大的儿科用药历史教训

(一)氨基糖苷类药物与耳毒性

人类历史上第一个氨基糖苷类抗生素是1940年发现的链霉素,这一结构是从链霉菌分泌物中分离获得的,主要应用于结核病的治疗。链霉素有比较严重的耐药性问题,且会损害第八对脑神经造成耳聋,对链霉素的结构改造一直以来都是研究的课题,但始终没有成功的案例。

由于氨基糖苷类抗生素临床应用极为普及,耳毒性致聋的病例亦迅速增多,我国历史上,最严重的药品不良反应事件可能就是链霉素和庆大霉素的滥用。1987年,中国残疾人抽样调查表明,我国听力语言残疾者高达1 770万人,其中聋哑儿童约为600万人,听力语言残疾已成为我国主要残疾之一。造成听力语言残疾的主要原因是不正确地使用各种耳毒性药物,而药源性耳聋中95%以上是由氨基糖苷类药物引起的。卫生部1999年5月颁布《常用耳毒性药物临床使用规范》,规定6岁以下儿童、孕妇及65岁以上老人禁用氨基糖苷类抗菌药物。据《2016年儿科用药安全调查报告》显示,我国现有的14岁以下儿童当中,每年约有3万名儿童因耳毒性药物致聋,而且至今无有效的治疗方法。20世纪50年代就有人发现水杨酸盐(阿司匹林)和奎宁等对听力有影响。1959年Hawkios认为最主要的耳毒性药物是链霉素族的各种抗生素,1962年Leaeh报道注射链霉素、双氢链霉素、新霉素、紫霉素、万古霉素和卡那霉素等均被认为或疑为对迷路有不同程度的毒性。20世纪60—70年代陆续报道链霉素对成人主要有前庭毒性；对婴儿则耳蜗毒性反应甚为显著。耳聋可在用药期间出现，但停药后仍可继续发展，甚至数月至半年后才出现耳聋，耳聋多为永久性。肝或肾功能不良者、新生儿、老年人、孕妇及原有耳聋患者，用药应慎重。妊娠期应用本类药物时，药物可通过胎盘进入胎儿血循环，胎儿血中药物浓度约为母体血浓度的一半，可致新生儿听觉受损，故早产儿、新生儿及孕妇禁用。

（二）四环素与四环素牙

四环素类药物是一类广谱抗生素，包括四环素、土霉素、金霉素、美他霉素（甲烯土霉素）、去甲金霉素、多西环素（强力霉素、脱氧土霉素）和米诺环素（二甲胺四环素）等。除四环素外，它们都是以四环素为主体结构而衍生出来的一大类抗生素。四环素类药物早在1948年就开始应用于临床。

1956年，Swachman首次报道了四环素对牙齿的染色，至今它仍为一项影响青少年牙齿健康的重要疾病（简称四环素牙）。后来又陆续有报道四环素沉积于牙、骨骼及指甲等，而且还能引起釉质发育不全等。四环素类抗生素在血中可与血钙形成络合物，进而沉积在牙釉质及牙本质上形成一种灰黄色斑。2004年，卫生部在《药物临床应用指导原则》中明确规定：因四环素类抗菌药物可导致牙齿黄染及牙釉质发育不良，不可用于8岁以下小儿；新生儿禁用四环素类。我国20世纪60—70年代，使用四环素类药物广泛，特别是7岁以下患儿，直到70年代中期才引起注意和重视。

（三）苯甲醇与臀肌挛缩症

苯甲醇多用于局部麻醉和消毒防腐，有轻微镇痛作用，20世纪后期，苯甲醇作为注射剂的辅料在国内外临床上广为应用。我国曾广泛采用2%苯甲醇溶液作为青霉素钾盐的注射溶媒，以减轻注射部位疼痛。美国用0.9%苯甲醇生理盐水注射液，作为静脉插管的冲洗液和某些药物的溶媒。

流行病学调查研究表明，臀肌挛缩症患者大多数都有使用苯甲醇作为青素钾盐溶媒的情况，提示苯甲醇作为注射剂溶媒明显增加注射性臀肌挛缩症发生的危险性。实验研究亦证明苯甲醇作为青霉素溶媒肌内注射确可致肌肉痉挛。

此外，1982年，Gershanik等报道5例早产儿，胎龄26～34周（182～238天），体重620～1 380 g，平均1 122 g，接受苯甲醇剂量为99～234 mg/（kg·d），平均为（153±13）ng/（kg·d），5例均中毒死亡。Brown等报道11例体重低于1 250 g的早产儿，接受苯甲醇的平均剂量为191 mg/（kg·d），11例中10例死亡，上述16例均为早产儿，均曾使用过0.9%苯甲醇灭菌生理盐水冲洗过的血管内导管，或接受了苯甲醇灭菌盐水稀释或配制的药液。

2005年6月，国家食品药品监督管理局根据国家药品不良反应监测中心对苯甲醇注射剂不良反应的监测，发出《关于加强苯甲醇注射液管理通知》，要求凡处方中含有苯甲醇的注射液，其说明书中应当明确标注"本品含苯甲醇，禁止用于儿童肌内注射"；凡使用苯甲醇作为溶媒的注射剂，其说明书中必须明确标注"本品使用苯甲醇作为溶媒，禁止用于儿童肌内注射"。苯甲醇注射液说明书中"不良反应"项应增加"反复肌内注射本品可引起臀肌挛缩症"，"禁忌"项应增加"肌内注射禁用于学龄前儿童"，"注意事项"应增加"本品不作青素的溶剂使用"。

第三节
儿科用药不良反应警示

除了上述药物引起了相应的不良反应和药害事件，还有一些用于儿童的药物，虽然未引起重大危害，却在临床上出现了一些零星的儿童不良反应，我们应该提出警示，提醒医生和患儿家属注意，有些药物也许会引起药害事件，现举例如下。

（一）感冒药与2岁以下儿童的死亡

2007年10月，美国强生和惠氏等公司突然宣布撤市2岁以下儿童使用的非处方感冒药，原因是此类药品容易被误用而引起药物过量。2008年10月，美国消费者保健用品协会代表制药企业宣布非处方感冒药禁用于4岁以下儿童。在此前后，英国、加拿大、澳大利亚等国家也先后发布了限制儿童感冒药的使用公告。

1. 背景·2004—2005年，美国大约有1 519例2岁以下的婴儿由于药品不良反应在急诊室接受治疗，其中一些是因过量服用感冒药引起的。出于对此类婴儿死亡事件报道的回应，美国疾病预防控制中心（简称美国疾控中心）与美国临床和实验室标准协会共同开展了一项针对12个月以下婴儿因使用感冒药引起死亡事件的调查。2007年1月，美国疾控中心公布了一份调查报告，报道了3例0～6个月婴儿使用感冒药引起死亡的病例。在3例患儿的血液中都发现了高浓度的伪麻黄碱（4 743～7 100 ng/mL），其中2例婴儿的血液中还检测出氢溴酸右美沙芬。法医及验尸官都认为感冒药是导致这三名婴儿死亡的根本原因。

2. 感冒药成分和剂量·美国市场上有800余种儿童和成人用感冒药，绝大多数为非处方药（OTC）。这些单方或复方的感冒药主要为鼻减充血药、抗组胺药、镇咳药、祛痰药和解热镇痛药等。其中暴露出安全性问题的感冒药成分主要有伪麻黄碱、去氧肾上腺素、麻黄碱、苯海拉明、氯苯那敏、溴苯那敏、右美沙芬和愈创甘油醚。美国一直根据成人剂量以外推法来确定儿童的用量，即儿童使用感冒药的剂量由以下原则确定：2岁以下儿童，剂量由医生来确定；2～6岁（不含6岁）儿童，剂量为成人的1/4；6～12岁（不含12岁）儿童，剂量为成人的1/2。

3. 儿童感冒药的安全性和有效性·药品安全性和有效性的平衡关系是决定一个药品是否能继续使用的关键。

在FDA公布回顾性分析报告中，FDA对6岁以下儿童的死亡报告进行了回顾，涉及6种感冒药成分，结果发现54例与使用鼻减充血药（伪麻黄碱、麻黄碱和去氧肾上腺素）、69例与使用抗组胺药（苯海拉明、氯苯那敏、溴苯那敏）相关的死亡报告。大部分病例都是2岁以下的儿童，药物过量和毒性反应在这些报告中普遍存在。研究得出结论：儿童使用感冒药（尤其是2岁以下婴幼儿）可能导致致命的药物过量。

另一项研究对2002—2007年6岁以下儿童的严重不良反应事件报告进行了回顾，涉及4种感冒药成分。共检索到401例严重病例，其中伪麻黄碱报告150例、氯苯那敏63例、苯海拉明83例、右美沙芬105例。这些报告的不良反应50%左右发生在2岁以下儿童，50%左右发生在2～5岁儿童。研究得出结论：6岁以下儿童使用感冒药与严重不良事件的发生（包括死亡）相关。

FDA针对儿童感冒药的安全性和有效性进行了文献研究，结果表明：① 没有强有力证据证明感冒药在缓解儿童（1.5个月～18岁）感冒症状方面的有效性。所报道的研究在设计方面都存在缺陷，不能得出确切的结论；②尽管感冒药被广泛使用，但严重不良反应事件的报告率较低。因此，若根据文献研究报告的不良反应事件，可以得出感冒药若按推荐的剂量和时间间隔正确使用，总体来说还是安全的这一结论；③从死亡或发生严重不良反应的个例报道发现，药物在血液中浓度超标的主要原因是给药错误。

4. 药物过量的原因分析·FDA对药物过量的原因进行了分析。2002—2007年的401例严重报告中，有192例报告药物过量，其中83例死亡。药物过量的原因主要包括：含有相同成分的多种感冒药并用；处方错误，如患者仅有发热症状，却给患者开具了有多种成分的感冒药；药品分发错误，如因药品名称相似而发错药，或在药品上贴错标签；给药错误，如药品剂量判断错误、量具使用不当等，其中包括故意超剂量给药；意外暴露，如儿童擅自取得药品服用等。

（1）外推法的依据及合理性：如前所述，美国儿童感冒药的使用剂量是通过外推法确定的。FDA常通过外推法从成人向儿童外推药效学数据。外推法是依据疾病的病理生理和药物的药理作用在成人和儿童中相似的假设建立的，已经运用多年，符合美国的法规（1994年《儿科标签规则》）规定。

FDA不要求在儿童中进行感冒药的临床试验，一方面是因为主观终点在儿童中难以获取，另一方面是因为感冒的病理生理学在成人和儿童中被认为是相似的，可用外推法来确定儿童的有效性数据。但也有人提出，疾病生理和机制在成人和儿童中可能不同，这些不同方面包括呼吸系统的解剖学、呼吸肌的成熟程度、胸壁结构、免疫应答和肝酶等。FDA专家委员会专门讨论了外推法的依据及合理性，结果绝大多数专家认为从成人向儿童外推感冒药数据是不合适的。

（2）专家委员会的结论：经过讨论和表决，专家委员会就儿童使用感冒药的问题得出了如下结论：①有效性方面已公布的研究结果不能证明儿童感冒药的有效性；建议在12岁以下儿童中进行有明确终点的临床试验来支持其有效性；②安全性方面的问题集中在误用和超剂量使用上，最可能造成误用的原因是药品标签上没有明确的使用剂量。建议只要产品允许使用的年龄段，其使用剂量都应明确标注在标签上；③禁用人群：根据安全性和有效性的讨论，绝大多数专家（21∶1）认为抗组胺药、鼻减充血药和镇咳药目前不应用于2岁以下儿童；多数专家（13∶9）认为也不应用于2～6岁儿童；大多数专家（15∶7）

认为可以用于6～12岁儿童。

（3）药品监管部门的态度：会后3个月，FDA发布公告，建议不要给2岁以下儿童使用OTC类感冒药，并表示赞同和支持企业的撤市行为。一年后，在对所有上市后安全性数据进行深入评估的基础上，企业将撤市范围扩大至4岁以下儿童，并主动修改了OTC儿童感冒药的标签和说明书，明确"4岁以下儿童勿用"。FDA还将进一步促进企业开展感冒药的临床研究，明确感冒药在儿童中的安全性、有效性及使用剂量。

5. 建议·对于儿童使用含有鼻减充血药、抗组胺药、镇咳药和祛痰药成分的感冒药，建议家长和医生权衡利弊，谨慎用药。如果3岁以下婴幼儿患有普通感冒，建议家长在没有医生的指导下不要轻易使用此类药品；3岁以上儿童确需用药，应遵守医嘱或说明书规定的用法和用量给药。不要给儿童使用未明确标注剂量的药品或成人感冒药，不要同时使用多种含相同成分的感冒药，避免药物成分叠加造成过量。对于一些液体制剂，应使用专用量具准确称量，服用药品后应妥善收藏，避免将药品放在儿童可以轻易取得的地方。此外，感冒是自限性疾病，但若症状一直得不到改善或加重，应考虑患其他疾病的可能，及时就诊。

（二）利巴韦林与药物生殖和发育毒性

利巴韦林（ribavirin，俗称病毒唑），1970年由ICN制药公司合成，是一种核苷类抗病毒药。我国研制的利巴韦林于20世纪80年代上市。目前，利巴韦林在临床上主要用于呼吸道合胞病毒引起的病毒性肺炎与支气管炎、皮肤疱疹病毒感染等病毒性疾病的治疗。

1. 背景·在WHO药品不良反应数据中，有关利巴韦林的不良反应报告共8 600余例，涉及不良反应26 000例次，其中表现为胎儿异常的有126例次，明确为畸形的有45例次，涉及多个系统的畸形，表现为肿瘤的81例次，表现为溶血性贫血的有123例次。我国未收到利巴韦林致畸、致瘤的相关病例报告。1988—2006年5月，在国家药品不良反应监测中心病例报告数据库中，有关利巴韦林的病例报告共1 315例，溶血性贫血11例，主要表现为皮疹、恶心、呕吐和过敏性反应等。

2. 安全性·大量动物研究均已证实利巴韦林有明显的致畸和（或）杀胚胎的毒性作用（在低于人体用量的1/20时即可出现）。畸形主要发生在颅骨、腭、眼、四肢、颌、骨及胃肠道等，其发生率和严重程度随剂量的增加而增加，胎儿和子代的存活率降低。在评价利巴韦林所致的睾丸损伤时间及可逆性的小鼠实验中，利巴韦林剂量为每天15～150 mg/kg（根据60 kg成人体表面积计算，相当于人体剂量为每天1.25～12.5 mg/kg），连续给药3个月或6个月，发生了精子异常。治疗中断后，1～2个生精周期内利巴韦林所致的睾丸毒性得到全部恢复。

利巴韦林最主要的毒性是溶血性贫血，口服最初1～2周内可出现血红蛋白、红细胞和白细胞下降，其中约10%的患者可伴心、肺方面的副作用。

鉴于利巴韦林的生殖毒性和溶血性贫血等安全性问题，临床应用要严格按适应证使用，常规询问育龄期妇女末次月经，提示用药期间或停药6个月内避免怀孕。治疗开始前、治疗期间和停药后6个月内，服用利巴韦林的男性和女性均应避孕，育龄妇女及其伴侣应采取至少两种以上避孕方式有效避孕，一旦怀孕立即报告医生。孕妇及其伴侣均应禁用利巴韦林。利巴韦林可经乳汁排泄，对乳儿有潜在的危险，不推荐哺乳期妇女服用。

3. 建议·建议严重贫血患者慎用利巴韦林，治疗前后及治疗中应频繁监测血红蛋白，有地中海贫血和镰状细胞贫血患者不推荐使用利巴韦林。有胰腺炎症或明确有胰腺炎患者不可使用利巴韦林。已有报道伴随贫血的患者服用本品可引起致命或非致命的心肌损害，故具有心脏病史或明显的心脏病症状的患者不可使用利巴韦林。如果使用利巴韦林出现任何心脏病恶化症状，应立即停药并给予相应治疗。肝肾功能异常者慎用。肌酐清除率 < 50 mL/min 的患者，不推荐使用利巴韦林。老年患者中使用本品发生贫血的可能性大于年轻患者，老年人肾功能多有下降，容易导致蓄积，不推荐老年患者使用本品。

（三）头孢曲松钠与新生儿或婴儿的死亡

头孢曲松钠是第三代头孢菌素类抗生素，与其他第三代头孢菌素一样，它能抵抗革兰阳性菌及革兰阴性菌。在大部分情况下，它被认为在安全性及效用上与头孢噻肟相同。用于敏感致病菌所致的下呼吸道感染、尿路和胆道感染，以及腹腔感染、盆腔感染、皮肤软组织感染、骨和关节感染、败血症、脑膜炎及手术期感染预防。

2007年2月25日，SFDA发出紧急通知，指出头孢曲松钠与含钙溶液同时使用可产生安全性不良事件，甚至还出现死亡病例，所有不良事件病例均为新生儿或婴儿。通知要求修订头孢曲松钠说明书中的警示语和注意事项，加上"本品不能加入哈特曼及林格等含有钙的溶液中使用"。

2007年7月5日，美国FDA和罗氏公司又共同发布信息，提醒医疗卫生人员注射用头孢曲松钠的说明书已经更新。9月11日，FDA再次发布信息，指出该产品说明书的更改内容涉及禁忌证、警告、注意事项、不良反应及用法和用量等内容。11月9日，FDA两次要求相关企业修改注射用头孢曲松钠的说明书。

（四）抗抑郁药与儿童自杀倾向

抑郁症是一种常见的情感障碍，可由各种原因引起，以情绪低落、思维迟钝及言语和动作减少为主要症状，患者甚至出现自杀观念和（或）自杀行为（包括自杀企图和自杀死亡）。

抑郁症主要以综合治疗为主，包括药物、心理和物理治疗等。抗抑郁药能有效解除抑郁心境，同时对焦虑症、强迫症和惊恐障碍等精神障碍也有疗效。抗抑郁药的种类较多，包括选择性5-羟色胺再摄取抑制剂类（SSRI）、选择性5-羟色胺去甲肾上腺素再摄取抑制剂类（SNRI）、三环类（TCA）、单胺氧化酶抑制剂类（MAOI）等。其中SSRI多数不用于儿童和青少年。

1. 背景·近年来，抗抑郁药导致自杀风险增高的问题一直受到国内外药品监督管理部门的关注。自2003年开始，美国、欧盟等一些国家和地区开展了有关儿童、青少年和成年患者使用抗抑郁药引起自杀风险的评估工作。2007—2008年，在对大量临床资料进行汇总分析的基础上，美国和欧盟分别完成了此项评估工作，并发布信息，警告使用抗抑郁药可能带来的自杀风险，要求企业修改药品说明书，加入相关警示内容。

2. 安全性·国外研究显示，抗抑郁药可能增加儿童、青少年及25岁以下成人自杀（包括自杀观念和自杀行为）的风险，尤其是在治疗的头几个月。

美国一项研究对在抑郁症、强迫症和其他精神障碍的儿童和青少年（18岁以下）中进行的24项短期（< 4个月）安慰剂对照试验进行了汇总分析。这些试验共纳入了4 681例受试者，包括9种抗抑郁药。结果显示，受试者在接受抗抑郁药治疗的最初几个月自杀风险相对安慰剂组升高。欧洲药品管理局（EMA）2005年也完成了对两类抗抑郁药的评价工作，发现服

用这两类药物的儿童和青少年自杀观念、自杀行为的发生风险比安慰剂组高，建议这两类抗抑郁药不要用于儿童和青少年。

2007年5月，美国FDA发布了有关成人使用抗抑郁药的风险评估结果。评估纳入了295项使用SSRI和其他抗抑郁药的安慰剂对照临床试验，包括77 000余名抑郁症和其他精神障碍的成年患者。结果表明，抗抑郁药引起的自杀风险在不同年龄段存在差异：18～24岁人群抗抑郁药组自杀风险高于安慰剂组，24岁以上人群抗抑郁药组自杀风险与安慰剂组差异无显著性，65岁以上人群抗抑郁药组自杀风险低于安慰剂组。EMA也得出了类似的评估结论，即年龄较轻的成人在使用抗抑郁药治疗时可能存在自杀行为增加的风险，且不同抗抑郁药之间的风险无实质性差异。

3. 建议·对使用抗抑郁药的患者应密切监测，特别是药物治疗的头几个月，或在改变剂量和治疗方案时，如出现临床症状恶化、行为异常改变或出现自杀企图，应及时咨询医生，由医生决定是否改变治疗方案，包括中断治疗。如果决定停止治疗，药物应该逐渐减量，骤然减药可能引起一些躯体和精神症状，如头痛、头晕、无力、静坐不能、失眠、多梦、焦虑和烦躁等。抗抑郁药应在医生指导下使用，应严格按照药品说明书中适应证和适用人群给药。SSRI和SNRI不推荐用于治疗儿童和青少年抑郁症。

（五）苯佐卡因与儿童高铁血红蛋白血症

苯佐卡因是局部麻醉药，主要用于皮肤病止痒及创面、痔疮和溃疡面止痛等，在我国主要作为非处方药使用。

2011年4月7日，美国FDA发布警示信息，称持续收到苯佐卡因引起的可能危及生命的严重不良反应高铁血红蛋白血症（methemoglobinemia，MetHb）的报告。剂型包括苯佐卡因喷剂，主要用于医疗操作中麻醉口腔和咽喉部黏膜；苯佐卡因凝胶和溶液剂，主要作为OTC产品用于缓解各种疼痛，如出牙、口疮、口腔和牙龈的疼痛。

2011年4月19日，加拿大也发布外用药苯佐卡因导致MetHb严重不良反应的警示信息。建议患者尤其是儿童患者在使用苯佐卡因前应仔细阅读产品说明书并严格按照说明书使用，出现MetHb症状或体征时应及时就医。

截至2011年5月，国家药品不良反应监测中心共收到涉及苯佐卡因产品的相关不良反应报告12例，涉及不良反应表现12例次，无严重病例报告。涉及复方苯佐卡因凝胶的不良反应报告7例、氯己定苯佐卡因含片4例、复方苯海拉明搽剂1例。主要不良反应表现为局部麻木、皮疹、过敏样反应和唇红肿等，未发现高铁血红蛋白血症的报告。

2011年7月13日，《药品不良反应信息通报》发布"警惕苯佐卡因引起的高铁血红蛋白血症"。

因此，在使用含苯佐卡因药物时要严格按照说明书使用，使用过程中如果出现皮肤、口唇黏膜、甲床青紫，呼吸急促，心率加快，乏力，意识错乱和头痛等MetHb症状，应及时就医，2岁以下儿童应在医师指导下使用。生产企业及时完善产品说明书，增加相关安全性信息。加强合理用药的宣传，确保产品的安全性信息及时传达给患者和医生；并加强药品不良反应监测。

（六）可待因或氢可酮镇咳药与婴幼儿成瘾

1. 背景·2006年8月，《柳叶刀》报道一例13天的健康婴儿因吗啡过量而死亡。据查该婴儿的母亲生产时曾服用低于外阴切开手术止痛常用剂量的可待因。实验室检查结果示该婴儿的血液中吗啡浓度很高，这可能是由于服用可待因的母亲药物代谢作用不同而导致，遗传学试验表明该婴儿的母亲是一位可待因的超级代谢者。

2007年8月17日，美国FDA发布忠告：哺乳期妇女服用可待因可能导致婴儿发生严重不良反应，要求生产含有可待因成分的制药企业对说明书进行修改，阐明个体可待因代谢水平差异的影响及母乳喂养可能导致潜在的严重不良反应。2013年，美国FDA对可待因加黑框警告：限制18岁以下儿童在扁桃体切除术后使用可待因镇痛。2017年，FDA再次发布安全信息，限制儿童使用可待因镇痛和镇咳，同时不推荐哺乳期妇女使用可待因。

2017年，国家食品药品监督管理总局（CFDA）发布"关于修订含可待因药品说明书的公告"，要求所有生产含可待因药品的企业修订说明书：① 增加"12岁以下儿童禁用本品。对于患有慢性呼吸系统疾病的12～18岁儿童和青少年不宜使用本品"；② 注明"哺乳期妇女禁用"，并增加以下内容：哺乳期妇女使用可待因可分泌至乳汁。

2018年6月27日，国家药品监督管理局药品审评中心发布《药审中心关于征求"含可待因类感冒药说明书修订要求"意见的通知》，拟将含可待因或氢可酮的阿片类感冒镇咳处方药的适应证范围限制在18岁及以上成人。

2. 国内含可待因的药品·可待因桔梗片、复方可待因口服溶液、磷酸可待因片、磷酸可待因糖浆、磷酸可待因缓释片、磷酸可待因注射液、复方磷酸可待因片、复方磷酸可待因糖浆、复方磷酸可待因口服溶液、复方磷酸可待因口服溶液（Ⅲ）、氨酚双氢可待因片、酒石酸双氢可待因片、阿司匹林可待因片和氨酚氢可酮片。

含有罂粟碱的中成药：强力枇杷露、枇杷止咳胶囊、咳喘宁片、哮喘丸、咳喘舒片、克咳片、消咳颗粒、止咳胶囊、定喘止嗽丸、人参保肺丸、咳痰合剂、固肠止泻丸和小儿止泻片等。中药材中含有罂粟壳，而罂粟壳中的主要有效成分为可待因。

（七）氟喹诺酮类药品与儿童发育不良

氟喹诺酮类药品（quinolones）对革兰阴性菌有较强的杀灭作用，对金黄色葡萄球菌等革兰阳性菌也有较好的抗菌活性，某些品种对结核分枝杆菌、支原体、衣原体及厌氧菌也有作用。氟喹诺酮类药品适用于敏感病原体所致的呼吸道感染、泌尿生殖系统感染、胃肠道感染及关节和软组织感染等。

随着氟喹诺酮类药物的大量应用，不良反应及不合理用药造成的危害也日益突出。2009年，国家药品不良反应监测中心数据库统计结果显示，氟喹诺酮类药品严重病例报告数量位列各类抗感染药的第三位，占所有抗感染药严重病例报告的14.1%。并于2006年和2009年，分别通报了加替沙星和左氧氟沙星的严重不良反应。

动物实验证明，喹诺酮类药物对未成年动物负重关节软骨可造成永久性损害，出现关节肿胀，影响四肢生长发育；其损伤的程度与动物的年龄和药物浓度有关，年龄越小，药物浓度越大，关节软骨损伤越严重。本类药物的软骨毒性是否会影响到儿童的生长发育，至今仍是争议性较大的问题。但由于该类药物可透过血脑屏障，为了确保用药安全，除新生患儿不宜使用外，也避免用于婴幼儿、孕妇及18岁以下青少年。

（八）吗替麦考酚酯与药物生殖毒性

吗替麦考酚酯（又名霉酚酸酯）是一种免疫抑制剂，1997年在我国获准上市，有片剂、胶囊剂和注射剂。

1. 背景·2007年10月，罗氏公司与美国、英国药品管理部门共同发布信息，警告妊娠期间使用吗替麦考酚酯（商品名：骁悉）可能增加流产和先天畸形的风险，强调育龄女性患者必须采取有效措施避孕。美国吗替麦考酚酯的妊娠期用药分类也因此从C类（不能排除对胎儿产生伤害的风险）改为D类（存在对胎儿产生风险的证据）。虽然我国目前尚未收到与吗替麦考酚酯相关的生殖毒性报告，但在2008年国家药品不良反应监测中心特通报了此药的安全性信息。

2. 吗替麦考酚酯的生殖毒性·根据美国国家移植后妊娠登记处（The National Transplant Pregnancy Registry，NTPR）的数据和罗氏公司遍布全球的不良事件报告系统收集的数据显示，妊娠期间使用吗替麦考酚酯可能会增加妊娠头3个月发生流产和先天畸形的风险，特别是外耳和面部畸形（包括唇裂、腭裂），以及肢端、心脏、食管和肾脏畸形。

（1）NTPR数据：2006年12月，NTPR公布了前瞻性研究数据，24名女性移植患者在接受吗替麦考酚酯治疗期间共报告了33次妊娠，其中15次自然流产（45%），其余18次产下活婴。在这18个婴儿中，有4个出现了结构畸形（22%）。

（2）不良事件监测数据：罗氏公司回顾了1995年至2007年药品上市后不良事件监测数据，在77名妊娠期间暴露于吗替麦考酚酯的妇女中，25名发生自然流产，14名婴儿或胎儿出现畸形，其中6个有耳部畸形。

（3）临床前动物试验数据：在临床前动物生殖毒性研究中也曾观察到类似的结构畸形。罗氏公司在开发吗替麦考酚酯过程中进行的动物生殖毒性研究表明，即使未发生母体毒性，胚胎吸收和畸形的发生率也有所增加。根据体表面积进行换算，雌性大鼠和兔接受的吗替麦考酚酯的剂量分别相当于人类肾脏和心脏移植患者建议剂量的0.02～0.9倍。在子代大鼠中，发生的畸形包括无眼、无下颌和脑积水。在子代兔中，发生的畸形包括心脏异位、肾异位、膈疝和脐疝。

3. 建议·鉴于吗替麦考酚酯的生殖毒性，在使用前一定要排除育龄女性患者妊娠的可能，应告知患者与吗替麦考酚酯相关的流产和致畸风险，要求患者在开始吗替麦考酚酯治疗之前、治疗期间及中止治疗后6周内必须采取有效的避孕措施。告知患者吗替麦考酚酯可能降低口服避孕药中激素的血药浓度，理论上可降低避孕药的避孕效果，因此最好同时采取两种避孕措施。

患者应认真阅读说明书中有关产品风险的提示信息，积极配合医生提出的孕检要求，计划怀孕的妇女应就使用吗替麦考酚酯的利弊问题咨询医生。

（九）异维A酸与儿童严重皮肤损害

异维A酸是维生素A的衍生物，在全球已上市20多年，用于治疗痤疮及角化异常性疾病，包括口服制剂和外用制剂。近年来，陆续有国外药品管理局发布了有关使用异维A酸口服制剂引起严重皮肤损害的安全性问题。

截至2009年11月6日，罗氏公司药品安全数据库中，共收到66例来自全球的关于成人和儿童使用异维A酸后出现严重皮肤损害的病例报告，包括多形性红斑、史蒂文斯－约翰逊综合征和中毒性表皮坏死松解症，其中2例死亡。虽然大多数病例还存在其他可能引起皮肤反应的危险因素，但不能排除异维A酸和这些严重皮肤反应之间的因果关系。因此罗氏公司针对此安全性问题对异维A酸产品说明书做出了修订。

2010年3月，EMA对异维A酸的严重皮肤损害风险进行评估，EMA在全球范围内发现44例多形性红斑、15例史蒂文斯－约翰逊综合征和5例中毒性表皮坏死松解症病例。其中，多形性红斑是这些严重皮肤反应中最常见的报告病例，超过半数的病例（26例）不具备导致这一皮肤反应的其他原因，其中7例明确显示患者在停止服用异维A酸后不良反应消失，另外4例显示患者在重新接受异维A酸治疗后多形性红斑又再次出现。EMA认为，这些病例已经为证明异维A酸与多形性红斑之间存在因果关系提供了充足的证据。在评估史蒂文斯－约翰逊综合征和中毒性表皮坏死松解症病例后，EMA称，由于病例所提供的信息极为有限，以及患者还存其他可能导致皮肤反应的危险因素，因此尚无法确定异维A酸与这些严重皮肤损害之间的因果关系。EMA建议在含异维A酸的口服制剂的说明书中增加"多形性红斑"这一不良反应，并建议患者在出现严重皮肤损害时停止用药并就诊。

鉴于异维A酸带来的严重不良反应，已经怀孕或准备怀孕及哺乳期妇女禁用，育龄妇女使用前应做妊娠试验，在确保未怀孕时才可用药，服药期间及停药后3个月内，育龄妇女及其配偶最好采取两种避孕措施；对存在高脂血症易感因素，如糖尿病、肥胖、吸烟和家族性高脂血症的患者应权衡用药利弊，不要超剂量或疗程用药。

（十）总结

除了上述列举的9种药物之外，仍有大量药物在临床上正使用于儿童，如果不加强监测，药害事件仍会不断浮现。

"防患于未然"，加强儿科用药安全性评价和监管是杜绝儿科用药不良反应和药害事件的要则。解决儿科用药紧缺，保障儿科用药安全，促进儿童药品合理使用是儿科用药中三个核心问题。具体需要开展的工作是：① 推进儿科用药法规、政策和指南的制订、执行和落实；② 完善药品说明书，强化职业教育和培训，提高临床使用的规范性；③ 加强儿科用药安全性监测和评价工作；④ 加强儿科用药安全宣传教育，关注儿科用药安全。进一步来说，要做到：① 建立科学规范的儿科用药非临床和临床综合评价基地；② 建立儿科用药综合评价数据库和信息平台；③ 深入开展儿科用药信息完善配套政策建议研究；④ 为政府建立儿童中药申报审评专门通道；⑤ 建立鼓励研发创新机制，为儿科新药的研发、医院制剂的快速转化及生产企业对已上市品种再评价提供技术支持和政策建议。"少年强则中国强"，药物研发者和药品监管部门有责任和义务完成保障儿童用药安全这一"利在当代，功在千秋"的神圣使命。

（周　莉　孙祖越）

参 考 文 献

［1］ Calvery HO, Klumpp TG. The toxicity for human beings of diethylene glycol with sulfanilamide［J］. Southern Medical Journal, 1939, 32: 1105−1109.

［2］ Geiling EMK, Cannon PR. Pathologic effects of elixir of sulfanilamide (diethylene glycol) poisoning. A clinical and experimental correlation: final report［J］. JAMA, 1938, 111: 919−926.

［3］ Kasten MJ. Clindamycin, metronidazole, and chloramphenicol［J］. Mayo Clin Proc, 1999, 74(8): 825−833.

［4］ Siemes H, Nau H, Schultze K, et al. Valproate (VPA) metabolites in various clinical conditions of probable VPA-associated hepatotoxicity［J］. Epilepsia, 1993, 34(2): 332.

［ 5 ］Wax PM. Elixirs, diluents and the passage of the 1938 Federal Food, Drug and Cosmetic Act［J］. Annals of internal medicine, 1995, 122(6): 456-461.

［ 6 ］WHO. WHO model list of essential medicines for children［EB/OL］.http://www.who.int/medicines/publications/essentialmedi-cines/en/index.html, 2009-05-11.

［ 7 ］Wyllie E, Wyllie R. Routine laboratory monitoring for serious adverse effect of antiepileptic medication: the controversy［J］. Epilepsia, 1991, 32 (suppl 5): S74.

［ 8 ］蔡晧东.1937年磺胺酏剂（含二甘醇）事件及其重演［J］.药物不良反应杂志，2006，8（3）：217-220.

［ 9 ］陈倩，杜光，张带荣.儿童用药及其临床研究的现状与进展［J］.医药导报，2011，30（05）：593-597.

［10］高贵平.甲氧氯普胺致小儿锥体外系综合征［J］.中国实用医药，2010，5（27）：180.

［11］高学敏，马融，张德芹.我国儿童中成药用药现状、存在问题及解决建议［J］.中成药，2016，38（05）：1192-1196.

［12］郭淑敏，潘宗琼，黄华斌.药品不良反应/事件典型病例分析［M］.武汉：湖北科学技术出版社，2012.

［13］郭晓昕，颜敏，李少丽.国内外儿科用药现状与思考［J］.中国药房，2000（05）：7-9.

［14］国家统计局.2010年第6次全国人口普查主要数据公报［EB/OL］.http://www.stats.gov.cn/tjsj/tjgb/rkpcgb/qgrkpcgb/201104/t20110428_30327.html.

［15］金丹，田春华，杨月明，等.儿科用药安全现状及政策研究与思考［J］.中国药事，2015，29（04）：427-431.

［16］李晓玲，王育琴，王雅葳.奥司他韦安全性再聚焦——药学视角［J］.药物不良反应杂志，2012，14（1）：4-7.

［17］林英，高须英.几类新生儿慎用或不宜使用的抗菌药物［J］.现代医药卫生，2005（22）：138-139.

［18］刘立民，孙亚欣，何晓静，等.丙戊酸钠所致71例儿童不良反应情况分析［J］.中国医院药学杂志，2011，31（06）：526-528.

［19］孙祖越，周莉.药物生殖和发育毒理学发展史［M］.上海：上海科学技术出版社，2018.

［20］王丹，林志强.美国婴幼儿用非处方感冒药撤市原因分析［J］.药物流行病学杂志，2010，19（1）：23-26.

［21］魏庆义.铊中毒及其机理研究概况［J］.卫生研究，1986，15（1）：12-16.

［22］吴昕.临床应用氯霉素的不良反应［J］.临床合理用药杂志，2008，1（01）：36-37.

［23］杨柳勇，刘新社，萧伟，等.我国常见儿童药物不良反应及对策研究［J］.中国中药杂志，2016，41（14）：2743-2747.

［24］俞善昌.新生儿核黄疸（综述）［J］.国外医学参考资料（儿科学分册），1975（04）：148-156.

［25］张春华.甲氧氯普胺致小儿锥体外系反应23例分析［J］.儿科药学杂志，2004（02）：61.

［26］周庆，喻东山.丙戊酸钠的肝脏毒性及防治［J］.药物不良反应杂志，2002（02）：93-95.

［27］丛月珠.关于苯甲醇的毒副作用［J］.中国医院药学杂志，1988，8（11）：488-489.

［28］CFDA网站.药品不良反应信息通报（第58期）关注氟喹诺酮类药品的严重不良反应［J］.上海医药，2014，35（3）：61-62.

［29］佚名.药品不良反应信息通报警惕吗替麦考酚酯的生殖毒性［J］.中国执业药师，2008，9：22.

［30］李盈，蔡捷，史美甫.儿童中常见的药物不良反应［J］.儿科药学杂志，2002（03）：33-35.

［31］姚淀.阿司匹林对小儿的不良反应［J］.中国医院药学杂志，1990，10（6）：286.

［32］黄一方.苯甲醇毒副作用［J］.广后医学，1990，19（3）：22-23.

［33］王艳萍，王志慧.卵巢子宫内膜异位囊肿破裂的诊断及处理方案［J］.中国社区医师，2008，23：12.

［34］贾少谦，蒋逸伟.东阿阿胶成为首个道地动物药材保护生产基地［J］.中国药物经济学，2011，6：74.

第三章

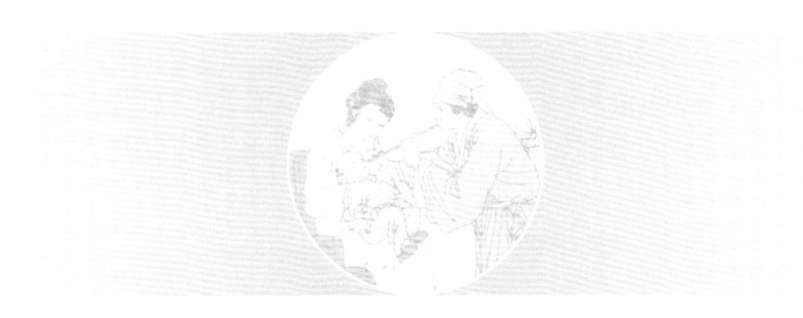

儿科用药研究中的
监管和伦理

儿童用药匮乏是世界性的难题。其中缺少儿童适用的药品剂型和规格、缺乏儿童药物的安全性及有效性数据是最重要的两个问题。制药企业开发积极性低、儿童临床试验数据缺乏和试验难度高等，造成儿童药品品种少、缺少适于儿童应用的剂型、部分已上市药品药效不明确、儿童药品说明书不规范、无临床试验数据支持及大量标签外用药等，这些现象均严重威胁到儿童用药安全。

现代社会的监管法规，多是为了防止灾难发生或规范市场行为而制定的。而且大多数是由于发生了灾难或者旧的法规已经限制了市场发展，才制定新的法规。如何加强研发监管，关注伦理，激励药品研发生产企业生产适宜儿童使用的药物品种、规格和剂型，引导药品生产厂家获得儿科用药数据，是儿科用药当前最主要的工作。

第一节
儿童用药的政府监管和实施策略[*]

近年来，各国药政管理部门先后采取相关措施以期逐步改善和解决儿童用药监管问题。本章系统介绍了世界卫生组织（WHO）、美国食品药品管理局（FDA），以及欧盟、日本和韩国等儿童药物审评和审批的一些特殊政策和法规，包括国外药品注册管理相关法规和指导原则、儿科用药相关机构的组成及功能、对儿科用药研发的激励措施、对儿科用药数据研究的强制措施及对儿科用药研究的帮扶举措等，同时梳理了中国近年来儿科用药研发的相关举措，为完善我国儿童药品监管机制、制定相关法规提供参考和借鉴。

一、WHO儿童用药监管政策的演变

1975年，第二十八届世界卫生大会（World Health Assembly，WHA）通过的WHA28.66决议，授权WHO总干事协助其会员国制定国家药物政策，并敦促WHO帮助其会员国实施遴选基本药物的医药战略，该决议标志着各国基本药物方案开始发展为国家药物政策。1977年，在第615号技术报告中WHO正式提出了基本药物的概念，基本药物是能够满足大部分人口的卫生保健需求的药物。伴随着世界各国基本药物行动规划的实践，基本药物的概念和外延不断地发展和延伸。

据WHO估计，2007年每年有1 060万名5岁以下儿童死亡，如果有适合于患病儿童年龄、身体状况和体重的安全的基本儿科药物，这些疾病是可以治疗的，其中半数以上儿童可以免于死亡。2007年1月，

WHO基本药物专家委员会提出为儿童提供更适合药物的工作计划，该计划在WHO执行委员会中得到了会员国的广泛支持，并被列入5月举行的世界卫生大会议程中。3月19—23日，在日内瓦举行WHO专家委员会会议，对WHO基本药物标准清单提议做一些重要更新。在修订WHO基本药物标准清单期间，专家又建议对儿童药物开展创新和研究，生产新的剂型，以迅速有效的方式向各个国家传递儿童药物信息。建议提出后，WHO便展开工作，制定一份明确的、适合儿童需要的基本药物目录清单。4月16日，WHO发布了《世界卫生组织基本药物标准清单》（第15版），该清单列入了特定供儿童使用的6种口服液体制剂，其中3种用于癫痫，1种用于早产儿，1种用于儿童腹泻，另外一种是用于艾滋病的新药品。同一天，WHO基本药物专家委员会提出建议，将于2007年7月举行会议来编制第一份国际药物目录，以处理儿童中死亡率和发病率高的疾病。5月，WHA通过了题为"更合适的儿童药物"的WHA60.20号决议，设定了目标并号召各会员国和WHO为满足儿童药物的全球需求采取行动，把满足安全、有效和可获得的儿童药物的需求作为重点。12月6日，WHO公布了第一版《世界卫生组织儿童基本药物标准清单》（*WHO model list of essential medicines for children*，1st List），该清单中药物被认为既能治疗重点疾病，同时还能保障儿童安全，用以处理儿童中死亡率和发病率高的疾病，抵御当时的全球儿童疾病负担。同一天，WHO在伦敦发起一项名为"量身定制儿童药物"的运动，

---

[*] "儿科用药"主要是指应用于儿童的药物。本书中凡是与药物研究及开发相关的内容使用"儿科用药"一词；而在临床使用时及国家监管机构颁布的政策法规文件里和监管过程中，常常使用的是"儿童用药"一词。因此，本书针对研发、使用和监管等不同场景，用词有所不一样。

以提高决策者、药品制造商、研究人员、卫生保健专业人员和公众对儿童基本药物的认识。该运动旨在使所有15岁以下儿童能够更方便地获取并利用安全、有效的儿童专用药物。2009年3月，WHO公布了第二版《世界卫生组织儿童基本药物标准清单》。

2010年4月，联合国儿童基金会（United Nations International Children's Emergency Fund, UNICEF）和WHO发布第二版《儿童特选药品来源与价格》（*Sources and Prices of Selected Medicines for Children*, 2nd edition），其提供了有关从《世界卫生组织儿童基本药物标准清单》中挑选的240种药物的612种不同儿科配方的最新详细情况。9月，WHO和UNICEF联合发布了 *Priority Essential Medicines for Child Survival*，该报告提供了经双方初步协商确定的儿童生存优先的基本药物。10月，WHO公布了更新的第二版《世界卫生组织儿童基本药物标准清单》。2011年3月，WHO公布了第三版《世界卫生组织儿童基本药物标准清单》。2011年3月21日，WHO公布了《母亲和儿童优先药物清单》（*Priority Medicines List for Mothers and Children*），该清单帮助各个国家选择和供应最重要的药物。2013年、2015年和2017年WHO分别公布了《世界卫生组织儿童基本药物标准清单》的第四、五和六版。2019年7月，WHO发布新版《基本药物标准清单》和《基本（体外）诊断方法清单》。新增药物含28种成人用药和23种儿童药物，扩展了26种在列产品适用范围，药物总数达到460种。

WHO于1977年首次推出基本药物清单，每两年对其进行修订。通过这些基本药物清单，逐步建立起了完善的基本药物制度体系，为各会员国提供了一个可以进行本土化改编的范本。

二、美国儿童用药监管政策和措施

拥有百年历程的美国FDA目前已是全球食品药品监管领域最具权威的机构，其监管科学并非一朝一夕之功，而是有着无数次的惨痛教训，FDA发展和监管历史中最重要的部分是不断面临执法挑战，但其始终不断完善立法，积极探索适合本国国情的监管模式。

（一）美国药品监管机构的发展沿革

1849年，美国国会根据农业问题的机构调整报告，在"专利局"内增设"农业处"，该处创建的"化学实验室"是最早的监管部门的雏形。1962年，

美国成立农业部，并在"化学实验室"的基础上设立"化学处"。1901年，"化学处"更名为"化学局"。1927年，"化学局"分"食品药品及杀虫剂管理局"（Food Drug and Insecticide Administration，FDIA）和"化学物质与土壤局"。1930年，FDIA更名为"食品药品管理局"（Food and Drug Administration，FDA）。1940年，FDA调整至"联邦安全局"（Federal Security Agency，FSA）。1953年，FDA并入"健康、教育及福利部"（Department of Health，Education，and Welfare，HEW）。1979年，FDA重新划为"健康及人类服务部"（Department of Health and Humans Service，HHS）。

FDA发展历程的前50年，美国食品药品方面问题众多，食品安全和药害事件频发，虽然当时的FDA不断出台新的食品药品法律和法规，但基本都是处于被动监管的局面，而且不停地进行"亡羊补牢"的工作。1962年的"沙利度胺事件"成为美国药品科学监管的一个分水岭，奠定了FDA在药品监管方面的权威性。

20世纪美国药品监管历史上有三个重要里程碑事件。

一是1906年美国国会出台《食品、药品纯净法案》（*Pure Food and Drug Act*），该法案的出台标志着FDA的正式成立。

二是1937年"磺胺酏剂事件"促使国会通过《联邦食品、药品和化妆品法案》，该法案标志着FDA开始关注药品上市安全性问题。

三是1962年"沙利度胺事件"促使国会加紧通过《联邦食品、药品和化妆品法案》修正案，即《Kefauver-Harris修正案》，标志着FDA开始关注药品上市的有效性问题。

（二）美国儿童用药监管的发展历程

作为世界儿童药品发展历史上的先锋军，美国的药物监管法规史见证了一系列的灾难。幸运的是，FDA很多次把灾难变成了监管的权力。美国在鼓励儿科用药研发方面出台了一系列的法律和法规，对儿科用药的发展发挥了很大的促进作用。目前，在经历了一个多世纪漫长艰辛的立法过程后，FDA监管体系由200多部法律构成，在儿童用药政策的制定和执行方面堪称各国的典范。

1902年7月1日，在被污染疫苗造成24名儿童死亡的药害事件发生之后，美国国会通过了《生物制品控制法》（*Biologics Control Act*），以期保证血清、疫苗及

其他用于预防和治疗人类疾病产品的纯度和安全性。

1937年，因服用含有毒溶剂——二甘醇的磺胺酏剂而导致107人死亡，其中大多数是儿童。该事件促使美国国会于1938年通过了《联邦食品、药品和化妆品法案》，该法案开始了影响深远的"新药申请"流程（new drug application，NDA），标志着FDA开始关注药品上市的安全性问题。

1955年，大约260例脊髓灰质炎病例被认为与已失活的脊髓灰质炎疫苗有关联，因此，美国国家卫生研究所（National Institutes of Health，NIH）的生物制品管理职责重新被设置为FDA的生物制品管理处。

1962年，沙利度胺在世界多地，如西德、美国、荷兰和日本等，导致多达1.2万名婴儿"海豹肢畸形"。美国媒体报道了FDA医学审评官弗朗西斯·凯尔西博士（Dr. Frances Kelsey）顶住巨大压力要求制药公司补充新的安全性证据，并坚持认为该药需在美国开展临床试验以提供更多的安全性数据。这些报道激起了公众对更强有力的药品监管法律的支持。此后，美国更加重视药品的安全问题，该事件促使美国国会在1962年通过了《Kefauver-Harris修正案》，也被称为"1938年《联邦食品、药品和化妆品法案》的KH修正案"。

1966年，《儿童保护法》（Child Protection Act）扩大《联邦危险物质标识法》（Federal Hazardous Substances Labeling Act）的管理范围，将药物纳入其管理范围。

1977年，美国FDA以建议性指南的方式发布了《婴儿和儿科用药临床评价的一般参考指南》（General Considerations for the Clinical Evaluation of Drugs in Infants and Children），随后于1979年发布《关于儿童使用药品的说明书中注意事项部分内容的管理规定》，建议企业根据成人的研究资料，将其信息沿用于儿童患者使用药品的说明书中，规定用于特定儿科适应证的药品，其药品包装须标明儿科剂量说明；通过充分研究证明可适用于儿童的成人药，应在说明书上加以说明；否则，应当注明"本药品关于儿童服用的安全性及有效性未经验证"。许多制药企业对该规定并不了解，20世纪80年代初，其市场上只有大约20%的儿科药品进行过安全性或有效性测试。

1979年，美国FDA在标签要求中首次对儿科用药做出特别规定，要求在标签中加入儿科使用信息，但对药品在儿童中的安全性和有效性还没有明确的规定。当时，儿童很少参与药物临床试验，研究人员对药品在儿童中的作用情况了解很少。

1980年9月26日，《婴儿配方法》（Infant Formula Act）规定FDA的特殊管理，以保证必要的营养含量和安全性。《婴儿配方法》建立了食品和药品管理局确保营养成分安全妥善的特别监控机制。1986年，《儿童疫苗法》（Childhood Vaccine Act）规定为患者提供疫苗使用的信息，并授权FDA召回生物制品的权力及行使民事处罚的权力。

1991年，由FDA和卫生与人类服务部（Department of Health and Human Services）于1981公布的一项关于在药品研发中保护受试者的政策，被十几个有关人权问题研究的联邦机构所采纳，并成为众所周知的一般规则。该规则要求获得知情同意书并提供证据的研究人员向制度评审委员会详细地阐述了所需要的程序，使儿童、妇女和囚犯的安全受到特别保护，并确保研究机构遵守本规则。

1991年，FDA要求上市药品生产者对已有的药品使用数据展开调查，同时确定这些数据是否足够支持儿童传统用药信息。1994年，FDA发布《儿科使用标签条例》（Pediatric Use Labeling Rule），规定将儿科用药信息纳入药品标签。除了儿童特有疾病外，多数药物允许将成人的安全性和有效性数据作为儿童用药依据，儿童某些人群的安全性数据可来源于儿童药代试验或其他相关资料。这意味着在研究儿童用药人群时，多数药物不必从零开始做起，该项法规为儿童用药研究提供了可操作性。

1994年，美国FDA发布了《儿科药品标签使用和剂量推定最终规则》，对儿童药品市场加以干预。要求制药企业对已上市的药品评估已有的儿科信息，决定这些信息是否足以在说明书上增加儿科用药的信息。倘若制药企业确实有足够的儿科信息，应向美国FDA提出辅助新药申请，修改说明书内容；否则，应如前述，注明"本药品关于儿童服用的安全性及有效性未经验证"。但是该规定无助于推动药品制造商进行附加的儿童药品临床试验。

1997年美国国会制定的《食品药品现代化管理法案》（Food and Drug Administration Modernization Act，FDAMA）明确规定对儿科药品给予市场独占保护，以鼓励制药厂商进行儿科研究，规定如果制药厂商自愿进行儿科研究，获得药品在儿童人群的安全性和有效性数据的，则可授予6个月的儿科市场独占保护期（以下简称儿科独占保护期）。但儿科研究开展困难，儿童用药安全性数据仍然处于严重缺乏的状态。为此，美国国会于1998年颁布了《儿科规则》（Pediatric Rule），规定除了FDA认为不需要进行儿科试验的情况外（如乳腺癌或阿尔茨海默病等），制药厂商在新药申请时必须对药品和生物制品进行儿科研究。

1998年，《人口统计规则》（Demographic Rule）要求新药申请应涉及不同年龄、性别和种族的安全性和有效性的评价。《儿科规则》要求所选择的新的药品制造商，以及现有的药品制造商在儿童中进行药物安全性和有效性的研究。

2002年，美国国会通过的《最佳儿童药品法案》（Best Pharmaceuticals for Children Act，BPCA）是在之前FDAMA的基础上，对儿科研究市场独占保护等进行了更加明确的规定，包括儿科研究书面请求的发放，以及作为在儿童中进行药物研究的交换，药品生产得到6个月的儿科独占保护期，在此期间没有市场竞争，极大地鼓励了制药厂商开展儿科研究的积极性。

2003年，《儿科研究公平法案》（Pediatric Research Equity Act，PREA）取代了之前的《儿科规则》，对药品和生物制品上市前儿科研究的评价、延期和免除等都进行了更加详细的规定。

2007年，在BPCA和PREA的有效期条款到期之前，FDA通过了《食品药品管理修正案》（Food and Drug Administration Amendments Act of 2007，FDAAA）。FDA基于现实需要和工作安排对相关法案进行修订和整理，并统一收录组成该修正案。其中第Ⅲ和Ⅳ章分别是PREA和BPCA 2007修订版，PREA赋予FDA强制要求制药公司在儿童中对新药进行有效性研究的权力。

目前，美国在儿科用药方面所遵循的法律主要是BPCA与PREA两个法案。FDA在完善儿科研究法律、法规的基础上，于2016年3月发布《儿科研究计划：首次儿科研究计划及修订的内容及程序》草案指南，指导行业如何递交首次儿科研究计划，进一步促进儿科药物的科学开发。

（三）美国儿童药品的重要审批政策

20世纪70年代开始，随着越来越多的证据显示儿童对许多药物的反应不同于成人，美国对儿童安全合理用药、儿科用药的研发及儿科用药数据的获得日渐重视，儿科用药测试成为儿科医生和专家的关注焦点，通过了一系列法规，形成了较为完善的"激励+强制+帮扶"模式。

1.《联邦食品、药品和化妆品法案》及其修正案·1938年通过的《联邦食品、药品和化妆品法案》授予FDA对药品制造商进行检查的权利和扩大的执法权，为药品监管设立了新的标准，FDA可对新药进行严格审查：① 只有药品制造商证明新药是安全的，药物才能上市销售；② 坚决禁止药品宣传虚假疗效；③ 要求药品制造商对药物加以充分标注，标签上必须列举所有的有效成分和警告，并配以详细的安全使用说明；④ 设定有毒物质的安全限度；⑤ 如果发现药品对健康有影响，FDA有权禁止其销售；⑥ 可对生产企业进行检查；⑦ 在没受惩罚和指控之前可以申请法院禁令。该法案虽在日后经过了大量修改，但至今仍然是FDA监管权限的核心基础。

《Kefauver-Harris修正案》也被称为"1938年《联邦食品、药品和化妆品法案》的KH修正案"（简称《KH修正案》），主要内容有：① 确定药品广告申请制度；② 要求所有药品必须向FDA提交安全性和有效性证明；③ 制定新药研究和审批的程序；④ 要求在美药品生产企业必须实施药品生产质量管理规范（GMP）。具体而言，该法案规定：任何药物在上市之前除了需要被证明是安全的，还必须是有效的；并授权FDA对1938年以来申请上市药物的有效性重新进行审查，否则不得继续销售；将原属联邦贸易委员会的处方药广告监管权划归FDA；授权FDA对新药研发和产品生产的每一个步骤进行监控。该修正案又称"零风险管制"，是美国食品药品"零风险管制"政策体系的重要组成部分，该理念的主导地位持续了近30年。由于该法规对儿童临床试验没有明确要求，因此，绝大多数企业在申报注册时，仅完成了成人的临床试验，而不愿意在儿童群体中进行研究。

可以说，在某种程度上《KH修正案》近乎苛刻地规定了药品的研发、审批、生产和上市，导致新药研发和生产速度减缓，大大增加了创新药研发环节的投入，影响了新药研发的积极性，同时也极大地影响了仿制药的上市。

直至1984年9月24日，时任美国总统里根签署了《药品价格竞争与专利期补偿法案》（Drug Price Competition and Patent Term Restoration Act），即俗称的"Hatch-Waxman法案"（以法案的两位提案人命名，简称"HW法案"），提出"简化新药申请"的概念，放松对仿制药临床试验的管制，仅要求生物等效性试验，这才加快了仿制药的上市步伐。这部法案的出台，一方面提升了美国仿制药公司的竞争能力，另一方面大幅缩减了消费者的药品费用支出负担，同时药品创新得到了更加有效的保护。

2.《儿科标签规则》· 1994年，FDA推出《儿科标签规则》，要求制药企业自愿对已上市处方药中儿科用药以NDA补充申请形式提供充分的支持信息，而未经儿科安全性和有效性测试的药品则需在标签信息加上无儿科用药经验的声明。这一规定虽然有助于制药企业在儿科领域推广药品，但是对推动企业进行附加的儿科用药临床试验帮助不大，仅有少量规范性临床试验按照该法规要求完成。

3. 儿科独占权条款· 由于1994年制定的《儿科标签规则》并未获得很好的效果，美国国会认为有必要进一步强化儿科临床试验的开展，遂在1997年出台的FDAMA中第一次为儿童药的研究设立了鼓励性条款——"儿科独占权条款"。条款规定：如果企业增加儿科标签（包括适应证和剂量），可获得6个月的市场独占权。该条款是后来FDA鼓励性政策的基础。

FDAMA从立法角度要求FDA监测药品临床研究中参与儿童的种族和民族情况，并鼓励药品研发企业推行儿童临床试验，其中规定了儿童新药独家经营权、专利期限和仿制药审批程序，以及在标签中增加儿科用药信息等方面的内容。该条款于2002年1月1日失效。

4.《儿童最终规则》· FDA于1997年即提出《儿科规则》，1998年演变为《儿童最终规则》（Final Pediatric Rule），要求在包括新药申请、新生物制品申请和新活性成分、新适应证、新剂型、新给药方案和新给药路径等补充申请在内的"新药申请评审程序"中增加儿科药品临床试验，这些品种也会给予FDAMA提出的专利延长期（即"6个月的儿科独占保护期"）。这项法规虽然在2002年被联邦法院以超出美国食品药品管理局的法定权限为由判定为无效，但它是以后FDA强制性政策的雏形。

5.《最佳儿童药品法案》· 2002年，美国国会制定了《最佳儿童药品法案》，对儿科独占权条款进行了重要修订，并成立了儿科治疗办公室（Office of Pediatric Therapeutics，OPT），负责伦理和上市后安全性问题。该法延续了1997年《食品药品监督管理现代化法案》中设立"6个月的儿科独占保护期"政

策，并设立了5年日落条款。而在2012年颁布的《食品药品监督管理局安全与创新法》中，美国国会删除了《最佳儿童药品法案》中设立的5年日落条款，自此《最佳儿童药品法案》成为美国永久性法律。

6.《儿科研究公平法案》· 鉴于制药企业自愿进行儿科研究的积极性有限，且美国FDA于1998年发布的《儿科规则》被判无效，美国国会认为有必要赋予美国FDA强制制药企业开展儿科研究的权利，遂于2003年制定了《儿科研究公平法案》。该法案旨在使可用于儿童的新药及早进行儿科临床试验。该法案在1998年《儿童最终规则》基础上添加了更多法律元素，其中并未设置5年日落条款，但是美国国会规定其法律效力等同于《最佳儿童药品法案》，所以该法案自2012年起同样成为美国永久性法律。

该法案适用于所有未上市的药品和生物制品及《美国法典》21-355c（b）所定义的已上市的药品和生物制品，但是孤儿药和仿制药不受该法规限制。制药企业申请上市的药品含有新活性成分、新适应证、新剂型、新给药方案或新给药途径时均须开展儿科评估（pediatric assessment）。儿科评估中须将不同儿童年龄分层次并配以相应的剂型进行研究，所获得的数据须足够充分以评估药品适于儿童的安全性及有效性。

上述法案中，《最佳儿童药品法案》和《儿科研究公平法案》采用"软硬兼施"的策略，通过鼓励和强制措施使具有儿科研究报告的药品数量大幅上升，并且促使许多药品说明书加入了儿科用药信息。

截至2016年8月30日，共有643种药品更改了其说明书，加入儿科用药信息。《最佳儿童药品法案》以"6个月的儿科独占保护期"政策鼓励制药企业开展儿科试验，的确能提高上市药品开展儿科试验的比例，但同时也致使高价药和畅销药的制药企业借助此法推迟其仿制药的上市。此外，只有专利药或享有其他专属权的药品才适用于《最佳儿童药品法案》，但是实践中大量的儿科常用药均为仿制药，因此《最佳儿童药品法案》并未能有效鼓励制药企业就非专利药开展儿科试验。

《儿科研究公平法案》通过强制措施使制药企业开展儿科评估，的确能保障儿科用药安全。由于《儿科研究公平法案》并不授予专属权，所以并不会对仿制药的及时上市产生影响。并且该法案也设立了相应的推迟或免除儿科评估的条款，一定程度上兼顾了制

药企业的利益。然而，虽然所有新药和生物制品申请上市时必须开展儿科评估，并且美国FDA有权要求制药企业对已上市药品和生物制品开展儿科评估，但是对于尚未广泛应用于儿童患者的已上市药品，美国FDA并无强制力和足够的诱因促使制药企业开展儿科研究。

（四）美国儿科用药注册的相关机构

美国FDA内部有几个部门参与儿科用药的审评与监管。其中与药品和生物制品审评机构并列的还有一个特殊医药项目办公室。该办公室下设儿科治疗办公室（Office of Pediatric Therapeutics，OPT）。另外，还有两个咨询委员会参与儿科用药的相关事宜，即儿科咨询委员会（Pediatric Advisory Committee，PAC）与儿科审评委员会（Pediatric Review Committee，PeRC）。

OPT直接由美国国会授权，其核心任务是保证儿童能用到创新的、安全和有效的药物。其主要进行4项独立但又相互关联的工作：① 确保儿童研究的科学性；② 确保儿童所参加的临床研究伦理上是恰当的；③ 授权儿科咨询委员会在儿科研究获得数据并修改药物或生物制品标签18个月后进行安全性审查；④ 国际交流。

1. 儿科治疗办公室·2002年，《最佳儿童药品法案》发布并实施，其中对《食品药品管理现代化法案》中的儿科独占权条款（505A）做了重要修改：① 已过专利期药物（off-patent）的儿童适应证研究也适用于激励范围；② FDA联手NIH指导儿童药品的开发，由NIH每3年更新一次需要进一步研究的儿科药品或儿科适应证的"优先目录"；③ 开展新生儿研究项目；④ 成立儿科治疗办公室，负责伦理和药物上市后的安全性问题；⑤ 要求儿科研究结果向公众公开。

BPCA根据2012年的《食品药品管理安全与创新法案》（*Food and Drug Administration Safety and Innovation Act*，FDAISA）被授权长期有效。根据BPCA的要求，美国国会批准成立了儿科治疗办公室。其主要职责是保证儿童可获得创新的、安全及有效的药物。

在法律授权下，儿科治疗办公室设立了5个项目以支持FDA提高儿科用药可及性的工作。5个项目分别是，① 科学教育项目：与FDA的科学家和审评员一起保证基于目前的科学理解，进行严格设计并执行儿科临床试验；评估所有递交的儿科研究数据，总结经验和教训以促进儿科用药的科学监管；② 伦理项目：为FDA的工作提供支持，以确保儿童只参与科学必需、符合伦理的临床试验。FDA努力促使药物和生物制品的标签含有儿科用药信息，但是儿科用药不应该仅仅成为全球市场的商品；③ 安全项目：在自愿或强制的儿科临床试验信息被列入儿科用药物和生物制品说明书的18个月后，儿科咨询委员会将重点评估其安全性；④ 国际合作项目：促进FDA与全球其他药品管理机构的交流与合作。由于儿科疾病的发病率与人群分布的特殊性，儿科临床试验必定是全球性的，FDA有道义上的责任去保证儿童避免经历不必要的、重复的或者设计不合理的临床试验；⑤ 新生儿项目：支持FDA促进用于新生儿和婴儿的药品研发。

2. 儿科咨询委员会（PAC）·儿科咨询委员会是2004年应国会要求设立的，是FDA正式的咨询委员会之一。儿科咨询委员会由14个有投票权的主席及核心成员组成，由FDA专员选择或指定1位学术权威人士担任委员会主席。所有成员都是从儿科研究、儿科附属专业、统计和（或）生物医学伦理学等方面的专家中遴选产生。核心成员还包括1名患者家属代表、1名消费者权益代表。除核心成员外，儿科咨询委员会还包含1名企业利益的代表和1名儿科健康组织的代表。

PAC独立于FDA，定期召开会议，负责评估新药的安全性与有效性，投票决定是否向FDA推荐新药上市。PAC在一系列事项上对FDA提供建议，包括：新药上市许可、新生物制品上市许可和其他法规要求的儿科研究；儿科研究的优先次序，儿科临床试验的伦理、设计及分析；某些儿科药物标签的修订等。根据BPCA或者《儿科研究公平法案》（PREA），评估产品的不良事件报告及其他安全性问题，处理FDA管理产品的其他儿科问题或者争议；审查儿童参与的研究等。

3. 儿科审评委员会·儿科审评委员会是根据2007年《食品药品管理修正法》要求成立的，由药品和生物制品审评机构领导，为FDA关于儿科用药审评的质量与一致性提供支持。PeRC成员来自FDA内部各个部门，如药品评价和研究中心（Center for Drug Evaluation and Research，CDER）、生物制品评价和研究中心（Center for Biologics Evaluation and Research，CBER）和管理办公室的代表等，这些代表涵盖儿科治疗学、临床药理学、统计学、毒理学、安全性、化学、法律事务和儿科伦理等方面的专家，以及审评产品的相关专家。儿科审评委员会负责评估的范围包括儿科研究报告（包括研究结果及标签修改建议）纳入新药申请或补充申请的审核。其成员主要职责为：① 根据 PREA 的规定，对药品或生物制品的新药申请或补充申请中的儿科研究计划、儿科评价或其免除或延期进行专业审评；② 根据 BPCA 的规定，在 FDA 书面请求发布前，对其进行评价，并对儿科研究方案进行评估，确保儿科研究的安全性和可行性。

总的来说，在美国儿科用药诸多机构的支持下，自儿科用药监管立法以来至 2016 年 7 月，已有超过 600 种药品的说明书新增了儿科用药信息。儿童治疗办公室每个月与欧洲、日本、加拿大和澳大利亚等国家的相关部门召开儿科用药审评会议，通过国际合作解决儿科临床试验和安全性问题。

此外，与儿科用药相关的各种信息，包括所有批准的儿科标签说明书、儿科临床试验、公开的会议资料和国际合作信息等，都可以方便地在 FDA 网站上查询，为医生及患者家属提供了充分的用药选择参考信息。

三、欧盟儿童用药监管政策和措施

1997 年以前，美国和欧洲批准上市的药品很多都没有进行充分的儿童临床研究，给儿童合理用药带来了很多困难。为了解决此类难题，1997 年，欧洲药品管理局（European Medicines Agency，EMA）组织了一次专家圆桌会议，讨论儿科用药管理问题，提出加强欧洲儿科用药监管立法。1998 年，欧盟将儿科临床试验加入人用药品注册技术国际协调会议（International Conference on Harmonization，ICH）的指导原则中。并于 2001 年将 ICH E11 作为欧洲指南，2002 年启动立法计划，提出《药物警戒管理规范指南》，2005 年进行更新。

2006 年 12 月 12 日，欧洲议会与欧盟理事会颁布《儿科药品管理条例》（The Pediatric Regulation，PR）（包括 ECNo.1901/2006、修订版为 ECNo.1902/2006，修改 EEC 条例第 1768/92 号、指令 2001/20/EC、指令 2001/83/EC 和 EC 条例第 726/2004 号），于 2007 年 1 月 27 日正式实施，其中主要涉及儿科独占和儿科专卖。此条例旨在促进儿童医药产品的开发和可获得性，提供更多儿科用药信息，增加适于儿童的药品供应，确保治疗儿科人群的药品质量高、符合伦理，并获得许可用于儿童，同时完善用于不同儿科人群的药品信息。

儿科独占作为欧盟《儿科药品管理条例》的核心和重要组成部分，是欧盟对儿科用药研发最主要的激励措施。与美国不同的是，欧盟的儿科独占政策不仅适用于专利药和独占保护药品，也适用于仿制药。欧盟在《儿科药品管理条例》中针对不同情况给予不同的延长市场保护期的鼓励政策。

（一）《儿科药品管理条例》

《儿科药品管理条例》覆盖了儿科用药开发的各个方面，旨在促进儿科用药的研发和可接受性，保障儿科药品临床试验符合适当的伦理学标准，确保为不同年龄段儿童使用药品提供充足的信息。其主要内容如下。

（1）在 EMA 成立儿科委员会（Pediatric Committee，PDCO）。

（2）针对新药或上市许可变更的已批准的药品（如新适应证、新剂型和新给药途径等），在提交上市许可申请（market authorization application，MAA）之前，必须草拟并向 EMA 或成员国药品主管部门提交儿科研究计划（PIP）或豁免（或延迟）PIP，经同意后，申请者必须根据同意的 PIP 方案进行儿科研究（除非被批准豁免或延迟），并将儿科研究资料和 MAA 一并提交给 EMA 或成员国药品主管部门。经过审核，如申请者完全按照 PIP 的要求完成了儿科研究，获得上市批准，并将儿科研究的相关信息纳入药品信息中，即可获得 6 个月的儿科独占，该儿科独占不能独立生效，必须续加在其他有效的专利保护或独占保护后生效。如果通过儿科研究，一种药品新的儿科适应证被批准上市，且符合欧盟数据保护 "8+2+1" 的要求，即可获得 1 年的数据保护延长，但不能与 6 个月儿科独占兼得，两者只能择其一。

（3）对于预计无法使儿童获益的药物建立豁免制度，对于一些药物因为时间的要求建立延期制度，这些措施主要确保用于儿童试验的药物具有明确的安全性，也防止影响用于成人治疗的授权时间，以额外增加 6 个月行政保护期的形式作为符合要求的奖励。

（4）对于罕见疾病的孤儿药，在根据欧盟孤儿药规则给予 10 年市场专营期的基础上，再额外增加 2 年行政保护作为奖励。

（5）设立一种新型的市场准入，对于专利保护期外或补充保护期外的药品，可以向EMA提交儿科应用市场授权（Pediatric Use Marketing Authorisation，PUMA）申请，要求进行儿科研究，完成研究并通过PUMA获得儿科适应证上市的药品可获得10年的数据保护，在这10年中，其他药品不能以批准的儿科适应证上市。PUMA采用集中许可程序，享受独立的数据保护，产品可沿用已有的商品名，但需要在商品名上角标注蓝色字母"P"，且只能以儿科适应证上市。以此吸引专利期外的药物增加儿科人群应用；采取措施最大限度地给正在进行的儿科药物研究施加影响。

（6）在欧盟范围内建设儿科药研究和临床试验中心网络，建立一个由EMA免费提供的科学体系，建立一个开放的儿科研究数据库，向公众公布部分儿童临床试验数据。

（7）专利过期药品再次进行儿科研究，欧盟将提供资金支持；编制欧洲儿童医疗需求目录，使药品的研发和授权具有明确方向性。

（8）批准用于儿童的药品，在其包装上应有相应标识。

EMA及其儿科委员会的主要职责是处理儿科研究计划的开展、延期或豁免，法规给予了该机构决定权。

（二）欧盟儿科委员会的组成

根据欧盟《儿科药品管理条例》，2007年7月26日前，在EMA内部设立具有专业知识和能力的科学委员会，即儿科委员会，以评估用于儿童的药品研发。

欧盟的儿科委员会与人用药品委员会（Committee for Medicinal Products for Human Use，CHMP）一样，直接隶属于EMA。由人用药品委员会任命5名成员及其候补人员组成儿科委员会；如果成员国的国家主管机构没有人用药品委员会的代表，则由各成员国任命1名成员和1名候补人员。欧盟委员会根据公众利益诉求任命3名成员和3名候补人员，代表医疗专业人士；另任命3名成员和3名候补人员，代表患者协会。

各成员国应在EMA局长的协调下进行合作，以确保儿科委员会的最终组成涵盖与儿童药品相关的科学领域，至少包含药品研发、儿科药学、全科医生、儿科药剂师、儿科药理学、儿科临床研究、药物警戒、伦理和公众健康等。儿科委员会成员的任期为3年，可连任，成员的姓名和资格应由EMA予以公布。儿科委员会应从其成员中选举主席，任期3年，可连任一次。

1. 儿科委员会的职责 · 儿科委员会主要负责儿科研究计划的科学评估和批准，以及相关的豁免和延期。儿科委员会需要考虑参与研究的儿科患者或者整个儿科人群潜在的重要治疗利益，包括否决不必要的研究。此外，还要避免因儿科人群的研究导致延误医药产品用于其他人群的许可时间。

儿科委员会评估收到的任何医药产品的PIP，决定豁免和延期，并提出意见。应人用药品委员会、成员国主管机构或者申请者的要求，评估上市许可申请是否符合商定的儿科研究计划及生成的任何数据，对药物的质量、安全性或者疗效给出意见。建立对儿科人群研究有专长的研究者与研究中心的欧洲网络，为EMA提供科学支持和建议。协助制定与实现《儿科药品管理条例》目标有关的文件。应EMA局长或者欧盟委员会的要求，就与儿童药品相关的任何问题提供建议。在审评药品时，儿科委员会应考虑到拟定的任何研究是否有望满足儿科人群的治疗需求和（或）为其带来显著的治疗益处。在会议讨论时，儿科委员会应尽力达成科学共识；如果无法达成这样的共识，儿科委员会应通过符合大多数成员立场的意见。该意见应提到不同的立场及其依据的理由，并向公众公布。

儿科委员会在咨询欧盟委员会、各个成员国及有关方面之后，列出儿科人群治疗需求的药品清单，并定期更新。清单包括儿科人群使用的现有医药产品，并强调该人群的治疗需求和研发重点。通过这种方式，使企业能够发现拓展业务的机会。

2. 其他帮扶措施 · 欧盟主要通过欧共体（European Community，EC）框架计划或EC其他组织对无（或已失去）专利保护或其他独占保护的药品的儿科研究提供资助。2004年公布第一部优先研究的药品目录，包含60种非专利药品，以后每年更新，该计划已于2013年结束。

此外，欧盟出台了一系列指导儿科用药研发使用的指南，包括《儿科用药研发的药代动力学指南》《儿科临床试验伦理指南》及《在儿科群体中用药的药物警戒指南》等。2013年8月EMA出台了《儿科用药生产研发指南》，并于2014年2月15日生效。其主要目的为指导厂家研发出适宜儿童使用的剂型和规格的药物，以及给药频率、辅料要求、药用容器和患者的接受度等。

3. 欧盟儿科委员会取得的成果·自《儿科药品管理条例》实施以来，EMA为申请者的儿科用药研发提供免费的科学建议。此类建议由科学建议工作组提供，并被CHMP采纳。关于儿科用药研发的科学建议大部分来自儿科委员会成员，2010—2015年，儿科委员会专家参与的科学建议平均每年有80～90次。儿科人群参与的临床试验占临床试验总数的比例显著增加。2个新增的儿科用药需求清单被儿科委员会采纳，为申请者提供了未被满足的儿科用药临床需求信息。儿科委员会审评过的儿科用药研发计划数量及一致性审查也稳步增长。

自2007年8月至2009年12月，PDCO共收到629项PIP申请，其中416项为新药申请，192项为扩展申请，21项为PUMA申请；已完成审评的项目中，有125项（36%）豁免临床研究，205项（59%）批准PIP（包括延迟或部分豁免），17项（5%）被否决；虽然有20%的PIP来自孤儿药，但是尚无孤儿药获得2年儿科市场独占期；各有3个药品通过集中审评和分散审评认可程序获得儿科适应证上市许可，尚无产品获得PUMA。

4. 制药公司观念发生转变·欧盟《儿科药品管理条例》生效之前，很多制药公司认为成人用药是关键市场，儿科用药的问题常常被搁置，甚至完全不予考虑。《儿科药品管理条例》生效之后，这变成一项义务，迫使制药公司重新考虑新药应用于儿科市场的潜在可能性，儿科用药研发的状况得以改变。从制药公司获得的反馈可以肯定一个战略方面的基本变化，即儿科适应证正在成为产品的重要组成部分。

儿科委员会要求，对于一个新药，制药公司与儿科委员会就儿科研究计划的讨论时间点应不晚于该产品成人人体药代动力学研究结束的时间点。制药公司需要尽早考虑儿科应用的问题，以避免研发进度的拖延。计划应同时包含研发程序，确保获得必要的数据资料以支持儿科适应证的授权。到2012年底，EMA已经批准了600项儿科研究计划，其中453项属于尚未获得上市许可的药物，其余的则是专利药新适应证上市授权申请和专利过期药品的儿科应用上市申请。

考虑到药物研发过程中不断有新的信息产生，已批准的儿科研究计划需要随之修订。统计数据显示，每项已提交的计划都有一些需要修订的内容。迄今为止，儿科委员会已经在最初批准的研究计划上采纳了很多修订意见。到2012年末，被批准的33个儿科研究计划均已完成，相应的新药获准上市后都有专门的儿科适应证。

5. 儿科临床研究数量呈增长态势·2006—2014年批准的儿科临床研究计划数据如表3-1-1所示。从临床研究数量来看，自2009年以后，儿科药物临床研究产生了明显的增长，并且在之后的时间里保持了总体上升的态势。

（1）参与临床研究的儿科人群数量显著增长：另一项显著的变化是参与儿科临床研究中0～23个月新生儿的变化情况。从表3-1-2可知，参与研究的各年龄段儿童数量，自2009年以后均获得明显的增长，尤其是新生儿，在儿科药品监管法实施之前，是不被包含在制药公司的临床研究计划中的。这些研究计划覆盖诸多治疗范围，排在前列的包括内分泌、妇科、生殖和代谢疾病。

（2）儿科适应证增长明显：欧盟《儿科药品管理条例》实施前的12年（1995—2006年）经集中审评批准的262种药品共317个适应证，其中的108个适应证包含了儿科人群。欧盟《儿科药品管理条例》生效后，152种新批准上市药物中31种获准在儿科使用，其中10种符合法规第7条规定。从这个数字看，欧盟《儿科药品管理条例》并没有取得突破，但实际情况是这些已获准上市的药物，大多数申请了PIP的延期，以避免影响成人市场的上市进度。未来的数年中，这152种新药中大多数都会被授权儿科使用。这些已批准上市药物的年度报告显示，大多数的PIP增加较快。

表 3-1-1　2006—2014 年 EMA 批准的儿科临床研究计划统计

项　　目	2006 年	2007 年	2008 年	2009 年	2010 年	2011 年	2012 年	2013 年	2014 年
批准的儿科临床研究	340	362	342	406	392	372	401	337	432
所有批准的临床研究	4 274	4 854	4 641	4 553	4 138	3 969	3 866	3 442	3 484
儿科临床研究比例（%）	8.0	7.5	7.4	8.9	9.5	9.4	10.4	9.8	12.4
单纯的儿科临床研究	196	188	185	241	231	217	257	211	278

表 3-1-2　2006—2014 年参与临床研究的儿童人数统计

年龄段	2006 年	2007 年	2008 年	2009 年	2010 年	2011 年	2012 年	2013 年	2014 年
早产新生儿	0	0	0	327	82	2 522	1 552	3 724	4 331
新生儿	0	98	5	184	169	1 348	2 283	1 496	1 948
幼儿	530	119	20	54 715	2 212	13 313	62 224	13 414	39 615
儿童	2 683	706	270	5 783	2 721	21 654	30 826	23 230	62 979
青少年	435	36 458	285	5 801	4 831	20 206	22 680	17 300	42 353

截至2011年底，72种已上市药品的新增儿科适应证获得批准，涉及30个适应证领域，归因于欧盟儿科药品监管法第八条的义务条款。此外，还有26种新剂型被批准用于儿科，其中18种是经过集中审评批准上市药物的改剂型产品。

（3）多个欧盟医药产品补充保护证书延长保护：获得欧盟医药产品补充保护证书（supplementary protection certificate，SPC）为医药产品提供从获得欧盟首次上市批准起最多15年的专利和证书保护期及从专利到期日起最多5年的延长期。获得SPC的条件是产品受到有效的基本专利保护、首次获得上市批准，而且没有获得其他SPC。遵守儿科义务条款的公司，一旦产品被授权或者标签信息增补，就有可能从法规的回报条款中受益。该回报包含了根据法规469/200917条款授予额外的6个月SPC延长保护期，如果该产品获得孤儿药地位，该产品的市场独占权从原有的10年增加至12年。截至2011年末，16个成员国的国际专利办公室给11个药品授予了6个月的延长期，总计将会获得超过100个国家的SPC延长。应当指出，欧洲法院的裁决进一步增加了儿科药回报的价值，它清楚地表明一旦获得证书，其儿科额外保护期立即生效，没有任何延误。

（4）儿科应用信息显著增加：法规第45条规定，为了提供更好的药物信息给儿童使用，EMA要求制药公司应掌握已上市产品在儿科人群使用时的安全性和有效性资料，并且向主管部门提交这些研究成果。这些资料经过评估后，如果符合要求，将会被增补。根据第46条，法规还要求制药公司提交最新产生的儿科研究数据。

自2008年以来，大约2 200种药物超过18 000个研究报告已经被提交，从公司层面公开了大量现有的儿科信息，这些研究报告，已经或者正在被主管部门评估。对于各成员国批准的药品，公开的评估报告覆盖了超过140个活性成分，在大部分情况下，会要求对产品特性概要进行修订，其中65个活性成分有实质性修订。对于集中审评批准的产品，至2011年，EMA已经完成了对所有根据第45条规定提交资料的评估，涵盖了55个活性成分共计61种药物。其中12种药品修订了药品特性概要。

6.《儿科药品管理条例》实施的经验和教训

（1）儿科临床研究大量延期超出预期：欧盟《儿科药品管理条例》中一个明确的目标是增加用于儿童的药物的研发和上市，减少药物在儿科人群中超标签使用的情况。实现这一目标的主要手段是强制要求制药公司在新药研发期间制订PIP，或者对已上市但仍在专利期内的药品进行扩展研究。

从2008年开始，超过600个PIP已经被批准，然而只有少数计划完成，大部分的计划仍在进行中。这归因于产品上市需要的周期很长，经常持续超过10年，PIP也常常被有计划地延期。大量的延期并没有在最初的设想中，但事实的确存在，主要是因为大多数产品的研发计划在欧盟《儿科药品管理条例》实施之前就已获得批准，而且在多数情况下，儿科人群的需求常常没有放在最初的研发计划之内。

在此背景下，已经有批评的声音表示，欧盟《儿科药品管理条例》不会给儿科专用需求带来彻底变化，如儿科肿瘤。这种批评是基于大多数PIP开始于原本用于成人的药物研发计划这个事实。这种方式带来的必然结果就是产品的主要靶点是成人身体，并且按照成人的市场需求来发展完善，这些需求对于儿科人群来说并不一定是必要的。

（2）儿科应用上市许可与期望值相差较大：儿科应用市场授权（PUMA）是一项针对已上市且专利过期的药品开展潜在儿科应用的激励措施。这种规则下，PUMA获得授权后，将同时获得8年数据保护和10年市场独占的保护，并且由欧盟在研究过程中提供资金支持。

然而，直到2014年，只有2个PUMA被授权，少数几个项目正在进行中。无论学术界还是工业界，都没有意愿充分利用这一机会。对于这些产品来讲，数据及市场独占权的激励看起来起效甚微，或者说至少这方面获得的市场机会不足以战胜研发投入的经济风险。

欧盟认为，制药公司未开展专利期外药物的儿科用途研究，主要是担心市场独占权不能阻止医生因为低价而继续超说明书使用，竞争对手具有同样活性成分的药物，或者使用廉价的成人剂型代替同等药物。而且，各成员国的国家价格及补偿规则不允许药品为获得PUMA许可而额外增加的研究费用通过价格协商来获得解决。

EMA在未来可能会接受PUMA的儿科研究计划仅覆盖特殊年龄段人群，而不是全部的儿科人群。这可能会抵消一些当前对PUMA概念不认可带来的影响。

四、日本儿童用药监管政策和措施

日本人口少，药品研发特别是儿科新药的研发存在一定的困难。日本的儿科药品市场以仿制药居多，其儿科用药的监管机制与西方国家也有所区别。

（一）日本药品监管机构沿革

日本并没有设立专门的儿科用药监管机构，其儿童药品与成人药品由相同的机构进行管理。日本与药品相关的监管机构主要是日本厚生劳动省（Ministry of Health，Labour，and Welfare，简称MHLW）及其附属机构，其附属机构包括：制药和食品安全管理局（PFSB）、药品与医疗器械审批机构（PMDA）、国立健康科学研究院、药品和食品卫生委员会（PAFSC）等。日本厚生劳动省是日本的药物监管机构，在日本负责除动物药品之外的制药方面的法规事务。

（1）制药和食品安全管理局：主要职责和功能是处理临床研究，进行药物的审查和批准及药品上市后的安全管理。此外，它还确保药物政策的安全性及有效性，药品、准药品、化妆品和医疗设备及医疗体系安全的政策制定。

（2）药品与医疗器械审批机构：是一个独立的行政管理机构。其经过重组后开始处理所有的临床前、上市审批和监管的咨询和审查工作。PMDA的工作被分成3个主要的类别：药物不良反应救援工作、药品审查工作和上市后安全措施管理等工作。

（3）国立健康科学研究院：主要从事与药品、准药品、化妆品、医疗器械、食品、毒品和有毒物质相关的测试和研究等工作，监督药物和医疗器械的评审中心（PMDEC）进行制造及进口药物、准药物、化妆品、医疗器械的审评批准、复审和重新评估。

（4）药品和食品卫生委员会：主要任务是讨论和评审重要的药品和食品卫生相关的事务。医政局则进行一些药品相关的政策与计划的制订，以提供高质量、有效的卫生保健支持系统。

（二）日本儿童用药监管小组

日本没有专门的儿童用药监管机构，但是针对儿童用药成立了一些相关的小组来负责儿童用药的监管及促进工作，这些监管小组包括：儿科用药研究小组、未获批准药品研究小组及儿童药物疗法研讨会等。

1. 儿科用药研究小组·2006年3月，日本成立了儿科用药研究小组，其任务是将药物扩展应用于儿童，并且收集日本和其他地区的标签外用药数据，同时要求制药公司对于批准的儿科用药进行修订和外包装的修改说明。这个小组还致力于收集和评估儿科药品有效性和安全性的信息，针对儿科处方药开展研究，为卫生专家提供资料以改善儿科用药环境。

2. 未获批准药品研究小组·日本厚生劳动省于2004年12月成立未获批准药品研究小组，该小组致力于对西方国家已经批准且疗效明确的药品开展可靠的临床研究，以确保这些药品及时在日本获得批准。除此之外，该小组还进行儿科用药的研发和新药创制价格保护的工作。这个小组于2010年2月和儿科用药研究小组重组为"针对卫生保健急需的未获批准药品和标签外用药开展调查的研究小组"，该小组成立的目的是简化药品的研发与评审过程，促进儿科用药的研发和生产。

3. 儿童药物疗法研讨会·对于在儿科治疗中不可缺少的药品，由于未取得儿科的适应证，临床给儿科用药比较困难时，MHLW设立了"儿童药物疗法研讨会"，促使企业将国外儿科治疗的相关药物进行相关的补充申请，使其能够应用在日本儿童重大疾病的预防和治疗中。在收集临床使用证据基础上，组织优先讨论，完成报告，然后指导厂家进行增加儿童适应证的补充申请，向医疗工作者提供药品。优先探讨的产品按照以下原则进行选定：① 在美国、英国、德国和法国等已经被批准；② 适应证为重大疾病；③ 目前无治疗方法和预防措施；④ 在儿科治疗上有效。从2006年3月到2009年7月，已经召开了此类的研讨会6次，相关的会议讨论资料均公开到MHLW网站上。

自2003年起，MHLW和日本文部科学省还开展了临床试验推进计划，目前在进行的新5年儿科临床试验推进计划（2012—2016年）是2012年3月确定的，根据这个计划，内阁宣布政府将继续致力于推进日本临床试验。

（三）日本儿科用药研发监管

1. 研发相关策略·日本并没有一个完善的提供儿科用药激励和授权的综合法规，为了简化儿童用药的审评，1999年2月1日医药审第104号规定：药品未批准的适应证，如相关学会有要求，又被认定医疗必需，健康开发振兴科要求讨论追加适应证时，可基于临床试验的结果考虑通过补充申请追加适应证。如符合下述情况，可不必进行临床试验，与医药安全局审查管理科咨询能否得到批准：① 国外（被认为与日本有同等水平的审批制度，如美国）已批准此适应证，在临床上已有相当的使用经验，能取得在国外申请时所提交的资料；② 在国外已批准此适应证，在临床上有一定使用经验，其科学根据在国际上信赖度高的学术杂志上发表过论文或有国际机构评价的综述等；③ 经过公共研究事业的委托研究，且研究的伦理性、科学性及可信性得到确认的临床试验结果。

为了鼓励儿童药品的开发，日本虽无欧美为推动儿童药物研发、数据收集而制定的法规，但是政府会考虑企业为了探索设定儿童用量而进行临床试验及特别调查，酌情将注册证有效期延长。日本2000年12月27日医药发第1324号规定：因为重申过程中可能需要开展专项调查和临床研究，申请儿科用药剂量研究批准或药品批准后申请将药品用于儿童而收集儿科用药信息时，可一定程度上延长注册有效期（重申周期可能会延长至最长不超过10年），以此减少药品再注册方面的工作频率，从而鼓励企业对儿科用药的研发，但结果表明只有当再审查期限高于专利期时企业方可获益。

日本的仿制药居多，所以效仿美国和欧盟延长专利保护并不能有效促进新药研发公司的积极性。鼓励制药公司自愿开展儿科药品研发的措施，如提高儿科药品的售价或延长复审时间，对制药公司的吸引力并不大。所以，2012年在出台的新药研发促进计划中提高了新药的销售价格。在这个计划中，还通过了关于未获批准药物和标签外用药的一些决议。制药企业可以遵守日本厚生劳动省未获批准药品研究小组的规定，获得研发和新药创制的价格保护。与此同时，根据"针对卫生保健急需的未获批准药品和标签外用药开展调查的研究小组"的讨论结果，日本发布了"征求制药公司研发的药品和研发要求清单"。截至2011年2月，日本厚生劳动省已经收到了60项未获批准新药和122项标签外用药的药品研发申请。同时日本还针对学术协会和患者的请求开展涉及儿科药的周期性调查和科学评估。

2. 临床试验相关策略·许多国家都制定了激励儿童药品临床试验的相关政策，如现行的欧盟《儿科药品管理条例》就专门提出了高质量的伦理研究以增加可使用的儿科用药，改善儿科用药信息，减少不必要的临床试验等相关政策措施。日本也同样关注儿童药品的临床试验，1990年，美国、欧洲和日本就ICH《药品临床实验质量管理规范（GCP）》达成了协议。GCP是国际上设计、执行和记录受试者参与实验的伦理及科学质量标准，该指南参考了欧盟、日本、美国、澳大利亚和WHO现行的药物临床管理规范而制定，为美国、欧盟及日本制定了统一的标准，促进临床数据的相互认同。

日本为了简化儿科药品临床研究，医政局研发部规定，在新药的研制过程中，如果需要增加新药品中的新适应证，可以通过相关的学术协会申请部分变动，如申请适应证或剂量/给药方式变动，这样的可以将新药用药范围扩展到儿童。如果公众了解某些药品说明书以外的适应证的医学和药理学原理，如公众普遍清楚某些药品的使用范围超过说明书规定的适应证，则重复的临床研究无须开展。

为了鼓励儿童临床试验，MHLW对儿科用药允许开展"机构咨询会"，申请企业可以就儿童临床试验方案和审评机构进行面对面的沟通，确定最为合理的临床试验方案，从而防止不必要的儿童受试者的暴露。为了简化临床试验，扩大药品的使用范围，未获批准药品研究小组对西方国家已经批准且疗效明确的药品开展可靠的临床研究，以确保这些药品及时在日本快速获得批准上市并在临床上应用。

3. 审评审批相关策略·日本厚生劳动省下属的医药局的审查管理科及国立药品食品卫生研究所的医药品医疗器械审查中心等机构负责药品相关的审查工作。其中，审查管理科负责各类医药相关的药品监督工作、技术检查工作、再审查及再评价工作的管理并指导研究机构的工作，同时也参与相关法律的制定、修订、实施与执行工作。日本的第二个中长期计划（2009—2014年）正在努力缩短药品的审查周期，提高审查效率。加强和西方重要国家的联系，促进国际合作，并且参与全球的临床试验。

随着ICH E11指导原则的实施，日本作为ICH成员国开始考虑批准基于ICH E11、Step5指导原则的兼容方案，发布了《儿科药品临床研究指南》，即医药审发第1334号来简化儿科用药的审批过程。这个指南规定，当药品公司使用的数据已经在国外进行了大量的关键性实验，且这些数据可以外推至日本人时，制药公司可以申请直接使用这些国外数据。近年来，日本包括儿科药物生产在内的许多企业采取了这种灵活的处理方式，在没有进行大规模国内临床试验的情况下使用国外的临床数据，缩短了新药的研发过程，简化了审批程序，鼓励了制药企业特别是儿科制药企业的发展。

4. 儿科用药价格加成方案·提高药品价格对企业研发儿科用药来说是一种激励。日本新药定价主要有3种方法：类似药效比较法、成本定价法和比价法。类似药效比较法适用于新上市药品与已上市类似药物进行比较，结合药品创新程度定价。按照4项分类标准，即创新性加价、有用性加价、市场性加价和儿科加价，给予不同幅度的加价。

5. 其他相关策略·除了上述的策略外，日本还采取了一些其他措施来保障儿科用药的安全。其中，药剂师就涉及了儿童用药的安全与发展，日本有专门的《药剂师法》来规定和管理药剂师的职责与培养，其选拔与培养都是通过国家程序统一进行的。其中，为了保证儿童的用药安全，日本规定所有的学校都要设有专门的"学校药剂师"。学校药剂师有其重要的职责，这些职责包括：① 针对在校儿童的突发病症在服药时进行专业的指导并记录用药情况；② 对学校保健室的药品进行日产安全管理并定期更新；③ 对学校卫生进行定期检查与日常管理；④ 对实验室的

毒药物进行妥善处理与保管。作为日本儿童医院和相关研究组织联合会的一部分工作内容，日本还在筹建儿科临床试验网络。

（四）日本儿童用药监管问题

由于儿童用药的特殊性，其发展存在很多的共性问题，就目前世界各国的情况而言，都存在儿童药物匮乏、制药企业积极性低及临床研究困难等。除了上述的共性问题外，日本还有其特殊性的问题存在。

1. 缺少专门法规·与西方国家相比，日本尚未制定特别针对儿童用药的相关法规。日本与药物相关的主要法规有：《日本药事法》（*The Pharmaceutical Affairs Law*，PAL）、《药剂师法》（*Pharmacists Law*）、《药物不良反应解除、研究开发推广及产品评审机构法》（*The Law of the Organization for Drug ADR Relief, R&D Promotion and Product Review*）等。其中，最重要的是《日本药事法》，它规定药品管理、准备药品等基本事项，还有一些药品相关的基本标准和临床试验的基本规定等。在这些法规中还缺少专门针对儿童的法律和法规。

2. 药品数量少，标注不明确·日本很少有药品明确说明适用于儿童，儿童可以使用的药品不足，并且可以使用的成人药品及儿童专用药品中标签上关于儿科用药的信息（剂量、功效和安全性等）也很少。"标签外用药"基本上是给成人使用的，医院内使用的产品并没有很好地验证其稳定性，通过个人途径获得处方外儿科药品来使用的情况很普遍。在日本普遍存在无标签且没有授权的儿科药物使用，许多儿科药物的生产是通过药片细化或者制作成糖浆等方法生产出来的。日本一项调查结果表明，32个机构在1个月内改变药品剂型的情况共发生了1 227次。1997—1998年不遵循标签使用儿科药品的情况中2 032种药品进入处方的总次数为531 137次。其中，仅24.4%的药品标签列出了儿科用药的剂量，大约40%的药品都"不确定儿科用药的安全性"，仅2%的药品显示"禁忌"或"不推荐"。

3. 仿制药居多，研发困难·日本是仿制药较多的国家，在儿科领域的很多药物也为仿制药，因此延长专利保护并不能有效促进新药研发公司的积极性。由于儿科药物的信息量少，并且儿科药物的研发特别是临床试验存在很多伦理问题，使得儿童药物研发困难。因此，医药公司向政府继续表现出不愿意发

展儿科用药方面的研究，包括：① 继续进行儿科用药的测试研究；② 精确地指示儿童药物的用量研究；③ 为儿童疾病研发新药的研究；④ 在国民健康保险计划中覆盖的药物和治疗方法的研究。

五、韩国儿童用药监管政策和措施

韩国药品监管部门也制定了一系列的法规来监督和管理儿童药品的研发。2003年，韩国食品药品安全厅（KFDA）整理翻译了美国FDA《儿科药品非临床安全性评价》中的动物试验作用及时间等一般考虑事项部分，发布了《药品安全性评价资料集》，并于2007年12月发布了经补充修订的适应韩国本国的《儿童药品非临床安全性评价指南》，对儿童药物的动物试验进行了专业的、详细的指导说明，针对儿童身体发育不完全的情况，进行了发育中的动物模型试验设计，对儿童药物的非临床研究具有非常重要的指导意义。

2007年5月韩国发布《儿童临床试验评价指南》，该指南目的是在试验对象、试验方案及考虑事项等方面为企业实施临床试验提供指导，同时通过评价临床试验方案使儿科临床试验规范化、国际化，确保儿童药物试验的安全性和有效性并促进儿科药品的开发。KFDA于2010年12月发布《儿童药品合理使用信息集（专家用）》，收载了儿科药物疗法一般特点及儿科药品处方调剂注意事项等，共收载了217个品种。按照注册信息和参考信息分类收录，主要收录了适应证、用法用量和相互作用等注册事项及可信度较高的文献中总结的药代动力学、儿科用量和监控指标等临床有用的信息。关于儿科的重要信息在儿童特别注意事项中另行收录。

为了鼓励儿童药物的临床试验，KFDA对进行儿童药物的产品给予了延长"复审期"（类似于"监测期"）的保护，以韩国韩美药品株式会社的右旋布洛芬口服混悬液为例，KFDA给予本品种4年的"复审期"（"复审期"类似于中国的监测期，在此期间，其他企业申请同产品需进行和首家相同的临床研究，而非简单生物等效性研究，方能批准上市），从而提高本品的注册门槛，作为对企业进行系统儿童临床研究的一种鼓励。

综上所述，美国和欧盟的儿童药品法规是在政府机构与制药企业博弈的过程中逐渐完善的，最终形成现在激励与强制相结合的法规体系。FDA和EMA在以市场保护期成功激发制药企业开展儿科药物临床研究积极性的同时，也强制企业在新药研发阶段提供儿科研究计划和上市后提供安全性评价报告，促使企业更新和提供了许多儿科用药安全性和有效性方面的重要信息。FDA和EMA通过公布"优先开发目录"或给予公共基金资助，引导制药企业开发满足临床需求的儿科药物，在利用有限的儿科临床研究资源的同时避免上市的儿科药物仅受市场利润驱策。韩国和日本虽然没有系统和完善的儿童药物管理法规，但在一些技术要求和管理规定中，通过简化儿童药物的申请、加强上市后的监管而减少临床试验病例数，促进临床试验并激励制药企业对儿科药品的研发与生产。各国儿科用药监管政策对比见表3-1-3。

表 3-1-3　各国儿科用药监管政策对比

国家和机构	儿童药品目录/指南	管理规定	儿科用药监管立法	鼓励政策/措施	其 他
WHO	2007年《WHO儿童基本药物标准清单》《WHO儿童标准处方集》	—	—	—	—
美国	1977年《婴儿和儿科用药临床评价的一般参考指南》	1979年《关于儿童使用药品的说明书中注意事项部分内容的管理规定》1994年《儿科药品标签使用和剂量推定最终规则》	1997年《食品药品监督管理现代化法案》2002年《最佳儿童药品法案》2003年《儿科研究公平法案》2007年《食品药品管理修正案》	延长市场独占期，加快审批	减免税收
欧盟	1998年欧盟将儿科临床试验加入ICH的指导原则中2001年将ICH E11作为欧盟《儿科药品临床研究指南》	2007年《儿科药品管理条例》	2006年12月欧盟发布了《小儿药品使用和修改法案》2014年《儿科用药生产研发指南》正式生效	延长市场独占期和专利保护期	

（续表）

国家和机构	儿童药品目录/指南	管理规定	儿科用药监管立法	鼓励政策/措施	其他
日本	–	–	–	简化审批程序，延长复审年限	价格保护
韩国	2010年《儿童药品合理使用信息集（专家用）》	2007年《儿童药品非临床安全性评价指南》 2007年《儿童临床试验评价指南》	–	延长"复审期"	–
中国	《中国国家处方集（化学药品与生物制品卷·儿童版）》	–	–	优先审评审批，《鼓励研发申报儿童药品清单》	–

六、我国儿童用药监管政策和措施

与欧美国家相比，我国从法规角度促进儿科用药研发进行得较晚。我国长期没有针对儿童药物制定专项政策和立法，导致我国儿童药物法规和政策缺乏，企业研发儿童药物积极性减弱，导致儿童用药缺失。近年来，儿科用药问题逐渐引起国家的重视，出台了多个儿科用药研发生产相关的政策和措施。

国家"十二五"期间出台了一系列相关政策鼓励儿科用药研发，如2011年6月，国务院讨论通过《中国儿童发展纲要（2011—2020年）》，提出了儿童优先原则，要求在制定法律法规、政策规划和配置公共资源等方面优先考虑儿童的利益和需求。鼓励儿童专用药品研发和生产，扩大国家基本药品目录中儿科用药品种和剂型范围，完善儿科用药目录。2011年8月18日，为进一步加强孕产妇及儿童临床用药管理，保障孕产妇及儿童临床用药安全，卫生部办公厅发布了《关于加强孕产妇及儿童临床用药管理的通知》，该通知要求医疗机构针对孕产妇及儿童建立药物遴选制度，加强处方权及调剂资质管理，规范药物临床应用管理，加强处方和医嘱点评工作。2012年《国家药品安全"十二五"规划》中，也提出鼓励研发儿童适宜的剂型。2013年2月，国家食品药品监督管理局（SFDA）颁布《关于深化药品审评审批改革进一步鼓励创新的意见》，鼓励生产企业积极研发仿制药的儿童专用规格和剂型。对于儿童专用规格和剂型的申请、立题依据充分且具有临床试验数据支持的注册申请，给予加快审评。会同有关部门在招标、定价、医保等方面研究鼓励儿科用药研发的综合措施。2014年

5月，国家卫生和计划生育委员会（简称国家卫生计生委）、国家发展和改革委员会（简称国家发展改革委）等六部委联合印发了《关于保障儿童用药的若干意见》，是我国几十年来首部关于儿童用药的综合性指导文件，极具现实意义，为保障我国儿科用药工作走出重要一步。它对保障儿科用药提出了具体要求，鼓励研发创制、加快申报审评、确保生产供应、强化质量监管、推动合理用药、完善体系建设和提升综合能力等。但这些措施都无法解决儿科用药的现状。目前我国缺乏专门的儿科用药规范管理办法，一直没有明确可执行条款的政策和法规出台，儿科用药法规体系有待进一步完善。

在具体措施方面，2004年10月9日，卫生部、国家中医药管理局和总后勤部卫生部公布了《抗菌药物临床应用指导原则》，该指导原则对儿科预防、新生儿和小儿抗菌药物的应用提出了部分注意事项。2010年2月7日，我国首部《中国国家处方集（化学药品与生物制品卷）》对儿科用药进行了综述，对儿童生理特点、儿童药物代谢特性、儿科用药剂量计算及注意事项等进行了叙述。2010年8月，我国开始筹备编写《中国国家处方集（儿童卷）》。2014年国家食品药品监督管理总局（CFDA）发布了《儿科人群药代动力学研究技术指导原则》，为计划在儿科人群中开展药代动力学研究的注册申请人和科研机构提供指导性建议，并鼓励注册申请人针对儿科人群药代动力学研究中的技术问题与药品注册监管部门进行沟通交流。2015年，国家卫生计生委成立儿科临床用药专家委员会，充分发挥儿科专业学会的学术优势，完善儿科用药数据，促进儿科用药安全，科学合理使用儿童药物，保障儿童基本用药需求。2016年6月，国家卫生

计生委、工信部和CFDA组织专家制定了《首批鼓励研发申报儿童药品清单》（表3-1-4），清单中有32个儿科用药品种，涵盖治疗神经、心血管、内分泌和血液等多个系统的常见疾病，大多是已在国外上市但国内缺乏的儿童适宜剂型和规格，有利于引导儿童药品研发，引导企业合理组织生产。2017年5月，三部委

印发了《第二批鼓励研发申报儿童药品清单》，涵盖39个儿科用药品种（表3-1-5）；2019年6月《第三批鼓励研发申报儿童药品清单》出炉，涵盖34个儿科用药品种（表3-1-6）。三批清单共涵盖了105个儿科用药品种，充分彰显了三部委鼓励研发、申报儿童药品的决心和力度，也使我国儿科用药行业发展目标更加具体化。

表3-1-4　首批鼓励研发申报儿童药品清单（32个品种）

序号	品种	剂型	规格
1	苯海索	口服酏剂	0.4 mg/mL
2	苯妥英钠	注射剂	50 mg/mL（5 mL）
3	地高辛	注射剂	0.05 mg/mL（1 mL）
4	地西泮	灌肠剂	1 mg/mL
5	呋塞米	口服溶液	4 mg/mL
6	氟哌啶醇	口服溶液	2 mg/mL
7	卡托普利	口服溶液	5 mg/mL
8	劳拉西泮	注射剂	2 mg/mL（1 mL）
9	氯硝西泮	口服溶液	0.1 mg/mL
10	咪达唑仑	口服黏膜溶液	5 mg/mL（1 mL）
11	尼莫地平	口服溶液	3 mg/mL
12	普萘洛尔	口服溶液	1 mg/mL
13	肾上腺素	注射剂	0.1 mg/mL（1 mL）
14	碳酸氢钠	注射剂	1.49%（100 mL）
15	水合氯醛	口服溶液、口服混悬液和灌肠液	
16	二氮嗪	口服溶液	50 mg/mL（30 mL）
17	长春碱（长春花碱）	注射剂	1 mg
18	苯丙氨酸氮芥（马法兰）	注射剂	50 mg
19	巯嘌呤	口服混悬液	20 mg/mL
20	华法林	口服混悬液	1 mg/mL
21	熊去氧胆酸	口服混悬液	50 mg/mL
22	左乙拉西坦	注射剂	500 mg/5 mL
23	异烟肼	糖浆剂	10 mg/mL
24	柳氮磺吡啶	口服混悬液	50 mg/mL
25	利福平	口服混悬液	20 mg/mL
26	重组人甲状旁腺激素	注射剂	20 μg

（续表）

序　号	品　　种	剂　　型	规　　格
27	胰高血糖素	注射剂	1 mg
28	多黏菌素 E	口服制剂	
29	胰岛素样生长因子-1	注射剂	10 mg
30	双氢睾酮	注射剂	20 mg
31	双氢睾酮	凝胶	80 g
32	促皮质素（ACTH）	注射剂	40 U，80 U

表 3-1-5　第二批鼓励研发申报儿童药品清单（39 个品种）

序　号	药品通用名	剂　　型	规　　格
1	胍法辛	缓释片	2 mg
2	环磷酰胺	片剂	25 mg
3	埃索美拉唑	颗粒剂	10 mg
4	万古霉素	口服液体制剂	125 mg
5	乙胺丁醇	口服溶液剂	25 mg/mL
6	吡嗪酰胺	口服溶液剂	30 mg/mL
7	盐酸二甲双胍	口服溶液剂	100 mg/mL
8	波生坦	片剂	20 mg
9	多佐胺+噻吗洛尔	滴眼剂	多佐胺 20 mg/mL，噻吗洛尔 5 mg/mL
10	氯巴占	片剂	10 mg
11	甲基苄肼	胶囊剂	50 mg
12	抗 D 免疫球蛋白	注射用无菌粉末	500 U
13	氨己烯酸	散剂	500 mg
14	艾司洛尔	片剂	50 mg
15	氯氮平	口服混悬剂	50 mg/mL
16	美司钠	片剂	200 mg
17	奥美拉唑	口服溶液剂	2 mg/mL
18	美沙拉嗪	栓剂	500 mg
19	去氨加压素	口服溶液剂	360 µg/mL
		鼻用喷雾剂	10 µg/揿
20	硫唑嘌呤	注射用无菌粉末	50 mg
21	阿托品	滴眼剂	0.10%
22	红霉素	口服溶液剂	40 mg/mL
23	巴氯芬	口服溶液剂	1 mg/mL

（续表）

序 号	药品通用名	剂 型	规 格
24	氨氯地平	口服混悬剂	1 mg/mL
25	骨化三醇	口服溶液剂	1 μg/mL
26	羟基脲	片剂	100 mg
27	磺胺甲噁唑+甲氧苄啶	注射液	磺胺甲噁唑80 mg/mL，甲氧苄啶16 mg/mL
28	氟氢可的松	口服液体制剂	适宜规格
29	吸入一氧化氮	吸入气体	适宜规格
30	布洛芬赖氨酸盐	注射液	2 mL：10 mg/mL
31	依库珠单抗	注射液	10 mg/mL
32	制霉菌素	糊剂（口腔黏膜用）	适宜规格
33	阿替卡因	注射用无菌粉末（低透压）	13.3 mg
34	生物素	片剂	5 mg
35	维拉苷酶 α	注射用无菌粉末	400 U
36	睾内酯	片剂	50 mg
37	褪黑素	缓释片	2 mg
38	二巯基丁二钠	片剂	100 mg
39	活性炭	口服混悬剂	208 mg/mL

注：口服液体制剂包括口服溶液剂、口服混剂、口服乳剂和口服滴剂

表 3-1-6 第三批鼓励研发申报儿童药品清单（34 个品种）

序 号	药品通用名	剂 型	规 格
1	地西泮	口服溶液剂	1 mg/mL，100 mL
2	利多卡因	喷雾剂	10 mg/喷，50 mL
3	螺内酯	口服溶液剂	1 mg/mL，5 mL
4	西地那非	口服混悬剂	10 mg/mL，112 mL
5	依那普利	口服溶液剂	1 mg/mL，150 mL
6	索他洛尔	口服溶液剂	1 mg/mL
7	双嘧达莫	口服混悬剂	10 mg/mL
8	蛋白C	注射剂	500 U
9	氯吡格雷	口服混悬剂	1 mg/mL，50 mL
10	XIII因子	注射剂	250 U
11	四氢生物蝶呤	片剂	20 mg，100 mg
12	无水甜菜碱	散剂	180 g
13	他克莫司	颗粒剂	0.2 mg，1 mg
14	阿那白滞素	注射剂	100 mg/0.67 mL

（续表）

序　号	药品通用名	剂　型	规　格
15	乙琥胺	糖浆剂	100 mL：5 g
16	舒噻嗪	片剂	100 mg
17	盐酸右美托咪定	鼻用喷雾剂	10 g：200 μg
18	阿司匹林	口服溶液剂（或口服混悬、口服乳剂）	5 mg/mL
19	后叶加压素	注射剂	20 U/mL
20	ataluren	颗粒剂	125 mg
21	睾酮	注射剂	100 mg/mL，10 mL
22	伏立康唑	口服混悬剂	40 mg/mL
23	磺胺甲噁唑+甲氧苄啶	口服混悬剂	200 mg/mL（磺胺甲噁唑）；40 mg/mL（甲氧苄啶），5 mL
24	吗替麦考酚酯	口服混悬剂	200 mg/mL，175 mL
25	盐酸曲恩汀	胶囊剂	250 mg
26	吡斯的明	注射剂	1 mg/mL
27	缬沙坦	口服溶液剂	3 mg/mL，160 mL
28	奎尼丁	口服溶液剂（或口服混悬、口服乳剂）	1 mg/mL
29	苯丁酸钠	片剂	500 mg
30	甲硝唑	口服溶液剂	40 mg/mL，5 mL
31	胺碘酮	口服混悬剂	1 mg/mL，100 mL
32	苯乙酸钠+苯甲酸钠	注射剂	100 mg/mL（苯乙酸钠）；100 mg/mL（苯甲酸钠），50 mL
33	曲普瑞林	注射剂	11.25 mg
34	奈拉滨	注射剂	250 mg

据报道，2018年初，《儿童用药保障条例》已提交国务院法制办，有望近两年出台，该条例出台将给儿童药品的研发、生产、供应和流通，以及儿童用药的安全指导和监管规范等带来积极影响。

我国国民经济和社会发展五年规划"十五"至"十三五"期间出台的有关儿童用药的主要政策文件详见表3-1-7。

表 3-1-7　"十五"至"十三五"期间[a]出台的有关儿童用药的主要政策文件

发布时间	部　门	目　的	文件名称	与儿童用药有关的主要内容
2003年8月6日	SFDA	保证药物临床试验过程规范、结果科学可靠，保护受试者的权益并保障其安全	《药物临床试验质量管理规范》（局令第3号）	将儿童纳入临床试验对象，自2003年9月1日起施行
2004年10月9日	卫生部、国家中医药管理局和总后勤部卫生部	推动合理使用抗菌药物，规范医疗机构和医务人员用药行为	《抗菌药物临床应用指导原则》卫医发〔2004〕285号	对儿科预防、新生儿和小儿抗菌药物的应用提出了部分注意事项
2004年12月3日	SFDA	加强对疫苗类生物制品临床研究的指导	《疫苗临床试验技术指导原则》国食药监注〔2004〕575号	规定了儿童疫苗临床试验伦理问题

（续表）

发布时间	部　门	目　的	文件名称	与儿童用药有关的主要内容
2010年2月7日	卫生部（组织编写）	规范医院用药行为，保障患者用药安全	《中国国家处方集（化学药品与生物制品卷）》（2010版）	在总论部分，对儿科用药进行了综述，对儿童生理特点、儿童药物代谢特性、儿科用药剂量计算及注意事项等进行了叙述
2011年8月8日	国务院	鼓励研发儿童专用药品，完善儿童用药目录	《中国儿童发展纲要（2011—2020年）》国发〔2011〕24号	鼓励儿童专用药品研发和生产，扩大国家基本药物目录中儿科用药品种和剂型范围，完善儿童用药目录
2011年8月18日	卫生部医政司	加强孕产妇及儿童临床用药管理，保障孕产妇及儿童临床用药安全	《关于加强孕产妇及儿童临床用药管理通知》卫办医政发〔2011〕112号	建立孕产妇及儿童药物遴选制度，加强购用管理；加强孕产妇及儿童药物处方权及调剂资质管理；规范孕产妇及儿童药物临床应用管理；加强孕产妇及儿童用药处方和医嘱点评工作
2012年1月19日	工信部	鼓励新药研发，特别是剂型开发	《医药工业"十二五"发展规划》	在罕见病和儿童用药领域，加快推进创新药物开发和产业化
2012年2月13日	国务院	鼓励新药研发，特别是剂型开发	《国家药品安全"十二五"规划》国发〔2012〕5号	鼓励罕见病用药和儿童适宜剂型研发
2012年3月15日	国务院	医保报销扶持	《"十二五"期间深化医药卫生体制改革规划暨实施方案》国发〔2012〕11号	根据各地基本药物使用情况，适当增加儿童用药品种
2013年1月1日	卫生部医政司	委托《中国国家处方集》编委会办公室，组织全国150余名儿科著名医药学专家编写	《中国国家处方集（化学药品与生物制品卷·儿童版）》	制定了在新生儿至18岁不同年龄、月龄段的疾病治疗方案及药物的用法和用量，为儿科临床药物治疗提供了指导与依据，主要引用了中国药典委员会的《临床用药须知》《中国国家处方集》及中华医学会儿科学会制定的有关《疾病诊治指南》《英国国家处方集（儿童版）》《世界卫生组织儿童基本药物标准清单》中推荐的适应证与用法和用量，反映了儿科临床治疗的前瞻性和循证性
2013年2月26日	SFDA	鼓励研制儿童用药	《关于深化药品审评审批改革进一步鼓励药物创新的意见》国食药监注〔2013〕37号	鼓励生产企业积极研发仿制药的儿童专用规格和剂型。对儿童专用规格和剂型的申请、立题依据充分且具有临床试验数据支持的优先审评。加强儿童用药不良反应监测。提出要健全儿童用药管理的相关制度，完善儿童临床用药规范等
2013年3月13日	卫生部	适应基本医疗卫生需求，剂型适宜，价格合理，能够保障供应，公众可公平获得药品	《国家基本药物目录》（2012年版）（卫生部令第93号）	共520种药品。扩大了可用于儿童的药品品种、儿童专用剂型和规格。2012年9月21日卫生部部务会议讨论通过，自2013年5月1日起施行
2014年5月30日	国家卫生计生委等六部委	针对保障儿童用药提出了具体要求	《关于保障儿童用药的若干意见》国卫药政发〔2014〕29号	鼓励研发创新机制；鼓励开展儿童用药临床试验；针对国外已上市使用但国内缺乏且临床急需的儿童适宜品种、剂型和规格，加快申报审评进度；对儿童用药价格给予政策扶持；加强儿童用药供应使用情况监测；建立健全短缺药品供应保障预警机制
2014年7月11日	CFDA	规范和指导儿科人群药代动力学研究	《儿科人群药代动力学研究技术指导原则》〔2014〕103号	在系统阐述儿科人群药代动力学特点的基础上，以研究设计和方法学为重点，就如何安全、有效且符合医学伦理地在儿科人群中进行药代动力学研究的关键技术要点进行分析和说明。重点阐明儿科人群研究的特殊性，为计划在儿科人群中开展药代动力学研究的注册申请人和科研机构提供指导性建议，鼓励和推动针对我国儿科人群的药物研发

（续表）

发布时间	部门	目的	文件名称	与儿童用药有关的主要内容
2015年2月28日	国务院	对儿童用药价格给予政策扶持	《关于完善公立医院药品集中采购工作的指导意见》国办发〔2015〕7号	关注儿童药的需要，明确一品两规兼顾成人和儿童用药的需要。对妇儿专科非专利药品、急（抢）救药品、基础输液、临床用量小的药品和常用低价药品，实行集中挂网，由医院直接采购
2015年7月31日	CFDA	加快评审	《关于征求加快解决药品注册申请积压问题的若干政策意见的公告》（2015年第140号）	加快临床急需药品的审批。申请人提出的儿童用药注册申请，实行单独排队，加快审评审批
2015年8月9日	国务院	加快评审	《关于改革药品医疗器械审评审批制度的意见》国发〔2015〕44号	提高药品审批标准；推进仿制药质量一致性评价；加快创新药审评审批；开展药品上市许可持有人制度试点；落实申请人主体责任；及时发布药品供求和注册申请信息；改进药品临床试验审批；严肃查处注册申请弄虚作假行为；简化药品审批程序，完善药品再注册制度；改革医疗器械审批方式；健全审评质量控制体系；全面公开药品医疗器械审评审批信息
2015年8月24日	国家卫生计生委	加强医疗机构儿童用药配备使用工作，促进儿童用药安全、科学、合理，满足儿童基本用药需求	《关于进一步加强医疗机构儿科用药配备使用工作的通知》国卫办药政函〔2015〕719号	儿童用药应当满足不同年龄层次患儿需求，属于因特殊诊疗需要使用其他剂型和剂量规格药品的情况，各医疗机构要放宽对儿童适宜品种、剂型和规格的配备限制
2015年9月16日	中华医学会、中国医师协会	发布妇幼儿挂网采购示范药品遴选原则和示范药品	《关于公布妇儿专科非专利药品、急（抢）救药品直接挂网采购示范药品（化学药品和生物制品部分）遴选原则和示范药品的通告》	遴选原则：儿科药说明书中要有儿童用法和用量的药品；若该药品进入《国家基本药物目录》《国家医保目录》《中国药典》《国家处方集》《国家临床路径》及重大疾病保障、重大药物创新和重大公共卫生项目，以及《常见疾病临床治疗指南（共识）》或诊疗规范、临床必需但供应短缺的药品目录，更是优先选择；妇儿药要求安全、有效和经济，适宜儿童使用的药品，适合对应科室临床使用
2016年1月	国家药品监管局药品审评中心	优先审评审批部分儿童用药注册申请	《关于临床急需儿童用药申请优先审评审批品种评定基本原则及首批优先审评品种的公告》	对儿童重疾、更具明显优势等儿童用药予以优先审评审批；首批目录包含5个品种
2016年3月7日	CFDA	规范和指导我国儿科人群药物临床试验	《儿科人群药物临床试验技术指导原则》（2016年第48号）	阐述开展儿科人群药物临床试验的特殊关注，说明新研究方法的应用，提出从成人数据向儿科人群数据外推的原则和要求，以及针对儿科临床试验设计中常见问题的考虑并进行了系统分析
2016年5月18日	国家卫生计生委、国家发展改革委、教育部、财政部、人力资源和社会保障部及国家中医药管理局	缓解我国儿童医疗卫生服务资源短缺问题，促进儿童医疗卫生事业持续健康发展	《关于加强儿童医疗卫生服务改革与发展意见的通知》国卫医发〔2016〕21号	到2020年每千名儿童床位数要增加到22张。"十三五"期间，加强儿童医院、综合医院儿科和妇幼保健机构建设，建成国家、省、市和县四级儿童医疗卫生服务体系。同时，促进区域间儿科医疗服务同质化，减少患儿跨区域流动，减轻其就医负担，形成儿童医疗服务网络加强儿科医务人员培养和队伍建设，完善儿童医疗卫生服务体系，推动儿童医疗卫生服务领域改革与创新，促进儿童医疗卫生事业发展和儿童健康目标实现

（续表）

发布时间	部 门	目 的	文件名称	与儿童用药有关的主要内容
2016年6月1日	国家卫生计生委、工信部、国家食品药品监督管理总局	促进儿童适宜品种、制型、规格的研发创制和申报审批，满足儿科临床用药需求	《首批鼓励研发申报儿童药品清单》国卫办药政函〔2016〕573号	发布首批鼓励研发申报的32个儿科药品种。《清单》中的药品涵盖治疗神经、心血管、内分泌、血液等多个系统的常见疾病，大多是在国外已经上市但国内缺乏的儿童适宜剂型和规格
2017年2月21日	人力资源和社会保障部	基本医疗保险和生育保险基金支付药品费用的标准	《国家基本医疗保险、工伤保险与生育保险药品目录（2017年版）》人社部发〔2017〕15号	加大儿童用药的保障力度，新增91个儿童药品品种，明确适用于儿童的药品或剂型达到540个，加大了儿童用药的保障力度
2017年5月26日	国家卫生计生委、工信部、国家食品药品监督管理总局	保障儿童基本用药需求	《关于印发第二批鼓励研发申报儿童药品清单的通知》国卫办药政函〔2017〕528号	发布第二批鼓励研发申报的39个儿科药品种
2018年5月	国家卫生健康委员会（简称国家卫生健康委）	进一步提高儿童健康水平	《健康儿童行动计划（2018—2020年）》	到2020年，覆盖城乡的儿童健康服务体系进一步完善，儿童医疗保健服务能力不断提升，儿童健康水平得到提高。新生儿疾病筛查病种逐步扩大，新生儿先天性甲状腺功能减低症、苯丙酮尿症筛查率均达到90%以上，新生儿听力筛查率达到70%以上，免费孕前优生健康检查目标人群覆盖率达到80%以上，地中海贫血筛查率逐步提高，神经管缺陷发生率逐步下降。儿童肺炎、腹泻、贫血、哮喘和龋齿等常见病得到有效控制；肥胖、视力不良和儿童心理行为问题得到有效干预
2018年5月	国家卫生健康委	持续加强抗菌药物临床应用管理	《关于持续做好抗菌药物临床应用管理有关工作的通知》（国卫办医发〔2018〕9号）	加强儿童抗菌药物临床应用管理。各地要高度重视儿童抗菌药物的临床应用管理，采取综合措施，解决当前儿童使用抗菌药物面临的突出问题
2018年5月	国家卫生健康委	适应精神卫生工作发展需要	《关于印发严重精神障碍管理治疗工作规范（2018年版）的通知》国卫疾控发〔2018〕13号	儿童的中枢神经系统处于持续发育过程中，对抗精神病药物的反应（包括疗效和不良反应）比较敏感，应当在全面评估的基础上谨慎选择药物，起始量低，缓慢加量
2018年8月	国家卫生健康委、国家发改委等六部委	做好开展儿童白血病救治管理工作，进一步完善诊疗体系和保障制度	《关于开展儿童白血病救治管理工作的通知》国卫医发〔2018〕16号	完善儿童白血病药品供应和医疗保障制度。保障药品供应，开展儿童白血病药品供应情况监测。积极探索带量采购、量价挂钩，规范购销行为，保障供应，降低成本。提高血浆综合利用率，保障静注人免疫球蛋白供应。同时，要加大靶向治疗、免疫治疗药物和技术的研发、生产支持力度，促进临床研究成果转化，提高儿童白血病治疗精准度和治疗效果
2018年10月	国家卫生健康委	提高儿童白血病诊疗规范化水平，保障医疗质量与安全	《儿童急性早幼粒细胞白血病诊疗规范（2018年版）》	规定儿童急性早幼粒细胞白血病（acute promyelocytic leukemia，APL）诊断流程及用药规范、用法和用量、副作用防治等项目
2018年10月25日	国务院	适应临床用药的需要，深化医改	《国家基本药物目录》（2018年版）	在覆盖临床主要病种的基础上，重点聚焦癌症、儿科、慢性病等。其中肿瘤用药12种（靶向治疗药品6种），临床急需儿童药品22种，纳入了全球首个也是唯一一个口服、泛基因型、单一片剂的丙肝治疗新药。调整后，基本药物目录总品种将扩充到685种

（续表）

发布时间	部　门	目　的	文件名称	与儿童用药有关的主要内容
2018年11月19日	国家卫生健康委、国家中医药管理局	规范和加强流感的临床管理，减少重症流感发生，降低病死率	《关于印发流行性感冒诊疗方案（2018年修订版）的通知》国卫办医函〔2018〕1019号	规定抗病毒药物奥司他韦（胶囊/颗粒）、帕拉米韦、扎那米韦的儿童用药方法及剂量，针对中医疗法给出儿童建议用药
2019年1月	国家卫生健康委、国家中医药管理局	指导各级公立医疗机构加强基本药物配备使用管理，保障人民群众基本用药需求，促进药品供应保障体系建设、强化基本药物的功能定位，推动分级诊疗	《关于进一步加强公立医疗机构基本药物配备使用管理的通知》国卫药政发〔2019〕1号	以基本药物为重点，优先考虑儿童用药、心血管疾病用药及肿瘤等重大疾病用药，编制工作方案，建立评价基地，开展临床综合评价，推动形成综合评价结果产出的关联应用机制
2019年8月	国家卫生健康委、工信部、国家药监局	保障儿童基本用药需求	《第三批鼓励研发申报儿童药品建议清单》	发布第三批鼓励研发申报的34个儿科药品种
2019年8月	国家医疗保障局、人力资源和社会保障部	基本医疗保险和生育保险基金支付药品费用的标准	《国家基本医疗保险、工伤保险和生育保险药品目录》医保发〔2019〕46号	新增药品覆盖了要优先考虑的国家基本药物和癌症及罕见病等重大疾病治疗用药、慢性病用药、儿童用药等，其中通过常规准入新增重大疾病治疗用药5个、糖尿病等慢性病用药36个、儿童用药38个
待发布	2018年提交国务院法制办	完善儿童用药保障制度	《儿童用药保障条例》	

注：ª 2001年至2020年

（一）我国儿童用药法规体系和措施

2014年国家卫生计生委等六部门印发了《关于保障儿科用药的若干意见》，然而政策文件只有落实到相关立法中才能从制度上保障儿科用药。美国的"软硬兼施"策略并非完美，但是确实提高了儿科用药水平，值得借鉴。很多学者就破除现有障碍、制订激励措施和采取强制性手段等方面提出建议。

1. 修改《处方管理办法》 关于"一品双规"的条款，我国《处方管理办法》第十六条规定"同一通用名称药品的品种，注射剂型和口服剂型各不得超过2种，处方组成类同的复方制剂1～2种。因特殊诊疗需要使用其他剂型和剂量规格药品的情况除外"。"一品双规"本意是规范无序竞争，但是既然一种药物只能有2个规格进入医院，因儿科用药临床试验困难且研发成本高昂等原因，为防止儿童规格抢占本企业成人规格药品进入医院的名额，企业自然不愿开发儿童规格药品。2015年9月2日，国家卫生计生委发布了《关于进一步加强医疗机构儿科用药配备使用工作的通知》，提出"属于因特殊诊疗需要使用其他剂型和剂量规格药品的情况，各医疗机构要放宽对儿童适宜品种、剂型和规格的配备限制"。然而，何为"特殊

诊疗需要"，以上两个文件均未予以明确。因此，有学者建议修改《处方管理办法》第十六条的规定，明确儿科用药不适用于"一品双规"的规定，以鼓励企业研发积极性。

2. 保证药品安全性前提下加速相关儿童药品的审批 现行《药品注册管理办法》第五十四条，在可申请实行特殊审批的情形中并未专门提及儿科用药。2015年11月11日，国家食品药品监督管理总局（CFDA）发布了《关于药品注册审评审批若干政策的公告》，其中临床急需的儿科用药注册申请被列为实行单独排队，加速审评和审批的范围。除了临床急需的儿科用药应当在确保药品安全性前提下合理减少审批环节、提高注册效率外，对市场上广泛使用且安全性有保障药品的儿童剂型改进和剂量调整，也可实行优先审评。建议在《药品注册管理办法》中明确儿科用药特殊审批的基本原则，在此基础上对其分类，如临床急需型、剂型改进型和剂量调整型等。

3. 对相关儿童药品生产企业实行税收优惠政策 儿科用药在研发和临床试验中的费用支出远高于成人药物，然而儿童药物的市场售价却不比成人高。绝大部分情况下，同样的时间和成本投入，投在成人

用药研发和儿科用药研发所获得的收益差距较大，药企对儿科用药的研发积极性自然不高。我国《企业所得税法》第四章第二十五条规定"国家对重点扶持和鼓励发展的产业和项目，给予企业所得税优惠"。国家卫生计生委、国家发展改革委、教育部、财政部、人力资源和社会保障部及国家中医药管理局六部门于2016年5月18日联合发布了《关于加强儿童医疗卫生服务改革与发展的意见》，明确提出要"积极协调解决生产企业突出问题和困难，提高生产供应保障能力"。有学者建议以上部门可会同国家药品监督管理局（NMPA）、国家税务总局等相关部门，研究给予相关儿童药品生产企业税收优惠的办法，以切实鼓励药企对儿科用药研发的积极性。

4. 赋予NMPA强制药企开展儿科研究的权力．从美国经验来看，强制手段大大促进了儿科用药的发展。建议修改《药品管理法》，赋予NMPA通过修改《药品注册管理办法》获得强制药企开展儿科研究的权力。鉴于当前我国开展儿科临床试验存在较大的困难，有学者认为强制所有新药开展儿科研究不切实际，可考虑设立药品审评中心儿科用药审评组，所有的新药申请经由该审评组评议后决定哪些申请必须开展儿科研究；对于已经上市的药品和仿制药申请，儿科用药审评组认为有必要开展儿科研究的，有权令其开展相应研究。同时，也应设定合理的药企推迟或免除研究的情形，以保障药企权益。

（二）建议完善儿科用药审评机构

近年，我国在儿科用药法规建设方面有了显著改善，2015年3月，国家卫生计生委成立了儿科用药专家委员会，负责组织相关专家总结儿科临床用药经验及安全用药数据，推动建立科学规范的儿科用药指南，对部分已临床使用多年但药品说明书缺乏儿科用药数据的药品组织论证、补充完善儿科用药数据。2016年8月，国家药品审评中心发布了关于《药品注册审评专家咨询委员会管理办法》征求意见的通知，其中包括儿科药品专家咨询委员会，其主要由儿科临床专家组成；患者监护人代表和企业代表可列席参加。专家咨询委员会成员为20～30人。具体针对儿科药品研发等重大问题进行讨论；或参与到各治疗领域专家咨询委员会。该《管理办法》目前尚未正式发布。目前来看，以上2个专家委员会成员主要是由儿科临床专家组成。相对于美国FDA和欧盟EMA，缺少了专门的药学、药理毒理、药物警戒、统计和伦理等方面的专家。事实

上，儿科用药研发在药学临床前研究都与成人用药有明显差异，儿科人群的临床试验受限于发病率及人群分布的影响，在统计学方面也有特殊的考量。

根据国务院《关于改革药品医疗器械审评审批制度的意见》，为加强审评队伍建设，药品审评中心的审评人员数量正在快速增长。在鼓励儿科用药研发的大环境下，有专家建议在药品审评中心内部成立一个儿科用药审评委员会，其中应该包含药学、药理毒理、药物警戒、统计和临床等方面有儿科相关经验的审评专家，为各审评部门在技术审评过程中遇到的与儿科用药相关的问题提供日常内部咨询；为审评中心制定与儿科用药相关的技术规范、指导原则等做全面的统筹规划；为企业进行儿科用药研发提供科学建议；与国外儿科用药相关机构定期进行沟通交流；公开在中国进行的儿科人群参与的临床试验结果；与儿科用药专家委员会合作，补充完善上市多年的药物说明书中有关儿科用药的数据及信息。如此，可以更有效地促进我国儿科用药研发，解决儿科用药安全性、有效性、可及性的难题。

（三）对我国儿科用药法规体系的思考

目前我国尚未建立完善的儿科用药法规体系，通过借鉴国外建立儿科用药法规体系的经验，结合我国具体国情，现针对我国儿科用药现状有学者提出以下建议：① 政府应加大投入，建立更多有能力承担儿童临床研究的临床试验机构，提高其技术水平，保证儿童临床试验研究的科学和持续进行；② 尽快建立儿科药品临床研究政策及相应法规，完善儿科临床试验受试者保障机制（保险、赔偿机制等），借鉴国外延长专利期等鼓励政策，延长开展儿科研究药品的市场保护期，并对失去专利保护的产品的儿科用药研究提供政府资助；③ 采取税收、专利、市场和研究资助等方面的优惠措施，对研发生产儿科用药的企业进行市场导向，对开展儿童临床研究的药品注册申请加快审评，鼓励对新上市的药物进行儿科用药的数据补充，根据临床试验的有效性和安全性数据，为儿童设计专门的配方、剂型、规格。在定价、招标采购、进入基本药物和医保目录等方面实行相应的优惠政策，促进厂家在儿科用药领域的可持续发展；④ 规范药品包装及说明书标准，并要求凡是在使用说明书中涉及儿科用药的，明确包装以儿科用药的最小剂量为基础单位，准确标注儿科用药的注意事项，建议在药品标签中添加儿科药品安全信息警示语；⑤ 尽快制定

专门的儿科用药指南，大力开展儿科用药安全教育，将有关儿童安全用药的权威、规范的相关信息及时提供给医师、药师、患者和相关人员；⑥ 加强上市儿童药品的不良反应监测，及时发布药品不良反应信息，最大限度地保障儿科用药安全。

欧盟《儿科药品管理条例》实施以来，在新药的儿科人群适用研究方面取得了比较理想的成绩，但在现有药物完善儿科人群安全性和有效性信息方面则不尽如人意。我国是仿制药大国，发达国家上市的药物大多在我国也获准上市，包括中药在内，很多药物已经拥有了儿科剂型，但普遍缺乏安全性和有效性数据。另外，我国缺乏数据保护制度，缺乏说明书数据库，这些都给儿科药的发展带来制约，基于上述现状，一些学者对我国的儿科法规建设提出以下建议：① 成立专门的儿科药审评部门；② 重点鼓励开展仿制药在儿科人群中的安全性和有效性数据的研究；③ 为开展儿科人群临床研究的仿制药提供单独的行政保护，并且在市场回报机制中给予相应激励措施；

④ 加快建立药物说明书数据库；⑤ 加强儿科临床研究数据的合理共享，避免儿科人群重复参与相同药物的临床研究。

从各国法规建设的历程来看（图3-1-1），我国目前尚处于临床指导原则建设阶段，完善的专门审评和法规建设机构尚未建立，法规内容建设也未见相关报道。为了尽快促进儿科药物发展，我国的儿科药法规建设应该进一步加快开展。因此，鼓励在我国开展儿童临床试验，解决儿科用药安全性、有效性和可获得性的问题，这需要监管部门参考国外相应法规及配套政策，制定适合我国国情的相关法规和制度，激励和指导制药企业有序开发儿童药品，同时还应监督企业承担儿科药品上市后相应的社会责任；建立和完善相关技术指南，指导儿科临床基地科学、有效展开儿科药物临床试验，同时能最大程度维护受试儿童的权益；针对儿科临床试验受试者人群的特殊性，建立特别的审评程序以确保儿科试验临床的安全性、临床方案的科学性和审批流程的高效性。

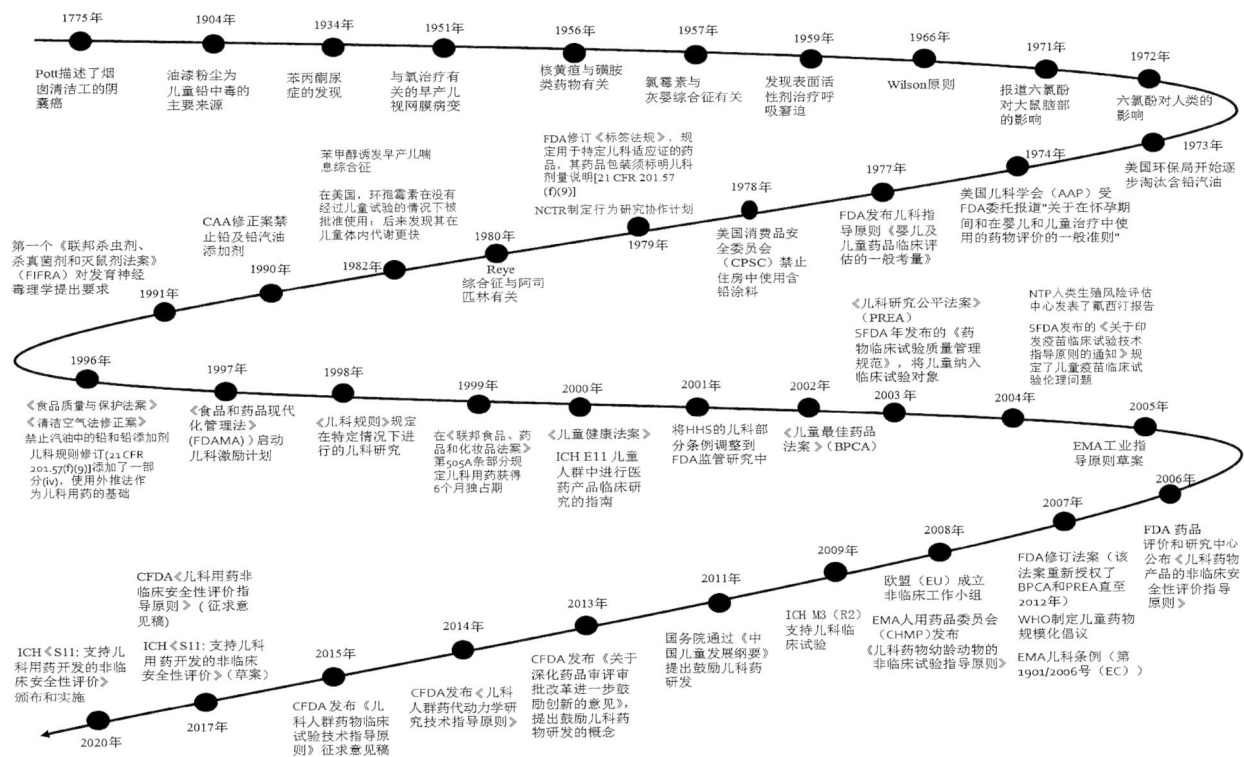

图3-1-1　儿科用药非临床研究中指导原则发展和变化过程中的影响事件和重要时刻

（潘琦 孟祥）

第二节
儿科用药临床试验中的伦理问题

开发儿科用药最困难的是遵从伦理要求，所以，我们接下来主要谈谈儿科用药临床试验中的伦理问题。

一、新生儿用药临床试验中的伦理问题

新生儿是一个弱势群体，在试验过程中应该受到特殊的保护。多种因素如缺乏决定能力、生理上不成熟、发育迅速及特殊的医疗需求等造成了新生儿的这种弱势。一方面，我们希望保护这类人群免受临床治疗产生的风险；另一方面，新生儿临床研究存在许多实际困难，导致新生儿群体使用的大多数药物缺乏安全性和有效性的数据，反之，缺乏安全性和有效性的数据对新生儿带来的伤害就会更普遍，因此设计良好的临床试验是一种道义和责任，也是一个极其重要的伦理问题。

（一）新生儿生理特点易诱发药物毒性

新生儿的发育变化明显影响着其对药物的反应，需要根据体重和年龄调整剂量。尤其是在早产儿中，妊娠年龄也需要考虑。在现代药代动力学试验用于新生儿人群之前，通常推荐的是采用成人剂量和儿童年龄的数学公式来确定合适的剂量。这类公式假定不同年龄的体重与体表面积之间有可预测的关系。然而，这些假设通常是不成立的，尤其是对于新生儿和婴幼儿而言。不能以成人的基础信息来预测儿科人群的药物清除率，甚至是毒性。

新生儿胃液的pH比成人高。因此，在酸性环境中容易灭活的药物对于新生儿来说，可能具有更高的生物利用度，弱酸性药物对于成人和年龄较大儿童可能需要增加剂量才能达到类似的系统暴露。此外，新生儿胃排空和肠道蠕动的速度比年龄较大的儿童慢，

因此，服药后，幼儿的目标血药浓度水平可能需要更长时间才能达到。

目前，尚缺乏系统的以各个年龄段为特点的药物吸收数据，但现有的生物利用度数据表明，4月龄时主动和被动转运过程即可能完全成熟。肠道和肝脏的药物代谢酶会影响药物的吸收及改变生物利用度，这些酶的活性存在明显的发育差异，可能至青春期中期才会达到成人的表达水平。

随着年龄的变化，身体成分构成比也会相应改变，从而影响药物的分布和机体整体代谢能力，如低出生体重婴儿皮肤的渗透性增加，因此可能会增加局部药物的全身吸收；出生时，肾小管活性仅占成人水平的20% ～ 30%，至新生儿时期肾小管结构和功能成熟。血管收缩和肾血流量的减少均会导致肾小球滤过率大大降低，肾小球滤过率在出生后2周内迅速增加，然后稳步上升，直到8 ～ 12个月达到成人水平。

曾经以成人剂量推断出安全有效的氯霉素剂量给予新生儿，导致"灰婴综合征"，后来的研究表明，主要原因是不成熟的UDP-葡萄糖醛酸基转移酶系统导致氯霉素的代谢和清除障碍。磺胺类药物用于新生儿，增加了核黄疸的危险；新生儿服用碳酸氢盐以抵抗新生儿透明膜病的呼吸性酸中毒，却导致颅内出血增加；给予低氧新生儿高浓度的氧，发现与视网膜病变有关。

新生儿仍然是未被充分研究的群体。短暂的新生儿期为此类研究创造了一个非常短暂的窗口，而家长们可能不愿意让他们的新生儿接受临床试验性的治疗和侵入性的测试，而药物对发育或神经系统的作用可能需要数年后才能显现出来，这使得因果联想很困难或不可能被证明。用于临床试验的一些替代终点（如

存活至出院，30天需要补充氧气）和对患者有意义的结果（如改善神经发育结果）之间的关系并不总是很好地表现出来。

对年龄较大儿童开展的常规临床检查或实验室检测，在新生儿中可能不会标准化或进行验证，如双能X线吸收法（dual energy X-ray absorptiometry），因此使得此类研究的结果难以解释。临床试验中很常见的小样本量和有限的药物暴露时间，常常不能全面阐明药物短期和长期暴露于新生儿的风险。虽然某些产品的效果可能是由成人向青少年和儿童推算出来的，但由于新生儿的生理差异和特有的医疗条件，根据年龄较大儿童和成人的数据推断出新生儿的疗效是极其有限的。最终，新生儿的临床试验在新生儿学实践中面临着巨大的障碍，包括使用未经证实的治疗方法，而在缺乏支持性数据的情况下，这些疗法往往成为治疗的标准。

（二）新生儿临床试验中的伦理学挑战

缺乏新生儿的安全性和有效性数据意味着医生经常会在考虑给药剂量、用药年龄组、给药途径、适应证，或使用修改的或临时配方等方面时，标签外开具处方（即超说明书用药）。一般来说，患儿越年轻、病情越严重、病种越少见，就越有可能需要涉及未经批准的/标签外的药物治疗。除了标签外处方和药物不良反应之间可能存在相关性外，还应考虑增加了调整成人剂量或配方错误有关的及临时制备制剂方面的风险。

在住院儿童中，新生儿和婴儿使用非标签药物、临时制备和非批准药物所占的比例最大。EMA认为，标签外和未经许可的儿科用药导致了不良反应发生率和严重性均增加。然而，与标签外处方相关的严重不良反应可能是难以捉摸的，并被儿童自身状况所掩盖，尤其是在患有严重疾病的儿童中。因此，目前可获得的与非标签用药相关的不良反应可能被低估了。

尽管超说明书用药在儿科中广泛使用，但医生们往往不知道他们是在标签外用药，并且对相关的不良反应风险及有限的疗效也并不关心。英国的一项研究发现，尽管大多数从业者自称对"非处方用药"的概念很熟悉，但只有不到一半（40%）的人知道自己开具的是非标签药物处方。

标签外药物处方的原因是会诊医生的建议（26.8%）及缺乏可供选择的批准药物（23.2%）。为什么是非标签用药在主观的解释和实际之间存在明显的差异。医生给出的最常见的解释是非处方药物的给药年龄比推荐的要小，尽管来自大型索赔数据库的处方数据显示，这种处方中的年龄是最不常见的，而剂量是最常见的解释。虽然大多数受访者对缺乏儿科剂量信息和适当配方感到担忧，但只有不到15%的人担心药物的副作用和未经评估疗效的风险。

苏格兰的一项研究中，112名受访者只有大约一半（55%）认为，由于缺乏疗效和安全性数据，使用非处方药物可能会给儿童带来损害，包括长期用药的副作用风险。然而，大约70%的受访者担心的是儿科药物的有限疗效和安全性，报告中治疗失败率（47%）和不良反应发生率（17%）很高。最后，大多数的受访者（69%）没有获得知情同意，没有告之他们开的是一种非处方药物。北爱尔兰的一项研究发现，有较高比例的受访者担心非处方药物在儿童中的安全性（77.8%）或有效性（87.9%），但是否需要向父母或监护人报告对这些问题，显示较低的关注度（30.7%）。有趣的是，只有56%的受访者认为应该对非处方药物进行正式的儿童临床试验。

接受调查的从业者中，新生儿专家（诊断和治疗新生儿疾病的专家）是最不关心非处方药物用于新生儿的。在接受调查的25名新生儿专家中，没有人报告从标签外处方中观察到了任何不良反应，只有24%的人承认由于使用非处方药物而导致治疗失败。

支持新生儿研究的人对于没有证据支持的治疗表示担忧，但这些治疗可能已经成为标准。一旦药效在成人身上得到证实，并且在大一些的儿科人群中被考虑或被证明是有用的，那么根据经验大多数药物就会用于新生儿。临床医生可能没有认识到新生儿的安全性或有效性数据的特殊需求，如：① 甲基黄嘌呤预防和（或）治疗早产儿的呼吸暂停；② 用于早产儿心力衰竭的药物；③ 用于新生儿癫痫的抗癫痫药物；④ 用于预防或改善支气管肺发育不良的各种药物。

在研究设计、给药方案、对照组和研究人群的选择上达成的一致，可能会受到根深蒂固的个别新生儿专家治疗实践及对新生儿纳入临床试验时伦理问题的阻碍。

（三）新生儿临床试验中的伦理学思考

新生儿研究受到对于年长儿科人群提供同样的额外保护的约束。只有当新生儿能够回答关于新生儿健康或福利的重要问题，认为其参与在科学上是必要时，新生儿才可以纳入研究。在对儿童进行新的治疗试验之前，应该对动物或成人的人类疾病模型进行充分的测试。如果存在与年龄相关的安全性或有效性特殊问题，建议在对新生儿登记注册之前以年龄渐进方式逐步研究幼龄儿科人群，以确保相对于现有的可替代方案，具有可接受的风险/效益比。对新生儿来说，非药物治疗干预或程序的风险必须足够低。研究应该非常严格，以确保研究结果能够解释并推广到相关的新生儿人群中。

然而，新生儿试验有两个独特的方面值得特别关注。第一个问题是，在新生儿研究中获得父母许可的复杂性，特别是在儿童病情严重的情况下。第二个考虑因素是，在美国卫生和人类服务部门（the Department of Health and Human Services，DHHS）中存在着重叠的新生儿研究伦理规范。如果是知情和自愿，那么父母对新生儿参与临床研究的许可认为是有效的。

与对其他人群进行的研究一样，在新生儿研究中，父母许可有效性的挑战还包括对研究程序和临床适应证不明确，以及当治疗医生同时也是一名研究人员时会产生的利益冲突。确保有效的父母许可，特别是在新生儿重症患者的父母中，可能会有一些额外的挑战。

对父母在新生儿期提供的有效知情许可能力进行评估的研究，一般都是在孩子参加研究的几个月到几年之后评估父母对研究的记忆。一般来说，以回忆为基础来评估父母知情许可的研究结果，其报告的有效性较差，但尚不清楚这些问题是与给予许可时的有效性不足有关，还是仅仅与无法回忆过去的事件有关。例如，一项旨在评估连续输注吗啡或安慰剂对早产儿神经系统的影响的研究设计中，被要求进行一系列的问题设计，以评估父母许可的有效性。只有3%的父母满足了给予有效许可的所有标准，但从签署研究同意到完成问卷的时间间隔为3～28个月。

在9个欧洲国家的新生儿临床试验父母许可的研究中，也有类似的发现，但也是在最初研究后的几个月至几年父母们再次接受采访。一项规模较小的研究表明，在最初的干预后10天内接受采访的父母，对研究参与有很好的理解、欣赏和推理能力，说明较差的记忆可能是出现前面所述的研究结果的部分原因。

某些情况下，这些能够为新生儿研究提供许可的父母可能本身就是未成年人。未成年的孩子允许其婴儿参与研究的许可能力是由州的法律决定的。大多数但不是全部的州，允许未成年的青少年同意为他们的孩子提供医疗服务。一些现有的证据表明，在超过13岁的青少年中，理解医疗决定的能力与成人相似。然而，青少年的执行功能还没有得到充分发展，因此青少年的判断能力可能比他们的成年同伴更容易出现扭曲。

当新生儿有严重疾病，提升新生儿父母许可质量的选择是有限的。众所周知，在一个特定事件（如分娩或手术）时间已知时，提前获得许可是可行和明智的。但是，如果因产妇疾病、分娩压力、给药和出生后与婴儿分离等因素的影响，分娩前获得的有效许可可能会受到阻碍。在这种情况下，可采用连续许可等技巧，在试验的不同阶段给研究参与者提供信息，以提高许可的质量。然而，向父母提供的初始信息必须满足知情同意所需的所有要素。对围产期缺氧和缺血脑损伤的足月婴儿进行低温诱导疗法时，需要在分娩6 h内获得父母的许可。

如果必要的干预变得极为迫切时，调查人员在开展研究时，可以考虑采用美国FDA在21 CFR 50.25中规定的知情同意紧急例外情况。虽然迄今为止，这一例外情况尚未应用于新生儿重症监护病房（ICU）中的研究，但它已成功地用于一项对任何18岁以下儿童开展的儿科复苏试验。之前的一项关于ICU患儿家长的研究表明，住院儿童的儿科复苏研究是切实可行的，使用宣传手册告知家长这项研究，并提供一次可以选择退出的机会。必须尽一切努力尊重父母参与这类研究的意愿，即使在获得充分知情的许可前拟启动实验治疗也必须做出决策。

（四）对无生存能力新生儿试验的规定

DHHS对于孕妇、人类胎儿和"不确定生存能力的新生儿或无生存能力的新生儿"（45 CFR 46，B部分）的研究管理规定可能会有歧义，即在45 CFR 46，D部分、45 CR 46，B部分或两者同时进行的情况下，对早产儿的研究是否应被考虑。值得注意的是，FDA规定中没有包含涉及孕妇、人类胎儿和不确定生存能力的新生儿研究的特定分类。在对早产儿进行研究的伦理问题的详细讨论中，医学研究所关于早产的报告中包含了非常好的资源。45 CFR 46.205要求，只有在适当的科学方法下进行了临床前和临床研究，并为评估新生儿的潜在风险提供了数据，具有不确定生存能力的新生儿才可能参与研究。父母或法定监护人应该充分了解该研究对新生儿合理的、可预见的影响，参与这项研究的个人不会参与决定新生儿的生存能力。

在45 CFR 46.202（h）中，生存能力被定义为"分娩后能够存活（得益于现有的药物治疗）到独立维持心跳和呼吸的程度"。这个定义并没有明确说明新生儿是否必须独立于母亲和（或）外部辅助机器（如呼吸机）来满足这个标准。许多新生儿，特别是早产儿，需要长期的重症监护，在此期间，很难预测他们是否能够在没有外部设备的帮助下维持心跳和呼吸。

在45 CFR 46，B部分，不确定生存能力的婴儿可能不涉及在研究中，除非研究中显示可能提高新生儿的存活及生存能力的前景，为了实现这个目标，任何风险都要降至最低，或者研究的目的是为了发展无法通过其他方式获得的重要生物医学知识，而且研究不会给新生儿带来额外的风险。如果在呼吸机上的早产儿被认为是不确定其生存能力的，则临床研究（如涉及的为支持早产儿安全用药所必需的药代动力学研究中的静脉血液采集）似乎被排除在外了。

控制早产儿疼痛和不适的研究可能并不会增加"存活的可能性"，但适当的疼痛控制方法显然对这些婴儿有益。因此，将45 CFR 46，B部分应用于早产儿，则排除或限制明显有利于早产儿的重要研究。如果将早产儿的生存能力定义为能够保持不依赖于母亲的心跳和呼吸，而不是独立于像呼吸机这样的维持生命的机器，那么这个问题就不会出现。45 CFR 46和21 CFR 50D部分的保护措施足以保护早产儿免受过度研究的风险，同时仍然允许进行关键的研究以确定药物、生物制剂和设备是否可以在这一人群中安全有效地使用。

（五）新生儿临床试验中血容量的限制

虽然现有的指导原则建议对于所有儿童，用于研究目的的采血量要降至最低，新生儿尤其容易因反复采血而贫血。一项对99名早产儿进行的研究发现，在出生后的第一个月里，平均抽取13.6 mL/kg的血液用于临床试验。在这些儿童中，19%的早产儿在那段时间至少有一次输血。目前还不清楚采血对血红蛋白水平的影响，也不清楚疾病对血红蛋白生成的独立影响，但研究结果表明，这种血液采样的程度会大于婴儿的补偿能力。Howie在一篇综述中报道了一项荷兰对253名早产儿的研究，该研究显示血样采集量与输血需求之间存在很强的相关性，尽管该研究对疾病的程度并没有充分控制。从报告的数据来看，不清楚是否有不需要输血的阈值。另一项研究是对50名早产儿进行跟踪调查，出生后的第一周就密切监测血红蛋白和采血体积。平均采血量为总血量（TBV）的4.5%（约为3.75 mL/kg），血红蛋白平均下降为34 g/L（从198 g/L到164 g/L）。未评估新生儿期血红蛋白生理性下降的作用，但从这一分析中可以看出，采集血液样本会加剧疾病对早产儿血红蛋白水平降低的影响。最近一项关于儿科人群血容量限制的综述，确定了在目前全世界范围内使用的10个不同策略或指导原则。单次采血量（或24 h内）限制为TBV 1%～5%（0.8～4.0 mL/kg）；如果需要多次采血，8周内健康儿童的采血总量不应超过总体积的10%。为了避免输血，报告提倡对于以下情况降低血容量的限制，包括新生儿和患有急性或慢性疾病的儿童、已经贫血的、血容量缺失或任何可能抑制红细胞生成或缩短红细胞存活的治疗或情况。

目前，人类研究保护办公室（Office of Human Research Protections，OHRP）指导原则允许机构审查委员会（Institutional Review Board，IRB）加速审查儿科协议的过程。提出不要超过"最低风险"，包括采血量不得超过50 mL或8周内少于3 mL/kg，而且采集的频率不得超过2次/周。如有必要，召集的IRB可能会批准更大的血液量用于儿科研究。如在马萨诸塞州综合医院，IRB使用下列准则来确定一个可接受的体积：如果8周内超过3 mL/kg是必需的，并且有可确定的合理的潜在益处，那么在年龄较大的儿童（如非新生儿和幼儿等）中，可考虑最多每8周9 mL/kg，后者是绝对的上限。此外，该指南要求任何参与研究的儿童，每8周时间内采集的静脉血量在3～9 mL/kg范围时，应该补充铁剂。

对早产儿或严重疾病的新生儿，研究中血容量的限制应根据具体情况确定，具体取决于疾病的性质、严重程度、同时用药及临床所需的血液量。可接受的采血量也可能取决于所做的检测是否能给婴儿带来直接益处，如监测和调整治疗药物水平，或者评估可能需要减少或停止用药的不良反应。在这种情况下，输血的风险可能会被更深入的监测所带来的益处所抵消。

（六）为新生儿用药研究开发寻找出路

正如本节所回顾的，新生儿具有独特的生理特性、快速发育的特点及治疗中可能使用未经研究的药物，为了确保新生儿不再受到药物不良反应的影响，新生儿学的临床试验面临着大量的必须克服的现实和伦理挑战。

人们认识到儿童和新生儿使用的许多药物在剂量、安全性或有效性方面没有足够的数据，这导致了通过立法努力促进儿童药物的开发。

儿科试验网络（Pediatric Trials Network，PTN）是2010年由美国国家儿童健康与发展研究所（NICHD）和杜克临床研究所合作建立的。其目标是收集儿科人群中未充分研究的药物剂量、安全性和有效性数据，并最终将研究提交给FDA用于儿科标签。PTN正在创建一个科学、技术和管理基础设施，用于开展包括新生儿学在内的涉及各种治疗领域的16个儿科临床试验。

在欧洲，TINN（Treat Infections in Neonates，治疗新生儿感染）项目旨在评估列入欧洲药品管理局优先名单中的非专利和抗感染药物，并获得这些药物在新生儿中的儿科使用营销授权。欧洲的其他举措旨在加强儿童临床试验的基础设施，并促进对观察人员的儿科培训。

PTN调查人员采用一种创造性策略以减少采血损失和痛苦，被称为"清除采样策略"，即为常规实验室收集的剩余血液样本进行分析，以获得感兴趣的化合物。该策略已成功用于新生儿人群的多种抗感染药物。这种抽样技术用于收集未被充分研究的药物的药代动力学数据，作为医学实践的一部分，这些药物用于治疗儿童和新生儿严重疾病。因此，研究干预仅限于收集多余或额外的血液和其他体液样本用于分析初步的安全性数据。由于需要额外的安全性和有效性数据来成功地标记这些药物，目前还不清楚这些研究是否会对新生儿适应证产生新的标签。

目前，新生儿人群中仍有广泛的超说明书用药，而且缺乏许可数据来保证新生儿适应证药物的合法使用。此外，监测和协调在儿科试验中获得的信息系统在很大程度上仍处于开发阶段。近年来，美国和欧洲通过立法已经开始扭转反对儿童非标签用药的趋势，但立法对发展新生儿用药研究的影响要小得多。考虑到未经试验和未经证实的治疗对新生儿造成广泛伤害的历史，在缺乏足够证据以证明这些干预措施的安全性和有效性的情况下，那些认为知道如何使用非标签药物治疗危重新生儿的人必须承担举证责任。

二、儿科用药临床试验中的伦理学考量

从历史上看，儿童一直被视为易受伤害的对象，应该保护他们以避免研究风险。缺乏安全性和有效性数据的结果就是，只要医生给儿童开了药方，治疗药物的使用便成为虚拟的、不受控制的试验。儿童安全性和有效性数据的缺乏，意味着医生经常在产品批准条款之外（标签外）开药，涉及剂量、年龄、给药途径、适应证或使用改良的或临时配方。在缺乏研究的情况下，以为儿童接触的是安全有效的治疗却造成了广泛的危害。

儿科研究被认为是道义上的责任。此外，一些疾病主要影响的是儿童，迫切需要在这些人群中开展治疗研究。考虑到对参与研究儿童的充分保护，美国已经制定了专门针对所涉及儿童的研究法规或指导原则。1983年颁布的法规规定由美国卫生与公众服务部（Department of Health and Human Services，45 CFR 46，D部分）执行或资助关于儿童的研究。2001年，类似的保护措施扩展到FDA（21 CFR 50，D部分）的研究中。

（一）儿童的定义及其伦理保护

在21 CFR 50.3（o）中，将儿童定义为"根据进行临床研究的司法管辖区的适用法律，尚未达到同意接受治疗或参与临床研究程序的法定年龄的人士"。

实际上，是否将单独的个体视为儿童取决于州法律如何界定成年年龄。在美国，大多数州的法定成年年龄是18岁。许多州还规定了某些条件，在这些条件下，将小于法定成年年龄的儿童可以被认为是自由的（即不受父母或监护人的控制），从而成为实际上的成人。这些条件通常包括婚姻、服兵役或法院命令。作为成人，将允许自由的未成年人在不需要父母或监护人许可的情况下同意参与FDA的监管研究。

对参与临床研究儿童的额外保护可以分为三个保护领域，每个保护都建立在对之前保护的充分反应上。首先，在评估研究干预措施或程序是否在风险和潜在利益之间达到适当的平衡之前，必须考虑将儿童纳入临床调查，这在科学上是必要的。其次，在考虑第三种保护父母许可和儿童同意之前，临床研究必须在风险和潜在利益之间找到一个适当的平衡。

（二）"科学必要性"的伦理原则

"科学必要性"的伦理原则认为，除非有必要实

现有关儿童健康和福利的重要科学和（或）公共卫生目标，否则儿童不应参与临床试验，如回答一个"重要的科学问题"可能会产生一些信息，这些信息对于建立适合儿童使用的研究性疗法是必要的和及时的。一个推论是，对于那些正在研究的产品或条件，如不可能产生适用于儿童的重要知识，则儿童不应该参加此类重复的研究。

FDA监管的儿科临床试验的一个主要公共卫生目标是充分确定研究产品的剂量、安全性和有效性，以支持儿童和成人同时获得产品的许可。当安全性或有效性的考虑阻止或延迟儿科研究时，偏离这一默认情况可能就是合理的。

"科学必要性"的伦理原则建立在保护人类受试者这个目标群体的规章和（或）指导原则的基础上。FDA法规要求通过消除不必要的程序将受试者的风险降至最低，受试者的选择必须是公平的。与美国国家委员会的建议保持一致，公平选择要求具有知情同意的能力受试者（即有行为能力的成人）优先于不能自主同意的受试者（如儿童），假设没有重大的科学理由，优先录取年龄较大的儿童和（或）成人而不是选择年龄较小的儿童。

（三）儿科用药公平选择的原则

公平选择的原则是建立在成人是否有合理能力评估研究风险的基础上，要么是可能直接获得临床利益，要么是可能获得知识。考虑到孩子无法做出同样的评估，对参与研究的儿童具有额外保障，也因此限制了父母让他们的孩子暴露于研究风险的权力。更具体地说，在缺乏直接临床益处的情况下，儿童可能接触到的风险仅限于"最低风险"或轻微高于"最低风险"（对于有障碍或疾病的儿童）。如果干预措施或程序能够为入组的儿童提供直接获得个人利益的前景，则可以允许更大的风险暴露，但前提是有两种条件，即必须能够证明有直接的临床获益，风险和潜在利益的平衡必须与现有的替代方案相当。

严格遵守公平选择原则的一个预料之外的结果就是将儿童排除在许多临床研究之外，而这些临床研究本来会使这些弱势群体受益。然而，在适当的情况下，儿科研究计划的一系列方法必须有足够的成人数据来支持以下两种情况：① 可以接受的低风险试验干预或程序，且没有任何直接的获益前景（低风险途径，使用21 CFR 50.51和50.53）；② 足够充分的直接获益前景（prospect of direct benefit，PDB），以证明更

高风险路径中的风险是正当的（使用21 CFR 50.52）。一旦有了足够的成人数据来做出这一决定，即使存在适当的成人疾病人群，儿科产品的开发就应该立即进行。

如果该产品是针对儿童和成人的适应证同时开发的，那么目标就应该是同时获得许可，除非存在可能会推迟甚至妨碍儿科研究的安全问题。成人和儿童的开发可以按先后顺序或同时进行，取决于产品和相关因素，如疾病的严重程度、对儿童的预期风险和替代治疗的有效性。然而，同步开发仍然需要足够的关于儿童PDB的信息来支持启动儿科试验。

如果成人试验的安全性或有效性结果对儿科开发是必需的，那么可能需要进行顺序开发。如某些存在严重安全问题、长期使用时具有与恶性肿瘤相关风险的生物免疫调节剂等。这种情况下，可以考虑推迟儿科研究，直到对成人的风险状况有更充分的了解。然而，对于这类产品，如果它们在疗效或给药途径（如口服或注射）上表现出有意义的治疗益处，则应强烈考虑儿童研究的早期开始。如果在进入市场之前缺乏儿科研究，一旦这些产品用于成人适应证的销售，当对儿童暴露于这种药物的剂量、安全性或有效性一无所知时，就可能出现儿童超说明书用药的情况。

重要的是，顺序开发并不一定意味着不能实现同步许可，如一项针对抗病毒药物的Ⅱ期研究显示成人血液中病毒数量减少，这些信息可能有助于为支持儿童PDB提供必要的概念证据。随后可以对儿童进行剂量和安全性研究，而在成人中启动关键的疗效试验。特别地，如果将该制剂的疗效外推到部分或所有儿科人群的亚组，在成人Ⅲ期研究结束时可能会获得足够的儿科数据，以支持同步获得许可。

"科学必要性"的伦理原则已在"外推法"的科学原则中得到实施。正如2007年儿科研究公平法案的所描述的那样，"如果疾病和药物的影响在成人和儿科患者非常相似，可能得出这样的结论：儿童的有效性可以从充分的、控制良好的成人研究中推断出来，通常会补充在儿科患者中获得的其他信息，比如药代动力学研究"。

在ICH儿科研究指导原则中也涉及外推法的原理。儿科研究的必要性是通过询问一系列关于成人和儿童疾病的相似性、对治疗的反应、药物暴露的反应及可用于预测疗效的药代动力学和药效学问题来评估

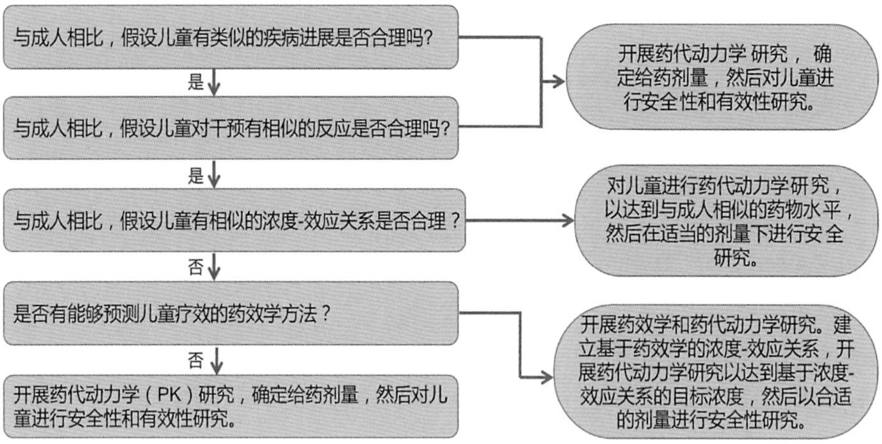

图3-2-1　根据科学必要性/外推法的原则确定儿科研究必要性的FAD算法（基于BPCA或PREA）

（改编自美国FDA药品评价与研究中心及生物制品评价和研究中心）

的（图3-2-1）。如果儿童疗效可以从成人中推断出来，那么成人疗效数据可以用来代替需要的儿童疗效研究。

（四）风险分析和潜在收益平衡

1. 受试儿童的额外保护·对参与临床试验的儿童一般采取以下两种额外保护，具体如下：① 对参与研究的儿童没有产生任何直接获益前景，研究产品或程序必须是在最低风险（即21 CFR 50.53下的"低"风险途径）的基础上不能超过微小的风险增加；② 研究产品或程序必须提供直接获益前景，以证明更大的风险（即在21 CFR 50.52下"较高"的风险途径）是合理的。

由于任何可能包含多种干预和（或）程序的方案，必须根据这两类情况对每种干预和（或）程序进行评估。在儿科产品开发中应用这些情况需要理解两个重要的原则：直接获益前景和成分分析。在讨论低风险和高风险类别之前，回顾一下这些概念。

（1）受试儿童获益和福祉：直接获益必须属于研究参与者个人，并且必须由特定的研究干预或程序产生，而不是由试验中可能提供的医疗保健等辅助利益产生。直接获益前景的确定是基于干预的设计（即剂量、持续时间和给药方法等），根据现有的证据，而不是研究者的心理状态或对治疗价值的信念。支持PDB的证据通常是基于动物模型或成人研究的干预机制和体内研究。

（2）组成分析和风险评估：儿科研究中，D部分要求不能提供PDB（一种称之为"组成分析"方法）的干预或程序的允许风险暴露必须限制在最低风险之

上的轻微增加。美国国家委员会建议，为了确定研究的总体可接受性，必须对议定书中所述活动的风险和预期收益进行单独评估，同时也对其进行整体评估和分析。因此，应该根据它们是否提供了PDB，而对研究方案中包含的个体研究干预措施和程序进行分类和评估。

组成分析可以通过以下三个步骤来进行：① 分析方案，以确定方案中包含的每个研究干预和（或）过程是否为入组的儿童提供了直接获益前景；② 评估那些不能给孩子带来直接收益的干预和（或）程序的风险水平。这一风险水平不能超过最低风险的微小增加；③ 评估那些能够带来直接益处的干预措施和（或）程序的风险是否被这些潜在收益证明是合理的，以及这种风险和潜在的直接获益之间的平衡是否可以与任何可用的替代方案相媲美。

组成分析旨在通过在同一方案中包含不相关的有益程序（即"一揽子交易"的谬论）来避免为非有益程序的风险进行辩护。否则，通过在方案中添加不相关的治疗成分，如增加免费医疗，一种具有相当大风险的非有益研究干预，就可以被证明是非常合理的。

一般的共识是，没有直接的治疗效益时儿科研究中儿童的风险暴露必须是低的。

对于没有提供直接治疗益处的非自愿受试者的研究，ICH（E6）指导原则规定"对受试者可预见的风险很低"，并且"对受试者健康的负面影响最小且很低"。D部分21 CFR 50.51使用术语"最低风险"，将它定义为"参与研究的伤害或不适的概率和严重程度，预期不会大于那些在日常生活，或在例行的身体

或心理性能检查或测试中通常遇到的"。

美国国家委员会将"最低风险"定义为健康儿童在日常生活或常规检查中通常遇到的风险。随后，"健康儿童"一词从定义中被省略，这似乎是根据研究参与者自身经历做出的"相对论性解释"。然而，"最低风险"的统一标准坚持认为，研究干预和程序不应该涉及潜在的伤害或不适，从而会超出一般健康正常儿童在日常生活中或在日常生理或心理检查或测试中可能遇到的范围。这一解释保护了患有障碍或疾病的儿童，或由于社会经济地位低下而面临风险增加的儿童，这些研究与儿童本身的状况无关，这些研究被认为是大于健康儿童的"最低风险"。

"最低风险"干预的例子可能包括饮食或日程的适度改变、体检、获取血液和尿液样本、发展评估、大多数问卷调查、观察技术、无创生理监测和心理测试，其他还包括获取粪便样本、进行脑电图检查、某种赋形剂的味觉测试或涉及口腔或耳内温度读数装置的测试等。最后，诊断过程中受到的一些有限的辐射也可能被认为是"最低风险"。

2. 父母许可和儿童同意

（1）父母许可：由于儿童无法提供知情同意，儿科研究依赖于父母的许可来批准儿童参与研究。父母通常被定义为孩子的亲生父母或养父母，而监护人则被定义为根据适用的州或地方法律被授权代表孩子接受一般医疗服务的个人。父母的许可要求旨在保护孩子不承担不合理的风险。

父母的许可规则（21 CFR 50.55）将儿科研究区分为两类，第一类为涉及最低风险（21 CFR 50.51）和涉及大于最低风险的直接获益前景（21 CFR 50.51），第二类为涉及大于最低风险但没有直接获益前景的研究（21 CFR 50.53）和其他未被批准的研究（21 CFR 50.54）。对于第一类研究，如果符合州法律，父母一方的许可就足够了。对于属于第二类的研究，需要父母双方的许可（除非父母一方去世、身份不明、不能胜任或不能合理地获得许可，或者符合国家法律的规定，只有一方对照顾和监护孩子负有法律责任）。这种区别背后的原因是，要么研究风险大于最低风险但没有任何直接获益前景，要么只有经过联邦专家小组的审查后才能批准，这与父母的日常决策有很大不同，只要有可能，双方父母都应该尽可能参与。

（2）儿童同意（assent）：一般认为，同意来源于知情同意，是建立在尊重自主和不伤害基础上的。《纽伦堡法典》指出，任何研究的自愿知情同意的获得是必要的。这意味着未成年人、精神障碍人士和无意识的不能合法同意的人除外。仅从字面意义上理解，由于儿科人群无法给出同意的意见，涉及儿童的临床研究可能无法合乎伦理地实施。《赫尔辛基宣言》（1964年）规定，任何潜在受试者，如果没有能力给予知情同意，应获得其法定代表的同意。目前，这是各国政府和医学协会公认的规范。我国《药物临床试验质量管理规范》规定："儿童作为受试者，必须征得其法定监护人的知情同意并签署知情同意书，当儿童能做出同意参加研究的决定时，还必须征得其本人同意。"儿童同意降低了儿童被动接受的风险，也体现了其生长发育动态变化的生理特点。

然而，"同意（assent）"的定义仅限于孩子肯定同意参与研究的要求。因此，没有异议（即沉默）不构成同意。William Bartholome定义了"儿童同意"的四个基本元素：① 帮助孩子获得对疾病或状况有一个适当的了解；② 披露拟采取的干预措施的性质及所涉及的内容；③ 评估孩子对所提供信息的理解，以及孩子对情况评估的影响；④ 要求孩子表达接受干预的意愿。

专家对"同意"的许多基本组成部分仍有相当大的分歧，包括：① 同意的定义，研究人员应征求儿童同意的年龄；② 谁应该参与批准过程；③ 如何解决孩子与父母之间的纠纷；④ 家长知情同意（assent）和儿童许可（consent）之间的关系；⑤ 向儿童及其家庭披露的信息的数量和质量；⑥ 孩子们想要和需要多少和哪些信息；⑦ 评估儿童对公开信息和同意过程的理解的必要性和方法；⑧ 构成了有效的、实用的和现实可行的决策模型的内容。

儿童同意的内容和过程应该被理解为随着发展而变化。当研究发现对孩子有直接治疗益处的可能性时，或者儿童被判定为无能力同意时，美国的法规允许放弃同意的要求。

三、儿科用药临床试验的具体伦理问题

伦理考量是开展医学研究的基础，特别是涉及人类健康受试者或患者的研究。临床决策是极为复杂的思想、法律和伦理等人文文化的决策，迅速发展的医学技术也难以同时解决价值选择的问题。无论

是父母还是研究人员，都无法替代儿童做出最佳价值选择。

（一）儿科用药临床试验伦理讨论的流程

研究中"同意"的标准来自尊重和非强制性的自愿参与的全球和区域原则（如《赫尔辛基宣言》）。章程中规定了同意的要素以确保每个参与者了解目的、程序、风险、利益、替代方案、补偿和退出的权利。涵盖在儿科临床试验中的是，每一个元素都被放大以容纳父母和孩子（在这种情况下，父母等同于合法监护人，孩子或儿童指的是未获得自由的儿童或青少年）。儿科用药临床试验伦理讨论的流程要素包括披露、讨论、决策和文档文件，其中人员包含着研究者、父母和儿童三部分（图3-2-2）。

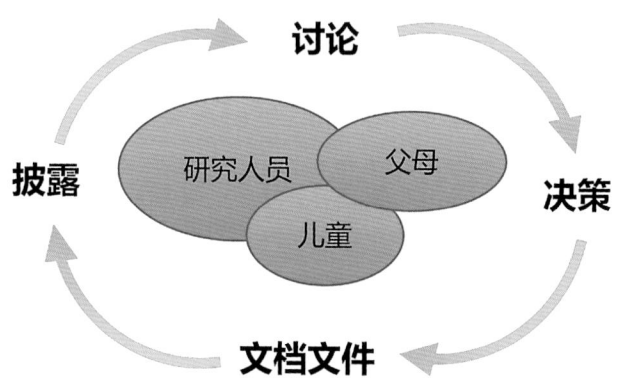

图3-2-2　儿科试验许可和同意的基础元素

（1）儿童：儿童与其他认知和心理发展受限的个体被认为是弱势群体，并被授予特殊的研究保护，儿科人群的同意是伦理委员会批准一项研究的重要考量要素。

在儿科人群临床研究中，虽然获得父母的知情同意是保护儿童的第一步程序，但同时尽可能地获得儿童的同意也极为重要，这也是一个需要根据儿童成长发育特点在不同阶段采取不同的同意的动态方式和过程。儿童被认为没有足够的决策能力，可能不同意目前法规下的研究。在缺乏同意权的情况下，设立同意的但书，以确保儿童在其能力范围内了解参与的情况。伦理委员会在审查时也需要考虑儿童的"年龄、成熟性和心理状态"，并确定他们是否有做出同意决定的能力，不能认为没有反对就是同意。

如果伦理委员会审查研究方案设计和知情同意书时，确定一项研究需要获得儿童/未成年人知情同意，那么本人意愿就十分重要，并且应在整个试验过程中

予以持续地关注。如果儿科受试者本人不同意参加试验或中途决定退出试验，那么即使法定监护人已经同意参加或愿意继续参加，也应以受试者本人的决定为准。

（2）父母：在法律允许的条件下拥有一定的权利，具体而言，在能够理解除了临床护理之外的医学研究的前提下，有效的同意还需要具备对所披露信息的理解能力。同意仅限于父母对自己同意，因此排除了父母对孩子的同意。尽管如此，父母对孩子参与研究仍然拥有决定权。父母角色由"知情许可"或"父母许可"等术语来表示。父母的决策权在未成年子女达到法定成年年龄，并被赋予在地方管辖下独立行使的权利之前一直是有效的。大多数人的年龄和未成年人的定义，因国家和地区的不同而有相当大的差异。因此，多个国家的试验规划应包括审查有关地区的需求。

父母一方或双方的许可要求通常由国家规定。美国FDA将父母一方或双方的要求与风险水平联系起来。如果试验涉及的风险大于最低风险，且没有直接获益的可能，则必须得到父母双方的许可；否则的话一位家长就足够了，除非一位家长无法合理地获得监护权（如已故、不明身份和无能力等）或只有一位家长拥有合法的监护权。美国的例外缺乏"合理"的定义，并且忽略了那些希望参与决策但无监护权的家长的作用。

（3）研究人员：研究发起方的研究人员对于"儿童同意"承担的工作主要包括伦理委员会对同意和同意材料的批准，以及在儿童参与之前获得其自愿的书面证据。研究人员应该是在收齐一系列资料后开展试验，这些资料包括伦理委员会批件、父母或监护人的知情同意书、试验记录和相关证明。遗憾的是，研究者时常关注试验的顺利开展，淡化上述前提，有意无意地逃避伦理委员会和社会力量直接或间接的监控。因此，有争议的是，研究发起人如何监测同意和同意的过程。在没有见证这一过程的情况下，研究发起人通过审查委员会的批准信、签署的同意表格和研究小组关于这一过程的注释说明，间接地监督这一过程。

（二）儿科用药临床试验伦理问题的来源

在开展儿科用药临床试验时，时常出现一些多半是有意违背伦理的事件。究其缘由，多种多样，主要莫过于如下情形。

（1）来自研究发起人的影响：在大多数情况下，与数据审查和其他研究现场活动相比，研究发起人监

测同意过程的程序定义较少。针对同意程序的较少关注给试验的完整性构成了风险。首先，不充分的同意可能由于不遵守和退出而减少可评估的数据。其次，不正确的剂量或不知情的父母对不良事件的监督可能会危及儿童的安全。最后，当父母和孩子在意外事件或要求后撤回同意时，研究者披露过程中对协议细节的忽视可能会对招募和保留产生直接影响。

因此，正如考虑培训收集数据一样，研究发起人应该培训研究人员如何使用同意数据包。密切关注那些表示同意的文件中可能存在问题的入组指标，进一步降低风险。

（2）来自父母的影响：利益相关者普遍认为，父母的责任是引导孩子做出关于研究的最佳选择。这一立场被一些人解释为，孩子参与的最终决定取决于父母，而不是孩子。相反的观点是，至少在某些类型的研究中，儿童有自由选择的权利。然而，大多数专家强调所有类型的研究中对于父母和孩子使用个性化方法的作用。若使孩子成为研究对象，必须取得他的父母或监护人的允许，而且儿童必须做出他们的"同意"。在告知时，适当的"同意"过程对儿童的临床研究是非常重要的，研究者应该根据自主原则，尊重儿科人群的需要，提供他们需要了解的信息。

父母的许可是基于一个成人理解和同化所有同意要素的能力。对"知情许可"有效性的特别关注是父母对于利益、随机化和风险的误解。Kodish发现，父母并没有完全理解随机化的含义，而假设他们患有癌症的孩子会得到最好的治疗。这种被称为"治疗误解"的错误假设削弱了同意有效性。在儿童精神疾病的试验中也有类似的报道。"程序性误解"是有效同意的另一个障碍，父母可能错误地将实验治疗等同于临床护理。该术语描述的是对研究企业的实验性质、优点和风险，以及对研究者和研究发起人的经济或其他奖励缺乏了解。

"治疗性误解"或"程序性误解"的影响是大环境可能优先引导自愿，而不是受到方案和研究信息的影响。父母对医疗服务提供者的信任是这两种误解的关键因素。

（3）来自儿童年龄的影响：目前，儿童、成人和知情同意法定年龄的定义因地理、文化和立法历史而异。美国联邦法案中指出，儿童参与研究需要父母/监护人的许可，"尊重人"这一生命伦理原则要求儿童同时提供自身有能力提供的同意，并且考虑儿童

的年龄、成熟度和心理状态。但是，现实操作层面上没有提出任何具体要求，如儿童具备什么样的能力可以提供同意、提供同意意味着什么等。

通常认为0～3岁儿童很难获得其真实的意愿表达，3～4岁儿童也许能了解部分风险和受益；而10岁以上的儿童可能了解有利和风险。有研究表明，大多数年龄小于9岁的儿童缺乏参加临床试验的同意的能力。除了年龄以外，在儿童参加临床研究时，应该需要特别考虑儿童的解剖学、生理、情感和认知发展的特点。文化、种族等其他因素也可能不同程度地影响儿童对临床研究信息的理解。

接受临床试验的儿童最高年龄通常设在18～21岁。最低年龄要求相差很大，经常被设定在7岁，一些专家认为7岁是孩子形成特定意向的最早年龄。ICH建议的年龄为6岁，但在解释地方法规时，遵从伦理委员会的意见。

（4）来自伦理委员会的影响：伦理委员会，如机构审查委员会（Institutional Review Boards，IRB）或独立伦理委员会（Independent Ethics Committees，IEC）负责确保儿科同意符合国家法规和地方标准。委员会的职责是批准针对儿童及其父母的适合其年龄的程序和信息项目。一些国家的儿科研究的批准可能需要伦理委员会和社区的批准，其中社区代表可能会参与个体参与者的同意过程。不同之处在于需要评估地方法规和习俗，以确保权利得到保护，并确保在选定的地区试验是可行的。

法规遵从伦理委员会的批准文件。ICH建议具有适当知识的儿童签名，通常具有读写能力的学龄儿童符合这个要求。然而，儿童的签名并不一定是为了他们自己的利益，因为这些孩子对签名有或缺乏意图的想法与成人的期望是不同的。

审查儿童的临床研究时应至少遵循以下原则：① 特殊保护原则：对儿童、孕妇、智力低下者及精神障碍患者等特殊人群受试者，应当予以特别的保护；② 有利原则：关注风险和受益的评估，当且仅当临床研究的目的是为了促进儿童/未成年人健康的发展，且该受试人群可能合理地从研究结果中获益时才是正当的；③ 尊重自主原则：充分尊重儿童/未成年人的自主决定权，儿童/未成年人"同意"时应该被告知所有需要了解的项目信息，同意程序应如成人的知情同意一样满足三个基本因素：完全告知、充分理解和自主决定。图3-2-3描述的是一个强化的临床试

验流程过程，目的是保护父母和受试儿童的根本权利。

总而言之，在临床研究中，儿科人群作为具有多重特殊性的个体，已经受到国际上的广泛关注。儿科人群临床研究涉及的问题远比成人临床研究复杂，从试验启动、试验实施直至试验结束，以及加强伦理委员的作用等。随着逐渐认识到儿科研究带来的益处，伦理研究已经从排斥儿童的立场演变为谨慎的倡导——承认儿科研究的关键作用，但同时仔细考虑科学的必要性、风险评估和益处及对儿童参与者的保护。保护儿童的研究需要仔细分析每个干预和（或）相关程序的风险、评估潜在的利益和孩子同意的规定等，并确保合适的家长/监护人的许可。许可和同意是儿科药物开发中几个伦理问题之一，有效的过程需要注意循环往复的人口统计、家庭动态、经验和发展阶段。基于儿童和家长的可理解的入组材料，加上研究者的参与，这些都是必不可少的内容。

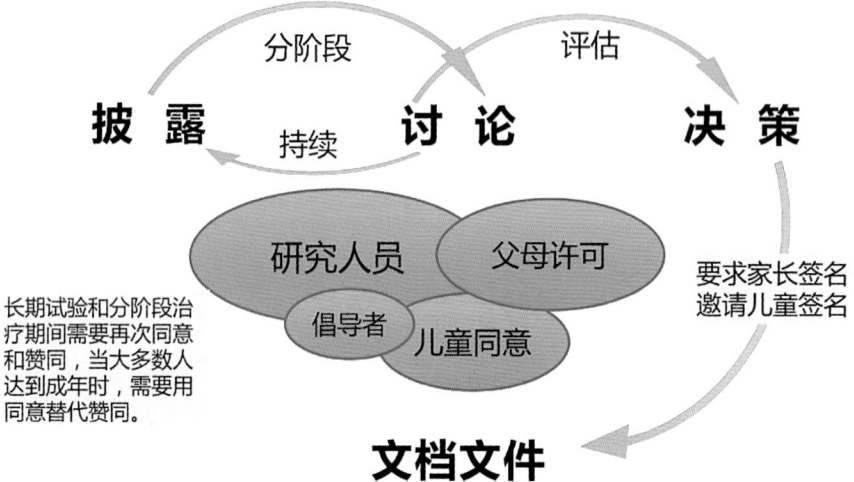

图3-2-3　加强儿科同意和赞同程序。加强流程强调的是使用分阶段和（或）持续的讨论、对理解的评估和重新同意参与。对于儿童的倡导者角色，应由研究人员或独立于研究团队的个人来完成

（饶玉良）

参 考 文 献

［1］ Allmark P, Mason S. Improving the quality of consent to randomised controlled trials by using continuous consent and clinician training in the consent process［J］. J Med Ethics 2006 Aug; 32(8): 439-443.

［2］ Baer GR, Nelson RM. Ethical challenges in neonatal research: Summary report of the ethics group of the newborn drug development initiative［J］. Clin Ther, 2006, 28(9): 1399-1407.

［3］ Ballard HO, Shook LA, Desai NS, et al. Neonatal research and the validity of informed consent obtained in the perinatal period［J］. Journal of Perinatology, 2004, 24(7): 409-415.

［4］ Benjamin DK, Schelonka R, White R, et al. A blinded, randomized, multicenter study of an intravenous Staphylococcus aureus immune globulin［J］. Journal of Perinatology, 2006, 26(5): 290-295.

［5］ Carlson RV, Boyd KM, Webb DJ. The revision of the Declaration of Helsinki: past, present and future［J］. Br J Clin Pharmacol, 2004, 57(6): 695-713.

［6］ Cauffman E, Steinberg L. (Im)maturity of judgment in adolescence: why adolescents may be less culpable than adults［J］. Behav Sci Law, 2000, 18(6): 741-760.

［7］ Cohen-Wolkowiez M, Ouellet D, Smith PB, et al. Population pharmacokinetics of metronidazole evaluated using scavenged samples from preterm infants［J］. Antimicrob Agents Chemother, 2012, 56(4): 1828-1837.

［8］ Conroy S, McIntyre J. The use of unlicensed and off-label medicines in the neonate［J］. Semin Fetal Neonatal Med, 2005, 10(2): 115-122.

［9］ Culbert A, Davis DJ. Parental preferences for neonatal resuscitation research consent: a pilot study［J］. Journal of Medical Ethics, 2005, 31: 721-726.

［10］ Cuzzolin L, Atzei A, Fanos V. Off-label and unlicensed prescribing for newborns and children in different settings: a review of the literature and a consideration about drug safety［J］. Expert Opin Drug Saf, 2006, 5(5): 703-718.

［11］ Daniel KB, Brian S, Jessica MS, et al. Pediatric drug trials: safety and transparency［J/OL］. Arch Pediatr Adolesc Med, 2009, 163(12): 1080-1086

［2011-03-24］.http://archpedi.ama-assn. org/cgi/reprint/163/12/1080.

［12］De Lourdes Levy M, Larcher V, Kurz R. Informed consent/assent in children. Statement of the Ethics Working Group of the Confederation of European Specialists in Paediatrics (CESP)［J］. European Journal of Pediatrics, 2003, 162(9): 629-633.

［13］Doering LV, Dracup K, Moser D. Comparison of psychosocial adjustment of mothers and fathers of high-risk infants in the neonatal intensive care unit［J］. Journal of Perinatology, 1999, 19(2): 132-137.

［14］Drug Therapy Committee of the Japan Pediatric Society. Survey of the current state of pediatric drug use in Japan (1994-1996)［J］. Pediatric Int, 2000, 42(1): 109-113.

［15］Dunne J, Rodriguez WJ, Murphy MD, et al. Extrapolation of adult data and other data in pediatric drug-development programs［J］. Pediatrics, 2011, 128(5): e1242-1249.

［16］Ekins-Daukes S, Helms PJ, Taylor MW, et al. Off-label prescribing to children: attitudes and experience of general practitioners［J］. Br J Clin Pharmacol, 2005, 60(2): 145-149.

［17］EMEA. Guideline on Pharmaceutical Development of Medicines for Paediatric Use［EB/OL］. http://www.ema.eu-ropa.eu/docs/en_GB/document_library/Scientific_guideline/2013/07/WC 500147002.

［18］EMEA. Guideline on Conduct of Pharmacovigilance for Medicines Used by the Paeliatric population［EB/OL］. http://www ema europa.eu/docs/en GB/document _library/Scientific.guideline/2009/09/WC500003764.

［19］EMEA.Guideline on the Role of Pharmacokinetics in the development of Melicinal Proulucts in the Paediatric Population［EB/OL］. http://www.ema europa. eu/docs/en_ GB/document library/Scientific guideline/2009/09/W C500003066.pdf.

［20］English Regulatory Information Task Force Japan Pharmaceutical Manufacturers Association. Pharmaceutical Administration and Regulations in Japan［EB/OL］.http://www.jpma.or.jp/eng-lish/parj/1003.html.

［21］European Medicines Agency. Regulation (EC) No 1902/2006 an amending regulation in which changes to the original text were introduced relating to decision procedures for the European Commission［EB/OL］. http://ec. europa. eu/health/files/eudralex/vol-1/reg_2006_1902/reg_2006_1902_en.

［22］European Medicines Agency. Report to the European Commission: Companies and products that have benefited from any of the reward sand incentives in the paediatric regulation and the companies that have failed to comply with any of the obligations in this regulation covering the years 2007 to 2009［EB/OL］. http://ec. europa. eu/health/files/paediatrics/article_50_report2010.

［23］European Medicines Agency. Regulation (EC) No 1901/2006 of the European Parliament and of the Council of 12 December 2006 on medicinal products for paediatric use［EB/OL］. http://ec.europa.eu/health/files/eudralex/vol-1/reg_2006_1901/reg_2006_1901_en.pdf.

［24］Fisher CB, Kornetsky SZ, Prentice ED. Determining risk in pediatric research with no prospect of direct benefit: time for a national consensus on the interpretation of federal regulations［J］. Am J Bioeth, 2007, 7(3): 5-10.

［25］Fisher JA. Procedural misconceptions and informed consent: insights from empirical research on the clinical trials industry［J］. Kennedy Inst Ethics J, 2006, 16(3): 251-268.

［26］Giacoia GP, Birenbaum DL, Sachs HC, et al. The newborn drug development initiative［J］. Pediatrics, 2006, 117(3 Pt 2): S1-8.

［27］Gill D, Crawley FP, LoGiudice M, et al. Guidelines for informed consent in biomedical research involving paediatric populations as research participants; the Ethics Working Group of the Confederation of European Specialists in Paediatrics (CESP)［J］. Eur J Pediatr, 2003, 162(7-8): 455-458.

［28］Gluckman PD, Wyatt JS, Azzopardi D, et al. Selective head cooling with mild systemic hypothermia after neonatal encephalopathy: Multicentr randomized trial［J］. Lancet, 2005, 365(9460): 663-670.

［29］Hammer MJ. Consent and assent in pediatric research: whose right is it anyway?［J］.Oncol Nurs Forum, 2016, 43(3): 281-283.

［30］Hines RN. The ontogeny of drug metabolism enzymes and implications for adverse drug events［J］. Pharmacol Ther, 2008, 118(2): 250-267.

［31］Hoppu K, Anabwani G, Garcia-Bournissen F, et al. The status of pediatric medicines initiatives around the world-What has happened and what has not?［J］. Eur J Clin Pharmacol, 2012, 68(1): 1-10.

［32］Howie SR. Blood sample volumes in child health research: review of safe limits［J］. Bull World Health Organ, 2011, 89(1): 46-53.

［33］Jacqz-Aigrain E. Drug policy in Europe Research and funding in neonates: current challenges, future perspectives, new opportunities［J］. Early Hum Dev, 2011, 87 Suppl 1: S27-30.

［34］Kearns GL, Abdel-Rahman SM, Alander SW, et al. Developmental pharmacology-drug disposition, action, and therapy in infants and children［J］. N Engl J Med, 2003, 349(12): 1157-1167.

［35］Kimberly MB, Hoehn KS, Feudtner C, et al. Variation in standards of research compensation and child assent practices: comparison of 69 Institutional Review Board-approved informed permission and assent forms for 3 multicenter pediatric clinical trials［J］. Pediatrics, 2006, 117: 1706-1711.

［36］Kumar P, Walker JK, Hurt KM, et al. Medication use in the neonatal intensive care unit: current patterns and off-label use of parenteral medications［J］. The Journal of Pediatrics, 2008, 152(3): 412-415.

［37］Leeder JS, Kearns GL, Spielberg SP, et al. Understanding the relative roles of pharmacogenetics and ontogeny in pediatric drug development and regulatory science［J］. J Clin Pharmacol, 2010, 50(12): 1377-1387.

［38］Leibson T, Koren G. Informed consent in pediatric research［J］. Pediatr Drugs, 2015, 17(1): 5-11.

［39］Mason SA, Allmark PJ. Obtaining informed consent to neonatal randomised controlled trials: interviews with parents and clinicians in the Euricon study［J］. Lancet, 2000, 356(9247): 2045-2051.

［40］McLay JS, Tanaka M, Ekins-Daukes S, et al. A prospective questionnaire assessment of attitudes and experiences of off label prescribing among hospital based paediatricians［J］. Archives of Disease in Childhood, 2006, 91(7): 584-587.

［41］Nathan AT, Hoehn KS, Ittenbach RF, et al. Assessment of parental decision-making in neonatal cardiac research: a pilot study［J］. J Med Ethics, 2010, 36(2): 106-110.

［42］Nelson RM, Ross LF. In defense of a single standard of research risk for all children［J］. J Pediatr, 2005, 147(5): 565-566.

［43］Nelson RM, Lewis LL, Struble K, et al. Ethical and regulatory considerations for the inclusion of adolescents in HIV biomedical prevention research ［J］. J Acquir Immune DeficSyndr, 2010, 54 Suppl 1: S18–24.

［44］Nikravanfard N, Khorasanizadeh F, Zendehdel K. Research ethics education in postgraduate medical curricula in I.R.Iran ［J］. Developing World Bioethics, 2017, 17(2): 77–83.

［45］Nunn AJ. Making medicines that children can take ［J］. Archives of Disease in Childhood, 2003, 88(5): 369–371.

［46］Raymond TT, Carroll TG, Sales G, et al. Effectiveness of the informed consent process for a pediatric resuscitation trial ［J］. Pediatrics, 2010, 125(4): e866–875.

［47］Robertson AF. Reflections on errors in neonatology III. The "experienced" years, 1970 to 2000 ［J］. Journal of Perinatology, 2003, 23(3): 240–249.

［48］Robertson AF. Reflections on errors in neonatology: I. The "Hands-Off" years, 1920 to 1950 ［J］. Journal of Perinatology, 2003, 23(1): 48–55.

［49］Robertson AF. Reflections on errors in neonatology II. The "Heroic" years, 1950 to 1970 ［J］. Journal of Perinatology, 2003, 23(2): 154–161.

［50］Rodriguez W, Selen A, Avant D, et al. Improving pediatric dosing through pediatric initiatives: what we have learned ［J］. Pediatrics, 2008, 121(3): 530–539.

［51］Ross LF. Informed consent in pediatric research ［J］. Cambridge Quarterly of Healthcare Ethics, 2004, 13(4): 346–358.

［52］Rossi WC, Reynolds W, Nelson RM. Child assent and parental permission in pediatric research ［J］. Theor Med Bioeth, 2003, 24(2): 131–148.

［53］Sollitto S, Hoffman S, Mehlman M, et al. Intrinsic conflicts of interest in clinical research: a need for disclosure ［J］. Kennedy Inst Ethics J, 2003, 13(2): 83–91.

［54］Swartling U, Helgensson G, Ludvigsson J, et al. Children's views on long-term screening for type I diabetes ［J］. Journal of Empirical Research on Human Research Ethics, 2014, 9(4): 1–9.

［55］Tait AR, Voepel-Lewis T, Malviya S. Do they understand? (part II): assent of children participating in clinical anesthesia and surgery research ［J］. Anesthesiology, 2003, 98(3): 609–614.

［56］Tait AR, Voepel-Lewis T, Malviya S. Do they understand? (part I): parental consent for children participating in clinical anesthesia and surgery research ［J］. Anesthesiology, 2003, 98(3): 603–608.

［57］Tait AR, Geisser ME, Ray L, et al. Disclosing study information to children and adolescents: is what they want, what their Parents think they want ［J］. Acad Pediatr, 2018, 18(4): 370–375.

［58］Toner K, Schwartz R. Why a teenager over age 14 should be able to consent, rather than merely assent, to participation as a human subject of research ［J］. American Journal of Bioethics, 2003, 3(4): 38–40.

［59］Ungar D, Joffe S, Kodish E. Children are not small adults: documentation of assent for research involving children ［J］. Journal of Pediatrics, 2006, 149(1 Suppl): S31–33.

［60］Vreeman R, Nyandiko W, Meslin E. Pediatric assent for a study on antiretroviral therapy dosing for children in Western Kenya: a case study in international research collaboration ［J］. Journal of Empirical Research on Human Research Ethics, 2009, 4(1): 3–16.

［61］Wade KC, Benjamin DK Jr., Kaufman DA, et al. Fluconazole dosing for the prevention or treatment of invasive candidiasis in young infants ［J］. Pediatr Infect Dis J, 2009, 28(8): 717–723.

［62］Waldman AT, Shumski MJ, Jerrehian M, et al. Parent and medical professional willingness to enroll children in a hypothetical pediatric optic neuritis treatment trial ［J］. Frontiers in Neurology, 2011, 2(75): 1–6.

［63］Ward RM, Benitz WE, Benjamin DK, et al. Criteria supporting the study of drugs in the newborn ［J］. Clin Ther, 2006, 28(9): 1385–1398.

［64］Wendler DS. Assent in paediatric research: theoretical and practical considerations ［J］. Journal of Medical Ethics, 2006, 32(4): 229–234.

［65］World Medical Association. World Medical Association Declaration of Helsinki: ethical principles for medical research involving human subjects ［J］. JAMA, 2013, 310(20): 2191–2194.

［66］陈薇，欧阳昭连，郭文姣，等.日本儿童用药监管策略研究［J］.中国药学杂志，2014，49（7）：618–621.

［67］成殷，邵蓉.美国儿科药品审批政策概述［J］.中国执业药师，2012，9（05）：43–46.

［68］丁锦希，罗茜玮，王颖玮.日本药品数据保护制度评价及对我国的启示——基于对日本创新药物再审查政策绩效的实证研究［J］.上海医药，2011，32（12）：615–620.

［69］冯娟娟，张竞超.我国儿童用药政法规的规范化探讨［J］.中国药房，2014，25（17）：1550–1553.

［70］康传哲，马满玲，杨丽杰，等.从国外儿童用药法规的发展谈我国儿童用药法规体系的建设［J］.儿科药学杂志，2013，19（2）：46–48.

［71］刘文辉，王淑玲.欧盟儿科药品监管法的实施成就、经验和教训［J］.中国药事，2016，3（12）：1222–1227.

［72］娄鹏举.我国与WHO和美国的儿童药物政策对比研究［D］.郑州：郑州大学，2012.

［73］卢耀文，谭波，王霆.儿童临床研究项目伦理审查关键点［J］.中国新药与临床杂志，2014，33（10）：703–707.

［74］马融，胡思源，贾春蕴，等.儿童中药新药临床试验的伦理学考虑［J］.中国新药杂志，2013，22（14）：1673–1675.

［75］闵晓青，田侃，喻小勇，等.中美国儿童用药立法保障评析及对我国的启示［J］.中国药房，2017，28（13）1740–1743.

［76］沈璐，曹立亚，张苏琳.英国儿科用药战略简介［J］.中国药房，2006，17（2）：153–154.

［77］唐健元.FDA的发展历史和监管历程［J］.世界科学技术，2017，19（6）924–930.

［78］王晓敏，虢毅，袁秀洪，等.儿科人群临床研究中"同意"的伦理探讨及对策［J］.中国医学伦理学，2018，31（11）：1403–1407.

［79］杨志敏，张培培.国外儿童药物审评审批管理现状及特点分析［J］.中国药学杂志，2012，47（10）：745–748.

［80］张雅慧，闫根全，张文，等.国内外儿童用药鼓励研发政策比较［J］.国际药学研究杂志，2016，43（4）：591–596.

第四章

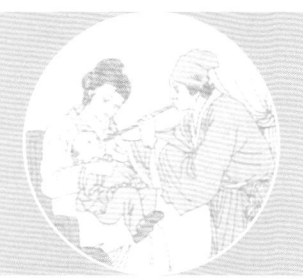

常见幼龄实验动物及
儿童发育生理特征

第一节
儿童生长发育及生理特征

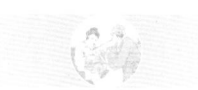

生长发育是一个重要的生命现象，始于精卵结合，止于青春期结束。生长发育是儿童的基本特点，只有掌握儿童生长发育的基本原理和规律，了解影响因素，才能采取预防性措施，促进儿童身心健康。随着年龄的增长，儿童的解剖、生理和心理等在不同阶段有着与年龄相关的规律性。儿童在生长发育的各个时期都有不同于成人的生理特点，疾病的发生及其病理转归亦有别于成人。儿童生长发育阶段一般分为胎儿期（出生前）、婴儿期（从出生到1岁，其中出生至满28天为新生儿期）、幼儿期、学龄前期、学龄期和青春期。

一、儿童生长发育的特点

（一）胎儿期（fetus period）

自受精卵形成到胎儿出生为止，共40周约280天，即为胎儿期。胎儿的周龄即为胎龄，或称为妊娠龄。胎儿期又可分为2个不同的时期。

第一，受精卵着床到第8周的时间称为胚胎期（即妊娠前10周），从受精卵迅速分化到初具人形。此期是身体各器官原基分化形成的关键时期，因此是器官易受伤害而造成畸形和其他发育障碍的阶段，此期亦称为敏感期，若母亲妊娠期间受到不利因素影响，如感染、创伤、滥用药物、烟酒、接触放射性物质、毒品和环境污染等，以及营养缺乏、严重疾病和心理创伤等，都可能影响胎儿的正常生长发育，导致流产、畸形或宫内发育不良等。

第二，受精卵8周以后至出生称为胎儿阶段。在第38周和第42周之间出生的胎儿均被认为是足月胎儿，胎儿已经发育得足够成熟。

（二）新生儿期（neonatal period）

自胎儿娩出至出生第28天之前，即为新生儿期。新生儿出生时平均身长为50 cm（48～53 cm），每个月平均增长2.5 cm，平均体重为3 kg，通常在2.7～4.6 kg范围内。

该阶段儿童生长发育和疾病有着非常明显的特殊性，生长发育越迅速则发病率越高，死亡率也高，新生儿期死亡数占婴儿期死亡总数的60%～70%，早期新生儿死亡数又占新生儿期死亡总数的70%左右。因此，将新生儿期单独列为一个时期。在此期间，新生儿脱离母体，建立起自己的血液循环而独立生存，所处的环境发生了根本性变化，但其适应能力尚不完善，如环境中的强烈光线、嘈杂的声响对新生儿都是刺激和干扰；体温调节机制不成熟，对不稳定的环境温度很难适应；抵抗微生物感染也需要免疫能力。此外，分娩过程中的损伤、感染延续存在，先天性畸形也常在此期表现。新生儿需要用最大的力量去适应生理功能的改变。

（三）婴儿期

从出生到1周岁之前，即为婴儿期（infant period）。该期的特点是体格生长迅速，体重和身长增长最快。体重前半年对应每个月平均增长0.7 kg，后半年对应每个月平均增长0.5 kg，3个月的体重是出生时的2倍。到1岁时可达9.5 kg，为出生时的3倍。刚出生的新生儿平均身长为50 cm，6个月内的婴儿每个月平均增长2.5 cm，6个月共增长15 cm；7～12个月的婴儿每个月平均增长1.5 cm，6个月共增长10 cm。到1岁时可达75 cm，为出生时的1.5倍。婴儿头围在1岁内增长迅速，上半年增长8 cm，下半年增长4 cm，头围由出生时的34 cm增长至1岁时的46 cm。胸围在1岁内发育最快，至1岁半可超过头围。

婴儿期儿童运动发育有一定的规律，即不同年龄阶段出现不同的运动行为，① 从泛化到集中：婴儿最初的动作为全身性，且欠精确；以后逐步分化为局部、精确动作，并由不协调到协调；② 从上到下：儿童动作发育是自头端向足端，如婴儿先会抬头，然后才能坐和走；③ 从近到远：即儿童动作发育是从身体中部开始，越接近躯干的部位动作发育越早，然后逐渐向远端发育；④ 先正后反：即儿童正面动作先于反面动作，如先学会向前走，然后才会倒退着走。

大运动是指儿童的姿势或全身活动，如抬头、翻身、坐、爬、站、走、跑和跳跃等。婴儿2～3个月时可以俯卧抬头45°～90°；4个月可以俯卧抬胸，可以竖头稳定；4～6个月时会翻身，扶站时可自动跳跃；8个月时可以独立稳坐，能够爬行；10个月时会扶栏杆横走；12个月时可以从一个物体走几步到另一物体。精细动作方面，儿童手和手指的运动和手眼协调操作物体的能力称为精细动作，如抓饼干、捏小米花、握笔绘画、使用剪子等。精细动作多为小肌肉运动，在全身大肌肉发育后迅速发育。而且随着精细动作水平的提高，手眼协调能力愈来愈占重要地位，并贯穿于精细动作中。新生儿不会主动抓握，4～5个月的婴儿开始伸出双臂抓取面前的物品。最初用手掌尺侧，6个月用全掌，8个月发展到桡掌或桡指抓握，10个月为拇指和示指对指抓握，12个月能灵巧地捏起小丸，并且会轻轻地抛球。

此期是生长发育包括外观形态、神经、精神和心理发育极其迅速的阶段，也是智力和个性形成的关键时期。同时，婴儿体内来自母体的抗体逐渐减少，自身的免疫功能尚未成熟，抗感染能力较弱，易发生佝偻病、贫血、营养不良和腹泻等疾病。在此阶段应鼓励母乳喂养，指导合理营养和及时添加辅食，督促完成计划免疫，积极宣传卫生知识，积极预防传染病的发生。

（四）幼儿期

1岁后至3周岁之前即为幼儿期（toddle period）。幼儿时期是一个认知、情感和社会发展都很好的时期。这个词来源于"toddle"，意为走路不稳，就像这个年龄的孩子一样。1岁时体重是出生时的3倍，身高比出生时高50%，胸围与头围相等；1岁后幼儿头

围增长速度减慢，2岁时仅达48 cm。胸围在1岁后增长速度明显减慢，平均增长3 cm，以后每年平均增加约1 cm；2岁时体重为11～13 kg，身高80～82 cm。此期小儿体格生长发育速度与之前相比稍减缓，前囟闭合，乳牙出齐，心率为90～140次/min，呼吸频率为30～40次/min。在大运动方面，可控制大型肌肉，可以行走、跑步、跳跃和攀爬。精细运动方面，可控制小肌肉的能力，能够自己吃饭、画画和操纵物体。视力上，能够看清楚远处和近处物体并解释所见所闻。听力和言语方面，具有听后接收信息和倾听（并解释）的能力，以及理解和学习语言并使用它进行有效沟通的能力。社交方面，通过与他人一起玩、角色互换和游戏获得与世界互动的能力。

在行为方面，12～15个月的幼儿学习独自走路，练习爬上台阶，15个月应该走得稳。18～24个月的幼儿会拉玩具倒退行走，自己挟栏上、下台阶。2岁会跑、双脚跳、扔球和踢球。3岁能独脚站，两脚交替上下楼梯，会骑小三轮车。随着儿童年龄增长，双侧肢体的配合性动作愈来愈多。例如，1～2岁儿童可一手扶瓶子，一手捡豆粒放入瓶中，双手折纸、玩橡皮泥；2～3岁儿童会画画、穿珠子、系纽扣等。而且，随着精细动作水平的提高，手眼协调能力愈来愈占重要地位，应给儿童提供各种活动机会，帮助其提高精细动作技能，开发其创造性潜能。

（五）学龄前期

自3周岁至6岁入小学前，即为学龄前期（preschool age）。此期儿童体格生长发育速度已经减慢，处于稳步增长状态，每年体重平均增加约2 kg，身高平均每年增加约5 cm。因此，学龄前儿童的身高和体重可以用以下公式估算：2～10岁儿童身高（cm）=年龄×7+75；1～10岁儿童体重（kg）=年龄×2+8。

在这个阶段，大脑中特别是在额叶内有明显的突触生长和神经纤维的髓鞘形成，如在2～6岁，大脑从相当于成人体重的70%增加到90%。随着大脑的发育，认知能力也明显增强。在5岁左右，孩子们开始正确地说话并掌握手眼协调能力。儿童的身体发育遵循一种模式，大肌肉发育早于小肌肉。大肌肉支配散步、跑步和其他身体活动，这些被称为大运动技能。小肌肉支配精细运动技能，如拾取物体、书写、绘画、投掷和捕捉。

动作发育方面，运动行为发展最快的时期是2～6岁。大运动方面，在2～3岁，幼儿逐渐停止

使用笨拙的、机器人般的宽腿站立姿势，这种姿势是新学步者的特征。随着他们的步态变得更平稳时，他们还可以发展出跑步和跳跃的能力。这个年龄段的孩子活泼好动，平衡能力有很大提高，4岁可以单脚跳，会走平衡木，5岁能两脚交替跳着走及快跑，6岁可以做拍球、传球、跳绳、投掷和接球比赛等技巧性运动。精细运动方面，手眼协调能力逐步提高，4岁时可用积木垒造型，会使用剪刀剪直线，并能画简单的图画。5岁会用剪刀剪下圆形，会使用筷子夹小物品，能临摹方形和三角形。由于这个年龄的儿童动作能力增强，对周围的事物很好奇，但对危险的认知又不足，所以容易发生烫伤、烧伤、跌伤、中毒和气管异物等意外伤害。因此在发展儿童动作能力的同时，需要积极采取措施预防儿童意外伤害的发生。

（六）学龄期

自入小学开始（6～7岁）至青春期前，即为学龄期（schoolage）。此期儿童的体格生长速度相对缓慢，除生殖系统外，各系统器官已基本成熟、稳定，外形均以接近成人，淋巴系统发育处于高潮。学龄期儿童身高、体重增长仍比较平稳。身高每年增长仍波动在5～7.5 cm，体重每年增长可达6 kg左右，接近青春期。

儿童约6岁开始换牙，在全副乳牙之后长出第一颗恒牙（第一磨牙），即出现24颗牙齿。然后基本按从前至后的顺序逐个替换同位乳牙。12岁长出第二磨牙，18岁以后出现第三磨牙（智齿），但也有人终生不长此牙。

脂肪组织的发育主要是细胞数目增加和体积增大。全身脂肪组织出生时占体重的16%。肌肉的发育与营养和运动有关。随着运动能力增强，学龄期儿童肌肉比婴幼儿粗壮。学龄期男童肌肉占体重45.9%，女童为44.2%。以后男童超过50%，而女童则维持不变或下降。这个时期儿童骨骼正在成长发育阶段，如果听课、看书、写字时经常弯腰、歪头、扭身，站立时歪肩，走路时低头、驼背，都可影响胸廓正常发育，时久就会造成驼背、脊柱异常弯曲等畸形。因此要培养学生正确的坐、立、行走姿势。由于肌肉力量、协调能力和耐力的增加，学龄儿童喜欢从事比较复杂的活动，如弹钢琴、跳舞、打篮球、滑冰等，并通过训练使活动技巧逐渐成熟达到更高水平。

从婴儿到学龄期儿童生长发育的情况来看，儿童体格生长遵循着一定的规律，表现出相对恒定的生长模式。① 头尾规律：儿童体格生长呈头部领先、躯干次之、最后四肢的生长规律。2个月的胎儿头长为身长的1/2。随着年龄增长，头长占身长的比例逐渐缩小，出生时为1/4，6岁时为1/6，成人仅1/8；② 连续性：整个儿童期生长都在不断进行，但各年龄阶段生长发育的速度不同，如体重和身长在婴儿期生长速度最快，以后减慢，到青春期又加快，从而形成两个体格增长高峰值；③ 各系统生长模式不一致：神经系统在出生后发育最快，生殖系统发育最晚，淋巴系统发育至一定高峰后又逐渐退化，而全身体格生长总趋势则呈一条逐渐上升的双峰曲线；④ 个体存在差异：儿童生长发育虽按一定规律，但每个人的生长轨道不同，个体之间存在相当大的差异。因此，儿童生长发育正常值包括一定的范围。

（七）青春期（adolescence）

青春期是身体和心理从儿童过渡到成人的阶段，年龄范围一般为10～20岁。女性的青春期开始年龄和结束年龄都比男性早2年左右。青春期的开始和结束年龄存在较大个体差异，可相差2～4岁，这种差异与地区、气候及种族有关。身体发育（特别是男性）和认知发展可以延伸到20岁出头。因此，年龄只是青春期一个粗略的界定标准，学者们发现很难就青春期的确切定义达成一致。

青春期由于下丘脑和垂体分泌的促性腺激素增加和作用加强，引起一系列的生理变化。青春期的体格生长发育再次加速，出现第二个高峰，以后减慢直至最后身高停止生长。

首先是身体外形的变化。身体迅速长高，体重明显增加；成人体重大约一半是在青春期增长完成的。女性体重增加峰值出现在3～6个月的线性增长之后，男性出现在约3个月。在体重增加的高峰期，女孩每年大约会增加8.3 kg（平均年龄为12.5岁）。女性在青春期体重增加介于7～25 kg之间，平均增重17.5 kg。体重增加在月经初潮时减缓，但会持续到青春期后期。在青春期后半期，女性体重可能会增加6.3 kg。青春期男性每年体重平均增加9 kg，整个青春期增加7～30 kg。青春期男性体脂水平下降，到青春期结束时平均下降12%。在青春期，女性的身体成分变化更为显著，平均体脂水平增加16%～27%。女性在青春期体脂增加120%，且青春期女性平均每年增重1.14 kg的体脂。

生殖系统的发育加速并渐趋成熟，男女第二性征出现和发展（如男孩更深沉的声音，女孩乳房的发育和突出的臀部），激素水平的强烈转变趋向成人，标志着青春期的来临。这是由垂体引发的，脑垂体分泌大量的促性腺激素进入血流，引发链式反应。随后激活性腺，使其进入快速生长和发育的状态，触发的性腺进而开始分泌大量的性激素。睾丸主要释放睾酮，卵巢主要分泌雌激素。这些激素的产生逐渐增加，直至性成熟。由于性激素失衡、组织反应的不平衡或肥胖，一些男孩可能会出现乳房发育。其次是生理功能的增强。脑的内部结构和功能不断分化，迅速发展。思考能力进一步加强，理解、分析、判断能力加强，记忆更加深刻牢固等。第三是生殖器官的成熟。月经和遗精是生殖功能开始的信号，但并不代表身体各部分的发育完全成熟。生殖器官发育成熟、骨骼完全钙化、心脑等重要器官的发育完善，要到25岁左右。青春期发育中上述重要的特征如身高、体重、体型、循环系统和呼吸系统的独特生理变化很大程度上受到内在激素的影响。激素发挥积极的作用，一旦青春期开始，青春期激素的变化会引发行为和身体的变化。每个人的青春期时间表主要受遗传影响，尽管饮食和运动等环境因素可能会导致性早熟和青春期延迟。

二、儿童的生理特点

儿童时期是机体处于不断生长发育的阶段，有其自身的基本特点。① 儿童因个体差异、性别差异和年龄差异，无论是对健康状态的评价，还是对疾病的临床诊断都不宜采用单一的衡量标准；② 儿童对疾病造成损伤的恢复能力较强，在生长发育的过程中，对比较严重损伤的转归常常可以自然改善或完全修复，因此，只要度过危重期，常可满意恢复，适宜的康复治疗常有事半功倍的效果；③ 儿童自身防护能力较弱，易受各种不良因素影响导致疾病发生和性格行为的偏离，而且一旦造成损伤，往往影响一生，因此应该特别注重预防和保健工作。

1. 解剖方面·儿童随着体格生长发育的进展，其外观如身长，体重，头、躯干和四肢的比例等均有很大变化。各个器官的生长与变化均有一定规律且随年龄增长而不同，如肝脏右下缘位置在3岁前可在右肋缘下2 cm内，3岁后逐渐抬高，6～7岁后在正常情况下不应触及。在体格检查时必须熟悉各年龄儿童的体格生长发育规律，才能正确判断和处理临床问题。

2. 生理功能方面·各系统器官的生理功能也随年龄增长逐渐发育成熟，因此不同年龄儿童的生理、生化参考值也不同，如心率、呼吸频率、血压、血清和其他体液的生化检验值等。此外，各年龄阶段的生理功能不成熟常是疾病发生的内在因素，年龄越小，代谢越旺盛，营养需求量相对较高，但是此时期胃肠的消化和吸收功能尚不完善，易发生消化不良。因此，熟悉掌握各年龄儿童的生理功能特点是儿科临床工作的基本要求。

3. 病理方面·对于同一致病因素，儿童与成人的病理反应和疾病过程会呈现出相当大的差异，即便是不同年龄的儿童之间，也会出现这种差异，如由肺炎链球菌所致的肺炎，婴儿常表现为支气管肺炎，而成人和年长儿童则多为大叶性肺炎。

4. 免疫方面·较小儿童皮肤和黏膜的屏障功能及非特异性免疫、体液免疫和细胞免疫功能都不成熟，均较成人低下，因此抗感染的能力比成人和大龄儿童低下。新生儿通过胎盘从母体获得的IgG，在出生后6个月以内有一定免疫作用，但6个月后会逐渐消失，其自主合成IgG能力一般要到6～7岁才能达到成人水平。婴儿期分泌型IgM抗体不能通过胎盘从母体获得，所以新生儿易患革兰阴性细菌感染，诱发呼吸道和消化道感染。此期适当而必要的预防措施对儿童尤其重要。

5. 临床表现·婴幼儿疾病临床表现与成人差别大，在临床表现方面的特殊性主要集中在年龄较小的儿童，年幼体弱儿童对疾病的反应差异常常表现为体温不升、不哭、食欲缺乏和表情淡漠等，且无明显定位症状和体征。婴幼儿易患急性感染性疾病，由于免疫功能不完善，感染容易扩散甚至发展成败血症，且病情发展快，来势凶险。因此要求儿科医护人员必须密切观察病情，随时注意病情的细微变化，不轻易放过任何可疑表现，以便及时救治。

6. 治疗方面·小儿免疫力低下，调节和适应能力均差，短期内可有重大病情变化，且易发生各种并发症。因此儿科疾病的治疗应该特别强调综合治疗，不仅要重视对主要疾病的治疗，而且也不可忽视对各类并发症的治疗，有时并发症可能就是致死的原因；不仅要进行临床药物治疗，同时还要重视护理和支持疗法。尤其是儿童的药物剂量必须按体重或体表面积仔细计算，并且要重视适当的液体出入量和液体疗法。一般常用的药物剂量是指成人的用量，而儿童身体发育尚未成熟，无论是药物的吸收、分布、代谢和排泄，还是对药物的敏感性，均不同于成人。

7. 预后方面·儿童疾病虽然往往来势凶猛，但是如能及时处理，度过危重期后，恢复也较快，且较少转成慢性或留下后遗症。因此，临床上早诊断、早治疗尤为特别重要，及时正确地处理不仅有助于患儿转危为安，而且也有益于儿童病情的转归和预后。

三、儿童发育药理学的特点

发育药理学（developmental pharmacology）是近年来发展起来的一个新的药理学分支，专门研究小儿生长发育特点，以及这些特点与药物作用的关系，对药物体内处置、药理作用和治疗学等方面产生的影响。

小儿的解剖、生理和生化功能，尤其是肝、肾、神经和内分泌功能与成人差异很大，因此其药效学和药代动力学具有自身的规律，小儿不同年龄阶段发育的不同对药物的作用和给药剂量有极大的影响，在用药上，不能将小儿视为缩小的成人，小儿有其独特的疾病类型、药物剂量范围和发育阶段的特征。正确掌握小儿用药特点、剂量和方法，为儿童提供安全有效的药物治疗，就需要懂得药物在小儿体内处置和作用的自身规律，并加以综合分析和运用。

（一）药物在小儿体内的处置

由于小儿处于生长发育阶段，各年龄段体内的生理和生化过程有所不同。因此，同一药物在小儿体内的吸收、分布、代谢及排泄，不仅与成人不同，而且在小儿各年龄阶段也有所不同。

1. 药物的吸收·血管外给药是儿童常用的给药途径，如口服、透皮和吸入给药等。经上述途径给药，药物必须经过化学、物理、机械和生物屏障才能被吸收。因此，胃肠道、皮肤和肺树状结构等可影响药物的生物利用度。

（1）口服给药：小儿胃肠道处于发育阶段，胃酸水平不足、pH 相对偏高、胃排空时间长及肠蠕动缓慢等均可致药物生物利用度的改变，所以小儿药物吸收率与成人不同。胃肠道不同部位管腔内 pH 的改变可直接影响药物的稳定性和解离度，进而可影响有效吸收和利用的药物量。新生儿由于基础产酸和胃分泌功能弱，胃液 pH 相对偏高（pH > 4），之后随年龄增长胃液 pH 逐渐降低，直到 2 ~ 3 岁才稳定在成人水平。新生儿、婴儿口服对酸不稳定的药物，如青霉素 G、阿莫西林等生物利用度较高。而弱酸性药物，如苯妥英钠、苯巴比妥和利福平等在偏碱性环境下解离度增大，其胃黏膜吸收减少，生物利用度降低。因此为达到有效血药浓度，新生儿、婴儿通常需加大口服剂量。

胃排空和肠蠕动使药物从胃运送到小肠，并沿着小肠黏膜表面扩散，婴儿出生后，胃窦收缩的协调性很快改善，出生后 1 周胃排空明显增加。同时整个婴儿期，肠微生物菌群不断成熟，肠蠕动频率、振幅和收缩传播间期增加。对一些药物（如苯巴比妥、氨苯磺胺和地高辛）吸收和生物利用度的研究提示婴儿的胃肠道吸收功能大约于 4 月龄时基本成熟。总之新生儿和小婴儿药物的吸收率大多比儿童低，因此小婴儿血药浓度达峰所需的时间较长。

胆道功能有年龄依赖性。婴幼儿胆盐向肠腔内转运的不成熟导致十二指肠内的胆盐水平低（尽管血中水平超过成人），影响亲脂性药物的溶解和吸收。

小肠绒毛在妊娠 8 周时开始形成，20 周时成熟，提示小肠表面积的减少对药物的吸收影响不大。出生后最初的 2 ~ 3 周，内脏血流量的变化可以改变小肠黏膜两侧药物浓度差，也可影响药物吸收。

（2）透皮给药：早产儿、新生儿和婴幼儿皮肤角质层薄，药物穿透性高。整个儿童期相对于成人具有较大的皮肤灌注和表皮水化潜力；且婴幼儿体表面积与体重的比率远超过成人。因此婴幼儿及儿童有较强的药物透皮吸收能力。婴幼儿局部外用糖皮质激素、抗组胺药和抗菌药物时，全身相对用量较成人大，潜在危险性增大，可出现全身性毒性反应。例如，治疗婴幼儿尿布湿疹时，局部应用的糖皮质激素或硼酸，可经破损皮肤吸收而致中毒；婴幼儿皮肤上敷贴磺胺类药物，后者吸收后可引起高铁血红蛋白血症等不良反应。

（3）肺内给药（吸入给药）：近年来，小儿吸入用药逐年增加。虽然这种给药途径的优势在于可直接将药物送到作用部位并发挥局部作用，但其也具有全身作用。发育阶段肺结构及其换气功能的变化极易影响肺内给药后药物的沉积和随之发生的全身吸收。目前的研究多集中在吸入药物在肺内的转运和沉积方式上，对药物肺部吸收率的研究很少。

（4）血管内给药（静脉给药）：此为新生儿及婴幼儿吸收最快、疗效最可靠的给药方法之一。值得注意的是，许多常用药物的渗透压较高，在短期内注射可引起高渗血症，对新生儿危害很大。常用的高渗药物有青霉素钠、头孢唑林、氨苄西林、维生素C、维生素B_6、维生素K、氢化可的松、20%甘露醇、多巴胺、酚磺乙胺（止血敏）、卡络柳钠（安络血）、6-氨基己酸、5%碳酸氢钠和25%硫酸镁等。

（5）肌内注射给药：由于新生儿骨骼肌血流量小，肌肉收缩无力（影响药物扩散），因此肌内注射给药的药物吸收率较低。此外，由于可致局部感染和硬结，所以新生儿最好不要肌内给药。也有报道有些特殊药物，如阿米卡星、头孢噻吩，新生儿和婴儿肌内给药的吸收会更好。

（6）直肠给药：新生儿和小婴儿直肠给药可提高生物利用度，且比口服给药起效快。但新生儿和小婴儿却不宜使用栓剂，因其直肠的蠕动收缩较成人快且幅度大，使用直肠内给药容易被逐出，从而减少药物的吸收，如红霉素栓和对乙酰氨基酚栓。

2. 药物分布

（1）体液量变化对药物分布的影响：不同年龄段人体结构的差异改变了药物可能分布的生理空间。与成人相比，小儿有相对较大的细胞外液和体液空间，体液量较大，且年龄越小，体液总量占体重百分比越大，其结果是水溶性药物血浆峰浓度降低，同时药物代谢与排泄减慢。此外，儿童对影响水盐代谢或酸碱代谢的药物特别敏感，容易中毒。

（2）脂肪含量特点的影响：脂肪含量多少影响脂溶性药物的分布与再分布，婴幼儿与新生儿一方面体脂含量低，脂溶性药物与之结合少，分布容积小，使血浆游离药物浓度高；另一方面，脑富含脂质，占体重百分比大，加之血脑屏障发育不完善，因此，脂溶性药物易分布入脑，故而可出现神经系统不良反应。

（3）血浆蛋白水平的影响：血浆白蛋白和α1酸性糖蛋白影响高蛋白结合率药物的体内分布，新生儿与婴幼儿血浆蛋白水平较成人低，尤其初生新生儿血浆中的甲胎蛋白与药物的亲和力更低。因此，新生儿和小婴儿必须注意药物与蛋白的结合率问题，避免血浆游离药物浓度过高致不良反应。

（4）生物屏障的影响：药物通过被动扩散进入中枢神经系统具有年龄依赖性，主要是新生儿和小婴儿血脑屏障不完善，对药物通透性增加。因此新生儿和小婴儿对吗啡、可待因、哌替啶（度冷丁）等特别敏感，易致呼吸中枢抑制。

3. 药物代谢·不同发育阶段的儿童，其肝血流量供应、肝细胞对药物的摄取及药物代谢酶的活性均与成人有差异，而与发育有关的药物代谢酶活性是影响药物生物转化特异性的直接作用者。新生儿与药物代谢有关的酶活性较低，致使药物代谢消除速率减慢。随着年龄的增长，代谢酶系迅速发育，一般认为婴儿在6个月左右可接近成人水平，随后代谢能力继续增加并超过成人，在2～3岁时降至成人水平。这些酶包括：① 葡萄糖醛酸转移酶（UGT）：新生儿由于该酶功能低下，体内胆红素不能充分与葡萄糖醛酸结合，可引起高胆红素血症；代谢受其影响的药物还有地西泮、苯妥英钠和洋地黄毒苷等；② 肝微粒体羟基化酶：是参与氧化反应的一种酶，代谢受其影响的药物有地西泮、苯巴比妥和苯妥英钠等；③ 细胞色素氧化酶（CYP）：代谢受其影响的药物有磺胺类、萘啶酸、多黏菌素E、非那西丁、对乙酰氨基酚、水杨酸酯、强心苷、甲状腺素、巴比妥类、可待因和异烟肼等；④ 血浆或组织中的酯酶，该酶活性较低，代谢受其影响的药物有阿司匹林、普鲁卡因和氨苄西林等。

苯妥英的生物转化由CYP2C9和CYP2C19完成，早产儿苯妥英的生物半衰期（$t_{1/2}$）延长（大约为75 h），足月新生儿出生第一周降至大约20 h，第二周降至大约8 h。咖啡因和茶碱是靠CYP1A2代谢的，4月龄以上的婴儿，咖啡因的血浆清除率接近成人水平，6月龄婴儿的茶碱血浆清除率可以超过成人水平。对乙酰氨基酚的代谢酶是UGT1A6和UGT1A9，其葡萄糖醛酸化过程新生儿和婴幼儿较青春期青少年和成人低。总之，与成人相比，10岁以下儿童的血浆清除率随年龄增长而增加，因此需要严格根据小儿年龄和体重确定给药剂量。

4. 药物的肾脏排泄·小儿肾脏重量与体重之比较成人大，新生儿肾组织结构未发育完全，肾功能的成熟是一个动态的过程，开始于胎儿器官形成期，于儿童早期完成。新生儿肾脏有效循环血量及肾小球滤过率均较成人低30%～40%，8～12个月时接近成人水平。出生时肾小管分泌不成熟，出生后1年达到成人水平。

不同年龄肾功能的显著不同主要影响经肾脏排泄药物的血浆清除率，肾功能差时，药物排泄慢，可致血药浓度增高。因此，应该根据肾功能建立适应不同年龄的给药剂量计算方法。例如，妥布霉素主要由肾小球滤过排泄，早产儿需要36～48 h的给药间隔，而足月儿给药间隔一般为24 h。忽视肾功能的个体差异及忽视据此调整氨基糖苷类抗生素的剂量，可导致婴幼儿血药浓度达到潜在毒性水平。对于主要经肾脏排泄的药物，临床必须根据不同年龄设计个体化的治疗方案。

（二）总结

综上，儿童发育药理学的提出和发展提高了人们对影响生长发育药物体内处置的认识，但伦理上难以接受实施儿童药物临床研究，导致儿童的新药Ⅰ期临床资料很少，故很多药物用于儿童的耐受性、安全性和药代动力学资料等都还是未知数，所以多数药物的剂量、药代动力学/药效学参数是用成人参数折算来的，将只进行过成人临床评价就推向市场的新药直接应用于儿童是有很大风险的。因此，不提倡盲目对儿童使用新药，真正实现给小儿提供安全有效的药物治疗的最终目标，还需不懈的努力。

（骆永伟）

第二节
常用幼龄实验动物生长发育及生理特征

实验动物（laboratory animal）是指根据科学需要而在实验室条件下有目的、有计划经人工培育，对其携带的微生物实行控制，遗传背景明确或来源清楚，用于科学研究、教学、生产、检定及其他科学实验的动物。因此，尽管它来源于野生动物或家畜，但又远远不同于野生动物和家畜。它具有其自身的一些特点，如生物学特性明确、遗传背景清楚、遗传性状稳定、数量均一、对刺激敏感和反应一致等。这些特点使得应用实验动物能够获得精确可靠的动物实验结果，并具有良好的可重复性。

一、小 鼠

小鼠，学名 *Mus musculus*，在生物分类学上属脊椎动物门，哺乳动物纲，啮齿目，鼠科，小鼠属，小家鼠种。野生小家鼠经过长期人工饲养和选择培育，已育成许多品种（品系），并广泛应用于生物学、医学、兽医学领域的研究和教学，以及药品、生物制品的研制和检定工作。

（一）小鼠的生物学特性和解剖、生理特点

1. 生物学特性

（1）体型小。小鼠是哺乳动物中体型最小的动物，出生时体重仅1.5 g，体长20 mm左右，1月龄达18～22 g，可供实验使用；2月龄达30 g左右。成年小鼠可达到30～40 g，体长110 mm左右，尾长和体长通常相等，雄性动物体型稍大。由于体型小，适于操作和饲养；且占据空间小，适于大量生产。

（2）生长期短、发育快。小鼠出生时赤裸无毛，全身通红，两眼紧闭，两耳贴在皮肤上，嗅觉和味觉功能发育完全；3日龄脐带脱落，皮肤由红转白，有

色鼠可呈淡淡的颜色，开始长毛和胡须；4～6日龄，双耳张开耸立；7～8日龄，开始爬动，下门齿长出，此时被毛已相当浓密；9～11日龄，听觉发育完全，被毛长齐；12～14日龄，睁眼，上门齿长出，开始采食饮水；3周龄时可离乳生活。寿命2～3年。

（3）成熟早、繁殖力强。雌鼠一般在35～45日龄，雄鼠在45～60日龄性发育成熟。雌鼠属全年多发情动物，动情周期为4～5天，妊娠期19～21天，哺乳期20～22天，有产后发情的特点，特别有利于繁殖和生产，一次排卵10～20个，每胎产仔数8～15只，年产6～9胎，生育期为1年。

（4）在人工驯养条件下，性情温顺易于抓捕又胆小怕惊，一般不会咬人，但在哺乳期或雄鼠打架时，会出现咬人现象。小鼠对外界环境的变化反应敏感，不耐冷热，对疾病抵抗力差，不耐强光和噪声。

（5）小鼠喜黑暗环境，固定位置睡眠和营巢，习惯于昼伏夜动，其进食、交配、分娩多发生在夜间。喜欢啃咬。典型的啮齿类动物，门齿终身不断生长且因生长速度较快，需经常啃咬坚硬物品以磨损门齿，保持适宜的长度。雄鼠好斗。性成熟后的雄性小鼠群居时易发生斗殴。小鼠有20对染色体。

2. 解剖学特点·① 齿式：上下颌共有牙齿16个（门1/1，犬0/0，前臼0/0，臼3/3），门齿终身不断生长；② 肝脏分四叶：左叶、右叶、中叶和尾叶。雄鼠脾脏比雌鼠的明显大，可大到50%；③ 雄鼠生殖器官中有凝固腺，在交配后分泌物可凝固于雌鼠阴道和子宫颈内形成阴道栓；④ 雌鼠子宫为双子宫型，出生时阴道关闭，从离乳到性成熟阶段逐渐张开；⑤ 雌鼠有5对乳腺，3对位于胸部，可延续到背部和颈部。两对位于腹部，延续到腹股沟、会阴部

和腹部两侧，并与胸部乳腺相连；⑥ 淋巴系统特别发达，性成熟前胸腺最大，35～80日龄渐渐退化；⑦ 小鼠无汗腺，有褐色脂肪组织，参与代谢和增加热量。

3. 生理学特点

（1）不耐饥饿。小鼠的胃容量小，功能较差，不耐饥饿；肠道短，且盲肠不发达，以谷物性饲料为主。

（2）不耐热。小鼠体温正常情况下为37～39℃。对因环境温度波动发生的生理学变化相当大。由于小鼠的蒸发表面与整个身体相比所占的比例大，因此，对减少饮水比大多数哺乳动物更为敏感。小鼠特别怕热，如饲养室温度超过32℃，常会造成小鼠死亡。

（3）肠道菌群丰富。与其他动物一样，小鼠肠道内存在大量的细菌，有100多种。这些细菌有选择地定居在消化道不同部位，构成一个复杂的生态系统。其生理作用有：① 抑制某些肠道病原菌的生长，从而增加对某些致病菌的抗病力；② 正常菌群可合成某些必需维生素，供小鼠体内新陈代谢的需要；③ 维持体内各种重要生理功能及内环境稳定。

（4）对多种病毒、细菌敏感。小鼠对流感病毒、脑炎病毒、狂犬病毒及支原体和沙门菌等尤其敏感。

（二）小鼠在医学和生物学中的应用

小鼠体型小，生长繁殖快，且饲养管理方便，质量标准明确，品种、品系较多，因此，小鼠是生物医学研究及药品、生物制品检定中应用最广泛的实验动物。

1. 药物研究

（1）筛选性试验：小鼠广泛用于各种药物的筛选性试验，如抗肿瘤药物、抗结核药物等的筛选。

（2）毒性试验和安全评价：① 由于小鼠对多种毒性刺激敏感，因此，小鼠常用于药物的急性、亚急性和慢性毒性试验及半数致死量（LD_{50}）测定；② 新药临床前毒理学研究中的三致（致癌、致畸和致突变）试验常用小鼠进行；③ 药效学研究：利用小鼠瞳孔放大作用测试药物对副交感神经和神经接头的影响，用声源性惊厥的小鼠评价抗痉挛药物的药效。小鼠对吗啡的反应与一般动物相反，表现为兴奋，实验选用时应加以注意；④ 生物药品和制剂的效价测定：小鼠广泛用于血清和疫苗等生物制品的鉴定、生物效价的测定及各种生物效应的研究。

2. 病毒、细菌和寄生虫病学研究·小鼠对多种病原体和毒素敏感，因而适用于流感病毒、脑炎病毒、狂犬病毒及支原体和沙门菌等的研究。

3. 肿瘤学研究·小鼠有许多品系能自发肿瘤。据统计，近交系小鼠中大约有24个品系或亚系都有其特定的自发性肿瘤。如AKR小鼠白血病发病率为90%，C_3H小鼠的乳腺癌发病率高达90%～97%。这些自发性肿瘤与人体肿瘤在肿瘤发生学上相近，所以常选用小鼠自发的各种肿瘤模型进行抗癌药物的筛选。另外，小鼠对致癌物敏感，可诱发各种肿瘤模型。如用二乙基亚硝胺诱发小鼠肺癌，利用诱发性肿瘤模型进行肿瘤病因学、发病学和肿瘤防治的实验研究。

4. 遗传学研究·小鼠一些品系的自发性遗传病，如小鼠黑色素病、白化病、尿崩症、家族性肥胖和遗传性贫血等与人发病相似，可以作为人类遗传性疾病的动物模型。重组近交系、同源近交系和转基因小鼠也常用于遗传方面的研究。另外，小鼠的毛色变化多种多样，因此，常用小鼠毛色进行遗传学实验。

5. 免疫学研究·BALB/c小鼠免疫后的脾细胞能与骨髓细胞融合，可进行单克隆抗体的制备和研究。免疫缺陷小鼠如T淋巴细胞缺乏的裸鼠、严重联合免疫缺陷小鼠（SCID）、NK细胞缺陷的Beige小鼠，既可用于研究自然防御细胞和免疫辅助细胞的分化和功能及其相互关系，也是人和动物肿瘤或组织接种用动物，这类小鼠已成为研究免疫机制的良好的动物模型。

6. 计划生育研究·小鼠妊娠期短，繁殖力强，又有产后发情的特点，因此，适合于计划生育方面的研究。

7. 内分泌疾病研究·小鼠肾上腺皮质肥大造成肾上腺皮质功能亢进，类似人类库欣综合征。肾上腺淀粉样变性造成肾上腺激素分泌不足，可导致Addison病症状。因此，常用小鼠复制内分泌疾病的动物模型，用于内分泌疾病方面的研究。

8. 老年学研究·小鼠的寿命短，周转快，使它们在老年学研究中极为有用。很多抗衰老药物的研究可在小鼠身上进行。

9. 镇咳药研究·小鼠有咳嗽反应，可利用这个特点研究镇咳药物，成为必选实验动物。

10. 遗传工程研究·由于小鼠是哺乳类动物，在6 000万～7 000万年前与人类有共同的祖先；小鼠也是继人类之后第二个开始基因组测序工程的哺乳类动物，从对小鼠DNA初步的序列分析表明，小鼠和人类功能基因的同源性高达90%以上。所以，小鼠是遗传工程、功能基因研究最适合的模型。

（三）小鼠主要品种及品系

小鼠品种、品系繁多，可分为近交系、封闭群、杂交一代和突变系几大类群，下面择其主要品系加以介绍。

1. 近交系·国内外常用的近交系如下。

（1）津白1号（TA_1）和津白2号（TA_2）：由天津医科大学（原天津医学院）育成。白化，津白1号肿瘤自发率低，津白2号高发乳腺癌，为MA737的宿主。

（2）615：1961年，由中国医学科学院血液研究所育成。深褐色，肿瘤发生率为10%～20%，雌性为乳腺癌，雄性为肺癌。对津638白血病病毒敏感。

（3）IRM-2小鼠：以ICR/JCL为母本，以615小鼠为父本杂交选育的近交系小鼠IRM-2，现已繁育至第38代。经过对其生殖、生长特性的观察和测定发现，该小鼠出生后45天性成熟；繁殖能力强，平均每窝产仔数为8只以上，最高可达15只；生长发育迅速，出生后60天体重可达28 g以上，各脏器重均高于亲代鼠。

（4）$C_{57}BL/6J$：1921年由Little育成，是目前使用最广泛的实验小鼠，也是继人类之后第二个开始基因组测序工程的哺乳类动物。黑色，低发乳腺癌，对放射性耐受性强，眼畸形，口唇裂发生率为20%。淋巴细胞性白血病发生率为6%。SPF级$C_{57}BL/6J$小鼠离乳后体重增长较慢；第2、3胎繁殖性能较好，第5胎最差，种鼠连续繁殖5胎后要更换。对结核杆菌有耐受性，嗜酒。广泛用于小鼠的遗传工程研究、肿瘤学和生理学研究。

（5）A和A/He：1921年由Strong育成。白化，雌性乳腺癌发病率为30%～50%。对麻疹病毒高度敏感。

（6）BALB/c：1913年Bagg从美国商人处获得，1923年由Mac Dowell育成。白化，乳腺癌发病率低，肺癌发病率雌性为26%、雄性为29%，常有动脉硬化，血压较高，老年雄性多有心脏损害，对辐照极敏感。常用于肿瘤学、免疫学、生理学、核医学和单克隆抗体研究。

（7）C_3H/He：1920年由Strong培育而成。C_3H是国际上使用最广的品系之一。野生色，乳腺癌发病率

为97%，对致肝癌物质感受性强，对狂犬病毒敏感，对炭疽杆菌有抵抗力。可用于免疫学、肿瘤学、生理学和核医学的研究。

（8）DBA：1907—1909年由Little育成的第一个近交品系的小鼠。浅灰色，常用的亚系为DBA/1、DBA/2，其中，DBA/1抗DBA/2所生长的肿瘤。1年以上雄鼠乳腺癌发病率约为75%。对结核杆菌和鼠伤寒沙门杆菌敏感。老龄雄鼠有钙质沉着。DBA/2乳腺癌发病率雄性为66%，育成雄鼠为30%。白血病发病率雌鼠为6%，雄鼠为8%。主要用于肿瘤学、微生物学研究。

（9）129/Sv-ter/+亚系：从129/Sv-WCP衍生出来。灰野生色。睾丸畸胎瘤自发率为30%，多发生于怀孕第12～13天。基因剔除小鼠的ES细胞来自美国Jackson实验室129/Sr-ter/+的胚胎干细胞。所以129品系常用于遗传工程的研究。

（10）FVB：白色，产仔率高，可达7～9只，生命力强。圆核期受精卵大，雄性圆核清楚，是显微注射转基因的首选小鼠。

2. 封闭群小鼠·国内封闭群小鼠主要有5种。

（1）KM小鼠：于1946年（有说1944年）从印度Haffking研究所引入云南昆明，1952年由昆明引入北京生物制品研究所，后遍及全国，用随机交配方式饲养，为我国主要的实验小鼠。SPF级KM小鼠的平均窝产仔数为（12.97±0.47）只，平均离乳率为97.94%，平均胎间隔为（22.69±0.47）天。离乳后小鼠的体重有一个快速增长期，5周龄后，增长速度放慢；10周龄时基本达到体成熟。昆明小鼠252日龄平均体重为（48.81±7.31）g，112日龄平均体全长雄性为（201.50±6.60）mm，雌性为（204.15±5.77）mm，30日初配产仔率为94%，平均胎产仔数为（11.9±1.97）只，平均离乳成活率为88.60%±7.84%，平均胎间距为（33.14±4.15）天。

KM小鼠抗病力和适应性强，广泛用于药理、毒理、微生物研究，以及药品、生物制品的效果实验和安全性评价。

（2）NIH小鼠：由美国国立卫生研究院培育而成。白化，繁殖力强，产仔成活率高，雄性好斗。广泛用于药理毒理研究及生物制品的检定。KM性成熟比NIH和ICR小鼠迟，ICR小鼠性成熟最早；KM小鼠窝产仔数比NIH和ICR小鼠多，NIH小鼠窝产仔数量最少；NIH和ICR小鼠离乳率比KM小鼠高；NIH

小鼠初生仔鼠平均体重比KM及ICR小鼠重，离乳后NIH小鼠体重增长比KM及ICR小鼠快。

（3）CFW小鼠：起源于webstdr小鼠，1936年英国Carwarth从Rockeffler研究所引进，经过20代近亲兄妹交配后，采用随机交配而成。

（4）ICR小鼠：起源于美国Haus Chka研究所。产仔多，抗病力强，适应性强，是我国使用较广的封闭群小鼠之一。广泛用于药理、毒理、微生物研究，以及药品、生物制品的效果实验和安全性评价。

（5）LACA小鼠：CFW小鼠被引进英国实验动物中心后，改名为LACA。1973年我国从英国实验动物中心引进。

二、大 鼠

大鼠，学名*Rattus norvegicus*，在生物分类学上属脊椎动物门，哺乳动物纲，啮齿目，鼠科，大家鼠属，褐家鼠种。大鼠是野生褐家鼠的变种，18世纪后期开始人工饲养，现在已广泛应用于生命科学等研究领域。

（一）大鼠的生物学特性和解剖、生理特点

1. 生物学特性

（1）大鼠是昼伏夜动的杂食动物。实验室条件下白天喜欢挤在一起休息，晚上活动量大，吃食多，食性广泛，每天的饲料消耗量为5 g/100 g体重，饮水量为8～11 mL/100 g体重，排尿量为5.5 mL/100 g体重。

（2）生长发育快。初生仔无毛，闭眼，耳贴皮肤，耳孔闭合，体重6～7 g，3～5天耳朵张开，约7天可见明显被毛，8～10天门齿长出，14～17天开眼，19天第一对白齿长出，21天第二对白齿长出，35天第三对白齿长出，60天体重可达到180～240 g，可供实验用。寿命一般3～4年。

（3）繁殖力强。大鼠为全年多发情动物。雄鼠2月龄、雌鼠2.5月龄达性成熟，性周期4.4～4.8天，妊娠期19～21天，哺乳期21天。每胎平均产仔8只。生育期1年。

（4）性情较温顺，喜安静，喜啃咬。大鼠不似小鼠那样好斗，行动迟缓，易捕捉。但方法粗暴、环境恶劣时容易被激怒，此时捕捉易咬手，尤其是哺乳期母鼠，常会主动咬手。大鼠对噪声敏感，噪声能使其内分泌系统紊乱、性功能减退、吃仔或死亡。所以大鼠宜居于黑暗、安静环境。大鼠门齿较长，有啃咬

习性。

（5）嗅觉灵敏。大鼠对空气中的灰尘、氨气、硫化氢极为敏感。如饲育间不卫生，可引起大鼠患肺炎或进行性肺组织坏死而死亡。对于湿度要求严格。大鼠饲养室内应保持相对湿度40%～70%。如空气过于干燥，易发生坏尾病，可发展为尾巴节节脱落或坏死。湿度过高又易产生呼吸系统疾病。对外界刺激反应敏感。大鼠的垂体、肾上腺功能发达，应激反应敏感，行为表现多样，情绪敏感。大鼠有21对染色体。

2. 解剖学特点·① 上下颌共有牙齿16个（门1/1，犬0/0，前臼0/0，臼3/3），门齿终身不断生长；② 大鼠垂体附于漏斗下部，胸腺由叶片状灰色柔软腺体组成，在胸腔内心脏前方，无扁桃体；③ 食管和十二指肠相距很近。胃分前后两部分，前胃壁薄，后胃壁厚，由腺组织构成。肠道较短，盲肠较大；④ 肝分6叶，再生能力强；没有胆囊；胰腺分散，位于十二指肠和胃弯曲处；⑤ 肾为蚕豆形，单乳头肾，肾浅表部位即有肾单位，肾前有一米粒大肾上腺；⑥ 有6对乳头，胸部和鼠蹊部各有3对乳头；⑦ 大鼠的汗腺不发达，仅在爪垫上有汗腺，尾巴是散热器官。大鼠在高温环境下，靠流出大量的唾液来调节体温。

3. 生理学特点

（1）对营养缺乏非常敏感，特别对氨基酸、蛋白质和维生素的缺乏十分敏感。维生素A缺乏会使大鼠性情暴躁，易咬人。

（2）心电图特点：大鼠（包括小鼠）心电图中没有ST段，甚至有的导联也不见T波。

（3）生殖特点：成年雌性大鼠在动情周期的不同阶段，阴道黏膜可发生典型变化，采用阴道涂片法观察性周期中阴道上皮细胞的变化，可推知性周期各个时期中卵巢、子宫状态及垂体激素的变动。有产后发情的特点。大鼠发情多在夜间，排卵多在发情后第二天早上2～5时，于交配后在雌性大鼠阴道口形成阴道栓，但阴道栓常碎裂成3～5块，乳白色，可能带有血液落入盘中。

（4）不能呕吐：大鼠胃中有一条皱褶，收缩时会堵住贲门口，导致不能呕吐。

（二）大鼠在医学和生物学中的应用

大鼠体形大小适中，繁殖快，产仔多，易饲养，给药方便，采样量合适且容易，畸胎发生率低，行

为多样化，在实验研究中应用广泛，数量上仅次于小鼠。

1. 药物研究·① 药物安全性评价试验：大鼠常用于药物亚急性、慢性毒性试验及致畸试验和药物毒性作用机制的研究，以及某些药物不良反应的研究；② 药效学研究：大鼠血压和血管阻力对药物的反应很敏感，常用于研究心血管药物的药理和调压作用，还用于心血管系统新药的筛选；大鼠常用于抗炎药物的筛选和评价，如对多发性、化脓性、变态反应性关节炎、中耳炎、内耳炎和淋巴结炎等治疗药物的评价；神经系统药物的筛选和药效研究。

2. 行为学研究·大鼠行为表现多样，情绪反应敏感，具有一定的变化特征，常用于研究各种行为和高级神经活动的表现。① 利用迷宫试验测试大鼠的学习和记忆能力；② 利用奖励和惩罚试验，如采用跳台试验等方法，测试大鼠记忆判断和回避惩罚的能力；③ 大鼠适用于成瘾性药物的行为学研究，如在一定时间内给大鼠喂饲一定剂量的酒精、咖啡因后，其会对上述药物产生依赖及行为改变；④ 利用大鼠研究那些假定与神经反射异常有关的行为情境，进行性神经官能症、抑郁性精神病、脑发育不全或迟缓等疾病的行为学研究。

3. 肿瘤学研究·对化学致癌物敏感，可复制出各种肿瘤模型。

4. 内分泌研究·大鼠的内分泌腺容易摘除，常用于研究各种腺体及激素对全身生理和生化功能的调节、激素腺体和靶器官的相互作用、激素对生殖功能的影响等。

5. 感染性疾病研究·对多种细菌、病毒和寄生虫敏感，适宜复制多种细菌性和病毒性疾病模型。

6. 营养学和代谢疾病的研究·对营养缺乏敏感，是营养学研究的重要动物。常用于维生素A、B和蛋白质缺乏及氨基酸、钙、磷代谢的研究。

7. 肝脏外科学研究·大鼠肝脏库普弗细胞90%有吞噬能力，即使切除肝叶60%～70%后仍能再生，因此常用于肝脏外科的研究。

8. 计划生育研究·大鼠性成熟早，繁殖快，并为全年多发情动物，适合做抗生育、抗着床、抗早孕、抗排卵和避孕药筛选试验。

9. 遗传学研究·大鼠的毛色变形很多，具有多种毛色基因类型，在遗传学研究中常被应用。

10. 老年病学研究、放射学研究及中医中药研究·大鼠在老年病学、放射学及中医学方面的应用也越来越多，适合制作各类疾病模型。

（三）大鼠主要品种及品系

按遗传学控制分类可分为近交系、封闭群和突变系。

1. 近交系

（1）F_{344}/N大鼠：被毛白色，1920年由哥伦比亚大学肿瘤研究所Curtis培育，我国从NIH引进。雄鼠平均寿命31个月，雌鼠29个月。血清胰岛素含量低。免疫学上，原发性和继发性脾红细胞免疫反应性低。乳腺癌自发率雄鼠为41%，雌鼠为23%。脑下垂体腺瘤自发率雄鼠为36%，雌鼠为24%。睾丸间质细胞瘤自发率为85%，甲状腺瘤为22%。单核细胞白血病为24%。雌鼠乳腺纤维腺瘤为9%，多发性子宫内膜肿瘤为21%。可允许多种肿瘤移植生长。广泛用于毒理学、肿瘤学和生理学等研究领域。

（2）Lou/CN和Lou/MN大鼠：被毛白色，由Bazin和Beckers培育出浆细胞瘤高发系Lou/CN和低发系Lou/MN两种，两者组织相容性相同，我国1985年从NIH引进。Lou/CN大鼠8月龄以上，自发性浆细胞瘤雄鼠为30%，雌鼠为16%，常发生于回盲部淋巴结。常用于单克隆抗体的研制，其腹水量较用BALB/c小鼠多几十倍，可大量生产。

2. 封闭群

（1）Wistar大鼠：1907年由美国Wistar研究所育成，被毛白色，是我国引进早、使用最广泛、数量最多的品种。其特点为头部较宽、耳朵较长、尾的长度小于身长。性周期稳定，繁殖力强，产仔多，平均每胎产仔在10只左右，生长发育快、性格温顺。对传染病的抵抗力较强，自发性肿瘤发生率低。

（2）SD大鼠：1925年由美国Sprague Dawley农场用Wistar大鼠培育而成，被毛白色。头部狭长，尾长度近于身长，产仔多，生长发育较Wistar大鼠快。对疾病的抵抗力尤以呼吸道疾病的抵抗力强，自发性肿瘤率较低。对性激素感受性高。

3. 突变系

（1）SHR/Ola大鼠：自发性高血压大鼠，1963年由日本京都大学医学部Okamoto从Wistar大鼠中选育而成，被毛白色。该鼠生育力及寿命无明显下降，可养13～14个月，繁殖时每代均应选择高血压大鼠为亲本。其特性是自发性高血压，且无明显原发性肾脏或肾上腺损伤，在10周龄后雄鼠收缩压为26.66～46.66 kPa，雌鼠为23.99～26.66 kPa，心血管疾病发病率高。该鼠对抗高血压药物有反应，是筛选抗高血压药物的良好动物模型。

（2）肥胖症大鼠：该鼠子宫小且发育不全，雌性不育，雄性生殖器官外观正常，偶有繁殖力。在3周龄时就表现肥胖，5周龄肥胖明显，食量大，体重比正常大鼠大1倍，雄鼠可达800 g，雌鼠可达500 g。血浆中脂肪酸总量增加约10倍，胆固醇和磷脂的含量也增高。是用于研究人类肥胖症的动物模型。

三、豚　鼠

豚鼠，学名 *Avia porcellus*，又名天竺鼠、海猪和荷兰猪，系哺乳纲，啮齿目，豚鼠科，豚鼠属，豚鼠种。由于豚鼠性情温顺，后被人工驯养。1780年首次用于热原试验，现分布世界各地。

（一）豚鼠的生物学特性和解剖、生理特点

1. 生物学特性

（1）外观：头颈粗短，身圆，四肢较短，没有尾巴，不善于攀登和跳跃，但奔跑迅速。

（2）采食行为：豚鼠属草食性动物，其嚼肌发达，胃壁较薄但盲肠发达，几乎占腹腔容积的1/3，喜食禾本科嫩草，对粗纤维需要量比兔高，两餐之间也有较长的休息时间。一般不食苦、咸、辣和甜的饲料，对发霉变质的饲料也极为敏感，常因此引起减食、废食和流产等。

（3）喜群居，喜干燥。豚鼠喜群居，一雄多雌的群体形成明显的稳定性，其活动、休息和采食多为集体行为，休息时紧挨躺卧。豚鼠喜欢干燥、清洁的生活环境，且需较大面积的活动场地，单纯采用笼养方式易发生足底部溃烂。

（4）性情温顺。豚鼠很少发生斗殴，斗殴常发生于新集合在一起的成年动物中，特别是其中有两个以上雄性种鼠时。豚鼠很少咬伤饲养管理和实验操作人员。

（5）豚鼠胆小易惊，对外界突然的响声、震动或环境的变化十分敏感，常出现呆滞不动，僵直不动，持续数秒至20 s后四散逃跑，此时表现为耳郭竖起（即普赖尔反射），并发出吱吱的尖叫声。

（6）喜干燥、清洁的生活环境，但无良好的、卫生习惯。经常会在食盆或料斗、饮水盆中大小便，在食盆中盘桓，弄脏饲料、饮水。

（7）生长发育快。豚鼠出生时胚胎发育完全，被毛长齐，眼睁开，有门齿，能走路，出生后4～5天就能吃块状饲料，一般出生后15天体重比初生时增加1倍左右，2月龄能达到400 g左右，5月龄体成熟时的体重雌鼠为700 g左右，雄鼠为750 g左右。豚鼠生长发育的快慢与其品种、品系、胎次、哺乳只数、雌鼠哺乳能力及饲养条件等相关。

（8）繁殖率低。豚鼠的平均胎产存数2～3只，繁殖率较低，虽然只有一对乳头，但可以带活其所产的幼仔。在分娩后12～15 h后出现1次产后发情，可持续1～18 h，此时受孕率可达80%。

在对封闭群FMMU白化豚鼠的繁殖性能和生长发育情况进行初步观察时发现FMMU白化豚鼠是三色豚鼠的变异株（种），由于严格采用循环交配的封闭群繁育方法，其产仔数、泌乳力和哺乳期增重等繁殖性能和生长发育指标仍维持较高水平，和三色豚鼠接近。有关繁殖性能指标为：胎间隔（8.67±17.4）天，窝产仔数（2.89±0.66）只，初生个体重（86.39±10.17）g；泌乳力（402.1±48.32）g，平均离乳数为（2.68±0.41）只，平均离乳率为90.71%±12.71%，离乳时平均体重为（178.65±26.68）g；出生后3天、9天、15天和20天龄雄性豚鼠平均体重分别为（88.76±10.81）g、（123.18±12.55）g、（163.41±21.13）g、（175.36±22.17）g；雌性豚鼠平均体重分别为（90.37±13.72）g、（130.74±22.18）g、（169.79±27.82）g和（179.98±28.12）g。

（9）豚鼠的寿命一般为4～5年，寿命与品种、营养及饲养环境关系密切，最长可存活8年。生长发育速度快，出生后前2个月体重每天增重4～5 g，2月龄体重可达350 g，5月龄雌性豚鼠体重可达700 g，雄性豚鼠体重可达750 g。

（10）豚鼠有32对染色体。豚鼠离乳日期一般为出生后第14天。

2. 解剖学特点·① 上下颌共有牙齿20个（门1/1，犬0/0，前臼1/1，臼3/3），门齿弓形，终身生长；② 肺脏分为7叶，右肺4叶，左肺3叶，胸腺在颈部，位于下颌骨角到胸腔入口之间，有两个光亮、淡黄、细长椭圆形且充分分叶的腺体；③ 雄性豚鼠精囊很明显，阴茎端有两个特殊的角形物。雌鼠有左、右两个完全分开的子宫角，有阴道闭合膜，

仅有一对乳腺，位于鼠蹊部，左、右各1个；④ 成年豚鼠有256～261块骨骼，脊椎由36块脊椎骨组成，包含颈椎7个、胸椎13个、腰椎6个、荐椎4个和尾椎6个。胸部有13对肋骨，其中真肋骨6对，与胸骨相连，假肋骨则有7对。四肢骨可分为前肢骨和后肢骨。前肢骨包括肩胛骨、锁骨、肱骨、桡骨和尺骨。后肢骨包括髋骨、股骨、胫骨、腓骨和髌骨。趾上的爪锐利；⑤ 耳蜗网发达，故听觉敏锐，听觉音域广，两眼明亮。耳壳较薄，血管鲜红明显，上唇分裂；⑥ 胃壁薄，胃容量仅20～30 mL。肠长度约为体长的10倍，盲肠发达，约占腹腔的1/3；⑦ 肝脏黄褐色，分为4个主叶和4个小叶；⑧ 脾脏位于胃大弯处；胰脏粉红色，位于胃的后面；淋巴系统发达；⑨ 大脑在胚胎期42～45日发育成熟。

3. 生理学特点

（1）豚鼠对维生素C特别敏感，但体内不能合成维生素C，必须从饲料中摄取。缺乏维生素C可引起坏血病，胸骨软骨部分膨大，生殖器官退化，生长发育不良，抗病力降低，甚至死亡。因此，在豚鼠的饲料中，要特别注意补充青饲料或维生素C，每只成年豚鼠每天需要补充维生素C约10 mg，繁殖用的种鼠每天需要补充维生素C约30 mg。豚鼠对于粗纤维的消化率较高（豚鼠为38.2%，兔为18.1%），每天采食混合饲料平均30 g，饮水平均为145 mL。饲喂混合饲料和青饲料一般为每天2次，同时要有新鲜的饮水。

（2）对抗生素敏感：豚鼠对青霉素、四环素和红霉素等抗生素特别敏感，给药后易引起急性肠炎或死亡。对青霉素敏感性比小鼠高100倍，无论其剂量多大、途径如何，均可引起小肠炎和结肠炎，使其发生死亡。

（3）体温调节能力差：豚鼠自身体温调节能力比较差，受外界温度变化影响较大，新生的仔鼠更为突出。当室内温度反复变化比较大时，易造成豚鼠自发性疾病流行；当室温升高至35～36℃时，易引起豚鼠急性肠炎（由链球菌和大肠埃希菌等所致）。饲养豚鼠最适温度在20～22℃。

（4）豚鼠的听觉和嗅觉发达，对外界刺激十分敏感。对温度变化、饲养环境和器具变化、声响刺激、气味变化等都很敏感。若豚鼠受惊，则表现为到处乱跑，在笼具中转圈不止，并发出吱吱尖叫声。

（5）生殖特点：豚鼠是非季节性的连续多次发情动物，性成熟早。雌豚鼠出生后30～45天，雄豚鼠

出生后70天左右达到性成熟。豚鼠的性成熟并非体成熟，只有达到体成熟时才能交配繁殖后代。豚鼠性周期为13～20天（平均16天），发情时间多在下午5点到第二天早晨5点。4～16月龄的豚鼠繁殖能力最强，平均生育期约1.5年。豚鼠的妊娠期为58～72天，大多为68天。

（6）免疫学特点：易引发过敏反应。

（二）豚鼠在医学及生物学中的应用

豚鼠因其特殊的生物学特性，已经被广泛地应用于药物学、传染病学、免疫学、营养学和耳科学等各项医学及生物学的研究中，其中有些实验研究必须使用豚鼠而不能用其他实验动物替代。豚鼠在动物实验中的应用量占第四位。

1. 药物学研究　豚鼠可用于制作多种疾病的动物模型，常用于药物、化妆品等的药效评价实验和安全性评价实验等。① 常用豚鼠进行镇咳药物的药效学评价；② 豚鼠对多种药物，如局部麻醉药物和抗生素等敏感，可用于这些药物的病理学或毒理学研究；③ 豚鼠对组胺类药物很敏感，是用于测试平喘和抗组胺药物的良好动物模型；④ 豚鼠对结核杆菌高度敏感，是研究各种治疗结核病药物的首选实验动物；⑤ 豚鼠皮肤对毒物刺激反应灵敏，与人类相似，可用于毒物对皮肤的刺激试验，常用于化妆品等的安全性评价；⑥ 豚鼠妊娠期长，胚胎发育完全，适用于药物或毒物对胚胎后期发育影响的实验研究。

2. 传染病学研究　豚鼠对很多致病菌和病毒敏感，可复制各种感染病理模型，常用于结核、鼠疫、淋巴脉络丛性脑膜炎、脑脊髓炎，以及端螺旋体、沙门菌、大肠埃希菌、布鲁杆菌、斑疹伤寒、炭疽杆菌、疱疹病毒等细菌性和病毒性疾病的研究。豚鼠的腹腔是一个天然滤器，有很强的抗微生物感染能力，可用豚鼠分离很多微生物如立克次体和鹦鹉热衣原体等。豚鼠对人型结核杆菌具有高度的易感性，而兔则对人型结核杆菌不敏感，利用这一点可以鉴别细菌的型别。豚鼠受结核杆菌感染后的病变酷似人类的病变，是结核病诊断及病理研究的首选实验动物。

3. 免疫学研究　豚鼠是速发型过敏性呼吸道疾病研究的良好动物模型，是过敏性休克和变态反应研究的首选实验动物。豚鼠的迟发型超敏反应性与人类相似，最适合进行这方面的研究。豚鼠易于过敏，给豚鼠注射马血清很容易成功复制过敏性休克动物模型。

常用实验动物对致敏性物质反应程度的高低顺序为豚鼠 > 兔 > 犬 > 小鼠 > 猫。常用实验动物中，豚鼠血清中补体活性最高，是免疫学试验（血清学诊断）中补体的主要来源。

4. 营养学研究· 由于豚鼠自身不能合成维生素C，故可利用豚鼠进行维生素C缺乏引起坏血病的研究。在叶酸、硫胺酸和精氨酸等营养成分的研究中，也常常用到豚鼠。豚鼠的抗缺氧能力强，适宜做耐受缺氧试验研究。血管反应灵敏，出血症状明显，适宜做出血性和血管通透性试验。

5. 耳科学研究· 豚鼠耳壳大，耳道宽，耳蜗和血管延伸至中耳腔，便于进行手术操作和内耳微循环的观察。耳蜗管对声波敏感（普赖尔反射），适用于进行噪声对听力影响的研究。

6. 悉生学研究· 豚鼠是胚胎发育完全的动物，采食早，易于成活，因此在悉生学研究中很有应用价值。豚鼠是最早获得无菌品种的实验动物。

7. 其他研究应用· 豚鼠还适用于妊娠毒血症、动物代血浆、自发性流产、睾丸炎、肺水肿及畸形足等方面的研究。

（三）豚鼠常用品种及品系

1. 近交品系· 豚鼠目前世界上有12个近交品系。豚鼠妊娠期较长，为68（62～72）天。一胎生仔较少，一般2～3只，培育一个近交品系需要20～30年，所以近交品系较少，用于科学研究的近交品系为近交系2号和近交系13号。

（1）近交系2号：毛色为三色（黑、红、白），大部分在头部，其体重小于近交系13号，但脾脏、肾脏和肾上腺大于近交系13号。老龄豚鼠的胃大弯、直肠、肾脏、腹壁横纹肌、肺脏和主动脉等部位都有钙质沉着，对结核杆菌抵抗力强，并具有纯合的GPL-AB.1（豚鼠主要组织相容性复合体）抗原，血清中缺乏诱发迟发超敏反应的因子，而对实验诱发自身免疫性甲状腺炎却比近交系13号敏感。

（2）近交系13号：毛色也有三色（黑、白、红），大部分在头部，这个品系对结核杆菌抵抗力强，体形较大，GPL-AB.1抗原与近交系2号相同，而主要组织相容性复合体1区与近交系2号不同，对诱发自身免疫性甲状腺炎的抵抗力比近交系2号和Hartley远交群强，生存期1年的豚鼠其白血病自发率为7%、流产率为21%、死胎为45%，血清中缺乏诱发迟发超敏反应的因子。在已有的30多种远交群体鼠中，使用最广泛的是Hartley品系1，它是1926年Dunkin Hartley用英国种豚鼠繁育而成。

2. 变种· 豚鼠经过人工驯化后，有4个变种。

（1）英国种：毛短，体格健壮，毛色有纯白、黑色、棕黑色、棕黄色、灰色等。英国种豚鼠主要有4个品种，分别为顿金哈德莱（Dunkin Hartley）、哈德莱（Hartley）、勃莱特哈德莱（Pirbright Hartley）和短毛种（Shorthair）。

（2）安哥拉种：毛细而长，能把脸部、头部、身体覆盖住。对寒冷和潮湿特别敏感，不易饲养和繁殖，雌鼠一般一胎只生一只仔鼠，而且仔鼠成活率较低。这种豚鼠不适于做实验。

（3）秘鲁种：毛细长有卷，体质较英国种差。与安哥拉种有血缘关系。

（4）阿比西尼亚种：短毛，但毛长成后似蔷薇花状的卷涡毛。这种豚鼠极易感染各种疾病，因而亦不适合用于实验。

目前用作实验动物的为英国种短毛豚鼠，其余3种豚鼠不适宜作实验动物用。英国种豚鼠被毛短而光滑，其毛色有单色、两色和三色，单毛色可有白色、黑色、棕色、灰色、淡黄色和杏黄色等；两毛色可有黑白色和黑棕色等；三毛色常见黑色、白色和棕色。这个品种繁殖力强，生长迅速，性情活泼、温顺，体格健壮，母性豚鼠善于哺乳。目前在国内应用的豚鼠也属英国种豚鼠，但长期以来，我国应用的豚鼠来源不甚清楚，加之均为封闭群动物，因此均未准确地描述其品种或品系名称，而通称为豚鼠。由于豚鼠的妊娠期比较长，每胎产仔数又较少，培育新品系比较困难，故其品系数量较少。

四、兔

兔，学名 *Oryctolagus cuniculus*，哺乳纲、兔形目、兔科、穴兔属、穴兔种，是由野生穴兔经驯养选育而成的草食性哺乳动物。

（一）兔的生物学特性和解剖、生理特点

1. 生物学特性· ① 穴居性：兔具有打洞居住的本能；② 具有夜行性和嗜眠性：兔夜间十分活跃，而白天表现十分安静，除喂食时间外，常常闭目睡眠；③ 有食粪癖。兔有夜间直接从肛门口吃粪的特性。兔排泄两种粪便，一种是硬的颗粒粪球，在白天排出；另一种是软的团状粪便，在夜间排出；④ 胆小怕惊，听觉和嗅觉都十分灵敏，突然来临的噪声、气味或其他动物都可使其受到惊吓，受惊吓后会乱奔乱窜；⑤ 性情温驯，但群居性较差，如果群养同性别成兔，经常发生斗殴咬伤；⑥ 厌湿喜干燥，兔喜欢居住在安静、清洁、干燥、凉爽和空气新鲜的环境，对湿度大的环境极不适应；⑦ 具有啮齿行为，兔喜磨牙，具有类似啮齿动物的啃咬行为，在设计和配置笼舍和饲养器具时应予充分注意；⑧ 兔染色体为22对。

2. 解剖学特点·① 上下颌共有牙齿28个（门 2/1，大0/0，前臼3/2，臼3/3），与啮齿类动物不同的是有6颗切齿。上后纵裂，形成豁嘴，门齿外露；② 胸腔由纵隔分成互不相通的左右两部分，因此，开胸进行心脏手术不需做人工呼吸；③ 小肠和大肠的总长度约为体长的10倍；盲肠非常大，在回肠和盲肠相接处膨大形成一个厚壁的圆囊，这是兔所特有的圆小囊（淋巴球囊），有1个大孔开口于盲肠。圆小囊内壁呈六角形蜂窝状，里面充满着淋巴组织，其黏膜不断地分泌碱性液体，中和盲肠中微生物分解纤维素所产生的各种有机酸，有利于消化；④ 雄兔的腹股沟管宽短，终身不封闭，睾丸可以自由地下降到阴囊或缩回腹腔。雌兔有2个完全分离的子宫，为双子宫类型。左右子宫不分子宫体和子宫角，2个子宫颈分别开口于单一的阴道。有4对乳腺。

3. 生理特点

（1）对热原反应灵敏、恒定：兔被毛较厚，主要依靠耳和呼吸散热，易产生发热反应，对热原反应灵敏、典型和恒定，可用于热原实验。兔正常体温为39.0℃（38.5～39.5℃）、皮肤温度为33.5～36.0℃，心跳频率（258±2.8）次/min，动脉血压14.67（12.67～17.33）kPa，循环血量（59±2.3）mL/kg，呼吸频率51（38～60）次/min，潮气量21.0（19.3～24.6）mL，通气率1 070（800～1 140）mL/min，红细胞总数5.7（4.5～7.0）×10^{12}/L，血红蛋白11.9（8～15）g/100 mL，白细胞总数9.0（6.0～13.0）×10^9/L，血小板（28±2）×10^{10}/L，血液pH为7.58，红细胞比重1.090，血浆比重1.024～1.037，血总量占体重的5.46%～8.7%，染色体22对，寿命约8年。

（2）草食性动物：兔喜食青、粗饲料，其消化道中的淋巴球囊有助于对粗纤维进行消化，对粗纤维和粗饲料中蛋白质的消化率都很高。

（3）刺激性排卵：兔性周期不明显，但雌兔可表现出性欲活跃期，表现为活跃、不安、跑跳、踏足、食欲减退、少食，以及外阴稍有肿胀、潮红和分泌物。通常需要交配刺激诱发排卵，一般在交配后10～12 h排卵。

（4）繁殖力强：兔属于常年多发情动物，性周期一般为8～15天，妊娠期30～33天，哺乳期25～45天（平均42天），窝产仔1～10只（平均7只）。适配年龄，雄性为7～9月龄，雌性为6～7月龄。正常繁殖年限2～3年。雌兔有产后发情现象。

（5）妊娠后需细心照顾：母兔在交配怀孕后，应投喂富含蛋白质和矿物质丰富的饲料，以满足兔胎儿在母体里生长发育的需要。怀孕后期应减少青饲料喂养量，避免由于营养减少至使产仔率降低或者出现空怀现象。在母兔怀孕期间不要随便捕捉母兔以免造成流产。母兔在分娩期间要供给足量的温水，防止母兔产仔时失水，分娩时不要惊吓母兔，以免使产下的幼兔受到伤害，继而影响仔兔成活率。

（6）仔兔生长发育迅速：仔兔出生时体重约50 g，在正常生长发育情况下，出生1周体重可增加1倍左右，10天增加2倍，30天增加10倍。

（7）仔兔视觉和听觉尚未发育完善。仔兔生后闭眼、封耳，整天除了哺乳就是睡眠，一般产后8天才开放耳孔，10～12天眼睛睁开，出巢活动并随母兔试吃饲料，开始具有独立生活能力。21天左右即能正常吃料。

（8）对环境温度变化的适应性有明显的年龄差异。幼兔比成年兔可忍受较高的环境温度，初生仔兔体温调节系统发育很差，仔兔出生时裸体无毛，调节体温的能力很弱，其体温随外界温度变化而变化，体温不稳定。一般仔兔出生4天才露毛，至10日龄才初具体温调节能力，10天后保持恒定体温，30天左右被毛形成，热调节功能进一步加强。因此，冬天容易受寒，夏天容易中暑，一般仔兔室内温度要求30～32℃；成年兔15～20℃，一般不低于5℃，不高于25℃。

（9）幼兔易发生消化道疾病。幼兔消化道感染时，消化道壁变为可渗透的，这与成年兔不同，所以幼兔患消化道疾病时症状严重，并常有中毒现象。

（二）兔在医学及生物学研究中的应用

（1）免疫学研究：兔是制备免疫血清的最理想动物，其特点是制备的血清制品效价高、特异性强，因此被广泛地用于各类抗血清和诊断试剂的研制。

（2）药品、生物制品检验：由于兔的体温变化十分灵敏，易于产生发热反应，热型恒定，因此各种药品的热原检验常选用兔。

（3）兽用生物制品的制备：猪瘟兔化弱毒苗、猪支原体乳兔苗等生物制品均是通过兔研制的。

（4）破骨细胞的制备：以新生乳兔作为制备破骨细胞的理想实验动物，被广泛地用于口腔医学方面的研究。

（5）眼科学的研究：兔眼球大，便于进行手术操作和观察，是眼科研究中常用的实验动物。

（6）建立动物疾病模型：利用兔研究胆固醇代谢和动脉粥样硬化，利用纯胆固醇溶于植物油中喂饲兔，可以引起兔典型的高胆固醇血症。以兔制备的疾病模型有高脂血症、主动脉粥样硬化斑块和冠状动脉粥样硬化病变，与人类的病变基本相似。

（7）皮肤刺激试验：兔皮肤对刺激反应敏感，其反应近似于人。常选用兔皮肤进行毒物对皮肤局部作用的研究；兔耳可进行实验性芥子气皮肤损伤、冻伤和烫伤的研究；也用于化妆品的研究。

（8）其他研究：多种寄生虫病的研究、畸形学的研究，人、兽传染病诊断中病原的毒力试验及生物制品的安全试验效力测定，化工生产中急性和慢性毒性试验也常用兔进行。

（三）兔的主要品种

兔品种很多，我国饲养的兔品种有中国白兔、大耳白兔、新西兰兔、青紫蓝兔和力克斯兔等十几种，用于实验的主要有以下几种。

1. 新西兰兔·新西兰兔培育地是美国加利福尼亚州，按毛色可分为新西兰白兔和红兔两种。因和栖息在新西兰岛上的野生兔毛色相似而命名。新西兰白兔具有毛色纯白、繁殖力强、体格健壮、生长迅速、性情温和及易于管理等优点，故已广泛应用于皮肤局部反应实验、药剂的热原试验、致畸试验、毒理实验、妊娠诊断、人工授精实验、计划生育研究和制造诊断血清等。新西兰白兔体长中等，臀圆，腰及胸部丰满，早期生长快，成年体重4.5～5.0 kg。

2. 大耳白兔·大耳白兔又名大耳兔、日本大耳白兔，是日本用中国白兔选育而成的皮肉兼用兔。毛色纯白，红眼睛，体型较大。体重4.0～6.0 kg，最高可达8.0 kg。两耳长且大而高举，耳根细，耳端尖，形同柳叶。母兔颈下具有肉髯，被毛浓密。大耳白兔生长发育快，繁殖力强，但抗病力较差。由于它的耳朵大，血管清晰，皮肤薄，便于取血和注射，是一种常用的实验用兔。

3. 中国白兔·中国白兔又名白兔、菜兔，是我国劳动人民长期培育成的一种皮肉兼用又适合试验需要的品种。饲养历史悠久，全国各地均有分布。毛色为纯白，体型紧凑，体重1.5～2.5 kg。红眼睛、嘴较尖、耳朵短而厚。皮板厚实，被毛短密。中国白兔有许多突出的优点，如抗病力强、耐粗饲、对环境适应性好、繁殖力强，一年可生6～7胎，每胎平均产仔6～9只，最高达15只。雌兔有5～6对乳头。中国白兔是一种优良的育种材料，国外育成的许多优良品种均和中国白兔有血缘关系。该兔的缺点是体型较小，生长缓慢。

4. 青紫蓝兔·青紫蓝兔属皮肉兼用型兔。毛色特点：每根被毛都有3～5段颜色，如灰色、灰白色、黑色等。青紫蓝兔分标准型和大型两个品系。标准型成年体重为2.5～3.0 kg，无肉髯。大型体重4.5～6.0 kg，毛色较标准型浅，有肉髯。试验中常用标准型。

5. 力克斯兔·力克斯兔属皮用兔。全身长有密集、光亮如丝的短绒毛。成年兔体重3.0～3.5 kg。力克斯兔被毛颜色为背部红褐色，体侧毛色渐浅，腹部呈浅黄色。经不断选育与改良，已有黑、白、古铜、天蓝和银灰等各种自然色。力克斯兔作为实验用兔具有良好的发展前景，因为该兔本身属皮用兔，其毛皮有很高的经济价值，而许多实验往往并不损坏其毛皮，用于实验可一举两得，既不影响实验，又可回收毛皮。

（四）幼兔独特的消化系统

1. 幼兔消化器官发育与功能特点·① 初生仔兔体长11 cm，与肠道长（84 cm）之比为1∶7.7。其中小肠58 cm、大肠20 cm、盲肠6 cm，分别为体长的5.3倍、1.8倍和0.6倍。② 出生至15日龄，仔兔主要吃母乳，对胃和小肠刺激较大，发育较快。15日龄时，肠道总长148 cm，小肠、大肠和盲肠长度分别为100 cm、35 cm和13 cm，体长（16 cm）与上述四者之比分别为1∶6.2、1∶2.2、1∶0.8和1∶9.2。③ 15日龄开始采食，后肠发育较快，尤其是盲肠发育快，胃和小肠发育相对减慢。30日龄时，肠道总长280 cm，其中小肠长183 cm，大肠长68 cm，盲肠长29 cm。体长（25 cm）与四者之比分别为1∶11.2、1∶7.3、1∶2.7和1∶1.2。50日龄时，肠道总长、小肠、大肠和盲肠长度分别达到396 cm、247 cm、100 cm和50 cm，体长（28 cm）与四者之比分别为1∶14.1、1∶8.8、1∶3.5和1∶1.8。④ 60日龄，胃肠总重量占体重的比例由初生时的3.2%上升到9.8%，其中大肠上升比例最大，由初生时的0.6%上升到4%，小肠由初生时的1.3%上升到4.2%。胃上升百分比最小，由1.3%上升到1.6%。60日龄平均体重1 183 g，为30日龄（354 g）的3.34倍。30日龄后仔兔生长发育特别快，因迅速生长的需要，仔兔特别贪食，胃肠负担加重，这段时期幼兔易发生肠炎和腹泻。

2. 幼兔消化生理特点

（1）消化道酸度

1）消化道酸度发育：初生仔兔胃底腺只分泌少量盐酸，与胃液中有机物结合成结合盐酸。15日龄开始采食后胃内才出现少量游离盐酸。胃内pH 20日龄为2.5～4；30日龄为1.4～3.5，40日龄为1.4～2.0。十二指肠因胃内酸性食糜进入中和，pH波动在5～7.2。15日龄开始采食固体饲料，纤维素在盲肠内发酵产生挥发性脂肪酸，盲肠pH下降，30日龄前盲肠pH维持在7，40日龄后波动在6.8～7.2之间。

2）消化道酸度的生理功能：① 激活消化酶：胃蛋白酶原要在酸性环境中才能被激活为具有活性的胃蛋白酶，最佳pH为1.5左右，pH＞3.15时胃蛋白酶原的激活作用减弱。消化道酸度还影响胰蛋白酶、淀粉酶、脂肪酶、麦芽糖酶和乳糖酶等酶的分泌与活性；② 影响消化道正常菌群结构：兔消化道内的微生物，有的适宜酸性环境，有的适宜碱性环境，多数适宜中性环境；当胃内pH＜4时，有利于有益菌生长，pH＞4时则相反。胃内低pH环境不利于病原微生物生存，随饲料和饮水进入胃的细菌仅有少量存活下来进入十二指肠。因此，低pH胃液对防制消化道感染具有重要意义。

3）消化道酸度调控：① 哺乳仔兔消化道酸度调控：15日龄前的仔兔胃内缺乏游离盐酸，但乳酸结合值低，耗酸少。母乳中的乳糖在胃内转化为乳酸，能维持胃液正常pH。开始采食至离乳的仔兔虽然吃乳量逐步减少，但采食量却逐渐增多，因饲料刺激导致胃盐酸分泌量增加，胃内游离盐酸量逐步增加。据测试，16～18日龄仔兔胃pH 1.4～3.5，40日龄pH 1.4～2.6，50日龄pH 1.5～1.8，60日龄pH 1.5～1.7。② 离乳幼兔消化道酸度调控：离乳兔唾液pH为8.5，吞食到胃，使贲门区pH相对较高。经胃酸中和，在胃底部pH降低。酸性的胃内物进入十二

指肠，被pH为8～8.4的胰液与pH为7.6～7.9的胆汁中和，pH上升到6.6～7.0。小肠液pH为8～8.5，使空肠和回肠pH升到6.8～7.33。盲肠内纤维素在细菌的作用下发酵，产生大量挥发性脂肪酸，但被pH为8.1～9.4的圆小囊和蚓突分泌物及pH为7～7.3的盲肠分泌液中和，使盲肠内容物pH保持弱酸性或中性，有利于盲肠微生物增殖和纤维素发酵。

（2）幼兔消化道菌群结构：初生仔兔消化道无菌，随着吃乳，消化道内微生物数量增加，开始采食固体饲料后，肠道内微生物大量增殖。1周龄仔兔1 g盲肠内容物含菌10^7～10^9个，以后逐步增加到10^9～10^{10}个，最后达到2.1×10^{11}个。

幼兔消化道主要为消化球菌、双歧杆菌、乳酸杆菌、酵母菌和优杆菌等，离乳后韦荣球菌、双歧杆菌、酵母菌和优杆菌等有益菌逐步在肠道内定植下来。当消化不良和腹泻时，肠道内肠杆菌和肠球菌等比健康兔增多，而有营养和抗病作用的双歧杆菌、乳酸杆菌、类杆菌和优杆菌明显减少。患大肠埃希菌性和梭菌性疾病后存活一周以上，或滥用抗生素后，因肠道正常菌群结构被破坏，肠黏膜杯状细胞增生，黏液分泌过多，这是国外许多学者关注和研究的非特异性病变，并将其称为"兔黏液性腹泻"或"黏膜性肠病"。仔兔从开始采食固体饲料即能产生并吞食软粪，1 g软粪含菌高达9.56×10^9个，60日龄幼兔每天吞食软粪约30 g，每天从软粪中获得微生物3×10^{11}个，对维持消化道正常菌群结构和正常消化功能具有十分重要意义。

研究发现，在20～30日龄、30～55日龄和55～80日龄的腹泻幼兔中，携带肠细胞脱落位点毒力岛（locus of enterocyte effacement pathogenicity island，LEE）的大肠埃希菌检出率分别为0（0/5）、72.7%（24/33）和23.5%（4/17），而在相同日龄的健康幼兔中检出率为0（0/24）。从其他肠道致病菌的检出情况来看，沙门菌和魏氏梭菌检出率极低，沙门菌在腹泻兔为9%，健康兔为4.2%，魏氏梭菌在健康兔和腹泻兔均为0。生化试验表明eaeA基因阳性的大肠埃希菌为乳糖发酵试验弱阳性的菌株。因此eaeA阳性的肠致病性大肠埃希菌（EPEC）应是导致上述离乳后幼兔发生腹泻的主要细菌性病原。

禁食软粪能导致消化道微生物区系破坏，使菌群数量大幅度下降，引起消化障碍、营养物质消化吸收率降低。对颗粒饲料营养物的消化率从66.7%下降到

59.5%。粗蛋白质和粗纤维消化率从66.7%和15%分别降到59.5%和6.3%。

（3）消化内源酶有限：兔自身的内源酶数量有限，在短期内只能消化饲料中部分营养物质。如兔消化腺分泌的淀粉酶、纤维素酶较少，主要由消化道内微生物产生，但量有限。兔盲肠纤维素酶的活性比牛瘤胃中纤维素酶活性低，因此，对日粮纤维素的消化利用率低。幼兔消化道内的酶系统和微生物体系不健全，消化酶分泌不足，不能充分利用饲料中的营养物质。据报道，4周龄与3月龄兔相比，肠内的淀粉酶和转化酶活性低。幼兔和成年兔整个消化道内的纤维素酶、葡萄苷酶、淀粉酶和菊粉酶的量与活性均不高。因此，日粮添加消化酶，对提高幼兔饲料消化利用率及防止消化不良和腹泻具有实用价值。

（4）对饲料的消化利用特点

1）粗纤维的消化利用特点：过去的报道认为兔对粗纤维的消化利用率高，但近些年来的研究结果却相反，尤其是幼龄兔，对纤维素消化利用率低。如对苜蓿干草粉、配合饲料和全株玉米颗粒料中的粗纤维消化率，马分别为34.7%、38.6%和47.5%，而兔的消化率分别为16.3%、18.1%和25%。兔较马分别低53.3%、53.1%和47.4%。兔对粗纤维的消化利用率低，但粗纤维在消化过程中仍有十分重要的作用，① 维护正常消化运输与食糜密度：根据英国学者E. Leng研究提出的兔粪形成分离学机制，粗的纤维食糜由大结肠的正常蠕动和选择作用进入小结肠后形成硬粪排出。食糜中非纤维部分食糜细粒由大结肠逆向蠕动或选择作用返回盲肠继续消化和吸收后形成软粪，并被吞食。粗纤维能加速饲料通过消化道的速度，难以消化的纤维素很快排出，使消化利用低质高纤维饲料的能力增强。如兔对苜蓿干草粉中粗纤维消化率仅为16.2%，而对其中非纤维营养成分的消化利用率高达75%～80%。② 对肠黏膜的保护作用：纤维素在肠黏膜上起着一种鳞片样的特殊保护作用，能维持黏膜的健康状态，减轻后肠对淀粉的过重负担，从而避免细菌在淀粉中增殖，减少消化道炎症的发生。③ 产生挥发性脂肪酸：纤维素在胃和小肠中不发生变化即进入盲肠，在微生物的作用下，部分纤维素分解为乙酸（78.2%）、丙酸（9.3%）和丁酸（12.5%）等挥发性脂肪酸。挥发性脂肪酸能调节后肠酸度，维持后肠微生物正常菌群结构；维持肠道正常渗透压，

保证肠道正常消化和吸收功能，挥发性脂肪酸吸收后作为兔的能源，能为兔提供所需能源的12%。乙酸参与三羧酸循环形成体脂，丙酸在肝脏中形成肝糖原，丁酸能抑制消化道蠕动和消化液分泌。

2）日粮中纤维素含量：① 低纤维日粮的危害：当日粮纤维素含量低时，乙酸减少，丙酸和丁酸作用增强，肠蠕动减慢，当饲料纤维素含量低于5%时，食糜通过消化道的时间为正常的2倍。消化液分泌减少，采食量下降，腹泻、死亡率升高。Serafty报道，饲喂含2%纤维素的兔4周内全部死亡。Longe报道，饲喂含纤维素8%和10%日粮的兔因肠炎死亡分别为27.1%和13.13%，而纤维素含量为12%和15%的兔则未发生肠炎。② 高纤维日粮的不利影响：高纤维日粮加重胃肠负荷，盲肠内乙酸增多，丙酸和丁酸作用减弱，丁酸抑制肠蠕动的作用降低，肠蠕动加快，饲料排出过快，影响盲肠对粗纤维的消化和其他营养物质的吸收。据报道，当日粮纤维素从12%增加到16%时，饲料效率降低31.7%。美国国家研究委员会（National Research Council，NRC）兔饲养标准中生长兔日粮纤维素含量为10%～12%；AEC（1993年）兔饲养标准中规定离乳前和离乳幼兔日粮纤维素含量为12%和13%；蒋守群等认为幼兔日粮纤维素含量应控制在11%左右。

3）淀粉的消化和利用特点：兔消化腺分泌的淀粉酶量有限，对淀粉的消化能力相对较弱，但消化道内微生物，尤其是盲肠微生物能产生淀粉酶，兔通过吞食软粪可获得一定量的淀粉酶。此酶在小肠内将淀粉水解为葡萄糖。如日粮淀粉含量过高，过多的淀粉消化和吸收不全，在后肠发酵，产生大量乳酸，增加后肠渗透压，改变其通透性，血液中水和电解质反渗到肠内引起腹泻；高淀粉日粮在淀粉酶的作用下，能产生可被细菌利用的底物，使细菌增殖加快，并产生毒素；由于淀粉发酵，使后肠处于缺氧状态，一些厌氧菌，如梭状芽孢杆菌等大量增殖。这种因进入后肠的淀粉含量过高引起的腹泻现象被国外学者称为"后肠碳水化合物负荷过重"。目前农村散养兔饲喂兔配合颗粒料的较少，主要饲喂猪、肉鸡和肉鸭配合料，有的饲喂玉米、大米和小麦等原粮，这些谷物饲料淀粉含量很高，不但营养不平衡，影响生长，还易引起消化不良和腹泻。在兔日粮中，谷物用量不宜超过25%。

（5）幼兔年龄性消化功能不全期：仔兔胃内有一

种抗微生物乳因子，它是由母乳中的一种基质同仔兔胃内的酶发生反应生成的，其他动物的乳汁在仔兔胃内则不产生这种乳因子，乳因子有抑制微生物在胃内增殖的作用，尤其对15日龄前胃内缺乏游离盐酸的仔兔特别重要。

仔兔15日龄前胃内无游离盐酸，但从母乳中获得大量免疫因子（免疫球蛋白和免疫细胞）、谷氨酰胺（GLN）、表皮生长因子（EGF）、多胺（polyamines）、类胰岛素生长因子（IGF）和转化生长因子-β等。这些物质能刺激肠黏膜生长发育，防止病原微生物在肠黏膜上定植、增殖，维护肠黏膜正常局部免疫功能，防止细菌和病毒侵袭。

仔兔离乳后，抗微生物乳因子和乳源因子来源终止，胃酸又达不到成年兔水平，不能有效地杀灭进入胃内的病原微生物，这时幼兔胃内消化处于年龄性功能发育不全期。

胃肠道重占体重的百分比由初生时的3.2%上升到30日龄的11.9%。其中胃由1.3%上升到1.8%，小肠由1.3%上升到3.9%，大肠（包括盲肠）由0.6%上升到6.2%。但到60日龄时，胃肠道总重占体重的百分比由30日龄的11.9%下降到9.8%，胃与大肠分别由1.8%降低到1.6%和由6.2%降低到4%，而60日龄体重为30日龄的3.34倍，消化道发育跟不上体重增长。而这段时期幼兔生长发育特别快，对营养需求量特别大，贪食，胃肠负担特别重，如饲养管理不当特别易发生消化不良与腹泻。

（6）幼兔消化道疾病特别严重：幼兔肠道相对较长，50日龄肠道总长度396 cm，体长（28 cm）与肠道长比为1∶14.1；而成年兔体长与肠道总长度之比为1∶10，幼龄兔肠道黏膜分泌与吸收面积比成年兔相对大得多；肠黏膜上皮细胞之间的紧密连接能有效地阻止大分子物质通过上皮进入机体（即肠的细胞屏障），幼龄兔肠上皮细胞之间连接没有成年兔紧密，细菌毒素、消化不全产物及未被消化和吸收的胆汁酸等能破坏肠黏膜的完整性，损坏上皮细胞之间的紧密结合，导致一些快速通道开放，造成肠黏膜通透性加大；幼龄兔肠壁特别薄，比成年兔通透性高。在肠黏膜炎症时，肠道通透性进一步升高，血液中水和电解质大量反渗到肠内，肠道内的毒素和消化不全产物大量吸收入血，易发生中毒。因此，幼龄兔患消化道疾病时症状特别严重，常出现中毒症状，死亡率高。所以，加强饲养管理、防止消化不良和腹泻发生，能大幅度提高幼兔成活率。

（五）仔兔和幼兔的饲养管理

1. 仔兔睡眠期的饲养管理

（1）仔兔从出生到12日龄左右，全身无毛，耳孔闭塞，眼睛紧闭，除了吮乳就是睡觉，故称为睡眠期。这一时期的重点是尽早吮乳，吃足乳，应细心护理。

（2）仔兔出生后从母乳摄取营养，但须自身进行体温调节。而此时仔兔大脑皮质发育不完善，调节体温的功能差，神经反应迟钝，加之周围环境中无数致病微生物的侵袭，仔兔抵抗力差，寒冷季节如不注意保温，在短时间内体温就会由38℃迅速下降到20℃以下，甚至危及生命。

（3）睡眠期仔兔生长发育快，初生重仅50～60 g，1周龄体重可增加1倍，10日龄体重可为初生重的3倍。出生后，应尽早让仔兔吃上初乳，吃足乳。母兔初乳中含有高蛋白质、高能量及仔兔所需的抗体和维生素等，营养价值很高，具有促进胎粪排出的轻泻作用。同时研究发现带仔越多的母兔泌乳能力越强，7只组、8只组、9只组（以下顺序同）21天总泌乳量分别为4 159 g、4 417 g、5 076 g。但仔兔吮乳量相反，母兔带仔少的仔兔个体吮乳量较高，三组21天个体吮乳量分别为595 g、554 g和576 g，21日龄个体活重三组分别为412.0 g、389.7 g、377.8 g。所以应让仔兔及时吃到初乳。若母兔乳汁不足，仔兔经常处于饥饿状态，生长发育不好，死亡率高。

（4）尽管仔兔在胎儿期已从母体获得抗体，但兔乳营养丰富，仔兔生长发育快，应使仔兔在出生后5 h之内吃上乳。一般母兔产后1～2 h就应喂完第1次奶，5～6 h后检查哺乳情况。对不会吮乳的仔兔和不哺乳的母兔（特别是初产母兔），应及时查明原因，用人工方法强制哺乳。即把母兔仰面固定露出乳头，防止踏伤仔兔，再把仔兔对好乳头，这样即可哺乳；每天辅助哺乳1～2次，训练几天后母兔就可以自动喂乳。还可把母兔伏在巢箱上，用手轻捉母兔的背部，使仔兔能在腹下吮乳，也可防止母兔踩踏仔兔。另外，每天要检查仔兔吮乳的状况。

（5）对于产仔太多，乳头数不够，或母兔乳汁少，超过母兔哺育能力的，一般可采用两种解决方式。一是定期分批喂乳办法，方法是按仔兔大小、强弱分成两窝，分别放入两个产箱内，每隔12 h分别让其中一窝仔兔哺乳。实践证明，仔兔每天只要定时吃足一次乳汁即可达到正常生长发育。第二种是寄养方式，需选择健康、乳汁多、产仔少和分娩时间相近的母兔作为寄母。兔视觉较差，嗅觉灵敏，哺乳母兔不论仔兔何种毛色，是否自己所产，只要气味和自己仔兔相同，均会给仔兔哺乳和护理。供仔母兔和寄养母兔分娩日期一般以不超过3天为宜。在拟寄养的仔兔身上涂以寄母乳汁或尿液，或者将寄养仔兔与原窝仔兔同放入一个窝内任其密切接触，数小时后再让寄母哺乳。寄母嗅不出异味，便可寄养成功。

（6）将正在吮乳的仔兔带出窝外的现象称为"吊奶"。吊奶是造成仔兔早期死亡的原因之一。主要原因，一是母乳不足，仔兔吃不饱，较长时间吸住乳头不撒嘴，母兔离窝时将其带出窝外；二是母兔正在哺乳时受到惊吓，突然离窝将吮乳仔兔带出窝外。睡眠期由于仔兔体温调节功能尚未发育完善，吊奶时间过长就会引起仔兔冻死、饿死，即使温暖季节也会被母兔踩死。

2. 仔兔开眼期的饲养管理

（1）仔兔从开眼到离乳这一阶段叫开眼期。开眼时间的早晚与仔兔发育和健康状况有关，仔兔出生后10～12天，眼睛就能全部睁开，但也有少数仔兔仅能睁开一只眼睛，另一只眼睛有眼眵黏住，必须及时用棉花蘸温水洗去眼眵，分开眼睑，协助睁眼。

（2）仔兔开眼之后，精神振奋，在巢箱内来回蹦跳，数天后便跳出巢箱，叫做出巢。仔兔出巢的迟早依母乳多少而定，母乳多的出巢迟，母乳少的出巢早。这时仔兔体重日渐增加，母兔的乳汁已不能满足仔兔的需要，常紧追母兔吸吮乳汁。所以，这一时期也叫追乳期。这个时期的仔兔要经历一个从吮乳到采食植物性饲料的变化过程，对仔兔是一个重要的转变。由于仔兔的消化系统发育尚不完全，如果转变太突然，容易造成死亡。所以，此时期的重点应放在仔兔的补料和及时离乳上。这项工作做得好，可促进仔兔健康生长；否则，会导致仔兔死亡。

（3）首先做好仔兔补饲。随着仔兔日龄增长，体重增加，食量开始增大，所以不及时补饲会出现营养不良。给仔兔及时补饲不仅有利于锻炼仔兔肠胃消化功能，也可及早开展仔兔球虫病的预防工作。球虫病大多始于离乳之前，于离乳之后发病或死亡，通过饲料中添加抗球虫药物能有效控制球虫病发生。一般仔兔16～18日龄左右开始试吃部分饲料，此时仔兔生长发育更快，母兔泌乳量逐渐达到高峰，分娩20天后

泌乳量很快降低，光靠母乳已不能满足仔兔需要。这时可喂少量易消化、营养价值较高的饲料，如煮熟豆类、鲜嫩青草和菜叶等。20日龄后可增喂饼类及矿物质饲料。饲料中可拌入少量抗菌药、洋葱、大蒜、健胃药及抗球虫药等。如氯苯胍可预防球虫，喹乙醇可预防巴氏杆菌和腹泻等。开食初期应以哺乳为主，补饲为辅，少喂多餐，逐渐增加，逐步过渡，一般每天饲喂5～6次为宜。25日龄以后逐步转变为以饲料为主、哺乳为辅，直到离乳。因此，无论从仔兔生长发育需要，还是从母兔泌乳特点来看，都应在母兔泌乳高峰到来之前开始给仔兔补料。

（4）保持饲料和环境的清洁卫生。开食后，仔兔最易患消化道疾病，应保持笼舍清洁干燥，定期消毒，饲料品质要好，并保证供给充足、饮水洁净。

（5）母仔分离饲养。母仔分离饲养、定时哺乳，有利于母仔休息，减少因带球虫卵的母兔粪便感染仔兔。避免母兔争食仔兔料或仔兔过早采食母兔粗硬饲料而损伤胃肠功能而导致胃肠道疾病。故每天按时将产仔箱放回母兔笼内哺乳，哺乳结束取走仔兔。20日龄前每天定时哺乳2次，20日龄后每天哺乳1次。

（6）适时离乳。仔兔离乳以40～45日龄为宜。方法可视全窝仔兔生长发育和健康状况而定，全窝仔兔强壮均匀可采用一次性离乳法；若全窝仔兔强弱不均，则采用分批离乳法。为了防止仔兔离乳后因环境改变而引起应激死亡，可采用离奶不离窝的办法。离乳前后1周内尽量做到饲料、环境、管理三不变。

3. 幼兔的饲养管理

（1）适时离乳：幼兔离乳一般在40～45日龄，如果离乳过早，仔兔发育不良，成活率下降。据试验，30日龄离乳成活率仅60%左右；40日龄离乳成活率为80%～85%；50日龄离乳成活率达90%～95%。但过迟离乳，也会导致幼兔营养不良，影响母兔健康和繁殖胎次。

（2）离乳方法：一般采用一次性离乳法，即全窝仔兔与母兔一次分开，离乳时最好把母兔从原笼中移出隔离，让仔兔留在原笼中饲养一段时间，以避免环境骤变，对仔兔产生应激反应。刚离乳时，应保持离乳前的饲养、环境与管理等条件；隔开母兔，让仔兔仍留在原来的兔笼，可减少仔兔对新环境的应激反应。

（3）离乳后的幼兔应按大小、强弱实行分笼饲养，一般每笼养兔3～4只，分群笼养可使幼兔吃食

均匀，生长发育均衡。笼养幼兔过多则因吃食不均会影响生长，引起撕咬互斗。对体弱有病的幼兔要单独饲养，仔细观察，精心管理，以利于弱小幼兔尽快恢复体况。为了解笼养兔的健康和生长情况，必须定期称重，如体重增长缓慢，则应单独饲养，加强营养，注意观察。

（4）幼兔离乳后消化能力弱，但生长发育快，食欲旺盛，需要大量的营养物质，所以应供给适口性强、易消化、营养丰富的饲料。对刚离乳的幼兔，仍喂给离乳前的饲料，要求容积小、营养好和易消化。随着幼兔年龄的增长而逐渐改变饲料，但不要突然改变，数量以吃饱为宜，防止幼兔贪食而引起消化道疾病。饲喂时应做到定时定量，每天饲喂4～5次，其中混合精料2次，青绿饲料或多汁饲料2～3次。饲喂时间要固定，而且每次投饲量要一致，不能忽多忽少。这样才能使幼兔消化有规律、消化力强，不会出现消化不良。

（5）对离乳的幼兔进行抚摸梳理，不仅有助于幼兔的生长发育和体重增长，而且具有增强体质、提高免疫、防御感染的预防和保健功效。

（6）离乳的幼兔对疾病的抵抗力和环境的适应能力比较差，容易患各种疾病，死亡率高。离乳后的幼兔因抵抗力减弱，容易暴发球虫病。因此，幼兔离乳后应进行1次粪便检查，查到卵囊后，立即采取治疗措施。无检验条件的兔场，应加强观察检查，当发现幼兔粪便不成粒状，眼球呈淡红色或淡紫色，腹部膨大，有球虫病可疑时，应立即采取防治措施。为了预防球虫病，离乳后可普遍投给磺胺二甲基嘧啶，按精料1%的比例混入喂食。同时，要保持笼舍的清洁卫生、干燥。

五、犬

犬，学名 *Canis familiaris*，系脊椎动物门，哺乳纲，食肉目，犬科，犬属，犬种。犬是最早被驯化的家养动物，一般认为犬狐和胡狼科动物与犬有一定的亲缘关系。从20世纪40年代开始，犬才作为实验动物应用。

（一）犬的生物学特性和解剖、生理特点

1. 生物学特性·① 聪明机警，易于驯养，善与人为伴，有服从人意志的天性，能够领会人的简单意图；② 对外环境的适应能力强，能适应比较热和比

较冷的气候；③ 肉食性：犬为肉食性动物，善食肉类和脂肪，同时喜欢啃咬骨头以磨利牙齿；④ 运动性：犬习惯不停的活动，因此要求有足够的运动场地；⑤ 情绪性：犬常用摇尾跳跃表示内心的喜悦，吠叫可以是诉求，也可能是进攻的前兆。犬在饲养管理过程中如被粗暴对待，往往容易恢复野性；⑥ 易建立条件反射，犬的神经系统较发达，能较快地建立条件反射。犬的时间观念和记忆力都很强；⑦ 归向感好、记忆能力强，远离主人或住地，仍能够回家；⑧ 繁殖特性：犬属于春秋季单发情动物，性周期180天（126～240天），发情期13～19天，妊娠期60天（58～63天），哺乳期60天，胎产子数1～8只，适配年龄雄犬为1.5年，雌犬为1～1.5年；⑨ 寿命为12～20年。2～5岁为壮年，抵抗疾病能力较强，一般不发生疾病，7岁以上开始出现衰老现象，出现老年性疾病，诸如雄性自发性前列腺增生和糖尿病等。10岁左右雌性已不具备生殖能力。犬的寿命与饲养管理、性别和品系均有直接的关系，最高长寿者可达34岁。一般来说，雄犬比雌犬长寿，杂种犬比纯种犬长寿；⑩ 染色体39对。

2. 解剖学特点·① 乳齿共有28个（门3/3，犬1/1，前臼3/3，臼0/0），成年齿共有42个（门3/3，犬1/1，前臼3/3，臼2/3）；② 眼水晶体较大；③ 嗅脑、嗅觉器官、嗅神经和鼻神经发达，鼻黏膜上布满嗅神经；④ 犬身体有225～230块骨骼，无锁骨，肩胛骨由骨骼肌连接躯体；食管全由横纹肌构成；⑤ 具有发达的血液循环和神经系统，内脏与人相似，比例也近似。胸廓大，心脏较大。肠道短，尤其是小肠。肝较大，胰腺小且分两支，胰岛小且数量多；⑥ 皮肤汗腺极不发达，趾垫有少许汗腺；⑦ 性成熟开始于6～12个月，大型犬可能推迟至2岁左右开始性成熟。雄犬无精囊和尿道球腺，有一块阴茎骨。雌犬有乳头4～5对；⑧ 犬的肌肉发达、强壮，特别是后肢的肌肉发达，具有较强的耐力。

3. 生理学特点

（1）有不同的神经类型。犬一般分成活泼型、安静型、不可抑制型和衰弱型。神经类型不同，导致性格不同，用途也不一样。

（2）嗅觉特别灵敏。犬的嗅脑、嗅觉器官和嗅神经极为发达，所以犬的嗅觉特别灵敏。能够嗅出稀释千万分之一的有机酸。尤其是对动物性脂肪酸更为敏感。实验证明，犬的嗅觉能力是人的1 200倍。

（3）听觉敏锐。犬的听觉很敏锐，大约为人的16倍，犬不仅可分辨极细小的声音，而且对声源有判断能力，对简单语言可根据音调、音节变化建立条件反射。

（4）视觉较差。犬的每只眼睛有单独视野，视野不足25°，并且无立体感。犬对固定目标50 m以内可看清，对运动目标则可感觉到825 m远的距离。犬视网膜上没有黄斑，即没有最清楚的视点，因而视力较差。犬是红、绿色盲，所以不能以红、绿色作为条件刺激物来进行条件反射试验。

（5）味觉极差。犬的味觉迟钝，很少咀嚼，吃东西时，不是通过细嚼慢咽来品尝食物的味道，主要靠嗅觉判断食物的好坏和喜恶。因此，在准备犬的食物时，要特别注意气味的调理。

（6）消化过程与人类似。犬有与人相似的消化过程，唾液腺发达，能分泌大量唾液，便于咀嚼和吞咽。唾液中含有溶菌酶，发挥杀菌作用。犬的胃液中盐酸含量为0.4%～0.6%，可以使食入的蛋白质膨胀变性，便于分解消化。胃中食物排空需5～7 h。犬肠道不具有发酵能力。对纤维消化能力差，因此对蔬菜的消化能力比人差，喂食蔬菜时应切碎、煮熟，但犬对脂肪酸的耐受力比人强。

（7）皮肤上没有汗腺。在炎热的夏天，依靠口腔内唾液中水分蒸发散热来调节体温。

（8）呕吐中枢发达。当食入有毒物质等不适食物时，反射性引起呕吐，使不适物质排出体外。这种强烈的呕吐反射，是犬比较独特的防御本能。

（9）犬的智力聪颖惊人。可以领会人的语言、表情和手势，做出令人惊叹的事情。

（二）犬在医学和生物学研究中的应用

犬易于驯养，饲养方便，适应性强，繁殖力高，且体形适中，易于操作，因而在众多科学实验中尤其是生物医学研究中应用广泛。

1. 实验外科学研究·犬广泛用于实验外科各个方面的研究，如心血管外科、脑外科、断肢再植、器官和组织移植等。临床医学在探索、研究新的手术或麻醉方法时，常选用犬进行动物实验，当有成功的经验和熟练的技巧后再试用于临床。

2. 基础医学实验研究·犬是目前基础医学研究和教学活动中最常用的实验动物之一，特别是在生理、病理生理等实验研究中尤其如此。犬的神经系统和血液循环系统发达，适合进行此方面的研究。失血

性休克、弥散性血管内凝血、动脉粥样硬化，特别是脂质在动脉血管壁中的沉积、急性心肌梗死、心律失常、急性肺动脉高压、肾性高血压、脊髓传导试验和大脑皮质定位试验等许多研究往往选用犬作为实验动物。

3. 慢性实验研究·犬易于调教，通过短期训练即可较好地配合实验，故非常适合于进行慢性实验研究。条件反射试验、各种治疗效果试验、内分泌腺摘除试验和慢性毒性试验常选用犬来进行。犬的消化系统也很发达，与人有相同的消化过程，所以特别适合于进行消化系统的慢性试验。

4. 药理学、毒理学及药物代谢研究·犬常用于多种药物临床前的药理试验、代谢试验及毒性试验，如磺胺类药物代谢实验研究和新药毒性实验研究等。

5. 某些疾病研究·犬作为实验动物，常用于某些特殊疾病的研究，如进行先天性白内障、高胆固醇血症、糖原缺乏综合征、遗传性耳聋、血友病A、先天性心脏病、先天性淋巴水肿、肾炎、青光眼和狂犬病等研究。

此外，实验犬常用于行为学、肿瘤学及放射医学等研究领域。

（三）犬的主要品种

世界上犬的品种繁多，据不完全统计有300多种。但专用于动物实验的品种不是很多，很多地方从市场上购买民养犬从事实验。国际上用于医学研究的犬主要有下述几种。

1. 比格犬·原产英国，体形小巧精致，是英国最小型的猎犬。1880年传入美国，我国于1983年引入并繁殖成功。比格犬是近代培育成的专用实验犬，在以犬为实验动物的研究成果中，只有应用比格犬的才能被国际公认。比格犬之所以被广泛地用于实验研究，是由它的特点决定的。

比格犬品种特征：体形小，成年雄性比格犬体重为10.0～11.3 kg，雌性体重为9.1～10.4 kg，体长33～41 cm，寿命12～15年。短毛，花斑色，颜色有黑黄、蓝和白色等，但以棕、白双色者最受欢迎。头部呈圆形，吻部短而有力，嗅觉敏锐，大耳下垂。尾尖上扬，性情温和，易于驯服和抓捕，亲人。遗传性能稳定。比格犬品种固定且优良，一般无遗传性神经疾病，形态体质均一。由于其血液循环系统很发达，且器官功能一致，表现出体温稳定，又比杂种犬体温低0.5℃，因此在实验中反应一致性好，尤其

在实验中对环境的适应力和抗病力较强。性成熟期早（8～12月龄），产仔数多。

比格犬动作迅速，反应敏捷，对主人富有感情，吠声悦耳，实验时易于抓捕，便于操作，实验重复性好，尤其适合药理、循环生理、眼科、毒理和外科学等的研究，被国际医学、生物学界公认为较理想的实验用犬。

2. 四系杂交犬·该犬是为科研工作者需要而培养出的一种外科手术用犬，它由两种以上品系犬杂交而成。如根据拉布拉多犬具有较大身躯、极大胸腔和心脏等优点，Samoyed犬具有耐劳和不爱吠叫的优点，然后由Gvayhowd、Labrador、Samoyed及Basenji四品系杂交而得四系杂交犬。

3. 黑白斑点短毛犬·该犬可用于特殊的嘌呤代谢研究及中性粒细胞减少症、青光眼、白血病和肾盂肾炎等疾病的研究。

4. 拉布拉多犬·该犬一般作实验外科研究用。我国繁殖饲养品种繁多，品种之间差异较大，如中国猎犬、狼犬、四眼犬、华北犬和西北犬等。华北和西北犬广泛用于烧伤、放射损伤、复合伤等研究。狼犬适用于胸外科和脏器移植等实验研究。

六、非人灵长类动物

非人灵长类包括除人以外的所有灵长类动物，属于哺乳纲，灵长目。非人灵长类是人类的近属动物，其组织结构、生理和代谢功能与人类相似，应用此类动物进行研究实验，最易解决人类相似的病害及其相关机制，是一种极为珍贵的实验动物，其价值远非其他种属动物所能比拟。非人灵长类动物有数十种，包括长臂猿、猩猩，以及应用最多的猕猴等。目前实验用猕猴已从以野外捕捉为主转为以人工饲养繁殖为主。

非人灵长类动物既具有哺乳动物的共同特征，又具有本身的特点，现以生物医学使用最多的猕猴为代表，介绍其生物学特征及解剖、生理特点等方面的内容。

（一）猕猴的生物学特性和解剖、生理特点

1. 生物学特性·① 喜居山林：猕猴一般生活在山林区，有些猴群则生活在树木很少的石山上；② 群居性强：猕猴群与群之间喜欢吵闹和撕咬。每群猴均由一只最强壮、最凶猛的雄猴做"猴王"。在"猴王"的严厉管制下，其他雄猴和雌猴都严格听从，吃食时"猴王"先吃，但"猴王"有保卫整群安全和生存的天职；③ 杂食性：猕猴是杂食性动物，以素食为主；④ 猕猴聪明伶俐、胆小，吃食时，先将食物送进颊囊中，不立即吞咽，待采食结束后，再以手指将颊囊内的食物顶入口腔内咀嚼；⑤ 繁殖特性：雄猴性成熟年龄为3岁，雌猴为2岁。雌猴为单子宫，月经周期为28天（变化范围为21～35天），月经期多为2～3天（变化范围为1～5天）。雌猴在交配季节，生殖器官周围区域发生肿胀，外阴、尾根部、后肢的后侧面、前额和脸部等处的皮肤都会发生肿胀。雌猴怀孕期为156～180天（平均为164天），哺乳期为7～14个月，每年可怀1胎，每胎产1仔；⑥ 母婴协调：母猴对婴猴照顾特别周到。新生婴猴不需母猴协助就能以手指抓母亲的腹部皮肤或背部，在母亲的携带之下生活，母猴活动、跳跃，婴猴都不会掉落。出生后7周左右，可离开母猴同其他婴猴一起玩耍。

2. 解剖学特点·① 乳齿共有20个（门2/2，犬1/1，前臼2/2），恒齿共有32个（门2/2，大1/1，前臼2/2，臼3/3）；② 猴的大脑发达，具有大量的脑回和脑沟；③ 猴的四肢没有人类发达，四肢粗短，具有五指，前肢比后肢发达，后肢的大踇趾较小而活动性高，可以内收、外展；前肢的大踇趾与其他四指相对，能握物攀登。猕猴的指甲为扁平状，这也是高等动物的一个特征；④ 猕猴属的各品种都具有颊囊，颊囊利用口腔中上下黏膜的侧壁与口腔分界，是用贮存食物的，这是因为摄食方式的改变而发生的进化特征；⑤ 猕猴的胃属单室，呈梨形。小肠的横部较发达，上部和降部形成弯曲，呈马蹄形。盲肠发达，为锥形的囊。胆囊位于肝脏的右中叶，肝分6叶；⑥ 猕猴的肺有不成对肺叶，肺叶3～4叶（最多为4叶），左肺为2～3叶，宽度大于长度。

3. 生理学特点·① 体内不能合成维生素C：猴体内缺乏维生素C合成酶，自身不能合成维生素C，需要从饲料中摄取；② 神经系统较发达：猕猴有发达的神经系统，因而它的行为复杂，能用手脚操作；③ 视觉较人敏感：猴的视网膜上有一黄斑，黄斑上的锥体细胞与人相似；猴有立体视觉能力，能分辨出物体间位置和形状，产生立体感；猴也有色觉，能分辨各种颜色，它还具有双目视力；④ 嗅觉稍差：猴的嗅觉器官处于最低的发展阶段，嗅脑不十分发达，嗅觉退化，但嗅觉在猴的日常生活中还起着重要的作用，当它们初次接触到任何物品时，都需先嗅一嗅；⑤ 对特定细菌敏感：猕猴对痢疾杆菌和结核杆菌极敏感，并常携带B病毒。B病毒可感染人，严重者可致死亡；⑥ 生理学指标：正常体温白天为38～39℃，夜间为36～37℃。心率（168±32）次/min，心率随年龄增长而减慢。收缩压（16.00±3.47）kPa，舒张压（11.20±1.60）kPa，年龄大、体重大的猕猴血压较高，雄性比雌性高1.33～2.00 kPa。呼吸频率40（31～52）次/min，潮气量21.0（9.8～29.0）mL。通气量860（310～1 410）mL/min。饲料每天要求量100～300 g/只，发热量每小时1 060.6～3 263.5 J/只，饮水量每天450（200～900）mL/只，排尿量110～550 mL/min，排便量110～300 g/d，红细胞数5.2×10^{12}/L，血红蛋白12.6（10～16）g/100 mL，白细胞数10.1（5.5～12）×10^9/L，血小板数（21.72±1.79）×10^{10}/L，全血容量54.1（44.3～66.6）mL/kg，血浆容量36.4（30～48.4）mL/kg体重，血比容39.6%（35.6%～42.3%）。

（二）猕猴在医学及生物学中的应用

猕猴的生物学特性与人类极其相似，是其他动物无法相比的，所以是医学和生物学研究最重要的动物模型。目前广泛应用于环境卫生、传染性疾病、神经生物学、病理学、生殖生理、心血管代谢和免疫性疾病，以及发育生物学、内分泌学、免疫遗传、肿瘤治疗研究等。全世界每年应用于疫苗生产、检验和医学研究及生物学研究的猕猴达几万到十几万只。

在医学和生物学领域，用猕猴研究人的大脑功能、心理学、行为学、肿瘤、器官移植、传染性疾病、小儿麻痹、麻疹、伤寒、脑炎、霍乱、流感、结核病、肝脏纤维化、脑出血、关节损害、糖尿病和艾滋病等。用猕猴已成功创造高血压、冠状动脉功能不全、心肌梗死和子宫内膜异位症等动物模型。随着生物科学的发展，特别是基因工程、转基因和克隆技术的发展，对猕猴的需求将会持续增加，人工饲养加快发展猕猴数量是社会发展的迫切需求。

（三）猕猴的主要品种

研究工作中，非人灵长类动物用得最多的是旧大陆猴，其中猕猴属最为重要，其主要品种为恒河猴和食蟹猴。

1. 恒河猴（学名*Macaca mulatta*，又称罗猴、广西猴）·恒河猴最初发现于孟加拉国恒河河畔，故得名恒河猴。我国广西恒河猴很多，在西南、华南各

省及福建、江西、浙江、安徽黄山和河北东陵也有分布。其身上大部分毛色为灰褐色；腰部以下为橙黄色，有光泽，毛细；胸腹部、腿部毛呈淡灰色；面部、两耳多肉色，少数红面，臀胝多红色，眉骨较高，眼窝深，两颊有颊囊。成年雄猴身长55～62 cm，尾长22～24 cm，体重8～12 kg；成年雌猴长40～45 cm，尾长18～24 cm，体重5～8 kg。

恒河猴的寿命一般为25～30年。雄性猕猴性成熟在4.5岁左右，雌性猕猴通常在3.5岁左右，最早也可在2岁排卵。在实际喂养中，一般认为乳犬齿被恒犬齿代替时，两性均达性成熟。猕猴通常每年一胎一仔，极少双胎，妊娠期为170天左右，雌猴月经可持续到17～20岁。初生仔猴2～3个月内完全靠母乳生活，6月龄后可离乳。4～9岁恒河猴的繁殖能力是28.32%，10～15岁时繁殖能力为72.33%，15岁以上恒河猴的繁殖能力仍可达66.66%，生育能力可持续到17～20岁。

2. 熊猴（学名*Macaca assamensis*，又称阿萨密猴、蓉猴）·产于缅甸北部阿萨密及我国云南、广西。形态与恒河猴相似。身体较大，毛色棕褐，腰背部缺少橙黄色光泽，毛粗，老猴面部常生雀斑，头毛向四面分开。不如恒河猴敏捷和聪明。叫声哑，犹如犬吠。

3. 食蟹猴（学名*Macaca fascicularis*，又称爪哇猴）·月经周期为29天（22～33天），妊娠期为167天（153～179天），哺乳期为14～18个月，性成熟为4.5岁。4～9岁食蟹猴的繁殖能力是61.30%，10～15岁时繁殖能力为52.63%，15岁以上食蟹猴已不具备生殖能力。

在对性成熟前不同年龄（0岁、0.5岁、1岁、1.5岁、2岁、2.5岁、3岁、3.5岁和4岁）食蟹猴睾丸生精细胞的发育进程研究发现，1岁及以下食蟹猴生精上皮中生精细胞仅有精原干细胞（包括Ad、At及Ap型精原细胞），1.5岁食蟹猴生精上皮中开始出现B型精原细胞，3岁食蟹猴生精上皮中出现精母细胞，4岁食蟹猴生精上皮中出现从精原干细胞到精子的所有生殖细胞。PAS/He染色结果显示，1～2.5岁食蟹猴Ad型精原细胞胞质呈PAS阳性，At型精原细胞胞质呈PAS弱阳性，Ap型精原细胞胞质呈PAS阴性；其他生精细胞及支持细胞胞质呈阴性；0.5岁及以下、3岁及以上食蟹猴生精细胞的胞质PAS/He染色特性与前者存在差异。表明性成熟前食蟹猴生精细胞的发育是随

年龄增长渐次性发育的。

七、小型猪

小型猪（minipig）在生物学分类上属哺乳纲，偶蹄目，野猪科，猪属。

（一）小型猪的生物学特性及解剖、生理特点

1. 生物学特性·生长慢，体型矮小，出生时体重仅0.4～0.6 kg，6月龄体重也不过25 kg，1～10月龄雄性、雌性猪的平均日增重分别为57.33 g/d和63.33 g/d；10月龄时雄性、雌性猪体重分别为18.1～22.1 kg和18.5～25 kg。成年小型猪体重一般在40～80 kg。性情温顺，杂食性动物，有用吻突到处乱拱的习性。无毛或有稀疏的被毛，毛色为白、黑、黑白或褐色。

性成熟早，雌猪为4～8月龄，雄猪为6～10月龄，性周期16～30天，全年性多发情动物，发情持续时间为1～4天，排卵时间至发情开始后25～35 h，最适交配期在发情开始后10～25 h，妊娠期112～118天。繁殖性能强，每胎产仔2～10头。抗应激能力强，对疾病抵抗力较强，寿命最长达27年，平均16年。

小型猪染色体X带型与人类完全一样，且遗传稳定，极少变异。多项生理、生化指标，如脏器重量、心脏血管分支、红细胞成熟时期、肾上腺及雄性尿道等形态和结构近似于人类。

2. 解剖学特点·小型猪的皮肤组织和结构与人类很相似，具有皮下脂肪层。其汗腺为单管状腺，皮脂腺分布全身。皮脂腺有发达的唾液腺，但消化纤维能力有限，只能靠盲肠内少量共生的有益微生物。

小型猪在体重、体温、心率、肾结构和功能、尿液浓缩功能、脏器大小，以及冠状动脉循环和血流动力学等方面与人类相似，可作为动脉粥样硬化模型。

小型猪的脏器重量近似于人类。胃为单室混合型，在近食管口端有一扁圆锥形突起，称憩室。盲肠较发达。肺分叶明显，叶间结缔组织发达。两肾位于第1至第4腰椎水平位，呈蚕豆状。汗腺不发达，幼猪和成年猪都怕热，猪的胎盘类型属上皮绒毛膜型，母源抗体不能通过胎盘屏障，只能从初乳中获得。

3. 生理学特点·喜食甜食，舌体味蕾能感觉甜味；胃内分泌腺分布在整个胃内壁上，这与人类很接近；消化特点介于食肉类与反刍类之间；消化过程、营养需要、骨骼发育及矿物质代谢都与人类极其相似；心脏血管分支、红细胞成熟时期、肾上腺及雄性尿道等形态和结构，以及血液生化部分指标都与人类接近；胆囊浓缩胆汁能力低，具有广泛的遗传多样性。

（二）小型猪在医学和生物学中的应用

猪在解剖和生理学上，包括皮肤结构、心血管、消化道、免疫系统、肾、眼球和牙齿等，以及食性和代谢方面与人类有很大的相似性。在医药研究领域具有广泛的开发和应用前景。

1. 皮肤烧伤的研究·猪的皮肤结构与人非常相似，包括体表毛发、表皮结构、表皮形态和增生动力学，以及烧伤皮肤的体液和代谢变化机制，故猪是进行实验性烧伤研究的理想动物。

2. 肿瘤研究·美洲辛克莱小型猪80%于出生前和产后有自发性皮肤黑色素瘤。这种黑色素瘤有典型的皮肤自发性退行性变，有与人类黑色素瘤病变和扩散方式完全相同的变化。瘤细胞变化和临床表现很像人黑色素瘤从良性到恶性的变化过程，是研究人类黑色素瘤的动物模型。

3. 免疫学研究·猪的母源抗体只能通过初乳传给仔猪。剖宫产的仔猪在几周内，体内γ球蛋白和其他免疫球蛋白很少，无菌猪体内没有任何抗体，一旦接触抗原，能产生极好的免疫反应。可利用这些特点进行免疫学研究。

4. 生殖毒性研究·小型猪动情周期和妊娠期短，胎仔数量多，胚胎大，便于观察微小畸形。与人类在解剖学、生理学和疾病发生机制等方面存在一定的相似性，表明其可能作为生殖毒性实验的动物模型，并且由于其属于食源性动物，因此从动物福利的角度来看压力也要小很多。

现已发现小型猪对许多人类致畸物质，如沙利度胺、羟基脲、乙醇、维甲酸和氨基蝶呤等具有敏感性，但几乎无检测方法，背景数据很少。同时，在解剖学方面，由于小型猪的胎盘缺乏转移大分子物质（分子量超过5 000）的能力，从而限制了小型猪在一些生物技术产品（如抗体、疫苗等）中的应用。

目前在药物毒理学试验中已有几十种不同品系的小型猪得到应用，但有关小型猪生殖毒性实验的研究资料还很有限。曾有文献报道哥廷根小型猪的生殖特性及相关的致畸性实验方案和历史对照组数据资料，其外观畸形和内脏畸形的背景发生率为4%，最常见的畸形包括隐睾症（2.8%）、并指症（0.76%）、肌肉关节挛缩（0.32%）、腭裂（0.28%）、心室间隔缺（0.24%）和横膈疝（0.24%）。

小型猪动情周期短，大约3周，也是一个非常合适的选择；其精液资料与人类相似，但前列腺的发育程度低于精囊和尿道球腺而不同于人类，在雄性生殖器官病理学检查时可能会遇到间质细胞增生、生精小管发育不全等自发病变，从而影响研究结果的解释和判断。目前国内尚未开展应用小型猪实验动物模型进行生育力和早期胚胎发育毒性的研究。

在胚胎-胎仔发育毒性试验中，对哥廷根小型猪妊娠中期（妊娠第60天）和妊娠终末期（妊娠第110天）剖宫产检查结果进行比较分析，发现中期剖宫产胎猪大小与终末期处死时胎兔的大小和体重相当，生殖器官内部检查可确定胎猪性别，骨骼和软骨双染法可检出骨骼改变，并可检查出乙胺嘧啶诱发的胎仔异常。表明小型猪中期剖宫产技术可行，并具有节省时间和开支等方面的优势。

在围产期生殖毒性试验中，小型猪给药期通常为妊娠第35天至离乳（出生后第174天）。与其他非啮齿类动物相比，哥廷根小型猪仔猪生长快，性成熟快，已建立许多成熟的行为测试方式。在开展哥廷根小型猪围产期毒性实验方面已积累了一些经验。

5. 心血管病研究·猪冠状动脉循环在解剖学、血流动力学上与人类相似。对高胆固醇食物的反应与人一样，很容易出现动脉粥样硬化典型病灶。幼猪和成年猪能自发动脉粥样硬化，其粥样病变前期与人相似。老龄猪动脉、冠状动脉和脑血管的粥样硬化与人类的病变特点非常相似。因此，猪可能是研究动脉粥样硬化最好的动物模型。此外，研究猪心脏病的病因和病理发生，可能对人类心脏病的研究有很高的价值。

6. 营养学研究·仔猪和幼猪与婴儿呼吸系统、泌尿系统和血液系统都很相似。仔猪像婴儿一样，也会患营养不良，如蛋白质、铁、铜和维生素A缺乏症。因此，仔猪可广泛应用于儿科营养学研究，用于了解胚胎发育和胃肠道菌群。

7. 内分泌系统研究·只要在小型猪体内注射水合阿脲就可产生急性糖尿病，其临床症状与人类糖尿病相似，且能遗传后代，可作为糖尿病动物模型。

8. 牙科研究·小型猪的牙齿解剖结构与人类相似，饲喂致龋齿食物可产生与人类一样的龋损，是复制龋齿的良好动物模型。

9. 药物学研究·主要用于治疗血管疾病的溶栓新药及治疗腹泻的新药研究，以及遗传性疾病研究，如先天性红眼病、先天性肌肉痉挛、先天性小眼病和先天性淋巴水肿等。

10. 外科学研究·由于小型猪体型矮小、体重轻，且其腹壁可安装拉链，拉链对其正常生理功能干扰不大，保留时间可达40天以上，这为科学研究和临床治疗中需反复手术的问题提供了较好的解决办法。

11. 骨质材料研究·从小型猪骨中提取纯化的猪骨形态发生蛋白，经动物同类异体实验证明，对骨损伤有较为明显的成骨作用。

12. 其他疾病研究·小型猪是实验动物中除灵长类外和人类进化关系最近的物种，与人类在解剖、基因及病理生理学上相似，尤其是内耳各器官的解剖结构与人类很相似，体积相对较大，在形态学、分子生物学研究方面更加直观。因此，小型猪可能成为耳科研究最理想的实验动物，在耳科学领域具有重要的实用价值。

用高糖、高脂喂养，联合80 mg/kg链脲佐菌素注射可成功复制巴马小型猪2型糖尿病（T2DM）模型，且小型猪牙龈上皮和结缔组织存在明显的炎症改变。

猪的病毒性胃肠炎可作为婴儿病毒性腹泻动物模型。支原体关节炎可作为人类的关节炎动物模型。此外，还可用猪研究十二指肠溃疡、胰腺炎和食源性肝坏死等疾病。

悉生猪和无菌猪不仅可用于研究人类包括传染性疾病在内的各种疾病，更是研究猪病不可缺少的实验动物，它完全排除了其他猪病病原、抗体对所研究疾病的干扰作用。无菌猪、悉生猪还能提供心脏瓣膜供人心脏瓣膜修补使用。

（三）国内小型猪的主要品系

我国是养猪大国，具有培育小型猪得天独厚的资源及条件。从20世纪80年代初开始，我国开始对小型猪资源进行调查和实验动物化研究，目前国内的小型猪品系主要有西双版纳近父系小耳猪、贵州小型香猪、广西巴马小型猪、五指山小型猪、中国实验用小型猪。

1. 西双版纳近父系小耳猪·云南农业大学曾养志教授等以西双版纳小耳猪为基础种群，经长期选种选配，初步培育成两个体型大小不同的JB（成年体重70 kg）和JS（成年体重20 kg）近交系，其中又分化为

8个不同家系,家系下再进一步分化为带有不同遗传标记的17个亚系,至2003年10月,近交代数已达20代。2005年11月18日通过鉴定,成为世界上诞生的第一个大型哺乳动物近交系。

2. 贵州小型香猪·贵州中医学院甘世祥教授等于1985年以原产于贵州丛江县的丛江香猪为基础种群,以小型化、早熟化为育种目标进行定向选育,成为我国较早正式报道的小型猪。曾于1987年以"贵州小型香猪作为实验动物的研究"通过省级鉴定。近年来开展了近交系培育工作,近交群猪成年体重约30 kg。

3. 广西巴马小型猪·广西大学王爱德教授等从1987年开始,从原产地引入广西地方猪种巴马香猪,其中公猪2头,母猪14头,组成零世代基础种群,采用基础群内封闭纯繁选育及半同胞为主的近交方式进行选育,至1994年已进入第5世代,近交系数为35%。该小型猪的最大特点为白毛占体表面积大,占92%以上,个体具有较为整齐的头臀黑、其余白的独特"两头乌"毛色,而且出现双白耳突变个体及除尾尖少许黑毛的全白突变个体。该小型猪还具有体型矮小(24月龄母猪体重40～50 kg,公猪30～40 kg)、性成熟早、多产(初产8.5头,经产10头)等优点。

4. 五指山小型猪·又称老鼠猪,产于海南省白沙县、东方县等偏僻山区。老鼠猪头小而长,耳小嘴直立,胸部较窄,背腰直立,腹部下垂,臀部不发达,四肢细长,全身被毛大部分为黑毛,腹部和四肢内侧为白毛。据调查,成年体重30～35 kg,很少超过40 kg。中国农科院畜牧所冯书堂教授等于1987年从原产地引种了2头母猪、1头公猪至北京扩群繁育,目前存栏数在百余头,迁地保种获得成功,并且开展了近交培育和胚胎移植等方面的工作。已近交繁殖至16代,近交系数已达0.968,并建立了近交系各世代个体DNA遗传基因库。

5. 中国实验用小型猪·是产于我国贵州和广西接壤地的香猪,由中国农业大学利用近交和负向选择与系统选育相结合的育种方案培育成功。它具有体型小、成熟早、遗传稳定、抗逆性强和健康清洁的优点,便于手术操作和饲养护理。

(四)仔猪的饲养管理

从出生到断奶阶段的仔猪称为哺乳仔猪,是猪一生中生长发育最迅速、物质代谢最旺盛的阶段,也是对营养供应不全最敏感的阶段。仔猪培育效果的好坏,直接关系到离乳育成率的高低和离乳体重的大小,影响到母猪年生产力的高低和猪的出栏时间。仔猪培育的中心任务就是要减少哺乳期仔猪死亡,提高仔猪离乳窝重和离乳个体重。

根据仔猪不同时期内生长发育的特点及对饲养管理的要求,在生产上通常将仔猪培育分为两个阶段,即依靠母乳生活的哺乳仔猪培育阶段和由依靠母乳过渡到独立生活的离乳仔猪培育阶段。下面重点介绍哺乳仔猪的培育。

1. 哺乳仔猪的生理特点

(1)消化器官不发达,消化功能不完善:猪的消化器官虽在胚胎期已形成,但在出生时消化器官的发育较差,其相对重量和容积均较小。如初生仔猪的胃仅重4～8 g,容积仅30～40 mL,到20日龄时,胃重约35 g,容积为150～200 mL,到60日龄时,胃重达200 g左右,为初生时的25～30倍,容积则比初生时增大约20倍。小肠在哺乳期内也迅速生长,长度增加4～5倍,容积扩大50～60倍。可见,初生仔猪的消化器官虽不发达,但消化器官的发育很快。

消化器官的晚熟导致消化液分泌及消化功能不完善。在胃液分泌上,由于仔猪胃和神经系统之间的联系还没有完全建立,因此缺乏条件反射性胃液分泌。消化酶系统发育较差,初生仔猪胃内只有凝乳酶具有消化作用,可将乳凝结。但胃内缺乏蛋白酶,虽有少量蛋白酶原,但由于胃底腺还不能分泌盐酸,因此无法由盐酸激活,胃在初生20日龄内不具有消化蛋白质的功能,蛋白质的消化要靠小肠蛋白酶起作用。20日龄后胃底腺开始分泌盐酸,到40日龄左右,分泌的盐酸浓度增加,胃蛋白酶才具有消化作用,能够利用乳汁以外的饲料。此时,仔猪对乳蛋白和植物蛋白的消化能力才基本上无差异。因此,一般把仔猪的5周龄作为仔猪对植物蛋白消化利用的临界日龄。

哺乳仔猪消化功能的不完善还表现为食物在胃内排空的时间很短,15日龄时约为1.5 h,30日龄时为3～5 h,60日龄时为16～19 h,所以哺乳仔猪每天哺乳和喂料的次数要多,否则仔猪会感到饥饿,影响仔猪生长。由于消化器官功能不完善,哺乳仔猪对饲料的质量、形态及饲喂的方法和次数等有着特殊的要求。在哺乳期进行早期补料可以促进胃肠道发育,刺激胃壁尽早分泌盐酸,激活胃蛋白酶,从而有效地利用植物蛋白饲料或其他动物蛋白饲料。

(2)生长发育迅速,物质代谢旺盛:猪的妊娠期较短,胎儿发育相对不足,初生时体重相对较小。为弥补胎儿期的发育不足，仔猪出生后有一个强烈的生长发育阶段。与其他家畜如牛、羊、马相比，猪的胚胎生长期和生后生长期最短，但生长强度最大。10日龄仔猪的体重可达初生重的2～3倍，20日龄达初生重的4～6倍，60日龄则可达15倍以上。若以月龄的生长强度计算，第1个月比初生时增加5～6倍，第2个月比第1个月增长2～3倍，以第1个月生长强度最大，随着年龄增长，生长强度减弱。因此，仔猪第1个月的饲养管理尤为重要。

仔猪生后的迅速生长是以旺盛的物质代谢为基础的。一般生后20日龄的仔猪，每千克体重需沉积蛋白质9～14 g，相当于成年猪的30～35倍；每增重1 kg体重所需代谢净能302.2 kJ，为成年母猪的3倍左右；矿物质代谢也比成年猪高，每千克增重中约含钙7～9 g、磷4～5 g。由此可见，仔猪对营养物质的需要，不论在数量上还是在质量上都相对很高，且对营养缺乏的反应十分敏感。因此，供给仔猪全价的平衡饲料尤为重要。

（3）体温调节功能不完善，抗寒能力差：仔猪出生后环境温度急剧变化，而初生仔猪的身体发育在许多方面还不能适应环境温度的降低。主要表现在以下几个方面：① 初生仔猪下丘脑-垂体-肾上腺皮质系统的功能虽已相当完善，但由于大脑皮质发育尚不完善。因此，依靠神经系统调节体温来适应环境的能力很差；② 初生仔猪的被毛稀疏，皮下脂肪又很薄，保温隔热的能力很差。因此，物理性调节体温的能力也很差；③ 初生仔猪体内的能源储备也非常有限，脂肪仅占体重的1%左右，每100 mL血液中血糖含量仅为70～100 mg，若吃不到初乳，2天内血糖含量即降至10 mg以下，可导致因低血糖而出现的昏迷；④ 初生仔猪的体温比成年猪高1～2℃，其临界温度为35℃，为保证其体温的恒定，必须保持较高的环境温度，温度过低会引起仔猪体温下降，仔猪适宜的环境温度可参见表4-2-1。

（4）先天免疫力差，抗病力弱：猪的胎盘构造十分复杂，母体血管与胎儿脐带血管之间有6～7层组织构成的胎盘血液屏障，而抗体是一种大分子的γ球蛋白。因此，母体抗体无法通过血液进入胎儿，仔猪初生时没有先天免疫力。仔猪出生后其免疫能力是通过吸吮母猪的初乳而获得的，称为被动免疫。

初乳中免疫球蛋白的含量很高，但很快就会降低。据测定，母猪分娩时每100 mL初乳中含有4～

表 4-2-1　仔猪适宜的环境温度

日龄（天）	环境温度（℃）
0～3	29～35
3～7	25～29
7～14	24～28
14～21	22～26
21～28	21～25
28～35	20～24

8 g γ球蛋白，1天后下降50%，2天后下降近80%。仔猪出生后的24 h内，肠道上皮细胞处于原始状态，具有很高的通透性，可以完整地吸收初乳中的免疫球蛋白，从而获得被动免疫。但随着仔猪肠道的发育，上皮的通透性发生改变，肠壁对大分子球蛋白的吸收迅速降低。若以出生后3 h内肠道上皮对抗体的吸收能力为100%，则3～9 h内降为50%，9～12 h后降为5%～10%。因此，考虑到乳汁中γ球蛋白的消长规律及仔猪的消化和吸收特点，应让初生的仔猪尽快吃到初乳，以获得免疫能力。

仔猪10日龄后才开始产生免疫抗体，到1月龄时免疫抗体的数量还很少，直到5～6月龄才达到成年水平，而初乳中免疫球蛋白的含量在仔猪出生后又很快降低。因此，20日龄前后是仔猪免疫球蛋白青黄不接的阶段，最易患下痢，是最关键的免疫期。这一阶段仔猪已开始采食饲料，但消化液中缺乏盐酸，对随饲料、饮水进入肠胃中的微生物或病原菌没有抑制能力，从而成为仔猪多病和易于死亡的原因。因此，在这一阶段中，应保持母猪乳房和乳头清洁、圈舍环境清洁干燥、饲料和饮水卫生，以减少病原微生物的侵袭，保证仔猪的健康。

（5）体内含铁少，易患贫血症：仔猪出生时体内含铁元素很少，仅45～50 mg，只够它一周的需要。母乳是仔猪起初获得铁的唯一来源，但母乳中铁的含量极低，而仔猪肝脏中所储存的少量铁质仅够用2～3周，所以仔猪从第8～12天已开始有铁质缺乏现象。增重快的仔猪需铁更多，若不及时补铁，生长快的仔猪3～4天内即出现贫血，如果仔猪出现腹泻，则贫血更明显。因此，早期应及时对仔猪进行补铁，以后仔猪可以从补料中获得铁元素。

2. 哺乳仔猪死亡原因分析 · 哺乳期仔猪死亡的主要原因是挤压和饥饿。据统计，压死的占

40%～45%，饥饿死亡占25%～30%。仔猪出生35天内，四肢无力，行动不灵，喜欢贴近母猪或钻进垫草里，如果母猪笨重、迟钝或母性不好，就很容易踩伤或压死仔猪。因缺奶而导致饥饿死亡是哺乳期仔猪死亡的另一个主要原因；如遇到高产母猪所产仔猪超过乳头数，或因哺乳母猪缺奶、死亡等，均可导致仔猪饥饿死亡。此时，应将没有奶吃的仔猪寄养给产仔较少的母猪。

从时间上看，仔猪死亡大多发生在分娩后7天内，特别是分娩后3天内仔猪死亡率最高，约占哺乳期仔猪死亡的60%。因此，必须从哺乳母猪的饲养管理抓起，提高初生仔猪的管理水平，才能获得满意的育成率和离乳体重。

3. 提高哺乳仔猪育成率的主要措施

（1）加强母猪的饲养管理，增加初生体重和泌乳量：研究表明初生体重1 kg以下的仔猪，离乳前成活率低，离乳后生长也慢。出生体重分别为800 g以下、800～900 g、1 000～1 100 g和1 200～1 300 g的仔猪，离乳前死亡率依次为50%、25.9%、13.2%和9.6%，出生至出栏的平均日增重依次为484 g、507 g、526 g和545 g。说明仔猪初生体重既影响存活率和育成率，又影响离乳体重及离乳后的生长。因此，提高仔猪初生体重具有重要的意义。

加强妊娠后期母猪的饲养管理是获得适宜初生体重的关键。最近一些研究表明，在预产期前10天至哺乳期，给母猪饲料中添加油脂可以提高仔猪初生重，补充哺乳期饲料摄取量的不足，促使母猪在离乳后尽早发情。另外，影响仔猪初生体重的因素，除与妊娠母猪的饲养有关外，还受品种及胎次的影响。因此，应选择母性好、产仔多、泌乳力高的品种作母本，适时淘汰胎次过高的母猪。

（2）加强分娩看护，减少分娩死亡：研究表明，分娩死亡的比例可占总死亡率的16%～20%，这是十分不利的。出生时每损失1头仔猪，约相当于损失63 kg饲料。因此，应尽量减少这一阶段的损失。母猪分娩一般在5 h内完成，若分娩时间越长，仔猪发生死亡的比率则越高。因此，母猪分娩时应尽量避免惊扰，若仔猪的分娩间隔超过30 min，就应仔细观察并实施助产。

另外，有研究表明，延迟对初生仔猪的处理也可以提高仔猪的存活率。这是因为在初生时编耳号、断尾及注射铁剂等工作，可能会使仔猪感到疼痛而减少吃奶的次数和吮乳量，从而减少了从初乳中摄取的抗体量，因此对其生存是不利的。这些工作可以放到3日龄时进行。

（3）固定乳头，吃足初乳：初乳通常是指母猪分娩后3～5天内分泌的乳汁，尤指3天内分泌的乳汁。初乳颜色淡黄，化学组成与常乳不同，白蛋白和球蛋白的含量较高，脂肪含量较低。初乳是仔猪早期获得抗病力的最主要的来源，且初乳中含有镁盐，具有轻泻性。初乳的酸度高，有利于消化道活动，可促使胎粪排出。因此，仔猪出生后，必须保证吃足初乳。

仔猪有固定乳头吮乳的习惯，开始几次吸吮哪个乳头，则一直到离乳都不改变。但在初生仔猪刚开始吸乳时，往往会互相争夺乳头，强壮的仔猪抢先占领最前边的乳头，而弱小的仔猪则找不到乳头，造成吃乳不足或根本吃不到乳。因此，为了使同窝仔猪发育均匀，必须在仔猪初生后2～3天内，采取人工辅助的方法，促使仔猪尽快形成固定吸吮某个乳头的习惯。

固定乳头时，应将弱小的仔猪固定在前边的几对乳头，将初生体重较大、健壮的仔猪固定在后边的几对乳头，这样就能利用母猪不同乳头泌乳量不同的规律，使弱小的仔猪能获得较大量的乳汁以弥补先天不足，虽然后边几对乳头泌乳量不足，但因仔猪健壮，仍可以弥补后边几对乳头乳汁不足的缺点，从而达到窝内仔猪生长发育快且均匀的目的。

当窝内仔猪的差异不大，且有效乳头足够时，生后2～3天内绝大多数能自行固定乳头，不必干涉，但如果个体间竞争激烈，则应加以管理，人工辅助仔猪固定乳头。

（4）加强保温，防冻防压：初生仔猪调节体温的能力差，且皮薄毛稀，保温性能差，体温比成年猪高，需要的热量也比成年猪多，因此仔猪对环境温度的要求较高。寒冷对仔猪的直接危害是冻死，也是压死、饿死和下痢的诱因。

保温措施是单独为仔猪创造一个温暖的小气候环境，提高局部温度，防止热量散失。因为小猪怕冷，但大猪怕热，母猪最适宜的环境温度为15℃，如果把整个产房升温，则会引起母猪的不适，且多耗能源，很不经济。因此在生产中常把产房的温度控制在15℃，而采用特殊的保温材料来提高仔猪周围的环境温度。

为了保证仔猪培育的适宜温度，较为经济的方法是采用3~5月和9~10月分娩的季节性产仔制度，以避免在严寒或酷暑季节产仔。若全年产仔，则应设产房。产房要求冬季保暖、夏季散热、冬春季节能密闭。

热量散失的主要途径是地面的导热和空气的对流。在地面上铺草，并保持其干燥，减少空气对流，则可以有效地提高舍内的温度。此外，还可设置仔猪保温箱。可用大竹筐或木板制成，下部留一小口供仔猪出入。保温箱内可悬挂白炽灯或红外线灯。一般可用100 W的白炽灯或150~250 W的红外线灯泡吊在仔猪的躺卧处，通过调节距地面的高度来控制温度。如250 W的红外线灯泡，在舍温6℃时，距地面40~50 cm，可保持床温30℃。此方法设备简单，保温效果好。

新生仔猪的防压也是非常重要的。在生产实践中，压死的仔猪一般占总死亡数的比例较高，且多发生在生后1周内。压死仔猪的原因，一是母猪体弱或肥胖，反应迟钝，性情急躁的母猪也易压死仔猪；二是仔猪体质较弱，或因患病虚弱无力，或因寒冷行动迟缓；三是由于管理上的原因，抽打或急赶母猪，使母猪受惊，或褥草过长，仔猪钻入草堆中，致使母猪不易识别或仔猪不易逃避等。因此，生产上应针对上述情况采取防压措施。一般可在产圈的一角或一侧设置护仔栏（后期可用做补料栏），并训练仔猪养成吃乳后迅速回护仔栏休息的习惯，如可用红外线或电热板等诱使仔猪回栏。

（5）寄养与并窝：有些母猪的产仔数较多，但限于母猪的体质、泌乳力和乳头数，不能哺育所有的仔猪；也有的母猪产仔数较少，若仅哺育少数几头仔猪，经济上不合算；另有些母猪因产后无乳或产后死亡，新生仔猪若不妥善处理就会死亡。解决这些问题可采用寄养或并窝的方法。

寄养是指将分娩后因患病或死亡造成缺乳或无乳的仔猪，以及超过母猪正常哺育能力的多余仔猪过继给另一头或几头母猪哺育；并窝则是指将同窝仔猪数较少的两窝或几窝仔猪，合并起来由一头泌乳能力好、母性强的母猪集中哺育，其余的母猪则可以提早催情配种。寄养和并窝是生产中常用的方法。在寄养时应注意以下几点：原窝与寄养窝的产仔时间接近，一般在2~3天内；被寄养的仔猪应吃过初乳，否则不易成活；事先使寄养的仔猪处于饥饿状态，在继母放乳时引入；母猪和整窝仔猪及寄养的仔猪均用同样

气味的溶液喷洒，以混淆母猪和仔猪的嗅觉，使寄养的仔猪能母子相安；同一窝中寄养的仔猪数最好能控制在2头以内。

4. 哺乳仔猪的离乳与提高仔猪离乳重量的措施

（1）离乳时间与离乳方法：仔猪哺乳到一定的阶段后即停止哺乳，称为离乳。仔猪离乳是仔猪一生中生活条件的第二次大的转变，仔猪由原来依靠母猪生活过渡到完全独立生活。其营养由原来的全部或部分依赖液状的母乳变为全部依赖固态的饲料。在此阶段，仔猪的生长发育很快，尤其是骨骼和肌肉生长迅速。但是，刚刚离乳的仔猪由于胃肠道缺乏分解玉米、豆粕、鱼粉等一般原料的酶，很容易造成营养物质消化和吸收的不足。另外，饲料形态的改变也容易造成消化道的损伤而导致消化障碍。若再加上环境温度的变化，极易造成仔猪下痢或生长停滞，形成僵猪，甚至患病和死亡。因此，离乳仔猪的培育是养猪生产的又一个关键时期。仔猪在离乳期间培育的中心任务是：保证仔猪正常的生长发育，防止出现生长抑制，减少和消除疾病的侵袭，获取最大的日增重。

离乳的方法有3种。① 一次离乳法：即当仔猪达到预定的离乳日龄时，一次性地将母猪与仔猪分开。这种方法简单易行，工作量小。但是由于离乳突然，很容易因食物及环境的突然改变而引起仔猪的消化不良和精神不安，生长会受到一定程度的影响。同时也易使乳汁较充足的母猪乳房胀痛和不安，甚至还会引发乳腺炎。为了减少母猪乳腺炎发生的可能性，使用该方法时，应于离乳前3天左右减少母猪的精料、青饲料及水的供给量，以降低泌乳量；② 逐渐离乳法：这种方法又称安全离乳法。这种方法可在预定离乳日龄前4~6天，逐步减少母猪的青料和精料的饲喂量，同时减少仔猪吮奶的次数，直到最后停止哺乳。这种方法对母体和胎仔均安全有利，可有效地避免一次离乳的不利影响；③ 分批离乳法：又称先强后弱离乳法，即根据仔猪的发育情况及用途，分批陆续离乳。一般将发育好、食欲强或拟用作肥育的仔猪先离乳，而发育差或拟留作种用的后离乳，适当延长哺乳期，以促进其发育。此法的缺点是离乳的时间较长，优点是可以兼顾弱小仔猪和拟留作种用的仔猪。

仔猪的离乳时间应根据母猪和仔猪的生理特点以及养猪场（户）的饲养管理条件和管理水平而定。一般来讲，仔猪的离乳越晚，对离乳应激的抵抗力越强。离乳的时间一般多为42日龄或60日龄。也有早

期离乳的，国外多为21日龄或28日龄，国内多为35日龄。从提高母猪利用率来考虑，仔猪的离乳时间越早，母猪的利用强度越大。但从母猪的生理特点来考虑，母猪产后子宫的复原大约需要20天，在子宫未完全复原时配种受胎率低，胚胎发育受阻，死亡增加。从仔猪的生理特点来考虑，仔猪刚出生时的采食量很小，从饲料中获取的营养十分有限。乳汁是仔猪出生后最适宜的营养来源，尤其是20日龄以前的仔猪。因此，充分利用母猪乳汁，对促进仔猪早期发育是十分重要的。离乳时，母猪至少应达到或超过泌乳高峰期，即外来品种3周龄或本地品种5周龄以后为宜。

（2）提高仔猪离乳重量的措施：哺乳期仔猪的生长速度很快，仔猪在前期的日增重基本接近，差异主要在后期。30日龄前仔猪的平均日增重都在150 g左右，并且在整个期间的日增重相差无几，这是因为1月龄前仔猪日增重所需的养分有90%来自母乳，因此差异不大。但是，母猪的产奶量一般在产后20 ～ 25天达到高峰，然后逐渐下降，而此时仔猪的生长发育旺盛，所需的营养物质也越来越多，单靠母乳已不能满足本身的营养需要。有研究报道，仔猪出生后20天内母乳可满足其所需营养的97%，出生后30天可满足84%，出生后42天仅可满足50%，56天时则仅为27%。6 kg的仔猪所能吃到的母乳与2 kg的仔猪所能吃到的母乳差不多。显然，随着哺乳期的增长，母乳在后期已不能满足仔猪的营养需要，此时应及早使仔猪取得补料。

从母乳到开料的转换是提高离乳体重、培育高产仔猪的关键。仔猪30日龄后的日增重主要取决于采食量的多少，补料多则日增重快。一般若要在2月龄育成20 kg的仔猪，主要是靠补料。如不及早补料，就会阻碍仔猪的生长发育，甚至形成僵猪。哺乳仔猪提早开食补料，不仅可以满足生长发育对营养物质的需要，提高日增重，而且还可以锻炼仔猪的消化器官，提早分泌胃酸，促进胃肠蠕动，防止下痢，为安全离乳打下基础。仔猪的补料应根据其不同时期的特点采取不同的方法，一般可分为调教期、适应期和旺食期三个阶段。

1）调教期：此阶段主要是诱引仔猪上食，让仔猪早接触饲料。仔猪在出生后7 ～ 10日龄时，可开始诱食。仔猪在生后7日龄左右，前臼齿开始长出，特别喜欢啃咬硬物以消解牙痒。此时仔猪已能独立活动嬉戏，对地面的东西用闻、拱和咬等进行探究，仔猪

的探究行为有很大的模仿性，只要有一个仔猪拱咬一样东西，其他仔猪也来追逐。"诱"就是利用仔猪的行为模仿特性，教会仔猪采食饲料。

仔猪的采食量与饲料的适口性有很大的关系。因此，2周龄后，饲粮配合的重点是适口性，而不是仅从营养的角度来考虑。根据仔猪的习性，诱料宜用具有甜味或香味的颗粒状饲料，如用炒制的玉米、黄豆或豌豆等打碎成米粒大小的颗粒，或用配合的全价颗粒料。

根据仔猪采食的习性，可分别采用以下几种不同的诱饲方法：① 自由采食：仔猪一般有喜食甜、香饲料的特性。开始补料时，可将诱料如炒香的玉米、小麦、大米或黄豆等颗粒料撒在仔猪经常出入活动的地方，任仔猪自由采食，让仔猪学会吃料；② 饥饿诱食法：让仔猪与母猪分开，待仔猪饥饿时，先供给饲料诱食，待吃料后再让其吃奶。采用此法，一般只要1 ～ 3天仔猪就能学会吃料；③ 强制诱食法：这种方法是将仔猪和母猪分开，用强制的方法诱使仔猪吃料。可用水将饲料调成糊状，挑少许涂抹在仔猪的嘴中，反复几次后仔猪就能学会吃料；④ 以大带小：仔猪有模仿和争食的习性。这种方法是将已学会吃料的仔猪和刚开食补料的仔猪放在一起，小猪经过模仿和争食可学会吃料。也可将饲料撒在干净的地面上，仔猪会模仿母猪而学会采食。

2）适应期：从仔猪认料到正式吃料的过程称为适应期。一般约需10天。此阶段的训练仍然是强迫性的。此时仔猪对植物性饲料已有了一定的消化能力，可利用食入饲料中的营养来弥补母乳的不足，使消化器官逐渐适应植物性饲料，为旺食期奠定基础。在饲料的种类上应尽量选用仔猪喜爱的全价颗粒料或干粉料，任其自由采食，并充分供给清洁的饮水。

3）旺食期：从仔猪开始正式吃料到离乳为止称为旺食期。一般仔猪在30日龄左右进入旺食期。此阶段仔猪已能大量采食和消化植物性饲料。为提高仔猪的离乳重量，应尽量让仔猪多吃饲料，并且要补给接近母乳营养水平的全价饲料。每千克饲料中含消化能不应低于13.81 MJ，粗蛋白的含量一般不应低于18%，赖氨酸的含量应占粗蛋白的4.5%或日粮总量的1.0%以上。因此，仔猪的日粮不能单靠植物性饲料，而应给以一定量的高品质鱼粉、肉骨粉等动物性饲料。饲料应以生干喂为好，因为生干料比生稀料喂养效果提高15%左右，比熟料提高17% ～ 34%。哺乳仔猪的补

料应少喂多餐，让仔猪常能吃到新鲜饲料，一般每天补5～6次为宜。补料的多少与仔猪体质的强弱、认料的早晚、饲料的调制方法及饲料的适口性等有密切关系。补料成功的标志就是仔猪吃料多、生长快、日增重高。此外，因为仔猪的抵抗力弱，还必须注意饲料、食槽和饮水的清洁卫生，尽量减少胃肠道疾病。

仔猪的补料应充分注意补充铁、硒等矿物质。初生仔猪普遍存在缺铁性贫血，仔猪初生时体内铁的储存量为40～50 mg，而正常生长的仔猪每天约需铁10 mg，仔猪初生几天内即感觉缺铁。仔猪从初生到开始吃料共需铁200 mg，仔猪4天只能从母乳中获得1 mg，即使给母猪补铁也不能提高乳中的铁含量，而仔猪从饲料中直接吸收利用铁需要到20日龄左右。显然，初生仔猪必须补饲铁，否则到10日龄左右即会出现因缺铁而导致的食欲减退、皮肤苍白、被毛粗乱、生长停滞等现象。

初生仔猪的补铁通常在仔猪出生后2～3天，肌内或皮下注射铁制剂，如注射葡聚糖铁或牲血素1～2 mL（含铁50～150 mg/mL），也可将2.5 g硫酸亚铁溶于1 000 mL热水中过滤后装在奶瓶中，当仔猪吮乳时将溶液滴在母猪奶头上让仔猪吸，一般每天喂2次，每次5～10 mL。我国大部分地区饲料中硒的含量均较低（一般每千克料含量在0.02～0.05 mg），而仔猪对硒的日需要量为0.03～0.23 mg。因此，仔猪补硒也非常重要。可在仔猪出生后3～5天肌内或皮下注射0.1%亚硒酸钠维生素E制剂0.5 mL，离乳前后再注射1 mL。对已开料的仔猪可按每千克饲料中添加0.1 mg的硒补给。注意，硒是剧毒元素，过量使用极易引起中毒，用时应谨慎小心。

5. 离乳后幼龄猪的生长发育特点 · 这一阶段仔猪的绝对生长继续递增，每天每头仔猪消耗的饲料量亦表现递增趋势。同时，幼龄仔猪本身的生理机制尚不完善，使幼龄仔猪对饲养的要求更高。这一阶段，仔猪消化功能逐步发育完善，在40日龄后，胃蛋白酶就表现消化蛋白质的能力；45日龄后，胃和神经系统间功能联系已建立条件反射，消化液中胆汁分泌增加，脂肪酶、蔗糖酶和麦芽糖酶的活性加强，能较好地消化植物饲料；胃的排空速度变慢，胃液消化饲料时间延长。随着消化功能的完善，仔猪食欲增强，采食量增多，对饲料中营养物质利用效率提高，出现所谓"旺食"现象。如能充分利用仔猪这时期的生理特点，就能使仔猪生长发育加快，离乳后体重明显增大。

但是，幼龄仔猪这一阶段会由于离乳而产生应激反应，其来源是多方面的，最主要的原因是饲料的变更。离乳前的仔猪吮食香味和营养俱全的母乳，离乳后采食味道、气味、营养价值和理化特性均不同的干饲料，仔猪的消化道酶系统需逐渐适应。所以，应注意解决因饲料变更而造成的营养应激。

另外，幼龄仔猪在这一阶段的免疫能力尚不完善。如前所述，仔猪出生时不具备先天免疫能力，其对疾病的抵抗能力来自母猪初乳中的抗体，而自身免疫能力是在4周龄或以上才真正拥有。但是，离乳降低了机体的抗体水平，抑制了细胞的免疫力和免疫水平，使仔猪抗病力弱，容易腹泻和生病。特别是2～3周龄早期离乳的仔猪可表现明显的免疫抑制反应。而5周龄离乳仔猪与哺乳期间仔猪免疫能力无明显差异。在低温环境下，仔猪的免疫抑制更加明显。因此，提高早期断奶仔猪的免疫力对幼龄仔猪的饲养十分重要。

（骆永伟）

第三节
常见幼龄实验动物不同种属器官的发育时间

设计幼龄动物非临床发育毒性研究方案的关键是深入理解不同靶系统的发育状况。曾有一系列文章详细比较了各器官系统的发育情况，包括生殖系统、中枢神经系统、肾脏、心脏、肺、骨、免疫系统和胃肠系统等。

本节主要介绍人、非人灵长类动物、大鼠和犬雌雄生殖系统、肾脏和骨骼发育的关键点，并将这些数据汇总成表格。主要目的是让读者对人和动物模型的发育过程和时间有一初步比较。本节描述的并非面面俱到，但尽可能对这些发育过程做出一个初步的概述。对于某些指标，也并非所有种属都有相关资料。

一、雌性生殖系统的发育标志

药物和环境化合物对雌性生殖系统的发育会产生潜在的不利影响。药物暴露的结果受暴露量和暴露时间、药物的作用机制、靶组织的敏感性和生殖系统发育的关键窗口期影响。表4-3-1给出了实验种属如大鼠、犬和非人灵长类动物出生后雌性性发育的时间阶段及彼此对应的发育阶段。主要是特定阶段的年龄范围可能会有所不同，这取决于关注的器官系统和选择

进行比较的种属。根据观察可知，组织和器官并不一定在所有种属中都以相同的顺序成熟，也不一定在同一发育阶段成熟。

尽管卵母细胞的数量在出生时就已经确定，但是生殖组织出生后的成熟、类固醇激素的产生、外生殖器、性行为和性周期信号等都能促使女性达到其生殖潜能。此外，虽然青春期被定义为生殖器官成熟和可繁殖的时间，但并不意味着具有完全或正常的生殖能力。

大鼠是进行药物毒性评价应用最广泛的种属，血清卵泡刺激素（follicle stimulating hormone，FSH）水平在出生后不久开始增加，12天达到最高浓度，然后在幼年期结束时逐渐下降到12天时的20%。新生儿-婴儿期大鼠的血清黄体生成素（luteinizing hormone，LH）水平高于青春期大鼠。这个峰值在青春期完全消失，而LH水平在此期间保持较低水平。

婴幼儿时期，由于雌二醇与高水平的甲胎蛋白具有较高的亲和力，而芳香化雄激素在类固醇负反馈控制促性腺激素分泌方面起主导作用，因此雌二醇的负反馈相对较少。幼年期，有一个主要由雄激素控制到雌雄激素双重控制的改变过程。幼年期的脱氢表雄酮（DHEA）和硫酸脱氢表雄酮分泌增加与肾上腺网状

表 4-3-1   常见实验室种属雌性的性发育阶段

阶　　段	大　鼠	犬（Beagle）	非人灵长类动物
新生儿	出生～PND$_7$	出生～3周	出生至3～4个月
婴儿	PND$_{8-21}$	3～5周	29个月内
幼年/青春期前	PND$_{22-37}$	5周～6个月	43个月内
青春期	PND$_{37-38}$	6～8个月	27～30个月

带明显的成熟有关。出生20天的大鼠，肾上腺功能突出的特点是肾上腺网状带成熟。肾上腺分泌的DHEA和DHEA硫酸盐在幼年期前上升，这与性腺或促性腺激素无关。DHEA和DHEA硫酸盐水平的增加是由于17α-羟化酶/17，20-裂解酶和DHEA磺基转移酶的增加及3β-羟基类固醇脱氢酶的减少。

此外，幼年时期，下丘脑神经元形态学上的成熟与LH释放的变化相一致，与下丘脑-垂体单元对雌二醇正反馈的充分响应时间一致。卵巢在出生后的第1周对促性腺激素的刺激相对不敏感，在第2周受促性腺激素调控。卵泡发育和闭锁在幼年期呈波浪式发生，但这些卵泡并不排卵。在幼年期的最后阶段，LH释放方式开始改变。30日龄以上的动物，子宫很小（湿重小于100 mg），无法检测到宫内液体，阴道尚未张开。进入下一阶段的动物子宫更大，内有子宫液，但阴道仍然闭合。

第一次发情当天，宫内会有大量的宫腔液，子宫湿重大于200 mg，卵巢有大卵泡，大多数动物的阴道是封闭的。在第一次排卵当天，宫腔液消失，形成新的黄体，阴道张开，阴道细胞学检查显示以角化细胞为主。大鼠性成熟的常见指标是阴道开口。阴道张开发生在第一次排卵前促性腺激素激增的第二天，即36～37天，范围是32～109天。雌性大鼠的生殖功能可保持至300天，然而这受到大鼠品系的影响。

与大鼠一样，人和猴在出生后早期促性腺激素分泌会增加，然后在婴儿期到青春期末期持续减少。雌性直到12～24个月，卵巢通过分泌雌二醇对FSH的增加做出反应，在青春期开始前雌二醇水平不会再次达到高峰。人类大约6岁时雌二醇的分泌下降到最低点。在此期间，促性腺激素释放激素（GnRH）脉冲性分泌减少，这与性腺和中枢神经系统的调控有关。人类肾上腺功能初现的时间可能为5～8岁不等。肾上腺素可能是一个逐渐成熟的过程，从7～8岁开始，持续到13～15岁，并不是肾上腺素合成的酶活性或肾上腺雄激素浓度突然快速变化的结果。有趣的是，非人灵长类动物似乎没有肾上腺。虽然肾上腺雄激素浓度与人类相似，但是在恒河猴、食蟹猴和狒狒的发育过程中其肾上腺雄激素水平与成年期是相似的。

尽管内分泌的情况表明，激素在月经初潮的几个月或几年前已经发生了显著的变化。但月经初潮，即月经周期的开始，仍然被认为是青春期开始的标志。第一次排卵发生在第一个周期后的某个时间。这支持了由Young and Yerkes（1943年）提出的"青春期不育"假说（月经初潮和首次排卵的时间间隔）。大多数年轻女性在月经初潮的6个月后或更久才会排卵，规律的月经周期直到几年后才会明确。恒河猴月经初潮后的一段时间内存在高发性的无排卵和短的黄体期循环。

非人灵长类动物在2.5～3岁的青春期初期，雌二醇浓度会升高，而人类这个时间段是8～10岁。促性腺激素在月经初潮后获得对雌二醇刺激LH分泌的反应能力。人类LH脉冲信号振幅的增加标志着青春期的开始，这也被认为是GnRH脉冲振幅的增加。恒河猴的研究表明，在幼龄时期中枢神经系统抑制GnRH脉冲发生器的机制主要涉及γ氨基丁酸（γ-GABA）和GABA能神经元。随着青春期的开始，GnRH脉冲发生器的重新激活与γ-GABA能神经传递的下降、兴奋性氨基酸神经递质（包括谷氨酸）输入的增加有关，也可能与星形胶质细胞衍生生长因子有关。

啮齿类动物、非人灵长类和人类瘦素水平和瘦素信号在青春期要达到一定程度，以维持正常的周期和生殖功能。但是，瘦素对中枢控制的GnRH脉冲释放没有直接影响。现有的证据表明，瘦素作为几种因素之一，单独存在不足以启动性成熟。

催乳素对大鼠有促进黄体生成的作用，腺垂体催乳素含量和催乳素细胞含量随出生年龄增加而增加。但催乳素水平直到青春期前仍维持较低水平。猴或人类催乳素不具有促进黄体生成作用。

为方便出生后雌性生殖道发育的时间阶段及各种属之间的比较，附录二中给出了大鼠、犬、非人灵长类动物和人类的具体发育时间点，包括内分泌状态、卵泡成熟、排卵、生殖道发育、动情周期/月经初潮、肾上腺功能初现、青春期和生育能力等。

二、大鼠青春期前后生殖器官的组织学变化

SD大鼠青春期前和青春期发育时期，PND$_{20-50}$所有动物都有原始卵泡和初级卵泡。在高度不成熟的卵巢中（如PND$_{20-25}$）更容易观察到原始卵泡和初级卵泡，它们沿皮质周围散在，而在卵巢门处则密集簇生。随着卵巢的成熟，可以观察到更多的三级卵泡、成熟卵泡和黄体，很少观察到原始卵泡簇及初级卵泡簇。卵巢、子宫和阴道的组织学特征见表4-3-2。这

表 4-3-2　PND$_{20-50}$ 期间发育阶段的 SD 大鼠卵巢、子宫和阴道的微观特征

PND	卵　巢	子　宫	阴　道
	次级卵泡 > 三级卵泡	静止	静止
		直径 =1 mm	
20		低立方上皮细胞	未成熟小嗜碱性细胞
	早期三级卵泡窦发育	细胞高度 ≤ 细胞核高度 1.5 倍	轻微至轻度白细胞浸润和上皮细胞坏死
	孤立性的颗粒细胞凋亡	无空泡变性或混合细胞浸润	未黏液化
21	坏死的卵细胞出现		
	三级卵泡 > 次级卵泡		
24			顶层首先出现细胞质黏液化
26	出现坏死的卵细胞（3～8个/切片），其中凋亡的颗粒细胞融合性扩张		
	出现成熟卵泡	直径 =1.25 mm	阴道上皮开始逐渐分化
		出现空泡变性	
		出现混合白细胞浸润	
27～29	大量的坏死卵细胞（15～30个/切片）	立方上皮	动情间期、动情前期和动情期首次出现（PND$_{29-33}$）
		腺细胞高度为细胞核高度的 1.5～2.0 倍	
	出现黄体	表面细胞高度 ≤ 细胞核高度 1.5 倍	
38	所有动物都有成熟卵泡，3～6 个黄体/切片	所有动物都有混合的白细胞浸润	所有动物都有阴道上皮分化
		腺细胞高度 ≤ 细胞核高度 2.5 倍	
		表面细胞高度为细胞核高度的 1.5～3.0 倍	
42～43	每张切片有 4～10 个黄体	直径 =1.75 mm	所有动物都有阴道上皮分化
	坏死的卵细胞为 1～4 个/切片	腺/表面细胞高度为细胞核高度的 1.5～3.0 倍	

些信息有助于病理学家解释雌性大鼠青春期试验中观察到的结果。

PND$_5$ 时存在完整的原始卵泡，不同报告的排卵开始时间不同，有报道排卵发生在 PND$_{29-38}$，阴道张开常发生在 PND$_{36-37}$，约 7 周时达到完全性成熟。因此，21 天的给药时间（PND$_{22-42}$），雌鼠的青春期跨越了卵巢发育及大脑对雌激素的正反馈时间段，导致 LH 激增，第一次动情周期和排卵在 PND$_{43}$，基于这些已发表的报告，正常大鼠卵巢应该已经经历了 1 次以上的排卵周期。从 PND$_7$ 至 PND$_{21}$ 的婴幼年时期，FSH 刺激卵巢将睾酮转化为雌二醇，卵泡开始发育。PND$_7$ 至

PND$_{21}$ 期间的卵泡颗粒细胞具有 FSH 受体。

卵巢发育的青春期阶段是 PND$_{22-32}$。在此期间，颗粒细胞继续响应垂体促性腺激素分泌雌激素，卵泡继续发育。由于在青春期下丘脑不会产生足够量的促性腺激素释放激素，所以垂体不能产生足够的 LH，卵泡不能排卵，因此在幼年时期发育中的卵泡变为闭锁卵泡。LH 分泌不足是卵泡发育和闭锁出现的原因。

在 PND$_{28}$ 成熟卵泡和排卵首次发生，在 PND$_{29}$ 至 PND$_{38}$ 期间首次出现黄体，催乳素和生长激素（GH）分泌的脉冲模式，以及肾上腺素的昼夜变化，也影响卵巢功能和发育。

黄体第一次出现是在PND_{28-38}，并能持续几个动情周期，黄体第一次退化发生在PND_{47}，由于纤维组织的积累是微不足道的，大鼠退化的黄体通常不会作为白体存在，最终会完全消失。对青春期的组织学检查要求病理学家识别黄体发育、成熟和退化阶段。生长阶段的黄体包含嗜碱性细胞，成熟阶段的黄体由肥大的嗜酸性细胞和细小的空泡化细胞组成。那些细胞较小、纤维中心扩大及有坏死碎片的黄体是退化的黄体。每个周期的黄体在动情后期发育，在动情间情的第1天成熟，并在周期的第3天开始退化。黄体产生的孕酮一般在发情后期和动情间期持续存在。此后，随着周期接近动情前期孕酮分泌下降。大鼠子宫分泌一种促黄体溶解因子，大概是前列腺素$F_{2\alpha}$，这是造成大鼠黄体寿命相对较短的原因。

子宫组织发生的改变与卵巢的改变是一致的。子宫保持静止直到PND_{27}，PND_{28}出现上皮细胞的空泡变性和白细胞浸润（包括嗜酸性粒细胞），随后在PND_{29}卵巢中首次出现黄体。PND_{38}后，所有动物的子宫都有白细胞浸润，这与卵巢中成熟卵泡和黄体的存在有关。PND_{22}、PND_{28}和PND_{43}子宫直径分别约为1.0 mm、1.25 mm和1.75 mm。从PND_{22}至PND_{42}子宫体积的增加伴随着子宫重量的增加。

阴道组织学变化也与卵巢和子宫的变化相一致。阴道保持组织学静止直到PND_{23}，仅有少量嗜碱性的细胞质和肥大的立方上皮。最早的变化是在PND_{24}，阴道出现多灶性黏液化，这是在卵巢黄体出现的前4天，腺上皮细胞空泡变性和子宫表面出现白细胞浸润。在PND_{29}开始出现动情周期的组织学证据，在不同的时间点，动情周期阶段的动物个体间存在差异。也有研究表明，动情周期周期性发生的细胞学证据从PND_{31}开始出现。

三、雄性生殖系统的发育与成熟

（一）生殖器官

1. 睾丸·成熟睾丸由排列紧密的曲精小管缠绕构成，小管中有支持细胞和生殖细胞，由包含间质细胞、脉管系统、巨噬细胞、富含蛋白质和睾酮的超滤液及支持基质隔开。生精上皮由底部附着于基膜上的支持细胞和连续同步化的成熟生殖细胞群构成。曲精小管是由基底膜和一层可收缩的肌样细胞层包绕，曲精小管的末端变为直精小管，直精小管通入睾丸纵隔内，相互交叉形成睾丸网，在睾丸网中，直精小管与输出小管和附睾相连续。

（1）人类：人类的精子到青春期才开始成熟，然而，出生前、出生后早期和青春期前睾丸在激素的分泌中起着至关重要的作用。出生后早期的睾丸，最常见的细胞类型是未成熟的支持细胞及数量有限的相对未分化的生殖细胞。Cortes等的研究发现，支持细胞的总数从胎儿期到儿童期、青春期和成年早期一直在增加。相反，Lemasters等认为睾丸支持细胞在出生后开始增殖，6月龄时达到成年支持细胞数量时停止生长。睾丸支持细胞在2～4岁分泌抑制素B，在整个青春期期间分泌抗苗勒管激素。人类有三个已知的睾酮激增期，一个是妊娠4～6周，一个是妊娠4个月至出生后3个月，最后一个是12～14岁。与出生后早期睾酮水平增加一致，睾丸间质细胞数量双向增加，包括出生早期睾丸间质细胞增加，1.5岁时降至最低水平，然后继续增加，直至在成年时间质细胞的数量达到高峰并保持平衡。婴儿生殖细胞总数的增加在出生后50～150天达峰值，年龄较大时数量减少。在增殖初期，部分生殖细胞密度总体下降，部分是由于睾丸体积增大所致。从出生到10岁期间精原细胞数增加6倍，青春期时，随着睾丸体积增大这一数量成指数增加。

每天产生数百万精子是触发青春期的信号。首次遗精，也就是精子形成的开始年龄，发生在青春期早期，可以通过尿液中的精子来检测。睾酮水平的升高在青春期精子发生的起始阶段发挥关键作用。随着生精周期的开始，生精小管管腔的发育和血睾屏障的形成是关键事件。健康男孩青春期睾丸开始发育发生于11.8～12.2岁之间。

性早熟是在9岁之前。Nielson等报道首次遗精的平均年龄为13.4岁（11.7～15.3岁）。在首次遗精后大约2年，睾酮水平达到成人水平。从青春期开始，需要3.2年±1.8年达到成年睾丸体积。虽然精子在青春早期就产生，但是射精直到青春期中后期才可能发生，这标志着男性生育的开始。与精原细胞不同，支持细胞和间质细胞成年后不会增殖。

（2）非人灵长类动物（恒河猴、猕猴）：睾丸间质细胞（Leydig cells，LC）会产生睾丸类固醇激素，在胎儿期非常突出。出生第一年，LC数目减少和去分化后进入暂停发育阶段。出生第三年末，LC再开始分化产生初级类固醇激素睾酮。未成熟雄性的睾酮水平为

30 ～ 250 ng/100 mL，成熟雄性的睾酮水平为230 ～ 1 211 ng/100 mL。在耶鲁猴群体中，青春期大约在2.5岁开始。睾丸中的精原细胞数在出生第一年末数量增多，但精子最早出现在3岁左右。

（3）大鼠：与人类和灵长类动物不同的是，大鼠睾丸没有静止期，也就没有促性腺激素持续分泌的中断。大鼠出生后睾丸发育较早且稳步发育成熟。Ojeda等描述雄性大鼠出生后性发育的4个阶段：出生到7日龄的新生儿期、出生8 ～ 21天的婴儿期、21 ～ 35天的幼年期和55 ～ 60天的青春期。在输精管看到成熟的精子时意味着性发育结束。

来源于胎儿睾丸生殖母细胞的精母细胞在GD_{18}停止分裂，许多精母细胞在PND_{3-7}退化。其余的（通常仅为出生时的25%）开始分裂形成第一个精原细胞、睾丸LH受体和间质细胞，妊娠期间睾丸组织中睾酮含量增加，在出生时达到最大值。睾酮浓度在出生后很快下降。生精小管内的支持细胞数量大约在GD_{16}开始增加，约GD_{19}达到分裂的高峰，大约PND_{14-16}停止。同样，出生前睾丸支持细胞的FSH受体明显增加。PND_{16}时支持细胞不再增殖。出生后约PND_{18}，FSH响应能力达峰值，随后下降，直至PND_{40-50}达到成年水平。间质细胞在14 ～ 28天快速增值，第28 ～ 56天之间出现第二次快速增殖。同样，28日龄前雄激素增加缓慢，然后迅速增加直至56日龄。通常成年大鼠体内间质细胞不会增殖，尽管在取代受损或被破坏的细胞时可能会有此现象。

雄性大鼠45日龄时，精子首次出现在生精小管管腔内，并通过附睾输送至输精管，58 ～ 59日龄可以在输精管中检测到。77日龄时睾丸精子达到稳定状态。

与这些值相反，Maeda等引用了Wistar大鼠出生后发育时间点。出生后20 ～ 30天首先在睾丸中检测到精子，70日龄时100%的动物都能检测到精子。附睾尾部，一些雄性大约40日龄可检测到精子，几乎所有的动物在90日龄都会检测到精子。睾丸和附睾的相对重量在第70天达到峰值。出生后50天（青春期），睾丸重量约占体重的1%。

需要注意的是，最初两批大鼠精子质量是比较低的，青春期前后的细胞损失比成年大鼠要大得多。因此，动物青春期前后的评价研究中应该会看到更多的死亡细胞和对照组中的结构异常，这使得在给药动物身上识别这些影响变得更为复杂。青春期后，尽管睾

丸单位重量的精子产量迅速达到最大值，但由于精子总量的增加，睾丸继续增大。

（4）小鼠：与大鼠类似，出生前小鼠生精细胞和支持细胞从中肾嵴迁移。出生后，在PND_3可以观察到最早期的A型精原细胞，而且这些精原细胞正在增殖。受垂体促性腺激素的影响，睾丸支持细胞增殖至PND_{17}。睾丸间质细胞的增殖较晚，接近青春期（PND_{21-33}），这取决于血清中的促性腺激素。小鼠青春期约在PND_{35}。

（5）犬：Schnauzer犬和Beagle犬的睾丸分化在GD_{36}，随后是苗勒管的退化。出生后2周龄，生精小管由未成熟的支持细胞和生殖母细胞组成。虽然雄激素水平没有明显的变化，在出生第3周，睾丸间质细胞似乎是成熟的，然后从4 ～ 7周退化。8周龄时，间质细胞活跃，支持细胞和精原细胞可看到有丝分裂象。在16 ～ 20周，睾丸横截面上的生殖细胞的数量减少而脂质数量增加。16周，减数分裂的细线期表明精原细胞染色质明显浓缩。18 ～ 20周，生殖细胞开始迅速分裂，生精小管细胞数量和直径迅速增加。圆形精子细胞在22周开始出现，长精子细胞26周开始出现，至28周，当所有细胞类型都出现时，直径接近成年水平。

2. 附睾

（1）人：与其他哺乳动物一样，附睾的发育依赖于睾丸间质细胞的雄激素。此外，附睾上皮的分化取决于睾丸或附睾近端腔液的成分。

（2）大鼠：如睾丸一样，附睾在胚胎学上起源于胎儿三个肾区中间。最尾部的区域产生肾脏。相反，胚胎中肾细胞向尾部迁移，形成弥漫性的导管网络。在苗勒抑制物质的存在下，中肾管的颅部形成附睾。这些细胞在睾酮的影响下发育和增殖，形成了妊娠后期的单一小管。出生前暴露于减少睾酮合成/雄激素信号的化合物会干扰附睾发育，也常常导致整个器官的缺失。

1979年，Sun和Flickinger提出了大鼠附睾发育的三个阶段：未分化期（出生至PND_{15}）、分化期（PND_{16-44}）和扩张期（$> PND_{44}$）。DeLarminat等人发现细胞分裂最严重的时期是PND_{25}。当考虑区域性的细胞分裂时，情况变得更为复杂，不过细胞分裂的绝大部分都发生在PND_{30}之前。这与Limanowski等人的观点一致。睾酮、生殖细胞和来自睾丸网的分泌液对附睾的分化是有利的。49日龄时精子出现在附

睾，91日龄附睾精子达到最高水平，这与附睾重量在49～63日龄和77～91日龄的时间间隔增加最大相一致。

附睾发育的另一个关键因素是血附睾屏障（blood-epididymis barrier）的形成，大鼠出生后第21天，在附睾腔精子出现之前完成。

（3）犬：Kawakami等发现比格犬附睾上皮细胞高度和导管直径均非常缓慢增加，至出生约22周龄时两者急剧增加，然后趋于平稳。24周龄时附睾精子表观密度为零，26周龄时有少量精子，28周龄时会更多，30周龄后附睾精子密度趋于稳定。Mailot等人使用小猎犬（terrier），从出生后30～57周检测射精的精子，发现数目持续增加；精子潜在的成熟可能对这个数字产生明显影响，也与犬对样本采集过程的适应有关。

3. 血睾屏障

（1）人：5岁时人类睾丸冻裂制剂中可以看到一些连接颗粒。到8岁时，出现相互连接的排列和斑块。镧很容易渗入细胞之间的空间。血睾屏障在青春期完成，此时在精子发生开始时可以看到一个连续的连接颗粒带。

（2）大鼠：15～25日龄血睾屏障的通透性明显降低。支持细胞紧密连接形成于出生后14～19天，同时支持细胞分裂停止；第一批早期精母细胞运动至屏障的管腔侧。与青春期前相比，成年动物的血睾屏障甚至能限制更小的分子进入睾丸。

（3）犬：8周龄比格犬睾丸的支持细胞没有闭塞连接，但存在分隔连接，部分限制了镧的穿透。13～17周龄，支持细胞形成不完全的紧密连接，呈斑块状。20周龄，这些紧密连接呈现线性排列并与隔膜连接，此时镧不能渗透至内腔。

4. 肛门与生殖器间距离·大鼠的性别通常通过外部检查早期新生幼仔的肛门-生殖器距离（anogenital distance，AGD）来决定。AGD定义为生殖器结节和肛门之间的距离，雄性大约是雌性的2.5倍。恒河猴胎儿也有类似AGD的性别差异。目前尚不清楚实验室动物AGD的变化是否对应于人类的不良影响。缺乏5α还原酶的假两性雄性的AGD下降尚无报道；而非那雄胺，一种5α还原酶抑制剂，在可引起尿道下裂的剂量下并没有改变猴的AGD。Clark引用了AGD中与年龄相关的变化。对照组SD大鼠出生后0天的AGD均值，雄性为3.51（3.27～3.83）mm，雌性为1.42（1.29～1.51）mm。注意，在AGD测量中可能存在一些实验室间的差异。

5. 睾丸下降·多数种属的睾丸下降过程是相似的，虽然有一些时间和局部解剖上的差异（睾丸系带的生长、间充质的退化和提睾肌的发育）。基本上，妊娠期睾丸附于腹腔中肾。在睾丸下降过程中，中肾退化和系带固有大小增加，进一步扩张腹股沟管使其通过。一旦睾丸下降完成，睾丸系带缩短，使睾丸进入阴囊。

（1）人类：Hogan等将妊娠第7～28周作为人类睾丸下降的时期，而Gondos将妊娠第7个月确定为鞘膜生长和腹股沟管直径增大以便睾丸下落的时间缩短。下降是由于部分睾丸系带的退化。因此，Gondos认为妊娠后期是睾丸完成其下降到阴囊的时期。

（2）非人灵长类动物：睾丸下降发生在出生时。然而，在出生后不久，睾丸上升到腹股沟管，随后进入出生后的回归阶段。在3岁左右，睾丸再次下降，同时大小也增加。

（3）犬：出生时，犬的睾丸下降尚不完全。大部分的中肾小管变性在睾丸开始下降之前完成。当睾丸保持在腹部，睾丸大小几乎没有增加。在出生后第3天或第4天睾丸通过腹股沟管。睾丸通过后睾丸系带开始退化，于5～6周龄完成。

（4）大鼠：在妊娠第20～21天时，大鼠睾丸附着在腹股沟内环，其尾端与附睾尾位于管内。睾丸系带的增大发生在出生后，而睾丸的下降发生在出生后第15天左右。与许多种属不同的是，成年大鼠的腹股沟管仍然很宽，这使得雄性大鼠能够将睾丸提升到腹部。

6. 包皮分离

（1）人类：人类的包皮分离（preputial separation，PPS）开始在妊娠晚期，一般在出生后9个月至3岁之间完成。人类的雄激素在PPS中发挥作用。

（2）大鼠：雄性大鼠青春期开始的外在标志是PPS，即龟头从包皮分离。最初，大鼠阴茎看起来类似于雌性的阴蒂，出生后30天阴茎的龟头很难暴露。出生后20～30天，阴茎头部从V形变为W形，出生后70天100%的动物再变为U形。SD大鼠PPS的平均年龄为43.6天±0.95天（41.8～45.9天）。青春期开始与体重之间有着复杂的关联。

（二）附属性腺

1. 前列腺·虽然功能相似，但哺乳动物的前列腺各不相同，这使得动物模型的选择存在问题，如前列腺癌是老年男性高发的恶性肿瘤，但在动物中很少见。动物模型中，无论是前列腺癌（自发或诱导）还是良性的前列腺增生，在形态、生物化学、对激素调节的反应及转移和扩散等方面，都与人类疾病完全不同。

（1）人类：人前列腺分叶没有明确划定；前列腺作为单一的腺体有几个区域。胎儿期，前列腺表现为由基质细胞支持的几个间隔较宽的小管。出生前，前列腺小管数量和接近度明显增加，并出现小管上皮增生和分泌。前列腺中、外侧叶可见明显的管状上皮鳞状化生，最后发生脱落，前列腺管上皮细胞脱落入管腔。因此，在出生后很短时间内（1个月内），前列腺的组织学变化不明显；然而，化生改变发生在胎儿期，出生后退化，3个月时留下的空小管只有少数残余的化生组织。小管上皮也退化。退化期间，前列腺小管的状态可能会有所不同，从充满了化生细胞到以脱落细胞碎片为主的空管。值得注意的是，鳞状上皮化生仅局限于胎儿时期，成人在病理状态下除外。其余叶（前、后叶）表现出很少或没有化生改变。

前列腺分泌物在出生时就存在。雄激素刺激前列腺分泌最初发生在妊娠14周左右，并在整个胎儿期的其余时间内继续增加分泌的发生率和分泌程度。到妊娠最后一个月，分泌仅限于胎儿前列腺外侧和前叶周围的小管。在这段时间内，中间区域将分泌小管与中心部分分开，而中心部分仍在经历不同程度的鳞状上皮化生。一旦鳞状上皮化生消退及化生上皮细胞脱落，这些区域也可能开始分泌活动。出生后，鳞状上皮化生完全消退后，分泌将持续一段时间。旺盛的分泌持续到出生后1个月，但此后变得更不稳定。

前列腺从化生到脱落再到分泌是一个激素介导的过程。子宫内雌激素的刺激诱导前列腺囊及周围腺上皮的化生。随着妊娠的进展，化生细胞变为鳞状，最终脱落，形成管腔及其囊状结构。出生后，化生改变退化，雌激素刺激终止，导致化生过程的停止和小囊扩张的减少。随着雌激素水平的下降，激素平衡的改变有利于雄激素水平的增加及对前列腺分泌的刺激。因为鳞状上皮化生和分泌是受不同激素控制的，这些控制进程位于前列腺不同区域，因此，一旦这些区域完成了鳞状上皮化生，分泌便开始从周围向前列腺中心区域延伸。

（2）犬：前列腺是犬体内唯一发育良好的副性腺。它相对较大，完全包围尿道。前列腺分为右叶和左叶，中间叶发育不良或缺失。相反，在前列腺肥大的男性中则是中叶阻塞了尿道。在犬的前列腺中，分支的分泌腺泡和导管从尿道的每一侧放射出来。据O'Shea报道，成年犬前列腺大小和重量如下，长1.9～2.8 cm，宽1.9～2.7 cm，高1.4～2.5 cm，重4.0～14.5 g（0.21～0.57 g/kg）。

新生幼犬的前列腺主要由基质和一些可识别的实质组成。青春期，实质比基质增殖更快，使得实质细胞成为性成熟成年犬的主要细胞类型。实质组织分布不均匀；即使在成年犬中，基质细胞仍主要存在于前列腺中央区域，在精阜前面和尿道后可见少量实质组织。

成年犬的前列腺经历了3个阶段：幼犬正常生长、成年中期增生和老年退化。与其他种属相似，前列腺的发育和功能受雄激素控制，但犬的前列腺组织结构随年龄而变化。1岁之前，前列腺生长缓慢，直到青春期来临，生长迅速，伴随着结构和功能成熟的发展。随着青春期雄激素水平的升高，雄激素达到足够的水平来刺激正常前列腺的生长和成熟。随着雄激素的继续刺激，出现增生性生长的阶段，表现为正常组织失去及腺体增生开始。囊肿可在此期间形成。成年犬的前列腺生长速度稳定，直至11岁左右。老年性退化发生在11岁以后。在这一阶段，前列腺重量稳定下降，可能是由于雄激素分泌减少所致。前列腺可能出现或不出现萎缩的组织学表现。

4月龄犬，可检测到肺泡上皮分泌前列腺液的证据。正常情况下，分泌上皮细胞来源于分化的基底储备细胞，而不是通过上皮化生。与前列腺周围的实质相似，9月龄时，部分腺体组织存在于尿道下黏膜下层、精索及周围组织。在一生中这种腺体组织似乎没有明显的数量或大小增加。

除了人，犬是唯一能够有自发性良性前列腺增生（benign prostatic hyperplasia，BPH）的哺乳动物。这两个种属的BPH是相似的，包括发病年龄、睾丸功能正常及通过去势来预防。这两个种属的前列腺增生组织中双氢睾酮水平升高。然而，人类BPH和犬BPH组织上不同，抗雄激素药物治疗的症状和反应程度也不同。

犬类的前列腺对雄激素和雌激素都有反应，对两种激素都有受体，而雌激素受体普遍存在。雌二醇可增加细胞内的雄激素结合蛋白，从而刺激雄激素介导的前列腺生长。双氢睾酮是不同年龄段前列腺的主要作用激素，包括对未成熟、成熟和肥大的前列腺腺体。

（3）大鼠：与人类的前列腺不同，大鼠的前列腺由不同的叶组成（腹侧叶、侧叶、背叶和成对的前叶，也被称为凝结腺）。在未成熟和年轻的大鼠中，前列腺叶，特别是背侧叶和侧叶可以分离，而在成年大鼠中，由于这些腺体之间缺乏明显的边界，经常检查的是背外侧前列腺。大鼠和人前列腺可能具有同源性。值得注意的是，成年男性中没有与大鼠腹侧前列腺相对应的胚胎学结构。大鼠的前列腺发育大多发生在出生后。出生后1～7天形成前列腺叶，出生后7～14天形成前列腺管腔。出生后的14～21天，前列腺发育过程中可见到分泌颗粒。前列腺在出生后28～35天达到成年期的外观，这与出生后睾丸激素水平的增加相一致。

大鼠和人类前列腺还有其他一些区别。大鼠前列腺缺乏一个强壮、发育良好的纤维肌间质。此外，在酶的活性上，以及锌的吸收和浓度及抗菌因子的分布上均有差异（存在于人类整个前列腺，但大鼠仅存在于背外侧前列腺）。

（4）小鼠：Sugimura 等对小鼠出生后前列腺发育进行了评估。这些研究发现，出生后15天内，腹侧前列腺和背外侧前列腺的分支点和顶端数量显著增加。叶瓣之间在分支点数量、形态（包括大体形态和显微形态）方面存在显著差异。约PND_{30}时主要导管和导管尖端数量达到成年水平。

2. 精囊腺

（1）人类：精囊和输精管在胎儿发育的第6个月出现，其排列方式与成人相似。精囊腔大、壁厚，肌壁较输精管强壮。出生前肌壁的发育是由雌激素刺激介导的。到妊娠第7个月，精囊已经达到了成年形态，虽然直到足月，内腔周围的黏膜才开始出现褶皱。出生后精囊继续缓慢生长，直到青春期。

妊娠第7个月精囊开始有分泌活性，此后缓慢持续增加，并且出生后可持续相当长的时间（检测到17个月）。4岁时，检测不到精囊的分泌能力。精囊分泌功能依赖于雄激素。

（2）犬：犬既无精囊腺，也无尿道球腺。

（3）大鼠：大鼠在出生后第10天出现精囊形成的基本模式。管腔形成发生在一个相对较长的时期（出生2～15天），出生后16天分泌颗粒明显。出生11～24天精囊明显增大，并继续生长直到$PND_{40～50}$。

达到成年的外观和分泌性能。因此，精囊的增殖和分化与出生后睾酮水平的增加相一致。

（三）生殖系统神经内分泌的调控

哺乳动物的脑垂体和性腺能够支持青春期配子形成；然而，在大脑的活动需要改变下丘脑-垂体-性腺（HPG）轴并触发成熟程度的变化。

1. 人类·人类控制睾丸雄激素产生的大部分过程在出生时就存在了。胎儿睾丸中，睾酮和抗苗勒管激素的产生在妊娠前3个月末开始。睾丸支持细胞通过Y染色体介导的未知机制激活，分化并产生抗苗勒管激素。随后，在妊娠7～8周睾丸间质细胞分化开始产生雄激素，并最终受胎盘促性腺激素和人绒毛膜促性腺激素（HCG）的调控。垂体促性腺激素的合成开始于妊娠第12周左右，激素最初的高水平在妊娠末期下降，这可能是负反馈调节开始的时期。因此，下丘脑-垂体-性腺轴在胎儿和新生儿期功能齐全。LH的分泌由雄激素或雌激素调控，对于LH释放机制的性别分化，新生儿下丘脑暴露于雄激素是必需的。因此，FSH、LH和睾酮在男孩出生后6个月短暂升高，然后促性腺激素脉冲式分泌下降，在6岁达到最低点。此后，促性腺激素脉冲式分泌开始增加。

LH和FSH都参与精子生成的起始阶段。LH的脉冲引起雄激素浓度增加。随着年龄的增长，脉冲式促性腺激素的分泌频率和振幅增加，以响应脉冲式GnRH的分泌。在青春期，来自Sertoli细胞的抑制素是控制FSH释放的主要负反馈因子。睾酮在下丘脑水平调节FSH和LH。从青春期开始，雄激素增加性欲。

2. 大鼠·Ojeda和Urbanski对控制生殖的大鼠神经内分泌发育进行了全面综述。尽管发育的顺序相似，但大鼠垂体-性腺成熟发生比人类晚。促性腺激素的分泌和睾丸雄激素的产生开始于妊娠的最后三分之一阶段，并在出生后的最初两周内逐渐下降。新生儿中，睾丸内雄激素需要在出生后的最初几天产生以影响男性的性行为。除非暴露于类固醇，否则大鼠下丘脑将呈现女性的释放模式，表现出周期性活动。

生殖系统出生后的发育需要下丘脑-垂体（hypothalamic-pituitary，HP）轴发出激素信号至睾丸，然后睾丸反馈到HP轴以调节促性腺激素释放。最初在新生儿期，雄鼠血清促性腺激素较高，但几天内迅速下降。睾丸间质细胞从出生14～28天快速增殖；另一次细胞分化在出生28～56天。同样，雄激素的产生缓慢增加直至出生第28天，50～60天明显增加。在青春期这段时间，睾丸产生的激素会因类固醇酶水平的改变而改变。青春期前期，雄烯二酮、5α-二氢雄甾酮和双氢睾酮是睾丸产生的主要激素；然而，40日龄睾酮成为睾丸内主要的雄激素。大约56日龄达到成年睾酮水平。睾丸激素的增加及促性腺激素的分泌，刺激精子的形成、发育和维持附属性器官。

生殖系统的成熟是一个由中枢系统介导的过程。促性腺激素的释放受睾酮和抑制素的负反馈作用。在新生儿早期，睾酮诱导的HP负反馈就存在。从出生到成年，下丘脑中的GnRH浓度不断增加。与此同时，出生后垂体LH和FSH水平上升，垂体对于GnRH刺激的反应也增强。

FSH支持生精小管内的精子发生，刺激睾丸促性腺激素受体的形成，而LH引起间质细胞产生和分泌睾酮。血清中FSH的增加促进类固醇生成酶的产生和睾丸的整体生长。随着动物的成熟，HP对负反馈的敏感性逐渐降低，从而导致青春期的开始。此时，脉冲式的GnRH释放增强，导致脑垂体中LH和FSH循环水平增加。因此，睾丸成熟和青春期的开始继发于垂体促性腺激素分泌的变化。

青春期后，促性腺激素水平稳定。因此，在血清FSH达到最高水平（30～40天）后，血清睾酮升高，FSH下降到相对较低的成年水平。FSH和LH的最大响应分别发生在25～35日龄和35～45日龄，然后下降到成年水平。成年水平在60～80日龄达到。

总体而言，有证据表明，人类与实验动物模型比较，雄性出生后生殖系统发育模式是相似的。然而，对发育过程更详细的研究揭示了相关的跨种属差异。随着研究的深入，有可能在细胞和分子水平上进行更彻底的比较，并能确定化学物质靶向的具体途径。这些知识将有助于选择敏感和可预测的动物模型，并在将动物数据外推到人类风险时进一步减少不确定性。

四、各种属间肾脏解剖和功能发育比较

肾脏发育涉及解剖和功能两个方面。药物可以干扰解剖或功能方面的发育，或两者兼而有之。肾成熟是通过肾小管的大小和分布及肾小球的组织学外观来评估的。人类肾脏的解剖发育主要发生在出生前，功能发育持续到出生后。

（一）解剖发育

哺乳动物的肾脏发育途径相似，然而，不同种属出生的时间框架是不同的。采用猴、羊、犬、兔和大鼠肾脏的肾小球进行细胞培养，结果表明，每种细胞类型的生长模式和形态特征（包括数量和分化率）都是相同的。采用不同种属的肾单位进行细胞培养的研究表明，在形态发生中与时间尺度相关的基因表达模式类似。对17种哺乳动物颗粒状肾小球上皮细胞的电镜观察表明，所有研究种属在形态学上具有相似性。因此，动物研究提供了重要信息，有助于了解包括人类在内的灵长类动物的肾脏发育。

（1）人类：人类肾脏在妊娠第5周时通过相互诱导作用开始发育。原始输尿管芽和后肾间质之间发生相互作用（来源于前肾的临时肾）。妊娠第5周开始，中肾管憩室（原始输尿管）与生肾索的尾间质接触，诱导其发生上皮转化，形成上尿路或输尿管芽（后肾）。然后，间充质诱导输尿管芽生长、分化，并进行分支。间充质细胞聚集在发育中的输尿管各支顶端。这些浓缩物形成囊泡，然后形成逗号形状的小体，再形成S形的肾小球。内皮细胞聚集在S形体内，形成肾小球毛细血管襻。肾发生和肾血管系统在同一时间段内发育，约妊娠35周完成。

到第5个月，有10～12个分支。大约20%的肾单位是在妊娠3个月时形成的，30%是在5个月时形成，而在妊娠34周时肾单位的总数约为800 000个。近髓肾单位形成最早（妊娠5个月）和浅皮质肾单位形成较晚（妊娠34周）。出生后肾单位的成熟和肾小管的延伸持续到1岁。

根据肾小球增殖率确定了3个发育时期。第一时期开始于妊娠第10周，以肾小球数量的缓慢增加为标志。第二阶段开始于妊娠第17周或第18周，此时肾小球增生突然增加并迅速发生，直到妊娠第32周。妊娠18～32周是肾脏发育的关键时期；正是在这个时候，肾脏发育达到高峰。第三时期是从妊娠第32周开始，未见肾小球数量增加，肾源性芽基消失，肾发生过程完成。

低出生体重的早产儿，肾发生是与其年龄而非体重相一致，出生后几周内肾脏发育成熟。虽然某

一种属肾单位的数量是恒定的，然而细胞的生长受到环境因素、肾血流量和肾小球滤过、钠和水的排泄能力、肾前列腺素的产生及尿中钙的排泄等因素影响。

（2）大鼠：在出生至第8天之间大鼠的肾发生以较快的速度进行，并在11天龄完成发育，肾小管的分化持续到离乳时，功能成熟甚至更晚。影响肾脏发育的因素之一是母鼠的营养状况。在妊娠8～14天或15～22天低蛋白质饮食喂养大鼠，观察到子代肾单位数量较少、肾脏体积较小。这种观察一直持续到19周龄，此时的肾小球滤过率（glomerular filtration rate，GFR）是正常的。

对大鼠髓襻的成熟发育已经有研究，其与琥珀酸脱氢酶、酸性磷酸酶活性有关。新生儿的髓襻相对较短，没有纤细的上升支。随着发育成熟，大鼠出生后第21天，较粗的上行细胞凋亡缺失，并转化为纤细的上行肢体细胞，形成内、外髓质的明确界限。

（3）小鼠：小鼠和人类在肾脏组织学特征、肾发生的起始时间是相似的。小鼠和人类的这个过程都发生在出生前。小鼠肾发生在妊娠11天开始，出生时完成。

（4）犬：出生时，幼犬肾脏的结构和功能都不成熟。从功能上来说，与成年犬相比，幼犬的肾小球滤过率和肾血流量均较低。对出生后1～21天幼犬的肾血管研究发现，与成年犬相比，肾内血管系统和近端小管是不成熟的。犬的肾发生至少持续到出生后2周。

采用微球注射方法对出生5 h～42日龄的26只幼犬和5只成年犬进行肾小球血流量及成熟情况研究，肾皮质从外层到内核被分成四个相等的区域，对每个肾小球进行计数。结果证实，出生时肾发生仍在进行中。从血管化的肾小球中区分出原始的后肾囊泡分化也是可能的，但随着犬年龄的增长和肾小管的延长，肾小球之间变得更加分离。在新生犬，肾小球的内区大于外区，但这种差异随着肾脏的生长逐渐消失。类似的研究表明，幼犬肾血流量是成熟过程中的一个重要因素。

（5）猴：猴的肾发生在出生时完成。

（6）兔：兔的肾发生在出生后2～3周完成。兔髓襻的成熟与琥珀酸脱氢酶、酸性磷酸酶活性和碳酸酐酶IV的活性有关。琥珀酸脱氢酶和酸性磷酸酶在新生儿体内具有较高的活性，在出生后第28天逐渐减少到成年水平。新生儿髓襻相对较短，没有纤细的上升支。当成熟发生时，顶部缺失厚的上升支细胞，并转化为薄的上升支细胞，在内、外髓质之间形成明确的边界。兔体内，碳酸酐酶IV的表达与这一成熟过程相关。

（二）功能发育

相比于成人肾功能，人类的婴儿肾血流量减少，肾小球滤过率降低，肾小管分泌减少和尿液pH偏酸性。妊娠10周开始产生尿液。下面描述了肾小球滤过、浓缩能力、酸碱平衡和尿量控制。

1. 肾小球滤过·通过对不同种属的比较，确定肾小球滤过发育有三个阶段。第一阶段的特征是肾小球滤过率和肾脏重量的等效增长率。第二阶段的特征是肾小球滤过率的增长速度大于肾脏的增长速度。最后阶段，肾小球滤与肾脏重量增长速度相同。这三个阶段不一定与各种属的解剖发育有关。除了依靠经验测量外，异速生长（不成比例的生长关系）尺度也用来预测不同种属的肾小球滤过率。肾小球滤过率的变化与肾血流量一致。在内皮层和外皮层，肾内的血液流动以不同的速度发生。因此，由于肾内血流分布在内外皮层之间，肾小球滤过发育发生在不同的时期。

（1）人类：肾小球的主要功能是在血浆到达近端小管前充当过滤器。肾小球滤过率在出生后继续增加，1～2岁时达到成年水平。出生1个月后，采用肌酐清除率测量肾小球滤过率；然而，肾小球滤过率通常以$mL/(min \cdot 1.73 \ m^2)$为单位，根据公式KL/SCr，其中K是常数，L是长度（或高度用cm），SCr是血清肌酐（mg/dL）。出生后第1和第2天的血清肌酐水平反映母体的水平，并在3个月龄时下降到17.68～35.36 μmol/L。肌酐水平的升高提示肾小球滤过率下降，与孕龄无关。按年龄划分的人类正常肾小球滤过率见表4-3-3。

肾脏是一个灌注良好的器官，休息时大约能接受20%的心输出量。肾小球滤过功能是将滤过的血浆输送到近端小管。小分子（＜5 000）可以通过肾小球屏障，随着分子量的增加，达到白蛋白的分子大小时（约68 000）则不能通过。肾小球滤过率的测定是通过比较将排尿量、胰岛素及其他未被肾小管吸收或分泌的代谢惰性物质来确定的。新生儿正常的肾小球滤过率＜$50 \ mL/(min \cdot 1.73 \ m^2)$，1岁增加到$100～140 \ mL/(min \cdot 1.73 \ m^2)$，2岁时达到成人水平。出生后，肾小球滤过率快速上升的因素包括平均动脉血压和肾小球液压压力增加、肾血管阻力急剧下降及肾内血流从近

表 4-3-3　按年龄划分的人类正常肾小球滤过率

年　　　龄	GFR［mL/（min·1.73 m²）］
早产婴儿（妊娠25～28周）	
1周	11.0±5.4
2～8周	15.5±6.2
早产婴儿（怀孕29～34周）	
1周	15.3±5.6
2～8周	28.7±13.8
足月婴儿	
5～7天	50.6±5.8
1～2个月	64.6±5.8
3～4个月	85.8±4.8
5～8个月	87.7±11.9
9～12个月	86.9±8.4
2～12年	133±27

注：资料来源于Gomez et al.（1999年）

髓质到表面皮质肾单位的再分配。

出生后的几个月不成熟的肾小球一直存在，在婴儿早期，肾小球发育成熟，滤过率增加。儿童期，肾小球呈现有规律性的生长曲线，出生时平均直径为100 μm，逐渐生长到300 μm。然而，肾小球滤过率与身体大小增加不成比例。妊娠34周前，胎儿体型增加，但肾小球滤过率不变；之后，肾小球滤过率以超出体重增加的速度而增加。一旦毛细血管功能建立起来，未成熟的肾小球就具有功能了。

（2）犬：犬出生后12天左右，随着年龄的增长，内皮层血流量开始增加。这导致内皮层和外皮层血流量比例急剧下降，有报道称第1天约为0.95，至第12天为0.3。以新生犬为例，肾内血流分布的发育变化与肾脏发生的时间有关。

犬的肾小球滤过率随着出生后年龄的增加而增加。基于对小分子和大分子的清除研究，出生后第1～6周，肾小球毛细血管表面积和孔隙密度增加。

（3）大鼠：大鼠在出生后6周内肾小球滤过率急剧增加。

（4）兔：新生兔体温可以对肾小球滤过率有影响。新生兔体温下降2℃会降低肾血管收缩，同时伴有肾小球滤过率降低。

2. 浓缩功能

（1）人类：人类新生儿在出生时不能排出浓缩尿液，出生后第一年，该功能达到成熟。肾脏浓缩尿液的能力是通过水平衡机制控制的，包括抗利尿激素、肾小管短襻（髓襻）、粗升支的低钠盐转运及肾小管对精氨酸加压素反应的降低。

正常的渗透压是由下丘脑控制的抗利尿激素（antidiuretic hormone，ADH）调节。调节ADH的机制在出生后3天开始运作，此时肾脏开始对ADH做出反应。

沿肾小管发生一系列的主动转运和被动扩散，氯离子主动转运出升支，剩余水分通过扩散转运。肾小管的主要功能是重新吸收肾小球滤液，髓襻的功能主要是浓缩和稀释尿液。小管长度和体积在分娩后增加，使得运输和代谢能力增加。当髓襻进出髓质时，形成一个发夹状转弯。在髓襻的特定点，尿素进入降支，对流体中的钠浓缩发挥重要作用。对新生儿来说，重要的是母乳或配方奶中的尿素含量不足以达到尿液的最高浓度。因此，新生儿不能排泄高浓度尿液，但排泄稀尿液没有困难。当水分从降支扩散出去时，来自高一层次的液体逐渐浓缩。不同年龄浓缩尿液的能力见表4-3-4。

表 4-3-4　人类不同年龄的最大尿渗透压

出生后年龄	尿渗透压（mOsm/L）
3天	151±172
6天	663±133
10～30天	896±179
10～12个月	1 118±154
14～18岁	1 362±109

注：资料来源于Gomez et al.（1999年）

随着婴儿逐渐发育，对醛固酮的反应能力也逐渐成熟，钠的排泄也会发生变化。早产儿比足月婴儿排出更多的钠。在妊娠第31周，钠的排泄量约为5%，出生后第二个月下降到1%左右。足月婴儿保留约30%的膳食钠，这是维持正常生长所必需的；然而，他们很难排出大量的钠和水，这会导致水肿。低GFR和提高远端肾小管对钠的重吸收是钠潴留的原因，出生后一年排泄钠负荷的能力就发育完全了。

（2）大鼠：新生大鼠在出生时不会排出浓缩尿，

但随着年龄的增长，尿液浓度会急剧增加。随着单个肾单位的肾小球滤过率的成熟，近端小管钠重吸收的比例增加。

（3）犬：与成人类似，犬在出生后的成熟过程中对水的重吸收分数是恒定的。通过使用等渗盐水或等渗白蛋白扩大血管内容量的方法，研究了1周、2周、3周和6周龄幼犬的钠排泄情况，检测肾小球滤过率、钠排泄率、钠排泄分数和血浆容量；这些指标中，所有年龄段的钠排泄量均高于对照组，3周龄幼犬的钠排泄量最高；对等渗盐水和等渗白蛋白反应的不同机制在犬出生时就已经存在。

其他关于新生儿和成年犬钠负荷的研究结果表明，与成年犬相比，尿钠排泄发生在近端小管，而新生儿近端小管对肾动脉血压的变化更敏感。

（4）兔：利用针对兔碳酸酐酶Ⅳ的多克隆抗体，Schwartz等注意到该酶在成熟肾髓质中表达，其成熟模式与尿液浓缩系统一致。研究者还注意到，碳酸酐酶Ⅳ在肾脏内的定位对其功能很重要，如碳酸酐酶Ⅳ在兔的外髓质集合管表达，而在大鼠体内不表达。在功能方面，兔髓质在21日龄后成熟，3周龄时内髓与外髓的区别不明显，5周龄时可见区别。进一步的研究表明，在髓质内观察到的成熟模式与碳酸酐酶Ⅳ的表达类似，2周龄时约为成年水平的1/4，出生后3周和4周时激增。浓缩尿液的能力也是沿着同样的时间轴发展。

（5）豚鼠：与成年豚鼠类似，在出生后的成熟过程中豚鼠对水的重吸收分数是恒定的。

3. 酸碱平衡·动物实验证明了酶在建立和维持酸碱平衡中的作用。碳酸酐酶是一种催化CO_2水化和碳酸脱水的锌金属酶。在大鼠近曲小管及内髓集合管及兔外髓集合管可检测到碳酸酐酶活性。小管腔中碳酸酐酶被抑制会降低近端小管的酸排泄和HCO_3^-的重吸收（H^+排泄），这表明碳酸酐酶Ⅳ对维持酸碱平衡起重要作用。因此推测，新生儿肾脏中碳酸酐酶的低水平可能有助于解释其维持酸碱平衡的困难。

（1）人类：婴儿的生长速度和摄入成分决定了其肾脏酸碱平衡的控调。出生后的前2天排泄的磷酸盐水平很低，导致可滴定的酸度很低。胎儿的摄入相对恒定，并受胎盘调节，这限制了肾脏对酸碱平衡的作用。当新生儿开始进食时，酸度与饮食中蛋白质、硫酸盐和磷酸盐的含量成正比，与身体生长速度成反比。Walker报道，2～3周龄婴儿摄入的改变会引起平衡障碍，而这些改变不会影响2个月大的婴儿。

（2）大鼠：碳酸酐酶Ⅳ mRNA在20天的胎鼠肾脏中表达，并在出生后第17天显著增加。

（3）兔：2周龄兔的碳酸酐酶表达约是成年水平的1/4，出生后3周和4周激增至成年水平。

（4）犬：在利用杂种犬进行的研究中，尿酸排泄从出生时的83%下降到90日龄的51%。在早期发育过程中，尿酸与钠的清除率直接相关，犬内环境的酸碱平衡是后天形成的。

4. 尿量控制·人类婴儿出生后第3天，可以通过控制尿量来应对水利尿，并且这种能力会在几周内增加。婴儿的利尿反应与成人不同之处在于，婴儿的利尿反应是由肾小球滤过率升高伴随着尿比重降低引起的，而成人肾小球滤过率保持不变。新生儿肾功能正常值见表4-3-5。

5. 肾素-血管紧张素系统·血管紧张素转换酶（angiotensin converting enzyme，ACE）的作用在成熟和不成熟系统中是不同的。ACE在肾脏的解剖、功能发育和成熟过程中起重要作用。发育中的肾脏对功能性或解剖性损伤有不同的敏感期。肾脏的正常发育可以通过研究已知外源性化学物质作用下发生的异常发育来进一步了解。干扰正常肾发育的药物之一是ACE抑制剂。ACE是一种肽基二肽酶，催化血管紧张素Ⅰ转化为血管紧张素Ⅱ，反过来，后者又起到血管收缩剂的作用。血管紧张素Ⅱ也可刺激肾上腺皮质分泌醛固酮。ACE的抑制导致血浆中血管紧张素Ⅱ水平下降，随后血管紧张素活性降低，醛固酮分泌减少。

表4-3-5　新生儿肾功能正常值

肾功能指标	早产儿（前3天）	足月婴儿（前3天）	2周
排泄量［mL/（kg·24 h）］	15～75	20～75	25～125
最大渗透压［mOsm/（kg·H_2O）］	400～500	600～800	800～900
GFR［mL/（min·1.73 m²）］	10～15	15～20	35～45

ACE抑制剂被指定为抗高血压药。

（1）人类：ACE抑制剂在婴儿肾衰竭中的作用已有很多相关文献。Udwadia Hegde等对孕妇在妊娠中期和晚期服用ACE抑制剂的病例进行了回顾，由于羊水过少，从而导致早产儿宫内发育迟缓、严重低血压和无尿。肾活检显示肾小管发育不良。ACE抑制剂引起的主要异常包括羊水过少，新生儿无尿/肾小管发育不良，肺发育不全、宫内发育迟缓、持续性动脉导管未闭、颅骨发育不全/无颅骨，胎儿或新生儿死亡。1992年以来，美国对于怀孕期间使用ACE抑制剂类药物标注黑框警告标签，氨氯地平（lotrel）标注如下：在妊娠中期和晚期使用血管紧张素转换酶抑制剂，可以对发育中的胎儿造成损伤甚至死亡。如果发现怀孕，应该立即停止使用氨氯地平。

（2）小鼠：肾素-血管紧张素对哺乳动物的肾脏和泌尿道发育至关重要。Miyazaki等人使用携带血管紧张素Ⅰ或Ⅱ受体靶向缺失突变的小鼠，证明了这两种突变在肾脏和泌尿系统中具有明显的表型。血管紧张素Ⅱ参与了肾脏和泌尿道早期形态发育的多个方面。血管紧张素Ⅰ受体诱导肾盂发育，促进尿液从肾实质排出。如果在特定发育阶段血管紧张素受体不能正常运转，则导致宫内肾脏和泌尿道的先天畸形和子宫外肾盂积水。

其他研究中也注意到肾素-血管紧张素在肾发生、血管形成及肾形成和功能发育中的重要作用，如利用ACE抑制剂研究新生大鼠和ACE突变小鼠的肾脏发育，发现2例均有相似的肾脏病理变化。研究者认为原发病变是肾血管的发育障碍，肾小管病变是由于发育后期肾小管与血管在时间和空间上的密切关系造成的。

（3）大鼠：大鼠研究表明，接触ACE抑制剂的时间是改变肾脏形态的关键因素。大鼠在妊娠期最后5天和出生前2周容易受到肾脏形态改变的影响。新生大鼠在出生后的前12天给予ACE抑制剂，可导致明显的肾脏异常。镜下表现为肾小球数目相对较少且未成熟，小管扭曲和扩张，小动脉相对较少、短而粗、分支较少、成熟受阻。23天后终止给药时，这些变化没有消失。同样，大鼠出生后3～13日龄给予依那普利，肾脏形态异常与功能异常密切相关。功能异常包括尿浓缩能力受损，与肾乳头萎缩程度有关。21日龄大鼠给予氯沙坦，14日龄大鼠给予依那普利，均未观察到肾脏形态的改变。大鼠暴露于ACE抑制剂致肾损伤的时间范围与肾发生、肾小管生长和分化的关键时期相关。人类肾脏在出生时就比大鼠肾脏成熟，因此，当妊娠最后几周暴露于血管紧张素受体阻滞剂时，更有可能发生对肾脏的不良影响。

（4）兔：妊娠26天的孕兔单次口服30 mg/kg依那普利可导致100%胎儿死亡。在人类治疗剂量范围内，胎儿死亡发生在妊娠中期到晚期。胎儿死亡的机制被认为是兔胎盘血流量减少。

（5）狒狒：给予狒狒依那普利，剂量相当于中度但持续ACE抑制的临床剂量，且低于毒理学研究通常选择的剂量。于交配前开始给药，并持续在整个妊娠期。与安慰剂组0/13相比，8/13有不良结果（胎儿死亡或宫内生长迟缓）；未进行组织病理学评价以确定死因，也未观察到胎儿畸形。对胎儿肾素-血管紧张素系统的直接影响和胎盘缺血被认为是作用于狒狒的毒性机制。

在进行种间比较时，必须考虑肾脏的解剖和功能发育。肾发生的完成标志着肾脏的解剖发育结束。人类、猴、小鼠、羊和豚鼠的肾发生是在出生前完成，大鼠、犬和猪是在出生后完成。不同种属肾功能成熟的时间段不同。肾功能的成熟包括肾小球滤过、浓缩能力、酸碱平衡和尿量控制。肾小球滤过最早可在妊娠早期发现，对肾小管Na^+和Cl^-的重吸收非常重要，有助于维持羊水中的钠平衡。人类、大鼠和兔的浓缩能力在出生后发育，而犬和豚鼠是在出生前发育。酸碱平衡在所有种属中都是后天发育的，包括人类、大鼠、兔和犬。尿量的控制也在出生后发育。总之，关于出生前和幼龄动物肾脏发育研究的设计和解释，应该包括细致考虑解剖及功能发育的里程碑在种属间成熟时间点的可变性。

五、各种属间骨骼生长与发育比较

骨是一种动态结缔组织，所有种属出生后的骨骼发育都反映了它在体内的多种功能。所有哺乳动物的骨骼具有两大功能：① 作为运动装置的一部分提供机械支持；② 确保人体重要器官的环境安全。此外，骨骼充当钙和磷的储存库，还参与了与矿物质稳态相关的代谢通路。骨基质也是许多生长因子和细胞因子的储存库，这些因子在骨吸收过程中局部和全身释放（自分泌、旁分泌和内分泌）。骨骼为骨髓提供安全和稳定的环境。

（一）出生后骨生长

人类骨骼发育的最早证据是妊娠第4和5周间充质细胞集群的形成。一般来说，骨的形成或是软骨内成骨或骨化（起源于软骨），或是膜内成骨或骨化（起源于膜组织），如下颌骨等颅骨是膜内成骨。在下颌发育过程中，软性结缔组织直接被骨组织取代。同样，在出生前发育过程中，长骨由膜内骨形成，然而软性结缔组织首先被软骨取代，软骨在出生后发育过程中通过软骨内成骨被骨骼代替。

长骨的结构称为骨骺或软骨生长板，是在次生骨化中心出现后形成的。生长板是干骺端和骨骺之间发育的一层薄薄的软骨。在正常情况下，生长板有助于在整个童年和青春期延长长骨，并在成年身高达到时停止生长。在生长板处，软骨内成骨发生，即软骨层依次由新骨层取代。因此，生长板和骨骺从骨沉积钙化组织的中央部分转移到骨干骺端，逐渐增加骨干的长度。

在出生后发育过程中也会发生未成熟骨的重塑。最初，新生儿的骨骼主要是编织骨或未成熟的骨骼组织。随着发育的持续，编织骨被重塑为成熟的成年骨骼。人类和其他大型哺乳动物的致密骨中，初级骨单位主要存在于未成熟骨中，而次级骨单位主要存在于成熟骨中。

出生后骨骼正常的生长和发育只能在充足的血管供应的情况下发生。骨血管在人类和动物骨骼的生长和发育中起着至关重要的作用。因此，为了确保骨骼的适当营养，骨骼的各个区域均有特定的血管。

（二）骨结构与组成

无论是在宏观还是在微观层面，骨骼都是高度组织的结构。对骨骼的宏观观察显示出两种不同形式的组织，皮质骨或致密骨及海绵状骨或松质骨。一般情况下，松质骨是由细骨棒、骨板和骨弓所构成的晶格组成，形成了骨髓所占的空间。从宏观上看，致密骨呈连续的实体块状，然而，显微镜检查显示致密骨是由密集排列的管状结构，即骨单位组成。成人骨骼中，致密骨占总骨量的80%左右。成熟的致密骨和松质骨均由板层或平行或同心弯曲的薄片堆叠而成。每个板层3～7μm厚，由高度组织、密集排列的胶原纤维组成。板层骨有4种常见类型（骨小梁板、内环骨板、外环骨板和骨单位骨板），其中3种仅在致密骨中出现。

致密骨和松质骨含有规则间隔的小腔，称为骨陷窝，每个骨陷窝都含有骨细胞。以3D的方式从每个骨陷窝中延伸称出来的管状分支通道称为骨小管，与相邻的骨陷窝连接。松质骨或海绵状骨由小梁板构成。骨小梁板形成充满骨髓的海绵状骨的空隙。骨小梁中也有骨细胞，它们由骨小管连接。骨小管为骨细胞与细胞外空间的代谢物交换提供了通道。

外环骨板和内环骨板仅在致密骨中发现。外环骨板位于骨膜正下方，环绕骨轴的整个圆周。内环骨板位于轴的内表面，与骨内膜相邻。在成熟致密骨中，板层的圆形环集中排列在被称为中央管（Haversian canal）的纵向血管通道周围。血管通道和同心圆板层形成骨单位（Haversian system，也称哈弗斯系统）。骨单位表面有一层含骨盐较多而胶原纤维很少的骨基质，称骨黏合线（bone cement line）。骨单位最外层骨板内的骨小管均在骨黏合线处折返，不与相邻骨单位的骨小管相通，同一骨单位的骨小管相通，最内层骨板的骨小管与中央管相通，从而形成血管系统与骨细胞之间物质交换的通路。骨单位、骨膜和骨髓之间通过斜管连接，此管称为福尔克曼管（Volkmann's canal）。

1. 人类·人类胎儿时期发育的骨化中心包括颅骨、脊柱、肋骨和胸骨，以及主要长骨骨干的初级骨化中心、腰椎和手足指骨。此外，在妊娠的最后几周，踝关节的一些初级骨化中心和膝关节周围的次级骨化中心也会发育。在青春期，融合的骨化中心包括四肢主要长骨的骨骺、手足的骨骺，以及颅骨的蝶骨枕部软骨融合。青春期后，颅骨颈部生长板、椎骨、肩胛骨、锁骨、骶骨和骨盆的次级骨化中心发生融合。

（1）肱骨：在妊娠期，肱骨骨干中出现初级骨化中心。出生时，79%的人类肱骨由骨化的骨干组成，21%由非骨化的软骨材料组成，主要见于近端和远端骨骺。

新生儿的肱骨具有圆形的近端和三角形远端区域，通过骨干轴彼此分开。肱骨近端骨骺由三个独立的次级骨化中心发育而来，一个在头部，一个在大结节，一个在较小的结节。肱骨头部骨化中心通常在出生后6个月出现，但有时在妊娠36～40周出现。肱骨头骨化中心的早期出现与出生体重、性别、国籍、母亲的背景情况、体型和成熟程度有关。大结节次级骨化中心的出现时间从3个月到3岁不等。一般来说，女孩比男孩出现得早。对于小结节中存在第三个中心，一直存在争议。一些研究指出，只有两个骨化中心在近端骨骺发育（头部和大结节），另一些研究发现第三个中心在小结节。小结节的出现发生在4～5岁。

肱骨近端骨骺次级骨化中心的统一在2～7岁。放射学研究显示，近端骨骺的每个次级骨化中心在5～7岁形成单一的近端骨骺复合物。组织学研究表明，复合近端骨骺早在2岁或3岁就会形成。肱骨近端骨骺对骨干长度增长发挥80%的作用。当骨干生长完成时，近端骨骺融合。据报道，女性在12～19岁而男性在15.75～20岁，近端骨骺发生融合。

肱骨远端骨化发生在4个独立的次级中心，这些中心分别位于骨端、内侧上髁、外侧上髁和肱骨滑车。2岁时，骨端的次级骨化中心明显；然而，这个中心也可能在出生后6个月出现。内侧上髁的次级骨化中心通常在4岁时可见，但此后发展缓慢。肱骨滑车的次级骨化中心的发育始于8岁，出现多焦点。出现后不久，滑车骨骺就会与骨端相连。10岁时外侧上髁骨化很明显。

10～12岁期间，骨端、滑车和外侧上髁的次级中心相互连接。这些结构与骨干轴的融合依次开始，在骨端、外侧滑车和近端上髁留下一条开放的线，大约15岁时融合。在与骨干轴融合之前，内上髁的骨化中心不与骨端、滑车和外侧上髁融合。在女性和男性中，融合分别发生在11～16岁及14～19岁。

（2）股骨：股骨骨干的初始骨化中心出现在出生前。股骨远端骨骺是体内最大且生长最快的骨骺。次级骨化中心是骨骼发育过程中出现的第一个长骨骨骺，也是最后融合的骨骺之一。远端骨骺是由单个骨化中心发育而来，通常出现在出生前36～40周。然而，出现的时间存在一些变化。例如，在早产儿中，这个中心并不总是存在，一些研究发现股骨远端骨骺有时在出生前第31周就可以看到。即便如此，在出生

后3个月，远端骨骺仍然可见。出生时，女性股骨远端骨骺比男性提前约2周。在青春期，女孩的发育比男孩提前2年。在出生后6～12个月，远端骺板开始发育，骨骺呈现卵圆形。在出生后1～3年，骨化扩散到整个骨骺区，骨骺的宽度迅速增大。当女性和男性分别达到7岁和9岁时，骨骺与干骺端一样宽。远端骨骺承担大约70%的股骨纵向生长。当股骨发育完全时，股骨远端骨骺发生融合。女性和男性的股骨远端骨骺融合分别发生在14～18岁和16～19岁。

在股骨近端，有3～4个独立的次级骨化中心。与肱骨近端骨骺不同的是，这些中心与股骨颈或股骨柄独立发育和融合。出生时，近端骨骺生长板分为三个部分，即内侧、股骨颈和外侧股骨粗隆部分。2岁时，股骨颈已经生长并将骨骺区域分为头部和大粗隆。小粗隆位于骨骺区域下方和内侧。头部、大粗隆和小粗隆各自形成一个单独的次级骨化中心。出生后6个月至1年的大多数婴儿出现股骨头中心，女性和男性股骨头融合分别发生在11～16岁和14～19岁。大粗隆的次级骨化中心出现在2～5岁，女性和男性融合分别发生在14～16岁和16～18岁。股骨小粗隆次级骨化中心出现于7～11岁。小粗隆与股骨干的融合出现在16～17岁。表4-3-6列出了人类肱骨和股骨的次级骨化中心出现和融合的时间。

（3）下颌骨：下颌骨是体内开始骨化的第二块骨骼。人类下颌骨的骨化主要发生在出生前。下颌骨由一个称为骨体的弯曲水平部分和两个称为支的垂直部分组成。一般来说，下颌骨的主体包括牙槽区域，其中包括在发育后期容纳牙齿的深腔及发育早期连接骨骼两部分的联合区。每个分支由髁突和冠突组成。

所有的面部骨骼中，出生后下颌骨的大小和形状变化最大。因此，围产期下颌骨在大小和形状上与成熟下颌骨有很大不同。

表4-3-6　人类肱骨和股骨次级骨化中心出现和融合的时间

骨　骼	出　现　时　间	融　合　时　间
肱骨		
骨骺近端		
头端	妊娠36～40周或出生后2～6个月	2～7岁：复合骨骺近端形成 12～19岁：女性骨骺近端与骨干融合 15.75～20岁：男性骨骺近端与骨干融合
大结节	3个月～3岁	

（续表）

骨　骼	出 现 时 间	融 合 时 间
小结节	4+岁	
骨骺远端		
小头	6个月～2岁	10～12岁：复合骨骺远端形成 11～15岁：女性骨骺远端与骨干融合 12～17岁：男性骨骺远端与骨干融合
外上髁	10岁	
滑车	8岁时	
内上髁	4+岁	11～16岁（女性）：与骨干融合 14～19岁（男性）：与骨干融合
股骨		
骨骺近端		
头端	1岁时	11～16岁（女性），14～19岁（男性）
大粗隆	2～5岁	14～16岁（女性），16～18岁（男性）
小粗隆	7～12岁	16～17岁
骨骺远端	妊娠36～40周	14～18岁（女性），16～19岁（男性）

注：资料来源于Hansman, 1962; Ogden et al., 1978; Sheuer and Black, 2000

出生时，下颌骨由两部分组成，由称作联合的纤维区域连接。在出生后的第一年（通常是6个月），下颌体的左右两半在联合区域中线处融合。出生时，下颌骨和上颌骨大小相等，但下颌骨位于上颌骨的后方。随着出生后的持续快速生长，下颌骨与上颌骨处于正常位置（达到正常咬合）。

下颌骨有两种形式的骨生长——附着/吸收和髁突生长。支的后缘是骨沉积的活跃部位，骨体的前缘是骨吸收的活跃部位。骨沉积在分支的后端，骨吸收在前段，使下颌骨体延长，并为牙齿发育让出空间。髁突在下颌骨的发育中起着主要的作用。髁突的生长基本上导致下颌骨向下和向前移位。这种生长发生在髁突的软骨被骨取代的时候。髁突的生长对下颌角或前角的降低有一定的作用。围产期时下颌角范围为135°～150°；然而，在出生后不久，它减少到130°～140°。在成人下颌骨，角度测量在110°～120°之间。

围产期时下颌骨中，髁突基本上与下颌骨体的上缘处于同一水平。出生后，支高度迅速增加。这种支高的增加导致髁突位于一个比牙槽表面（下颌骨体的顶部被挖空成牙齿的腔）更高的平面上。此外，在生长期间，由于牙槽骨生长，下颌体的高度增加。

随着颅骨宽度的增加，骨的吸收和沉积也会导致下颌骨体扩大。下颌骨在生长过程中发生的其他变化包括颏孔水平和垂直位置的变化。最初，颏孔位于犬齿和第一臼齿之间的下方，一旦开始出牙（门齿），齿孔在第一臼牙下移动，然后位于第一臼牙和第二臼牙之间。随着牙槽突深度的增加，孔的垂直位置也发生变化。

在出生后的发育过程中，颏部隆起或颏部也会发生变化。从出生到4岁，颏部隆起生长得很快。在此期间，颏部的深度增加，为门牙根的发育让出空间。人类下颌骨生长和骨化的顺序见表4-3-7。

2. 猴·对恒河猴的次级骨化中心出现和融合的时间进行研究时发现，出生时猴的骨化中心比人类多。一般来说，新生恒河猴的骨化与5～6岁的人类相似。雄性和雌性恒河猴的四肢骨化分别在5.25岁和6.5岁时完成。黑猩猩出生后长骨和短骨中心的骨化起始时间比人类早12～20个月。

（1）肱骨：雄性恒河猴出生时，肱骨近端骨骺中存在两个独立的骨化中心。在肱骨远端骨骺区，出生时存在一个次级骨化中心，出生后的第一个月，另外两个中心在肱骨远端发育。出生后9个月，肱骨近端和远端骨骺的不同中心在各自的区域内形成单一的次

表 4-3-7　人类下颌骨生长和骨化

年　　　龄	事　　　件
出生前6周	膜内骨化中心在Meckel软骨外侧发育
出生前7周	冠状突开始分化
出生前8周	冠状突与主下颌融合
大约出生前10周	髁突和冠突可识别，Meckel软骨的前部开始骨化
出生前12～14周	髁突、冠状软骨和联合软骨的第二软骨出现
出生前14～16周	乳牙中的细菌开始形成
出生	下颌骨左右两部分形成
出生后1年	下颌骨左右部分融合
婴儿和儿童期	下颌骨的大小和形状增加，更换牙齿
12～14岁	除第3磨牙外，其余恒牙均长出

注：资料来源于Sheuer and Black，2000

级骨化中心。

雄性和雌性食蟹猴的近端骨骺与骨干的融合分别发生在6岁和4.75～5.5岁。雄性猴出生后3.4～4.5岁骨骺远端和骨干联合。大约2岁时，雌猴远端骨骺发生融合。

（2）股骨：恒河猴在出生时，股骨头中存在骨骺骨化中心，股骨远端的骨骺骨化中心在出生时也存在。此外，出生后6个月，次级骨化中心在股骨小粗隆中发育。

雌性食蟹猴在出生后4个月检查股骨时，近端和远端骨化中心已经存在。雄猴在出生后5个月检查时，骨化中心存在于近端和远端骺端。雄性食蟹猴股骨近端和远端骨骺与骨干的融合分别发生在6岁和5.25岁，雌性在4.75岁时发生近端和远端骨骺融合。恒河猴和食蟹猴肱骨和股骨骨骺出现和融合的时间如表4-3-8所示。

表 4-3-8　恒河猴和食蟹猴次级骨化中心出现和骨骺融合时间

骨　　　骺	出现时间（雄）	融合时间（雄）	出现时间（雌）	融合时间（雌）
恒河猴				
肱骨				
骨骺近端	出生	4～6岁	出生	4～5.25岁
骨骺远端	出生～1个月	2岁	出生	1.75～2岁
股骨				
骨骺近端				
小粗隆	6个月	2.75～3.75岁	6个月	无
头端	出生	3～3.75岁	出生	2.25～3.25岁
内上髁	无	3～3.75岁	无	2.25～2.5岁
骨骺远端	出生	4～5.75岁	出生	3.25～4.25岁
食蟹猴				
肱骨				

（续表）

骨　骼	出现时间（雄）	融合时间（雄）	出现时间（雌）	融合时间（雌）
骨骺近端	< 5 个月	6 岁	< 4 个月	4.75 ～ 5.5 岁
骨骺远端	< 5 个月	3.4 ～ 4.5 岁	< 4 个月	2.25 岁
股骨				
骨骺近端	< 5 个月	6 岁	< 4 个月	4.75 岁
骨骺远端	< 5 个月	5.25 岁	< 4 个月	4.75 岁

注：资料来源于 Van Wagenen and Asling，1958

（3）下颌：猴出生后的下颌骨生长过程中，由于是从婴儿期到成年期的广泛生长和重塑过程，下颌骨整体尺寸出现大幅增加。基本上，出生后发育期间，灵长类动物下颌骨的所有表面都会出现骨骼生长。

McNamara 和 Graber 对恒河猴出生后下颌骨的发育情况进行研究，采用 4 组不同年龄的猴进行连续 6 个月的评估，研究对象包括 5.5 ～ 7 月龄的婴猴、18 ～ 24 月龄的幼年猴、45 ～ 54 月龄的青春期猴和 72 月龄的成年猴。

婴儿期恒河猴的下颌骨增长最快，幼猴下颌髁突的生长速度最快，随着动物年龄的增长，生长速度会逐步减慢。具体来说，在 6 个月的观察期间，婴猴、幼年猴、青春期猴和成年猴的髁突分别为 5.92 mm、4.47 mm、3.00 mm 和 1.07 mm。

在出生后发育过程中，骨沉积沿支的后缘发生，骨吸收沿支前缘发生。在婴猴（5.5 ～ 13 月龄）中，分支的宽度增加幅度最大。与年龄超过 18 个月的动物相比，婴儿猴下颌支的后缘骨沉积量是前缘骨吸收量的 4 倍。随着年龄的增长，支后缘的骨沉积逐渐减少。成年猴下颌支的宽度变化较小。此外，骨沉积发生在髁突的后缘。

在婴儿、幼年和青春期的动物，注意到有下颌角的重塑；然而，成年猴没有看到这一现象。在 6 个月的观察期间，婴猴的下颌角变化最大；6 个月期间，婴猴、幼猴和青春期猴的下颌角平均降低了 6.2°、2.4° 和 1.7°。

3. 犬

（1）肱骨：犬的肱骨由 5 个次级骨化中心发育：一个在骨干，出生时骨化；一个在头骨和近端骨骺的结节中，三个在远端骨骺中（内侧髁、外侧髁和内上髁）。

出生后 1 ～ 2 周肱骨头部出现次级骨化中心。出生后 5 个月，骨骺与骨干开始融合。骺板的闭合发生在 10 ～ 12 月龄；然而，有一些犬的融合线可能在 12 月龄时仍然明显，但通常在 14 月龄时完全消失。

肱骨远端骨骺内侧髁和外侧髁的骨化中心出现在出生后 2 周、3 周或 4 周。内上髁的中心出现在出生后 5 周、6 周、7 周、8 周或 9 周。出生后 4 个月、5 个月或 6 个月，内上髁中心与内侧髁联合；出生后 6 个月、7 个月或 8 个月，整个远端与骨干轴融合。大约 10 月龄时，肱骨远端骨骺处的融合线几乎不可见。

（2）股骨：关于犬股骨骨化中心的数量，文献中有一些差异。Andersen 和 Floyd 报道，犬股骨由 6 个骨化中心发育而来：出生时骨化的骨干、头部、大粗隆、近端区域的小粗隆、骨骺远端的内侧和外侧髁。Parcher 和 Williams 列出了 7 个骨化中心，其中一个额外的中心位于滑车中。Hare 报道了犬的股骨中有 5 个骨化中心，仅在骨骺远端中列出了一个中心。

尽管文献中关于骨化中心数量的报道不一致，但对于次级骨化中心出现的年龄是比较一致的。出生后 7 ～ 10 天，股骨骨干明显骨化。到出生后第 2 和第 3 周，股骨头骨化中心发育。大粗隆和小粗隆中，次级骨化中心分别在出生后 8 ～ 10 周和第 2、3 或 4 个月才发育。Parcher 和 William 列出了股骨头骺板、大粗隆和小粗隆的融合分别发生在出生后 6 ～ 10 个月、8 ～ 11 个月和 10 ～ 13 个月。

出生后 21 天，股骨远端的骨骺生长板在内侧髁和外上髁发育。同样，Hare 报道了在第 2、3 或 4 周股骨远端出现骨骺板，Parcher 和 Williams 报道，滑车的次级骨化中心在出生后 2 周出现。出生后 3 个月和 4 个月，滑车中的骨骺生长板开始与内侧髁和外侧髁融合。8 ～ 11 个月时，股骨远端骺板与骨干融合。表 4-3-9 总结了犬次级骨化中心的出现和融合情况。

表 4-3-9　犬次级骨化中心出现和融合情况

骨　　骼	出　现　时　间	融　合　时　间
肱骨		
骨骺近端		
头端	1～2周[a-d]	10～12个月[a, c]
骨骺远端		
内侧髁	2、3或4周[a-c]	6～9周至外侧髁[a]
外侧髁	2～3周[a-c]	6～9周至外侧髁[a]
上髁（内侧和外侧）	5～9周[a-c]	4～6个月与髁突融合[a, c] 6～8个月完成与骨干轴融合[a, c]
股骨		
骨骺近端		
头端	2～3周[a]，1～3周[b]	6～10个月[a]
大粗隆	9～10周[a]，2个月[b]	8～11个月[a]
小粗隆	3～4个月[a]，7～11周[b]	10～13个月[a]
骨骺远端		
滑车	2周[a]	滑车至髁突融合3～4个月[a]，至骨干完全 融合8～11个月[a]，250～325天[e]
内侧髁	3周[a, e]，2～4周[b]	
外侧髁	3周[a]，2～4周[b]	

资料来源：[a] Parcher and Williams, 1997; [b] Hare, 1961; [c] Hare, 1959; [d] Yonamine et al, 1980; [e] Anderson and Floyd, 1963

（3）下颌骨：在出生前发育过程中，犬的下颌骨由膜内骨化形成。出生后发育时，髁突处为软骨内成骨；然而，在下颌骨的其他部位，骨的生长是由下颌骨表面骨的位置决定的。在出生后早期，下颌骨的骨骼生长速度最快。在犬达到40～60日龄时，下颌骨的骨形成速率基本不再发生变化。在6～7月龄时，尽管下颌骨的骨沉积和再吸收仍在持续，由于两个过程之间的平衡，下颌骨的体积保持不变。

在出生后发育期间，下颌骨的整体大小、长度、宽度和高度都在增加。犬下颌骨长度的增加主要是由于下颌支和下颌骨体后部的成骨作用。当更多的骨沉积发生在下颌骨尾缘，而不是在吻侧缘被吸收时，下颌支的宽度增加。下颌骨吻侧缘的再吸收为臼齿的萌出让出空间。下颌骨的高度随着下颌骨腹侧面骨的附着和牙槽骨的生长而增加。下颌骨角度的变化发生在下颌骨的尾腹部分。下颌骨向下和向后生长是由下颌骨髁突软骨内成骨引起的。

4. 兔

（1）肱骨：对日本大白兔次级骨化中心的成熟进行研究，发现雄性和雌性兔之间没有显著差异。出生后第1天，在肱骨近端和远端骨骺就存在次级骨化中心；出生后1周，除腓骨远端骨骺外，所有的次级骨化中心均出现在长骨中；出生2周时腓骨近端骨化中心出现；32周时，肱骨近端和远端骨骺与骨干融合。

（2）股骨：根据Heikel的研究，兔出生第4～5天，股骨头的次级骨化中心出现。Fukuda和Matsuoka报道，出生后1天，股骨头部和远端骨骺存在次级骨化中心。Khermosh等报道，兔股骨的迅速生长持续到出生后3个月，随后生长缓慢直至6个月时完全停止，这表明骨骺生长板远端和近端的融合发生在出生后约6个月。然而，Fukuda和Matsuoka也认为股骨头和股骨远端骨骺的融合分别在出生后大约16周和32周。表4-3-10总结了兔次级骨化中心的出现和肱骨与股骨骨骺的融合情况。

表4-3-10　兔肱骨与股骨骨骺次级骨化中心出现和融合时间

骨　骼	出现时间（天）	融合时间（周）
肱骨		
骨骺近端	1	32
骨骺远端	1	32
股骨		
骨骺近端	1～5	16
骨骺远端	1	32

资料来源：Heikel, 1960; Fukada and Matsuoka, 1981

（3）下颌骨：与人类不同，兔的下颌骨没有明显的冠状突，发育过程中下颌骨体的左右两部分也不融合。下颌骨体的两个部分在左右两部分的交界处保持分离。兔出生后颅面发育最快。从出生到16周，兔的下颌骨的长度迅速增加，这段时间内，大约达到成年长度的90%。下颌骨长度的最大增长发生在出生后的最初2～6周。

兔下颌骨在出生后的生长过程中，几种联合生长共同作用，使支向上和向后移动。首先，通过在髁突软骨内的软骨成骨，分别向上和向后生长。第二，下颌骨两侧的吸收和沉积共同作用促进了支向后和向上的运动，如舌的侧支（面对舌头或口腔的区域）主要表现为骨沉积，而颊面（离检查最近的区域）主要表现为骨吸收。第三，当骨沉积发生在支的后缘时，骨吸收发生在支的前缘。这种吸收和沉积的结合也有助于下颌支的后端生长。

当支通过上面讨论的生长机制向后移动时，下颌骨体就会伸长。曾经是支的骨区被重塑，成为下颌骨体的一部分。此外，随着骨沿着下颌角的下缘沉积下来，角突增大。

5. 大鼠

（1）肱骨：Johnson报道，出生后第8天，肱骨的次级骨化中心出现肱骨头和大结节。这与Fukuda和Matsuoka报道的肱骨头的次级骨化中心在出生后第2周出现相一致。然而，肱骨近端骺融合时间存在相当大的差异。Fukuda和Matsuoka认为肱骨近端次级骨化中心的融合在出生后52周完成；然而，Dawson指出，肱骨头部的骨骺直到出生后162～181周才与骨干融合。

Fukuda和Matsuoka发现在文献中存在关于老龄小鼠、大鼠和兔中骨骺不完全融合的其他报道。这种不

完全融合使得骨骺线在融合开始后很长一段时间内都是可见的，并且已经持续到足以确保不再发生骨的纵向生长。Fukuda和Matsuoka指出，在一些老龄小鼠、大鼠和兔的长骨中发现的不完全融合可能是一种常见的现象。在这种情况下，如果不完全融合持续较长时间，那么早期部分融合的时间点将被认为是骨骺完全融合。

出生后2周，特别是出生后第8天，大鼠肱骨远端骨骺、骨端和滑车出现次级骨化中心。Dawson发现出生后第15天，在骨端和滑车中可见一个明确的次级骨化中心。Fukuda和Matsuoka发现在第4周肱骨远端骨骺处出现融合。发生于肱骨远端区域的骨骺是第一长骨骨骺与其相应骨干轴的结合。第42天，肱骨远端骨骺生长板消失，提示骨骺融合。Dawson报道在骨端和滑车的骨骺中，未见软骨细胞在生长板内特有的柱状排列。因此，我们假设在这种情况下，由于骨骺融合的速度很快，所以没有遵循典型的事件发生顺序。

（2）股骨：出生后4周次级骨化中心出现在大粗隆和股骨头。根据Fukuda、Matsuoka和Dawson等人的研究，大粗隆分别在78周和143～156周发生融合，股骨头分别在104周和143～156周发生融合。

在股骨远端，次级骨化中心出现在出生后2周。Fukuda和Matsuoka认为远端骨骺的融合发生在15～17周，而Dawson远端骨骺的融合发生在162周。这里所指出的关于融合时间的差异可能是因为15周后大鼠的前、后四肢的次级骨化中心开始融合，但都没有完成融合过程。也有报道，在桡骨远端骨骺、尺骨骨骺、胫骨近端骨骺和腓骨上的次级骨化中心，即使在134周龄时也没有完成融合。表4-3-11总结了大鼠肱骨和股骨次级骨化中心的出现和融合。

（3）下颌骨：大鼠下颌骨骨化始于胎仔出生前15天或16天。大鼠的下颌骨由单一的骨化中心骨化，使骨骺向各个方向上生长，形成下颌骨。骨化中心位于Meckel软骨外侧，与第一白齿牙胚位于同一区域。

出生后即刻和整个出生后早期，大鼠中的骨沉积和骨吸收迅速发生。这些活动在下颌骨的生长发育中发挥着重要作用。出生1周后，骨沉积迅速发生在大鼠下颌骨的各个区域，如再吸收发生在门齿牙槽处，为2周后萌出的门牙让出空间。

出生时，大鼠的下颌体由分开的两个部分通过骨

表 4-3-11　大鼠肱骨和股骨次级骨化中心出现和融合时间

骨　骼	出现时间（出生后天/周）	融　合　时　间
肱骨		
骨骺近端		
大结节	8天[a]	52周[b]
头端	8天[a]，4周[b]	52周[b]，162～181周[c]
骨骺远端		
肱骨小头	8天[a]	4周[b]，31～42天[c]
滑车	8天[a]	4周[b]，31～42天[c]
内侧髁	30天[a]	4周[b]，31～42天[c]
外侧髁	30天[a]	4周[b]，31～42天[c]
上髁	无	130～158天[c]
股骨		
骨骺近端		
大粗隆	30天[a]，4周[b]	78周[b]，143～156周[c]
小粗隆	21天[a]	无
头端	21天[a]，4周[b]	104周[b]，143～156周[c]
骨骺远端		
内侧髁	8天[a]，2周[b]	15～17周[b]，162周[c]
外侧髁	8天[a]，2周[b]	15～17周[b]，162周[c]

资料来源：[a] Johnson, 1933; [b] Fukada and Matsuoka, 1979; [c] Dawson, 1925

联合连接而成。出生后第1天，大鼠下颌骨联合区出现楔形软骨条。出生后第7天，软骨向后伸长。出生后14天，联合软骨仍然存在；然而，该区域已开始形成软骨内骨化。出生后15天，软骨边界开始封闭。在出生后21天，联合软骨边界完全封闭。

在出生后第1周，发育中的下颌支开始骨重塑。在下颌骨髁突的生长有助于下颌骨的正常生长，特别是支的生长。具体而言，在出生后生长中下颌骨长度和高度的增加主要是由于下颌骨髁突和角突的定向生长。出生时，髁状突位于角突的上方和稍外侧。在出生后的最初3天，髁突和角突都主要是向后生长。这种向后增长有助于延长下颌支。髁突软骨的生长有轻微的背侧成分，而下颌角软骨的生长也有轻微的腹侧成分。这些成分不仅促进了长度的增加，而且使髁突和角突在垂直和水平平面上相互发散。由于这种差异，从出生后第3天开始，髁突软骨改变其生长方向，

开始主要向上生长，但也继续向后和侧向生长。

在出生大约12天后，由于髁突和下颌角软骨的长度逐渐增加，支的宽度也逐渐增加。出生后第12天到第15天，由于门齿窝的扩大和门齿的后部生长，位于臼齿区域后面的支的宽度迅速增加。出生后15～30天，腹内及腹后生长持续进行。

出生后大约2周，大鼠下颌骨的冠状突非常薄，在其表面开始骨沉积。随着骨沉积，冠状突向后生长，大小和高度都增加。出生后10周，冠状突由致密骨组成，几乎没有成骨活动。出生3个月后，下颌骨表面不再有骨沉积，但内部骨重塑仍在继续。具体来说，在出生后6周髁突软骨的骨生长明显减少；出生后3个月，角化过程由致密的非活性骨组成。在出生14周后，大鼠下颌骨的生长基本停止。

6. 小鼠　与大鼠或人类相比，小鼠骨骼中的骨化发生时间相对较短。

（1）肱骨：在肱骨骨骺近端，出生后第5天，大结节的次级骨化中心发育。此后不久，这些次级骨化中心联合，在骨骺处形成一个单一的宽骨板。出生后第7天，肱骨头部出现骨化中心。到出生后第17天，头部和大结节的中心联合，在近端骨骺处形成一个单一的次级骨化中心。近端骨骺与骨干的融合发生在出生后6～7周。

在骨骺远端，出生后第9天和19天，内侧髁和外侧髁分别发育成独立的骨化中心。此外，出生后第5天，滑车和骨端的次级骨化中心首次出现。肱骨远端骨骺与骨干的结合通常发生在小鼠出生后3周。

（2）股骨：在股骨近端区域，出生后第14天，大粗隆和小粗隆的骨化中心发育。股骨头部在出生后的第15天显示出一个小的骨化中心。出生后第7天，在股骨远端内侧髁处出现次级骨化中心；出生后第9天，外侧髁出现继发性骨化中心；出生后第13天，这些中心在远端骨骺处形成一个单一的宽骨板。

出生后第一个月末，股骨近端和远端骨骺几乎完全骨化；然而，还尚未与骨干融合。近端骨骺的融合大约发生在出生后13～15周。远端骨骺融合发生在出生后第15周之前，可能在第12～13周。表4-3-12总结了小鼠出生后肱骨和股骨次级骨化中心的成熟情况。

（3）下颌骨：小鼠中，下颌骨骨化中心在妊娠第15天发育。到妊娠第17天，下颌骨的牙槽突发育较好，颏孔完全发育。出生时，冠状突、髁突和下颌

表 4-3-12　小鼠出生后肱骨和股骨次级骨化中心出现和融合时间

骨　　骼	出现时间（天）	融合时间（周）
肱骨		
骨骺近端		6～7
大结节	5	
头端	7～10	
骨骺远端		3
肱骨小头	5	
滑车	5	
内侧髁	9	
外侧髁	19	
股骨		
骨骺近端		13，14或14
大粗隆	14	
小粗隆	14	
头端	15	
骨骺远端		12或13
内侧髁	7	
外侧髁	9	

注：资料来源于Johnson, 1933; Fukada and Matsuoka, 1980

角很明显。直到出生后第5周，在髁突和冠突中仍然可以看到软骨，而在联合中尚未发生下颌骨前端的融合。

出生后的前3周，小鼠髁突软骨发生形态学和组织化学变化。此外，髁突软骨的高度在出生后的前2周明显增加。因此，下颌支的高度也在这一时期增加。髁突软骨的宽度也会增加，特别是出生后第2和第3周。

小鼠髁突软骨生长中心在出生后第8周达到骨成熟，生长中心下方可见发育良好的初级松质骨区域。然而，在出生后的8周内，髁突的初级松质骨不再存在，取而代之的是板层骨与成熟软骨的下表面直接接触。

Livne等指出，小鼠下颌骨生长最迅速、最活跃的时期发生在出生后8周以内，其结果是软骨贴壁生长，随后发生软骨内成骨作用。这些结果与Silberman和Livne报道的小鼠髁突的软骨生长中心在出生后第8周达到骨成熟的结果是一致的。随着逐渐的成熟，髁突生长中心下方可见发育良好的初级松质骨区域。从这时开始，成熟的髁突软骨不再是生长中心，而是开始成为鳞状软骨-下颌关节的关节面。

（三）骨骺生长板

发育中的长骨骨骺出现次级骨化中心后，在骨骺和骨干之间形成含有软骨、骨和纤维组织的区域。该区域被称为骨骺生长板，负责出生后发育过程中骨干长度的增加。当骨在骺板生长时，在骨干与骺板之间形成一个过渡区，称为干骺端。

哺乳动物在出生后发育过程中，长骨的纵向生长通过软骨内成骨作用发生在骺板上。通常，该过程包括增殖的软骨细胞产生软骨基质，使软骨基质矿化，去除钙化和未钙化的基质及通过骨替代基质。当骨骺生长板活跃时，上述过程在生长板中持续发生，并导致干骺端中骨沉积。当骨形成率开始超过软骨增生速率时，骺板开始变窄，发生骨骺融合，导致骨骺生长板消失，取而代之的是骨髓。在人类和动物中，骨骺融合标志着纵向骨生长的结束。

人类骨骺生长板在结构上和功能上类似于其他哺乳动物骨骼中骨骺生长板。因此，对生长板结构的描述适用于一般的哺乳动物。

（1）人类：人类骨骼的生长是由软骨模板的形成开始的，随后被骨骼取代。线状生长，尤其是长骨，开始于骺软骨细胞的增殖，终止于青春期的骺关闭。一般来说，长骨生长速度的增加发生在9～14岁。

（2）犬：犬在出生后发育期间，骨骺板的软骨细胞增殖和成熟，随后基质钙化，软骨内成骨，使骨干长度增加。一般来说，四肢骨骼的快速生长在出生后大约5个月停止。

（3）兔：兔骨骺生长板的结构和功能与人类相似。因此，兔长骨长度的增加也是骨骺生长板细胞活动的结果。Fukada和Matsuoka报道，兔四肢长度的增加在出生后8周内迅速发生。一旦动物长到8周龄，四肢的纵向生长就会减慢，直到出生后32周，这时身体的生长就完全停止了。Khermosh等人报道，从出生后几天到3个月，股骨的生长速度稳步增加。3个月后，生长速度逐渐下降，直至6个月停止生长。Rudicel等人的研究认为，兔股骨的长度在2～4周龄迅速增加。生长速度在8周龄时开始平稳，10～14周时生长基本停止。

与其他哺乳动物一样，兔长骨的生长速度随着年龄的增长而降低。与大鼠和人类相比，兔每天的纵向生长速率最高。20 ～ 60 日龄兔的纵向生长速度大于 20 ～ 60 天的大鼠，也大于 2 ～ 8 岁的人类。20 日龄时，在胫骨近端测量，兔和大鼠的生长速率分别为 554 μm/d 和 375 μm/d。人类股骨在 2 岁时的生长速度为 55 μm/d。60 日龄时，兔和大鼠的生长速度下降到 378 μm/d 和 159 μm/d。人类 5 ～ 8 岁的生长率下降到 38 μm/d。

（4）大鼠：大鼠骨骺生长板的结构与人体相似。大鼠离乳时，骨骺生长板已形成。大鼠在 8 周龄之前，前肢和后肢长骨的长度快速增加。雄性和雌性大鼠长骨的生长在 15 ～ 17 周几乎停止。

（四）直径增长

在人类和动物出生后的生长期过程中，随着骨骼长度的增长，它们也会沿圆周方向生长，以适应负荷的增加。长骨通过贴壁骨生长增加直径，即新骨沉积于骨膜表面（即骨膜下面）。在贴壁生长期间，骨膜下的成骨细胞在骨外表面分泌基质。当骨沉积于骨膜表面时，骨内表面的破骨吸收调节骨的厚度，形成骨干的皮质。由于这种沉积和吸收的组合，骨的数量在整个生长过程中保持相当稳定。因此，骨干的整体直径迅速增加，而皮质的厚度缓慢增加。在出生后的生长过程中，骨骼生长的形状是通过骨骼表面的不断重塑来维持的。这涉及骨膜表面的骨沉积和其他毗邻的骨膜表面的吸收。

（1）人类：出生时，长骨中骨干的直径迅速增加。人类出生时破骨细胞再吸收的最高区域在骨干皮质的中部。到 4 岁时，整个皮质中发生破骨吸收，为次级骨的形成做准备。在 10 ～ 17 岁，随着长骨的快速生长，骨膜表面广泛发生破骨吸收和成骨细胞贴壁，以保持骨形状。一旦骨骼达到成年尺寸，再吸收就会大大减少，并通过成骨细胞沉积成骨单位的形式来平衡。

Parfitt 等人研究 1.5 ～ 23 岁人类髂骨附着骨生长时，发现随着年龄的增长，骨干的直径明显增加。在 2 ～ 20 岁，髂骨骨膜贴壁增宽 3.8 mm，骨内成骨增加 1.0 mm。在此期间，骨内膜和骨膜表面的再吸收分别导致了 3.2 mm 和 0.4 mm 的骨移除。由于在骨膜和骨内膜表面的相互作用和吸收，骨干皮质的宽度从 2 岁时的 0.52 mm 增加到 20 岁时的 1.14 mm。

（2）犬：大约 100 日龄的比格犬，骨干的髓腔达到其成年直径；然而，直到大约 180 日龄时，皮质或外径才会停止增长。

（3）大鼠：Norwegian 雄性大鼠的股骨中，长骨的生长是通过横向和纵向生长及重塑来实现的。在生长的早期阶段（大约 30 日龄），骨髓腔的扩大是由于骨干的骨内表面的骨吸收，而皮质厚度的增加是由于新骨在骨膜表面的附着。骨内吸收在股骨后壁最高，可见皮质弯曲。

（五）骨单位的形成和重塑

（1）人类：附着骨生长过程中，添加到骨干皮质的骨是未成熟的编织骨。新生儿的骨干骨大部分是由这种非层状的编织骨构成。在发育期间，随着骨干的直径扩大，血管被困在骨基质的腔内。在这些腔中，编织骨填充血管周围的空间，形成初级骨或骨单位。人类骨骼的重塑在出生后不久就开始并持续一生。出生后不久，生长骨骼的致密部分仅由初级骨（未成熟的编织骨）组成。随着不断生长，初级骨骼完全或部分被次级骨单位骨通过重塑过程取代。

在骨骼生长和重塑过程中，初级骨单位被重新吸收并被次级骨取代，在其中央血管周围形成板层骨。当破骨细胞形成切割锥时，穿过骨形成一个吸收腔，次生骨的形成开始了。骨吸收腔内衬有成骨细胞，成骨细胞向下压成骨样细胞，骨吸收腔内由腔外向内呈同心圆片样结构。在骨吸收腔内继续存在同心片状的成骨细胞，直到达到正常的中央管直径。这个过程的最终结果是完成或关闭一个新的次级骨单位。

1 岁及以上的人类，只有秩序良好的板状骨沉积在长骨干中，并且所有初级骨最终都被次级骨单位骨替代。此外，一旦初级骨被次级骨替代，骨内吸收和重建就不会停止，再吸收和重塑贯穿一生。因此，在成人骨骼中可以看到成熟骨、形成骨和新吸收腔。此外，未被破坏的前骨单位成为间质片层，位于成熟骨单位之间。人类大约每天有 1 mm 的骨骼沉积在发育中的骨单位中。随着骨单位的完成，附着骨形成的速度减慢。

（2）动物：人类骨骼疾病的啮齿动物模型，缺乏像大型哺乳动物那样的骨单位，并且骨皮质和骨松质的系统内部的重塑与人类不同，这是使用第二种种属开展试验的原因，需要有骨骼成熟度（封闭生长板）及骨单位的存在和皮质内骨重塑，以更全面地评估旨在改善各种病因的骨障碍的新疗法或程序的效果。值得一提的是，当动物骨骼研究外推到人类时，需要知道四足动物、非人灵长类动物具有与两足动物不同的骨骼生物力学特征。

成年人类和大型成年哺乳动物（寿命较长），如犬的长骨骨干是由替代原生初级骨的次级骨单位组成。而小型成年哺乳动物（如小鼠和大鼠）的骨密质并非骨单位构成。兔是已知的最小的由骨单位进行骨重建的种属。并不是所有的种属中都存在次级骨单位，一些动物初级骨单位在早期就被替换了，而另一些动物的初级骨单位可以保存相当长的一段时间，如在2岁的人类中，股骨骨密质主要由次级骨单位组成，而7岁的兔股骨骨密质只偶尔有骨单位。

6个月到5岁的大鼠、仓鼠、豚鼠和兔的胫骨和腓骨，一生中不同程度上致密骨中存在着初级骨。豚鼠和大鼠中，只有少数非常衰老的动物的致密骨中发现了以骨单位形式存在的次级骨。然而，成年兔的骨单位转化程度更大，即初级骨单位重塑为次级骨单位贯穿了兔的一生。

在许多脊椎动物的致密骨中，都缺乏典型的骨单位，特别是白色大鼠。然而，初级骨单位在幼小的犬和猴身上很常见。骨单位确实存在于大型哺乳动物（如犬、猪、牛和马）的致密骨骨干中。Georgia等人报道在犬的股骨骨干致密骨中中央管的密度比人类高，而直径比人类小。

对犬广泛研究了在形成次级骨单位的再吸收腔中成骨细胞与骨的重合率。年龄在骨骼形成速度中起着重要作用，犬随着年龄的增长，骨单位中附着骨的生长速率降低。此外，研究表明，犬的骨单位在4～8周内发育成熟。

犬在骨单位形成的早期阶段贴壁率最高。附着骨的生长速率最初是最快速的，以平滑吸收腔，并将吸收腔转换成同心管。当成骨细胞增加同心板层使中央管腔变小时，贴壁骨形成减少，因此，骨形成的速率随着骨腔吸收腔的关闭而降低。

在正常范围内的生长和体重增加被视为评估幼儿和动物整体健康的一部分。实验动物和人类的生长和发育模式是相似的，可以在适当设计的动物研究中评估出生后的骨骼生长。骨生长在动物研究中通过直接测量解剖时的选定骨，或采用非侵入性技术，如双能X线吸收法（DXA）和放射自显影进行测定。Schunior等人直接测量身体、股骨和颅骨长度，能够研究出生后生长和体重之间的关系。使用四环素作为标记物，然后进行组织病理学研究及数小时内的骨生长动力学分析。骨质量可通过骨矿物质密度（BMD）和骨矿物质含量（BMC）分析来评估。

（贾玉玲　王　芬）

第四节
常见幼龄实验动物生理和生化指标的背景数据

在药物开发的过程中，单次给药毒性试验的目的是观察给药后产生的急性毒性反应，包括毒性反应的性质、程度和给药局部的刺激作用，确定无毒反应的安全剂量；多次重复给药毒性试验的目的是观察受试物可能引起的毒性反应，包括毒性反应的性质、程度、剂量-反应关系和时间-反应关系、可逆性等，以及给药局部的刺激作用；判断儿科用药重复给药的毒性靶器官或靶组织，确定无毒反应的安全剂量，为临床儿童用药风险评估提供参考信息。

各生理指标背景数据的建立是药物非临床安全性评价的重要积累和评价基础，由于大鼠或犬等实验动物的品系、个体差异、来源、实验室条件和测定方法及测量仪器不同等因素，其基本生物学数据有一定的差异，为使实验数据解释建立在客观、可靠、准确的基础上，为药物非临床安全性评价提供科学的依据，

故各实验室在日常研究过程中需要不断收集、扩充和完善一整套完整、清晰的背景数据，通过不断扩大的自身背景数据库，使得实验数据解释建立在客观、可靠和准确的基础上，从而可以更加准确地判定药物毒性反应，以保证试验系统的正确和数据的可靠。

因此，本节对近年来本中心所完成的部分幼龄SD大鼠和幼龄比格犬试验中的数据，根据生长发育的不同时间点进行收集和统计分析，针对体重、摄食、血液学、凝血、血生化、体格发育（顶臀长和胫骨长）、性发育（龟头包皮分离和阴道张开时间）、脏器重量和系数及骨密度等，初步建立了本中心幼龄动物非临床发育毒性研究背景数据。同时，我们也汇集了文献中涉及的相关背景数据（表4-4-1～表4-4-31），希望从不同角度为幼龄动物非临床发育毒性评价提供更多的参考。

表 4-4-1　　SPF 级幼龄 SD 大鼠生长发育阶段体重参考值　　（单位：g）

PND	N	雄性				雌性			
		$\overline{X} \pm SD$	min，max	95%CI	CV（%）	$\overline{X} \pm SD$	min，max	95%CI	CV（%）
19	90	39.4 ± 2.8	35.0，45.2	38.8 ～ 40.0	7.2	39.9 ± 2.9	35.0，45.2	39.3 ～ 40.5	7.2
20	90	48.0 ± 4.5	39.8，57.3	47.1 ～ 49.0	9.4	48.1 ± 4.1	40.2，57.1	47.3 ～ 49.0	8.5
21	90	51.1 ± 3.8	44.7，59.1	50.0 ～ 52.3	7.5	53.4 ± 4.4	46.5，62.2	52.0 ～ 54.7	8.2
23	90	61.9 ± 4.6	51.9，71.8	60.9 ～ 62.9	7.5	60.7 ± 5.5	49.5，73.6	59.6 ～ 61.9	9.1
25	90	74.6 ± 5.4	64.6，85.1	73.4 ～ 75.7	7.2	71.3 ± 5.9	59.6，86.5	70.0 ～ 72.5	8.3
27	90	88.1 ± 6.2	77.9，101.1	86.7 ～ 89.4	7.1	82.7 ± 6.6	69.8，100.6	81.3 ～ 84.1	8.0
30	90	109.7 ± 7.4	97.3，124.3	108.1 ～ 111.2	6.8	100.2 ± 7.3	85.7，118.2	98.6 ～ 101.7	7.3
34	90	138.4 ± 9.5	117.4，157.4	136.4 ～ 140.4	6.9	122.8 ± 8.5	104.6，142.4	121.1 ～ 124.6	6.9

（续表）

PND	N	雄 性				雌 性			
		$\overline{X} \pm SD$	min，max	95%CI	CV（%）	$\overline{X} \pm SD$	min，max	95%CI	CV（%）
37	90	158.7 ± 10.6	133.4，179.1	156.5～161.0	6.6	136.4 ± 8.5	113.6，153.1	134.7～138.2	6.2
41	90	188.8 ± 12.7	159.2，216.4	186.1～191.4	6.8	155.4 ± 9.5	126.2，177.9	153.4～157.4	6.1
44	90	211.1 ± 13.9	178.4，241.5	208.1～214.0	6.6	166.7 ± 10.3	142.9，195.1	164.5～168.8	6.2
48	90	239.3 ± 15.8	198.0，270.3	236.0～242.6	6.6	179.8 ± 11.5	151.4，204.0	177.4～182.2	6.4
51	30	263.5 ± 15.9	224.6，288.1	257.6～269.4	6.0	188.0 ± 17.1	156.1，217.1	181.6～194.4	9.1
55	30	287.3 ± 17.7	248.1，320.8	280.7～293.9	6.2	199.2 ± 17.7	171.3，229.3	192.6～205.8	8.9
58	30	305.4 ± 19.1	265.1，344.2	298.3～312.5	6.3	208.0 ± 17.5	179.3，240.0	201.4～214.5	8.4
62	30	326.2 ± 22.9	275.2，376.0	317.6～334.7	7.0	214.8 ± 21.1	173.2，260.7	206.9～222.7	9.8
65	15	351.8 ± 22.2	317.0，393.7	339.5～364.1	6.3	234.7 ± 18.7	197.9，265.6	224.3～245.0	8.0
69	15	372.3 ± 26.4	327.0，423.3	357.7～386.9	7.1	242.9 ± 18.9	206.3，274.7	232.4～253.4	7.8
72	15	383.3 ± 27.2	336.9，433.6	368.2～398.3	7.1	251.2 ± 20.4	210.5，283.6	240.0～262.4	8.1
76	15	393.4 ± 28.6	341.1，446.1	377.6～409.2	7.3	253.6 ± 20.3	215.4，286.3	242.4～264.8	8.0

注：资料来源于中国生育调节药物毒理检测中心。PND，出生后天数；min、max，最小值和最大值；CI，置信区间；CV，变异系数

表 4-4-2　SPF 级幼龄 SD 大鼠生长发育阶段摄食量参考值　　　　（单位：g）

PND	N	雄 性				雌 性			
		$\overline{X} \pm SD$	min，max	95%CI	CV（%）	$\overline{X} \pm SD$	min，max	95%CI	CV（%）
24～25	90	10.1 ± 0.6	9.2，11.5	9.8～10.4	5.4	9.4 ± 0.5	8.6，10.8	9.1～9.6	5.8
30～31	90	15.9 ± 0.7	14.5，17.1	15.6～16.3	4.5	14.2 ± 1.0	12.9，16.3	13.8～14.7	6.8
37～38	90	20.5 ± 1.0	19.2，23.0	20.0～21.0	5.1	16.4 ± 0.8	15.0，17.8	16.0～16.8	4.8
44～45	90	24.0 ± 1.0	22.2，26.2	23.5～24.5	4.3	18.1 ± 1.6	16.0，21.7	17.3～18.8	8.8
51～52	30	25.7 ± 0.5	25.1，26.4	25.2～26.1	1.8	18.5 ± 1.6	16.0，20.9	16.8～20.1	8.6
58～59	30	25.9 ± 0.8	24.7，26.9	25.1～26.7	3.1	16.6 ± 2.1	13.4，19.1	14.4～18.8	12.6
65～66	15	26.5 ± 0.7	25.8，27.2	24.8～28.3	2.7	19.5 ± 1.0	18.7，20.6	17.1～21.9	5.0
72～73	15	25.2 ± 1.6	23.6，26.8	21.3～29.2	6.3	16.2 ± 1.5	14.6，17.3	12.7～19.8	9.0

注：资料来源于中国生育调节药物毒理检测中心

表 4-4-3　SPF 级幼龄 SD 大鼠血液学及凝血指标参考值

指 标	年龄（周）	N	雄 性				雌 性			
			$\overline{X} \pm SD$	min，max	95%CI	CV（%）	$\overline{X} \pm SD$	min，max	95%CI	CV（%）
RBC（$\times 10^{12}$/L）	7	60	5.34 ± 0.29	4.55，5.83	5.27～5.42	5.4	5.23 ± 0.38	4.47，6.21	5.14～5.34	7.3

（续表）

指　标	年龄（周）	N	雄　　性				雌　　性			
			$\overline{X} \pm SD$	min，max	95%CI	CV（%）	$\overline{X} \pm SD$	min，max	95%CI	CV（%）
RBC （$\times 10^{12}$/L）	9	20	5.78 ± 0.27	5.32，6.22	5.66～5.91	4.6	5.38 ± 0.41	4.62，6.18	5.19～5.57	7.6
	11	10	6.44 ± 0.28	5.90，6.81	6.24～6.63	4.3	5.80 ± 0.30	5.42，6.27	5.58～6.01	5.2
Hb（g/L）	7	60	109 ± 6	94，120	108～111	5.1	105 ± 8	85，124	103～108	7.6
	9	20	112 ± 4	106，121	110～114	3.7	105 ± 4	95，111	103～107	3.9
	11	10	122 ± 6	109，130	118～126	4.8	112 ± 4	106，120	109～115	4.0
HCT（%）	7	60	33.4 ± 2.0	29.1，37.6	32.9～33.9	6.1	31.9 ± 1.5	28.2，37.3	31.5～32.3	4.8
	9	20	34.4 ± 1.5	31.8，37.0	33.7～35.1	4.3	31.5 ± 1.3	28.7，33.7	30.9～32.2	4.1
	11	10	34.9 ± 1.9	31.0，37.2	33.6～36.2	5.3	32.2 ± 1.3	30.0，34.2	31.3～33.1	3.9
MCV（fL）	7	60	62.6 ± 2.7	57.7，67.6	61.9～63.3	4.2	61.1 ± 2.3	56.5，65.8	60.5～61.7	3.7
	9	20	59.5 ± 1.3	56.6，61.9	58.9～60.1	2.2	58.8 ± 2.6	54.1，63.0	57.6～60.0	4.4
	11	10	54.2 ± 1.4	52.1，56.9	53.2～55.2	2.6	55.5 ± 1.6	52.3，57.8	54.4～56.7	2.9
MCH （pg）	7	60	20.5 ± 0.7	18.3，22.1	20.3～20.7	3.3	20.2 ± 0.7	18.5，21.9	20.0～20.3	3.4
	9	20	19.4 ± 0.7	17.9，20.3	19.1～19.8	3.6	19.5 ± 1.0	17.5，21.0	19.1～20.0	5.0
	11	10	19.0 ± 0.3	18.5，19.5	18.7～19.2	1.7	19.4 ± 0.4	18.5，19.9	19.0～19.7	2.3
MCHC （g/L）	7	60	328 ± 16	289，352	324～332	4.8	330 ± 15	292，353	326～334	4.4
	9	20	327 ± 14	297，338	320～333	4.1	332 ± 4	324，340	329～334	1.3
	11	10	350 ± 5	342，357	346～353	1.4	349 ± 5	339，355	345～352	1.4
RDW （fL）	7	60	29.2 ± 1.9	26.5，33.9	28.7～29.6	6.5	27.3 ± 2.0	24.4，36.4	26.8～27.9	7.2
	9	20	27.4 ± 1.9	25.1，31.4	26.5～28.3	6.9	24.3 ± 1.1	22.0，26.2	23.8～24.8	4.6
	11	10	25.6 ± 0.7	24.6，27.1	25.1～26.1	2.8	24.2 ± 0.8	23.0，25.2	23.6～24.7	3.3
RET[#] （$\times 10^{9}$/L）	7	60	434.6 ± 44.0	346.2，586.1	423.2～446.0	10.1	303.8 ± 52.6	206.6，435.7	290.5～318.1	17.3
	9	20	265.0 ± 29.2	212.3，324.3	251.4～278.7	11.0	199.3 ± 45.5	131.4，279.0	178.0～220.6	22.8
	11	10	273.1 ± 36.6	195.5，313.6	246.9～299.3	13.4	254.6 ± 21.1	227.6，284.6	239.6～269.7	8.3
RET（%）	7	60	8.14 ± 0.73	6.73，10.21	7.95～8.33	9.3	5.81 ± 0.91	4.23，7.95	5.57～6.05	15.7
	9	20	4.59 ± 0.58	3.70，5.77	4.32～4.87	12.6	3.74 ± 0.95	2.35，5.80	3.29～4.18	25.3
	11	10	4.25 ± 0.56	3.04，5.01	3.84～4.65	13.3	4.41 ± 0.52	3.63，5.25	4.04～4.79	11.9
WBC （$\times 10^{9}$/L）	7	60	4.17 ± 0.97	2.44，6.07	3.92～4.42	23.3	3.43 ± 1.06	1.33，5.55	3.16～3.72	31.0
	9	20	4.52 ± 0.93	2.72，6.05	4.08～4.95	20.7	3.79 ± 1.13	1.73，6.07	3.26～4.32	29.8
	11	10	3.81 ± 1.05	1.56，4.97	3.06～4.56	27.5	2.81 ± 0.69	2.26，4.39	2.32～3.31	24.6
NE[#] （$\times 10^{9}$/L）	7	60	0.43 ± 0.22	0.13，1.20	0.37～0.48	51.6	0.34 ± 0.24	0.05，1.15	0.28～0.40	71.1

（续表）

指　标	年龄（周）	N	雄　　性				雌　　性			
			$\overline{X} \pm SD$	min，max	95%CI	CV（%）	$\overline{X} \pm SD$	min，max	95%CI	CV（%）
NE# (×10⁹/L)	9	20	0.50 ± 0.23	0.27，0.99	0.40 ～ 0.61	45.0	0.41 ± 0.25	0.11，1.12	0.29 ～ 0.53	61.1
NE# ($\times 10^9$/L)	11	10	0.44 ± 0.15	0.29，0.69	0.33 ～ 0.54	34.4	0.37 ± 0.14	0.22，0.65	0.28 ～ 0.47	36.2
LY# ($\times 10^9$/L)	7	60	3.53 ± 0.86	2.15，5.33	3.31 ～ 3.76	24.5	2.93 ± 0.95	1.10，4.81	2.69 ～ 3.18	32.3
	9	20	3.85 ± 0.81	2.33，5.07	3.47 ～ 4.23	21.1	3.25 ± 0.98	1.48，4.84	2.79 ～ 3.71	30.3
	11	10	3.05 ± 0.89	1.12，3.96	2.41 ～ 3.69	29.3	2.22 ± 0.68	1.58，3.76	1.74 ～ 2.71	30.5
MO# ($\times 10^9$/L)	7	60	0.19 ± 0.17	0.00，0.75	0.14 ～ 0.23	93.1	0.13 ± 0.11	0.00，0.45	0.10 ～ 0.16	84.7
	9	20	0.13 ± 0.04	0.07，0.21	0.11 ～ 0.14	29.9	0.10 ± 0.05	0.02，0.20	0.07 ～ 0.12	52.2
	11	10	0.28 ± 0.09	0.11，0.40	0.22 ～ 0.34	30.8	0.18 ± 0.06	0.07，0.26	0.14 ～ 0.22	33.6
EO# ($\times 10^9$/L)	7	60	0.03 ± 0.02	0.01，0.14	0.02 ～ 0.03	61.8	0.03 ± 0.03	0.01，0.18	0.03 ～ 0.04	80.1
	9	20	0.04 ± 0.02	0.02，0.09	0.03 ～ 0.05	37.9	0.04 ± 0.02	0.01，0.09	0.03 ～ 0.05	59.5
	11	10	0.04 ± 0.02	0.02，0.08	0.03 ～ 0.05	38.6	0.04 ± 0.02	0.01，0.07	0.02 ～ 0.05	46.0
BA# ($\times 10^9$/L)	7	60	0 ± 0	0，0	—	—	0 ± 0	0，0	—	—
	9	20	0 ± 0	0，0	—	—	0 ± 0	0，0	—	—
	11	10	0 ± 0	0，0	—	—	0 ± 0	0，0	—	—
NE（%）	7	60	10.1 ± 4.1	3.9，21.8	9.1 ～ 11.2	40.6	9.6 ± 5.2	1.8，25.2	8.1 ～ 10.8	54.8
	9	20	11.0 ± 3.9	5.8，22.0	9.2 ～ 12.8	35.2	10.9 ± 5.8	3.4，25.1	8.2 ～ 13.7	53.1
	11	10	11.9 ± 3.8	7.4，18.5	9.3 ～ 14.6	31.5	13.9 ± 5.6	7.6，21.7	9.9 ～ 17.9	40.3
LY（%）	7	60	84.6 ± 4.9	72.2，91.7	83.3 ～ 85.9	5.8	85.1 ± 5.4	70.0，93.0	83.7 ～ 86.5	6.3
	9	20	85.2 ± 4.4	72.2，92.1	83.1 ～ 87.2	5.1	85.5 ± 6.1	71.0，95.1	82.6 ～ 88.4	7.2
	11	10	79.6 ± 3.8	71.8，84.0	76.9 ～ 82.3	4.7	78.4 ± 6.9	67.2，85.6	73.4 ～ 83.3	8.9
MO（%）	7	60	4.5 ± 4.1	0.0，14.4	3.5 ～ 5.6	89.9	4.4 ± 4.0	0.0，14.8	3.4 ～ 5.5	90.5
	9	20	2.8 ± 0.8	1.7，5.4	2.4 ～ 3.2	29.9	2.6 ± 1.1	0.9，5.0	2.1 ～ 3.0	41.3
	11	10	7.3 ± 1.2	5.4，10.1	6.4 ～ 8.2	16.6	6.4 ± 1.9	3.1，9.4	5.0 ～ 7.8	30.2
EO（%）	7	60	0.7 ± 0.5	0.2，4.2	0.6 ～ 0.9	73.5	1.0 ± 0.6	0.2，4.0	0.8 ～ 1.1	64.1
	9	20	1.0 ± 0.4	0.4，2.0	0.7 ～ 1.1	42.5	1.0 ± 0.5	0.3，2.4	0.8 ～ 1.3	52.4
	11	10	1.2 ± 0.6	0.5，2.6	0.8 ～ 1.7	52.4	1.4 ± 0.8	0.4，3.0	0.8 ～ 1.9	56.3
BA（%）	7	60	0 ± 0	0，0	—	—	0 ± 0	0，0	—	—
	9	20	0 ± 0	0，0	—	—	0 ± 0	0，0	—	—
	11	10	0 ± 0	0，0	—	—	0 ± 0	0，0	—	—
PLT ($\times 10^9$/L)	7	60	1 081 ± 155	496，1 565	1 041 ～ 1 121	14.3	1 022 ± 191	279，1 492	990 ～ 1 078	18.7
	9	20	938 ± 89	749，1 092	896 ～ 980	9.5	999 ± 139	852，1 409	934 ～ 1 064	13.9
	11	10	870 ± 75	778，993	816 ～ 924	8.6	923 ± 93	816，1 084	856 ～ 989	10.1
PCT（%）	7	60	0.77 ± 0.12	0.36，1.18	0.74 ～ 0.80	16.0	0.72 ± 0.16	0.19，1.12	0.70 ～ 0.77	21.4
	9	20	0.69 ± 0.09	0.56，0.88	0.64 ～ 0.72	13.1	0.73 ± 0.11	0.63，1.01	0.68 ～ 0.78	14.5
	11	10	0.61 ± 0.05	0.54，0.68	0.57 ～ 0.64	8.0	0.59 ± 0.19	0.06，0.74	0.45 ～ 0.72	33.1

（续表）

指　标	年龄（周）	N	雄　性				雌　性			
			$\overline{X}\pm SD$	min，max	95%CI	CV（%）	$\overline{X}\pm SD$	min，max	95%CI	CV（%）
MPV（fL）	7	60	7.1 ± 0.4	6.4，7.9	7.0 ～ 7.2	5.6	7.1 ± 0.4	6.3，8.0	6.9 ～ 7.2	6.2
	9	20	7.3 ± 0.4	6.7，8.1	7.1 ～ 7.4	5.4	7.3 ± 0.3	6.6，8.0	7.2 ～ 7.5	4.7
	11	10	6.9 ± 0.1	6.7，7.1	6.8 ～ 7.0	2.2	6.9 ± 0.1	6.8，7.2	6.8 ～ 7.0	2.2
PDW（fL）	7	60	7.4 ± 0.6	6.4，8.4	7.3 ～ 7.6	7.6	7.4 ± 0.6	6.3，8.9	7.2 ～ 7.5	8.3
	9	20	7.6 ± 0.6	6.8，8.8	7.3 ～ 7.9	7.3	7.7 ± 0.5	6.7，8.8	7.5 ～ 8.0	6.7
	11	10	7.1 ± 0.2	6.9，7.6	7.0 ～ 7.3	3.0	7.1 ± 0.2	6.8，7.3	6.9 ～ 7.2	2.2
PT（s）	7	60	8.0 ± 0.8	6.4，10.5	7.8 ～ 8.2	9.7	7.9 ± 0.6	7.0，9.3	7.8 ～ 8.1	7.6
	9	20	9.0 ± 0.8	8.1，11.5	8.6 ～ 9.4	8.8	8.0 ± 0.5	7.3，8.8	7.7 ～ 8.2	5.9
	11	10	9.0 ± 0.4	8.3，9.7	8.6 ～ 9.3	5.0	8.3 ± 0.2	8.1，8.6	8.2 ～ 8.4	2.1
APTT（s）	7	60	18.5 ± 2.9	11.4，27.8	17.8 ～ 19.3	15.4	16.3 ± 2.4	10.0，21.4	15.7 ～ 16.9	14.6
	9	20	20.6 ± 2.6	17.4，28.2	19.3 ～ 21.8	12.8	19.6 ± 2.1	16.2，23.6	18.6 ～ 20.6	10.8
	11	10	19.8 ± 2.0	16.0，23.0	18.3 ～ 21.2	10.2	18.9 ± 1.5	16.8，21.9	17.8 ～ 20.0	8.1
Fbg（g/L）	7	60	2.462 ± 0.233	1.976，3.136	2.402 ～ 2.522	9.5	2.171 ± 0.265	1.666，3.503	2.102 ～ 2.240	12.2
	9	20	2.468 ± 0.161	2.233，2.707	2.392 ～ 2.543	6.5	2.189 ± 0.272	1.838，2.920	2.062 ～ 2.316	12.4
	11	10	2.479 ± 0.252	2.233，2.979	2.298 ～ 2.659	10.2	2.081 ± 0.122	1.912，2.362	1.994 ～ 2.168	5.8
TT（s）	7	60	47.6 ± 7.3	31.5，64.9	45.7 ～ 49.5	15.3	45.2 ± 9.1	30.9，85.4	42.6 ～ 46.7	20.0
	9	20	46.7 ± 3.8	40.6，54.6	44.9 ～ 48.4	8.2	42.9 ± 4.0	35.4，47.6	41.1 ～ 44.8	9.2
	11	10	49.2 ± 5.7	41.9，58.1	45.1 ～ 53.2	11.5	40.8 ± 3.2	36.8，47.6	38.6 ～ 43.1	7.7

注：资料来源于中国生育调节药物毒理检测中心。RBC，红细胞计数；Hb，血红蛋白；HCT，血细胞比容；MCV，平均红细胞体积；MCH，平均血红蛋白含量；MCHC，平均血红蛋白浓度；RDW，红细胞体积分布宽度；RET#，网织红细胞计数；RET，网织红细胞比率；WBC，白细胞计数；NE#，中性粒细胞计数；LY#，淋巴细胞计数；MO#，单核细胞计数；EO#，嗜酸性粒细胞计数；BA#，嗜碱性粒细胞计数；NE，中性粒细胞比率；LY，淋巴细胞比率；MO，单核细胞比率；EO，嗜酸性粒细胞比率；BA，嗜碱性粒细胞比率；PLT，血小板计数；PCT，血小板压积；MPV，平均血小板体积；PDW，血小板分布宽度；PT，凝血酶原时间；APTT，活化部分凝血活酶时间；Fbg，血浆纤维蛋白原；TT，凝血酶时间

表 4-4-4　SPF 级幼龄 SD 大鼠血生化指标参考值

指　标	年龄（周）	N	雄　性				雌　性			
			$\overline{X}\pm SD$	min，max	95%CI	CV（%）	$\overline{X}\pm SD$	min，max	95%CI	CV（%）
GOT（U/L）	7	60	141 ± 27	80，228	134 ～ 148	19.2	118 ± 28	45，176	110 ～ 125	23.6
	9	20	125 ± 15	93，154	118 ～ 133	12.2	109 ± 21	72，163	99 ～ 119	19.3
	11	10	158 ± 29	118，224	137 ～ 179	18.5	116 ± 13	102，148	106 ～ 126	11.5
GPT（U/L）	7	60	48 ± 11	30，107	45 ～ 51	23.3	37 ± 7	23，53	36 ～ 39	18.3
	9	20	48 ± 7	34，63	45 ～ 51	13.6	40 ± 9	25，67	36 ～ 45	22.9
	11	10	46 ± 13	35，79	37 ～ 55	27.5	29 ± 2	26，33	27.9 ～ 30.9	7.0

（续表）

指　标	年龄（周）	N	雄　性				雌　性			
			$\overline{X} \pm SD$	min，max	95%CI	CV（%）	$\overline{X} \pm SD$	min，max	95%CI	CV（%）
ALP（U/L）	7	60	272 ± 62	148，455	256～288	22.7	162 ± 53	91，346	148～175	32.6
	9	20	198 ± 41	129，263	179～217	20.4	106 ± 38	68，242	88～124	35.9
	11	10	164 ± 28	114，196	144～184	17.1	78 ± 14	56，106	67～88	18.6
CK（U/L）	7	60	582 ± 201	179，1 264	530～634	34.5	465 ± 191	133，973	415～514	41.1
	9	20	463 ± 93	285，580	420～506	20.0	372 ± 124	155，623	341～430	33.3
	11	10	561 ± 151	350，865	453～670	26.9	386 ± 73	311，535	334～437	18.9
BUN（mmol/L）	7	60	4.8 ± 0.7	3.5，6.3	4.6～5.0	14.5	5.1 ± 1.0	3.5，8.5	4.9～5.4	19.8
	9	20	5.6 ± 0.7	4.6，7.7	5.3～5.9	12.5	5.6 ± 0.7	4.0，7.0	5.2～5.9	13.3
	11	10	5.3 ± 0.5	4.6，5.9	4.9～5.7	9.7	4.1 ± 0.3	3.4，4.5	3.8～4.3	8.2
CREA（μmol/L）	7	60	16 ± 3	9，20	16～17	15.7	19 ± 3	9，23	19～20	14.4
	9	20	18 ± 4	13，26	16～19	23.3	19 ± 4	14，28	17～21	20.7
	11	10	21 ± 2	19，25	20～23	9.1	21 ± 2	18，23	20～22	8.5
TP（g/L）	7	60	50.2 ± 2.0	45.7，54.6	49.7～50.7	4.1	49.3 ± 1.7	45.8，52.7	48.9～49.7	3.4
	9	20	50.2 ± 1.5	48.5，53.3	49.5～50.9	3.0	51.6 ± 1.6	47.0，54.5	50.9～52.4	3.1
	11	10	49.2 ± 2.1	46.5，52.4	47.7～50.8	4.4	49.7 ± 2.5	46.2，52.7	47.8～51.5	5.1
Alb（g/L）	7	60	29.1 ± 2.3	23.4，32.4	28.5～29.7	8.0	28.9 ± 2.2	23.9，32.4	28.4～29.5	7.5
	9	20	30.3 ± 1.2	27.7，32.5	29.8～30.9	3.9	31.3 ± 1.5	28.7，34.1	30.6～32.0	4.9
	11	10	24.6 ± 1.3	22.7，26.3	23.7～25.6	5.4	26.5 ± 1.0	25.1，27.9	25.8～27.2	3.8
GLU（mmol/L）	7	60	5.99 ± 0.98	3.80，9.10	5.74～6.24	16.3	6.67 ± 0.98	4.40，8.65	6.41～6.92	14.8
	9	20	5.73 ± 0.71	4.72，7.34	5.40～6.06	12.4	6.30 ± 1.15	4.76，9.84	5.76～6.84	18.3
	11	10	6.76 ± 1.03	5.39，8.51	6.03～7.50	15.2	6.15 ± 0.21	5.91，6.53	6.00～6.30	3.5
TBIL（μmol/L）	7	60	1.42 ± 0.70	−0.10，2.80	1.24～1.60	49.6	1.22 ± 0.53	−0.10，2.30	1.09～1.36	42.9
	9	20	1.45 ± 0.61	0.30，2.70	1.17～1.73	41.9	1.41 ± 0.68	0.50，3.00	1.08～1.73	48.7
	11	10	5.14 ± 1.91	3.30，9.40	3.77～6.51	37.2	5.97 ± 1.77	3.70，8.80	4.70～7.24	29.6
CHOL（mmol/L）	7	60	1.67 ± 0.29	1.12，2.53	1.59～1.74	17.5	1.99 ± 0.33	1.35，2.91	1.90～2.07	16.4
	9	20	1.51 ± 0.28	0.98，2.19	1.38～1.64	18.6	1.94 ± 0.38	1.34，2.73	1.76～2.12	19.5
	11	10	1.11 ± 0.12	0.95，1.30	1.02～1.20	11.2	1.50 ± 0.32	1.15，1.91	1.27～1.73	21.3
TRIG（mmol/L）	7	60	0.62 ± 0.18	0.31，1.08	0.57～0.66	29.4	0.39 ± 0.11	0.18，0.72	0.36～0.42	28.0
	9	20	0.59 ± 0.11	0.36，0.80	0.53～0.64	18.9	0.42 ± 0.13	0.23，0.82	0.36～0.49	31.6
	11	10	0.55 ± 0.25	0.24，1.04	0.37～0.73	45.3	0.47 ± 0.11	0.32，0.67	0.39～0.54	23.1
γ-GGT（U/L）	7	60	−1 ± 2	−4，8	−2～−1	（133.0）	−1 ± 1	−5，2	−1～−1	−153.3
	9	20	−2 ± 1	−5，−1	−3～−2	−42.0	−2 ± 1	−4，0	−2～−1	−59.9
	11	10	−2 ± 1	−3，−1	−3～−2	−28.7	−1 ± 1	−2，0	−2～−1	−96.4
K+（mmol/L）	7	60	4.71 ± 0.36	4.15，5.99	4.61～4.80	7.7	4.31 ± 0.28	3.73，4.95	4.24～4.38	6.6
	9	20	4.91 ± 0.31	4.37，5.69	4.76～5.05	6.3	4.40 ± 0.21	4.10，4.93	4.30～4.50	4.9
	11	10	4.69 ± 0.22	4.32，5.05	4.53～4.84	4.6	4.03 ± 0.16	3.91，4.45	3.91～4.14	4.0
Na+（mmol/L）	7	60	145 ± 4	138，151	144～146	2.6	144 ± 5	135，150	142～145	3.3
	9	20	145 ± 3	140，149	144～147	2.0	146 ± 3	139，148	144～147	2.0
	11	10	136 ± 1	135，139	135～137	1.0	137 ± 1	136，139	136～138	0.7

（续表）

指　标	年龄（周）	N	雄　　性				雌　　性			
			$\overline{X}\pm SD$	min, max	95%CI	CV（%）	$\overline{X}\pm SD$	min, max	95%CI	CV（%）
Cl⁻ （mmol/L）	7	60	102 ± 4	92, 109	101～103	3.8	103 ± 4	95, 110	102～104	4.0
	9	20	102 ± 4	95, 107	100～104	3.7	102 ± 4	95, 108	100～104	3.9
	11	10	99 ± 2	97, 102	98～101	1.7	101 ± 2	98, 105	99～102	1.8
Ca²⁺ （mmol/L）	7	60	2.27 ± 0.22	1.97, 2.75	2.22～2.33	9.6	2.26 ± 0.20	1.98, 2.66	2.21～2.31	8.8
	9	20	2.24 ± 0.08	2.12, 2.41	2.20～2.27	3.4	2.30 ± 0.12	2.18, 2.55	2.24～2.36	5.2
	11	10	2.06 ± 0.02	2.03, 2.10	2.04～2.07	1.2	2.09 ± 0.05	2.04, 2.20	2.05～2.13	2.4
IgG （ng/mL）	7	60	0.88 ± 0.54	0.00, 2.36	0.74～1.01	61.3	1.06 ± 0.57	0.00, 2.64	0.92～1.21	53.8
	9	20	1.33 ± 0.42	0.91, 2.40	1.14～1.53	31.3	1.94 ± 0.60	1.14, 3.03	1.65～2.22	31.2
	11	10	0.44 ± 0.04	0.36, 0.51	0.41～0.47	9.8	0.54 ± 0.18	0.42, 0.98	0.42～0.67	32.3
IgM （ng/mL）	7	60	0.07 ± 0.03	0.04, 0.15	0.06～0.08	38.4	0.08 ± 0.03	0.04, 0.17	0.07～0.09	38.2
	9	20	0.07 ± 0.04	0.04, 0.15	0.05～0.09	50.7	0.10 ± 0.08	0.04, 0.36	0.06～0.14	82.9
	11	10	0.09 ± 0.01	0.07, 0.12	0.08～0.10	16.0	0.11 ± 0.01	0.09, 0.12	0.09～0.10	9.1

注：资料来源于中国生育调节药物毒理检测中心。GOT，谷草转氨酶；GPT，谷丙转氨酶；ALP，碱性磷酸酶；CK，肌酸激酶；BUN，尿素氮；CREA，肌酐；TP，总蛋白；Alb，白蛋白；GLU，血糖；TBIL，总胆红素；CHOL，总胆固醇；TRIG，甘油三酯；γ-GGT，γ谷氨酰转移酶；K⁺，钾；Na⁺，钠；Cl⁻，氯；Ca²⁺，钙；IgG，免疫球蛋白G；IgM，免疫球蛋白M

表 4-4-5　SPF 级幼龄 SD 大鼠体格发育指标参考值

指　标	年龄（周）	N	雄　　性				雌　　性			
			$\overline{X}\pm SD$	min, max	95%CI	CV（%）	$\overline{X}\pm SD$	min, max	95%CI	CV（%）
顶臀长 （cm）	7	60	17.0 ± 0.8	14.7, 18.4	16.8～17.2	4.8	15.3 ± 0.6	13.7, 16.8	15.1～15.4	4.1
	9	20	19.2 ± 0.9	17.0, 20.5	18.7～19.6	4.9	16.8 ± 0.6	15.5, 18.0	16.5～17.1	3.4
	11	10	20.2 ± 0.5	19.5, 20.9	19.8～20.6	2.7	18.5 ± 0.5	17.6, 19.2	18.2～18.9	2.8
胫骨长 （mm）	7	60	29.95 ± 0.72	27.95, 31.29	29.72～30.18	2.4	28.81 ± 0.49	27.70, 29.81	28.65～28.96	1.7
	9	20	33.48 ± 0.91	31.86, 34.80	33.01～33.68	2.3	30.51 ± 0.75	29.36, 32.44	30.23～30.70	2.1
	11	10	35.67 ± 0.67	34.12, 36.33	35.07～35.82	1.9	32.68 ± 0.58	31.85, 33.94	32.15～32.68	1.8

注：资料来源于中国生育调节药物毒理检测中心

表 4-4-6　SPF 级幼龄 SD 大鼠性发育指标参考值

	N	$\overline{X}\pm SD$	min, max	95%CI	CV（%）
雄性					
龟头包皮分离（天）	90	51.9 ± 1.9	48, 56	51.5～52.3	3.7
雌性					
阴道张开时间（天）	90	31.9 ± 1.9	28, 36	31.5～32.3	6.0

注：资料来源于中国生育调节药物毒理检测中心

表 4-4-7　SPF 级雄性幼龄 SD 大鼠脏器指标参考值

指标	年龄(周)	N	脏器重量(g) $\bar{X}\pm SD$	min, max	95%CI	CV(%)	脏体比 $\bar{X}\pm SD$	min, max	95%CI	CV(%)	脏脑比 $\bar{X}\pm SD$	min, max	95%CI	CV(%)
体重	7	60	225.2±16.1	183.2, 258.3	221.0～229.3	7.1	—	—	—	—	—	—	—	—
	9	20	301.8±16.4	267.5, 336.2	294.1～309.4	5.4	—	—	—	—	—	—	—	—
	11	10	372.9±20.8	337.9, 407.1	358.0～387.8	5.6	—	—	—	—	—	—	—	—
脑	7	60	1.816±0.086	1.538, 2.003	1.794～1.839	4.7	0.809±0.051	0.720, 0.988	0.796～0.822	6.3	—	—	—	—
	9	20	1.889±0.086	1.720, 2.071	1.848～1.929	4.6	0.627±0.025	0.569, 0.692	0.615～0.638	4.0	—	—	—	—
	11	10	1.966±0.091	1.846, 2.177	1.901～2.031	4.6	0.528±0.031	0.482, 0.585	0.506～0.550	5.8	—	—	—	—
心脏	7	60	1.038±0.130	0.804, 1.332	1.005～1.072	12.6	0.461±0.043	0.358, 0.601	0.450～0.472	9.4	0.571±0.063	0.450, 0.711	0.555～0.588	11.0
	9	20	1.235±0.111	0.998, 1.444	1.184～1.287	9.0	0.409±0.030	0.366, 0.482	0.396～0.424	7.3	0.654±0.052	0.568, 0.754	0.630～0.679	8.0
	11	10	1.471±0.113	1.288, 1.633	1.390～1.552	7.7	0.395±0.034	0.352, 0.448	0.371～0.419	8.6	0.749±0.060	0.634, 0.841	0.707～0.792	8.0
肝脏	7	60	8.367±0.918	6.056, 11.168	8.130～8.605	11.0	3.711±0.242	3.147, 4.359	3.649～3.774	6.5	4.607±0.450	3.346, 5.588	4.490～4.723	9.8
	9	20	9.422±0.600	8.245, 10.291	9.142～9.703	6.4	3.124±0.140	2.889, 3.339	3.058～3.190	4.5	4.991±0.269	4.497, 5.503	4.865～5.117	5.4
	11	10	11.550±0.774	10.245, 12.680	10.997～12.104	6.7	3.097±0.113	2.972, 3.340	3.016～3.178	3.7	5.878±0.346	5.182, 6.298	5.631～6.125	5.9
脾脏	7	60	0.741±0.126	0.493, 1.187	0.708～0.773	17.0	0.329±0.048	0.211, 0.463	0.316～0.341	14.5	0.407±0.065	0.271, 0.593	0.391～0.424	15.9
	9	20	0.768±0.118	0.546, 0.970	0.713～0.823	15.4	0.254±0.032	0.196, 0.301	0.239～0.269	12.5	0.406±0.057	0.311, 0.492	0.380～0.433	14.1
	11	10	0.828±0.076	0.739, 0.939	0.774～0.883	9.2	0.222±0.015	0.192, 0.242	0.211～0.233	6.9	0.421±0.033	0.383, 0.478	0.398～0.445	7.8
肾脏	7	60	2.044±0.210	1.511, 2.607	1.990～2.098	10.3	0.907±0.060	0.778, 1.060	0.892～0.923	6.6	1.125±0.100	0.835, 1.351	1.099～1.151	8.9
	9	20	2.362±0.230	1.954, 2.869	2.254～2.470	9.7	0.782±0.053	0.682, 0.906	0.757～0.807	6.8	1.249±0.083	1.094, 1.385	1.210～1.288	6.6
	11	10	2.908±0.284	2.573, 3.406	2.704～3.111	9.8	0.780±0.065	0.678, 0.897	0.733～0.827	8.4	1.480±0.143	1.261, 1.754	1.378～1.528	9.6

（续表）

指标	年龄（周）	N	脏器重量（g）				脏体比				脏脑比			
			$\bar{X}\pm SD$	min, max	95%CI	CV（%）	$\bar{X}\pm SD$	min, max	95%CI	CV（%）	$\bar{X}\pm SD$	min, max	95%CI	CV（%）
肾上腺	7	60	0.045±0.009	0.029, 0.090	0.043～0.048	20.8	0.020±0.004	0.014, 0.040	0.019～0.021	19.8	0.025±0.005	0.016, 0.051	0.024～0.026	21.1
	9	20	0.055±0.013	0.035, 0.082	0.049～0.062	23.9	0.018±0.004	0.011, 0.027	0.016～0.020	22.3	0.029±0.006	0.019, 0.043	0.026～0.032	21.8
	11	10	0.050±0.009	0.034, 0.062	0.043～0.056	17.3	0.013±0.002	0.010, 0.016	0.012～0.015	16.6	0.025±0.005	0.018, 0.032	0.022～0.028	18.1
胸腺	7	60	0.684±0.105	0.471, 0.975	0.657～0.711	15.4	0.304±0.040	0.223, 0.436	0.293～0.314	13.2	0.376±0.053	0.274, 0.563	0.363～0.390	14.1
	9	20	0.626±0.094	0.484, 0.867	0.582～0.670	15.0	0.207±0.025	0.160, 0.258	0.196～0.219	12.1	0.332±0.049	0.253, 0.453	0.309～0.355	14.8
	11	10	0.609±0.118	0.479, 0.859	0.524～0.693	19.4	0.163±0.028	0.123, 0.211	0.143～0.183	17.1	0.311±0.066	0.220, 0.437	0.264～0.358	21.1
睾丸	7	60	2.099±0.197	1.595, 2.718	2.048～2.150	9.4	0.934±0.080	0.667, 1.125	0.913～0.936	8.6	1.157±0.104	0.850, 1.430	1.130～1.183	9.0
	9	20	2.675±0.194	2.340, 3.027	2.584～2.766	7.3	0.887±0.056	0.781, 1.010	0.861～0.914	6.4	1.416±0.072	1.282, 1.575	1.382～1.449	5.1
	11	10	2.714±0.135	2.522, 2.984	2.617～2.810	5.0	0.729±0.048	0.659, 0.801	0.695～0.764	6.6	1.382±0.080	1.245, 1.557	1.325～1.440	5.8
附睾	7	60	0.443±0.077	0.308, 0.676	0.423～0.463	17.4	0.197±0.032	0.141, 0.318	0.189～0.205	16.2	0.244±0.040	0.166, 0.360	0.234～0.254	16.6
	9	20	0.803±0.130	0.615, 1.072	0.743～0.864	16.2	0.266±0.039	0.208, 0.368	0.248～0.285	14.8	0.425±0.060	0.329, 0.560	0.397～0.453	14.1
	11	10	1.174±0.192	0.886, 1.500	1.037～1.312	16.3	0.315±0.047	0.249, 0.395	0.281～0.348	14.9	0.597±0.093	0.470, 0.735	0.531～0.664	15.6

注：资料来源于中国生育调节药物毒理检测中心

表 4-4-8　SPF 级雌性幼龄 SD 大鼠脏器指标参考值

指标	年龄（周）	N	脏器重量（g）				脏体比				脏脑比			
			$\bar{X}\pm SD$	min，max	95%CI	CV（%）	$\bar{X}\pm SD$	min，max	95%CI	CV（%）	$\bar{X}\pm SD$	min，max	95%CI	CV（%）
体重	7	60	171.8±10.6	150.8，211.2	169.1～174.6	6.2	—	—	—	—	—	—	—	—
	9	20	197.1±14.7	170.2，228.8	190.3～204.0	7.4	—	—	—	—	—	—	—	—
	11	10	243.5±20.7	205.1，271.4	228.7～258.2	8.5	—	—	—	—	—	—	—	—
脑	7	60	1.716±0.096	1.295，1.888	1.691～1.740	5.6	1.002±0.077	0.657，1.159	0.982～1.022	7.7	—	—	—	—
	9	20	1.782±0.064	1.621，1.868	1.752～1.813	3.6	0.908±0.067	0.788，1.016	0.877～0.939	7.3	—	—	—	—
	11	10	1.818±0.078	1.696，1.975	1.762～1.873	4.3	0.751±0.067	0.674，0.875	0.703～0.799	8.9	—	—	—	—
心脏	7	60	0.824±0.080	0.652，0.988	0.804～0.845	9.7	0.480±0.042	0.381，0.563	0.469～0.491	8.7	0.482±0.061	0.365，0.763	0.467～0.498	12.7
	9	20	0.856±0.112	0.683，1.086	0.804～0.908	13.1	0.434±0.047	0.349，0.536	0.412～0.457	10.9	0.480±0.054	0.395，0.611	0.454～0.505	11.4
	11	10	1.029±0.088	0.890，1.176	0.966～1.092	8.5	0.424±0.029	0.389，0.474	0.403～0.444	6.8	0.567±0.054	0.496，0.693	0.528～0.606	9.6
肝脏	7	60	6.510±0.737	5.217，8.782	6.320～6.701	11.3	3.784±0.288	3.189，4.661	3.709～3.858	7.6	3.811±0.547	2.979，6.625	3.669～3.952	14.4
	9	20	6.443±0.651	5.517，7.705	6.138～6.748	10.1	3.269±0.225	2.851，3.906	3.163～3.374	6.9	3.617±0.364	2.968，4.398	3.447～3.788	10.1
	11	10	7.714±0.872	5.974，9.049	7.090～8.337	11.3	3.186±0.465	2.749，4.412	2.853～3.518	14.6	4.249±0.508	3.449，5.044	3.886～4.612	12.0
脾脏	7	60	0.578±0.090	0.412，0.815	0.555～0.601	15.5	0.336±0.048	0.228，0.442	0.324～0.349	14.2	0.338±0.056	0.243，0.501	0.323～0.352	16.6
	9	20	0.591±0.096	0.453，0.791	0.546～0.636	16.3	0.299±0.036	0.254，0.370	0.282～0.316	11.9	0.332±0.055	0.258，0.439	0.306～0.358	16.5
	11	10	0.730±0.113	0.569，0.881	0.649～0.811	15.5	0.298±0.025	0.267，0.328	0.281～0.316	8.3	0.402±0.065	0.317，0.487	0.356～0.449	16.1
肾脏	7	60	1.584±0.161	1.273，2.278	1.542～1.626	10.2	0.922±0.083	0.757，1.338	0.901～0.944	9.0	0.925±0.097	0.762，1.354	0.900～0.950	10.5

（续表）

指标	年龄（周）	N	脏器重量（g）				脏体比				脏脑比			
			$\bar{X}\pm SD$	min, max	95%CI	CV（%）	$\bar{X}\pm SD$	min, max	95%CI	CV（%）	$\bar{X}\pm SD$	min, max	95%CI	CV（%）
肾脏	9	20	1.609±0.148	1.371, 1.883	1.540~1.678	9.2	0.816±0.043	0.732, 0.923	0.796~0.836	5.2	0.903±0.076	0.797, 1.049	0.867~0.939	8.4
	11	10	1.871±0.143	1.631, 2.087	1.769~1.973	7.6	0.770±0.042	0.707, 0.832	0.740~0.800	5.4	1.029±0.061	0.942, 1.111	0.985~1.073	6.0
肾上腺	7	60	0.056±0.010	0.035, 0.083	0.054~0.059	17.2	0.033±0.006	0.021, 0.049	0.031~0.034	17.4	0.033±0.006	0.019, 0.050	0.031~0.035	18.2
	9	20	0.077±0.016	0.056, 0.111	0.069~0.084	21.4	0.039±0.007	0.031, 0.059	0.036~0.042	18.0	0.043±0.009	0.032, 0.059	0.039~0.047	20.0
	11	10	0.079±0.008	0.063, 0.090	0.073~0.085	10.7	0.033±0.005	0.023, 0.040	0.029~0.036	15.0	0.043±0.005	0.034, 0.050	0.040~0.047	11.1
胸腺	7	60	0.644±0.073	0.488, 0.784	0.626~0.663	11.3	0.376±0.041	0.293, 0.459	0.365~0.386	11.0	0.377±0.053	0.294, 0.605	0.364~0.391	14.0
	9	20	0.563±0.082	0.461, 0.738	0.525~0.601	14.5	0.285±0.029	0.226, 0.336	0.272~0.299	10.2	0.316±0.047	0.248, 0.412	0.294~0.338	14.9
	11	10	0.589±0.089	0.459, 0.733	0.525~0.652	15.1	0.242±0.034	0.198, 0.309	0.218~0.266	13.8	0.324±0.051	0.256, 0.390	0.288~0.361	15.6
子宫	7	60	0.352±0.119	0.187, 0.891	0.321~0.382	33.8	0.205±0.069	0.114, 0.500	0.187~0.223	33.5	0.205±0.068	0.108, 0.482	0.188~0.223	33.1
	9	20	0.488±0.140	0.313, 0.808	0.422~0.553	28.7	0.248±0.069	0.164, 0.397	0.216~0.280	27.7	0.273±0.074	0.172, 0.447	0.238~0.307	27.1
	11	10	0.486±0.128	0.341, 0.707	0.394~0.577	26.4	0.200±0.050	0.126, 0.281	0.164~0.236	24.9	0.267±0.070	0.183, 0.376	0.218~0.317	26.0
卵巢	7	60	0.115±0.022	0.060, 0.163	0.110~0.121	19.1	0.067±0.013	0.035, 0.095	0.064~0.071	19.0	0.067±0.013	0.034, 0.096	0.064~0.071	19.4
	9	20	0.140±0.027	0.074, 0.186	0.127~0.152	19.1	0.071±0.012	0.039, 0.088	0.065~0.077	17.6	0.078±0.014	0.040, 0.105	0.072~0.085	18.5
	11	10	0.185±0.031	0.144, 0.240	0.162~0.207	16.9	0.076±0.013	0.053, 0.092	0.067~0.086	17.1	0.102±0.017	0.077, 0.134	0.090~0.114	16.5

注：资料来源于中国生育调节药物毒理检测中心

表 4-4-9 SPF 级幼龄 SD 大鼠胫骨骨密度参考值

指　标	年龄（周）	N	雄　性				雌　性			
			$\bar{X} \pm SD$	min, max	95%CI	CV（%）	$\bar{X} \pm SD$	min, max	95%CI	CV（%）
pQCT										
总密度（mg/cm³）	7	50	334.3 ± 18.3	294.0, 370.7	329.1～339.5	5.5	418.5 ± 28.0	369.0, 521.6	410.5～426.4	6.7
	9	20	367.7 ± 20.3	344.6, 425.3	358.2～377.1	5.5	485.4 ± 40.1	427.1, 596.6	466.6～504.2	8.3
小梁密度（mg/cm³）	7	50	245.4 ± 14.9	211.3, 284.4	241.2～249.7	6.1	292.2 ± 28.7	250.5, 373.8	284.1～300.4	9.8
	9	20	236.6 ± 16.1	206.2, 261.3	229.1～244.1	6.8	289.4 ± 30.2	233.5, 351.3	275.3～303.6	10.4
皮质密度（mg/cm³）	7	50	784.2 ± 15.0	749.6, 827.1	779.9～788.4	1.9	824.9 ± 18.2	786.6, 867.6	819.7～830.1	2.2
	9	20	827.4 ± 20.8	791.1, 892.5	817.6～837.2	2.5	907.3 ± 27.4	866.9, 985.9	894.5～920.1	3.0
DXA										
骨密度（mg/cm³）	7	20	153.6 ± 20.0	122.8, 189.3	144.3～163.0	13.0	165.4 ± 16.3	136.8, 188.4	157.7～173.0	9.9
	11	10	186.0 ± 5.4	178.9, 195.8	182.1～189.9	2.9	206.8 ± 18.5	179.4, 228.8	193.6～220.0	8.9
骨矿物含量（g）	7	20	0.162 ± 0.019	0.136, 0.201	0.153～0.171	11.8	0.155 ± 0.015	0.129, 0.177	0.148～0.163	9.8
	11	10	0.265 ± 0.013	0.243, 0.282	0.256～0.274	4.8	0.241 ± 0.022	0.206, 0.271	0.225～0.257	9.3

注：资料来源于中国生育调节药物毒理检测中心。pQCT，外周骨定量CT；DXA，双能X线吸收法

表 4-4-10　幼龄比格犬生长发育阶段体重参考值　　　　　　　　　　　　　　　　（单位：g）

PND	N	雄　性				雌　性			
		$\overline{X} \pm SD$	min，max	95%CI	CV（%）	$\overline{X} \pm SD$	min，max	95%CI	CV（%）
31	12	0.99 ± 0.23	0.56，1.32	0.86～1.13	23.4	1.11 ± 0.18	0.82，1.34	1.01～1.21	16.3
33	12	1.05 ± 0.27	0.56，1.44	0.90～1.21	25.2	1.17 ± 0.18	0.90，1.42	1.07～1.27	15.8
35	12	1.10 ± 0.30	0.60，1.50	0.92～1.27	27.3	1.25 ± 0.20	0.96，1.54	1.14～1.36	15.9
37	12	1.17 ± 0.33	0.66，1.60	0.97～1.36	28.0	1.33 ± 0.19	1.02，1.58	1.22～1.44	14.6
40	12	1.27 ± 0.36	0.72，1.74	1.06～1.48	28.3	1.45 ± 0.18	1.18，1.72	1.35～1.55	12.3
44	12	1.41 ± 0.40	0.80，1.94	1.17～1.65	28.5	1.62 ± 0.26	1.26，1.96	1.47～1.77	16.3
47	12	1.56 ± 0.36	1.00，2.02	1.34～1.78	23.0	1.71 ± 0.27	1.34，2.06	1.56～1.86	15.7
51	12	1.68 ± 0.36	1.06，2.10	1.46～1.90	21.3	1.83 ± 0.29	1.42，2.22	1.66～1.99	15.8
54	12	1.80 ± 0.39	1.14，2.32	1.55～2.04	21.7	1.95 ± 0.32	1.50，2.36	1.77～2.13	16.2
58	12	1.93 ± 0.42	1.22，2.56	1.67～2.18	21.6	2.06 ± 0.35	1.50，2.52	1.86～2.26	17.2
62	12	2.15 ± 0.25	1.74，2.50	1.97～2.33	11.4	2.07 ± 0.35	1.46，2.60	1.85～2.28	16.7
65	12	2.25 ± 0.25	1.82，2.56	2.07～2.44	10.9	2.15 ± 0.37	1.50，2.66	1.92～2.38	17.2
69	12	2.33 ± 0.27	1.86，2.68	2.12～2.53	11.8	2.19 ± 0.36	1.52，2.70	1.97～2.41	16.3
72	12	2.36 ± 0.30	1.86，2.70	2.14～2.58	12.6	2.25 ± 0.38	1.60，2.86	2.01～2.49	17.1
76	12	2.42 ± 0.33	1.82，2.80	2.17～2.67	13.8	2.36 ± 0.39	1.60，2.92	2.12～2.60	16.4

注：资料来源于中国生育调节药物毒理检测中心。PND，出生后天数；min、max，最小值和最大值；CI，置信区间；CV，变异系数

表 4-4-11　幼龄比格犬血液学及凝血指标参考值

指　标	PND	N	雄　性				雌　性			
			$\overline{X} \pm SD$	min，max	95%CI	CV（%）	$\overline{X} \pm SD$	min，max	95%CI	CV（%）
RBC （×10^{12}/L）	28～30	6	3.20 ± 0.44	2.58，3.76	2.84～3.55	13.9	3.13 ± 0.42	2.74，3.76	2.79～3.47	13.5
	46～48	12	3.78 ± 0.25	3.41，4.38	3.63～3.92	6.8	3.94 ± 0.59	3.30，5.23	3.61～4.27	14.9
	59	12	3.77 ± 0.43	3.22，4.53	3.51～4.04	11.3	3.81 ± 0.57	2.70，4.79	3.49～4.13	14.9
	77	12	3.89 ± 0.41	2.88，4.41	3.65～4.12	10.6	4.22 ± 0.43	3.43，4.68	3.97～4.46	10.2
	87	4	4.43 ± 0.37	3.97，4.75	4.06～4.79	8.3	4.60 ± 0.45	4.03，4.98	4.16～5.04	9.9
	105	4	4.55 ± 0.54	3.74，4.84	4.02～5.08	11.9	4.85 ± 0.47	4.49，5.51	4.40～5.31	9.6
Hb（g/L）	28～30	6	78 ± 13	60，99	67～89	17.1	82 ± 9	72，101	64～76	10.8
	46～48	12	80 ± 6	70，90	76～83	7.5	80 ± 13	55，104	77～87	16.4
	59	12	79 ± 10	63，95	73～85	13.0	86 ± 7	72，93	72～87	8.1
	77	12	80 ± 11	54，94	74～86	13.9	94 ± 9	85，102	82～90	9.1
	87	4	89 ± 8	79，98	81～97	9.3	94 ± 9	85，102	86～103	9.1
	105	4	94 ± 9	82，103	85～102	9.4	99 ± 7	94，109	92～105	7.3

（续表）

指 标	PND	N	雄 性				雌 性			
			$\overline{X} \pm SD$	min, max	95%CI	CV（%）	$\overline{X} \pm SD$	min, max	95%CI	CV（%）
HCT（%）	28～30	6	24.3 ± 2.6	20.4, 27.6	22.2～26.4	10.9	23.4 ± 2.7	20.3, 27.2	21.3～25.6	11.5
	46～48	12	27.2 ± 1.7	24.1, 30.1	26.2～28.1	6.3	27.6 ± 3.6	18.9, 32.9	25.5～29.6	13.1
	59	12	26.2 ± 3.4	22.3, 32.1	24.2～28.3	12.8	25.8 ± 4.0	17.7, 32.4	23.5～28.0	15.5
	77	12	25.1 ± 3.1	18.3, 30.9	23.4～26.8	12.2	26.5 ± 2.4	21.8, 29.1	25.1～27.9	9.2
	87	4	28.3 ± 1.7	26.9, 30.7	26.6～30.0	6.0	29.6 ± 1.8	27.9, 31.3	27.9～31.4	6.0
	105	4	28.5 ± 2.2	25.3, 30.6	26.2～30.7	7.9	29.7 ± 1.1	28.8, 31.2	28.6～30.7	3.6
MCV（fL）	28～30	6	76.4 ± 5.5	69.9, 85.2	72.0～80.7	7.1	75.1 ± 3.4	70.6, 78.6	72.4～77.9	4.6
	46～48	12	72.1 ± 4.2	64.6, 78.2	69.8～74.5	5.8	72.8 ± 6.2	62.9, 82.3	69.3～76.3	8.5
	59	12	69.5 ± 2.9	65.6, 75.6	67.7～71.3	4.1	67.7 ± 4.1	61.8, 74.0	65.4～70.0	6.1
	77	12	64.6 ± 3.6	61.0, 74.1	62.5～66.6	5.6	63.1 ± 5.5	55.1, 72.9	60.0～66.2	8.7
	87	4	64.1 ± 3.4	59.6, 67.8	60.8～67.5	5.4	64.6 ± 3.7	62.6, 70.2	61.0～68.3	5.8
	105	4	62.7 ± 3.7	59.3, 67.6	59.0～66.3	5.9	61.4 ± 4.1	56.6, 65.0	57.4～65.4	6.6
MCH（pg）	28～30	6	24.5 ± 4.4	21.6, 33.2	21.0～28.0	17.7	22.4 ± 1.2	20.7, 24.1	21.4～23.4	5.4
	46～48	12	21.6 ± 1.9	19.6, 26.4	20.5～22.7	8.9	21.0 ± 1.0	19.3, 22.4	20.5～21.6	4.7
	59	12	21.0 ± 1.1	19.6, 22.5	20.3～21.6	5.1	20.9 ± 1.2	18.8, 22.3	20.2～21.5	5.8
	77	12	20.5 ± 1.3	18.6, 22.5	19.8～21.3	6.5	20.4 ± 1.1	18.7, 22.1	19.8～21.1	5.3
	87	4	20.1 ± 0.6	19.6, 20.9	19.6～20.7	2.8	20.5 ± 0.5	20.0, 21.1	20.0～21.0	2.3
	105	4	20.7 ± 1.1	19.4, 21.9	19.6～21.8	5.5	20.3 ± 0.5	19.8, 20.9	19.8～20.8	2.5
MCHC （g/L）	28～30	6	320 ± 35	294, 390	292～348	11.0	299 ± 9	287, 310	292～306	2.9
	46～48	12	292 ± 7	280, 304	288～296	2.4	290 ± 15	271,316	281～298	5.2
	59	12	302 ± 9	283, 315	296～307	3.1	308 ± 7	299,321	304～312	2.3
	77	12	318 ± 16	295, 343	309～327	5.0	325 ± 20	292,352	314～336	6.0
	87	4	314 ± 15	294, 329	300～329	4.7	318 ± 13	300, 329	305～330	3.9
	105	4	330 ± 6	324, 337	324～336	1.7	332 ± 14	320, 349	319～345	4.1
RDW（fL）	28～30	6	42.3 ± 3.0	37.3, 45.5	39.8～44.7	7.2	42.7 ± 3.8	35.5, 46.0	39.6～45.7	8.9
	46～48	12	42.8 ± 4.3	37.4, 51.2	40.3～45.2	10.1	43.7 ± 3.8	38.3, 49.6	41.5～45.8	8.7
	59	12	41.9 ± 9.3	36.6, 66.5	36.2～47.6	22.1	37.9 ± 3.5	32.6, 47.9	35.9～39.9	9.4
	77	12	38.1 ± 3.5	33.8, 44.4	36.1～40.1	9.1	42.5 ± 6.6	33.5, 55.7	38.7～46.2	15.5
	87	4	42.2 ± 6.8	37.7, 52.3	35.5～48.9	16.1	39.9 ± 6.4	33.2, 47.3	33.6～46.1	15.9
	105	4	39.9 ± 4.1	36.3, 44.0	35.9～43.9	10.3	44.3 ± 2.1	41.6, 46.8	42.2～46.4	4.8
RET[#] （×10⁹/L）	28～30	6	247.9 ± 92.0	87.0, 304.0	167.3～328.6	37.1	250.1 ± 94.4	68.4, 322.2	174.6～325.7	37.7
	46～48	12	170.7 ± 58.2	94.2, 271.1	137.8～203.6	34.1	197.0 ± 78.4	61.7, 307.1	152.6～241.3	39.8
	59	12	131.2 ± 64.3	36.2, 255.7	91.3～171.0	49.0	115.8 ± 61.4	50.8, 269.0	81.0～150.5	53.1

（续表）

指　标	PND	N	雄　性				雌　性			
			$\overline{X} \pm SD$	min，max	95%CI	CV（%）	$\overline{X} \pm SD$	min，max	95%CI	CV（%）
RET[#]（×10⁹/L）	77	12	82.7 ± 58.6	19.2，184.1	48.1 ～ 117.3	70.8	130.1 ± 86.6	24.3，308.4	81.1 ～ 179.1	66.6
	87	4	144.6 ± 61.6	91.6，226.3	84.3 ～ 205.0	42.6	178.5 ± 43.1	140.9，235.3	136.2 ～ 220.7	24.2
	105	4	106.3 ± 23.1	85.2，137.0	83.6 ～ 129.0	21.7	122.2 ± 34.3	73.7，146.8	88.6 ～ 155.7	28.1
RET（%）	28 ～ 30	6	7.75 ± 3.20	2.92，11.53	4.95 ～ 10.56	41.3	8.07 ± 3.42	2.48，11.76	5.34 ～ 10.81	42.4
	46 ～ 48	12	4.58 ± 1.68	2.15，7.49	3.63 ～ 5.53	36.7	5.18 ± 2.41	1.69，8.65	3.82 ～ 6.54	46.5
	59	12	3.59 ± 1.96	0.80，7.94	2.38 ～ 4.81	54.6	3.15 ± 1.82	1.37，7.25	2.12 ～ 4.18	57.8
	77	12	2.10 ± 1.55	0.47，4.91	1.18 ～ 3.01	73.7	3.12 ± 2.10	0.54，7.45	1.93 ～ 4.31	67.3
	87	4	3.38 ± 1.73	1.95，5.70	1.68 ～ 5.07	51.3	3.91 ± 1.02	2.83，5.30	2.91 ～ 4.91	26.2
	105	4	2.37 ± 0.63	1.76，2.96	1.76 ～ 2.99	26.3	2.53 ± 0.72	1.52，3.22	1.82 ～ 3.23	28.4
WBC（×10⁹/L）	28 ～ 30	6	11.83 ± 4.85	5.01，18.92	7.95 ～ 15.71	41.0	11.49 ± 1.97	9.47，15.08	9.91 ～ 13.07	17.2
	46 ～ 48	12	9.45 ± 2.99	5.79，15.25	7.76 ～ 11.15	31.6	8.58 ± 2.02	6.16，12.81	7.44 ～ 9.72	23.5
	59	12	12.32 ± 2.89	8.24，18.15	10.53 ～ 14.11	23.4	11.10 ± 4.39	4.59，17.98	8.61 ～ 13.58	39.6
	77	12	22.72 ± 9.87	8.70，42.68	17.14 ～ 28.30	43.4	23.28 ± 7.19	10.18，32.80	19.22 ～ 27.35	30.9
	87	4	13.29 ± 4.52	10.68，20.04	8.86 ～ 17.73	34.0	13.73 ± 4.83	10.92，20.96	9.00 ～ 18.47	35.2
	105	4	15.31 ± 5.72	10.70，23.10	9.70 ～ 20.91	37.3	11.73 ± 3.29	8.83，16.04	8.51 ～ 14.96	28.1
NE[#]（×10⁹/L）	28 ～ 30	6	7.43 ± 3.13	4.44，12.66	4.69 ～ 10.18	42.1	5.59 ± 0.83	4.67，6.59	4.93 ～ 6.25	14.8
	46 ～ 48	12	6.21 ± 3.06	3.26，12.81	4.47 ～ 7.94	49.3	5.91 ± 2.47	3.37，11.62	4.51 ～ 7.30	41.8
	59	12	7.64 ± 2.85	4.89，13.71	5.78 ～ 9.50	37.3	7.08 ± 3.07	2.73，12.43	5.34 ～ 8.81	43.3
	77	12	16.43 ± 7.65	4.06，30.32	12.10 ～ 20.75	46.6	16.34 ± 5.36	8.85，23.19	13.31 ～ 19.38	32.8
	87	4	7.67 ± 3.72	4.83，13.14	4.02 ～ 11.32	48.5	8.99 ± 4.15	6.51，15.17	4.92 ～ 13.05	46.1
	105	4	9.03 ± 3.33	5.92，13.32	5.76 ～ 12.30	36.9	6.65 ± 2.47	4.57，10.18	4.23 ～ 9.07	37.2
LY[#]（×10⁹/L）	28 ～ 30	6	3.23 ± 0.94	1.78，4.34	2.40 ～ 4.05	29.2	4.29 ± 1.56	2.44，7.14	3.04 ～ 5.54	36.5
	46 ～ 48	12	2.33 ± 0.79	1.11，3.69	1.89 ～ 2.78	33.7	1.71 ± 0.61	0.88，2.73	1.36 ～ 2.05	35.7
	59	12	2.96 ± 1.23	0.94，5.41	2.20 ～ 3.72	41.4	2.50 ± 1.37	0.76，4.98	1.72 ～ 3.27	54.8
	77	12	3.23 ± 1.87	0.64，6.88	2.17 ～ 4.29	58.0	3.17 ± 1.63	0.66，5.95	2.25 ～ 4.09	51.4
	87	4	3.83 ± 0.54	3.21，4.45	3.30 ～ 4.36	14.1	3.08 ± 0.69	2.28，3.71	2.41 ～ 3.76	22.3
	105	4	3.77 ± 2.20	2.14，6.91	1.61 ～ 5.93	58.4	3.22 ± 0.27	2.90，3.55	2.96 ～ 3.48	8.2
MO[#]（×10⁹/L）	28 ～ 30	6	2.08 ± 0.89	1.09，3.25	1.30 ～ 2.87	42.8	1.25 ± 0.26	0.97，1.57	1.04 ～ 1.45	20.6
	46 ～ 48	12	0.76 ± 0.39	0.23，1.62	0.54 ～ 0.98	51.9	0.68 ± 0.34	0.26，1.31	0.48 ～ 0.87	50.5
	59	12	1.22 ± 0.52	0.17，1.97	0.89 ～ 1.54	42.9	1.29 ± 0.74	0.31，2.67	0.87 ～ 1.71	57.8
	77	12	2.60 ± 2.13	0.18，6.41	1.39 ～ 3.80	81.9	3.22 ± 1.90	0.12，5.23	2.14 ～ 4.29	59.1
	87	4	1.54 ± 0.61	1.08，2.44	0.94 ～ 2.14	39.7	1.46 ± 0.44	1.07，1.85	1.04 ～ 1.89	29.8
	105	4	1.97 ± 0.77	1.22，2.78	1.22 ～ 2.73	39.0	1.36 ± 0.70	0.65，2.10	0.67 ～ 2.05	51.7

（续表）

指标	PND	N	雄性 $\overline{X} \pm SD$	雄性 min, max	雄性 95%CI	雄性 CV（%）	雌性 $\overline{X} \pm SD$	雌性 min, max	雌性 95%CI	雌性 CV（%）
EO# （×10⁹/L）	28～30	6	0.40±0.25	0.15，0.80	0.17～0.62	63.9	0.34±0.19	0.16，0.63	0.19～0.48	55.7
	46～48	12	0.17±0.14	0.01，0.44	0.09～0.25	84.6	0.27±0.32	0.01，1.22	0.09～0.45	115.4
	59	12	0.31±0.28	0.05，0.89	0.13～0.49	89.7	0.20±0.24	0.02，0.80	0.07～0.34	115.8
	77	12	0.40±0.44	0.01，1.62	0.14～0.65	112.4	0.24±0.17	0.02，0.65	0.15～0.34	68.9
	87	4	0.26±0.16	0.09，0.42	0.10～0.41	61.2	0.13±0.09	0.05，0.26	0.04～0.22	73.0
	105	4	0.51±0.32	0.19，0.94	0.19～0.82	63.8	0.48±0.19	0.30，0.74	0.29～0.67	40.6
BA# （×10⁹/L）	28～30	6	0.05±0.04	0.01，0.11	0.01～0.09	86.0	0.03±0.03	0.01，0.09	0.01～0.06	92.4
	46～48	12	0.01±0.01	0.01，0.03	0.01～0.02	48.9	0.01±0.02	0.00，0.07	0.00～0.02	153.0
	59	12	0.04±0.04	0.00，0.15	0.01～0.06	116.1	0.03±0.02	0.00，0.06	0.02～0.04	72.5
	77	12	0.07±0.08	0.00，0.25	0.02～0.11	113.7	0.06±0.06	0.00，0.19	0.03～0.09	96.4
	87	4	0.09±0.03	0.05，0.13	0.05～0.12	40.2	0.07±0.02	0.05，0.09	0.06～0.09	23.6
	105	4	0.03±0.02	0.01，0.05	0.01～0.04	62.1	0.02±0.01	0.01，0.04	0.01～0.03	55.9
NE（%）	28～30	6	55.2±8.1	47.5，66.9	48.1～62.3	14.7	49.1±6.4	40.7，59.4	44.0～54.2	13.0
	46～48	12	63.3±11.4	51.6，88.9	56.9～69.8	18.0	67.0±12.8	47.5，90.7	59.8～74.3	19.1
	59	12	63.3±12.7	45.8，90.0	55.0～71.6	20.1	63.7±10.3	45.3，79.4	57.9～69.5	16.1
	77	12	71.4±15.3	36.2，95.2	62.7～80.1	21.5	71.0±13.0	53.2，94.8	63.6～78.4	18.4
	87	4	55.2±9.9	41.7，65.6	45.5～65.0	18.0	63.9±6.2	57.6，72.4	57.8～70.0	9.8
	105	4	59.1±5.5	52.1，64.7	53.7～64.5	9.3	55.9±5.7	51.3，63.5	50.3～61.4	10.2
LY（%）	28～30	6	25.1±8.0	18.4，39.0	18.1～32.1	31.8	36.8±8.4	22.0，47.3	30.1～43.5	22.7
	46～48	12	25.6±9.8	7.7，39.3	20.0～31.1	38.3	21.5±9.6	6.9，40.6	16.1～26.9	44.7
	59	12	24.5±8.9	7.8，34.3	19.0～30.0	36.3	22.9±9.9	10.4，42.1	17.3～28.5	43.3
	77	12	15.6±9.8	4.0，34.5	10.1～21.2	62.9	13.7±5.8	3.0，19.7	10.4～16.9	42.1
	87	4	30.6±8.7	20.2，41.5	22.1～39.2	28.4	23.5±6.4	17.7，31.9	17.2～29.8	27.3
	105	4	24.2±8.3	14.6，32.3	16.0～32.4	34.4	28.9±6.8	20.1，36.5	22.2～35.5	23.5
MO（%）	28～30	6	16.1±5.9	8.9，23.8	10.9～21.3	36.9	10.9±1.9	8.5，14.1	9.4～12.4	17.5
	46～48	12	8.0±3.2	3.2，13.7	6.2～9.8	40.4	8.1±3.9	2.0，16.1	5.8～10.3	48.6
	59	12	10.0±3.9	1.4，15.6	7.5～12.4	39.1	11.5±5.4	5.6，25.9	8.4～14.5	46.9
	77	12	10.3±6.1	0.8，20.8	6.8～13.7	59.6	14.1±8.4	1.2，25.7	9.3～18.8	59.5
	87	4	11.5±1.0	10.1，12.2	10.5～12.4	8.7	11.0±3.1	8.8，15.6	7.9～14.1	28.3
	105	4	13.0±3.1	10.7，17.3	9.9～16.1	24.0	11.0±3.3	7.4，14.4	7.8～14.2	29.7
EO（%）	28～30	6	3.1±1.9	1.1，5.6	1.5～4.8	59.9	2.9±1.6	1.5，5.5	1.6～4.2	55.9
	46～48	12	2.0±1.8	0.1，5.9	1.0～3.1	88.7	3.3±3.4	0.1，13.3	1.3～5.2	104.1
	59	12	2.7±2.4	0.3，7.5	1.2～4.3	87.9	1.7±1.6	0.4，4.4	0.7～2.6	96.8

（续表）

指 标	PND	N	雄 性				雌 性			
			$\overline{X} \pm SD$	min，max	95%CI	CV（%）	$\overline{X} \pm SD$	min，max	95%CI	CV（%）
EO（%）	77	12	2.4 ± 3.9	0.0，14.4	0.1～4.6	166.5	1.0 ± 0.8	0.2，3.1	0.6～1.5	74.5
	87	4	2.0 ± 1.3	0.8，3.9	0.7～3.3	66.7	1.0 ± 0.9	0.4，2.4	0.1～1.9	90.3
	105	4	3.5 ± 2.2	1.5，5.9	1.4～5.6	62.5	4.1 ± 1.3	3.1，5.9	2.8～5.4	31.7
BA（%）	28～30	6	0.4 ± 0.3	0.1，0.8	0.1～0.6	79.8	0.3 ± 0.3	0.1，0.8	0.1～0.5	93.2
	46～48	12	0.1 ± 0.1	0.1，0.2	0.1～0.2	36.3	0.2 ± 0.2	0.0，0.8	0.0～0.3	149.1
	59	12	0.3 ± 0.4	0.0，1.3	0.1～0.5	115.8	0.3 ± 0.2	0.0，0.7	0.1～0.4	80.8
	77	12	0.3 ± 0.6	0.0，2.2	0.0～0.7	188.6	0.2 ± 0.2	0.0，0.7	0.1～0.3	89.8
	87	4	0.7 ± 0.4	0.2，1.1	0.3～1.1	53.5	0.5 ± 0.2	0.4，0.7	0.4～0.7	28.6
	105	4	0.2 ± 0.1	0.1，0.2	0.1～0.2	28.6	0.2 ± 0.1	0.1，0.2	0.1～0.2	28.6
PLT（×10⁹/L）	28～30	6	282 ± 124	122，421	182～381	44.2	107 ± 98	8，208	28～185	91.9
	46～48	12	194 ± 97	52，356	139～248	49.9	240 ± 92	129，436	188～292	38.2
	59	12	187 ± 137	17，422	102～272	73.2	226 ± 137	16，466	148～304	60.9
	77	12	297 ± 125	97，619	226～367	42.1	300 ± 101	55，443	242～357	33.8
	87	4	225 ± 45	166，273	181～268	19.8	210 ± 46	175，274	165～254	21.8
	105	4	300 ± 53	246，366	248～351	17.5	217 ± 155	87，424	65～368	71.5
PCT（%）	28～30	6	—	—	—	—	—	—	—	—
	46～48	12	—	—	—	—	—	—	—	—
	59	12	—	—	—	—	—	—	—	—
	77	12	—	—	—	—	—	—	—	—
	87	4	—	—	—	—	—	—	—	—
	105	4	—	—	—	—	—	—	—	—
MPV（fL）	28～30	6	—	—	—	—	—	—	—	—
	46～48	12	—	—	—	—	—	—	—	—
	59	12	—	—	—	—	—	—	—	—
	77	12	—	—	—	—	—	—	—	—
	87	4	—	—	—	—	—	—	—	—
	105	4	—	—	—	—	—	—	—	—
PDW（fL）	28～30	6	—	—	—	—	—	—	—	—
	46～48	12	—	—	—	—	—	—	—	—
	59	12	—	—	—	—	—	—	—	—
	77	12	—	—	—	—	—	—	—	—
	87	4	—	—	—	—	—	—	—	—
	105	4	—	—	—	—	—	—	—	—

（续表）

指标	PND	N	雄性				雌性			
			$\overline{X} \pm SD$	min, max	95%CI	CV（%）	$\overline{X} \pm SD$	min, max	95%CI	CV（%）
PT（s）	28～30	6	5.0±0.6	4.3, 5.6	4.5～5.4	11.8	5.2±0.6	4.5, 6.1	4.7～5.8	12.1
	46～48	12	6.2±0.4	5.5, 6.9	6.0～6.5	7.1	6.6±0.6	5.8, 7.8	6.2～6.9	8.7
	59	12	6.1±0.7	5.4, 7.2	5.7～6.5	10.7	6.4±0.8	5.6, 8.5	5.9～6.8	12.8
	77	12	6.5±0.9	5.5, 8.3	6.0～7.0	14.2	6.6±0.7	5.6, 7.6	6.2～7.0	9.9
	87	4	6.1±0.4	5.7, 6.7	5.6～6.5	7.2	6.0±0.2	5.6, 6.1	5.7～6.2	4.0
	105	4	6.5±0.4	5.9, 6.8	6.1～6.9	6.1	6.2±0.5	5.5, 6.7	5.7～6.7	8.1
APTT（s）	28～30	6	14.0±1.1	12.4, 15.3	13.1～14.8	7.6	14.2±1.2	12.1, 15.2	13.2～15.1	8.3
	46～48	12	13.2±3.1	10.5, 22.2	11.5～15.0	23.6	15.4±4.0	10.0, 24.9	13.1～17.6	26.0
	59	12	14.3±2.6	10.9, 19.8	12.7～15.9	18.0	16.3±8.0	9.7, 39.8	11.7～20.8	49.5
	77	12	15.3±2.9	11.3, 21.6	13.6～16.9	19.3	19.9±15.6	10.8, 68.5	11.1～28.7	78.5
	87	4	12.0±2.7	8.0, 14.0	9.3～14.6	22.5	10.6±2.2	7.6, 12.8	8.5～12.8	20.5
	105	4	11.0±1.9	9.9, 13.8	9.1～12.8	17.2	9.8±1.5	8.4, 11.5	8.3～11.3	15.2
Fbg（g/L）	28～30	6	2.524±0.669	1.691, 3.423	1.989～3.059	11.9	2.216±0.440	1.608, 2.659	1.863～2.568	7.1
	46～48	12	2.939±0.890	1.823, 4.500	2.435～3.442	30.3	3.211±0.823	1.976, 4.500	2.746～3.677	25.6
	59	12	3.240±0.878	1.809, 4.500	2.696～3.784	18.3	3.758±2.296	1.532, 7.667	2.459～5.057	16.4
	77	12	3.637±1.695	2.589, 7.294	2.678～4.596	46.6	3.744±1.876	2.589, 7.667	2.682～4.805	50.1
	87	4	2.473±0.386	2.079, 2.920	2.094～2.851	7.1	1.966±0.596	1.416, 2.810	1.381～2.550	4.1
	105	4	2.447±0.263	2.173, 2.707	2.189～2.705	10.8	2.128±0.709	1.563, 3.136	1.434～2.822	33.3
TT（s）	28～30	6	15.1±1.8	13.6, 18.3	13.6～16.5	26.5	14.2±1.0	12.8, 15.8	13.3～15.0	19.9
	46～48	12	15.9±1.3	13.4, 18.1	15.1～16.6	8.4	15.3±1.3	14.0, 18.9	14.5～16.0	8.4
	59	12	15.4±2.8	12.9, 22.9	13.6～17.1	27.1	15.8±2.6	12.4, 21.0	14.4～17.3	61.1
	77	12	15.2±1.7	11.9, 19.2	14.3～16.1	10.9	15.7±1.6	14.2, 19.4	14.8～16.6	10.4
	87	4	16.2±1.2	15.0, 17.4	15.0～17.3	15.6	15.1±0.6	14.3, 15.8	14.5～15.7	30.3
	105	4	15.3±1.1	13.7, 16.0	14.2～16.4	7.1	14.6±0.6	13.9, 15.1	14.0～15.2	4.1

注：资料来源于中国生育调节药物毒理检测中心。RBC，红细胞计数；Hb，血红蛋白；HCT，血细胞比容；MCV，平均红细胞体积；MCH，平均血红蛋白含量；MCHC，平均血红蛋白浓度；RDW，红细胞体积分布宽度；RET[#]，网织红细胞计数；RET，网织红细胞比率；WBC，白细胞计数；NE[#]，中性粒细胞计数；LY[#]，淋巴细胞计数；MO[#]，单核细胞计数；EO[#]，嗜酸性粒细胞计数；BA[#]，嗜碱性粒细胞计数；NE，中性粒细胞比率；LY，淋巴细胞比率；MO，单核细胞比率；EO，嗜酸性粒细胞比率；BA，嗜碱性粒细胞比率；PLT，血小板计数；PCT，血小板压积；MPV，平均血小板体积；PDW，血小板分布宽度；PT，凝血酶原时间；APTT，活化部分凝血活酶时间；Fbg，血浆纤维蛋白原；TT，凝血酶时间

表 4-4-12　幼龄比格犬血生化指标参考值

指标	PND	N	雄性				雌性			
			$\overline{X} \pm SD$	min, max	95%CI	CV（%）	$\overline{X} \pm SD$	min, max	95%CI	CV（%）
GOT（U/L）	28～30	6	32±6	26, 37	26～39	17.6	32±11	18, 42	22～41	34.5
	46～48	12	28±14	15, 68	21～36	47.5	39±28	15, 101	23～55	72.7
	59	12	40±23	20, 86	26～54	56.8	73±53	26, 188	43～103	72.9
	77	12	46±21	24, 90	34～58	45.2	64±41	23, 145	40～87	64.6

（续表）

指　标	PND	N	雄　　性				雌　　性			
			$\overline{X} \pm SD$	min，max	95%CI	CV（%）	$\overline{X} \pm SD$	min，max	95%CI	CV（%）
GOT（U/L）	87	4	44 ± 12	33，60	32 ～ 56	28.5	41 ± 13	31，60	28 ～ 53	32.5
	105	4	72 ± 53	34，148	20 ～ 123	73.5	50 ± 32	27，97	19 ～ 81	63.2
GPT（U/L）	28 ～ 30	6	36 ± 16	22，63	23 ～ 49	45.2	30 ± 14	23，58	19 ～ 41	46.4
	46 ～ 48	12	30 ± 9	20，53	25 ～ 35	29.5	31 ± 8	16，42	26 ～ 36	25.0
	59	12	35 ± 8	24，47	30 ～ 39	22.0	36 ± 10	25，56	31 ～ 42	27.6
	77	12	32 ± 20	18，89	21 ～ 44	62.8	30 ± 10	17，53	25 ～ 36	32.8
	87	4	39 ± 7	30，48	32 ～ 46	19.0	34 ± 7	27，43	28 ～ 41	19.3
	105	4	36 ± 9	29，50	27 ～ 45	25.9	35 ± 3	33，39	32 ～ 38	8.1
ALP（U/L）	28 ～ 30	6	108 ± 26	81，151	86 ～ 129	24.5	131 ± 27	104，178	110 ～ 153	20.3
	46 ～ 48	12	178 ± 36	125，253	158 ～ 199	20.5	193 ± 51	124，301	161 ～ 225	26.7
	59	12	154 ± 22	119，188	140 ～ 168	14.3	188 ± 82	105，396	141 ～ 234	43.5
	77	12	151 ± 76	85，319	108 ～ 193	50.2	143 ± 52	76，241	114 ～ 173	36.1
	87	4	170 ± 20	154，197	150 ～ 190	11.9	156 ± 44	101，207	113 ～ 199	28.1
	105	4	103 ± 41	51，142	62 ～ 143	40.0	128 ± 65	64，214	64 ～ 192	51.0
CK（U/L）	28 ～ 30	6	465 ± 137	378，623	311 ～ 620	29.4	512 ± 171	278，704	362 ～ 662	33.3
	46 ～ 48	12	406 ± 128	290，768	334 ～ 479	31.6	492 ± 208	244，828	375 ～ 610	42.3
	59	12	545 ± 328	300，1 371	342 ～ 748	60.1	765 ± 474	311，1 642	425 ～ 985	67.3
	77	12	531 ± 347	156，1 282	335 ～ 728	65.3	572 ± 375	288，1 611	360 ～ 784	65.4
	87	4	495 ± 181	321，750	317 ～ 673	36.7	477 ± 116	377，631	363 ～ 590	24.3
	105	4	527 ± 441	252，1 035	28 ～ 1 025	83.7	435 ± 106	367，557	315 ～ 555	24.4
BUN（mmol/L）	28 ～ 30	6	3.5 ± 0.7	2.5，4.4	3.0 ～ 4.1	19.0	3.3 ± 1.1	2.3，5.4	2.4 ～ 4.2	33.7
	46 ～ 48	12	3.1 ± 1.0	1.7，5.2	2.5 ～ 3.7	32.2	3.9 ± 1.5	1.4，6.9	3.0 ～ 4.8	38.6
	59	12	2.7 ± 1.8	1.0，6.0	1.6 ～ 3.8	66.6	2.2 ± 1.2	0.8，4.3	1.6 ～ 2.9	51.9
	77	12	4.9 ± 1.4	2.7，7.5	4.1 ～ 5.7	28.8	5.3 ± 1.1	3.7，7.3	4.7 ～ 5.9	20.4
	87	4	1.5 ± 0.3	1.1，1.8	1.2 ～ 1.8	20.2	1.5 ± 0.4	1.0，1.9	1.0 ～ 1.9	29.0
	105	4	3.9 ± 1.2	2.6，5.1	2.7 ～ 5.0	30.2	4.0 ± 0.5	3.4，4.6	3.5 ～ 4.5	13.4
CREA（μmol/L）	28 ～ 30	6	16 ± 4	8，20	12 ～ 19	27.8	18 ± 3	15，22	16 ～ 21	15.3
	46 ～ 48	12	19 ± 2	15，22	17 ～ 20	12.9	21 ± 4	15，29	18 ～ 23	21.2
	59	12	18 ± 2	15，23	16 ～ 20	13.9	18 ± 4	12，29	15 ～ 20	25.4
	77	12	25 ± 9	13，37	20 ～ 30	35.8	24 ± 9	4，35	19 ～ 30	38.3
	87	4	20 ± 2	18，22	19 ～ 22	8.4	21 ± 2	19，24	19 ～ 23	10.4
	105	4	30 ± 3	26，32	27 ～ 33	9.4	28 ± 4	24，34	24 ～ 33	15.4
TP（g/L）	28 ～ 30	6	37.5 ± 5.1	30.9，44.1	33.4 ～ 41.6	13.6	38.2 ± 2.4	35.9，42.4	36.2 ～ 40.1	6.3
	46 ～ 48	12	41.4 ± 5.1	34.8，53.8	38.5 ～ 44.3	12.3	40.9 ± 3.0	34.1，45.6	39.2 ～ 42.6	7.3

（续表）

指 标	PND	N	雄 性				雌 性			
			$\overline{X} \pm SD$	min，max	95%CI	CV（%）	$\overline{X} \pm SD$	min，max	95%CI	CV（%）
TP（g/L）	59	12	44.2 ± 4.1	36.9，51.2	41.7～46.8	9.3	43.1 ± 3.3	35.8，49.4	41.2～44.9	7.6
	77	12	43.2 ± 3.0	38.0，47.0	41.5～44.9	6.9	46.9 ± 3.9	40.8，55.5	44.7～49.1	8.4
	87	4	43.9 ± 3.9	40.2，49.5	40.1～47.8	9.0	45.4 ± 3.9	41.3，50.6	41.6～49.1	8.5
	105	4	49.0 ± 5.1	44.0，55.3	44.0～53.9	10.4	50.8 ± 2.8	48.0，53.4	48.0～53.5	5.5
Alb（g/L）	28～30	6	20.1 ± 1.7	18.9，23.3	18.7～21.4	8.5	20.8 ± 1.2	19.2，22.8	19.8～21.8	5.9
	46～48	12	22.8 ± 2.6	18.0，27.7	21.4～24.3	11.3	22.3 ± 2.2	18.7，26.0	21.0～23.5	9.7
	59	12	22.1 ± 2.3	18.3，24.9	20.7～23.6	10.4	22.4 ± 2.3	18.2，25.2	21.1～23.7	10.1
	77	12	19.0 ± 1.9	15.9，22.2	18.0～20.1	10.0	20.7 ± 2.8	14.6，25.6	19.1～22.2	13.5
	87	4	21.9 ± 1.4	20.1，23.4	20.5～23.2	6.3	24.0 ± 1.7	21.6，25.5	22.3～25.7	7.1
	105	4	22.3 ± 0.6	21.6，22.9	21.7～22.8	2.6	25.1 ± 1.0	23.6，25.9	24.1～26.0	4.0
GLU（mmol/L）	28～30	6	6.27 ± 0.79	5.05，7.49	5.64～6.90	12.5	6.33 ± 1.39	4.42，8.57	5.21～7.44	22.0
	46～48	12	5.56 ± 0.77	4.45，7.28	5.12～6.00	13.9	5.53 ± 1.50	2.78，7.08	4.68～6.38	27.1
	59	12	4.69 ± 0.97	2.64，6.07	4.09～5.29	20.6	4.28 ± 1.14	1.69，5.83	3.64～4.93	26.7
	77	12	4.02 ± 1.40	1.74，6.29	3.23～4.81	34.9	3.86 ± 1.71	0.81，6.67	2.89～4.83	44.3
	87	4	3.71 ± 0.68	2.98，4.63	3.04～4.38	18.4	3.78 ± 0.35	3.45，4.23	3.44～4.12	9.3
	105	4	4.77 ± 1.50	2.62，5.96	3.30～6.24	31.4	5.29 ± 0.81	4.66，6.46	4.49～6.08	15.3
TBIL（μmol/L）	28～30	6	0.4 ± 0.2	0.3，0.6	0.2～0.5	40.0	0.4 ± 0.3	0.1，0.8	0.2～0.6	61.6
	46～48	12	0.5 ± 0.2	0.2，0.8	0.4～0.6	32.9	0.6 ± 0.6	0.1，1.8	0.2～1.0	101.3
	59	12	0.5 ± 0.2	0.2，0.9	0.3～0.7	53.0	0.6 ± 0.4	0.1，1.2	0.3～0.8	74.0
	77	12	0.5 ± 0.3	0.1，0.8	0.2～0.7	73.0	0.3 ± 0.2	0.1，0.5	0.1～0.4	60.7
	87	4	0.8 ± 0.2	0.5，0.9	0.6～1.0	24.4	0.6 ± 0.2	0.4，0.8	0.4～0.7	31.5
	105	4	0.6 ± 0.3	0.3，0.8	0.3～0.9	44.4	0.5 ± 0.5	0.1，1.3	0.0～1.1	103.6
CHOL（mmol/L）	28～30	6	5.81 ± 1.48	3.63，7.66	4.63～6.99	25.4	6.59 ± 1.13	4.85，8.34	5.68～7.49	17.2
	46～48	12	4.83 ± 1.34	3.02，7.21	4.07～5.59	27.7	5.17 ± 1.52	2.93，7.82	4.30～6.03	29.5
	59	12	3.93 ± 0.75	2.93，5.16	3.47～4.39	19.0	4.09 ± 0.65	3.20，5.36	3.72～4.46	15.9
	77	12	4.11 ± 0.90	3.07，5.67	3.61～4.62	21.8	4.01 ± 0.95	2.71，5.70	3.47～4.55	23.8
	87	4	3.65 ± 0.18	3.49，3.88	3.47～3.82	4.8	3.87 ± 0.49	3.20，4.26	3.39～4.34	12.6
	105	4	4.11 ± 1.02	3.10，5.52	3.11～5.10	24.8	4.38 ± 1.43	3.16，6.44	2.98～5.78	32.6
TRIG（mmol/L）	28～30	6	0.67 ± 0.09	0.52，0.75	0.60～0.74	13.0	4.38 ± 1.43	3.16，6.44	0.51～0.94	32.6
	46～48	12	0.70 ± 0.45	0.32，1.95	0.44～0.95	64.1	0.68 ± 0.17	0.46，1.03	0.59～0.78	25.0
	59	12	0.65 ± 0.26	0.47，1.37	0.49～0.81	40.6	0.69 ± 0.17	0.48，0.92	0.60～0.79	23.8
	77	12	0.93 ± 0.30	0.56，1.56	0.76～1.10	32.5	0.94 ± 0.27	0.62，1.46	0.78～1.09	29.2
	87	4	0.58 ± 0.05	0.53，0.63	0.53～0.63	8.2	0.55 ± 0.07	0.47，0.64	0.48～0.62	13.3
	105	4	0.74 ± 0.29	0.45，1.07	0.46～1.02	38.6	0.75 ± 0.08	0.68，0.85	0.68～0.83	10.0

（续表）

指标	PND	N	雄　性				雌　性			
			$\overline{X} \pm SD$	min，max	95%CI	CV（%）	$\overline{X} \pm SD$	min，max	95%CI	CV（%）
γ-GGT（U/L）	28～30	6	5±4	2，10	1～9	75.2	2±1	1，2	1～2	34.6
	46～48	12	3±1	1，4	1～3	45.9	3±1	2，6	3～4	37.2
	59	12	4±2	1，9	2～5	66.5	3±2	1，8	2～4	69.8
	77	12	3±2	1，6	2～4	59.7	5±2	3，10	4～6	42.4
	87	4	4±1	2，4	3～4	28.6	2±1	2，3	2～3	22.2
	105	4	3±1	3，4	3～5	17.3	3±1	1，3	2～3	40.0
K⁺（mmol/L）	28～30	6	5.93±0.64	4.80，6.54	5.42～6.44	10.8	6.06±0.36	5.49，6.46	5.77～6.34	5.9
	46～48	12	5.42±0.40	4.89，5.86	5.20～5.65	7.4	5.39±0.23	5.06，5.83	5.26～5.52	4.4
	59	12	5.66±0.34	5.21，6.33	5.45～5.87	6.0	5.34±0.64	3.84，6.14	4.98～5.70	12.0
	77	12	5.11±0.52	4.11，5.95	4.81～5.40	10.2	5.02±0.47	4.21，5.77	4.75～5.28	9.4
	87	4	5.41±0.24	5.06，5.60	5.17～5.64	4.4	5.65±0.49	5.05，6.24	5.17～6.13	8.7
	105	4	5.29±0.62	4.40，5.75	4.68～5.90	11.8	4.96±0.21	4.73，5.24	4.75～5.17	4.3
Na⁺（mmol/L）	28～30	6	151±1	149，153	150～152	0.9	152±1	150，154	151～153	0.9
	46～48	12	153±2	148，156	151～154	1.5	152±1	150，154	151～153	0.9
	59	12	146±4	138，152	143～148	3.0	146±4	140，152	144～148	2.7
	77	12	143±4	138，149	141～145	2.6	146±4	139，153	144～148	2.4
	87	4	146±1	145，146	145～146	0.3	148±3	146，151	146～151	1.8
	105	4	156±4	150，159	152～160	2.6	155±5	149，160	149～160	3.4
Cl⁻（mmol/L）	28～30	6	112±2	109，114	110～113	1.7	110±2	108，113	109～112	1.8
	46～48	12	112±3	108，115	110～113	2.5	113±3	109，117	111～114	2.3
	59	12	113±1	110，115	112～113	1.3	111±3	106，114	110～113	2.3
	77	12	112±3	106，116	111～114	2.8	112±3	106，116	111～114	2.7
	87	4	114±2	112，116	112～115	1.5	113±2	111，115	111～114	1.5
	105	4	111±4	105，113	107～115	3.5	111±2	109，113	109～113	1.6
Ca²⁺（mmol/L）	28～30	6	2.15±0.04	2.08，2.19	2.11～2.18	2.1	2.21±0.09	2.10，2.30	2.14～2.28	3.9
	46～48	12	2.36±0.09	2.26，2.52	2.31～2.41	3.6	2.37±0.09	2.24，2.50	2.32～2.42	3.7
	59	12	2.11±0.10	1.98，2.27	2.05～2.17	4.5	2.05±0.10	1.84，2.17	2.00～2.11	4.9
	77	12	2.10±0.05	1.98，2.16	2.07～2.12	2.3	2.09±0.07	1.97，2.21	2.05～2.13	3.2
	87	4	2.11±0.02	2.09，2.13	2.09～2.12	0.8	2.08±0.05	2.03，2.12	2.03～2.13	2.3
	105	4	2.01±0.03	1.97，2.03	1.98～2.04	1.4	2.09±0.07	2.02，2.18	2.02～2.15	3.2
IgG（ng/mL）	28～30	6	1.86±0.79	1.13，2.98	1.23～2.50	42.4	1.37±0.41	0.99，1.93	1.04～1.69	29.8
	46～48	12	1.84±0.65	0.95，3.12	1.47～2.21	35.6	1.64±0.67	0.85，2.63	1.25～2.02	41.1
	59	12	3.04±0.87	1.46，4.05	2.50～3.58	28.5	2.82±0.76	1.90，4.28	2.39～3.25	27.1
	77	12	4.42±1.40	1.80，6.25	3.63～5.21	31.6	4.67±1.52	1.86，6.61	3.81～5.53	32.5
	87	4	4.12±0.84	3.30，5.30	3.30～4.95	20.4	3.99±1.14	2.53，5.26	2.87～5.11	28.6
	105	4	5.74±1.35	4.04，7.33	4.41～7.06	23.5	5.03±1.20	3.88，6.43	3.85～6.20	23.8

（续表）

指　标	PND	N	雄	性			雌	性		
			$\overline{X} \pm SD$	min，max	95%CI	CV（%）	$\overline{X} \pm SD$	min，max	95%CI	CV（%）
IgM（ng/mL）	28～30	6	1.02±0.39	0.63，1.68	0.71～1.33	38.3	0.85±0.29	0.45，1.19	0.62～1.08	33.7
	46～48	12	0.93±0.24	0.55，1.41	0.79～1.06	26.2	0.94±0.33	0.69，1.77	0.75～1.12	35.3
	59	12	1.49±0.59	0.81，2.54	1.13～1.86	39.3	0.98±0.27	0.60，1.65	0.83～1.14	28.0
	77	12	1.20±0.27	0.84，1.61	1.04～1.35	22.8	1.38±0.31	0.78，1.77	1.20～1.55	22.5
	87	4	1.40±0.34	1.11，1.88	1.07～1.72	24.1	1.10±0.16	0.88，1.25	0.94～1.25	14.7
	105	4	0.78±0.04	0.75，0.82	0.75～0.82	4.8	0.87±0.13	0.75，1.04	0.74～0.99	15.2

注：资料来源于中国生育调节药物毒理检测中心。GOT，谷草转氨酶；GPT，谷丙转氨酶；ALP，碱性磷酸酶；CK，肌酸磷酸激酶；BUN，尿素氮；CREA，肌酐；TP，总蛋白；Alb，白蛋白；GLU，血糖；TBIL，总胆红素；CHOL，总胆固醇；TRIG，甘油三酯；γ–GGT，γ谷氨酰转移酶；K^+，钾；Na^+，钠；Cl^-，氯；Ca^{2+}，钙；IgG，免疫球蛋白G；IgM，免疫球蛋白M

表 4-4-13　幼龄比格犬体格发育指标参考值

指　标	PND	N	雄	性			雌	性		
			$\overline{X} \pm SD$	min，max	95%CI	CV（%）	$\overline{X} \pm SD$	min，max	95%CI	CV（%）
肩高（cm）	31	12	12.6±1.4	10.5，15.0	11.8～13.3	11.2	13.5±1.2	11.4，15.8	12.8～14.2	9.2
	38	12	13.6±1.7	11.1，16.4	12.6～14.5	12.4	14.3±0.9	12.9，15.8	13.8～14.8	6.0
	45	12	14.2±1.5	11.4，16.5	13.3～15.1	10.9	15.2±0.7	14.0，16.2	14.8～15.6	4.4
	52	12	16.0±1.1	14.0，17.8	15.4～16.7	6.6	16.2±0.9	15.1，17.4	15.7～16.8	5.5
	56	12	17.1±1.5	15.0，20.3	16.3～18.0	8.5	16.7±1.8	14.5，20.4	15.7～17.7	10.6
	63	12	18.0±1.2	16.1，20.5	17.3～18.7	6.8	17.5±2.3	14.6，21.8	16.2～18.8	13.0
	70	12	18.7±1.5	16.6，21.4	17.8～19.5	8.0	18.2±2.7	15.0，23.8	16.7～19.7	14.6
体长（cm）	31	12	17.3±1.4	14.3，19.0	16.5～18.1	8.2	17.9±1.2	15.5，19.3	17.2～18.6	6.6
	38	12	18.5±1.9	15.4，21.0	17.4～19.5	10.1	19.5±1.0	17.6，20.5	18.9～20.1	5.1
	45	12	19.9±2.3	15.2，22.3	18.6～21.3	11.5	20.9±1.1	19.1，22.0	20.2～21.6	5.1
	52	12	21.8±2.2	18.1，24.5	20.4～23.2	10.1	22.4±1.4	19.8，24.2	21.6～23.2	6.2
	56	12	22.7±1.4	20.0，25.3	21.9～23.4	6.0	22.8±1.4	21.3，24.8	21.8～23.7	6.2
	63	12	23.8±1.4	20.9，26.2	23.0～24.5	5.8	23.3±1.9	19.2，26.1	22.2～24.4	8.3
	70	12	24.6±1.4	21.3，27.0	23.8～25.4	5.8	23.9±2.2	19.3，28.1	22.7～25.2	9.2

注：资料来源于中国生育调节药物毒理检测中心

表 4-4-14　幼龄比格犬性发育指标参考值

	N	$\overline{X} \pm SD$	min，max	95%CI	CV（%）
雄性					
睾丸下降时间（天）	12	43.9±2.1	41.0，48.0	42.7～45.1	4.8
雌性					
阴道张开时间（天）	12	22.2±1.7	18.0，24.0	21.2～23.2	7.7

注：资料来源于中国生育调节药物毒理检测中心

表 4-4-15　雄性幼龄比格犬脏器指标参考值

指标	PND	N	脏器重量（g）				脏体比				脏脑比			
			$\bar{X}\pm SD$	min, max	95%CI	CV（%）	$\bar{X}\pm SD$	min, max	95%CI	CV（%）	$\bar{X}\pm SD$	min, max	95%CI	CV（%）
体重	59	6	1.94±0.29	1.52, 2.28	1.71～2.17	14.8	—	—	—	—	—	—	—	—
	77	8	2.46±0.33	1.82, 2.80	2.23～2.69	13.4	—	—	—	—	—	—	—	—
	87	4	2.75±0.79	1.76, 3.62	2.03～3.29	28.9	—	—	—	—	—	—	—	—
	105	4	4.48±0.45	4.06, 4.92	4.04～4.91	10.0	—	—	—	—	—	—	—	—
脑	59	6	58.55±4.59	54.49, 64.71	54.88～62.22	7.8	3.056±0.403	2.578, 3.659	2.734～3.378	13.2	—	—	—	—
	77	8	58.17±6.99	46.38, 68.93	53.32～63.01	12.0	2.397±0.430	1.965, 3.341	2.099～2.695	18.0	—	—	—	—
	87	4	61.20±3.78	57.55, 65.67	57.04～63.67	6.2	2.375±0.693	1.620, 3.270	1.921～3.091	29.2	—	—	—	—
	105	4	72.31±5.29	64.45, 75.91	67.12～77.49	7.3	1.622±0.136	1.543, 1.826	1.489～1.756	8.4	—	—	—	—
心脏	59	6	13.84±2.80	10.22, 16.62	11.61～16.08	20.2	0.711±0.090	0.570, 0.848	0.639～0.784	12.7	0.238±0.052	0.178, 0.305	0.196～0.279	21.9
	77	8	15.43±2.16	11.53, 18.40	13.93～16.92	14.0	0.630±0.072	0.501, 0.723	0.580～0.680	11.5	0.268±0.046	0.216, 0.358	0.236～0.300	17.2
	87	4	19.67±4.98	13.99, 25.92	14.78～22.96	25.3	0.724±0.053	0.668, 0.795	0.687～0.769	7.3	0.322±0.085	0.243, 0.442	0.247～0.380	26.5
	105	4	29.48±3.72	27.31, 35.02	25.83～33.12	12.6	0.661±0.075	0.555, 0.730	0.588～0.734	11.3	0.409±0.053	0.360, 0.461	0.357～0.461	13.0
肝脏	59	6	86.10±11.42	73.00, 101.68	76.96～95.24	13.3	4.451±0.332	3.900, 4.814	4.185～4.716	7.5	1.471±0.161	1.300, 1.709	1.341～1.600	11.0
	77	8	106.66±15.96	79.41, 128.60	95.60～117.72	15.0	4.344±0.470	3.905, 5.449	4.018～4.670	10.8	1.867±0.432	1.306, 2.773	1.567～2.167	23.2
	87	4	123.24±29.88	88.23, 156.39	93.99～143.01	24.2	4.540±0.321	4.320, 5.013	4.316～4.812	7.1	2.014±0.492	1.533, 2.666	1.583～2.352	24.4
	105	4	145.30±5.30	139.87, 152.25	140.10～150.49	3.6	3.273±0.363	2.905, 3.695	2.917～3.628	11.1	2.022±0.229	1.883, 2.362	1.797～2.247	11.3
脾脏	59	6	7.96±2.08	4.33, 9.85	6.30～9.62	26.1	0.406±0.081	0.285, 0.503	0.341～0.471	20.0	0.136±0.034	0.078, 0.181	0.109～0.163	25.0
	77	8	7.60±1.67	5.26, 9.95	6.44～8.76	22.0	0.312±0.074	0.225, 0.445	0.260～0.363	23.8	0.131±0.026	0.100, 0.177	0.113～0.149	19.9

（续表）

指标	PND	N	脏器重量（g）				脏体比				脏脑比			
			$\bar{X}\pm SD$	min, max	95%CI	CV（%）	$\bar{X}\pm SD$	min, max	95%CI	CV（%）	$\bar{X}\pm SD$	min, max	95%CI	CV（%）
脾脏	87	4	8.78±3.32	5.04, 11.65	6.46~11.59	37.8	0.314±0.045	0.273, 0.373	0.274~0.418	14.3	0.143±0.053	0.088, 0.199	0.108~0.194	36.8
	105	4	9.49±0.98	8.63, 10.43	8.53~10.45	10.3	0.212±0.002	0.209, 0.214	0.210~0.214	0.9	0.131±0.010	0.117, 0.137	0.122~0.141	7.5
肺	59	6	19.99±3.85	14.39, 25.32	16.91~23.07	19.2	1.028±0.122	0.847, 1.161	0.931~1.126	11.8	0.342±0.067	0.256, 0.450	0.289~0.396	19.6
	77	8	23.73±4.69	18.26, 30.76	20.48~26.98	19.8	0.961±0.100	0.860, 1.106	0.891~1.030	10.4	0.409±0.071	0.300, 0.539	0.360~0.459	17.5
	87	4	30.81±6.78	21.44, 37.44	24.55~35.37	22.0	1.139±0.097	1.034, 1.225	1.075~1.231	8.5	0.503±0.109	0.373, 0.638	0.418~0.583	21.6
	105	4	51.83±11.13	43.46, 67.82	40.92~62.73	21.5	1.153±0.176	1.035, 1.413	0.981~1.326	15.3	0.715±0.132	0.609, 0.908	0.586~0.844	18.4
肾脏	59	6	16.36±4.10	10.34, 20.16	13.08~19.64	25.1	0.833±0.116	0.608, 0.915	0.740~0.925	13.9	0.279±0.064	0.184, 0.355	0.227~0.330	23.1
	77	8	19.43±3.33	15.02, 22.94	17.12~21.74	17.1	0.792±0.110	0.647, 0.997	0.716~0.868	13.9	0.339±0.075	0.247, 0.438	0.287~0.391	22.1
	87	4	18.97±3.41	14.85, 23.20	16.50~21.70	18.0	0.711±0.104	0.616, 0.844	0.641~0.850	14.6	0.311±0.059	0.258, 0.396	0.271~0.368	19.1
	105	4	27.42±3.88	23.49, 32.78	23.62~31.22	14.2	0.619±0.126	0.542, 0.807	0.496~0.743	20.3	0.379±0.042	0.352, 0.442	0.337~0.421	11.2
肾上腺	59	6	0.451±0.083	0.335, 0.540	0.384~0.517	18.4	0.023±0.003	0.020, 0.027	0.021~0.026	12.9	0.008±0.001	0.006, 0.010	0.007~0.009	15.8
	77	8	0.410±0.098	0.293, 0.604	0.342~0.478	23.9	0.017±0.003	0.012, 0.022	0.015~0.019	17.3	0.007±0.001	0.005, 0.009	0.006~0.008	17.3
	87	4	0.539±0.035	0.494, 0.570	0.482~0.564	6.4	0.021±0.008	0.014, 0.032	0.016~0.028	37.3	0.009±0.001	0.008, 0.010	0.008~0.009	8.4
	105	4	0.576±0.108	0.477, 0.719	0.471~0.682	18.7	0.013±0.002	0.011, 0.015	0.011~0.015	15.4	0.008±0.002	0.006, 0.009	0.006~0.010	19.8
胸腺	59	6	3.295±0.956	1.961, 4.640	2.529~4.060	29.0	0.168±0.036	0.129, 0.230	0.139~0.197	21.6	0.056±0.013	0.035, 0.072	0.045~0.066	23.2
	77	8	1.670±0.491	0.959, 2.252	1.330~2.010	29.4	0.069±0.020	0.039, 0.091	0.055~0.083	29.4	0.029±0.010	0.016, 0.040	0.022~0.036	33.9
	87	4	5.874±2.362	3.030, 8.057	3.759~7.481	40.2	0.208±0.039	0.172, 0.262	0.178~0.237	18.5	0.095±0.037	0.053, 0.129	0.065~0.121	38.5
	105	4	10.350±1.575	8.380, 11.850	8.806~11.894	15.2	0.231±0.017	0.206, 0.247	0.214~0.248	7.5	0.143±0.021	0.113, 0.159	0.123~0.164	14.4

（续表）

指标	PND	N	脏器重量（g）				脏体比				脏脑比			
			$\bar{X}\pm SD$	min，max	95%CI	CV（%）	$\bar{X}\pm SD$	min，max	95%CI	CV（%）	$\bar{X}\pm SD$	min，max	95%CI	CV（%）
睾丸	59	6	0.230±0.050	0.151，0.299	0.190～0.270	21.7	0.012±0.001	0.010，0.013	0.011～0.013	8.8	0.004±0.001	0.003，0.005	0.003～0.004	18.4
	77	8	0.315±0.031	0.275，0.360	0.294～0.336	9.7	0.013±0.002	0.011，0.018	0.011～0.014	16.7	0.005±0.001	0.005，0.007	0.005～0.006	14.2
	87	4	0.450±0.196	0.208，0.680	0.257～0.642	43.6	0.016±0.004	0.012，0.020	0.012～0.020	24.5	0.007±0.003	0.004，0.012	0.004～0.011	45.5
	105	4	0.891±0.086	0.766，0.956	0.807～0.975	9.6	0.020±0.004	0.016，0.023	0.017～0.024	17.8	0.012±0.002	0.010，0.015	0.011～0.014	15.3
附睾	59	6	0.298±0.123	0.154，0.500	0.199～0.396	41.4	0.015±0.006	0.010，0.025	0.011～0.020	36.5	0.005±0.002	0.003，0.008	0.004～0.007	37.7
	77	8	0.355±0.099	0.247，0.505	0.287～0.424	27.9	0.014±0.003	0.010，0.018	0.012～0.016	20.1	0.006±0.002	0.004，0.009	0.005～0.007	26.7
	87	4	0.660±0.200	0.491，0.939	0.463～0.856	30.4	0.025±0.009	0.018，0.037	0.016～0.034	36.2	0.011±0.003	0.008，0.015	0.008～0.014	28.8
	105	4	1.004±0.176	0.896，1.266	0.832～1.176	17.5	0.022±0.003	0.019，0.026	0.020～0.025	11.6	0.014±0.002	0.012，0.017	0.012～0.016	14.4
甲状腺	59	6	0.318±0.041	0.239，0.360	0.285～0.351	13.0	0.016±0.002	0.014，0.019	0.015～0.018	9.2	0.005±0.001	0.004，0.006	0.005～0.006	14.3
	77	8	0.389±0.091	0.271，0.553	0.326～0.452	23.4	0.016±0.003	0.013，0.023	0.014～0.018	20.7	0.007±0.002	0.004，0.012	0.005～0.008	33.3
	87	4	0.479±0.171	0.251，0.628	0.339～0.601	35.7	0.017±0.004	0.014，0.023	0.015～0.022	24.2	0.008±0.003	0.004，0.011	0.006～0.010	36.1
	105	4	0.723±0.187	0.509，0.894	0.540～0.905	25.8	0.016±0.003	0.012，0.018	0.013～0.019	17.1	0.010±0.002	0.008，0.012	0.008～0.012	20.6

注：资料来源于中国生育调节药物药理检测中心。

表4-4-16 雌性幼龄比格犬脏器指标参考值

指标	PND	N	脏器重量（g）				脏体比				脏脑比			
			$\bar{X}\pm SD$	min，max	95%CI	CV（%）	$\bar{X}\pm SD$	min，max	95%CI	CV（%）	$\bar{X}\pm SD$	min，max	95%CI	CV（%）
体重	59	8	2.02±0.40	1.50，2.52	1.74～2.30	19.8	—	—	—	—	—	—	—	—
	77	8	2.46±0.65	1.60，3.76	2.01～2.90	26.3	—	—	—	—	—	—	—	—

（续表）

指标	PND	N	脏器重量（g）				脏体比				脏脑比			
			$\bar{X}\pm SD$	min, max	95%CI	CV（%）	$\bar{X}\pm SD$	min, max	95%CI	CV（%）	$\bar{X}\pm SD$	min, max	95%CI	CV（%）
体重	87	4	3.24±0.65	2.56, 4.10	2.61～3.87	19.9	—	—	—	—	—	—	—	—
	105	4	4.21±0.72	3.60, 5.22	3.51～4.91	17.0		—	—	—	—	—	—	—
脑	59	8	53.84±4.52	46.69, 59.38	50.71～56.97	8.4	2.733±0.427	2.286, 3.475	2.437～3.029	15.6	—	—	—	—
	77	8	58.06±9.00	50.91, 75.54	51.82～64.29	15.5	2.440±0.422	2.009, 3.249	2.148～2.732	17.3	—	—	—	—
	87	4	60.05±4.26	56.31, 64.11	55.87～64.22	7.1	1.891±0.261	1.564, 2.200	1.635～2.147	13.8	—	—	—	—
	105	4	66.34±5.85	61.12, 72.94	60.61～72.07	8.8	1.597±0.203	1.397, 1.821	1.398～1.796	12.7	—	—	—	—
心脏	59	8	14.18±2.15	10.83, 17.25	12.69～15.67	15.2	0.709±0.054	0.633, 0.788	0.672～0.746	7.6	0.263±0.025	0.222, 0.302	0.245～0.280	9.7
	77	8	15.48±4.69	10.33, 26.21	12.23～18.73	30.3	0.635±0.105	0.538, 0.850	0.562～0.708	16.6	0.264±0.045	0.199, 0.347	0.233～0.295	17.0
	87	4	22.36±2.43	19.38, 24.90	19.98～24.73	10.9	0.699±0.064	0.607, 0.757	0.636～0.762	9.2	0.372±0.019	0.344, 0.388	0.353～0.391	5.2
	105	4	30.66±4.68	24.92, 36.39	26.07～35.24	15.3	0.730±0.051	0.692, 0.803	0.680～0.781	7.0	0.461±0.047	0.404, 0.501	0.415～0.508	10.3
肝脏	59	8	89.39±14.63	66.27, 111.81	79.26～99.53	16.4	4.459±0.289	4.009, 4.867	4.258～4.659	6.5	1.655±0.185	1.375, 1.890	1.526～1.783	11.2
	77	8	97.35±30.16	73.07, 166.21	76.44～118.25	31.0	3.995±0.685	3.019, 5.076	3.521～4.469	17.1	1.654±0.267	1.398, 2.200	1.468～1.839	16.2
	87	4	129.91±32.05	105.87, 177.03	98.50～161.32	24.7	4.021±0.612	3.506, 4.741	3.420～4.621	15.2	2.154±0.431	1.822, 2.761	1.732～2.576	20.0
	105	4	146.30±17.44	126.49, 165.61	129.21～163.39	11.9	3.498±0.229	3.173, 3.694	3.273～3.722	6.5	2.210±0.251	1.983, 2.538	1.965～2.456	11.3
脾脏	59	8	8.66±1.96	6.42, 11.98	7.30～10.01	22.6	0.431±0.064	0.331, 0.509	0.387～0.476	14.9	0.161±0.033	0.126, 0.214	0.138～0.184	20.8
	77	8	7.00±2.71	3.87, 11.66	5.13～8.88	38.6	0.282±0.066	0.159, 0.364	0.236～0.327	23.4	0.119±0.038	0.071, 0.165	0.093～0.145	31.5
	87	4	10.87±3.74	7.52, 15.53	7.21～14.53	34.4	0.335±0.097	0.249, 0.473	0.240～0.430	28.9	0.179±0.051	0.133, 0.245	0.129～0.228	28.4
	105	4	9.81±1.96	7.37, 12.17	7.89～11.73	20.0	0.233±0.021	0.205, 0.257	0.212～0.253	9.2	0.147±0.022	0.119, 0.167	0.126～0.169	14.7
肺	59	8	21.14±7.80	12.45, 34.91	15.74～26.55	36.9	1.029±0.258	0.798, 1.601	0.850～1.208	25.1	0.392±0.142	0.230, 0.677	0.293～0.490	36.2
	77	8	25.92±9.01	16.77, 45.21	19.67～32.16	34.8	1.045±0.132	0.891, 1.255	0.954～1.137	12.6	0.438±0.086	0.323, 0.598	0.378～0.497	19.6
	87	4	34.95±1.82	33.07, 37.32	33.16～36.74	5.2	1.102±0.157	0.910, 1.292	0.948～1.256	14.3	0.583±0.020	0.557, 0.605	0.564～0.602	3.4
	105	4	44.77±5.38	40.10, 52.40	39.50～50.04	12.0	1.071±0.072	1.004, 1.173	1.000～1.141	6.7	0.676±0.069	0.576, 0.726	0.609～0.744	10.2

（续表）

指标	PND	N	脏器重量（g）				脏体比				脏脑比			
			$\bar{X} \pm SD$	min, max	95%CI	CV（%）	$\bar{X} \pm SD$	min, max	95%CI	CV（%）	$\bar{X} \pm SD$	min, max	95%CI	CV（%）
肾脏	59	8	16.99±3.80	12.17, 23.22	14.36~19.62	22.4	0.839±0.064	0.758, 0.921	0.795~0.884	7.6	0.314±0.058	0.234, 0.393	0.274~0.355	18.5
	77	8	20.60±5.67	15.26, 32.89	16.67~24.53	27.5	0.853±0.169	0.673, 1.158	0.736~0.971	19.8	0.353±0.061	0.282, 0.436	0.310~0.395	17.4
	87	4	21.71±4.77	18.03, 28.50	17.04~26.39	22.0	0.671±0.066	0.573, 0.713	0.606~0.736	9.9	0.361±0.066	0.297, 0.445	0.296~0.426	18.4
	105	4	26.04±2.57	23.97, 29.31	23.52~28.56	9.9	0.626±0.070	0.561, 0.704	0.557~0.695	11.3	0.392±0.007	0.386, 0.402	0.386~0.399	1.7
肾上腺	59	8	0.426±0.049	0.356, 0.502	0.392~0.460	11.5	0.022±0.004	0.014, 0.029	0.019~0.025	20.4	0.008±0.001	0.006, 0.010	0.007~0.009	15.5
	77	8	0.491±0.167	0.290, 0.683	0.375~0.607	34.0	0.021±0.008	0.012, 0.033	0.015~0.027	40.0	0.009±0.003	0.005, 0.013	0.006~0.011	36.2
	87	4	0.549±0.090	0.451, 0.659	0.461~0.636	16.3	0.017±0.001	0.016, 0.018	0.016~0.018	4.3	0.009±0.001	0.008, 0.010	0.008~0.010	10.2
	105	4	0.603±0.094	0.513, 0.732	0.511~0.695	15.6	0.015±0.004	0.012, 0.020	0.011~0.019	27.1	0.009±0.002	0.008, 0.012	0.007~0.011	19.8
胸腺	59	8	3.255±1.947	0.881, 6.222	1.907~4.604	59.8	0.154±0.072	0.052, 0.249	0.104~0.204	46.9	0.060±0.034	0.018, 0.109	0.036~0.083	56.7
	77	8	2.222±1.013	1.215, 4.623	1.520~2.923	45.6	0.088±0.017	0.074, 0.123	0.077~0.100	18.9	0.037±0.011	0.023, 0.061	0.030~0.045	29.0
	87	4	6.891±1.775	5.815, 9.521	5.151~8.631	25.8	0.213±0.034	0.177, 0.250	0.180~0.246	15.9	0.114±0.025	0.092, 0.149	0.090~0.138	21.4
	105	4	10.498±4.222	5.310, 14.530	6.360~14.635	40.2	0.244±0.073	0.148, 0.316	0.172~0.315	29.8	0.157±0.061	0.086, 0.217	0.097~0.218	39.0
子宫	59	8	0.342±0.105	0.217, 0.541	0.269~0.415	30.9	0.017±0.005	0.012, 0.026	0.014~0.021	28.8	0.006±0.002	0.004, 0.010	0.005~0.008	31.5
	77	8	0.368±0.168	0.135, 0.633	0.252~0.485	45.6	0.015±0.007	0.008, 0.028	0.010~0.020	46.3	0.006±0.003	0.003, 0.011	0.004~0.009	48.6
	87	4	0.526±0.164	0.374, 0.749	0.365~0.687	31.2	0.016±0.003	0.011, 0.018	0.013~0.019	20.0	0.009±0.002	0.006, 0.012	0.006~0.011	28.4
	105	4	0.516±0.142	0.386, 0.709	0.377~0.655	27.5	0.012±0.003	0.010, 0.017	0.009~0.015	25.8	0.008±0.003	0.006, 0.012	0.005~0.010	33.0
卵巢	59	8	0.432±0.165	0.237, 0.649	0.318~0.546	38.2	0.021±0.006	0.015, 0.031	0.017~0.025	27.8	0.008±0.003	0.005, 0.012	0.006~0.010	35.0
	77	8	0.500±0.061	0.391, 0.602	0.457~0.542	12.2	0.021±0.004	0.016, 0.027	0.018~0.024	18.1	0.009±0.001	0.007, 0.010	0.008~0.010	14.0
	87	4	0.678±0.126	0.504, 0.805	0.554~0.801	18.6	0.022±0.007	0.012, 0.027	0.015~0.029	31.2	0.011±0.003	0.008, 0.014	0.009~0.014	23.4
	105	4	0.617±0.262	0.377, 0.986	0.360~0.874	42.5	0.014±0.004	0.009, 0.019	0.010~0.018	28.7	0.009±0.003	0.006, 0.014	0.006~0.012	34.2

（续表）

指标	PND	N	脏器重量（g）				脏体比				脏脑比			
			$\bar{X}\pm SD$	min, max	95%CI	CV（%）	$\bar{X}\pm SD$	min, max	95%CI	CV（%）	$\bar{X}\pm SD$	min, max	95%CI	CV（%）
甲状腺	59	8	0.359±0.112	0.192, 0.528	0.282~0.437	31.2	0.018±0.005	0.011, 0.025	0.015~0.021	25.8	0.007±0.002	0.004, 0.009	0.005~0.008	27.2
	77	8	0.423±0.078	0.292, 0.502	0.369~0.477	18.5	0.018±0.002	0.013, 0.020	0.016~0.019	11.5	0.007±0.001	0.006, 0.009	0.006~0.008	17.7
	87	4	0.510±0.118	0.414, 0.674	0.394~0.626	23.2	0.016±0.005	0.013, 0.022	0.012~0.021	28.5	0.009±0.002	0.007, 0.012	0.006~0.011	27.4
	105	4	0.577±0.082	0.455, 0.633	0.496~0.657	14.2	0.014±0.002	0.012, 0.017	0.012~0.016	15.2	0.009±0.001	0.007, 0.010	0.008~0.010	12.1

注：资料来源于中国生育调节药物毒理检测中心

表 4-4-17　幼龄比格犬 DXA 测量胫骨骨密度参考值

指标	PND	N	雄性				雌性			
			$\bar{X}\pm SD$	min, max	95%CI	CV（%）	$\bar{X}\pm SD$	min, max	95%CI	CV（%）
骨密度（mg/cm³）	59	6	176.614±12.950	161.189, 194.237	166.252~186.976	7.3	187.474±11.814	168.028, 201.031	179.287~195.660	6.3
	77	8	184.200±30.948	146.242, 247.299	162.754~205.646	16.8	187.673±38.952	137.511, 230.043	160.681~214.665	20.8
	87	4	220.353±29.061	184.144, 250.029	191.874~248.832	13.2	244.282±35.168	209.993, 291.053	209.818~278.746	14.4
	105	4	284.901±13.647	273.079, 303.298	271.527~298.275	4.8	287.483±36.542	239.289, 327.296	251.671~323.294	12.7
骨矿物含量（g）	59	6	0.725±0.132	0.569, 0.897	0.620~0.830	18.2	0.810±0.175	0.547, 1.018	0.689~0.931	21.6
	77	8	0.901±0.161	0.605, 1.132	0.789~1.013	17.9	0.954±0.348	0.603, 1.705	0.713~1.195	36.5
	87	4	1.183±0.395	0.723, 1.605	0.796~1.570	33.4	1.473±0.388	1.102, 2.005	1.094~1.853	26.3
	105	4	2.239±0.440	1.734, 2.761	1.808~2.670	19.6	2.291±0.708	1.515, 3.231	1.598~2.984	30.9
胫骨长度（mm）	59	6	45.53±3.94	39.82, 51.09	42.38~48.69	8.7	47.47±3.68	41.94, 53.86	44.92~50.02	7.8
	77	8	48.60±4.42	40.86, 56.78	45.54~51.66	9.1	47.69±9.61	35.49, 64.79	41.03~54.36	20.2
	87	4	51.92±5.60	43.86, 55.82	46.43~57.40	10.8	59.01±5.57	53.35, 64.55	53.55~64.47	9.4
	105	4	70.92±6.16	64.51, 76.81	64.89~76.95	8.7	71.96±7.88	63.45, 82.23	64.24~79.69	11.0

注：资料来源于中国生育调节药物毒理检测中心。DXA，双能X线吸收法

表 4-4-18 雌性幼龄比格大脏器重量

年龄（天）	体重（kg）	脑（g）	脑系数	心脏（g）	心脏系数	肾脏（g）	肾脏系数	肝脏（g）	肝脏系数	肺脏（g）	肺脏系数	脾脏（g）	脾脏系数	胸腺（g）	胸腺系数
24	1.18	32.72	2.78	7.48	0.64	15.55	1.32	49.49	4.21	14.36	1.22	9.57	0.81	3.28	0.28
50	2.17	48.28	2.23	13.86	0.64	21.53	0.99	80.06	3.70	27.25	1.26	16.22	0.75	6.48	0.30
66	3.20	58.31	1.82	17.33	0.54	20.31	0.63	117.11	3.66	—	—	16.50	0.52	5.32	0.17
70	3.60	—	—	—	—	27.46	0.76	131.26	3.65	—	—	—	—	6.64	0.18
97	5.08	64.07	1.26	33.14	0.65	34.63	0.68	187.01	3.68	55.01	1.08	21.13	0.42	8.33	0.16
101	4.38	65.47	1.50	30.48	0.70	28.35	0.65	146.81	3.36	—	—	27.65	0.63	9.73	0.22
191	8.24	68.06	0.83	57.31	0.70	37.40	0.45	236.10	2.87	73.79	0.90	36.58	0.44	11.23	0.14
252	9.73	74.16	0.76	78.02	0.80	44.42	0.46	277.62	2.85	82.23	0.85	39.45	0.41	6.88	0.07
273	8.95	74.81	0.84	70.86	0.79	41.17	0.46	235.26	2.63	77.75	0.87	41.25	0.46	6.01	0.07

注：资料来源于 Pediatric Non-Clinical Drug Testing

表 4-4-19 雄性幼龄比格大脏器重量

年龄（天）	体重（kg）	脑（g）	脑系数	心脏（g）	心脏系数	肾脏（g）	肾脏系数	肝脏（g）	肝脏系数	肺脏（g）	肺脏系数	脾脏（g）	脾脏系数	胸腺（g）	胸腺系数
24	1.28	33.31	2.61	8.00	0.63	16.78	1.32	56.44	4.43	14.82	1.16	9.38	0.74	2.24	0.18
50	2.90	53.83	1.86	18.73	0.65	22.51	0.78	108.07	3.73	29.23	1.01	13.93	0.48	11.25	0.39
66	3.17	62.72	1.98	20.46	0.65	25.87	0.82	116.09	3.67	—	—	19.28	0.61	5.55	0.18
70	3.93	—	—	—	—	30.44	0.78	155.77	3.97	—	—	—	—	8.46	0.22
97	5.83	66.65	1.14	35.41	0.61	39.00	0.67	207.68	3.57	59.20	1.02	26.75	0.46	13.01	0.22
101	5.40	65.58	1.21	40.07	0.74	36.12	0.67	172.22	3.19	—	—	26.46	0.49	8.50	0.16
191	10.20	76.88	0.75	70.73	0.69	52.22	0.51	297.87	2.92	89.60	0.88	48.32	0.47	10.13	0.10
252	12.78	81.42	0.64	91.16	0.71	60.88	0.48	353.52	2.77	97.09	0.76	54.51	0.43	12.10	0.09
273	8.95	74.81	0.84	70.86	0.79	41.17	0.46	235.26	2.63	77.75	0.87	41.25	0.46	6.01	0.07

注：资料来源于 Pediatric Non-Clinical Drug Testing

表 4-4-20　比格犬骨骼长度和骨密度

指标	性别	18/19	36/37	63/64	91/92	119/120	147/148
X线下的骨骼长度							
胫骨（mm）	M	35	49	70	81	99	110
	F	31	44	67	79	89	98
股骨（mm）	M	42	54	69	84	98	110
	F	36	51	66	81	91	99
腰椎（mm）	M	54	71	94	106	125	139
	F	50	67	87	100	113	123
DXA							
腰椎骨密度（g/cm³）	M	0.168	0.216	0.306	0.356	0.421	0.470
	F	0.160	0.215	0.298	0.350	0.428	0.458
股骨骨密度（g/cm³）	M	0.247	0.256	0.336	0.363	0.411	0.465
	F	0.201	0.281	0.319	0.355	0.398	0.422
pQCT胫骨后端							
总骨矿物含量（mg/mm）	M	13.41	18.62	38.01	45.89	67.21	82.39
	F	12.65	18.04	31.42	39.89	48.52	54.53
小梁密度（mg/cm³）	M	297.0	247.3	212.1	2 218.4	266.0	286.5
	F	336.1	276.5	206.7	229.1	255.9	259.3
皮质密度（mg/cm³）	M	650.3	741.0	537.1	490.1	521.4	523.3
	F	635.7	734.3	526.5	501.8	528.4	546.4
pQCT胫骨骨干							
皮质密度（mg/cm³）	M	757.7	885.0	811.6	825.6	833.7	829.6
	F	763.2	895.0	823.1	853.6	840.7	871.3
皮质厚度（mm）	M	1.013	0.993	1.049	1.160	1.211	1.429
	F	0.976	1.095	0.987	1.140	1.119	1.213
皮质骨膜周长（mm）	M	15.64	17.87	25.48	30.90	36.24	39.77
	F	14.82	16.73	23.33	27.53	30.83	31.95

注：资料来源于 Pediatric Non-Clinical Drug Testing。DXA，双能X线吸收法；pQCT，外周骨定量CT

表 4-4-21　比格犬血液学临床病理历史对照

指标	年龄（周）	雄性 平均值	标准差	正常范围 低限值	正常范围 高限值	雌性 平均值	标准差	正常范围 低限值	正常范围 高限值
WBC（×10⁹/L）	1～3	10.2	2.37	9.2	11.1	9.8	2.36	8.8	10.8
	4～6	12.8	3.73	11.6	14.0	12.9	3.29	11.8	14.0
	7～9	13.5	3.75	12.1	14.9	12.4	3.44	11.1	13.6

（续表）

指　　标	年龄（周）	雄　　性				雌　　性			
		平均值	标准差	正常范围		平均值	标准差	正常范围	
				低限值	高限值			低限值	高限值
WBC（×10^9/L）	10～12	12.9	3.58	10.7	15.2	14.8	4.57	11.6	18.0
	13～15	11.1	2.98	10.2	12.1	10.2	2.15	9.6	10.9
RBC（×10^12/L）	1～3	3.8	0.46	3.6	4.0	3.9	0.36	3.7	4.1
	4～6	4.3	0.51	4.1	4.4	4.5	0.46	4.3	4.6
	7～9	5.0	0.32	4.9	5.1	5.2	0.31	5.1	5.3
	10～12	5.6	0.19	5.5	5.7	5.8	0.30	5.6	6.0
	13～15	5.8	0.66	5.6	6.0	5.7	0.52	5.6	5.9
Hb（g/L）	1～3	98	8.5	95	101	99	7.0	96	102
	4～6	96	10.1	93	99	100	9.5	97	103
	7～9	106	7.9	103	109	109	8.1	106	112
	10～12	119	7.1	115	123	119	6.2	115	123
	13～15	126	14.1	121	131	123	9.4	120	126
HCT（%）	1～3	30	2.9	29	31	31	2.2	30	32
	4～6	31	3.1	30	32	32	3.0	31	33
	7～9	34	2.0	33	35	35	2.3	34	36
	10～12	37	2.3	35	38	37	1.3	36	38
	13～15	38	3.7	37	40	37	2.7	37	38
PLT（×10^9/L）	1～3	513	143.1	455	572	533	134.1	475	590
	4～6	410	147.4	363	456	399	164.8	345	453
	7～9	410	120.3	365	454	393	131.4	345	441
	10～12	458	86.1	405	511	422	115.6	336	508
	13～15	419	122.0	380	458	410	85.3	383	436
RET[#]（×10^9/L）	1～3	178	61.1	125	232	295	55.7	240	350
	4～6	216	51.6	194	238	234	47.9	214	255
	7～9	129	39.2	109	149	127	39.9	108	146
	10～12	117	30.1	88	147	107	18.4	89	125
	13～15	87	32.4	75	98	86	35.9	75	98
PT（s）	1～3	8.8	0.89	8.2	9.4	8.5	0.39	8.2	8.8
	4～6	8.4	1.34	7.9	8.9	8.0	1.25	7.5	8.5
	7～9	7.9	1.58	7.3	8.5	7.4	1.25	6.9	7.9
	10～12	10.0	0.68	9.5	10.5	10.1	0.26	9.8	10.4
	13～15	7.4	1.51	6.9	7.9	6.9	1.15	6.5	7.3

（续表）

指　标	年龄（周）	雄　性				雌　性			
		平均值	标准差	正常范围		平均值	标准差	正常范围	
				低限值	高限值			低限值	高限值
APTT（s）	1～3	18.9	10.42	11.7	26.1	17.3	2.93	15.3	19.3
	4～6	13.2	1.13	12.8	13.6	13.6	1.70	13.0	14.2
	7～9	12.3	1.63	11.7	12.9	12.8	1.48	12.3	13.3
	10～12	12.0	1.00	11.2	12.8	11.9	0.66	11.3	12.5
	13～15	11.5	1.22	11.1	11.9	12.1	1.85	11.5	12.7

注：资料来源于 Pediatric Non-Clinical Drug Testing。WBC，白细胞计数；RBC，红细胞计数；Hb，血红蛋白；HCT，血细胞比容；PLT，血小板计数；RET[#]，网织红细胞计数；PT，凝血酶原时间；APTT，活化部分凝血活酶时间

表 4-4-22　比格犬血生化临床病理历史对照

指　标	年龄（周）	雄　性				雌　性			
		平均值	标准差	正常范围		平均值	标准差	正常范围	
				低限值	高限值			低限值	高限值
GOT（U/L）	1～3	31	8.8	27	35	29	10.0	25	34
	4～6	27	4.3	25	28	27	5.8	25	30
	7～9	33	7.2	31	36	35	7.5	32	38
	10～12	25	2.6	22	27	23	3.8	19	26
	13～15	35	6.8	32	37	35	7.8	33	38
GPT（U/L）	1～3	14	7.8	11	17	12	6.3	9	15
	4～6	18	7.8	15	20	20	11.9	15	24
	7～9	35	21.5	27	43	41	22.0	33	48
	10～12	24	5.4	19	28	22	6.4	16	29
	13～15	44	23.2	36	52	41	10.5	37	44
ALP（U/L）	1～3	230	86.0	195	264	237	71.8	206	268
	4～6	154	41.9	139	168	165	33.8	153	177
	7～9	136	27.0	126	146	151	33.0	139	163
	10～12	113	27.1	91	135	134	50.1	85	183
	13～15	137	23.7	129	145	141	26.4	132	149
TBIL（μmol/L）	1～3	0.60	0.255	0.49	0.71	0.69	0.416	0.51	0.87
	4～6	0.35	0.268	0.25	0.45	0.33	0.270	0.23	0.43
	7～9	0.14	0.146	0.08	0.20	0.13	0.129	0.08	0.18
	10～12	0.09	0.027	0.07	0.11	0.08	0.015	0.07	0.09
	13～15	0.07	0.033	0.06	0.08	0.07	0.023	0.06	0.08
CREA（μmol/L）	1～3	44.2	5.3	42.4	46.0	35.4	5.3	32.7	38.0

（续表）

指　标	年龄（周）	雄性				雌性			
		平均值	标准差	正常范围		平均值	标准差	正常范围	
				低限值	高限值			低限值	高限值
CREA（μmol/L）	4～6	44.2	26.5	34.5	53.9	53.1	24.8	42.4	63.7
	7～9	53.1	24.8	44.2	61.9	53.1	24.8	44.2	61.9
	10～12	44.2	3.5	41.6	46.9	44.2	4.4	39.8	48.6
	13～15	35.4	10.6	31.8	38.9	35.4	8.8	32.7	38.0
GLU（mmol/L）	1～3	6.7	0.8	6.4	7.0	7.1	0.6	6.8	7.3
	4～6	7.2	0.7	6.9	7.4	7.3	0.4	7.2	7.4
	7～9	6.5	0.5	6.3	6.7	6.6	0.5	6.4	6.8
	10～12	6.7	0.4	6.3	7.0	6.6	0.2	6.4	6.8
	13～15	6.2	0.5	6.0	6.3	6.2	0.4	6.0	6.3
CHOL（mmol/L）	1～3	5.8	1.0	5.4	6.2	6.0	1.1	5.5	6.4
	4～6	6.2	1.0	5.9	6.6	5.9	0.8	5.6	6.2
	7～9	4.2	1.0	3.9	4.6	4.2	0.9	3.8	4.5
	10～12	5.5	0.8	4.8	6.2	5.3	1.1	4.2	6.3
	13～15	4.7	0.9	4.4	5.0	4.5	0.6	4.3	4.8
TRIG（mmol/L）	1～3	1.66	0.48	1.47	1.85	1.76	0.76	1.43	2.08
	4～6	1.38	0.55	1.19	1.58	1.29	0.65	1.05	1.52
	7～9	0.59	0.33	0.46	0.71	0.54	0.21	0.46	0.61
	10～12	0.47	0.13	0.36	0.58	0.45	0.06	0.40	0.51
	13～15	0.40	0.07	0.37	0.42	0.41	0.08	0.37	0.43
TP（g/L）	1～3	37	3.1	36	38	38	2.6	37	39
	4～6	44	3.1	43	45	45	2.8	44	46
	7～9	48	2.9	47	49	48	2.6	47	49
	10～12	51	2.4	49	53	51	1.4	50	52
	13～15	52	4.1	51	53	51	2.3	50	52
Alb（g/L）	1～3	23	2.0	22	24	23	2.2	22	24
	4～6	28	3.0	27	29	29	2.7	28	30
	7～9	30	1.8	29	31	31	1.4	30	32
	10～12	31	1.8	30	32	31	1.5	30	32
	13～15	33	3.2	32	34	33	1.2	33	33
PHOS（g/L）	1～3	0.102	0.007	0.099	0.105	0.100	0.009	0.096	0.103
	4～6	0.100	0.008	0.097	0.103	0.097	0.008	0.094	0.100
	7～9	0.095	0.011	0.091	0.099	0.092	0.012	0.088	0.097

（续表）

指　标	年龄（周）	雄　性				雌　性			
		平均值	标准差	正常范围		平均值	标准差	正常范围	
				低限值	高限值			低限值	高限值
PHOS（g/L）	10～12	0.088	0.007	0.083	0.094	0.083	0.006	0.077	0.089
	13～15	0.088	0.007	0.085	0.090	0.086	0.006	0.084	0.088

注：资料来源于 Pediatric Non-Clinical Drug Testing。GOT，谷草转氨酶；GPT，谷丙转氨酶；ALP，碱性磷酸酶；TBIL，总胆红素；CREA，肌酐；GLU，血糖；CHOL，总胆固醇；TRIG，甘油三酯；TP，总蛋白；Alb，白蛋白；PHOS，磷酸酯酶

表 4-4-23　SPF 级 SD 大鼠血液学指标参考值

指　标	雄　性		雌　性		包含的研究数量
	平均值	范　围	平均值	范　围	
白细胞计数（×10⁹/L）	8.838	（3.704～13.034）	8.054	（4.104～11.898）	5
红细胞计数（×10¹²/L）	5.770	（5.323～6.526）	5.824	（5.356～6.544）	5
血红蛋白（g/L）	123.7	（112.2～138.6）	124.3	（113.4～136.9）	5
血细胞比容（%）	41.46	（39.48～46.08）	41.63	（38.22～45.52）	5
平均红细胞体积（fL）	71.99	（68.48～77.73）	71.67	（69.14～6.37）	5
平均血红蛋白含量（pg）	21.53	（20.38～23.58）	21.40	（20.94～22.67）	5
平均血红蛋白浓度（g/L）	298.9	（280.6～306.4）	298.7	（290.0～303.2）	5
血小板计数（×10⁹/L）	1 556.1	（1 342.2～1 728.6）	1 585.9	（1 494.2～1 813.3）	5
平均血小板体积（fL）	9.11	（7.36～10.48）	9.26	（8.02～10.94）	5
淋巴细胞计数（×10⁹/L）	7.283	（2.754～11.028）	6.406	（3.148～10.096）	5
单核细胞计数（×10⁹/L）	0.180	（0.078～0.268）	0.169	（0.080～0.330）	5
嗜酸性粒细胞计数（×10⁹/L）	0.052	（0.030～0.086）	0.071	（0.046～0.110）	5
嗜碱性粒细胞计数（×10⁹/L）	0.154	（0.044～0.284）	0.116	（0.056～0.170）	5
网织红细胞计数（×10⁹/L）	856.38	（724.8～1 002.1）	830.14	（623.24～961.03）	3
网织红细胞比率（%）	14.68	（11.1～17.1）	14.27	（9.59～16.80）	3
中性粒细胞计数（×10⁹/L）	1.065	（0.754～1.390）	1.203	（0.604～2.427）	5
未染色大细胞（×10⁹/L）	0.104	（0.046～0.178）	0.086	（0.040～0.148）	5

注：每个研究包含9只动物/性别，PND₂₈₋₄₂采集血液。资料来源于Charles River Laboratories Preclinical Services，Pennsylvania（历史对照组数据，2007—2008年）

表 4-4-24　SPF 级 SD 大鼠血清生化指标参考值

指　标	雄　性		雌　性		包含的研究数量
	平均值	范　围	平均值	范　围	
钠（mmol/L）	141.5	（131.7～144.8）	141.7	（130.3～146.0）	6
钾（mmol/L）	7.29	（5.40～9.40）	7.19	（5.13～9.18）	6
氯（mmol/L）	100.6	（90.7～105.6）	100.6	（89.0～107.0）	6

（续表）

指　标	雄　性		雌　性		包含的研究数量
	平均值	范　围	平均值	范　围	
钙（mmol/L）	2.83	（2.50～3.21）	2.89	（2.66～3.30）	6
磷（mmol/L）	4.06	（3.46～4.40）	4.03	（3.23～4.48）	6
谷丙转移酶（U/L）	42.3	（25.5～57.3）	37.8	（16.8～50.5）	6
谷草转移酶（U/L）	138.3	（97.3～283.0）	105.1	（80.0～126.2）	6
葡萄糖（mmol/L）	9.34	（7.37～12.49）	8.89	（6.51～10.98）	6
尿素氮（mmol/L）	2.45	（1.88～3.30）	2.78	（2.20～3.55）	6
肌酐（μmol/L）	17.7	（8.8～23.0）	17.7	（7.1～22.1）	6
胆固醇（mmol/L）	2.22	（1.56～3.80）	2.25	（1.57～4.09）	6
甘油三酯（mmol/L）	1.02	（0.51～1.52）	0.88	（0.45～1.77）	6
总胆红素（μmol/L）	4.10	（2.05～9.41）	3.59	（1.71～9.07）	6
总蛋白（g/L）	48.5	（36.5～55.3）	50.4	（38.5～60.5）	6
白蛋白（g/L）	29.6	（21.3～34.0）	30.2	（21.0～35.3）	6
球蛋白（g/L）	19.0	（15.3～23.8）	20.3	（17.5～25.3）	6
白蛋白/球蛋白	1.58	（1.33～1.85）	1.51	（1.25～1.78）	6
碱性磷酸酶（U/L）	355.0	（280.7～439.0）	372.9	（293.0～484.6）	6

注：每个研究包含4～10只动物/性别，PND$_{11-42}$采集血液。资料来源于Charles River Laboratories Preclinical Services，Pennsylvania（历史对照组数据，2007—2008年）

表4-4-25　SPF级SD大鼠生殖系统发育指标参考值

	平　均　值	范　围	包含的研究数量
雄性			
龟头包皮分离时间（天）	45.7	43.6～49.5	15
性成熟时体重（g）	235.2	225.1～248.4	10
雌性			
阴道张开时间（天）	33.0	30.3～35.3	16
性成熟时体重（g）	108.0	92.9～117.0	11

注：资料来源于Charles River Laboratories Preclinical Services，Pennsylvania（历史对照组数据，1998—2009年）

表4-4-26　幼龄啮齿类动物模型血液采集参考表

采　集　方　式	年　龄　范　围	可获得的血液量
幼龄大鼠		
心脏穿刺	PND$_{4-11}$	0.2～0.5 mL
	PND$_{12-21}$	0.4～1.0 mL
下腔静脉	PND$_{12-21}$	0.5～1.0 mL

（续表）

采 集 方 式	年 龄 范 围	可获得的血液量
断头采血	PND$_{4-21}$	0.2 ～ 0.5 mL
幼龄小鼠		
心脏穿刺	PND$_{14-21}$	0.2 ～ 0.5 mL
下腔静脉	PND$_{14-21}$	0.2 ～ 0.5 mL
断头采血	PND$_{14-21}$	0.2 ～ 0.5 mL

注：资料来源于 Charles River Laboratories Preclinical Services, Pennsylvania

表 4-4-27　幼犬体格发育指标

指　标	雄　性			雌　性		
	窝均值	窝均值范围	个体值范围	窝均值	窝均值范围	个体值范围
睁眼（天）	12.4	10.5 ～ 13.5	10 ～ 15	11.7	10.0 ～ 12.5	9 ～ 14
牙齿萌出						
门齿（天）	20.7	20.0 ～ 21.5	19 ～ 23	20.8	19.0 ～ 22.0	17 ～ 23
尖牙（天）	19.3	19.0 ～ 21.5	19 ～ 23	20.4	19.0 ～ 24.0	17 ～ 24
白齿（天）	23.1	21.3 ～ 25.0	21 ～ 25	22.8	21.0 ～ 25.0	20 ～ 25
睾丸下降/阴道张开（天）	43.5	36 ～ 51	36 ～ 51	21.1	18.0 ～ 30.5	18 ～ 31

注：资料来源于 Charles River Laboratories Preclinical Services, Pennsylvania

表 4-4-28　SD 大鼠血清生化指标参考值

参　数	性　别	PND$_{17}$	PND$_{24}$	PND$_{28}$	PND$_{35}$
白蛋白（g/L）	M	32 ± 2.0	38 ± 1.0	39 ± 2.0	41 ± 2.0
	F	34 ± 2.0	38 ± 2.0	39 ± 2.0	43 ± 2.0
总蛋白（g/L）	M	47 ± 2.0	49 ± 1.0	51 ± 3.0	55 ± 3.0
	F	49 ± 1.0	49 ± 2.0	50 ± 3.0	56 ± 4.0
总胆红素（μmol/L）	M	8.55 ± 3.42	3.42 ± 1.71	3.42 ± 1.71	1.71 ± 0.00
	F	6.84 ± 1.71	3.42 ± 0.00	1.71 ± 0.00	1.71 ± 0.00
尿素氮（mmol/L）	M	3.12 ± 0.65	1.95 ± 0.48	1.98 ± 0.43	2.08 ± 0.35
	F	3.02 ± 0.57	2.13 ± 0.45	1.98 ± 0.40	2.13 ± 0.43
碱性磷酸酶（U/L）	M	304 ± 27	333 ± 74	332 ± 65	368 ± 74
	F	302 ± 31	373 ± 92	342 ± 55	295 ± 89
谷丙转氨酶（U/L）	M	21.1 ± 8.8	59.1 ± 8.5	57.5 ± 11.0	73.3 ± 15.8
	F	19.4 ± 5.5	55.8 ± 8.3	55.5 ± 12.9	61.5 ± 13.3
葡萄糖（mmol/L）	M	15.4 ± 0.7	14.7 ± 1.4	11.9 ± 1.6	14.4 ± 2.8
	F	15.8 ± 1.9	14.7 ± 2.3	13.0 ± 1.5	12.0 ± 1.7

（续表）

参　　数	性　　别	PND$_{17}$	PND$_{24}$	PND$_{28}$	PND$_{35}$
胆固醇（mmol/L）	M	4.73 ± 0.34	1.91 ± 0.23	2.02 ± 0.26	1.84 ± 0.23
	F	5.30 ± 0.57	1.97 ± 0.34	2.15 ± 0.36	1.97 ± 0.26
磷（mmol/L）	M	4.26 ± 0.13	4.29 ± 0.39	4.48 ± 0.35	4.32 ± 0.16
	F	4.39 ± 0.16	4.19 ± 0.23	4.23 ± 0.39	3.87 ± 0.35
钾（mmol/L）	M	8.65 ± 1.03	7.77 ± 0.91	7.33 ± 0.85	7.73 ± 0.75
	F	8.67 ± 1.17	7.57 ± 0.93	7.08 ± 0.55	6.90 ± 0.68
钠（mmol/L）	M	136 ± 2	143 ± 2	144 ± 4	144 ± 1
	F	137 ± 2	143 ± 1	145 ± 4	144 ± 2
谷草转氨酶（U/L）	M	104 ± 24	130 ± 24	111 ± 18	116 ± 18
	F	109 ± 14	126 ± 14	119 ± 20	101 ± 20
肌酐（μmol/L）	M	8.84 ± 4.42	8.84 ± 4.42	8.84 ± 0.00	17.68 ± 7.07
	F	8.84 ± 4.42	8.84 ± 4.42	8.84 ± 4.42	17.68 ± 4.42
γ 谷氨酰转移酶（U/L）	M	A	0.9 ± 0.6	0.8 ± 0.5	0.8 ± 0.4
	F	0.9 ± 0.6	0.5 ± 0.2	0.9 ± 0.3	0.7 ± 0.5
球蛋白（g/L）	M	15 ± 1	11 ± 1	12 ± 2	14 ± 2
	F	14 ± 1	11 ± 1	12 ± 1	13 ± 2

注：数据代表了每个年龄8只大鼠/性别的平均值±标准差，除了 γ 谷氨酰转移酶（它通常低于单个动物的仪器范围）（收集于 WIL Research Laboratories, LLC）。A，低于仪器检测范围；M，雄性；F，雌性。资料来源于 Beck MJ, Macginnis G, Padgett EL, Parker GA, Toot JD, Varsho JS. Nonclinical juvenile toxicity testing［M］//Hood RD Developmental and Reproductive Toxicology: A Practical Approach. 3rd ed. London：CRC Press, 2012: P317

表 4-4-29　DXA 法对比格犬全身成分的评估

参　数	性别	PND$_3$	PND$_9$	PND$_{21}$	PND$_{30}$	PND$_{42}$	PND$_{70}$	PND$_{115}$	PND$_{139}$
BMD (g/cm^2)	M	0.23 ± 0.014 (9)	0.32 ± 0.016 (15)	0.38 ± 0.033 (14)	0.41 ± 0.036 (14)	0.47 ± 0.031 (14)	0.56 ± 0.033 (14)	0.67 ± 0.027 (14)	0.7 ± 0.028 (10)
	F	0.24 ± 0.011 (8)	0.33 ± 0.019 (16)	0.39 ± 0.025 (14)	0.42 ± 0.029 (14)	0.47 ± 0.023 (14)	0.55 ± 0.02 (14)	0.64 ± 0.018 (14)	0.66 ± 0.049 (10)
BMC (g)	M	3.2 ± 1.07 (9)	5.2 ± 2.37 (15)	15.6 ± 6.67 (14)	25.6 ± 9.13 (14)	44.9 ± 11.89 (14)	112 ± 25.96 (14)	197.2 ± 32.49 (14)	244.3 ± 35.17 (10)
	F	3.3 ± 0.87 (8)	5.2 ± 1.55 (16)	15.6 ± 5 (14)	24.6 ± 6.9 (14)	43.6 ± 8.56 (14)	104.1 ± 15.49 (14)	171.2 ± 24.76 (14)	213.9 ± 29.49 (10)
Soft Tiss (g)	M	410 ± 65.7 (9)	658 ± 141 (15)	1 066 ± 237.5 (14)	1 374 ± 305.6 (14)	2 123 ± 397.9 (14)	3 881 ± 694.2 (14)	6 227 ± 1 059.6 (14)	6 952 ± 991.8 (10)
	F	406 ± 49.7 (8)	654 ± 102.6 (16)	1 077 ± 210.4 (14)	1 319 ± 236.4 (14)	2 027 ± 320.1 (14)	3 599 ± 439.8 (14)	5 512 ± 849.9 (14)	6 227 ± 856.6 (10)
Lean (g)	M	376 ± 56.3 (9)	602 ± 120.8 (15)	965 ± 190.9 (14)	1 258 ± 257.7 (14)	1 881 ± 306.9 (14)	3 215 ± 536.6 (14)	5 607 ± 786.9 (14)	6 263 ± 739.3 (10)
	F	374 ± 41.5 (8)	600 ± 94.7 (16)	966 ± 170.8 (14)	1 172 ± 260.2 (14)	2 511 ± 2 831 (14)	3 056 ± 348 (14)	5 090 ± 685.1 (14)	5 739 ± 698.6 (10)

（续表）

参 数	性别	PND$_3$	PND$_9$	PND$_{21}$	PND$_{30}$	PND$_{42}$	PND$_{70}$	PND$_{115}$	PND$_{139}$
Fat（g）	M	35 ± 17.4 （9）	57 ± 31.7 （15）	101 ± 65 （14）	117 ± 62.3 （14）	242 ± 128 （14）	686 ± 177.2 （14）	621 ± 323.2 （14）	689 ± 313.9 （10）
	F	32 ± 14 （8）	54 ± 22.5 （16）	111 ± 62.4 （14）	118 ± 68.2 （14）	231 ± 117.5 （14）	542 ± 128.8 （14）	422 ± 194.5 （14）	488 ± 210.7 （10）
Fat（%）	M	8.3 ± 3.3 （9）	8.2 ± 3.7 （15）	8.9 ± 4.06 （14）	8.1 ± 2.93 （14）	10.9 ± 4.37 （14）	17.4 ± 2.15 （14）	9.5 ± 3.38 （14）	9.5 ± 3.21 （10）
	F	7.9 ± 2.79 （8）	8.1 ± 3.29 （16）	9.9 ± 4.07 （14）	8.5 ± 3.52 （14）	11.1 ± 4.67 （14）	15 ± 2.27 （14）	7.3 ± 2.33 （14）	7.5 ± 2.54 （10）
DXA BW（g）	M	414 ± 66.5 （9）	663 ± 142.9 （15）	1 081 ± 243.5 （14）	1 400 ± 313.9 （14）	2 168 ± 408.5 （14）	3 993 ± 718.8 （14）	6 425 ± 1 088.8 （14）	7 196 ± 1 024 （10）
	F	410 ± 50.4 （8）	659 ± 103.5 （16）	1 093 ± 214.8 （14）	1 343 ± 242.2 （14）	2 071 ± 328.2 （14）	3 703 ± 453.8 （14）	5 683 ± 872.7 （14）	6 441 ± 882.3 （10）
Scale BW（g）	M	351 ± 56.7 （9）	572 ± 118.2 （15）	990 ± 223.9 （14）	1 232 ± 271.9 （14）	1 951 ± 353.5 （14）	3 595 ± 677.6 （14）	6 492 ± 1 190.8 （14）	7 363 ± 1 099.8 （10）
	F	347 ± 50.7 （8）	570 ± 87.2 （16）	993 ± 194.8 （14）	1 215 ± 224.2 （14）	1 817 ± 241 （14）	3 265 ± 409.7 （14）	5 782 ± 965 （14）	6 641 ± 921.9 （10）
BW Diff（%）	M	15.2 ± 2.27 （9）	13.4 ± 5.68 （15）	8.4 ± 1.4 （14）	11.4 ± 4.78 （14）	9.2 ± 7.35 （14）	10.1 ± 3.93 （14）	−0.9 ± 2.79 （14）	−2.2 ± 1.75 （10）
	F	15.4 ± 5.3 （8）	13.3 ± 5.01 （16）	9.2 ± 1.38 （14）	9.6 ± 1.9 （14）	11.8 ± 4.7 （14）	11.8 ± 2.45 （14）	−1.6 ± 2.8 （14）	−3.2 ± 2.38 （10）

注：数值表示为"均值 ± 标准差（窝的数量）"；数据收集于 WIL Research Laboratories，LLC。BMD，骨密度；BMC，骨矿物质含量；Soft Tiss，［lean（g）+ fat（g）］；Lean，肌肉（少脂）；Fat，脂肪；DXA BW，通过 DXA 全身扫描计算体重［软组织（g）+骨矿物质含量（g）］；Scale BW，扫描前从秤上记录的体重；BW Diff，DXA 计算出的体重与称体重的百分比差异，［DXA BW（g）−Scale BW（g）］×100；M，雄性；F，雌性。资料来源于 Beck MJ, Macginnis G, Padgett EL, et al. Nonclinical juvenile toxicity testing//Hood RD. Developmental and Reproductive Toxicology: A Practical Approach. 3rd ed. London: CRC Press, 2012

表 4-4-30　比格犬血清生化指标参考值

参 数	性别	PND$_7$	PND$_{14}$	PND$_{21}$	PND$_{28}$	PND$_{42}$	PND$_{60}$	PND$_{85}$	PND$_{108}$	PND$_{135}$
Alb （g/L）	M	23 ± 2.2 （8）	23 ± 1.3 （8）	25 ± 1.7 （9）	29 ± 1.7 （7）	30 ± 1.3 （7）	29 ± 1.3 （7）	30 ± 1.2 （7）	30 ± 1.2 （7）	31 ± 1.3 （7）
	F	23 ± 1.0 （9）	23 ± 1.0 （9）	25 ± 1.6 （10）	29 ± 1.7 （8）	30 ± 1.5 （8）	30 ± 1.4 （8）	31 ± 0.9 （8）	31 ± 1.0 （8）	32 ± 1.3 （8）
ALP （U/L）	M	223 ± 50.3 （8）	199 ± 38.2 （9）	168 ± 7.5 （7）	178 ± 12.3 （7）	232 ± 34.1 （7）	246 ± 55.3 （7）	253 ± 29 （7）	209 ± 27.4 （7）	167 ± 19.6 （7）
	F	214 ± 45 （9）	183 ± 53.3 （10）	168 ± 16.7 （8）	167 ± 12 （8）	217 ± 41.8 （8）	247 ± 51.6 （8）	253 ± 22.5 （8）	213 ± 26.6 （8）	168 ± 25.9 （8）
GPT （U/L）	M	28 ± 17.2 （8）	15 ± 3.1 （9）	17 ± 2.6 （7）	24 ± 5.3 （7）	36 ± 11.9 （7）	33 ± 5.7 （7）	37 ± 6.7 （7）	39 ± 7.5 （7）	40 ± 3.2 （7）
	F	24 ± 11.5 （9）	17 ± 6.4 （10）	17 ± 3.5 （8）	21 ± 7.5 （8）	32 ± 13.7 （8）	31 ± 6.3 （8）	38 ± 5.5 （8）	39 ± 7.4 （8）	41 ± 2.9 （8）
GOT （U/L）	M	53 ± 25 （8）	34 ± 11.7 （9）	29 ± 6.2 （7）	28 ± 6.4 （7）	30 ± 1.8 （7）	34 ± 8.3 （7）	35 ± 12.1 （7）	36 ± 7 （7）	30 ± 3.3 （7）
	F	49 ± 26.6 （9）	31 ± 10.6 （10）	28 ± 8 （8）	23 ± 6.5 （8）	29 ± 4.6 （8）	32 ± 6 （8）	31 ± 7.9 （8）	34 ± 3 （8）	31 ± 4 （8）

（续表）

参　数	性别	PND_7	PND_{14}	PND_{21}	PND_{28}	PND_{42}	PND_{60}	PND_{85}	PND_{108}	PND_{135}
TBIL (μmol/L)	M	11.97 ± 3.76 （8）	8.55 ± 4.79 （8）	6.84 ± 1.88 （9）	6.84 ± 2.22 （7）	3.42 ± 1.20 （7）	3.42 ± 1.03 （7）	3.42 ± 0.51 （7）	1.71 ± 0.86 （7）	1.71 ± 0.51 （7）
	F	15.39 ± 8.38 （9）	8.55 ± 4.10 （9）	6.84 ± 1.03 （10）	5.13 ± 1.71 （8）	5.13 ± 1.88 （8）	3.42 ± 1.03 （8）	3.42 ± 1.37 （8）	3.42 ± 0.68 （8）	3.42 ± 0.51 （8）
BUN (mmol/L)	M	5.00 ± 2.83 （8）	3.50 ± 0.92 （9）	2.67 ± 0.27 （7）	2.50 ± 0.42 （7）	2.17 ± 0.55 （7）	1.83 ± 0.40 （7）	2.50 ± 0.78 （7）	2.50 ± 0.85 （7）	1.83 ± 0.33 （7）
	F	4.33 ± 0.62 （9）	3.50 ± 0.77 （10）	2.67 ± 0.53 （8）	2.33 ± 0.23 （8）	2.17 ± 0.48 （8）	1.83 ± 0.50 （8）	2.17 ± 0.30 （8）	2.33 ± 0.58 （8）	2.00 ± 0.48 （8）
CHOL (mmol/L)	M	7.37 ± 3.33 （8）	5.64 ± 1.19 （9）	6.03 ± 1.08 （7）	6.18 ± 1.19 （7）	4.03 ± 0.94 （7）	3.28 ± 0.36 （7）	3.70 ± 0.28 （7）	4.29 ± 0.27 （7）	4.73 ± 0.28 （7）
	F	6.44 ± 1.02 （9）	6.23 ± 1.03 （10）	6.80 ± 1.27 （8）	6.70 ± 1.09 （8）	4.42 ± 0.97 （8）	3.26 ± 0.30 （8）	3.70 ± 0.50 （8）	4.29 ± 0.43 （8）	4.50 ± 0.38 （8）
CREA (μmol/L)	M	8.84 ± 5.39 （8）	5.31 ± 4.07 （9）	2.65 ± 3.45 （7）	3.54 ± 3.98 （7）	5.31 ± 5.22 （7）	12.38 ± 5.04 （7）	12.38 ± 6.45 （7）	16.80 ± 8.75 （7）	25.64 ± 6.90 （7）
	F	7.07 ± 5.92 （9）	5.31 ± 5.84 （10）	4.42 ± 3.45 （8）	3.54 ± 4.24 （8）	6.19 ± 4.51 （8）	14.15 ± 3.89 （8）	11.49 ± 5.04 （8）	18.57 ± 5.75 （8）	28.29 ± 6.98 （8）
γ-GGT (U/L)	M	77.4 ± 44.5 （8）	16.7 ± 8.00 （8）	5.4 ± 0.91 （9）	3.3 ± 0.73 （7）	2.8 ± 0.73 （7）	3 ± 0.60 （7）	3.8 ± 0.35 （7）	3.2 ± 0.41 （7）	3.7 ± 0.58 （7）
	F	58.8 ± 33.66 （9）	18.2 ± 7.68 （9）	6.1 ± 1.68 （10）	3.5 ± 1.05 （8）	2.6 ± 0.57 （8）	3.2 ± 0.76 （8）	7.4 ± 10.15 （8）	3.4 ± 0.5 （8）	3.5 ± 0.68 （8）
GLOB (g/L)	M	1.6 ± 0.8 （8）	14 ± 0.8 （8）	14 ± 0.9 （9）	13 ± 1.3 （7）	14 ± 1.0 （7）	19 ± 2.5 （7）	22 ± 1.3 （7）	21 ± 1.3 （7）	20 ± 1.6 （7）
	F	15 ± 1.3 （9）	14 ± 1.4 （9）	14 ± 1.1 （10）	14 ± 1.3 （8）	14 ± 1.3 （8）	19 ± 2.6 （8）	21 ± 1.7 （8）	21 ± 1.6 （8）	2.0 ± 0.6 （8）
GLU (mmol/L)	M	6.6 ± 0.65 （8）	6.72 ± 0.42 （9）	7.10 ± 0.67 （7）	7.49 ± 0.72 （7）	7.27 ± 0.46 （7）	6.94 ± 0.56 （7）	6.27 ± 0.27 （7）	6.44 ± 0.39 （7）	6.05 ± 0.32 （7）
	F	6.77 ± 0.77 （9）	6.83 ± 0.59 （10）	7.16 ± 0.66 （8）	7.55 ± 0.57 （8）	7.49 ± 0.58 （8）	6.99 ± 0.48 （8）	6.49 ± 0.31 （8）	6.05 ± 0.33 （8）	5.88 ± 0.35 （8）
K^+ (mmol/L)	M	5.7 ± 0.19 （8）	5.7 ± 0.44 （8）	5.8 ± 0.44 （9）	5.9 ± 0.49 （7）	6 ± 0.49 （7）	5.7 ± 0.52 （7）	5.4 ± 0.38 （7）	5.4 ± 0.3 （7）	5 ± 0.14 （7）
	F	5.8 ± 0.48 （9）	5.7 ± 0.48 （9）	5.8 ± 0.42 （10）	5.9 ± 0.55 （8）	6 ± 0.53 （8）	5.5 ± 0.67 （8）	5.3 ± 0.34 （8）	5.2 ± 0.3 （8）	5.1 ± 0.3 （8）
Na^+ (mmol/L)	M	144 ± 5.7 （8）	144 ± 2.5 （9）	144 ± 1.5 （7）	146 ± 1.8 （7）	146 ± 0.8 （7）	149 ± 2 （7）	149 ± 1 （7）	148 ± 1.4 （7）	149 ± 1.2 （7）
	F	142 ± 3.8 （9）	144 ± 3.1 （10）	145 ± 1.8 （8）	147 ± 1.6 （8）	147 ± 1.3 （8）	149 ± 2.4 （8）	149 ± 0.8 （8）	149 ± 2 （8）	150 ± 1.8 （8）
I.PHOS (mmol/L)	M	3.16 ± 0.36 （8）	3.06 ± 0.16 （8）	3.16 ± 0.35 （9）	3.06 ± 0.23 （7）	3.10 ± 0.09 （7）	3.00 ± 0.12 （7）	2.97 ± 0.13 （7）	2.74 ± 0.11 （7）	2.55 ± 0.09 （7）
	F	3.42 ± 0.40 （9）	3.23 ± 0.24 （9）	3.10 ± 0.18 （10）	3.06 ± 0.18 （8）	3.03 ± 0.10 （8）	2.94 ± 0.18 （8）	2.97 ± 0.12 （8）	2.77 ± 0.09 （8）	2.52 ± 0.13 （8）
TP (g/L)	M	39 ± 2.6 （8）	36 ± 1.7 （8）	39 ± 2.0 （9）	42 ± 2.2 （7）	44 ± 1.1 （7）	48 ± 2.9 （7）	52 ± 1.9 （7）	51 ± 1.7 （7）	51 ± 2.1 （7）
	F	37 ± 1.6 （9）	37 ± 2.0 （9）	39 ± 1.9 （10）	42 ± 2.6 （8）	44 ± 2.0 （8）	48 ± 2.3 （8）	52 ± 1.7 （8）	52 ± 1.4 （8）	52 ± 1.6 （8）

注：数值表示为"均值 ± 标准差（窝的数量）"；数据收集于 WIL Research Laboratories, LLC。Alb，白蛋白；ALP，碱性磷酸酶；GPT，谷丙转氨酶；GOT，谷草转氨酶；TBIL，总胆红素；BUN，尿素氮；CHOL，总胆固醇，CREA，肌酐；γ-GGT，γ谷氨酰转移酶；GLOB，球蛋白；GLU，葡萄糖；I.PHOS，无机磷；TP，总蛋白；M，雄性；F，雌性。资料来源于 Beck MJ, Macginnis G, Padgett EL, et al. Nonclinical juvenile toxicity testing//Hood RD. Developmental and Reproductive Toxicology: A Practical Approach. 3rd ed. London: CRC Press, 2012

表 4-4-31　常用实验动物的性成熟时间、成年体重和适配时间

动物种类	性成熟时间	成熟体重	适配时间
大鼠	雄性45～60天 雌性50～75天	雄性300～600 g 雌性250～500 g	雄性90日龄 雌性80日龄
小鼠	雄性45～60天 雌性35～50天	雄性20～49 g 雌性18～40 g	雄性70～80日龄 雌性65～75日龄
豚鼠	雄性70天 雌性30～45天	雄性750 g 雌性700 g	雄性6月龄 雌性5月龄
兔	小型4个月 中型6个月 大型8个月	1.5～5 kg， 视品系而不同	4～5月龄， 略早于体成熟
犬	雄性6～8个月 雌性5个月	—	雄性2岁 雌性1.5～2岁
恒河猴	雄性5年 雌性3年	雄性6～12 kg 雌性4～8 kg	4岁
食蟹猴	雄性4.5年 雌性3.5年	雄性3.5～8.3 kg 雌性2.5～5.7 kg	4岁

（崇立明）

参 考 文 献

［1］Alcorn J, McNamara PJ. Ontogeny of hepatic and renal systemic clearance pathways in infants part I［J］. Clinical Pharmacokinetics, 2002, 41(12): 959-998.

［2］Alcorn J, McNamara PJ. Pharmacokinetics in the newborn［J］. Advanced Drug Delivery Reviews, 2003, 55(5): 667-686.

［3］Allegaert K, Verbesselt R, Naulaers G, et al. Developmental pharmacology: neonates are not just small adults［J］. Acta Clinica Belgica, 2008, 63(1): 16-24.

［4］Al-Sahab B, Ardern CI, Hamadeh MJ, et al. Age at menarche in Canada: results from the National Longitudinal Survey of Children & Youth［J］. BMC Public Health, 2010, 10(1): 736.

［5］Anderson GD, Lynn AM. Optimizing pediatric dosing: a developmental pharmacologic approach［J］. Pharmacotherapy, 2009, 29(6): 680-690.

［6］Anderson SE, Dallal GE, Must A. Relative weight and race influence average age at menarche: results from two nationally representative surveys of US girls studied 25 years apart［J］. Pediatrics, 2003, 111(4): 844-850.

［7］Baker PJ, O'shaughnessy PJ. Role of gonadotropins in regulating numbers of Leydig and Sertoli cells during fetal and postnatal development in mice［J］. Reproduction, 2001, 122(2): 227-234.

［8］Baldrick P. Developing drugs for pediatric use: a role for juvenile animal studies?［J］. Regulatory Toxicology and Pharmacology, 2004, 39(3): 381-389.

［9］Barker R. The Mighty Toddler［M］. Australia：Macmillan Publishers, 2009.

［10］Bartelink IH, Rademaker CMA, Schobben AFAM, et al. Guidelines on paediatric dosing on the basis of developmental physiology and pharmacokinetic considerations［J］. Clinical Pharmacokinetics, 2006, 45(11): 1077-1097.

［11］Beckman DA, Feuston M. Landmarks in the development of the female reproductive system［J］. Birth Defects Research Part B: Developmental and Reproductive Toxicology, 2003, 68(2): 137-143.

［12］Bittigau P, Sifringer M, Ikonomidou C. Antiepileptic drugs and apoptosis in the developing brain［J］. Annals of the New York Academy of Sciences, 2003, 993(1): 103-114.

［13］Blakemore SJ. Social-cognitive development during adolescence［J］. Child Psychology and Psychiatry, 2011: 62-66.

［14］Brym R, Lie J. Sociology: Your Compass For A New World［M］. Cengage Learning, 2006.

［15］Carpendale J, Lewis C. How Children Develop Social Understanding［M］. Blackwell Publishing, 2006.

［16］Casey BJ, Getz S, Galvan A. The adolescent brain［J］. Developmental Review, 2008, 28(1): 62-77.

［17］Costa LG, Aschner M, Vitalone A, et al. Developmental neuropathology of environmental agents［J］. Annual Review of Pharmacology and Toxicology, 2004, 44: 87-110.

［18］Cruz DA, Eggan SM, Lewis DA. Postnatal development of pre-and postsynaptic GABA markers at chandelier cell connections with pyramidal neurons in monkey prefrontal cortex［J］. Journal of Comparative Neurology, 2003, 465(3): 385-400.

［19］Doherty J, Hughes M. Child development: Theory and practice 0-11［M］. Longman, 2009.

［20］ Etchegoyen G, Paganini JM. The relationship between socioeconomic factors and maternal and infant health programs in 13 Argentine provinces ［J］. Revista Panamericana de Salud Pública, 2007, 21(4): 223-230.

［21］ Fluhr JW, Pfisterer S, Gloor M. Direct comparison of skin physiology in children and adults with bioengineering methods ［J］. Pediatric Dermatology, 2000, 17(6): 436-439.

［22］ Gallacher L. 'The terrible twos': Gaining control in the nursery? ［J］. Children's Geographies, 2005, 3(2): 243-264.

［23］ Gericke A, Gille U, Trautvetter T, et al. Postnatal growth in male Dunkin-Hartley guinea pigs (Cavia cutleri f. porcellus) ［J］. J Exper Animal, 2005, 43, 87-99.

［24］ Giedd JN. Structural magnetic resonance imaging of the adolescent brain ［J］. Annals of the New York Academy of Sciences, 2004, 1021(1): 77-85.

［25］ Gogtay N, Giedd JN, Lusk L, et al. Dynamic mapping of human cortical development during childhood through early adulthood ［J］. Proceedings of the National Academy of Sciences, 2004, 101(21): 8174-8179.

［26］ Hew KW, Keller KA. Postnatal anatomical and functional development of the heart: a species comparison ［J］. Birth Defects Research Part B: Developmental and Reproductive Toxicology, 2003, 68(4): 309-320.

［27］ Hines RN, McCarver DG. The ontogeny of human drug-metabolizing enzymes: phase I oxidative enzymes ［J］. Journal of Pharmacology and Experimental Therapeutics, 2002, 300(2): 355-360.

［28］ Hockenberry MJ, Wilson D. Wong's nursing care of infants and children-E-book ［M］. Elsevier Health Sciences, 2018.

［29］ Holsapple MP, West LJ, Landreth KS. Species comparison of anatomical and functional immune system development ［J］. Birth Defects Research Part B: Developmental and Reproductive Toxicology, 2003, 68(4): 321-334.

［30］ Infant mortality: A continuing social problem ［M］. Ashgate Publishing Ltd., 2006.

［31］ Janssen PA, Thiessen P, Klein MC, et al. Standards for the measurement of birth weight, length and head circumference at term in neonates of European, Chinese and South Asian ancestry ［J］. Open Medicine, 2007, 1(2): e74.

［32］ Johnston MV, Nishimura A, Harum K, et al. Sculpting the developing brain ［J］. Advances in Pediatrics, 2000, 48: 1-38.

［33］ Juraska JM, Markham JA. The cellular basis for volume changes in the rat cortex during puberty: white and gray matter ［J］. Annals of the New York Academy of Sciences, 2004, 1021(1): 431-435.

［34］ Kail RV. Children And Their Development ［M］. Prentice-Hall Inc., 2001.

［35］ Kaplowitz PB, Slora EJ, Wasserman RC, et al. Earlier onset of puberty in girls: relation to increased body mass index and race ［J］. Pediatrics, 2001, 108(2): 347-353.

［36］ Kearns GL, Abdel-Rahman SM, Alander SW, et al. Developmental pharmacology—drug disposition, action, and therapy in infants and children ［J］. New England Journal of Medicine, 2003, 349(12): 1157-1167.

［37］ Kearns GL. Impact of developmental pharmacology on pediatric study design: overcoming the challenges ［J］. Journal of Allergy And Clinical Immunology, 2000, 106(3): S128-S138.

［38］ Klass PE, Needlman R, Zuckerman B. The developing brain and early learning ［J］. Archives of Disease in Childhood, 2003, 88(8): 651-654.

［39］ Kliegman RM, Behrman RE, Jenson HB, et al. Nelson textbook of pediatrics e-book ［M］. Elsevier Health Sciences, 2007.

［40］ Klossner NJ. Introductory Maternity Nursing ［M］. Lippincott Williams & Wilkins, 2006.

［41］ Kuehn BM. Infant mortality ［J］. JAMA, 2008, 300(20): 2359.

［42］ Levitt P. Structural and functional maturation of the developing primate brain ［J］. The Journal of Pediatrics, 2003, 143(4): 35-45.

［43］ Machado CJ, Bachevalier J. Non-human primate models of childhood psychopathology: the promise and the limitations ［J］. Journal of Child Psychology and Psychiatry, 2003, 44(1): 64-87.

［44］ Marty MS, Chapin RE, Parks LG, et al. Development and maturation of the male reproductive system ［J］. Children, 2003, 12: 16.

［45］ Mathern GW, Leiphart JL, De Vera A, et al. Seizures decrease postnatal neurogenesis and granule cell development in the Human Fascia tDentata ［J］. Epilepsia, 2002, 43(S5): 68-73.

［46］ Shero N, Fiset S, Plamondon H, et al. Increase serum cortisol in young guinea pig offspring in response to maternal iron deficiency ［J］. J Nutr Res, 2018, 54, 69-79.

［47］ Plant TM. Neurobiological bases underlying the control of the onset of puberty in the rhesus monkey: a representative higher primate ［J］. Frontiers in Neuroendocrinology, 2001, 22(2): 107-139.

［48］ Thornton S. Preterm birth: causes, consequences, and prevention ［M］. National Academies Press, 2007.

［49］ Pryor JL, Hughes C, Foster W, et al. Critical windows of exposure for children's health: the reproductive system in animals and humans ［J］. Environmental Health Perspectives, 2000, 108(Suppl 3): 491-503.

［50］ Schechter DS, Moser DA, Wang Z, et al. An fMRI study of the brain responses of traumatized mothers to viewing their toddlers during separation and play ［J］. Social Cognitive and Affective Neuroscience, 2011, 7(8): 969-979.

［51］ Shoval G, Bar-Shira O, Zalsman G, et al. Transitions in the transcriptome of the serotonergic and dopaminergic systems in the human brain during adolescence ［J］. European Neuropsychopharmacology, 2014, 24(7): 1123-1132.

［52］ Smith S R, Handler L. The Clinical Assessment of Children and Adolescents: A Practitioner's Handbook ［M］. Routledge, 2014.

［53］ Spear BA. Adolescent growth and development ［J］. Journal of the Academy of Nutrition and Dietetics, 2002: S23.

［54］ Spear LP. The adolescent brain and age-related behavioral manifestations ［J］. Neuroscience & Biobehavioral Reviews, 2000, 24(4): 417-463.

［55］ Spinks S. Adolescent brains are works in progress ［J］. Retrieved October, 2002, 1: 2009.

［56］ Strolin Benedetti M, Baltes EL. Drug metabolism and disposition in children ［J］. Fundamental & Clinical Pharmacology, 2003, 17(3): 281-299.

［57］ Strolin Benedetti M, Whomsley R, Baltes EL. Differences in absorption, distribution, metabolism and excretion of xenobiotics between the paediatric and adult populations［J］. Expert Opinion on Drug Metabolism & Toxicology, 2005, 1(3): 447-471.

［58］Suzuki T, Sasano H, Takeyama J, et al. Developmental changes in steroidogenic enzymes in human postnatal adrenal cortex: immunohistochemical studies ［J］. Clinical Endocrinology, 2000, 53(6): 739-747.

［59］Tamura K, Abe Y, Kogo H. Phenytoin inhibits both the first ovulation and uterine development in gonadotropin-primed immature rats［J］. European Journal of Pharmacology, 2000, 398(2): 317-322.

［60］Virgintino D, Errede M, Robertson D, et al. Immunolocalization of tight junction proteins in the adult and developing human brain［J］. Histochemistry and Cell Biology, 2004, 122(1): 51-59.

［61］Walthall K, Cappon GD, Hurtt ME, et al. Postnatal development of the gastrointestinal system: a species comparison［J］. Birth Defects Research Part B: Developmental and Reproductive Toxicology, 2005, 74(2): 132-156.

［62］Warren SM, Brunet LJ, Harland RM, et al. The BMP antagonist noggin regulates cranial suture fusion［J］. Nature, 2003, 422(6932): 625.

［63］Watson RE, DeSesso JM, Hurtt ME, et al. Postnatal growth and morphological development of the brain: a species comparison［J］. Birth Defects Research Part B: Developmental and Reproductive Toxicology, 2006, 77(5): 471-484.

［64］Weinberger DR, Elvevåg B, Giedd JN. The adolescent brain［J］. Washington, DC: National Campaign to Prevent Teen Pregnancy, 2005.

［65］Wood SL, Beyer BK, Cappon GD. Species comparison of postnatal CNS development: functional measures［J］. Birth Defects Research Part B: Developmental and Reproductive Toxicology, 2003, 68(5): 391-407.

［66］Zoetis T, Hurtt ME. Species comparison of anatomical and functional renal development［J］. Birth Defects Research Part B: Developmental and Reproductive Toxicology, 2003, 68(2): 111-120.

［67］Zoetis T, Hurtt ME. Species comparison of lung development［J］. Birth Defects Research Part B: Developmental and Reproductive Toxicology, 2003, 68(2): 121-124.

［68］Zoetis T, Tassinari MS, Bagi C, et al. Species comparison of postnatal bone growth and development［J］. Birth Defects Research Part B Developmental and Reproductive Toxicology, 2003, 68(2): 86-110.

［69］Žukauskaitė S, Lašienė D, Lašas L, et al. Onset of breast and pubic hair development in 1231 preadolescent Lithuanian schoolgirls［J］. Archives of Disease in Childhood, 2005, 90(9): 932-936.

［70］阿依恒, 亚力坤, 亚生. 比格犬颈部应用解剖学研究［J］. 医学研究生学报, 2009, 22（10）: 1025-1027.

［71］冯书堂, 李奎, 刘岚, 等. 小型猪近交系新品种的培育与开发利用［J］. 农业生物技术学报, 2015, 23（2）: 274-280.

［72］冯书堂. 五指山小型猪实验用近交系培育研究成果［J］. 中国农业科学, 2007, 40（增刊）: 3307-3315.

［73］冯元洁, 尹妮, 高玉竹, 等. 小型猪动脉粥样硬化模型中饲料配方的探讨［J］. 中华中医药学刊, 2017, 35（8）: 2052-2055.

［74］冯志强, 银世杰, 刘琛怡, 等. 广西巴马小型猪心脏解剖特点及供心获取［J］. 广东医学, 2019, 40（11）: 1526-1529.

［75］谷子林, 李素敏, 黄玉亭, 等. 仔兔断奶前后的饲养方案——消化特点和营养需要的回顾［J］. 中国养兔, 2012（3）: 32-39.

［76］郭晓梅, 张伟龙. 幼兔饲养的主要技术［J］. 黑龙江畜牧兽医, 2011: 108-109.

［77］花秀春, 时彦胜, 孙兆增, 等. 人工饲养恒河猴, 食蟹猴的繁殖性能初报［J］. 中国实验动物学报, 2009, 17（3）: 219-221.

［78］黄邓萍. 母兔带仔数对其泌乳力及仔幼兔生长发育影响的研究［J］. 中国养兔杂志, 2001（1）: 17-20.

［79］姜骞, 韩凌霞, 司昌德, 等. SPF巴马小型猪的培育及应用［J］. 中国比较医学杂志, 2017, 27（5）: 1-3.

［80］蒋虹, 丛喆, 魏强. 艾滋病实验用猴的兽医管理［J］. 中国比较医学杂志, 2011, 21（5）: 77-80.

［81］阚庆华, 谷子林. 仔兔早期断奶技术［J］. 今日畜牧兽医, 2006（6）: 42-43.

［82］康纪平, 李秋波, 冯焕科, 等. 不同繁育饲养设施对Beagle犬生产性能的影响［J］. 中国比较医学杂志, 2011, 21（4）: 70-73.

［83］李爱学, 尚世臣, 曾林, 等. SPF级KM小鼠繁殖及生长发育性能测定［J］. 实验动物与比较医学, 2009（5）: 317-318.

［84］李宏, 魏云霞. 家兔日粮营养水平的综合评价及推荐的家兔饲养标准［J］. 中国草食动物, 2002, 22（2）: 38-41.

［85］李厚达. 实验动物学. 北京: 中国农业科学出版社, 2003.

［86］李萌乾, 王青松, 郭正隆, 等. 诱导型猕猴肝纤维化模型的建立［J］. 天津医科大学学报, 2014, 20（6）: 433-436.

［87］李学家, 张秀娟, 陈子亮, 等. 性成熟前食蟹猴生精细胞的发育进程［J］. 中国比较医学杂志, 2011, 21（3）: 31-35.

［88］刘殿峰, 刘淑霞, 刘秀霞, 等. 昆明小鼠生物学特性标准化研究［J］. 中国生物制品学杂志, 2001, 14（1）: 56-59.

［89］刘建国, 赵红乐, 金保方. 氧化应激与男性不育研究进展［J］. 中华中医药学刊, 2016, 34（9）: 2104-2106.

［90］刘启德, 许庆文. Beagle犬的生物学特性及在药理毒理试验中的应用［J］. 中药新药与临床药理, 2000, 11（2）: 91-94.

［91］卢晟盛, 罗龙兴, 胡翠娥, 等. 巴马小型猪雌猪发情和产仔特性［J］. 动物学杂志, 2007（02）: 81-86.

［92］罗刚, 张乐, 刘连生, 等. 我国实验用小型猪的应用研究前景［J］. 实验动物科学与管理, 2004, 21（2）: 37-38.

［93］孟琼, 杨锡平. 3个不同品种小鼠繁殖性能及生长发育的比较观察［J］. 湖南中医学院学报, 2000, 20（3）: 9-10.

［94］商海涛, 魏泓. 我国小型猪品系资源状况初浅分析［J］. 中国实验动物学报, 2007, 15（1）: 70-75.

［95］邵义祥. 医学实验动物学教程［M］. 3版. 南京: 东南大学出版社, 2016.

［96］孙敬方. 动物实验方法学［M］. 北京: 人民卫生出版社, 2001.

［97］孙靖. 实验动物学基础［M］. 北京: 北京科学技术出版社, 2005.

［98］王桂花, 尹晓敏, 孙霞, 等. 国内外小型猪资源概况［J］. 中国比较医学杂志, 2009, 19（2）: 71-73.

［99］王衡, 远立国, 乔宏胜, 等. 恒河猴结核病的病理组织学诊断［J］. 中国兽医杂志, 2013, 49（4）: 25-28.

［100］王萧, 陈苑, 谢玲玲, 等. 正常Beagle犬的生物学及心电图学特性［J］. 中国比较医学杂志, 2007, 17（3）: 136-138.

［101］王艳静, 叶华虎, 邵军石. 猕猴自发性糖尿病动物模型的初步探讨［J］. 中国比较医学杂志, 2004, 14（1）: 13-15.

［102］王月英，周继文，王汝勤，等.IRM-2近交系小鼠的生殖生长特性［J］.中国实验动物学报，2001，9（2）：103-106.

［103］魏国义，申昆玲.发育药理学-药物在小儿体内的作用特点［J］.世界临床药物，2004，25（6）：326-329.

［104］吴明久.仔兔和幼兔的饲养管理［J］.现代畜牧科技，2017，5：29.

［105］吴清洪，顾为望，张嘉宁，等.SPF级C57BL/6J小鼠生长发育和繁殖性能指标的测定［J］.中国比较医学杂志，2006，16（10）：606-607.

［106］吴曙光，邓红勇，王明镇，等.贵州小型猪早期生长曲线拟合初步分析［J］.黑龙江畜牧兽医，2013（15）.

［107］吴艳花，徐玲玲，杜小燕，等.封闭群实验用小型猪遗传标准的建立［J］.实验动物科学，2010，27（6）：33-38.

［108］杨李厂，周文兵，丁隽，等.三品种实验用小型猪繁殖性能测定［J］.实验动物与比较医学，2017，37（1）：50-54.

［109］杨少华，柴同杰.断奶幼兔腹泻肠致病性大肠杆菌LEE毒力岛的分子检测［J］.中国兽医杂志，2004，40（10）：6-8.

［110］杨仕明.小型猪动物模型在耳科学领域的应用［J］.中华耳科学杂志，2016，14（1）：1-5.

［111］于书敏，王传武，赵德明，等.中国实验小型猪培育和病原净化［J］.实验动物科学与管理，2003，20（2）：44-46.

［112］袁进，顾为望.小型猪作为人类疾病动物模型在生物医学研究中的应用［J］.动物医学进展，2011，32（2）：108-111.

［113］原野，马华智，吴纯启.小型猪作为生殖毒性实验模型的特点与优势分析［J］.中国药理学与毒理学杂志，2013，27（03）：592.

［114］詹纯列，徐本法，白朝晖.小型猪及医学实验应用概述［J］.华南国防医学杂志，2001（2）：24-28.

［115］张德福，刘东.国内外小型猪实验动物化研究［J］.生物学通报，2004，39（10）：14-16.

［116］张贺，王承利，王洋，等.小型猪动物模型在医学领域中的研究应用［J］.中国畜牧兽医，2012，39（7）：263-266.

［117］张宏福.动物营养参数与饲养标准［M］.2版.北京：中国农业出版社，2010.

［118］张青峰，冯书堂.小型猪品系五指山猪（WZSP）的研究进展［J］.安徽农学通报，2007，13（14）：161-162.

［119］张元慧，高虹.小型猪在生殖毒性实验中的研究进展［J］.中国医药导报，2017，14（18）：49-52.

［120］张元慧，郝新彦，高虹.巴马小型猪胚胎-胎仔发育毒性试验基础数据的建立［J］.中国比较医学杂志，2018，28（04）：81-87.

［121］赵君成，金辉.仔兔早期断奶及其需解决的问题［J］.养殖技术顾问，2007（8）：7-8.

［122］赵洋峰，任战军，王洪阳.早期断乳幼兔腹泻内因分析［J］.饲料工业，2010，31（23）：52-54.

［123］郅琦，陈永昌.猕猴在生物医学研究中的应用［J］.上海实验动物科学，2003，23（1）：59-62.

［124］朱华，李秦，冯铭，等.食蟹猴脑出血模型的建立及评价［J］.中国比较医学杂志，2009，19（7）：29-32.

［125］朱升朝，张桂红.按摩对幼兔生长期抗病能力的实验研究［J］.按摩与导引，2002，18（1）：7-9.

［126］宗利丽，李亚里，汪龙霞，等.子宫内膜异位症猕猴动物模型的建立［J］.第一军医大学学报，2003，23（10）：1006-1009.

第五章

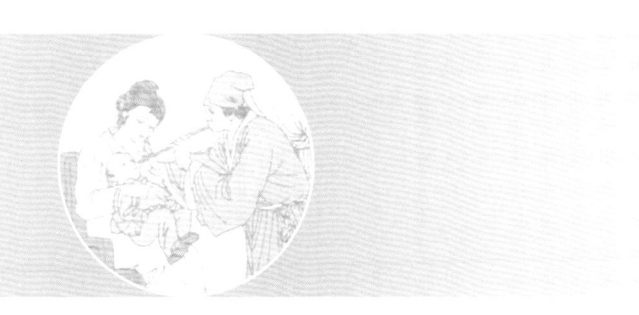

儿科用药非临床安全性
研究的宏观思考

近年来，儿科用药成为新药开发的一个热点，申报品种与日俱增，其缘由主要如下：① 药物开发方直接针对儿童人群进行新药申请；② 已上市的成人用药增加儿童适用人群；③ 以适合儿童使用为目的的剂型改造。

近年来，随着儿童用药需求的增加，幼龄动物用于非临床安全性评价日趋常见，越来越重视幼龄动物非临床发育毒性的研究，具体称为幼龄动物毒理学试验，简称幼龄动物试验（juvenile animal study，JAS）。该试验主要目的是评估受试物对幼龄动物生长和发育的作用，是否有与受试物相关的新特殊毒性发现或与年龄有关的敏感性差异，从而确定"关键的易感窗口期"（critical window of vulnerability）。儿科用药非临床安全性评价是幼龄动物毒理学试验的应用性研究，归根到底还是考察儿科用药的非临床发育毒性研究，其总体目的是为用于儿童的新药提供非临床安全性数据。

随着儿科用药非临床发育毒性研究的开展，越来越多的学者逐步认识到，儿科人群是临床用药风险评估中的敏感人群，属于特殊群体。大量儿科临床试验相关的内在风险、道德伦理及研究成本也是人们非常关注的问题。因此，自20世纪90年代以来，欧美颁布了一系列法规，强调药物和生物制品在儿科人群中使用的监管，如2006年FDA颁布《儿科药品的非临床安全性评价一般原则》（Guidance for Industry Nonclinical Safety Evaluation of Pediatric Drug Products），2008年欧洲药品管理局（EMA）颁布《利用幼龄动物开展治疗儿童适应证药品非临床试验指南》（Guideline on the Need for Non-clinical Testing in Juvenile Animals on Human Pharmaceuticals for Pediatric Indications）。这些指南促进了儿科药品的开发，为儿科用药非临床安全性评估提供了方向性的指导。

目前我国尚未正式发布儿科用药非临床安全性评价指导原则。仅在2014年国家食品药品监督管理总局颁布了《化学药物儿科人群药代动力学研究技术指导原则》，2016年药品审评中心发布了《儿科人群药物临床试验技术指导原则》，针对药品对处于发育中儿科人群的临床研究及评价进行了原则性的规定。

本章就儿科用药非临床安全性评价的本质、意义和宏观策略逐一阐述。

一、开展儿科用药非临床安全性评价的本质

ICH指南E11《儿科人群中药品的临床研究》（E11，*Clinical Investigation of Medicinal Products in the Pediatric Population*）中描述了儿童的分类：① 早产新生儿，孕38周前出生；② 足月新生儿：正常出生后0～27天；③ 婴儿/幼儿：正常出生后28天～23个月；④ 儿童：2～11岁；⑤ 青少年：12岁至16～18岁（不同地域有所区别）。虽然儿童按年龄分类有一定程度的主观性，但上述分类为儿童人群的发育差异提供了年龄分类的基础。

药物发育毒性研究的是机体受精之后、出生之前或出生之后直至性成熟过程中暴露于药物而产生的发育过程中的不良作用。主要表现为死亡、形态变化（畸形或变异）、生长发育改变和功能性损伤。虽然发育过快或早熟也可能被认为是生长发育的改变，但生长发育改变通常是指发育迟缓。功能性损伤可包括任何正常生理或生化功能的持久性改变，通常代表性的评价包括自发活动、学习和记忆、反射能力的变化、性成熟时间、交配行为和生育力等。如图5-0-1所示，幼龄动物指出生至刚成年之间的一段，对其开展非临床发育毒性研究填补了围产期发育毒性和一般毒性研究之间的"间隙"。幼龄动物非临床安全性评价研究的实质是儿科用药的非临床发育毒性，它不同于常规的重复给药毒性实验，一般应利用幼龄动物开展评价，也就是说，儿科用药非临床安全性评价属于发育毒理学研究的范畴，这也许就是儿科用药非临床安全性评价的本质。其主要目的在于考察药物对幼龄动物可能与成年动物不同的毒性反应，用于评价在临床中可能无法完整暴露的特殊毒性，如长期认知功能等。此外，还关注幼龄动物是否出现新的毒性表现，幼龄动物是否在较低暴露条件下能够检测到成年动物已知的毒性，是否存在毒性效应最敏感的发育阶段等。

二、开展幼龄动物非临床安全性评价的意义

儿科用药非临床安全性研究的主要目的是为了获得不同于成年研究中所见的潜在安全性特殊的信息。

医学史上曾有过许多儿科用药不良反应的悲剧，提醒我们开展幼龄动物非临床安全性评价的重要性，

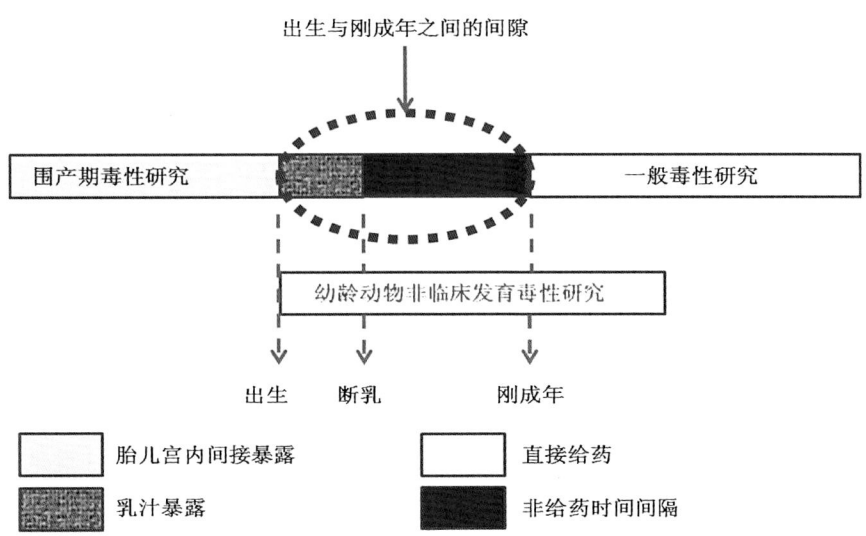

图5-0-1 幼龄动物非临床发育毒性研究阶段示意图

如新生儿服用磺胺类药物引发核黄疸,局部麻醉剂布比卡因导致癫痫发作和心搏骤停,含有六氯酚的沐浴液通过婴儿皮肤吸收对神经系统产生影响,作为药物制剂配方中的防腐剂苯甲醇对新生儿产生致命反应,2岁或以下儿童采用丙戊酸进行抗惊厥治疗引发致命的肝毒性,蒽环类药物(如阿霉素)在治疗儿童癌症的同时产生心脏毒性,给新生儿注射氯霉素治疗严重细菌感染引起心血管衰竭(即"灰婴综合征")等。上述这些毒性或不良反应产生的一个共同点,就是在未充分观察药物潜在损害的情况下,进入临床用于儿科人群。

由于成人与儿童脏器功能及代谢特征存在差异,可能会影响到药物安全性特征。成熟体系与未成熟体系之间的内在差异,可能导致儿童出现一些在成人中观察不到的毒性或耐受力(如出生后生长和发育可影响药物的处置和作用)。因此,用于评估药物对儿童潜在毒性的幼龄动物资料具有重要价值。另一方面,采用常规动物进行的毒理学试验存在局限性,如幼龄动物试验与常规毒理学试验的关注重点不一样。幼龄动物试验是评估受试物对动物出生后生长和发育的影响;非临床生殖毒性试验通常关注出生前宫内发育,对出生后的影响仅进行有限的评估。常规毒理学试验采用的啮齿类动物和非啮齿类动物的年龄范围与幼龄动物试验有差异,年龄差异导致无法评估儿童用药关注的终点指标,尤其是在未成熟动物的生长过程中。在出生后有明显发育的器官系统,被认为是儿童最易受药物毒性影响及对药物毒性风险最高的器官系统,因此,主要关注的是药物对出生后发育毒性的影响。

此外,采用幼龄动物进行毒理学试验有助于确定在生殖毒性试验中未能充分评估的、在儿童临床试验中不能充分且安全地进行测试的出生后发育毒性,也可提供采用成年动物进行标准毒理学试验或成人临床试验不能获得的安全性信息。

儿童发育中的器官、系统或代谢途径与已经发育成熟的成人相比,可能会对药物产生完全不同的反应。婴儿和儿童身材娇小,通常会认为更容易受环境中药物或化学物质毒性作用的影响。而其敏感性取决于物质和暴露的情况(如在发育关键时期的暴露时间等)。有些情况下,儿童和成人之间的反应可能没有区别,而在另外一些情况下,不同的生理和代谢因素、药代动力学和行为模式可能会使儿童的反应或多或少比成人敏感。幼龄动物的研究结果表明,暴露于某些环境化学物、药物和电离辐射,都可能导致潜在的机体发育和(或)功能不全。这些缺陷可能包括免疫调节(如抑制免疫系统的重要组成部分)的改变及更多改变(如行为障碍)。既然药物暴露后儿童比成人更加敏感,解决这些问题的一种方法可以是,在发育的关键时期幼龄动物直接给药进行安全性评价,动物在合适的发育阶段进行检测并获取数据,用以描述和推断药物在儿科临床人群中的有效性和安全性。更重要的是,从幼龄动物研究中所获得的信息可能会支持减少儿童临床试验数量。

以往,对于儿科用药危险性的预测多半是基于成人研究资料(安全、有效和暴露),以及成年动物的非临床重复给药毒性、生殖毒性和遗传毒性等研究资料。然而,这种模式是默认为(无论正确或错误)儿科人群和成人之间疾病进程是类似的，即针对某适应证的药物会有一个相似的反应，成人和发育中的儿童在药物安全性的方面没有差异。但实际上，既然我们已经了解到儿童和成人患者之间风险效益评估方面存在差异，同时，也认可成年动物与成人之间在药物毒性预测方面具有一定程度的一致性，那么就势必应该在儿科用药临床试验开始前启动非临床幼龄动物安全性研究以预测潜在的毒性或不良反应。

通常，一些幼龄动物（如啮齿类、犬、小型猪和非人灵长类）表现出类似于儿童与年龄相关的发育特点，即适合于毒性试验。幼龄动物与相关年龄儿童发育的相似之处，已经证明非临床幼龄动物安全性研究用于识别、评估或预测年龄相关的儿童毒性是有价值的。

同时，某些对婴幼儿有毒性的药物在幼龄动物上已得到了复制，如婴儿对六氯酚神经毒性的敏感性增加在相同发育阶段的幼龄大鼠身上得到复制；发育中的啮齿类动物给予茶碱，其促癫痫作用也印证了儿童所出现的类似风险。此外，对于减少儿童急性淋巴细胞白血病复发的预防性治疗（加或不加化疗药物的放疗），采用幼龄大鼠模型可评价除对儿童颅面生长发育的毒性效应等。但不幸的是，大多数情况下，非临床幼龄动物安全性研究显示的对不良反应或毒性的预测作用，都是这些反应在儿童用药得到证实之后。

尽管临床医生已经认识到从幼儿到成年存在生理发育的差异，儿童组织和器官的成熟和功能差异取决于发育的不同阶段，一些早期发育过程中的异常可以与儿童的特有疾病进展联系起来。但是，目前的临床用药并没有充分考虑儿童整个发育过程药物剂量的个性化使用。还有，医生应综合幼龄动物或儿科临床试验的安全性数据考虑具体给药方案，否则很有可能使儿科医生陷入伦理困境。换言之，医生要么剥夺了儿童使用潜在有效药物的权利，要么在缺乏充分安全性和有效性数据的基础上给予儿童治疗。而后者的结果就是，或者剂量不足导致疗效不佳，或者剂量过大导致毒性出现或增加。

尽管对于儿童使用标签外用药的关注日益增加，以及在治疗评估过程中考虑了发育药理学的应用，但我们缺乏一个合适的给药剂量指导原则以帮助临床医生决定儿科药物剂量使用的水平。临床上，以往儿科人群药物剂量是依据年龄或体重的基本公式计算得

来，如杨氏法（Young's Rule）、柯氏法（Cowling's Rule）或者克氏法（Clark's Rule），也就是说，这些剂量推算是来自成人的非临床和临床研究的基本信息。其实，这些做法只是基于一个默认的假设，即对于药物的药代动力学或药效学特性，假设儿童和成人之间没有发育方面的差异，并认为儿童和成人的疾病发展过程也是类似的。这些偏颇的概念也许就是造成儿科用药错误或失误的根源。

因此，在儿童整体发育过程中，这些处方的做法并没有充分考虑药物剂量的个性化使用。这样导致的结果是，按照体重或体表面积计算的标准化药物剂量，同时结合来源于儿科临床试验和幼龄动物的安全性和药代动力学数据，逐渐替代了药物剂量水平的计算方程。而且，儿童的成长和发育不是一维的过程，与年龄相关的身体构成的变化及器官发育和功能都是变量，这些变量会对药物的毒性和有效性，以及对疾病的发展过程产生影响。

不可忽视的是，众多原因使得药物在儿科群体中未得到充分评估，主要涉及传统观念、道德问题、技术的限制、经济和实用性的考虑、长期不良反应的可能性及之前的法律和法规的缺乏。给儿童开具未经充分毒性评价的药物是不道德的。美国联邦法规认为儿童是弱势群体，作为研究对象需要额外保护。此外，获得儿童本人的同意及家长或监护人的许可不同于有完全认知能力的成人获得知情同意。在临床试验中用于监测儿童的健康和安全的参数主要涉及技术和伦理问题。

FDA管理条例曾经表示，在疾病治疗条件进程和药物影响非常相似的情况下，药物的有效性对儿童的影响可以从成人研究中推断得出。成人资料通常是儿童药代动力学研究的加强版，然而，儿童药物的安全性不能总是从成人获得的数据外推，药物和疗程可能在儿童身上产生或多或少的毒性。基于这些问题，政府机构和专业机构需要采用类似于成人的方法来开展儿童药物的安全性评价。然而，在知情的情况下，父母的担忧会导致开展儿科用药临床毒性研究比较有难度。

因此，正是因为儿童与成人之间毒性敏感性的差异，开展幼龄动物非临床安全性评价就显得更有价值和意义；也正是因为儿童伦理的问题，在非临床阶段，充分开展药物发育毒性的深入研究就显得更加重要。

三、儿童与成人对同一种药物敏感性的差异

一直以来，不少临床医生根据"行医经验"和儿童的体重决定儿童使用药物的剂量，如"成人口服，3次/天，1片/次；儿童减半服用"。现在，众多的医生知道，"小儿≠小型成人"，两者时常对同一药物的敏感性不同，代谢也不尽相同。

（一）发育中与成熟后个体之间系统毒性敏感性差异

一个世纪前，美国儿科之父 Dr. Abraham Jacobi 认为"儿科学不是通过降低剂量来治疗小型男性和女性，也不是治疗较小身体中的同类疾病，而是有其自身独立的范畴"。他提出不同年龄段的儿童可能存在明显差异，有必要根据年龄进行药物差异化治疗。

儿科人群与成人存在机体结构、功能和代谢特征等诸多方面的差异。从儿科医学的角度来看，儿童生长发育过程中可能对药物更加敏感，从生理学和解剖学的角度看，许多因素都会导致药物毒性作用的差异，尤其是儿童早期发育阶段细胞的快速增殖、与年龄相关的身体组成的物质基础差异（如脂肪、蛋白质、细胞内外水的含量和分布，图5-0-2）、肝脏代谢酶的发育水平、与年龄相关的胰腺和胃肠道中蛋白合成和功能的差异、血液循环中与游离药物结合的血浆蛋白数量和组成、肾脏功能的发育情况、免疫系统功能的成熟程度、受体表达的个体差异、肠道蠕动和胃排空及血脑屏障的发育差异等。

由于儿童生长发育迅速，许多细胞、组织和器官系统的结构和功能特点在儿童和成人之间有很大差异。这些发育的差异可能对药物的吸收、分布、代谢和排泄均产生不同的结果，影响着药物的毒性和疗效，如由于新生儿期的基础胃酸排出量和胃液分泌物

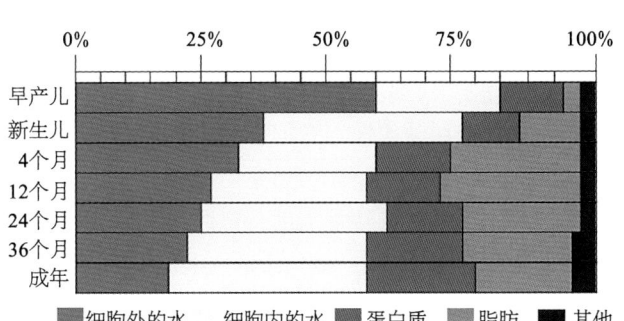

图5-0-2　不同发育阶段的儿童与成人身体主要组成成分比例的差异

量较低，胃液的pH（大于4）高于年龄较大的儿童和成人，给新生儿口服遇酸分解的化合物则可产生更高的生物利用度。相反，弱酸性药物在新生儿可能需要更高的剂量以达到在大龄儿童或成人中的治疗水平。此外，随着年龄变化，身体结构和功能的改变可能会改变药物在体内的分布。与成人相比，新生儿和婴儿一般有相对大的与脂肪储备相关的细胞外和总体储水空间，因此具有较高的水脂比例，这可能会导致药物分布量的变化，从而影响药物在游离血浆中的水平。

出生后，人类的各器官仍需继续生长和发育至逐步成熟，如脑神经发育至青春期仍在持续进行，肾脏至1岁、大多数肺泡至2岁、生殖系统至青春期后、骨骼系统至25～30岁才发育成熟。正常认知和运动功能方面，从出生到3岁，以下神经发育过程会变化较快，如小脑神经元的迁移，联络皮质突触的形成，血脑屏障的闭合，大脑躯体感觉、视觉和听觉区神经髓鞘的形成等。治疗早产儿肺支气管发育不良时，在上述这些神经发育发生的关键期间若吸入类固醇药物等则可能影响到幼儿发育，由此产生的毒性作用被认为与脑麻痹的发生有关。此外，从功能性角度看，儿科人群缺乏完全成熟的免疫系统，IgG在12岁达到成人水平，IgA在少年时达到成人水平。因此，值得关注的是，儿童给药后免疫系统的不良反应比成人表现得更严重或持续时间更长。

某些药物的代谢方式在儿科人群与成人也有所差异，因此不能简单地从成人的经验来推断儿科人群的不良反应。儿科人群和成人间酶活性和（或）浓度成熟程度的差异导致由成人剂量推算到幼儿，给药剂量不是按比例降低，即相同或较轻的暴露程度下，儿科人群可能更加敏感，如小于1月龄新生儿给予氯霉素导致的"灰婴综合征"，此毒性作用可以是致命的，它导致的循环衰竭可能与过度和持续的非结合的血药浓度过高有关。新生儿由于缺乏Ⅱ相酶，无法通过结合反应，将活性药物转变成无生物活性的水溶性化合物，因而新生儿对氯霉素更加敏感。由于属于剂量依赖性毒性，因此新生儿给予氯霉素的剂量要比婴儿以及成年更低。相反，对乙酰氨基酚诱导的谷胱甘肽水平耗竭而致的肝毒性，成人比新生儿和儿童的反应更为严重。治疗剂量下的对乙酰氨基酚，其主要代谢途径是通过与硫酸和葡萄糖醛酸的结合反应，次要代谢途径是药物通过混合功能氧化酶P450系统氧化（主要是CYP2E1和CYP3A4）成为一种亲电子的毒性中

间代谢产物乙酰苯醌亚胺（N-acetyl-P-benzoquinone imine，NAPQI）。在NAPQI过度形成或还原型谷胱甘肽储备减少的条件下（如对乙酰氨基酚过量），毒性代谢产物共价结合到蛋白质和脂质双分子层，导致肝细胞死亡，进一步引起肝坏死。针对次要代谢途径来说，由于幼儿的酶活性水平较低，加上较高的谷胱甘肽的存储和谷胱甘肽的周转率，因此形成的毒性中间体较少。还有一些抗菌药物应用后可能发生的不良反应，以及可能影响听力的药物见表5-0-1和表5-0-2。

表 5-0-1　新生儿应用抗菌药物后可能发生的不良反应

抗菌药物	不良反应	发生机制
氯霉素	灰婴综合征	肝脏酶系统发育不完全，Ⅱ相酶不足，氯霉素与其结合减少，肾排泄功能差，使血中游离的氯霉素浓度升高
磺胺类	脑性核黄疸	药物替代胆红素与蛋白的结合位置
喹诺酮类	软骨损害（动物）	不明
四环素类	牙齿及骨骼发育不良，牙齿黄染	药物与钙络合沉积在牙齿和骨骼中
氨基糖苷类	肾、耳毒性	肾清除能力差，药物浓度个体差异大，致血药浓度升高
万古霉素	肾、耳毒性	同氨基糖苷类
磺胺类及呋喃类	溶血性贫血	新生儿红细胞中缺乏葡萄糖-6-磷酸脱氢酶

表 5-0-2　可能影响儿童听力的药物

药物名称	临床症状表现	药物名称	临床症状表现
链霉素		呋塞米	
庆大霉素		布美他尼	眩晕、眼球震颤、一过性或永久性耳聋
卡那霉素		卷曲霉素	
妥布霉素		博来霉素	
氯霉素	眩晕、耳鸣、听力下降、耳聋	长春新碱	
万古霉素		顺铂	眩晕、耳鸣、听力下降，甚至耳聋
米诺环素		羟氯喹	
替考拉宁			
阿米卡星			

（二）个体未成熟和成熟后之间毒理学表现潜在差异

成人和儿童对于毒性暴露产生不同反应的主要因素在于生长和发育、暴露和出现的时间、饮食和物理环境、毒性评价的指标、生化和生理反应、药物和化学处理及暴露和行为模式等。正如前面所述，暴露时间是观察药物或化学物质对于被暴露个体影响的一个重要因素。在新生儿和婴幼儿时期，会出现各系统的发育历程，包括中枢神经系统发育、心血管系统发育及生殖系统发育等。

由于幼儿正在成长和成熟，他们可能对毒性暴露表现出独特的敏感性，如可引起性成熟延迟作用的药物或化学物质，一般不会对已经性成熟的成人产生影响，但对青春期前或在青春期暴露的儿童则可能会发生深远的不良影响。同样，如果一种药物或化学物质通过干扰骺板而影响软骨内的骨形成，最终导致对长骨生长产生影响。由于成年时体内生长板已经融合，生长板破坏而导致的毒性不可能表现出来，因此与青春期后的个体相比，其毒性产生的结果将更大程度上体现在暴露的儿童身上。关键暴露时期的观点将贯穿本章。重要的是要了解所采用的检测系统的发育过程及与人类发育的时间关系。

如果一种化学物引起的系统改变是由于长期的连续事件，那么接触到这类物质的儿童更有可能出现症状，而成人则不会。紫外线照射及其后续皮肤癌的发展就是延迟反应的例子，如果发生早期暴露则出现的可能性就更大。还有一些有毒物质（包括甲基汞和三乙基）可干扰新生儿的神经发育过程，幼年暴露后毒性表现随着年龄的增长愈发严重。这些化合物会导致运动和感觉功能终身畸变，并且随着年龄的增长而恶化。应该要确定的是，儿童和成年潜在的生理差异是否会使某种药物的代谢清除和激活不同，有可能的话，在启动幼龄动物毒性试验前完成这些测试。

Bailey and Mariën共收集24家制药公司总计241项研究（84%的大鼠和14%的犬），其中82个项目中，有12个（15%）拥有的成人临床前或临床数据，认为可以对儿科试验有充分安全的预测。17.2%（大鼠）和42.9%（犬）的研究中发现与临床/临床前相关，而在25%的大鼠和14.3%的犬研究中，从药理学或成年动物毒性数据中缺乏可预测性。有17.2%的大鼠研究发现，幼龄动物毒性数据与临床相关，在一项研究中与成年动物毒性数据相关但未在幼龄动物毒性研究中发现。在犬的研究中，临床相关性更高，达到了42.9%，有21项研究显示了相关性。这可能反映了犬研究的设计和使用时均采用了更有针对性的研究方法或指标，而不是像大鼠一样采用"地毯式"的搜索。认为临床前研究对儿科临床试验具有贡献意义的占12%～14%，大鼠或犬的临床前研究导致修改产品标签的大约占16%和19%。

大鼠和犬的大多数研究中进行了血液学、血生化和尿液分析，大约超过70%的研究进行了血液学和血生化检查，而尿液分析大约占50%。在低于成年动物的剂量水平上观察到了血液学、临床化学或尿检发生变化的情况，在大鼠的研究中只有4个，犬的研究中仅有1个。研究人员认为，在所有研究中从已知的药理学或成人数据即可以预测结果，从这些研究中得出了一个倾向性的结论是，这些研究在检测敏感性的增加或发现新毒性方面具有的价值很小；就目前的情况看，如果将这些发现作为该药物的靶标，那么将来增加相应的指标检测，而不是作为一个标准包含在内似乎更合适。

在75%的大鼠研究中，所有的结果均可以从药理学效应（56.9%）或成年动物的毒性数据（68.1%）中进行预测，在犬的研究中这一比例为85.7%（药理学76.2%，成年动物的毒性数据76.2%）。也就是说，这些研究仅有不到25%贡献了新的数据。虽然这些研究可能是合理的，并且可能影响安全性的评估，但是必须注意的是，简单的新数据的汇总并不一定对应着更好的安全评估，除非这一数据具有临床相关性，并被儿童临床试验证明。诚然，这些判断来源于一个回顾性评估，但这可能有助于制定更有远见的研究设计以采用更有针对性的方法。

（三）幼龄动物与儿童相似发育阶段的暴露时间差异

通常的幼年毒性研究试验采用大鼠，大鼠达到成年状态的速度比人类迅速。在确定非临床幼龄动物研究合适的起始时间和暴露期间时，必须考虑大鼠和其他非人类物种相对于人的浓缩的生理时间，如儿童服用药物的跨度是多年，而大鼠暴露的关键时间可能只是仅仅几周。因此，必须额外考虑动物特定器官系统的个体发育情况与人类的差异。人类的一些器官系统的成熟发生在宫内，而啮齿类动物却发生在出生后早期（如肾脏系统）。因此，非临床幼龄毒性研究的暴露窗口必须考虑到人类和动物模型生理年龄之间的相关性，以及特定目的器官系统发育时间上的差异。图5-0-3所说明的是几个物种基于中枢神经系统和生殖系统发育的相对年龄类别，有多个例证显示人类和动物之间的生理时间和发育差异，表5-0-3显示了人类的年龄分类及动物模型中相应的年龄建议。证据充分的例证包括人类和大鼠在肺功能单元（肺泡）与肾功能单元（肾单位）形成时间上的差异。关于肾脏、肺和其他器官系统的发育等资料详见本书第四章。

人类大约在妊娠36周时肺泡开始增殖。2岁时肺泡完成增殖，8岁时完成肺泡的扩充阶段。然而大鼠的肺泡发育全部在出生后，出生后4～14天（PND_{4-14}）增殖，PND_{28}完成扩充阶段。基于这方面的信息，大鼠出生后的前4周，构成了一个评价药物影响肺泡发育的理想时期。其他物种，如兔、羊、猪和猴则不适合开展出生后的肺部发育评价，因为这些物种在出生时肺部就已经发育到最后阶段。

人类在出生前完成肾发生，但啮齿类动物却是在出生后才发生。人类妊娠第34～35周完成肾发生，

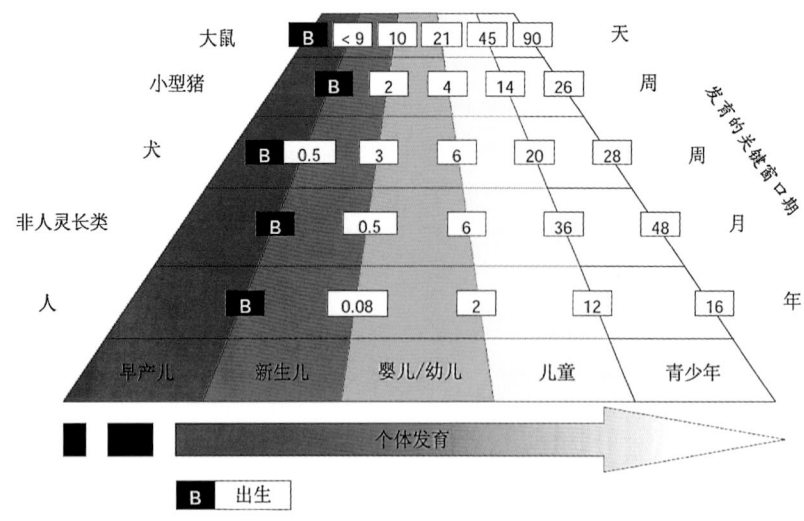

图5-0-3 基于中枢神经系统和生殖系统差异的几个种属年龄发展比较图

表 5-0-3 人类的年龄分类及动物模型中相应的年龄建议

种 属	新 生 儿	幼 儿	儿 童	青 少 年
人类	0～28天	1～23个月	2～12年	12～16年
猴	0～15天	0.5～6个月	0.5～3年	3～4年
小型猪	0～15天	2～4周	4～14周	4～6月
犬	0～21天	3～6周	6～20周	5～9月
兔	0～10天	1.5～5周	5～12周	3～6月
大鼠	0～10天	1.5～3周	3～6周	7～11周
小鼠	0～10天	1.5～3周	3～5周	5～7周

据报道，大鼠出生后第11天完成肾发生，至出生后4～6周肾脏进一步成熟。

在考虑人类和测试物种肾脏形态学发育时间的时候，功能性的发育也是必须考虑的。这方面大鼠模型比较适合，因为肾功能的几个方面，包括肾小球滤过率、浓缩能力和酸碱平衡，人类和大鼠都是在出生后才逐渐成熟。因此，作为检测药物诱导的肾脏生长和功能发育，大鼠出生后给药是适合的。

已经进行了广泛的调查用以阐明各种物种（包括人类）的免疫系统功能、骨骼生长、生殖系统和中枢神经系统的个体发育情况，如在5个独立的部位进行大鼠胆碱酯酶活性的个体发育情况检测，包括血浆、红细胞、大脑、心脏和隔膜。心脏和隔膜组织的总组织胆碱酯酶活性随年龄增长（从妊娠第20天到出生后第21天）而增加，并保持相对恒定直至成年。大脑在6周之前，总组织胆碱酯酶活性一直在增加。

上述种种差异，充分证明了"小儿不是小型成人"，儿童与成人对同一种药物的敏感性往往是不一样的。

四、儿科用药非临床安全性研究的宏观策略

当我们开始设计儿科用药非临床安全性研究时，必须考虑各种因素来获取充分的数据，要基于现有的临床和非临床研究数据，提供与特定检测终点相关的信息，以便评估幼龄动物体内药物的毒性特点。需要宏观考虑以下几点。

（1）首先要提供待评价药物的毒性特点资料，获得现有的临床和非临床数据的信息及特定的观察终点，如明确成人临床试验是否有毒性、前期的成年动物毒性评估中是否有明确的毒性靶器官、生殖毒性试验中是否存在发育毒性现象等。

（2）明确药物的预期作用和预期的目标人群，如是否仅仅是儿科用药，其药理学作用特点，服药儿科人群的最小年龄（如新生儿或2岁以上儿童）等。

（3）考虑到临床药物的使用期间、给药的持续时间（如单次还是重复）、动物研究是否有合适的暴露时间、动物模型中受试物的给药方案能否对应预期目标人群的给药途径和给药时间。

（4）最后，在可能的情况下，应该清楚种属内和种属间的生理、药理和毒理特点，是否存在种属特异性毒性（如仅作用于犬），不同种属成年动物（如大鼠、犬或其他种属）和人类的药物代谢情况的支持依据等。

此外，还需要了解和预判给药途径的技术难度、毒代动力学中获取样本的可行性及临床病理学评估水平等。幼龄动物研究需要仔细研究现有的数据，以便获得有价值的新信息，需要考虑非临床试验是否支持儿科临床试验。还要注意的是，为了企业或委托机构获得更好的研发计划和更多的建议，与监管机构进行良好、及时的沟通也是至关重要的。同样，由于幼龄动物非临床安全性评价设计是为临床试验计划提供参考，故非临床研究学者与临床医师之间的密切联系也

是非常关键的。

到具体开展幼龄动物非临床安全性评价设计时，还要关注以下几个主要环节：① 初始给药时动物的发育年龄需要与儿科用药目标人群的年龄匹配；② 出生后发育毒性研究中所关注的器官系统与目标儿科人群经历同一阶段或相似的发育过程；③ 预期会对靶器官产生潜在影响的化合物，设定特异性的在体或解剖后评价指标，使得所关注的器官系统能够进行有效和深入的研究；④ 需要区别对待药物的急性毒性影响和发育毒性。

如前文所述，经典的幼龄动物试验需要覆盖标准的动物生殖与发育毒理学安全性评价及跨越一部分成年动物一般毒理学评价之间的年龄范围。围产期发育毒性研究中，母鼠给药，幼仔首次接触受试物是在宫内，接下来就是间接的哺乳暴露。但其哺乳期暴露具有不受控和不确定性，可能导致暴露水平的不同，甚至动物因血乳屏障而未能暴露。而幼鼠出生后给药，因幼龄动物处于哺乳阶段，窝内不同幼鼠与母鼠乳头的接触可能导致药物交叉污染，使窝内幼鼠暴露不均衡。这些将在本书第七章中详细讨论。

（孙祖越　周　莉）

参 考 文 献

［1］ Anderson JM, Cockburn F, Forfar JO, et al. Neonatal spongioform myelinopathy after restricted application of hexachlorophene skin disinfectant［J］. J Clin Pathol, 1981, 34: 25-29.

［2］ Bailey GP, Mariën D. The value of juvenile animal studies "What have we learned from preclinical juvenile toxicity studies? II"［J］. Birth Defects Research Part B, 2011, 92: 273-291.

［3］ Barrington KJ. The adverse neuro-developmental effects of postnatal steroids in the preterm infant: a systemic review of RCTs［J］. BMC Pediatr, 2001, 1: 1.

［4］ Barrow P. Toxicology testing for products intended for pediatric populations［A］. In: Sietsema WK, Schwen R. Nonclinical drug safety assessment: Practical considerations for successful registration［C］. Washington (DC): FDA News, 2007, 411-440.

［5］ Hood RD. Developmental and Reproductive Toxicology. A Practical Approach［M］. 3rd ed. London: Imforma Healthcare, 2012.

［6］ Dreifuss FE, Santilli N, Langer DH, et al. Valproic acid hepatic fatalities: a retrospective review［J］. Neurology, 1987, 37: 379-385.

［7］ EMA. Guideline on the need for non-clinical testing in juvenile ani-mals of pharmaceuticals for pediatric indications［EB/OL］.http://www.ema.europa.eu/docs/en GB/document library/Scientific guideline/2009/09/WC500003305.

［8］ European Medicines Agency, Committee for Human Medicinal Products. Guideline on the need for non-clinical testing in juvenile animals on human pharmaceuticals for pediatric indications［EB/OL］. http://www.ema.europa.eu/docs/en_GB/document_library/Scientific_guideline/2009/09/WC500003305.

［9］ FDA, Center for Drug Evaluation and Research. Guidance for industry: nonclinical safety evaluation of pediatric drug products［J/OL］. US Department of Health and Human Services［EB/OL］. http://www.fda.gov/downloads/drugs/guidance compliance regulatory information/guidances/ucm 079247.

［10］ FDA. Guidance for industry: nonclinical safety evaluation of ped-iatric drug products［EB/OL］. http://www.fda.gov/downloads/drugs/guidance compliance regulatory information/guidances/ucm079247.

［11］ Gunter JB. Benefit and risks of local anesthetics in infants and children［J］. Pediatr Drugs, 2002, 4: 649-672.

［12］ Holliday SD, Smialowicz RJ. Development of the murine and human immune system: differential effects of immunotoxicants depend on time of exposure［J］. Environ Health Perspect, 2000, 108: 463-473.

［13］ Hurtt ME, Engel S. An update of juvenile animal studies in the European Union: what do the numbers say?［J］. Reproductive Toxicology, 2015, 56: 105-108.

［14］ ICH. M3 (R2) Guidance on nonclinical safety studies for the con-duct of human clinical trials and marketing authorization for phar-maceuticals［EB/OL］.

http://www.ich.org/fileadmin/Public_Web_Site/ICH_Products/Guidelines/Multidisciplinary/M3_R2/Step4/S2_R2_Guideline.

［15］Kearns GL, Abdel-Rahman SM, Alander SW, et al.Developmental pharmacology: drug disposition, action, and therapy in infants and children［J］. N Engl J Med, 2003, 349: 1157-1167.

［16］Kremer LCM, Caron HN. Anthracycline cardiotoxicity in children［J］. N Engl J Med, 2004, 351: 120-121.

［17］Leconte I, Bailey G, Davis-Bruno K, et al. Value of juvenile animal studies［J］. Birth Defects Research (Part B), 2011, 92:292-303.

［18］Soellner L, Olejniczak K. The need for juvenile animal studies-A critical review［J］. Regulatory Toxicology and Pharmacology, 2013, 65(1): 87-99.

［19］黄芳华，朱飞鹏，笪红远，等.中药儿科用药非临床安全性评价的一般考虑［J］.中国新药杂志，2015，24（24）：2779-2781.

［20］孙祖越，周莉，韩玲.儿科用药非临床安全性评价要则及中药评价的特殊性［J］.中国药理学与毒理学杂志.2016，30（1）：13-20.

［21］孙祖越，周莉.药物生殖和发育毒理学［M］.上海：上海科学技术出版社，2015，118-124.

［22］周莉，孙祖越.儿科用药幼龄动物发育毒性研究中指标设定及中药安评的特别关注点［J］.中国药理学与毒理学杂志，2016，30（1）：21-28.

第六章

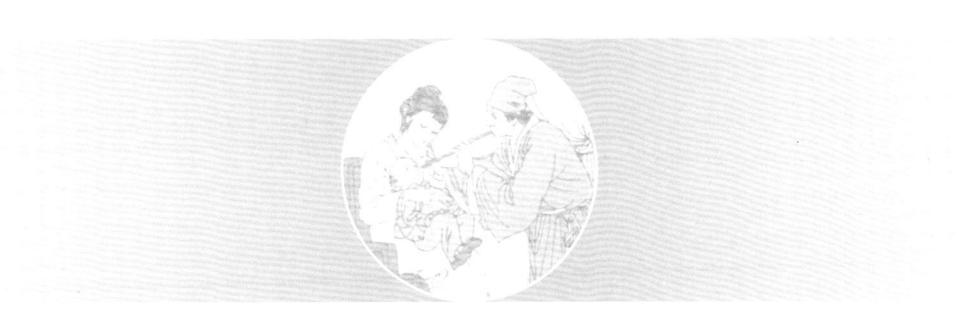

用于儿科用药非临床安全性研究的常见幼龄实验动物

第一节
用于发育毒性研究的啮齿类幼龄实验
动物和兔的发育特征与基本指标

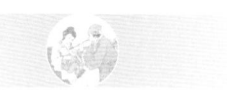

发育毒性研究常用的实验动物有大鼠、小鼠、豚鼠、仓鼠和兔等。本节主要讨论幼龄啮齿类实验动物和兔发育毒性研究的策略与关注点。

（一）利用幼龄啮齿类实验动物开展发育毒性研究的优点

对于很多生物制品，唯一与其药理有关的种属就是非人灵长类动物。然而，如果一种生物制品显示出跨多种属的药理活性，则有一系列潜在的实验种属也是跨种属的动物。这些多半是包括大鼠（Sprague Dawley 和 Wistar）、小鼠（含免疫缺陷小鼠）和仓鼠在内的啮齿类实验动物。

当选择啮齿类或非人灵长类动物作为幼龄毒性模型时，应考虑种属特异性差异。在幼龄毒理学研究中，使用啮齿类动物的优势是有足够数量以评估繁殖能力。迄今为止，啮齿类动物被广泛应用于生殖和发育毒性的非临床研究。啮齿类动物容易操作，很容易得到有胎仔的母体，有足够数量的胎仔用于评估。关于其幼仔的生长发育包括有性成熟等，有大量的背景数据可供参考。

此外，啮齿类动物模型可以开展许多完善的行为学测试，而非人灵长类动物开展行为学测试则有困难。

（二）幼龄啮齿类实验动物与人类相对应的发育特征

使用幼龄大鼠开展发育毒性研究时，其与成年动物或人类有几个相对应的特征，具体如下。

（1）与人类相比，啮齿类动物的生长发育时间较短，便于人类对其终身进行观察。

（2）许多在啮齿类动物出生后才成熟的器官，而人类在宫内发育阶段已经完成。

（3）受试物在啮齿类动物和人类体内的代谢有年

龄依赖性，一般而言，幼龄时期，毒性多半增加。

（4）幼龄和成年动物在水分、脂肪含量和血浆结合方面的差异，可以改变受试物在生物体内的分布。

（5）幼龄啮齿类动物的胃 pH 通常比成年动物高，这导致了吸收的年龄差异。

（6）胃肠蠕动从婴儿至儿童再到成年会有所改变，实验动物也一样。

（7）与成年期暴露相比，在系统发育过程中的暴露，会产生截然不同的影响。

（8）从婴儿期到成年期，排泄模式也不相同。

然而，在可能的情况下，在研究受试物药理、药代动力学、毒理和毒代动力学时，最好使用相同种属动物。同理，幼龄动物发育毒理学研究，一般选择一种合适的种属进行，通常是大鼠。

（三）开展啮齿类幼龄实验动物和兔发育毒性研究的基本指标

在开展啮齿类幼龄实验动物发育毒性研究时，首先要依从各个申报国家的药物研究指南，其次要"具体问题具体分析"，遵循逐案研究的原则，选择最为合适的观测指标。一般而言，主要指标如下所述。

1. 生长发育指标

（1）体重：确定任何种属生长发育和身体发育的主要方法是体重的评估。体重和体重变化的测定是产生精确和可重复数据集的基本依据。啮齿类幼鼠的体重至少要记录到小数点后一位（如 0.1 g）。离乳后的体重可以记录到整数。

（2）顶臀长：通常情况下，顶臀长度与体重密切相关，可在出生后不同年龄测定顶臀长，并可建立正常曲线。如果体重测量是自动进行的，那么，它比顶臀长测量要准确一些，因为顶臀长是用卡尺测量的，可能会存在主观的偏差。引起水肿的受试物可能会导致顶臀长的变化，但这种程度的水肿通常是肉眼可见的。

（3）骨测量：生长和体格发育可以通过考察骨骼系统的发育状况来进行评估。一些实验室使用分层次的方法来评估生长和体格发育。在这种情况下，第一层次评估包括生长阶段和（或）解剖时，采用双能X线检测或生长阶段持续测量股骨或胫骨的长度。这些方法应该标准化，以便这些测量值在动物之间及整个研究期间具有可比性。

在第二层次评估中，可使用骨密度测量技术，如双能X线骨密度仪评估骨骼的强度（即骨矿物质含量和骨密度），可通过外围、定量和计算机断层扫描（即高分辨率CT）检查整体骨骼或骨骼的特定区域，对骨骼进行评估。双能X线骨密度仪还可以测量肌肉（非脂肪）和全身脂肪。随着年龄的增长，这些变量发生变化，水分含量减少而脂肪含量增加。当药物为水溶性时，应考虑这些变化。骨转换的生化指标也可以在第二层次评估中进行。

2. 血液和生化检测·血液和临床生化指标随发育而变化，检测这些指标尤为重要，也是常规指标。由于幼龄动物发育毒性开展的年代不久，建议尽可能多地收集这些数据作为背景数据。

3. 胆碱酯酶测定·由于幼龄个体的胆碱酯酶水平的变化对受试物更为敏感，因此有必要对幼龄和成年动物接触某些受试物后的胆碱酯酶活性进行评价。标准胆碱酯酶测定包括整个脑组织和红细胞评估。采样的时间点越早，了解这种酶的出生后发育模式就越重要。脑的胆碱酯酶值从PND_4增加直至成年。

4. 体格发育标记·多年来，依从于ICH的围产期试验研究及依从于OECD的发育神经毒性研究一直在收集各种体格发育数据。如前所述，对这些数据的评估表明，身体发育的最佳指标是体重。发育标记的延迟或加速与体重和交配后年龄密切相关，尤其是妊娠时长发生明显差异时。

大多数离乳前标记（即表面翻正、耳郭张开、出毛和门牙萌出等）如果在给药前已发生，那么评估一窝胎仔是否可以用于幼龄毒性研究，了解其体重、发育标记的关键时间、交配后年龄和妊娠期长短之间的相互关系就更加重要。其他参数，如空中翻正和眼睑睁开，如果没有延迟的话，通常是在PND_{14}完成。

5. 乳头评估·乳头发育（即乳头潴留）是一个发育的里程碑，通常用来评估外源性化合物的雌激素潜力和雌性动物的身体发育。通常在PND_{12}左右开始评估，窝中所有幼仔都需检查是否有乳头。最常用的方法是用刷子在身体表面移去绒毛观察，检测持续进行至所有被确认为是雌性的动物都至少有一个乳头。每个性别幼仔所呈现出来的数据，可以满足每个性别被检测的幼仔总数的测定标准。

有文献报道，抗雄激素介导的干扰，如乳头潴留，可能会在子宫内暴露于维氯唑林、利奴龙、氟他胺、邻苯二甲酸二乙基己基酯或邻苯二甲酸二丁酯后出现。

6. 性成熟·离乳后性发育的标志，如龟头包皮分离和阴道张开，已被证明是由于生殖激素的存在所触发的。龟头包皮分离及阴道张开（覆盖阴道的隔膜破裂）这两个指标，雄雌幼仔每天都要评估直到达标为止。

性成熟的评估需要包含体重在内，因为两者通常呈正相关。在比较不同研究的数据时，重要的是确保评价标准具有可比性。阴道张开的检测，不同实验室存在一定程度的不一致。一层薄薄的组织贯穿在阴道口直至交配或移除。如果这条线一直存在，一些实验室可能就不会认为阴道已经张开。最好的做法可能是当阴道张开发生时注意有或没有这个纤维组织。

7. 行为评估·众所周知，所有种属在出生后神经系统都会继续发育。啮齿类动物或兔，如果是出生后的最初几周开始给药，在给药期间及给药结束后再次进行离乳后行为测试可能是适合的。行为检测通常在每天给药前进行评估，此时前一天给药的影响最小，重复给药累积效应的并发症较少。曾经用于围产期和发育期神经毒性研究的评价方法，各实验室可以适当调整。下面将进一步说明其中几项评价。之所以选择这些检测，是因为它们可以在不干扰啮齿类动物或兔正常生长发育的情况下进行。这些测试不涉及任何禁食，并允许对相当数量的动物进行测试和评估。任何行为学测试中发现的明显变化，在不同的测试中相互关联，并与剂量相关，才能被认为是与受试物真正相关。

8. 运动能力·运动能力的测试因实验室不同而异。自主活动检测是最常见的，包括使用红外传感器和探测断裂光束。这些变量通常表现出相同的响应模式，但在响应的大小和可变性方面有所不同。测试指南最常采用的是EPA的建议，测试的时间应该足够长，对未给药的对照组动物的运动能力在最后20%的时间内接近逐渐一致的水平。

通常，活动情况测试每隔60 min或90 min进行一次。在可能的情况下，建议平衡不同的测试阶段和测试笼的组别，以减少一天之中可能出现的时间效应。

啮齿类动物的运动具有明显的年龄依赖性，PND_{13}开始活动次数较低，几天后增加，离乳前再次减少。离乳后啮齿类动物需要学会抑制自己的活动，以利于生存。在暴露期间和暴露完成后，再次对成年期的活动情况进行评估。

9. 听觉惊愕反应 · 给药期间和给药后进行听觉惊愕反应检测，听觉惊愕反应涉及测量动物对刺激（如在10 s间隔内产生30 ms、120分贝的噪声，持续50次）的最大反应（即按压一个换能器）。具体做法可以是4只啮齿类动物放置在一个减音室里以减弱外界刺激，经过一段标准的适应期后，记录下每种反应的峰值振幅。减去平均本底值，计算反应幅度。给药组之间，通常比较10个以上的平均反应幅度和反应模式。更复杂的惊愕测试示例，包括在另外一些实验室使用的适应性与前脉冲抑制结合的检测等。

10. 学习和记忆 · 作为围产期和发育神经毒性检测中经常采用的三种检测，水迷宫、被动回避和主动回避通常也适用于幼龄毒性研究。下面将简要描述每个测试，一般这些学习和记忆检测是给药期间和给药后进行的。

（1）水迷宫：通常会使用几个复杂程度不同的迷宫。最简单的迷宫是M形或T形迷宫。水迷宫对啮齿类动物涉及的训练很少。综合游泳能力、学习成绩、短期和长期记忆能力等，在围产期研究中常使用M形水迷宫进行评估。难度水平可以增加（如连续进行5次或5次以上的无错误试验），以确定可识别出差异。可以测量错误的次数和穿越迷宫的时间。首次测试后的大约1周，通过对相同动物的评估来测量其记忆的保持率。

一些实验室使用比尔迷宫（即八臂迷宫）或更复杂的辛辛那提水迷宫（Cincinnati water maze）。涉及比尔迷宫的检测通常利用1周时间完成。第一天的测试主要是评估啮齿类动物通过于直线通道的能力，接下来的几天则是训练啮齿类动物学习在正向和反向路径中通行的能力。在这些课程中可以评估学习和短期记忆能力。最后一天，通过评估啮齿类动物向前通行的能力来检测长期记忆能力。

Morris迷宫是执行一项复杂的空间导航任务，它是一个被分为四个象限的圆形迷宫。啮齿类动物被放置在水箱中，必须通过多次试验了解水下平台的位置。通常采用改良的Morris迷宫进行幼龄毒理学研究。这种啮齿类动物必须沿着充水池的边缘从不同的起始位置开始，找到位于水面下固定位置的目标平台，目标平台被覆盖在水面上的塑料颗粒所隐藏。每一次测试的目标是让啮齿类动物定位后至少在平台上停留15 s。试验中，会记录到达平台的延迟时间。如果动物在正确的象限内花费的时间增加，且观察到出现相对较少的错误时，就认为它们已经学会了任务。经过多次试验后，可以将平台移除，进行探索试验，并确定目前所需时间，与前几次试验有平台放置时在该象限中所花费时间进行比对，以评估探索的差异性。

（2）被动回避：学习和停留可以用被动回避模式来评价。被动避碰装置由一个被滑动门隔开的两室组成，用于对23 ~ 25日龄的动物进行评估。一个隔间装有一盏明亮的灯，而另一个隔间装有一个栅极地板，可以向其发送微弱的脉冲电流。在标准模式的实验中，大鼠被放在"明室"，打开滑动门，灯即打开。允许大鼠探索这个装置，直到它进入"暗室"，该试验被认为符合啮齿类动物活动的自然环境。进入暗室会产生轻微的刺激，结束试验。

在连续两次试验（学习标准）中重复测试，直到大鼠在"明室"停留60 s，或者直到适当数量的测试完成。每次测试中记录进入暗室的潜伏期或最大间隔。在几次测试中，潜伏期的增加被认为是已经学会的证据。长期记忆是在最初的学习达标后的一段时间（几天）对动物进行重新测试。光照和电击的强度与年龄有关，在测试不同年龄的动物时应加以调整。

（3）主动回避：主动回避要求动物执行一项任务，以避免厌恶刺激（促使其退避的难受刺激）。与被动回避测试模式类似，动物被放置在一个两室的房间里。然而，动物必须在一段合理的时间长度内进入相对应的另一室，以躲避轻微的刺激（如电脉冲），也可能是在脚下发出声音或光（即条件刺激）。通过在试验期间的逃避和逃避的次数来评估学习效果。如有需要，可增加主动回避测试的复杂性，包括双向回避或Y形迷宫（即三只臂）。

11. 功能观察组合 · 根据Irwin药理活性筛选评估方法，罗斯和其他人修改和完善了一套"功能观察组合"（functional observational battery，FOB）方法，可以用来评估一般外观、身体位置和姿态、自主神经系统功能、运动协调、动作异常、对环境刺激的处置反应、神经系统、探索行为的变化、日常行为、异常行为和侵略性等。

正确进行FOB评估需要训练有素的技术人员了解动物的正常行为，并能根据给予的阳性对照物质识别动物的异常行为。FOB评估包括笼旁观察、开放场地观察和几个额外的操作检测和测量。FOB评估必须对年龄非常相似的动物进行，以确保有代表性的数据用于评估和解释。

12. 眨眼·与啮齿类动物相比，兔眨眼测试用于更狭窄范围的给药后行为检测。经典条件反射的眨眼测试用于测量大约5月龄兔的学习和记忆。在适应期结束后，可以将兔随机分配到两种不同的学习和记忆模式中（即延迟或痕迹模式）。每一个测试阶段都由许多小测试组成，小测试是一个声调（即条件刺激）与角膜充气器（即非条件刺激）匹配。计算机控制着条件刺激的时间和表现，并记录瞬膜的反应。起初，瞬膜的运动与非条件刺激的出现有关。然而，经过反复测试，在预期的非条件刺激（即条件反应）基础上，瞬膜运动与条件刺激有关。

13. 生殖·在啮齿类动物和兔中可以很容易地评估生殖能力，而在较高级别的种属（如犬、猪和非人灵长类）中会遇到了一些困难。然而，在一般的幼龄毒性研究设计中，并不总是需要评估啮齿类或兔繁殖后代的能力。当需要对生殖能力进行评估时，可以考虑几个选择。所有的交配都应该包括对动情周期、交配行为和生育能力的评估。可以在分娩前的妊娠中期或分娩后进行检查来评估交配结果。下面描述了可以用来评估动情周期、交配和生育力、精子运动和浓度、剖宫产、窝参数及胎儿变化的程序。然而，值得注意的是，除了动情周期、交配行为和生育力之外，任何单项研究都不会将上述所有参数包含在内。

（1）动情周期的评价：啮齿类动物动情周期的评价是通过阴道涂片获得细胞样本，然后进行细胞学检查。影响正常动情周期的因素包括但不限于光照周期、采集时间、温度、湿度、噪声、营养和社会关系等。因此，建议监测光照周期的规律性，每天大约在同一时间采集阴道涂片样本，并注意小心操作。同样重要的是，为每只动物使用一个新的（干净的）移液管，以避免盐水和移液管的污染，导致潜在的动物之间污染，避免不适当的样本采集。

阴道内容物可以放在干净的玻璃载玻片或环形载玻片上（湿的和未染色的），用放大100～200倍的显微镜检查。在合笼期间使用环形载玻片进行阴道涂片并不合适，因为精子经常黏附这种类型的载玻片。

依据载玻片上的主要细胞类型动情周期通常分为四个阶段：动情期、动情后期、动情间期和动情前期。笔者在《药物生殖与发育毒理学》一书中已经对上述阶段的相关细胞组成做了详尽的解释，本节不再重复。大多数有着评估啮齿类动物繁殖能力经验的实验室都采用类似的方法来评估动情周期。然而，动情周期持续时间的计算方法因实验室不同而异。理想情况下，合笼之前对性成熟雌性啮齿类动物进行为期14天的动情周期评估，以确定是否达到了正常的周期。住在同一个饲养室的动物往往动情周期同步，从而产生交配的循环。

（2）交配行为和受精的评价：幼龄毒理学研究中评估交配和生育能力的技术与雌雄生育力毒性研究中评估动物妊娠的技术相类似。生殖能力评估有助于检测下丘脑-垂体-性腺轴的干扰及对生殖系统的任何损伤。

然而，在幼龄毒理学研究中增加这些生殖终点（如交配和生育能力、精子评估、胚胎-胎仔存活率、胎儿变化、分娩和哺乳等）之前，研究者最好清楚地了解是否有必要评估这些终点。如有可能，根据前期生育力与早期胚胎发育、胚胎-胎仔和（或）围产期研究的资料，回顾并综述分析是否有足够的数据可判定生殖或发育的问题。如果需要进行生殖功能评估，则应讨论有关雄性和（或）雌性特异性影响的信息，以确保交配阶段的设计恰当。

通常，评估雄性生殖性能的参数包括交配行为、器官重量（睾丸、附睾、前列腺、精囊腺有无液体）、精子评估（活力和浓度）和生殖器官的组织病理学。必要时，激素水平（即黄体生成素、卵泡刺激素、睾酮、雌激素或催乳素），以及如前所述的发育作用（即睾丸下降、龟头包皮分离、肛门和生殖器的距离）都可能包含在评估雄性生殖能力里面。合笼期间可能会改变动情周期和降低雄性介导的雌性生育能力（如总体健康、交配能力降低/改变、睾丸病变和异常精子等）。

雌性的生育能力可以通过多种方式进行评估，包括确定合笼时间和每组雌性动物交配率和妊娠发生率（如妊娠雌性/合笼雌性总数的百分比，或妊娠雌性/成功受精雌性总数的百分比）。妊娠大鼠的剖检应考虑到需要评估的终点，如在妊娠第13天至第15天之间进行剖宫产手术，可以观察交配行为及任何生育相关损伤或着床减少。或者，如果将给药延长到主要器官发育期间或直到预期分娩前一天，研究设计中可能包括对胚胎–胎仔生存能力、胎仔变化、胎仔体重和胎仔性别的评估。

（3）精子收集：计算机辅助精子分析系统（computer-assisted sperm analysis，CASA）非常有用，通常用于临床前试验室。在GLP条件下，这些系统应该在使用前进行验证。CASA可用于评估大鼠、小鼠和兔的精子样本。虽然对啮齿类动物的精子评估是一个终点指标，但在体研究阶段，可以从兔身上多次采集精子样本。这种收集兔精子的方法允许评估给药期间和给药后对精子产生的任何影响。下面描述用于自动分析的兔精子收集和评估技术。

兔的精液是用人造阴道收集的，阴道里有一个内衬的避孕套，其顶端已经被移除。一个收集锥附在人造阴道上，然后注入温水（低于50℃），用少量凡士林润滑避孕套（不要使用杀精剂润滑避孕套）。将一个用于"挑逗"的雌兔引入雄兔笼中。当雄兔试图与雌兔交配时，精液被收集。从成年雄兔收集的精子平均浓度为（1.5～3.0）×10^8/mL。

14. 剖宫产程序·当研究目的是筛选着床前丢失和早期着床时，在临近分娩期开始时安乐死动物，因为根据搏动的心脏很容易确定胎仔是否存活。另外，也可在分娩前一天或分娩当天安乐死动物。在这种情况下，通常的做法是在妊娠18天（小鼠）、20天或21天（大鼠）及29天（兔）实施安乐死。对妊娠后期产仔的评估将有助于评价胎仔体重、性别和胎仔变化。无论妊娠期是哪一天，剖宫检查时不同组间都要平衡交替进行以排除与妊娠日龄有关的差异。

计数每个卵巢的黄体数量并与植入数量相比，植入数可通过子宫壁来识别。没有妊娠迹象的雌性子宫可以将子宫压在两块玻璃板之间，以检查是否有着床点，或者用硫化铵染色来检查。如果需要妊娠子宫重量，在称重前移除一个或两个卵巢也是可以的。然而，在称重之前确定子宫角的方向是非常重要的（分清是左还是右）。

称重后打开子宫角，并记录植入的数量和分布。根据评估时的妊娠日期，植入点可以被描述为吸收胎（早或晚）、活胎或死胎。

此外，应观察每一个胎盘的大体变化，包括变色、坏死或明显改变大小的区域。怀疑受试物有雌激素作用，通常会记录单个的胎盘重量。然而，值得注意的是，如果母体死亡，胎仔大小和血液状况经常使胎盘重量被混淆，导致数据变量较大而难以解释。

15. 胎仔评估

经验和专业知识是准确评估胎仔标本的关键。通过对阳性对照组（如阿司匹林或维生素A）的评估可以获得相关的技术培训，同时由经验丰富技术人员监督，对空白对照组的胎仔进行评估，以确保获得此类专业技能。高级研究人员对胎仔变化进行确认，需要确保：① 在该研究及跨研究中进行比较；② 与历史对照数据库具有一致性。重要的是确保在该实验室或实验设施中，有足够的、可用于评估的啮齿类动物或兔相应种属和品系的历史数据。

妊娠期满，小鼠第18天，大鼠第20天或21天，兔第29天，所有的胎儿都应该检查外观变化、性别［检查外部（啮齿类动物）或内部（兔）］、体重和标记。还需要进一步行胎仔评估［即软组织（或）骨骼检查］，推荐采用如Staples、Stuckhardt和Poppe、Wilson和其他方法进行检查。

16. 分娩观察和时间·分娩、哺乳和母–仔相互作用，直至离乳幼仔的生长和发育，ICH指南的E阶段都有描述。值得注意的是，某些类型化合物，尤其是非甾体类抗炎药（NSAID）和镇静剂，在正常的10～12 h光照间隔时，将会引起妊娠时间延长及分娩数量不足。

如果需要对分娩、泌乳、母–仔相互作用及幼仔的生长发育进行评估，建议在预产期的前两天开始，将孕鼠安置在单独的巢箱中饲养。大鼠的居住环境通常会在妊娠第20天或之前发生改变。应定期观察孕鼠的产程，以确定是否有迹象表明分娩开始，如伸展、明显的子宫收缩和阴道出血，以及巢箱中是否有幼仔或胎盘。兔从妊娠第27天开始，通常可布置2倍大小的孵育空间，包括一个巢箱和巢箱材料（如撕碎的笼纸）。建议在分娩后几天内不要打扰初生幼仔的母兔，以减少幼仔的损失。在分娩前和分娩期间，应评估每一个母兔的不良临床特征，并计算妊娠期（妊娠第0天至观察到第一只幼仔出生时的时间）。作者实验室中，出生第1天被定义为哺乳（出生后）第0天，也是每窝啮齿类幼仔单独称重的第1天。分娩后评估的其他参数包括（但不限于）幼仔的外观、产仔数、幼仔生存能力、筑巢和护理活动（包括仔鼠乳带的出现）。图6-1-1为母鼠和PND$_{18}$幼鼠，母-仔互动及幼鼠外观状态良好。

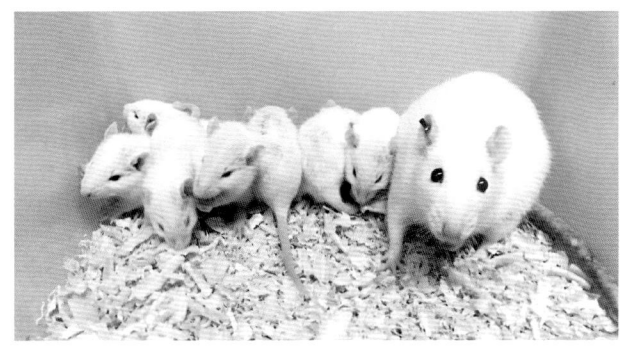

图6-1-1　母鼠和PND$_{18}$幼鼠

17. 幼仔出生时的评价·幼仔从巢箱中取出后被进一步评估。啮齿类动物的性别是根据观察到的肛殖距（即肛门与生殖器的距离，雄性幼仔比雌性幼仔距离长）来确定的。随着对雌激素的高度关注，许多研究者在剖宫产或胎仔出生时，将肛殖距测定纳入检测指标中。用测微计和立体显微镜可以方便、准确地测量啮齿类动物胎仔和幼鼠出生4天时的肛殖距。对于PND$_5$及以上的幼仔，使用卡尺测量肛殖距更为合适。

除了每只幼仔的生存能力和体重外，还应确定任何大体变化。死亡的幼仔应该剖检，并将一部分肺放入盛有水的容器中。有漂浮肺的幼仔被认为曾经呼吸过，出生时是活的；而死胎幼仔的肺则沉到容器的底部。

大体检查时要注意胎仔头部的形状和特性，为每个幼仔检查时注意是否有瘀伤或损伤、指的数量、四肢和尾巴的长度和形状、肛门、乳带是否存在，以及任何由母鼠的造成损伤。虽然传统上认为，如果母鼠在分娩期间或分娩结束后不久受到干扰，会增加啮齿类幼仔的死亡率，但是经过适当培训的技术人员能够在不产生负面影响的情况下进行所有这些检查活动。

对于母兔，如前所述，在出生第1～3天内不应打扰其产仔，以尽量降低兔仔的死亡率。

18. 免疫毒性功能评价·随着生物制药行业的发展，实验室需要不断开发免疫毒性评价技术，并获得必要的知识，以解决各种有关在幼龄动物中评估生物技术类药物的问题。由于人或人源化的大分子蛋白及生物制品的免疫原性更常见，因此当检测这些药物时，在幼龄动物研究设计中包括免疫学终点是非常重要的。

免疫原性测定对所有生物制品都具有特别重要的意义，因为抗药抗体的发展可导致药物毒代动力学和药效学参数的变化。因此，应在毒代动力学、药效学和抗药抗体数据之间建立适当的相关性，以评估药物的毒性和药效。在某些情况下，如在疫苗方面，抗体的发展是产生预期效果的一个证据。当药物具有内源性抗体时，由于自身免疫毒性的可能性，可能存在特殊的安全性问题。

总体看来，啮齿类动物是一般毒理学试验中最常使用的种属，这一点也延续到幼龄发育毒性试验中。大多数生殖和发育毒性研究已经采用该种属，其幼仔的生长和发育有大量的资料，包括性成熟资料。啮齿类动物很容易管理，妊娠的母鼠也很容易获得成年动物的临床生化参数，正常的器官重量、精子参数，且组织病理学都有明确的界定。

在幼龄动物研究中，小鼠或大鼠品系的选择通常与成年毒性研究中使用的品系一致。Sprague Dawley和Wistar大鼠是最常用的品系。Fischer和Long Evans大鼠曾被美国国家毒理学规划和学术界广泛使用，但在非临床安全性评价领域和风险评估中并不常用，这些品系通常缺乏合适的历史对照数据。小鼠是测试大分子非常有用的模型，特别是当人类感兴趣的蛋白质同源物被开发出来的时候。在项目早期就应该做出开发替代分子的决定，在开展这项工作之前权衡利弊是很重要的。或者，转基因小鼠（即基因敲入或敲出小鼠）可以成为另一种评估发育毒性的模型。然而，转基因小鼠的生产存在技术上的局限性，而且该模型的历史对照数据或监管经验有限。

（周　莉　孙祖越）

第二节
用于发育毒性研究的幼龄比格犬
发育特征与基本指标

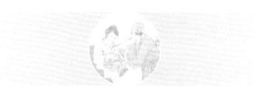

1998年美国食品药品管理局（FDA）发布了《儿科规则》，随后，在2006年发布了儿科用药非临床安全性评价的指导原则；欧洲2006年和2008年分别发布了儿科监管法规及欧洲药品管理局（EMA）的非临床研究指南，对幼龄毒性试验的要求均有所增加。继大鼠之后，犬被列为最常使用的实验动物。大鼠出生后的发育评估通常在药物毒理学围产期研究中进行（国际协调会议ICH-2），而对犬的发育状况进行评估的研究则相对较少。因此，1998年以后，国际上一直致力于将兽医领域和成年毒性试验的技术应用于幼龄毒性研究中。

（一）利用幼龄比格犬开展发育毒性研究的优点

与啮齿类实验动物相比，犬的优势之一是可以进行多种评估。具体而言，毒代动力学数据可以来自与毒理学指标检测相同的同一个动物个体，而不是来自卫星组动物，这样的同组内数据的一致性较好，统计效率较高。同样，所有的毒理学评估数据都可以在同一个个体完成，易于研究不同参数之间的相关性，减少数据的组内误差。

尽管在幼犬感官发育的研究中注意到幼仔的眼睑和耳道是封闭的，出生时无法检测到视觉或听觉刺激，但是可以检测嗅觉、触觉和热刺激，虽然幼犬的运动能力较弱，但前庭反射是存在的。在不同的年龄，其神经反应更是显现出其敏感的特征。有人描述了一系列的反应能力的发育情况，包括在毒理学和（或）兽医试验中（即听觉惊吓和瞳孔反射）。许多反射出现在出生后的2～4周，5周后达到了成年水平。其他反射如吸吮反射和嘴角反射在出生后3～5周消失。兽医神经学试验包含许多成年动物反射状态的检查。将兽医神经学检查与来自啮齿类动物的"功能观察组合"方法结合起来，可全面评估神经活性化合物对犬神经系统的影响。这些组合试验在5～6周龄犬中很容易进行。

对不同种类的药物，犬有时也显出其种属特异性。根据多年的工作经验，我们利用幼龄犬开展一些类型的药物毒性研究，在一定程度上与犬经常被用于成年毒性研究有关。采用幼龄犬进行研究的最常见药物是喹诺酮类抗生素。其他抗生素包括氨基糖苷类，如庆大霉素，也采用犬进行试验。在某些情况下，随着儿科试验的监管要求增加，可能要求必须用犬进行研究，如监管机构担心吸入性皮质类固醇激素会对骨骼和（或）肺的发育产生不利影响，因此要求使用犬检测这些药物的安全性。同样，呼吸道合胞病毒引起的疾病主要影响3～6个月大小的婴儿健康，监管部门要求对正在开发的这类治疗药物进行幼龄犬的吸入给药试验。质子泵抑制剂也被要求采用幼龄比格犬开展广泛的试验。许多中枢神经系统（CNS）活性药物已进行幼龄犬的试验，包括抗抑郁药、抗惊厥药和治疗注意力缺陷/多动症（attention deficit/hyperactivity disorder，ADHD）的药物。对于新生犬和幼龄犬，评估的法规也要求延伸到治疗严重感染与遗传性疾病等其他类型的药物上。

（二）幼龄比格犬与人类相对应的发育特征

犬和人一样，其发育可被分为几个期，① 新生儿期（0～2周）：幼仔大部分时间都在睡觉、吃和成长；② 过渡期（2～3周）：幼仔学会走路且可以喝水。此外，它们学会自主地排尿和排便；③ 社会化期（3～12周）：该期分三个阶段，即第1阶段（3～5周）：幼仔学会玩耍并开始对声音做出反应；第2阶段（5～8周）：它们开始使用面部表情和耳朵动作，它们的动作变得更加协调，在窝内形成主导地位，同时离乳；第3阶段（8～12周）：幼仔开始体验恐惧并能进行快速学习；④ 青少年期（12～26周）：幼仔变得越来越独立，咀嚼行为发展迅速；⑤ 青少年期（6个月～12/18个月）：幼仔性成熟和咀嚼行为更强。

1. 发育特点与人类相关·犬的肺泡发育在出生后持续到13～16周，而人类肺泡发育的关键时期是从出生到2岁，大约在8岁完全发育完成。与其他实验种属相比，在呼吸及肺泡发育方面，犬与人类更具有相似性，因此，吸入毒理学研究易选择幼龄犬作为实验对象，除非特定种属的药效学特性不允许。另外，与其他实验室的种属一样，犬出生时发育程度相对较低，如比格犬大约在出生后2周睁眼，导致难以开展儿科用药的眼毒性研究。

2. 肝脏代谢酶活力年龄依赖性·与其他种属一样，比格犬肝脏代谢率和微粒体细胞色素P450（CYP）酶活性有明显的年龄差异。对于很多药物来说，比格犬在最初较低的代谢率后，3～7月龄可达到高峰或成年水平。离乳前幼犬Ⅰ相代谢和Ⅱ相代谢活性随着年龄的变化而变化。肠上皮细胞色素P450的活性也与年龄相关，这可能是口服给药毒代动力学参数差异的一个重要因素。

因此，一般来说，伴随毒代动力学研究，至少在首次和末次给药时进行，对于较长的暴露时间，也常在给药中期增加检测点。对于幼龄犬，特别是离乳前比格犬，早期样本可以从颈静脉采集，离乳后，其他静脉（如头静脉和隐静脉）可用于采样。为了提供足够的资料来计算标准参数，如C_{max}和曲线下面积（AUC）通常需要5～6个采样时间点。对非常小的幼犬来说，在同一只动物上连续采集如此多的血样，可能会受到供血量不足的限制，而对3周及以上的幼犬，也许会更可行。在代谢方面，多次给药而产生的毒性可能会诱导肝微粒体酶的产生。采取制备动物肝微粒体测量各种CYP酶水平的方法，在几个年龄段动物的卫星组研究中，可以验证酶动力学的年龄依赖性。

（三）开展幼龄比格犬发育毒性研究的基本指标

比格犬毒理学评估可以从幼犬早期开始，包括临床体征、体重、肩高和尾长的测量，还有幼仔的窝内表现。

1. 身体和性发育·身体发育特征包括睁眼、耳郭

张开及牙齿萌出（门齿、臼齿和犬齿）。在性发育方面，可以评估阴道张开、包皮分离和睾丸下降。

2. 血液和血生化学指标·血液学（包括凝血参数）和血生化学的标准筛选是必需的，必要时增加生物标记物指标。

3. 大体观察和组织病理学·犬在出生后的最初几个月内，是从不成熟逐步发育成熟。由于有这种变化，为了评估给药相关变化的真正意义，能够用"等价发育阶段"（equivalent developmental stages）匹配实验动物和人类的发育时间是非常重要的。

一般发育指标包括器官重量、大体剖检、组织病理学，以及专业技术如形态定量学和神经病理学，并使用特殊染色观察特定的组织。器官重量测量可以为器官系统发育提供有用的信息。这些器官（如脑）的增长应详细研究并记录，而某些器官，如胸腺，随年龄增长而退化。特定发育指标包括神经系统（行为/认知）、心血管系统、胃肠系统、肝胆/代谢、免疫系统、肺、肾脏、生殖系统和骨骼系统。

4. 行为和认知·行为试验设计可以匹配比格犬的各个发育期及阶段，以便在出生后前2周对幼犬进行护理和行为评估。反射试验在社会化阶段的第1阶段（3～5周）进行，在社会化的第2阶段（5～8周）可进行更完整的评估。图6-2-1为群养的PND_{45}幼龄比格犬，以检测社会化能力，这些试验可以继续在年龄稍大的幼犬中进行直至成年。

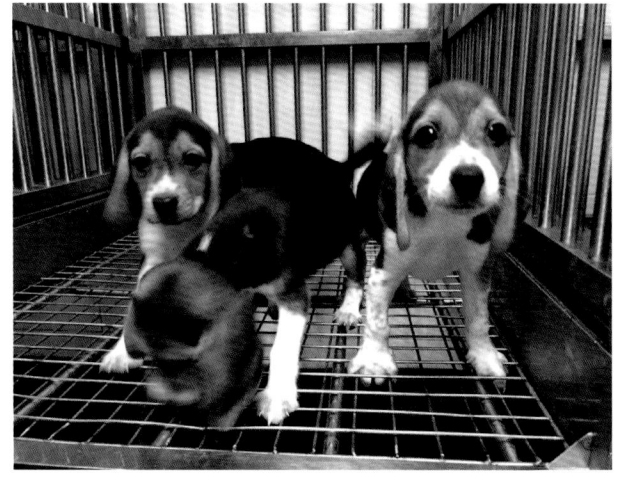

图6-2-1　PND_{45}幼龄比格犬

在大多数毒理学研究实验室中，犬的学习记忆测试不是常规采用的手段，然而，一些啮齿类动物的测试方法可用于犬。从过渡阶段开始一直持续到社会化

阶段。幼犬可进行许多测试，出生后1周内可进行嗅觉习惯培养。有人研究了围产期给予洋茴香对后代的嗅觉学习和长期记忆能力的影响。其他试验，如视觉辨别和延迟反应试验，在4～5周龄进行。这些试验有一个缺点，即需要在一段时间内禁食或调整饲养方案。

成年动物中能够适用于幼犬学习和记忆发育的试验包括回避模式，以及最初由福克斯描述的，包括视觉空间和非空间识别任务在内的一系列的认知行为评估，其主要基于威斯康星通用试验装置（Wisconsin general test apparatus）。

在动物行为发育方面，居住条件和丰富多彩的行为是非常重要的，因此离乳后通常采用同窝同伴或性别来分组。

5. 眼科和神经系统发育·对犬的眼科检查最早可以在出生后21天睁眼后开始。可采用常用的散瞳剂，如托品酰胺滴眼剂（mydriacyl，1%）进行经典评估，包括由兽医眼科医生进行的眼底（间接检眼镜）或生物显微镜（裂隙灯）检查。

其他可以添加到研究中的用以检查神经系统发育的评估包括神经电生理评估，如脑电图、肌电图和神经传导速度检测。

神经病理学研究通常集中在中枢神经系统内，可将一系列的大脑区域（如尾状核、大脑皮质、梨状皮质、丘脑/下丘脑、海马、中脑、小脑和延髓）及脊髓的几个区域（颈、胸、腰椎的纵切面和横切面）浸入固定液中来评价。采用苏木精-伊红经典的标准染色，以及为观察尼氏体和髓鞘的Kluver-Barrera染色，霍尔泽胶质染色（Holzer's glial stain）和霍姆斯银染（Holmes silver stain）等特殊染色也可以适当使用。还可以检查周围神经系统（peripheral nervous system，PNS），如颅神经（三叉神经）、外周神经（坐骨神经、腓肠神经和胫神经的纵切面和横断面）和骨骼肌（腓肠肌）。然而，如果担心对周围神经系统有影响，可在犬体内采用福尔马林全身灌注，以更好地固定，特别是对周围神经，随后用环氧树脂包埋制作半薄切片。

6. 心血管系统·幼犬很早即可进行心电图（electrocardiograms，ECG）检测，通常可以进行预评估。幼龄犬通常比成年有较高的心率。

根据犬的年龄可使用尾部或腿套技术测量血压，虽然这种方法获得高质量数据有一些技术难点。将发射器植入幼犬腹部，利用遥测技术记录血压和心电图，这种直接技术可提供更好的数据，但只能用于离乳后的犬。

犬心血管系统发育的研究可能包含心电图、血压、心脏毒性的临床病理学指标，如肌钙蛋白、肌酸激酶同工酶，以及病理学（器官重量、大体病理和组织病理学）的检测。

7. 胃肠系统·以胃分泌物为基础，比较犬与儿科人群的胃肠系统发育，显示犬13周龄和人类2岁时分别达到成年水平。胃肠道的发育评估包括循环分泌酶的检查，如胃泌素及器官重量、大体和组织病理学检查。可以使用特殊的染色法，如嗜银染色法，可评估肠嗜铬细胞（ECL），还有一些针对幼龄动物的染色技术需要修改用于成年动物的标准方法。形态学测量也被纳入这些胃发育的评价中，如测量胃黏膜厚度及ECL细胞密度。

8. 免疫系统·与人类类似，犬出生时即具有免疫能力，在出生后继续发育成熟。然而，也有一些差异，子宫内获得的母体抗体比例很低，这归因于胎盘的差异。成年啮齿类动物免疫系统的标准检测指标包括血液学和免疫组织病理学的毒理学检查，即啮齿类动物经典发育的免疫毒理学检查，包括血液、胸腺和脾脏中淋巴细胞亚群表型、自然杀伤（NK）细胞活性及经典的利用钥孔血蓝蛋白（keyhole limpet hemocyanin，KLH）检测T淋巴细胞依赖性抗体反应（TDAR）。虽然成年犬不常开展免疫毒理学评估，但在啮齿类动物进行的所有标准实验均可在幼龄犬中进行。已经在犬各年龄段进行了血液淋巴细胞表型的评估，NK细胞活性也进行了评估，不仅在比格犬，也在其他品系中进行了评估。已采用KLH对7月龄比格犬和其他品系进行了TDAR检测。采用绵羊红细胞（SRBC）凝聚方法评估12周龄比格犬的体液免疫反应。在出生时即可进行TDAR检测，最佳时间是犬1岁龄左右。

9. 肺·犬的肺发育与人类相似，这使得犬成为吸入给药试验常见的动物种属。通过测量呼吸速率和潮气量，可以很容易评估肺功能。从而可计算出每分钟呼吸量（RMV）。给药前和给药期可使用体积描记法（利用Buxco XA生物系统进行波形分析）评估RMV，每个动物可连续记录15 min。对于每个动物15 min的间隔，可以确定其整体平均值。这些试验可在1～2周龄的犬中进行。PND_{9-33} RMV逐渐增大，与已发表的数据一致。其他类型的肺功能检查，如啮齿类动物可检测的依从性和抵抗力，通常不适用于犬的研究。结合RMV和病理评估，包括肺形态测量和常规组织病理学可以提供典型的肺发育检查结果。

10. 肾脏·由于犬的肾脏发育与人相似，犬可用来评估幼龄肾毒性。比格犬尿分析参数包括肌酐清除率、蛋白质和盐的排泄及肾功能的定量数据，使用碘海醇（iohexol）和对氨基马尿酸（PAH）评估肾小球滤过率。同样在采集样本时要给予水和食物。

11. 生殖系统·根据精子的产生来判定，雄性比格犬在12～14个月时性成熟，第一次射精发生在32～34周龄。对于雌性来说，第一次发情发生在26～39周龄，通常动情期间隔6～7个月。每次发情之间，具有较长的动情间期。

可对犬进行生殖功能评估，如对化学物质如二氯二苯基三氯乙烷（DDT），兽药产品如伊维菌素和吡喹酮，物理因素如X线等进行相关研究时均用到了犬。然而，由于达到性成熟的时间相对较长，雌性的发情期较少，利用幼龄犬进行生殖能力评估通常研究设计困难且耗时。

激素水平检测结合精液检查用以评估雄性犬生殖功能，雌性通过动情周期的检查来评估生殖功能，对于非人灵长类"非交配"的生殖研究通常是一种可行的方法。

血液样本的激素检测可以常规采集，用于评估一系列激素，包括黄体生成素（LH）、卵泡刺激素（FSH）、雌二醇、孕酮、催乳素、睾酮和抑制素B。雄性可以在青春期后进行一系列的精液采集，检查参数包括精液外观、颜色和体积、精子计数、活力（使用计算机辅助精子分析仪，CASA）和形态学。对于精子形态，采用甲醛生理盐水溶液稀释后使用相差显微镜观察样本。与啮齿类动物相比，犬的优势在于试验期间可以连续收集精液样本，而不仅仅是在试验终点收集一次，因此犬的精子分析可以全时间段进行监测，如在幼龄毒性研究中如果青春期后给药结束，可在给药期间和恢复期进行检测。然而，这种方法仍有几个问题：缺乏给药前的数据意味着精子参数（包括运动和形态）和激素测定存在个体间差异，尤其是成年和青春期巨大的差异会导致结果难以解释。为了克服这个问题，可以增加每组动物数。试验终点时采用福尔马林固定、石蜡包埋和PAS染色等方法对睾丸精子进行病理学评价。对于雌性犬，由于长时间不发情，故不适合测量周期

长度，而灵长类动物则是有月经周期的。而且，在固定时间或以固定频率取样进行激素检测，通常会是在动情间期进行检测，从而限制了这些数据的使用。

12. 骨骼系统·骨骼的主要功能是提供机械支撑，保护重要器官，维持矿物质平衡。在雌性，它还可以作为妊娠期和哺乳期的钙储备库。与人类骨骼发育相同，犬骨骼的发育与皮质骨和小梁骨的建造及重构相关。虽然啮齿类动物的骨骼与人类骨骼的生理有许多相似之处，但啮齿类动物骨重塑程度是有限的，而犬克服了这一重要的限制。

体内骨生长的基本测量是指简单的物理测量，包括肩高及体长，分别代表四肢和中轴骨架，可通过最少束缚及非麻醉的情况来获得。简单但准确的生长曲线可以一直监测到成年（比格犬9个月）。放射线可对骨骼特定解剖区域进行准确测量，如股骨、胫骨和腰椎，并提供骨生长的永久可验证的记录。需要进行短时间的麻醉才能获得无运动假象的有意义的X线片。目前的理解是，许多信号通路在多个器官系统中是共同的，这为毒理学研究提供了一种系统生物学方法。因此，发育中的骨骼可能受到给药的影响，这可能需要更深入的或机械力学的评估。

骨生长动力学或力学可以在体内通过生物标志物或骨组织形态计量学测定。对于骨质量评估，在体内可使用非侵入性技术测量，在体外可使用各种技术，包括生物力学强度测试。采用成年动物研究中评估骨骼的常规终点，对额外评估的可行性进行测试。Moreau和Barbeau等人证明在体内可以应用骨密度技术，对于离体骨骼，可以进行组织形态测定及生物力学性能试验。

在已知骨骼生物学和测量技术局限性的基础上，对骨骼何时进行测试要具有合理性。股骨是研究的重要骨骼之一，其原因为股骨远端骨骺是人类体内最大、生长最快的，它第一个出现且最后一个融合，担负约70%的纵向骨的生长。开始测量的年龄与二次骨化中心的出现有关，不同种属的骨化中心部位上有所不同，如犬股骨近端骨骺出现在1周到4月龄，股骨远端骨骺出现在2～4周龄。在人类中，近端股骨骨骺出现在1～12岁；妊娠期间，在股骨远端出现骨骺。

对于骨强度，可随着骨的生长发育进行骨密度测量。体骨密度测量时可以使用两种基于X线的技术，即双能X线吸收法（DXA）和外周定量计算机断层

扫描（pQCT）。两者都需要短时间的麻醉。DXA提供的是二维评估骨矿物质密度（BMD）和骨矿含量（BMC）。

作为一种基于面积的技术，这种技术在处于生长发育期的动物中受到限制，BMD的结果受尺寸大小（两个对象具有相同的真实骨密度，但如果他们的尺寸大小不同，使用DXA方法时将得到不同的结果）的影响。DXA的优势在于可测量大面积的骨骼，甚至全身的骨骼。pQCT可通过提供BMC和BMD的三维体积评估，从而提高骨密度测量的诊断实用性和真实性。然而，该方法的主要局限性是即使将多个切面结合在一起，获得的骨架切面相对面积仍然较小。重要的是，通过干骺端骨骼区域pQCT切片的分析，可以将骨小梁与其皮质层分离，并提供骨小梁、皮质BMC和BMD，以及这些骨小室的面积。总切面的面积和皮质的周边测量可提供骨大小的信息，周边测量可估算皮质厚度。因此，pQCT可为骨几何结构及骨密度提供有价值的信息；这些也可以用来获得骨强度的替代测量，如横截面惯性矩。DXA和pQCT经常用于提供补充信息，为药物对骨骼的影响提供有力评估。出生后1天即可对幼犬进行全身DXA测量，出生后19天对股骨和脊柱进行pQCT，可获得特定区域的有意义数据。通过对PND_{19-148}动物进行pQCT测量，利用几何和密度参数来判定对骨骼生长和发育的影响。DXA和pQCT都可以用于提供软组织的信息（非脂肪含量和脂肪含量），评估发育中非脂肪含量和骨骼质量之间的重要关系。

在正常的生理约束、骨骼没有断裂的情况下，骨骼在活动中发挥其主要功能来支撑身体重量，在发育过程中，骨骼适应不断增长的体型，这一点至关重要。肌肉收缩力的增加可使骨骼变形，发出信号使得骨骼质量和结构进行适应，从而增强骨骼强度。药物、激素和其他因素，如营养可影响骨的纵向生长和肌肉含量，因此可能会改变骨生长的机械负荷，从而影响肌肉力量与骨骼质量之间的重要关系。通过获取BMC（骨骼质量）和肌肉（非脂肪）含量的信息，可以确定是否对骨骼有主要（直接）或次级（间接）的影响。骨强度检测通常在长骨上进行，如三点弯曲的股骨；或在脊柱上进行，如腰椎受压。许多因素可定义骨质量，包括骨密度、骨结构和骨强度，最重要的是骨强度。利用组织形态测定技术和非侵入性的高分辨CT扫描可详细描述骨骼结构。

骨形成和骨吸收的一些生物标志物在监测骨骼发育中药物对骨动力学的影响方面有一定的作用，但到目前为止，它们的使用受限且尚未确定参考范围。由于预期在快速增长的年轻骨骼中上述检测会有较高的水平，因此认为这些测试的鉴别能力是有限的。随着骨骼的成熟，这些检测指标数值的下降也可能导致解释的变化和困难。尽管如此，它们用于监测某类药物的药理作用，如双磷酸盐（抗分解代谢），可能提供有价值的信息，以方便解释其他数据，如密度测量数据。骨动力学也可以使用组织形态计量技术研究。体内注射骨靶向的荧光标记物如钙黄绿素或四环素，这些物质可被吸收到活跃的骨矿化表面。两次注射相隔几天可使得标签表面化，可测量骨表面的单标记或双标记，用于获得骨生成率和矿物附着率，表明骨的机械力量（成骨细胞和破骨细胞）。对层状骨或编织骨的定性观察也值得注意。虽然动态的组织形态计量学测量提供了有价值的骨力学信息，但在毒理学研究中需要根据研究目的仔细考虑荧光染料的标记，以确保毒理学检测终点不受到影响。

总体而言，可以对骨骼生长进行简单的基本测量，也可对发育中的骨骼进行综合力学评估。在一个设计良好的方案中，可保留适当的样本，以便进一步多层次处理可能需要进一步评估的骨骼安全问题。

13. 数据解释·在离乳前开始给药或者离乳后将动物纳入研究组开始给药，在选取统计方法时需着重考虑。这些分析可以通过计算窝平均值来完成，这在生殖毒理学研究中是典型的方法或将窝作为一个个体数据纳入统计分析。

对于连续数据，初始方差分析中的因素可以包括性别、组别和它们之间的相互作用，方差分析模型可以考虑到窝效应。然而，在大型动物的这类研究中，通常单个动物数据的统计分析更为重要，窝效应的重要性也需要考虑。

在幼龄毒理学研究中，许多参数随年龄的变化而明显变化。因此，对于某些参数如临床病理的历史对照资料，应考虑年龄范围。

纵观各种幼龄动物，犬是一种常用的非啮齿类种属。是否决定使用犬，要基于在成年犬毒性研究中的发现，药物种类或器官系统毒性研究的需求。与所有幼龄毒性试验相同，犬的研究方案也需要逐案设计，这可能需要借鉴大量的前期研究资料作参考。因为研究是按逐案设计进行的，前期数据收集到的所谓标准时间或年龄的研究结果是不适用的，所以，对应确切年龄的历史对照数据可能无法刻板地照搬照抄。

此外，许多在啮齿类动物已有的成熟技术，在犬的研究中必须重新开发。其中发育知识和一些评估程序的欠缺，如学习和记忆试验，仍然需要充分探究。

数据评估和报告需要仔细规划，以便对数据进行适当的分析和解释，这得益于历史对照数据的可用性。所以，熟悉幼龄动物标本和样本的检查，以及对发育中动物的数据进行分析、评估和解释的科研人员，才是至关重要的。

（周　莉　孙祖越）

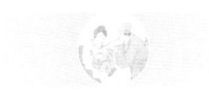

第三节
用于发育毒性研究的非人灵长类幼龄
实验动物发育特征与基本指标

非人灵长类动物（non-human primates，NHP）是药物安全性评价中不可或缺的实验动物，儿科用药的发育毒性研究也不例外。在毒理学试验中以食蟹猴占主导地位。恒河猴毒理学研究也有报道。在学术研究中，恒河猴和狨猴都曾被使用过。因此，本章主要讨论食蟹猴。

（一）利用非人灵长类幼龄实验动物开展发育毒性研究的优点

利用非人灵长类幼龄动物开展发育毒性研究的主要原因是：① 前期不同种属的毒理学试验表明，受试物具有NHP特异性毒性；② 受试物仅在NHP发现具有重要的代谢分子；③ 仅在NHP体内中存在受试物或其代谢物的受体；④ 受试物种类（如生物制品等）或适应证（如对内分泌、生殖和神经系统等疾病），需要NHP来更接近地预测受试物对人类产生的毒性。

另外，考虑将NHP作为幼龄动物毒性研究的种属还有其他附加的原因，即有时候NHP为药物的非临床安全性评价提供了一些独特的生物学特性，而这些特性在其他类动物中不易获得。例如，欧洲药品管理局（EMA）和美国FDA的现有指南都指出，发育中的神经系统是幼龄动物毒性研究中应该包含在内的一个关键特征，而NHP模型与人类非常相似。

然而，也有几种观点认为在一些非常特殊的情况下，不建议使用幼龄NHP动物开展幼龄动物毒性试验，具体而下：① 如果有其他相关实验动物可用；② 与其他物种相比，这个种属动物的寿命非常长，几乎不可能覆盖其整个幼年期；③ 动物的体型较大和给药期太长，需要大量的受试物；④ 由于年幼的新生儿/幼仔可能需要长时间与它们的母亲待在一起，

饲养这些动物的费用可能会很高；⑤ 在合适的年龄获得合适的动物是个问题，在试验设施中进行繁殖可能是获得合适动物的唯一途径；⑥ 实验动物需要在特定的日龄开始给药，研究起始日期的交错又不可避免；⑦ 由于动物的可获得性，群体的数量受到限制；⑧ 研究成本和从生命开始到提供研究报告所需要的时间构成了重大的现实挑战。

（二）非人灵长类幼龄实验动物与人类相对应的发育特征

食蟹猴与人类相似，其出生后的成熟和发育可分为不同的阶段，并表现出明显的个体差异。Meussy-Dessolle和Dang测定了雄性食蟹猴从出生到6岁左右的睾酮水平，并推导出以下阶段定义：新生儿（0～4个月）、幼年（4～29个月）、青春前期（29～43个月）、青春期（43～59个月）和成年（＞60个月）。然而，不同的研究机构，划分会有一些不一致，如在菲奥克鲁斯灵长类动物中心（Fiocruz Primate Center）发表的一篇论文中，新生猴（婴猴）被定义为0～6个月，婴儿期为7～18个月，幼年为19～31个月，青春期为32～44个月，成年至少为45～192个月。

在幼龄NHP研究中，术语的定义是非常重要的。临床上，"青少年"一词似乎是指一般的儿童。而对于狨猴的"幼龄"期则没有明确的定义，有人认为8个月到大约3年的年龄范围是合适的（表6-3-1）。然而，在本章中，我们将这一年龄范围扩大到婴儿阶段，因为儿科临床试验指南中没有给出明确的"幼龄"年龄的定义，而且，儿科适应证可以包括婴儿疾病。

对于恒河猴来说，基于人类出生后发育的分类在更早的时间就已经提出（表6-3-1）。一般来说，根

表 6-3-1　食蟹猴和恒河猴出生后各阶段对应时间

	食蟹猴	恒河猴
新生儿	出生后 24 h	出生后 24 h
初生儿	0～4 个月	0～1 个月
婴儿	直至 8 个月	1～12 个月
幼年	直至 36 个月	12～24 个月
青春期	3～5 年	2～4 年
青少年	5～7 年	4～8 年
成年	7 年以上	8～15 年

注：在德国明斯特的科万斯研究中心，科学家观察到一只 18 个月大的食蟹猴最早出现月经初潮

据性成熟的时间，恒河猴的性成熟速度大约是人类成熟速度的 4 倍。食蟹猴性成熟时机的选择以 3～5 倍系数比较适宜。圈养食蟹猴的寿命现在远远超过 20 年，如果假设预期寿命为 25 年，对人类的转换系数为 3～3.5。

然而，这种概括可能并不一定适用于特定的器官系统，如恒河猴运动能力的发展速度是人类的 7～10 倍。美国 FDA 国家毒理学研究中心（National Center for Toxicological Research，NCTR）自发反应组合试验的恒河猴数据显示，在做出选择的速度上，年轻的成年动物与 13 岁的孩子一样好，但就选择的准确性而言，它们只相当于 4 岁的人类。另一方面，用 4 倍系数来比较食蟹猴和人类的年龄可以做出大致的近似值。考虑到个体间参数的巨大差异，如猴和人类的性成熟程度，这一系数难免仍是一个粗略的估计。如果已知某一受试物靶点是某一特定的器官系统，则有必要核实该器官系统所衍生出来的特定系数。

NHP 生殖系统的发育和成熟与人类相应系统大体相当，随着活力的恢复并进入青春期，表现为典型的生殖激素分泌和生殖细胞发育的静止期。观察到雄性 NHP 包括食蟹猴，生殖激素的分泌在围产期有短暂峰值，这是人类新生儿的典型特征。采用多种方法研究了出生后免疫系统的发育，如血液免疫表型分析、T 淋巴细胞依赖抗体反应（TDAR）、淋巴细胞增殖和自然杀伤细胞（NK）活性分析及免疫细胞群的免疫细胞化学定位等。这些数据显示了食蟹猴在出生后早期免疫系统的常规功能，以及与人类免疫系统发育过程惊人的相似之处。已将人类评估系统（Brazelton 新生儿行为评价量表和 Ainsworth 测试）成功应用于猕猴，

观察表明，在出生后建立特定的神经行为模式和母婴交互模式方面存在一定程度的相似性。总的来说，与其他种属相比，NHP 在认知能力方面与人类更为相似，但另一方面，也是非常重要的，要认识到在定量程度上，NHP 和人类之间是有差异的。

临床病理资料显示，NHP 与人类在主要器官系统发育的时间上存在明显的相似性。但就骨骼和肺的发育而言，通常猕猴在出生时比人类更发达。由于缺乏一个明确定义的术语，直接比较出生后阶段是困难的，这一点同样适用于食蟹猴和人类。总的来说，食蟹猴出生后发育与人类相似，但在某些功能和器官系统上存在明显的差异。

（三）开展非人灵长类幼龄实验动物发育毒性研究的基本指标

开展非人灵长类幼龄动物发育毒性研究的基本指标较多（具体如下），然而，基本指标应该放在免疫系统、骨骼生长和行为评估上。

1. 体重及躯体测量·食蟹猴在大约 9 月龄时体重增加约 1 kg，雌雄动物之间没有明显差异。从 9 个月到 3 岁左右，雄性和雌性动物的体重增加 2～3 kg；与雌性动物相比，雄性动物的体重增加更为明显。此后，体重增加似乎相对较低（每年 0.5～1 kg）。重要的是，更准确的数字取决于动物的来源，并受特定居住条件的影响。

2. 免疫系统·利用组织学和免疫组织化学等多种方法，研究食蟹猴免疫系统的围产期发育。研究结果发现，在怀孕期间，食蟹猴产生关键事件的时间（如造血干细胞形成、细胞向胎儿胸腺和肝脏迁移、胸腺和骨髓形成、免疫功能的准备及记忆细胞的形成）与人类有惊人的相似之处。虽然在围产期人类和食蟹猴免疫系统的发育和成熟在很大程度上是相似的，但与啮齿类动物有明显的区别。与啮齿类动物相比，主要的区别在于相对于胎龄和出生后年龄来说，灵长类动物免疫系统通常更为成熟。具体如下。

（1）淋巴细胞亚群流式细胞术（FACS）：NHP 外周血中 B 淋巴细胞、T 淋巴细胞、NK 细胞和单核细胞等淋巴细胞亚群，在出生后不久即可检测到，并持续其发育过程直至成年。因此，可以评估受试物对不同年龄动物的影响和（或）研究随时间变化的模式。大量的淋巴细胞亚群也可以在成年被检测到，包括 B 淋巴细胞和 T 淋巴细胞亚群、NK 细胞和单核细胞。相关数据可以通过体内的功能免疫学检测或通过分析尸

剖检数据，包括大体病理、器官重量、组织病理学和（或）淋巴组织的免疫组化染色来获得。对于预期具有免疫调节作用的受试物，FACS 数据通常可从亚慢性/慢性毒性研究的成年动物中获得。与未成熟动物的这些数据进行比对，可以确认预期的效果，或检测不同年龄动物的独特反应模式。

NHP 中也可以观察到人类淋巴细胞亚群的预期变化模式。与人类相似，猕猴在出生后阶段 CD4/CD8 比值下降。食蟹猴 CD4/CD8 比值从 1 个月时的平均 2.2 下降到 12 个月时的 1.6，在另一项研究中，观察到该比值从 2.2 下降到 1。Baroncelli 和他的同事报道称，相同种属在 12 个月内该比值从 3.1 降至 1.5。恒河猴也得到了类似的模式，CD4/CD8 比值从新生儿的 3.5 下降到成年动物的 0.7。

（2）T 淋巴细胞依赖抗体反应：TDAR 分析可以对正在发育的免疫系统的整体功能和反应性进行评估。由于 TDAR 需要功能抗原递呈细胞、T 淋巴细胞和 B 淋巴细胞（包括转向抗体产生的浆细胞），因此被认为是对免疫抑制进行一般性评估的最相关的功能检测方法之一。以钥孔血蓝蛋白（KLH）为抗原，对食蟹猴进行最早的检测是在出生后 3 个月。这些来自 KLH 接种的食蟹猴婴猴数据显示，3 月龄的动物中有明显的 TDAR，大约 3 个月后加强免疫则有明显的二级抗体反应。如果延长出生后检测时间，可以重复进行该检测；如有必要，可以进一步评估较早的时间间隔内发生的变化，这些变化可能与年龄或受试物的暴露有关。与人类婴儿出生后不久的免疫状况一致，NHP 也会有多种抗原，采用 NHP 研究免疫调节药物可能包含对于多种抗原的挑战，要么在不同的年龄，要么是不同的抗原（如 KLH、破伤风毒素）。但是，我们也认识到未成熟动物 TDAR 反应的历史数据很少。研究中对免疫可能产生的影响，在很大程度上仅通过将受试物组与对照组进行比较来确定。最近几个实验室报道了在这个重要领域的经验。

（3）自然杀伤细胞活性：用于幼龄猴功能试验的另一种考虑是 NK 细胞活性的功能试验。然而，包括人类在内不同种属的新生儿 NK 细胞活性较低，通过功能刺激因子 IL-2 激活 NK 细胞的能力也降低。免疫表型数据支持这一观察，出生后的第 1 个月 NK 细胞的数量处在成年范围的较低水平。由于其活性较低及需要相对较高的血容量来开展这项试验，建议这项测试从 6 月龄食蟹猴开始进行。这项测试的背景资料在未成熟食蟹猴中非常少，为了发现与受试物相关的效应，与同期对照组进行比较是必须的。

（4）免疫球蛋白：血清免疫球蛋白水平与年龄相关性的变化已经成为评价恒河猴和食蟹猴免疫能力的指标。通常，人身上可以观察到这些典型的变化模式。因此，想要评估对出生后免疫球蛋白水平的变化可能产生的影响，NHP 是一个很好的模型。例如，IgG 水平在出生前后通常很高，大约在出生后 3 个月下降，然后在 1 岁时逐渐上升到成人水平的 70%。这一预期的模式反映了母体 IgG 的产生和胎盘中的转运情况，随着出生后水平下降，一直到婴儿自身产生抗体。IgM 和 IgA 随着年龄的增长而逐渐增加，在 1 岁时达到成人水平的 60% ～ 70%。因此，一般在用于幼龄动物 NHP 研究的年龄段（>9 个月），免疫球蛋白已经接近成年水平。

3. 行为 · 人类儿科医学中，Brazelton 新生儿行为评定量表是一种评估新生儿和 2 个月以下婴儿广泛反射和行为的标准方法。该方法具有创新性，可以识别出婴儿是高度发育的有机体，即使是刚出生的婴儿。它概括描述了婴儿的优势、适应性反应和可能的弱点，并有助于父母制定适当的照顾策略，以加强他们与孩子之间的早期关系。该方法已被应用于新生 NHP。这些测试一般在出生后的前 2 周内进行，包括一系列测试。

NHP 在出生后的前 2 周内大多数检测终点即达到完全发育。因此，这个特殊的测试方案并不适用于幼龄灵长类动物。然而，作为一个例子，在这里提及 Brazleton 新生儿行为评估量表，是说明如何将特征良好的人类测试适用于成年前的猴，它不仅提供了一组全面的行为学数据，而且还允许与相同测试终点的人类数据进行比较。

多种行为测试（如感觉和运动功能、学习、记忆和认知）可应用于婴儿和幼儿 NHP 研究。然而，迄今为止，这些类型的评估仅较少地用于未成熟 NHP 研究，因此缺乏大量的历史对照数据，这是需要在研究设计时考虑的因素。此外，相对较小的分组（通常为 8 ～ 14 只动物/剂量组）可能使数据解释更具有挑战性。

将特定的行为测试应用于婴儿和幼儿 NHP 研究，其依据是与给药的预期副作用或药代动力学相关的科学合理的理论依据，如一项使用催产素受体拮抗剂巴芦西班（barusiban）进行的围产期发育研究，基于已发表的关于催产素与母婴行为相互作用的文献，对母婴关系进行了独特的评估。

对于数量有限的动物，在解释行为数据时，虽有益处，但也会面临挑战。观察录像所记录的母婴行为互动，并没有发现婴儿表现出的独立活动数量或母子分离及团聚的次数之间存在差异。

在考虑的五种适用变量中，有四种与给予受试物无相关趋势（聚在一起的时间百分比、互动数量、同步活动的次数和成功互动的百分比）。然而，散点图显示婴儿发起的互动百分比中有与受试物相关的趋势；在受试物给药组中，与对照组相比，更多的个体婴儿启动互动的百分比高于该参数的总体平均值。基于对整体数据集的评估，这种可能与给药相关的效应在生物学上并不重要，但它说明了在没有背景数据资料的情况下使用新技术需要特别注意。

在围产期研究中，使用Wisconsin通用测试仪对未成年食蟹猴进行了基于双重选择对象识别任务的学习能力测试。据观察，只有年龄大于6月龄的动物才能训练成功，而且平均需要6周才能成功地完成这项试验。因此，实际上这项学习测试是在9月龄或年龄更大的食蟹猴中进行的，这使得所有动物都有时间接受训练，并确保它们在相同年龄时接受测试。

4. 骨骼和骨骼成熟・在NHP幼龄动物研究的设计中，如果强调骨骼系统的发育是必要的，那么可以依此进行从简单到复杂的各种评估。基础的是体内测量，如骨长度的简单物理测量，可以在没有麻醉的情况下以最低限制活动来获得。X线可以更精确地测量骨骼的特定解剖区域（如股骨、胫骨和腰椎），并提供永久的可验证的骨生长记录，但需要短时间镇静或麻醉。

骨密度测量可以在体内使用两种基于X线的技术，即DXA和pQCT来获得。两者都需要短时间的麻醉。曾经在成年动物研究中用于评估骨的常规终点，已经测试了针对年轻动物进行体内评估的可行性。11～17月龄幼猴的DXA和pQCT数据显示全身、脊柱和股骨的DXA骨矿物质含量（BMC）和骨密度（BMD）随着时间的推移而增加，与生长保持一致。胫骨干骺端和骨干的面积、BMC和BMD普遍呈递增趋势。这些数据表明，DXA和pQCT可以提供可靠的对未成熟NHP骨骼无创测量的骨密度数据和体内几何结构资料。

骨结构可以用组织形态学和高分辨率CT非侵入性技术来详细描述。骨强度，也许是决定骨质量的最重要因素，可以通过对长骨或脊柱的检测来确定。因此，在设计良好的方案中，可以规定收集和保存适当的样品/标本，以便在明确对骨骼发育可能产生影响时采用阶层式评估方法，而不必再附加单独研究。对于骨形成和骨吸收的生物化学标记物的使用，可能在监测药物对骨骼发育中骨动力学的影响方面有一定的作用，但迄今为止，它们的使用是有限的，没有建立参考值范围。

对食蟹猴骨骼成熟度的研究比较详细。在这项工作中，通过骨龄分析评估骨骼成熟度，揭示了食蟹猴和人类之间的显著差异。就骨龄而言，食蟹猴出生时的骨龄明显早于人类。应考虑对食蟹猴和人类在骨骼发育和骨骼功能研究方面的直接年龄进行比较，如猴6月龄的骨龄平均与7岁的人骨龄相对应。对于刚出生的恒河猴来说，四肢的骨化过程类似于5～6岁的人类。

早期对食蟹猴的研究表明，雌性食蟹猴肱骨和股骨近端骨骺融合的时间为4.75～5.5岁，雄性食蟹猴为6岁。在Covance收集的数据中，20只雄性动物，年龄为4.5～6.5岁，只有1只动物的骨骼发育完全。与以前的工作不同，这个数据集是基于左手和手腕的X线片和人体Tanner TW2-TUS分期。食蟹猴至少到7岁骨骼才完全成熟。为了排除使用Tanner分级的"人类"偏见，从a到I的成熟度阶段评分为0到8分。在这种情况下，最高分为103分，相当于人类的18.2岁。最高年龄组为5.5～6.5岁（5.89岁±0.06岁），得分为99.2分±1.3分，说明该年龄组骨骼未成熟。

5. 其他器官系统・对临床病理数据的分析表明，NHP和人类主要器官系统发育的时间有明显的相似性。出生后阶段对于食蟹猴和人类同样适用。然而，由于缺乏一个明确定义的术语，直接比较是困难的；心率、血压和心电图（ECG）的记录可以在NHP出生的几天或几周内完成，可以在整个新生儿期和幼龄时期进行广泛的心血管评估。通过对血清化学成分和尿液参数的分析评估，可以研究肾脏的发育。一项猕猴从出生4周到出生39周的研究，发现除了年龄相关性γ谷氨酰转移酶降低和血尿素氮增加，这一段时期临床病理学参数几乎保持不变，这些发现提示新生儿肾脏功能在早期发育良好。人类的肾脏到1岁才完全发育（EMA关于幼龄动物非临床试验的指导原则）。关于肺发育方面，食蟹猴出生时的肺与人类不同，其已具有完整的气道和成熟的肺泡。由于这种相对高等的肺发育，认为NHP并不是研究出生后肺发育的可接受模型。

综上所述，NHP为幼龄动物毒性试验提供了一种有效的模型，可作为药物开发项目中常规生殖与发育毒性试验的选择。除了在生理、生物学和器官系统发育方面与人类明显相似外，NHP在评价发育中的免疫系统、神经系统（包括行为）和骨骼系统方面比其他种属具有优势。对于什么年龄的NHP最适合幼龄动物研究，目前并没有一致的意见，但一般来说，9～36个月的年龄范围是合适和实用的。发育毒性研究中的新生儿、婴儿到成年阶段，涵盖了这个年龄跨度（9～36个月）。然而，在获得足够数量的适龄动物及适当的性别组合等方面可能还会遇到挑战。NHP幼龄动物毒性研究不能够采用刻板的模式设计，而应该根据受试物的药理特性和所支持的临床适应证进行逐案设计。

（孙祖越　周　莉）

第四节
用于发育毒性研究的幼龄小型猪发育
特征与基本指标

小型猪（miniature swine）和猪都属于哺乳纲，偶蹄目，不反刍亚目，野猪科。由于心血管、免疫系统、消化器官、眼球、肾脏和皮肤等在组织生理和营养代谢方面与人类有极为相似的地方，所以猪也被列为重要的实验动物，是一种很好的生物医学研究物种。从20世纪80年代开始，小型猪逐渐成为一种被广泛接受的用于药物安全评价的非啮齿类动物，受欢迎程度持续上升。迄今为止，幼龄小型猪很少被用于儿科用药的安全性评价。

幼龄动物实验中，选用大鼠者最多。但是，选用犬和猴等非啮齿类动物时，常常会带来一系列的实际问题和后勤保障问题，如每窝动物数较少、妊娠期长、哺乳期长、饲养空间大和使用经费高等。然而，随着小型猪在儿科用药安全性评价方面的优势越来越广为人知，这一情况必然会发生改变。

哥廷根小型猪是欧洲和北美专门培育的一个品种，其体积小，被广泛地用于药物安全性评价。本章主要讨论该种属小型猪。

（一）利用幼龄小型猪开展发育毒性研究的优点

利用幼龄小型猪开展发育毒性研究的主要原因是：① 药物监管部门接受幼龄小型猪模型。尽管EMA指南主要集中在啮齿实验动物和犬身上，没有特别提到猪作为模型，而美国FDA关于非临床幼龄动物的研究指南指出，当人类和实验动物的药物代谢存在差异时，小型猪可能是比其他物种更合适的动物。② 小型猪发育阶段较短。出生后猪的成熟比猴或犬更快，而研究时间的缩短在时间和试验项目的需求上都提供了经济方面的便利，如仔猪在4周时离乳，公猪在3～4月龄时性成熟，母猪在4～5月龄时第一次发情。出生时，哥廷根小型猪的体重约为0.4 kg。

离乳时，仔猪体重约2.7 kg，离乳后体重迅速增加，性成熟时达到约9 kg。与其他非啮齿类动物不同，这种小型猪在青春期后继续快速生长，生长曲线最终在大约2岁时趋于平缓。③ 小型猪不容易呕吐。④ 给药操作简单，检查直观，可以进行外科手术干预（如导管插入或植入血管通路口及遥测设备等）。此外，小型猪出生时即允许采集较多的血液量，仔猪出生相当自理（出生后几分钟内可以走动），相当有活力，在早期（雄性3～4月龄和雌性4～5月龄）即可达到性成熟，生长快速（第一年每月增长约2 kg）。⑤ 社会伦理易通过，公众对小型猪用于药物研究的伦理反对也相对较少。

与犬和猴等非啮齿类动物相比，小型猪则具有诸多有利的生物学特性：每窝产仔数相对较多（每窝5头以上）、生长快速、较早达到性成熟、仔猪易于捉拿、出生体重约450 g易于实验操作等。另外，新生猪的脑发育在多个方面均比幼龄大鼠或幼龄犬更接近于新生儿，如"脑生长突增"等。小型猪的另一优势在于，易于进行交叉抚育。目前在小型猪繁殖设施中大都采用交叉抚育，一般在出生后第1天即可进行仔猪的随机化交叉抚育。用于幼龄动物试验的小型猪，可以在分娩当天将母猪连同仔猪一起从猪繁殖场运送到实验设施，再进行交叉抚育随机分组。另外，经过适当控制的动情周期同步化处理（150～160日龄的小母猪肌注1 500 U的孕马血清促性腺激素，72 h后肌注500 U的人绒毛膜促性腺素），所有的小型猪均可在几天内分娩，有利于同步交叉抚育并开展幼龄动物试验。故此，小型猪业已愈来愈多地应用于幼龄动物试验，如采用新生小型猪评价环丙沙星的软骨毒性等。

（二）幼龄小型猪与人类相对应的发育特征

越来越多中枢神经系统（CNS）研究采用猪，由于其在脑发育、形态学和血管解剖学方面与人类相似，使得其与犬和啮齿类动物相比更具有优势。猪的大脑生长模式与人类相似，猪和人的神经发生主要阶段均出现在出生前晚期及出生后早期，但啮齿类动物几乎完全出现在出生后。

猪的肠胃系统和人的非常相似。因此，对猪出生后消化系统的形态和功能发育进行了广泛的研究。猪有相似的胃细胞类型、绒毛、分泌物、pH的变化和传送时间。

用于评价幼龄暴露后对生殖能力的影响，小型猪是最适合的非啮齿类动物模型。多个实验室已经积累了小型猪进行生殖毒理学研究的经验。在幼龄毒性研究条件下，作为一个非季节性的繁殖者，小型猪比犬更容易交配。成熟母猪的动情周期持续20天，并且通过调节饲料中的黄体生成素，母猪之间的动情周期可以实现同步化。小型猪的性成熟较早（雄性为3～4个月；雌性4～5个月），允许在幼龄动物的研究中持续观察给药期间，并在相对较短的时间内评估生育能力。对于犬进行这样的研究至少需要一年的时间。在灵长类动物的幼龄研究过程中，由于青春期较晚（3～5年）和交配的技术困难，生殖评估难度较大。

猪皮肤的解剖和生理结构与人类的非常相似。因此，经常将小型猪用于皮肤毒性的研究。

（三）开展幼龄小型猪发育毒性研究的基本指标

开展幼龄小型猪发育毒性研究的基本指标较多，其优势指标是生长和发育指标、心电图、眼科检查、血生化和免疫指标和行为等。

1. 生长和发育指标 · 每头仔猪从出生到离乳至少每周记录2次体重，离乳后至少每周记录一次体重。站立时的肩高和胫骨长度是非常方便的生长测量方法，可以简单地用卷尺测量。仔猪的生理发育可以通过记录发育标志的日期来监测，如门齿萌出或眼睑完全张开。睾丸下降可以作为雄性性成熟的一个标志。可以通过电刺激射精从猪体内收集精子，以便监测幼龄动物接触药物后精子发生的情况。动情周期的开始可以通过检查雌性外阴，可见外观潮红和肿胀，以及发情时对臀部压力表现为特有的呆立不动，称为"压背反射"来判定。

2. 药代动力学或临床病理学的血液采样 · 根据目前的研究，在药物代谢和其他外源性物质代谢方面，

小型猪可能是最好的实验室模型。小型猪体内参与生物转化Ⅰ相反应的细胞色素P450酶已经被广泛研究，Ⅱ相酶的性质有待进一步研究。关于生物转化反应的发生时间及其在出生后不同年龄相关活性的资料却很少。

与啮齿类动物相比，幼龄小型猪的体型大小允许其更频繁地进行血液采集。这可以得到一个完整的药代动力学概况，至少超过4～5个采样时间点可以检测每只动物。任何年龄的仔猪都可以采集血液样本。离乳前，血液样本取自人工束缚的仔猪无名动脉，方法是用皮下注射针穿过胸骨上方顶端的皮肤和软骨。如果操作得当，这个过程不会引起动物明显的紧张。与幼犬不同，没有必要麻醉。年龄较大的猪最好从颈静脉直接采集。

3. 皮肤 · 人类和猪皮肤的解剖和生理结构非常相似。因此，经常将小型猪用于皮肤病学的研究。两个种属的表皮都含有树突状细胞（如抗体递呈的朗格汉斯细胞），并表现出类似的免疫反应。猪的纹状体角质层更厚、更致密，猪的真皮血管化程度较低，但在体温调节中起着重要作用。猪身上不存在外分泌腺，即受神经支配的热调节汗腺，因此，猪皮肤表面pH为6～7，而人类为5。猪皮肤中存在顶浆分泌，即激素控制的汗腺，但仅在青春期被激活。猪的皮下组织更致密，脂肪含量更高。

4. 眼科检查 · 大约从3周龄开始，可使用直接或间接检眼镜对仔猪进行详细的眼部检查。检查也可以在此年龄之前进行（因为仔猪的眼睛从出生起就是睁开的），但是由于部分眼睑是闭着的，晶状体和眼底很难进行详细检查。瞳孔反射也可以评估。

5. 血生化指标 · 幼龄小型猪的总血容量大约为65 mL/kg，可以允许同一只动物重复采集，如同药代动力学样本采集频率一样，在幼龄动物研究中可以进行比较频繁的临床病理学检测（血液学、临床生化和血凝）。对仔猪可以获得血液学和临床病理学的参考值。

6. 胃肠道系统 · 猪出生时胃开始分泌盐酸，而人是在出生后最初几天开始的，除了这点外，猪和人的胃在出生后的发育模式都是相似的。主要的结构和发育差异是在大肠，猪出生时大肠不太成熟，但在一周内迅速成熟，达到了成年的外观状态。猪和人的肠道功能也存在差异，猪的肠道在出生后48 h内对大分子具有极强的渗透性，利于吸收初乳中的免疫球蛋白。

7. 心血管和肺系统·由于猪对心脏毒性因子的敏感性及其与人类生理和形态学的相似性，越来越多地被用于研究心血管毒性的模型。与人类一样，猪的心肌中没有侧支血管，这就增加了心肌梗死的易感性。幼龄猪比犬更容易配备监测仪器，如遥测。与犬相比，对小型猪围产期发育的心脏和心血管系统的研究较少，但现有的资料表明，小型猪与人类的相当相似。

猪不是研究肺发育优质模型，因为从解剖学上讲，幼龄猪的肺在出生时比人类、大鼠或犬的肺成熟得多。其他实验动物种属，如兔和猴，也处于同样的情况。

将仔猪轻轻置于网眼吊床中，从仔猪出生7天即可开始记录心电图（ECG），采用带皮下电极的标准ECG导联。离乳前，由于早期心电图波形非常不规则，很难解释，因此这些波形主要用于确定心率。由于猪的特征波形，需要专门的软件对心电数据进行自动分析。收缩压和舒张压可以用特制的袖带测量。

8. 肾脏发育·关于肾的发育，在选择动物模型时必须兼顾肾脏的解剖和功能发育。以肾脏解剖学发育完成作为肾发生完成的标志，人类、猴和小鼠则在出生前即完成，猪在出生后3周、犬和大鼠均在出生后2周完成。关于猪出生后肾脏功能发育的各方面信息很少。

9. 骨骼、中枢神经和肌肉系统·猪出生后骨骼系统的生长发育模式不同于人类、犬和猴。出生时，神经肌肉系统在功能上已基本成熟，小型猪的骨骼在性成熟后会继续生长。人（或犬）青春期发生的骺板闭合，对猪来说，推迟至18月龄后。

与人类一样，青春期之前，猪似乎还保留着一定程度的神经可塑性。用于啮齿类动物安全试验的神经行为检测通常也用于猪的神经研究；就像人类一样，听觉惊愕反应可以通过眨眼反射进行研究；旷场实验和迷宫试验也是可行的。然而，到目前为止，这些检测很少被验证用于安全性评价中。

10. 免疫毒性·免疫毒理学在儿科研究中尤为重要，因为有时会怀疑药物和化学物质可降低儿童对传染病的抵抗力，或使他们更易于过敏（如儿童哮喘）或患上自身免疫性疾病。迄今为止，即使在成年动物，也还没研发出可靠的方法来检测外源性物质潜力的免疫毒性，更不用说幼龄动物了。到目前为止，大多数正在开发的免疫毒性研究都是在啮齿类动物身上进行的，但由于啮齿类动物的妊娠期比人类短得多，它们的免疫系统的个体发生与人类是不同的。猪作为

一个模型被提出来，认为可以更密切地反映人类的免疫发育。新生仔猪已经有能力进行免疫反应，但其免疫系统的健康发展依赖于从母体初乳中摄取的免疫球蛋白G（IgG）。人类、猴和兔身上，母体抗体通过胎盘传递给后代，并在出生前基本完成。

许多常用于灵长类动物和啮齿类动物免疫毒性评估的检测方法和终点（如淋巴细胞表型和主要抗体反应评估）已经用于小型猪。这些方法可以跟踪幼龄动物研究过程中免疫系统发育和成熟的一些情况。然而，由于免疫系统的极端复杂性，这些评估往往有些肤浅。在幼龄动物毒性研究的背景下，通常的方法是在出生后的发育期间，暴露于受试物后，在免疫系统成熟期间评估其完整性。

11. 组织病理学·与其他种属比较来说，关于各种组织的正常形态表现及小型猪在出生后发育过程中发生变化的信息相对较少。这一领域需要更多的研究。

12. 生殖系统·用于评估幼年暴露后对生殖能力的影响，小型猪应该是比较适合的非啮齿类动物模型。然而，仍需要对小型猪的雄性和雌性生殖器官于出生后发育的顺序和时间进行更多的研究。

综上，考虑到猪的代谢与人类相似，以及与其他非啮齿类动物相比，这类研究具有伦理和实践上的优势，一直认为幼龄小型猪模型应该是这类研究的潜在物种。但是。需要更多的研究来获得关于猪出生后形态和功能及发育模式的知识。

（四）总结

综合上述内容，我们可以清楚地认为，在大多数情况下，大鼠是幼龄动物安全性评价的首选种属，当然也是最常用、最便捷的种属，而且在出生后发育的许多方面，更是研究最多的种属，背景数据较全面。然而，对于某些药物，啮齿类动物种属可能不是一个合适的模型动物，必须使用较大的种属，如犬和猴等。目前幼龄动物研究中最常见的非啮齿类动物仍然是犬。FDA有时会要求对啮齿和非啮齿两类种属进行幼龄实验动物研究。

非人灵长类动物也可能被使用，但这类研究技术难度大，时间长，成本也高。

与人类和其他灵长类动物相比，新生猪仔在出生后几分钟内就能站立，甚至能躲避捕食者。采用哪个种属取决于需要研究的器官系统及动物对受试物的敏感程度，猪可能不是早产儿或新生儿的最好模型。然而，人类婴儿出生后不久发生的一些非常早期的发育

事件（如肺泡发育），猪在出生前即已经发育成熟。可是并非猪的所有器官都是如此，如人类或小鼠的肾脏，出生时在形态上发育很好，而猪或大鼠的肾脏发育一直持续到离乳时。猪出生后发育的某些特点，如消化系统在出生后已经得到了很好的发育，然而，犬和非人灵长类实验动物却并非如此。

最好的建议是，在研究开始前，应该与有经验的专家，甚至是药物监管部门讨论种属的选择和拟定的研究方案。

（周　莉　孙祖越）

参 考 文 献

［1］Andrade MC, Ribeiro CT, Silva VF, et al. Biologic data of Macaca mulatta, Macaca fascicularis, and Saimiri sciureus used for research at the Fiocruz primate center［J］. Mem Inst Oswaldo Cruz, 2004, 99(6): 581−589.

［2］Araujo JA, Chan ADF, Winka LL, et al. Dose specific effects of scopolamine on canine cognition: impairment of visuospatial memory, but not visuospatial discrimination［J］. Psychopharmacology, 2004; 175: 92−98.

［3］Bailey SA. Design and analysis issues in juvenile animal toxicity studies for pharmaceutical development: a statistician's perspective［J］. Birth Defects Res Part A, 2006, 76(5): 383.

［4］Barbeau S, Moreau IA, Pouliot L, et al. Growth and post natal skeletal development assessments in non-clinical neonatal and juvenile toxicity studies［J］. Birth Defects Res Part A, 2006, 76(5): 399.

［5］Siet-sema WK, Schwen R. Nonclinical Drug Safety Assessment: Practical Considerations For Successful Registration［M］. Washington (DC): FDA News, 2007.

［6］Barrow PC, Ravel G. Immune assessments in developmental and juvenile toxicology: practical considerations for the regulatory safety testing of pharmaceuticals［J］. RegulToxicol Pharm, 2005, 3: 35−44.

［7］Barrow PC. Use of the swine pediatric model［J］. Pediatric Non-Clinical Drug Testing, 2012, 213−229.

［8］Beckman DA, Feuston M. Landmarks in the Development of the female reproductive system［J］. Birth Defects Res Part B, 2003, 68: 137−143.

［9］Burns-Naas LA, Hastings KL, Ladics GS, et al. What's so special about the developing immune system?［J］. Int J Toxicol, 2008, 27: 223−254.

［10］Buse E, Habermann G, Osterburg I, et al. Reproductive/developmental toxicity and immunotoxicity assessment in the nonhuman primate model［J］. Toxicology, 2003, 185: 221−227.

［11］Buse E, Habermann G, Vogel F. Thymus development in Macaca fascicularis (Cynomolgus monkey): an approach for toxicology and embryology［J］. J Mol Histol, 2006, 37(3−4): 161−170.

［12］Buse E. Development of the immune system in the cynomolgus monkey: the appropriate model in human targeted toxicology［J］. J Immunotoxicol, 2005, 2: 211−216.

［13］Champagne F, Diorio J, Sharma S, et al. Naturally occurring variations in maternal behaviour in the rat are associated with differences in estrogen-inducible central oxytocin receptors［J］. Proc Natl Acad Sci USA, 2001, 98: 12736−12741.

［14］Christian MS. Test methods for assessing female reproductive and developmental toxicology. In: Hayes WA, editor. Principles and methods of toxicology［M］. 5th ed. Boca Raton (FL): Taylor & Francis, 2007.

［15］Clarke DO, Connelly CS, Hall RL, et al. Nonclinical pediatric testing of tomoxetine: toxicity study in young beagle dogs［J］. Neurotoxicol Teratol, 2001, 23(3): 294−295.

［16］DeMaria MA, Casto M, O'Connell M, et al. Characterization of lymphocyte subsets in rhesus macaques during the first year of life［J］. Eur J Haematol, 2000, 65(4): 245−257.

［17］Desilets G, Rouleau N, Pouliot L, et al. Monitoring the primary and secondary antibody response to KLH in a developmental immunotoxicity (DIT) study［J］. Toxicologist, 2004, 78(1−S): 296.

［18］Felsburg PJ. Overview of immune system development in the dog: comparison with humans［J］. Human Exp Toxicol, 2002, 21: 487−492.

［19］Fico-Kent D, Kawabata TT. Development and validation of a canine T-cell dependent anti-body response model for immunotoxicity evaluation［J］. J Immunol, 2005, 2: 1−5.

［20］Fricke O, Schoenau E. The 'Functional Muscle-Bone Unit': probing the relevance of mechanical signals for bone development in children and adolescents［J］. Growth Horm IGF Res, 2007, 17(1): 1−9.

［21］Frings W, Weinbauer G. Flow cytometry-based evaluation of lymphocyte subsets and natural killer cell activity in developing and adult cynomolgus monkeys［J］. Toxicologist, 2004, 78(S1): 430.

［22］Gad SC, Dincer Z, Svendsen O. The minipig. In: Gad SC, editor. Animal models in toxicology［M］. 2nd ed. New York: CRC Taylor & Francis, 2007, 731−772.

［23］Hendrickx AG, Makori N, Peterson P. The nonhuman primate as a model of developmental immunotoxicity［J］. Hum Exp Toxicol, 2002, 21: 537−542.

［24］Hendrickx AG, Peterson PE, Makori NM. The nonhuman primate as a model of developmental immunotoxicity. In: Halladay SD, editor. Developmental immunotoxicology［M］. Boca Raton (FL): CRC Press, 2005, 117−136.

［25］Hepper PG, Wells DL. Perinatal learning in the domestic dog［J］. Chem Senses, 2006, 31: 207−212.

［26］Hew KW, Keller KA. Postnatal anatomical and functional development of the heart: a species comparison［J］. Birth Defects Res Part B, 2003, 68: 309−320.

［27］Hew KW, Keller KA. Postnatal anatomical and functional development of the heart: A species comparison［J］. Birth Defects Res Part B Dev, 2003, 68: 309-320.

［28］Hoberman AM, Barnett JF. Juvenile toxicity study design for the rodent and rabbit［J］. Pediatric Non-Clinical Drug Testing, 2012, 141-182.

［29］Hodge S, Hodge G, Flower R, et al. Cord blood leukocyte expression of functionally significant molecules involved in the regulation of cellular immunity［J］. Scand J Immunol, 2001, 53(1): 72-78.

［30］Holsapple MP. Developmental immunotoxicology and risk assessment: a workshop summary［J］. Hum ExpToxicol, 2002, 21: 473-478.

［31］Hood RD. Developmental and Reproductive Toxicology. A Practical Approach［M］. 2nd ed. Philadelphia (PA): Taylor & Francis, 2006, 263-327.

［32］Hood RD. Developmental and Reproductive Toxicology［M］. Boca Raton (FL): CRC Press, 2006.

［33］Weinbauer GF, Vogel F. Critical Contributions Of Primate Models For Biopharmaceutical Drug Development［M］. Münster: Waxmann Verlag, 2008.

［34］Jones AC. Sensory development in puppies (canis lupus f. familiaris): implications for improving canine welfare［J］. Anim Welfare, 2007, 16: 319-329.

［35］Kano M, Toyoshi T, Iwasaki S, et al. QT Product: usability of miniature pigs in safety pharmacology studies: assessment for drug-induced QT intervalprolongation［J］. J Pharmacol Sci, 2005, 99: 501-511.

［36］Lane IF, Shaw DH, Burton SA, et al. Quantitative urinalysis in healthy beagle puppies from 9 to 27 weeks of age［J］. Am J Vet Res, 2000, 61(5): 577-581.

［37］Laroute V, Chetboul V, Roche L, et al. Quantitative evaluation of renal function in healthy beagle puppies and mature dogs［J］. Res Vet Sci, 2005, 79: 161-167.

［38］Lee WW, Davies MH, Viau A, et al. VP 14637: Two-week inhalation toxicity study in neonatal dogs［J］. Toxicol Sci, 2003,72: 1413.

［39］Lewis EM, Barnett JF Jr, Freshwater L, et al. Sexual maturation data for Crl Sprague-Dawley rats: criteria and confounding factors［J］. Drug Chem Toxicol, 2002, 25(4): 437-458.

［40］Lind NM, Arnfred SM, Hemmingsen R, et al. Prepulse inhibition of the acoustic startle reflex in pigs and its disruption by D-amphetamine［J］. Behav Brain Res, 2004, 155: 217-222.

［41］Lind NM, Moustgaard A, Jelsing J, et al. The use of pigsin neuroscience: Modeling brain disorders［J］. Neurosci Biobehav Rev, 2007, 31: 728-751.

［42］Mann DR, Akinbami MA, Lunn SF, et al. Endocrine immune interaction: alterations in immune function resulting from neonatal treatment with a GnRH antagonist and seasonality in male primates［J］. Am J Reprod Immunol, 2000, 44: 30-40.

［43］Mann DR. Neonatal endocrine activation and development of the primate reproductive and immune system. In: Weinbauer GF, Buse E, Müller W, et al. New Developments And Challenges In Primate Toxicology［M］. Münster: Waxmann Verlag, 2005.

［44］Martin PL, Breslin W, Rocca M, et al. Considerations in assessing the developmental and reproductive toxicity potential of biopharmaceuticals［J］. Birth Defects Res Part B, 2009, 86(3): 176-203.

［45］Marty MS, Robin E, Chapin RE, et al. Development and maturation of the male reproductive system［J］. Birth Defects Res Part B, 2003, 68: 125-136.

［46］McIntyre BS, Barlow NJ, Foster PM. Androgen-mediated development in male rat offspring exposed to flutamide in utero: permanence and correlation of early postnatal changes in anogenital distance and nipple retention with malformations in androgen dependent tissues［J］. Toxicol Sci, 2001, 62(2): 236-249.

［47］McIntyre BS, Barlow NJ, Foster PM. Male rats exposed to linuron in utero exhibit permanent changes in anogenital distance, nipple retention, and epididymal malformations that result in subsequent testicular atrophy［J］. Toxicol Sci, 2002, 65(1): 62-70.

［48］Partsch CJ, Korte R, Schönau E, et al. Developmental changes of bone age and bone density in the purpose-bred male cynomolgus monkey (Macaca fascicularis): effects of castration［M］. In: Korte R, Weinbauer GF, editors. Towards new horizons in primate toxicology. Münster: Waxmann Verlag, 2000.

［49］Paule MG. Automated assessment of cognitive function in macaques［M］. In: Weinbauer GF, Vogel F, editors. Critical contributions of primate models for biopharmaceutical drug development. Münster: Waxmann Verlag, 2008.

［50］Pedersen CA, Boccia ML. Oxytocin links mothering received, mothering bestowed and adult stress responses. Stress 2002; 5: 259-267.

［51］Perron J, Penton H, Frenette V, et al. Blood pressure measurements in juvenile beagle dogs, direct and indirect［J］. Toxicologist, 2009, 108(1): 904.

［52］Pinsonneault L, Gordon C, Robinson K, et al. Gavage dosing in neonatal Beagle dogs—growth and clinical pathology［J］. Teratology, 2002, 65(6): 327.

［53］Plant TM. The male monkey as a model for the study of the neurobiology of puberty onset in man［J］. Mol Cell Endocrinol, 2006, 254/255: 97-102.

［54］Rasmussen AD, Nelson J, Chellman G,et al. Use of barusiban in a novel study design for evaluation of tocolytic agents in pregnant and neonatal monkeys, including behavioural and immunological endpoints［J］. Reprod Toxicol, 2007, 23: 471-479.

［55］Robinson K, Gordon C, Salame R, et al. Procedures for inhalation treatment of neonatal dogs［J］. Teratology, 2002, 65(6): 328.

［56］Robinson K, Smith SY, Viau A. Dog juvenile toxicity［J］. Pediatric Non-Clinical Drug Testing, 2012, 183-212.

［57］Robinson K, Varela A, Doyle N, et al. Feasibility study to assess skeletal development in non-clinical pediatric studies［J］. Toxicologist, 2004, 78(S1): 432-433.

［58］Ross JF. ECOs, FOBs, and UFOs: making sense of observational data［J］. Toxicol Pathol, 2000, 28: 132-136.

［59］Rothkötter HJ, Sowa E, Pabst R. The pig as a model of developmental immunology［J］. Hum Exp Toxicol, 2002, 21: 533-536.

［60］Schoenau E. Bone mass increase in puberty: What makes it happen?［J］. Horm Res, 2006, 65 Suppl 2: 2-10.

［61］Suckow MA, Weisbroth SH, Franklin CL. The Laboratory Rat［M］. Burlington (MA): Elsevier, 2006.

［62］Terasawa E, Fernandez DL. Neurobiological mechanisms of the onset of puberty in primates［J］. Endocr Rev, 2001, 22: 111-151.

［63］Tibbitts J. Issues related to the use of canines in toxicologic pathology — Issues with pharmacokinetics and metabolism［J］. Toxicol Pathol, 2003, 31 Suppl: 17-24.

［64］Toman M, Faldyna M, Knotigova P,et al. Postnatal development of leukocyte subset composition and activity in dogs［J］. Vet Immunol Immunop, 2002,87: 321-326.

［65］Viau A, Robinson K. Reproductive Toxicology testing of inhaled pharmaceuticals and biotechnology products［M］. In: Gardner DE, editor. Toxicology of the lung. Florida: Taylor and Francis, 2006.

［66］ Voormolen-Kalova M, Van den Berg P, Radl J. Immunoglobulin levels as related to age in nonhuman primates in captivity. II. Rhesus monkeys［J］. J Med Primatol, 1974, 3: 343−350.

［67］ Vorhees CV, Williams MT. Morris water maze: procedures for assessing spatial and related forms of learning and memory［J］. Nat Protoc, 2006, 1: 848−858.

［68］ Walthall K, Cappon GD, Hurtt ME, et al. Postnatal development of the gastrointestinal system: a species comparison［J］. Birth Defects Res Part B, 2005, 74: 132−156.

［69］ Weinbauer GF, Habermann G, Osterburg I, et al. Immunological, hematological and clinical pathology parameters during postnatal development in the cynomolgus monkey: preliminary findings［J］. Toxicologist, 2004, 78(S1): 431.

［70］ Weinbauer GF, Frings W, Fuchs A, et al. Reproductive/developmental toxicity assessment of biopharmaceuticals in nonhuman primates［M］. In: Cavagnaro JA, editor. Preclinical safety evaluation of biopharmaceuticals. New Jersey: John Wiley and Sons, 2008.

［71］ Weinbauer GF,Chellman GJ, Rasmussen AD, et al. Use of primate pediatric model［J］. Pediatric Non-Clinical Drug Testing, 2012, 255−279.

［72］ Winslow JT, Insel TR. The social deficits of the oxytocin knockout mouse［J］. Neuropeptides, 2002, 36: 221−229.

［73］ Winslow JT, Noble PL, Lyons CK, et al. Rearing effects on cerebrospinal fluid oxytocin concentration and social buffering in rhesus monkeys［J］. Neuropsychophar Macology, 2003, 28: 910−918.

［74］ Wood SL, Beyer BK, Cappon GD. Species comparison of postnatal CNS development: Functional measures［J］. Birth Defects Res Part B, 2003, 68: 391−407.

［75］ Zoetis T, Hurtt ME. Species comparison of anatomical and functional renal development［J］. Birth Defects Res Part B, 2003, 68: 111−120.

［76］ Zoetis T, Hurtt ME. Species comparison of lung development［J］. Birth Defects Res Part B, 2003, 68: 121−124.

［77］ Zoetis T, Tassinari MS, Bagi C, et al. Species comparison of postnatal bone growth and development［J］. Birth Defects Res Part B, 2003, 68: 86−110.

［78］ 陈华.小型猪医学研究模型的建立与应用［M］.北京：人民卫生出版社，2015.

［79］ 孙祖越，周莉.药物生殖与发育毒理学［M］.上海：上海科学技术出版社，2015.

［80］ 周莉，孙祖越.实验用图和大鼠常见畸形图谱［M］.上海：上海科学技术出版社，2015.

第七章

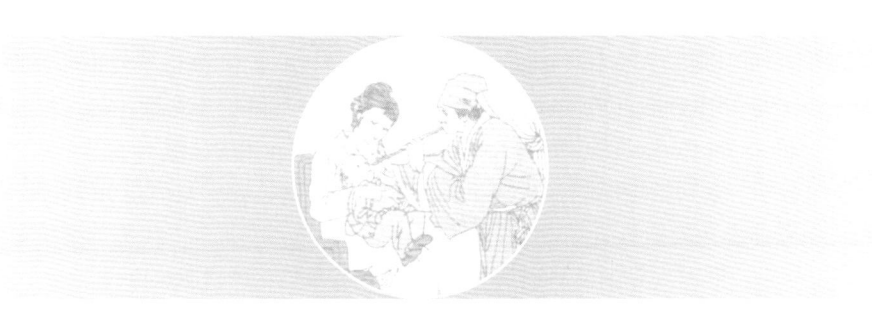

儿科用药非临床安全性
研究的设计方案

美国食品药品管理局（Food and Drug Administration，FDA）、欧洲药品管理局（European Medicines Agency，EMA）和人用药品注册技术国际协调会议（International Conference on Harmonization of Technical Requirements for Registration of Pharmaceuticals for Human Use，ICH）针对幼龄动物研究已经颁布了一系列指导原则。我国相关部门正在讨论儿科用药非临床安全性评价相关指南，但尚未正式发布。近年来，欧洲发布的儿科研究计划（pediatric investigation plan，PIP）和我国政府对儿科用药安全的关注，已经聚焦于儿科用药非临床安全性研究。

2017年5月31日至6月1日，ICH 2017年第一次会议在加拿大蒙特利尔召开，会议通过了中国国家食品药品监督管理总局（CFDA）的申请，CFDA成为ICH正式成员，并积极参与系列指导原则的修订工作。2020年，几易其稿的《支持儿科人群药物开发的非临床安全性试验ICH S11指导原则》（*ICH guideline S11 on nonclinical safety testing in support of development of paediatric pharmaceuticals*）终于定稿。我国药物研发及监管部门将严格遵照执行。

参考FDA、EMA和ICH的指导原则和研究案例，结合我们实验室已经通过国家药品监督管理局药品审评中心审核项目的设计经验和方案实例，对儿科用药非临床安全性研究的设计方案展开以下讨论。

第一节
幼龄实验动物非临床安全性
研究方案设计原则

幼龄动物发育毒性研究方案的制定，原则上是基于研究目的和科学原理，做逐案处理，具体问题具体对待。最常见的设计方案有以下三种：① 一般发育毒性筛选研究；② 围产期发育毒性结合幼龄实验动物整体发育毒性研究（改进生殖毒性研究设计，以解决儿科人群特殊关注的问题）；③ 靶器官发育毒性研究（特殊的关注点或作用方式研究）。儿科用药非临床安全性评价，可能会要求利用多个设计研究来评估受试物在幼龄动物中的多种安全问题。然而，我们建议是，在开展儿科用药非临床安全性评价前，最好能与药品审批部门进行沟通，确保最终研究设计可被接受。常用的研究方案设计原则上有以下三种。

一、一般发育毒性筛选研究

一般毒性筛选研究实质上即为重复给药毒性研究。通过调整给药时间，从幼龄动物开始给药以覆盖出生后所有器官和系统的发育时期。包括标准毒理学的观察终点，如临床观察、体重（离乳前每周2次）、摄食量、眼科检查（出生后第14天，即 postnatal day 14，PND$_{14}$）、临床病理学检查（血液学、血生化和尿液）、大体解剖检查、病理组织学检查和器官重量等。尽管身体生长和病理学终点在一般毒性筛查研究中发挥关键作用，但可能还会增加额外的终点，包括身体和性发育的关键点、行为、学习和记忆功能、生殖表现和免疫能力等。这些研究往往在离乳时或离乳之前开始给药并检测至刚刚成年时的生长发育状况，通常也包括停药恢复期，并与给药期间观察到的变化进行比较，考察受试物持续性和（或）潜在的影响。这些研究的经典方法是

采用啮齿类动物，通常需要较多动物以解决特别关注的问题。然而，在大动物模型中进行这些研究也并非罕见，与啮齿类动物相比，大动物模型的优势在于可以前后比较，纵向评估各种器官生理学发育终点。

一般毒性筛选研究结果可能会揭示成年毒性研究中未发现的靶器官，为进一步幼龄动物非临床发育毒性研究受试物的靶器官提供重要目标。此外，一般毒性筛选可能会关注某些特定的靶器官，有助于进一步的研究来确定受试物对该器官的发育毒作用方式。有几种作用方式，列举如下。

1. 具有中枢神经系统活性的受试物，其幼龄动物非临床安全性评价研究的一般毒性筛选设计·如图7-1-1显示。婴儿刚出生时的大脑发育与PND$_{10}$幼鼠大致相当，2岁儿童大约与出生21天的幼鼠相当。从这一阶段直到大鼠35～45天青春期，大体看类似"儿童"发育时期，因此认为可以与人类相比较。然而在14天左右，大鼠有一个非常狭窄的发育时间窗，随后即达到类似成年的运动模式，21天时达到完全成年模式。就这点而言，明显早于人类儿童。对中枢神经系统活性药物的给药持续时间通常涵盖出生后8～9周，以桥接重复给药毒性实验开始的年龄。所以，在此作用方式下，常见的是设置给药期为PND$_{12-50}$。

2. 幼龄大鼠一般毒性筛选研究设计·见图7-1-2，通过内部繁殖或购买同步交配动物，获得大约36窝动物，PND$_4$均窝至幼仔4只/性别，有些研究人员倾向于PND$_4$保留所有后代，并使用剔除的子代进行毒代动力学（TK）分析。可以使用整窝设计或窝间设计方法将幼仔分配至给药组。该设计中，在PND$_{7-62}$给药，给药窗口覆盖几乎所有出生后器官系

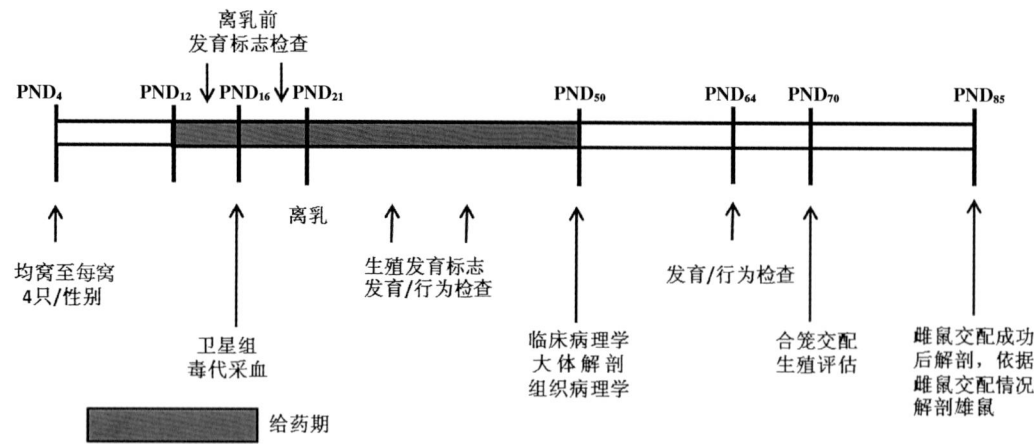

图7-1-1　具有中枢神经系统活性的受试物幼龄大鼠一般毒性筛选研究设计

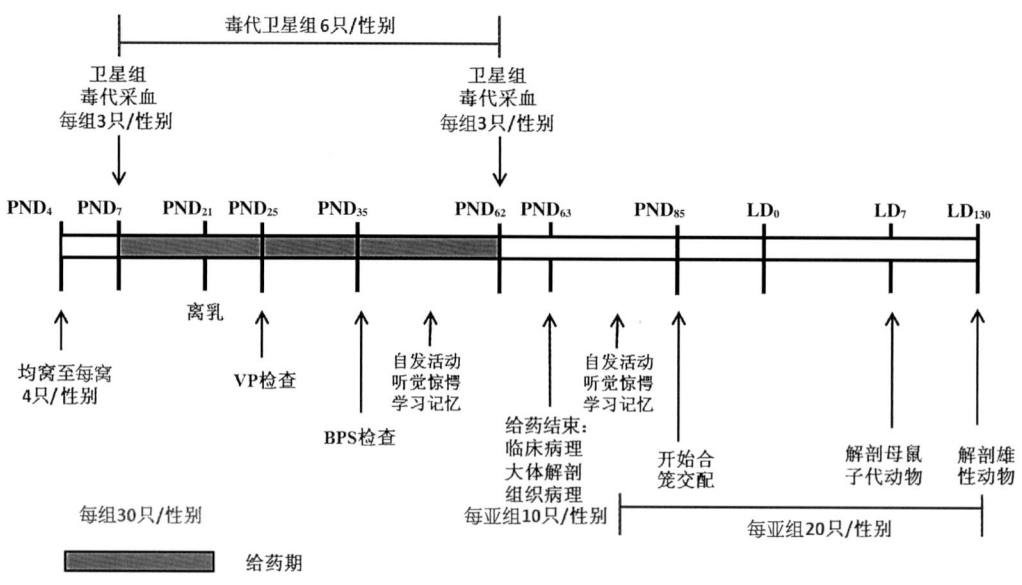

图7-1-2　幼龄大鼠一般毒性筛选研究设计

注：VP（vaginal patency），阴道张开；BPS（balanopreputial separation），龟头包皮分离；LD（lactational day），哺乳天数

统发展的时段。毒代卫星组每组6只/性别，首次给药和末次给药每组分别3只/性别。目前很多研究倾向于给药早期进行TK评估，从前期建立的成年动物TK资料看，幼龄动物更容易显示差异；由于幼龄大鼠的每组动物数量有限，通常需要额外的卫星组动物。主研究中每组30只/性别，给药结束时每组解剖10只/性别，其余20只/性别继续进行生理发育、学习记忆等检查，PND85合笼交配，根据药物特点，具体药物具体对待，在不同时间点上解剖动物，完成各器官的发育终点观察。

3. 比格犬的实验设计·与啮齿类动物相比，大动物模型可以提供纵向评估各种生理指标终点的能力。具体来说，可以利用较少的大动物，做实验前后指标

的自身对比，提高统计学分析效率；并且大动物供血丰富，更方便多次采血，不需设立卫星组动物，用于毒代动力学分析，这也许是利用大动物开展发育毒理学研究的优势。

设计幼龄毒性试验方案时，需要考虑是否采用非啮齿类和啮齿类动物两个种属作为试验对象，选择哪个合适种属与很多因素有关。当犬作为幼龄敏感动物时，利用幼龄犬开展毒性研究也并非罕见，选择犬作为试验种属时，需要比较成年和新生儿/幼龄毒性，特别是如果成年的毒性靶器官仅在此种属中发现。

对于研究目的，比较与发育年龄相关的整体评估是有益处的（表7-1-1），但必须谨慎使用，因为不同种属不同组织和器官及器官的不同部位发育速度不

表 7-1-1　　人类与比格犬年龄比较

人　类		比格犬
早产儿	不足日期	1～4天
新生儿	出生～1个月	5～21天
婴儿	1月～2年	22～42天
儿童	2～12年	雌性43～104天，雄性43～170天
青少年	12～16年	雌性150～250天，雄性180～260天

同，特别是大脑，这一点需特别注意。

选择犬的重要原因还包括其与人类器官系统发育的相似性及其与人类相对发育时间的相关性。与大多数实验室种属相比，人类的童年期较长，而对啮齿类动物来说也是如此，啮齿类动物离乳后很短的时间内即发生第1次排卵，雄性可在离乳后数周内进入青春期。这意味着一个儿童可能有10年的时间暴露于药物（2～12岁），而对于啮齿类动物来说很难建模，这段时间只能给予相对较少的剂量。但是犬在离乳后（在7～9周）到青春期（6～9个月）之间有5～8个月的时间，这一时间可进行长期暴露研究。此外，犬在出生后肺泡发育持续到13～16周龄，而人类，肺泡发育的关键时期是从出生到2岁，大约在8岁完全发育（表7-1-2）。与其他实验室种属相比，犬与人类更具有相似性，因此吸入毒理学研究常选择幼龄犬作为试验对象。此外，还必须考虑药物制剂在特定种属的药效学特性。

与其他实验室的种属一样，犬出生时发育程度相对较低，因此可作为早产儿的非临床研究模型。犬出生后第1或第2周可以作为评估早产儿毒性的可能时间。当然，这也具有生理差异，如出生时眼睛睁不开，可能会影响研究设计，所以在犬睁眼之前（比格

表 7-1-2　　人类与犬器官系统发育年龄比较

器　官　系　统	犬年龄（周）	人类年龄（年）
中枢神经系统	6	2
肾脏解剖学	1～2	0
免疫活性	0	0
肺泡发育	0～16	0～2
骨骺闭合（股骨和肱骨）	26～56	12～20
胃肠道分泌	9～13	0.1～2

犬大约在2周睁眼）就不可能用于眼科研究。

对犬进行研究设计时，给药年龄可考虑成年毒性研究的年龄。一般毒性研究常用6月龄的犬。幼龄毒性试验需考虑比格犬性成熟及其他组织和器官成熟的时间，如骨骼，因此，对于幼龄非临床毒性试验的方案设计和剂量选择有用的信息已经产生。出于实际考虑，离乳的年龄在7～9周可能会影响研究设计，因为离乳后给药可进行更灵活的设计，没有窝的限制。

针对儿科人群的药物，在幼龄开始进行长期研究是比较合适的设计，可关注药物对发育的影响。ICH M3（R2）指导原则《进行人体临床试验和药物市场授权的非临床安全性研究》讨论了这样的设计。以12月龄犬研究为例，涵盖了犬的整个生长发育阶段。研究中给药起始年龄在合适的临床使用点，给药终点覆盖所关注的发育时间点。本书第四章内容也包含了犬出生后器官系统发育的许多详细信息。

试验通常需要评估动物的恢复期，也许更恰当地称为给药后发育期，这意味着在明确的毒理学研究中，无论是裂窝设计还是整窝设计，每组需要几窝幼犬，因此，两种设计中需要使用类似的动物。与啮齿类动物相比，犬的优势之一是可以进行多种评估，如毒代动力学数据可以来自与毒理学指标检测相同的动物个体，而不是来自卫星组动物。同样，所有的毒理学评估数据都可以在同一动物中完成，易于研究不同参数之间的相关性。

理想化的幼龄犬毒性研究设计见表7-1-3。组的规模大小通常是基于经典的成年动物的研究设计，设有恢复期。在某些情况下，组的规模大小可参考生殖毒性试验，每组10只或更多。离乳前，通常整窝被分配到给药组（整窝设计或窝间设计），以便在一个理想化的研究中，每窝可在主要研究阶段提供一雌一雄，并在给药后发育阶段提供一雌一雄。离乳后开始的研究，注意防止同窝动物被分配到同一组。离乳后，没有窝的限制而使得研究设计更加灵活。

当然，利用动物开展研究，由于其各个器官发育的时间较小动物长，其给药的覆盖周期往往也较长，通常会长达11～12个月，如经常设置为PND_{21}～PNM_{11}（图7-1-3）。

另外，一个利用比格犬进行筛选研究设计的例子见图7-1-4。该设计发生在新生儿或早产儿，用于慢性治疗的中枢神经系统活性受试物。PND_4启动给药直

表 7-1-3　理想化的幼龄犬毒性研究设计

组　　别	窝数量	主研究亚群 [a]		给药后发育亚群	
		雄　性	雌　性	雄　性	雌　性
对照组	4～6	4～6	4～6	4	4
低剂量组	4～6	4～6	4～6	4	4
中剂量组	4～6	4～6	4～6	4	4
高剂量组	4～6	4～6	4～6	4	4

注：[a] 每组别最低4只/性别

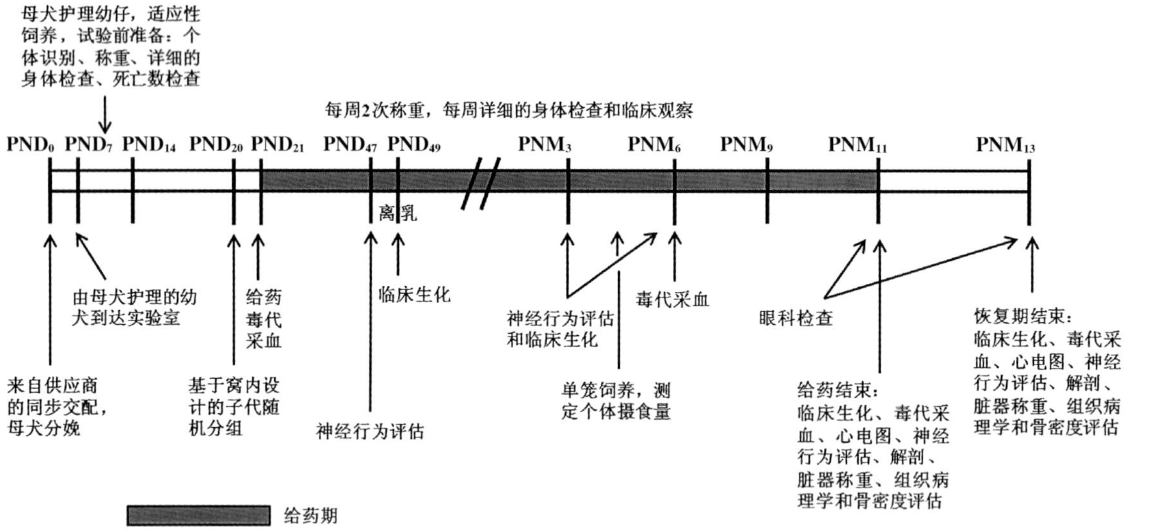

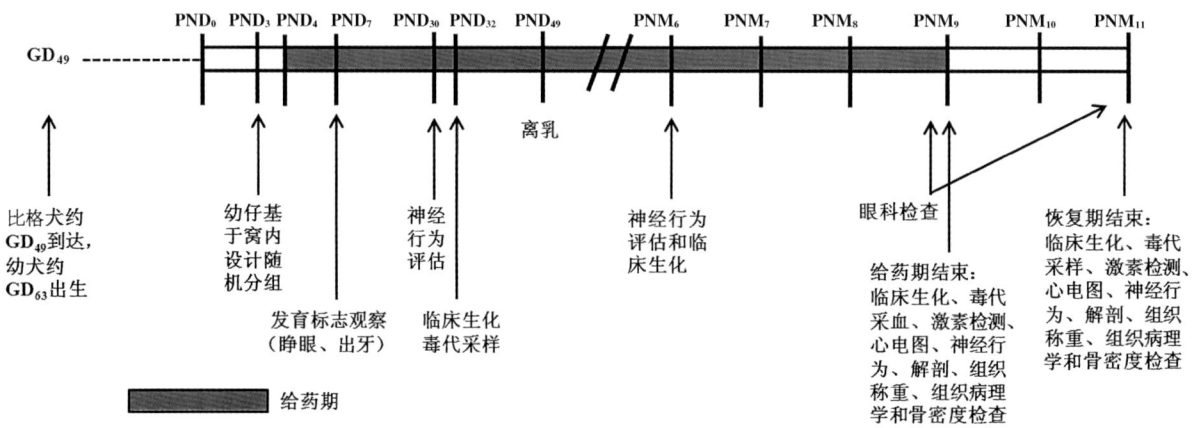

图 7-1-3　幼龄比格犬的一般毒性筛选研究设计

图 7-1-4　利用幼龄比格犬的一般筛选研究设计

至出生后9个月。设计包括一般毒性的常规终点，如临床病理学、眼科、脏器重量、心电图（ECG）和组织病理学。发育指标包括睁眼、犬齿萌出和骨密度。神经行为评估进行适当修改以适应犬的功能观察组合（FOB），同时测定相关激素水平。像这样的设计，时常将给药期设置为 PND_4～PNM_9。

类似上述的设计，可以覆盖需要观察的特定靶器官，更多的是能够观察到大部分器官的发育毒性反应，不失为一系列较为实用的发育毒性研究的设计方案。

二、围产期毒性结合幼龄实验动物整体发育毒性研究

该设计改进生殖毒性研究方案，用以解决儿科人群特殊关注的问题，实际上是对生殖毒性研究设计进行延伸，包括幼龄阶段的卫星组设计（如免疫毒性、神经毒性、内分泌调节筛选、单细胞凝胶电泳和脑组织形态学评估等）。对于某些受试物，这种设计足够替代一般毒性的筛选研究，用以解决幼龄动物的具体特殊问题。这类研究的优势是跨代给药，其中亲代动物首先给药，随后是幼龄动物给药（无论同时是否有亲代给药），这种给药模式可能更接近一些药物暴露的真实情况。例如，美国环境保护署（Environmental Protection Agency，EPA）所需的二代生殖毒性研究设计，以及经济合作与发展组织（Organization for Economic Co-operation and Development，OECD）的离乳后 F_1 代立即开始的10周交配前给药设计方案，在这一时期，可进行机体生长和性发育标志的评估。

如果担心婴幼儿有可能直接暴露于受试物，可以考虑适当调整 F_1 代起始给药时间。如调整为子代灌胃给药或者将动物置于特别设计的吸入室做吸入给药，使得子代与亲代同时暴露。同样，针对部分围产期毒性研究，对受试物在新生儿体内生物利用度的关注决定了给药方法是否需要改进，可以采用母体动物妊娠期给予受试物，出生后对亲代和子代同时给药的设计方案。

（一）围产期发育毒性和幼龄动物毒性结合的整体研究

围产期发育毒性研究是生殖毒性实验的经典部分，母体动物从胚胎植入到子代离乳期间给药（按照ICH的指导原则）。在这类研究设计中，发育中的动物宫内暴露于受试物及出生后通过乳汁暴露。因此，有人提议修改这个研究设计，使得在某些情况下可以满足幼龄动物毒性实验的需要，监管指导文件也支持这种方法。图7-1-5显示该设计的一个例子，母鼠从胚胎植入到 PND_5（$GD_7 \sim PND_5$）给药，PND_5 母鼠给药暂停，子代直接给药至成熟（$PND_5 \sim PNM_9$）。该研究与一般毒性筛选研究非常相似，可设置卫星组动物用于TK评估和一般毒理学评价的终点、中枢神经系统发育和功能、生殖发育和功能评估。

本设计最明显的优势是用于安全评估的动物数量减少。然而，有几个原因限制了该设计的使用。首先，这个设计很快会变得非常复杂，除了已经纳入围产期发育毒性研究的大量中枢神经系统和生殖终点外，还需要通过添加终点以覆盖所关注的靶器官。其次，幼仔通过乳汁暴露转化到子代直接给药，往往会导致明显的药物暴露和药代动力学特征变化，很可能导致幼仔直接给药的过量毒性。直接给予受试物后，可能会更加关注死亡或过量毒性而使得围产期发育毒性的研究变得毫无价值，进一步会促使围产期发育毒性研究中给药剂距研究的需求，然而这并不是常规研究。第三，幼龄研究的初衷是关注发现儿科人群用药安全的相关性，而围产期发育毒性的研究目的是评估

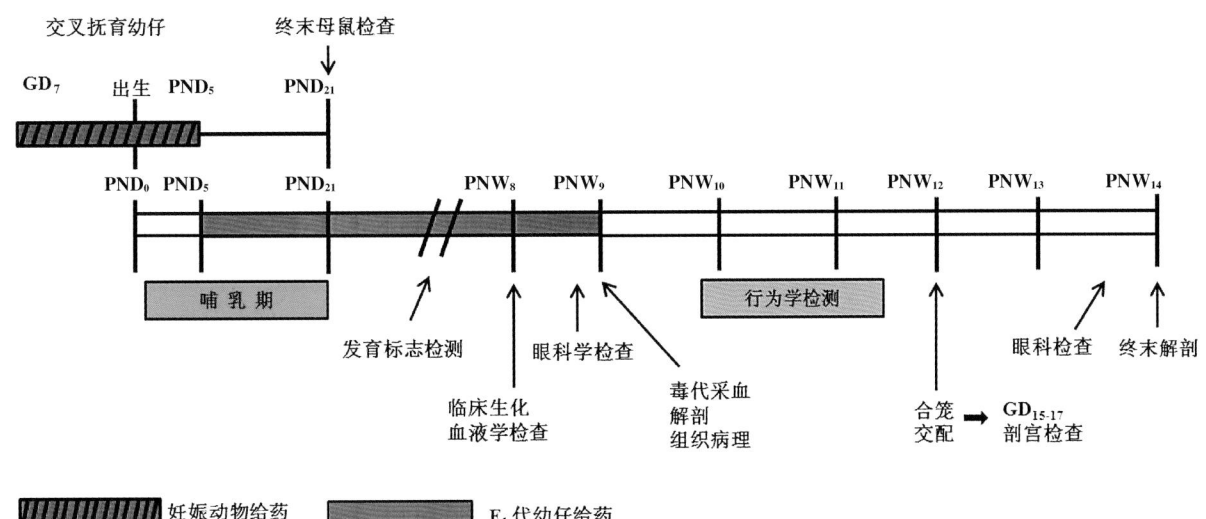

图7-1-5　围产期发育和幼龄动物毒性的结合研究设计

宫内和出生后早期暴露的影响；围产期发育毒性研究和幼龄毒性研究结合，看到的仅是宫内暴露的结果，可能与儿科暴露风险评估没有相关性，因此仍需要一个附加的研究来证明幼龄暴露问题。

（二）围产期毒性与幼龄动物毒性"组合"的探索性整体研究

本设计改进了现有的围产期发育毒性研究，提供了确定围产期发育毒性剂量选择水平的依据，也会产生在幼龄动物毒性研究中关于暴露和潜在毒性的早期科学数据。该设计的后半阶段，借助于增加"附加幼龄阶段"，扩展围产期发育毒性与幼龄动物毒性组合的研究设计（图7-1-6）。附加研究对正常围产期发育毒性探索研究未产生任何影响。母鼠在哺乳期 LD_6（lactation day 6）末次给药、根据受试物的药代动力学/药效动力学（pharmacokinetics/pharmacodynamics，PK/PD）设置洗脱期，以掌控对后代的持续暴露。由于可能存在前期在宫内或通过乳汁暴露的混杂因素，围产期（pre and postnatal，PPN）阶段增加第二个对照组，其幼仔在幼龄研究阶段给予高剂量以与其他剂量组比较。

（1）PPN研究阶段：设计5组（包括2个对照组）从 GD_6 至 LD_7 给药，每组包括6只同步交配的孕鼠。观察常规检查指标、分娩、护理和异常护理行为、幼仔的存活和生长指标。$LD_{6(\pm1)}$ 通过均窝选择幼仔用于随后的幼龄研究阶段。母鼠哺育子代直到离乳（LD_{21}）。未被选择的幼仔在 LD_7 评估乳汁暴露情况，收集毒代动力学数据。

（2）幼龄动物研究阶段：在适当的洗脱期之后，5组（包括一个自身对照组Ⅱ）被选择的幼仔直接给予受试物，记录临床体征、体重和增重及幼仔存活、生长和发育的关键点。至离乳后合适的时间点，如 PND_{25} 进行解剖，评估受试物的直接影响，收集血液样本检测血清生化和（或）血液学、大体解剖和组织病理学检查等。

该研究可以区分孕鼠给药的介导作用与直接给药的仔鼠，允许评估早期潜在的安全隐患。此外，还可以减少药物的开发时间并减少动物的使用和成本。这个"组合"研究考虑的关键点：① 包含两个对照组；② 洗脱期的长短（该设计不适合具有较长半衰期的受试物，也不适合需要幼龄动物早期给药的情况，如小于 LD_8）；③ 优化选择并对未选中的幼仔进行 TK 评估；④ F_1 代动物开始给药的年龄；⑤ 研究的持续时间和剂量水平。

三、靶器官发育毒性研究

迄今为止，尽管有许多不同排列组合的研究设计（如开始给药的年龄、给药持续时间、恢复时间和动物的数量等），但所有幼龄动物发育毒性研究设计都应该基于逐案原则，特殊的关注点或作用方式需要特殊的研究设计。因此，从科学和监管的角度，这些类型的研究比一般筛选研究更加实用。

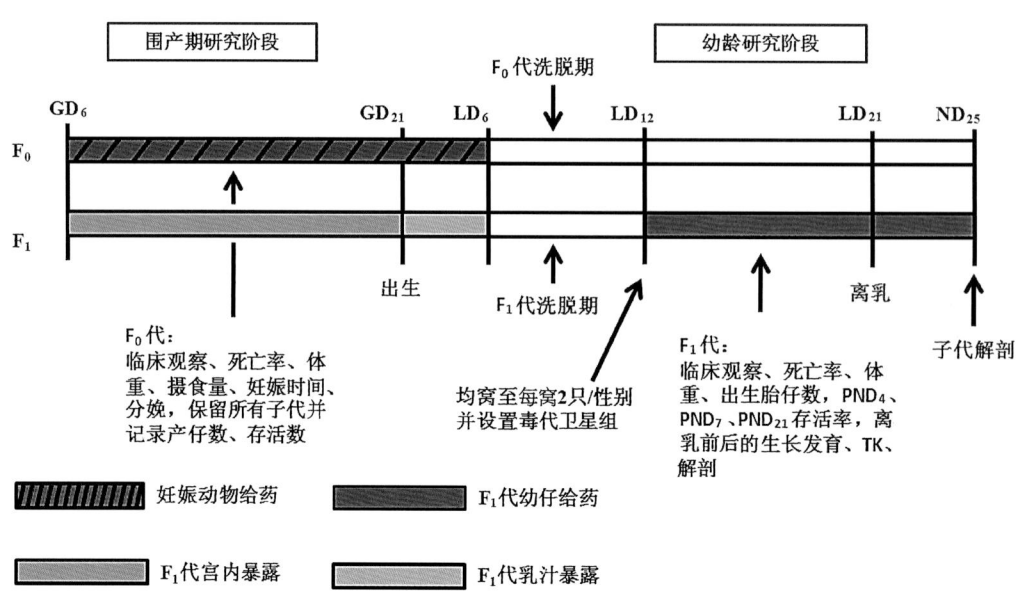

图7-1-6 围产期发育毒性与幼龄动物毒性"组合"的探索研究

不同实验动物各器官发育进程对应着儿童相应器官发育阶段（见本书第四章）。因此，对用于儿童不同时期的药物，在开展动物试验时，为了观察相应的器官发育毒性，就要选择与儿童对应器官发育的时期，作为给药的覆盖期间，一般覆盖区间应该超过这一发育窗。

关于给药起始时间，对幼龄动物的一项回顾性研究发现，118个主要研究中，94个在离乳前开始给药，大鼠的所有研究起始年龄比较接近。然而，如果查看报告中的药物预期的临床给药年龄，发现只有23个药物可用于新生儿适应证，其余的至少是2岁。根据Romijn等基于中枢神经系统发育的分类方法，10日龄大鼠幼仔相当于刚出生的婴儿，21日龄大鼠相当于2岁左右的幼儿。通常认为，除非临床上给药起始年龄是出生到2岁幼儿的特定靶器官药物开发，否则无需在大鼠PND_{10}或PND_{21}前给药。这也就意味着上述研究大多数是为2岁及以上幼儿设计的，那么为什么要设计离乳前给药，一方面可能是这些研究者对特定靶器官或系统的发育窗感兴趣，但更有可能的是，采用更加谨慎的方法以确保监管机构的认可。从经验看，如果较早的给药操作可行，监管机构质疑给药起始年龄的问题并不少见。说服这些监管机构相信给药期的合理性需要付出很大努力，多数情况下，更容易有来自内部的压力，认为不要为了多几天的给药时间而与这些监管机构产生分歧。实际上，给药的时间段应该依赖于临床方案和预期的靶器官发育毒性进展情况。也有人认为可以接受PND_{28}开始给药，因为这可以将其与生殖毒性试验和重复给药毒性试验进行桥接。

目前通常说的"至性成熟"或更常见的"至成年"并没有明确的到达标志。EMA指导原则认为对于发育期较长的器官系统，大鼠13周给药时间和犬9个月给药时间是合适的；而FDA则更加开放，认为给药持续时间"应至少包括选定的物种出生后发育的重要时期"，但如果临床长期应用，也应该评估长期累积的影响。特别是用于中枢神经系统和心血管系统药物，至少观察至性成熟，一般在10周左右，抗生素或抗感染药和其他受试物的研究旨在与重复给药研究进行桥接。没有迹象表明这些研究不能被EMA接受。

（一）中枢神经系统和生殖系统靶器官发育毒性研究设计

对于中枢神经系统发育毒性研究，尽管大鼠和犬是适合的模型，但是目前没有资料能够表明这些种属神经系统发育与人类的直接相关性。而且，没有精确的信息表明人类与动物出生前后大脑不同发育阶段的等同性。以往有数据（20世纪70年代）认为，人类出生时的大脑神经发育相当于7日龄大鼠，但也有人估算相当于12～13日龄大鼠。

图7-1-7提供了一个针对中枢神经系统（CNS）和生殖发育毒性的研究设计。成年毒理学研究中，相关的靶器官是中枢神经系统，出现与CNS有关的临床症状及对雌性生育力的影响。在大动物中观察到与CNS有关的临床症状是唯一的毒性证据。

PND_1均窝至每窝4只/性别（现实如果可能的话），选定的幼仔交叉抚育，每窝幼仔来自至少4个不同的窝，没有相同性别的同窝兄妹，不含原来窝的幼仔。一般有两种方法分配幼仔至给药组，一种方法是窝内所有幼仔接受相同的剂量［即整窝设计（whole litter design）］；另一种方法是将每窝1只/性别分配至不同剂量组［即窝内设计（within litter design）］。无论哪种分配至给药组的方法，所有母鼠交叉抚育的幼仔在给药前已将遗传影响随机分至所有的窝。当每窝幼仔来自不同的母鼠时，单个个体可以视为独立。

该设计为$PND_{7\sim63}$给药，给药时间涵盖大鼠出生

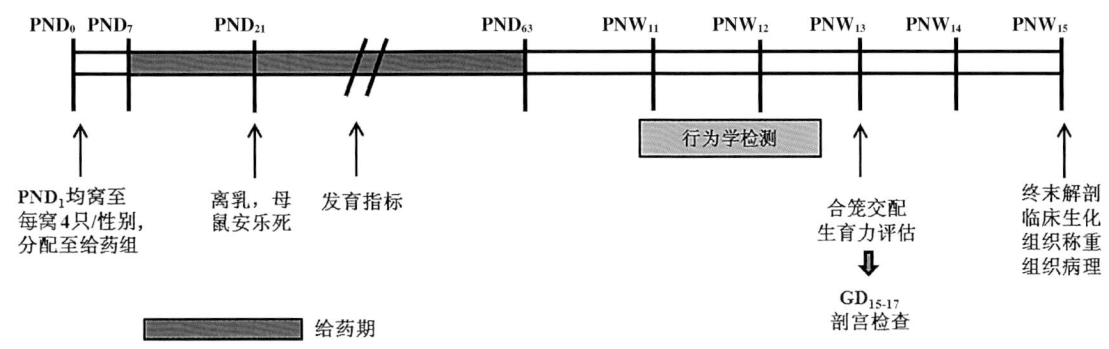

图7-1-7　中枢神经系统和生殖系统靶器官发育毒性研究设计

后中枢神经系统和生殖系统发育时间，与儿科目标人群至成年相似。给药结束后进行行为学检测，目的是评估给药后潜在的长期神经发育毒性结果，而不是识别潜在的药效学介导的效果。可以灵活选择行为学评估的测试组合，但通常与围产期研究采用的方法类似，监测龟头包皮分离和阴道张开的年龄以评估生殖发育能力，通过观察动情周期确定成年动物的生殖能力、相同剂量组动物交配、孕中期剖宫检查等，这些评估与成年生育力研究类似。大体解剖包括收集生殖和中枢神经系统组织，以备组织病理学检查。

（二）肝脏和生殖系统靶器官发育毒性研究设计

图7-1-8是一个靶器官研究设计示意图，重点是观察肝脏和生殖发育毒性。基于文献资料，这类药物可能会干扰生殖激素的合成，故实验设计主要是评价药物对肝脏和生殖器官的影响。虽然在一般毒性研究中未发现对成年生殖器官的影响，成年生育力研究中也未见影响，但根据文献信息提示进行生殖发育的评估。生化检测显示犬和大鼠谷丙转氨酶（GPT）水平增加，而没有相关的肝脏病理表现。目标儿科人群是从2岁开始。

该设计为子代PND$_{21-49}$给药，PND$_{21}$大鼠肝脏发育程度与最小年龄的儿科人群肝脏发育相当，故PND$_{21}$被选为给药起始时间。给药至PND$_{49}$，幼儿出生后与肝脏发育相关的所有变化，在大鼠也同样发生；同时青春期已经开始发育（也就是表现出龟头包皮分离和阴道张开），可以评估对生殖发育的潜在影响。终点剖杀前采集临床生化样本，大体解剖，肝脏称重，评估肝脏组织病理学。尽管2周恢复期包括了评估肝功能或组织病理学的逆转变化，但是关于幼龄动物肝损伤后发生逆转的文献报道几乎未见。

本实验室完成的一个实例与此类似，为了更全面地观察与生殖发育相关的指标，根据关注点的不同，

增加了行为学、生长激素水平、精子质量、性激素水平和骨密度检测等指标。

以上案例是基于真实的儿科药物开发项目和研究设计，并已被监管机构接受以支持这些药物的进一步发展。这些靶器官发育的研究设计代表了特殊的儿科药物开发项目可能的研究设计，解决幼龄动物毒性测试的特定需求。这里呈现的仅仅是研究的核心内容，实际应用中，对于研究的细节（如动物数量、给药时间段和恢复时间等）需要采用逐案原则来处理。

（三）幼龄犬的靶器官发育毒性研究设计

两个不同研究终点的经典研究设计见表7-1-4和表7-1-5。对于质子泵抑制剂的研究，为期13周的给药时间，幼龄时期开始给药。这一给药时间的设计基于各种胃分泌物在9～13周龄达到成年犬的水平，在人类则是出生6周～2岁。13周的给药后恢复期也是必要的，以便观察胃部病变消退所需的时间。第2个例子是吸入性药物的研究设计，基于肺泡发育的时间来确定开始给药的年龄和持续时间，详见本书第四章的描述。

（四）幼龄小型猪的靶器官发育毒性研究设计

有些设计是解决某个具体问题，也许并不需要涉及大量的动物或长时间暴露。图7-1-9展示的是这种情况下对新生小型猪的研究实例。该研究目的是观察药物对新生儿呼吸问题的影响，可以不包括很多终点，但是比起在一般毒性筛选中的经典测试，各项指标检测更加频繁。生长迟缓是仔猪毒性最敏感的指标之一。如果在较低的剂量水平上，导致仔猪比儿童预期的治疗性暴露量略高的设计可能效果会更好。给药体积间隔3～4天重新计算一次，以确保给药剂量与迅速增加的体重保持同步。

另外，一个小型猪的设计案例包含了预试验和主试验。

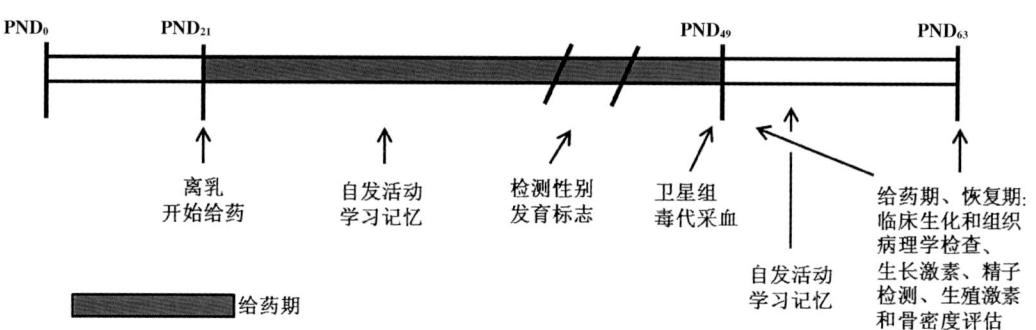

图7-1-8　肝脏和生殖系统靶器官发育毒性研究设计

表 7-1-4 质子泵抑制剂药物的典型设计

研　究	犬重复给药毒性试验
给药	13周口服给药（出生后D_{1-10}开始）
给药后发育期	13周
笼旁观察	临床状况，体重
成长与体格发育	身体发育高度，长度，龟头包皮分离/睾丸下降，阴道张开
行为	功能观察组合（FOB），神经系统检查
临床病理学	血液学，生化，尿液
生物标志物	促胃液素
终末端特殊病理检查	器官重量，大体和完整的组织病理学，胃部病理（特殊染色、形态学），CNS神经病理
毒代动力学	开始，中间（1～3次），给药结束

表 7-1-5 经典的吸入性药物的设计

研　究	犬重复给药毒性试验
给药	13周口服给药（出生后D_{10}开始）
给药后发育期	13周
笼旁观察	临床状况，体重
成长与体格发育	身体发育高度，长度，龟头包皮分离/睾丸下降，阴道张开
肺功能	每分钟通气量
临床病理学	血液学，生化，尿液
终末端特殊病理检查	器官重量，大体和完整的组织病理学，肺部病理（形态学），CNS神经病理
毒代动力学	开始，中间（1～3次），给药结束

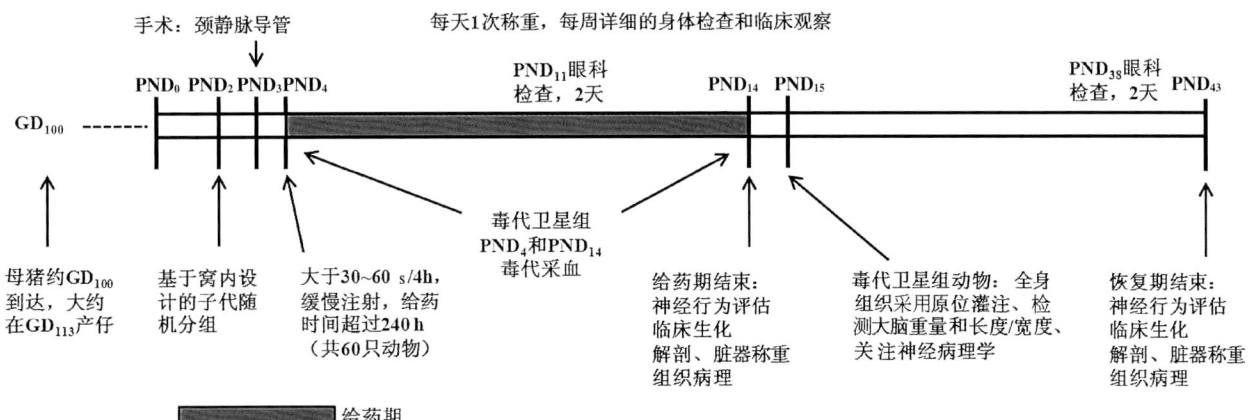

图7-1-9 幼龄小型猪靶器官发育毒性研究设计

1. 预试验· 在开始全面的幼龄毒性研究之前，总是需要进行一项预试验来观察药物在幼龄动物身上的耐受性，特别是新生儿给药时。在预试验期间进行药代动力学评估，以发现幼龄动物和成年动物接触药物的差异。预试验比主要研究使用更少的动物，给药期的持续时间往往更短，并且检测终点有限。

一个典型的预试验大约需要20只仔猪（5窝）组成，分为4个剂量组（3个给药组和1个对照组）。通常在出生后第7天开始给药，一直持续到离乳，离乳后仔猪被解剖。窝内设计（裂窝设计）可以很好地用于这种类型的研究，这种设计允许每只给药的仔猪与同一窝中的对照仔猪进行比较。首次给药当天从所有仔猪身上采集血液样本，如果预期是非稳态的药代动力学，则在研究的后期一次或多次采集血液样本。通常情况下，离乳前，年龄特异性的毒性可以在研究早期出现。预试验的终点包括死亡率、临床体征、体重、大体解剖和标准的器官重量。

2. 主研究·相关的指导原则并没有说明要纳入幼龄动物毒性研究的动物数量。每组5只雄性和5只雌性仔猪可认为是可接受的最低要求。如果研究设计包含两个或更多组，则需要更多的动物。如果给药结束后保留一些仔猪进行恢复期设置，则需要相应增加各组的规模（如在给药结束时，解剖5只/性别仔猪，保留3只/性别仔猪进行恢复期直至性成熟）。给药期的持续时间和间隔时间是根据儿童用药的年龄和相应的仔猪出生后发育阶段来确定的。如果幼龄动物发育的所有潜在关键阶段都需要评估，则有必要将给药期延长到一般毒性研究中开始给药的年龄。通常仔猪每天给药，但如果发现幼猪体内的药物持续时间比成年猪长或短，则可能需要调整给药频率。

另有一种整窝设计，其中整窝仔猪给予相同的剂量，通常是主研究的首选设计。当采用窝内设计时，幼犬之间交叉污染的风险很高，但是在幼犬内进行成对比较所提供的统计效率可能覆盖这个缺点。交叉污染的程度可以用预试验中的药代动力学数据进行量化。

（1）交叉抚育：小型猪用于幼龄毒性研究的优点之一是母猪之间可以很容易地进行交叉抚育仔猪。这在犬身上很难做到。出生后2天内仔猪可以在母猪之间进行置换，适用于根据研究所需的幼仔数量重新组合窝。通常情况下，可在窝里揉来揉去摩擦仔猪，母猪很容易受蒙蔽而接受那些已经被母猪的气味浸透了的仔猪，或在母猪的鼻子上滴一滴薄荷精。如果使用这种程序，最好确保整个窝是交叉抚育的，以避免母猪可能偏爱自己的后代。

（2）母猪分娩：饮食中使用前列腺素可诱导分娩。这种方式有可能能确保研究中所有的仔猪都在短时间内出生。分娩时应该有兽医在一旁协助，以防出现并发症。尽管平时应定期观察母猪，但在生产过程中应尽量少受干扰；此时应避免与不熟悉的人员接触。新生的小猪可能需要技术人员的帮助才能找到母猪的乳头。仔猪可以用牲畜标记笔在两侧翼识别，也可以在耳郭上文上永久性的文身。

（五）幼龄非人灵长类实验动物靶器官发育毒性研究设计

非人灵长类实验动物可以为幼龄毒性实验提供一个有效的模型，前期药物开发过程中，可以用于一般毒性和生殖发育毒性实验的物种选择。除了与人类生理、生物学特点和器官系统发育具有明显的相似之外，与其他物种相比，当涉及免疫系统、神经系统（包括行为）和骨骼系统的发育评估时，该类动物也具有明显优势。关于非人灵长类实验动物幼龄毒性研究的年龄虽然没有统一的意见，但一般来说，9～36月龄是合适并实用的。

对于幼龄动物毒性研究的开展，需要足够的方法确保纳入研究的动物在研究结束时尚未性成熟。由于幼龄动物和新生动物之间的区别，因此动物的可获得性和试验中的物流具有重要意义，在毒性研究中就有必要区分幼猴（即性成熟前的动物）及新生动物（即出生至4个月）。

年龄在12个月或以上的动物（在研究案例中，也有年龄＞9个月）可以在没有母猴的情况下运输。这时可以采用定期动物供应，以便收集适当数量的雄性和雌性动物。如果需要新生动物，通常意味着需要在进行研究的地点繁殖这些动物。实际上，就等同于围产期发育毒性研究，在分娩前雌性动物不给药。在这样的研究中，婴儿的性别分布是随机的。

由于动物福利的原因，在研究过程中，特别是在夜间，尽可能多地将幼猴群居在一起。当幼猴离开家的环境时，尽量提供舒适和（或）有安全感的环境，如可以在笼外为幼猴准备一个柔软的羊毛垫，这对其是有帮助的。建议根据实际情况对操作和饲养幼龄动物的标准程序进行适当修改，对NHP幼龄动物和研究技术人员会有帮助。用于成年动物丰富化的程序也可用于幼龄动物。

NHP幼龄动物毒性研究的核心内容与成年动物毒性研究设计相似，近年来，很多生物制品利用NHP幼龄动物进行研究，大多数试验采用食蟹猴，与通常用于生殖毒性和（或）常规一般毒性试验的NHP种属一致。对于NHP幼龄动物的体型来说，大多数在成年动物身上进行的终点检测和体内检测也可以在幼龄动物进行。尽管如此，幼龄动物仍然小得多（如18月龄时2.0 kg），因此同样会遇到采血体积或数量的限制，特别是在临床病理学、毒代动力学和（或）抗药抗体分析等需要多次采集血液时。

标准的评价指标包括临床体征、摄食量、体重、体格检查、临床病理学（血液学、临床化学和尿液分析）和（或）大体病理学和组织病理学。一些更特殊的终点，如眼科和心血管评估（包括心电图、血压和心率）也可以包含在设计中。甚至更专业的终点，如免疫、行为和（或）靶器官检测也可以是设计的一部分。

给药周期一般为1～3个月不等，视临床给药的预定周期而定。恢复期通常纳入设计中。因此，一个典型的13周研究将需要40个NHP幼龄动物（每组5只/性别，设对照组和3个剂量组）；每组3只/性别在给药结束时进行剖检，其余2只/性别在恢复期结束时剖检。根据受试物的药代动力学和药效学特性，恢复期一般为1～3个月（表7-1-6）。这个年龄涵盖了新生儿/婴儿发育阶段、生殖毒性研究及一般毒性研究使用的年龄跨度。然而，采购时可能遇到的问题包括足够的数量、适当的年龄和合适的性别等。NHP幼龄动物毒性研究应根据受试物的药理特性和所支持的临床情况进行逐案研究。

表 7-1-6　幼龄食蟹猴13周给药靶器官发育毒性研究设计

动物年龄	12～18个月（最普遍）		
给药方案	每天、每周或视情况而定		
给药途径	所有标准途径（灌胃、静脉和皮下等）		
动物数量	n=40（24只主研究，16只恢复期）		
		动物数量	
	组　别	主研究数量（恢复期数量）	
		雄　性	雌　性
实验系统	对照组	3（2）	3（2）
	低剂量组	3（2）	3（2）
	中剂量组	3（2）	3（2）
	高剂量组	3（2）	3（2）
预处理时段/给药时段/恢复期时段	1～4周/13周/4～13周		
临床观察	1～2次/天，包括1周预试验（如果有）		
体重	预试验（如果有），此后1次/周		
摄食量	预试验（如果有），此后1次/周		
临床病理学指标	血液学、血清生化、凝血和（或）尿液检测：预试验（如果有）、给药结束和恢复期结束		
特殊的评估（如适用）	毒代动力学：首次和末次给药和（或）恢复期（生物制品） 眼科检查：裂隙灯显微镜检查和间接检眼镜检查 心血管：心率、血压和（或）心电图 免疫学：流式细胞术、免疫球蛋白、TDAR（如KLH）测定、NK细胞试验、细胞因子、淋巴细胞增殖 骨骼生长评估：长骨影像学评估、预试验（如果有）、末次给药和（或）恢复期结束。还可以进行骨密度定量测量（DXA、pQCT）		
终点检测	所有动物的大体解剖，包括大体观察和器官重量 完整的组织收集和组织病理学评估 可能的免疫组织化学检测		

注：TDAR，T淋巴细胞依赖性抗体反应；KLH，钥孔血蓝蛋白；NK，自然杀伤细胞；DXA，双能X线吸收法；pQCT，外周骨定量CT扫描

（六）本实验室幼龄动物非临床安全性研究实例

图7-1-10至图7-1-16列举了本实验室离乳前和离乳后幼龄动物非临床安全性研究的设计实例，其中包括离乳前大鼠被动过敏试验、刚离乳大鼠被动过敏试验、刚离乳大鼠生育力与早期胚胎发育毒性试验、离乳前大鼠重复给药毒性试验、离乳前犬重复给药毒性试验和刚离乳犬重复给药毒性试验设计案例，其中大多数设计的总结报告内容详见本书第九章和第十章。

综上所述，幼龄动物发育毒性研究设计没有现成的设计模板，需要考虑受试物的化学特征、动物的生物学特点和临床拟使用的具体情况，在逐案原则基础上进行设计，为每个受试物制订周密的符合具体情况的试验设计方案。研究人员应该根据已有的药理学和毒物学专业基础知识，制定研究方案，避免复杂的、不适当的或不必要的研究。监管机构应尽早参与设计，避免产生大量的对识别儿科用药潜在安全问题贡献很少或没有价值的数据。坚实掌握生殖与发育毒理学基础知识，紧密结合受试物的生物学特性，深入了解药物开发的立题依据，全面熟悉相关的技术法规，严谨认真地设计试验，这才是儿科用药非临床安全性评价中方案设计的基本策略。

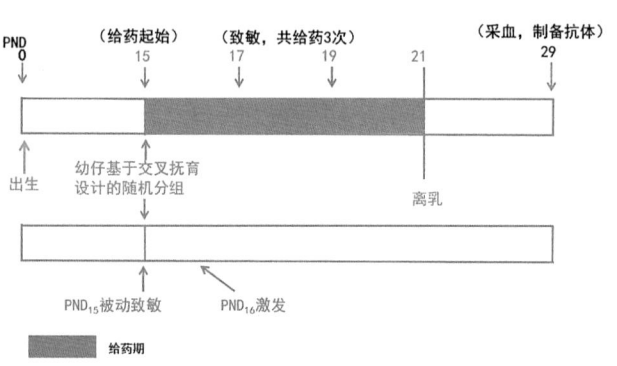

图7-1-10　离乳前大鼠被动过敏试验设计

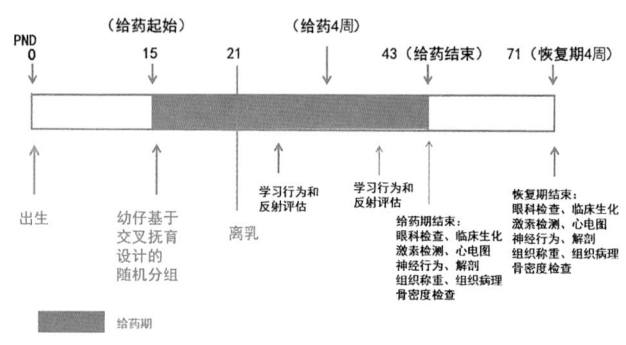

图7-1-13　离乳前大鼠重复给药毒性试验设计

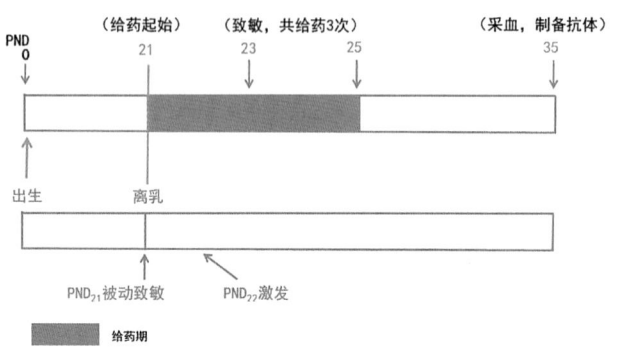

图7-1-11　刚离乳大鼠被动过敏试验设计

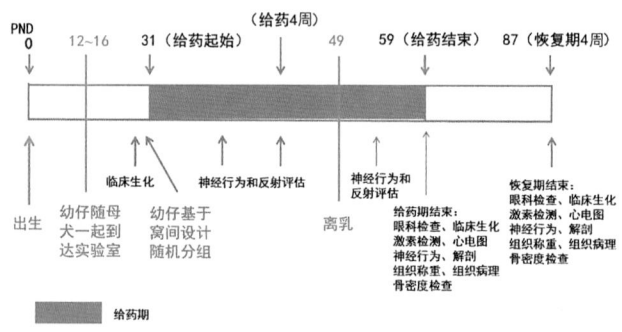

图7-1-14　离乳前犬重复给药毒性试验设计

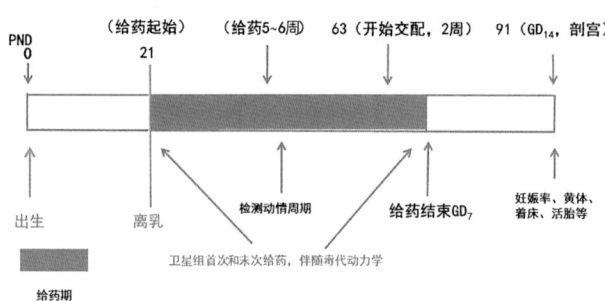

图7-1-12　刚离乳大鼠生育力与早期胚胎发育毒性试验设计

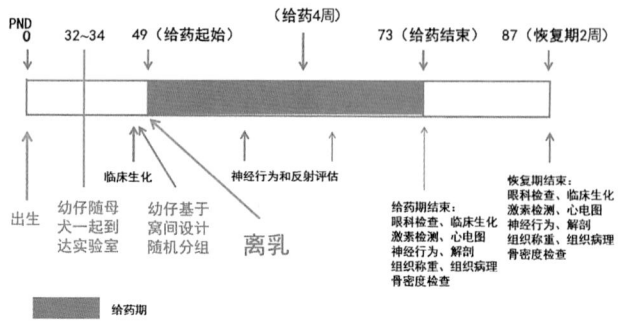

图7-1-15　刚离乳犬重复给药毒性试验设计

第二节

离乳前给药的幼龄实验动物研究分组常见方案

围产期发育毒性研究（gestation day 15-postnatal day 21，GD_{15} ~ PND_{21}）与常规一般毒性研究开始给予受试物之间有 6 ~ 8 周的年龄段空隙，儿科用药的幼龄动物非临床安全性评价是用于桥接两者之间的"间隙"。幼龄动物的毒性研究设计决定了其收集到的数据和可能的结论，而实验分组是设计时首先考虑的部分。依据儿童的年龄划分，幼龄动物非临床安全性研究的初次给药可能会在离乳前进行，而离乳前的分组设计是以窝为背景进行的，对于幼龄啮齿类动物生理和行为的变化，窝的影响最大，随着幼龄动物年龄的变化更是如此。生殖与发育毒性研究中窝是试验、统计和分析的抽样单位，同样，幼龄动物非临床研究设计的实验分组也必须考虑到窝的影响，本节主要以大鼠和犬为例讨论与窝有关的离乳前实验分组设计。

一、幼龄实验动物分组的关注点

对于离乳前小动物分组来说，最为复杂的就是交叉抚育，也是我们在此要重点介绍的分组方法。以我们实验室的标准操作过程（standard operating procedure，SOP）为蓝本，重点介绍我们在离乳前分组时的关注点。

（一）交叉抚育的操作程序

假定妊娠 GD_{20} 开始分娩观察（每天 3 次）。分娩时间的确定通常有两种情况：① 如果能观察到产程开始，也就是说，能看到第 1 只幼仔出生，认为这天是 PND/LD_0；如果观察时母鼠已经开始分娩（产程中间），观察到分娩完成的这天也视为 PND/LD_0；② 如果母鼠跨夜分娩，早上的首次产程观察时发现分娩已经完成，结合已有的经验，根据母鼠和幼仔的状态

（如已授乳和血迹等），可以大体确定产程开始是午夜前还是午夜后，观察到完成的日期就视为 PND/LD_0 或 PND/LD_1。我们在多项实验中观察到分娩时间在 08：30 ~ 17：30 的比率为 90.2% ~ 100%，因此确定分娩时间相对比较容易。确定后，在分娩观察表上记录分娩开始或完成的时间。24 h 未完成分娩的，考虑母鼠难产。

上午的产程观察完成后，幼仔按性别逐个称重和临时性标记；通过性别和标记，区分原始窝出生的每只幼仔；将相关信息填写或输入到适当的表格中，包括在交叉抚育中应该排除的幼仔细节（如弱小的和畸形的幼仔等），然后将幼仔归还给生母。此时，PND_1 时准备交叉抚育的窝清单也即确定。将幼仔总数不足 10 个（包括雄性和雌性）及不支持交叉抚育设计（交叉抚育由 4 或 5 只雄性及 4 或 5 只雌性幼仔组成）的窝排除在研究之外，幼仔的体重也就趋向于一致（数量较少窝的幼仔通常比较大窝的幼仔重）。

制作交叉抚育的计划图表（图 7-2-1）。记录出生窝的细节及可用于交叉抚育的幼仔，由另一人核实这些信息。选择幼仔并安排到虚拟的抚育窝中，生母窝中不保留剩余幼仔，每一个抚育窝中也没有同性别的兄弟姐妹。抚育窝中，虽然 1 雄 1 雌的兄弟姐妹是可以接受的，但是理想情况下不会有兄弟姐妹在同一个窝。使用前，交叉抚育计划表经另一人核实，由专题负责人确认。

每窝幼仔从原始居住笼移走，根据生母的编号和幼仔性别，放置在按性别标记的临时容器中。当所有适用的窝挑选好，则开始进行交叉抚育操作。

在抚育窝，使用带有抚育母鼠编号标记的分区盒（与图 7-2-1 中的划分类似），分区盒内有可标记幼仔

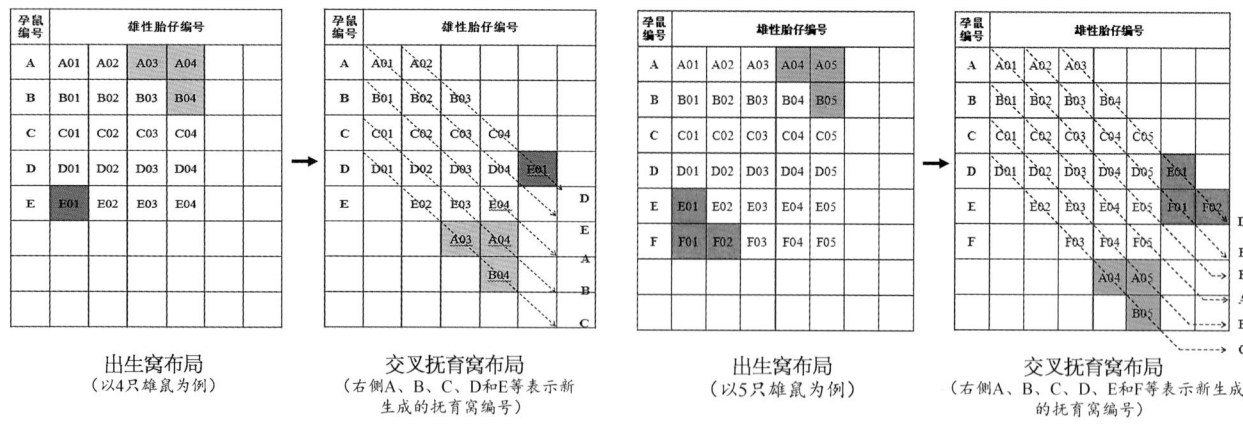

图7-2-1 交叉抚育设计图示

编号的每个分区，根据交叉抚育窝计划表，选中的幼仔从出生窝的盒中移出，放置在抚育盒的适当位置。

一旦整个抚育窝构建成功，再次确定性别，并将其编号永久文身，放置在抚育母鼠（养母）笼中。首先移出母鼠，将抚育的幼仔放在笼子里，将幼仔在窝内翻滚，以获得抚育母鼠和笼子的气味，然后抚育母鼠放回到笼子里，这样交叉抚育的过程完成。

（二）采用交叉抚育分组的注意点

（1）如果孕鼠集中在1天内分娩会造成交叉抚育的工作量加大，而如果分娩的时间间距太长（超过4天），可能又使得每天符合交叉抚育要求的孕鼠窝数不够，故交配或购买的孕鼠最好集中在2～3天分娩；根据符合交叉抚育要求的孕鼠窝情况，最终决定交配或购买的孕鼠数。

（2）为了满足5窝/次进行交叉抚育，需要当天分娩的孕鼠数量为8只；为了满足6窝/次进行交叉抚育，需要当天分娩的孕鼠数量为9只；以此类推；这样，当天的分娩数量也就决定了当天可以交叉抚育的窝数。

（3）从GD$_{20-21}$开始，注意观察孕鼠并记录孕鼠分娩时间（精确到小时），将幼仔总数不足8只及不支持交叉抚育设计（交叉抚育由4或5只雄性、4或5只雌性幼仔组成）的窝排除在分组之外；PND$_0$和PND$_1$分娩的窝，可以一并进行交叉抚育分组，但给药时间建议以PND$_1$的幼鼠达到拟给药起始时间（如PND$_{15}$）为好。

（三）如何预算孕鼠数量

幼龄动物非临床研究中所需的F$_0$代孕鼠数量取决于分组设计。拥有足够的窝数以满足研究所需求的动物数是一个限制性因素，如果窝数较少，不得不过度

选择幼仔以满足实验要求，考虑到窝效应，实验设计最终可能会由于动物数量而产生妥协。根据文献和我们实验室的背景资料，以交叉抚育为例，估算出实验所需的最少动物数量，也就是说如何预算分娩孕鼠的数量，才能获得足够"适用"的窝使得分配到给药组的雌雄幼仔数量满足交叉抚育的需要。为避免已知的窝效应，将PND$_1$交叉抚育和标准化的窝设置为10只（5雄：5雌），在保持窝一致性上比较合适。

从供应商得到的SD大鼠怀孕率正常预期是90%（59%～100%的范围内，根据历史对照资料）。基于我们实验室近年的围产期毒性研究和幼龄发育毒性研究数据，SD大鼠怀孕率在90%～96%，80%～92%的孕鼠分娩的窝大于10只总幼仔；如果将有10只幼仔，但少于3雄或3雌幼仔的窝排除在研究外，那么77%～89%的窝有足够数量的雄性和雌性幼仔。

举例：如果研究设计需要F$_1$代幼仔每组20只/性别，则4个给药组需要离乳前F$_1$代幼仔80只/性别。采用交叉抚育设计，来自任何原始母鼠窝中的幼仔不会超过1雄1雌，整个窝给予一个剂量水平。计算如下。

（1）同步妊娠：每个剂量组包含4个交叉抚育窝，每窝由5雌和5雄组成，将提供F$_1$幼仔每组20只/性别，因此，4组需要16窝，为了得到合适数量的妊娠母鼠与适当大小的窝和性别比例，使用下列公式。交叉抚育要求的窝数量（16窝），根据上述背景数据，还需要适当的性别比例［1.11～1.23；100%+（11%～23%）］、窝的数量、窝的大小（1.08～1.20）和要求分娩的母鼠数量（1.04～1.10）。每一步计算后，动物数量进位到下一个整数级。分别按照上述最大和最小比例预估需要的动物数量，具体如下。

① 性别比例放大：16窝×1.11=17.8（进位至18窝）；

② 窝的大小放大：18窝×1.08=19.4（进位至20窝）；

③ 预计分娩的母鼠：20窝×1.04=20.8（进位至21窝）。或者为：① 性别比例放大：16窝×1.23=19.7（进位至20窝）；② 窝的大小放大：20窝×1.20=24.0（按照24窝计算）；③ 预计分娩的母鼠：24窝×1.10=26.4（进位至27窝）。

因此，假定需要一次生成16个交叉抚育窝，同步妊娠母鼠的数量需要21～27只。

（2）错时妊娠：如果需要21～27只以上的同步妊娠母鼠，最初购入的动物数量在100只左右，才会有这么多数量的雌鼠同一天交配成功，因此同步妊娠是不经济的。如果错时妊娠，用于妊娠的母鼠数量需要考虑重复。

例如，8个交叉抚育窝的母鼠需要2次重复，预估需要的动物数量计算如下，① 性别比例放大：8窝×1.11=8.9（进位至9窝）；② 窝的大小放大：9窝×1.08=9.7（进位至10窝）；③ 预计分娩的母鼠：10窝×1.05=10.5（进位至11窝）。

因此，按照最小比例估算，每次需要提供11只妊娠母鼠，妊娠母鼠的数量共需要22只，如果设置每个原始窝仅提供1只幼仔（而不是1雌和1雄），则需要4次重复或更多。

用于毒代动力学、临床生化、血液学和凝血检测时，必须要考虑的另一个问题是<8周龄幼仔所获得的血容量。对于幼龄非常小的动物，为了得到足够的样本量可能需要合并采集血液样本。对于大多数的研究，需要设置单独的毒代动力学和临床病理学检测所需动物。

动物数量还取决于何时开始给药，是离乳前还是离乳后。特别是年龄非常小的动物，预期可能有一定的死亡率；如果需要，可以有额外的幼仔用作研究的替代品。给药开始的前几天，最好通过交错给药完成动物数量的最终确定。PND_{4-10}、PND_{11-21}和$\geq PND_{22}$，灌胃给药的死亡率［死亡原因：意外死亡、受伤、给药失误和（或）不明原因死亡］分别为0.5%、0.4%和0.3%，静脉给药的死亡率分别为1.3%、1.6%和0.6%。

由此可见，幼龄动物毒性研究的目的在于缩小通过母乳宫内暴露（GD_{6-15}）直至离乳（PND_{21}）的围产期毒性研究（Ⅲ段）后代与重复给药毒性研究（在年轻的成年动物）数据之间潜在的差距。

二、幼龄大鼠的分组方案

通常，一般毒性研究中成年动物谱系的来源情况未知，但幼龄动物毒性研究中每只幼仔的谱系来源是可以获得的，通过繁殖得到的窝，幼仔之间是自然的同窝兄妹。与非同窝兄妹相比，兄弟姐妹更倾向于同类反应，即相同窝的后代对于一个受试物的反应比非同窝更类似，称为窝效应（effect of litter）。幼龄动物毒性研究中，同一剂量组应避免放入过多来自同一窝的幼仔，也就是说，需要足够数量的窝以避免这种窝效应。

幼龄动物非临床研究中窝的构成（窝内仔鼠的分配方法）有以下几种：① 窝内设计（within litter design）；② 窝间设计（between litter design）；③ 每窝1只幼仔/性别（one pup per sex per litter design）；④ 交叉抚育设计（fostering design）。每种窝的构成方法都有其优点和缺点（不易于统筹、交叉污染的可能性和统计难度）。这些分配的原则是基于将窝作为实验测试和分析单位，而不存在由评价部门来评价孰好孰坏。分配方法的选择应该基于对受试物的了解、潜在污染的风险、现有毒性数据及动力学等方面的数据。显然，窝分配方式的选择对于大鼠离乳前给药是最关键的。如果离乳后给药，则同窝仔鼠分散至各个剂量组。为简单起见，本文中窝的大小和性别比例为8只幼仔（4雄和4雌），研究设计为4个剂量组（1个对照组及低、中和高3个剂量组），每组12只/性别。

（一）窝内设计或裂窝设计

是基于每个窝内都包含所有剂量组的理想情况（图7-2-2），每窝1只幼仔/性别随机分配给每个剂量组，每窝幼仔的构成为：对照组的1#雄仔和1#雌仔，低剂量组的1#雄仔和1#雌仔，中剂量组的1#雄仔和1#雌仔及高剂量组的1#雄仔和1#雌仔。这个设计中，两个同性别的同窝胎仔不会被分在同一剂量组，如果每组仅获得相同数量的单性别幼仔，就需要更多的窝。

（1）优势：一个优势是基因型相似，另一个优势是均衡了许多变量，包括孕鼠和环境因素，每窝特异性的母体遗传因素和环境因素可以分配到各个剂量组。这一设计也提供了伦理和实用的优点，减少了研究所需的动物数量（带有幼仔的母鼠数量），以及减少了给药和数据收集时间。最大限度地减少了母鼠照料的影响，同窝仔鼠均匀分布并减少使用的动物数量。

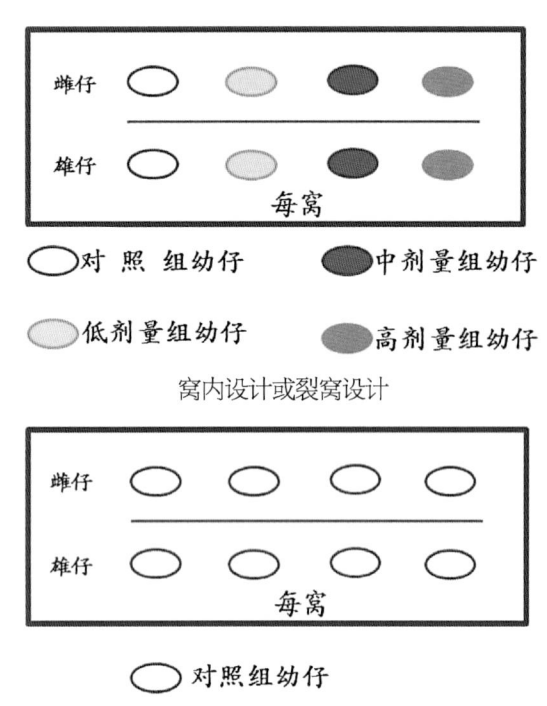

窝内设计或裂窝设计

对 照 组幼仔

低剂量组幼仔

中剂量组幼仔

高剂量组幼仔

窝间设计或整窝设计

对照组幼仔

图7-2-2　每窝胎仔的构成举例

（2）缺点：尽管统计上比较合理，但是在实际运作中有困难；首先，每只幼仔（或1雄1雌）给予不同的剂量，给药时需要对幼仔进行个体识别，因此加大了技术人员识别幼仔及保证正确给药的难度，增加了给药错误的风险。该设计的缺点是交叉污染问题，由于离乳前开始给药，受试物或者代谢物的暴露增加了组间交叉污染的风险，如空白对照组或者低剂量组的同窝幼仔会舔舐高剂量组幼仔的粪便，或者可能通过接触污染的垫料而使得皮肤等暴露于受试物。此外，母鼠也可以通过为幼仔梳理毛发（或者吞食了幼仔）而不经意间暴露于受试物，然后通过哺乳而造成后代暴露于受试物。再者，给药的幼仔可能较弱，随后会被母鼠排斥，最终这样的窝可能被未经处理的对照组动物占主导。

根据特定的实验设计剂量组数或者窝大小，一个真正的窝内设计有时候可能很难实现。某些情况下，可能会做适当的修改，这就涉及裂窝设计。裂窝设计是窝内设计的一种变换，用于给药组数量超过每窝幼仔的数量时。例如，如果研究设计需要7组，而每窝都需要有所有给药组，那么单窝的尺寸就太大了。但这种设计又会增加更多的不确定性和统计困难。

（二）窝间设计或整窝设计（whole litter design）

与窝内设计相比，该设计非常简单。窝内所有幼仔接受相同剂量。每窝幼仔的构成包括（图7-2-2，以低剂量组为例）低剂量组的1#雄仔和1#雌仔、低剂量组的2#雄仔和2#雌仔、低剂量组的3#雄仔和3#雌仔及低剂量组的4#雄仔和4#雌仔；其他剂量组以此类推。

（1）优势：该模型简化了给药程序，最小化了技术人员的工作量。亲代的预期遗传因素和母鼠的照料因素等都同等给予子代。允许兄弟姐妹被分配到各自独立的观察终点，因此在管理上更加容易。不同剂量水平动物给药交叉污染的概率最低，尤其是涉及收集毒代动力学样本。

（2）缺点：由于众所周知的窝效应，它不是最优统计。母鼠对幼仔的照料及组间潜在的遗传偏差可能是混杂因素。该设计需要的窝数量最多，取决于是否进行窝的标准化（如PND$_4$进行均窝，每窝原则上保留4雌4雄），给药的幼仔数量很容易每天超过1 000只，甚至1 200只以上，这使得研究成本更高，因此为实验设计提出了统筹运作方面的挑战。当考虑到多个分析终点时，对于大部分实验室来说，在正确执行研究过程方面需要考虑的因素太多。此外，这种特殊情况下的设计，"窝"（而不是单个"幼仔"）作为一个评估单位。因此，当窝效应的因素被忽视时，窝间设计就会产生疑问。统计分析时每窝的兄妹仔鼠作为一个独立的单位被分配到同一剂量组，对于所观察到的反应，窝间设计如果使用不当，会增加而不是降低窝效应。

（3）应用：基于上述考虑，窝间设计应该仅用于以下情况：① 随着年龄增加，研究者需要不断剔除动物；② 在一个特殊的终点，整窝数据均需要检查，同窝仔鼠来源的数据是用于观察窝的平均值；③ 同窝仔鼠用于不同终点的选择。

几乎没有研究设计会同时使用窝内设计和窝间设计去评价同一个终点。但是有一项类似的研究，PND$_{14-20}$幼仔给予9 mg/kg三乙基锡，窝内设计的幼仔体重低于窝间设计；三乙基锡给药后，窝内设计比窝间设计的幼龄动物更活跃。相反，另一项研究中，改良的窝内设计（一半动物）与窝间设计（所有动物）相比，6-羟基多巴胺诱导的活动性更弱。此外，在6-羟基多巴胺诱导的活动性实验中，窝内设计中的幼仔比窝间设计逃避得更好。尽管这些结果不能决定性地说明窝内设计相对更科学，但也确实表明实验组别的不同设计可以得到不同的结果。当然，并没有监管部门指导原则明确指出应该使用何种设计。

（三）每窝1只幼仔/性别的设计（one pup per sex per litter design）

如果每个剂量组由12窝幼仔组成，每窝雌雄各1只幼仔，也就是每个剂量组由雌雄各12只幼仔共24只组成（图7-2-2）。

（1）优势：这种设计消除了窝效应，因此统计上是可接受的；也不会有污染问题并简化了技术人员的工作量。

（2）缺点：窝数量需求增加（4个剂量组，每组12只幼仔/性别，则需要48窝），以及多数幼仔被丢弃（48窝，每窝丢弃6只，共288幼仔），这样的话，"每窝1只幼仔/性别"的设计很难向实验动物伦理委员会解释。

（3）应用：如果从围产期研究中选择子代亚群进行持续评估时，使用"每窝1只幼仔/性别"的设计是可行的。围产期研究每组通常20～25窝，有足够数量的动物允许离乳后"每窝1只/性别"来延续围产期研究，离乳后采用剩余窝中"每窝1只/性别"进行幼龄毒性研究。如果幼仔来自母鼠给予受试物的窝中，幼仔通过乳汁暴露的程度不清楚，为了消除离乳前接触受试物的影响，可以从对照组的窝中选择幼仔，然后分配至给药组（通常每窝8只幼仔，足够分配至低、中和高3个剂量组）。如果离乳时或离乳后开始给药，这是唯一可行的设计；该设计还需要假设实验室有足够的资源对同一受试物同时进行围产期研究和幼龄毒性试验，并且两项研究中与年龄有关的行为学检测最好也在同一时间进行。

（四）交叉抚育设计（fostering design）

为了努力减小窝效应和遗传偏差等影响，一些研究中使用交叉抚育设计。此设计为幼仔出生后立刻由新的母鼠抚养，每窝胎仔都是由来自其他窝的幼仔组成，新的抚育窝内不使用任何同性兄弟姐妹，所有幼仔接受同样的给药处理，在理论上最小化了窝效应和遗传倾向。

（1）优势：幼仔给药之前进行交叉抚育，遗传因素（同窝仔鼠）和母鼠的影响随机化到整个窝，也就随机分布在所有给药组内。该设计消除了窝效应，因此统计上是可接受的；由于每窝所有的幼仔接收相同的剂量，消除了交叉污染的风险并简化日常技术人员的工作量。

（2）缺点：表面上看起来这种方法可能比较简单，但是对于所观察到的反应，它可能变得难以跟

踪，以及无法评估遗传学或妊娠对受试物的影响。而且，交叉抚育的过程是一个耗时和劳动密集型的过程。它不是用一只雌鼠的窝取代另一只雌鼠的窝，而是一只雌鼠的原始窝被其他雌性的几窝幼仔分别替换。抚育设计需要足够数量且在同一天出生的窝。如果某一天满足交叉抚育设计的窝数量不足，那么这天即无法进行交叉抚育。因此，仔细的统筹规划是确保窝高效利用的关键。交叉抚育设计的使用是在幼仔身份可以辨认的前提下进行的。

此外，如果一只母鼠排斥交叉抚育的窝（如果是出生后几天内形成新窝的话，这种情况很罕见），这个组的很大一部分就会被连累。

最后，抚育设计也不能完全消除窝效应。相反，抚育母鼠所提供的照料变得与亲生母鼠提供的窝效应一样重要。因此，虽然遗传因素可以均匀分布，但使用交叉抚育的方法并不完全缓解使用窝间设计的问题。在使用大鼠交叉抚育设计的几项研究中，观察到环境窝效应也会对抚育的窝产生影响，如抚育的窝中体重增加速度类似。如果采用了窝内设计，交叉抚育即不可取，因为它增加了研究的复杂性，在控制偏差上改进很少。此外，由于统筹的原因，当需要大量的窝数时也不推荐使用交叉抚育方法进行研究，虽然，已有成功的例子，通过添加单个或几只幼仔到一些窝可以实现所需窝的大小。

三、幼龄犬的分组方案

窝内设计和窝间设计均可用于犬的幼龄毒性实验中。如果采用离乳前窝内设计，同窝幼犬分到不同的剂量组，给予不同剂量，缺点仍然是不同剂量组之间的交叉污染问题，此外，由于幼龄犬的呕吐还会加剧交叉污染。虽然早期研究中，窝内设计有助于减少动物的使用，但是，随着后期越来越细致的研究，毒代动力学也包含在内，故离乳前给药通常采用窝间设计。每窝幼犬给予相同的剂量。需要注意的是，犬一般毒理学研究中同窝兄妹避免放置在一组，而窝内设计给药前是通过随机分配同窝幼犬至各剂量组。交叉抚育设计不是实际常用的设计，主要问题是很难得到足够数量的同龄同窝幼犬。比啮齿类动物优越之处在于，犬可以重复多次评估，如毒代动力学数据可以从毒性研究相同的动物个体中获得，而不需要卫星组的动物。同样，所有的毒

性评估是对于同一个动物，不同观察指标之间相关性较好。

　　总而言之，研究设计需要考虑人类和动物种属相同风险情况下器官系统不同发育的阶段和速度。在逐案原则的基础上，物种选择、给药起始年龄、窝的构成、剂量水平、持续时间、不同年龄的评估及给药期间和给药后的终点检测也是分组设计考虑的主要内容，没有标准的幼龄动物非临床安全性评价研究设计方案，然而，研究设计却要求越来越规范化和标准化。

第三节
幼龄实验动物非临床安全性研究的指标

近几年，对于儿科用药潜在毒性的关注越来越多，人们意识到儿童是一类独特的目标人群，不能根据成人用药情况来"以此类推"地判断儿童药物毒性。一些药物在儿童身上会呈现与成人不同的毒性表现，成熟与不成熟系统之间的差异可能导致儿童药物毒性的增加或减少。目前临床上儿科用药缺乏来源于儿科人群安全性和有效性的信息，多是基于成年动物或成人临床试验的安全性数据。然而，涉及儿童用药的研发受到传统观念、伦理问题、经济和实用性等一系列的挑战，导致招募适龄儿童来开展临床试验的难度增加。因此，全面而深入地开展非临床阶段儿科用药发育毒性研究就愈显重要。

儿科用药幼龄动物非临床研究中选择合适的观察指标是一个至今尚未完全解决的难题。本节结合著者实验室的实际工作经验，对儿科用药非临床安全性评价中生长发育和摄食量等一般评价指标、中枢神经、骨骼、生殖和泌尿等系统特殊靶器官和指标的设定，以及幼龄动物中药非临床安全性评价的特别关注点进行逐一阐述。

一、种属选择

研究中动物模型的选择主要是根据研究目的、受试物的信息、历史背景资料、研究人员及实验室的经验来考虑，此外，动物种属、年龄、性别、样本量及种属与人类发育的相关性等也是考虑的关键因素。

合适的种属选择除了考虑药物的药效学、药代动力学和毒理学特性外，还需要考虑靶器官毒性、暴露程度/毒代动力学、实验动物的开发程度、与人类的匹配程度、实验动物背景数据的情况、中枢神经系统

功能数据、生殖发育指标的评估难易及统计分析的敏感性和效率等（表7-3-1）。同时对研究中所关注的药物临床特性、重要器官的发育状态进行幼龄动物和儿科患者之间的比较，考察其对特定毒性的敏感性及开展研究的可行性等。啮齿类（大鼠）和非啮齿类（犬）两个传统的种属是常规选择。

特殊情况下，大鼠不合适时必须考虑选择其他种属。如药物代谢远不同于人类或在非啮齿类动物已确认了药物的药理活性或毒性靶器官，而在大鼠并未观察到时，此时另一种属，如小鼠、犬、小型猪、兔或非人灵长类动物可能更相关。小型猪也越来越被认为是一个可接受的用来替代犬和灵长类等非啮齿类动物的实验动物。

1. 啮齿类动物·作为一个标准的研究模型，各类指导原则均已写明啮齿类动物适用于成年毒性研究。选择啮齿类动物模型来研究大多数儿科用药的幼龄动物非临床发育毒性也是非常适合的，大鼠是首选的实

表 7-3-1　实验系统敏感种属的选择

种属 / 指标	大 鼠	犬	猴
靶器官毒性	√	√	√
暴露程度/毒代动力学	√X	√	√
开发程度	√	√	√
与人类匹配程度	×	×	√
背景数据	√	√X	×
中枢神经系统功能数据	√	√	×
生殖发育	√	⊠	⊠
统计分析	√	×	×

注：√敏感；× 不敏感；√X一般；⊠不切合实际

验种属，不仅有着非常宝贵的经验，而且拥有大量的历史对照数据。重要的是大鼠具有合适的发育窗口，可以涵盖所有希望关注的出生后发育目标，如中枢神经系统、骨骼、雌雄生殖器、肺、心血管、肾脏和免疫系统。与人类一样，大鼠经历较长时间的出生后神经发育，其大部分的大脑区域/结构出生后还在发育。根据成年动物的结果，行为特征和性发育是幼龄动物观察的合适终点，大鼠显然是最合适的种属。在生殖发育方面，大鼠在幼年成熟，性发育和生育力可以很容易被评估。行为评估方面，作为围产期发育研究中的日常行为组合，大鼠已经开展很长一段时间，动物反应特征化明显。

由于开展过大量的生殖、发育和一般毒性研究，大鼠和小鼠在生长和发展方面具有良好的特征。但是，更多传统的发育研究中的毒性评价终点，如涉及个体发育方面的临床生化参数（如 PND_{0-21}），几乎没有历史背景资料，发育过程中许多器官系统的微观变化记录也几乎没有。尽管如此，对于幼龄动物发育毒性实验来说，仍然有大量的文献描述啮齿类动物而非其他种属（如犬、猪和非灵长类动物）的发育变化。

与啮齿类动物相比，大动物具有较长的发育周期，如果需要在青春期发育期间开始给予受试物，大动物模型通常需要更长的给药时间。犬的生殖过程时间较长，生殖参数特征不明显。这使得幼龄犬的生殖数据意义欠佳。

此外，利用犬、猪或非灵长类动物进行研究需要更多的受试物，而且还要考虑饲养空间、技术投入及动物的社会化活动。但是，不可否认，在儿科用药的非临床发育毒性研究中大动物模型确实具有一些独特的优势，如大动物由于较多的循环血容量，可以提供更多的机会评估发育初期的临床生化指标变化，随时间变化同一动物有更多的机会进行重复检测。而啮齿类动物由于循环血容量较小，进行纵向的临床生化参数比较就非常困难。

因此，如果大鼠已经被证明是合适的受试动物模型，可充分预测人类的风险，使用一个单一的种属进行幼龄毒性测试通常被认为是足够的。如果大鼠和犬对化合物的毒性反应相似，除了大鼠幼龄研究外，没有进行犬幼龄研究的科学理由。唯一的情况是，有多个发育中的问题需要关心，没有一个种属能够全部解决这些问题时，两个种属的幼龄动物研究可能是必要的。

在特定情况下（如大鼠和犬不同的毒性靶器官），

监管部门有请求第二个种属的选择权，因此建议早期与监管机构进行交流。如果要求另一个种属没有达成协议，应该认识到的是，很多时候，为了保持药物开发的时间表，即使感到结果不是科学合理的，业务驱动促使与监管部门的请求尽快达成协议。

2. 犬·犬是幼龄动物毒性和成年动物毒性研究中最常用的非啮齿类动物模型。同样，该动物模型拥有大量有关系统毒性评估终点的历史背景数据。此外，在给药途径方面，在技术上具有一定挑战性的静脉注射，犬比大鼠更容易。

选择犬的另一个关键的优势是，一些动物模型中（如大鼠）不宜包括的终点，如生殖和神经行为终点，在犬模型中变得很容易，如大多数犬研究所包含的功能观察组合。此外，越来越多的幼龄犬长期毒性研究将精子发生的检查作为评估影响生殖能力的手段。

犬最大的缺点是成本和规模，通常每组样本量相当小。因此，当犬的实验研究总体设计不是极其复杂的时候，单只动物对于该组均值的贡献远远大于啮齿类动物模型。这也就要求尽可能最大限度地利用每只动物来观察更多的检测终点。

3. 非人灵长类动物（食蟹猴）·尽管研究工作中会面临很大挑战，但是非人灵长类动物模型在幼龄动物毒性研究中也具有重要意义。主要是生物制品类药物的发展需要与其药理作用密切相关的灵长类动物模型。非人灵长类动物模型的优势还包括可收集骨骼发育相关的特殊数据，如骨骼长度、矿物质含量和密度、组织形态和骨密度等。也可能获得良好的免疫系统发育特征，而且非人灵长类动物的免疫系统发育在许多方面会更接近人类免疫系统。此外，大量的神经行为测试组合也可以通过非人灵长类动物模型进行评估。由于体形较大，非人灵长类动物模型具有其他大动物模型具有的所有优点，如在同一动物身上可以多个时间点收集血样。

使用非人灵长类动物模型开展研究，最大的挑战是获得足够数量的最佳年龄动物。通常，委托机构和监管机构希望在6个月左右的动物身上进行幼龄非人灵长类动物毒性研究。然而，供应商无法提供月龄小于9个月的动物，只有当幼龄动物与其亲代一起配送时，才有可能提供符合月龄的动物。而一旦幼龄动物购入，需要经过一段长时间检疫和（或）驯化，不同机构检疫和（或）驯化的跨度时间不同。这就意味着至少10～12个月或更大的年龄时开始（至少18个月大的动物才可能跨国运输）才可以用于研究。另一种选择是机构自己饲养、繁殖动物，但这需要有足够大的繁殖群体和饲养设施，能在特定的出生日期提供足够数量的后代。这显然比啮齿类动物模型更具挑战性，因为猕猴排卵周期约28天，而且生育率相对更低。当然这些挑战不是不可以克服，但需要认识到幼龄非人灵长类动物的毒理学研究需要相当完善的规划。

此外，值得考虑的是，目前非人灵长类动物很少用于幼龄毒性研究。该种属所具有的历史背景数据和标准化方法更少，我们渴望得到的规范研究设计和数据分析仍处于发展阶段。然而，无论如何，作为儿科用药非临床发育毒性评价的备选动物，在非人灵长类动物进行高度相关性的研究也不是不可行的。

二、剂量设计

幼龄动物非临床安全性评价的主要目的是识别药物潜在的安全问题及评价药物对幼龄动物发育系统的影响。因此，在儿科治疗范围，剂量水平应该代表合理的暴露倍数，在可能的情况下，高剂量应该出现一些可识别的毒性（如体重轻度减少）。此外，在幼龄非临床发育毒性研究设计中，为了与成年动物研究数据比较，剂量组应包含成年动物的"未观察到作用的剂量（no observed effect level，NOEL）"或"最大无毒性反应剂量（no observed adverse effect level，NOAEL）"。

然而，当受试物涉及的代谢酶途径还不成熟时，在幼龄和成年动物中可能会观察到不同的敏感性。此外，发育中器官的功能性变化可能会使幼龄动物更敏感，而在成年动物中观测不到明显毒性。因此，用于成年动物的剂量水平可能不适用于幼龄动物，如苯二氮䓬产生了与抗焦虑特性自相矛盾的作用，包括惊厥，离乳前的大鼠产生惊厥特性，推测是由于在成熟或未成熟大鼠表达的1型和2型苯二氮䓬类受体位点不同的结果。另一个例子与酶系统能力相关，除虫菊酯类杀虫剂在幼龄和成年敏感性明显不同。

对于剂量的选择，一般来说需要仔细考虑成年动物非临床资料、类似药物的数据、现有的人体暴露数据及给药期间正在发育的器官信息。此外，精心设计的剂量范围对于用药水平的选择是至关重要的。在这

些研究中，可以评估体重和摄食量的变化、临床生化指标改变、脏器重量和结构的微观变化等。尽管成年动物研究中的剂量-探索研究不是非常普遍，但是幼龄动物剂量确定时，药代动力学是非常有用的。幼龄动物研究中的药代动力学（如C_{max}、AUC）可以与成年动物已有的研究结论进行对比，任何潜在的差异都可以为剂量水平、方案设计和溶媒等的改变提供指导。在这种情况下，包含剂量探索研究中的药代动力学研究结果可以指导研究者选择更准确反映人类暴露方案的剂量水平，甚至可以证明此模型作为人类模拟模型的恰当性。

如前所述，FDA建议高剂量应产生明显的毒性。确保出现毒性的一种方式是使用最大耐受剂量（maximum tolerated dose，MTD）。由于儿科人群的临床研究仅描述药物的功效和一些副作用，在幼龄动物非临床发育毒性研究中为了达到最大耐受剂量，允许随着暴露在一定范围内出现一系列潜在的副作用。然而，在使用最大耐受剂量时可能面临一些挑战，如最大耐受剂量在成年动物研究中可能仅限于引起某一组织系统毒性；相反，幼龄动物给予最大耐受剂量或者高于最大耐受剂量可能的结果不仅是一些特殊器官或者器官系统产生副作用，还可能会混杂生长迟缓。

在幼龄动物身上采用不断升级的剂量而追求产生明显毒性（如超过成年动物的NOAEL）的做法并不一定可取，因为这可能导致正常发育过程中出现次要的、非代表性的影响。FDA和EMA对有关高剂量的选择也采取类似的观点，然而还是建议研究开始前在剂量方面选择与特定的监管机构达成一致意见。在开展明确的幼龄动物非临床GLP发育毒性研究前，通常会开展剂量选择研究，或为解决特定问题而进行的耐受性和剂距研究。

三、给药起始时间

幼龄动物研究中的给药周期、首次给药时动物的年龄，取决于可能受到药物影响的器官系统的发育情况及拟用儿科人群年龄和暴露的持续时间。

开始给药的动物年龄应该代表儿科人群的预期年龄（表7-3-2）。有关年龄范围的问题是考虑最多的，在20世纪90年代后期和21世纪初，只要技术上允许，幼龄大鼠研究常用的起始年龄是出生后第4天，甚至

表 7-3-2　常见实验动物及人类发育阶段年龄比较

物　种	新生儿/婴儿	幼　儿	儿　童	青春期	成　年
大鼠（周）	0 ～ 1.5	1.5 ～ 3	3 ～ 6	7 ～ 11	> 11
犬（月）	0 ～ 0.75	0.75 ～ 1.5	1.5 ～ 5	5 ～ 9	> 9
食蟹猴（月）	0 ～ 0.5	0.5 ～ 6	6 ～ 36	36 ～ 60	> 84（骨骺）
人类（月）	0 ～ 1	1 ～ 23	24 ～ 144 （2 ～ 12岁）	144 ～ 192 （12 ～ 16岁）	> 192（> 16岁）

更早（如大鼠出生后 1 ～ 4 天灌胃），使用小的灌胃针对出生 4 天的大鼠幼仔给予黏稠性悬液在技术上是可行的，但不可取，因易致动物损伤，可在哺乳中期（如 PND_{15}）灌注较稀释的液体。

自 2006 年 FDA 新的指导原则颁布以来，考虑更多的是目标儿童的年龄，因此有一种趋势，将给药推迟到幼鼠出生后 7 ～ 10 天，甚至 21 天，如在儿童中治疗多动症目标人群不可能是 3 岁以下的幼儿。考虑各种因素包括可能的母鼠排斥，不推荐动物离乳前皮肤给药；而孕鼠口服摄入可能导致幼仔通过乳汁而暴露。

增加幼龄动物研究的一个主要原因是目标儿科人群年龄的要求。欧盟儿科药品委员会（Pediatric Committee，PDCO）经常要求降低对目标儿科人群的年龄限制，以便在最弱势的群体中（新生儿和婴儿/幼儿）提供科学合理的数据。同时，还会有一些实际原因使得制药公司在更低年龄的动物开始给药，一方面是试图避免额外的幼龄动物研究，另一方面不确定的因素就是在未来发展中药物可能会用于更小的年龄组或是有不同的适应证。

四、给药途径

理想情况下，应该与临床给药途径一致，除非对成年动物的研究已经证明，另一种给药途径更贴近人类使用。然而，幼龄动物给药途径的选择，必须考虑具体问题，如可行性、给药方法和器具、给药体积、配方和技术人员的经验。每种给药途径的具体技术挑战取决于所涉及的种属和动物的年龄。

一般来说，越早开始给药，各方面的限制（如给药途径）就越多。表 7-3-3 描述了对于大鼠、小鼠、犬、小型猪、兔和非人灵长类动物，通过灌胃、皮下、肌内、静脉推注、静脉滴注、吸入和皮肤给药等

途径可能开始给药的最早时间。考虑各种因素包括可能的母鼠排斥，不推荐在动物离乳前皮肤给药，而孕鼠灌胃给药，可能导致幼仔通过乳汁而产生口服暴露。

某个特定给药途径如静脉注射，需要考虑的第一个问题是给药的可行性，大鼠幼仔由于静脉实际尺寸的限制及有可能需要外科手术留置静脉导管，静脉输液就不可行。如果有足够的暴露量和与预期的临床途径相似的信息，则换成另一种途径，如皮下注射就是可行的。

对于大多数的受试物，选择可以接受的给药途径通常比较简单，人群的给药途径已经通过临床确定了最有可能的暴露。然而，在幼龄毒性研究中选择合适的给药途径面临巨大挑战。受试物通过特殊给药途径的可行性是必须考虑的第一个问题。尽管常见的动物给药方式是灌胃，经口灌胃在某些年龄段存在技术上的挑战，如在 PND_4 仔鼠试验中，当需要糊状的受试物通过小号灌胃针时，这项技术挑战可能会达到极限。虽然大鼠幼仔要比同年龄的小鼠大（在 PND_1 大鼠重约 6 g/只，小鼠重约 2 g/只），但也必须考虑动物的大小及出生后早期食管穿孔的可能性。给予动物药的实验人员一定要受过训练，对成年动物灌胃技术很好的实验人员，不经训练的话，不一定会具备很好的幼龄动物给药能力。

在选择给药途径时，给药时间也需要考虑，包括给药前的准备及实际的给药程序。早期发育中的动物很难维持其核心体温，离开母鼠的时间长短可能也会对幼鼠的发育产生负面影响，同窝幼仔给药前的隔离时间要最小化。如果不可避免地长时间与母鼠隔离，需要在外环境中提供热量保温。

其他给药途径如掺食、皮肤给药、吸入和静脉注射也可以考虑。根据给予受试物的动物种属和年龄，每一种给药途径对于研究者来说都是一个技术挑战，

表 7-3-3　根据给药途径不同种属出生后可行的最早给药时间

给药途径（出生后最早的时间）	种属					
	大鼠（天）	小鼠（天）	犬（天）	小型猪（天）	兔（天）	非人灵长类
灌胃	1	7	1	1	7	＞2周
皮下	1	1	1	1	4	＞2周
静脉推注（重复）	15	-	7	7	14	＞2周
静脉滴注	28	-	56	28（7）	-	＞2周
吸入	7	21	10	7	-	-
皮肤给药*	21	21	42	28	35	＞2周

注：*离乳前动物不推荐

例如如果是人类可能的接触途径，掺食给药似乎也是合适的，但必须考虑幼仔开始吃固体食物的年龄。如果离乳前开始掺食暴露，就需要配置专门的进食装置，在允许幼仔进食的同时防止母鼠进食。这种情况下，必须提供给母鼠未经掺食的食物，母鼠每天必须与幼仔分开8 h以避免未掺食的母鼠饲料被幼仔吃掉。PND_{14}之前大鼠幼仔没有明显的摄食量，所以早期幼仔给予摄食暴露途径不合适。而且，对于窝内设计方案（所有的组出现在一窝），离乳前掺食给药也是不可能的。

某些情况下，吸入途径的暴露也许是最好的选择，但是动物福利的问题及不同种属动物的吸入能力可能使得此种给药途径很难实施，如使用经典的大鼠模型，采用吸入途径研究改良的发育神经毒性。这种暴露模式下，母鼠和出生后早期幼仔在离乳前暴露的受试物环境是相似的。因此，暴露期间必须使用专业的全身吸入装置。如果幼仔单独暴露，那么吸入装置需要保持适当温度，因为刚刚出生的大鼠幼仔调控核心体温的能力很弱。对于幼龄的啮齿类动物，采用吸入给药时一定是全身性的，直至动物达到足够的尺寸，才会使其通过头部或者鼻子吸入给药变为可能。全身暴露途径产生了幼仔和（或）母鼠（如果同时暴露）通过口服（理毛）和皮肤暴露的可能性。考虑到护理时的过滤作用，在改良的吸入装置内，刚出生幼仔可能会低于期望的剂量暴露。相反，当使用较大的种属进行试验时，通过吸入途径暴露的技术困难较少，因为幼龄动物可通过头部或鼻子吸入暴露，并有一定的适应能力。

较不常见的给药途径，如静脉注射或输液，目前的技术挑战与动物的大小有关。相比于啮齿类幼仔幼犬或者仔猪受试物静脉注射的给药途径更可行。与啮齿类动物相比，较大动物静脉给药（如颈静脉、隐静脉、耳缘静脉和股静脉）可以给予更多剂量。如果必须使用啮齿类动物静脉给药，初始给药时研究者可能不得不使用年龄大一些的啮齿类动物。另外，另一个可替代给药途径（如皮下注射）可用于年龄较小的啮齿类动物，直至动物的大小不再是技术上的挑战。离乳前的啮齿类幼龄动物研究中，持续的静脉给药几乎是不可能的。此外，考虑到在整个研究中多个阶段，需要不断提供新的导管来适应动物的生长，对于幼龄研究的任何种属，在持续静脉给药中统筹安排方面的挑战也是非常艰巨的。

由于啮齿类动物的皮肤构造和人类的存在差异，尽管国际生命委员会（ILSI）不支持采用皮肤给药，但是皮肤给药途径是另一种可选择的途径。但是应该仅仅限制在离乳后给药，以避免母鼠在梳理毛发时意外摄入，或者由于受试物的使用引起嗅觉暗示的变化而致母鼠拒绝哺育后代。此外，如果兄弟姐妹在离乳后群养，皮肤给药时可能需要一段时间的分离。为了防止摄入受试物，带适当的防护项圈也是可以的，需要密切监测和适当调整这些项圈的大小，以适应给药期间动物的增长。由于小型猪和人类之间皮肤超微结构相似，两个种属的皮肤应用有相同的技术要求，可以接受使用小型猪开展研究。

非临床幼龄动物研究中，皮下注射、肌内注射和腹腔注射都是不常见的给药途径。这些给药途径是否适用于幼龄动物研究取决于动物的年龄和种属。

五、给药频率和持续时间

离乳前常见的给药频率是1次/天，剂量取决于动物每天的体重。前期的成年动物研究包括药代动力学研究可为给药频率及持续时间提供设计参考。研究者需重视药物在幼龄和成年动物体内的吸收、分布、代谢和排泄的差异，如关键代谢途径的存在和（或）激活的差异。不同年龄啮齿类幼龄动物的药代动力学研究，其清除率、药物峰浓度和曲线下面积等参数可能存在明显不同。这些差异表明，发育过程中代谢通路的改变可能使暴露系统产生定量差异，并且影响给药频率的选择。

一般来说，幼龄动物非临床发育毒性研究的持续时间要与成年动物给药时间进行"桥接"。如果预计药物在发育时间相对长的系统中（如大脑发育、骨骼生长和免疫功能等）会有不良反应时，应该确保观察时间包含所关注的发育时段。对于需要长期给药或者引起中枢神经系统兴奋的药物，给药时间应该考虑涵盖动物的整个发育时期，即从出生到性成熟整个时期。啮齿类动物模型离乳时开始给药，需要的话直至交配或者更长时间。或者在出生后4～7天开始给药，大体相当于人类早产新生儿，持续到进入青春期，差不多需要6～7周的时间。至少这个给药时段，加上已经要求的成年动物一般毒性和生殖毒性研究，将涵盖动物生命的所有周期。

当预计毒性作用出现在发育关键窗口期相对较短的器官系统如肾脏和肺，那么研究的设计可能限定于发育的特定时期。血管紧张素转换酶抑制剂具有年龄和种属依赖性，可以通过它的毒性表现特点来说明考虑年龄与发育的重要性，妊娠中期和晚期使用这类药物能引起人类胎儿肾衰竭，然而血管紧张素转换酶抑制剂对大鼠容易造成肾损伤是暴露在妊娠的最后5天和出生后前2周，与该种属的肾发生关键时期一致。如果担心幼龄动物（甚至出生前）给药具有潜在的致癌作用，可以从围产期毒性研究中选取部分动物进行致癌研究，离乳后即开始给药。

大动物的生长发育期长达数月或者数年，在整个生长时期给药似乎不切合实际（时间长而且成本高），当一般的筛选研究中给药时间涵盖靶器官发育时期的情况下（如果已知），至少大动物是可以选择的种属。按照ICH M3（R2）指导原则，一些实验室开始在传统的重复给药毒性研究设计（如在12个月的犬研究）中使用幼龄动物以缩小年龄差距，这种设计是否有可能免除一个单独的幼龄动物研究，取决于其临床研究计划的内容。

研究设计要包括恢复期（或停药后），对于某些药物，由于可以预期其药理作用会改变功能指标，因此很少会担心这类药物的急性毒性作用（如镇静剂给药后立刻引起自主活动的改变），而是更关注停药后持续或者潜在的影响。恢复期的持续时间是可变的，时间的设定可反映特定的和预期的观察到靶器官毒性的时间。此外，恢复期研究指标（实验室检查、病理学）的设定反映了研究设计的不同目的，通常包含与给药期同样的评估，以比较变化的严重性和变化的持久性及与预期药理作用之间的关系。如果给药期未包括功能性评估，停药期的发现就很难解释。在这种情况下，只得将幼龄动物的研究结果与成年动物的研究观察结果进行对比。

六、给药体积

对于各种给药途径的最大给药体积，取决于实验动物种属和制剂性质。

在新药安全性评价的临床前阶段，为了建立必要的安全裕度而使用有效剂量的倍数是正常的做法。如果化学品毒性低，或者在可接受的配方中溶解性差，可能需要向个别动物提供大量的化学品，以满足科学和管理方面的要求。

一般情况下，幼龄大鼠灌胃给药体积5～10 mL/kg是比较理想的，对应的0.05～0.1 mL/10 g大鼠幼仔是可以接受的，因为该体积范围不会抑制正常幼龄大鼠的哺乳行为，对体重只有几克的仔鼠也有足够的体积准确给药。建议用溶媒探索以确定拟定的给药体积在技术上的可行性。

表7-3-4列出了最常用种属中各种给药途径的给药体积。这是根据已发表的文献和相关指南得出的共识。因为在欧洲越来越多地使用猕猴和小型猪，因此这两种也属于常用试验种属。每一栏显示两组数字：左边数字代表的是指导原则中适用于单次或多次给药时的给药体积；右边括号内的数字代表的是可能的最大给药体积。如果超过最大给药体积，可能会导致动物福利与实验的科学性之间产生矛盾，并应向责任兽医咨询。在某些情况下，给药体积要与药典的要求相

适应。

表7-3-4中一些建议的最大值是从文献中获得的，但与最佳实践相比可能显得很高。因此，需要注意动物福利和药物的配制方法，特别是重复给药时。较大给药体积的生理反应可能会影响科学有效性，而研究时间会有所限制。因此，从伦理的角度来看，在方案最终确定和开始工作之前，检查机构或伦理委员会充分考虑这些问题。出于伦理和科学的原因，强烈建议在进行大规模研究之前，对任何新配方进行物理化学兼容性研究（体外）和小规模的动物预试验。给药体积应与复方制剂和给药的准确性相适应。

1. 灌胃给药·有时需要在给药前限制动物的摄食，摄食可能会影响药物吸收。已经证明大体积给药（如40 mL/kg）会使胃容量超负荷，并导致药物立即进入小肠。较大的给药体积也可能回流到食管。禁食的时间取决于种属的进食模式、限制进食的开始时间、物种的生理功能、给药时间、饮食和光照周期。

2. 肠外给药途径·对于非肠道用药，给药体积、给药前后制剂的稳定性、pH、黏度、渗透压、缓冲能力、无菌性和制剂的生物相容性等是需要考虑的因素。这对重复给药的研究特别重要。Claassen对这些因素进行了较为详细的综述，应该使用尺寸最小的针，并考虑给药体积、注射材料的黏度、注射速度和种属等。

3. 皮下给药·这种途径经常被使用，吸收的速度和程度取决于制剂。

4. 腹腔内给药·由于可能产生并发症（注射到肠道及刺激性物质可能引起腹膜炎），这种方法很少用于重复给药研究。当以悬浮液的形式给药后，药物从腹膜腔的吸收取决于药物颗粒大小和溶媒的性质，药物可通过体循环和门静脉循环吸收。

5. 肌内注射·注射药物时肌纤维处于紧张状态，可能会引起疼痛。需要选择适当的位置，以尽量减少损伤神经的可能性。重复给药时应循环变换不同的注射部位。当吸收速度很重要的时候，需要区分含水和含油的制剂（含油的制剂可能会留存 > 24 h）。重复给药时，需要考虑炎症的发生及其后遗症。

6. 静脉内给药·在这种途径中，静脉注射、慢速静脉注射和静脉滴注是有区别的。

（1）静脉注射：这种给药方式可使受试物大约在 1 min 内进入体内。如此的快速注射要求受试物与血液之间相容且不太黏稠。当需要大量注射时，注射液应预热到动物体温水平。注射速率是静脉给药的一个重要因素，对于啮齿类动物，给药速度不能超过 3 mL/min。观察到把生理盐水以 6 mL/kg 给犬快速静脉内注射时（< 1 min），犬的血细胞比容或心率没有发现明显变化，但是以 20 mL/kg 给药时，血液被稀释 15%，且会出现一过性心动过速（1 min 内升高 46%）。

（2）慢速静脉注射：根据药物预期的临床应用或由于溶解度或刺激性等限制因素，需要考虑缓慢静脉注射给药。缓慢静脉注射将采用不同的技术以减少药物血管外注射的可能性。在 5 ～ 10 min 缓慢静脉

表 7-3-4　各种给药途径的给药体积及可能的最大给药体积 [a]

动物种属	给药途径与体积（mL/kg）[d]					
	oral	sc	ip	im	iv（单次静脉推注）	iv（缓慢静脉滴注）
小鼠	10（50）	10（40）	20（80）	0.05[b]（0.1）[b]	5	（25）
大鼠	10（40）	5（10）	10（20）	0.1[b]（0.2）[b]	5	（20）
兔	10（15）	1（2）	5（20）	0.25（0.5）	2	（10）
犬	5（15）	1（2）	1（20）	0.25（0.5）	2.5	（5）
猴	5（15）	2（5）	C（10）	0.25（0.5）	2	—[c]
狨猴	10（15）	2（5）	C（20）	0.25（0.5）	2.5	（10）
小型猪	10（15）	1（2）	1（20）	0.25（0.5）	2.5	（5）

说明：[a]给非水溶液后，再次给药前应考虑前一次的药物是否已被吸收。肌内注射每天不能超过2次。皮下注射每天限制在2～3个部位，皮下注射部位不包括弗氏佐剂的使用；[b]每个部位的毫升数；[c]无数据；[d]每一栏内有两组数字，左边的数字代表的是指导原则中适用于单次或多次给药时的给药体积。右边括号内的数字代表的是可能的最大给药体积。如果超过这个给药体积，那么将会导致动物福利与实验的科学性之间产生矛盾。在某些情况下，给药体积要与药典的要求相适应。oral，口服给药；SC，皮下注射；ip，腹腔注射；im，肌内注射

注射过程中，可以使用标准针或蝴蝶针，更好的方法是在浅表静脉中使用一根静脉插管（短期），或者在注射前一定的时间使用外科手术放置留置针（长期或多次注射）。研究表明，大鼠每日静脉注射等渗生理盐水，剂量可达80 mL/kg、1 mL/min，连续4天，无明显痛苦或肺部损伤迹象。但以0.25 mL/min、0.5 mL/min和1.0 mL/min的速度且给药时间增加到30天，肺部损伤的发生率和严重程度增加。早期还有一些副作用，但没有进一步的病理改变。

（3）静脉滴注：由于溶解度或临床适应证等原因，可能有必要考虑持续输液，但如果输液时间延长，则需要考虑到液体给药的实际情况，给药的量和速度取决于药物主要成分。作为指导性意见，单次给药体积为2 h内循环血容量的10%。对动物有效固定但不激惹之，是维持长时间输液的关键因素。

输注的总时间也是一个因素。表7-3-5提供了推荐使用的关于非连续输注给药（每天4 h）及连续输注给药（24 h）的给药体积、给药速度（需要进一步的数据来完成这个表格）。兔的输液体积和速率主要基于胚胎毒性研究的数据，这些研究表明，给药体积 > 2 mL/（kg·h）的母兔，除了血管周围颗粒状白细胞增多和增生性心内膜炎外，对胎儿没有影响。大鼠的输注速率一般在1 ～ 4 mL/（kg·h）的范围内，但在胚胎毒性研究中，理想情况下不应超过2 mL/（kg·h）。小鼠、犬、猕猴和小型猪的数据（未发表的数据）是基于重复给药1个月的研究。根据使用的溶媒，静脉输液的耐受容量有很大的差异。对其他生理系统的长期影响尚未被研究。

7. 皮内注射 · 该部位注射通常用于评估免疫、炎症或致敏反应，可以采用佐剂配制。根据皮肤的厚度，可使用0.05 ～ 0.1 mL的体积。

在所有动物研究中，溶媒选择是一个重要的考虑因素。溶媒本身应提供最佳的暴露条件，但不会影响药物研究的结果，因此，它们最好具有生物惰性，对药物的生物和物理特性不产生影响，对动物不产生毒性作用。如果溶媒的一个组成部分具有生物效应，则应限制其使用体积，使这些效应减到最低或不产生效应。用于给药的最简单溶媒包括水溶性的等渗溶液、缓冲溶液、共溶剂系统、混悬液和油。对于非水溶注射剂，在重新给药前应考虑吸收时间。当使用混悬液时，需要考虑材料的黏度、pH和渗透压。使用共溶剂系统时需要注意溶媒本身有剂量限制毒性。鼓励实验室根据正在进行的动物研究和所要研究药物的性质制定一个策略，以选择最合适的溶媒。

8. 循环血量 · 血液总量取决于物种、性别、年龄、健康及营养状况。对于同一种物种，较大动物单位体重的总血量比较小的动物要少，老龄和肥胖动物单位体重含血量少于年轻和正常体重的动物。一般情况下，循环血量为55 ～ 77 mL/kg。

当采血接近极限时，动物福利是首要考虑的因素，但也必须考虑动物生理反应对研究结果的影响，因为这可能会影响数据的分析和有效性。取样前对动物表现出的临床体征进行评估，并在可疑情况时通知兽医人员，也是决定采血量的前提条件。

采血量最大限值的计算主要依赖于循环血量的精确数据。文献综述表明循环血量的数值有很大的差异，或许归因于所用的采血方法、动物品系和性别等方面的差别。

表7-3-6中给出了非临床安全性评价研究中常用的不同种属动物的循环血量，以及在毒理学研究中极为常用的猕猴和小型猪的数据。所列数值来源不同，但均为成年、健康和处于适当营养水平的动物。

表 7-3-5　重复静脉滴注的给药体积与速度（最大给药体积与速度）

每天输注时间	小鼠	大鼠	兔*	犬	猴	小型猪
每天给药体积（最大给药总体积）（mL/kg）						
4 h	—	20	—	20	—	—
24 h	96（192）	60（96）	24（72）	24（96）	60	24
输液速度（最大输注速度）[mL/（kg·h）]						
4 h	—	5	—	5	—	—
24 h	4（8）	2.5（4）	1（3）	1（4）	2.5	1

注：—，无数据；*基于胚胎-胎仔发育毒性试验

表 7-3-6　实验动物的循环血量

种　属	血量（mL/kg）	
	推荐平均数	数值范围
小鼠	72	63～80
大鼠	64	58～70
兔	56	44～70
犬（比格犬）	85	79～90
猴（恒河猴）	56	44～67
猴（短尾猴）	65	55～75
狨猴	70	58～82
小型猪	65	61～68

注：推荐平均数相当于平均数范围的中点

Scipioni 等人的研究表明，在 24 h 内采集大鼠总血容量的 40%，并在 2 周后重复采血，不会对动物造成严重的不良影响。总的来说，关于动物采血后健康状况的关键指标，如心率、呼吸模式、各种激素水平和行为方面（如活动和活动时间）等数据很少。所有这些可能会随着过度的采血而改变，但是需要更多的努力和资源来研究。

当然，血液学参数很容易检测，一项研究中，模拟药代动力学采血过程，对于体重 250 g 左右的雌、雄 SD 大鼠（n=7），采血 0.3 mL/次，24 h 内采集占循环血量 7.5%、10%、15% 及 20% 的血量，测定了采血前后的红细胞计数、血红蛋白浓度、血细胞比容、平均红细胞体积（MCV）及红细胞体积分布宽度（RDW）。并对动物进行了 29 天的观察。结果表明，这些参数回到基线水平所用的时间相当不同，在 15%～20% 的实验组，一些参数（MCV 和 RDW）在 29 天后仍旧没有回到基线水平。本文推荐的多次取样后的恢复时间是所有大鼠采血后血量均恢复至采血前的"正常水平"（每只动物的初始水平）上下浮动

10% 的时间。

单次采血（如常规毒性研究所需的采样）不推荐超过 15%，因为如果不是非常缓慢地进行这么大量采血的话，动物可能会发生低血容量性休克。多次少量取样则不会产生这样的急性反应。非临床安全性评价实验中血液学指标的变化非常重要，多次采血会对这些指标产生影响，应特别注意多次采血后的恢复时间。

较大体积（20%）的采血主要是为了毒代或药代动力学目的而连续采血（表 7-3-7），通常需要多次少量。如此大量采血所产生的血流动力学变化或许会对半衰期等参数产生影响，这些值不包括动物麻醉后采集的终末样本。表 7-3-8 列出了对动物正常生理功能没有明显干扰的采血体积。

七、样本数量

幼龄动物毒性研究中确定适当的动物数量，既需要满足实验结果的统计分析，又需要满足潜在毒性的检测。

在发育神经毒性（DNT）研究中，"窝"通常是所接受的生物和统计分析的实验单位，至少需要每组 20 只/性别来检测神经行为发育的显著变化。在这种情况下，如使用非啮齿类的种属——犬，考虑伦理和动物试验成本、受试物数量的要求及进行半定量行为评估的可行性（如功能性观察），就会限制样本大小，从而增加错过潜在不利影响的可能性。

能否得到足够的窝数以满足研究所需的动物数量是一个限制性因素，从窝数较少的动物中超额选择以满足实验用动物数量，最后可能会给实验带来后续的讨论问题。在有针对性的研究设计中，较小的动物数量也足以准确地评估潜在的毒性。生殖与发育毒性的研究用于解决幼龄动物的特殊问题，一般采用啮齿类动物，每组可用于分析的为 20～30 窝，获得足够样本数量不是最为关注的问题。成年动物研究设计

表 7-3-7　最大采血体积及恢复时间

一次采血（如毒性研究）		多次采血（如毒代动力学研究）	
采血量占循环血量的比例	大致的恢复时间（周）	24 h 内采血量占循环血量的比例	大致的恢复时间（周）
7.5%	1	7.5%	1
10%	2	10%～15%	2
15%	4	20%	3

表 7-3-8　一定体重的实验动物总循环血量及推荐的最大采血量

种属（重量）	血液体积（mL）	7.5%（mL）	10%（mL）	15%（mL）	20%（mL）
小鼠（25 g）	1.8	0.1	0.2	0.3	0.4
大鼠（250 g）	16	1.2	1.6	2.4	3.2
兔（4 kg）	224	17	22	34	45
犬（10 kg）	850	64	85	127	170
猴（恒河猴）（5 kg）	280	21	28	42	56
猴（短尾猴）（5 kg）	325	24	32	49	65
狨猴（350 g）	25	2.0	2.5	3.5	5
小型猪（15 kg）	975	73	98	146	195

中，可以在这些啮齿类动物窝中选取一些亚群动物开展幼龄动物研究，同时也满足了实验人员对于标准研究的基本要求。

在确定研究中使用的合适的动物数量时，必须解决的关键问题是受试物暴露对窝的影响。在《协作行为畸形学研究》（*Collaborative Behavior Teratology Study*，CBTS）中证明相同窝的后代对于同一个受试物的反应比非同窝更类似。这种反应被称为"窝效应"。因此，发育毒性研究指导原则要求窝作为实验单位统计和生物分析。遗憾的是，离乳后研究许多人未能这样设计。反而认为同窝出生的似乎不是兄弟姐妹。

需要考虑可供选择的窝数量以确定用于研究的合适的动物数量，从尽可能多的窝中选择动物以创建每组所需的样本量。这可以通过窝内设计或窝间设计来选择，通过交叉抚育，或通过选择每窝一个动物/性别来进行分析。当有计划的剔除时，或者当数据是从兄弟姐妹得来而获得每窝的均值时，或者将兄弟姐妹用于评估不同的端点，应仅考虑窝间设计。

毒代动力学研究中，通常会分配给每个小组额外的卫星动物以收集血液样本，特别是离乳前啮齿类动物，收集样本是终点程序。恢复期的组别可以全部用于功能测试，或有一个选项仅使用高剂量和对照组。任何情况都将影响起始组别的大小。

八、观察指标

普遍认为利用幼龄动物开展研究的目的，是要确定药物是否影响动物的整体发育及特殊关注的器官或系统。最基本的指标应检测重复给药毒性研究

相同的终点，至少包括临床体征、体重、临床病理（如可行）、增长指标的测量（体重和终末胫骨长度）、身体的外部指标和性成熟、主要器官系统，以及出生后发育器官重量的大体检查和光学显微镜检查。实践中，幼龄大鼠毒性研究通常还应包括中枢神经系统发育和功能评价（如评估个体发育反射、感觉功能及运动活动与学习记忆测试等），以及生殖发育和功能评价。

（一）一般评价指标

一般评价指标通常指的是生长发育、摄食量、血液与血清生化、大体观察和镜下观察等，现逐一分述如下。

1. 生长发育　幼龄动物非临床研究应测量体重、生长速度、胫骨长度和器官重量等增长指标。体重和体重变化是毒性的敏感指标，幼龄动物研究中体重变化的重要原因是出生后早期其相对的快速增长。ICH 关于生殖和发育毒性研究的指导原则表明，"体重是最好的生长发育指标"。我们实验室的幼鼠体重变化数据，与文献报道也比较一致，大鼠幼仔体重在 PND_{1-7} 约增加 2 倍，PND_{7-21} 约增加 3 倍。离乳后，雄性大鼠 PND_{28-42} 体重增加约 2 倍，PND_{42-70} 再次增加 2 倍，之后体重增加没有那么明显。雌鼠离乳后体重在 PND_{28-49} 增加 2 倍，但 PND_{49-70} 仅增加 30% ~ 40%（图 7-3-1 和图 7-3-2 为本实验室数据）。此外，在快速增长期增加体重测量的频次有助于更准确地计算剂量。10 周龄前的体重每周至少称量 2 次，以检测其细微的变化。

一项针对甲状腺功能亢进药物甲巯咪唑对大鼠的神经发育毒性研究显示，受试物从妊娠 6 天到哺乳期

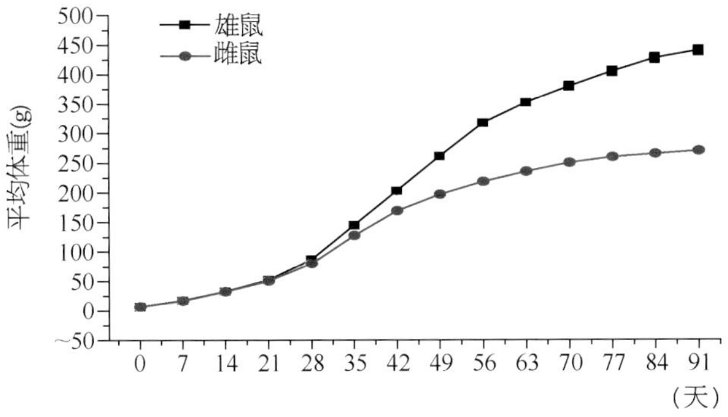

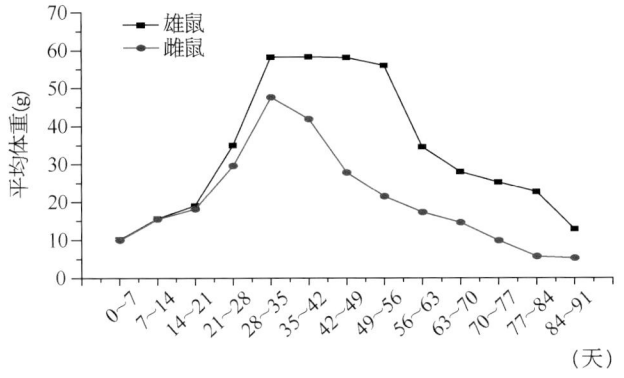

图7-3-1   SD雌雄大鼠出生后生长曲线

图7-3-2   SD雌雄大鼠出生后平均增重

动物如单独饲养,则摄食量的评价比较可靠。如果按照每只动物g/d计算,PND_{28}开始大鼠整个生长阶段摄食量增加,但PND_{42}时似乎处于平台期(图7-3-3,本实验室数据),其他实验室的结果也基本一致。实际上,相对于体重,大鼠摄食量随时间推移而逐渐减少,雄性和雌性非常相似;如果按g/kg体重计算,人类摄食量也是减少。设计和解释摄食量时还应考虑种属特异性,啮齿类动物的饲养模式与昼夜节律有关,大部分食物的摄入量是夜间发生,相比之下,人类、小型猪、非人灵长类动物和犬都不会受到这种方式的影响。

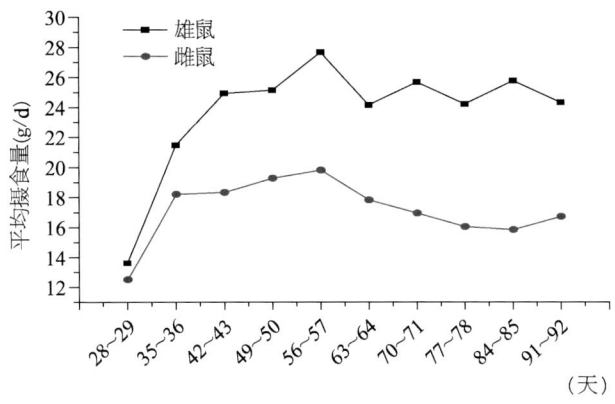

图7-3-3   SD雌雄大鼠出生后平均摄食量

21天之内通过饮水给药。早期哺乳期身体体重降低,此时幼仔不消耗水,当哺乳后期幼仔开始独立消耗包含受试物的水时,加剧了这种效应。发育迟缓不仅引起继发性变化,还会对许多器官系统的发育有深远的影响。

除体重外,还需要考虑幼龄动物身体成分(包括骨密度和含量、肌肉含量和全身脂肪)的改变。出生后早期发育阶段全身含水量很高,至围产期随着年龄增长而降低。因此,离乳前动物含水量较高而脂肪含量较少,这可能导致水溶性化合物在幼龄动物有更多的分布体积,而出生前即开始存储脂肪的只有豚鼠和人类。

此外,生长发育评价还应该包括出生后整体生长和器官系统的功能评价(如骨骼、肾脏、肺、神经、免疫、肝胆和生殖系统)。其中长骨长度(胫骨或股骨)的测量可以用于纵向评价,骨生长可以通过非侵入性技术,如DXA或计算机断层扫描进行评估。人类和一些动物模型出生后骨骼生长和发育模式是相似的。

2. 摄食量·摄食量是动物健康和潜在毒性的评价指标。离乳前,个体子代不进行摄食量评价。离乳后

幼龄非人灵长类动物有一种倾向,会很快地吃掉任何呈现给它们的食物。为了避免肠胃不适,有效的策略是把每天的食物分成3份或4份,少食多餐。操作时可以使用薄橡皮手套来确保足够的安全。

3. 血液与血清生化·虽然临床病理指标对于幼龄动物的研究非常有用,但会因为足够的样本量获得有限而影响技术分析的可行性,特别是啮齿类动物。对于PND_{28}之前的大鼠,整体的临床血清生化评价必须使用终点血样,小于PND_{17}的大鼠为了得到足够的样本量需要合并收集。幼龄大鼠、犬和小型猪出生后发育具有特定的模式,这三个种属胆固醇水平随年龄增长明显下降,随时间推移,大鼠和犬总胆红素和尿素氮水平也明显下降。相反,犬在出生后的前20周,谷丙转氨酶(GPT)增加约50%,大鼠从2~5周GPT增加约300%。

观察药物对临床生化参数的影响前,需要搜集更多关于这些参数个体发生的信息,如发现一种药物诱导幼龄雄鼠尿液α_2球蛋白聚集,应该意识到正常情况下α_2球蛋白在青春期才会由肝脏大量产生。

血清碱性磷酸酶（ALP）在骨骼和肠中均有分布，当动物成熟时，ALP减少可以反映骨骼中ALP的活性降低，或者由于较低的食物摄入，在肠分布中呈现病理性降低。这些解释可能很复杂，因为受试物不仅对骨骼有直接影响，可能还会阻碍整体增长和成熟，或者可能会减少食物的摄入，而不是直接作用于肠道。

除了评价标准的酶学参数，还需评价与已知作用模式有关的特殊酶，如胆碱酯酶活性，从出生到 PND_{42} 在大鼠脑组织中明显增加。当药物靶器官是特殊的酶系统时，针对这类酶系统个体发育的过程来设计和解释非临床毒性研究结果是至关重要的。

幼龄动物发育毒性研究中，如果已知该类药物会影响造血系统或发育中的免疫系统，应考虑在特定发育阶段检测血液学指标，由于从个体动物收集足量血液存在技术挑战，缺少小动物（如小鼠和大鼠）不同发育时间点的血液学参考值，故没有一套完整的血液学参数用于合理解释实验结果。对于大动物（如犬、非人灵长类动物和小型猪）获得足量血液进行完整血液学检测的技术挑战不是很大，幼龄犬的标准血液学参数显示从出生到青春期有一些特殊的差异。例如出生时，网织红细胞比成年犬更大、更多，出生后至第1个月，平均网织红细胞计数、平均红细胞体积（MCV）较高。3月龄时，这些数值下降到正常成年范围。相反，其他血液指标（如中性粒细胞、淋巴细胞和血小板计数）从出生到青春期比较相似。需要注意的是，刚出生的动物血液学评价时可能会伴有胎儿期留存的有核红细胞。

4. 大体观察和镜下观察 · 幼龄动物研究中，大体观察的重要性不言而喻。脏器的宏观变化与发育不良是一致的，如肾脏、肝脏、睾丸或骨骼等器官或组织具有相对的大小变化；如果基于成年动物或人类的数据提示已知的靶器官，那么幼龄动物应该检查这些器官。然而，组织病理学变化与器官的成熟阶段有关（如生殖器官睾丸），发育中的动物和成年动物之间的这些差异也是必须考虑的。新生儿肺通气量较低，肾小球和肾小管发育不全，新生儿大脑皮质和小脑表面留存有生发层，相对于胞质，骨骼肌和心肌的肌纤维较小并伴有大量细胞核；随着发育成熟，肝髓外造血水平升高，出生后糖原消耗很快，脾和淋巴结中淋巴成分减少，骨形成和重构高度活跃，出生后甲状腺具有代谢调节作用，胶体减少，甲状腺滤泡上皮细胞增大。

血管紧张素转换酶抑制剂的研究可以作为器官成熟受到影响的例子。如果在成人观察到再生的肾小管上皮中出现嗜碱小管，则认为是肾小管变性和不良影响的证据。然而雷米普利（血管紧张素转换酶抑制剂）的幼龄动物研究中，PND_{17} 和 PND_{28} 发现对照组和给药组动物有发育良好的嗜碱小管和片状相对不发育的嗜碱小管，这项研究显示雷米普利造成的不良影响增加了给药组动物嗜碱小管的发生率，表明动物肾脏发育延缓。

（二）特殊的靶器官和指标

根据药物的具体特性，以及在前期研究中注意到可能会增加特定器官或系统的毒性风险，那么就需要考虑对特定靶器官或系统进行观测。具体包括中枢神经系统、生殖功能检测、性发育的标志、免疫功能、泌尿、呼吸、心血管、胃肠道或骨骼系统等。出生后各器官系统主要的发育标志见表7-3-9。

1. 中枢神经系统 · 对于药物非临床安全性研究来说，中枢神经系统的发育评价为通常指标。中枢神经系统是治疗儿童注意缺陷多动障碍（attention deficit hyperactivity disorder，ADHD）和抗惊厥治疗的主要靶器官。FDA指导原则关于幼龄动物研究也指出：对于发育中的神经毒性评价，应该采用成熟的方法监测中枢神经系统的关键功能区域，包括评价个体发育反射、感觉运动功能、自发活动、反应性、学习和记忆功能。

此外，围产期发育毒性研究中，任何药物如果观察到中枢神经系统的相关变化，都应该启动进一步的幼龄动物试验，还要包括中枢神经系统副作用恢复的可能性。中枢神经系统评价在标准的毒性研究设计中是最常见的附加指标，缘由既是如上所述，也是监管机构的要求。

研究显示，在幼龄大鼠研究中行为学评价超过50%，这些研究中75%是由于化合物具有中枢神经系统适应证。尽管这些研究中的阳性结果只占到30%，但是这些发现与之前的围产期发育毒性研究结果比较，仅3个出现例外，给药期间观察到阳性可能与预期的药理学有关。

某些因素会显示神经系统检测的必要性，包括与给药相关的对成年动物神经系统的影响，如神经毒性的临床症状、神经病理发现或功能和行为等。发育中的动物在围产期前后给药，则在出生后的发育组合测试中，可能会观察到神经系统畸形、功能或行为的变化。

表 7-3-9　出生后各器官系统主要的发育标志

器官系统	形态和功能性标志
中枢神经系统	运动和精细运动、发育、感觉和反射发育、认知发育、社会性活动、髓鞘和血脑屏障形成
雄性生殖系统	龟头包皮分离、睾丸下降、血睾屏障、性激素生成、青春期
雌性生殖系统	阴道张开、性激素生生成、青春期
泌尿系统	尿量控制、浓缩能力、酸碱平衡、肾小球滤过率和肾小管分泌
呼吸系统	肺容量、肺泡和囊泡的成熟
心血管系统	电生理学（ECG）、心输出量和血流动力学、冠状血管，心脏神经支配
骨骼系统	骨骼纵向生长（在长骨骨骺生长板）、骨骼的直径、次级骨化中心的融合、血管分布
免疫系统	功能性免疫活性（B淋巴细胞和T淋巴细胞、NK细胞）、T淋巴细胞依赖的抗体反应、IgG水平
消化系统	肠道蠕动、胃pH、胃排空、盐酸和胃蛋白酶分泌、细菌定植

任何单独的检测都无法开展全面的行为学评价，因此，使用类似于围产期发育毒性研究的"方法组合"是必要的。通过一组不同任务的组合进行典型的测试（如视觉感知、运动功能和机体协调），提供整体评价。

2. 行为学测试指标·将行为学测试作为幼龄动物非临床研究的内容有一定困难，因为除了神经刺激外还有其他因素存在。影响因素包括给药的起始年龄、给药时期长短、选择的种属其中枢或外周神经系统是否仍在发育，以及受试物是否引起成年动物某些系统的有害变化，进而导致内稳态失衡等。对于某种受试物，系统的易感性有其关键窗口期，人类出生后神经系统的发育仍在进行，如果儿科适应证包括一段时间的神经系统发育，监管机构可能建议进行行为学终点的评估。此外，关键系统的功能缺陷可以产生行为学上的不利影响，但要与直接的神经毒性区分。而且，不应忽视这些潜在的二次影响。行为学测试组合可灵活选择，如表7-3-10中所列。

1）自发活动：自发活动可以通过总体活动、精细运动和步态活动进行量化，可以采用运动总次数和步态活动（仅适用于啮齿类动物）表示。总体活动一般是粗略运动和精细运动总和（任何试验期间光束中断的情况）。步态活动仅测量大幅度运动（两个或两个以上的连续光束中断，也就是说，动物从一个地方移到另一个地方）。

PND_{13}大鼠通常总体活动次数相对较低，PND_{17}达到离乳前的最大值，PND_{21}后活动次数减少。标准的发育神经毒性研究中，大鼠和小鼠自发活动通常是在出生后早期（PND_{13}、PND_{17}和PND_{21}）进行纵向评价，刚刚进入成年期（PND_{60-61}）再次进行评价。更多的评价在围产期发育研究中进行，一般都是以纵向方式进行研究。

PND_{13}、PND_{17}和PND_{21}三个时间点可用于检测大鼠个体的适应性、运动协调性的发育及早期啮齿类动物运动特征的存在或缺失。在更多传统的生殖与发育神经毒性研究中，评估一般在PND_{60}进行，检测潜在的运动行为改变及离乳前观察到的持续性变化指标。其他年龄段可以视情况根据给药时动物的年龄进行替换或增加，并评估幼龄动物给药后运动减少或恢复的可能性。

表 7-3-10　个体发育反射和行为测试组合

参　　数	测 试 实 例
个体发育反射（在年龄基础上评价）	表面翻正、空中翻正反射、负趋地反射、听觉惊愕
感觉运动功能、自发活动、反应性	伸肌推力响应、跳跃、抓力反射、游泳、转棒、下肢着陆脚张开、听觉惊愕
学习记忆	主动回避反应、被动回避反应、比尔迷宫、Morris水迷宫、八臂迷宫等

使用不同的种属,如犬,需要及时调整时间以评估个体运动特点的变化。如果幼龄动物研究中没有该种属个体发育过程中的运动数据,而且这些数据被认为在了解受试物的潜在作用中不可或缺,在实验开始前应先研究这些种属的特点。或者考虑选择其他动物模型进行研究。与啮齿类动物相比,许多非啮齿类动物有更长的动作发育时期,这就要求有更长的研究时间来评估个体发育中运动能力的变化。

评估自发运动时,在每个年龄段评估对照组动物的适应性模式。PND$_{13}$大鼠每个测试间隔运动总数变化非常小。测试间隔通常在10~15 min,并通过仪器设备进行确定。成年动物运动期间的间隔数据应呈现良好适应性曲线。尽管可能随着年龄增长产生性别差异,但幼龄动物没有与性别相关的差异。

运动活动中所观察到的与受试物潜在相关的影响,应该与其他行为和(或)生理终点的观察进行比较。例如,怀疑正常运动能力发育有迟缓现象时,应在功能性观察组合中发现相应的发育迟缓指标的变化或年龄和体重方面的敏感参数降低,如握力、旋转能力或步态等都可能出现变化。与多个相关的行为学终点变化相比,缺少任何其他行为学指标的变化,仅仅一个运动能力参数变化,则受到药物影响的证据权重会减少。

一些自发活动测试系统在垂直和水平两个层面进行评价。这些系统包含两个层次的红光束。较低位置检测的红外线中断是由于活动和整理毛发,而较高位置检测的红外线中断是由于动物站立引起。竖立是发生在成年大鼠和显示探究行为学的典型指标。在一个开放的环境中评估时,直到PND$_{18}$大鼠的站立能力才能很好地发展,并在断乳后不断增加对新环境的反应频率。随着时间的推移在一个新的环境中站立运动将减少。在自发活动评价中该参数的解释应首先考虑试验中的动物年龄是否存在这种站立能力。此外,如果在测试间隔中未观察到站立计数出现减少,应考虑这是与受试物相关的重要改变。

2)听觉惊愕反应:听觉惊愕试验中观察到的反应,应与其他行为学或生理试验指标进行比较,这对判断药物潜在的影响十分重要。例如,如果观察到反应的灵敏度降低与神经运动疲劳或中断相关,可能同时也会出现活动能力和握力的不良影响。试验过程中,体重的严重下降可能干扰药物对听觉惊愕的影响,掩盖神经运动功能的细微变化。对于非啮齿类动物,可能需要另一种评估听觉惊愕反应的方法,许多检测机构在大动物模型中使用功能观察组合(functional observational battery,FOB)测试的标准来评估感官知觉。这些感觉测量提供了听力和反应能力的指标,但不容易提供定量反应强度。

3)学习和记忆:学习和记忆功能包括比尔迷宫、Morris迷宫、主动回避和被动回避等,每个学习和记忆测试程序都有其自身的优点和局限性。

根据EPA现行的发育神经毒性检测指导原则,不适合使用相同的学习和记忆模式来测试处于多个发育阶段的动物,因为可能会混淆学习和记忆测试的结果。可以在学习一次以后,多阶段进行记忆测试。然而,如果在同一研究中使用了两种不同模式的学习方法,同一批动物可以在不同的发育年龄段使用,因为一个测试期间对另一个测试期间不会产生预期的混淆影响。这将为学习记忆纵向评估提供额外的好处。

被动回避是最流行的学习和记忆测试方法之一。这项评价采用厌恶刺激来研究动物的行为。典型的设计方法(也是我们实验室采用的)是将啮齿类动物放在亮室中,可以进入暗室。大鼠更喜欢黑暗的环境,会进入黑暗的房间。在进入时,通过底板给予电击,结束试验。记录大鼠到暗室潜伏期。经过一次或多次训练试验,将大鼠放置在亮室中,记录再次进入暗室的潜伏时间。潜伏时间增加被认为是学习的证据。保留训练,经过一段时间,动物返回到测试设备,再次记录潜伏时间。

与被动回避试验相对应的是主动回避试验。主动回避要求动物避免厌恶刺激。在这项测试中,动物被放入一个小室内,并允许进入另一个小室。给予条件刺激,如声音或光,动物必须在给定的时间内进入相反的室内。如果动物在指定时间内没有进入另一小室,将给予厌恶刺激(通常是脚底电击),直到动物转移到另一小室,然后这个逃生事件被记录下来。如果动物在规定时间内进入另一小室,则记录为回避。学习的典型方法是一系列试验中逃跑数和回避数。

主动回避共同评估模式是双向冲击回避,改变两小室之间的电击位置。在这种模式下,大鼠必须知道,条件刺激是在电击出现之前施加的,为了避免或逃避厌恶刺激,它必须重新进入先前接触过电击的房间。

另一个主动回避模式是Y迷宫。在这一评估中,三个臂被用来代替两室的双向冲击回避。将大鼠放置在迷宫的一个臂上，给予条件刺激后，它必须移到另一个适当的臂上以避免刺激。如果大鼠在规定的时间内抵达正确的臂，会记录回避。如果在规定的时间内转到错误的手臂上，就会记录错误，并施加令人厌恶的刺激。如果没有在规定的时间内抵达，当暴露于厌恶刺激后，记录的是逃跑事件。

评估被动回避时，潜伏期随时间的变化成为衡量学习和记忆的指标。由于厌恶刺激通常只在训练过程中使用，因此观察到的学习是进入暗室潜伏期的增加（使用多个训练过程时）。在训练结束后不再给予厌恶刺激，可以观察到的记忆是进入暗室的潜伏期。对学习能力的另一种评估，可以观察到，当动物知道厌恶刺激不再作用于暗室的地板上时，重复测试的潜伏期降低。

对主动回避数据的评估取决于使用的模式。在双向冲击回避的一系列试验中，检测到的学习是逃避次数的减少和回避次数的增加。而Y迷宫回避测试时，观察到的学习是逃避次数和错误次数的减少，而回避次数则随着学习的增加而增加，同样，可以观察到记忆，在训练和记忆过程中，动物的表现为相对较小的差异。

许多实验室使用的另一种学习和记忆模型是Morris迷宫。和比尔迷宫一样，Morris迷宫也会让啮齿类动物浸泡在水中，不过这个迷宫是一个圆形的容器，分成4个象限。动物放在水槽中，必须通过一系列的试验学习定位平台的位置。经过足够多的试验后，平台被移动到不同的象限，动物必须学习定位新的位置。对于所有的试验，动物在每个象限的时间和错误的次数（进入错误的象限）都被记录。学习过程是指在正确的象限所需时间增加及错误数减少。评估记忆力有两种方法。如果动物在学习了平台位置后的一段时间没有接受测试，那么通过观察到其在正确的象限中相对较少的错误和相对较长的时间，表明是有记忆的。或者，如果将平台放置在一个新的位置，那么动物在学习新位置的时候，记忆会记录为在正确象限所花费时间急剧减少和错误数量大量增加。

在对整体反应评价得出结论前，分析其他行为终点与生理评价的相关性很重要，如在比尔迷宫游泳测试中，从直道逃避的平均潜伏期增加可能与自发活动减少、听觉刺激的反应降低及体重的下降有关。比尔迷宫游泳试验是评价适应性的独特方法，浸泡在水中使大鼠产生了一种厌恶刺激，因此，大鼠必须适应实验条件的同时也要学习和记住从迷宫中逃生的路径。在比尔迷宫学习的早期阶段，受试物会显著影响适应阶段的自发活动或听觉惊愕反应。比尔迷宫检测比较给药组与对照组时，首先确定给药组是否表现出游泳能力困难。如果此参数有明显变化，那么评价中的所有终点都可能受影响。发育迟缓会损害游泳能力，如宫内暴露丙基硫氧嘧啶后，幼仔发育迟缓，游泳能力明显降低。

离乳早期，通常测试的最初几天会延长逃避潜伏期，而不伴有对错误次数的影响。如果离乳早期或在后续的测试中逃避时间增加，可能显示明确的运动神经障碍。停药后或恢复期开展行为学检测，目的是评价给药后潜在的长期神经毒性结果而不是识别药物药理作用介导的影响。神经运动功能的变化可能产生负面影响，能够解释所有的学习和记忆描述。如果一个动物不能走动或协调功能受损，可能无法充分完成所需任务，因此，这些数据应结合其他神经运动功能检测组合方法的数据，如自发活动的评价或握力、转棒和脚张开力度。除了在体评价，中枢神经系统和周围神经系统病理组织学包括形态学也需要进行评价。大脑的主要区域（即嗅球、大脑皮质、海马、基底节、丘脑、下丘脑、中脑、脑干和小脑）均应该检查确保充分评价。

3. 功能性评估·关于幼龄动物毒性研究，FDA指导原则指出，应该使用成熟的方法来监测关键的中枢神经系统功能，包括评估反射的个体发生、感觉运动功能、运动、反应、学习和记忆等。许多功能可以通过FOB进行评估。FOB结合自主行为活动，用于快速筛选成人神经毒性研究中的神经行为缺陷。其包含一系列的研究设计，包括急性和亚慢性神经毒性研究、发育神经毒性研究和幼龄动物非临床毒性研究。FOB由一系列评价6个功能域的评估终点组成，由Moser首先提出，FOB主要评价参数见表7-3-11。

FOB做一些调整可以适合非啮齿类动物，如兔、犬、小型猪和非人灵长类动物。尽管大型动物模型（如非人灵长类动物和兔）的评估不一定必须在开放场地进行，神经运动的功能缺陷可能影响步态特征，但是可以通过修改用于啮齿类动物的评估标准来确定。

在FOB中不考虑动物模型选择和特定的终点，测试设备必须适当地控制（如培训、观察者之间可靠性及验证等）。首先，研究者必须确保观察者进行适当的培训，观察者应该理解可能会遇到异常神经行为结果的类型。同样重要的是，观察者必须能够识别所测试种属的正常行为。

在FOB中另一项重要的控制措施是采用盲法检测。因为许多终点在本质上是主观的，相比于空白对照组，观察者会无意中给高剂量组的评价更加严厉而对结果产生偏见。因此，神经毒性测试指导原则要求FOB评估是在不了解动物剂量组的情况下进行评价。其次，还应该确保观察者可变性的最小化。在整个研究中使用一个观察者几乎是不可能的，可以通过设置阳性对照研究将观察者间变化最小化。应该定期进行观察者间的可靠性研究，防止单个观察者或多个观察者间的观察漂移。此外，大动物种属中FOB评估应该在观察者和测试动物间建立密切联系，如利用非人灵长类动物进行FOB，观察者应提前进入测试室，静坐几分钟，让动物适应观察者的存在。

在成年大鼠神经毒性研究中，实施FOB预测评价以提供关于动物行为和神经运动功能的基线数据。由于犬和非人灵长类动物具有不同的个性和行为，研究之前的预测评价尤为重要。因为这些物种具有独特的个性和行为，是动物个体固有的。因此，在使用可能影响这些动物行为的药物之前，了解这些动物的正常行为是特别重要的。不幸的是，幼龄动物的非临床研究进行预测评价通常是不可能的，因为动物行为学和神经运动的功能会随着年龄的变化而变化，对新生动物的预试验评估不太可能预测这些动物成年后的反应模式。例如，对幼龄大鼠拟在PND$_7$给药，由于大鼠在这个年龄尚不能协调运动，故无法评估步态。同样的原因，给药后与给药期间的FOB评估可能不相匹配，因为神经发育可能已经发展到跨越了可以观察到幼龄动物毒性的程度。

4. 免疫功能检测·小鼠是免疫学研究使用最多的种属，而大鼠是毒理学研究最常用的啮齿类动物，包括发育免疫毒性检测。犬模型与人类发育的免疫时间密切相关，但由于对其了解程度、测试的可用性及试剂的有限性而很少使用。猪的免疫系统资料也很有限。非人灵长类动物由于较长的幼年期，需要广泛的多年随访研究。

幼儿和成人组织（或器官）形态差异最显著的也许就是免疫系统（或器官）。新生和幼龄大鼠胸腺组织类似于年轻成人的胸腺，新生大鼠脾脏和淋巴结细胞减少，缺乏滤泡和生发中心，意味着免疫反应的过

表 7-3-11　Moser 描述的 FOB 相关功能领域部分终点和组合测试

笼 旁 观 察	感 官 观 察
进食-E	空中翻正反射-N
抽搐/震颤-E	趋近反应-S
粪便稠度-A	眨眼反射-S
眼睑闭合-A，C	前肢反应-S
步态与姿势-N	下肢扩展-S
	嗅觉定向-S
处理观察	瞳孔反射-A
手上易操纵的动物-E	听觉惊愕反应-S
易于从笼中取出-E	夹尾反射-S
眼睛凸起-A	接触反应-S
皮毛外观-A	
流泪/血泪症-A	**神经肌肉的观察**
黏膜/眼睛/皮肤颜色-A	前肢和后肢的握力-N
肌肉张力-N	后肢伸肌的力量-N
眼睑闭合-A，C	后肢张开-N
竖毛-P	旋转性能-N
红色/硬皮沉积-A	
呼吸速率/特征-P	**生理观察**
唾液分泌-A	体温-P
	体重-P
旷场观察	全身僵硬-P
唤醒-E	
后退-C	
奇异/刻板的行为-E	
抽搐/震颤-E	
步态-N	
步态得分-N	
梳理-N	
活动性-N	
饲养-C	
排尿或排便-A	

注：根据Moser（1991年）的定义，每个端点检查的功能域缩写：A，与自主神经系统有关；N，与神经肌肉有关；S，与感觉运动有关；E，与中枢神经系统兴奋性有关；C，与中枢神经系统活动有关；P，与生理有关

程相当于成人组织。而大鼠免疫系统大约在42天才达到成人的组织形态。在造血方面，妊娠15天的大鼠胎仔以肝脏为中心，妊娠20天时不完全迁移至骨髓，但是新生大鼠肝脏仍然保存部分造血作用直至PND_{10}或以上。如果幼龄动物毒性研究涉及发育免疫毒性，需要考虑免疫系统具有延迟成熟的特点。

通常幼龄动物毒性研究不包含免疫毒性试验，尽管FDA指导原则对免疫系统和器官发育提供了一些信息及发育时期对照表，但并未对儿科用药的安全性评价提出具体的试验建议。EMA（CHMP）指导原则指出，如果某类药物或此前进行的研究显示应关注发育中的免疫系统，那么需要进行免疫毒性试验；试验设计应该基于验证分析，但正如所有幼龄动物的研究一样，应该保持灵活性。除了功能验证，如T淋巴细胞依赖抗体反应、细胞介导免疫测定和组织病理学等，应符合ICH免疫毒性指导原则中描述的方法。

免疫系统的发育涉及一系列复杂的个体发育机制，幼龄免疫检测研究的目的是检测免疫调节，这可能会增加幼龄动物对疾病的易感性。通常使用的筛选组合有给药期间检测幼仔的直接免疫调制、给药后（洗脱期后）评估免疫功能及在以后检测发育免疫毒性。

筛查包括常规指标如血液学（白细胞分类计数）、脏器重量和组织病理学［如胸腺、脾脏、淋巴结、Peyer斑（肠道集合淋巴结）和骨髓涂片等］，还应包括胸腺发育（如B淋巴细胞和T淋巴细胞）及通过上述功能的检测以评价体液免疫和细胞免疫的完整性。

最为广泛接受的免疫功能评价方法是测定T淋巴细胞依赖免疫原的免疫反应（如TDAR）。血小板形成细胞分析法（plaque-forming cell，PFC）主要测定绵羊红细胞（SRBC）抗体反应，2周龄起的大鼠可以测定。采用对SRBC敏感的动物测定，通过静脉或腹腔注射，4天后剖检。形成的斑块进行计数或ELISA检测，也可用于检测抗体反应。

体液反应可以采用钥孔血蓝蛋白评估，皮下注射或静脉注射给药，7天后评估抗钥孔血蓝蛋白的IgM和IgG血清滴度。大约4周龄可行，两种试验都测量初级抗体反应。虽然TDAR涉及细胞和体液系统的成分，因此缺乏特异性，但是这两个试验均可测试主要抗体反应。

迟发型超敏反应被认为是最敏感的试验，刚离乳大鼠可以进行评价。试验采用牛血清白蛋白致敏，与弗氏完全佐剂混合，6天后在大鼠的一只脚垫给予牛血清白蛋白，测量脚垫厚度。其他不经常使用的测试方法包括采用流式细胞仪或ELISA技术检测细胞因子和免疫球蛋白水平。

5. 泌尿系统·尿液检测包括的肾脏功能指标有体积、渗透压、pH、Na和K含量、蛋白含量、肾来源的排泄酶——N-乙酰-β-D-葡萄糖苷酶（NAG）和γ谷氨酰转移酶（γ-GGT）等。这些尿液参数结合血尿素氮和血清肌酐等血液学评估及肾组织病理学检查，为肾脏的潜在损害提供一个合适的初筛。在成年动物这些评估非常简单，然而在幼龄大鼠和小鼠有很多实际问题需要解决，尤其是尿液的收集。当幼仔很小，还依赖于母体哺乳时，通过常规方法收集尿液有些不切实际。

未断乳幼仔产生非常少量的尿液，同时又必须延长与母体分离的时间，因此可能难以采用收集尿液的简单方法，可能的方法是解剖时直接从膀胱收集尿液，但是需要大量的动物以支持多时间点研究。因此，通常在肾毒性筛选的内容里，当标准方法可以成功使用时，断乳后不久收集有限的尿液是可以接受的。因此，在肾脏毒性筛选时，将收集尿液的期限限制在断奶后，使用标准的检测程序是可接受的。

人类怀孕34周时肾发生已经完成，但出生后第一年内肾单位的成熟和肾小管的延长仍在继续。小鼠和豚鼠类似，出生时肾发生已完成，因此采用这些种属进行出生后肾发育毒性的评价是不合适的。大鼠从出生到第8天肾发生开始，4～6周肾发生完成。犬2周时完成肾发生。

肾小球滤过率是测量肾脏功能的合适指标。人类肾小球滤过功能从出生前的胎儿期开始启动，持续增加，1～2岁时达成人水平。大鼠肾小球滤过率在出生6周内快速增加，犬出生后1～6周也会增加。

针对这些差异，幼龄动物试验中关于肾发育研究设计时，需要考虑肾脏成熟时间的变化及种属间解剖和功能方面的不同，这对种属选择（大鼠或犬）及给药开始的年龄可能会产生很大影响。

6. 呼吸系统·不同种属呼吸系统的解剖结构和功能成熟时间不同。大鼠和人类的肺脏发育阶段很相似，故认为幼龄大鼠是可接受的模型（表7-3-12）。犬很少进行此类研究，由于出生时的生物差异性，犬出生后肺发育一直表现相互矛盾的结果。但对于2岁以下儿童吸入制剂的安全性评价，犬仍然被认为是合适的种属。兔和非人灵长类动物出生时肺发育已经达到比较高级的阶段，因此不适合作为幼龄动物肺发育的评价模型。

对于吸入制剂，大鼠最早可以在出生后第一天通过全身暴露开始给药，最大暴露时间约6 h。由于母鼠可能也不得不置于吸入装置内，而随后开始的梳理活动及通过母乳，药物可能通过皮肤和口服混合暴露，故这是一个相当不精确的暴露途径。犬在大约2周时，可以进行吸入暴露研究，此时幼仔可以离开它们的母亲长达4 h，大鼠一般离乳后4周时可以进行。

表 7-3-12　人类和大鼠肺发育阶段的相似性

发育阶段	人　类	大　鼠
早期肺泡发生	出生至1～2岁	出生后4～13天
微血管成熟	几个月至2～3岁	出生后2～3周
晚期肺泡发生	在年龄实足8岁时完成；从2岁至成年：增长与体重成正比	一生中缓慢发展

7. 心血管系统·在生化和电生理学方面，人类、犬和大鼠有很多细节的不同。大鼠功能性神经分布发生在出生后，伴随副交感神经系统首先成熟。出生2～3周发生阳离子对交感神经的反应。犬出生时心脏的神经分布在结构上和功能上还不成熟，交感和副交感神经系统大约7周时功能完善。所有种属在出生或出生后不久心血管系统的结构和功能仍不断发育，包括冠状血管和毛细血管、神经支配和对自主神经系统的反应及压力感受性反射等。虽然大多数解剖异常是由孕期损害引起的，但出生后损害更有可能导致生化和功能异常。这些异常可能仅仅显示数量的差异，而没有达到质的影响和反应（如未发育成熟动物对强

心苷类更敏感），新生儿的反应可能完全不同于成人（如儿茶酚胺在成人中易引起心动过速，而不是胎儿的心动过缓）。

标准的重复给药毒性试验检测血压、心率、心电图（PQ、QT和QRS间期）这些指标。如果有特殊考虑以心脏作为靶器官，选择种属之前建议进行详细文献调研。

8. 胃肠道系统·通常认为实验动物和人类胃肠道系统的生长和发育模式相似，虽然没有一个实验种属是人类出生后胃肠道发育的完美模型，但是通过适当的动物实验设计，可以评估出生后胃肠道的发育情况。人类新生儿的胃液pH高，随着时间的推移显著降低，2岁时达到成人水平。大鼠6周时达到成年的胃液分泌水平，而犬是在13周。人类胰腺功能在2岁左右成熟，实验动物则在离乳时成熟。

9. 骨骼系统·实验动物出生后骨骼生长和发育模式与人类相似，通过简单的顶臀长或长骨（如股骨和胫骨）长度的活体测量进行骨骼发育的初筛，表7-3-13为我们实验室开展的药物安全性评价中部分骨骼检测数据，大剂量受试物可以影响幼龄动物的骨骼发育。如果特殊关注骨骼系统，血液和尿液的骨转换生物标记物（如骨钙素、胶原Ⅰ型氨基末端前肽键、羧基末端肽、氨基末端肽等）、解剖后检测的如骨矿物质含量和骨矿物质密度（骨密度）、骨组织形态学和骨强度（生物力学）等可以作为深层次的评价指标。

骨组织形态测量学是对骨骼组织的定量评价，通过观察未脱钙骨骼架构部分提供结构、静态、动态和微结构参数。生物力学测试包括测量长骨的抗弯和抗扭强度，以及椎体和股骨颈的抗压强度，强度是几何形状、大小、皮质厚度、密度、结构和组成成分的函数。何时评价这些参数取决于受试物的药理活性及前

表 7-3-13　AAA 小儿颗粒浸膏对幼龄大鼠骨密度的影响

组　别	剂　量（浸膏 g/kg）	顶臀长（cm）	胫骨长（mm）	胫骨总密度（mg·cm^{-3}）	胫骨小梁密度（mg·cm^{-3}）	胫骨皮质密度（mg·cm^{-3}）
溶媒对照组	0	16.0 ± 1.1	35.8 ± 0.7	337 ± 18	244 ± 11	784 ± 10
AAA	6.5	16.1 ± 0.6	36.1 ± 0.5	350 ± 22	255 ± 21	782 ± 11
小儿颗粒浸膏	13.0	16.3 ± 0.5	35.8 ± 0.8	362 ± 22	261 ± 21	792 ± 19
	39.0	15.5 ± 0.4	34.7 ± 1.0[*]	397 ± 19[**]	286 ± 16[**]	808 ± 12[**]

注：该表为PND$_{50}$数据（各剂量组动物灌胃给药，1次/天，从PND$_{23}$至PND$_{50}$，共4周，溶媒对照组给同体积蒸馏水），n=10，与溶媒对照组比较，[*] $P < 0.05$，[**] $P < 0.01$

期的成年动物重复给药毒性研究或幼龄动物的剂量探索性研究资料。建议使用逐级方法，前期数据可以用来启动进一步的观察。

10. 身体发育指标·耳郭分离、出毛、门齿萌出、张耳、睁眼是广为接受的身体发育指标。耳郭分离、睁眼和牙齿萌出等离乳前的发育指标与体重有明确的正相关性，仅仅收集体重足以说明关键发育阶段的变化。当观察到身体和功能发育指标与受试物相关的变化时，应该注意到可能相关的行为评估也会改变，如动物身体标志的延迟预示一般发育迟缓，也就是可能会影响正常个体的自发活动或对惊吓刺激的适应。关键要注意的是，断乳前的发育指标可能会受到母体行为的影响。如果母亲不能充分抚养它的幼仔，对后代的生长将会有负面影响。这种不良的母性行为将对后代有着深刻的影响。在研究过程中应该仔细监测，在数据评价中也必须考虑到。

OECD关于发育神经毒性研究的指导原则建议，当之前的证据表明这些终点将提供额外的信息时，才会推荐检测这些终点。这些指标可用于不同的研究设计，包括EPA提出的多代实验研究和FDA提出的围产期发育毒性研究。大鼠有丰富的历史对照数据，这些指标也已经用于各种种属的评价，通过这些指标可以洞察到发育延迟是直接给予受试物的结果。当然，这些发育指标的使用取决于暴露的年龄和研究持续的时间。出生前，犬和猪的毛发生长或猪眼睑分离已经发生。

评价身体功能发育的常见指标是平面翻正反射，是将动物仰卧放在一个平面上观察其恢复正常直立姿态的能力。虽然达到一个直立的姿态所需的时间减少与动物年龄有关，但这种反射仅出现在大鼠出生后不久。当观察到与对照组平均年龄出现统计差异时，应考虑这些标志是与受试物相关的关键指标。

11. 生殖功能检测·各种原因使得生殖系统评价被列入许多幼龄动物毒性研究设计中，在幼龄动物发育毒性评价研究中这个指标越来越普遍，与其他终点一样，幼龄或成年动物暴露于受试物的敏感性不同会导致对生殖功能的影响不同。暴露期间可能会涉及生殖系统的性成熟。因此，幼龄动物暴露后就可能会影响生殖性能，作为幼龄动物毒性研究方案的一部分，需要考虑暴露对生殖性能的影响。

无论生殖毒性或重复给药毒性研究中是否能观察到某种"信号"，大约有50%的幼龄大鼠研究设计中

进行生育能力评价。生殖发育和能力评价是围产期发育毒性和生育力研究的一部分，尽管这些研究涵盖了主要的发育时期，然而在幼龄动物研究中仍存在"空白"需要填补。

生育力研究覆盖青春期到发育期，动物需要完全性成熟才能进入交配阶段，故大鼠一般在6～7周开始给药。药物的围产期发育研究是分别通过宫内暴露和乳汁暴露来评价发育中的子代生育能力，因此评价的是药物对发育中生殖系统的影响，并不能完全覆盖从离乳到青春期。此外，乳汁中摄入的药物如果没有达到一定水平，通过哺乳的暴露量可能就不够，而且在离乳到青春期这段时间内，无法评价药物的暴露情况，因此幼龄动物发育毒性研究需要结合生育力评价研究。

啮齿类动物生殖毒性研究中上述评价是常规进行的，其评价方法有很多记载，已经建立了啮齿类动物常用品系正常表现、时间架构等背景资料，使得更易于评价，当然这并不妨碍其他适合种属的使用。然而，犬的生殖评价耗时较长，而且生殖参数指标不具有良好的特点。大鼠的上述评价指标旨在筛选，而不是阐明作用机制。

后续可能需要更详细的研究，如激素水平检测（如雌二醇、孕酮、催乳素、睾酮、卵泡刺激素和黄体生成素）。这些参数检测的目的不是观察基因或细胞功能的细微变化，通常其细胞或分子机制尚不清楚。

普遍认为，由于啮齿类动物产生大量过剩的精子，当睾丸损伤并对精子生成产生影响时，大鼠生育力是一个相对不敏感的指标，但是交配行为的评价是可行的（如交配前间隔时间等）。而睾丸组织病理学（包括睾丸分期）是一个敏感的指标，其他如精子数量、活动性和形态学评价（精液学）可以检测出既未影响交配也未见组织病理学改变的问题（如附睾精子的晚熟和精子功能的影响）。

12. 性发育标志·身体发育的最初评价是性发育和青春期的启动，包括雄性睾丸下降、龟头包皮裂开和阴道张开。睾丸下降由雄激素和重力控制，人类一般在出生前出现，犬在5～6周、大鼠在15天出现；由于主观性较高，已经被主观性较少的龟头包皮分离（包皮从龟头分离）所取代。因此目前幼龄和成年生殖研究中两个性发育的标准指标是龟头包皮分离和阴道张开，它们因性激素的存在而启动，故在发情期开

始前检查这些指标。大鼠龟头包皮分离发生在45天，人类一般在9个月至3岁，其中雄激素发挥着关键作用。大鼠阴道口张开发生在34～36天，此后在首次排卵后第二天促性腺激素激增，这是青春期开始的标志。

每天检查龟头和包皮，直到发现包皮与阴茎分离。有人认为重复检查会使包皮分离加快；然而为了不错过达标时间，许多实验室甚至在PND_{35-40}开始检查。我们实验室从40天开始此项检查。龟头包皮分离与体重相关，但是其他决定因素，如性激素的刺激或者化学内分泌调节物也可以干扰这一标志的正常发育。也有数据表明，比格犬的龟头包皮分离大约在PND_{51}（表7-3-14），新西兰兔大约在PND_{72}。与其他发育标志一样，龟头包皮分离延迟或加快也可能发生。雄性睾丸下降是性发育的另一个指标，可用于许多种属的评价，一些研究者更倾向用于小鼠的性成熟评价。对瑞士小白鼠进行的3份调查数据表明，在各个实验室中，睾丸下降的时间是非常一致的，发生在PND_{23-24}。

雌性阴道张开的检测是通过检查覆盖在阴道口的被膜是否破裂。通常大鼠检查的初始年龄是PND_{25-30}。笔者实验室从30天开始此项检查。

阴道张开与体重呈正相关，生长中明显的变化可以改变达标时间。除了生长的影响，雌激素和抗雌激素化合物能明显影响首次观察到阴道张开的时间。观察阴道张开时有时会发现阴道腔偶尔出现残留细线组织。细线组织的存在并不影响动情周期或交配，它可能被观察者或在交配期去除。然而，如果这一细线组织一直存在，是否应该认为阴道是张开的似乎有不同的意见。Gray和Ostby指出，将有细线组织的动物从分析中淘汰，对2，3，7，8-四氯二苯并二噁英阴道张开达标的平均年龄没有影响。有些实验室认为只要细线组织横跨阴道腔口即认为阴道张开。

新西兰兔阴道张开的平均年龄大约在PND_{29}，比格犬阴道张开的平均年龄大约在PND_{21}。由于内分泌调节具有加快这些性发育标志的潜在能力，建议初步评估年龄应该在正常达标年龄之前。已证明己烯雌酚（一种强有力的雌激素）可加快雌性青春期阴道张开，1 mg/kg和5 mg/kg剂量分别对应29.7天和24.1天。这项研究中评估阴道张开的平均年龄早于大部分实验室使用的初始年龄，除非受试物被疑为内分泌调节物，大多数情况下PND_{25}应该是足够早的。

评估阴道张开的另一个关键点是考虑某个种属的变异性。研究显示小鼠与成年雄性合笼及雄鼠笼中的垫料都会影响阴道张开的平均年龄。当设计幼龄小鼠研究时，应该考虑这些潜在的混杂因素的影响。评估龟头包皮分离或阴道张开的影响因素时，重要的是考虑其他生长指标的改变，以确定是否延迟或加快的发育模式。检测身体指标时，如果不存在体重或者平均年龄的影响，上述两者中任何一个平均达标时间的变化，可能都说明受试物是引起内分泌调节变化的关键指示剂。然而，当体重明显变化，龟头包皮分离或阴道张开平均年龄也发生改变时，对生长的整体变化来说，这些影响就是次要的。这种情况下，就必须评估产生类似效果的整体资料。

Ashby和Lefevre报告了龟头包皮分离时间与给药组平均体重的相关性。认为不存在体重改变时，如果Alpk：Apf SD大鼠龟头包皮分离的改变超过2天，很有可能是受试物引起的。类似地，Merck公司使用历史数据进行计算，以确定龟头包皮分离和阴道张开的年龄变化标准的统计学差异。例如，SD大鼠20只/组，龟头包皮分离平均时间改变2.5天，与对照相比，发生真正改变的概率是0.87。同样，数据表明阴道张开平均时间改变2天，与对照相比，发生真正改变的概率是0.87。

根据上述分析，我们可以清楚地发现，同种动物

表 7-3-14　比格犬的发育标志时间

	睁　　眼		牙齿萌出		阴道张开	睾丸下降	龟头包皮分离
	M	F	M	F	F	M	M
时间（PND）	15.5 ± 1.62	15.6 ± 1.81	20.2 ± 2.09	20.3 ± 3.30	21.3 ± 4.36	22.4 ± 4.72	50.7 ± 7.34
体重（g）	792 ± 123.7	774 ± 169.5	927 ± 157.2	877 ± 162.1	915 ± 247.9	1 057 ± 338.6	2 572 ± 607.6
窝（N）	16	17	16	17	16	14	14

注：数据收集于WIL Research Laboratories，LLC。M，雄性；F，雌性

的不同系统或器官，其发育成熟的终结点不全相等，如神经系统发育成熟的时间点较早，而生殖系统发育成熟的时间点较晚。因此，幼龄动物发育毒性研究中指标的观测点可以先后不一，具体要根据目标系统或器官发育成熟时间段的长短来设定。这就决定了同一个剂量组幼龄动物可能要再分列出好几个不同的观测指标亚组。这样的"卫星组"设定方式是区别于一般毒理学研究中剂量组设定方式的主要方面。

（三）儿科用中药非临床安全性评价的特别性

鉴于中药儿科用药非临床安全性评价的特殊性，我们要更加关注其与化学药物的不同之处，特别在观察指标的选择上，要针对目标适应证和中药处方组成及特性进行设计，主要考虑如下。

（1）全面设定指标：许多中药既无成年动物非临床安全性和毒性数据，又无规范的临床人群毒性研究的数据，此时开展中药幼龄动物安全性评价时，就要设立较为全面的指标，以提高毒性阳性结果的检出率。

（2）加强激素水平的检测：许多中药常常具有激素样活性成分，在临床服用的时候，可能导致成人生殖与发育异常的改变。对这类中药的研究，需要重点检测幼龄动物体内激素水平。

（3）重点采用临床提示的相关指标：众多中药有一定的临床用药经验，并积累了一定的毒性数据。即便是成人的临床数据，对开展幼龄动物发育毒性研究也极具参考价值，要重点采用已知的临床提示指标。

（4）及时清除给药动物的中药异味：中药时常带有强烈的药物异味，在开展离乳前动物给药时，为了避免母亲因异味而拒绝哺乳的可能，实验人员在给药后应该采取措施尽量清除幼龄动物身上残留的中药气味。

（5）鼓励开展伴随毒代动力学研究：中药较多的是复方用药，成分复杂，物质基础及作用机制不甚明确，有效成分或毒性成分不清，开展伴随毒代动力学研究难度较大。但是，伴随毒代动力学研究能够更好地解释安全性评价中出现的毒性反应。通常是选用有毒成分或含量较高的指示成分进行检测。

当决定开展幼龄动物研究时，最重要的考虑是药物的药理作用、预期的毒性靶器官或系统及对成年动物前期的毒性研究和成人研究的临床经验。由于幼儿生长发育迅速，许多细胞、组织、器官系统的结构和

功能特点与成人有很大差异，这些发育的差异导致药物吸收、分布、代谢和排泄产生不同的结果，故而对药物毒性或药效产生明显影响。不同的生理和代谢因素、药代动力学和行为模式可能使儿童的反应比成人更加敏感或更加迟钝。因此，当关注到药物有可能影响生长发育，特别是有可能增加器官系统毒性的风险因素时，基于人群预期的临床发展，在指标设定上应该进行更充分的考虑和分析。

中药新药安全性评价的原则与化学药物相同，但作为特殊的受试物具有化学药物不同的特性：独特的中医药理论体系、有一定的临床用药经验、多为复方用药、成分复杂、物质基础及作用机制不甚明确、有效成分或毒性成分不清、工艺与以往临床用药可能发生了改变等。因此，安全性评价与化学药物也有所不同。

另一方面，因中药复方制剂多源于临床，积累了一定的临床用药经验及有效和安全性数据，一定程度上为中药新药进行临床研究提供了参考，但也因此使部分研发者产生了中药无毒或低毒而不重视中药新药安全性评价的现状。应考虑到尽管中药有临床应用的经验，但大多数的药味甚至已上市的药物并无更多或更全面的儿科人群用药的安全性信息。

此外，因中药复方制剂成分的多样性和复杂性，使动物的药代动力学和毒代动力学研究难度增加，也无法通过代谢差异的研究进行敏感动物的筛选，加之目前复方新药申报并未要求进行药代和毒代研究，故无动物及人体药代动力学数据的支持，也无法像化学药物一样从成人临床药代数据推测儿科人群的用药剂量。

中药安全性研究及评价中除存在许多毒性研究的"黑箱"资讯外，儿科用药的发育毒性研究更显薄弱，实际操作中还存在许多技术上的难点或瓶颈，如给药剂量设计中，因载药量及黏稠度较高，增大给药量较为困难或难以做到充分暴露或更长时间的暴露；中药的特殊异味可导致母鼠对哺乳期幼鼠的排斥等。

上述这些现状也使我们清楚地认识到开展儿科用中药新药非临床安全性评价的重要性、必要性和紧迫性。诚然，开展中药非临床幼龄动物安全性评价是一个具有挑战性、难度较大的工作，在遵循上述安全性评价要则的基础上，不但需要有较雄厚的生殖与发育毒理学研究的基础，还需要对中药特点有全方位的深入了解，更需要有一段较长时间的探索研究。相信通

过国家的立法和监管、药物开发人员的意愿和要求及安全性评价专家的研究和努力，儿科用中药的非临床安全性评价工作将步入正轨。

九、结果描述与统计分析

试验结束后，首先需要对原始数据进行汇总，试验数据分为描述性资料、计量资料、计数资料和图片等。描述性资料如毒性体征出现的起始时间、程度、持续时间和出现该状况的动物数量等可以直接按组别进行归纳和总结，必要时也可以采用统计图表进行描述，需要注意语言的精练，并使用规范的名词和概念。计量资料和计数资料均需要根据统计结果，以正确的单位和表达形式进行表示，应尽可能地将数据结果绘制成表格或统计图。

对于复杂结果的描述，最简单的方法是使用表格。表格的设计需要具有独立性和自明性，即阅读者仅看表格，也可以从数据中理解其表达的主要含义，但是，即便这样，也需要对表格进行文字描述，任何放入表格中的统计数据，都需要做适当的文字归纳和讨论分析。

每个表格和图片都应设置一个独立的编号和表/图题。表/图题与表格或图片的目的和内容相关。表/图题必须十分清楚地表达想要描述或分析的内容，表/图题的文字顺序一般按内容、分类方法和时间排列。表/图题、注释和栏目标题一起形成了独立于文本外的完整单元。任何缩写都需要在注释中说明。表格一般使用三线表，表格中尽量不使用竖线，竖栏目和横栏目的描述应易于阅读和理解，栏目顺序可以根据重要性、逻辑性、计划描述和讨论的内容来排列。为了让人更清楚地理解统计结果，有时需要描述其变化趋势，强调数据之间的关系，还可以采用统计图的形式再次描述统计结果，一般常用线图、条形图和圆图等。数据呈现的顺序通常从对照组到高剂量组。

试验结果的描述应该是客观陈述毒理学试验数据，用语简单明了。在一般毒性研究中，结果描述应该详细阐述药物产生的所有影响，并且区别哪些影响是与药物有关的，哪些影响是不确定的，可能是与溶媒或实验方法有关，哪些影响是偶然现象。作为毒性报告中重要的部分之一，如毒代动力学研究、靶器官研究等结果的描述应该与研究目的密切相关；毒代动力学研究中最重要的数据是血药浓度，其次是对血药浓度有间接影响的数据，如动物体重、摄食量改变、呕吐和腹泻等，但无须大段赘述。

研究设计中，统计学方法是非常重要的一项内容。在研究中具体使用哪一种统计分析方法主要取决于研究中的其他因素，这些因素包括试验种属、样本量、动物分组、实验方法和数据采集方法。

需要注意的是，在幼龄动物毒性实验数据的统计分析中，"窝效应"是不可忽视的。尽管已经证明"窝效应"的影响随着年龄的增长而减少，但是无论多大年龄，在动物对毒物的反应中"窝效应"发挥着关键作用。

幼龄动物毒性研究中许多检测指标是纵向比较，即分析指标随着时间的变化而变化。这些指标包括体重、摄食量、临床病理及一些行为学检测。通常是受试物组与对照组比较均值和标准差，并且目测评估过程中指标的改变情况。另一种评价方法是通过图表演示数据。图表显示数据令人一目了然，可识别整体的变化情况，但是微量的重量或摄食的增量变化可能会被忽视。方差分析解析的数据是属于任意离散区域的值，可能与真正的改变趋势没有太明显的关系。实际上，对数据的生物学变化和统计学评估非常适用的统计方法是重复测量方差分析（RANOVA）。

重复测量数据的方差分析是对同一因变量进行重复测量的一种试验设计方法。在给予一种或多种处理后，分别在不同的时间点上重复测量同一个受试对象获得指标的观察值，或者通过重复测量同一个个体的不同部位（或组织）得到的指标观察值。重复测量数据在科学研究中十分常见。分析前要对重复测量数据之间是否存在相关性进行球形检验（test of sphericity）。如果该检验结果为 $P > 0.05$，则说明重复测量数据之间不存在相关性，测量数据符合 Huynh-Feldt 条件，可以用单因素方差分析的方法来处理。如果检验结果 $P < 0.05$，则说明重复测量数据之间是存在相关性的，所以不能用单因素方差分析的方法处理数据。在科研实际中，重复测量设计资料以后者为多，使用重复测量设计的方差分析模型球形条件不满足时常有两种方法可供选择：① 采用 MANOVA（多变量方差分析方法）；② 对重复测量 ANOVA 检验结果中与时间有关的 F 值的自由度进行调整。

对于完整的讨论和解释 RANOVA，可参考的统计文献非常丰富。简单地讲，RANOVA 就是一种评估给药效果的检测手段，其中以时间作为主效应来评估受试物效果与时间之间的相互作用。将受试物组中特定数据平均值的变化情况，与对照组进行比较来评价受试物对该特定数据的影响。受试物的主要影响是以图形的方式呈现，通过整体数据的变化来证实，而不用改变反应曲线的形状。

对于大多数检测终点，研究者希望观察到数据随时间变化（如随着年龄的增长，动物体重发生明显变化），因此时间的影响不是具有典型意义的检测方法。当随时间的变化与对照组比较有明显差异时，就可以观察到给药和时间的相互作用，这是由于对照组和给药组动物反应曲线斜率的不同而表现出来的。更复杂的重复测量方差分析也是可以进行的，也可以利用这些因素分析性别和行为检验。

十、讨论与结论

讨论的目的是通过思考对试验中出现的现象和结果做出合理的解释，分析试验数据的真正含义及这些结果所代表的实质性意义，结合其他毒理和药理资料、实验室背景数据、文献资料等进行全面分析，尽可能地提取出与受试物相关的毒副作用，排除与受试物无关的异常现象，归纳和汇总出与供试品有关的毒性靶器官和有意义指标。在讨论中应该提到的核心内容如下（讨论分析的步骤可以逐渐深入）。

（1）观察试验中一般临床症状、血常规、生化和病理是否有一致性，这四方面的指标结合起来分析讨论，病理指标一般在最后出现异常；是否有与溶媒相关的影响或与操作相关的影响存在，如给药途径或其他实验条件，溶媒是否加剧了化合物的影响。

（2）比较上述异常指标与本机构背景资料之间的差异，明确这些指标异常是否属于正常范围内的变动。

（3）寻找上述超出背景值范围的病变指标，再观察有无"剂量-效应""剂量-反应""时间-效应"和"剂量-反应"关系。

（4）判定毒性反应的性质、程度、性别差异、起始时间和可逆性；研究中观察到的主要影响是什么，药物有无主要靶器官，研究中毒性的主要标志物是什么，毒性的剂量是多少，毒性影响是否存在性别差异性。在实验中观察到的多项效应之间有无相关性。

（5）参阅同样供试品或同类药物研究已有的动态报道或文献资料，包括毒理、药学和药代动力学等资料；实验中观察到的结果与前期研究的结果或者文献中的描述是否一致，这些效应的发病机制是否清楚，是否是"类效应"，这些影响是否由药物放大的药理学效应引起的，这些影响与人类是否相关。

（6）有可能的话，要阐述供试品毒副作用机制。

（7）要综合考虑是否存在药物的毒性影响被认为没有生物学和毒理学意义，以及为什么。注意分析数据的统计学意义和生物学意义。

（8）有可能的话，要将动物试验结果推断到人，从而估计出临床毒性。

讨论部分，各部分的先后顺序没有固定的要求，可以根据重要性的大小来排序，或者以其在结果中出现的顺序来排列。需要注意的是，不管用哪种方法，重点是要讨论结果，而不是重复描述结果。在毒代动力学研究中不必对在体效应进行详细的讨论（前提是这些效应不影响血清药物浓度）。讨论中注意语言简短、思路清晰。

另外，随着非临床前安全评价项目的开展，前期研究中似乎有重要意义的某些发现，可能在后期研究中几乎没有或不存在相关性。因此，基于坚实的科学基础，表达一个明确的观点，避免毫无事实依据的推测。最终的讨论应该集中在发现的毒理学意义上，毕竟试验目的是为了研究药物的毒性作用。

结论是对药物的安全性进行总结，是从实验结果中归纳出来的概括性判断，语句要求做到简明扼要、清晰明确，不要重复结果或讨论部分的内容，也不要提及结果和讨论中未出现的任何的新信息。

对于在各个剂量水平都显示药理作用的研究来说，有些术语可能并不适用，但是一些指南中还是要求确定"未造成影响的剂量"。因此可能会用到如"无毒性效应的水平"或"没有毒性作用的剂量水平"类似的词语。

结论中应该描述与受试物有关的主要毒性反应，判定可能的毒性靶器官和（或）毒性的主要标志物，明确告知供试品的安全剂量范围及预测临床监测重点等。研究结论用于确定合适的剂量，进行后续的研究（如预实验、剂量范围探索实验或者致癌前研究等），而不需要包含对后续实验剂量水平的建议；任何新事件的出现可能会改变对数据的理解而导致剂量改变。但是可能的话，应该确定最大耐受剂量（MTD）。

结　语

当决定开展幼龄动物研究时，设计中要考虑到受试物的药理学作用、预期的毒性靶器官或系统、成年动物毒性研究和成人临床研究的经验。影响研究设计的因素还包括目标人群的年龄、安全性和暴露资料的可用性、评估终点的相关性及可执行性等。其他各种因素也需要考虑，包括种属选择、起始给药年龄、给药时间、给药途径、研究终点和可行性。评估特定器官系统的发育，如中枢神经系统、骨骼系统、雌雄生殖系统、肺、心血管系统、肾、胃肠道和免疫系统等。若有必要，可以同时开展啮齿类和非啮齿类动物发育毒理学研究。

考虑到动物试验的巨大成本、资金和时间消耗、伦理观念（实验动物的"3R"原则）及复杂的研究性质，有人可能会问，进行这样的研究是否是明智的办法？过去，鼓励研究人员进行更大、更复杂的研究，但目前我们的建议是研究人员应该利用现有的药理学和毒理学知识来设计这些研究，避免进行复杂的、不适当的或不必要的研究，避免包含不必要的复杂参数。合同研究组织（CRO）和监管机构也应该在鼓励更有针对性的研究设计方面发挥作用，以避免产生大量的数据，这些数据很少或没有提供新的信息来确定儿科用药潜在的安全性问题。

随着开展幼龄动物毒性研究的经验越来越丰富，目前针对具体情况采取有针对性的方法（而不是一般的筛选或标准设计）应该成为规范。常规的包括实验室检查、神经学和生殖发育评估，无论是作为监管机构预期要求的结果，还是仅仅因为我们一直是这样做的，任何没有基于个案研究的设计都是不合适的。只有使用适当的研究设计，才能充分识别潜在的安全性或药代动力学问题，提出额外的临床终点和（或）对产品标签有帮助。随着越来越多的研究进行，将会进一步加深对这些试验价值的理解。

最重要的是，儿科用药非临床发育毒理学研究是为了支持临床研究，所以设计方案时密切关注临床使用的要求才是重中之重。尽管国外已经颁布了一些指南，但是针对不同目的的研究，具体问题应该具体对待，以逐案原则进行方案设计也许是最关键的。

（周　莉　孙祖越）

参考文献

［1］Ashby J, Lefevre PA. The peripubertal male rat assay as an alternative to the hershberger castrated male rat assay for the detection of anti-androgens, oestrogens and metabolic modulators［J］. J Appl Toxicol, 2000, 20: 35.

［2］Bailey GP, Coogan TP, De Schaepdrijver LM. Preclinical development of a pharmaceutical product for children［J］. Pediatric Nonclinical Drug Testing: Principles, Requirements, and Practices, 2012: 129-139.

［3］Bailey GP, Mariën D. The value of juvenile animal studies "What have we learned from preclinical juvenile toxicity studies? II"［J］. Birth Defects Research Part B: Developmental and Reproductive Toxicology, 2011, 92(4): 273-291.

［4］Barrow PC & Ravel G. Immune assessments in developmental and juvenile toxicology: Practical considerations for the regulatory safety testing of pharmaceuticals［J］. Regulatory Toxicology and Pharmacology, 2005, 43: 35-44.

［5］Beck MJ, Nemec MD, Schaefer GJ, et al. Validation of peripheral tissue cholinesterase activity assessment in rats administered chlorpyrifos by gavage［Abstract］. Teratology, 2002, 61: 5.

［6］Hood RD. Developmental and Reproductive Toxicology: A Practical Approach［M］. 3rd ed. London: CRC Press, 2012.

［7］Bowman CJ, Chmielewski G, Lewis E, et al. Juvenile toxicity assessment of anidulafungin in rats: an example of navigating case-by-case study design through scientific and regulatory challenges［J］. Birth Defects Research Part B, 2011, 92(4): 333-344.

［8］Brent RL. Utilization of juvenile animal studies to determine the human effects and risks of environmental toxicants during postnatal developmental stages［J］. Birth Defects Research Part B, 2004, 71(5): 303-320.

［9］Bunn TL, Dietert RR, Ladics GS,et al. Developmental immunotoxicology assessment in the rat: Age gender, and strain comparisons after exposure to lead［J］. Toxicol Methods, 2001, 11: 1-18.

［10］Burns-Naas LA, Hastings KL, Ladics GS, et al. What's sospecial about the developing immune system?［J］. Int J Toxicol, 2008, 27: 223.

［11］Buse E. Development of the immune system in the Cynomolgus monkey: the appropriate model in human targeted toxicology?［J］. J Immunotoxicol, 2005, 2: 211.

［12］Cappon GD, Bailey GP, Buschmann J, et al. Juvenile animal toxicity study designs to support pediatric drug development［J］. Birth Defects Research Part B, 2009, 86(6): 463-469.

［13］Carleer J, Karres J. Juvenile animal studies and pediatric drug development: a European regulatory perspective［J］. Birth Defects Research Part B, 2011, 92:

254-260.

［14］ Chellman GJ, Bussiere JL, Makori N, et al. Developmental and reproductive toxicology studies in nonhuman primates ［J］. Birth Defects Res Part B, 2009, 86: 446.

［15］ Clancy B, Finlay BL, Darlington RB, et al. Extrapolating brain development from experimental species to humans ［J］. Neurotoxicology, 2007, 28(5): 931-937.

［16］ de Groot DM, Bos-Kuijpers MH, Kaufmann WS. Regulatory developmental neurotoxicity testing: a model study focussing on conventional neuropathologyendpoints and other perspectives ［J］. Environmental Toxicology and Pharmacology, 2005, 19: 745-755.

［17］ De Schaepdrijver LM, Bailey GP, Coogan TP, et al. Juvenile animal toxicity assessments: decision strategies and study design ［J］. Pediatric Drug Development, 2013: 201-221.

［18］ De Schaepdrijver L, Rouan MC, Raoof A, et al. Real life juvenile toxicity case studies: the good, the bad and the ugly ［J］. Reprod Toxicol, 2008, 26: 54-55.

［19］ Devi PU, Hossain M. Effect of early fetal irradiation on the postnatal development of mouse ［J］. Teratology, 2001, 64: 45.

［20］ European Medicines Agency (EMA), Committee for Human Medicinal Products (CHMP). Guideline on the need for non-clinical testing in juvenile animals on human pharmaceuticals for pediatric indications ［EB/OL］. http://www.ema.europa.eu/docs/en_GB/document_library/Scientific guideline/2009/09/WC500003305.

［21］ Gendron RM, Dumont S, Smith SY, et al. Juvenile monkey toxicology studies: testing considerations ［J］. Int J Toxicol, 2009, 28(1): 45-46.

［22］ Weinbauer GF, Chellman GJ, Rasmussen AD, et al. Use of primate pediatric model pediatric non-clinical drug testing ［J］. Pediatric Nonclinical Drug Testing: Principles, Requirements, and Practices, 2012, 255-275.

［23］ Ginsberg G, Hattis D, Sonawane B, et al. Evaluation of child/adult pharmacokinetic differences from a database derived from the therapeutic drug literature ［J］. Toxicol Sci, 2002, 66: 185-200.

［24］ Hew KW, Keller KA. Post-natal anatomical and functional development of the heart: a species comparison ［J］. Birth Defects Research (Part B), 2003, 68: 309-320.

［25］ Hoberman AM,Lewis E. Pediatric non-clinical drug testing. Principles, requirements and practices ［M］. Hoboken, New Jersey : John Wiley & Sons, 2012: 141-182.

［26］ Hood RD. Developmental and Reproductive Toxicology: A Practical Approach ［M］. 3rd ed. London: Informa Healthcare, 2012: 302-339.

［27］ Hurtt ME, Daston G, Davis-Bruno K, et al. Juvenile animal studies: testing strategies and design ［J］. Birth Defects Res B Dev Reprod Toxicol, 2004, 71: 281-288.

［28］ Jacobs A. Use of nontraditional animals for evaluation of pharmaceutical products ［J］. Expert Opin Drug Metab Toxicol, 2006, 2: 345-349.

［29］ Juan Jiang, Li Zhou, Zuyue Sun. The exploration of standardized experimental method in drug perinatal toxicity test ［J］. Chinese Journal of New Drugs, 2015, 24(14): 1631-1635.

［30］ Karl-Heinz Diehl, Robin Hull, David Morton, et al. A good practice guide to the administration of substances and removal of blood, including routes and volumes ［J］. J Appl Toxicol, 2001, 21: 15-23.

［31］ Lebrec H, Cowan L, Lagrou M, et al. An inter-laboratory retrospective analysis of immunotoxicological end points in non-human primates: T-cell-dependent antibody responses ［J］. J Immunotoxicol, 2011, 2011: 1-13.

［32］ Luc M. De Schaepdrijver, Bailey GP, et al. Juvenile Animal Toxicity Assessments: Decision Strategies and Study Design. Pediatric Drug Development: Concepts and Applications ［M］. 2nd ed. JohnWiley & Sons, 2013.

［33］ Martin PL, Weinbauer GF. Developmental toxicity testing of biopharmaceuticals in nonhuman primates: previous experience and future directions ［J］. Int J Toxicol, 2010, 29: 552.

［34］ Morford LRL, Bowman CJ, Blanset DL, et al. Preclinical safety evaluations supporting pediatric drug development with biopharmaceuticals: strategy, challenges, current practices ［J］. Birth Defects Research Part B, 2011, 92(4): 359-380.

［35］ Myers DP, Bottomley AM, Willoughby CR. Juvenile toxicity studies: key issues in study design ［J］. Reproductive Toxicology, 2005, 20: 475-476.

［36］ National Research Council. Guidelines for the care and use of mammals in neuroscience and behavioral research ［M］. Washington, DC: National Academies Press, 2003: 176.

［37］ Padgett EL, Chengelis CP, Rhodes KK, et al. Postpartum developmental reference data from beagle dogs over four defined pediatric stages ［J］. The Toxicologist, 2002, 66: 236.

［38］ Derelanko Michael J, Auletta Carol S. Handbook of Toxicology ［M］. 3rd ed. London: CRC Press, 2014: 399-451.

［39］ Rasmussen AD, Nelson JK, Chellman GJ, et al. Use of barusiban in a novel study design for evaluation of tocolytic agents in pregnant and neonatal monkeys, including neurobehavioural and immunological endpoints ［J］. Reproductive Toxicology, 2007, 23: 471-479.

［40］ Hoberman AM, Lewis E. Pediatric non-clinical drug testing. Principles, requirements and practices ［M］. Hoboken, New Jersey : JohnWiley & Sons, 2012, 183-212.

［41］ Romijn HJ, Hofman MA, Gramsbergen A. At what age is the developing cerebral cortex of the rat comparable to that of the full-term newborn human baby? ［J］. Early Human Development, 1991, 26(1): 61-67.

［42］ Sheets LP. A consideration of age-dependent differences in susceptibility to organ ophosphorous and pyrethroid insecticides ［J］. Neurotoxicology, 2000, 21: 57.

［43］ Torrente M, Colomina MT, Domingo JL. Effects of prenatal exposure to manganese on postnatal development and behavior in mice: influence of maternal restraint ［J］. Neurotoxicol Teratol, 2002, 24: 219.

［44］ U.S. Food and Drug Administration, Center for Drug Evaluation and Research. Guidance for industry: nonclinical safety evaluation of pediatric drug products ［J/OL］.http://www.fda.gov/downloads/drugs/guidance compliance regulatory information/guidances/ucm079247.

［45］ Vaidyanathan A, McKeever K, Arand B, et al. Developmental immunotoxicology assessment of rituximab in Cynomolgus monkeys ［J］. Toxicol Sci, 2011, 119: 116.

［46］Walthall K, Cappon GD, Hurtt ME, et al. Postnatal development of the gastrointestinal system: a species comparison ［J］. Birth Defects Res Part B, 2005, 74: 132－156.

［47］Watson RE, DeSesso JM, Hurtt ME, et al. Postnatal growth and morphological development of the brain: a species comparison ［J］. Birth Defects Research Part B, 2006, 77(5): 471－484.

［48］Wise LD, Stoffregen DA, Hoe CM, et al. Juvenile toxicity assessment of open-acid lovastatin in rats ［J］. Birth Defects Research Part B, 2011, 92(4): 314－322.

［49］Zoetis T, Hurtt ME. Species comparison of anatomical and functional renal development ［J］. Birth Defects Research (Part B), 2003, 68: 111－120.

［50］Zoetis T, Hurtt ME. Species comparison of lung development ［J］. Birth Defects Res B Dev Reprod Toxicol, 2004, 68: 121－124.

［51］姜娟，周莉，孙祖越.药物围产期毒性试验中检测方法标准化探讨 ［J］.中国新药杂志，2015，24（14）：1631－1635.

［52］孙祖越，周莉.药物生殖与发育毒理学 ［M］.上海：上海科学技术出版社，2015，305－348.

［53］孙祖越，周莉，韩玲.儿科用药非临床安全性评价要则及中药评价的特殊性 ［J］.中国药理学与毒理学杂志，2016，30（1）：13－20.

［54］王永，王蓉，骆永伟，等.复方一枝蒿颗粒对幼龄大鼠重复给药毒性研究及其评价方法探索 ［J］.中国新药杂志，2016，25（14）：1660－1665.

［55］周莉，孙祖越.儿科用药幼龄动物发育毒性研究中指标设定及中药安评的特别关注点 ［J］.中国药理学与毒理学杂志，2016，30（1）：21－28.

［56］周莉，孙祖越.非临床安全性评价中离乳前给药的幼龄动物分组设计 ［J］.中国新药杂志，2016，25（18）：2483－2488.

第八章

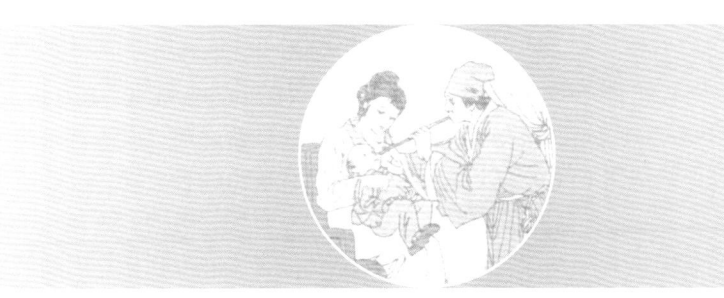

儿科用药非临床药代动力学与毒代动力学研究

一直以来，儿科人群的用药量并没有考虑儿童和成人之间的敏感性差异，主要就是依据成人的毒性资料，以及根据体重或体表面积来调整剂量。然而，文献报道的大量实例表明，由于未发育成熟和发育成熟的器官系统生理学方面及代谢能力的差异，成人剂量和毒性特征的直接外推可能会对儿科人群产生不良后果。

药物的吸收、分布、代谢和排泄（absorption，distribution，metabolism，excretion，ADME）受到胃肠道、肝和肾功能的影响，从幼龄发育到成年的不同阶段中经常出现器官功能的差异，导致药代动力学特征的差异。由于成人和幼龄人群的生理差异，在只有成人数据可用的情况下，药物的生物利用度和生物转化资料很难准确地预测幼龄人群的情况。

由于药物ADME具有年龄依赖性差异，EMA、FDA及日本制药工业协会（JPMA）均建议在幼龄动物毒性研究中收集血液样本以评估药物（或主要代谢物）的暴露，类似于ICH S3A在一般毒性研究中的观测，以助于预测因年龄而导致的毒性差异。

药物吸收和清除的速度直接影响药物在机体内的暴露，对于一般毒性来说，全身暴露的增加会导致毒性的增加，如达芦那韦（抗艾滋病毒药物），12日龄大鼠幼仔口服后会出现死亡和明显毒性，而25日龄的幼龄大鼠给药后没有观察到明显的毒性。进一步研究表明，成年大鼠体内达芦那韦的快速消除致使其在体内暴露量较小，而达芦那韦能迅速被幼龄大鼠吸收并在血浆、肝脏和脑中达到高浓度。其原因是：首先药物通过肝脏氧化代谢的首过效应，经CYP3A催化，而幼龄大鼠CYP3A水平较低，12日龄时血脑屏障不成熟，大脑的渗透性增加；其次幼龄大鼠肝微粒体酶水平较低，很大程度上促进了药物的暴露水平。由于代谢酶的年龄差异，也会导致毒理学特征的差异。

通常测定不同年龄的细胞色素P450还原酶活性可以解释这种差异，可以进一步了解药物在幼龄动物体内与成年动物体内的ADME，在评估功效，特别是安全性时具有重要价值，进一步证明了开展儿科用药非临床药代动力学与毒代动力学研究的重要性。

一、药代动力学和毒代动力学的概念

非临床药代动力学（pharmacokinetics，PK）研究是通过体外和动物体内的研究方法，揭示药物在体内的动态变化规律，获得药物的基本药代动力学参数，阐明药物ADME的过程和特征。该研究在新药开发的评价过程中起着重要作用，在药物制剂学研究中是评价药物制剂特性和质量的重要依据。

非临床毒代动力学（toxicokinetics，TK）研究是药代动力学和毒理学（toxicology）相结合的交叉学科，是运用药代动力学的原理和方法，定量地研究在毒性剂量下药物在动物体内的吸收、分布、代谢和排泄的过程及特点，进而探讨药物毒性发生和发展的规律，了解药物在动物体内的分布及其靶器官，为进一步进行其他毒性试验提供依据，为今后临床用药及药物过量的诊断和治疗提供依据。

在PK和TK的研究中，最大的不同在于后者药物吸收、分布、代谢和排泄的剂量远高于前者。

从药物开发的角度，ICH指南M3（R2）要求，在进行临床试验之前，应该首先获得动物和人类体外代谢和血浆蛋白结合数据，以及用于重复给药毒性试验种属的全身暴露数据。此外，还应该进一步提供有关ADME及潜在相互作用之间的信息，用以比较人类和动物之间的代谢途径差异。

在药理学和毒理学研究中，PK特征可进一步深入阐明药物作用机制，同时也是药效和毒理研究中动物选择的依据之一。药物或活性代谢产物浓度数据及其相关药代动力学参数是产生、决定或阐明药效或毒性大小的基础，可提供药物对靶器官效应（药效或毒性）的依据。而TK研究的目的是获知药物在毒性试验中不同剂量水平下的全身暴露程度和持续时间，预测药物在人体暴露时的潜在风险，是非临床毒性试验的重要研究内容之一，其研究重点是解释毒性试验结果和预测人体安全性，而不是简单描述药物的基本动力学参数特征。

通常来讲，TK研究在非临床安全性评价中的主要价值体现于：① 阐述毒性试验中药物和（或）其代谢物的全身暴露及其与毒性反应的剂量和时间关系，评价药物和（或）其代谢物在不同动物种属、性别、年龄和机体状态（如妊娠状态）的毒性反应，评价非临床毒性研究的动物种属选择和用药方案的合理性。② 提高动物毒性试验结果对临床安全性评价的预测价值，即依据暴露量来评价药物蓄积引起的靶部位毒性（如肝脏或肾脏毒性等），有助于为后续安全性评价提供量化的安全性信息，最后是综合药效及其暴露量和毒性、暴露信息来指导临床试验剂量设计，如起始剂量和安全范围评价等，并根据暴露程度来指导临床安全监测。

二、幼龄和成年动物毒代动力学差异

为了了解幼龄动物和成年动物之间的毒性差异，有研究将两者之间的毒代动力学数据进行了比较。结果显示，不同年龄啮齿类幼龄动物的药代动力学，其清除率、药物峰浓度和曲线下面积等参数可能存在明显不同。与成年动物相比，幼龄动物的实际暴露量受到关注，并看到存在较大差异。在大多数研究中，在离乳前具有更高的暴露量（表8-0-1），总体敏感性评估不受影响，在6种抗菌剂/抗感染药中也发现了这种现象，仅在离乳后暴露较多的化合物中没有发现敏感性的增加。

根据De Zwart的描述，由于发育过程中血浆蛋白浓度、细胞色素P450同工酶活性、mRNA表达及转运蛋白mRNA表达均发生了实质性的变化，幼龄动物与成年动物相比，已知的化合物代谢存在差异。118项研究中的17项进行了这些潜在差异的研究，其中 >50%（8/17）显示与成年动物的研究不同。遗憾的是，只有4项研究提供了起始日期且是在1998—2009年期间，因此要通过它们得到新的结论几乎是不可能的。与成年代谢不同的9种化合物中，有3种化合物分别是中枢神经系统药物、抗感染药物/抗生素和胃肠道疾病药物，显示出更高或超高的敏感度。

在大多数的幼犬研究中，一般毒性的总体敏感性与成年犬相当。对CNS药物、抗菌剂/抗感染药物和胃肠道疾病药物敏感性较高的有3项，对CNS药物和抗菌剂/抗感染药敏感性较低的有2项。除了一项研究外，所有犬的研究都对毒代动力学进行了评估，尽管

进一步的研究表明，其中有3项不清楚是否已经进行研究而没有提供进一步的解释。但在这18项研究中，有4项研究没有表明相对暴露水平，有一种化合物没有任何可供比较的成年动物数据。

离乳前的一项胃肠道疾病药物的研究表明，与成年动物相比，幼龄动物的暴露量更高，然而，该研究的整体敏感性仍与成年动物研究相当。5项研究表明与成年动物的暴露量相似，3项显示出较低的暴露量，其中1项显示出较低的总体敏感性。

一项13周的抗菌剂/抗感染药物研究中显示了离乳后比成年动物具有更大的暴露量，然而，由于该研究直到13周时才开始给药，因此没有离乳前的数据可供比较。就幼犬的整体敏感性而言，认为对这种化合物更敏感。其余的研究均匀分布在那些相似暴露或较低暴露的项目中，所有的研究都显示出与成年动物相似的整体敏感性。

对6种药物进行了代谢研究，其中4种是胃肠道疾病药物，1种抗菌剂/抗感染药物和1种免疫系统药物。还有2种药物的代谢在幼龄和成年动物之间存在明显差异。

三、幼龄动物药代动力学生物学特征

幼龄动物尚处于发育阶段，与成年动物相比，其器官功能、生理屏障、免疫和代谢等方面都未发育成熟，对药物的反应较为强烈，时常表现出毒副作用比较明显，尤其是在药代动力学方面，幼龄动物表现出的生物学特征更加突出。

据研究发现，药物的分布和消除涉及很多药物代谢酶（drug metabolism enzymes，DME）和药物转运蛋白（drug transporter proteins，DTP），呈年龄依赖性表

表 8-0-1 毒代动力学研究中幼龄大鼠离乳前后药物吸收暴露的差异

药物类别	研究数量	离 乳 前		离 乳 后	
		更高暴露量	较低暴露量	更高暴露量	较低暴露量
CNS药物	38	10	0	4	2
抗菌剂/抗感染药物	14	6	1	2	0
心脑血管药物	11	6	0	0	1
其他药物	39	13	6	2	4
合计	102	35	7	8	7

达。它们在幼龄动物体内的活性较低，容易显现药物的毒副作用。DME 和 DTP 在特定药物或候选药物的体内分布过程中发挥着限速作用，因此幼龄动物非临床 ADME 研究领域面临着巨大挑战。这意味着进一步更准确地解释幼龄动物数据至少需要以下几方面：需要明确在消除或其他 ADME 过程中目标药物所涉及的酶和（或）转运蛋白；幼龄动物研究中需要系统地了解常规使用的动物种属中 DME 和 DTP 在个体发育方面的资料。研究酶/转运体的个体发生可以在 mRNA 或蛋白表达水平上进行，但最终决定这些蛋白所具有功能状态的个体发生仍然是最有意义的。此外，将某些特定药物的酶/转运体表达数据与年龄依赖性的药代动力学特征相关联，在了解年龄对幼龄动物药物代谢影响方面具有特别宝贵的价值。

发育起始于遗传基因和转录的自主控制，但是随着发育的进展，化学信号和环境的影响作用越来越大。发育的自主调控受同源基因的控制。发育的化学信号控制在形成垂体和垂体激素分泌时开始具有影响力。药物的吸收、分布、代谢和排泄受到胃肠道、肝和肾发育的巨大影响。在不同的发育阶段，细胞色素

P450 还原酶表达的开启或关闭明显受到饮食（如从乳汁变化到离乳后的固体饮食）和激素（如青春期）的影响，药物转运体（如肾有机离子转运体）同样随着发育而变化。

人类从出生到成年，不同年龄对药代动力学各个方面的影响已经在体内和体外研究中广泛开展。相比之下，不同年龄组动物的体内药代动力学数据很少。茶碱在新生仔兔的半衰期是成年兔的 5 倍左右，这主要因为新生仔兔对茶碱的清除能力明显降低。

临床上有很多这样的例子，对乙酰氨基酚是药物过量的一个典型例子，儿童对药物的敏感性比成人低，因为儿童具有较高的谷胱甘肽转换率和更活跃的硫酸盐共轭作用。丙戊酸对儿童的肝毒性更大，这与其共轭代谢有关。氯霉素，曾引起众所周知的"灰婴综合征"，新生儿由于葡萄糖醛酸化作用不足而产生较高的死亡率。与人类一样，新出生动物敏感性较低或更大程度地受到药物的影响。

很多研究中已经给出了酶和转运体在动物体内个体发生的例子，并说明了它们对药代动力学的影响。表 8-0-2 ～表 8-0-4 汇编了一系列与代谢相关的数据。

表 8-0-2　药代动力学参数在不同年龄段动物体内的差异

物种	药物	ADME 参数	年龄的影响
小鼠	环孢素 A	脑/血分布比例	新生和幼龄动物增加
小鼠	地高辛	肾清除率	地高辛清除率在离乳前后达到高峰，出生后第 1 周很低
小鼠	染料木黄铜	暴露情况	新生动物高暴露，主要原因是围产期小鼠染料木黄酮结合能力较低
大鼠	双酚 A（BPA）	胆汁排泄	可能在幼龄时减低（成年动物中没有出现血浆曲线的第二次峰值），参见对代谢的影响；幼龄时有限的肠肝循环
大鼠	多潘立酮	AUC	PND_1 和 PND_6 时 AUC 较高，PND_1 时脑/血浆比例较高
大鼠	乙醇	代谢	$PND_{5\sim30}$ 容量有限
大鼠	卡那霉素	$t_{1/2}$	PND_{12} 与 PND_{25} 大鼠相比增加 2.5 倍
大鼠	毒毛旋花苷 G，地高辛	肝脏清除	新生大鼠明显减少，最可能与 Oatp1a4 个体发生有关
大鼠	奥司他韦	分布，脑/血浆比	在 PND_3 和 PND_6 奥司他韦的脑/血浆比例低于稍大年龄（PND_{11}、PND_{21} 和 PND_{42}）
大鼠	奥司他韦	C_{max}，AUC，脑分布	PND_7 血浆和脑中的 C_{max}、AUC 比成年高 8 倍以上，脑/血浆比例比成年高 2 倍
大鼠	奥司他韦羧酸盐	C_{max}，AUC，脑分布	PND_7 血浆中 C_{max}、AUC 比成年低约 2 倍，脑中 C_{max}、AUC 约高于成年 2 倍，脑/血浆比例比成年大鼠高约 4 倍（成年大鼠约 6 周龄）
大鼠	双酚 A（BPA）	$t_{1/2}$，C_{max}，AUC	与 PND_{21} 相比，PND_3 大鼠口服（po）和皮下（sc）途径给药后，其总 BPA（苷元和葡糖苷酸）及苷元 $t_{1/2}$ 较短、C_{max} 和 AUC 较低（然而不明显）。PND_{21} 时，所有参数都与成年动物相似

（续表）

物种	药物	ADME 参数	年龄的影响
大鼠	双酚A（BPA）	C_{max}，AUC	大鼠sc给药对应po，C_{max}和AUC较低；给予苷元时，sc对应po给药，总BPA的C_{max}和AUC相当
兔	地尔硫䓬	Vd，Cl，AUC	随年龄变化无改变，仅PND_{30}具有较高的消除率
兔	苯巴比妥	$t_{1/2}$，Vd，Cl	较长的$t_{1/2}$，Cl（结合和未结合的药物）较慢，Vd无差异，兔幼仔（PND_{19-20}）体内fu更大
兔	茶碱	$t_{1/2}$，Vd，Cl，fu	与新生仔兔相比，出生后第16周兔具有更长的$t_{1/2}$、较大的Vd、较慢的Cl，新生仔兔fu较大，代谢能力有限
兔	维拉帕米	$t_{1/2}$，Vd，Cl，fu	较长的$t_{1/2}$，Cl降低，Vd无区别
犬	茶碱	$t_{1/2}$，Vd，Cl	较长的$t_{1/2}$，新生儿Cl较低，Vd没有区别，代谢能力较低
犬	苯妥英	$t_{1/2}$	PND_{30}的幼犬最低
犬	泮托拉唑	C_{max}，AUC	PND_7至第13周减少，第4周至第13周比PND_7至第4周下降得更明显
猴	司他夫定	$t_{1/2}$，Vd，Cl	Cl和Vd增加2.3倍，$t_{1/2}$减少，在出生1周至4个月保持不变
猴	双酚A（BPA）	$t_{1/2}$，C_{max}，AUC	尽管新生仔猴（PND_5、PND_{35}、PND_{70}）的数值低于成年的趋势，但是列出的ADME参数中均无统计学差异
猪	环孢素A	$t_{1/2}$，Cl	较长的$t_{1/2}$，较低的Cl，Vd没有区别。新生仔猪的代谢能力较低（PND_5）
猪	利多卡因	$t_{1/2}$，Cl，fu	较长的$t_{1/2}$，降低的Cl，Vd没有区别。新生仔猪较低的代谢能力和fu
猪	对硫磷	消除率	新生仔猪、1周龄和8周龄仔猪，静脉给药后的清除率从7 mL/（min·kg）增加到35 mL/（min·kg）和121 mL/（min·kg）

注：$t_{1/2}$，半衰期；Cl，清除率；AUC，曲线下面积；fu，游离分数；Vd，分布容积；PND，出生1天；po，口服；sc，皮下；iv，静脉注射

表 8-0-3　肝脏中药物代谢酶活性在不同年龄段动物体内的差异

物种	同型（基因符号）	mRNA/蛋白质表达或酶活性	个体发生
小鼠	B（α）P羧化酶 EH GST	活性 活性 活性	从出生到离乳逐渐增加 出生时水平高，出生后第一天减少，然后逐渐增加到成年水平 出生时低，在PND_6开始增加，离乳时未达到成年水平
小鼠	FMO	二甲基苯胺N-氧化酶活性	出生时快速增加，PND_3达到成年水平的60%～80%，之后缓慢增加
小鼠（C57Bl/6）	NAT1、NAT2	mRNA	NAT1和NAT2基因的表达从出生到性成熟增加。新生仔鼠肝脏乙酰化芳香胺的能力较低
小鼠（C57Bl/6）	CYP	mRNA	定义了3种个体基因的表达模式： ① 围产期时有表达且PND_{30}无法检测到（CYP3a16和3a41b）；② 出生后直接迅速增加表达水平，PND_5达到最大值（CYP2e1，3a11，雌性还有3a41b和4a10）；③ 表达水平降低至PND_{10-15}，但从PND_{20}开始明显增加水平（CYP1a2，2a4，2b10，2c29，2d22，2f2，3a13和3a25）
小鼠（C57Bl/6）	CYP	mRNA	hCYP2C19的同源基因CYP2c37、2c50、2c54：出生前和新生仔鼠期低表达，PND_{10}后明显增加（与人类表达相似） hCYP2D6的同源基因CYP2d22：出生前低表达，出生后明显增加；PND_{45}达成年水平（类似于人类的个体基因特征） hCYP3A7的同源基因CYP3a16：在PND_{20}之前一直保持高水平，之后逐渐降低（与人类不同）

（续表）

物　种	同型 （基因符号）	mRNA/蛋白质表达 或酶活性	个　体　发　生
大鼠	GST α en μ GST π	蛋白 蛋白	胎儿肝细胞中无表达 存在于胎儿肝细胞中
大鼠	微粒体GST	活性	胎肝表达非常低，出生后不断增加；PND_{50-150}后达到成年水平
大鼠	FMO	二甲基苯胺N-氧化 酶活性	肝微粒体的活性在3～12周龄翻倍
大鼠 （Wistar）	UGT1A1	活性	UGT1A1活性从出生到PND_6逐渐增加，然后急剧增加直至成年水平
大鼠（SD）	羧酸酯酶 A-酯酶	活性	PND_3达到成年水平的20%，PND_{21}达到成年水平的50%； PND_3成年水平的20%～50%，PND_{21}达成年水平的90%
大鼠	CYP1A	蛋白	（主要是CYP1A1）离乳前急剧增加，然后PND_{60}降低至成年水平的4倍
大鼠 （Wistar）	CYP3A	活性（6OHT） 蛋白（CYP3A2）	逐渐增加至PND_{25}，然后雌性减少，雄性进一步增加
大鼠	CYP3A	EROD活性	雄性从PND_{14}到PND_{60}活性增加约6倍。雌性未观察到增加
大鼠	CYP2D	蛋白	从PND_3至PND_{14}急剧增加
大鼠	CYP1A CYP2B CYP2E1	EROD活性 PROD活性 CYP2B1	PND_{10-20}缓慢而轻微地增加；PND_{20-40}强烈增加（约5倍） PND_{10-40}强烈增加4倍 PND_{10-40}逐渐增加
兔	CYP3A	去甲基化酶活性	从PND_1到PND_{16}急剧上升，PND_{30}达到最大活性，然后降低到成年水平
兔	酯酶	DTZ乙酰化酶活性	出生后直至成年活性逐渐减少
兔	CYP3A	DTZ去甲基化酶	从PND_1到PND_{30}随着年龄增加
兔	FMO	二甲基苯胺N-氧化 酶活性	PND_4的活性水平是成年水平的20%，逐渐增加
犬	P450 G6P UGT	蛋白 活性 活性	出生时低，从出生到PND_{28-42}增加5倍 从出生到成年水平增加4倍 从出生到PND_{28-42}增加4倍，然后轻微降至成年水平
犬	CYP1A CYP2B CYP2E1 CYP2A	EROD活性 氨基比林N-去甲基酶 苯胺羟化酶 香豆素羟化酶	出生后前8周显著增加，然后下降至较低水平 出生后前8周增加然后更进一步增加 从出生到第3周增加，然后保持不变 出生后前5周增加，然后不变
猪	CYP450含量		出生时较低，4～6周达到最高水平
猪	CYP	去甲基化对硝基苯 甲醚 对硝基苯甲酸还原 反应	显著增加，在4周龄时达到最大活性
	UGT	酚酞	从出生起明显增加，在4～6周龄时达到最大活性

表 8-0-4　**代谢物转运介质活性在不同年龄段动物体内的差异**

种　属	器官	同型 （基因符号）	mRNA、蛋 白或活性	个　体　发　生
小鼠 （FVB）	脑	Mdr1a（*Abcb1a*） Mdr1a（*Abcb1a*） Mdr1b（*Abcb1b*）	mRNA 蛋白	PND_1水平为成年水平（PND_{42}）的30%（雌性）～50%（雄性） PND_1水平为成年水平的20%，PND_{21}达到成年水平 PND_1～PND_{42}不变

（续表）

种　属	器官	同型 （基因符号）	mRNA、蛋 白或活性	个　体　发　生
小鼠 （FVB）	肠	Mdr1a/b（Abcb1a/b）	蛋白	PND_1水平是成年水平的20%，逐渐增加
小鼠 （C57BL/6）	肾	Bcrp（Abcg2）	mRNA	出生水平为成年水平的25%，逐渐增加
小鼠 （FVB）	肾	Mdr1a（Abcb1a） Mdr1b（Abcb1b）	mRNA mRNA	在PND_{1-42}增加2倍（雄性）到6倍（雌性） PND_{1-42}恒定，除了PND_{42}时雌性增加5倍
小鼠 （FVB）	肾	Mdr1a/b（Abcb1a/b）	蛋白	从出生开始以成年水平表达
小鼠 （C57BL/6）	肾	Mrp1（Abcc1） Mrp2（Abcc2） Mrp3（Abcc3） Mrp4（Abcc4） Mrp5（Abcc5） Mrp6（Abcc6）	mRNA	PND_1水平等于（雌性）或是成年水平的2倍（雄性） PND_1是PND_{45}水平的30%，PND_{15}迅速增加 在PND_{15}急剧上升，在PND_{45}时雄性回到围产期水平 雄性保持不变，雌性逐渐增加3倍（$PND_1 \sim PND_{45}$） 出生时最高水平，PND_{45}时减少2倍 PND_{1-45}保持不变
小鼠 （C57BL/6）	肾	Oat1/3	活性	出生到成年期间PAH清除率增加4倍
小鼠 （C57BL/6）	肾	Oatp1a1（Slco1a1） Oatp1a4（Slco1a4） Oatp1a6（Slco1a6） Oatp2b1（Slco2b1） Oatp3a1（Slco3a1）	mRNA	直至PND_{30}才有活性，然后仅在雄性（PND_{45}）中表达 从出生前到成年期低表达 出生时的水平是成年水平的25%，PND_{15-22}达到成年水平 出生时与成年水平相对应 雌性PND_{0-45}保持不变，PND_{30-45}雄性增加1倍
小鼠 （C57BL/6）	肾	Oatp4c1（Slco4c1） Oct1（Slc22a1） Oct2（Slc22a2） Octn1/2（Slc22a4/5）	mRNA mRNA	PND_{0-10}较低：是成年水平的30%（雄性）$\sim$50%（雌性） PND_{0-45}逐渐增加 雌性PND_{0-45}保持不变，PND_{0-22}雄性是成年水平的50% PND_{0-10}是成年水平的10%$\sim$30%，PND_{15}达到成年水平
小鼠 （FVB）	肝	Mdr1a（Abcb1a） Mdr1b（Abcb1b） Mdr1a/b（Abcb1a/b）	mRNA 蛋白	雌性PND_1水平是成年水平的1/6，PND_{12}达到成年水平 雄性PND_1水平达到成年水平，PND_{12}为峰值的8倍 PND_1是成年（PND_{45}）的2倍及PND_{12-19}的5倍 从出生开始以成年水平表达
小鼠 （C57BL/6）	肝	Mrp2/4（Abcc2/4） Mrp3（Abcc3） Mrp6（Abcc6）	mRNA	PND_1时与成年水平相当，在此之间的年龄依赖关系有限 PND_1约为成年水平的25%，PND_{30}达到成年水平 PND_{10}之前未检测到，PND_{10-15}减少50%
小鼠 （C57BL/6）	肝	Oatp1a1（Slco1a1） Oatp1a4（Slco1a4） Oatp1b2（Slco1b2） Oatp2b1（Slco2b1） Oct1（Slc22a1）	mRNA mRNA	PND_{30}之前无表达，雌性为雄性的30% PND_{10}之前无表达，雄性为雌性的30% 出生时为成年水平的30%，PND_{23}达到成年水平 出生后非常低直至PND_{15}，PND_{23}达到成年水平 出生时的水平是成年（PND_{45}）水平的10%，PND_{22}达到成年水平
大鼠	脑	Mdr1a/b（Abcc1a/b）	蛋白	PND_7随着出生后发育开始增加
大鼠	肠	Octn2（Slc22a5）	mRNA	围产期比成年水平高2倍
大鼠	肠	Octn2（Slc22a5）	活性	Na^+依赖性左旋肉碱摄取量新生大鼠显著高于哺乳期大鼠，离乳后活性消失
大鼠	肾	Bcrp（Abcg2） Mate1（Slc47a1） Mdr1a（Abcb1a） Mdr1b（Abcb1b） Mrp2 Mrp4	mRNA mRNA mRNA mRNA mRNA 蛋白 mRNA 蛋白	出生到成年增加3.2倍 出生到成年增加4.9倍 出生到成年增加2.6倍 出生到成年增加2.1倍 出生时水平在变化，但PND_{28}后趋向于增加 出生到成年增加2.2倍 PND_{0-6}无表达，$PND_{14} \sim PND_{28}$增加2倍 与PND_{28}的表达相比，出生时水平在变化，出生到成年增加2.5倍 PND_{0-6}无表达，$PND_{14} \sim PND_{28}$增加2倍

（续表）

种　属	器官	同型（基因符号）	mRNA、蛋白或活性	个　体　发　生
大鼠	肾	Oat1（Slc22a6）	mRNA 蛋白 IHC 活性	出生后的表达直接大量增加 出生时的水平是成年水平的20%，之后逐渐增加 出生时表达非常低，PND_{6-28}增加5倍 出生至成年增加4.6倍，出生后第1周增幅最大 与PND_6相比，PND_{28}高出3倍 逐渐从仅局限于皮层内部区域向包括外周皮层在内的普遍分布转变 新生大鼠肾皮质切片中丙磺舒敏感的PAH积累是成年水平的75%
大鼠	肾	Oat2（Slc22a7） Oat3（Slc22a8） Oct1（Slc22a1） Oct2（Slc22a2） Pept2（Slc15a2）	mRNA IHC 蛋白 mRNA mRNA mRNA	PND_{35}之前非常低，然后仅雌性大鼠快速增加 出生时的水平是成年水平的30%，逐渐增加；出生时表达非常低，PND_{14-28}与PND_6相比高出8倍和5倍；出生至成年增加3.4倍 逐渐从仅局限于皮层内部区域向包括外周皮层在内的普遍分布转变 出生时非常低（PND_6水平的10%），与PND_6相比，PND_{28}高出1.5倍 出生到成年增加4.8倍 出生到成年增加14倍 出生到成年增加5倍
大鼠（SD）	肝	Bsep（Abcb11） Mrp2（Abcc2） Mrp6（Abcc6）	IHC	GD_{19}首次检测到，PND_{12}达到成年水平 GD_{15}首次检测到，PND_{10}达到成年水平 GD_{15}首次检测到，PND_{10}达到成年水平
大鼠（SD）	肝	Ntcp（Slc10a1）	mRNA 蛋白 IHC	PND_1表达是成年水平的35%，1周后达到成年水平 出生水平是成年水平的75%，PND_5达到成年水平 PND_1表达与成年水平相似 GD_{19}首次检测到，PND_4达到成年水平
大鼠	肝	Ntcp和Oatp（s）	活性	与成年大鼠相比，来自哺乳期大鼠的肝基底外侧膜囊泡中牛磺胆酸摄取的最大速度（V_{max}）降低2倍
大鼠	肝	Ntcp和Oatp（s）	活性	从PND_7到PND_{54}新鲜分离的肝细胞悬浮液中牛磺胆酸摄取的V_{max}逐渐增加
大鼠	肝	Oatp1a1（Slco1a1）	IHC	PND_{19}首次检测到，PND_{29}达到成年水平
大鼠	肝	Oatp1a4（Slco1a4） Oatp1a4（Slco1a4） Oatp1a4（Slco1a4）	mRNA 蛋白 IHC	雄性PND_1为成年水平的30%，PND_{30}为成年水平的75%；雌性PND_1为成年水平的30%，PND_{25}达到成年水平 PND_{0-20}表达非常低，PND_{35}时雄性表达峰值，然后在PND_{45}时下降50% PND_{30}时雌性达到成年水平 PND_{10}首次检测到，PND_{29}达到成年水平
大鼠	肝	Oatp1b2（Slco1b2） Oatp1b2（Slco1b2）	mRNA IHC	PND_1为成年（PND_{45}）水平的20%，随着年龄增长逐渐增加 PND_4首次检测到，PND_{29}达到成年水平

注：Mate，多药和有毒药物的转运蛋白；Mrp，多药相关蛋白转运蛋白；Ntcp，牛磺胆酸钠共转运多肽；Oatp，有机阴离子转运蛋白多肽；Oat，有机阴离子转运体；Oct，有机阳离子转运体；Pept，肽转运蛋白；Bsep，胆盐输出泵；Bcrp，乳腺癌耐药蛋白；Mdr，多重耐药转运蛋白；IHC，免疫组化；PAH，对氨基马尿酸；GD，妊娠日

四、药代动力学特征年龄依赖性差异

众所周知，由于儿童与成人的代谢不同，常常见到对成人是相对安全的药物在儿童身上发生了严重的毒副作用。由于年龄的差异，同一种药物在儿童和成人体内的吸收、分布、代谢、排泄和转运等方面时常特征各异，甚至大相径庭。人群中可以获得很多有关ADME与年龄差异的信息，这些差异可能就是药代动力学差异的年龄依赖性。幼龄动物和成年动物也存在着这一现象，具体分述如下。

（一）吸收

对吸收的影响因素较多，比较常见的是胃肠道内容物、胃肠蠕动、胃液酸度、胃肠酶和转运蛋白活力等。

曾有研究报道，未发育完全的胃肠道和胃肠道内容物与成年动物的不同，会导致药物在体内表现的毒

性作用也不同,如 Ee 等人观察到哺乳期大鼠肠道中限制性的甘油三酸酯再酯化作用,导致游离脂肪酸和胆固醇水平升高,这是因为小肠内容物成分的变化对溶出产生重大影响,从而对特别难溶性药物的吸收也产生明显影响。

幼龄动物与成年动物胃肠道蠕动及其吸收能力的差异,可能会影响药物的毒理学特征。新生儿和婴幼儿胃肠蠕动力较低,而大一些儿童和成人的胃肠蠕动力高。儿童胃肠蠕动低会导致铅在儿童体内的吸收率是成人的5倍,进而加剧了出生后早期暴露铅的儿童灾难性后果。

还有一种可能引起药代动力学特征生理差异的就是胃液 pH。新生儿的胃酸分泌量较少,导致 pH 较高和胃排空率降低。这可能会造成对酸不稳定的药物或弱酸的吸收发生变化,可能会增加碱性分子吸收,减少酸性分子吸收。而大鼠出生时无胃酸分泌,出生后的前3周非常低,随后胃酸分泌进一步增加,出生后第40天(PND_{40})达到成年大鼠水平。对猪胃功能的个体发生的研究发现在胚胎晚期和出生后早期,猪的胃酸分泌和胃泌素的合成及分泌已经成熟。猪和兔,出生时即存在胃酸分泌,但还是低于成年动物,而犬的胃酸分泌从出生后1～2天开始。

肠道酶的活性是一个重要因素。新生儿 β 葡萄糖苷酶活性较低,在婴儿出生后的最初几个月,肠道表面积相对较小,小肠中胆汁酸含量较低,导致脂肪消化受到影响,脂溶性药物的吸收减少。大鼠出生后7～35天,肠道中的这种水解酶活性增加了15倍。此外,研究表明,饮食(口服摄取的营养物质)和药物对肠道吸收特性具有明显的影响;离乳前(母乳饮食)动物和成年动物(固体食物)肠道药物溶出和溶解方式及肠屏障功能具有明显的年龄相关性差异。

研究结果表明,与成年小鼠相比,新生仔鼠小肠中的外排转运蛋白 p-糖蛋白(P-gp)的表达数据(人类由 MDR1 编码,啮齿类动物由 MDR1a/b 编码)降低5倍左右。由于 P-gp 对口服底物(如地高辛)的肠道吸收具有调节作用,有望促进某些药物年龄依赖性的吸收。

此外,由于幼龄儿童和动物具有较大的体表面积与体重比,它们有可能在更高水平上暴露于透皮吸收的药物。

(二)分布

对药物分布有影响的生理因素,主要包括身体组成成分和血浆蛋白结合率,还有药物受体的表达、结合及药物转运体的作用。

新生儿、儿童和成人的身体组成成分比例不一样,导致药物在不同年龄动物机体内分布不一样(图8-0-1)。新生儿和儿童具有较高的全身及细胞间质内的储水量,因此水溶性药物的分布较广,而脂溶性药物的分布则相反。进而导致药物在不同年龄动物机体内的生物利用度及生物转化不一样,所以,根据药物在成人的分布情况很难准确地外推到幼龄人群。

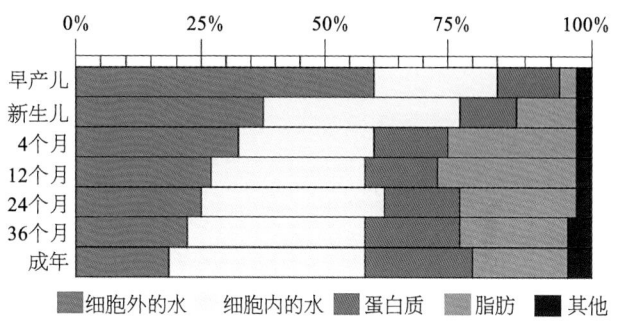

图8-0-1　新生儿、儿童和成人的身体组成成分比例变迁示意图

由于血浆结合蛋白的差异,成人和婴儿之间的药物全身分布可能有所不同。一般情况下,由于各种综合因素的作用,新生儿的蛋白结合比成人少,血浆蛋白含量略低于成人。新生儿白蛋白浓度低,主要影响酸性药物的结合,由于婴儿体内 α_1 酸性糖蛋白(对于碱性药物的结合非常重要)含量也低,所以碱性药物可能不会达到很高的结合率。最重要的是,新生儿血清中可能包含高水平的游离脂肪酸,这些脂肪酸可能会导致药物从白蛋白上脱离。婴儿的白蛋白对某些药物的亲和力较小,但通常在1岁左右就能发展到成人的结合能力。从出生到成年(PND_{42})SD 大鼠的血浆总蛋白和血浆白蛋白浓度逐渐增加(2倍)。猪的血浆 α_1 酸性糖蛋白浓度从 PND_1 时的14 mg/mL 迅速下降到1月龄时的0.70 mg/mL。这种降低可能是导致利多卡因清除量随年龄增长而增加的原因之一。另一个影响药物在体内分布的因素是脂肪组成,由于许多药物是亲脂性的,身体的脂肪含量(发育过程中会不断改变)能够影响游离药物的摄取和利用。总水量、细胞外液和细胞内液的水平在成熟过程中发生变化,也会导致发育中器官及完成发育器官之间药物分布的差异。一般说来,有较长妊娠期的物种出生时含水量会较低。

未成熟和成熟的器官之间，药物受体的表达和结合可能也不同。据推测，对于苯巴比妥和哌醋甲酯，儿童与成人反应的差异来源于药物-受体相互作用的不同。苯巴比妥增加GABA（一种抑制性神经递质）效果的同时抑制谷氨酸（一种兴奋性的神经递质）的释放。有趣的是，对于成人，苯巴比妥是一种镇静剂，而对于儿童却可引起多动症。相反，哌醋甲酯（多巴胺再摄取抑制剂）也会影响去甲肾上腺素水平，但却是儿童的镇静剂、成人的兴奋剂。

在介导各种组织对药物的摄取方面，药物转运体的作用已经得到越来越多的认识。因此，研究年龄对转运体底物组织分布的影响具有重要意义，如与成年动物相比，新生小鼠和大鼠的环孢素A、地高辛和多潘立酮的脑/血浆（或血液）比例更高。与成年大鼠相比，幼龄大鼠中也发现了更高的奥司他韦脑/血浆比例。这可能是由于血脑屏障及大脑中某些外排转运体（如p-糖蛋白）的个体发生不成熟导致的。

（三）代谢

与年龄相关性最大的是药代动力学的差异，而这种差异的由来往往是药物代谢酶（drug metabolizing enzymes，DME）的差异。酶系统的成熟一般发生在大鼠出生的2～3周内，而人类是出生的2～3个月内。动物出生的最初几天内给药，可提供未成熟的ADME相关蛋白在敏感性方面最有用的见解。表8-0-2为文献综述中关于年龄对不同动物种属和不同药物ADME影响的代表性数据。一些研究中，标准化体重的儿童和幼龄动物，其清除率似乎高于成人。这一现象在一定程度上补偿了发育中器官的较高敏感性。然而，表8-0-2显示大多数药物半衰期增加，清除率降低。这些发现通常是由于幼龄动物的代谢能力有限所致。下面我们将列出一些这样的差异，供参考。

细胞色素P450（CYP450）同工酶是迄今为止最重要的I相酶，它构成了大部分I相酶。人类CYP系统的个体发育通常分为三部分：一些CYP在出生时已经具有很强的功能，如CYP4A1和CYP3A7，其中CYP3A7活性随年龄增长而降低。CYP2D6和CYP2E1是在出生后1 h或1天内出现的酶，而CYP3A4和CYP2C酶在第1周出现，CYP1A2是出生后的1～3个月出现。与人类相比，大鼠的个体发育信息越来越多，而对其他非临床研究动物种属的ADME个体发育知之甚少。De Zwart及其同事提供了不同种属中几种酶系统的个体发育更详细的概述。通常，大多数的I相酶在大鼠胎仔中不出现，出生后才开始发育。出生时CYP1A、CYP2E1、CYP4A1、CYP2B和CYP3A1/2酶活性较低，随年龄逐渐增加，在出生后约15天达到成年水平。目前大多数研究是关于小鼠、大鼠和兔中CYP的个体发生信息。

表8-0-3列出了由不同物种肝脏中酶活性或蛋白表达决定的酶个体发生的文献结果。该表并不代表所有的研究都是完整的，但它为不同的代谢酶系统提供了具有代表性的非临床种属的文献资料。大鼠、小鼠和人体内几种CYP酶的活性或mRNA表达的测定结果表明，各同工酶之间、种属之间存在显著差异。此外，mRNA表达水平的模式并不总是反映在酶活性中，如大鼠CYP3A2的mRNA表达在PND_7达到最大值，而CYP3A1/2的酶活性逐渐增加直至成年。

对大鼠小肠中的几种CYP酶进行了研究。CYP2B蛋白在Ao/01a Hsd大鼠肠道成熟过程中均有表达，但出生时表达量较低，随后适当增加，直至达到成年水平。Wistar大鼠CYP1A1的表达水平仅在离乳前急剧增加，PND_{60}是成年水平的4倍，而CYP1A2的表达水平离乳时急剧升高，从PND_{60}开始直至成年趋于平稳；通过6-羟基睾酮羟基化法测定CYP3A活性，Wistar大鼠CYP3A2蛋白表达从离乳开始急剧增加到成年水平（7～10倍）。Wistar大鼠脑内CYP1A、CYP2B、CYP2E1活性从PND_{10}逐渐增加直至PND_{40}。PND_{30}之前，兔的肝脏和肠道中地尔硫䓬（diltiazem，DTZ）去甲基酶活性（CYP3A）随着年龄增长而增加，但在血液中未观察到随年龄增长的变化。

与I相酶相比，出生前人类的II相酶系统似乎发育得不太好，对于I相酶系统和II相酶系统，这些反应机制是由多个酶家族参与的。N-乙酰转移酶的乙酰化能力在第一年比较低；硫代甲基转移酶和N-甲基转移酶的甲基化能力在出生时比较低，随年龄增长而增加；但茶碱的N7-甲基化在出生时就发育得比较好；尿苷二磷酸葡萄糖醛基转移酶（UGT）催化葡萄糖醛基化的个体发育依赖于同工酶，有些在出生时就已达到成人水平，而其他的在出生3～6个月或第1～3年，甚至更晚出现；磺酰转移酶（ST）也是如此。此外，ST和UGT可能具有重叠的底物特异性。某些药物可能会导致ST活性发挥更重要的作用，以弥补UGT活性的不足（如新生儿，对乙酰氨基酚葡糖苷酸偶联物形成较少，而硫酸盐偶联物形成的硫较多）。目前，有关动物体内Ⅱ相酶系统个体发育的信息很少。Wistar大鼠的UGT1A1对葡萄糖醛酸的氧化作用从出生到第6天逐渐增加，随后几周急剧增加；猪的葡萄糖醛酸化从出生4～6周增加到成年水平，犬的葡萄糖醛酸化从出生到第28～42天活性逐渐增加。

对雄性大鼠肝脏中谷胱甘肽（GSH）含量、谷胱甘肽还原酶（GR）、细胞内谷胱甘肽S转移酶（GST）及谷胱甘肽过氧化物酶（GPx）的含量和活性进行测定的结果表明，肝脏总谷胱甘肽含量在出生后的整个发育过程中保持相对稳定，而GR、GST和GPx的活性直到离乳后期（PND$_{21-28}$）才达到成年水平。其他器官也可能参与某些药物的代谢。在早期的文献中，研究了C57BL/6小鼠的肺和大脑中B（α）P羟化酶［B（α）Phydroxylase］、环氧化物水解酶（epoxide hydrolas，EH）和GST的个体发生。结果表明，出生时肺组织中的B（α）P羟化酶、EH和GST活性最高，出生后第1天下降；PND$_6$时B（α）P羟化酶活性再次爆发，EH活性逐渐增加，GST活性在离乳时达到成年水平。脑组织中，B（α）P羟化酶活性出生后下降，此后保持稳定；EH活性出生后仅略有增加，GST活性出生后第1天下降，然后从PND$_6$持续升高直至离乳。

药物代谢率受肝脏相对大小和肝血流量的影响，但几种酶系统在早期发育不成熟也是一个重要因素。药物的代谢随着年龄的不同而发生变化。一般来说，虽然依赖于特定的酶，但人类婴儿的新陈代谢比成人慢，人类的Ⅰ相酶出生时就已经存在，尽管很多酶的活性很低，随着年龄增长活性逐渐增加。3岁时儿童Ⅰ相代谢已经发育完全，而Ⅱ相代谢酶在此后继续发育。实验动物的代谢系统的发育遵循类似的模式，在出生时酶活性较低，在出生后最初几个月内活性迅速增加。

目前已经从mRNA、蛋白质和酶活性（使用探针底物）等不同水平上研究了这些代谢酶的年龄相关差异。虽然关于药物代谢酶mRNA表达的信息可能是有用的，但是mRNA表达水平并不总是与相应酶的活性相符。关于酶活性的信息可能不多见，但是关于mRNA表达可能有助于观察酶的个体发生趋势，并有助于在活性水平方面选择相关酶行进一步研究。

肝脏是各种药物代谢的最重要的器官；人类肝脏占出生体重的5%，但成年后只有体重的2%；其他的生理差异还包括婴幼儿肝细胞数量较少（20%）和体积较小。此外，出生时肝脏门管区和中央静脉之间的肝细胞排列至少有三层细胞的厚度，5月龄时则减少到两层细胞厚度，成年后为单层细胞厚度（直至5岁达到单层细胞厚度）。与成人肝脏相比，这些额外的细胞层限制了肝血窦中的物质进出。随着年龄的增长，大鼠肝脏的脏体比变化不会很大（出生时为4%，成年后为3%）。犬出生时肝脏为体重的4.5%，成年后降低至2%，与人类相当；从出生后第3天（PND$_3$）开始，肝脏成熟速度（由胆汁流速反映）逐渐增加，28～42天达到成年水平。

某些药物也可以发生直接共轭代谢，如葡萄糖醛酸化是染料木黄酮在小鼠的主要消除机制，新生动物有限的葡萄糖醛酸化能力会导致发育中的动物出现较高的暴露水平。相对于总双酚A（BPA＋葡糖醛酸化BPA），大鼠的内分泌干扰物双酚A（BPA）随年龄增加而降低；然而，猴体内却并非如此，这表明了BPA在猴和大鼠的肠道和肝脏中Ⅱ相代谢不同的个体发生模式。

此外，幼龄大鼠的酯酶活性低于成年大鼠，正如奥司他韦（抗甲型和乙型流感病毒药物）的实验结果，与成年大鼠相比，幼龄大鼠体内的奥司他韦血药浓度高于奥司他韦羧酸盐。幼龄大鼠（PND$_{11}$）血浆酯酶活性（可将奥司他韦前药转化为活性代谢物奥司他韦羧酸盐）低于成年大鼠。SD大鼠的羧酸酯酶在PND$_{11}$左右达到成年水平，T4-葡萄糖醛酸酶活性在出生时非常低，在PND$_{1-4}$开始增加。

一些较早的体外研究，以二甲苯胺为底物对小鼠、大鼠和兔肝微粒体进行了含黄素单氧化酶（FMO）介导的代谢年龄依赖性研究。测定了二甲苯胺的N-氧化代谢产物在不同年龄阶段的形成，以确定这些种属中FMO活性的个体发生情况。比较这些数据显示，FMO介导的代谢个体发生似乎取决于所选择的物种，如小鼠出生后即观察到显著的活性增加，但是在兔，从新生儿和成年之间活性逐渐增加。

Alnouti和Klaassen研究了磺基转移酶家族的几种同工酶在C57BL/6小鼠不同器官的个体发生情况。这些酶在不同器官中表现出不同的个体发生表达模式。肝脏中，一组磺基转移酶（Sult1a1、1c2、1d1、2a1/2及PAPSs2）的表达从出生到大约3周龄时逐渐增加，此后略有下降。磺基转移酶Sult1c1在出生前表达最高，出生后呈下降趋势，而Sult3a1 mRNA在胎儿肝脏的表达非常低，在雄性仍然保持较低的水平，但PND$_{30}$后在雌性中表达明显升高。

γ谷氨酰转移酶（γ-Glutamyltransferase，γ-GGT）是谷胱甘肽及其替代分子代谢的关键酶。对SD大鼠的γ-GGT个体发生进行研究，发现肺泡Ⅱ型细胞是新生肺中唯一产生γ-GGT的细胞。这个细胞合成的γ-GGT似乎与后来克拉拉细胞（Clara细胞）产生的γ-GGT不同。新生大鼠的酶活性较低，大约PND$_{10}$酶活性突然增加直到达到成年大鼠水平。同时，采用地尔硫䓬（DTZ）去乙酰化酶活性测定兔组织的酯酶活性，肝脏、肺、大脑和血液的酯酶活性逐渐增强直至成年，但肠道的酯酶活性没有随着年龄的增长而变化。

（四）排泄

婴儿和成人之间的排泄率也存在差异。通常幼龄儿童的肾小球滤过率较低，这可能会增加易于从肾脏排泄药物的半衰期。新生儿的肾小球滤过作用减少，在1.5～6个月龄时约达成年水平。足月婴儿的近曲小管相对于肾小球来说较少，导致分泌活性药物的小管转运功能降低。肾小管功能成熟的速度似乎较慢，出生30周时达到成人水平。大鼠的肾小球滤过率在出生6周内增加，肾小管分泌和重吸收功能与肾小球滤过率（glomerular filtration rate，GFR）均衡发展。犬的GFR在出生3个月内增加。肾脏中，转运底物（如地高辛）的活性分泌在出生时较低，在青春期达到高峰，然后略有下降至成年水平。

大多数药物及其代谢产物主要是在肝脏代谢后通过胆汁排泄到粪便中，在肾脏内经过滤、分泌、重吸收后随尿液排泄到体外。肝、肾作为介导药物及其代谢物排泄的器官，其功能在出生时较低，到成年后才逐步完善。

非临床安全性评价研究通常使用的动物种属均是在出生的最初几周即出现肝脏胆汁的形成和分泌。肝细胞对胆汁酸呈现窦状吸收及小管状排泄，大鼠在出生后的第1个月内明显降低。犬在出生后第1周，胆汁流量和胆汁酸分泌也是减少的。胆汁排泄类似于肾清除率的时间进程发展，新生儿体内药物的胆汁排泄率低，随着年龄的增长而增加。新生大鼠甲基汞的胆汁排泄率比成年大鼠低10倍，这可能导致幼龄大鼠更长的半衰期和敏感性的增加。

环境污染物和药物相似，如甲基汞，与其他药物排泄不同的是，其与谷胱甘肽结合，导致谷胱甘肽在新生动物体内具有较低的胆汁排泄。通常情况下，幼龄与成年动物血浆药代动力学的比较至少提供了药物减少未成熟动物胆汁排泄量的间接证据，如在新生动物中检测到内分泌干扰物双酚A及其单葡糖苷酸代谢物显著增加。与成年动物相比，给予双酚A的新生大鼠在血浆浓度时间曲线中没有显示或显示很小程度的第二个峰值，这与胆汁排泄和（或）肠肝循环减少是一致的。肠肝循环降低也可能是由于双酚A葡糖苷酸在新生儿动物肠道中的低效能水解作用而导致。幼龄或成年猴都没有观察到第二个高峰。与大鼠相反，猴血浆中BPA水平不受年龄影响。与成年猴比较，总BPA（BPA+BPA葡糖苷酸）暴露量随着年龄增加而下降，直至PND$_{70}$，这与肾排泄功能发育是一致的。

（五）转运

药物转运蛋白是动物和人类ADME过程的决定因素。

有文献研究了SD大鼠肝脏、肾脏和大、小脑中不同转运蛋白年龄依赖性的mRNA表达。一般来说，肝脏中mRNA表达可分为三组个体发生概况：①出生时高表达，成年期表达降低（Bcrp、Mrp1、Mrp2、Mrp3和Mrp6）；②出生时低表达，成年期表达增加（Oct1、Oct2、Oat2和Oatp1a4）；③从出生开始表达，到PND$_{15-22}$达到最大值，然后到成年期逐渐降低（Mdr1a、Oat3和Oat1）。此外，转运蛋白mRNA表达的个体发生具有器官特异性。值得注意的是，转运蛋白的个体发生（小鼠和大鼠中）似乎取决于这些转运蛋白在内源性和外源性底物转运中的作用，如大鼠肝脏中的Oatp1b2表达明显早于Oatp1a1和1a4亚型。此外，在用典型的诱导物处理大鼠后，Oatp1b2的表达没有发生变化。这些观察结果被认为是Oatp1b2在内源性药物（如胆红素和胆盐）的肝脏摄取中发挥了重要作用。

Oatp1a4是唯一一种与强心苷有亲和力的肝脏摄取转运蛋白。大鼠PND$_{10}$之前肝脏Oatp1a4的表达缺失，导致新生大鼠中毒毛旋花苷G的LD$_{50}$比成年大鼠低100倍。此外，还观察到典型诱导物孕烯酮-16-甲腈（pregnenolone-16alpha-carbonitrile，PCN）诱导新生大鼠肝的Oatp1a4表达。给予PCN可加速发育过程中Oatp1a4的成熟，保护新生大鼠，以增加其对强心苷毒性的敏感性。离乳前后Oatp1a4表达的增加也与这个年龄段血清中胆汁酸浓度的急剧升高有关。因此，Oatp1a4表达出现得相对较晚，似乎是应对肝脏在发育过程中对胆汁酸摄取更高需求的一种方式。此外，胎鼠出生前肝脏中Mrp2的表达与胆盐的启动有关，与胆汁流量无关。围产期Ntcp和Bsep水平的快速增加（表8-0-4）与出生时肠肝循环的发生相一致，而且明显高于Oatp的表达水平。

这些发现通常表明，转运蛋白成熟过程是为了配合哺乳、离乳和营养期间的内源性和外源药物在肝胆分布的急剧变化。有趣的是，最近这些分子水平上的发现符合20年前以牛磺胆酸作为探针进行的少量转运蛋白活性测定的结果。另外，在悬浮的肝细胞和肝基底外侧膜囊泡中进行的两项研究清楚地表明大鼠肝脏累积胆汁盐的最大速度随年龄增长而增加。

对许多转运蛋白的个体发生研究将有助于更好地了解药代动力学的差异，如多篇文章已经报道了人类、犬、大鼠、兔和绵羊中的新生儿肾脏在消除模型中的有机阴离子对氨基马尿酸盐方面能力有限。最近认为这可能归因于出生后肾脏中鸟氨酸转氨酶的表达和活性逐渐增加。与成年动物相比，2周龄的大鼠，有机阴离子探针底物苯酚磺酞（酚红）的管状分泌清除率低3倍以上。表8-0-4中的mRNA和蛋白数据说明了这种效应是由Mrp2/4（顶端分泌进入肾小管中）而不是Oat1/3（基底外侧摄取进入到小管细胞）的个体发生变化引起的。野村等用免疫组织化学方法表明，新生大鼠中Oat1/3的表达局限于皮层内区域，但在PND$_{14}$时会呈现均匀分布，包括周围皮质。并证实大鼠肾脏发生在PND$_{14}$时已接近完成，而人类的这个过程在出生时就已经结束了。尤其值得注意的是，幼龄大鼠似乎对于甲状腺激素和地塞米松诱导的有机阴离子转运也很敏感。

关于在蛋白水平上测量的转运蛋白表达水平，应该注意的是，细胞内转运蛋白往往明显活跃于细胞膜的转运蛋白。这说明需要进一步的研究来观察转运蛋白活性的个体发生。即使是免疫检测相关膜结构域的蛋白，也不一定与细胞内蛋白成熟过程（如糖基化）引起的功能转运活性相对应。

除了酶/转运蛋白表达的个体发生外，其他因素也可能影响幼年和成年动物之间的药代动力学差异，如在1、2和3周龄大鼠和成年大鼠中进行了带有细胞旁渗漏标记物14C-甘露醇的原位脑灌注实验。这些离体实验的结果显示，与年龄较大的大鼠相比，1周龄大鼠幼仔中甘露醇的初始体积分布（反映与内皮细胞的相关性更高）显著增加。但这些数据并不支持不同年龄组中甘露醇的不同血脑屏障渗透值。

在毒性剂量下，体内的转运系统和代谢酶可能会变得饱和，蛋白结合比率可能会发生改变，生理系统的整体反应也可能发生变化。所以，毒代动力学并不是简单描述药物的基本动力学特征或者毒性反应事件，而是更加科学地建立浓度-反应关系（concentration-response relationships）和浓度-效应关系（concentration-effect relationships）。需要弄清毒性反应的物质基础及将该基础物质与体内毒性反应联系起来，综合评价药物的安全性。

五、年龄依赖性动力学特征研究案例

药物的代谢动力学在儿童和成人之间及动物和人类之间可能有着非常明显的差异。因此，首先应该进行幼龄动物的药代研究，与成年动物药代数据进行比较，以评价各年龄段可能存在的潜在暴露差异，这种差异可以指导临床儿科人群的用药设计，根据不同年龄选择不同的剂量。其次，还可以评估幼龄动物和成年动物药物的分布差异及代谢差异等。另外，若伴随进行幼龄动物的毒代动力学研究可提供特定的毒性数据，并对最终全面评价幼龄动物的安全性提供参考。

在出生到成年期间，药物在体内的分布可能会发生很多变化，原因在于发育和衰老过程中体内会有一种或多种分布处理程序发生改变。儿科人群与成人相比，与年龄有关的药代动力学差异可能会导致在体内产生不同的暴露。通常情况下，一些药物在幼儿体内可以看到较高的暴露和随之而来的副作用，但随着年龄的不同也可能导致暴露量下降，从而降低疗效。

同样，在动物体内，年龄依赖的药物暴露差异也会发生。在特定物种，这可能会影响对幼龄动物毒性研究的实用性（相关性），对特定的器官可能存在更高的暴露或更广泛的分布，可能会导致意想不到的毒性甚至动物死亡，而较低的暴露也可能导致不足以产生任何药效。

了解非临床研究中各动物种属的系统发育知识，如涉及药物分布（如转运蛋白）和消除（转运蛋白和代谢酶）等，将有助于开展幼龄动物非临床毒性研究的设计。此外，青少年毒性研究中获得的毒代动力学信息可能有助于理解幼龄动物中的毒理学发现。而且，如果检测到与年龄相关的毒代动力学差异，可能会提示在人类中也许会出现与年龄依赖的药代动力学差异。

（一）年龄依赖的吸收能力

1. 药物 A·一种抗感染药物。大鼠围产期/幼龄动物的初步研究中，围产期阶段没有观察到任何特殊的问题，但是在幼仔直接给药阶段，各剂量组 PND_{12-13} 出现了意外的毒性作用。而相同剂量下，给予成年大鼠类似的剂量并未导致同样的毒性产生。PND_{12-13} 幼仔毒代动力学数据显示，与成年动物相比，幼仔的暴露量增加（3倍），离乳后可恢复到成年动物的水平。在哺乳期幼鼠中，发现该药物经乳汁排泄，但幼鼠的血浆暴露量明显低于直接给药后的暴露量。此外，研究还发现，12日龄幼鼠的组织暴露（大脑和肝脏）明显高于26日龄幼鼠，第12天脑/血浆比接近1，而第25天该比率仅为0.3。从毒代动力学的角度来看，PND_{12-13} 高水平的血浆暴露是由药物代谢清除率降低引起的。CYP3A 是这个药物代谢清除的重要酶，该酶在该年龄段持续发育。此外，幼龄时不成熟的血脑屏障可能引起药物的分布发生改变，导致幼龄大鼠脑组织的暴露相对较高。

2. 药物 B·处于早期临床开发中的抗感染药物。在儿科试验中可能的给药途径之一是静脉注射。该药物主要由 CYP3A4 和 CYP2D6 催化，具有很高的首过代谢，因此其口服生物利用度极低。为了与预期的临床给药年龄和给药途径相匹配，需要对幼龄大鼠进行重复静脉给药毒性研究。然而，由于实际操作的限制，这种给药方式在幼鼠中不可行。了解了大鼠体内某些代谢酶的个体发育情况后，采用不同给药途径，对不同年龄的幼鼠进行单次给药的药代动力学研究。口服给药后，曲线下面积（area under the curve，AUC）数值在 PND_{15} 和 PND_1 分别高于成年动物 7 倍和 15 倍。研究结论还显示，15 日龄的口服生物利用度接近 100%，而成年大鼠只有 24%。这些结果使得幼龄大鼠的毒性研究设计成为可能，从出生起幼龄大鼠重复灌胃给药，直至获得足够高的暴露量，以覆盖在人类概念验证研究（proof-of-concept study，概念验证是指药理效应可以转化成临床方面的患者获益）中预期的暴露量。

（二）年龄依赖的代谢能力

对不同年龄段（$PND_{1, 3, 12, 21, 33}$ 和 PND_{80}）的肝微粒体进行研究，结果显示酰化率的代谢途径高于脱硫速率，表明此途径是比活化更为有效的解毒途径。这些结果表明非 CYP 解毒机制是导致这些药物毒性具有年龄相关性的原因。氧代谢物的另一个解毒途径是酯酶。新生大鼠（PND_7）肝、肺和血浆中羧酸酯酶活性和 α 酯酶活性均较低，但随着年龄增长其活性逐渐升高，至 PND_{90} 时达到成年水平。肝脏中较低的酯酶能力可能导致更多的氧代谢物逸出肝脏，从而引起靶器官毒性。

最近，Anand 等人研究了一种假说，即未成熟的 SD 大鼠（PND_{10} 和 PND_{21}）在接触溴氰菊酯（DLM）后对急性神经毒性更敏感的主要原因是解毒效率低下。结果表明，血液中的 DLM 浓度–时间曲线，即药时曲线下面积的数据确定了 DLM 的暴露情况，并与中毒症状（唾液分泌和震颤）密切相关。体外试验结果显示随着细胞成熟，血浆和肝脏羧酸酯酶及肝脏 CYP 的 DLM 代谢能力逐渐增加。

（三）年龄依赖的转运能力

如前所述，近来已经获得了一些有关 DME 和 DTP 的个体发育的系统性数据。De Zwart 等人总结了特定酶及转运蛋白表达与功能的个体发育情况。例如，几项研究阐述了 DTP 在小鼠和大鼠组织中所属 Oatp 家族的各种亚型的表达的详细信息；特别有趣的是，Gao 和他的同事报道了通过免疫组化检测的肝细胞相关膜结构域（血窦与小管对应）的肝转运蛋白的表达水平。此外，越来越多的幼龄动物毒性研究正在进行中，但毒理学发现和暴露的相关文献仍然很少。有趣的是，这项研究还揭示了细胞内转运蛋白的表达先于膜结构域的表达。然而，即使定位在相关膜结构域的也不一定意味着这些转运蛋白的功能是完全的，因为翻译后的成熟过程可能是必要的。另外，通常不必考虑细胞内的转运体，因为只有在相关的膜结构域有效表达的转运体才可能发挥作用。Hardikar 等人的一项研究阐明了翻译后修饰对大鼠肝脏中血窦和小管的胆汁酸转运体的重要作用。

地高辛与大鼠中的一种特异的 Oatp1a4 底物结合，它就是药物依赖于肝摄取消除的一个例子。新生大鼠早期研究表明，未成熟啮齿动物对强心苷的毒性作用具有显著的敏感性，因为在 PND_{12} 之前，新生大鼠中 Oatp1a4 的表达缺乏导致幼龄大鼠毒性高得多。

转运蛋白家族（如 Mrps 与 Oatps）之间和同种亚型之间，在大鼠肝脏发育的过程中成熟情况具有实质性的差异，如在PND$_5$之前可检测到Oatp1b2的表达，而Oatp1a1的表达直到PND$_{20}$左右才开始。这意味着特定药物（候选药物）的转运亲和情况将影响随年龄而变化的药代动力学特征。这项研究的结果也为先前观察到的有关肝脏解毒功能，以及与胆汁盐有关和无关的胆汁流动提供了分子层面的解释。地高辛是大鼠体内一种特殊的Oatp1a4底物，它是一种依赖于肝脏摄取而消除的药物。早期对新生大鼠的研究表明，未成熟啮齿类动物对强心苷类药物的毒性作用具有显著敏感性。在PND$_{12}$之前，新生大鼠缺乏Oatp1a4表达解释了为什么会在幼龄大鼠中观察到更明显的毒性作用。

在这种情况下，值得注意的是，如果对幼龄动物多次给予一定剂量的PCN后，其对强心苷类药物的这种高敏感性似乎迅速逆转。原因是相对于未给药的幼龄动物，PCN加速了Oatp1a4的成熟（可能还有许多其他酶/转运蛋白），从而增强了强心苷的肝清除率。总之，这些数据也说明了给药持续时间（单次或多次）对酶/转运体个体发育特征影响的重大差异。此外，药物治疗对DME和DTP正常个体发育的潜在影响不可低估。

实际上，某种特定的药物代谢蛋白的个体发育特征也可能是具有组织特异性的，这可能是年龄对药物代谢影响的理解复杂化的另一个因素，如约翰逊和他的同事证明了在CYP3A介导的睾酮代谢活性的个体发育方面，肠道和肝脏具有显著性差异。在PND$_{25}$之前，肝脏的代谢活动逐渐增加，且与性别有关，CYP3A介导的睾酮6β-羟基化肠上皮细胞并不是性别依赖性的，但仅在离乳后几天即飙升至成年水平。离乳后，对于摄入毒物直接暴露的突然增加可能是由于肠道的特殊结构。了解了这一点，就很清楚，在特定药物（候选药物）首过效应过程中肠道和肝脏CYP的相对作用预计将影响该药物随年龄变化的药代动力学特征。

迄今为止，P-gp似乎是ATP结合盒蛋白（ATP-binding cassette，ABC）家族中唯一的表达与年龄相关且直接关联药代动力学特征的转运蛋白。许多研究已证明P-gp在血脑屏障腔膜上的作用，它通过将那些潜在的神经毒性药物排入血腔来保护大脑免受其伤害。目前，已经在PND$_1$和成年期的小鼠中研究了年龄对P-gp底物环孢菌素A（CsA）和地高辛的脑分布的影响。这项研究发现，随着年龄

的增长，这些底物的脑/血浓度比逐渐下降。而相同的动物体内，对应的大脑Mdr1a mRNA水平逐渐增加了2～3倍。这些数据表明在底物随年龄变化的分布动力学中P-gp的重要作用。在另一项研究中，根据蛋白质印迹法（Western blotting）的测定结果，从出生到成年，小鼠肠道中P-gp的表达水平逐渐增加，而肾脏和肝脏中P-gp的表达从出生开始就一直处于成年水平。研究还证实P-gp具有调节肠道对底物的吸收作用，这一发现支持了某些作为P-gp底物的口服药物具有年龄依赖性的吸收特性。最近的一项研究显示，随着年龄的增长，小鼠肾脏中Mdr1a/b水平也增加，新出生动物最低，在PND$_{21}$时超过了成年动物的水平。更重要的是，Mdr1a/b mRNA的水平与地高辛体内清除值之间具有相关性。这些数据表明了P-gp在具有年龄依赖性的地高辛肾消除中的关键作用。

六、儿科用药动力学研究挑战与对策

近年来，在药物安全性评价过程中，伴随毒代动力学研究越来越受到重视。其原因之一就是要弄清毒性反应的物质基础，并且将该基础物质与体内毒性反应联系起来，综合评价受试物的安全性。

开展幼龄动物非临床安全性研究时，设计过程中存在着大量的挑战，包括需要了解发育成熟与未发育成熟动物之间生理学和解剖学上的差异性，还有动物种属的差异性。为了解决这些问题，不仅需要我们具备较雄厚的基础知识，更需要开展动物成熟前后及种属差异性基础研究，以求弄清差异之所在。

幼龄动物毒性研究中需要考虑的其他要素具有更实际的性质，包括啮齿类动物给药途径的可行性、血样采集程序和血容量等。PND$_{21}$以下的幼龄大鼠，每只动物只能取一份血液样本（终点），采血量从出生时的100 μL左右增加到第21天的1 mL左右。类似地，小鼠只有在PND$_{21}$可以获得终末样本，7日龄的小鼠可获得100 μL的采血量，PND$_{21}$时可增加到500 μL。大动物可以采集系列血液样本（连续采血），采血体积通常不是问题。犬的血液样本可以在出生时从颈静脉采集，建议每次仅取一个静脉的血样（采血要间隔1周时间）。幼龄小型猪，第7天起最多可以采集2份血样，第21天开始可以采集5份样本（表8-0-5）。

由于幼龄动物体积小，血量有限，不利于连续采

表 8-0-5　不同品种动物在不同年龄阶段的采血量和采血频率的限量

血　样	小　鼠		大　鼠		犬	猴	小　型　猪	
末次采样								
出生时间	PND_7	PND_{21}	PND_1	PND_{21}	无需末次采样			
体积	100 μL	500 μL	100 μL	1 mL	–			
多次采样								
出生时间	PND_{21}	PND_{42}	PND_{21-42}	PND_1	3～12月	>1年	PND_7	PND_{21}
体积	100 μL	300 μL	300 μL		10 mL/kg（21天间隔）	15 mL/kg（21天间隔）	–	–
样品量	–	–	–	1个静脉/次（1周间隔）	1份/次	5份，0.75 mL	2份（无间隔信息）	5份

血开展血药浓度的检测，试验人员就不得不增设动物卫星组以弥补这一不足，这样不仅扩大了动物的使用量，而且降低了统计分析的效率。

幼龄动物与成年动物的代谢时常不一致，使用成年动物代谢分析方法往往导致结论差异，所以，应该开展幼龄动物代谢酶学和受体结合力等方面的比较学研究，这样才能更深入地开展幼龄动物发育毒性伴随毒代动力学的深入研究。

包含 TK 评估的幼龄动物研究，可以协助解释幼龄动物和成年动物之间的毒性或敏感性差异。尤其新生儿有着不成熟的代谢和排泄系统，从而导致药物水平随着年龄的增长而有显著区别。

通常可以在剂距研究中纳入 TK 研究，在任何明确设计的幼龄研究时 TK 数据都是最有用的。大动物身上可以连续采集血样，如犬和小型猪，但啮齿类动物不行。因此，应特别注意在幼龄大鼠采血量要少，因为血液总量是有限的（离乳前每只幼龄动物每个采血点大约 0.1 mL），离乳前啮齿类动物的采集血样是一个终点指标，因此可能需要子代的数量较多。

根据试验种属和动物年龄，可以使用个体血液样本，或可能需要合并血液样本来分析测试药物。近年来，应用微量样本技术及全血或干血斑点或毛细管微量采样等技术使得减少血液采样量成为可能，在获得了更多益处的同时，也允许对幼龄动物进行更好的暴露分析。另一方面，现今高灵敏度的 LC-MS/MS 系统，也允许使用比过去更少的血液或血浆量用于生物分析。

药峰浓度（C_{max}）、血浆浓度-时间曲线下面积和达峰时间（t_{max}）是最相关的毒代动力学参数。血浆药物水平的差异与代谢酶和转运蛋白的发育变化有关，可以用药物或探针作为培养物观察体外培养系统，如分离的肝细胞、亚细胞组分或不同年龄动物的适合组织。

结　语

药物代谢动力学在儿童与成人之间及动物与人类之间有着非常明显的差异。对药物在机体内 ADME 情况的了解，特别是对年龄依赖性动力学差异的了解，有助于设计幼龄动物的毒理学研究和解释幼龄动物的毒理学发现。有关年龄依赖性的身体组成（影响分布）、代谢酶活性和肾功能成熟（影响药物消除），已经在人类中进行了广泛研究。很多文献报道了各种物种特别是大鼠，其体内酶活性的个体发生、肝脏相对大小和肝脏血液流量等的结合是幼年和成年动物之间药物消除差异的主要影响因素。但是有关不同年龄对药物吸收影响的研究资料有限。

关于幼龄动物非临床研究的 ADME、EMA 和 FDA 指导原则只需要评估不同年龄组的全身暴露情况。对药物在各种年龄组中的 ADME 特征，可根据具体情况进行个案化处理。然而，为了对幼龄动物数据和儿科人群数据进行直接比较，幼龄动物的 ADME 特征与相似发育阶段的人类进行比较学研究，对有效性，特别是安全性进行评估具有非常重要的价值。

因此，临床和非临床已有的成年药代动力学数据在预测儿童暴露时可能价值并不大，而制药企业也希望在临床前进行一个独立的幼龄药代动力学和毒代动力学研究，这些独立的研究对药物开发方有如下好处。首先，能够比较幼龄和成年动物之间的药代动力学数据，以观察各年龄段潜在的暴露差异。这种差异可以指导临床儿科人群的用药设计，针对临床儿科人群不同年龄选择不同的剂量。其次，还可以评估幼龄动物和成年动物药物的分布差异及代谢差异等。这样的研究可以帮助药物开发方决定其选择的动物模型是否适用于最后的非临床幼龄毒性研究。最后，这类研究可以提供特定的毒性数据，并可能引导研究者在最终研究中选择额外的终点指标进行评估。

（马爱翠）

参 考 文 献

［1］ Alnouti Y, Klaassen CD. Tissue distribution and ontogeny of sulfotransferase enzymes in mice［J］. ToxicolSci, 2006, 93: 242−255.

［2］ Bailey GP, Marien D. The value of juvenile animal studies "What have we learned from preclinical juvenile toxicity studies? Ⅱ"［J］. Birth Defects Research (Part B), 2011, 92: 273−291.

［3］ Brent RL. Utilization of animal studies to determine the effects and human risks of environmental toxicants (drugs, chemicals, and physical agents)［J］. Pediatrics, 2004, 113: 984−995.

［4］ Buist SC, Cherrington NJ, Choudhuri S, et al. Gender-specific and developmental influences on the expression of rat organic anion transporters［J］. J Pharmacol Exp Ther, 2002, 301(1): 145−151.

［5］ Bustamante N, Cantarino MH, Arahuetes RM, et al. Evolution of the activity of UGT1A1 throughout the development and adult life in a rat［J］. Life Sci 2006, 78: 1688−1695.

［6］ Cheng X, Maher J, Chen C, et al. Tissue distribution and ontogeny of mouse organic aniontransporting polypeptides (Oatps)［J］. Drug Metab Dispos, 2005, 33: 1062−1073.

［7］ Chow T, Imaoka S, Hiroi T, et al. Developmentalchanges in the catalytic activity and expression of CYP2D isoforms in the rat liver［J］. Drug Metab Dispos, 1999 27: 188−192.

［8］ Cui JY, Renaud HJ, Klaassen CD. The ontogeny of novel cytochrome P450 gene isoforms during postnatal liver maturation in mice［J］. Drug Metab Dispos, 2012, 40(6): 1226−1237.

［9］ Dainty TC, Richmond ES, Davies I, et al. Dried blood spot bioanalysis: an evaluation of techniques and opportunities for reduction and refinement in mouse and juvenile rat toxicokinetic studies［J］. Int J Toxicol, 2012, 31: 4−13.

［10］ de Zwart L, Scholten M, Monbaliu JG, et al. The ontogeny of drug metabolizing enzymes and transporters in the rat［J］. Reprod Toxicol, 2008, 26: 220−230.

［11］ de Zwart LL, Haenen HE, Versantvoort CH, et al. Role of biokinetics in risk assessment of drugs and chemicals in children［J］. Regul Toxicol Pharmacol, 2004, 39(3): 282−309.

［12］ Mulberg AE, Silber S, van den Anker JN. Paediatric Drug Development: Concepts And Applications［M］. New York: Wiley, 2011.

［13］ De Zwart LL, Scholten M, Monbaliu J. et al. The ontogeny of drug metabolizing enzymes and transporters in the rat［J］. Drug Metabolism Reviews, 2006, 38: 107−108.

［14］ Doerge DR, Twaddle NC, Banks EP, et al. Pharmacokinetic analysis in serum of genistein administered subcutaneously to neonatal mice［J］. Cancer Lett, 2002, 184: 21−27.

［15］ Doerge DR, Twaddle NC, Vanlandingham M, et al. Pharmacokinetics of bisphenol a in neonatal and adult Sprague-Dawley rats［J］. Toxicol Appl Pharmacol, 2010, 247: 158−165.

［16］ Doerge DR, Twaddle NC, Woodling KA, et al. Pharmacokinetics of bisphenol a in neonatal and adult rhesus monkeys［J］. Toxicol Appl Pharmacol, 2010, 248: 1−11.

［17］ Domoradzki JY, Thornton CM, Pottenger LH, et al. Age and dose dependency of the pharmacokinetics and metabolism of bisphenol a in neonatal Sprague-Dawley rats following oral administration［J］. Toxicol Sci, 2004, 77: 230−242.

［18］ Ee LC, Zheng S, Yao L, et al. Lymphatic absorption of fatty acids and cholesterol in the neonatal rat［J］. Am J Physiol Gastrointest Liver Physiol, 2000, 279: G325−331.

［19］ Fraile LJ, Bregante MA, Garcia MA, et al. Development of diltiazem deacetylase and demethylase activities during ontogeny in rabbit［J］. Xenobiotica, 2001, 31: 409−422.

［20］ Freichel C, Breidenbach A, Gand L. et al. Lack of unwanted effects of oseltamivir carboxylate in Juvenile Rats after subcutaneous administration［J］. Basic Clin Pharmacol Toxicol, 2012, 110(6): 551−553.

［21］ Fromm MF. P-glycoprotein: a defense mechanism limiting oral bioavailability and CNS accumulation of drugs［J］. Int J Clin Pharmacol Ther, 2000, 38: 69−74.

［22］ Gao B, St Pierre MV, Stieger B, et al. Differential expression of bile salt and organic anion transporters in developing rat liver［J］. J Hepatol, 2004, 41: 201−208.

［23］ Ginsberg G, Hattis D, Sonawane B. Incorporatingpharmacokinetic differences between children and adults in assessing children's risks to environmental toxicants［J］. Toxicol Appl Pharmacol, 2004, 198: 164−183.

［24］ Goralski KB, Acott PD, Fraser AD, et al. Brain cyclosporin a levels are determined by ontogenic regulation of mdr1a expression ［J］. Drug Metab Dispos, 2006, 34(2): 288-295.

［25］ Guo GL, Johnson DR, Klaassen CD. Postnatal expression and induction by pregnenolone-16alpha-carbonitrile of the organic anion-transporting polypeptide 2 in rat liver ［J］. Drug Metab Dispos, 2002, 30: 283-288.

［26］ Hart SN, Cui Y, Klaassen CD, et al. Three patterns of cytochrome P450 gene expression during liver maturation in mice ［J］. Drug Metab Dispos, 2009, 37: 116-121.

［27］ Hines RN, McCarver DG. The ontogeny of human drug-metabolizing enzymes: phase I oxidative enzymes ［J］. J Pharmacol Exp Ther, 2002, 300: 355-360.

［28］ Hines RN. Developmental and tissue-specific expression of humanflavin-containing monooxygenases 1and 3 ［J］. Expert Opin Drug MetabToxicol, 2006, 2: 41-49.

［29］ Hood RD. Developmental and Reproductive Toxicology: A Practical Approach ［M］. 3rd ed. London: Informa Healthcare, 2012: 302-339.

［30］ Johnson TN, Tanner MS, Tucker GT. A comparison of the ontogeny of enterocytic and hepatic cytochromes P450 3A in the rat ［J］. Biochem Pharmacol, 2000, 60: 1601-1610.

［31］ Johnson TN, Tanner MS, Tucker GT. Developmental changes in the expression of enterocytic and hepatic cytochromes P4501A in rat ［J］.Xenobiotica, 2002, 32: 595-604.

［32］ Johri A, Dhawan A, Lakhan SR, et al. Effect of prenatal exposure of deltamethrin on the ontogeny of xenobiotic metabolizing cytochrome P450s in the brain and liver of offsprings ［J］. Toxicol Appl Pharmacol, 2006, 214: 279-289.

［33］ Jonsson O, Villar RP, Nilsson LB, et al. Capillary microsampling of 25 µL blood for the determination of toxicokinetic parameters in regulatory studies in animals ［J］. Bioanalysis, 2012, 4: 661-674.

［34］ Hardman JG, Limbird LE, Molinoff PB, et al. Goodman & Gilman's The Pharmacological Basis of Therapeutics ［M］. New York: McGraw-Hill, 1996, 1124-1153.

［35］ Karanth S, Pope C. Carboxylesterase and A-esterase activities during maturation and aging: relationship to the toxicity of chlorpyrifos and parathion in rats ［J］. ToxicolSci, 2000, 58: 282-289.

［36］ Kearns GL, Abdel-Rahman SM, Alander SW, et al. Developmental pharmacology-drug disposition, action, and therapy in infants and children ［J］. N Engl J Med, 2003, 349: 1157-1167.

［37］ Keller RD, Nosbisch C, Unadkat JD. Pharmacokinetics of stavudine (20, 30-didehydro-30-deoxythymidine) in the neonatal macaque (Macacanemestrina) ［J］. Antimicrob Agents Chemother, 1995, 39: 2829-2831.

［38］ Li N, Hartley DP, Cherrington NJ, et al. Tissue expression, ontogeny, and inducibility of rat organic anion transporting polypeptide 4 ［J］. J Pharmacol Exp Ther, 2002, 301: 551-560.

［39］ Maher JM, Slitt AL, Cherrington NJ, et al. Tissue distribution and hepatic and renal ontogeny of the multidrug resistance-associated protein (Mrp) family in mice ［J］. Drug Metab Dispos, 2005, 33(7): 947-955.

［40］ Mahmood B, Daood MJ, Hart C, et al. Ontogeny of P-glycoprotein in mouse intestine, liver and kidney ［J］. J Investig Med, 2001, 49: 250-257.

［41］ Mansell P, Robinson K, Minck D, et al. Toxicology and toxicokinetics of oral pantoprazole in neonatal and juvenile dogs ［J］. Birth Defects Res B Dev Reprod Toxicol, 2011, 92(4): 345-352.

［42］ McQueen CA, Chau B. Neonatal ontogeny of murine arylamine N-acetyltransferases: implications for arylamine genotoxicity ［J］. Toxicol Sci, 2003, 73: 279-286.

［43］ Murakami T, Sato A, Inatani M. et al. Effect of neonatal exposure of 17beta-estradiol and tamoxifen on hepatic CYP3A activity at developmental periods in rats ［J］. Drug Metab Pharmacokinet, 2004, 19: 96-102.

［44］ Ose A, Kusuhara H, Yamatsugu K. et al. P-glycoproteinrestricts the penetration of oseltamivir across the blood-brain barrier ［J］. Drug Metab Dispos, 2008, 36: 427-434.

［45］ Pacha J. Development of intestinal transport function in mammals ［J］. Physiol Rev, 2000, 80: 1633-1667.

［46］ Pinto N, Halachmi N, Verjee Z, et al. Ontogeny of renal Pglycoprotein expression in mice: correlation with digoxin renal clearance ［J］. Pediatr Res, 2005, 58(6): 1284-1289.

［47］ Prins GS, Ye SH, Birch L, et al. Serum bisphenol A pharmacokinetics and prostate neoplastic responses following oral and subcutaneous exposures in neonatal Sprague-Dawley rats ［J］. ReprodToxicol, 2011, 31: 1-9.

［48］ Solans C, Bregante MA, Aramayona JJ, et al. Pharmacokinetics of verapamil in New Zealand white rabbits during ontogeny ［J］. Biol Neonate, 2000, 78: 321-326.

［49］ Stephens RH, Tanianis-Hughes J, Higgs NB, et al. Region-dependent modulation of intestinal permeability by drug efflux transporters: in vitro studies in mdr1a (-/-) mouse intestine ［J］. J Pharmacol ExpTher, 2002, 303: 1095-1101.

［50］ Strolin Benedetti M, Whomsley R, Baltes EL. Differences in absorption, distribution, metabolism and excretion of xenobiotics between the paediatric and adult populations ［J］. Expert Opin Drug Metab Toxicol, 2005, 1(3): 447-471.

［51］ Sweeney DE, Vallon V, Rieg T, et al. Functional maturation of drug transporters in the developing, neonatal, and postnatal kidney ［J］. Mol Pharmacol, 2011, 80: 147-154.

［52］ Sweet DH, Bush KT, Nigam SK. The organic anion transporter family: from physiology to ontogeny and the clinic ［J］. Am J Physiol Renal Physiol, 2001, 281: F197-205.

［53］ Walthall K, Cappon GD, Hurtt ME, et al. Postnatal development of the gastrointestinal system: a species comparison ［J］. Birth Defects Res Part B, 2005, 74(2): 132-156.

［54］ Watchko JF, Daood MJ, Mahmood B, et al. P-Glycoprotein and bilirubin disposition ［J］. J Perinatol, 2001, 21Suppl 1: S43-47;discussion S59-62.

［55］ Zoetis T, Hurtt ME. Species comparison of anatomical and functional renal development ［J］. Birth Defects Res B Dev Reprod Toxicol, 2003, 68(2): 111-120.

［56］ZorzanoA, Herrera E. Decreased *in vivo* rate of ethanol metabolism in the suckling rat ［J］. Alcohol Clin Exp Res, 1989, 13: 527-532.

［57］魏敏吉，赵德恒.新药早期临床研究的推进思路—从机制验证到概念验证［J］.中国新药杂志，2015，24（11），1269-1272.

［58］于敏，李佐刚.药物毒代动力学的研究现状与展望［J］.中国新药杂志，2017，26（7），742-748.

第九章

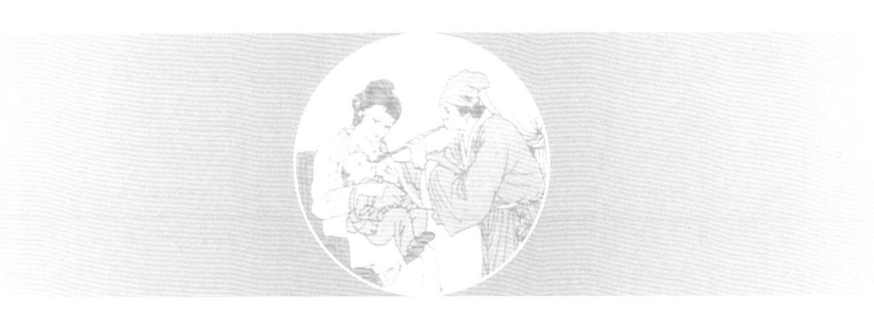

利用幼龄大鼠开展儿科用药非临床安全性研究的案例

本章我们主要介绍儿科用药非临床安全性研究的案例，这些研究经常采用的幼龄实验动物有大鼠、小鼠、兔、豚鼠、猪、犬和猴等，我们将着重介绍利用幼龄大鼠和比格犬这两种动物开展的研究案例。

每一个研究案例遵循国家食品药品监督管理总局（CFDA）于2017年8月2日发布的《药物非临床研究质量管理规范（局令第34号）》中"总结报告主要内容"的原则，具体包括：① 研究的名称、代号及研究目的；② 所有参与研究的研究机构和委托方的名称、地址和联系方式；③ 研究所依据的试验标准、技术指南或文献及研究遵守的非临床研究质量管理规范；④ 研究起止日期；⑤ 专题负责人、主要研究者及参加工作的主要人员姓名和承担的工作内容；⑥ 受试物和对照品名称、缩写名、代号、批号、稳定性、含量、浓度、纯度、组分及其他质量特性，受试物和对照品制剂的分析结果，研究用的溶媒、乳化剂及其他介质的名称、批号、有关的理化性质或生物特性；⑦ 实验系统的种、系、数量、年龄、性别、体重范围、来源、实验动物合格证号、接收日期和饲养条件；⑧ 受试物和对照品的给药途径、剂量、方法、频率和给药期限；⑨ 受试物和对照品的剂量设计依据；⑩ 各种指标的检测方法和频率；⑪ 分析数据所采用的统计方法；⑫ 结果和结论；⑬ 档案的保存地点；⑭ 所有影响本规范符合性、研究数据可靠性的情况；⑮ 质量保证部门签署的质量保证声明；⑯ 专题负责人签署的、陈述研究符合本规范的声明；⑰ 多场所研究的情况下，还应当包括主要研究者签署姓名、日期的相关试验部分的报告。但是在实际工作中，为了更简明扼要地描述研究结果，我们采用的报告内容编排形式包括：① 摘要（目的、方法、结果和结论）；② 目的；③ 受试物；④ 溶媒；⑤ 动物资料；⑥ 分组和剂量设置；⑦ 给药方法；⑧ 实验方法和观察指标；⑨ 统计分析；⑩ 结果；⑪ 讨论；⑫ 结论；⑬ 参考文献；⑭ 记录保存；⑮ 资料归档时间和地点。

在这里，有必要特别说明一下：本书第九章和第十章中出现的研究案例均为笔者所在实验室近几年工作的积累，属于原创性素材，其规范性和科学性贴近当今的科技水平及法规、指南。另外，我们隐去受试物的真实名称，用诸如"AAA""BBB""CCC"等代替，其他不方便表露的信息，如公司名称、药物名称和机构信息等，统一用"XXX"代替。

第一节
儿科用中药注射液 AAA 刚离乳 SD 大鼠
静脉注射安全药理学试验

摘 要

■ **目的**

观察刚离乳（PND$_{21}$）SD 大鼠单次静脉给予儿科用中药注射液 AAA 后，对自主活动和行为的影响，以确定对中枢神经系统的影响，评价毒理学和（或）临床研究中所观察到的药物不良反应和（或）病理生理作用，研究所观察到的和（或）推测的不良反应机制，为临床及其他临床前研究提供参考。

■ **方法**

（1）自主活动：刚离乳（PND$_{21}$）SD 大鼠 40 只，按动物自主活动次数基础值随机分成 4 组，溶媒对照、儿科用中药注射液 AAA 低（原液 5.0 mL/kg）、中（原液 10.0 mL/kg）和高（原液 20.0 mL/kg）剂量组，10 只/组，雌雄各半。按 20 mL/kg 注射体积单次尾静脉注射给予相应剂量的受试物（溶媒对照组给予等量的 0.9% 氯化钠注射液），检测各组动物注射前、注射后即刻（1 min 内）、15 min、30 min、1 h、2 h、4 h 和 24 h 时 5 min 内的自主活动次数。

（2）行为：刚离乳（PND$_{21}$）SD 大鼠 40 只，按体重随机分成 4 组，溶媒对照、儿科用中药注射液 AAA 低（原液 5.0 mL/kg）、中（原液 10.0 mL/kg）和高（原液 20.0 mL/kg）剂量组，10 只/组，雌雄各半。按 20 mL/kg 注射体积单次尾静脉注射给予相应剂量的受试物（溶媒对照组给予等量的 0.9% 氯化钠注射液），对各组动物在注射前、注射后即刻（1 min 内）、15 min、30 min、1 h、2 h、4 h 和 24 h 时进行笼内观察（进食、饮水和睡眠）及活动度（动物绕笼运动和理毛行为）、兴奋性（竖毛）、姿势（抽搐）、临床体征（排尿和排便）、反射和神经肌肉功能（翻正反射和身体张力）、感觉反应（惊恐反应和瞳孔反应）、平衡协调能力和体温检测。

■ **结果**

1. 自主活动

（1）一般状况：高剂量组 6/10 幼鼠（雄性 3/5，雌性 3/5）注射后俯卧，约 0.5 h 恢复正常；溶媒对照组及低、中剂量组未见明显异常；考虑给予大剂量的儿科用中药注射液 AAA 对幼鼠的躯体运动和（或）中枢神经系统有短暂影响。

（2）自主活动次数：给予儿科用中药注射液 AAA 后，溶媒对照组及低、中和高剂量组动物自主活动次数均在一定范围内波动；与溶媒对照组相比，雌雄动物的自主活动次数均未见统计学差异（$P > 0.05$）；高剂量组0.5 h检测点雌雄动物自主活动次数下降趋势较大，与同期溶媒对照组相比，降低约55.7%（雄性）和58.9%（雌性），结合一般状况观察及受试物成分AAA-1、AAA-2和AAA-3具有中枢神经抑制或镇静作用，认为大剂量的受试物对刚离乳雌雄动物躯体运动和（或）中枢神经系统有轻度影响；注射1 h后，高剂量组雌雄动物自主活动次数基本恢复至溶媒对照组水平，且之后检测时间点未发现明显异常，认为大剂量的受试物对躯体运动和（或）中枢神经系统的影响集中在注射后0.5 ~ 1 h，且该影响具有可恢复性。

2. 行为

（1）笼内观察：① 进食：注射后30 min、1 h、2 h和4 h发现溶媒对照组和各剂量组均有动物进食现象，与溶媒对照组相比未见统计学差异（$P > 0.05$），认为属于动物正常的生理需求，表明低、中和高剂量受试物均不会对雌雄动物的进食产生明显影响；② 饮水：高剂量组雌雄动物在注射30 min内饮水频次有增加的趋势，考虑大剂量受试物在注射30 min内可能会导致雌雄大鼠口干，增加饮水频次；③ 睡眠：注射后4 h发现溶媒对照组和各剂量组均有动物睡眠现象，与溶媒对照组相比未见统计学差异（$P > 0.05$），认为属于动物正常的生理表现，表明低、中和高剂量的受试物均不会对雌鼠的睡眠产生明显影响。

（2）活动度：高剂量组雌雄动物在注射1 h内发现有理毛行为，虽然与溶媒对照组相比未见统计学差异（$P > 0.05$），但高剂量组出现理毛行为的动物数有增加的趋势，结合临床不良反应（瘙痒）症状，考虑大剂量受试物在注射后会短暂（< 1 h）引起雌雄大鼠瘙痒。

（3）其他行为学指标：注射后1 min至24 h时，各剂量组雌雄大鼠的兴奋性（竖毛）、姿势（抽搐）、临床特征（排尿和排便）、反射和神经肌肉功能（翻正反射和身体张力）、感觉反应（惊恐反应和瞳孔反应）等与溶媒对照组相比未见统计学差异（$P > 0.05$），表明低、中和高剂量的受试物不会对动物上述行为学指标产生明显影响。

（4）平衡协调能力：高剂量组雄鼠注射后1 min在棒时间有降低趋势，跌落率有升高趋势，注射后15 min有1只动物跌落，高剂量组雌鼠注射后1 min在棒时间有降低趋势，跌落率（100%）明显升高（$P < 0.01$），注射后15 min有2只动物跌落；认为大剂量受试物对雌雄大鼠的平衡协调能力可能会有一过性影响。

（5）体温：给予儿科用中药注射液AAA后，中剂量组雄鼠注射后1 min体温明显降低，高剂量组动物注射后1 min、15 min和30 min体温明显降低（$P < 0.05$或$P < 0.01$）；高剂量组雌鼠注射后15 min和30 min体温明显降低（$P < 0.05$或$P < 0.01$）；表明大剂量受试物对雌雄大鼠的体温可能会有一过性影响。

■ 结论

在本试验所确定的条件下，刚离乳（PND_{21}）SD大鼠单次给予儿科用中药注射液AAA后观察24 h，原液5.0 mL/kg和10.0 mL/kg剂量对雌雄动物注射后24 h内的自主活动次数和行为无明显影响；20.0 mL/kg剂量可降低雌雄动物注射后1 h内的自主活动次数，对躯体运动和（或）中枢神经系统可能产生一过性影响；也可增加雌雄动物1 h内的饮水和理毛行为，对雌雄动物的平衡协调能力产生一过性影响，且可短暂（< 30 min）降低雌雄动物的体温。因此认为自主活动和行为的安全剂量为10.0 mL/kg（中剂量），相当于生药26.0 g/kg，为等效剂量的3.33倍、临床剂量的20倍。

（一）目的

观察刚离乳（PND$_{21}$）SD 大鼠单次静脉给予儿科用中药注射液 AAA 后，对自主活动和行为的影响，以确定对中枢神经系统的影响，评价毒理学和（或）临床研究中所观察到的药物不良反应和（或）病理生理作用，研究所观察到的和（或）推测的不良反应机制，为临床及其他临床前研究提供参考。

（二）受试物

（1）名称：儿科用中药注射液 AAA。

（2）受试物号：2018-XXX。

（3）批号：180709。

（4）稳定性：避光保存，置阴凉处18个月内稳定。

（5）浓度或含量：本品每1 mL 含 XXX 10.2 mg、XXX 1.0 mg、XXX 5.9 mg、XXX 1.9 mg、XXX 2.0 mg；以 XXX 计每1 mL 含总酸为13.8 mg。

（6）组分：AAA-1、AAA-2、AAA-3，辅料为 XXX 80。

（7）性状：淡黄棕色至红棕色的澄明液体。

（8）提供单位：XXX 药业股份有限公司。

（9）规格：10 mL/支（生药2.6 g/mL）。

（10）有效期：至2019年12月。

（11）保存条件：避光保存，置阴凉处。

（12）配制方法：用0.9%氯化钠注射液配制。

（三）溶媒

（1）名称：氯化钠注射液（生理盐水）。

（2）批号：K17093304。

（3）组分：本品活性成分为氯化钠，辅料为稀盐酸和注射用水。

（4）提供单位：XXX 制药有限公司。

（5）规格：500 mL∶4.5 g。

（6）有效期：至2020年08月。

（7）保存条件：密闭保存。

（四）动物资料

（1）种：大鼠。

（2）系：SD。

（3）性别和数量：80只，雌雄各半。

（4）年龄：接收时即将离乳，雄性为出生第19天（PND$_{19}$），购进后检疫并适应性饲养2天，雌性为出生第18天（PND$_{18}$），购进后检疫并适应性饲养3天，注射时幼鼠年龄均为 PND$_{21}$。

（5）体重范围：接收时，雄性37.1～45.3 g，雌性33.1～43.0 g。

（6）来源：XXX 实验动物技术有限公司。

（7）等级：SPF 级。

（8）合格证号及发证单位：实验动物质量合格证序号0010829和0012062；实验动物生产许可证号 SCXK（X）2018-0006，XXX 科学技术委员颁发；实验动物使用许可证号 SYXK（X）2018-0017，XXX 科学技术委员会颁发。

（9）动物接收日期：2018-XX-XX、2018-XX-XX（自主活动）和2018-XX-XX（行为）。

（10）实验系统选择说明：SD 大鼠是毒理学研究中公认的标准动物之一。根据国家食品药品监督管理总局制定的《药物安全药理学研究技术指导原则》（2014年5月）和《儿科用药非临床安全性研究技术指导原则（征求意见稿）》（2017年3月）使用该种动物。委托方同意使用该种动物。

（11）实验动物识别方法：动物到达后，按要求接收，按机构统一的动物编号方法采用苦味酸标记法进行编号，为每只动物指定一个单一的研究动物号。原始资料中使用研究动物号来识别。

（12）饲料、垫料及饮用水：饲料为 XXX 科技有限公司生产的繁殖鼠料，批号为20181004、20181101和20181204；本中心每年度抽检饲料一次，委托 XXX 饲料质量监督检验站检测，依据相应的 GB 和 GB/T，检验粗蛋白质、粗脂肪、粗纤维、水分、钙、总磷含量，以及细菌总数、大肠菌群、黄曲霉素 B$_1$、砷、铅、镉和汞等，质量均合格。木屑垫料由 XXX 实验用品供应站提供，经高温高压消毒；饮用水为高温高压灭菌生活饮用水，每年度检测一次，委托 XXX 疾病预防控制中心检测，参照生活饮用水卫生标准，检测浑浊度、菌落总数、游离余氯和总大肠菌群等，所检项目均符合评价依据的要求。

（13）饲养条件和环境：动物在 XXX SPF 级动物房内饲养，饲养于400 mm×350 mm×200 mm 塑料笼内。每笼饲养同性动物不多于5只，自由饮水、摄食，室温20.3～25.8℃，相对湿度基本为36.8%～67%，光照12 h，黑暗12 h，换气12次/h，全新风。

（14）试验期间动物管理和使用遵循美国 National Academy Press 出版的 *Guide for the Care and Use of Laboratory Animals*（2011年）及国家科学技术委员会2017年修订的《实验动物管理条例》。本试验所涉及的动物管理、使用和相关操作均经过 XXX 实验动物管理和使用委员会（IACUC）批准，批准号为IACUC-2018XXXX-01（自主活动）和IACUC-2018XXXX-01（行为）。

（五）分组和剂量设置

1. 分组方法·设溶媒对照组（给予0.9%氯化钠注射液）及儿科用中药注射液AAA低、中和高剂量组，共4组；每组10只动物，雌雄各半，自主活动试验的动物在试验前根据动物自主活动次数基础值随机分组；行为试验动物试验前根据动物体重随机分组。

2. 剂量设置依据

（1）受试物临床适应证：清热、疏风、解毒。用于外感风热所致感冒、咳嗽，症见高热、微恶风寒、头痛身痛、咳嗽和痰黄；上呼吸道感染、急性支气管炎见上述证候者。

（2）受试物临床注射途径：静脉滴注。

（3）委托方提供的临床使用方案

1）成人剂量：一次20 mL，以5%葡萄糖注射液或0.9%氯化钠注射液250 mL稀释后使用，滴速为30～60滴/min，每天1次。上呼吸道感染患者疗程为3天，急性气管-支气管炎患者疗程为5天；或遵医嘱。

2）儿童剂量：① 3～5岁，最高剂量不超过10 mL，以5%葡萄糖注射液或0.9%氯化钠注射液50～100 mL稀释后静脉滴注，滴速为30～40滴/min，每天1次；② 6～10岁，每次10 mL，以5%葡萄糖注射液或0.9%氯化钠注射液100～200 mL稀释后静脉滴注，滴速为30～60滴/min，每天1次；③ 11～13岁，每次15 mL，以5%葡萄糖注射液或0.9%氯化钠注射液200～250 mL稀释后静脉滴注，滴速为30～60滴/min，每天1次；④ 14～17岁，每次20 mL，以5%葡萄糖注射液或0.9%氯化钠注射液250 mL稀释后静脉滴注，滴速为30～60滴/min，每天1次；或遵医嘱。

3）Ⅳ期临床试验：研究普通人群和儿童使用中药注射液AAA的安全性和有效性，注射方法为静脉滴注。儿童剂量：3～5岁，按体重0.5～0.8 mL/kg，每天最高剂量不超过10 mL。

（4）剂量选择依据：① 根据文献，大鼠缓慢静脉注射可能给予的最大体积为20 mL/kg；② 根据文献，2岁儿童平均体重为12.2～12.9 kg，故平均体重取中间值约12.5 kg计算；③ 根据上述受试物的儿童临床剂量，2岁儿童临床使用剂量按照0.5 mL/kg计算，每人6.25 mL，以生药含

量计算剂量为每人每天16.25 g（2岁儿童，每人6.25 mL×2.6 g/mL=16.25 g）；④ 2岁儿童临床剂量为每天原液0.5 mL/kg，相当于每天生药1.3 g/kg，折算成大鼠等效剂量为生药7.8 g/kg。

（5）动物年龄选择依据：根据文献，刚离乳（PDN$_{21}$）大鼠，相当于人的年龄为2岁左右；本试验采用PND$_{21}$幼龄大鼠开展单次注射毒性试验，相当于人的年龄2岁左右。

（6）委托单位提供的前期药效学资料

1）解热实验：分别采用2,4-二硝基苯酚和大肠埃希菌观察中药注射液AAA的解热作用。生药2.54 g/kg、5.08 g/kg和10.15 g/kg对2,4-二硝基苯酚引起的发热均具有明显的解热作用；生药2.34 g/kg、4.68 g/kg和9.76 g/kg对大肠埃希菌引起大鼠发热均具有明显的解热作用；解热作用的大鼠起效剂量为生药2.34 g/kg。

2）抗炎实验：采用大鼠足跖肿胀试验来观察中药注射液AAA的抗炎消肿作用；中药注射液AAA生药10.15 g/kg、5.08 g/kg和2.54 g/kg三个剂量，于致炎前每天静脉注射一次，连续5天；结果显示，生药10.15 g/kg和5.08 g/kg均能明显减轻肿胀度（$P < 0.05$）；中药注射液AAA抗炎作用的大鼠起效剂量为生药5.08 g/kg。

（7）委托单位提供的大鼠体内药代动力学实验资料：注射中药注射液AAA后，药物主要成分XXX和XXX在体内的动力学过程均可用三室模型来描述。5.02 g/kg、10.04 g/kg、16 g/kg三个剂量下的XXX体内半衰期（$t_{1/2}$）分别为1.249 h、1.571 h、0.906 h，表观容积（V_1）分别为0.038 L/kg、0.038 L/kg、0.041 L/kg，血药浓度-时间曲线下面积［AUC$_{(0-\infty)}$］分别为35.923 mg/（L·h）、115.416 mg/（L·h）、225.288 mg/（L·h）；XXX体内半衰期（$t_{1/2}$）分别为0.7 h、1.206 h、0.872 h，表观容积（V_1）分别为0.026 L/kg、0.022 L/kg、0.026 L/kg，AUC$_{(0-\infty)}$分别为48.293 mg/（L·h）、116.323 mg/（L·h）、252.62 mg/（L·h）。分别将XXX和XXX在大鼠体内的AUC$_{(0-\infty)}$与药物剂量做回归分析，得出其相关系数（r^2）分别为0.995和0.971 7。提示中药注射液AAA进入体内后，其主要成分XXX、XXX具有线性动力学特征。

（8）本中心单次注射毒性结果：刚离乳（PND$_{21}$）SD大鼠24 h内3次给予儿科用中药注射液AAA，最大耐受量（MTD）≥原液60.0 mL/kg，相当于生

药156 g/kg，为等效剂量的20倍，为临床剂量的120倍。

（9）根据《药物安全药理学研究技术指导原则》要求：一般情况下，安全药理学试验应设计3个剂量，产生不良反应的剂量应与动物产生主要药效学的剂量或临床拟用的有效剂量进行比较。由于不同种属的动物对药效学反应的敏感性存在种属差异，因此安全药理学试验的剂量应包括或超过主要药效学的有效剂量或治疗范围。如果安全药理学研究中缺乏不良反应的结果，试验的最高剂量应设定为相似注射途径和注射时间的其他毒理试验中产生毒性反应的剂量。

（10）综上，设置本试验高剂量为原液20.0 mL/kg（即生药52.0 g/kg），中剂量取中间数值10.0 mL/kg（即生药26.0 g/kg），低剂量为5.0 mL/kg（即生药13.0 g/kg），分别相当于大鼠等效剂量的6.67、3.33和1.67倍。

3. 剂距·2倍。

4. 剂量·具体见表9-1-1。

表 9-1-1　儿科用中药注射液 AAA 离乳前 SD 大鼠静脉注射一般药理学试验剂量分组

组　别	剂量（原液 mL/kg）	剂量（生药 g/kg）	等效剂量倍数	临床剂量倍数	药效学剂量倍数	动物数（只）♀	动物数（只）♂
溶媒对照组	–	–	–	–	–	5	5
低剂量组	5.0	13.0	1.67	10	5.56	5	5
中剂量组	10.0	26.0	3.33	20	11.11	5	5
高剂量组	20.0	52.0	6.67	40	22.22	5	5

注：受试物临床儿童推荐用量为每天生药1.3 g/kg，折算成大鼠剂量为生药7.8 g/kg，表中"等效剂量倍数"以大鼠折算剂量生药7.8 g/kg计算，"临床剂量倍数"以生药1.3 g/kg计算；受试物大鼠药效学起效剂量为生药2.34 g/kg，表中"药效学剂量倍数"以生药2.34 g/kg计算；自主活动和行为试验动物均为每组10只，雌雄各5只，两部分试验动物数合计80只

（六）给药方法

（1）给药频率：单次给药。

（2）给药途径：静脉注射。

（3）给药量：20 mL/kg。

（4）给药速度：1.5～3.0 mL/min。

（5）给药时间：08:05～12:30。

（6）给药期限：1天。

（7）给予受试物的途径说明：与临床使用途径相同。

（8）受试物和对照品配制方法

1）受试物到达后，检测受试物原料药的含量；因受试物需要稀释，首次注射时，检测受试物介质混合浓度。

2）按受试物配制要求，在超净工作台内无菌配制受试物，如果受试物需要稀释，用生理盐水稀释至所需浓度；现用现配。具体配制方法见表9-1-2。

（9）受试物的给予方法：按大鼠尾静脉注射给药方法进行操作。

（七）实验方法和观察指标

1. 主要检测仪器·XXX电子天平、XXX-1A多功能小鼠自主活动记录仪、XXX-31A大小鼠转棒测试仪和XXX手持式耳温枪。

表 9-1-2　儿科用中药注射液 AAA 刚离乳 SD 大鼠静脉注射一般药理学试验受试物配制方法

分　组	剂量（原液 mL/kg）	剂量（生药 g/kg）	受试物量（mL）	溶液量（mL）	目标浓度（原液 mL/mL）
溶媒对照组	–	–	–	–	–
低剂量组	5.0	13.0	5.0	20	0.25
中剂量组	10.0	26.0	10.0	20	0.50
高剂量组	20.0	52.0	20.0	20	1.00

注：各组别配制的总药量可随动物体重和数量的变动而相应改变，此表表示的是第一次配制时的配制方法

2. 实验方法

（1）动物检疫：刚购入的动物分别为PND_{18}和PND_{19}，饲料高温高压灭菌后用水泡软压碎，饲喂至完全离乳（PND_{21}）；本试验采用刚离乳（PND_{21}）大鼠给药，接收后根据实验动物检疫管理规定检疫，检疫时间为2天；检疫期同时进行适应性饲养观察，每天至少观察1次动物的一般状况。

（2）受试物检测：给药前检测受试物的含量和稳定性，给药当天检测受试物-溶媒介质混合浓度。

（3）分组：检疫结束后，将80只动物随机分为两部分，每部分40只，一部分进入自主活动试验，一部分进入行为试验。自主活动试验按啮齿类动物安全药理试验指标选择和评价方法，检测所有动物自主活动次数，选择符合实验要求的动物，按自主活动次数基础值随机分为4组；行为试验按体重随机分为4组。

（4）检测：给药后在不同时间点检测动物的自主活动和各项行为活动并进行评分。

（5）动物麻醉和处死：检测结束后对大鼠进行二氧化碳安乐死。

3. 观察指标

（1）一般状况：仔鼠外观、摄食和饮水等大体情况。

（2）自主活动次数：仔鼠注射前、注射后即刻（1 min内）、15 min、30 min、1 h、2 h、4 h和24 h时5 min内的自主活动次数。

（3）行为指标：笼内观察（进食、饮水和睡眠）、活动度（动物绕笼运动和理毛行为）、兴奋性（竖毛）、姿势（抽搐）、临床体征（排尿和排便）、反射和神经肌肉功能（翻正反射和身体张力）、感觉反应（惊恐反应和瞳孔反应）、平衡协调能力和体温，评分标准详见表9-1-3。

（八）统计分析

按安全性药理试验数据统计处理方法，使用SPSS软件进行统计分析。自主活动次数、体温数据和转棒仪停留时间以$\bar{X}\pm SD$形式表示，组内前后比较时用重

表 9-1-3　儿科用中药注射液 AAA 刚离乳大鼠静脉注射安全药理学试验（行为）操作方法及评分标准

观察指标	操作方法	评　分　标　准
进食、饮水、睡眠、动物绕笼运动		0分：没有发现；1分：发现
理毛行为		0分：在检测的1 min内，未见理毛行为；2分：偶尔理毛；4分：过多和持续的理毛
竖毛	笼内观察	0分：未发现；2分：中度的局部竖立的毛发不超过45°；4分：明显的完全的竖立的毛发超过45°
抽搐		0分：未见抽搐；1分：1 min内1次抽搐；2分：1 min内2～5次抽搐；3分：1 min内6～10次抽搐；4分：1 min内10次以上抽搐
排尿		0分：未见尿液痕迹；2分：1处尿液痕迹；4分：2～3处尿液痕迹；6分：4～5处尿液痕迹；8分：5处以上尿液痕迹
排便		0分：未见粪粒；2分：1个粪粒；4分：2～3个粪粒；6分：4～5个粪粒；8分：5个粪粒以上
翻正反射	轻轻将动物仰卧	0分：没有恢复到正常姿势；2分：5 s内恢复到正常姿势；4分：6～10 s内恢复到正常姿势；6分：11～20 s内恢复到正常姿势；8分：21～30 s内恢复到正常姿势
身体张力	轻柔地垂直抓取动物，按压侧腹部	0分：完全松弛，未回复到正常位置；2分：身体张力降低，缓慢回复到正常位置；4分：正常的身体张力，快速恢复到正常位置；6分：增强的身体张力，强阻力；8分：明显增强的身体张力，腹部僵硬
惊恐反应	手掌快拍，观察动物反应	0分：没有惊恐反应；2分：延迟的反应，没有猛动；4分：正常反应，没有猛动；6分：中度的惊恐反应（逃跑反应），没有或者出现猛动；8分：明显的惊恐反应，并有很明显的猛动
瞳孔反应	手持动物慢慢靠近光源	0分：没有直接光源刺激瞳孔明显缩小；4分：正常瞳孔大小；6分：中度瞳孔散大但在光源试验中有反应（收缩）；8分：明显的瞳孔散大，在光源试验中没有反应（未见收缩）
体温	手持式耳温枪快速测量	具体数值
平衡协调能力	转棒测试仪测量	动物在杆上的停留时间（测试时限3 min）

复测量的方差分析，如需组内两两比较，则采用配对 T 检验；组间比较时采用单因素方差分析或非参数检验；阳性数以频数形式表示，组间比较时用 χ^2 检验。对检测结果为 0 分（未发现）和 1 分（发现）的观察指标，采用非参数统计方法；对评分标准的分级指标，采用非参数秩和检验。

（九）结果

1. 受试物检测

（1）原料药检测：试验开始前，进行受试物原料药测定，测定结果含量以 XXX 计为 10.5 mg/mL（委托方提供本品 1 mL 含 XXX 10.2 mg），符合 SOP 要求。

（2）稳定性检测：试验开始前，进行受试物稳定性检测，室温放置 4 h 后，0.25 mL/mL 和 0.50 mL/mL 受试物浓度的稳定性分为 100.04% 和 100.00%，符合要求。

（3）受试物配制后浓度检测：注射当天 0.25 mL/mL 和 0.50 mL/mL 受试物浓度误差分别为 -6.14% 和 -6.24%，符合 SOP 要求。

2. 一般状况·自主活动：高剂量组雄性 003#、009#、018#，雌性 021#、026#、033# 注射后俯卧，约 0.5 h 恢复正常；溶媒对照、低剂量和中剂量组动物未见明显异常。

3. 自主活动次数

（1）组间比较：即相同时间点各剂量组与溶媒对照组比较，各剂量组之间均未见明显变化（表 9-1-4、表 9-1-5、图 9-1-1、图 9-1-2）。

（2）雄鼠组内比较：即雄鼠各剂量组与注射前自身比较。① 溶媒对照组及低、中和高剂量组注射后 5 min 内自主活动次数分别在 26.2 ～ 46.0 次、31.6 ～ 47.4 次、30.4 ～ 42.4 次和 15.4 ～ 59.4 次之间波动；② 注射 1 min 后，高剂量组自主活动次数降低（$P < 0.05$）；③ 注射 30 min 后，高剂量组自主活动次数降低（$P < 0.05$）；④ 注射 1 h 后，溶媒对照、低剂量和高剂量组自主活动次数降低（$P < 0.05$ 或 $P < 0.01$）；⑤ 注射 2 h 后，高剂量组自主活动次数降低（$P < 0.05$）；⑥ 注射 4 h 后，雄性溶媒对照组和低剂量组自主活动次数降低（$P < 0.05$）；⑦ 注射 24 h 后，各组未见统计学差异（$P > 0.05$）。

（3）雌鼠组内比较：即雌鼠各剂量组与注射前自身比较。① 溶媒对照组及低、中和高剂量组注射后 5 min 内自主活动次数分别在 18.0 ～ 47.4 次、19.0 ～ 58.8 次、16.6 ～ 55.6 次和 14.4 ～ 49.2 次之间波动；② 注射 1 min 后，中、高剂量组自主活动次数降低（$P < 0.05$ 或 $P < 0.01$）；③ 注射 15 min 后，溶媒对照、低剂量和高剂量组自主活动次数降低

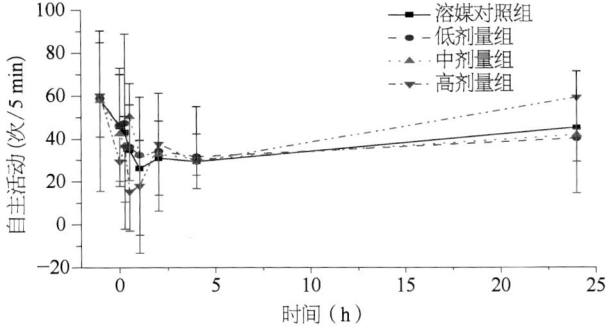

图9-1-1　儿科用中药注射液 AAA 静脉注射对雄性刚离乳 SD 大鼠自主活动的影响（$\bar{X} \pm$ SD）

表 9-1-4　儿科用中药注射液 AAA 静脉注射对雄性刚离乳 SD 大鼠自主活动的影响（$\bar{X} \pm$ SD）

时　间	动物数（只）	自主活动（次 /5 min）			
		溶媒对照组	低剂量组	中剂量组	高剂量组
注射前	5	58.6 ± 31.9	59.0 ± 25.9	57.8 ± 42.2	60.2 ± 19.2
1 min	5	46.0 ± 24.1	46.4 ± 26.6	42.4 ± 22.1	29.4 ± 11.6*
15 min	5	43.2 ± 7.3	47.4 ± 41.5	36.8 ± 26.2	36.2 ± 38.2
30 min	5	34.8 ± 21.2	36.2 ± 29.6	50.4 ± 29.8	15.4 ± 18.4*
1 h	5	26.2 ± 13.3*	32.4 ± 27.1*	32.6 ± 45.8	18.0 ± 22.8**
2 h	5	31.0 ± 17.4	34.2 ± 27.2	32.8 ± 26.4	37.6 ± 23.9*
4 h	5	29.4 ± 25.6*	31.6 ± 10.8*	30.4 ± 7.4	29.4 ± 12.7
24 h	5	45.4 ± 26.2	40.2 ± 4.4	41.8 ± 27.1	59.4 ± 30.0

注：与注射前自身比较，*$P < 0.05$，**$P < 0.01$

表 9-1-5　儿科用中药注射液 AAA 静脉注射对雌性刚离乳 SD 大鼠自主活动的影响（$\bar{X}$ ± SD）

时间	动物数（只）	自主活动（次/5 min）			
		溶媒对照组	低剂量组	中剂量组	高剂量组
注射前	5	61.6 ± 10.8	61.0 ± 20.8	62.0 ± 11.0	61.6 ± 11.8
1 min	5	44.4 ± 29.0	58.8 ± 34.4	38.2 ± 12.6*	45.4 ± 14.6**
15 min	5	30.4 ± 13.4**	25.0 ± 17.5*	39.8 ± 26.2	15.8 ± 13.4**
30 min	5	35.0 ± 13.2*	27.0 ± 9.1*	35.6 ± 20.1	14.4 ± 20.1*
1 h	5	18.0 ± 5.2**	19.0 ± 3.9*	16.6 ± 3.1**	17.8 ± 24.9*
2 h	5	24.2 ± 9.7**	30.2 ± 8.9	28.6 ± 28.7	23.6 ± 9.9**
4 h	5	36.2 ± 27.1	30.0 ± 13.9*	44.0 ± 21.1	33.0 ± 20.4
24 h	5	47.4 ± 24.9	58.4 ± 14.0	55.6 ± 12.6	49.2 ± 10.3

注：与注射前自身比较，*$P < 0.05$，**$P < 0.01$

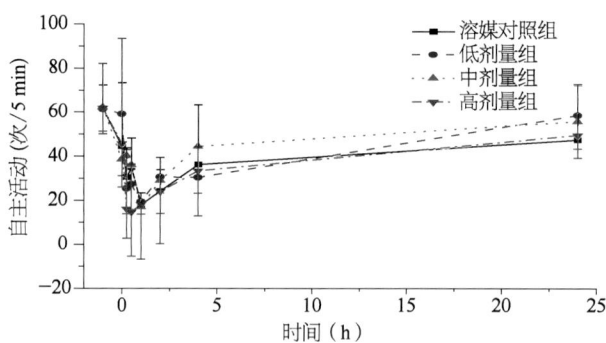

图 9-1-2　儿科用中药注射液 AAA 静脉注射对雌性刚离乳 SD 大鼠自主活动的影响（$\bar{X}$ ± SD）

（$P < 0.05$ 或 $P < 0.01$）；④ 注射 30 min 后，溶媒对照组、低剂量组和高剂量组自主活动次数降低（$P < 0.05$）；⑤ 注射 1 h 后，各组别自主活动次数均降低（$P < 0.05$ 或 $P < 0.01$）；⑥ 注射 2 h 后，溶媒对照组和高剂量组自主活动次数降低（$P < 0.01$）；⑦ 注射 24 h 后，各组未见统计学差异（$P > 0.05$）。

4. 笼旁观察

（1）注射前，笼旁观察动物进食、饮水和睡眠情况，与溶媒对照组相比，刚离乳雌雄大鼠均未见统计学差异（$P > 0.05$）（表 9-1-6、表 9-1-7）。

表 9-1-6　儿科用中药注射液 AAA 静脉注射对雄性刚离乳 SD 大鼠行为的影响（注射前）

检测指标	动物数（只/组）	评分（分）	溶媒对照组	低剂量组	中剂量组	高剂量组
进食	5	0	5只	5只	5只	5只
		1	0	0	0	0
饮水	5	0	5只	5只	5只	5只
		1	0	0	0	0
睡眠	5	0	5只	5只	5只	5只
		1	0	0	0	0
绕笼运动	5	0	5只	5只	5只	5只
		1	0	0	0	0
抽搐	5	0	5只	5只	5只	5只
		平均分	0.0	0.0	0.0	0.0
竖毛	5	0	5只	5只	5只	5只
		平均分	0.0	0.0	0.0	0.0

（续表）

检测指标	动物数（只/组）	评分（分）	溶媒对照组	低剂量组	中剂量组	高剂量组
理毛行为	5	0	5只	5只	5只	5只
		2	0	0	0	0
		平均分	0.0	0.0	0.0	0.0
排尿	5	0	5只	5只	5只	5只
		2	0	0	0	0
		4	0	0	0	0
		6	0	0	0	0
		8	0	0	0	0
		平均分	0.0	0.0	0.0	0.0
排便	5	0	5只	5只	5只	5只
		2	0	0	0	0
		4	0	0	0	0
		6	0	0	0	0
		8	0	0	0	0
		平均分	0.0	0.0	0.0	0.0
翻正反射	5	2	5只	5只	5只	5只
		平均分	2.0	2.0	2.0	2.0
惊恐反应	5	4	5只	5只	5只	5只
		平均分	5.0	5.0	5.0	5.0
身体张力	5	4	5只	5只	5只	5只
		平均分	5.0	5.0	5.0	5.0
瞳孔反射	5	4	5只	5只	5只	5只
		平均分	5.0	5.0	5.0	5.0

表 9-1-7　儿科用中药注射液 AAA 静脉注射对雌性刚离乳 SD 大鼠行为的影响（注射前）

检测指标	动物数（只/组）	评分（分）	溶媒对照组	低剂量组	中剂量组	高剂量组
进食	5	0	5只	5只	5只	5只
		1	0	0	0	0
饮水	5	0	5只	5只	5只	5只
		1	0	0	0	0
睡眠	5	0	5只	5只	5只	5只
		1	0	0	0	0
绕笼运动	5	0	5只	5只	5只	5只
		1	0	0	0	0

（续表）

检测指标	动物数（只/组）	评分（分）	溶媒对照组	低剂量组	中剂量组	高剂量组
抽搐	5	0	5只	5只	5只	5只
		平均分	0.0	0.0	0.0	0.0
竖毛	5	0	5只	5只	5只	5只
		平均分	0.0	0.0	0.0	0.0
理毛行为	5	0	5只	5只	5只	5只
		2	0	0	0	0
		平均分	0.0	0.0	0.0	0.0
排尿	5	0	5只	5只	5只	5只
		2	0	0	0	0
		4	0	0	0	0
		6	0	0	0	0
		8	0	0	0	0
		平均分	0.0	0.0	0.0	0.0
排便	5	0	5只	5只	5只	5只
		2	0	0	0	0
		4	0	0	0	0
		6	0	0	0	0
		8	0	0	0	0
		平均分	0.0	0.0	0.0	0.0
翻正反射	5	2	5只	5只	5只	5只
		平均分	2.0	2.0	2.0	2.0
惊恐反应	5	4	5只	5只	5只	5只
		平均分	4.0	4.0	4.0	4.0
身体张力	5	4	5只	5只	5只	5只
		平均分	4.0	4.0	4.0	4.0
瞳孔反射	5	4	5只	5只	5只	5只
		平均分	4.0	4.0	4.0	4.0

（2）进食

1）注射30 min后：① 雄鼠：在检测时间点发现中剂量组1只动物（1/5）、高剂量组1只动物（1/5）进食，与溶媒对照组（0/5）相比，未见明显差异（$P > 0.05$）；② 雌鼠：与溶媒对照组相比，进食情况未见统计学差异（$P > 0.05$）。

2）注射1 h后：① 雄鼠：在检测时间点发现低剂量组1只动物（1/5）进食，与溶媒对照组（1/5）相比，未见统计学差异（$P > 0.05$）；② 雌鼠：在检测时间点发现高剂量组1只动物（1/5）进食，与溶媒对照组（0/5）相比，未见统计学差异（$P > 0.05$）。

3）注射2 h后：① 雄鼠：在检测时间点发现溶媒对照组1只动物（1/5）进食，其余组别未见进食；② 雌鼠：在检测时间点发现低剂量组3只动物

（3/5）、中剂量组1只动物（1/5）、高剂量组2只动物（2/5）进食，与溶媒对照组（2/5）相比，未见统计学差异（$P > 0.05$）。

4）注射4 h后：① 雄鼠：与溶媒对照组相比，进食情况未见统计学差异（$P > 0.05$）；② 雌鼠：在检测时间点发现低剂量组1只动物（1/5）进食，与溶媒对照组（0/5）相比，未见统计学差异（$P > 0.05$）。

5）其余时间点：注射1 min、15 min和24 h观察，溶媒对照组和各剂量组雌雄大鼠均未发现进食情况。

（3）饮水

1）注射1 min后：① 雄鼠：与溶媒对照组相比，饮水动物数量未见统计学差异（$P > 0.05$）；② 雌鼠：在检测时间点发现高剂量组1只动物（1/5）饮水，与溶媒对照组（0/5）相比，未见统计学差异（$P > 0.05$）。

2）注射15 min后：① 雄鼠：在检测时间点发现中剂量组1只动物（1/5）、高剂量组3只动物（3/5）饮水，与溶媒对照组相比，未见统计学差异（$P > 0.05$）；② 雌鼠：在检测时间点发现高剂量组1只动物（1/5）饮水，与溶媒对照组（0/5）相比未见统计学差异（$P > 0.05$）。

3）注射30 min后：① 雄鼠：在检测时间点发现中剂量组1只（1/5）、高剂量组3只动物（3/5）饮水，与溶媒对照组（1/5）相比，未见统计学差异（$P > 0.05$）；② 雌鼠：在检测时间点发现低剂量组1只（1/5）、中剂量组1只动物（1/5）、高剂量组4只动物（4/5）饮水，与溶媒对照组（1/5）相比，未见统计学差异（$P > 0.05$）。

4）注射1 h后：① 雄鼠：与溶媒对照组相比，饮水动物数量未见统计学差异（$P > 0.05$）；② 雌鼠：在检测时间点发现低剂量组1只（1/5）、中剂量组1只动物（1/5）饮水，与溶媒对照组（1/5）相比，未见统计学差异（$P > 0.05$）。

5）其余时间点：注射2 h、4 h和24 h观察，溶媒对照组和各剂量组雌雄大鼠均未发现饮水现象。

（4）睡眠

1）注射15 min后：① 雄鼠：与溶媒对照组相比，睡眠动物数量未见统计学差异（$P > 0.05$）；② 雌鼠：在检测时间点发现中剂量组1只（1/5）睡眠，与溶媒对照组（0/5）相比，未见统计学差异（$P > 0.05$）。

2）注射2 h后：① 雄鼠：在检测时间点发现低剂量组2只（2/5）、中剂量组1只（1/5）和高剂量组1只动物（1/5）睡眠，与溶媒对照组（2/5）相比，未见统计学差异（$P > 0.05$）；② 雌鼠：与溶媒对照组相比，睡眠动物数量未见统计学差异（$P > 0.05$）。

3）注射4 h后：① 雄鼠：在检测时间点发现高剂量组1只动物（1/5）睡眠，与溶媒对照组（0/5）相比，未见统计学差异（$P > 0.05$）；② 雌鼠：与溶媒对照组相比，睡眠动物数量未见统计学差异（$P > 0.05$）。

4）其余时间点：注射1 min、30 min、1 h和24 h后，溶媒对照组和各剂量组雌雄大鼠均未发现睡眠现象。

5. 活动度

（1）绕笼运动：注射后1 min至24 h时，低、中和高剂量组雌雄动物未发现绕笼运动现象，与溶媒对照组相比，未见统计学差异（$P > 0.05$）。

（2）理毛行为

1）注射15 min后：① 雄鼠：在检测时间点发现高剂量组2只动物（2/5）1 min内偶尔理毛，与溶媒对照组（0/5）相比，未见统计学差异（$P > 0.05$）；② 雌鼠：与溶媒对照组相比，未见统计学差异（$P > 0.05$）。

2）注射30 min后：① 雄鼠：在检测时间点发现高剂量组1只动物（1/5）1 min内偶尔理毛，与溶媒对照组（0/5）相比，未见统计学差异（$P > 0.05$）；② 雌鼠：与溶媒对照组相比，未见统计学差异（$P > 0.05$）。

3）注射1 h后：① 雄鼠：在检测时间点发现低剂量组1只动物（1/5）、高剂量组2只动物（2/5）1 min内偶尔理毛，与溶媒对照组（0/5）相比，未见统计学差异（$P > 0.05$）；② 雌鼠：与溶媒对照组相比，未见统计学差异（$P > 0.05$）。

4）其余时间点：注射1 min、2 h、4 h和24 h后，溶媒对照组和各剂量组雌雄大鼠均未发现理毛行为。

6. 姿势·注射后1 min至24 h时，低、中和高剂量组雌雄动物未发现抽搐体征，与溶媒对照组相比，未见统计学差异（$P > 0.05$）。

7. 兴奋性·注射后1 min至24 h时，低、中和高剂量组雌雄动物未发现竖毛现象，与溶媒对照组相比，未见统计学差异（$P > 0.05$）。

8. 临床体征·注射后1 min至24 h各观察时间点，低、中和高剂量组雌雄动物正常排尿和排便，未发现有异常尿液痕迹及排便情况，与溶媒对照组相比，未见统计学差异（$P > 0.05$）。

9. 反射和神经肌肉功能·注射后 1 min 至 24 h，低、中和高剂量组雌雄动物翻正反射和身体张力均正常，指标得分与溶媒对照组相比未见统计学差异（$P > 0.05$）。

10. 感觉反应·注射后 1 min 至 24 h，低、中和高剂量组雌雄动物惊恐反应和瞳孔反应均正常，指标得分与溶媒对照组相比未见统计学差异（$P > 0.05$）。

由于篇幅所限，仅保留给药后 1 min 动物数据供参考（表 9-1-8、表 9-1-9）。

表 9-1-8　儿科用中药注射液 AAA 静脉注射对雄性刚离乳 SD 大鼠行为的影响（1 min）

检测指标	动物数（只/组）	评分（分）	溶媒对照组	低剂量组	中剂量组	高剂量组
进食	5	0	5只	5只	5只	5只
		1	0	0	0	0
饮水	5	0	5只	5只	5只	5只
		1	0	0	0	0
睡眠	5	0	5只	5只	5只	5只
		1	0	0	0	0
绕笼运动	5	0	5只	5只	5只	5只
		1	0	0	0	0
抽搐	5	0	5只	5只	5只	5只
		平均分	0.0	0.0	0.0	0.0
竖毛	5	0	5只	5只	5只	5只
		平均分	0.0	0.0	0.0	0.0
理毛行为	5	0	5只	5只	5只	5只
		2	0	0	0	0
		平均分	0.0	0.0	0.0	0.0
排尿	5	0	5只	5只	5只	5只
		2	0	0	0	0
		4	0	0	0	0
		6	0	0	0	0
		8	0	0	0	0
		平均分	0.0	0.0	0.0	0.0
排便	5	0	4只	5只	4只	4只
		2	1	0	0	1
		4	0	0	1	0
		6	0	0	0	0
		8	0	0	0	0
		平均分	0.4	0.0	0.8	0.4
翻正反射	5	2	5只	5只	5只	5只
		平均分	2.0	2.0	2.0	2.0

（续表）

检测指标	动物数（只/组）	评分（分）	溶媒对照组	低剂量组	中剂量组	高剂量组
惊恐反应	5	4	5只	5只	5只	5只
		平均分	4.0	4.0	4.0	4.0
身体张力	5	4	5只	5只	5只	5只
		平均分	4.0	4.0	4.0	4.0
瞳孔反射	5	4	5只	5只	5只	5只
		平均分	4.0	4.0	4.0	4.0

表 9-1-9　儿科用中药注射液 AAA 静脉注射对雌性刚离乳 SD 大鼠行为的影响（1 min）

检测指标	动物数（只/组）	评分（分）	溶媒对照组	低剂量组	中剂量组	高剂量组
进食	5	0	5只	5只	5只	5只
		1	0	0	0	0
饮水	5	0	5只	5只	5只	4只
		1	0	0	0	1
睡眠	5	0	5只	5只	5只	5只
		1	0	0	0	0
绕笼运动	5	0	5只	5只	5只	5只
		1	0	0	0	0
抽搐	5	0	5只	5只	5只	5只
		平均分	0.0	0.0	0.0	0.0
竖毛	5	0	5只	5只	5只	5只
		平均分	0.0	0.0	0.0	0.0
理毛行为	5	0	5只	5只	5只	5只
		2	0	0	0	0
		平均分	0.0	0.0	0.0	0.0
排尿	5	0	4只	5只	3只	5只
		2	1只	0	2只	0
		4	0	0	0	0
		6	0	0	0	0
		8	0	0	0	0
		平均分	0.4	0.0	0.8	0.0
排便	5	0	2只	2只	2只	2只
		2	1只	2只	3只	2只
		4	2只	1只	0	1只
		6	0	0	0	0

检测指标	动物数（只/组）	评分（分）	溶媒对照组	低剂量组	中剂量组	高剂量组
排便	5	8	0	0	0	0
		平均分	2.0	1.6	1.2	1.6
翻正反射	5	2	5只	5只	5只	5只
		平均分	2.0	2.0	2.0	2.0
惊恐反应	5	4	5只	5只	5只	5只
		平均分	5.0	5.0	5.0	5.0
身体张力	5	4	5只	5只	5只	5只
		平均分	5.0	5.0	5.0	5.0
瞳孔反射	5	4	5只	5只	5只	5只
		平均分	5.0	5.0	5.0	5.0

11. 体温

（1）组间比较

1）注射 1 min 后：① 雄鼠：与溶媒对照组（36.6℃ ± 0.3℃）相比，中剂量组（35.9℃ ± 0.2℃）、高剂量组（35.9℃ ± 0.4℃）体温明显降低，具有统计学差异（$P < 0.01$）；② 雌鼠：与溶媒对照组相比，各组未见明显差异（$P > 0.05$）。

2）注射 15 min 后：① 雄鼠：与溶媒对照组（36.5℃ ± 0.5℃）相比，高剂量组（34.9℃ ± 0.6℃）体温明显降低，具有统计学差异（$P < 0.01$）；② 雌鼠：与溶媒对照组（37.0℃ ± 0.4℃）相比，高剂量组（34.7℃ ± 0.5℃）体温明显降低，具有统计学差异（$P < 0.01$）。

3）注射 30 min 后：① 雄鼠：与溶媒对照组（36.9℃ ± 0.3℃）相比，高剂量组（35.4℃ ± 0.5℃）体温明显降低，具有统计学差异（$P < 0.01$）；② 雌鼠：与溶媒对照组（37.0℃ ± 0.6℃）相比，高剂量组（35.5℃ ± 1.0℃）体温明显降低，具有统计学差异（$P < 0.05$）。

4）其余检测时间点，雄鼠和雌鼠体温与溶媒对照组相比，均未见统计学差异（$P > 0.05$）。

（2）组内比较：即各剂量组与注射前自身比较。

1）雄鼠：① 注射 1 min 后，中剂量组体温降低，具有统计学差异（$P < 0.01$）；② 注射 15 min 后，高剂量组体温降低，具有统计学差异（$P < 0.01$）；③ 注射 30 min 后，高剂量组体温降低，具有统计学差异（$P < 0.05$）；④ 注射 1 h 后，中剂量组体温升高，具有统计学差异（$P < 0.05$）；⑤ 注射 4 h 后，溶媒对照、低和中剂量组体温升高，具有统计学差异（$P < 0.05$ 或 $P < 0.01$）；⑥ 其余检测时间点，各剂量组体温与注射前比较，均未见统计学差异（$P > 0.05$）。

2）雌鼠：① 注射 15 min 后，溶媒对照组体温升高（$P < 0.05$），高剂量组体温降低，具有统计学差异（$P < 0.01$）；② 注射 30 min 后，低剂量组体温升高，具有统计学差异（$P < 0.05$）；③ 注射 1 h 后，溶媒对照、低和中剂量组体温升高，具有统计学差异（$P < 0.05$）；④ 注射 2 h 后，低、中剂量组体温升高，具有统计学差异（$P < 0.05$ 或 $P < 0.01$）；⑤ 注射 4 h 后，低、高剂量组体温升高，具有统计学差异（$P < 0.05$ 或 $P < 0.01$）；⑥ 其余检测时间点，各剂量组体温与注射前比较，均未见统计学差异（$P > 0.05$）（表9-1-10、表9-1-11、图9-1-3、图9-1-4）。

12. 平衡协调能力

（1）在棒时间

1）注射 1 min 后：① 雄鼠：与溶媒对照组相比，各组未见统计学差异（$P > 0.05$）；② 雌鼠：与溶媒对照组（180.0 s ± 0.0 s）相比，高剂量组（133.4 s ± 27.7 s）在棒时间降低，具有统计学差异（$P < 0.05$）。

2）其余检测时间点，雄鼠和雌鼠在棒时间和跌落率与溶媒对照组相比，均未见统计学差异（$P > 0.05$）。

（2）跌落率

1）注射 1 min 后：① 雄鼠：与溶媒对照组相比，各组未见统计学差异（$P > 0.05$）；② 雌鼠：与溶媒对照组 0.0%（0/5）相比，高剂量组 100.0%（5/5）的

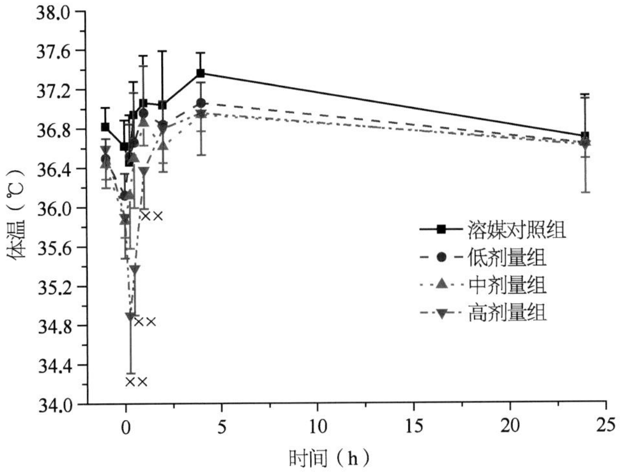

图9-1-3 儿科用中药注射液AAA静脉注射对雄性刚离乳SD大鼠体温的影响$\overline{X}\pm$SD）

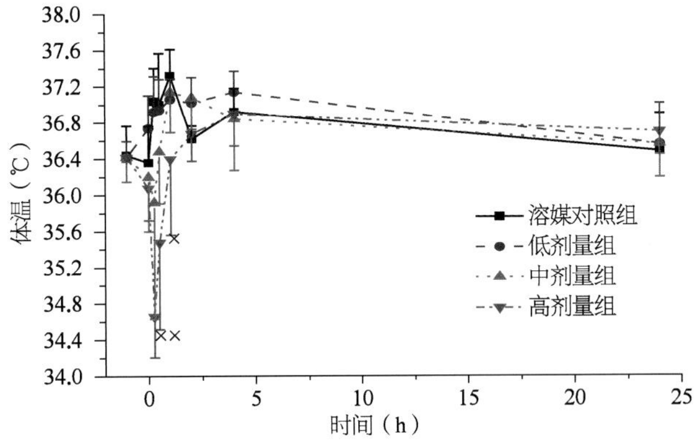

图9-1-4 儿科用中药注射液AAA静脉注射对雌性刚离乳SD大鼠体温的影响（$\overline{X}\pm$SD）

表 9-1-10 儿科用中药注射液 AAA 静脉注射对雄性刚离乳 SD 大鼠体温的影响（$\overline{X}\pm$SD）

检测时间	动物数（只/组）	体温（℃）			
		溶媒对照组	低剂量组	中剂量组	高剂量组
注射前	5	36.8 ± 0.2	36.5 ± 0.2	36.4 ± 0.2	36.6 ± 0.4
1 min	5	36.6 ± 0.3	36.1 ± 0.2	35.9 ± 0.2[**##]	35.9 ± 0.4[**]
15 min	5	36.5 ± 0.5	36.5 ± 0.3	36.1 ± 0.5	34.9 ± 0.6[**##]
30 min	5	36.9 ± 0.3	36.7 ± 0.5	36.5 ± 0.5	35.4 ± 0.5[**#]
1 h	5	37.1 ± 0.5	37.0 ± 0.5	36.9 ± 0.2[#]	36.4 ± 0.4
2 h	5	37.0 ± 0.5	36.8 ± 0.2	36.6 ± 0.2	36.8 ± 0.4
4 h	5	37.4 ± 0.2[#]	37.1 ± 0.2[##]	36.9 ± 0.2[##]	37.0 ± 0.4
24 h	5	36.7 ± 0.4	36.6 ± 0.5	36.6 ± 0.5	36.6 ± 0.1

注：与同期溶媒对照组比较，[*]$P < 0.05$，[**]$P < 0.01$；与注射前自身比较，[#]$P < 0.05$，[##]$P < 0.01$

表 9-1-11 儿科用中药注射液 AAA 静脉注射对雌性刚离乳 SD 大鼠体温的影响（$\overline{X}\pm$SD）

检测时间	动物数（只/组）	体温（℃）			
		溶媒对照组	低剂量组	中剂量组	高剂量组
注射前	5	36.4 ± 0.3	36.4 ± 0.2	36.4 ± 0.3	36.4 ± 0.0
1 min	5	36.4 ± 0.4	36.7 ± 0.4	36.2 ± 0.6	36.1 ± 0.4
15 min	5	37.0 ± 0.4[#]	36.9 ± 0.4	35.9 ± 1.3	34.7 ± 0.5[**##]
30 min	5	37.0 ± 0.6	36.9 ± 0.3[#]	36.5 ± 0.6	35.5 ± 1.0[*]
1 h	5	37.3 ± 0.3[#]	37.1 ± 0.2[#]	37.1 ± 0.4[#]	36.4 ± 0.8
2 h	5	36.6 ± 0.1	37.0 ± 0.3[#]	37.1 ± 0.3[##]	36.7 ± 0.3
4 h	5	36.9 ± 0.3	37.1 ± 0.2[##]	36.8 ± 0.6	36.9 ± 0.4[#]
24 h	5	36.5 ± 0.4	36.6 ± 0.5	36.6 ± 0.4	36.8 ± 0.2

注：与同期溶媒对照组比较，[*]$P < 0.05$，[**]$P < 0.01$；与注射前自身比较，[#]$P < 0.05$，[##]$P < 0.01$

跌落率升高，具有统计学差异（$P < 0.01$）。

2）其余检测时间点，雄鼠和雌鼠在棒时间和跌落率与溶媒对照组相比，均未见统计学差异（$P > 0.05$）（表9-1-12、表9-1-13）。

表 9-1-12　儿科用中药注射液 AAA 静脉注射对雄性刚离乳 SD 大鼠平衡协调能力的影响（$\bar{X} \pm SD$）

检测时间	动物数（只/组）	跌落潜伏期（s）及跌落率（%）			
		溶媒对照组	低剂量组	中剂量组	高剂量组
注射前	5	180.0 ± 0.0 0.0 （0/5）	180.0 ± 0.0 0.0 （0/5）	180.0 ± 0.0 0.0 （0/5）	180.0 ± 0.0 0.0 （0/5）
1 min	5	180.0 ± 0.0 0.0 （0/5）	180.0 ± 0.0 0.0 （0/5）	169.0 ± 24.6 20.0 （1/5）	139.2 ± 63.3 40.0 （2/5）
15 min	5	180.0 ± 0.0 0.0 （0/5）	180.0 ± 0.0 0.0 （0/5）	180.0 ± 0.0 0.0 （0/5）	176.4 ± 8.0 20.0 （1/5）
30 min	5	156.2 ± 53.2 20.0 （1/5）	161.6 ± 41.1 20.0 （1/5）	180.0 ± 0.0 0.0 （0/5）	180.0 ± 0.0 0.0 （0/5）
1 h	5	180.0 ± 0.0 0.0 （0/5）	180.0 ± 0.0 0.0 （0/5）	180.0 ± 0.0 0.0 （0/5）	180.0 ± 0.0 0.0 （0/5）
2 h	5	180.0 ± 0.0 0.0 （0/5）	180.0 ± 0.0 0.0 （0/5）	180.0 ± 0.0 0.0 （0/5）	180.0 ± 0.0 0.0 （0/5）
4 h	5	180.0 ± 0.0 0.0 （0/5）	180.0 ± 0.0 0.0 （0/5）	180.0 ± 0.0 0.0 （0/5）	180.0 ± 0.0 0.0 （0/5）
24 h	5	180.0 ± 0.0 0.0 （0/5）	180.0 ± 0.0 0.0 （0/5）	180.0 ± 0.0 0.0 （0/5）	180.0 ± 0.0 0.0 （0/5）

表 9-1-13　儿科用中药注射液 AAA 静脉注射对雌性刚离乳 SD 大鼠平衡协调能力的影响（$\bar{X} \pm SD$）

检测时间	动物数（只/组）	跌落潜伏期（s）及跌落率（%）			
		溶媒对照组	低剂量组	中剂量组	高剂量组
注射前	5	180.0 ± 0.0 0.0 （0/5）	180.0 ± 0.0 0.0 （0/5）	180.0 ± 0.0 0.0 （0/5）	180.0 ± 0.0 0.0 （0/5）
1 min	5	180.0 ± 0.0 0.0 （0/5）	180.0 ± 0.0 0.0 （0/5）	157.8 ± 49.6 0.0 （0/5）	133.4 ± 27.7[*] 100.0[**] （5/5）

（续表）

检测时间	动物数（只/组）	跌落潜伏期（s）及跌落率（%）			
		溶媒对照组	低剂量组	中剂量组	高剂量组
15 min	5	180.0 ± 0.0	180.0 ± 0.0	162.2 ± 39.8	158.6 ± 33.3
		0.0（0/5）	0.0（0/5）	0.0（0/5）	40.0（2/5）
30 min	5	180.0 ± 0.0	180.0 ± 0.0	177.8 ± 4.9	180.0 ± 0.0
		0.0（0/5）	0.0（0/5）	20.0（1/5）	0.0（0/5）
1 h	5	180.0 ± 0.0	180.0 ± 0.0	180.0 ± 0.0	180.0 ± 0.0
		0.0（0/5）	0.0（0/5）	0.0（0/5）	0.0（0/5）
2 h	5	180.0 ± 0.0	180.0 ± 0.0	180.0 ± 0.0	180.0 ± 0.0
		0.0（0/5）	0.0（0/5）	0.0（0/5）	0.0（0/5）
4 h	5	180.0 ± 0.0	180.0 ± 0.0	180.0 ± 0.0	180.0 ± 0.0
		0.0（0/5）	0.0（0/5）	0.0（0/5）	0.0（0/5）
24 h	5	180.0 ± 0.0	180.0 ± 0.0	180.0 ± 0.0	180.0 ± 0.0
		0.0（0/5）	0.0（0/5）	0.0（0/5）	0.0（0/5）

注：与同期溶媒对照组比较，$^*P < 0.05$，$^{**}P < 0.01$

（十）影响研究可靠性和造成研究工作偏离试验方案的异常情况

无。

（十一）讨论

1. 试验期间动物一般状况观察 · 高剂量组幼鼠在注射后出现俯卧体征及运动减少，考虑给予儿科用中药注射液 AAA 可能对幼鼠的躯体运动和（或）中枢神经系统产生一过性影响，异常体征在 0.5 h 左右恢复正常，表明对幼鼠躯体运动和（或）中枢神经系统的影响比较短暂。

2. 自主活动次数

（1）雄性动物：给予儿科用中药注射液 AAA 后，低剂量组（31.6 ～ 47.4次/5 min）和中剂量组（30.4 ～ 42.4次/5 min）呈轻微波动，与溶媒对照组（26.2 ～ 46.0次/5 min）变化趋势一致，认为该现象与动物的适应性和生物钟相关；高剂量组（15.4 ～ 59.4次/5 mim）动物注射后波动较大，最低值出现于注射后的 0.5 h，与溶媒对照组相比，自主活动次数降低约

55.7%，结合受试物药效学试验和单次注射毒性试验结果，以及文献报道的受试物成分 XXX 等具有中枢神经抑制或镇静作用，认为大剂量的受试物对刚离乳雄性大鼠躯体运动和（或）中枢神经系统有轻度影响。

（2）雌性动物：给予儿科用中药注射液 AAA 后，低剂量组（19.0 ～ 58.8次/5 mim）、中剂量组（16.6 ～ 55.6次/5 mim）和高剂量组（14.4 ～ 49.2次/5 mim）在一定范围内波动，与溶媒对照组（18.0 ～ 47.4次/5 mim）变化趋势一致，认为该现象与动物的适应性和生物钟相关；高剂量组最小值出现于注射后的 0.5 h，自主活动次数降低约 58.9%，结合受试物药效学试验和单次注射毒性试验，以及文献报道的受试物成分 XXX 等具有中枢神经抑制或镇静作用，认为大剂量的受试物对刚离乳雌性大鼠躯体运动和（或）中枢神经系统有轻度影响。

（3）注射后 1 h 时，高剂量组雌雄动物自主活动次数与溶媒对照组趋于一致，且之后检测时间点未发现明显异常，认为大剂量的受试物可能对躯体运动和

（或）中枢神经系统产生一过性影响，集中在注射后的0.5～1 h，且该影响具有可恢复性。

3. 笼内观察

（1）进食

1）雄鼠：注射30 min发现中、高剂量组各1只动物进食；注射1 h发现溶媒对照组和低剂量组各1只动物进食；注射2 h溶媒对照组1只动物进食；与溶媒对照组相比，上述现象均未见明显差异，认为属于动物正常的生理需求，表明低、中和高剂量受试物均不会对雄鼠的进食产生明显影响。

2）雌鼠：注射1 h发现高剂量组1只动物进食；注射2 h发现溶媒对照组2只、低剂量组3只、中剂量组1只和高剂量组2只动物进食；注射4 h，低剂量组1只动物进食；与溶媒对照组相比，上述现象均未见统计学差异，认为属于动物正常的生理需求，表明低、中和高剂量受试物均不会对雄鼠的进食产生明显影响。

（2）饮水

1）雄鼠：注射15 min发现中剂量组1只、高剂量组3只动物饮水；注射30 min发现溶媒对照组和中剂量组各1只动物、高剂量组3只动物饮水，与溶媒对照组相比，上述现象均未见统计学差异，但高剂量组动物在2个时间点饮水动物数均有增加的趋势，表明大剂量受试物在注射30 min内可能会导致雄鼠口干，增加动物的饮水频次。

2）雌鼠：注射1 min发现高剂量组1只动物饮水；注射15 min高剂量组1只动物饮水；注射30 min发现溶媒对照、低和中剂量组各1只动物，高剂量组4只动物饮水；注射1 h发现溶媒对照、低和中剂量组各1只动物饮水。与溶媒对照组相比，上述现象均未见统计学差异，但高剂量组动物饮水动物数有增加的趋势，考虑大剂量受试物在注射30 min内可能会导致雌鼠口干，增加动物的饮水频次。

（3）睡眠

1）雄鼠：注射2 h发现溶媒对照组和低剂量组分别有2只、中和高剂量组分别有1只动物睡眠；注射4 h高剂量组1只动物睡眠；与溶媒对照组相比，上述现象均未见明显差异，认为属于动物正常的生理表现，表明低、中和高剂量的受试物均不会对雄鼠的睡眠产生明显影响。

2）雌鼠：注射15 min中剂量组1只动物睡眠。与溶媒对照组相比，上述现象未见统计学差异，认为属

于动物正常的生理表现，表明低、中和高剂量的受试物均不会对雌鼠的睡眠产生明显影响。

4. 活动度

（1）绕笼运动：注射后0 min至24 h时，低、中和高剂量组雌雄动物未发现动物绕笼运动现象，与溶媒对照组相比未见差异。表明低、中和高剂量的受试物均不会造成动物异常活动。

（2）理毛行为

1）雄鼠：注射15 min发现高剂量组2只动物1 min内偶尔理毛；注射30 min高剂量组1只动物1 min内偶尔理毛；注射1 h发现低剂量组1只动物、高剂量组2只动物1 min内偶尔理毛；与溶媒对照组相比，上述现象均未见明显差异；但高剂量组动物理毛行为的动物数有增加的趋势，结合临床不良反应（瘙痒）症状，考虑大剂量受试物在注射1 h内可能会导致雄鼠瘙痒。

2）雌鼠：注射30 min发现溶媒对照、低和中剂量组各1只动物，高剂量组4只动物1 min内偶尔理毛；与溶媒对照组相比，上述现象均未见明显差异；但高剂量组动物理毛行为的动物数有增加的趋势，结合临床不良反应（瘙痒）症状，考虑大剂量受试物在注射30 min内可能会导致雌鼠瘙痒。

5. 兴奋性·注射后0 min至24 h时，低、中和高剂量组雌雄动物未发现动物竖毛现象，与溶媒对照组相比未见差异。表明低、中和高剂量的受试物均不会对动物兴奋性产生明显影响。

6. 姿势·注射后0 min至24 h时，低、中和高剂量组雌雄动物未发现抽搐现象，与溶媒对照组相比未见差异。表明低、中和高剂量的受试物不会对动物姿势产生明显影响。

7. 临床体征·注射后1 min至24 h时，低、中和高剂量组雌雄动物正常排尿，指标得分与溶媒对照组相比未见差异；表明低、中和高剂量的受试物不会对动物的排尿和排便体征产生明显影响。

8. 反射和神经肌肉功能·注射后1 min至24 h时，低、中和高剂量组雌雄动物翻正反射和身体张力正常，指标得分与溶媒对照组相比未见差异；表明低、中和高剂量的受试物不会对动物的神经肌肉和（或）中枢神经系统产生明显影响。

9. 感觉反应·注射后1 min至24 h时，低、中和高剂量组雌雄动物惊恐反应和瞳孔反射均正常，指标得分与溶媒对照组相比未见差异；表明低、中和高剂

量的受试物均不会对动物的感觉反应产生明显影响。

10. 平衡协调能力

（1）雄鼠：注射后 1 min 至 24 h 各检测时间点，雄鼠在棒时间和跌落率与溶媒对照组相比，虽然未见统计学差异，但高剂量组注射后 1 min 在棒时间有降低趋势，跌落率有升高趋势，注射后 15 min 有 1 只动物跌落，认为大剂量受试物在 15 min 内对雄鼠的平衡协调能力可能会有一过性影响，受试物成分青蒿具有镇静作用，考虑为受试物药理作用的放大。

（2）雌鼠：注射后 1 min 至 24 h 各检测时间点，高剂量组雌鼠注射后 1 min 在棒时间有降低趋势，跌落率（100%）明显升高（$P < 0.01$），注射后 15 min 有 2 只动物跌落，认为大剂量受试物在 15 min 内对雌鼠的平衡协调能力有一过性影响，受试物成分青蒿具有镇静作用，考虑为受试物药理作用的放大。

11. 体温

（1）雄鼠：给予儿科用中药注射液 AAA 后，低剂量组（36.1～37.1 ℃）呈轻微波动，与溶媒对照组（36.5～37.4 ℃）变化趋势一致，未见统计学差异，认为该现象与动物的生物钟相关；中剂量组（35.9～36.9 ℃）注射后 1 min 体温明显降低，高剂量组（34.9～37.0 ℃）动物注射后 1 min、15 min 和 30 min 体温明显降低（$P < 0.05$ 或 $P < 0.01$），表明大剂量受试物在 30 min 内对雄鼠的体温有一过性影响，受试物成分 XXX、XXX、XXX 具有清热、解毒和疏风作用，考虑为受试物药理作用的放大。

（2）雌鼠：给予儿科用中药注射液 AAA 后，低剂量组（36.4～37.1 ℃）和中剂量组（35.9～37.1 ℃）呈轻微波动，与溶媒对照组（36.4～37.3 ℃）变化趋势一致，未见统计学差异，认为该现象与动物的生物钟相关；高剂量组（34.7～36.9 ℃）动物注射后 15 min 和 30 min 体温明显降低（$P < 0.05$ 或 $P < 0.01$），表明大剂量受试物在 30 min 内对雄鼠的体温有一过性影响，受试物成分 XXX、XXX、XXX 有清热、解毒和疏风作用，考虑为受试物药理作用的放大。

12. 综上所述·对 PND_{21} SD 大鼠单次静脉注射给予儿科用中药注射液 AAA，低剂量（原液 5.0 mL/kg）和中剂量（原液 10.0 mL/kg）对雌雄动物注射后 24 h 内的自主活动次数和行为无明显影响；但高剂量（原液 20.0 mL/kg）可降低雌雄动物注射后 1 h 内的自主活动次数，对躯体运动（或）中枢神经系统可能产生一过性影响；也可增

加雌雄动物 1 h 内饮水和理毛的趋势，可一过性影响雌雄动物的平衡协调能力，且可降低雌雄动物 30 min 内的体温。

（十二）结论

在本试验所确定的条件下，刚离乳（PND_{21}）SD 大鼠单次给予儿科用中药注射液 AAA 后观察 24 h，原液 5.0 mL/kg 和 10.0 mL/kg 对雌雄动物注射后 24 h 内的自主活动次数和行为无明显影响；原液 20.0 mL/kg 可降低雌雄动物注射后 1 h 内的自主活动次数，对躯体运动（或）中枢神经系统可能产生一过性影响；也可增加雌雄动物 1 h 内饮水和理毛体征的趋势，对雌雄动物的平衡协调能力产生一过性影响，且可短暂（< 30 min）降低雌雄动物的体温。因此，认为自主活动和行为的安全剂量为原液 10.0 mL/kg（中剂量），相当于生药 26.0 g/kg，为等效剂量的 3.33 倍、临床剂量的 20 倍。

（十三）参考文献

［1］Diehl KH, Hull R, Morton D, et al. A good practice guide to the administration of substances and removal of blood, including routes and volumes［J］. J Appl Toxicol, 2001, 21(1): 15-23.

［2］Sengupta P. A scientific review of age determination for a laboratory rat: How old is it in comparison with human age?［J］. Biomed Internati. 2011, 2: 81-89.

［3］蒋一方，Tim Cole，潘蕙琦，等.上海市区 0～18 岁年龄别身高及体重标准研制［J］.上海预防医学杂志，2007，19（11）：544-547.

［4］孙祖越，周莉.药物生殖与发育毒理学［M］.上海：上海科学技术出版社，2015.

［5］孙祖越，周莉.儿科用药非临床安全性评价中方案设计的策略［J］.中国新药杂志，2016，25（20）：2473-2482.

［6］周莉，孙祖越.非临床安全性评价中离乳前给药的幼龄动物分组设计［J］.中国新药杂志，2016，25（20）：2483-2488.

［7］孙祖越，周莉，韩玲.儿科用药非临床安全性评价要则及中药评价的特殊性［J］.中国药理学与毒理学杂志，2016，30（1）：13-20.

（十四）记录保存

（1）除计算机或自动化仪器直接采集的数据外，其他所有在实际研究中产生的数据均记录在表格或记

录纸上，并随时整理装订。所有数据记录都注明记录日期，并由记录人签字。对原始记录进行更改时按要求进行。

（2）记录的所有数据都由另一人（非做记录的人）进行核查、签字，保证数据可靠。研究结束后，递交最终报告时，所有原始资料、文件等材料均交档案室保存。具体管理内容、程序和方法按本中心制定的标准操作规程执行。

（十五）资料归档时间和地点

保存单位：XXX。

地址：XXX。

邮编：XXX。

保管人：XXX。

电话：XXX。

归档时间：2018-XX-XX。

保存时间：＞10年。

（崇立明）

第二节
儿科用中药注射液 AAA 离乳前 SD 大鼠
静脉注射安全药理学试验

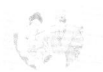

摘 要

目的

观察离乳前（PND_{15}）SD 大鼠单次静脉给予儿科用中药注射液 AAA 后，对自主活动和行为的影响，以确定对中枢神经系统的影响，评价毒理学和（或）临床研究中所观察到的药物不良反应和（或）病理生理作用，研究所观察到的和（或）推测的不良反应机制，为临床及其他临床前研究提供参考。

方法

（1）自主活动：取 PND_{15} SD 大鼠 40 只，按自主活动次数基础值随机分入溶媒对照组及小儿用中药注射液 AAA 低（原液 3.0 mL/kg）、中（原液 7.5 mL/kg）和高（原液 20.0 mL/kg）剂量组，10 只 / 组，雌雄各半。按 20 mL/kg 注射体积单次静脉注射给予相应剂量的受试物（溶媒对照组给予等量的 0.9% 氯化钠注射液），检测各组动物注射前、注射后即刻（0 min）、15 min、30 min、1 h、2 h、4 h、8 h 和 24 h 时 5 min 内的自主活动次数。

（2）行为：取 PND_{15} SD 大鼠 40 只，按体重随机分入溶媒对照组及小儿用中药注射液 AAA 低（原液 3.0 mL/kg）、中（原液 7.5 mL/kg）和高（原液 20.0 mL/kg）剂量组，10 只 / 组，雌雄各半，按 20 mL/kg 注射体积单次尾静脉注射给予相应剂量的受试物（溶媒对照组给予等量的 0.9% 氯化钠注射液），检测或观察各组动物注射前、注射后即刻（0 min）、30 min、1 h、2 h、4 h、8 h 和 24 h 时肛温，以及在笼内或开阔场地采用手持动物或干扰其运动等方式观察各指标得分情况。

结果

1. 自主活动

（1）雌性动物：注射前至注射后 24 h 时，低和中剂量组与溶媒对照组相比均无统计学差异（$P > 0.05$）。高剂量组注射后自主活动次数明显降低，注射后即刻达谷值，注射后 15 min 至 1 h 时略有升高，注射后 2 h 时基本恢复至溶媒对照组水平；注射后即刻和 15 min 时，高剂量组显著低于溶媒对照组（$P < 0.05$ 或 $P < 0.01$），其余时间点两组相比均无统计学差异（$P > 0.05$）。

（2）雄性动物：注射前至注射后 24 h 时，低和中剂量组与溶媒对照组相比均无统计学差异（$P > 0.05$）。高剂量组注射后自主活动次数明显降低，注射后即刻达谷值，注射后 15 min 至 1 h 时略有升高，注射后 2 h 时基本恢复至溶媒对照组水平；注射后 15 min 时，高剂量组显著低于溶媒对照组（$P < 0.05$），其余时间点两组相比均无统计学差异（$P > 0.05$）。

（3）合计（雌雄动物合并统计）：注射前至注射后 24 h 时，低和中剂量组与溶媒对照组相比均无统计学差异（$P > 0.05$）。高剂量组注射后自主活动次数明显降低，注射后即刻达谷值，注射后 15 min 至 1 h 时略有升高，注射后 2 h 时基本恢复至溶媒对照组水平；注射后即刻、15 min 和 30 min 时，高剂量组显著低于溶媒对照组（$P < 0.05$ 或 $P < 0.01$），其余时间点两组相比均无统计学差异（$P > 0.05$）。

2. 肛温

（1）雌性动物：注射前至注射后 24 h 时，低、中和高剂量组与溶媒对照组相比均无统计学差异（$P > 0.05$）。

（2）雄性动物：注射前至注射后 24 h 时，低、中和高剂量组与溶媒对照组相比均无统计学差异（$P > 0.05$）。

（3）合计（雌雄动物合并统计）：注射前至注射后 24 h 时，低、中和高剂量组与溶媒对照组相比均无统计学差异（$P > 0.05$）。

3. FOB 指标

（1）雌性动物：注射前至注射后 24 h 时，低和中剂量组各指标得分与溶媒对照组相比均无统计学差异（$P > 0.05$）。高剂量组注射后即刻体位得分显著低于溶媒对照组（$P < 0.05$ 或 $P < 0.01$），注射后即刻、30 min 和 1 h 时空间翻正反射得分显著高于溶媒对照组（$P < 0.05$ 或 $P < 0.01$）。

（2）雄性动物：注射前至注射后 24 h 时，低和中剂量组各指标得分与溶媒对照组相比均无统计学差异（$P > 0.05$）。高剂量组注射后即刻和 30 min 时体位得分显著低于溶媒对照组（$P < 0.05$ 或 $P < 0.01$），注射后即刻、30 min 和 1 h 时空间翻正反射得分显著高于溶媒对照组（$P < 0.01$）。

（3）合计（雌雄动物合并统计）：注射前至注射后 24 h 时，低和中剂量组各指标得分与溶媒对照组相比均无统计学差异（$P > 0.05$）。高剂量组注射后即刻、30 min 和 1 h 时体位，以及注射后即刻理毛行为得分显著低于溶媒对照组（$P < 0.01$），注射后即刻、30 min 和 1 h 时空间翻正反射及注射后 30 min 时位置被动反应得分显著高于溶媒对照组（$P < 0.01$）。

■ 结论

在本试验所确定的条件下，对离乳前（PND_{15}）SD 大鼠单次静脉注射给予原液 3.0 mL/kg、7.5 mL/kg 和 20.0 mL/kg 的儿科用中药注射液 AAA，溶媒对照组给予 0.9% 氯化钠注射液，20.0 mL/kg 可明显降低雌雄动物注射后即刻至 1 h 时的自主活动次数；3.0 mL/kg 和 7.5 mL/kg 对雌雄动物注射后即刻至 24 h 时自主活动次数无明显影响。因此，认为 20.0 mL/kg 存在短暂的（< 2 h）中枢神经系统抑制作用，安全剂量为 7.5 mL/kg（中剂量），为临床剂量的 18.8 倍、临床等效剂量的 2.9 倍、药效学剂量的 2.5 倍。

（一）目的

观察离乳前（PND_{15}）SD 大鼠单次静脉给予儿科用中药注射液 AAA 后，对自主活动和行为的影响，以确定对中枢神经系统的影响，评价毒理学和（或）临床研究中所观察到的药物不良反应和（或）病理生理作用，研究所观察到的和（或）推测的不良反应机制，为临床及其他临床前研究提供参考。

（二）受试物

（1）名称：儿科用中药注射液 AAA。

（2）受试物号：2017-XXX。

（3）批号：S20170901。

（4）稳定性：常温稳定。

（5）浓度或含量：每毫升含 XX 以 XXX 计为 65 μg。

（6）性状：棕红色澄明液体，pH 为 7 ～ 8。

（7）提供单位：XXX 药业股份有限公司。

（8）规格：每支装 10 mL。

（9）有效期：2019 年 8 月。

（10）保存条件：密封、避光。

（11）配制方法：用 0.9% 氯化钠注射液配制。

（三）溶媒

（1）名称：氯化钠注射液。

（2）批号：A17021801。

（3）提供单位：XXX 药业股份有限公司。

（4）规格：500 mL：4.5 g。

（5）组分：NaCl。

（6）使用浓度：0.9%。

（7）有效期：2019 年 1 月。

（8）保存条件：密闭。

（9）配制方法：无需配制。

（四）特殊药品

（1）名称：戊巴比妥钠。

（2）提供单位：XXX。

（3）批号：201701。

（4）规格：25 g/瓶。

（5）含量：99.03%。

（6）使用浓度：30 mg/mL（3%）。

（7）有效期：5 年。

（8）保存条件：室温、密闭。

（9）配制方法：用 0.9% 氯化钠注射液配制。

（五）动物资料

（1）种：大鼠。

（2）系：SD。

（3）性别和数量：F_0 代交配成功孕鼠 24 只，初步选择每窝含幼仔 8 只以上（4 雄 4 雌）的孕鼠，以满足交叉抚育的要求；自主活动和行为两个试验分别使用仔鼠 64 只。

（4）年龄：接收时 F_0 代动物 8 ～ 10 周龄；检疫并适应性饲养 5 天后开始交配，F_1 代幼鼠出生第 15 天（PND_{15}）开始注射。

（5）体重范围：接收时 F_0 代动物雌性 214.5 ～ 241.2 g，雄性 282.2 ～ 301.3 g；注射时 F_1 代动物雌性 36.4 ～ 42.5 g，雄性 36.8 ～ 43.0 g。

（6）来源：XXX 实验动物有限公司。

（7）等级：SPF 级。

（8）合格证号及发证单位：实验动物质量合格证序号 1804190013；实验动物生产许可证号 SCXK（X）

2018-0001，XXX 科学技术委员会颁发；实验动物使用许可证号 SYXK（X）2013-0027，XXX 科学技术委员会颁发。

（9）动物接收日期：2018-XX-XX。

（10）实验系统选择说明：SD 大鼠是毒理学研究中公认的标准动物之一。按照国家食品药品监督管理总局制定的《药物安全药理学研究技术指导原则》（2014 年 5 月）和《儿科用药非临床安全性研究技术指导原则（征求意见稿）》（2017 年 3 月）规定，应根据试验期限和临床拟用人群确定动物年龄，由于受试物拟用于 1 岁左右儿童，故本试验使用幼龄离乳前（PND_{15}）SD 大鼠。委托方同意使用该种动物。

（11）实验动物识别方法：动物到达后，按照要求接收，交叉抚育分组前，孕鼠采用耳标标记法进行编号；交叉抚育分组后，孕鼠按本中心统一的编号方法；交叉抚育分组前仔鼠进行临时标记，PND_{14} 仔鼠使用文身设备于尾部皮肤文入号码进行编号，离乳后使用耳标标记法再次标记，为每只孕鼠和仔鼠指定一个单一的研究动物号。原始资料中使用研究动物号来识别。

（12）饲料、垫料及饮用水：饲料为 XXX 生物科技有限公司生产的繁殖鼠料，批号为 20180304、20180408 和 20180506；本中心每年度抽检饲料一次，委托 XXX 饲料质量监督检验站检测，依据相应的 GB 和 GB/T，检验粗蛋白质、粗脂肪、粗纤维、水分、钙、总磷含量，以及细菌总数、大肠菌群、黄曲霉毒素 B_1、砷、铅、镉和汞等，质量均合格，经高温高压消毒。木屑垫料由 XXX 实验用品供应站提供，经高温高压消毒；饮用水为高温高压灭菌生活饮用水，每年度检测一次，委托 XXX 疾病预防控制中心检测，参照生活饮用水卫生标准，检测浑浊度、菌落总数、游离余氯和总大肠菌群等，所检项目均符合评价依据的要求。

（13）饲养条件和环境：动物在 XXX SPF 级动物房内饲养，饲养于 400 mm×350 mm×200 mm 塑料笼内。孕鼠单笼饲养，分娩后母鼠与仔鼠同窝饲养，哺育至仔鼠离乳日（PND_{21}），仔鼠离乳后每笼饲养同性别动物不多于 5 只。自由饮水、摄食；室温基本为 20 ～ 26℃，相对湿度基本为 40% ～ 70%，光照 12 h，黑暗 12 h，换气 12 次/h，全新风。

（六）分组和剂量设置

1. 分组方法

（1）本试验采用离乳前（PND_{15}）大鼠，自主活动和行为两个试验分别设溶媒对照组（0.9% 生理盐水）及XXX低、中和高剂量组4组，合计8组。

（2）仔鼠和母鼠按交叉抚育表和动物随机分组方法分入各窝和各组，考虑到试验中途幼鼠可能会有损失，故每组约由16只仔鼠构成，来自至少8个交叉抚育窝（8只仔鼠/窝），雌雄各半。通过交叉抚育分入各窝的仔鼠给予相同剂量。

（3）分组考虑

1）采用交叉抚育设计（fostering design）进行分组，幼仔出生后（PND_{1-2}）立刻由新的母鼠抚养，每窝胎仔都是由来自其他窝的幼仔组成，新的抚育窝内不使用任何同性兄弟姐妹，窝内所有幼仔接受相同剂量，在理论上最小化了窝效应和遗传倾向。

2）如果孕鼠集中在1天内分娩会造成交叉抚育的工作量加大，而如果分娩的时间间距太长（超过4天），可能又使得每天符合交叉抚育要求的孕鼠窝数不够，故购买的孕鼠最好集中在2～3天分娩；根据符合交叉抚育要求的孕鼠窝情况，最终决定购买的孕鼠数。

3）为了满足5窝/天进行交叉抚育，需要当天分娩的孕鼠数量为8只/天；为了满足6窝/次进行交叉抚育，需要当天分娩的孕鼠数量为9只/天；以此类推；这样，当天的分娩数量也就决定了当天可以交叉抚育的窝数。

4）GD_{20-21}开始，注意观察孕鼠并记录孕鼠分娩时间（精确到小时），将幼仔总数不足8个及不支持交叉抚育设计（交叉抚育由4或5雄性，4或5雌性幼仔组成）的窝排除在分组之外；PND_0和PND_1分娩的窝，可以一并进行交叉抚育分组，但注射时间以PND_1的幼鼠达到PND_{15}为注射起始时间。

5）交叉抚育窝形成后，每窝仔鼠称重，各窝按照母鼠的随机号进行分组，如果分组后各组体重具有统计学差异，则对体重离均差较大的组进行微调，并说明理由。

6）如果有多余的孕鼠和窝，暂时保留至PND_{15}，以作为意外情况的补充，如实记录，并评估其对研究结果的影响。

7）制定交叉抚育计划（图9-2-1）。

2. 剂量设置依据

（1）委托单位提供的临床使用方案：① 成人一般一次20 mL，重症患者一次可用40 mL，加入5%葡萄糖注射液或0.9%氯化钠注射液250～500 mL，

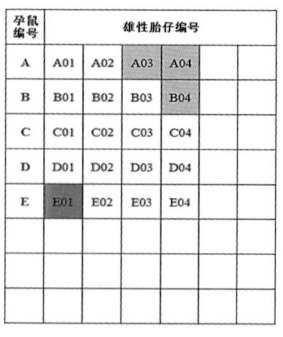
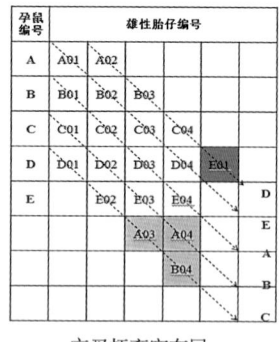

出生窝布局　　　　交叉抚育窝布局
（右侧A、B、C、D和E等表示新生成的抚育窝编号）

图9-2-1　以雄性胎仔为例交叉抚育设计举例
左边出生的5窝结果交叉抚育设计变成右边新的5个窝，每窝4雌4雄

静脉滴注，控制滴数不超过60滴/min，每天1次；② 儿童按体重0.3～0.5 mL/kg给予，最高剂量不超过20 mL，加入5%葡萄糖注射液或0.9%氯化钠注射液100～200 mL，静脉滴注，控制滴数30～60滴/min，每天1次；或遵医嘱。

（2）委托单位提供的药效学研究资料：使用AAA注射液（生药含量为0.335 g/mL）、20 g±4 g昆明小鼠和170 g±10 g Wistar大鼠；① 抑菌试验：AAA注射液2.27 g/kg可明显降低金葡菌感染小鼠死亡率；② 抗病毒试验：AAA注射液4.16 g/kg能明显减少流感病毒所致的小鼠死亡；③ 抗炎试验：AAA注射液0.60 g/kg和1.20 g/kg对小鼠，以及1.00 g/kg对大鼠有明显抗炎作用；④ 抗惊厥镇静试验中，AAA注射液1.20 g/kg可明显降低小鼠惊厥发生率，并可减少其自主活动，与戊巴比妥钠具有协同作用；⑤ 镇咳祛痰试验：AAA注射液1.20 g/kg可明显延长小鼠咳嗽反应潜伏期，并能增加肺内酚红排出量；⑥ 解热试验：AAA注射液1.00 g/kg对内毒素与酵母致热大鼠存在明显降温作用。综上，大鼠药效学剂量以生药1.00 g/kg计算。

（3）委托单位提供的安全性评价研究资料：大鼠静脉注射3个月长期毒性试验中，使用AAA注射液（生药0.335 g/mL）和Wistar大鼠（注射开始时体重150～180 g），原液2.50 mL/kg、4.00 mL/kg和6.67 mL/kg可导致动物肾小管上皮细胞内黄褐色色素沉着发生率呈剂量相关性增加，未见其他明显的毒性反应。

（4）本中心开展的离乳前大鼠单次注射毒性试验初步结果：PND_{15}大鼠可用于尾静脉重复注射操作，受试物以原液静脉注射给予时局部刺激反应较大，以

50%及以下浓度静脉注射给予时局部刺激反应较小。

（5）年龄选择依据：① 根据文献：大鼠10日龄（PND$_{10}$）相当于人1个月（0.08年），大鼠21日龄相当于人2岁；② 受试物临床拟用于1岁左右幼儿。由于未发现"1岁左右幼儿与大鼠出生日龄直接对应关系"有关的文献，故根据文献及表9-2-2的"基于中枢神经系统和生殖系统差异的大鼠与人类年龄对比"，推算得出15日龄（PND$_{15}$）大鼠相当于人的婴儿/幼儿年龄为12个月；因此，本试验拟采用PND$_{15}$（离乳前）幼龄大鼠首次注射。

表 9-2-1　基于中枢神经系统和生殖系统差异的大鼠与人类年龄对比

大　鼠（天）	对应人的年龄 [a]（月/岁）		本试验大鼠注射或恢复时间段（天）	对应人的年龄（月/岁）
PND$_0$至PND$_9$	早产新生儿	孕38周前出生	/	孕38周前出生
PND$_9$至PND$_{10}$	新生儿	出生至1个月	/	出生至1个月
PND$_{10-21}$	婴儿/幼儿	1个月～2岁	PND$_{15}$（首次注射）	1岁

注：① 大鼠年龄90天之前与人年龄对应的依据：Buelke-Sam J. Comparative schedules of development in rats and humans: implications for developmental neurotoxicity testing. Toxicological Sciences, 2003, 72: 169-169. ② [a] 来源于FDA

（6）剂量换算：① ≤30 kg儿童体表面积=体重×0.035+0.1，1～12岁儿童体重=年龄×2+8；大鼠体表面积=0.09×体重$^{2/3}$。② PND$_{15}$大鼠体重以30 g计算，1岁左右婴幼儿体重为10 kg，PND$_{15}$大鼠和相应年龄人的表面积比值约为6.4。③ 受试物儿童临床使用剂量为0.3～0.5 mL/kg，生药0.335 g/mL，取中间剂量0.4 mL/kg计算，则1岁儿童临床使用剂量以平均值2.6 mL/kg计算（0.4 mL/kg×6.4=原液2.6 mL/kg）。④ 大鼠药效学有效剂量生药1.00 g/kg（以生药0.335 g/mL计算，即原液3.0 mL/kg）。⑤ 根据参考文献大鼠缓慢静脉注射的最大注射体积为20 mL/kg。

（7）参考本中心实施的大鼠单次注射毒性试验结果及《药物安全药理学研究技术指导原则》所述：试验的最高剂量可设定为相似给药途径和注射时间的其他毒理试验中产生毒性反应的剂量，设置本试验低、中和高剂量分别为原液3.0 mL/kg（15%浓度）、7.5 mL/kg（37.5%浓度）和20.0 mL/kg，分别相当于临床等效剂量平均值的1.5、3.0和4.8倍。

3. 剂距·2.5～2.7倍。

4. 剂量·见表9-2-2。

表 9-2-2　AAA 注射液离乳前 SD 大鼠静脉注射安全药理学试验剂量分组

组　别	剂量（原液 mL/kg）	剂量（生药 g/kg）	等效剂量的倍数	临床剂量的倍数	药效学剂量的倍数	动物数（只） ♀	动物数（只） ♂
溶媒对照组	—	—	—	—	—	8	8
低剂量组	3.0	1.01	1.2	7.5	1.0	8	8
中剂量组	7.5	2.51	2.9	18.8	2.5	8	8
高剂量组	20.0	6.70	7.7	50.0	6.7	8	8

注：受试物儿童拟用剂量为0.3～0.5 mL/kg，取中间剂量0.4 mL/kg计算，则表中"临床剂量的倍数"以平均值0.4 mL/kg计算，"等效剂量的倍数"以平均值2.6 mL/kg计算；"药效学剂量的倍数"以生药1.00 g/kg计算

（七）给药方法

（1）给药频率：单次给药。

（2）给药途径：静脉注射。

（3）给药量：20 mL/kg。

（4）给药时间：08:05～12:30。

（5）给药期限：1天。

（6）给予受试物的途径说明：与临床使用途径相同。

（7）受试物配制方法：按受试物和对照品的配制要求，在超净工作台内无菌配制，用0.9%氯化钠注射

表 9-2-3　AAA 注射液离乳前 SD 大鼠静脉注射安全药理学试验受试物配制方法

分　　组	剂量 （原液 mL/kg）	受试物量 （mL）	溶液量 （mL）	目标浓度 （原液 mL/mL）
溶媒对照组	–	–	100	–
低剂量组	3.0	15.0	100	0.150
中剂量组	7.5	37.5	100	0.375
高剂量组	20.0	100.0	100	1.000

注：各组别配制的总药量可随动物体重和数量的变动而相应改变，此表表示的是第一次配制时的配制方法举例

液稀释至所需浓度；现用现配（表9-2-3）。

（8）受试物配制地点：XXX配制室。

（9）受试物配制仪器：超净工作台。

（10）受试物的给予方法：按大鼠尾静脉注射方法进行操作。

（八）实验方法和观察指标

1. 主要检测仪器 · XXX电子天平、XXX-1A多功能小鼠自主活动记录仪、XXX-31A大小鼠转棒测试仪和XXX手持式耳温枪。

2. 实验方法

（1）动物检疫：F_0代动物接收后按实验动物检疫管理规定检疫观察5天。

（2）适应性饲养：检疫期至注射或处死前按动物适应性饲养规定，对F_0代动物和（或）仔鼠进行适应性饲养观察，每天至少观察1次，仔鼠PND_{14}前以窝为单位进行观察和记录，PND_{14}及以后以个体为单位进行观察和记录。

（3）交配：前一天傍晚将F_0代雌鼠移入雄鼠笼中，雌雄按2:1或1:1比例合笼交配，第二天上午检查雌鼠阴道中是否含有阴栓或查看阴道涂片中是否含有精子，以确认是否交配成功；未交配成功的放回原饲养笼饲养直至再次交配或处死；交配成功的雌鼠单笼饲养和哺育仔鼠直至检测和（或）观察结束，雄鼠放回原饲养笼饲养直至再次交配或处死。

（4）妊娠和分娩日确定：F_0代雌鼠查到精子或阴栓当天计为GD_0，第2天计为GD_1，依此类推。母鼠分娩完成后对仔鼠年龄进行确定；窝内仔鼠均在同天出生时，该天计为本窝仔鼠的PND_0；1只及以上仔鼠在次日出生时，末只仔鼠出生日计为本窝仔鼠的PND_0；末只仔鼠出生后第2天计为PND_1，依此类推。产程超过2天的母鼠及其仔鼠作淘汰处理。

（5）分组：PND_{1-2}时，对仔鼠进行编号；按照交叉抚育表，选择仔鼠状况良好、体重均一和母鼠状况良好的窝进行交叉抚育设置。

（6）受试物检测：注射前，按高效液相色谱法检测受试物原液浓度、受试物-溶媒混合浓度及其稳定性（8 h）；注射当日时，按上述方法检测受试物-溶媒混合浓度。

（7）称重：PND_{15}时（注射前），按上述小动物体重测定方法称量仔鼠体重。

（8）注射：PND_{15}时，按上述注射方法对仔鼠尾静脉注射给予相应剂量的受试物，溶媒对照组给予等量的0.9%氯化钠注射液；注射当天计为D_1，注射后第2天计为D_2。

（9）一般状况观察：D_1和D_2时，按实验动物一般状况观察规定观察仔鼠一般状况。

（10）自主活动检测：D_1和D_2时，按啮齿类动物安全药理试验指标选择和评价方法，使用自主活动记录仪平行检测各组动物自主活动情况，共进行5批次，每批次2只/组，雌雄各半。

（11）FOB指标观察：D_1和D_2时，按啮齿类动物安全药理试验指标选择和评价方法，选择抽搐、地面翻正反射、癫痫、耳郭反射、腹部张力、粪便黏稠度、共济失调步态、攻击同笼动物、攻击性/应激性、后肢反射、呼吸、唤醒、肌张力减退步态、僵住、角膜反射、惊恐反应、空间翻正反射、泪液分泌、理毛行为、笼内垫料潮湿、笼内发声、笼内清醒但无运动、笼内摄食、笼内竖毛、笼内睡眠、笼内饮水、尿液颜色、扭体、排便、排尿、皮肤颜色、绕笼内运动、身体张力、手指接近、竖毛、死亡、唾液分泌、体位、头部接触、尾部体位、尾部压痛反应、位置被动反应、握力、心率、血泪、眼球突出、异常发声、异常行为、震颤、眯眼、直立、肢体张力和发绀

等大鼠相关功能观察组合指标进行观察，各指标设0～8分不等的评分标准，根据出现指征严重程度进行打分，并检测肛温；部分观察指标和评分标准见表9-2-4。

（12）动物麻醉和处死：按实验用啮齿类动物处死方法，交配期结束后对所有 F_0 代雄鼠和多余雌鼠、PND_4 时对多余母鼠和（或）仔鼠、D_2 观察和检测结束后对母鼠及窝内仔鼠按动物麻醉方法，使用3%戊巴比妥钠40 mg/kg腹腔注射麻醉后，剪断其腹主动脉，采用急性大失血法处死。

3. 观察指标

（1）一般状况：仔鼠外观、摄食和饮水等大体情况。

（2）自主活动次数：仔鼠注射前、注射后即刻（0 min）、15 min、30 min、1 h、2 h、4 h、8 h和24 h时5 min内的自主活动次数。

（3）行为：仔鼠注射前、注射后即刻（0 min）、30 min、1 h、2 h、4 h、8 h和24 h的肛温，在笼内或开阔场地采用手持动物或干扰其运动等方式观察指标各分数项出现频数及平均得分。

（九）统计分析

按安全性药理试验数据统计处理方法，使用SPSS软件进行统计分析。自主活动次数、体温数据和转棒仪停留时间以 $\bar{X}\pm SD$ 形式表示，组内前后比较时用重复测量的方差分析，如需组内两两比较，则采用配对T检验；组间比较时用单因素方差分析（方差齐时选用Dunnett，方差不齐时选用Dunnett's T3）或非参数检验；阳性数以频数形式表示，组间比较时用 χ^2 检验。对检测结果为0分（未发现）和1分（发现）的观察指标，采用非参数统计方法；对评分标准的分级指标，采用非参数秩和检验。

（十）结果

1. 受试物分析

（1）原料药检测：注射前，按委托方提供的检测方法检测受试物中XXX含量为87.32 µg/mL；参照国家药品标准YBZ0091XXXX-2007Z-2009-XXXX中所述的每毫升含XX以XXX计应为50～150 µg，认为本试验所用受试物质量合格。

（2）稳定性检测：15.0%和37.5%浓度的受试物，

表9-2-4　安全药理学试验（行为）操作方法及评分标准

观察指标	操作方法	评　分　标　准
进食、饮水、睡眠、动物绕笼运动		0分：没有发现；1分：发现
理毛行为		0分：在检测的1 min内，未见理毛行为；2分：偶尔理毛；4分：过多和持续的理毛
竖毛		0分：未发现；2分：中度的局部竖立的毛发不超过45°；4分：明显的完全的竖立的毛发超过45°
抽搐	笼内观察	0分：未见抽搐；1分：1 min内1次抽搐；2分：1 min内2～5次抽搐；3分：1 min内6～10次抽搐；4分：1 min内10次以上抽搐
排尿		0分：未见尿液痕迹；2分：1处尿液痕迹；4分：2～3处尿液痕迹；6分：4～5处尿液痕迹；8分：5处以上尿液痕迹
排便		0分：未见粪粒；2分：1个粪粒；4分：2～3个粪粒；6分：4～5个粪粒；8分：5个粪粒以上
翻正反射	轻轻将动物仰卧	0分：没有恢复到正常姿势；2分：5 s内恢复到正常姿势；4分：6～10 s内恢复到正常姿势；6分：11～20 s内恢复到正常姿势；8分：21～30 s内恢复到正常姿势
身体张力	轻柔的垂直抓取动物，按压侧腹部	0分：完全松弛，未回复到正常位置；2分：身体张力降低：缓慢回复到正常位置；4分：正常的身体张力，快速恢复到正常位置；6分：增强的身体张力：强阻力；8分：明显增强的身体张力：腹部僵硬
惊恐反应	手掌快拍，观察动物反应	0分：没有惊恐反应；2分：延迟的反应，没有猛动；4分：正常反应，没有猛动；6分：中度的惊恐反应（逃跑反应），没有或者出现猛动；8分：明显的惊恐反应，并有很明显的猛动
瞳孔反应	手持动物慢慢靠近光源	0分：没有直接光源刺激瞳孔明显缩小；4分：正常瞳孔大小；6分：中度瞳孔散大但在光源试验中有反应（收缩）；8分：明显的瞳孔散大，在光源试验中没有反应（未见收缩）
体温	手持式耳温枪快速测量	具体数值

室温放置8 h后稳定性分别为102.06%和98.95%，符合SOP要求。

（3）受试物配制后浓度检测：注射当天，配制15.0%和37.5%浓度的受试物，配制误差分别为8.35%和1.71%，符合SOP要求。

2. 一般状况

（1）雌性动物：D_1至D_2时，溶媒对照、低、中和高剂量组均无动物死亡，外观、摄食和饮水等均正常。

（2）雄性动物：D_1至D_2时，溶媒对照、低、中和高剂量组均无动物死亡，外观、摄食和饮水等均正常。

3. 自主活动次数·见表9-2-5、图9-2-2～图9-2-4。

（1）雌性动物：注射前至注射后2 h，溶媒对照、低和中剂量组自主活动次数均呈波动性变化，注射后4 h至24 h略有增高；注射前至注射后24 h，低和中剂量组与溶媒对照组相比均无统计学差异（$P > 0.05$）。高剂量组注射后自主活动次数明显降低，注射后即刻达谷值，注射后15 min至1 h略有升高，注射后2 h基本恢复至溶媒对照组水平；注射后即刻和15 min时，高剂量组显著低于溶媒对照组（$P < 0.05$或$P < 0.01$），其余时间点两组相比均无统计学差异（$P > 0.05$）。

（2）雄性动物：注射前至注射后2 h，溶媒对照、低和中剂量组自主活动次数均呈波动性变化，注射后4 h至24 h略有增高；注射前至注射后24 h，低和中剂量组与溶媒对照组相比均无统计学差异

表 9-2-5　儿科用中药注射液 AAA 对离乳前 SD 大鼠自主活动次数的影响（$\bar{X} \pm SD$）

时间	性别	动物数（只）	自主活动次数（次/5 min）			
			溶媒对照组	低剂量组	中剂量组	高剂量组
注射前	♀	8	81 ± 26	92 ± 49	74 ± 35	75 ± 43
	♂	8	73 ± 36	61 ± 54	62 ± 42	62 ± 57
	合计	16	77 ± 30	76 ± 51	68 ± 37	68 ± 48
即刻（0 min）	♀	8	90 ± 27	67 ± 54	40 ± 29	23 ± 16[*]
	♂	8	49 ± 29	38 ± 22	31 ± 24	12 ± 18
	合计	16	69 ± 34	53 ± 41	35 ± 25	17 ± 17[**]
15 min	♀	8	96 ± 14	90 ± 40	90 ± 28	36 ± 20[**]
	♂	8	75 ± 27	64 ± 40	61 ± 42	16 ± 17[*]
	合计	16	85 ± 23	77 ± 40	75 ± 37	26 ± 20[**]
30 min	♀	8	72 ± 24	71 ± 25	56 ± 45	40 ± 35
	♂	8	70 ± 43	49 ± 38	35 ± 21	30 ± 5
	合计	16	71 ± 33	60 ± 32	46 ± 35	35 ± 24[*]
1 h	♀	8	66 ± 57	52 ± 25	70 ± 43	40 ± 32
	♂	8	67 ± 55	70 ± 47	67 ± 58	23 ± 22
	合计	16	66 ± 53	61 ± 37	69 ± 48	31 ± 28
2 h	♀	8	83 ± 38	71 ± 38	75 ± 25	82 ± 34
	♂	8	67 ± 30	83 ± 41	90 ± 35	70 ± 48
	合计	16	75 ± 33	77 ± 38	82 ± 30	76 ± 40
4 h	♀	8	98 ± 24	102 ± 24	102 ± 23	99 ± 19
	♂	8	90 ± 13	110 ± 25	105 ± 23	100 ± 32
	合计	16	94 ± 19	106 ± 24	103 ± 22	100 ± 25

（续表）

时　间	性　别	动物数（只）	自主活动次数（次 /5 min）			
			溶媒对照组	低剂量组	中剂量组	高剂量组
8 h	♀	8	79 ± 48	88 ± 46	90 ± 50	109 ± 8
	♂	8	89 ± 12	76 ± 35	90 ± 31	92 ± 37
	合计	16	84 ± 33	82 ± 39	90 ± 39	101 ± 27
24 h	♀	8	82 ± 19	85 ± 19	97 ± 25	79 ± 32
	♂	8	89 ± 36	90 ± 14	92 ± 25	97 ± 27
	合计	16	86 ± 28	88 ± 16	94 ± 24	88 ± 29

注：与溶媒对照组比较，$^{*}P < 0.05$，$^{**}P < 0.01$

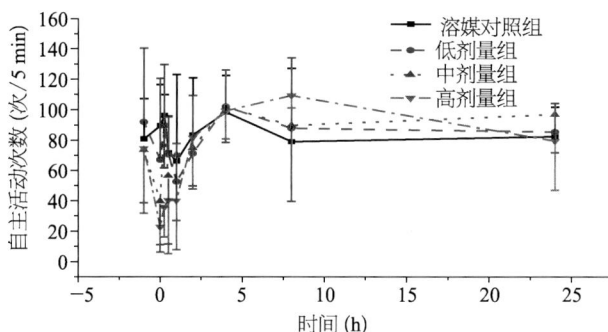

图 9-2-2　雌性动物自主活动次数变化趋势图

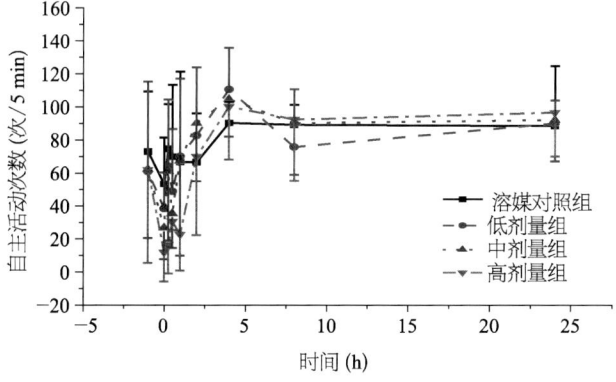

图 9-2-3　雄性动物自主活动次数变化趋势图

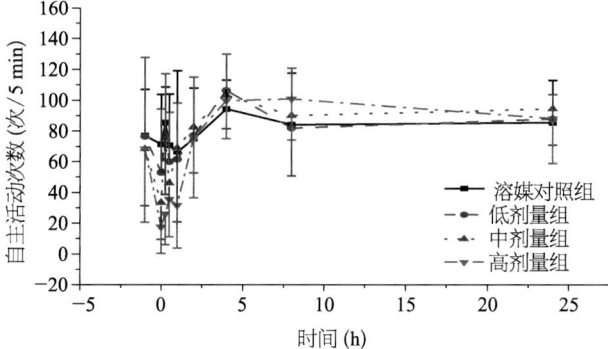

图 9-2-4　雌雄动物合计自主活动次数变化趋势图

（$P > 0.05$）。高剂量组注射后自主活动次数明显降低，注射后即刻达谷值，注射后 15 min 至 1 h 略有升高，注射后 2 h 基本恢复至溶媒对照组水平；注射后 15 min 时，高剂量组显著低于溶媒对照组（$P < 0.05$），其余时间点两组相比均无统计学差异（$P > 0.05$）。

（3）合计（雌雄动物合并统计）：注射前至注射后 2 h，溶媒对照、低和中剂量组自主活动次数均呈波动性变化，注射后 4 h 至 24 h 略有增高；注射前至注射后 24 h，低和中剂量组与溶媒对照组相比均无统计学差异（$P > 0.05$）。高剂量组注射后自主活动次数明显降低，注射后即刻达谷值，注射后 15 min 至 1 h 略有升高，注射后 2 h 基本恢复至溶媒对照组水平；注射后即刻、15 min 和 30 min，高剂量组显著低于溶媒对照组（$P < 0.05$ 或 $P < 0.01$），其余时间点两组相比均无统计学差异（$P > 0.05$）。

4. 肛温（表 9-2-6）

（1）雌性动物：注射前至注射后 24 h，溶媒对照、低、中和高剂量组均未见明显趋势性变化，低、中和高剂量组与溶媒对照组相比均无统计学差异（$P > 0.05$）。

（2）雄性动物：注射前至注射后 24 h，溶媒对照、低、中和高剂量组均未见明显趋势性变化，低、中和高剂量组与溶媒对照组相比均无统计学差异（$P > 0.05$）。

（3）合计（雌雄动物合并统计）：注射前至注射后 24 h，溶媒对照、低、中和高剂量组均未见明显趋势性变化，低、中和高剂量组与溶媒对照组相比均无统计学差异（$P > 0.05$）。

表 9-2-6 儿科用中药注射液 AAA 对离乳前 SD 大鼠肛温的影响（$\bar{X} \pm SD$）

时间	性别	动物数（只）	肛温（℃）			
			溶媒对照组	低剂量组	中剂量组	高剂量组
注射前	♀	8	36.9 ± 0.3	36.7 ± 0.6	36.9 ± 0.4	36.8 ± 0.4
	♂	8	36.7 ± 0.5	36.8 ± 0.2	36.7 ± 0.5	36.6 ± 0.4
	合计	16	36.8 ± 0.4	36.8 ± 0.5	36.8 ± 0.5	36.7 ± 0.4
即刻（0 min）	♀	8	36.3 ± 0.4	36.1 ± 0.3	36.2 ± 0.5	36.2 ± 0.4
	♂	8	36.6 ± 0.4	36.5 ± 0.4	36.4 ± 0.3	36.4 ± 0.5
	合计	16	36.4 ± 0.4	36.3 ± 0.4	36.3 ± 0.4	36.3 ± 0.4
30 min	♀	8	36.4 ± 0.4	36.4 ± 0.3	36.6 ± 0.3	36.3 ± 0.5
	♂	8	36.4 ± 0.3	36.6 ± 0.3	36.4 ± 0.3	36.3 ± 0.4
	合计	16	36.4 ± 0.4	36.5 ± 0.3	36.5 ± 0.3	36.3 ± 0.4
1 h	♀	8	36.6 ± 0.4	36.5 ± 0.4	36.7 ± 0.4	36.4 ± 0.5
	♂	8	36.5 ± 0.5	36.7 ± 0.2	36.4 ± 0.4	36.4 ± 0.4
	合计	16	36.6 ± 0.4	36.6 ± 0.4	36.5 ± 0.4	36.4 ± 0.4
2 h	♀	8	36.6 ± 0.4	36.6 ± 0.6	36.7 ± 0.4	36.8 ± 0.2
	♂	8	36.5 ± 0.3	36.4 ± 0.4	36.8 ± 0.4	36.6 ± 0.5
	合计	16	36.5 ± 0.4	36.5 ± 0.5	36.8 ± 0.4	36.7 ± 0.4
4 h	♀	8	36.5 ± 0.4	36.7 ± 0.4	36.5 ± 0.4	36.6 ± 0.6
	♂	8	36.5 ± 0.3	36.7 ± 0.6	36.4 ± 0.4	36.7 ± 0.5
	合计	16	36.5 ± 0.3	36.7 ± 0.4	36.4 ± 0.4	36.7 ± 0.5
8 h	♀	8	36.8 ± 0.5	36.5 ± 0.6	36.7 ± 0.4	36.7 ± 0.5
	♂	8	36.6 ± 0.6	36.8 ± 0.3	36.6 ± 0.3	36.8 ± 0.5
	合计	16	36.7 ± 0.5	36.6 ± 0.5	36.7 ± 0.5	36.7 ± 0.5
24 h	♀	8	36.5 ± 0.7	36.8 ± 0.5	36.5 ± 0.7	36.6 ± 0.4
	♂	8	36.7 ± 0.2	36.6 ± 0.5	36.6 ± 0.6	36.6 ± 0.4
	合计	16	36.6 ± 0.5	36.7 ± 0.5	36.5 ± 0.6	36.6 ± 0.4

5. FOB指标 · 见表9-2-7～表9-2-10，仅保留部分数据作为代表。

（1）雌性动物

1）体位：注射前至注射后24 h，低和中剂量组得分均未见明显趋势性变化，低和中剂量组与溶媒对照组相比均无统计学差异（$P > 0.05$）。注射后即刻，高剂量组得分出现明显降低现象，注射后30 min开始回升，注射后1 h基本恢复至溶媒对照组水平。注射后即刻，高剂量组与溶媒对照组相比有统计学差异（P < 0.05），其余时间点两组相比均无统计学差异（$P > 0.05$）。

2）理毛行为：注射前至注射后24 h，低和中剂量组得分均未见明显趋势性变化，低和中剂量组与溶媒对照组相比均无统计学差异（$P > 0.05$）。注射后即刻，高剂量组得分略有下降，其余时间点未见明显趋势性变化；注射前至注射后24 h，高剂量组与溶媒对照组相比均无统计学差异（$P > 0.05$）。

3）位置被动反应：注射前至注射后24 h，低和中剂量组得分均未见明显趋势性变化，低和中剂量组与溶媒对照组相比均无统计学差异（$P > 0.05$）。注射后 30 min，高剂量组得分略有升高，注射后 1 h 开始回降，其余时间点未见明显趋势性变化；注射前至注射后 24 h，高剂量组与溶媒对照组相比均无统计学差异（$P > 0.05$）。

4）空间翻正反射：注射前至注射后 24 h，低和中剂量组得分均未见明显趋势性变化，低和中剂量组与溶媒对照组相比均无统计学差异（$P > 0.05$）。注射后即刻，高剂量组得分出现明显升高现象，注射后 30 min 开始回降，注射后 2 h 基本恢复至溶媒对照组水平；注射后即刻、30 min 和 1 h，高剂量组与溶媒对照组相比有统计学差异（$P < 0.05$ 或 $P < 0.01$），其余时间点两组相比均无统计学差异（$P > 0.05$）。

5）其余指标：注射前至注射后 24 h，低、中和高剂量组其余指标得分均未见明显趋势性变化，低、中和高剂量组与溶媒对照组相比均无统计学差异（$P > 0.05$）。

（2）雄性动物

1）体位：注射前至注射后 24 h，低和中剂量组得分均未见明显趋势性变化，低和中剂量组与溶媒对照组相比均无统计学差异（$P > 0.05$）。注射后即刻，高剂量组得分出现明显降低现象，注射后 30 min 时开始回升，注射后 1 h 基本恢复至溶媒对照组水平；注射后即刻和 30 min，高剂量组与溶媒对照组相比有统计学差异（$P < 0.05$ 或 $P < 0.01$），其余时间点两组相比均无统计学差异（$P > 0.05$）。

2）理毛行为：注射前至注射后 24 h，低和中剂量组得分均未见明显趋势性变化，低和中剂量组与溶媒对照组相比均无统计学差异（$P > 0.05$）。注射后即刻，高剂量组得分略有下降，其余时间点未见明显趋势性变化；注射前至注射后 24 h，高剂量组与溶媒对照组相比均无统计学差异（$P > 0.05$）。

3）位置被动反应：注射前至注射后 24 h，低和中剂量组得分均未见明显趋势性变化，低和中剂量组与溶媒对照组相比均无统计学差异（$P > 0.05$）。注射后 30 min，高剂量组得分略有升高，其余时间点时未见明显趋势性变化；注射前至注射后 24 h，高剂量组与溶媒对照组相比均无统计学差异（$P > 0.05$）。

4）空间翻正反射：注射前至注射后 24 h，低和

中剂量组得分均未见明显趋势性变化，低和中剂量组与溶媒对照组相比均无统计学差异（$P > 0.05$）。注射后即刻，高剂量组得分出现明显升高现象，注射后 1 h 开始回降，注射后 2 h 基本恢复至溶媒对照组水平；注射后即刻、30 min 和 1 h，高剂量组与溶媒对照组相比有统计学差异（$P < 0.01$），其余时间点两组相比均无统计学差异（$P > 0.05$）。

5）其余指标：注射前至注射后 24 h，低、中和高剂量组其余指标得分均未见明显趋势性变化，低、中和高剂量组与溶媒对照组相比均无统计学差异（$P > 0.05$）。

（3）合计（雌雄动物合并统计）

1）体位：注射前至注射后 24 h，低和中剂量组得分均未见明显趋势性变化，低和中剂量组与溶媒对照组相比均无统计学差异（$P > 0.05$）。注射后即刻，高剂量组得分出现明显降低现象，注射后 30 min 开始回升，注射后 1 h 基本恢复至溶媒对照组水平；注射后即刻、30 min 和 1 h，高剂量组与溶媒对照组相比有统计学差异（$P < 0.01$），其余时间点两组相比均无统计学差异（$P > 0.05$）。

2）理毛行为：注射前至注射后 24 h，低和中剂量组得分均未见明显趋势性变化，低和中剂量组与溶媒对照组相比均无统计学差异（$P > 0.05$）。注射后 0 min，高剂量组得分出现明显降低现象，其余时间点未见明显趋势性变化；注射后 0 min，高剂量组与溶媒对照组相比有统计学差异（$P < 0.01$），其余时间点两组相比均无统计学差异（$P > 0.05$）。

3）位置被动反应：注射前至注射后 24 h，低和中剂量组得分均未见明显趋势性变化，低和中剂量组与溶媒对照组相比均无统计学差异（$P > 0.05$）。注射后 30 min，高剂量组得分出现明显升高现象，其余时间点未见明显趋势性变化；注射后 30 min，高剂量组与溶媒对照组相比有统计学差异（$P < 0.01$），其余时间点两组相比均无统计学差异（$P > 0.05$）。

4）空间翻正反射：注射前至注射后 24 h，低和中剂量组得分均未见明显趋势性变化，低和中剂量组与溶媒对照组相比均无统计学差异（$P > 0.05$）。注射后 0 min，高剂量组得分出现明显升高现象，注射后 1 h 开始回降，注射后 2 h 基本恢复至溶媒对照组水平；注射后即刻、30 min 和 1 h，高剂量组与溶媒对照

表 9-2-7 儿科用中药注射液 AAA 对离乳前 SD 大鼠 FOB 指标的影响（溶媒对照组，注射前）

项 目	性 别	动物数（只）	动物数（只）								平均分（分）
			0分	1分	2分	3分	4分	6分	7分	8分	
抽搐	♀	8	5	0	0	0	0	—	—	—	0
	♂	8	5	0	0	0	0	—	—	—	0
	合计	16	10	0	0	0	0	—	—	—	0
地面翻正反射	♀	8	5	0	0	0	0	—	—	—	0
	♂	8	5	0	0	0	0	—	—	—	0
	合计	16	10	0	0	0	0	—	—	—	0
癫痫	♀	8	5	0	0	0	0	—	—	—	0
	♂	8	5	0	0	0	0	—	—	—	0
	合计	16	10	0	0	0	0	—	—	—	0
耳郭反射	♀	8	0	—	0	—	5	0	—	0	4.0
	♂	8	0	—	0	—	5	0	—	0	4.0
	合计	16	0	—	0	—	10	0	—	0	4.0
腹部张力	♀	8	0	—	0	—	5	0	—	0	4.0
	♂	8	0	—	0	—	5	0	—	0	4.0
	合计	16	0	—	0	—	10	0	—	0	4.0
粪便黏稠度	♀	8	2	—	—	—	0	—	—	0	0
	♂	8	2	—	—	—	0	—	—	0	0
	合计	16	4	—	—	—	0	—	—	0	0
共济失调步态	♀	8	5	—	0	—	0	—	—	—	0
	♂	8	5	—	0	—	0	—	—	—	0
	合计	16	10	—	0	—	0	—	—	—	0
攻击同笼动物	♀	8	5	0	—	—	—	—	—	—	0
	♂	8	5	0	—	—	—	—	—	—	0
	合计	16	10	0	—	—	—	—	—	—	0
攻击性/应激性	♀	8	5	—	0	—	0	—	—	—	0
	♂	8	5	—	0	—	0	—	—	—	0
	合计	16	10	—	0	—	0	—	—	—	0
后肢反射	♀	8	0	—	0	—	5	0	—	0	4.0
	♂	8	0	—	0	—	5	0	—	0	4.0
	合计	16	0	—	0	—	10	0	—	0	4.0
呼吸	♀	8	0	0	0	—	5	—	—	0	4.0
	♂	8	0	0	0	—	5	—	—	0	4.0

（续表）

项 目	性 别	动物数（只）	动物数（只）								平均分（分）
			0分	1分	2分	3分	4分	6分	7分	8分	
呼吸	合计	16	0	0	0	—	10	—	—	0	4.0
	♀	8	0	—	0	0	5	0	0	0	4.0
唤醒	♂	8	0	—	0	0	5	0	0	0	4.0
	合计	16	0	—	0	0	10	0	0	0	4.0
	♀	8	5	—	0	—	0	—	—	—	0
肌张力减退步态	♂	8	5	—	0	—	0	—	—	—	0
	合计	16	10	—	0	—	0				0
	♀	8	1	4	0	0	0	—	—	—	0.8
僵住	♂	8	1	4	0	0	0	—	—	—	0.8
	合计	16	2	8	0	0	0	—	—	—	0.8
	♀	8	0	—	0	—	5	0	—	0	4.0
角膜反射	♂	8	0	—	0	—	5	0	—	0	4.0
	合计	16	0	—	0	—	10	0	—	0	4.0
	♀	8	0	—	0	—	5	0	—	0	4.0
惊恐反应	♂	8	0	—	0	—	5	0	—	0	4.0
	合计	16	0	—	0	—	10	0	—	0	4.0
	♀	8	5	0	0	0	0	—	—	—	0
空间翻正反射	♂	8	5	0	0	0	0	—	—	—	0
	合计	16	10	0	0	0	0	—	—	—	0
	♀	8	0	—	0	—	5	0	—	0	4.0
泪液分泌	♂	8	0	—	0	—	5	0	—	0	4.0
	合计	16	0	—	0	—	10	0	—	0	4.0
	♀	8	3	—	2	—	0	—	—	—	0.8
理毛行为	♂	8	2	—	3	—	0	—	—	—	1.2
	合计	16	5	—	5	—	0	—	—	—	1.0
	♀	8	5	0	—	—	—	—	—	—	0
笼内垫料潮湿	♂	8	5	0	—	—	—	—	—	—	0
	合计	16	10	0	—	—	—	—	—	—	0
	♀	8	5	0	—	—	—	—	—	—	0
笼内发声	♂	8	5	0	—	—	—	—	—	—	0
	合计	16	10	0	—	—	—	—	—	—	0
	♀	8	4	1	—	—	—	—	—	—	0.2
笼内清醒但无运动	♂	8	5	0	—	—	—	—	—	—	0
	合计	16	9	1	—	—	—	—	—	—	0.1

（续表）

项　目	性　别	动物数（只）	动物数（只）								平均分（分）
			0分	1分	2分	3分	4分	6分	7分	8分	
笼内摄食	♀	8	2	3	–	–	–	–	–	–	0.6
	♂	8	3	2	–	–	–	–	–	–	0.4
	合计	16	5	5	–	–	–	–	–	–	0.5
笼内竖毛	♀	8	5	0	–	–	–	–	–	–	0
	♂	8	5	0	–	–	–	–	–	–	0
	合计	16	10	0	–	–	–	–	–	–	0
笼内睡眠	♀	8	1	4	–	–	–	–	–	–	0.8
	♂	8	0	5	–	–	–	–	–	–	1.0
	合计	16	1	9	–	–	–	–	–	–	0.9
笼内饮水	♀	8	5	0	–	–	–	–	–	–	0
	♂	8	5	0	–	–	–	–	–	–	0
	合计	16	10	0	–	–	–	–	–	–	0
尿液颜色	♀	8	2	–	0	–	0	–	–	–	0
	♂	8	1	–	0	–	0	–	–	–	0
	合计	16	3	–	0	–	0	–	–	–	0
扭体	♀	8	5	0	0	0	0	–	–	–	0
	♂	8	5	0	0	0	0	–	–	–	0
	合计	16	10	0	0	0	0	–	–	–	0
排便	♀	8	5	0	0	–	0	0	–	0	0
	♂	8	5	–	0	–	0	0	–	0	0
	合计	16	10	–	0	–	0	0	–	0	0
排尿	♀	8	4	–	1	–	0	0	–	0	0.4
	♂	8	4	–	1	–	0	0	–	0	0.4
	合计	16	8	–	2	–	0	0	–	0	0.4
皮肤颜色	♀	8	0	–	0	–	5	0	–	0	4.0
	♂	8	0	–	0	–	5	0	–	0	4.0
	合计	16	0	–	0	–	10	0	–	0	4.0
绕笼内运动	♀	8	5	0	–	–	–	–	–	–	0
	♂	8	5	0	–	–	–	–	–	–	0
	合计	16	10	0	–	–	–	–	–	–	0
身体张力	♀	8	0	–	0	–	5	0	–	0	4.0
	♂	8	0	–	0	–	5	0	–	0	4.0

（续表）

项　目	性　别	动物数（只）	动物数（只）								平均分（分）
			0分	1分	2分	3分	4分	6分	7分	8分	
身体张力	合计	16	0	−	0	−	10	0	−	0	4.0
手指接近	♀	8	0	−	4	−	1	0	−	0	2.4
	♂	8	0	−	4	−	1	0	−	0	2.4
	合计	16	0	−	8	−	2	0	−	0	2.4
竖毛	♀	8	5	−	0	−	0	−	−	−	0
	♂	8	5	−	0	−	0	−	−	−	0
	合计	16	10	−	0	−	0	−	−	−	0
死亡	♀	8	5	0	−	−	−	−	−	−	0
	♂	8	5	0	−	−	−	−	−	−	0
	合计	16	10	0	−	−	−	−	−	−	0
唾液分泌	♀	8	0	−	−	−	5	0	−	0	4.0
	♂	8	0	−	−	−	5	0	−	0	4.0
	合计	16	0	−	−	−	10	0	−	0	4.0
体位	♀	8	0	0	0	0	5	0	0	0	4.0
	♂	8	0	0	0	0	5	0	0	0	4.0
	合计	16	0	0	0	0	10	0	0	0	4.0
头部接触	♀	8	5	−	0	−	0	0	−	0	0
	♂	8	4	−	1	−	0	0	−	0	0.4
	合计	16	9	−	1	−	0	0	−	0	0.2
尾部体位	♀	8	5	0	0	0	0	−	−	−	0
	♂	8	5	0	0	0	0	−	−	−	0
	合计	16	10	0	0	0	0	−	−	−	0
尾部压痛反应	♀	8	0	−	0	−	5	0	−	0	4.0
	♂	8	0	−	0	−	5	0	−	0	4.0
	合计	16	0	−	0	−	10	0	−	0	4.0
位置被动反应	♀	8	0	−	0	−	3	2	−	0	4.8
	♂	8	0	−	0	−	5	3	−	0	5.2
	合计	16	0	−	0	−	5	5	−	0	5.0
握力	♀	8	0	−	0	−	5	0	−	0	4.0
	♂	8	0	−	0	−	5	0	−	0	4.0
	合计	16	0	−	0	−	10	0	−	0	4.0

（续表）

项 目	性 别	动物数（只）	动物数（只）								平均分（分）
			0分	1分	2分	3分	4分	6分	7分	8分	
血泪	♀	8	5	0	0	−	0	−	−	−	0
	♂	8	5	0	0	−	0	−	−	−	0
	合计	16	10	0	0	−	0	−	−	−	0
眼球突出	♀	8	5	−	0	−	0	−	−	−	0
	♂	8	5	−	0	−	0	−	−	−	0
	合计	16	10	−	0	−	0	−	−	−	0
异常发声	♀	8	5	−	0	−	0	−	−	−	0
	♂	8	5	−	0	−	0	−	−	−	0
	合计	16	10	−	0	−	0	−	−	−	0
异常行为	♀	8	5	0	0	0	0	−	−	−	0
	♂	8	5	0	0	0	0	−	−	−	0
	合计	16	10	0	0	0	0	−	−	−	0
震颤	♀	8	5	0	0	0	0	−	−	−	0
	♂	8	5	0	0	0	0	−	−	−	0
	合计	16	10	0	0	0	0	−	−	−	0
睁眼	♀	8	5	−	0	−	0	−	−	−	0
	♂	8	5	−	0	−	0	−	−	−	0
	合计	16	10	−	0	−	0	−	−	−	0
直立	♀	8	4	−	1	−	0	0	−	0	0.4
	♂	8	5	−	0	−	0	0	−	0	0
	合计	16	9	−	1	−	0	0	−	0	0.2
肢体张力	♀	8	0	−	0	0	5	0	−	0	4.0
	♂	8	0	−	0	0	5	0	−	0	4.0
	合计	16	0	−	0	0	10	0	−	0	4.0
发绀	♀	8	5	−	0	−	0	−	−	−	0
	♂	8	5	−	0	−	0	−	−	−	0
	合计	16	10	−	0	−	0	−	−	−	0

注："−"表示该项目无此评分标准

组相比有统计学差异（$P < 0.01$），其余时间点两组相比均无统计学差异（$P > 0.05$）。

5）其余指标：注射前至注射后24 h，低、中和高剂量组其余指标得分均未见明显趋势性变化，低、中和高剂量组与溶媒对照组相比均无统计学差异（$P > 0.05$）。

表 9-2-8 儿科用中药注射液 AAA 对离乳前 SD 大鼠 FOB 指标的影响（高剂量组，注射前）

项 目	性 别	动物数（只）	动物数（只）								平均分（分）
			0分	1分	2分	3分	4分	6分	7分	8分	
抽搐	♀	8	5	0	0	0	0	—	—	—	0
	♂	8	5	0	0	0	0	—	—	—	0
	合计	16	10	0	0	0	0	—	—	—	0
地面翻正反射	♀	8	5	0	0	0	0	—	—	—	0
	♂	8	5	0	0	0	0	—	—	—	0
	合计	16	10	0	0	0	0	—	—	—	0
癫痫	♀	8	5	0	0	0	0	—	—	—	0
	♂	8	5	0	0	0	0	—	—	—	0
	合计	16	10	0	0	0	0	—	—	—	0
耳郭反射	♀	8	0	—	0	—	5	0	—	0	4.0
	♂	8	0	—	0	—	5	0	—	0	4.0
	合计	16	0	—	0	—	10	0	—	0	4.0
腹部张力	♀	8	0	—	0	—	5	0	—	0	4.0
	♂	8	0	—	0	—	5	0	—	0	4.0
	合计	16	0	—	0	—	10	0	—	0	4.0
粪便黏稠度	♀	8	3	—	—	—	0	—	—	0	0
	♂	8	3	—	—	—	0	—	—	0	0
	合计	16	6	—	—	—	0	—	—	0	0
共济失调步态	♀	8	5	—	0	—	0	—	—	—	0
	♂	8	5	—	0	—	0	—	—	—	0
	合计	16	10	—	0	—	0	—	—	—	0
攻击同笼动物	♀	8	5	0	—	—	—	—	—	—	0
	♂	8	5	0	—	—	—	—	—	—	0
	合计	16	10	0	—	—	—	—	—	—	0
攻击性/应激性	♀	8	5	—	0	—	0	—	—	—	0
	♂	8	5	—	0	—	0	—	—	—	0
	合计	16	10	—	0	—	0	—	—	—	0
后肢反射	♀	8	0	—	0	—	5	0	—	0	4.0
	♂	8	0	—	0	—	5	0	—	0	4.0
	合计	16	0	—	0	—	10	0	—	0	4.0
呼吸	♀	8	0	0	0	—	5	—	—	0	4.0
	♂	8	0	0	0	—	5	—	—		4.0

（续表）

项　目	性　别	动物数（只）	动物数（只）								平均分（分）
			0分	1分	2分	3分	4分	6分	7分	8分	
呼吸	合计	16	0	0	0	—	10	—	—	0	4.0
唤醒	♀	8	0	—	0	0	5	0	0	0	4.0
	♂	8	0	—	0	0	5	0	0	0	4.0
	合计	16	0	—	0	0	10	0	0	0	4.0
肌张力减退步态	♀	8	5	—	0	—	0	—	—	—	0
	♂	8	5	—	0	—	0	—	—	—	0
	合计	16	10	—	0	—	0	—	—	—	0
僵住	♀	8	0	5	0	0	0	—	—	—	1.0
	♂	8	1	4	0	0	0	—	—	—	0.8
	合计	16	1	9	0	0	0	—	—	—	0.9
角膜反射	♀	8	0	—	0	—	5	0	—	0	4.0
	♂	8	0	—	0	—	5	0	—	0	4.0
	合计	16	0	—	0	—	10	0	—	0	4.0
惊恐反应	♀	8	0	—	0	—	5	0	—	0	4.0
	♂	8	0	—	0	—	5	0	—	0	4.0
	合计	16	0	—	0	—	10	0	—	0	4.0
空间翻正反射	♀	8	5	0	0	0	0	—	—	—	0
	♂	8	5	0	0	0	0	—	—	—	0
	合计	16	10	0	0	0	0	—	—	—	0
泪液分泌	♀	8	0	—	0	—	5	0	—	0	4.0
	♂	8	0	—	0	—	5	0	—	0	4.0
	合计	16	0	—	0	—	10	0	—	0	4.0
理毛行为	♀	8	3	—	2	—	0	—	—	—	0.8
	♂	8	1	—	4	—	0	—	—	—	1.6
	合计	16	4	—	6	—	0	—	—	—	1.2
笼内垫料潮湿	♀	8	5	0	—	—	—	—	—	—	0
	♂	8	5	0	—	—	—	—	—	—	0
	合计	16	10	0	—	—	—	—	—	—	0
笼内发声	♀	8	5	0	—	—	—	—	—	—	0
	♂	8	5	0	—	—	—	—	—	—	0
	合计	16	10	0	—	—	—	—	—	—	0

（续表）

项 目	性 别	动物数（只）	0分	1分	2分	3分	4分	6分	7分	8分	平均分（分）
笼内清醒但无运动	♀	8	5	0	–	–	–	–	–	–	0
	♂	8	5	0	–	–	–	–	–	–	0
	合计	16	10	0	–	–	–	–	–	–	0
笼内摄食	♀	8	3	2	–	–	–	–	–	–	0.4
	♂	8	3	2	–	–	–	–	–	–	0.4
	合计	16	6	4	–	–	–	–	–	–	0.4
笼内竖毛	♀	8	5	0	–	–	–	–	–	–	0
	♂	8	5	0	–	–	–	–	–	–	0
	合计	16	10	0	–	–	–	–	–	–	0
笼内睡眠	♀	8	0	5	–	–	–	–	–	–	1.0
	♂	8	0	5	–	–	–	–	–	–	1.0
	合计	16	0	10	–	–	–	–	–	–	1.0
笼内饮水	♀	8	5	0	–	–	–	–	–	–	0
	♂	8	5	0	–	–	–	–	–	–	0
	合计	16	10	0	–	–	–	–	–	–	0
尿液颜色	♀	8	0	–	0	–	0	–	–	–	NE
	♂	8	3	–	0	–	0	–	–	–	0
	合计	16	3	–	0	–	0	–	–	–	0
扭体	♀	8	5	0	0	0	0	–	–	–	0
	♂	8	5	0	0	0	0	–	–	–	0
	合计	16	10	0	0	0	0	–	–	–	0
排便	♀	8	5	–	0	–	0	0	–	0	0
	♂	8	5	–	0	–	0	0	–	0	0
	合计	16	10	–	0	–	0	0	–	0	0
排尿	♀	8	5	–	0	–	0	0	–	0	0
	♂	8	3	–	2	–	0	0	–	0	0.8
	合计	16	8	–	2	–	0	0	–	0	0.4
皮肤颜色	♀	8	0	–	0	–	5	0	–	0	4.0
	♂	8	0	–	0	–	5	0	–	0	4.0
	合计	16	0	–	0	–	10	0	–	0	4.0
绕笼内运动	♀	8	5	0	–	–	–	–	–	–	0
	♂	8	5	0	–	–	–	–	–	–	0
	合计	16	10	0	–	–	–	–	–	–	0

（续表）

项　目	性　别	动物数（只）	动物数（只）								平均分（分）
			0分	1分	2分	3分	4分	6分	7分	8分	
身体张力	♀	8	0	－	0	－	5	0	－	0	4.0
	♂	8	0	－	0	－	5	0	－	0	4.0
	合计	16	0	－	0	－	10	0	－	0	4.0
手指接近	♀	8	0	－	4	－	1	0	－	0	2.4
	♂	8	1	－	3	－	1	0	－	0	2.0
	合计	16	1	－	7	－	2	0	－	0	2.2
竖毛	♀	8	5	－	0	－	0	－	－	－	0
	♂	8	5	－	0	－	0	－	－	－	0
	合计	16	10	－	0	－	0	－	－	－	0
死亡	♀	8	5	0	－	－	－	－	－	－	0
	♂	8	5	0	－	－	－	－	－	－	0
	合计	16	10	0	－	－	－	－	－	－	0
唾液分泌	♀	8	0	－	－	－	5	0	－	0	4.0
	♂	8	0	－	－	－	5	0	－	0	4.0
	合计	16	0	－	－	－	10	0	－	0	4.0
体位	♀	8	0	0	0	0	5	0	0	0	4.0
	♂	8	0	0	0	0	5	0	0	0	4.0
	合计	16	0	0	0	0	10	0	0	0	4.0
头部接触	♀	8	5	－	0	－	0	0	－	0	0
	♂	8	5	－	0	－	0	0	－	0	0
	合计	16	10	－	0	－	0	0	－	0	0
尾部体位	♀	8	5	0	0	0	0	－	－	－	0
	♂	8	5	0	0	0	0	－	－	－	0
	合计	16	10	0	0	0	0	－	－	－	0
尾部压痛反应	♀	8	0	－	0	－	5	0	－	0	4.0
	♂	8	0	－	0	－	5	0	－	0	4.0
	合计	16	0	－	0	－	10	0	－	0	4.0
位置被动反应	♀	8	0	－	0	－	2	3	－	0	5.2
	♂	8	0	－	0	－	5	2	－	0	4.8
	合计	16	0	－	0	－	5	5	－	0	5.0

（续表）

项目	性别	动物数（只）	动物数（只）								平均分（分）
			0分	1分	2分	3分	4分	6分	7分	8分	
握力	♀	8	0	–	0	–	5	0	–	0	4.0
	♂	8	0	–	0	–	5	0	–	0	4.0
	合计	16	0	–	0	–	10	0	–	0	4.0
血泪	♀	8	5	0	0	–	0	–	–	–	0
	♂	8	5	0	0	–	0	–	–	–	0
	合计	16	10	0	0	–	0	–	–	–	0
眼球突出	♀	8	5	–	0	–	0	–	–	–	0
	♂	8	5	–	0	–	0	–	–	–	0
	合计	16	10	–	0	–	0	–	–	–	0
异常发声	♀	8	5	–	0	–	0	–	–	–	0
	♂	8	5	–	0	–	0	–	–	–	0
	合计	16	10	–	0	–	0	–	–	–	0
异常行为	♀	8	5	0	0	0	0	–	–	–	0
	♂	8	5	0	0	0	0	–	–	–	0
	合计	16	10	0	0	0	0	–	–	–	0
震颤	♀	8	5	0	0	0	0	–	–	–	0
	♂	8	5	0	0	0	0	–	–	–	0
	合计	16	10	0	0	0	0	–	–	–	0
睁眼	♀	8	5	–	0	–	0	–	–	–	0
	♂	8	5	–	0	–	0	–	–	–	0
	合计	16	10	–	0	–	0	–	–	–	0
直立	♀	8	5	–	0	–	0	0	–	0	0
	♂	8	4	–	1	–	0	0	–	0	0.4
	合计	16	9	–	1	–	0	0	–	0	0.2
肢体张力	♀	8	0	–	0	0	5	0	–	0	4.0
	♂	8	0	–	0	0	5	0	–	0	4.0
	合计	16	0	–	0	0	10	0	–	0	4.0
发绀	♀	8	5	–	0	–	0	–	–	–	0
	♂	8	5	–	0	–	0	–	–	–	0
	合计	16	10	–	0	–	0	–	–	–	0

注：“–”表示该项目无此评分标准，“NE”表示无法进行计算

表 9-2-9　儿科用中药注射液 AAA 对离乳前 SD 大鼠 FOB 指标的影响（溶媒对照组，即刻）

项 目	性 别	动物数（只）	动物数（只）								平均分（分）
			0分	1分	2分	3分	4分	6分	7分	8分	
抽搐	♀	8	5	0	0	0	0	–	–	–	0
	♂	8	5	0	0	0	0	–	–	–	0
	合计	16	10	0	0	0	0	–	–	–	0
地面翻正反射	♀	8	5	0	0	0	0	–	–	–	0
	♂	8	5	0	0	0	0	–	–	–	0
	合计	16	10	0	0	0	0	–	–	–	0
癫痫	♀	8	5	0	0	0	0	–	–	–	0
	♂	8	5	0	0	0	0	–	–	–	0
	合计	16	10	0	0	0	0	–	–	–	0
耳郭反射	♀	8	0	–	0	–	5	0	–	0	4.0
	♂	8	0	–	0	–	5	0	–	0	4.0
	合计	16	0	–	0	–	10	0	–	0	4.0
腹部张力	♀	8	0	–	0	–	5	0	–	0	4.0
	♂	8	0	–	0	–	5	0	–	0	4.0
	合计	16	0	–	0	–	10	0	–	0	4.0
粪便黏稠度	♀	8	1	–	–	–	0	–	–	0	0
	♂	8	3	–	–	–	0	–	–	0	0
	合计	16	4	–	–	–	0	–	–	0	0
共济失调步态	♀	8	5	–	0	–	0	–	–	–	0
	♂	8	5	–	0	–	0	–	–	–	0
	合计	16	10	–	0	–	0	–	–	–	0
攻击性/应激性	♀	8	5	–	0	–	0	–	–	–	0
	♂	8	5	–	0	–	0	–	–	–	0
	合计	16	10	–	0	–	0	–	–	–	0
后肢反射	♀	8	0	–	0	–	5	0	–	0	4.0
	♂	8	0	–	0	–	5	0	–	0	4.0
	合计	16	0	–	0	–	10	0	–	0	4.0
呼吸	♀	8	0	0	0	–	5	–	–	0	4.0
	♂	8	0	0	0	–	5	–	–	0	4.0
	合计	16	0	0	0	–	10	–	–	0	4.0
唤醒	♀	8	0	–	0	0	5	0	0	0	4.0
	♂	8	0	–	0	0	5	0	0	0	4.0

（续表）

项　目	性　别	动物数（只）	动物数（只）								平均分（分）
			0分	1分	2分	3分	4分	6分	7分	8分	
唤醒	合计	16	0	–	0	0	10	0	0	0	4.0
肌张力减退步态	♀	8	5	–	0	–	0	–	–	–	0
	♂	8	5	–	0	–	0	–	–	–	0
	合计	16	10	–	0	–	0	–	–	–	0
僵住	♀	8	0	5	0	0	0	–	–	–	1.0
	♂	8	1	4	0	0	0	–	–	–	0.8
	合计	16	1	9	0	0	0	–	–	–	0.9
角膜反射	♀	8	0	–	0	–	5	0	–	0	4.0
	♂	8	0	–	0	–	5	0	–	0	4.0
	合计	16	0	–	0	–	10	0	–	0	4.0
惊恐反应	♀	8	0	–	0	–	5	0	–	0	4.0
	♂	8	0	–	0	–	5	0	–	0	4.0
	合计	16	0	–	0	–	10	0	–	0	4.0
空间翻正反射	♀	8	4	1	0	0	0	–	–	–	0.2
	♂	8	5	0	0	0	0	–	–	–	0
	合计	16	9	1	0	0	0	–	–	–	0.1
泪液分泌	♀	8	0	–	0	–	5	0	–	0	4.0
	♂	8	0	–	0	–	5	0	–	0	4.0
	合计	16	0	–	0	–	10	0	–	0	4.0
理毛行为	♀	8	2	–	3	–	0	–	–	–	1.2
	♂	8	2	–	3	–	0	–	–	–	1.2
	合计	16	4	–	6	–	0	–	–	–	1.2
尿液颜色	♀	8	1	–	0	–	0	–	–	–	0
	♂	8	0	–	0	–	0	–	–	–	NE
	合计	16	1	–	0	–	0	–	–	–	0
扭体	♀	8	5	0	0	0	0	0	–	0	0
	♂	8	5	0	0	0	0	0	–	0	0
	合计	16	10	0	0	0	0	0	–	0	0
排便	♀	8	5	–	0	–	0	0	0	0	0
	♂	8	5	–	0	–	0	0	0	0	0
	合计	16	10	–	0	–	0	0	0	0	0

（续表）

项　目	性　别	动物数（只）	动物数（只）								平均分（分）
			0分	1分	2分	3分	4分	6分	7分	8分	
排尿	♀	8	4	–	1	–	0	0	–	0	0.4
	♂	8	5	–	0	–	0	0	–	0	0
	合计	16	9	–	1	–	0	0	–	0	0.2
皮肤颜色	♀	8	0	–	0	–	5	0	–	0	4.0
	♂	8	0	–	0	–	5	0	–	0	4.0
	合计	16	0	–	0	–	10	0	–	0	4.0
身体张力	♀	8	0	–	0	–	5	0	–	0	4.0
	♂	8	0	–	0	–	5	0	–	0	4.0
	合计	16	0	–	0	–	10	0	–	0	4.0
手指接近	♀	8	2	–	2	–	1	0	–	0	1.6
	♂	8	1	–	4	–	0	0	–	0	1.6
	合计	16	3	–	6	–	1	0	–	0	1.6
竖毛	♀	8	5	–	0	–	0	–	–	–	0
	♂	8	5	–	0	–	0	–	–	–	0
	合计	16	10	–	0	–	0	–	–	–	0
死亡	♀	8	5	0	–	–	–	–	–	–	0
	♂	8	5	0	–	–	–	–	–	–	0
	合计	16	10	0	–	–	–	–	–	–	0
唾液分泌	♀	8	0	–	–	–	5	0	–	0	4.0
	♂	8	0	–	–	–	5	0	–	0	4.0
	合计	16	0	–	–	–	10	0	–	0	4.0
体位	♀	8	0	0	0	1	4	0	0	0	3.8
	♂	8	0	0	0	0	5	0	0	0	4.0
	合计	16	0	0	0	1	9	0	0	0	3.9
头部接触	♀	8	4	–	1	–	0	0	–	0	0.4
	♂	8	5	–	0	–	0	0	–	0	0
	合计	16	9	–	1	–	0	0	–	0	0.2
尾部体位	♀	8	5	0	0	0	–	–	–	–	0
	♂	8	5	0	0	0	0	–	–	–	0
	合计	16	10	0	0	0	0	–	–	–	0
尾部压痛反应	♀	8	0	–	0	–	5	0	–	0	4.0
	♂	8	0	–	0	–	5	0	–	0	4.0
	合计	16	0	–	0	–	10	0	–	0	4.0

（续表）

项 目	性 别	动物数（只）	动物数（只）								平均分（分）
			0分	1分	2分	3分	4分	6分	7分	8分	
位置被动反应	♀	8	0	–	0	–	3	2	–	0	4.8
	♂	8	0	–	0	–	7	1	–	0	4.4
	合计	16	0	–	0	–	7	3	–	0	4.6
握力	♀	8	0	–	0	–	5	0	–	0	4.0
	♂	8	0	–	0	–	5	0	–	0	4.0
	合计	16	0	–	0	–	10	0	–	0	4.0
血泪	♀	8	5	0	0	–	0	–	–	–	0
	♂	8	5	0	0	–	0	–	–	–	0
	合计	16	10	0	0	–	0	–	–	–	0
眼球突出	♀	8	5	–	0	–	0	–	–	–	0
	♂	8	5	–	0	–	0	–	–	–	0
	合计	16	10	–	0	–	0	–	–	–	0
异常发声	♀	8	5	–	0	–	0	–	–	–	0
	♂	8	5	–	0	–	0	–	–	–	0
	合计	16	10	–	0	–	0	–	–	–	0
异常行为	♀	8	5	0	0	0	0	–	–	–	0
	♂	8	5	0	0	0	0	–	–	–	0
	合计	16	10	0	0	0	0	–	–	–	0
震颤	♀	8	5	0	0	0	0	–	–	–	0
	♂	8	4	0	0	1	0	–	–	–	0.6
	合计	16	9	0	0	1	0	–	–	–	0.3
睁眼	♀	8	5	–	0	–	0	–	–	–	0
	♂	8	5	–	0	–	0	–	–	–	0
	合计	16	10	–	0	–	0	–	–	–	0
直立	♀	8	4	–	1	–	0	0	–	0	0.4
	♂	8	5	–	0	–	0	0	–	0	0
	合计	16	9	–	1	–	0	0	–	0	0.2
肢体张力	♀	8	0	–	0	0	5	0	–	0	4.0
	♂	8	0	–	0	0	5	0	–	0	4.0
	合计	16	0	–	0	0	10	0	–	0	4.0
发绀	♀	8	5	–	0	–	0	–	–	–	0
	♂	8	5	–	0	–	0	–	–	–	0
	合计	16	10	–	0	–	0	–	–	–	0

注：“–”表示该项目无此评分标准，“NE”表示无法进行计算

表 9-2-10　儿科用中药注射液 AAA 对离乳前 SD 大鼠 FOB 指标的影响（高剂量组，即刻）

项　目	性　别	动物数（只）	动物数（只）								平均分（分）
			0分	1分	2分	3分	4分	6分	7分	8分	
抽搐	♀	8	5	0	0	0	0	—	—	—	0
	♂	8	5	0	0	0	0	—	—	—	0
	合计	16	10	0	0	0	0	—	—	—	0
地面翻正反射	♀	8	5	0	0	0	0	—	—	—	0
	♂	8	5	0	0	0	0	—	—	—	0
	合计	16	10	0	0	0	0	—	—	—	0
癫痫	♀	8	5	0	0	0	0	—	—	—	0
	♂	8	5	0	0	0	0	—	—	—	0
	合计	16	10	0	0	0	0	—	—	—	0
耳郭反射	♀	8	0	—	0	—	5	0	—	0	4.0
	♂	8	0	—	0	—	5	0	—	0	4.0
	合计	16	0	—	0	—	10	0	—	0	4.0
腹部张力	♀	8	0	—	0	—	5	0	—	0	4.0
	♂	8	0	—	0	—	5	0	—	0	4.0
	合计	16	0	—	0	—	10	0	—	0	4.0
粪便黏稠度	♀	8	2	—	—	—	0	—	—	0	0
	♂	8	2	—	—	—	0	—	—	0	0
	合计	16	4	—	—	—	0	—	—	0	0
共济失调步态	♀	8	5	—	0	—	0	—	—	—	0
	♂	8	5	—	0	—	0	—	—	—	0
	合计	16	10	—	0	—	0	—	—	—	0
攻击性/应激性	♀	8	5	—	0	—	0	—	—	—	0
	♂	8	5	—	0	—	0	—	—	—	0
	合计	16	10	—	0	—	0	—	—	—	0
后肢反射	♀	8	0	—	0	—	5	0	—	0	4.0
	♂	8	0	—	0	—	5	0	—	0	4.0
	合计	16	0	—	0	—	10	0	—	0	4.0
唤醒	♀	8	0	—	0	0	5	0	0	0	4.0
	♂	8	0	—	0	0	5	0	0	0	4.0
	合计	16	0	—	0	0	10	0	0	0	4.0
肌张力减退步态	♀	8	5	—	0	—	0	—	—	—	0
	♂	8	5	—	0	—	0	—	—	—	0
	合计	16	10	—	0	—	0	—	—	—	0

（续表）

项 目	性 别	动物数（只）	动物数（只）								平均分（分）
			0分	1分	2分	3分	4分	6分	7分	8分	
僵住	♀	8	0	4	0	1	0	–	–	–	1.4
	♂	8	0	4	1	0	0	–	–	–	1.2
	合计	16	0	8	1	1	0	–	–	–	1.3
角膜反射	♀	8	0	–	0	–	5	0	–	0	4.0
	♂	8	0	–	0	–	5	0	–	0	4.0
	合计	16	0	–	0	–	10	0	–	0	4.0
惊恐反应	♀	8	0	–	0	–	5	0	–	0	4.0
	♂	8	0	–	0	–	5	0	–	0	4.0
	合计	16	0	–	0	–	10	0	–	0	4.0
空间翻正反射	♀	8	0	0	3	2	0	–	–	–	2.4**
	♂	8	0	2	2	1	0	–	–	–	1.8**
	合计	16	0	2	5	3	0	–	–	–	2.1**
泪液分泌	♀	8	0	–	0	–	5	0	–	0	4.0
	♂	8	0	–	0	–	5	0	–	0	4.0
	合计	16	0	–	0	–	10	0	–	0	4.0
理毛行为	♀	8	5	–	0	–	0	–	–	–	0
	♂	8	5	–	0	–	0	–	–	–	0
	合计	16	10	–	0	–	0	–	–	–	0**
尿液颜色	♀	8	2	–	0	–	0	–	–	–	0
	♂	8	2	–	0	–	0	–	–	–	0
	合计	16	4	–	0	–	0	–	–	–	0
扭体	♀	8	5	0	0	0	0	–	–	–	0
	♂	8	5	0	0	0	0	–	–	–	0
	合计	16	10	0	0	0	0	–	–	–	0
排便	♀	8	5	–	0	–	0	0	–	0	0
	♂	8	5	–	0	–	0	0	–	0	0
	合计	16	10	–	0	–	0	0	–	0	0
排尿	♀	8	3	–	2	–	0	0	–	0	0.8
	♂	8	3	–	2	–	0	0	–	0	0.8
	合计	16	6	–	4	–	0	0	–	0	0.8
皮肤颜色	♀	8	0	–	0	–	5	0	–	0	4.0
	♂	8	0	–	0	–	5	0	–	0	4.0
	合计	16	0	–	0	–	10	0	–	0	4.0

（续表）

项目	性别	动物数（只）	动物数（只）								平均分（分）
			0分	1分	2分	3分	4分	6分	7分	8分	
身体张力	♀	8	0	—	0	—	5	0	—	0	4.0
	♂	8	0	—	0	—	5	0	—	0	4.0
	合计	16	0	—	0	—	10	0	—	0	4.0
手指接近	♀	8	3	—	2	—	0	0	—	0	0.8
	♂	8	3	—	2	—	0	0	—	0	0.8
	合计	16	6	—	4	—	0	0	—	0	0.8
竖毛	♀	8	5	—	0	—	0	—	—	—	0
	♂	8	5	—	0	—	0	—	—	—	0
	合计	16	10	—	0	—	0	—	—	—	0
死亡	♀	8	5	0	—	—	—	—	—	—	0
	♂	8	5	0	—	—	—	—	—	—	0
	合计	16	10	0	—	—	—	—	—	—	0
唾液分泌	♀	8	0	—	—	—	5	0	—	0	4.0
	♂	8	0	—	—	—	5	0	—	0	4.0
	合计	16	0	—	—	—	10	0	—	0	4.0
体位	♀	8	0	0	0	5	0	0	0	0	3.0*
	♂	8	0	0	0	5	0	0	0	0	3.0**
	合计	16	0	0	0	10	0	0	0	0	3.0**
头部接触	♀	8	5	—	0	—	0	0	—	0	0
	♂	8	5	—	0	—	0	0	—	0	0
	合计	16	10	—	0	—	0	0	—	0	0
尾部体位	♀	8	5	0	0	0	0	—	—	0
	♂	8	5	0	0	0	0	—	—	0
	合计	16	10	0	0	0	0	—	—	0
尾部压痛反应	♀	8	0	—	0	—	5	0	—	0	4.0
	♂	8	0	—	0	—	5	0	—	0	4.0
	合计	16	0	—	0	—	10	0	—	0	4.0
位置被动反应	♀	8	0	—	0	—	2	3	—	0	5.2
	♂	8	0	—	0	—	5	2	—	0	4.8
	合计	16	0	—	0	—	5	5	—	0	5.0

（续表）

项　目	性　别	动物数（只）	动物数（只）								平均分（分）
			0分	1分	2分	3分	4分	6分	7分	8分	
握力	♀	8	0	—	0	—	5	0	—	0	4.0
	♂	8	0	—	0	—	5	0	—	0	4.0
	合计	16	0	—	0	—	10	0	—	0	4.0
血泪	♀	8	5	0	0	—	0	—	—	—	0
	♂	8	5	0	0	—	0	—	—	—	0
	合计	16	10	0	0	—	0	—	—	—	0
眼球突出	♀	8	5	—	0	—	0	—	—	—	0
	♂	8	5	—	0	—	0	—	—	—	0
	合计	16	10	—	0	—	0	—	—	—	0
异常发声	♀	8	5	—	0	—	0	—	—	—	0
	♂	8	5	—	0	—	0	—	—	—	0
	合计	16	10	—	0	—	0	—	—	—	0
异常行为	♀	8	5	0	0	0	0	—	—	—	0
	♂	8	5	0	0	0	0	—	—	—	0
	合计	16	10	0	0	0	0	—	—	—	0
震颤	♀	8	5	0	0	0	0	—	—	—	0
	♂	8	5	0	0	0	0	—	—	—	0
	合计	16	10	0	0	0	0	—	—	—	0
睁眼	♀	8	5	—	0	—	0	—	—	—	0
	♂	8	5	—	0	—	0	—	—	—	0
	合计	16	10	—	0	—	0	—	—	—	0
直立	♀	8	5	—	0	—	0	0	—	0	0
	♂	8	4	—	1	—	0	0	—	0	0.4
	合计	16	9	—	1	—	0	0	—	0	0.2
肢体张力	♀	8	0	—	0	0	5	0	—	0	4.0
	♂	8	0	—	0	0	5	0	—	0	4.0
	合计	16	0	—	0	0	10	0	—	0	4.0
发绀	♀	8	5	—	0	—	0	—	—	—	0
	♂	8	5	—	0	—	0	—	—	—	0
	合计	16	10	—	0	—	0	—	—	—	0

注："–" 表示该项目无此评分标准，"NE" 表示无法进行计算；与溶媒对照组比较 *$P < 0.05$，**$P < 0.01$

（十一）影响研究可靠性和造成研究工作偏离试验方案的异常情况

无。

（十二）讨论

1. 母鼠状况·试验期间，溶媒对照、低、中和高剂量组均无动物死亡，外观、行为、对刺激的反应和哺育能力等均未见明显异常，认为母鼠哺乳状况未影响仔鼠检测指标的评价。

2. 仔鼠状况·D_1和D_2时，低、中和高剂量组雌雄动物均无死亡，外观、摄食和饮水等均正常，认为低、中和高剂量的受试物均未对仔鼠的一般状况产生明显影响，未干扰自主活动和行为指标的评价。

3. 自主活动次数

（1）注射后高剂量组雌雄动物均出现明显的自主活动降低现象，谷值均出现于注射后即刻，雌性动物降低率达69%，雄性动物降低率达81%，雌雄动物合并统计与分性别统计结果变化趋势基本一致。结合受试物药效学试验、单次注射毒性试验和FOB指标观察中出现的动物自主活动减少现象，以及文献报道的受试物成分XXX等具有中枢神经抑制或镇静作用，认为大剂量的受试物对离乳前雌雄大鼠中枢神经均具有明显抑制作用，对雌雄动物的影响基本相当。

（2）考虑注射后15 min至1 h，高剂量组雌雄动物自主活动次数出现较明显升高趋势，注射后2 h基本恢复至溶媒对照组水平，且之后各检测时间点未发现明显异常，认为大剂量的受试物对中枢系统的影响集中在注射后2 h内，且该抑制作用具有可恢复性。

（3）注射前至注射后2 h，低和中剂量组雌雄动物自主活动次数均呈波动性变化，注射后4 h至24 h略有增高，溶媒对照组亦呈现出相似变化，认为该现象与动物的适应性和生物钟相关；考虑各检测时间点低和中剂量组与溶媒对照组相比均无统计学差异，认为低和中剂量均为安全剂量，不会对动物自主活动产生明显影响。

4. 肛温·注射后即刻至24 h，低、中和高剂量组雌雄动物肛温均未见明显趋势性变化，与溶媒对照组相比无统计学差异。认为低、中和高剂量的受试物均不会对动物体温产生明显影响，未发现明显的性别差异和时间-反应关系。

5. 觉醒·注射后即刻至24 h，低和中剂量组雌雄动物唤醒、手指接近、头部接触、僵住、异常行为、位置被动反应、惊恐反应和尾部压痛反应等指标得分均未见明显趋势性变化，与溶媒对照组相比无统计学差异，认为低和中剂量的受试物均不会对动物觉醒产生明显影响，未发现明显的性别差异和时间-反应关系。注射后30 min，高剂量组雌雄动物位置被动反应得分出现升高现象，注射后1 h出现回降，雌雄动物合并统计与分性别统计变化趋势基本一致，认为大剂量的受试物可一过性影响动物觉醒，对雌雄动物的影响基本相当。

6. 情绪体征·注射后即刻至24 h，低和中剂量组雌雄动物理毛、攻击性/应激性、攻击同笼动物和发声等指标得分均未见明显趋势性变化，与溶媒对照组相比无统计学差异，认为低和中剂量的受试物均不会对动物情绪体征产生明显影响，未发现明显的性别差异和时间-反应关系。注射后即刻，高剂量组雌雄动物理毛得分出现降低现象，注射后30 min出现回升，雌雄动物合并统计与分性别统计变化趋势基本一致，认为大剂量的受试物可一过性影响动物情绪体征，对雌雄动物的影响基本相当。

7. 运动能力·注射后即刻至24 h，低和中剂量组雌雄动物笼内摄食、笼内饮水、笼内清醒但无运动、绕笼内运动、体位、共济失调步态和直立等指标得分均未见明显趋势性变化，与溶媒对照组相比无统计学差异，认为低和中剂量的受试物均不会对动物运动能力产生明显影响，未发现明显的性别差异和时间-反应关系。注射后即刻，高剂量组体位得分出现明显降低现象，注射后30 min开始回升，注射后1 h至2 h基本恢复至溶媒对照组水平，雌雄动物合并统计与分性别统计变化趋势基本一致，认为大剂量的受试物可明显抑制动物运动，该抑制作用主要集中在注射后2 h内，对雌雄动物的影响基本相当。

8. 中枢兴奋·注射后即刻至24 h，低、中和高剂量组雌雄动物抽搐、癫痫和震颤等指标得分均未见明显趋势性变化，与溶媒对照组相比无统计学差异。认为低、中和高剂量的受试物均不会对动物中枢兴奋性产生明显影响，未发现明显的性别差异和时间-反应关系。

9. 肌张力·注射后即刻至24 h，低、中和高剂量组雌雄动物肌张力减退步态、握力、身体张力、腹部张力和肢体张力等指标得分均未见明显趋势性变化，与溶媒对照组相比无统计学差异。认为低、中和高剂量的受试物均不会对动物肌张力产生明显影响,未发现明显的性别差异和时间-反应关系。

10. 反射·注射后即刻至 24 h,低和中剂量组雌雄动物角膜反射、后肢反射、地面翻正反射和空中翻正反射等指标得分均未见明显趋势性变化,与溶媒对照组相比无统计学差异,认为低和中剂量的受试物均不会对动物反射产生明显影响,未发现明显的性别差异和时间-反应关系。注射后即刻,高剂量组空间翻正反射得分出现明显升高现象,注射后 30 min 至 1 h 开始回降,注射后 2 h 基本恢复至溶媒对照组水平,雌雄动物合并统计与分性别统计变化趋势基本一致,认为大剂量的受试物可明显抑制动物反射,该抑制作用主要集中在注射后 2 h 内,对雌雄动物的影响基本相当。

11. 心血管/呼吸·注射后即刻至 24 h,低、中和高剂量组雌雄动物皮肤颜色和发绀等指标得分均未见明显趋势性变化,与溶媒对照组相比无统计学差异。认为低、中和高剂量的受试物均不会对动物心血管/呼吸产生明显影响,未发现明显的性别差异和时间-反应关系。

12. 自主体征·注射后即刻至 24 h,低、中和高剂量组雌雄动物扭体、尾部体位、竖毛、笼内垫料潮湿、泪液分泌、血泪、唾液分泌、睁眼、眼球突出、排尿、排便、粪便黏稠度、尿液颜色和死亡等指标得分均未见明显趋势性变化,与溶媒对照组相比无统计学差异。认为低、中和高剂量的受试物均不会对动物自主体征产生明显影响,未发现明显的性别差异和时间-反应关系。

13. 综上·高剂量的受试物可明显降低雌雄动物注射后即刻至 1 h 的体位得分,升高空间翻正反射得分,并能降低注射后即刻理毛行为及升高注射后 30 min 位置被动反应得分。结合受试物药效学试验、单次注射毒性试验和自主活动试验中出现的动物自主活动减少现象,以及文献报道的受试物成分 XX、XXX 和 XXX 等具有中枢神经抑制或镇静作用,认为大剂量的受试物对离乳前大鼠中枢神经具有明显抑制作用,对雌雄动物的影响基本相当。考虑各检测时间点低和中剂量组各指标与溶媒对照组相比均无统计学差异,认为低和中剂量均为安全剂量,不会对动物自主行为指标产生明显影响。

(十三)结论

在本试验所确定的条件下,对离乳前(PND$_{15}$)

SD 大鼠单次静脉注射给予原液 3.0 mL/kg、7.5 mL/kg 和 20.0 mL/kg 的儿科用中药注射液 AAA,溶媒对照组给予 0.9% 氯化钠注射液,20.0 mL/kg 可明显降低雌雄动物注射后即刻至 1 h 的自主活动次数;3.0 mL/kg 和 7.5 mL/kg 对雌雄动物注射后即刻至 24 h 自主活动次数无明显影响。因此,认为 20.0 mL/kg 存在短暂的(<2 h)中枢神经系统抑制作用,安全剂量为原液 7.5 mL/kg(中剂量),为临床剂量的 18.8 倍、临床等效剂量的 2.9 倍、药效学剂量的 2.5 倍。

(十四)参考文献

[1] Diehl KH, Hull R, Morton D, et al. A good practice guide to the administration of substances and removal of blood, including routes and volumes [J]. J Appl Toxicol, 2001, 21(1): 15-23.

[2] Sengupta P. A scientific review of age determination for a laboratory rat: How old is it in comparison with human age? [J]. Biomed Internati, 2011, 2:81-89.

[3] 蒋一方, Tim Cole, 潘蕙琦, 等. 上海市区 0～18 岁年龄别身高及体重标准研制 [J]. 上海预防医学杂志, 2007, 19(11): 544-547.

[4] 孙祖越, 周莉. 药物生殖与发育毒理学 [M]. 上海: 上海科学技术出版社, 2015.

[5] 孙祖越, 周莉. 儿科用药非临床安全性评价中方案设计的策略 [J]. 中国新药杂志, 2016, 25(20): 2473-2482.

[6] 周莉, 孙祖越. 非临床安全性评价中离乳前给药的幼龄动物分组设计 [J]. 中国新药杂志, 2016, 25(20): 2483-2488.

[7] 孙祖越, 周莉, 韩玲. 儿科用药非临床安全性评价要则及中药评价的特殊性 [J]. 中国药理学与毒理学杂志, 2016, 30(1): 13-20.

(十五)记录保存

(1)除计算机或自动化仪器直接采集的数据外,其他所有在实际研究中产生的数据均记录在表格或记录纸上,并随时整理装订。所有数据记录都注明记录日期,并由记录人签字。对原始记录进行更改时按要求进行。

(2)记录的所有数据都由另一人(非做记录的人)进行核查、签字,保证数据可靠。研究结束后,递交最终报告时,所有原始资料、文件等材料均交档案室保存。具体管理内容、程序和方法按本中心制定的标准操作规程执行。

（十六）资料归档时间和地点

保存单位：XXX。

地址：XXX。

邮编：XXX。

保管人：XXX。

电话：XXX。

归档时间：2018-XX-XX。

保存时间：＞10年。

（崇立明）

第三节
儿科用中药口服液 BBB 刚离乳 SD
大鼠单次给药毒性试验

摘 要

■ **目的**

观察刚离乳（PND_{21}）SD大鼠灌胃儿科用中药口服液BBB后产生的急性毒性反应，初步了解该受试物的毒性情况，为后续研究提供依据。

■ **方法**

刚离乳（PND_{21}）SD大鼠20只，雌雄各半，按体重随机分成2组，分别灌胃给予去离子水和清膏11.7 g/kg（相当于生药56.0 g/kg）儿科用中药口服液BBB，1次/天；连续14天观察动物的外观体征、行为活动等一般情况，并于给药前（D_0）、D_1、D_2、D_3、D_5、D_7、D_{10}和D_{14}称量动物体重；观察期结束后进行大体解剖检查，肉眼检查发现其脏器组织颜色、质地或体积等有异常改变时，取材进行病理学检查。

■ **结果**

（1）剂量确定：预试验中，受试物剂量为105.3 g/kg时，给药后D_3大鼠全部死亡；70.2 g/kg时，给药后D_3大鼠全部死亡；35.1 g/kg时，给药后D_4和D_6分别死亡1只大鼠；15 g/kg时，给药后D_3死亡2只大鼠；11.7 g/kg时，给药后未见死亡，因此正式试验剂量选择为11.7 g/kg，24 h内单次给药，给药体积为每次10 mL/kg。

（2）一般情况：试验期间各组未出现动物死亡；受试物组大鼠给药后，二便均为绿色，未见其他明显异常。

（3）体重变化：给予儿科用中药口服液BBB后，D_1、D_2、D_3、D_5、D_7、D_{10}和D_{14}受试物组和溶媒对照组体重均有不同程度增长，与溶媒对照组比较，受试物组雌性大鼠D_2、D_5和D_7体重降低，具有统计学差异（$P < 0.05$）；考虑体重降低与受试物有关。

（4）大体解剖：14天观察期结束后，大体解剖检查各动物脏器组织，肉眼观察其颜色、质地及体积等均未见明显异常。

■ **结论**

在本试验所确定的条件下，刚离乳（PND_{21}）SD大鼠24 h内单次给予儿科用中药口服液BBB，最大耐受量（MTD）为清膏11.7 g/kg，相当于生药56.0 g/kg，为等效剂量的10.6倍、临床剂量的63.4倍。

（一）目的

观察刚离乳（PND_{21}）SD大鼠灌胃给予儿科用中药口服液BBB后产生的急性毒性反应，初步了解该受试物的毒性情况，为后续研究提供依据。

（二）受试物

（1）名称：儿科用中药口服液BBB（中间体清膏）。

（2）受试物号：2017-XXX。

（3）缩写名：XXX。

（4）性状：棕红色稠膏。

（5）提供单位：XXX药业集团有限公司。

（6）批号：17042322。

（7）稳定性：基本稳定。

（8）规格：200 mL/瓶。

（9）含量：清膏中XXX含量为32.33 mg/g（或929.0 kg清膏中含30.03 kg XXX）。

（10）有效期：2017-XX-XX。

（11）保存条件：避光、密闭、冷冻保存。

（12）配制方法：无需配制。

（三）溶媒（阴性对照）

（1）名称：去离子水。

（2）提供单位：XXX有限公司。

（3）批号：DI20170510。

（4）规格：25 L/桶。

（5）成分：H_2O。

（6）使用浓度：无。

（7）保存条件：密闭、常温。

（8）配制方法：无需配制。

（四）动物资料

（1）种：大鼠。

（2）系：SD。

（3）性别和数量：20只，雌雄各半。

（4）年龄：接收时刚离乳，PND_{19}（出生后19天）。

（5）体重范围：接收时35.1～44.2 g。

（6）来源：XXX实验动物有限公司。

（7）等级：SPF级。

（8）合格证号及发证单位：实验动物质量合格证序号0299171；实验动物生产许可证号SCXK（X）2013-0016，XXX科学技术委员会颁发；实验动物使用许可证号SYXK（X）2013-0027，XXX科学技术委员会颁发。

（9）动物接收日期：2017-XX-XX。

（10）实验系统选择说明：SD大鼠是毒理学急性毒性研究中公认的标准动物之一。根据国家食品药品监督管理总局制定的《药物单次给药毒性研究技术指导原则》（2014年），如果受试物拟用于或可能用于儿童，必要时应采用幼龄动物进行试验，本试验使用刚离乳SD大鼠。委托方同意使用该种动物。

（11）实验动物识别方法：动物到达后，按要求接收，按机构统一的编号方法进行编号，采用苦味酸标记法为每只动物指定一个单一的研究动物号。原始资料中使用研究动物号来识别。

（12）饲料、垫料及饮用水：饲料为XXX生物科技有限公司生产的繁殖鼠料，批号为20170501；本中心每年度抽检饲料一次，委托XXX饲料质量监督检验站检测，依据相应的GB和GB/T，检验粗蛋白质、粗脂肪、粗纤维、水分、钙、总磷含量，以及细菌总数、大肠菌群、黄曲霉毒素B_1、砷、铅、镉和汞等，质量均合格。木屑垫料由XXX实验用品供应站提供，经高压消毒；饮用水为高压灭菌生活饮用水，每年度检测一次，委托XXX疾病预防控制中心检测，参照生活饮用水卫生标准，检测浑浊度、菌落总数、游离余氯和总大肠菌群等，所检项目均符合评价依据的要求；三者均经高温高压灭菌。

（13）饲养条件和环境：动物在XXX SPF级动物房内饲养，饲养于400 mm×350 mm×200 mm塑料笼内，每笼饲养同性动物不多于5只，自由饮水、摄食（给药前禁食10～12 h）。室温19.8～24.8℃，相对湿度44.6%～65.4%，光照12 h，黑暗12 h，换气12次/h，全新风。

（五）分组和剂量设置

1. 分组方法

（1）本试验采用刚离乳大鼠，综合委托方提供的前期药效学资料和预试验结果，采用最大给药量法。

（2）拟设1个剂量组，为清膏11.7 g/kg（相当于生药56.0 g/kg），另设阴性对照组；每组10只动物，雌雄各半，根据动物体重随机分组。

2. 剂量设置依据

（1）受试物临床适应证：用于急性咽炎、肺胃实热证所致的咽痛、咽干、咽部灼热，拟增加小儿手足口病的适应证。

（2）委托单位提供的临床使用方案：成人剂量为3次/天，2支/次，共6支/天；儿童遵医嘱，通常3岁儿童每次1/3支，3次/天，共1支（10 mL）。

（3）委托单位提供的药效学试验结果：XXX 5 g/kg（按生药计，下同）和2.5 g/kg明显抑制大鼠棉球肉芽组织增生（$P < 0.01$ 和 $P < 0.05$）；XXX所致大鼠足趾肿胀显示明显的抗炎效应（$P < 0.01$）。

（4）委托单位提供的急性试验结果：健康小鼠20只，雌雄各半。每天每只动物灌胃给予XXX 100 g/kg，分两次给药（按生药计算，相当于临床用量0.5 g/kg的200倍），给药前后动物未出现明显毒副作用。连续观察7天，动物无死亡，亦无异常表现。

（5）委托单位提供的长期毒性试验结果：大鼠随机分3组，每组20只，雌雄各半，分别为BBB大剂量组30 g/kg（按生药计，下同），小剂量组5 g/kg，分别相当于人用量的60倍、10倍。对照组给予等容积的蒸馏水，连续给药25天。结果显示，实验全程动物健康、活泼，体重均比给药前有不同程度的增加，整个试验中动物无死亡。各剂量组动物用药过程中，血常规、血红蛋白、肝肾功能与对照组比较无明显变化。各脏器病理学检查未见器质性病变，脏器系数计算结果无明显变化，提示XXX用于临床是安全的。

（6）年龄选择依据：根据文献，刚离乳（21天）大鼠，相当于人的年龄为2岁左右；本试验采用PND_{21}幼龄大鼠开展单次给药毒性试验，相当于人的年龄2岁左右。

（7）剂量换算

1）委托单位提供的受试物生药与清膏换算：本批清膏相对密度为1.17（波美计测得）；每克清膏含4.79 g生药材，每支成品（10 mL）含生药材10.6 g；儿童口服清膏为2.21 g/天。

2）以文献报道2岁儿童平均体重约12 kg计算，即临床剂量为每天生药材0.883 g/kg（生药材10.6 g/12 kg），相当于清膏0.184 g/kg，折算成大鼠等效剂量为每天生药材5.30 g/kg（即清膏1.11 g/kg）。

（8）预试验

1）PND_{20} SD幼龄大鼠12只，分为阴性对照组和受试物组（105.3 g/kg，1.17 g/mL），每组雌雄各半，给药体积为每次30 mL/kg，24 h内给药3次；受试物组大鼠第1次给药后活动正常；第2次给药前大鼠二便均为绿色，给药后活动减少、俯卧、腹部胀满、呼吸急促、眼周围有红色分泌物；第3次给药后大鼠活动减少、俯卧不动、腹部胀满，并有呼吸急促体征，用手刺激大鼠均反应迟缓不动。给药第2天有1雄2雌死亡，第3天剩余3只大鼠全部死亡，解剖

发现，胃肠道内有大量药液，初步推断死亡原因与给药体积较大且药物不易吸收有关，阴性对照组未见异常。

2）PND_{22} SD大鼠，分为阴性对照组和受试物组（70.2 g/kg，1.17 g/mL），给药体积每次30 mL/kg，24 h内给予2次；受试物组大鼠第1次给药后活动正常；第2次给予受试物前大鼠二便均为绿色，给药后活动减少、俯卧、腹部胀满、呼吸急促、眼周围有红色分泌物；给药第2天后粪便为绿色，行动迟缓、眼睛有大量分泌物、困倦；第3天4只大鼠全部死亡，解剖发现，胃肠道内有大量药液，阴性对照组未见异常。

3）PND_{21} SD大鼠，分为阴性对照组和受试物组（35.1 g/kg，1.17 g/mL），给药体积30 mL/kg，24 h内单次给药；受试物组大鼠给药后活动正常，第4天死亡1只大鼠（1雄），第6天死亡1只大鼠（1雌），阴性对照组未见异常。

4）PND_{21} SD大鼠，分为溶媒对照组和受试物组（15 g/kg，0.75 g/mL），给药体积每次20 mL/kg，24 h内单次给药；给药后8 h，发现动物二便均为绿色，活动减少、俯卧、呼吸急促、眼周围有红色分泌物；给药第2天后粪便为绿色，行动迟缓、眼睛有大量分泌物；第3天死亡2只（2雄），解剖发现，胃肠道内有大量药液，溶媒对照组未见异常。

5）PND_{21} SD大鼠，分为阴性对照组和受试物组（11.7 g/kg，1.17 g/mL），给药体积10 mL/kg，每组3只；给药后，受试物组大鼠二便均为绿色，活动正常，未见死亡。

（9）根据《药物单次给药研究技术指导原则》要求：单次给药毒性试验的重点在于观察动物出现的毒性反应，根据受试物的特点选择合适的方法。原则上给药剂量应包括从未见毒性反应的剂量到出现严重毒性反应的剂量，或达到最大给药量。故选择24 h内单次给药，清膏1.17 g/mL，则剂量为清膏11.7 g/kg。

3. 剂距·无。

4. 剂量·具体见表9-3-1。

（六）给药方法

（1）给药频率：单次给药。

（2）给药途径：灌胃。

（3）给药量：10 mL/kg。

（4）给药时间：10:53～11:04。

表 9-3-1　儿科用中药口服液 BBB 刚离乳 SD 大鼠灌胃单次给药毒性试验剂量分组

组　　别	剂量（清膏 g/kg）	剂量（生药 g/kg）	等效剂量倍数	临床剂量倍数	药效学剂量倍数	动物数（只）	
						♀	♂
阴性对照组	–	–	–	–	–	5	5
受试物组	11.7	56.0	10.6	63.4	22.4	5	5

注：受试物临床剂量为每人每天生药10.6 g，以2岁儿童平均体重12 kg计算，即每天生药材0.883 g/kg，折算成大鼠剂量为生药材5.30 g/kg，表中"等效剂量倍数"以大鼠的折算剂量生药材5.30 g/kg计算，"临床剂量倍数"以生药材0.883 g/kg计算；受试物大鼠药效学起效剂量为生药材2.5 g/kg，表中"药效学剂量倍数"以生药材2.5 g/kg计算

（5）给药期限：1天。

（6）给予受试物的途径说明：与临床使用途径相同。

（7）受试物配制方法：清膏相对密度为1.17，易于通过灌胃针，故直接给予清膏原液，无需配制（表9-3-2）。

（8）受试物的给予方法：按大鼠灌胃给药方法进行操作。

表 9-3-2　儿科用中药口服液 BBB 刚离乳 SD 大鼠灌胃单次给药毒性试验受试物配制方法

分　　组	剂量（清膏 g/kg）	剂量（生药 g/kg）	受试物量（清膏 g/mL）	溶液量（mL）	目标浓度（清膏 g/mL）
阴性对照组	–	–	–	10	–
受试物组	11.7	56.0	1.17	/	1.17

注：本批清膏相对密度为1.17，配制的总药量随动物体重的变化而相应改变，此表表示的是配制方法举例

（七）实验方法和观察指标

1. 实验方法 · ① 动物接收后根据实验动物检疫管理规定检疫，本试验需要采用刚刚离乳的大鼠给药，故检疫时间为2天；② 检疫期同时进行适应性饲养观察，每天至少观察1次动物的一般状况；③ 选择符合试验要求的动物，给药前禁食10～12 h；④ 急性毒性试验中给予清膏原液，故给药前已经检测受试物含量；⑤ 选择符合实验要求的动物称重，按体重随机分组，24 h内单次给药，观察给药过程中及给药后刚离乳大鼠的急性毒性反应情况。

2. 观察指标

（1）毒性反应：给药后4 h内详细观察动物的外观、行为、对刺激的反应、分泌物、排泄物和死亡情况等，之后每天观察1次，连续观察14天；记录所有的死亡情况、出现的症状及症状起始的时间、严重程度和持续时间等。

（2）体重：分别于给药前、D_1、D_2、D_3、D_5、D_7、D_{10} 和 D_{14} 称量动物体重，描述其变化情况。

（3）解剖检查：观察期内动物出现死亡时即时尸检，濒死者可即时处死进行剖检；观察期结束后，将存活动物处死进行大体解剖检查；器官或组织出现体积、颜色或质地等改变时，进行组织病理学检查。

（八）统计分析

分析动物体重变化、反应情况等，找出动物毒性反应情况与剂量之间的大致关系，得出最大耐受量MTD。

（九）结果

1. 受试物检测 · 试验开始前，进行受试物原料药和稀释后的浓度检测。① 原料药检测：以BB苷计，30.74 mg/g；误差范围符合规定，符合本中心对原料药检测结果的要求（委托方提供的检测结果为清膏中BB苷含量为32.33 mg/g）；② 受试物为原液，无需配制。

2. 一般状况 · 试验期间各组未出现动物死亡，受试物组大鼠给药后，二便均为绿色，未见其他明显异常。详细结果见表9-3-3。

3. 体重变化 · 给予儿科用中药口服液BBB后，D_1、D_2、D_3、D_5、D_7、D_{10} 和 D_{14} 受试物组及溶媒对照组动物体重均有不同程度增长，与溶媒对照组比较，雌鼠D_2、D_5、D_7体重下降，具有统计学差异（P

表 9-3-3　儿科用中药口服液 BBB 刚离乳 SD 大鼠灌胃单次给药毒性试验观察结果

组　别	编号	性别	时间（天）													
			1	2	3	4	5	6	7	8	9	10	11	12	13	14
溶媒对照组	001#		N	N	N	N	N	N	N	N	N	N	N	N	N	N
	004#		N	N	N	N	N	N	N	N	N	N	N	N	N	N
	006#	♂	N	N	N	N	N	N	N	N	N	N	N	N	N	N
	007#		N	N	N	N	N	N	N	N	N	N	N	N	N	N
	010#		N	N	N	N	N	N	N	N	N	N	N	N	N	N
	012#		N	N	N	N	N	N	N	N	N	N	N	N	N	N
	014#		N	N	N	N	N	N	N	N	N	N	N	N	N	N
	015#	♀	N	N	N	N	N	N	N	N	N	N	N	N	N	N
	016#		N	N	N	N	N	N	N	N	N	N	N	N	N	N
	018#		N	N	N	N	N	N	N	N	N	N	N	N	N	N
	死亡数（只）								0							
受试物组（清膏 11.7 g/kg）	002#		A	N	N	N	N	N	N	N	N	N	N	N	N	N
	003#		A	N	N	N	N	N	N	N	N	N	N	N	N	N
	005#	♂	A	N	N	N	N	N	N	N	N	N	N	N	N	N
	008#		A	N	N	N	N	N	N	N	N	N	N	N	N	N
	009#		A	N	N	N	N	N	N	N	N	N	N	N	N	N
	011#		A	N	N	N	N	N	N	N	N	N	N	N	N	N
	013#		A	N	N	N	N	N	N	N	N	N	N	N	N	N
	017#	♀	A	N	N	N	N	N	N	N	N	N	N	N	N	N
	019#		A	N	N	N	N	N	N	N	N	N	N	N	N	N
	020#		A	N	N	N	N	N	N	N	N	N	N	N	N	N
	死亡数（只）								0							

注：A，粪便、尿液为绿色；N，未见明显异常

< 0.05）；雄鼠体重也呈现下降趋势，但未见统计学差异（ $P > 0.05$ ）；具体结果见表 9-3-4、表 9-3-5、图 9-3-1、图 9-3-2。

4. 大体解剖·14 天观察期结束后，大体解剖检查各动物脏器组织，肉眼观察其颜色、质地及体积等均未见明显异常。

（十）影响研究可靠性和造成研究工作偏离试验方案的异常情况

无。

（十一）讨论

（1）本实验考察儿科用中药口服液 BBB 对刚离乳（PND$_{21}$）SD 大鼠的急性毒性情况，PND$_{21}$ 相当于人的年龄为 2 岁左右。

（2）预试验中，受试物剂量为 105.3 g/kg 时，给药后 D$_3$ 大鼠全部死亡；剂量为 70.2 g/kg 时，给药后 D$_3$ 大鼠全部死亡；剂量为 35.1 g/kg 时，给药后 D$_4$ 和 D$_6$ 分别死亡 1 只大鼠；剂量为 15 g/kg 时，给药后 D$_3$ 死亡 2 只大鼠；剂量为 11.7 g/kg 时，给药后未见死

表 9-3-4　　灌胃给予儿科用中药口服液 BBB 对雄性刚离乳 SD 大鼠体重影响（$\bar{X}$ ± SD）

组　别	体重（g）							
	D_0	D_1	D_2	D_3	D_5	D_7	D_{10}	D_{14}
溶媒对照组	41.6 ± 2.3	43.9 ± 2.4	48.1 ± 2.6	54.2 ± 3.1	66.3 ± 3.2	79.8 ± 3.1	100.9 ± 3.7	130.1 ± 4.7
受试物组	42.1 ± 2.1	42.6 ± 2.6	45.1 ± 3.5	51.5 ± 3.9	61.5 ± 5.2	74.4 ± 5.4	96.2 ± 5.1	128.9 ± 5.3

注：D_0 为给药前体重，据此体重给予受试物；D_1 为给药后当天体重

表 9-3-5　　灌胃给予儿科用中药口服液 BBB 对雌性刚离乳 SD 大鼠体重影响（$\bar{X}$ ± SD）

组　别	体重（g）							
	D_0	D_1	D_2	D_3	D_5	D_7	D_{10}	D_{14}
溶媒对照组	41.7 ± 3.8	44.2 ± 3.6	49.3 ± 4.2	53.8 ± 3.9	64.2 ± 3.7	76.9 ± 4.0	95.0 ± 5.1	122.5 ± 6.3
受试物组	41.3 ± 4.1	41.5 ± 3.3	43.0 ± 3.0*	49.3 ± 2.9	58.2 ± 2.8*	70.8 ± 3.5*	88.9 ± 4.0	117.0 ± 2.4

注：D_0 为给药前体重，据此体重给予受试物；D_1 为给药后当天体重；与溶媒对照组比较，*$P < 0.05$

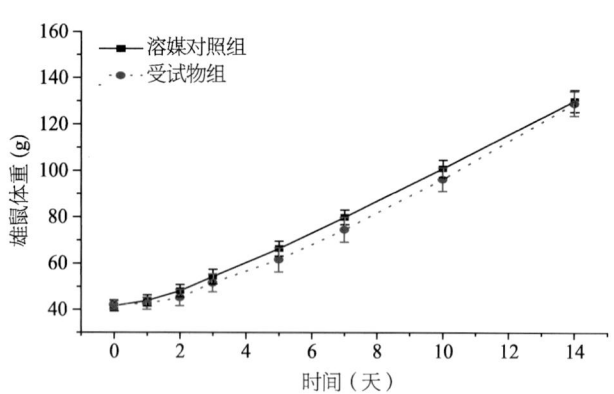

图 9-3-1　灌胃给予儿科用中药口服液 BBB 对雄性刚离乳 SD 大鼠体重影响（$\bar{X}$ ± SD）

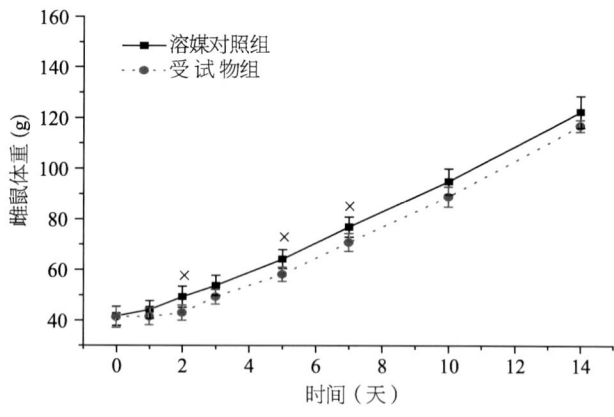

图 9-3-2　灌胃给予儿科用中药口服液 BBB 对雌性刚离乳 SD 大鼠体重影响（$\bar{X}$ ± SD）

亡；因此，正式试验剂量选择为 11.7 g/kg，24 h 内单次给药，给药体积为每次 10 mL/kg。

（3）试验期间未见动物死亡，给药后观察 14 天，与溶媒对照组比较，雄鼠和雌鼠体重均有所降低，其中雌鼠体重 D_2、D_5 和 D_7 下降明显，具有统计学差异（$P < 0.05$）；考虑体重降低与受试物有关。

（4）综上所述，本试验最大耐受量（MTD）为 11.7 g/kg，相当于生药 56.0 g/kg，为等效剂量的 10.6 倍、临床剂量的 63.4 倍。

（十二）结论

在本试验所确定的条件下，刚离乳（PND_{21}）SD 大鼠 24 h 内单次给予儿科用中药口服液 BBB，最大耐受量（MTD）为清膏 11.7 g/kg，相当于生药 56.0 g/kg，为等效剂量的 10.6 倍、临床剂量的 63.4 倍。

（十三）参考文献

［1］Karl-Heinz Diehl, Robin Hull, David Morton, et al. A good practice guide to the administration of substances and removal of blood, including routes and volumes［J］. J Appl Toxicol, 2001, 21, 15–23.

［2］蒋一方，Tim Cole，潘蕙琦，等. 上海市区 0～18 岁年龄别身高及体重标准研制［J］. 上海预防医学杂志，2007，19（11）：544–547.

（十四）记录保存

（1）除计算机或自动化仪器直接采集的数据外，其他所有在实际研究中产生的数据均记录在表格或记录纸上，并随时整理装订。所有数据记录都注明记录日期，并由记录人签字。对原始记录进行更改时按要求进行。

（2）记录的所有数据都由另一人（非做记录的人）进行核查、签字，保证数据可靠。研究结束后，递交最终报告时，所有原始资料、文件等材料均交档案室保存。具体管理内容、程序和方法按本中心制定的标准操作规程执行。

（十五）资料归档时间和地点

保存单位：XXX。

地址：XXX。

邮编：XXX。

保管人：XXX。

电话：XXX。

归档时间：2018-XX-XX。

（周　莉）

第四节
儿科用复方中药 CCC 离乳前 SD 大鼠
灌胃单次给药毒性试验

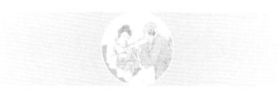

摘 要

■ 目的

观察离乳前（PND$_{15}$）幼龄SD大鼠灌胃给予儿科用复方中药CCC后产生的急性毒性反应，初步了解该受试物的毒性情况，为其他临床前试验和临床用药提供参考信息。

■ 方法

选取符合交叉抚育要求的5只孕鼠（每窝含5雄5雌幼鼠），分娩后将幼鼠进行交叉抚育，选择其中3窝（每窝幼鼠体重平均值接近，且体重无统计学差异），按照母鼠的随机号分为溶媒对照组（0.5% CMC-Na）及儿科用复方中药CCC低剂量组（清膏8 g/kg，相当于生药70.4 g/kg）和高剂量组（清膏9 g/kg，相当于生药79.2 g/kg），每窝含幼鼠5雄5雌。幼鼠PND$_{15}$开始给药，24 h内单次给药，给药体积为20 mL/kg。观察D$_1$、D$_2$、D$_3$、D$_5$、D$_7$、D$_{10}$和D$_{14}$动物的体重、死亡情况及毒性反应。试验过程中出现死亡的动物及时进行大体解剖，其他动物在观察期结束后进行大体解剖，当肉眼观察有异常的组织和器官时，进行组织病理学检查。

■ 结果

（1）死亡情况和一般症状观察：D$_2$高剂量组3只动物（1雄2雌）死亡；给药当天至14天观察期间，溶媒对照组全部动物未见异常反应。低、高剂量组动物D$_3$均出现肛周污浊，有黑色排泄物，D$_5$基本恢复正常，其余观察期间未见异常反应。

（2）雄鼠体重：D$_2$低、高剂量组雄鼠体重明显降低，具有统计学差异（$P < 0.01$）；D$_3$～D$_{14}$体重呈现逐渐增长趋势，但与溶媒对照组比较，仍明显下降（$P < 0.05$，$P < 0.01$）。

（3）雌鼠体重：D$_2$低、高剂量组雌鼠体重出现明显的下降（$P < 0.05$），除D$_3$低剂量组体重与溶媒对照组比较有统计学差异（$P < 0.05$），其他检测时间点未见统计学差异，呈现逐渐增长趋势。

（4）大体剖检：对给药后D$_2$死亡的动物进行大体剖检，均可见胃内充满棕褐色疑似药物的液体，个别脏器如大肠、小肠、脑有自溶现象，但气管、食管和肺未见异常。对D$_{15}$行安乐死的动物进行大体剖检，所有动物各组织和脏器均未见肉眼可见的异常变化。

■ 结论

在本试验条件下，幼龄SD大鼠（PND$_{15}$）灌胃给予儿科用复方中药CCC的最大耐受量（MTD）为8 g/kg（相当于生药70.4 g/kg），为临床拟用剂量的80倍、临床等效剂量的13.3倍、药效学起效剂量的352倍。

（一）目的

观察离乳前（PND$_{15}$）幼龄 SD 大鼠灌胃给予儿科用复方中药 CCC 后产生的急性毒性反应，初步了解该受试物的毒性情况，为后续研究提供依据。

（二）受试物

（1）名称：儿科用复方中药 CCC。

（2）受试物号：2018-XXX。

（3）缩写名：无。

（4）性状：棕色的细粉，味甜、微苦。

（5）提供单位：XXX 股份有限公司。

（6）批号：T180422。

（7）稳定性：在储存条件下稳定。

（8）规格：0.2 kg/包。

（9）含量：1 g 儿科用复方中药 CCC 相当于生药材 8.80 g。

（10）有效期：至 2020 年 4 月。

（11）保存条件：干燥、室温、密封保存。

（12）配制方法：用 0.5% CMC-Na 配制。

（三）溶媒

（1）名称：羧甲基纤维素钠。

（2）提供单位：XXX 化工科技有限公司。

（3）批号：170417。

（4）规格：500 g/瓶。

（5）成分：CMC-Na。

（6）使用浓度：0.5%。

（7）保存条件：密闭、阴凉、干燥。

（8）配制方法：用蒸馏水配制。

（四）动物资料

（1）种：大鼠。

（2）系：SD。

（3）性别和数量：孕鼠（GD$_{15-16}$）7 只，分娩后选择满足交叉抚育要求的 5 窝孕鼠，即每窝含 5 雄 5 雌幼鼠，孕鼠不给药。

（4）年龄：接收时 GD$_{15-16}$；购入后检疫并适应性饲养 5 天，幼鼠出生第 15 天（PND$_{15}$）开始给药。

（5）体重范围：接收时孕鼠 333.13～447.51 g。

（6）来源：XXX 实验动物有限公司。

（7）等级：SPF 级。

（8）许可证号及发证单位：实验动物生产许可证号 SCXK（X）2016-00XX，XXX 科学技术委员会颁发；实验动物使用许可证号 SYXK（X）2016-00XX，

XXX 科学技术委员会颁发；实验动物质量合格证序号 NO.43004700047951。

（9）实验系统选择说明：SD 大鼠是毒理学急性毒性研究中公认的标准动物之一。按照国家食品药品监督管理总局制定的《药物单次给药毒性研究技术指导原则》（2014 年）和《儿科用药非临床安全性研究技术指导原则（征求意见稿）》（2017 年）规定，应根据试验期限和临床拟用人群确定动物年龄，由于受试物拟用于 1 岁左右儿童，故本试验使用幼龄离乳前 SD 大鼠。委托方同意使用该种动物。

（10）动物接收日期：孕鼠（GD$_{15-16}$）于 2018-XX-XX 到达，7 只孕鼠分别在 2018-XX-XX 至 2018-XX-XX 分娩。

（11）实验动物识别方法：动物到达后，按照要求接收，交叉抚育分组前，孕鼠采用记号笔尾部临时号标记。交叉抚育分组后，孕鼠采用耳标法进行标记，每只动物均有唯一的标记号。交叉孵育分组前仔鼠进行临时标记，PND$_{14}$ 仔鼠使用文身设备于尾部皮肤文入号码进行标记，离乳后仔鼠采用耳标法进行标记；为每只孕鼠和仔鼠指定一个单一的研究动物号。原始资料中使用研究动物号来识别。

（12）饲料、垫料及饮用水：饲料为 XXX 生物科技有限公司生产的繁殖鼠料，批号为 20180721；本中心每年度抽检饲料一次，委托 XXX 饲料质量监督检验站检测，依据相应的 GB 和 GB/T，检验粗蛋白质、粗脂肪、粗纤维、水分、钙、总磷含量，以及细菌总数、大肠菌群、黄曲霉毒素 B$_1$、砷、铅、镉和汞等，质量均合格。木屑垫料由 XXX 实验用品供应站提供，经高压消毒；饮用水为高压灭菌生活饮用水，每年度检测一次，委托 XXX 疾病预防控制中心检测，参照生活饮用水卫生标准，检测浑浊度、菌落总数、游离余氯和总大肠菌群等，所检项目均符合评价依据的要求；三者均经高温高压灭菌。

（13）饲养条件和环境：动物在 XXX SPF 级动物房内饲养，饲养于 466 mm×314 mm×200 mm 塑料笼内，孕鼠单笼饲养，分娩后进行交叉孵育分组，每窝含幼仔 10 只以上（5 雌 5 雄），母鼠与仔鼠同窝饲养，哺育至仔鼠离乳日（PND$_{21}$），仔鼠离乳后每笼饲养同性别动物不多于 5 只。自由饮水、摄食，室温 23.0～24.2℃，相对湿度 51.2%～64.2%，光照 12 h，黑暗 12 h，换气 12 次/h，全新风。

（五）分组和剂量设置

1. 分组方法

（1）本试验采用离乳前（PND_{15}）大鼠，综合委托方提供的前期毒理学资料和预试验结果，拟采用最大给药量法。

（2）PND_{15}选择其中3窝（每窝幼鼠体重平均值接近，且体重无统计学差异），按照母鼠的随机号分为3组，仔鼠给药。

（3）拟设3个剂量组，分别为清膏9 g/kg、8 g/kg（相当于生药79.2 g/kg和70.4 g/kg），另设溶媒对照组；每组至少10只动物，雌雄各半，随机分组。

（4）仔鼠和母鼠按交叉抚育表和动物随机分组方法分入各窝和各组，考虑到每窝孕鼠出生数量有差异，以及试验中途幼鼠可能会有损失，故来自4个或5个交叉抚育窝（至少每窝8只或10只仔鼠，雌雄各半）的仔鼠分入各组时，每组至少10只仔鼠。通过交叉抚育分入各窝的仔鼠给予相同剂量。

（5）试验前分组考虑

1）采用交叉抚育设计（fostering design）进行分组，幼仔出生后（PND_{1-2}）立刻由新的母鼠抚养，每窝胎仔都是由来自其他窝的幼仔组成，新的抚育窝内不使用任何同性兄弟姐妹，窝内所有幼仔接受相同剂量，在理论上最小化了窝效应和遗传倾向；如果集中于2天内分娩的孕鼠达到5只以上，则本试验采用5只孕鼠进行交叉抚育，每窝含幼仔8只以上（4雌4雄）或10只以上（5雌5雄）。

2）无论5只孕鼠交叉抚育是否可以达到每组至少10只幼鼠的要求，考虑到孕鼠数量较少，每窝中至少有1只幼鼠并非来源于其他窝（图9-4-1），因此，为了在可能的条件下尽量减少窝效应和遗传倾向，则用剩余窝（另外2窝孕鼠）中的幼鼠，按照体重随机分入3个剂量组中，每窝至少1雌1雄幼鼠，如实记录分组情况，并评估其对研究结果的影响。

3）如果集中于2天内分娩的孕鼠无法达到5只，则从每窝孕鼠中（预计7窝）至少选择1雌1雄幼鼠分别分入溶媒对照组、低剂量组和高剂量组中，如实记录分组情况，以便在可能的条件下尽量减少窝效应和遗传倾向。

4）GD_{20-21}开始，注意观察孕鼠并记录孕鼠分娩时间（精确到小时），将幼仔总数不足8个（或10个）及不支持交叉抚育设计（交叉抚育由4或5雄性，4或5雌性幼仔组成）的窝排除在分组之外；PND_0和

PND_1分娩的窝，可以一并进行交叉抚育分组，但给药时间以PND_1的幼鼠达到PND_{15}为给药起始时间。

5）交叉抚育窝形成后，每窝仔鼠称重，各窝按照母鼠的随机号进行分组，如果分组后各组体重具有统计学差异，则对体重离均差较大的组进行微调，并说明理由。

6）如果有多余的孕鼠和窝，暂时保留至PND_{15}，以作为意外情况的补充，如实记录，并评估其对研究结果的影响。

7）试验进行中，购入的孕鼠分娩后，其中5窝可以满足交叉抚育要求，即每窝含5雌5雄仔鼠；故PND_{15}选择其中3窝（每窝幼鼠体重平均值接近，且体重无统计学差异），按照母鼠的随机号分为3组，幼鼠给药。

8）仔鼠和母鼠按交叉抚育表分入各窝，制定交叉抚育计划（图9-4-1）。

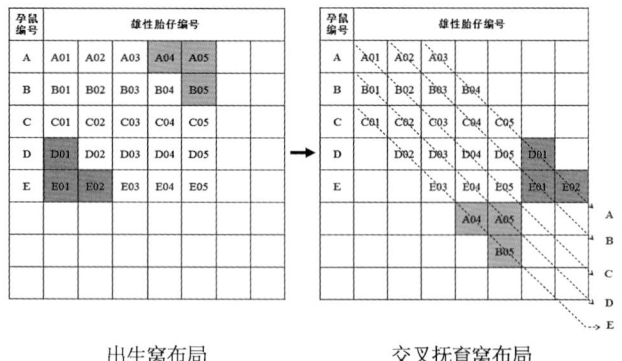

出生窝布局
（以5只雄鼠为例）

交叉抚育窝布局
（右侧A、B、C、D和E等表示新生成的抚育窝编号）

图9-4-1　以5只雄性胎仔为例交叉抚育设计举例
左边出生的5窝结果交叉抚育设计变成右边新的5个窝，每窝5雌5雄

2. 剂量设置依据

（1）受试物功能：解表祛风，凉血解毒。用于邪毒所致的感冒发热、咽喉肿痛，病毒性感冒见上述证候者。

（2）委托单位提供的临床使（拟）用方案：① 成人每袋装10 g，1～2袋/次，3次/天，每袋含生药材7.2 g；② 儿童用药，每袋装5 g，含生药材7.2 g/袋；1～3岁儿童，1袋/次，1～2次/天；4～6岁儿童，1袋/次，2～3次/天，含生药材7.2 g/袋。

（3）委托单位提供的受试物生药量与清膏换算：1 g XXX清膏相当于8.80 g生药材；因此，1～3岁儿童每天每人7.2～14.4 g生药材。

（4）剂量换算：根据文献报道，1～3岁儿童平

均体重在 9.9 ～ 14.7 kg。取平均体重约 12.3 kg 计算，得 XXX 1 ～ 3 岁儿童临床剂量为生药 0.59 ～ 1.17 g/kg，相当于清膏 0.067 ～ 0.133 g/kg（即 0.59 或 1.17 除以 8.80），取中间量为清膏 0.10 g/kg（即生药 0.88 g/kg），折算成大鼠等效剂量为清膏 0.60 g/kg（即生药 5.28 g/kg）。

（5）年龄选择依据：① 根据文献：大鼠 10 日龄（PND_{10}）相当于人 1 月龄（0.08 年），大鼠 21 日龄相当于人 2 岁，45 日大鼠，相当于人的年龄为 12 岁左右；② 受试物临床拟用于 1 岁左右幼儿。由于未发现载有"1 岁左右幼儿与大鼠出生日龄直接对应关系"的文献，故根据相关文献及表 9-4-1 推算得出 15 日龄（PND_{15}）大鼠相当于人的婴儿/幼儿年龄为 12 个月；因此，本试验拟采用 PND_{15}（离乳前）幼龄大鼠首次给药；③ 观察 14 天（PND_{29}），相当于人的年龄不足 12 岁。

（6）委托单位提供的药效学资料

1）抗病毒作用：① 对流感病毒 FM1 及 PR8 株感染幼龄小鼠致肺炎模型的治疗作用：采用流感病毒 FM1 及 PR8 株感染幼龄小鼠后，将 XXX 静脉给药，1 次/天，连续 4 天，其中生药 0.9 g/kg 剂量组对 FM1 及 PR8 感染后小鼠肺指数均有明显降低作用，与模型对照组相比均有显著性差异（$P < 0.05$、$P < 0.01$）。生药 0.7 g/kg 和 0.5 g/kg 剂量组对 FM1 感染后小鼠肺指数有明显降低作用，与模型对照组相比有显著性差异（$P < 0.01$）；② 对流感病毒 FM1 及 PR8 株感染幼龄小鼠致肺炎模型死亡的保护作用：采用流感病毒 FM1 及 PR8 株感染幼龄小鼠后，将复方中药 CCC 静脉给药，1 次/天，连续 4 天，其中生药 0.9 g/kg、0.7 g/kg 均可降低 FM1 及 PR8 感染后小鼠死亡率，延长平均存活天数，与模型对照组相比有显著性差异（$P < 0.05$、$P < 0.01$）；生药 0.5 g/kg 剂量组可降低 PR8 感染后所致小鼠死亡率，延长平均存活天数，与模型对照组比较有显著性差异（$P < 0.05$、$P < 0.01$）。

2）抗炎作用：① 对冰醋酸致幼龄小鼠腹腔毛细血管通透性的影响：复方中药 CCC 幼龄大鼠静脉给药，1 次/天，连续 3 天，生药 0.9 g/kg、0.7 g/kg、0.5 g/kg 和 0.2 g/kg 四个剂量组均可明显抑制冰醋酸引起的小鼠腹腔毛细血管通透性增高，与模型对照组相比有显著差异（$P < 0.01$）。② 对幼龄大鼠棉球肉芽肿形成的影响：复方中药 CCC 静脉给药，1 次/天，连续 7 天，生药 0.9 g/kg、0.7 g/kg、0.5 g/kg 和 0.2 g/kg 四个剂量组均可减轻大鼠棉球肉芽肿干重量，与模型对照组相比有显著性差异（$P < 0.01$）。

表 9-4-1　**基于中枢神经系统和生殖系统差异的大鼠与人类年龄对比**

大　鼠 （天）	对应人的年龄 [a] （月 / 岁）	本试验大鼠 灌胃或恢复时间段（天）	对应人的年龄（月 / 岁）
PND_0 至 PND_9	早产新生儿	孕 38 周前出生	/	孕 38 周前出生
PND_9 至 PND_{10}	新生儿	出生～ 1 个月	/	出生～ 1 个月
PND_{10-21}	婴儿/幼儿	1 个月～ 2 岁	PND_{15}（首次给药）	1 岁
PND_{21-45}	儿童	2 ～ 12 岁	PND_{29}（观察 14 天）	2 ～ 12 岁

注：① 大鼠年龄 90 天之前与人年龄对应的依据：Buelke-Sam J. Comparative schedules of development in rats and humans: implications for developmental neurotoxicity testing. Toxicological Sciences, 2003, 72: 169-169；[a] 来源于 FDA

（7）委托单位提供的非临床安全性评价资料

1）在合理的最大给药浓度及给药容量下，以最大总剂量 68.6 g/kg（相当于生药 425.8 g/kg）24 h 内 3 次灌胃给予 CCC 清膏，同时设溶媒对照组，未发现受试物对 ICR 小鼠的急性毒性反应；在本试验条件下，ICR 小鼠灌胃给予 CCC 的最大无毒性反应剂量（NOAEL）为 68.6 g/kg（相当于生药 425.8 g/kg）。

2）对刚离乳（PND_{25}）幼龄大鼠连续 1 个月灌胃给予 5.0 g/kg、10.0 g/kg 和 24.6 g/kg CCC 清膏，相当于生药材 31.0 g/kg、62.1 g/kg 和 152.7 g/kg，并灌胃给予等量的蒸馏水作对照。低和中剂量组未发现与受试物相关的明显毒性反应，高剂量组雌雄动物均可见尿液指标异常及 APTT 偏低现象，雄性动物可见贫血倾向，但均具可恢复性。在本试验条件下，认为 SD 大鼠 1 个月灌胃给予 CCC 清膏的安全剂量为 10.0 g/kg（相当于生药 62.1 g/kg），为药效学有效剂量的 43.1 倍，为临床剂量的172.2倍。

（8）本中心单次给药毒性预试验结果，离乳前（PND$_{15}$）SD大鼠：① 给予CCC清膏20 g/kg（0.5 g/mL，20 mL/kg），间隔4～5 h，一天内2次，给药当天及次日所有动物死亡；② 单次给予CCC清膏15 g/kg（0.5 g/mL，30 mL/kg），所有动物给药当天全部死亡；③ 单次给予CCC清膏10 g/kg（0.5 g/mL，20 mL/kg）、9 g/kg（0.5 g/mL，20 mL/kg）、8 g/kg（0.5 g/mL，20 mL/kg），10 g/kg组与9 g/kg组分别在给药当天和次日死亡1只，8 g/kg组观察期无动物死亡。给药D$_3$发现所有动物肛周污浊，有黑色排泄物，此现象持续3天基本恢复正常。

（9）根据《药物单次给药毒性研究技术指导原则》要求，给药剂量应包括从未见毒性反应的剂量到出现严重毒性反应的剂量，或达到最大给药量（maximal feasible dose，MFD）；MFD是指动物单次或24 h内多次（2～3次）给药所采用的最大给药剂量。最大耐受量（maximal tolerance dose，MTD）：指动物能够耐受的而不引起动物死亡的最高剂量。

（10）根据预试验结果，清膏20 g/kg组、15 g/kg组动物死亡，10 g/kg组、9 g/kg组死亡1只动物，8 g/kg组动物无死亡情况发生，综合预试验结果，考虑到安全窗口较窄，故本试验设置2个受试物组剂量，分别为清膏9 g/kg和8 g/kg。

3. 剂距：1.125倍。

4. 剂量：具体如表9-4-2。

（六）给药方法

（1）给药频率：单次给药。

（2）给药途径：灌胃给药。

（3）给药量：20 mL/kg。

（4）给药时间：9:10～11:38。

（5）给药期限：1天。

（6）给予受试物的途径说明：与临床使用途径一致。

（7）受试物配制方法：按受试物配制要求，用0.5% CMC-Na混悬并稀释至所需浓度，具体配制方法见表9-4-3。

（8）受试物的给予方法：按大鼠灌胃给药方法进行操作。

（七）实验方法和观察指标

1. 实验方法

（1）孕鼠接收后根据实验动物检疫管理规定检疫5天，检查动物的眼及分泌物、鼻、耳及分泌物、四肢及尾部、被毛、皮肤、大小便、行为与步态、自主活动、摄食、饮水、体重范围等。

（2）检疫期同时进行适应性饲养观察，每天至少

表9-4-2 儿科用复方中药CCC幼龄大鼠灌胃单次给药毒性试验剂量分组

组 别	剂量（清膏 g/kg）	剂量（生药 g/kg）	等效剂量倍数	临床剂量倍数	药效学起效剂量倍数	动物数（只） ♀	动物数（只） ♂
溶媒对照组	–	–	–	–	–	5	5
低剂量组	8.0	70.4	13.3	80	352	5	5
高剂量组	9.0	79.2	15.0	90	396	5	5

注：受试物临床剂量为生药7.2～14.4 g/天，以1～3岁儿童平均体重12.3 kg计算，取中间量即每天生药0.88 g/kg，折算成大鼠剂量为生药5.28 g/kg，表中"等效剂量倍数"以大鼠折算剂量生药5.28 g/kg计算，"临床剂量倍数"以生药0.88 g/kg计算；受试物对幼龄大鼠的药效学起效剂量为生药0.2 g/kg，表中"药效学剂量倍数"以生药0.2 g/kg计算

表9-4-3 儿科用复方中药CCC幼龄大鼠灌胃单次给药毒性试验受试物配制方法

分 组	剂量（清膏 g/kg）	剂量（生药 g/kg）	受试物量（g）	溶液量（mL）	目标浓度（清膏 g/mL）
溶媒对照组	–	–	–	100	–
低剂量组	8.0	70.4	40	100	0.40
高剂量组	9.0	79.2	45	100	0.45

注：各剂量组配制的总药量随给药动物数量和体重的变动而相应改变，此表表示的是第一次给药时的配制方法

观察1次动物的一般状况。

（3）选择符合试验要求的动物给药，母鼠不禁食。

（4）选择符合实验要求的动物称重，交叉抚育后随机分为3组，24 h内单次给药，观察给药过程中及给药后离乳前幼龄大鼠的急性毒性反应情况。

2. 观察指标

（1）毒性反应：给药后6 h内详细观察动物的外观、行为、对刺激的反应、分泌物、排泄物和死亡情况等，之后每天观察1次，连续观察14天；记录所有的死亡情况、出现的症状及症状起始的时间、严重程度和持续时间等。

（2）体重：分别于给药前、给药后D_1（给药当天）、D_2、D_3、D_5、D_7、D_{10}和D_{14}称量动物体重，描述其变化情况。

（3）解剖检查：观察期内动物出现死亡时即时尸检，濒死者可即时处死进行剖检；观察期结束后，D_{15}将存活动物以CO_2安乐死（前一天禁食12～16 h），将存活动物安乐处死进行大体解剖检查；器官或组织出现体积、颜色或质地等改变时，进行组织病理学检查。

（八）统计分析

采用SPSS 17.0软件对数据进行统计分析。计量资料用均数±标准差（$\bar{X}\pm SD$）表示，各组体重进行单因素方差分析，$P < 0.05$表示有显著性差异，$P < 0.01$表示有非常显著性差异。分析动物体重变化、反应情况等，找出动物毒性反应情况与剂量之间的大致关系，得出MTD或NOAEL。

（九）结果

1. 动物死亡情况·D_2高剂量组3只动物（1雄2

雌）死亡，其他组无动物死亡。

2. 一般状况观察·儿科用复方中药CCC低、高剂量组动物D_3均出现肛周污浊，有黑色排泄物，D_5基本恢复正常，其余观察期间未见异常反应。溶媒对照组全部动物给药后及观察期未见异常反应（表9-4-4）。

3. 体重变化

（1）雄鼠：与溶媒对照组相比，给药D_2，儿科用复方中药CCC清膏8 g/kg、9 g/kg组大鼠体重明显下降，具有统计学差异（$P < 0.01$）；D_3～D_{14}体重呈现逐渐增长趋势，但与溶媒对照组相比，体重仍然减少，具有统计学差异（$P < 0.05$，$P < 0.01$），具体结果见表9-4-5、表9-4-6和图9-4-2、图9-4-3。

（2）雌鼠：与溶媒对照组相比，给药D_2，儿科用复方中药CCC清膏8 g/kg、9 g/kg组大鼠体重明显下降（$P < 0.05$），低剂量组D_3体重降低，具有统计学差异（$P < 0.05$），其他检测时间点各组未见统计学差异（$P > 0.05$），呈现逐渐增长趋势，具体结果见表9-4-7、表9-4-8和图9-4-4、图9-4-5。

4. 大体剖检结果·对给药后D_2死亡的动物进行大体剖检，均可见胃内充满棕褐色疑似药物的液体，个别脏器如大肠、小肠、脑有自溶现象，但气管、食管和肺脏均未见异常。对D_{15}安乐死的动物进行大体剖检，所有动物各组织脏器均未见肉眼可见的异常改变。

（十）讨论

（1）受试物临床拟用于1岁左右幼儿。根据参考文献推算得出，15日龄（PND_{15}）大鼠相当于人的婴儿/幼儿年龄为12个月；因此，本试验采用PND_{15}（离乳前）幼龄大鼠给药。

表 9-4-4　儿科用复方中药 CCC SD 大鼠灌胃单次给药毒性试验一般状况观察结果

组　别	编号	性别	时间（天）													
			1	2	3	4	5	6	7	8	9	10	11	12	13	14
溶媒对照组	11		N	N	N	N	N	N	N	N	N	N	N	N	N	N
	12		N	N	N	N	N	N	N	N	N	N	N	N	N	N
	13	♂	N	N	N	N	N	N	N	N	N	N	N	N	N	N
	14		N	N	N	N	N	N	N	N	N	N	N	N	N	N
	15		N	N	N	N	N	N	N	N	N	N	N	N	N	N
	16	♀	N	N	N	N	N	N	N	N	N	N	N	N	N	N

（续表）

组　别	编号	性别	1	2	3	4	5	6	7	8	9	10	11	12	13	14
溶媒对照组	17		N	N	N	N	N	N	N	N	N	N	N	N	N	N
	18	♀	N	N	N	N	N	N	N	N	N	N	N	N	N	N
	19		N	N	N	N	N	N	N	N	N	N	N	N	N	N
	20		N	N	N	N	N	N	N	N	N	N	N	N	N	N
	死亡数（只）									0							
低剂量组（清膏 8g/kg）	21		N	N	A	A	N	N	N	N	N	N	N	N	N	N
	22		N	N	A	A	N	N	N	N	N	N	N	N	N	N
	23	♂	N	N	A	A	N	N	N	N	N	N	N	N	N	N
	24		N	N	A	A	N	N	N	N	N	N	N	N	N	N
	25		N	N	A	A	N	N	N	N	N	N	N	N	N	N
	26		N	N	A	A	N	N	N	N	N	N	N	N	N	N
	27		N	N	A	A	N	N	N	N	N	N	N	N	N	N
	28	♀	N	N	A	A	N	N	N	N	N	N	N	N	N	N
	29		N	N	A	A	N	N	N	N	N	N	N	N	N	N
	30		N	N	A	A	N	N	N	N	N	N	N	N	N	N
	死亡数（只）									0							
高剂量组（清膏 10g/kg）	31		N	N	A	A	N	N	N	N	N	N	N	N	N	N
	32		N	D	—	—	—	—	—	—	—	—	—	—	—	—
	33	♂	N	N	A	A	N	N	N	N	N	N	N	N	N	N
	34		N	N	A	A	N	N	N	N	N	N	N	N	N	N
	35		N	N	A	A	N	N	N	N	N	N	N	N	N	N
	36		N	N	A	A	N	N	N	N	N	N	N	N	N	N
	37		N	N	A	A	N	N	N	N	N	N	N	N	N	N
	38	♀	N	N	A	A	N	N	N	N	N	N	N	N	N	N
	39		N	D	—	—	—	—	—	—	—	—	—	—	—	—
	40		N	D	—	—	—	—	—	—	—	—	—	—	—	—
	死亡数（只）									3							

注：N，未见明显异常；A，黑色排泄物，肛周污浊；D，死亡

表 9-4-5　儿科用复方中药 CCC 大鼠灌胃单次给药对雄鼠体重的影响（$\overline{X}$ ± SD，n=5）

时　间	体重（g）		
	溶媒对照组	低剂量组	高剂量组
D_1	34.66 ± 0.75	33.77 ± 0.76	35.49 ± 1.92
D_2	37.08 ± 0.42	31.88 ± 1.36**	30.61 ± 1.54**

（续表）

时间	体重（g）		
	溶媒对照组	低剂量组	高剂量组
D_3	39.26 ± 0.51	32.89 ± 0.92[**]	30.87 ± 2.63[*]
D_5	44.11 ± 0.77	39.17 ± 2.01[**]	37.55 ± 3.19[**]
D_7	54.48 ± 1.45	49.03 ± 3.23[*]	48.29 ± 3.46[*]
D_{10}	72.28 ± 2.14	66.20 ± 2.80[*]	63.95 ± 4.95[**]
D_{14}	100.76 ± 5.68	92.23 ± 2.85[*]	90.58 ± 5.58[*]

注：与对照组比较，[*]$P < 0.05$，[**]$P < 0.01$；D_{2-14}，$n=4$

表 9-4-6　儿科用复方中药 CCC 大鼠灌胃单次给药对雄鼠增重的影响（$\bar{X}$ ± SD，$n=5$）

时间	增重（g）		
	溶媒对照组	低剂量组	高剂量组
$D_1 \sim D_2$	2.42 ± 0.56	−1.89 ± 0.96[**]	−4.43 ± 0.71[**]
$D_2 \sim D_3$	2.18 ± 0.47	1.01 ± 0.72	0.26 ± 1.45[*]
$D_3 \sim D_5$	4.86 ± 0.73	6.28 ± 1.47	6.68 ± 0.88
$D_5 \sim D_7$	10.37 ± 1.30	9.86 ± 1.40	10.74 ± 0.52
$D_7 \sim D_{10}$	17.80 ± 1.00	17.17 ± 0.75	15.66 ± 1.53[*]
$D_{10} \sim D_{14}$	28.48 ± 3.68	26.03 ± 0.42	26.63 ± 0.95

注：与对照组比较，[*]$P < 0.05$，[**]$P < 0.01$；D_{2-14}期间$n=4$

表 9-4-7　儿科用复方中药 CCC 大鼠灌胃单次给药对雌鼠体重的影响（$\bar{X}$ ± SD，$n=5$）

时间	体重（g）		
	溶媒对照组	低剂量组	高剂量组
D_1	33.55 ± 1.63	33.74 ± 1.53	34.97 ± 1.29
D_2	35.81 ± 1.58	32.74 ± 2.43	31.95 ± 1.30[*]
D_3	38.02 ± 2.03	33.84 ± 2.12[*]	34.23 ± 3.40
D_5	44.35 ± 2.97	40.84 ± 3.81	41.47 ± 4.74
D_7	54.86 ± 4.91	51.10 ± 4.87	52.81 ± 5.37
D_{10}	70.32 ± 5.46	64.64 ± 4.80	67.67 ± 5.38
D_{14}	94.00 ± 6.39	87.66 ± 5.14	91.44 ± 4.52

注：与对照组比较，[*]$P < 0.05$；D_{2-14}期间$n=3$

（2）根据单次给药毒性预试验结果，清膏20 g/kg组、15 g/kg组动物死亡，清膏10 g/kg组死亡1只动物，清膏8 g/kg组动物无死亡情况发生，综合预试验结果，考虑到安全窗口较窄，故本试验设置2个受试物组剂量，分别为清膏9 g/kg、清膏8 g/kg。

（3）试验期间溶媒和低剂量组无动物死亡，给药后观察14天。给药D_2观察到儿科用复方中药CCC高剂量组（清膏9 g/kg）出现3只幼龄动物（1雄2雌）死亡，大体剖检结果动物个别脏器有自溶现象，胃内有药液，但肺、食管、气管未见异常；低剂量组（清

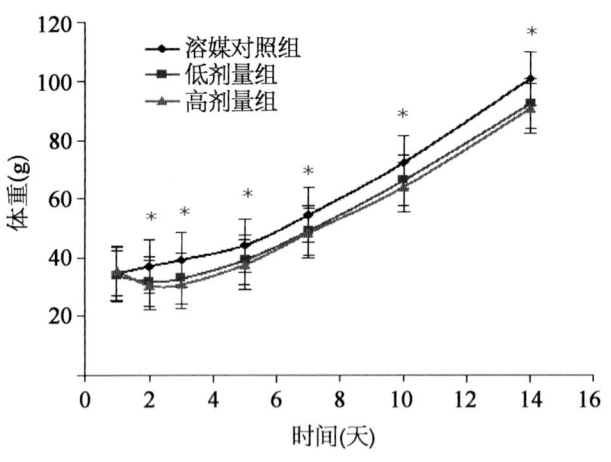

图9-4-2 儿科用复方中药CCC大鼠单次灌胃给药对雄鼠体重的影响

*代表具有统计学差异（$P < 0.05$ 或 $P < 0.01$）

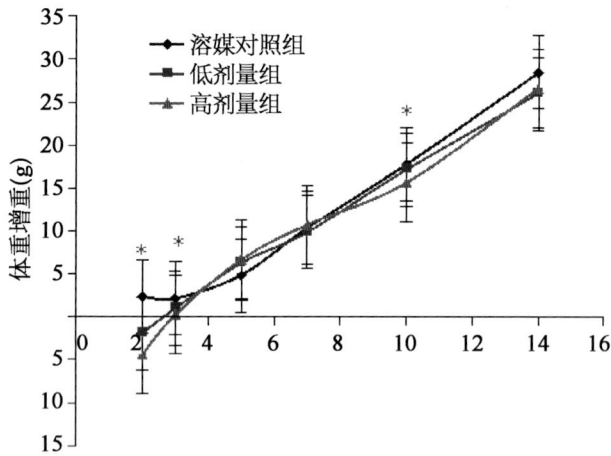

图9-4-3 儿科用复方中药CCC大鼠灌胃单次给药对雄鼠增重的影响

*代表具有统计学差异（$P < 0.05$ 或 $P < 0.01$）

表 9-4-8　儿科用复方中药 CCC 大鼠灌胃单次给药对雌鼠增重的影响（$\overline{X} \pm SD$，$n=5$）

时　　间	增重（g）		
	溶媒对照组	低剂量组	高剂量组
$D_1 \sim D_2$	2.26 ± 0.25	$-1.00 \pm 1.01^{**}$	$-3.83 \pm 0.75^{*}$
$D_2 \sim D_3$	2.21 ± 0.52	1.10 ± 0.60	2.29 ± 2.11
$D_3 \sim D_5$	6.33 ± 1.22	7.00 ± 1.87	7.24 ± 4.51
$D_5 \sim D_7$	10.51 ± 1.99	10.26 ± 1.28	11.34 ± 4.61
$D_7 \sim D_{10}$	15.46 ± 1.78	13.54 ± 1.34	14.86 ± 0.10
$D_{10} \sim D_{14}$	23.68 ± 1.92	23.01 ± 2.33	23.77 ± 2.62

注：与对照组比较，*$P < 0.05$，**$P < 0.01$；$D_{2\sim14}$期间$n=3$

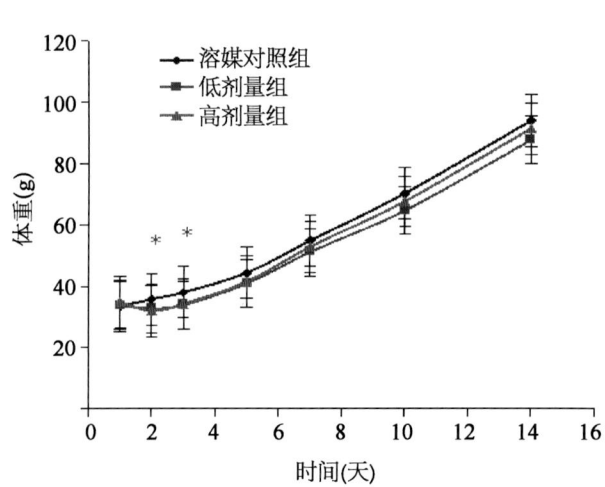

图9-4-4 儿科用复方中药CCC大鼠单次灌胃给药对雌鼠体重的影响

*代表具有统计学差异（$P < 0.05$）

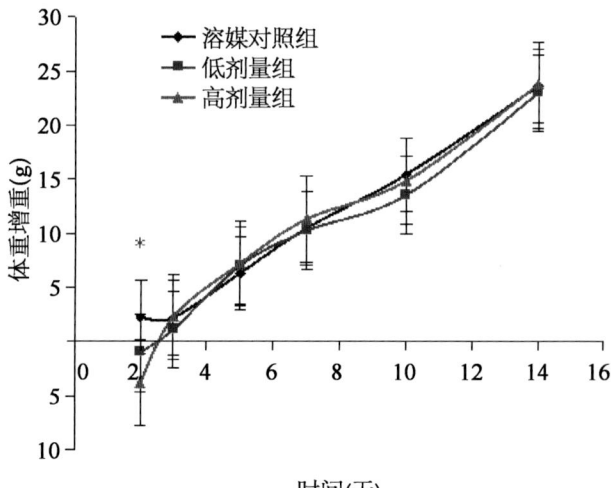

图9-4-5 儿科用复方中药CCC大鼠灌胃单次给药对雌鼠增重的影响

*代表具有统计学差异（$P < 0.05$或$P < 0.01$）

膏 8 g/kg）和溶媒对照组无动物死亡。综上考虑幼龄动物死亡原因与受试物相关。

（4）给药 D_2 低、高剂量组雌雄幼龄大鼠体重明显下降（$P < 0.05$）；与溶媒对照组相比，$D_3 \sim D_{14}$ 低（清膏 8 g/kg）、高剂量组（清膏 9 g/kg）雄鼠体重明显下降，具有统计学差异（$P < 0.05$，$P < 0.01$）；雌鼠体重呈现逐渐增长趋势，未见统计学差异（$P > 0.05$），考虑体重降低与受试物相关。

（5）综上所述，本试验最大耐受量为清膏 8 g/kg（相当于生药 70.4 g/kg），为临床拟用剂量的 80 倍、临床等效剂量的 13.3 倍、药效学起效剂量的 352 倍。

（十一）结论

在本试验条件下，SD 大鼠（PND_{15}）灌胃给予儿科用复方中药 CCC 的最大耐受量为清膏 8 g/kg（相当于生药 70.4 g/kg），为临床拟用剂量的 80 倍、临床等效剂量的 13.3 倍、药效学起效剂量的 352 倍。

（十二）参考文献

［1］孙祖越，周莉.药物生殖与发育毒理学［M］.上海：上海科学技术出版社，2015.

［2］孙祖越，周莉，韩玲.儿科用药非临床安全性评价要则及中药评价的特殊性［J］.中国药理学与毒理学杂志，2016，30（1）：13-20.

［3］周莉，孙祖越.儿科用药幼龄动物发育毒性研究中指标设定及中药安评的特别关注点［J］.中国药理学与毒理学杂志，2016，30（1）：21-28.

［4］孙祖越，周莉.儿科用药非临床安全性评价中方案设计的策略［J］.中国新药杂志，2016，25（20）：2473-2482.

［5］周莉，孙祖越.非临床安全性评价中离乳前给药的幼龄动物分组设计［J］.中国新药杂志，2016，25（20）：2483-2488.

［6］Karl-Heinz Diehl, Robin Hull, David Morton, et al, A Good Practice Guide to the Administration of Substances and Removal of Blood, Including Routes and Volumes［J］. J Appl Toxicol, 2001, 21, 15-23.

［7］Buelke-Sam J. Comparative schedules of development in rats and humans：implications for developmental neurotoxicity testing［J］. Toxicological Sciences, 2003, 72: 169-169.

［8］Romijn HJ, Hofman MA, Gramsbergen A. At what age is the developing cerebral cortex of the rat comparable to that of the full-term newborn human baby?［J］. Early Hum Dev, 1991, 26(1): 61-67.

［9］蒋一方，Tim Cole，潘蕙琦，等.上海市区 0～18 岁年龄别身高及体重标准研制［J］.上海预防医学杂志，2007，19（11）：544-547.

（十三）记录保存

（1）除计算机或自动化仪器直接采集的数据外，其他所有在实际研究中产生的数据均记录在表格或记录纸上，并随时整理装订。所有数据记录都注明记录日期，并由记录人签字。对原始记录进行更改时按要求进行。

（2）记录的所有数据都由另一人（非做记录的人）进行核查、签字，保证数据可靠。研究结束后，递交最终报告时，所有原始资料、文件等材料均交档案室保存。具体管理内容、程序和方法按本中心制定的标准操作规程执行。

（十四）资料归档时间和地点

保存单位：XXX。

地址：XXX。

邮编：XXX。

保管人：XXX。

电话：XXX。

归档时间：2018-XX-XX。

（周 莉）

第五节
儿科用复方中药擦剂 DDD 刚离乳 SD 大鼠重复给药毒性伴随毒代动力学和局部刺激性试验

摘 要

▪ 目的

通过儿科用复方中药擦剂 DDD 对刚离乳（PND_{21}）SD 幼龄大鼠 13 周皮肤涂布给药毒性试验，观察其能引起的毒性反应，包括毒性反应的性质、程度、剂量–反应关系、时间–反应关系和可逆性等，以及给药局部的刺激作用；判断毒性靶器官或靶组织；确定无毒反应的安全剂量，同时伴随毒代动力学测定给药后不同时间点动物体内的血药浓度，解释毒性试验结果之间的关系，为临床用药风险评估提供参考信息。

▪ 方法

SD 大鼠 200 只，按体重随机分为 4 组，每组 50 只，雌雄各半，分别为阴性对照组（生理盐水），儿科用复方中药擦剂 DDD 低（20 mg/kg）、中（60 mg/kg）和高（200 mg/kg）剂量组；低、中和高剂量组设毒代卫星组，每组 30 只大鼠，共 90 只，雌雄各半。各剂量组动物破损皮肤涂布给药，每天 1 次，共 13 周，阴性对照组给予等量的生理盐水；试验期间每天观察动物的一般状况，定期称量体重和摄食量，进行生长发育指标、自发活动、平衡协调能力和学习记忆能力等检测；D_{29} 和 D_{92} 分别剖杀 2/5 的动物，剩余动物恢复观察 4 周后剖杀；解剖前采集尿液进行检测，解剖时采集血液进行血液学、凝血、血液生化学、激素和免疫等指标检测，测量顶臀长、胫骨长度和密度，取材和称量脏器，并进行病理学检查；首次给药、给药 4 周和给药 13 周（末次给药）时，毒代卫星组采集样本进行毒代动力学指标检测。

▪ 结果

（1）一般观察：给药 4 周、13 周和恢复期（4 周），阴性对照组、低、中和高剂量组动物一般状况均未见明显异常，无动物死亡。

（2）生长发育：① 体重：给药期（13 周）和恢复期（4 周），低、中和高剂量组雌雄大鼠体重均呈逐渐增高趋势，增重幅度逐渐变缓，阴性对照组与之变化一致，该现象与幼龄动物体重增长规律一致；② 生长激素（GH）：与阴性对照组相比，给药期（13 周）结束时，雄鼠低剂量组类胰岛素生长因子-1（IGF-1）升高，但幅度较小（阴性对照组 16.4 ng/L ± 2.7 ng/L，低剂量组 27.5 ng/L ± 9.2 ng/L）；给药期（4 周）结束时，雌鼠低、中和高剂量组 GH 降低，具有统计学差异（$P < 0.01$ 或 $P < 0.05$），但幅度较小；其余各组 GH、IGF-1 和类胰岛素生长因子结合蛋白-3（IGFBP-3）水平均未见统计学差异（$P > 0.05$）。整体看来，上述激素变化未见时间–反应和剂量–反应关系，同时也均未偏离本中心同龄大鼠相应的整体数值范围；综合分析，认为皮肤涂布儿科用复方中药擦剂 DDD 13 周对雌雄幼龄大鼠相关生长激素水平无明显影响。

（3）血液学、凝血和血液生化指标：部分血液学和凝血指标有幅度较小的波动（< 10%），未发现明显的剂量–反应和时间–反应关系；而且均在本中心同龄幼鼠的相应数值变化范围之内。组织病理学检查显示骨髓内含红系、粒系，多核巨细胞含量合理；心脏、肝脏和肾脏等主要脏器均未见明显病理性改变。认为皮肤涂布儿科用复方中药擦剂 DDD 13 周，不会对雌雄幼龄大鼠的血液学、凝血和血液生化指标产生明显影响。

（4）尿液指标：给药 4 周、13 周和恢复期（4 周）结束时，雌雄大鼠尿液的部分指标有所波动，均在本中心历史背景值范围内，未见其他相关性异常变化，亦未发现明显的剂量–反应和时间–反应关系，表明皮肤涂布给予儿科用复方中药擦剂 DDD 13 周，不会对雌雄幼龄大鼠的尿液指标造成明显影响。

（5）行为学测试：与阴性对照组相比，给药 2 周、4 周、13 周和恢复期（4 周）结束时，低、中和高剂量组动物平衡协调能力（跌落潜伏期）、自发活动次数、学习记忆能力（避暗学习测试错误次数、错误潜伏期，以及记忆测试错误率、错误次数和错误潜伏期）均未见明显异常，表明皮肤涂布儿科用复方中药擦剂 DDD 13 周对雌雄幼龄大鼠的平衡协调、自发活动和学习记忆等行为学能力不会产生明显影响。

（6）生殖功能指标：① 睾丸精子头计数：与阴性对照组相比，给药 4 周、13 周和恢复期（4 周）结束时，低、中和高剂量组雄鼠睾丸精子头计数未见统计学差异（$P > 0.05$）；② 性激素水平：恢复期（4 周）结束时，仅低剂量组 E_2 水平有所降低，而其他时间点，各剂量组雌鼠雌二醇（E_2）和睾酮（T）均未见明显异常，无统计学差异（$P > 0.05$）；整体看来，上述激素变化未见时间–反应和剂量–反应关系，同时也均未偏离本中心同龄大鼠相应的整体数值范围。综合分析，认为皮肤涂布儿科用复方中药擦剂 DDD 13 周对雌雄幼龄大鼠的性激素改变无明显影响；③ 动情周期：与阴性对照组相比，低、中和高剂量组雌鼠动情周期未观察到明显异常，各组间无统计学差异（$P > 0.05$），认为皮肤涂布儿科用复方中药擦剂 DDD 13 周对雌性幼龄大鼠的动情周期不会产生明显影响。

（7）毒代动力学：① 血药浓度：首次给药、给药 4 周和给药 13 周（末次给药），低、中和高剂量组 SD 雌雄大鼠 XXX 血药浓度均呈现逐渐增加趋势；② 蓄积因子：首次和末次给药比较，低、中和高剂量组雄鼠蓄积因子 $AUC_{(0-t)}$ 比值（末次/首次）分别为 2.288、0.917 和 0.738，雌鼠蓄积因子 $AUC_{(0-t)}$ 比值（末次/首次）分别为 6.939、0.522 和 0.148。首次给药为幼龄大鼠（PND_{21-22}），末次给药时为成年大鼠（$PND_{112-113}$），幼龄动物与成年动物的暴露量具有一定差异，雌雄大鼠之间的暴露量也有一定差异；低剂量特别是雌鼠，蓄积因子略高，主要考虑为首次给药时低剂量组部分动物血药浓度中 XXX 难以测得；而中、高剂量组尽管部分时间点血药浓度低于检测限 LLOQ，但是从得到的个体数据分析未见明显的毒代动力学参数的变化，综合分析，受试物无明显蓄积。

（8）脏器重量、脏体比和脏脑比：虽然部分脏器较小幅度的波动（10% ～ 20%），均在本中心同龄幼鼠的相应数值变化范围之内。同时血液生化指标未见异常，镜下观察高剂量组心肌细胞横纹清晰，肾上腺皮质和髓质排列规则，胸腺小叶结构清晰，皮髓质发育良好，均未见明显病变；故认为皮肤涂布给予儿科用复方中药擦剂 DDD 13 周，不会对雌雄幼龄大鼠的脏器重量、脏体比和脏脑比产生明显影响。

（9）病理学检查：① 给药 4 周：阴性对照组和高剂量组部分动物（分别有 3/20 和 4/20）肝

脏局部小灶性慢性炎症细胞浸润；阴性对照组和高剂量组各有1只动物（1/20）肾脏间质局部慢性炎症细胞浸润。阴性对照组2只动物（2/20）、高剂量组1只动物（1/20）哈氏腺间质慢性炎症细胞浸润；② 给药13周：阴性对照组和高剂量组部分动物（分别为3/20和5/20）肝小叶内少量肝细胞空泡变性，局部小灶性慢性炎症细胞浸润；高剂量组1只动物（1/20）肺泡腔中泡沫细胞轻微增多；阴性对照组和高剂量组均有2只动物（2/20）心肌小灶性慢性炎症细胞浸润；阴性对照组和高剂量组均有1只动物（1/20）胸腺髓窦扩张，高剂量组1只动物（1/20）胸腺轻度囊肿形成；阴性对照组2只动物（2/20）淋巴结髓窦扩张；③ 恢复期结束：阴性对照组和高剂量组均有2只动物（2/20）肝小叶内少量肝细胞空泡变性，局部小灶性慢性炎症细胞浸润；阴性对照组和高剂量组均有1只动物（1/20）肝脏局部小灶性慢性炎症细胞浸润；阴性对照组1只动物（1/20）胆小管上皮细胞轻度增生。阴性对照组1只（1/20）慢性间质性肺炎及血栓机化；阴性对照组1只（1/20）、高剂量组3只动物（3/20）肺泡腔中泡沫细胞轻微增多。阴性对照组和高剂量组均有2只动物（2/20）心肌小灶性慢性炎症细胞浸润。阴性对照组1只动物（1/20）局部肾小管上皮细胞肿胀变性，间质慢性炎症细胞浸润；④ 综合分析，上述镜下表现均程度轻微或较轻，在给药4周、13周和恢复期结束时，出现病变动物的数量和病变程度未见明显差异，未见明显的时间-反应关系。此外，上述表现在阴性对照组中亦存在，在给药4周、13周和恢复期结束各时间点出现病变的动物数量和病变程度与阴性对照组对比，未见明显差异，无明显剂量-反应关系，结合血液生化指标未见明显异常，以及参考文献报道和本实验室病理诊断背景数据，考虑上述表现属于动物自发病变。

■ 结论

对刚离乳（PND21）的SD幼龄大鼠连续13周皮肤涂布给予20 mg/kg、60 mg/kg和200 mg/kg剂量的儿科用复方中药擦剂DDD，以皮肤涂布给予等量的生理盐水作为阴性对照。各剂量组均未发现与受试物有关的明显毒性特征，给药2周、4周、13周和恢复期（4周），各剂量组动物生长发育指标（体重和增重、GH、IGF-1和IGFBP-3等生长相关激素和摄食量）、眼科指标、血液学指标、凝血指标、血液生化指标、免疫指标（IgM和IgG）、尿液指标、行为学指标（平衡协调能力、自发活动次数和学习记忆能力）、生殖功能指标（睾丸精子头计数、E2和睾酮等性激素水平和动情周期）、性发育标志（雄鼠龟头包皮分离和雌鼠阴道张开）、骨骼系统（包括顶臀长、胫骨长度、胫骨总密度、小梁密度和皮质密度等）、脏器重量和相应的系数（脏体比和脏脑比）及各主要脏器的镜下组织结构均未见与受试物有关的明显变化，也未见对雌雄幼龄大鼠的给药局部皮肤产生明显刺激作用；毒代动力学研究表明，幼龄动物与成年动物之间及雌雄大鼠之间的暴露量具有一定差异，但无明显蓄积。在本试验条件下，认为SD幼龄大鼠皮肤涂布儿科用复方中药擦剂DDD 13周的安全剂量为200 mg/kg（高剂量），相当于等效剂量（根据给药阶段及相应的年龄折算）的30.5±5.1倍、临床剂量182.9±31.0倍。

（一）目的

通过儿科用复方中药擦剂DDD对刚离乳（PND21）SD幼龄大鼠13周皮肤涂布给药毒性试验，观察其能引起的毒性反应，包括毒性反应的性质、程度、剂量-反应关系、时间-反应关系和可逆性等，以及给药局部的刺激作用；判断毒性靶器官或靶组织；确定无毒反应的安全剂量，同时伴随毒代动力学测定给药后不同时间点动物体内的血药浓度，解释毒性试验结果之间的关系，为临床用药风险评估提供参考信息。

（二）受试物

（1）名称：儿科用复方中药擦剂DDD。

（2）受试物号：2016-XXX。

（3）缩写名：无。

（4）性状：棕红色颗粒。

（5）提供单位：XXX科技有限公司。

（6）稳定性：室温、避光条件下，0.32 g（含辅料0.12 g）样品溶解在4 mL、75%医用乙醇中7天内稳定。

（7）批号：201512213。

（8）规格：1.5 kg。

（9）含量：5.52%（折干含量，以XXX计）。

（10）保存条件：避光、阴凉、干燥处保存。

（11）配制方法：用75%医用乙醇配制。

（三）阴性对照品一

（1）名称：氯化钠注射液。

（2）缩写名：生理盐水。

（3）性状：无色透明液体。

（4）提供单位：XXX制药有限公司。

（5）批号：K140203K。

（6）规格：500 mL:4.5 g。

（7）含量：0.9% NaCl。

（8）保存条件：常温、密闭。

（9）配制方法：无需配制。

（四）阴性对照品二（用于配制受试物）

（1）名称：75%乙醇。

（2）提供单位：XXX化学试剂有限公司。

（3）批号：20150811。

（4）规格：500 mL/瓶。

（5）成分：C_2H_6O。

（6）使用浓度：75%。

（7）保存条件：密闭、常温。

（8）配制方法：无需配制。

（五）特殊药品

（1）名称：戊巴比妥钠盐。

（2）提供单位：XXX有限公司。

（3）批号：201201。

（4）规格：25 g/瓶。

（5）成分：戊巴比妥钠。

（6）含量：≥99.03%。

（7）使用浓度：0.03 g/mL。

（8）保存条件：常温、密闭。

（9）配制方法：用氯化钠注射液配制。

（六）动物资料

（1）种：大鼠。

（2）系：SD。

（3）性别和数量：290只，雄雌各145只。

（4）年龄：接收时刚离乳（PND_{19}），适应性饲养2天后给药，即给药时幼鼠年龄为第21天。

（5）体重范围：接收时雄性40.2～55.0 g，雌性40.0～51.5 g。

（6）来源：XXX实验动物有限公司。

（7）等级：SPF级。

（8）合格证号及发证单位：实验动物质量合格证序号0247864、0248008；实验动物生产许可证号SCXK（沪）2013-0XXX，XXX科学技术委员会颁发；实验动物使用许可证号SYXK（沪）2013-0XXX，XXX科学技术委员会颁发。

（9）动物接收日期：雄性2016-XX-XX，雌性2016-XX-XX。

（10）实验系统选择说明：SD大鼠是毒理学研究中公认的标准动物之一。根据国家食品药品监督管理总局制定的《药物重复给药研究技术指导原则》中的"应根据试验期限和临床拟用人群确定动物年龄"，由于受试物拟用于儿童，故本试验使用幼龄SD大鼠。委托方同意使用该种动物。

（11）实验动物识别方法：动物到达后，按要求接收，按本中心统一的编号方法采用耳标标记法结合苦味酸染色进行编号，为每只动物指定一个单一的研究动物号。原始资料中使用研究动物号来识别。

（12）饲料、垫料及饮用水：饲料为XXX生物科技有限公司生产的繁殖鼠料，批号20160401、20160501、20160602、20160702、20160802和20160902，质量合格，经高温高压灭菌后进入SPF级动物房。本中心每年度抽检饲料一次，委托XXX饲料质量监督检验站检测，依据相应的GB和GB/T，检验粗蛋白质、粗脂肪、粗纤维、水分、钙和总磷含量，以及细菌总数、大肠菌群、黄曲霉毒素B_1、砷、铅、镉和汞等，质量均合格。木屑垫料由XXX实验用品供应站提供，经高压消毒；饮用水为高温高压灭菌生活饮用水，每年度检测一次，委托XXX疾病预防控制中心检测，参照生活饮用水卫生标准，检测浑浊度、菌落总数、游离余氯和总大肠菌群等，所检项目均符合评价依据的要求。

（13）饲养条件和环境：动物在XXX SPF级动物房内饲养，饲养于400 mm×350 mm×200 mm塑料笼内，每笼饲养同性动物不多于5只，自由饮水、摄食，室温22～25℃，相对湿度52%～61%，光照12 h，黑暗12 h，换气12次/h，全新风。

（七）分组和剂量设置

1. 分组方法

（1）设阴性对照组（生理盐水）及儿科用复方中药擦剂DDD低、中和高剂量组，共4组；雌雄大鼠按照动物随机分组方法以体重水平随机分组，阴性对照组和受试物组每组50只，雌雄各半，共计200只（表9-5-1）。

（2）由于伴随毒代动力学试验的需要，设立毒代卫星组，按照随机数字选出90只大鼠，再按照体重随机分组，每组30只动物，雌雄各半，仅用于毒代采集血样；首次给药时，考虑到幼龄动物血容量较少，实行交错采血，每只幼鼠采集的时间点为1/2或1/3，故每组20只动物，雌雄各半；考虑到采血对幼龄动物的体重影响较大，故给药4周和13周毒代设置另外10只动物用于毒代采集血样，雌雄各半，共计90只（表9-5-2）。

表9-5-1　各组动物解剖数量计划表

（单位：只）

组　别	给药4周（给药期）	给药13周（给药结束）	第17周（恢复期）	动物总数合计
阴性对照组	20	20	10	50
低剂量组	20	20	10	50
中剂量组	20	20	10	50
高剂量组	20	20	10	50

表9-5-2　各组动物毒代动力学采样计划表

（单位：只）

组　别	首次给药[b]	给药4周和13周[c]	动物总数合计
阴性对照组[a]	－	－	
低剂量组	20	10	30
中剂量组	20	10	30
高剂量组	20	10	30

注：[a] 阴性对照组不采集毒代动力学血样；[b] 设立毒代卫星组，仅供毒代采集血样，首次给药时，考虑到幼龄动物血容量较少，实行交错时间点采血，每只幼鼠采集的时间点为1/2或1/3，故每组20只动物，雌雄各半；[c] 考虑到采血对幼龄动物的体重影响较大，故给药4周和13周毒代设置另外10只动物，雌雄各半

2. 剂量设置依据

（1）功能主治：活血化瘀，清热解毒；寻常疣、扁平疣。

（2）委托单位提供的药效学试验结果：DSH-001现代制剂（儿科用复方中药擦剂DDD）对小鼠的抗炎作用的起效剂量约为5 mg/kg（不含辅料），折算成含辅料的大鼠药效学起效剂量为4 mg/kg。

（3）委托单位提供的临床使用方案：320 mg/4 mL（即每片配75%乙醇4 mL，其中每片含原料药200 mg），浓度为80 mg/mL（含30 mg辅料），即配即用型，3次/天，每次0.25 mL，疗程7天。

（4）年龄选择依据

1）根据文献，刚离乳（PND$_{21}$）大鼠，相当于人的年龄2岁左右；45天大鼠，相当于人的年龄12岁左右。

2）本试验首次给药（PND$_{21}$），相当于人的年龄2岁左右；给药4周（PND$_{49}$），相当于人12岁多一些；90天大鼠，相当于人的年龄16岁左右，本试验给药10周（PND$_{91}$），相当于人16岁左右（表9-5-3）。

（5）剂量换算

1）考虑到受试物有可能通过破损的皮肤途径进入血液循环，故采用局部破损皮肤给予受试物，并按照体重设置给药剂量。

2）以委托方提供的临床使用方案中的80 mg/mL、0.75 mL/天作为临床剂量，即每人60 mg/天，按照成人体重60 kg计算，成人剂量为每天1.0 mg/kg，折算成大鼠等效剂量为6.0 mg/kg。

3）根据文献，按照体表面积计算小儿剂量。① 体重30 kg以下的小儿：小儿体表面积=体重×0.035+0.1；② 体重30 kg以上儿童的体表面积，按

此法推算：体重每增加5 kg，体表面积随着增加0.1 m²，如35 kg体表面积为1.1+0.1=1.2 m²，40 kg为1.3 m²，45 kg为1.4 m²……；但是60 kg则为1.6 m²，70 kg为1.7 m²；故55 kg和57 kg均按照1.6 m²计算；③ 小儿剂量=成人剂量 × 某体重小儿体表面积/1.6，其中1.6 m²为成人（60 kg）的体表面积（表9-5-4）。

表 9-5-3　基于中枢神经系统和生殖系统差异的大鼠与人类年龄对比

大鼠年龄	对应人的年龄（年）	本试验SD大鼠给药阶段（天）	对应人的年龄（年）
PND_{21}	2	PND_{21}（首次给药）	2
PND_{45}	12	PND_{49}（给药4周）	> 12
$PND_{90}{}^{a}$	16	PND_{91}（给药10周）	16
$PND_{120}{}^{b}$	15	PND_{112}（给药13周）	15

注：[a] 大鼠年龄90天之前与人年龄对应的依据：Buelke-Sam J. Comparative schedules of development in rats and humans：implications for developmental neurotoxicity testing. Toxicological Sciences, 2003, 72: 169-169；[b] 大鼠年龄90天之后与人年龄对应的依据：http：//www.taletn.com/rats/age/

表 9-5-4　儿科用复方中药擦剂 DDD 幼龄 SD 大鼠皮肤涂布 13 周长期毒性试验剂量换算

人年龄（岁）	平均体重（kg）	小儿体表面积（m²）	小儿剂量（mg/人）[a]	成人剂量（mg/kg）	小儿剂量（mg/kg）	折算大鼠剂量（mg/kg）
2	13	0.555	19.6	1.0	1.51	9.0
12	43	1.400	49.4	1.0	1.15	6.9
15	55	1.600	56.5	1.0	1.03	6.2
16	57	1.600	56.5	1.0	0.99	5.9

注：[a] 小儿剂量（mg/人）=成人剂量 × 某体重小儿体表面积/1.7 m²，其中1.7 m²为成人（70 kg）的体表面积

（6）溶解性数据：210 mg儿科用复方中药擦剂DDD（含辅料）溶于75%乙醇1 mL中，30 min时溶液均匀不透光，光下可见微小悬浮颗粒；同样条件下，220 mg大于30 min明显可见悬浮颗粒；用于动物皮肤涂布时，颗粒感较强，不便于涂布。

（7）根据《药物重复给药研究技术指导原则》要求，高剂量原则上使动物产生明显的毒性反应，低剂量原则上相当或高于动物药效剂量或临床使用剂量的等效剂量，中剂量应结合毒性作用机制和特点在高剂量和低剂量之间设立，以考察毒性的剂量-反应关系。综合考虑，设置本试验低、中和高剂量分别为20 mg/kg、60 mg/kg和200 mg/kg。

3. 剂距：3 ～ 3.3倍。

4. 剂量：见表9-5-5。

（八）给药方法

（1）给药频率：1次/天。

（2）给药途径：皮肤涂布。

（3）给药量：2.0 mL/kg。

（4）给药时间：08：20 ～ 14：58。

（5）给药期限：13周。

（6）给予受试物的途径说明：与临床使用途径一致。

（7）受试物配制方法

1）受试物到达后，检测受试物原料药的含量；由于首次和末次给药时与毒代动力学检测为同一天，为避免工作量过于集中，故提前或错后3 ～ 5天检测受试物-阴性介质混合浓度。

2）按受试物配制要求（SOP编号为NTC-SOP-STU-LAB-022），用75%乙醇配制，具体配制方法见表9-5-6。

（8）受试物配制地点：本中心配制室。

（9）受试物配制仪器：药物混悬器。

（10）受试物给予方法：按大鼠皮肤涂布给药方法操作。

表 9-5-5　　儿科用复方中药擦剂 DDD 幼龄 SD 大鼠皮肤涂布 13 周长期毒性试验剂量分组

组　　别	给药阶段（周）	儿童年龄（岁）	剂量（mg/kg）	等效剂量倍数（约）	临床剂量倍数（约）	药效学剂量倍数（约）	动物数（只）	
							♀	♂
阴性对照组	1	2	—	—	—	—	25	25
	4	12	—	—	—	—		
	10	16	—	—	—	—		
	13	15	—	—	—	—		
低剂量组	1	2	20	2.3	13.9	5.0	40	40
	4	12		3.0	18.3	5.0		
	10	16		3.4	20.6	5.0		
	13	15		3.4	20.4	5.0		
$\bar{X}\pm SD$				3.0±0.5	18.3±3.1	5.0		
中剂量组	1	2	60	7.8	46.4	15.0	40	40
	4	12		10.1	60.9	15.0		
	10	16		11.5	68.6	15.0		
	13	15		11.3	68.0	15.0		
$\bar{X}\pm SD$				10.2±1.7	61.0±10.3	15.0		
高剂量组	1	2	200	23.3	139.1	50.0	40	40
	4	12		30.4	182.6	50.0		
	10	16		34.4	205.9	50.0		
	13	15		33.9	203.9	50.0		
$\bar{X}\pm SD$				30.5±5.1	182.9±31.0	50.0		

注：受试物临床使用剂量为 1.0 mg/kg，表中"等效剂量倍数"以表 9-5-4 中不同年龄的"折算大鼠剂量"计算，"临床剂量倍数"以表 9-5-4 中不同年龄"小儿剂量（mg/kg）"计算，"药效学剂量倍数"以折算的大鼠药效学剂量 4 mg/kg 计算。低、中和高剂量组动物数量中包含毒代卫星组

表 9-5-6　　儿科用复方中药擦剂 DDD 幼龄 SD 大鼠皮肤涂布 13 周长期毒性试验受试物配制方法

分　　组	剂量（mg/kg）	受试物量（mg）	溶液量（mL）	目标浓度（mg/mL）
阴性对照组	—	—	10	—
低剂量组	20	100	10	10
中剂量组	60	300	10	30
高剂量组	200	1 000	10	100

注：各剂量组配制的总药量随给药动物数量和体重的变动而相应改变，此表表示的是第一次给药时的配制方法

（九）实验方法和观察指标

1. 主要检测仪器 · 日本 XXX7020 型全自动生化分析仪、XXX XT2000i 血球分析仪、XXX CA500 SERIES 凝血分析仪、XXX Clinitek Status 尿液化学分析仪、XXX 20st 型酶标仪、XXXRM2126 石蜡切片机、XXXeclipse 50i 型病理显微镜、XXX 高效液相色

谱仪（HPLC）和XXX公司的XXX5500型高效液相质谱联用仪（LC-MS/MS）、XXXBehv动物转棒分析系统、XXX-1A多功能小鼠活动记录仪、XXX-8M小鼠避暗实验视频分析系统和XXX外周骨定量计算机断层扫描仪；XXX5500型三重四极杆串联质谱仪（XXX公司）；XXX高效液相色谱仪（XXX公司，含CTO-20A柱温箱、SIL-30AC自动进样器和LC-30AD输液泵等）。

2. 实验方法

（1）检疫和适应性饲养：由于采用幼龄刚离乳动物，动物接收后按照检疫管理规定检疫2天。检疫期和给药前按动物适应性饲养规定同时进行适应性饲养，每天至少观察1次动物的一般状况。

（2）给予受试物：① 试验前24 h对给药区（脊柱两侧背部）用剃毛刀进行剃毛处理，去毛划出2.0 cm×2.0 cm至3.0 cm×3.0 cm大小受试区，试验前破损皮肤，考虑到幼龄动物皮肤较薄，用砂纸在受试区域轻轻摩擦，以可见出血点为度；根据预试验，每2～3天破损一次；② 将受试物按照200 μL/100 g均匀涂布于已去毛的皮肤上，阴性对照组皮肤涂抹生理盐水；第2天给药前视情况采用生理盐水清洁前一天局部残留的药物；③ 为避免动物相互之间撕咬、舔舐破损处，涂布受试物后单笼饲养。

（3）受试物检测：毒代动力学试验首次和末次给药的同时为长毒首次和末次给药日，由于当天的工作量过于集中，故检测受试物-阴性介质混合浓度提前或错后3～5天；此外，在给药第5～7周增加一次受试物-阴性介质混合浓度的检测。

（4）伴随毒代动力学：采用低、中和高3个剂量组动物进行毒代动力学研究。用于毒代动力学检测的动物分别于首次、给药4周和给药13周采集血样检测，并计算t_{max}、$t_{1/2}$、AUC和C_{max}等毒代动力学参数；首次给药，毒代卫星组动物采血完毕后，因状态较差，动物进行安乐死。

（5）主要步骤：① 试验期间每天观察动物的一般状况，定期称量体重和摄食量，并进行生长发育指标、自发活动、平衡协调能力和学习记忆能力等检测；② 给药4周后24 h（D_{29}）剖杀2/5动物，解剖前采集尿液进行检测，解剖时采血行血液学、凝血、血液生化学、激素和免疫等指标检测，称量脏器，计算脏器系数，测量胫骨长度和密度，并进行组织病理学检查；③ 给药13周后24 h（D_{92}）剖杀2/5的动物，解剖前采集尿液进行检测，解剖时采血行血液学、凝血、血液生化学、激素和免疫等指标检测，称量脏器，计算脏器系数，测量胫骨长度和密度，并进行组织病理学检查；④ 剩余动物恢复观察4周后（D_{120}）剖杀剩余的1/5动物，即末次给药后采集尿液进行检测，解剖时采血行血液学、凝血、血液生化学、激素和免疫等指标检测，称量脏器，计算脏器系数，测量胫骨长度和密度，并进行病理学检查。

（6）毒代动力学检测方法

1）色谱条件：色谱分离采用XXXC$_{18}$柱（5 μm，150 mm×4.6 mm），柱温30℃；流动相组成为甲醇：乙腈：含0.1%甲酸的水溶液，三者比例为55:5:40（V:V:V），进行梯度洗脱；流速0.45 mL/min，进样量为10 μL。

2）质谱优化条件：电喷雾离子源，负离子MRM扫描分析，XXX的离子对为718.1/519.7 amu。离子源参数：GS1 50 psi；GS2 50 psi；气帘气35 psi；碰撞气8；电压-4 500 V；温度500℃。XXX的去簇电压（DP）值分别为-14.9 V；射入电压（EP）值分别为-3.1 V；碰撞电压（CE）值分别为-23.7 V；碰撞室射出电压（CXP）值分别为-3.8 V。

3）XXX储备液的制备：精密称取XXX对照品10.67 mg（相当于XXX 10 mg），用80%甲醇配成浓度为100 ng/mL的XXX储备液，4℃冰箱内保存备用。吸取XXX储备液用80%甲醇配制成浓度为100 ng/mL、200 ng/mL、500 ng/mL、1 000 ng/mL、2 500 ng/mL、5 000 ng/mL和10 000 ng/mL的标准品系列溶液，分别吸取XXX标准品系列溶液10 μL放入EP管中，再加入90 μL空白血浆，混匀，得到标准曲线溶液分别为10 ng/mL、20 ng/mL、50 ng/mL、100 ng/mL、250 ng/mL、500 ng/mL和1000 ng/mL。

4）血浆样品处理：室温下解冻后，取SD大鼠血浆100 μL置于一15 mL离心管中，加入10 μL 80%甲醇溶液，再加入10 μL 10%HCL溶液，涡旋混匀；加入乙酸乙酯3.0 mL，涡旋振荡1 min，离心10 min，分离上层有机相2.5 mL，室温氮气吹干，加流动相100 μL复溶，涡旋振荡1 min，离心10 min。取上清液置于样品瓶中，自动进样10 μL进行LC-MS/MS分析。

5）低、中和高QC样品浓度分别为20 ng/mL、100 ng/mL和500 ng/mL，分别进行方法学精密度、准确度、稳定性（自动进样器放置24 h，室温放置4 h，冻融3次，−20℃放置3天）等研究。

6）毒代采血：首次、给药4周和给药13周（末次给药）时，取毒代卫星组或受试物组动物分别于给药前、给药后不同时间点（0、10 min、20 min、30 min、45 min、1 h、2 h、4 h、8 h和24 h）按大鼠采血方法采集约0.3 mL血液，由于幼龄动物血容量有限，每只采集10次血样有困难，故每组10只动物/性别，交替采集，即每只动物采集3～5次血样，尽量保证每个性别4个有效毒代数据；采集后的血样置于预先加有15 μL肝素钠（0.1%）的抗凝管中，充分混匀后4℃和3 000 r/min离心15 min，吸取上层血浆尽快检测或于−80℃保存直至检测。

3. 给药期观察指标

（1）一般状况观察：按实验动物一般状况观察规定，每天观察1～2次动物的外观体征、行为活动及有无死亡等情况。

（2）生长发育（表9-5-7～表9-5-9）：① 体重和体重增重：按小动物体重测定方法测定动物体重，给药第1周隔天测定1次，之后每周测定2次；② 生长相关激素：D_{29}和D_{92}取计划解剖动物采集血液，取3～4 mL静置1 h左右，3 000 r/min离心15 min后吸取上清，采用酶联免疫法用酶标仪检测生长相关激素的水平；③ 摄食量：按小动物摄食量测定方法，测定动物摄食量，第1～4周，测定2次/周；第5～17周，测定1次/周。

（3）眼科检查：D_{29}和D_{92}取计划解剖动物按照啮齿类动物眼科的一般检查方法，检查眼睑、结膜、角膜、瞳孔和虹膜等变化情况，如发现其他可见异常，使用裂隙灯显微镜进行眼科检查（表9-5-7）。

（4）血液学指标：D_{29}和D_{92}取计划解剖动物按大鼠采血方法采集血液，取约0.4 mL加入到预先含有0.1 mL EDTA-K_2（5%）的抗凝管中，充分混匀后用血球分析仪测定一般血液学指标（表9-5-7、表9-5-8）。

（5）凝血指标：D_{29}和D_{92}取计划解剖动物采集血液，用3.8%枸橼酸钠以1:9比例抗凝，充分混匀后3 000 r/min离心10 min，用凝血分析仪测定凝血指标（表9-5-7、表9-5-8）。

（6）血液生化指标：D_{29}和D_{92}取计划解剖动物采集血液，取3～4 mL静置1 h左右，3 000 r/min离心15 min后吸取上清，用全自动生化分析仪检测血液生化指标（表9-5-7～表9-5-9）。

（7）免疫指标：D_{29}和D_{92}取计划解剖动物采集血液，取3～4 mL静置1 h左右，3 000 r/min离心15 min后吸取上清，用酶标仪检测免疫指标（表9-5-7～表9-5-9）。

（8）尿液指标：于D_{28}和D_{91}取计划解剖动物按啮齿类动物尿液采集方法采集尿液，用尿液化学分析仪干试纸条法检测尿液指标（表9-5-8）。

表 9-5-7　儿科用复方中药擦剂 DDD 幼龄 SD 大鼠皮肤涂布 13 周毒性试验检测指标和时间安排

项　目	具　体　指　标	检 测 时 间
一般状况	外观体征、行为活动及有无死亡等	每天1～2次
生长发育	体重	给药第1周隔天1次，之后每周2次
	生长激素（GH）、类胰岛素生长因子-1（IGF-1）、类胰岛素生长因子结合蛋白-3（IGFBP-3）	D_{29}、D_{92}、D_{120}
摄食量	称量24 h饲料添加量和剩余量	前4周，每周2次；第5～17周每周1次
眼科检查	眼睑、眼球和瞳孔等	D_{29}、D_{92}、D_{120}
血液学指标	红细胞计数（RBC）、血红蛋白（Hb）、血细胞比容（HCT）、平均红细胞体积（MCV）、平均红细胞血红蛋白（MCH）、平均红细胞血红蛋白浓度（MCHC）、红细胞体积分布宽度（RDW）、网织红细胞计数及比率、白细胞计数（WBC），淋巴细胞、中性粒细胞、单核细胞、嗜酸性粒细胞和嗜碱性粒细胞计数及比率，血小板计数（PLT）、平均血小板体积（MPV）和血小板分布宽度（PDW）	D_{29}、D_{92}、D_{120}
凝血指标	活化部分凝血活酶时间（APTT）、凝血酶原时间（PT）、血浆纤维蛋白原（Fbg）和凝血酶时间（TT）	D_{29}、D_{92}、D_{120}

（续表）

项　目	具　体　指　标	检 测 时 间
血液生化指标	谷草转氨酶（GOT）、谷丙转氨酶（GPT）、碱性磷酸酶（ALP）、肌酸激酶（CK）、尿素氮（BUN）、肌酐（CREA）、总蛋白（TP）、白蛋白（Alb）、血糖（GLU）、总胆红素（TBIL）、总胆固醇（CHOL）、甘油三酯（TRIG）、γ 谷氨酰转移酶（γ-GGT）、钠（Na^+）、钾（K^+）、氯（Cl^-）和钙（Ca^{2+}）	D_{29}、D_{92}、D_{120}
免疫指标	免疫球蛋白 G（IgG）和免疫球蛋白 M（IgM）	D_{29}、D_{92}、D_{120}
尿液指标	颜色、透明度、比重（SG）、pH、尿糖（GLU）、尿蛋白（PRO）、尿胆红素（BIL）、尿胆原（URO）、酮体（KET）、潜血（BLO）、白细胞（LEU）和亚硝酸盐（NIT）	D_{28}、D_{91}、D_{119}
行为学测试	平衡协调能力：跌落数和跌落率	D_{14}、D_{28}、D_{91}、D_{119}
	自发活动：自发活动数	
	学习记忆能力：进入暗室潜伏期和电击次数	$D_{13/14}$、$D_{27/28}$、$D_{90/91}$、$D_{118/119}$
生殖功能	精子计数：睾丸精子头计数	D_{29}、D_{92}、D_{120}
	性激素水平：雌二醇（E_2）、睾酮（T）	
	阴道涂片：动情周期	D_{23} 至达标
性发育标志	雌鼠性发育：阴道张开	D_7 至达标
	雄鼠性发育：龟头包皮分离	D_{17} 至达标
骨骼系统	顶臀长、胫骨长和胫骨密度	D_{29}、D_{92}、D_{120}
骨髓指标	增生程度、原粒、早幼粒、中性中幼粒、中性晚幼粒、中性杆状核、中性分叶核、嗜酸/嗜碱粒、原红、早幼红、中幼红、晚幼红、粒系、红系、淋巴/浆细胞、单核细胞、巨核细胞和其他类型细胞	D_{29}、D_{92}、D_{120}
毒代动力学指标	$t_{1/2}$、AUC、C_{max} 和蓄积因子	D_1、D_{28}、D_{91}
脏器重量	脑、心脏、肝脏、肺、肾脏、肾上腺、胸腺、脾脏、睾丸、附睾、子宫和卵巢	D_{29}、D_{92}、D_{120}
病理学检查	肾上腺、主动脉、骨（股骨）、骨髓（胸骨）、脑（大脑、小脑、脑干）、盲肠、结肠、子宫和子宫颈、十二指肠、附睾、食管、眼、哈氏腺、心脏、回肠、肾脏、肝脏、肺（附主支气管）、肠系膜淋巴结、乳腺、卵巢和输卵管、胰腺、垂体、前列腺、直肠、唾液腺、坐骨神经、精囊、骨骼肌、皮肤、脊髓（3 个部位：颈椎、中段胸椎、腰椎）、脾脏、胃、睾丸、胸腺（或胸腺区域）、甲状腺（含甲状旁腺）、气管、膀胱、阴道、所有大体观察到异常的组织、组织肿块和给药部位	D_{29}、D_{92}、D_{120}

表 9-5-8　**血液学及凝血检测指标和方法**

指标（参数）	缩 写 名	单　　位	方　　法
红细胞计数	RBC	$\times 10^{12}/L$	鞘流 DC 检测方法
血红蛋白	Hb	g/L	SLS 血红蛋白检测法
血细胞比容	HCT	%	RBC 累积脉冲高度检测法
平均红细胞体积	MCV	fL	由 RBC 和 HCT 算出
平均血红蛋白含量	MCH	pg	由 RBC 和 Hb 算出
平均血红蛋白浓度	MCHC	g/L	由 HCT 和 Hb 算出
红细胞体积分布宽度	RDW	fL	根据红细胞直方图算出
网织红细胞计数	RET[#]	$\times 10^9/L$	流式细胞计数

（续表）

指标（参数）	缩 写 名	单 位	方 法
网织红细胞比率	RET	%	流式细胞计数
白细胞计数	WBC	$\times 10^9/L$	流式细胞计数
中性粒细胞计数	NE[#]	$\times 10^9/L$	流式细胞计数
淋巴细胞计数	LY[#]	$\times 10^9/L$	流式细胞计数
单核细胞计数	MO[#]	$\times 10^9/L$	流式细胞计数
嗜酸性粒细胞计数	EO[#]	$\times 10^9/L$	流式细胞计数
嗜碱性粒细胞计数	BA[#]	$\times 10^9/L$	流式细胞计数
中性粒细胞比率	NE	%	流式细胞计数
淋巴细胞比率	LY	%	流式细胞计数
单核细胞比率	MO	%	流式细胞计数
嗜酸性粒细胞比率	EO	%	流式细胞计数
嗜碱性粒细胞比率	BA	%	流式细胞计数
血小板计数	PLT	$\times 10^9/L$	鞘流DC检测方法
血小板压积	PCT	%	根据血小板直方图算出
平均血小板体积	MPV	fL	根据血小板直方图和PLT算出
血小板分布宽度	PDW	fL	根据血小板直方图算出
凝血酶原时间	PT	s	凝固法
活化部分凝血活酶时间	APTT	s	凝固法
凝血酶时间	TT	s	凝固法
血浆纤维蛋白原	Fbg	g/L	凝固法

表 9-5-9　血液生化及激素检测指标和方法

指标（参数）	缩 写 名	单 位	方 法
谷草转氨酶	GOT	U/L	连续监测法
谷丙转氨酶	GPT	U/L	连续监测法
碱性磷酸酶	ALP	U/L	AMP缓冲液法
肌酸激酶	CK	U/L	DKGC法
尿素氮	BUN	mmol/L	紫外酶法
肌酐	CREA	μmol/L	肌氨酸氧化酶法
总蛋白	TP	g/L	双缩脲法
白蛋白	Alb	g/L	溴甲酚绿法
血糖	GLU	mmol/L	葡萄糖氧化酶法
总胆红素	TBIL	μmol/L	二氯苯重氮盐法
总胆固醇	CHOL	mmol/L	胆固醇过氧化酶法

（续表）

指标（参数）	缩 写 名	单　　位	方　　法
甘油三酯	TRIG	mmol/L	甘油三酯过氧化酶法
γ 谷氨酰转移酶	γ-GGT	U/L	连续监测法
钾	K^+	mmol/L	酶法
钠	Na^+	mmol/L	酶法
氯	Cl^-	mmol/L	硫氰酸汞终点法
钙	Ca^{2+}	mmol/L	偶氮肿Ⅲ法
生长激素	GH	g/mL	酶联免疫法
类胰岛素生长因子-1	IGF-1	μg/L	酶联免疫法
类胰岛素生长因子结合蛋白-3	IGFBP-3	g/mL	酶联免疫法
雌二醇	E_2	pg/mL	酶联免疫法
睾酮	T	ng/mL	酶联免疫法
免疫球蛋白 G	IgG	ng/mL	透射比浊法
免疫球蛋白 M	IgM	ng/mL	透射比浊法

（9）行为学测试：① 平衡协调能力：按 JLBehv 动物转棒分析系统操作规程，于 D_{14}、D_{28} 和 D_{91} 检测仔鼠 3 min 内从转棒仪上跌落的情况；每组选择雌雄各 12 只进行检测；② 自发活动：按 YLS-1A 多功能小鼠活动记录仪操作规程，于 D_{14}、D_{28} 和 D_{91} 检测仔鼠 5 min 的自发活动情况；每组选择雌雄各 12 只进行检测；③ 学习记忆能力：按 PAF-8M 小鼠避暗实验视频分析系统操作规程，于 $D_{13/14}$、$D_{27/28}$ 和 $D_{90/91}$ 检测仔鼠学习能力，并于 24 h 后检测其记忆能力；每组选择雌雄各 12 只进行检测。

（10）生殖功能：① 精子头计数：D_{29} 和 D_{92} 取计划解剖动物，麻醉后取雄鼠一侧睾丸，10 mL DMSO/生理盐水溶液匀浆，稀释后加入锥虫蓝染色，镜检进行精子头计数；② 性激素水平：D_{29} 和 D_{92} 取计划解剖动物采集血液，取 3～4 mL 静置 1 h 左右，3 000 r/min 离心 15 min 后吸取上清，采用酶联免疫法用酶标仪检测性激素水平；③ 动情周期：给药 D_{23} 开始每组选择 12 只雌鼠进行阴道涂片，检查动情周期（动情间期、动情前期、动情期和动情后期）变化情况（表 9-5-7～表 9-5-9）。

（11）性发育标志：按胎仔生理发育指标测试方法。① 雄鼠性发育：给药 D_{17} 开始检查雄鼠龟头包皮分离情况；② 雌鼠性发育：给药 D_7 开始检查雌鼠阴道张开情况。

（12）骨骼系统：① 顶臀长：D_{29} 和 D_{92} 取计划解剖动物，麻醉后测量其顶臀长；② 胫骨长：D_{29} 和 D_{92} 取计划解剖动物，麻醉后测量其胫骨长；③ 骨密度：D_{29} 和 D_{92} 取计划解剖动物，麻醉后取雌雄动物一侧胫骨，测量长度和骨密度，及时分离、去除骨周围组织，固定于 75% 乙醇中，检测受试物对骨组织不同部位和结构的影响，以总骨密度、小梁骨密度和皮质骨密度表示。

（13）骨髓指标：于 D_{29} 和 D_{92} 取计划解剖动物的股骨骨髓，按动物骨髓涂片及检查方法进行骨髓涂片，必要时进行镜检（表 9-5-7）。

（14）毒代动力学指标：首次（D_1）、给药 4 周（D_{28}）和末次给药（D_{91}）时，取毒代卫星组或受试物组动物采集血样后置于预先加有 15 μL 肝素钠（0.1%）的抗凝管中，充分混匀后 4℃ 3 000 r/min 离心 15 min，吸取上层血浆当天或第二天检测，指标包括各取血点的血药浓度、血药浓度峰值 t_{max}、AUC 值和半衰期。

（15）局部刺激

1）第 1～4 周：每天给药前、给药结束后 30～60 min，4 周给药后 24 h 对破损部位和涂布的皮肤进行肉眼观察，并记录给药部位有无红斑和水肿等情况，按表9-5-10对红斑和水肿进行评分。

2）第5～13周：每天给药前、末次给药后24 h、48 h和72 h（仅对末次给药后未解剖的动物观察48 h和72 h）对破损部位和涂布的皮肤进行肉眼观察并记录给药部位有无红斑和水肿等情况，按表9-5-10对红斑和水肿进行评分。

3）分别在4周给药和末次给药结束后24 h，取计划解剖动物的给药部位皮肤、肌肉和血管，进行局部组织病理学检查，10%福尔马林固定后，常规包埋、切片及染色后镜检，光镜下观察并记录皮肤及血管周围的变化程度。

4）剩余动物恢复期4周，再进行病理组织学检查，以了解刺激性反应的可逆性程度（如有）。

5）计算各组每一时间点肉眼观察的给药部位皮肤反应积分的平均值，同时结合病理学检查结果进行刺激强度评价（表9-5-11）。

（16）病理学检查：试验期间发现动物死亡时及时剖检，濒死者可即时处死进行剖检；分别在给药4周和末次给药24 h后，取计划解剖动物用3%戊巴妥钠按动物麻醉方法腹腔注射麻醉，放血处死后，解剖取材，对取材组织或脏器进行大体观察和称重（具体指标见表9-5-7），然后固定于10%福尔马林固定

表9-5-10　儿科用复方中药擦剂DDD幼龄SD大鼠皮肤涂布13周毒性试验局部（皮肤）刺激反应评分标准

刺 激 反 应	分值（分）
红斑	
无红斑	0
轻度红斑（勉强可见）	1
中度红斑（明显可见）	2
重度红斑	3
紫红色红斑到轻度焦痂形成	4
水肿	
无水肿	0
轻度水肿（勉强可见）	1
中度水肿（明显隆起）	2
重度水肿（皮肤隆起1 mm，轮廓清楚）	3
严重水肿（皮肤隆起1 mm以上，并有扩大）	4
最高总分值	8

表9-5-11　儿科用复方中药擦剂DDD幼龄SD大鼠皮肤涂布13周毒性试验局部（皮肤）刺激强度评价标准

分 值	评 价
0～0.49	无刺激性
0.5～2.99	轻度刺激性
3.0～5.99	中度刺激性
6.0～8.00	重度刺激性

液（睾丸固定于改良的Davidson固定液）中，常规包埋、切片及染色后镜检。

4. 恢复期观察指标·剩余动物恢复观察4周；恢复期动物的一般状况观察及体重、摄食量测定方法和频率与给药期一致；并于D_{119}进行平衡协调能力、自发活动、眼科检查和尿液检测，D_{118}和D_{119}进行学习记忆能力检测，恢复期结束解剖时（D_{120}）进行顶臀长、胫骨长度和密度、血液学指标、凝血指标、血液生化指标、激素指标、免疫指标、尿液指标、睾丸精子头计数、骨髓指标（必要时）及病理学检查，检查方法和内容与给药期相同。

（十）统计分析

采用SPSS统计软件进行统计分析，体重及摄食量等计量资料以$\bar{X}\pm SD$表示，组间比较时用单因素方差分析或非参数检验；生长发育指标达标率及阳性率等计数资料用百分率表示，组间比较时用χ^2检验，其他计数资料描述其变化趋势；使用代谢动力学数据分析软件对血药浓度数据进行分析，计算C_{max}、$t_{1/2}$和AUC等参数。

（十一）结果

1. 受试物检测·试验期间检测批号为201512213的受试物含量及受试物-介质混合浓度和均一性，均符合试验要求。

（1）原料药检测：试验给药前，以XXX计为5.42%；试验结束后，以XXX计为5.44%，均符合质量标准（委托方提供的质量标准为5.52%）。

（2）受试物配制后浓度检测：试验给药前，10 mg/mL、30 mg/mL、100 mg/mL误差分别为-0.25%、0.85%和1.15%；试验给药中期，10 mg/mL、30 mg/mL、100 mg/mL误差分别为-1.57%、-1.77%和-1.78%；试验结束后，10 mg/mL、30 mg/mL、100 mg/mL误差分别为-1.63%、-1.69%和-1.93%，均符合SOP要求。

（3）稳定性检测：室温4 h以上，10 mg/mL、30 mg/mL、100 mg/mL含量分别为99.30%、99.95%和99.64%，均符合SOP要求。

（4）均一性检测：受试物RSD值为0.46%（10 mg/mL）、0.29%（30 mg/mL）和0.21%（100 mg/mL），均符合SOP要求。

2. 一般状况观察

（1）一般观察：给药期（13周）和恢复期（4周），阴性对照组、低、中和高剂量组动物的外观、行为和排泄物等均未见明显异常。

（2）死亡情况：给药期（13周）和恢复期（4周），阴性对照组、低、中和高剂量组均未见动物死亡。

3. 对幼龄大鼠生长发育的影响

（1）体重和增重

1）雄鼠体重：给药期（13周）和恢复期（4周），阴性对照组、低、中和高剂量组雄鼠体重均呈逐渐增高趋势；与阴性对照组相比，均未见统计学差异（$P > 0.05$）（表9-5-12和图9-5-1）。

2）雌鼠体重：给药期（13周）和恢复期（4周），阴性对照组、低、中和高剂量组雌鼠体重均呈逐渐增高趋势；与阴性对照组相比，均未见统计学差异（$P > 0.05$）（表9-5-13和图9-5-2）。

3）雄鼠增重：给药期（13周）和恢复期（4周），与阴性对照组相比，低、中和高剂量组$D_{31} \sim D_{27}$增重明显增高（$P < 0.05$或$P < 0.01$）；其余时间点未见统计学差异（$P > 0.05$）（表9-5-14和图9-5-3）。

4）雌鼠增重：给药期（13周）和恢复期（4周），与阴性对照组相比，各剂量组增重未见统计学差异（$P > 0.05$）（表9-5-15和图9-5-4）。

（2）生长相关激素

1）雄鼠：① 给药4周：与阴性对照组相比，低、中和高剂量组生长激素（GH）、类胰岛素生长因子-1（IGF-1）、类胰岛素生长因子结合蛋白-3（IGFBP-3）均未见明显异常，无统计学差异（$P > 0.05$）（表9-5-16和图9-5-5）；② 给药13周：与阴性对照组（16.4 ng/L ± 2.7 ng/L）相比，低剂量组IGF-1（27.5 ng/L ± 9.2 ng/L）升高，具有统计学差异（$P < 0.05$）；其余指标未见明显异常，无统计学差异（$P > 0.05$）（表9-5-17和图9-5-6）；③ 恢复期结束：与阴性对照组相比，低、中和高剂量组GH、IGF-1和IGFBP-3均未见明显异常，无统计学差异（$P > 0.05$）（表9-5-18和图9-5-7）。

2）雌鼠：① 给药4周：与阴性对照组（33.6 μg/L ± 11.3 μg/L）相比，低、中和高剂量组GH（分别为16.9 μg/L ± 4.0 μg/L、18.8 μg/L ± 5.1 μg/L和19.3 μg/L ± 5.7 μg/L）降低，具有统计学差异（$P < 0.01$或$P < 0.05$）；IGF-1和IGFBP-3未见明显异常，无统计学差异（$P > 0.05$）（表9-5-19和图9-5-8）；② 给药13周：与阴性对照组相比，低、中和高剂量组GH、IGF-1和IGFBP-3均未见明显异常，无统计学差异（$P > 0.05$）（表9-5-20和图9-5-9）；③ 恢复期结束：与阴性对照组相比，低、中和高剂量组GH、IGF-1和IGFBP-3均未见明显异常，无统计学差异（$P > 0.05$）（表9-5-21和图9-5-10）。

（3）摄食量

1）雄鼠：给药期4周、13周和恢复期（4周），阴性对照组、低、中和高剂量组雄鼠摄食量均在正常范围内波动；所有检测时间点未见统计学差异（$P > 0.05$）（表9-5-22和图9-5-11）。

2）雌鼠：给药期4周、13周和恢复期（4周），阴性对照组、低、中和高剂量组雌鼠摄食量均在正常范围内波动；所有检测时间点未见统计学差异（$P >$

表9-5-12　儿科用复方中药擦剂 DDD 皮肤涂布 13 周对雄鼠体重的影响（$\overline{X}$ ±SD）

检测时间	动物数（只/组）	体重（g）			
		阴性对照组	低剂量组	中剂量组	高剂量组
D_1	25	57.6 ± 5.0	57.9 ± 5.1	57.8 ± 5.0	57.9 ± 5.1
D_3	25	69.8 ± 5.8	69.5 ± 5.6	69.7 ± 4.8	69.4 ± 6.3
D_5	25	83.2 ± 5.9	83.1 ± 5.8	83.0 ± 6.5	82.8 ± 6.9
D_7	25	99.4 ± 6.2	98.7 ± 6.5	99.0 ± 6.6	98.5 ± 8.4
D_9	25	122.9 ± 6.5	121.2 ± 7.2	120.4 ± 9.3	121.0 ± 9.9

（续表）

检测 时间	动物数 （只/组）	体重（g）			
		阴性对照组	低剂量组	中剂量组	高剂量组
D_{13}	25	143.1 ± 8.1	141.8 ± 8.2	140.6 ± 9.5	140.9 ± 11.1
D_{17}	25	173.5 ± 9.2	170.1 ± 9.3	171.2 ± 11.7	170.2 ± 14.6
D_{20}	25	194.4 ± 11.1	190.7 ± 12.5	191.5 ± 12.2	191.9 ± 15.3
D_{24}	25	223.9 ± 12.4	221.6 ± 13.5	221.9 ± 14.2	222.3 ± 18.5
D_{27}	25	246.0 ± 13.7	243.4 ± 13.3	243.7 ± 15.8	243.5 ± 19.0
D_{31}	15	271.3 ± 16.4	270.0 ± 11.0	268.7 ± 19.1	267.2 ± 16.3
D_{34}	15	288.4 ± 14.8	286.0 ± 15.8	285.1 ± 19.9	285.6 ± 17.9
D_{38}	15	311.1 ± 15.1	310.7 ± 15.8	309.2 ± 21.0	309.6 ± 20.4
D_{41}	15	323.7 ± 15.7	323.4 ± 17.2	321.4 ± 20.2	322.3 ± 19.8
D_{45}	15	346.9 ± 16.5	346.9 ± 18.8	343.9 ± 21.3	345.5 ± 20.0
D_{48}	15	357.5 ± 17.5	356.4 ± 20.9	353.1 ± 21.6	355.1 ± 20.4
D_{52}	15	376.9 ± 20.1	376.1 ± 21.1	372.6 ± 23.3	373.8 ± 20.4
D_{55}	15	381.3 ± 24.6	381.4 ± 22.6	379.2 ± 21.8	380.2 ± 22.8
D_{59}	15	399.4 ± 22.2	400.1 ± 25.1	397.5 ± 24.2	397.4 ± 27.1
D_{62}	15	405.4 ± 27.6	405.7 ± 26.4	403.1 ± 24.3	403.6 ± 27.1
D_{66}	15	417.8 ± 28.3	417.5 ± 27.2	416.3 ± 26.4	415.7 ± 30.4
D_{69}	15	424.7 ± 30.3	423.6 ± 28.5	423.4 ± 25.1	422.9 ± 31.4
D_{73}	15	435.9 ± 29.9	435.1 ± 29.6	434.1 ± 24.8	434.3 ± 31.2
D_{76}	15	443.4 ± 33.3	442.4 ± 31.4	442.3 ± 26.3	442.1 ± 34.9
D_{80}	15	451.0 ± 33.9	450.3 ± 32.7	449.2 ± 27.7	449.7 ± 35.1
D_{83}	15	458.9 ± 36.5	458.3 ± 33.6	458.2 ± 28.2	458.8 ± 35.9
D_{87}	15	467.1 ± 37.1	467.6 ± 34.5	467.1 ± 30.0	467.4 ± 36.9
D_{90}	5	468.5 ± 37.8	467.8 ± 35.9	467.4 ± 29.9	466.9 ± 37.8
D_{94}	5	474.4 ± 33.0	485.4 ± 44.7	470.0 ± 27.7	467.3 ± 52.2
D_{97}	5	476.4 ± 32.6	486.3 ± 44.3	474.8 ± 26.9	473.4 ± 52.2
D_{101}	5	486.1 ± 29.5	494.9 ± 45.9	482.5 ± 27.1	482.6 ± 52.3
D_{104}	5	491.5 ± 35.5	506.2 ± 50.1	490.0 ± 25.2	491.2 ± 55.7
D_{108}	5	501.5 ± 40.1	516.0 ± 49.7	500.0 ± 30.9	499.8 ± 56.1
D_{111}	5	503.0 ± 38.0	518.1 ± 48.3	504.1 ± 28.7	503.4 ± 57.2
D_{115}	5	510.2 ± 40.3	526.8 ± 51.7	506.7 ± 29.4	513.8 ± 57.1
D_{118}	5	510.3 ± 41.3	528.6 ± 52.3	513.4 ± 30.3	518.6 ± 58.2

表 9-5-13　儿科用复方中药擦剂 DDD 皮肤涂布 13 周对雌鼠体重的影响（$\bar{X} \pm SD$）

检测时间	动物数（只/组）	体重（g）			
		阴性对照组	低剂量组	中剂量组	高剂量组
D_1	25	52.0 ± 4.1	52.1 ± 4.1	52.1 ± 4.1	51.8 ± 4.5
D_3	25	62.2 ± 3.9	62.8 ± 5.2	62.3 ± 4.7	62.5 ± 5.1
D_5	25	74.7 ± 5.3	74.1 ± 6.2	74.5 ± 6.6	74.1 ± 6.7
D_7	25	87.8 ± 6.1	86.3 ± 6.0	86.6 ± 6.7	86.9 ± 7.8
D_{10}	25	103.7 ± 5.7	103.2 ± 6.8	103.6 ± 7.0	103.3 ± 8.6
D_{13}	25	118.1 ± 7.0	117.6 ± 7.2	117.6 ± 8.2	118.1 ± 9.6
D_{17}	25	137.7 ± 7.6	139.0 ± 10.9	138.4 ± 8.1	138.9 ± 8.3
D_{20}	25	150.2 ± 9.0	152.2 ± 11.0	151.3 ± 8.2	152.2 ± 10.1
D_{24}	25	165.9 ± 11.5	167.2 ± 12.4	166.7 ± 10.4	167.8 ± 9.1
D_{27}	25	174.1 ± 13.7	177.6 ± 14.2	177.2 ± 11.0	177.6 ± 11.8
D_{31}	15	197.7 ± 15.9	195.2 ± 18.9	196.7 ± 16.8	197.5 ± 11.3
D_{34}	15	205.0 ± 15.8	205.2 ± 19.2	204.7 ± 18.9	206.6 ± 12.5
D_{38}	15	214.1 ± 15.4	214.1 ± 19.2	214.4 ± 20.6	214.6 ± 13.6
D_{41}	15	218.1 ± 16.7	217.8 ± 19.6	218.2 ± 20.7	218.0 ± 11.8
D_{45}	15	225.6 ± 18.1	225.3 ± 19.6	225.8 ± 21.8	223.2 ± 12.2
D_{48}	15	230.9 ± 20.5	229.8 ± 21.4	228.2 ± 22.5	230.1 ± 15.0
D_{52}	15	236.2 ± 20.1	236.0 ± 21.5	235.4 ± 24.1	235.4 ± 13.9
D_{55}	15	239.6 ± 22.2	239.2 ± 22.4	237.9 ± 23.7	238.6 ± 14.9
D_{59}	15	241.7 ± 22.1	240.9 ± 21.2	239.5 ± 24.3	239.6 ± 16.3
D_{62}	15	243.7 ± 22.4	244.4 ± 21.9	241.8 ± 21.2	242.0 ± 14.3
D_{66}	15	245.2 ± 24.3	245.7 ± 23.0	243.5 ± 21.2	243.9 ± 15.9
D_{69}	15	248.5 ± 24.7	248.8 ± 22.9	248.0 ± 22.5	247.0 ± 17.1
D_{73}	15	245.8 ± 22.7	246.4 ± 22.5	245.7 ± 24.8	245.2 ± 18.1
D_{76}	15	248.1 ± 21.2	248.6 ± 22.8	247.9 ± 22.1	247.5 ± 17.9
D_{80}	15	249.6 ± 22.2	250.7 ± 21.9	250.2 ± 25.4	249.4 ± 18.9
D_{83}	15	252.5 ± 22.1	252.0 ± 21.8	252.4 ± 27.0	251.9 ± 18.9
D_{87}	15	252.6 ± 21.9	252.3 ± 20.4	252.1 ± 24.3	252.0 ± 17.6
D_{90}	5	253.1 ± 22.6	253.6 ± 24.1	252.7 ± 23.5	252.9 ± 16.5
D_{94}	5	256.9 ± 25.7	276.2 ± 27.3	262.9 ± 23.3	271.3 ± 23.0
D_{97}	5	252.7 ± 27.0	273.7 ± 30.8	265.2 ± 18.9	273.7 ± 28.7
D_{101}	5	251.8 ± 28.2	264.3 ± 23.3	257.3 ± 18.4	272.3 ± 32.8
D_{104}	5	255.8 ± 29.3	266.8 ± 23.2	261.3 ± 18.4	269.2 ± 23.6
D_{108}	5	257.3 ± 29.3	270.1 ± 18.4	263.8 ± 29.2	269.0 ± 29.3

（续表）

检测 时间	动物数 （只/组）	体重（g）			
		阴性对照组	低剂量组	中剂量组	高剂量组
D_{111}	5	259.0 ± 29.5	269.9 ± 21.7	265.4 ± 31.1	271.2 ± 33.2
D_{115}	5	257.4 ± 31.4	269.8 ± 16.3	267.8 ± 30.9	272.1 ± 35.8
D_{118}	5	258.4 ± 29.2	274.1 ± 21.4	267.3 ± 30.6	265.4 ± 30.4

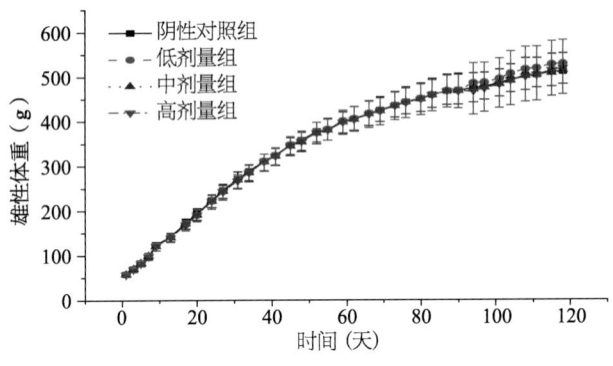

图9-5-1 儿科用复方中药擦剂DDD皮肤涂布13周对雄鼠体重的影响（$\overline{X}$± SD）

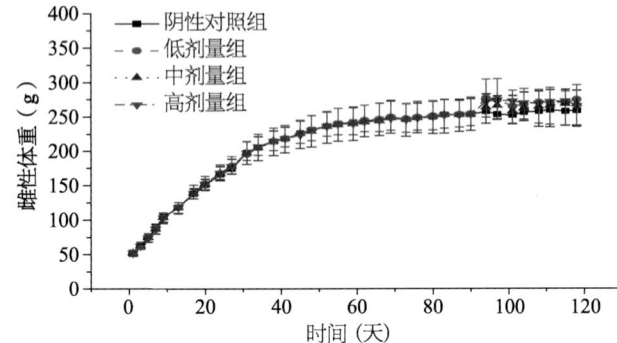

图9-5-2 儿科用复方中药擦剂DDD皮肤涂布13周对雌鼠体重的影响（$\overline{X}$± SD）

表 9-5-14　儿科用复方中药擦剂 DDD 皮肤涂布 13 周对雄鼠增重的影响（$\overline{X}$ ± SD）

检测 时间	动物数 （只/组）	增重（g）			
		阴性对照组	低剂量组	中剂量组	高剂量组
$D_1 \sim D_3$	25	12.2 ± 2.8	11.7 ± 2.3	12.0 ± 2.3	11.5 ± 2.6
$D_3 \sim D_5$	25	13.4 ± 2.3	13.6 ± 2.8	13.3 ± 2.5	13.4 ± 1.9
$D_5 \sim D_7$	25	16.3 ± 1.9	15.6 ± 4.0	16.0 ± 2.5	15.7 ± 2.7
$D_7 \sim D_{10}$	25	23.5 ± 2.5	22.5 ± 3.8	21.4 ± 5.2	22.5 ± 3.5
$D_{10} \sim D_{13}$	25	20.2 ± 3.0	20.6 ± 3.5	20.2 ± 5.0	19.9 ± 3.6
$D_{13} \sim D_{17}$	25	30.4 ± 3.7	28.3 ± 5.2	30.6 ± 5.0	29.3 ± 6.0
$D_{17} \sim D_{20}$	25	20.8 ± 3.9	20.6 ± 8.1	20.3 ± 3.6	21.7 ± 2.8
$D_{20} \sim D_{24}$	25	29.5 ± 4.6	31.0 ± 12.4	30.4 ± 5.2	30.4 ± 4.6
$D_{24} \sim D_{27}$	25	22.1 ± 4.4	21.8 ± 5.4	21.8 ± 3.1	21.3 ± 3.8
$D_{27} \sim D_{31}$	15	22.9 ± 5.9	29.7 ± 5.8**	29.3 ± 5.7*	30.0 ± 3.8**
$D_{31} \sim D_{34}$	15	17.1 ± 5.3	16.0 ± 6.9	16.4 ± 4.3	18.4 ± 3.4
$D_{34} \sim D_{38}$	15	22.7 ± 3.4	24.7 ± 4.0	24.1 ± 2.8	24.0 ± 7.4
$D_{38} \sim D_{41}$	15	12.6 ± 3.5	12.7 ± 4.7	12.2 ± 5.1	12.7 ± 4.0
$D_{41} \sim D_{45}$	15	23.2 ± 4.7	23.5 ± 6.0	22.4 ± 3.9	23.2 ± 2.5
$D_{45} \sim D_{48}$	15	10.6 ± 3.5	9.4 ± 5.4	9.2 ± 3.5	9.6 ± 3.8
$D_{48} \sim D_{52}$	15	19.5 ± 8.8	19.8 ± 5.1	19.5 ± 4.4	18.7 ± 3.5

（续表）

检测时间	动物数（只/组）	增重（g）			
		阴性对照组	低剂量组	中剂量组	高剂量组
$D_{52} \sim D_{55}$	15	4.4 ± 8.6	5.3 ± 4.6	6.6 ± 4.3	6.4 ± 5.4
$D_{55} \sim D_{59}$	15	18.1 ± 4.1	18.7 ± 5.3	18.3 ± 4.9	17.2 ± 5.9
$D_{59} \sim D_{62}$	15	5.9 ± 7.6	5.6 ± 5.5	5.6 ± 3.4	6.2 ± 6.4
$D_{62} \sim D_{66}$	15	12.5 ± 4.6	11.8 ± 4.3	13.2 ± 4.0	12.2 ± 6.4
$D_{66} \sim D_{69}$	15	6.9 ± 3.8	6.1 ± 4.4	7.2 ± 5.4	7.1 ± 3.5
$D_{69} \sim D_{73}$	15	11.2 ± 2.2	11.5 ± 4.1	10.6 ± 4.1	11.5 ± 2.5
$D_{73} \sim D_{76}$	15	7.5 ± 5.0	7.3 ± 5.0	8.2 ± 4.5	7.8 ± 4.9
$D_{76} \sim D_{80}$	15	7.6 ± 3.0	7.9 ± 4.4	7.0 ± 6.2	7.6 ± 4.3
$D_{80} \sim D_{83}$	15	8.0 ± 5.0	8.0 ± 4.5	8.9 ± 4.1	9.1 ± 2.6
$D_{83} \sim D_{87}$	15	8.1 ± 3.6	9.4 ± 6.1	8.9 ± 4.9	8.6 ± 3.0
$D_{87} \sim D_{90}$	15	1.4 ± 2.6	0.1 ± 5.1	0.3 ± 4.5	−0.5 ± 15.5
$D_{90} \sim D_{94}$	5	5.7 ± 2.3	2.3 ± 4.4	−0.2 ± 2.0	1.3 ± 4.9
$D_{94} \sim D_{97}$	5	2.0 ± 3.3	0.9 ± 3.5	4.8 ± 5.9	6.1 ± 3.7
$D_{97} \sim D_{101}$	5	9.7 ± 5.7	8.6 ± 4.3	7.7 ± 3.2	9.2 ± 4.4
$D_{101} \sim D_{104}$	5	5.4 ± 7.9	11.3 ± 6.8	7.5 ± 3.3	8.7 ± 3.7
$D_{104} \sim D_{108}$	5	10.0 ± 8.0	9.8 ± 4.3	10.0 ± 6.7	8.6 ± 2.1
$D_{108} \sim D_{111}$	5	1.5 ± 7.7	2.0 ± 5.1	4.1 ± 4.5	3.6 ± 1.8
$D_{111} \sim D_{115}$	5	7.2 ± 6.5	8.8 ± 7.5	2.6 ± 3.5	10.5 ± 2.1
$D_{115} \sim D_{118}$	5	0.1 ± 6.0	1.7 ± 5.6	6.7 ± 6.9	4.8 ± 2.2

注：与阴性对照组相比，$^{*}P < 0.05$，$^{**}P < 0.01$

表 9-5-15　儿科用复方中药擦剂 DDD 皮肤涂布 13 周对雌鼠增重的影响（$\overline{X}$ ± SD）

检测时间	动物数（只/组）	增重（g）			
		阴性对照组	低剂量组	中剂量组	高剂量组
$D_1 \sim D_3$	25	10.3 ± 1.2	10.7 ± 2.6	10.3 ± 1.2	10.7 ± 2.9
$D_3 \sim D_5$	25	12.5 ± 1.8	11.3 ± 3.0	12.1 ± 2.4	11.7 ± 2.2
$D_5 \sim D_7$	25	13.0 ± 1.7	12.2 ± 1.7	12.2 ± 2.2	12.7 ± 2.4
$D_7 \sim D_{10}$	25	15.9 ± 3.4	17.0 ± 2.5	17.0 ± 2.5	16.5 ± 3.1
$D_{10} \sim D_{13}$	25	14.4 ± 4.5	14.4 ± 4.5	14.0 ± 4.7	14.7 ± 2.6
$D_{13} \sim D_{17}$	25	19.5 ± 5.0	21.4 ± 5.4	20.7 ± 5.4	20.8 ± 3.2
$D_{17} \sim D_{20}$	25	12.5 ± 4.6	13.2 ± 3.8	13.0 ± 4.5	13.3 ± 5.8
$D_{20} \sim D_{24}$	25	15.8 ± 5.9	15.1 ± 4.3	15.3 ± 4.7	15.7 ± 4.2
$D_{24} \sim D_{27}$	25	8.2 ± 5.7	10.3 ± 4.8	10.5 ± 4.6	9.7 ± 4.7

（续表）

检测时间	动物数（只/组）	增重（g）			
		阴性对照组	低剂量组	中剂量组	高剂量组
$D_{27} \sim D_{31}$	15	18.3 ± 5.7	17.8 ± 8.2	19.3 ± 6.5	20.1 ± 5.1
$D_{31} \sim D_{34}$	15	7.2 ± 4.0	10.0 ± 5.1	8.0 ± 7.0	9.1 ± 4.7
$D_{34} \sim D_{38}$	15	9.1 ± 3.7	8.9 ± 4.5	9.8 ± 8.1	8.0 ± 8.1
$D_{38} \sim D_{41}$	15	4.0 ± 3.6	3.8 ± 1.9	3.8 ± 9.6	3.4 ± 5.4
$D_{41} \sim D_{45}$	15	7.4 ± 4.9	7.5 ± 3.5	7.5 ± 6.8	5.2 ± 6.4
$D_{45} \sim D_{48}$	15	5.4 ± 7.4	4.5 ± 5.4	2.4 ± 5.1	7.0 ± 6.2
$D_{48} \sim D_{52}$	15	5.3 ± 3.6	6.2 ± 3.8	7.3 ± 3.4	5.3 ± 3.0
$D_{52} \sim D_{55}$	15	3.4 ± 4.8	3.2 ± 3.7	2.4 ± 3.2	3.2 ± 4.2
$D_{55} \sim D_{59}$	15	2.1 ± 3.7	1.7 ± 4.9	1.6 ± 4.1	0.9 ± 5.4
$D_{59} \sim D_{62}$	15	2.0 ± 5.8	3.5 ± 4.0	2.3 ± 4.7	2.4 ± 5.7
$D_{62} \sim D_{66}$	15	1.5 ± 6.7	1.3 ± 6.8	1.7 ± 8.3	1.9 ± 4.4
$D_{66} \sim D_{69}$	15	3.3 ± 5.7	3.1 ± 3.7	4.5 ± 5.6	3.1 ± 6.0
$D_{69} \sim D_{73}$	15	−2.7 ± 7.0	−2.4 ± 2.9	−2.3 ± 8.6	−1.8 ± 3.1
$D_{73} \sim D_{76}$	15	2.3 ± 4.9	2.2 ± 2.2	2.2 ± 10.1	2.3 ± 7.0
$D_{76} \sim D_{80}$	15	1.5 ± 4.5	2.1 ± 2.8	2.2 ± 9.5	1.9 ± 5.2
$D_{80} \sim D_{83}$	15	3.0 ± 4.5	1.2 ± 2.0	2.2 ± 7.2	2.5 ± 4.8
$D_{83} \sim D_{87}$	15	0.1 ± 3.4	0.3 ± 3.4	−0.3 ± 5.1	0.1 ± 3.0
$D_{87} \sim D_{90}$	15	0.5 ± 3.2	1.3 ± 5.5	0.7 ± 2.4	0.9 ± 2.4
$D_{90} \sim D_{94}$	5	0.5 ± 6.9	12.8 ± 5.9	−1.3 ± 7.4	2.8 ± 9.9
$D_{94} \sim D_{97}$	5	−4.3 ± 5.4	−2.5 ± 9.4	2.3 ± 6.8	2.3 ± 8.3
$D_{97} \sim D_{101}$	5	−0.8 ± 2.8	−9.4 ± 9.8	−7.8 ± 9.0	−1.4 ± 7.7
$D_{101} \sim D_{104}$	5	3.9 ± 2.7	2.5 ± 1.3	4.0 ± 1.9	−3.0 ± 10.9
$D_{104} \sim D_{108}$	5	1.5 ± 3.0	3.2 ± 6.9	2.5 ± 11.1	−0.3 ± 8.7
$D_{108} \sim D_{111}$	5	1.7 ± 1.6	−0.1 ± 5.5	1.5 ± 2.8	2.2 ± 7.3
$D_{111} \sim D_{115}$	5	−1.6 ± 3.0	−0.2 ± 7.1	2.4 ± 2.7	0.9 ± 5.4
$D_{115} \sim D_{118}$	5	1.0 ± 2.9	4.3 ± 6.5	−0.5 ± 3.0	−6.7 ± 8.5

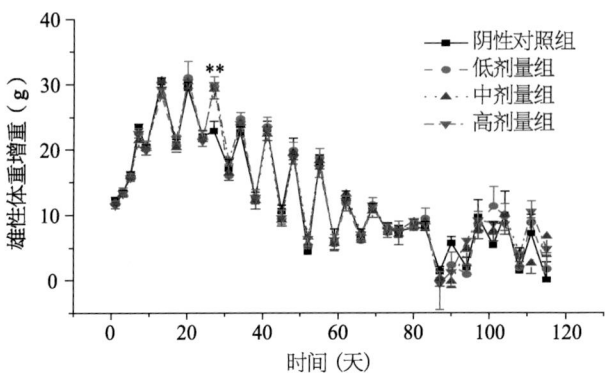

图9-5-3　儿科用复方中药擦剂DDD皮肤涂布13周对雄鼠增重的影响（$\bar{X} \pm$ SD）

与阴性对照组比较，** $P < 0.01$

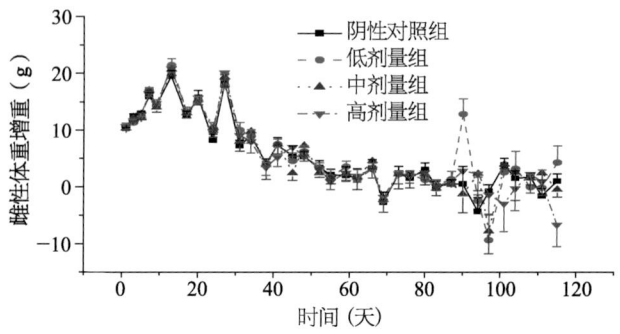

图9-5-4　儿科用复方中药擦剂DDD皮肤涂布13周对雌鼠增重的影响（$\bar{X} \pm$ SD）

表 9-5-16　儿科用复方中药擦剂 DDD 皮肤涂布 13 周对雄鼠生长激素的影响（给药 4 周；$\bar{X} \pm SD$）

检测指标	动物数（只/组）	阴性对照组	低剂量组	中剂量组	高剂量组
GH（μg/L）	10	50.2 ± 31.9	45.2 ± 24.4	46.1 ± 31.0	50.5 ± 29.6
IGF-1（ng/L）	10	15.2 ± 1.9	16.3 ± 2.0	17.9 ± 2.7	16.9 ± 3.0
IGFBP-3（μg/L）	10	24.1 ± 12.4	20.9 ± 13.7	21.8 ± 6.8	18.9 ± 5.3

表 9-5-17　儿科用复方中药擦剂 DDD 皮肤涂布 13 周对雄鼠生长激素的影响（给药 13 周；$\bar{X} \pm SD$）

检测指标	动物数（只/组）	阴性对照组	低剂量组	中剂量组	高剂量组
GH（μg/L）	10	38.5 ± 21.1	40.2 ± 23.2	22.3 ± 10.2	18.2 ± 4.3
IGF-1（ng/L）	10	16.4 ± 2.7	27.5 ± 9.2*	13.7 ± 1.7	18.4 ± 8.2
IGFBP-3（μg/L）	10	21.2 ± 7.3	24.0 ± 10.5	18.2 ± 4.1	19.5 ± 8.9

注：与阴性对照组相比，*$P < 0.05$

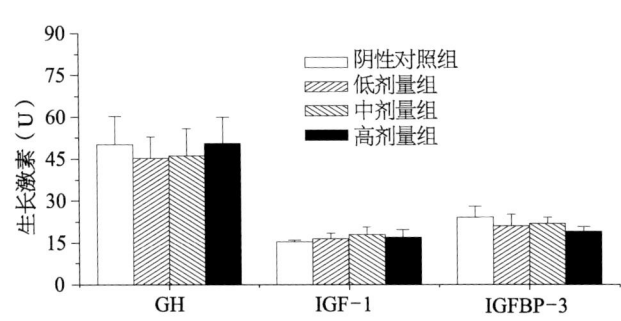

图9-5-5　儿科用复方中药擦剂DDD皮肤涂布13周对雄鼠生长激素的影响（给药4周；$\bar{X} \pm SD$）

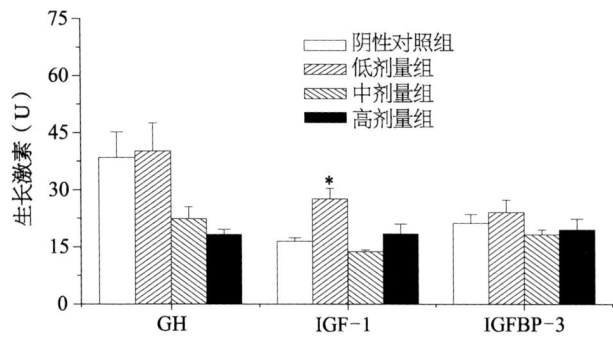

图9-5-6　儿科用复方中药擦剂DDD皮肤涂布13周对雄鼠生长激素的影响（给药13周；$\bar{X} \pm SD$）

表 9-5-18　儿科用复方中药擦剂 DDD 皮肤涂布 13 周对雄鼠生长激素的影响（恢复期结束；$\bar{X} \pm SD$）

检测指标	动物数（只/组）	阴性对照组	低剂量组	中剂量组	高剂量组
GH（μg/L）	5	18.9 ± 9.7	16.4 ± 6.2	15.9 ± 1.5	13.8 ± 1.8
IGF-1（ng/L）	5	13.7 ± 1.4	17.3 ± 4.1	15.8 ± 2.7	14.3 ± 1.2
IGFBP-3（μg/L）	5	24.6 ± 7.2	20.9 ± 7.2	16.9 ± 5.6	24.7 ± 11.7

表 9-5-19　儿科用复方中药擦剂 DDD 皮肤涂布 13 周对雌鼠生长激素的影响（给药 4 周；$\bar{X} \pm SD$）

检测指标	动物数（只/组）	阴性对照组	低剂量组	中剂量组	高剂量组
GH（μg/L）	10	33.6 ± 11.3	16.9 ± 4.0**	18.8 ± 5.1*	19.3 ± 5.7*
IGF-1（ng/L）	10	15.0 ± 2.4	16.0 ± 2.6	16.3 ± 2.6	16.3 ± 2.6
IGFBP-3（μg/L）	10	24.1 ± 10.9	26.4 ± 12.3	30.1 ± 22.2	21.9 ± 7.6

注：与阴性对照组相比，*$P < 0.05$，**$P < 0.01$

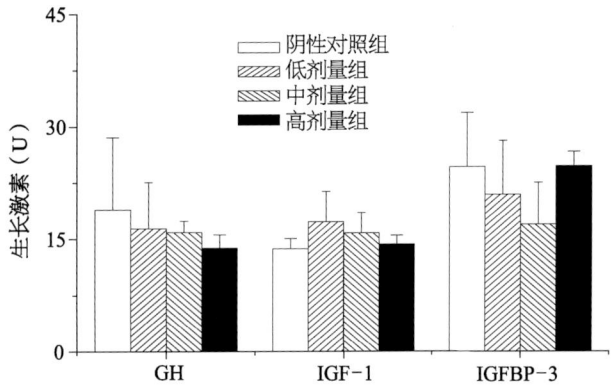

图9-5-7　儿科用复方中药擦剂DDD皮肤涂布13周对雄鼠生长激素的影响（恢复期结束；$\overline{X}$±SD）

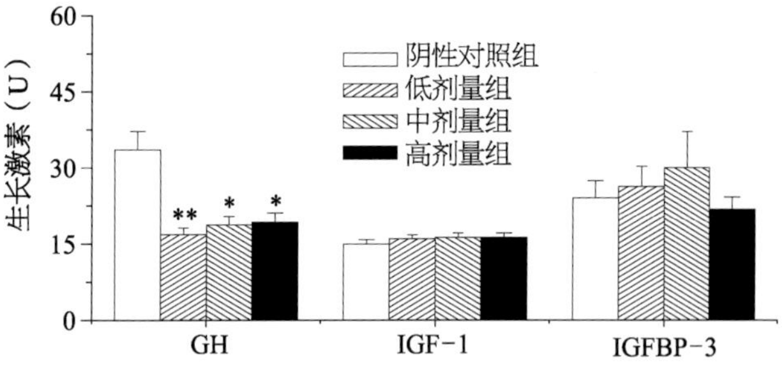

图9-5-8　儿科用复方中药擦剂DDD皮肤涂布13周对雌鼠生长激素的影响（给药4周；$\overline{X}$±SD）

表 9-5-20　儿科用复方中药擦剂 DDD 皮肤涂布 13 周对雌鼠生长激素的影响（给药 13 周；$\overline{X}$ ±SD）

检测指标	动物数（只/组）	阴性对照组	低剂量组	中剂量组	高剂量组
GH（μg/L）	10	24.2 ± 9.6	17.8 ± 4.2	18.6 ± 5.9	23.8 ± 15.1
IGF-1（ng/L）	10	18.1 ± 3.9	16.0 ± 2.5	15.9 ± 1.6	16.5 ± 1.9
IGFBP-3（μg/L）	10	22.9 ± 9.6	20.1 ± 5.9	30.5 ± 10.8	37.9 ± 32.2

表 9-5-21　儿科用复方中药擦剂 DDD 皮肤涂布 13 周对雌鼠生长激素的影响（恢复期结束；$\overline{X}$ ±SD）

检测指标	动物数（只/组）	阴性对照组	低剂量组	中剂量组	高剂量组
GH（μg/L）	5	58.3 ± 32.1	35.4 ± 11.3	53.5 ± 22.1	39.8 ± 14.3
IGF-1（ng/L）	5	15.1 ± 1.7	16.3 ± 2.4	17.4 ± 4.1	15.8 ± 2.0
IGFBP-3（μg/L）	5	29.5 ± 6.9	29.5 ± 4.7	32.5 ± 9.4	22.0 ± 4.2

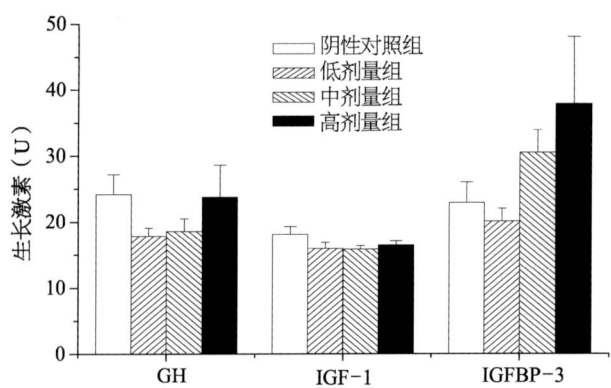

图9-5-9　儿科用复方中药擦剂DDD皮肤涂布13周对雌鼠生长激素的影响（给药13周；$\overline{X}$±SD）

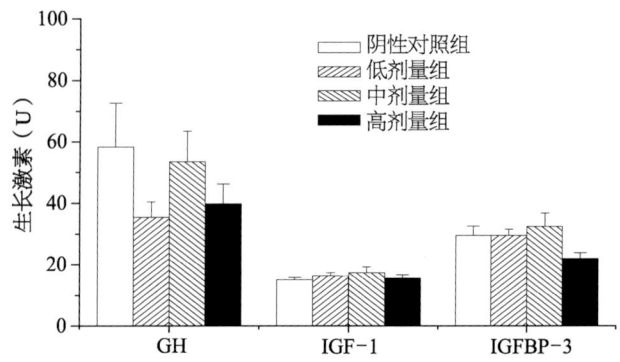

图9-5-10　儿科用复方中药擦剂DDD皮肤涂布13周对雌鼠生长激素的影响（恢复期结束；$\overline{X}$±SD）

表 9-5-22　儿科用复方中药擦剂 DDD 皮肤涂布 13 周对雄鼠摄食量的影响（$\bar{X}$ ±SD）

检测时间	动物数（只/组）	每天摄食量（g/只）			
		阴性对照组	低剂量组	中剂量组	高剂量组
D_{1-2}	25	10.5 ± 1.5	10.0 ± 1.1	9.6 ± 1.9	9.9 ± 1.2
D_{5-6}	25	14.4 ± 1.2	14.2 ± 1.7	13.5 ± 2.2	14.0 ± 1.7
D_{10-11}	25	16.7 ± 2.6	17.2 ± 1.6	17.3 ± 2.0	16.9 ± 2.0
D_{13-14}	25	19.4 ± 1.9	19.0 ± 1.9	19.9 ± 1.7	20.0 ± 2.7
D_{17-18}	25	21.7 ± 1.9	21.5 ± 1.7	22.2 ± 2.1	22.4 ± 2.0
D_{20-21}	25	22.5 ± 2.1	22.8 ± 2.4	23.1 ± 2.3	22.0 ± 2.5
D_{24-25}	25	22.8 ± 1.5	22.6 ± 1.8	23.5 ± 1.8	22.5 ± 2.5
D_{27-28}	25	23.5 ± 2.0	24.8 ± 3.3	24.7 ± 2.1	25.9 ± 3.6
D_{31-32}	15	26.2 ± 2.4	25.5 ± 2.3	26.0 ± 2.0	26.4 ± 2.8
D_{38-39}	15	29.3 ± 1.7	27.9 ± 3.6	27.5 ± 2.7	27.6 ± 3.2
D_{45-46}	15	24.3 ± 2.1	25.7 ± 2.3	24.2 ± 2.5	24.4 ± 2.6
D_{52-53}	15	23.1 ± 2.6	22.1 ± 2.0	22.7 ± 2.3	22.9 ± 2.8
D_{59-60}	15	23.3 ± 3.4	23.5 ± 2.6	24.0 ± 2.7	23.8 ± 3.2
D_{66-67}	15	24.0 ± 3.1	23.4 ± 2.1	24.3 ± 1.6	23.8 ± 2.9
D_{73-74}	15	25.2 ± 3.3	26.1 ± 3.3	26.4 ± 2.5	25.9 ± 3.8
D_{80-81}	15	24.2 ± 2.8	25.8 ± 3.5	26.2 ± 2.6	27.1 ± 2.1
D_{87-88}	15	24.2 ± 3.0	24.0 ± 2.1	24.6 ± 2.1	23.5 ± 1.9
D_{94-95}	5	24.0 ± 3.0	22.5 ± 3.1	25.7 ± 2.9	25.1 ± 2.9
$D_{101-102}$	5	28.4 ± 2.7	27.6 ± 1.4	28.0 ± 1.7	26.0 ± 3.6
$D_{108-109}$	5	21.5 ± 3.2	21.7 ± 0.7	21.4 ± 1.2	21.6 ± 3.2
$D_{115-116}$	5	21.6 ± 1.8	22.2 ± 2.4	22.7 ± 3.1	23.2 ± 3.3

表 9-5-23　儿科用复方中药擦剂 DDD 皮肤涂布 13 周对雌鼠摄食量的影响（$\bar{X}$ ±SD）

检测时间	动物数（只/组）	每天摄食量（g/只）			
		阴性对照组	低剂量组	中剂量组	高剂量组
D_{1-2}	25	9.0 ± 1.4	9.7 ± 1.9	8.9 ± 1.4	8.9 ± 1.7
D_{5-6}	25	12.2 ± 1.2	12.7 ± 2.3	11.6 ± 0.8	12.1 ± 1.7
D_{10-11}	25	15.3 ± 1.7	16.1 ± 1.7	16.2 ± 1.6	16.0 ± 2.2
D_{13-14}	25	16.2 ± 1.4	16.7 ± 1.6	15.3 ± 2.0	15.6 ± 2.1
D_{17-18}	25	16.9 ± 1.9	18.0 ± 2.7	17.8 ± 2.0	17.6 ± 2.3
D_{20-21}	25	17.8 ± 2.3	18.3 ± 2.6	17.6 ± 2.1	18.6 ± 2.0
D_{24-25}	25	17.8 ± 3.1	19.0 ± 2.5	18.2 ± 2.6	18.7 ± 2.1
D_{27-28}	25	19.0 ± 2.3	20.3 ± 2.9	19.8 ± 2.9	19.8 ± 2.6

（续表）

检测时间	动物数（只/组）	每天摄食量（g/只）			
		阴性对照组	低剂量组	中剂量组	高剂量组
D_{31-32}	15	20.1 ± 2.5	19.2 ± 2.9	19.6 ± 2.4	19.4 ± 1.6
D_{38-39}	15	18.2 ± 2.2	18.4 ± 3.1	18.9 ± 2.1	18.3 ± 2.3
D_{45-46}	15	17.8 ± 2.5	18.2 ± 2.6	17.6 ± 1.8	18.3 ± 2.0
D_{52-53}	15	17.9 ± 2.9	18.2 ± 2.7	17.6 ± 2.5	18.3 ± 1.9
D_{59-60}	15	15.6 ± 2.7	16.3 ± 2.3	16.3 ± 3.1	15.4 ± 2.5
D_{66-67}	15	16.0 ± 1.7	17.0 ± 1.9	17.2 ± 1.8	15.8 ± 2.0
D_{73-74}	15	14.4 ± 2.1	15.3 ± 2.2	15.1 ± 2.0	15.5 ± 1.9
D_{80-81}	15	15.4 ± 1.9	16.7 ± 2.4	15.3 ± 2.0	15.2 ± 2.2
D_{87-88}	15	14.5 ± 3.1	14.5 ± 2.3	14.1 ± 1.9	13.8 ± 1.7
D_{94-95}	5	13.2 ± 2.5	19.1 ± 3.9	16.4 ± 3.4	16.4 ± 4.3
$D_{101-102}$	5	13.6 ± 1.4	14.5 ± 3.3	12.2 ± 2.0	14.3 ± 2.3
$D_{108-109}$	5	13.8 ± 0.9	13.7 ± 2.6	13.5 ± 1.5	13.7 ± 3.4
$D_{115-116}$	5	13.9 ± 1.6	16.4 ± 2.4	18.2 ± 5.3	14.2 ± 2.0

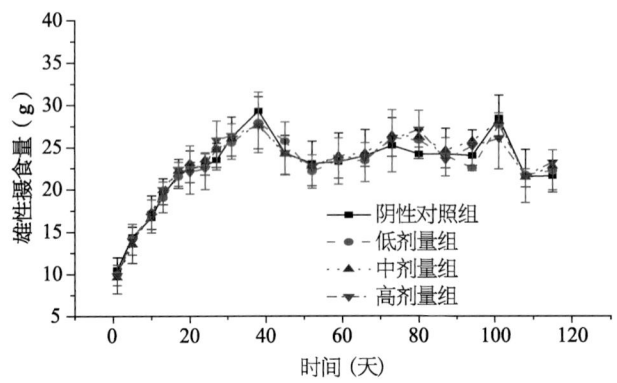

图9-5-11 儿科用复方中药擦剂DDD皮肤涂布13周对雄鼠摄食量的影响（$\overline{X}$± SD）

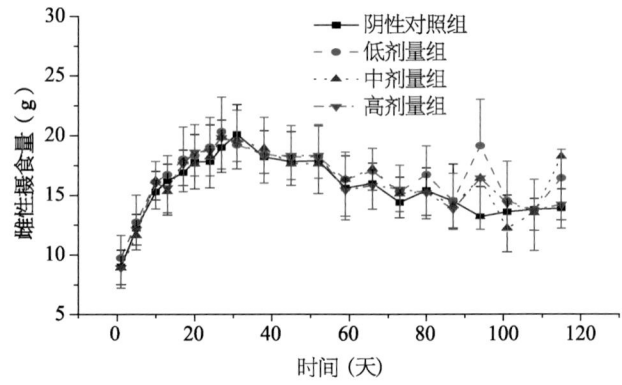

图9-5-12 儿科用复方中药擦剂DDD皮肤涂布13周对雌鼠摄食量的影响（$\overline{X}$± SD）

0.05）（表9-5-23和图9-5-12）。

4. 对幼龄大鼠眼科指标的影响·① 雄鼠：给药期4周、13周和恢复期（4周），阴性对照组及低、中和高剂量组雄鼠眼科检查均无异常；② 雌鼠：给药期4周、13周和恢复期（4周），阴性对照组及低、中和高剂量组雌鼠眼科检查均无异常。

5. 对幼龄大鼠血液学指标的影响

（1）雄鼠：① 给药4周：与阴性对照组相比，低剂量组 HCT、$LY^{\#}$、MPV和PDW升高（$P < 0.05$或$P < 0.01$）；高剂量组Hb、$RET^{\#}$升高（$P < 0.05$）；

其余血液学指标均无统计学差异（$P > 0.05$，表9-5-24）；② 给药13周：与阴性对照组相比，低、中和高剂量组所有血液学指标未见明显异常，无统计学差异（$P > 0.05$，表9-5-25）；③ 恢复期结束：与阴性对照组相比，中和高剂量组MPV和PDW升高（$P < 0.05$或$P < 0.01$），其余血液学指标均无统计学差异（$P > 0.05$，表9-5-26）。

（2）雌鼠：① 给药4周：与阴性对照组相比，低剂量组MCHC和PLT（$P < 0.05$），中剂量组MCHC、WBC、$LY^{\#}$、$MO^{\#}$和MO（$P < 0.05$或$P < 0.01$），高剂

量组 MCH、RDW 升高（$P < 0.05$）；其余血液学指标均无统计学差异（$P > 0.05$，表9-5-27）；② 给药13周：与阴性对照组相比，中剂量组 MO、高剂量组 MO# 和 MO 升高（$P < 0.05$ 或 $P < 0.01$），其余血液学指标均无统计学差异（$P > 0.05$，表9-5-28）；③ 恢复期结束：与阴性对照组相比，低、中和高剂量组其余血液学指标未见明显异常，无统计学差异（$P > 0.05$，表9-5-29）。

6. 对幼龄大鼠凝血指标的影响

（1）雄鼠：① 给药4周：与阴性对照组相比，中剂量组 Fbg 降低（$P < 0.05$）；高剂量组 PT 降低（$P < 0.05$）；其余凝血指标均无统计学差异（$P > 0.05$，表9-5-24）；② 给药13周：低剂量组 PT 降低（$P < 0.01$）；中剂量组 PT 升高（$P < 0.05$）；其余凝

血指标与阴性对照组相比均无统计学差异（$P > 0.05$，表9-5-25）；③ 恢复期结束：与阴性对照组相比，中剂量组 Fbg 升高（$P < 0.01$），其余凝血指标未见明显异常，无统计学差异（$P > 0.05$，表9-5-26）。

（2）雌鼠：① 给药4周：与阴性对照组相比，低剂量组 PT 和 APTT 升高（$P < 0.05$ 或 $P < 0.01$）；中剂量组 PT 和 TT 升高（$P < 0.05$ 或 $P < 0.01$）；其余凝血指标未见明显异常，无统计学差异（$P > 0.05$，表9-5-27）；② 给药13周：低、中剂量组 PT 降低，Fbg 升高（$P < 0.05$ 或 $P < 0.01$）；其余凝血指标未见明显异常，无统计学差异（$P > 0.05$，表9-5-28）；③ 恢复期结束：与阴性对照组相比，中、高剂量组 PT 升高（$P < 0.01$）；其余凝血指标未见明显异常，无统计学差异（$P > 0.05$，表9-5-29）。

表9-5-24　儿科用复方中药擦剂 DDD 皮肤涂布13周对雄鼠血液学和凝血指标的影响（给药4周；$\bar{X} \pm SD$）

检测指标	动物数（只/组）	阴性对照组	低剂量组	中剂量组	高剂量组
RBC（$\times 10^{12}$/L）	10	5.20 ± 0.16	5.45 ± 0.34	5.31 ± 0.21	5.45 ± 0.14
Hb（g/L）	10	107 ± 3	114 ± 6	111 ± 3	111 ± 3*
HCT（%）	10	32.0 ± 0.9	33.7 ± 1.4**	33.1 ± 1.1	33.1 ± 0.8
MCV（fL）	10	61.5 ± 1.5	61.9 ± 1.9	62.5 ± 1.9	60.7 ± 0.9
MCH（pg）	10	20.7 ± 0.5	20.9 ± 0.5	20.9 ± 0.7	20.5 ± 0.4
MCHC（g/L）	10	336 ± 4	337 ± 5	334 ± 3	336 ± 3
RDW（fL）	10	27.8 ± 0.8	28.1 ± 0.8	28.0 ± 1.0	27.2 ± 0.8
RET#（$\times 10^9$/L）	10	329.8 ± 22.7	356.6 ± 43.9	368.4 ± 38.1	365.4 ± 27.6*
RET（%）	10	6.36 ± 0.54	6.52 ± 0.54	6.94 ± 0.65	6.71 ± 0.54
WBC（$\times 10^9$/L）	10	2.28 ± 0.46	2.98 ± 0.77	2.82 ± 0.46	2.60 ± 0.47
NE#（$\times 10^9$/L）	10	0.30 ± 0.06	0.28 ± 0.12	0.31 ± 0.10	0.23 ± 0.05
LY#（$\times 10^9$/L）	10	1.93 ± 0.45	2.65 ± 0.77*	2.46 ± 0.47	2.31 ± 0.47
MO#（$\times 10^9$/L）	10	0.03 ± 0.01	0.05 ± 0.02	0.04 ± 0.02	0.06 ± 0.02
EO#（$\times 10^9$/L）	10	0.01 ± 0.01	0.01 ± 0.00	0.01 ± 0.01	0.01 ± 0.00
BA#（$\times 10^9$/L）	10	0 ± 0	0 ± 0	0 ± 0	0 ± 0
NE（%）	10	13.89 ± 4.23	9.90 ± 6.45	11.43 ± 4.22	8.89 ± 2.50
LY（%）	10	84.33 ± 4.34	88.22 ± 6.59	86.87 ± 4.24	88.68 ± 2.98
MO（%）	10	1.37 ± 0.37	1.66 ± 0.45	1.53 ± 0.61	2.16 ± 0.90
EO（%）	10	0.41 ± 0.25	0.22 ± 0.16	0.17 ± 0.18	0.27 ± 0.19
BA（%）	10	0 ± 0	0 ± 0	0 ± 0	0 ± 0
PLT（$\times 10^9$/L）	10	1 075 ± 117	1 149 ± 121	1 062 ± 105	1 070 ± 100

（续表）

检测指标	动物数（只/组）	阴性对照组	低剂量组	中剂量组	高剂量组
PCT（%）	10	0.77 ± 0.09	0.87 ± 0.09	0.75 ± 0.07	0.78 ± 0.10
MPV（fL）	10	7.2 ± 0.2	7.5 ± 0.2*	7.0 ± 0.1	7.3 ± 0.3
PDW（fL）	10	7.5 ± 0.4	8.0 ± 0.3*	7.3 ± 0.2	7.6 ± 0.5
PT（s）	10	9.0 ± 0.7	8.7 ± 0.7	9.1 ± 0.3	8.1 ± 0.2*
APTT（s）	10	14.8 ± 3.0	14.4 ± 2.7	16.1 ± 2.0	12.4 ± 1.9
Fbg（g/L）	10	2.302 ± 0.085	2.192 ± 0.140	2.142 ± 0.103*	2.245 ± 0.156
TT（s）	10	47.9 ± 4.8	50.9 ± 7.2	48.3 ± 5.1	47.6 ± 3.6

注：与阴性对照组相比，*$P < 0.05$，**$P < 0.01$

表 9-5-25　儿科用复方中药擦剂 DDD 皮肤涂布 13 周对雄鼠血液学和凝血指标的影响（给药 13 周；$\overline{X}$ ± SD）

检测指标	动物数（只/组）	阴性对照组	低剂量组	中剂量组	高剂量组
RBC（×10^{12}/L）	10	6.30 ± 0.51	6.48 ± 0.42	6.31 ± 0.36	6.17 ± 0.46
Hb（g/L）	10	113 ± 9	117 ± 6	115 ± 5	113 ± 8
HCT（%）	10	33.0 ± 2.7	33.9 ± 1.5	33.3 ± 1.1	33.0 ± 1.9
MCV（fL）	10	52.4 ± 0.8	52.4 ± 1.8	52.9 ± 1.6	53.6 ± 1.3
MCH（pg）	10	18.0 ± 0.3	18.1 ± 0.5	18.2 ± 0.5	18.3 ± 0.4
MCHC（g/L）	10	343 ± 4	346 ± 4	344 ± 6	342 ± 4
RDW（fL）	10	28.2 ± 1.2	28.4 ± 1.1	28.5 ± 0.7	28.7 ± 0.5
RET[#]（×10^9/L）	10	224.6 ± 39.9	223.9 ± 44.5	223.1 ± 36.6	239.6 ± 24.2
RET（%）	10	3.58 ± 0.62	3.49 ± 0.80	3.57 ± 0.73	3.91 ± 0.53
WBC（×10^9/L）	10	2.64 ± 0.84	2.07 ± 0.52	2.16 ± 0.71	2.30 ± 0.51
NE[#]（×10^9/L）	10	0.42 ± 0.10	0.42 ± 0.11	0.44 ± 0.16	0.41 ± 0.11
LY[#]（×10^9/L）	10	2.13 ± 0.75	1.60 ± 0.50	1.65 ± 0.54	1.83 ± 0.44
MO[#]（×10^9/L）	10	0.07 ± 0.03	0.04 ± 0.02	0.05 ± 0.04	0.05 ± 0.02
EO[#]（×10^9/L）	10	0.02 ± 0.01	0.02 ± 0.01	0.02 ± 0.01	0.02 ± 0.01
BA[#]（×10^9/L）	10	0 ± 0	0 ± 0	0 ± 0	0 ± 0
NE（%）	10	16.53 ± 3.75	20.96 ± 6.90	20.85 ± 5.31	17.88 ± 4.10
LY（%）	10	80.23 ± 4.39	76.32 ± 6.87	76.21 ± 5.66	79.37 ± 4.28
MO（%）	10	2.58 ± 0.93	1.96 ± 0.52	2.34 ± 1.09	2.09 ± 0.57
EO（%）	10	0.66 ± 0.34	0.76 ± 0.30	0.60 ± 0.42	0.66 ± 0.38
BA（%）	10	0 ± 0	0 ± 0	0 ± 0	0 ± 0
PLT（×10^9/L）	10	1 013 ± 98	972 ± 96	1 033 ± 93	1 013 ± 79
PCT（%）	10	0.77 ± 0.10	0.70 ± 0.08	0.77 ± 0.08	0.77 ± 0.07
MPV（fL）	10	7.6 ± 0.5	7.2 ± 0.3	7.5 ± 0.4	7.6 ± 0.2

（续表）

检测指标	动物数（只/组）	阴性对照组	低剂量组	中剂量组	高剂量组
PDW（fL）	10	8.2 ± 0.6	7.7 ± 0.5	8.0 ± 0.5	8.2 ± 0.4
PT（s）	10	8.5 ± 0.3	8.1 ± 0.2[**]	9.3 ± 0.6[*]	8.6 ± 0.7
APTT（s）	10	14.2 ± 2.2	17.2 ± 5.8	16.9 ± 4.8	16.8 ± 6.3
Fbg（g/L）	10	2.550 ± 0.330	2.553 ± 0.212	2.264 ± 0.182	2.373 ± 0.219
TT（s）	10	48.0 ± 3.5	49.5 ± 12.3	45.9 ± 7.7	49.6 ± 5.7

注：与阴性对照组相比，*P < 0.05，**P < 0.01

表 9-5-26　儿科用复方中药擦剂 DDD 皮肤涂布 13 周对雄鼠血液学和凝血指标的影响（恢复期结束；$\bar{X}$ ± SD）

检测指标	动物数（只/组）	阴性对照组	低剂量组	中剂量组	高剂量组
RBC（×10^12/L）	5	6.76 ± 0.53	6.66 ± 0.64	6.01 ± 0.97	6.23 ± 0.32
Hb（g/L）	5	117 ± 6	117 ± 7	106 ± 15	114 ± 5
HCT（%）	5	34.3 ± 1.5	34.2 ± 2.0	31.0 ± 3.8	33.3 ± 1.2
MCV（fL）	5	50.9 ± 3.3	51.5 ± 2.2	51.9 ± 2.5	53.5 ± 2.2
MCH（pg）	5	17.4 ± 1.0	17.6 ± 0.7	17.7 ± 0.5	18.3 ± 0.6
MCHC（g/L）	5	341 ± 5	342 ± 4	340 ± 9	343 ± 5
RDW（fL）	5	27.0 ± 0.3	28.5 ± 0.8	27.8 ± 1.3	28.4 ± 0.8
RET#（×10^9/L）	5	226 ± 18	238 ± 34	240 ± 38	275 ± 48
RET（%）	5	3.37 ± 0.46	3.59 ± 0.59	4.02 ± 0.49	4.45 ± 0.99
WBC（×10^9/L）	5	2.38 ± 0.65	2.42 ± 0.42	2.42 ± 1.02	2.43 ± 0.47
NE#（×10^9/L）	5	0.59 ± 0.11	0.59 ± 0.17	0.51 ± 0.29	0.65 ± 0.14
LY#（×10^9/L）	5	1.68 ± 0.53	1.72 ± 0.30	1.81 ± 0.70	1.70 ± 0.41
MO#（×10^9/L）	5	0.05 ± 0.02	0.07 ± 0.04	0.07 ± 0.03	0.06 ± 0.02
EO#（×10^9/L）	5	0.06 ± 0.07	0.04 ± 0.02	0.02 ± 0.02	0.02 ± 0.01
BA#（×10^9/L）	5	0 ± 0	0 ± 0	0 ± 0	0 ± 0
NE（%）	5	25.48 ± 4.83	24.14 ± 4.03	20.52 ± 3.63	26.96 ± 6.04
LY（%）	5	70.28 ± 5.57	71.24 ± 4.85	75.50 ± 3.99	69.88 ± 5.68
MO（%）	5	2.06 ± 0.76	2.92 ± 2.02	3.06 ± 0.83	2.36 ± 0.94
EO（%）	5	2.18 ± 2.41	1.70 ± 0.56	0.92 ± 0.68	0.80 ± 0.34
BA（%）	5	0 ± 0	0 ± 0	0 ± 0	0 ± 0
PLT（×10^9/L）	5	876 ± 109	888 ± 188	866 ± 131	830 ± 411
PCT（%）	5	0.64 ± 0.08	0.65 ± 0.13	0.68 ± 0.11	0.79 ± 0.04
MPV（fL）	5	7.3 ± 0.2	7.3 ± 0.2	7.8 ± 0.2[**]	7.8 ± 0.2[**]
PDW（fL）	5	7.7 ± 0.4	7.9 ± 0.3	8.5 ± 0.4[**]	8.4 ± 0.2[*]
PT（s）	5	8.7 ± 0.3	8.8 ± 0.4	8.5 ± 0.6	8.1 ± 0.4

（续表）

检测指标	动物数（只/组）	阴性对照组	低剂量组	中剂量组	高剂量组
APTT（s）	5	26.1 ± 8.7	19.4 ± 1.8	19.4 ± 4.1	18.1 ± 2.1
Fbg（g/L）	5	1.896 ± 0.156	1.979 ± 0.188	2.368 ± 0.156**	2.160 ± 0.150
TT（s）	5	38.2 ± 11.3	46.4 ± 4.5	51.1 ± 3.7	48.3 ± 3.5

注：与阴性对照组相比，$^*P < 0.05$，$^{**}P < 0.01$

表 9-5-27　儿科用复方中药擦剂 DDD 皮肤涂布 13 周对雌鼠血液学和凝血指标的影响（给药 4 周；$\overline{X}$ ± SD）

检测指标	动物数（只/组）	阴性对照组	低剂量组	中剂量组	高剂量组
RBC（×10¹²/L）	10	5.05 ± 0.15	5.08 ± 0.42	5.06 ± 0.35	4.96 ± 0.29
Hb（g/L）	10	102 ± 4	104 ± 7	104 ± 5	103 ± 5
HCT（%）	10	30.1 ± 1.1	30.0 ± 1.8	30.2 ± 1.4	30.4 ± 1.5
MCV（fL）	10	59.6 ± 1.3	59.2 ± 1.5	59.7 ± 2.0	61.3 ± 2.0
MCH（pg）	10	20.2 ± 0.4	20.4 ± 0.5	20.6 ± 0.5	20.8 ± 0.6*
MCHC（g/L）	10	339 ± 3	345 ± 4*	345 ± 5*	340 ± 5
RDW（fL）	10	25.3 ± 0.9	25.7 ± 0.5	25.1 ± 0.8	26.4 ± 0.9*
RET#（×10⁹/L）	10	214.7 ± 20.8	237.9 ± 56.0	225.9 ± 59.6	232.1 ± 48.4
RET（%）	10	4.26 ± 0.44	4.69 ± 1.07	4.45 ± 1.06	4.71 ± 1.13
WBC（×10⁹/L）	10	1.83 ± 0.52	2.54 ± 0.37	2.80 ± 0.57**	2.47 ± 0.76
NE#（×10⁹/L）	10	0.31 ± 0.19	0.41 ± 0.15	0.40 ± 0.17	0.40 ± 0.26
LY#（×10⁹/L）	10	1.49 ± 0.37	2.05 ± 0.48	2.31 ± 0.52**	2.01 ± 0.63
MO#（×10⁹/L）	10	0.03 ± 0.01	0.06 ± 0.03	0.08 ± 0.03**	0.06 ± 0.03
EO#（×10⁹/L）	10	0.01 ± 0.01	0.02 ± 0.01	0.01 ± 0.01	0.01 ± 0.01
BA#（×10⁹/L）	10	0 ± 0	0 ± 0	0 ± 0	0 ± 0
NE（%）	10	15.73 ± 6.10	16.92 ± 7.66	14.21 ± 5.69	15.76 ± 7.64
LY（%）	10	82.08 ± 6.56	80.15 ± 8.39	82.47 ± 5.68	81.36 ± 7.88
MO（%）	10	1.56 ± 0.55	2.32 ± 1.08	2.87 ± 0.82*	2.36 ± 0.90
EO（%）	10	0.63 ± 0.50	0.61 ± 0.22	0.45 ± 0.26	0.52 ± 0.57
BA（%）	10	0 ± 0	0 ± 0	0 ± 0	0 ± 0
PLT（×10⁹/L）	10	1 064 ± 118	1 214 ± 149*	1 114 ± 99	1 055 ± 82
PCT（%）	10	0.75 ± 0.08	0.88 ± 0.15	0.78 ± 0.07	0.75 ± 0.05
MPV（fL）	10	7.1 ± 0.4	7.2 ± 0.4	7.0 ± 0.2	7.1 ± 0.4
PDW（fL）	10	7.3 ± 0.5	7.6 ± 0.7	7.2 ± 0.2	7.4 ± 0.7
PT（s）	10	7.4 ± 0.4	8.5 ± 0.5**	8.1 ± 0.2**	7.3 ± 0.4
APTT（s）	10	14.7 ± 1.7	17.0 ± 2.0*	15.5 ± 2.1	15.0 ± 1.2
Fbg（g/L）	10	1.734 ± 0.107	1.746 ± 0.110	1.857 ± 0.124	1.723 ± 0.101
TT（s）	10	41.7 ± 3.8	44.6 ± 2.1	45.8 ± 1.4*	44.8 ± 1.9

注：与阴性对照组相比，$^*P < 0.05$，$^{**}P < 0.01$

表 9-5-28　儿科用复方中药擦剂 DDD 皮肤涂布 13 周对雌鼠血液学和凝血指标的影响（给药 13 周；$\bar{X}$ ±SD）

检测指标	动物数（只/组）	阴性对照组	低剂量组	中剂量组	高剂量组
RBC（×10¹²/L）	10	5.62 ± 0.26	5.58 ± 0.20	5.57 ± 0.38	5.61 ± 0.22
Hb（g/L）	10	105 ± 5	105 ± 3	106 ± 6	107 ± 4
HCT（%）	10	30.6 ± 1.3	30.3 ± 0.9	30.8 ± 1.7	30.8 ± 1.2
MCV（fL）	10	54.5 ± 1.3	54.3 ± 1.0	55.4 ± 1.4	54.9 ± 1.3
MCH（pg）	10	18.8 ± 0.4	18.8 ± 0.4	19.0 ± 0.4	19.1 ± 0.4
MCHC（g/L）	10	345 ± 4	346 ± 3	343 ± 5	348 ± 3
RDW（fL）	10	26.2 ± 1.2	26.5 ± 1.4	26.2 ± 0.9	26.3 ± 0.8
RET#（×10⁹/L）	10	193.0 ± 43.9	199.6 ± 42.8	195.4 ± 40.9	233.8 ± 30.9
RET（%）	10	3.43 ± 0.71	3.57 ± 0.72	3.53 ± 0.82	4.17 ± 0.54
WBC（×10⁹/L）	10	1.62 ± 0.73	1.43 ± 0.44	1.40 ± 0.50	1.88 ± 0.57
NE#（×10⁹/L）	10	0.33 ± 0.47	0.22 ± 0.06	0.22 ± 0.13	0.29 ± 0.15
LY#（×10⁹/L）	10	1.25 ± 0.43	1.15 ± 0.41	1.14 ± 0.39	1.52 ± 0.52
MO#（×10⁹/L）	10	0.02 ± 0.01	0.04 ± 0.02	0.03 ± 0.01	0.06 ± 0.02**
EO#（×10⁹/L）	10	0.02 ± 0.01	0.02 ± 0.01	0.01 ± 0.01	0.02 ± 0.01
BA#（×10⁹/L）	10	0 ± 0	0 ± 0	0 ± 0	0 ± 0
NE（%）	10	16.62 ± 12.85	16.01 ± 4.60	15.25 ± 5.42	15.59 ± 5.86
LY（%）	10	80.85 ± 12.63	79.91 ± 4.56	81.73 ± 5.72	80.57 ± 6.31
MO（%）	10	1.58 ± 0.53	2.89 ± 1.90	2.33 ± 0.56*	3.00 ± 0.95**
EO（%）	10	0.95 ± 0.49	1.19 ± 0.84	0.69 ± 0.42	0.84 ± 0.51
BA（%）	10	0 ± 0	0 ± 0	0 ± 0	0 ± 0
PLT（×10⁹/L）	10	996 ± 95	935 ± 39	943 ± 106	941 ± 68
PCT（%）	10	0.70 ± 0.08	0.65 ± 0.04	0.64 ± 0.06	0.66 ± 0.05
MPV（fL）	10	7.0 ± 0.2	6.9 ± 0.3	6.8 ± 0.2	7.0 ± 0.4
PDW（fL）	10	7.2 ± 0.3	7.1 ± 0.4	7.0 ± 0.3	7.3 ± 0.5
PT（s）	10	8.5 ± 0.4	7.6 ± 0.3**	7.6 ± 0.2**	8.5 ± 0.5
APTT（s）	10	18.2 ± 1.4	19.4 ± 1.6	18.9 ± 2.4	16.7 ± 4.4
Fbg（g/L）	10	1.501 ± 0.069	1.678 ± 0.170*	1.665 ± 0.156*	1.389 ± 0.101
TT（s）	10	45.8 ± 1.8	47.0 ± 2.1	46.8 ± 1.8	46.9 ± 3.3

注：与阴性对照组相比，*P < 0.05，**P < 0.01

表 9-5-29　儿科用复方中药擦剂 DDD 皮肤涂布 13 周对雌鼠血液学和凝血指标的影响（恢复期结束；$\bar{X}$ ±SD）

检测指标	动物数（只/组）	阴性对照组	低剂量组	中剂量组	高剂量组
RBC（×10¹²/L）	5	5.78 ± 0.33	5.77 ± 0.04	5.48 ± 0.25	5.47 ± 0.32
Hb（g/L）	5	108 ± 6	108 ± 2	104 ± 5	101 ± 3

（续表）

检测指标	动物数（只/组）	阴性对照组	低剂量组	中剂量组	高剂量组
HCT（%）	5	31.1 ± 1.2	31.3 ± 0.7	30.3 ± 1.2	29.4 ± 0.8
MCV（fL）	5	54.0 ± 1.3	54.3 ± 1.3	55.3 ± 0.6	53.9 ± 2.4
MCH（pg）	5	18.7 ± 0.4	18.7 ± 0.4	19.0 ± 0.4	18.5 ± 0.8
MCHC（g/L）	5	347 ± 5	344 ± 3	343 ± 5	343 ± 2
RDW（fL）	5	25.4 ± 0.7	26.2 ± 1.1	25.4 ± 0.9	25.2 ± 0.9
RET#（×10^9/L）	5	199 ± 45	250 ± 36	194 ± 56	158 ± 31
RET（%）	5	3.46 ± 0.81	4.33 ± 0.66	3.58 ± 1.17	2.89 ± 0.48
WBC（×10^9/L）	5	1.92 ± 0.45	1.30 ± 0.20	1.70 ± 0.47	1.53 ± 0.35
NE#（×10^9/L）	5	0.34 ± 0.13	0.22 ± 0.03	0.37 ± 0.33	0.27 ± 0.09
LY#（×10^9/L）	5	1.40 ± 0.26	1.03 ± 0.20	1.25 ± 0.22	1.20 ± 0.26
MO#（×10^9/L）	5	0.07 ± 0.02	0.03 ± 0.01	0.05 ± 0.03	0.04 ± 0.02
EO#（×10^9/L）	5	0.10 ± 0.09	0.03 ± 0.01	0.03 ± 0.01	0.02 ± 0.00
BA#（×10^9/L）	5	0 ± 0	0 ± 0	0 ± 0	0 ± 0
NE（%）	5	17.50 ± 4.51	17.08 ± 3.63	19.70 ± 11.97	17.10 ± 3.09
LY（%）	5	74.00 ± 5.22	78.50 ± 3.90	76.06 ± 12.71	78.50 ± 2.39
MO（%）	5	3.62 ± 0.91	2.42 ± 0.51	2.64 ± 1.29	2.82 ± 0.83
EO（%）	5	4.88 ± 3.29	2.00 ± 0.97	1.60 ± 0.29	1.58 ± 0.80
BA（%）	5	0 ± 0	0 ± 0	0 ± 0	0 ± 0
PLT（×10^9/L）	5	913 ± 84	929 ± 74	1 089 ± 323	876 ± 66
PCT（%）	5	0.68 ± 0.07	0.69 ± 0.06	0.81 ± 0.23	0.65 ± 0.06
MPV（fL）	5	7.4 ± 0.3	7.4 ± 0.2	7.4 ± 0.2	7.4 ± 0.3
PDW（fL）	5	7.8 ± 0.4	7.8 ± 0.3	7.8 ± 0.2	7.8 ± 0.6
PT（s）	5	7.0 ± 0.4	7.1 ± 0.2	7.9 ± 0.3**	7.9 ± 0.3**
APTT（s）	5	20.8 ± 9.9	17.4 ± 1.3	17.2 ± 2.0	17.3 ± 2.0
Fbg（g/L）	5	1.480 ± 0.259	1.559 ± 0.195	1.694 ± 0.439	1.474 ± 0.137
TT（s）	5	32.3 ± 10.9	45.7 ± 3.0	42.0 ± 2.7	43.2 ± 2.0

注：与阴性对照组相比，**P < 0.01

7. 对幼龄大鼠血液生化指标的影响

（1）雄鼠：① 给药4周：与阴性对照组相比，低剂量组TRIG、Cl$^-$降低（P < 0.05）；中剂量组ALP、CK、TBIL、CHOL、TRIG降低（P < 0.05或P < 0.01）；高剂量组ALP、Alb、TBIL、Cl$^-$降低（P < 0.05或P < 0.01）；其余血液生化指标未见明显异常，无统计学差异（P > 0.05，表9-5-30）；② 给药13周：低剂量组Cl$^-$升高（P < 0.01）；中剂量组Na$^+$和Cl$^-$升高（P < 0.01）；高剂量组Na$^+$和Cl$^-$升高（P < 0.05或P < 0.01）；其余血液生化指标未见明显异常，无统计学差异（P > 0.05，表9-5-31）；③ 恢复期结束：与阴性对照组相比，中剂量组Na$^+$升高（P < 0.05）；高剂量组Na$^+$和Cl$^-$升高（P < 0.05或P < 0.01）；其余血液生化指标未见明显异常，无统计

学差异（$P > 0.05$，表 9-5-32）。

（2）雌鼠：① 给药 4 周：与阴性对照组相比，高剂量组 Alb、Ca^{2+} 降低（$P < 0.05$），GLU、Na^+ 升高（$P < 0.01$）；其余血液生化指标未见明显异常，无统计学差异（$P > 0.05$，表 9-5-33）；② 给药 13 周：中剂量组 CK 降低、Na^+ 和 Cl^- 升高（$P < 0.05$ 或 $P < 0.01$）；高剂量组 CK、CREA 降低（$P < 0.05$ 或 $P < 0.01$）；其余血液生化指标未见明显异常，无统计学差异（$P > 0.05$，表 9-5-34）；③ 恢复期结束：与阴性对照组相比，低剂量组 GLU 升高（$P < 0.05$）；高剂量组 CK、K^+、BUN 降低（$P < 0.05$）；Na^+ 和 Cl^- 升高（$P < 0.05$ 或 $P < 0.01$）；其余血液生化指标未见明显异常，无统计学差异（$P > 0.05$，表 9-5-35）。

8. 对幼龄大鼠免疫指标的影响

（1）雄鼠：① 给药 4 周：与阴性对照组相比，低、中和高剂量组免疫球蛋白 G（IgG）和免疫球蛋白 M（IgM）均未见明显异常，无统计学差异（$P > 0.05$，表 9-5-30）；② 给药 13 周：与阴性对照组相比，低、中和高剂量组 IgG 和 IgM 均未见明显异常，无统计学差异（$P > 0.05$，表 9-5-31）；③ 恢复期结束：与阴性对照组相比，低、中和高剂量组 IgG 和 IgM 均未见明显异常，无统计学差异（$P > 0.05$，表 9-5-32）。

（2）雌鼠：① 给药 4 周：与阴性对照组相比，低、中和高剂量组 IgG 和 IgM 均未见明显异常，无统计学差异（$P > 0.05$，表 9-5-33）；② 给药 13 周：与阴性对照组相比，低、中和高剂量组 IgG 和 IgM 均未见明显异常，无统计学差异（$P > 0.05$，表 9-5-34）；③ 恢复期结束：与阴性对照组相比，低、中和高剂量组 IgG 和 IgM 均未见明显异常，无统计学差异（$P > 0.05$，表 9-5-35）。

表 9-5-30　儿科用复方中药擦剂 DDD 皮肤涂布 13 周对雄鼠血生化和免疫指标的影响（给药 4 周；$\bar{X} \pm SD$）

检测指标	动物数（只/组）	阴性对照组	低剂量组	中剂量组	高剂量组
GOT（U/L）	10	156 ± 17	163 ± 34	138 ± 18	153 ± 8
GPT（U/L）	10	52 ± 9	51 ± 15	52 ± 10	48 ± 5
ALP（U/L）	10	334 ± 83	291 ± 57	245 ± 42**	257 ± 59*
CK（U/L）	10	600 ± 93	544 ± 144	437 ± 150*	491 ± 83
BUN（mmol/L）	10	4.4 ± 0.5	4.3 ± 0.6	4.2 ± 0.8	4.5 ± 0.7
CREA（μmol/L）	10	15 ± 2	15 ± 3	13 ± 2	17 ± 2
TP（g/L）	10	47.8 ± 1.2	47.9 ± 1.9	47.3 ± 1.3	46.4 ± 1.9
Alb（g/L）	10	28.9 ± 0.6	29.2 ± 1.0	28.7 ± 0.7	27.9 ± 0.7*
GLU（mmol/L）	10	5.86 ± 1.11	5.24 ± 0.54	5.34 ± 0.64	5.50 ± 0.41
TBIL（μmol/L）	10	1.30 ± 0.45	1.14 ± 0.50	0.73 ± 0.40*	0.65 ± 0.44**
CHOL（mmol/L）	10	1.66 ± 0.22	1.56 ± 0.23	1.32 ± 0.15*	1.49 ± 0.22
TRIG（mmol/L）	10	0.40 ± 0.10	0.30 ± 0.08*	0.27 ± 0.06**	0.33 ± 0.05
γ-GGT（U/L）	10	−2 ± 1	−2 ± 1	−2 ± 0	−2 ± 1
K^+（mmol/L）	10	4.47 ± 0.22	4.47 ± 0.13	4.64 ± 0.24	4.45 ± 0.13
Na^+（mmol/L）	10	147 ± 1	148 ± 2	148 ± 2	148 ± 1
Cl^-（mmol/L）	10	99 ± 2	97 ± 1*	98 ± 1	97 ± 1*
Ca^{2+}（mmol/L）	10	2.31 ± 0.09	2.34 ± 0.13	2.29 ± 0.07	2.40 ± 0.16
IgG（g/L）	10	1.14 ± 0.10	1.18 ± 0.15	1.28 ± 0.18	1.14 ± 0.05
IgM（g/L）	10	0.04 ± 0.00	0.05 ± 0.01	0.05 ± 0.01	0.04 ± 0.00

注：与阴性对照组相比，*$P < 0.05$，**$P < 0.01$

表 9-5-31　儿科用复方中药擦剂 DDD 皮肤涂布 13 周对雄鼠血生化和免疫指标的影响（给药 13 周；$\bar{X}$ ± SD）

检测指标	动物数（只/组）	阴性对照组	低剂量组	中剂量组	高剂量组
GOT（U/L）	10	143 ± 37	153 ± 18	148 ± 25	124 ± 14
GPT（U/L）	10	50 ± 19	46 ± 5	49 ± 9	41 ± 4
ALP（U/L）	10	122 ± 23	100 ± 18	110 ± 17	113 ± 22
CK（U/L）	10	660 ± 383	676 ± 142	584 ± 169	460 ± 136
BUN（mmol/L）	10	5.3 ± 0.9	5.0 ± 0.9	5.5 ± 0.5	5.3 ± 0.4
CREA（μmol/L）	10	22 ± 3	23 ± 2	20 ± 2	20 ± 1
TP（g/L）	10	50.9 ± 2.8	52.5 ± 1.6	51.1 ± 2.5	51.7 ± 1.5
Alb（g/L）	10	28.3 ± 1.1	29.3 ± 0.7	28.8 ± 0.7	28.2 ± 1.8
GLU（mmol/L）	10	6.07 ± 1.00	5.77 ± 0.69	5.62 ± 1.02	5.59 ± 0.52
TBIL（μmol/L）	10	2.11 ± 0.89	1.86 ± 0.96	1.71 ± 0.49	2.05 ± 0.42
CHOL（mmol/L）	10	1.68 ± 0.27	1.67 ± 0.37	1.66 ± 0.34	1.80 ± 0.31
TRIG（mmol/L）	10	0.54 ± 0.17	0.43 ± 0.08	0.46 ± 0.09	0.42 ± 0.09
γ-GGT（U/L）	10	−2 ± 2	−3 ± 1	−3 ± 1	−3 ± 1
K^+（mmol/L）	10	5.28 ± 1.46	4.98 ± 0.26	4.80 ± 0.28	4.77 ± 0.29
Na^+（mmol/L）	10	148 ± 2	150 ± 1	150 ± 2**	150 ± 1*
Cl^-（mmol/L）	10	98 ± 1	101 ± 2**	100 ± 1**	101 ± 1**
Ca^{2+}（mmol/L）	10	2.10 ± 0.07	2.13 ± 0.06	2.07 ± 0.07	2.13 ± 0.09
IgG（g/L）	10	1.84 ± 0.36	1.71 ± 0.41	2.13 ± 0.64	1.95 ± 0.44
IgM（g/L）	10	0.05 ± 0.01	0.06 ± 0.02	0.06 ± 0.02	0.06 ± 0.02

注：与阴性对照组相比，*$P < 0.05$，**$P < 0.01$

表 9-5-32　儿科用复方中药擦剂 DDD 皮肤涂布 13 周对雄鼠血生化和免疫指标的影响（恢复期结束；$\bar{X}$ ± SD）

检测指标	动物数（只/组）	阴性对照组	低剂量组	中剂量组	高剂量组
GOT（U/L）	5	145 ± 34	147 ± 20	149 ± 12	134 ± 7
GPT（U/L）	5	48 ± 13	46 ± 12	47 ± 12	43 ± 7
ALP（U/L）	5	90 ± 19	105 ± 24	111 ± 35	91 ± 15
CK（U/L）	5	511 ± 172	614 ± 160	624 ± 56	489 ± 62
BUN（mmol/L）	5	5.1 ± 0.3	5.5 ± 0.5	5.3 ± 0.4	4.6 ± 0.7
CREA（μmol/L）	5	21 ± 2	25 ± 3	23 ± 2	21 ± 4
TP（g/L）	5	52.1 ± 1.8	49.8 ± 2.0	52.5 ± 1.9	52.1 ± 2.9
Alb（g/L）	5	29.7 ± 0.5	29.1 ± 0.9	29.3 ± 0.8	29.4 ± 1.0
GLU（mmol/L）	5	5.24 ± 0.55	4.90 ± 0.26	5.54 ± 1.03	4.98 ± 0.37
TBIL（μmol/L）	5	1.50 ± 0.83	1.34 ± 0.59	1.68 ± 1.13	2.18 ± 0.23
CHOL（mmol/L）	5	1.53 ± 0.16	1.57 ± 0.19	1.84 ± 0.34	1.77 ± 0.21

（续表）

检测指标	动物数（只/组）	阴性对照组	低剂量组	中剂量组	高剂量组
TRIG（mmol/L）	5	0.43 ± 0.11	0.45 ± 0.10	0.48 ± 0.12	0.42 ± 0.12
γ-GGT（U/L）	5	−3 ± 1	−2 ± 1	−2 ± 1	−3 ± 1
K^+（mmol/L）	5	4.69 ± 0.31	4.80 ± 0.26	4.92 ± 0.20	4.79 ± 0.17
Na^+（mmol/L）	5	147 ± 1	147 ± 1	148 ± 1[*]	149 ± 1[**]
Cl^-（mmol/L）	5	99 ± 1	99 ± 1	100 ± 1	101 ± 0[*]
Ca^{2+}（mmol/L）	5	2.19 ± 0.06	2.23 ± 0.06	2.24 ± 0.02	2.23 ± 0.08
IgG（g/L）	5	2.45 ± 0.27	2.18 ± 0.56	2.14 ± 0.46	2.00 ± 0.57
IgM（g/L）	5	0.07 ± 0.01	0.07 ± 0.02	0.06 ± 0.01	0.07 ± 0.02

注：与阴性对照组相比，[*]$P < 0.05$，[**]$P < 0.01$

表 9-5-33　儿科用复方中药擦剂 DDD 皮肤涂布 13 周对雌鼠血生化和免疫指标的影响（给药 4 周；$\overline{X}$ ± SD）

检测指标	动物数（只/组）	阴性对照组	低剂量组	中剂量组	高剂量组
GOT（U/L）	10	128 ± 24	128 ± 22	123 ± 20	115 ± 18
GPT（U/L）	10	40 ± 4	42 ± 5	38 ± 3	40 ± 4
ALP（U/L）	10	159 ± 41	135 ± 30	156 ± 39	141 ± 28
CK（U/L）	10	466 ± 151	477 ± 171	390 ± 129	322 ± 79
BUN（mmol/L）	10	6.1 ± 1.1	5.8 ± 0.6	5.6 ± 1.0	5.2 ± 0.5
CREA（μmol/L）	10	21 ± 3	20 ± 3	19 ± 2	22 ± 2
TP（g/L）	10	50.1 ± 2.6	50.6 ± 2.4	50.5 ± 2.5	48.7 ± 2.5
Alb（g/L）	10	31.2 ± 1.3	31.2 ± 1.1	30.8 ± 1.4	29.5 ± 1.9[*]
GLU（mmol/L）	10	5.19 ± 0.66	5.83 ± 0.62	5.36 ± 0.58	6.21 ± 0.71[**]
TBIL（μmol/L）	10	1.00 ± 0.57	1.49 ± 0.65	1.07 ± 0.39	1.64 ± 0.69
CHOL（mmol/L）	10	1.88 ± 0.30	2.28 ± 0.43	2.07 ± 0.37	2.17 ± 0.46
TRIG（mmol/L）	10	0.21 ± 0.06	0.26 ± 0.09	0.24 ± 0.08	0.22 ± 0.03
γ-GGT（U/L）	10	−1 ± 0	1 ± 5	−1 ± 1	−1 ± 1
K^+（mmol/L）	10	3.79 ± 0.26	3.77 ± 0.14	3.98 ± 0.15	3.77 ± 0.18
Na^+（mmol/L）	10	146 ± 2	145 ± 2	147 ± 1	148 ± 1[**]
Cl^-（mmol/L）	10	98 ± 1	97 ± 1	98 ± 2	98 ± 2
Ca^{2+}（mmol/L）	10	2.35 ± 0.08	2.40 ± 0.08	2.47 ± 0.27	2.20 ± 0.12[*]
IgG（g/L）	10	1.34 ± 0.41	1.53 ± 0.40	1.60 ± 0.65	1.71 ± 0.43
IgM（g/L）	10	0.05 ± 0.01	0.05 ± 0.01	0.04 ± 0.01	0.05 ± 0.01

注：与阴性对照组相比，[*]$P < 0.05$，[**]$P < 0.01$

表 9-5-34　儿科用复方中药擦剂 DDD 皮肤涂布 13 周对雌鼠血生化和免疫指标的影响（给药 13 周；$\bar{X} \pm SD$）

检测指标	动物数（只/组）	阴性对照组	低剂量组	中剂量组	高剂量组
GOT（U/L）	10	105 ± 13	106 ± 20	98 ± 13	105 ± 24
GPT（U/L）	10	36 ± 9	38 ± 13	33 ± 5	34 ± 15
ALP（U/L）	10	68 ± 26	56 ± 20	54 ± 15	50 ± 9
CK（U/L）	10	386 ± 93	329 ± 46	277 ± 61[**]	270 ± 57[**]
BUN（mmol/L）	10	6.6 ± 1.4	7.0 ± 1.7	5.8 ± 0.9	5.5 ± 0.9
CREA（μmol/L）	10	28 ± 3	28 ± 3	26 ± 3	24 ± 3[*]
TP（g/L）	10	55.6 ± 2.6	57.0 ± 4.8	55.3 ± 3.1	52.3 ± 2.5
Alb（g/L）	10	33.4 ± 1.5	33.7 ± 2.9	33.2 ± 2.2	31.9 ± 1.3
GLU（mmol/L）	10	5.84 ± 0.68	5.27 ± 0.45	5.29 ± 0.47	5.80 ± 0.78
TBIL（μmol/L）	10	2.32 ± 0.61	1.95 ± 0.46	1.60 ± 0.49	2.02 ± 0.88
CHOL（mmol/L）	10	2.27 ± 0.39	2.38 ± 0.40	2.04 ± 0.26	1.90 ± 0.36
TRIG（mmol/L）	10	0.27 ± 0.08	0.29 ± 0.06	0.25 ± 0.05	0.26 ± 0.09
γ-GGT（U/L）	10	−1 ± 0	−1 ± 0	−1 ± 1[*]	−1 ± 0
K^+（mmol/L）	10	3.80 ± 0.23	3.95 ± 0.20	3.88 ± 0.19	3.98 ± 0.15
Na^+（mmol/L）	10	145 ± 1	146 ± 1	147 ± 1[**]	146 ± 1
Cl^-（mmol/L）	10	98 ± 2	99 ± 2	100 ± 2[**]	99 ± 1
Ca^{2+}（mmol/L）	10	2.22 ± 0.05	2.25 ± 0.11	2.24 ± 0.09	2.20 ± 0.07
IgG（g/L）	10	2.52 ± 0.54	2.45 ± 0.43	2.40 ± 0.62	1.99 ± 0.27
IgM（g/L）	10	0.07 ± 0.02	0.07 ± 0.01	0.07 ± 0.02	0.07 ± 0.02

注：与阴性对照组相比，[*]$P < 0.05$，[**]$P < 0.01$

表 9-5-35　儿科用复方中药擦剂 DDD 皮肤涂布 13 周对雌鼠血生化和免疫指标的影响（恢复期结束；$\bar{X} \pm SD$）

检测指标	动物数（只/组）	阴性对照组	低剂量组	中剂量组	高剂量组
GOT（U/L）	5	129 ± 20	130 ± 9	110 ± 23	107 ± 14
GPT（U/L）	5	29 ± 3	33 ± 8	35 ± 4	32 ± 6
ALP（U/L）	5	38 ± 5	33 ± 5	54 ± 16	50 ± 10
CK（U/L）	5	416 ± 100	426 ± 120	343 ± 86	257 ± 49[*]
BUN（mmol/L）	5	4.8 ± 0.4	4.5 ± 0.5	4.7 ± 0.4	4.0 ± 0.2[*]
CREA（μmol/L）	5	25 ± 5	27 ± 2	26 ± 3	26 ± 1
TP（g/L）	5	58.4 ± 3.1	56.3 ± 4.5	55.7 ± 4.8	55.8 ± 5.6
Alb（g/L）	5	34.9 ± 2.2	34.2 ± 1.8	32.9 ± 3.0	34.3 ± 3.0
GLU（mmol/L）	5	5.43 ± 0.67	6.41 ± 0.34[*]	5.46 ± 0.37	5.62 ± 0.57
TBIL（μmol/L）	5	3.30 ± 0.96	3.40 ± 1.29	2.74 ± 0.92	2.26 ± 0.21
CHOL（mmol/L）	5	2.02 ± 0.12	1.80 ± 0.54	2.40 ± 0.43	1.85 ± 0.31

检测指标	动物数（只/组）	阴性对照组	低剂量组	中剂量组	高剂量组
TRIG（mmol/L）	5	0.38 ± 0.10	0.32 ± 0.08	0.31 ± 0.04	0.28 ± 0.07
γ-GGT（U/L）	5	−2 ± 1	−1 ± 1	−1 ± 1	−2 ± 1
K^+（mmol/L）	5	4.83 ± 0.18	4.48 ± 0.48	4.73 ± 0.28	4.43 ± 0.09[*]
Na^+（mmol/L）	5	146 ± 1	148 ± 2	148 ± 2	150 ± 1[**]
Cl^-（mmol/L）	5	101 ± 2	101 ± 2	101 ± 1	103 ± 1[*]
Ca^{2+}（mmol/L）	5	2.33 ± 0.12	2.30 ± 0.08	2.28 ± 0.05	2.37 ± 0.07
IgG（g/L）	5	2.91 ± 0.69	2.47 ± 0.30	2.78 ± 0.38	2.53 ± 0.66
IgM（g/L）	5	0.11 ± 0.03	0.07 ± 0.01	0.11 ± 0.05	0.08 ± 0.01

注：与阴性对照组相比，[*]$P < 0.05$，[**]$P < 0.01$

9. 对幼龄大鼠尿液指标的影响

（1）雄鼠：① 给药4周：阴性对照组及低、中和高剂量组尿液颜色均为黄色，透明度均澄清；与阴性对照组相比，中和高剂量组BLO阳性例数减少（$P < 0.05$）；其余指标未见明显异常，无统计学差异（表9-5-36）；② 给药13周：阴性对照组及低、中和高剂量组尿液颜色均为黄色，透明度均澄清；与阴性对照组相比，中剂量组pH有统计学差异（$P < 0.05$）；其余指标未见明显异常，无统计学差异（$P > 0.05$，表9-5-37）；③ 恢复期结束：阴性对照组及低、中和高剂量组尿液颜色均为黄色，透明度均澄清；与阴性对照组相比，高剂量组BIL阳性例数减少（$P < 0.05$）；其余指标未见明显异常，无统计学差异

（$P > 0.05$，表9-5-38）。

（2）雌鼠：① 给药4周：阴性对照组及低、中和高剂量组尿液颜色均为黄色，透明度均澄清；与阴性对照组相比，高剂量组KET和PRO阳性例数减少（$P < 0.05$或$P < 0.01$）；其余指标均未见明显异常，无统计学差异（表9-5-39）；② 给药13周：阴性对照组及低、中和高剂量组尿液颜色均为黄色，透明度均澄清；与阴性对照组相比，各指标未见明显异常，无统计学差异（$P > 0.05$，表9-5-40）；③ 恢复期结束：阴性对照组及低、中和高剂量组尿液颜色均为黄色，透明度均澄清；与阴性对照组相比，高剂量组pH有统计学差异（$P < 0.05$）；其余指标未见明显异常，无统计学差异（$P > 0.05$，表9-5-41）。

表 9-5-36　儿科用复方中药擦剂 DDD 皮肤涂布 13 周对雄鼠尿液指标的影响（给药 4 周）

检测指标	动物数（只/组）	分　级	阴性对照组（只）	低剂量组（只）	中剂量组（只）	高剂量组（只）
GLU	25	−	25	25	25	25
BIL	25	−	16	15	14	16
		1+	9	10	11	9
KET	25	−	6	9	5	6
		微量	7	6	9	5
		1+	12	10	11	14
SG	25	1.010	1	0	0	1
		1.015	4	6	2	9
		1.020	6	11	14	8

（续表）

检测指标	动物数（只/组）	分　级	阴性对照组（只）	低剂量组（只）	中剂量组（只）	高剂量组（只）
SG	25	1.025	8	4	5	4
		≥1.030	6	4	4	3
BLO	25	−	21	25	17	25
		微量−完整	4	0	7	0
		微量−溶血	0	0*	1	0*
pH	25	6.0	1	1	0	2
		6.5	1	0	0	1
		7.0	2	1	3	2
		7.5	6	7	9	6
		8.0	0	0	0	1
		8.5	15	16	10	10
		≥9.0	0	0	3	3
PRO	25	−	4	5	3	5
		微量	1	2	3	4
		1+	15	12	7	10
		2+	5	6	10	6
		3+	0	0	2	0
URO（μmol/L）	25	3.2	10	7	15	8
		16	10	15	7	14
		33	5	3	3	3
NIT	25	−	25	25	25	25
LEU	25	−	8	6	6	8
		微量	15	18	17	17
		1+	2	1	2	0

注：与阴性对照组相比，*P < 0.05；*表示秩和检验结果，与阴性对照组相比，该组在阳性例数的整体上有差异，并不针对单个级别的阳性数

表 9-5-37　儿科用复方中药擦剂 DDD 皮肤涂布 13 周对雄鼠尿液指标的影响（给药 13 周）

检测指标	动物数（只/组）	分　级	阴性对照组（只）	低剂量组（只）	中剂量组（只）	高剂量组（只）
GLU	15	−	15	15	15	15
BIL	15	−	6	11	7	9
		1+	9	4	8	6
KET	15	−	2	1	0	0
		微量	1	1	2	0

（续表）

检测指标	动物数（只/组）	分　级	阴性对照组（只）	低剂量组（只）	中剂量组（只）	高剂量组（只）
KET	15	1+	6	10	8	14
		2+	6	3	5	1
		1.010	1	0	0	1
		1.015	8	9	8	10
SG	15	1.020	1	4	6	4
		1.025	1	0	1	0
		≥ 1.030	4	2	0	0
		−	14	15	13	14
BLO	15	1+	0	0	0	1
		微量-完整	1	0	2	0
		6.0	0	0	1	0
		7.0	0	0	2	0
pH	15	7.5	0	2	1	0
		8.5	9	9	10	10
		≥ 9.0	6	4	1*	5
		−	1	1	1	0
		1+	5	7	6	6
PRO	15	2+	8	7	8	8
		3+	1	0	0	1
		3.2	7	3	5	2
URO（μmol/L）	15	16	5	8	9	11
		33	3	4	1	2
NIT	15	−	15	15	15	15
LEU	15	−	2	1	3	4
		微量	13	14	12	11

注：与阴性对照组相比，*P < 0.05；*表示秩和检验结果，与阴性对照组相比，该组在阳性例数的整体上有差异，并不针对单个级别的阳性数

表 9-5-38　儿科用复方中药擦剂 DDD 皮肤涂布 13 周对雄鼠尿液指标的影响（恢复期结束）

检测指标	动物数（只/组）	分　级	阴性对照组（只）	低剂量组（只）	中剂量组（只）	高剂量组（只）
GLU	5	−	5	5	5	5
BIL	5	−	1	2	2	5
		1+	4	3	3	0*
KET	5	−	0	0	0	1

（续表）

检测指标	动物数（只/组）	分 级	阴性对照组（只）	低剂量组（只）	中剂量组（只）	高剂量组（只）
KET	5	微量	0	0	0	1
		1+	2	2	4	3
		2+	3	3	1	0
SG	5	1.015	2	3	2	3
		1.020	2	1	3	2
		≥1.030	1	1	0	0
BLO	5	−	5	5	5	4
		微量−完整	0	0	0	1
pH	5	8.5	4	5	5	5
		≥9.0	1	0	0	0
PRO	5	−	0	0	0	1
		微量	0	0	0	1
		1+	0	1	3	1
		2+	5	4	2	2
		3.2	2	0	0	2
URO（μmol/L）	5	16	2	4	5	3
		33	1	1	0	0
NIT	5	−	5	5	5	5
LEU	5	−	1	2	2	3
		微量	4	3	3	2

注：与阴性对照组相比，*$P < 0.05$；*表示秩和检验结果，与阴性对照组相比，该组在阳性例数的整体上有差异，并不针对单个级别的阳性数

表 9-5-39　儿科用复方中药擦剂 DDD 皮肤涂布 13 周对雌鼠尿液指标的影响（给药 4 周）

检测指标	动物数（只/组）	分 级	阴性对照组（只）	低剂量组（只）	中剂量组（只）	高剂量组（只）
GLU	25	−	25	25	25	25
BIL	25	−	16	9	20	21
		1+	8	16	5	4
		2+	1	0	0	0
KET	25	−	8	7	14	18
		微量	11	12	7	5
		1+	6	6	4	2**
SG	25	≤1.005	0	0	0	1
		1.010	1	0	1	0

（续表）

检测指标	动物数（只/组）	分　级	阴性对照组（只）	低剂量组（只）	中剂量组（只）	高剂量组（只）
SG	25	1.015	8	5	12	14
		1.020	7	12	8	1
		1.025	0	3	1	6
		≥1.030	9	5	3	3
BLO	25	−	18	18	22	21
		微量-完整	4	4	1	4
		微量-溶血	0	1	0	0
		1+	1	1	1	0
		2+	2	1	1	0
pH	25	5.5	0	0	0	1
		6.0	1	1	0	1
		6.5	2	1	3	0
		7.0	4	5	2	6
		7.5	5	2	2	1
		8.5	9	15	17	13
		≥9.0	4	1	1	3
PRO	25	−	6	5	11	17
		微量	4	3	6	2
		1+	11	10	6	4
		2+	4	7	2	2**
		3.2	7	3	8	8
URO（μmol/L）	25	16	7	10	13	14
		33	11	12	4	3
NIT	25	−	25	25	25	25
LEU	25	−	24	23	22	24
		微量	1	2	3	1

注：与阴性对照组相比，**P < 0.01；**表示秩和检验结果，与阴性对照组相比，该组在阳性例数的整体上有差异，并不针对单个级别的阳性数

表 9-5-40　儿科用复方中药擦剂 DDD 皮肤涂布 13 周对雌鼠尿液指标的影响（给药 13 周）

检测指标	动物数（只/组）	分　级	阴性对照组（只）	低剂量组（只）	中剂量组（只）	高剂量组（只）
GLU	15	−	15	15	15	15
BIL	15	−	9	11	10	10
		1+	5	4	5	5

（续表）

检测指标	动物数（只/组）	分　级	阴性对照组（只）	低剂量组（只）	中剂量组（只）	高剂量组（只）
BIL	15	2+	1	0	0	0
		−	11	5	9	8
KET	15	微量	2	8	3	4
		1+	2	2	3	3
		1.010	1	1	2	1
		1.015	7	9	10	7
SG	15	1.020	4	1	2	3
		1.025	1	1	1	1
		≥1.030	2	3	0	3
		−	13	13	13	14
BLO	15	微量−完整	1	1	1	1
		1+	1	0	0	0
		3+	0	1	1	0
		6.0	0	0	2	2
		6.5	0	0	0	1
		7.0	2	3	1	1
pH	15	7.5	2	1	0	4
		8.5	10	8	7	3
		≥9.0	1	3	5	4
		−	6	6	9	11
		微量	1	1	2	2
PRO	15	1+	5	4	3	1
		2+	3	3	1	1
		3+	0	1	0	0
		3.2	4	3	10	7
URO（μmol/L）	15	16	9	6	3	7
		33	1	6	2	1
		66	1	0	0	0
NIT	15	−	15	15	15	15
LEU	15	−	15	14	14	13
		微量	0	1	1	2

表 9-5-41　儿科用复方中药擦剂 DDD 皮肤涂布 13 周对雌鼠尿液指标的影响（恢复期结束）

检测指标	动物数（只/组）	分　级	阴性对照组（只）	低剂量组（只）	中剂量组（只）	高剂量组（只）
GLU	5	−	5	5	5	5
BIL	5	−	2	3	4	2
		1+	3	2	1	3
KET	5	−	0	2	3	1
		微量	5	1	2	1
		1+	0	2	0	3
SG	5	1.010	0	1	1	0
		1.015	1	3	3	3
		1.020	3	1	1	2
		1.025	1	0	0	0
BLO	5	−	5	5	5	5
pH	5	6.0	1	0	0	0
		7.0	2	1	1	0
		7.5	1	1	0	1
		8.5	1	2	4	3
		≥ 9.0	0	1	0	1[*]
PRO	5	−	3	2	3	2
		微量	1	1	1	0
		1+	1	2	1	2
		2+	0	0	0	1
URO（μmol/L）	5	3.2	1	0	2	1
		16	3	3	3	1
		33	1	2	0	2
		66	0	0	0	1
NIT	5	−	5	5	5	5
LEU	5	−	5	5	5	4
		微量	0	0	0	1

注：与阴性对照组相比，[*]$P < 0.05$；[*]表示秩和检验结果，与阴性对照组相比，该组在阳性例数的整体上有差异，并不针对单个级别的阳性数

10. 对幼龄大鼠行为学的影响

（1）平衡协调能力：① 雄鼠：与阴性对照组相比，给药 2 周、4 周、13 周和恢复期（4 周）结束时，低、中和高剂量组动物跌落潜伏期均未见明显异常，无统计学差异（$P > 0.05$，表 9-5-42 ～表 9-5-45）。

② 雌鼠：与阴性对照组相比，给药 2 周、4 周、13 周和恢复期（4 周）结束时，低、中和高剂量组动物跌落潜伏期均未见明显异常，无统计学差异（$P > 0.05$，表 9-5-46 ～表 9-5-49）。

（2）自发活动：① 雄鼠：与阴性对照组相比，

给药2周、4周、13周和恢复期（4周）结束时，低、中和高剂量组动物自发活动次数未见明显异常，无统计学差异（$P > 0.05$，表9-5-42～表9-5-45）；② 雌鼠：与阴性对照组相比，给药2周、4周、13周和恢复期（4周）结束时，低、中和高剂量组动物自发活动次数未见明显异常，无统计学差异（$P > 0.05$，表9-5-46～表9-5-49）。

（3）学习记忆能力：① 雄鼠：与阴性对照组相比，给药2周、4周、13周和恢复期（4周）结束时，低、中和高剂量组动物避暗学习测试错误次数、错误潜伏期，以及记忆测试错误率、错误次数和错误潜伏期均未见明显异常，无统计学差异（$P > 0.05$，表9-5-42～表9-5-45）；② 雌鼠：与阴性对照组相比，给药2周、4周、13周和恢复期（4周）结束时，低、中和高剂量组动物避暗学习测试错误次数、错误潜伏期，以及记忆测试错误率、错误次数和错误潜伏期均未见明显异常，无统计学差异（$P > 0.05$，表9-5-46～表9-5-49）。

表 9-5-42　儿科用复方中药擦剂 DDD 皮肤涂布 13 周对雄鼠行为学的影响（给药 2 周）

检测指标	动物数（只/组）	阴性对照组	低剂量组	中剂量组	高剂量组
转棒跌落潜伏期（s）	12	54.5 ± 43.4	41.7 ± 63.7	49.8 ± 44.1	54.9 ± 74.6
自发活动次数（次/5 min）	12	101.5 ± 37.1	106.8 ± 26.1	103.3 ± 18.8	104.3 ± 26.8
避暗学习测试					
错误次数（次/300 s）	12	0.3 ± 0.5	0.2 ± 0.4	1.0 ± 1.0	1.0 ± 1.0
错误潜伏期（s）	12	41.8 ± 81.9	50.7 ± 81.4	14.0 ± 13.0	25.7 ± 25.5
避暗记忆测试					
错误率（%）	12	26.7（4/15）	13.3（2/15）	46.7（7/15）	46.7（7/15）
错误次数（次/300 s）	12	0.0 ± 0.0	0.0 ± 0.0	0.0 ± 0.0	0.0 ± 0.0
错误潜伏期（s）	12	300.0 ± 0.0	300.0 ± 0.0	275.1 ± 86.3	275.7 ± 84.1

表 9-5-43　儿科用复方中药擦剂 DDD 皮肤涂布 13 周对雄鼠行为学的影响（给药 4 周）

检测指标	动物数（只/组）	阴性对照组	低剂量组	中剂量组	高剂量组
转棒跌落潜伏期（s）	12	68.8 ± 31.0	50.6 ± 29.2	47.9 ± 29.3	55.2 ± 31.6
自发活动次数（次/5 min）	12	52.3 ± 37.9	60.3 ± 43.4	64.0 ± 37.5	59.9 ± 40.5
避暗学习测试					
错误次数（次/300 s）	12	0.0 ± 0.0	0.0 ± 0.0	0.0 ± 0.0	0.0 ± 0.0
错误潜伏期（s）	12	300.0 ± 0.0	300.0 ± 0.0	300.0 ± 0.0	300.0 ± 0.0
避暗记忆测试					
错误率（%）	12	0（0/15）	0（0/15）	0（0/15）	0（0/15）
错误次数（次/300 s）	12	0.0 ± 0.0	0.0 ± 0.0	0.0 ± 0.0	0.0 ± 0.0
错误潜伏期（s）	12	300.0 ± 0.0	300.0 ± 0.0	300.0 ± 0.0	300.0 ± 0.0

表 9-5-44　儿科用复方中药擦剂 DDD 皮肤涂布 13 周对雄鼠行为学的影响（给药 13 周）

检测指标	动物数（只/组）	阴性对照组	低剂量组	中剂量组	高剂量组
转棒跌落潜伏期（s）	12	61.9 ± 39.2	50.0 ± 28.0	56.5 ± 29.2	60.1 ± 28.6
自发活动次数（次/5 min）	12	43.9 ± 25.1	41.5 ± 25.8	42.8 ± 29.9	46.7. ± 27.5
避暗学习测试					
错误次数（次/300 s）	12	0.0 ± 0.0	0.0 ± 0.0	0.0 ± 0.0	0.0 ± 0.0
错误潜伏期（s）	12	288.8 ± 38.8	276.0 ± 83.0	221.6 ± 126.1	278.6 ± 74.0
避暗记忆测试					
错误率（%）	12	0（0/15）	0（0/15）	0（0/15）	0（0/15）
错误次数（次/300 s）	12	0.0 ± 0.0	0.0 ± 0.0	0.0 ± 0.0	0.0 ± 0.0
错误潜伏期（s）	12	300.0 ± 0.0	283.0 ± 58.8	293.1 ± 23.9	279.6 ± 70.7

表 9-5-45　儿科用复方中药擦剂 DDD 皮肤涂布 13 周对雄鼠行为学的影响（恢复期结束）

检测指标	动物数（只/组）	阴性对照组	低剂量组	中剂量组	高剂量组
转棒跌落潜伏期（s）	5	50.2 ± 20.4	46.8 ± 33.8	51.2 ± 23.4	54.8 ± 18.3
自发活动次数（次/5 min）	5	21.2 ± 8.2	19.8 ± 3.3	20.6 ± 8.1	21.4 ± 1.5
避暗学习测试					
错误次数（次/300 s）	5	0.0 ± 0.0	0.0 ± 0.0	0.0 ± 0.0	0.0 ± 0.0
错误潜伏期（s）	5	300.0 ± 0.0	242.3 ± 129.0	300.0 ± 0.0	300.0 ± 0.0
避暗记忆测试					
错误率（%）	5	0（0/15）	0（0/15）	0（0/15）	0（0/15）
错误次数（次/300 s）	5	0.0 ± 0.0	0.0 ± 0.0	0.0 ± 0.0	0.0 ± 0.0
错误潜伏期（s）	5	300.0 ± 0.0	300.0 ± 0.0	300.0 ± 0.0	244.7 ± 123.6

表 9-5-46　儿科用复方中药擦剂 DDD 皮肤涂布 13 周对雌鼠行为学的影响（给药 2 周）

检测指标	动物数（只/组）	阴性对照组	低剂量组	中剂量组	高剂量组
转棒跌落潜伏期（s）	12	46.8 ± 28.9	51.3 ± 49.1	49.8 ± 35.3	50.9 ± 38.5
自发活动次数（次/5 min）	12	123.3 ± 23.1	121.4 ± 26.4	120.3 ± 22.9	128.5 ± 16.0
避暗学习测试					
错误次数（次/300 s）	12	0.5 ± 0.7	0.8 ± 1.1	0.3 ± 0.7	0.7 ± 0.9
错误潜伏期（s）	12	17.9 ± 16.7	31.1 ± 35.9	50.2 ± 81.8	45.6 ± 81.8

（续表）

检测指标	动物数（只/组）	阴性对照组	低剂量组	中剂量组	高剂量组
避暗记忆测试					
错误率（%）	12	33.3 （5/15）	33.3 （5/15）	20.0 （3/15）	40.0 （6/15）
错误次数（次/300 s）	12	0.1 ± 0.3	0.0 ± 0.0	0.3 ± 0.9	0.0 ± 0.0
错误潜伏期（s）	12	210.2 ± 133.1	266.0 ± 79.4	276.8 ± 80.3	276.4 ± 81.6

表 9-5-47　儿科用复方中药擦剂 DDD 皮肤涂布 13 周对雌鼠行为学的影响（给药 4 周）

检测指标	动物数（只/组）	阴性对照组	低剂量组	中剂量组	高剂量组
转棒跌落潜伏期（s）	12	52.9 ± 27.2	48.3 ± 23.1	53.0 ± 20.7	49.4 ± 23.2
自发活动次数（次/5 min）	12	106.3 ± 14.6	107.3 ± 27.1	105.0 ± 36.6	105.8 ± 27.9
避暗学习测试					
错误次数（次/300 s）	12	0.0 ± 0.0	0.0 ± 0.0	0.0 ± 0.0	0.0 ± 0.0
错误潜伏期（s）	12	300.0 ± 0.0	300.0 ± 0.0	300.0 ± 0.0	300.0 ± 0.0
避暗记忆测试					
错误率（%）	12	0 （0/15）	0 （0/15）	0 （0/15）	0 （0/15）
错误次数（次/300 s）	12	0.0 ± 0.0	0.0 ± 0.0	0.0 ± 0.0	0.0 ± 0.0
错误潜伏期（s）	12	300.0 ± 0.0	300.0 ± 0.0	300.0 ± 0.0	300.0 ± 0.0

表 9-5-48　儿科用复方中药擦剂 DDD 皮肤涂布 13 周对雌鼠行为学的影响（给药 13 周）

检测指标	动物数（只/组）	阴性对照组	低剂量组	中剂量组	高剂量组
转棒跌落潜伏期（s）	12	48.5 ± 27.6	52.8 ± 23.2	54.5 ± 20.8	48.1 ± 18.7
自发活动次数（次/5 min）	12	105.3 ± 21.5	102.8 ± 22.2	100.3 ± 18.9	103.6 ± 32.7
避暗学习测试					
错误次数（次/300 s）	12	0.0 ± 0.0	0.2 ± 0.4	0.0 ± 0.0	0.0 ± 0.0
错误潜伏期（s）	12	255.7 ± 103.6	144.7 ± 139.7	250.4 ± 111.8	192.8 ± 131.5
避暗记忆测试					
错误率（%）	12	0 （0/15）	13.3 （2/15）	0 （0/15）	0 （0/15）
错误次数（次/300 s）	12	0.0 ± 0.0	0.0 ± 0.0	0.1 ± 0.3	0.1 ± 0.3
错误潜伏期（s）	12	261.3 ± 93.6	266.2 ± 91.5	230.1 ± 126.7	276.1 ± 82.7

表 9-5-49　儿科用复方中药擦剂 DDD 皮肤涂布 13 周对雌鼠行为学的影响（恢复期结束）

检测指标	动物数（只/组）	阴性对照组	低剂量组	中剂量组	高剂量组
转棒跌落潜伏期（s）	5	51.0 ± 27.4	50.8 ± 24.3	52.6 ± 19.0	50.0 ± 29.6
自发活动次数（次/5 min）	5	94.0 ± 13.0	99.0 ± 10.0	88.2 ± 9.2	93.4 ± 25.2
避暗学习测试					
错误次数（次/300 s）	5	0.0 ± 0.0	0.0 ± 0.0	0.0 ± 0.0	0.0 ± 0.0
错误潜伏期（s）	5	300.0 ± 0.0	300.0 ± 0.0	300.0 ± 0.0	300.0 ± 0.0
避暗记忆测试					
错误率（%）	5	0（0/15）	0（0/15）	0（0/15）	0（0/15）
错误次数（次/300 s）	5	0.0 ± 0.0	0.0 ± 0.0	0.0 ± 0.0	0.0 ± 0.0
错误潜伏期（s）	5	300.0 ± 0.0	300.0 ± 0.0	300.0 ± 0.0	300.0 ± 0.0

11. 对幼龄大鼠生殖功能的影响

（1）睾丸精子头计数：给药 4 周、13 周和恢复期（4 周）结束时，与阴性对照组相比，低、中和高剂量组雄鼠睾丸精子头计数未见统计学差异（$P > 0.05$，表 9-5-50 ～表 9-5-52）。

（2）性激素水平

1）雄鼠：① 给药 4 周：与阴性对照组相比，低、中和高剂量组雌二醇（E_2）、睾酮（T）均未见明显异常，无统计学差异（$P > 0.05$，表 9-5-50、图 9-5-13）；② 给药 13 周：与阴性对照组相比，低、中和高剂量组 E_2 和 T 均未见明显异常，无统计学差异（$P > 0.05$，表 9-5-51、图 9-5-14）；③ 恢复期结束：与阴性对照组（64.2 ng/L ± 7.5 ng/L）相比，低剂量组 E_2（31.4 ng/L ± 9.8 ng/L）降低，具有统计学差异（$P < 0.01$）；T 未见明显异常，无统计学差异（$P > 0.05$，表 9-5-52、图 9-5-15）。

2）雌鼠：① 给药 4 周：与阴性对照组相比，低、中和高剂量组 E_2、T 均未见明显异常，无统计学差异（$P > 0.05$，表 9-5-53、图 9-5-16）；② 给药 13 周：与阴性对照组相比，低、中和高剂量组 E_2 和 T 均未见明显异常，无统计学差异（$P > 0.05$，表 9-5-54、图 9-5-17）；③ 恢复期结束：与阴性对照组相比，低、中和高剂量组 E_2 和 T 均未见明显异常，无统计学差异（$P > 0.05$，表 9-5-55、图 9-5-18）。

表 9-5-50　儿科用复方中药擦剂 DDD 皮肤涂布 13 周对雄鼠睾丸精子头计数和性激素水平的影响（给药 4 周；$\bar{X} \pm SD$）

检测指标	动物数（只/组）	阴性对照组	低剂量组	中剂量组	高剂量组
睾丸精子头计数（×10⁷/g）	10	1.51 ± 0.46	1.65 ± 0.48	1.48 ± 0.33	1.66 ± 0.44
E_2（ng/L）	10	46.0 ± 10.6	45.5 ± 10.5	52.9 ± 21.7	45.8 ± 10.9
T（nmol/L）	10	81.6 ± 65.8	61.9 ± 37.1	75.2 ± 84.0	148.6 ± 124.3

表 9-5-51　儿科用复方中药擦剂 DDD 皮肤涂布 13 周对雄鼠睾丸精子头计数和性激素水平的影响（给药 13 周；$\bar{X} \pm SD$）

检测指标	动物数（只/组）	阴性对照组	低剂量组	中剂量组	高剂量组
睾丸精子头计数（×10⁷/g）	10	2.24 ± 0.68	1.98 ± 0.50	2.14 ± 0.71	2.26 ± 0.72
E_2（ng/L）	10	44.1 ± 9.1	48.3 ± 19.8	41.8 ± 24.6	30.1 ± 12.7
T（nmol/L）	10	52.4 ± 50.8	88.5 ± 96.0	64.7 ± 34.5	68.1 ± 26.6

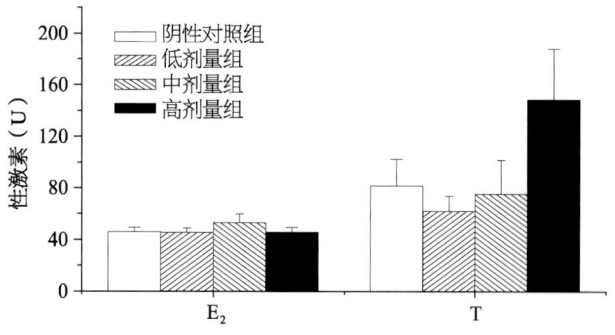

图9-5-13 儿科用复方中药擦剂DDD皮肤涂布13周对雄鼠性激素水平的影响（给药4周；$\overline{X}\pm SD$）

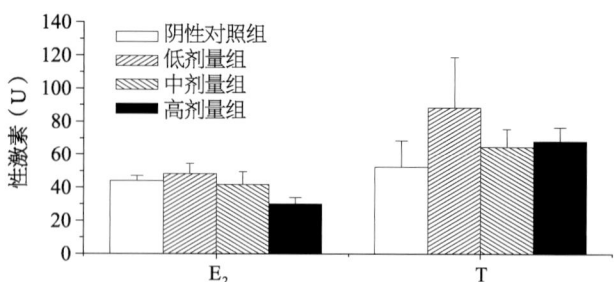

图9-5-14 儿科用复方中药擦剂DDD皮肤涂布13周对雄鼠性激素水平的影响（给药13周；$\overline{X}\pm SD$）

表 9-5-52　儿科用复方中药擦剂 DDD 皮肤涂布 13 周对雄鼠睾丸精子头计数和性激素水平的影响（恢复期结束；$\overline{X}\pm SD$）

检测指标	动物数（只/组）	阴性对照组	低剂量组	中剂量组	高剂量组
睾丸精子头计数（×10^7/g）	5	2.05 ± 0.24	1.97 ± 0.55	1.92 ± 0.33	1.92 ± 0.48
E_2（ng/L）	5	64.4 ± 7.5	31.4 ± 9.8[**]	63.3 ± 3.9	41.1 ± 15.5
T（nmol/L）	5	44.5 ± 33.6	49.1 ± 37.1	37.7 ± 14.6	53.8 ± 15.3

注：与阴性对照组相比，[**]$P < 0.01$

表 9-5-53　儿科用复方中药擦剂 DDD 皮肤涂布 13 周对雌鼠性激素水平的影响（给药 4 周；$\overline{X}\pm SD$）

检测指标	动物数（只/组）	阴性对照组	低剂量组	中剂量组	高剂量组
E_2（ng/L）	10	53.2 ± 3.9	53.1 ± 5.8	52.7 ± 2.8	51.8 ± 3.2
T（nmol/L）	10	109.4 ± 93.3	71.9 ± 43.7	89.7 ± 52.4	168.7 ± 141.7

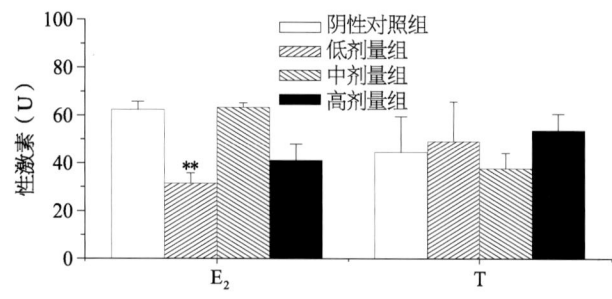

图9-5-15 儿科用复方中药擦剂DDD皮肤涂布13周对雄鼠性激素水平的影响（恢复期结束；$\overline{X}\pm SD$）

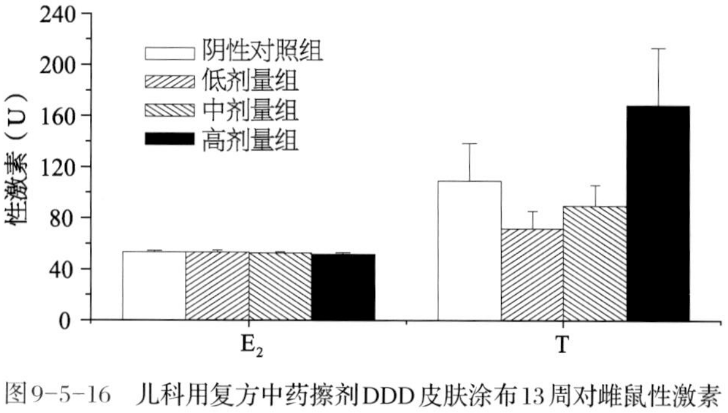

图9-5-16 儿科用复方中药擦剂DDD皮肤涂布13周对雌鼠性激素水平的影响（给药4周；$\overline{X}\pm SD$）

表 9-5-54　儿科用复方中药擦剂 DDD 皮肤涂布 13 周对雌鼠性激素水平的影响（给药 13 周；$\overline{X}\pm SD$）

检测指标	动物数（只/组）	阴性对照组	低剂量组	中剂量组	高剂量组
E_2（ng/L）	10	50.6 ± 3.4	50.3 ± 2.8	50.4 ± 3.7	52.9 ± 4.3
T（nmol/L）	10	143.0 ± 143.5	100.1 ± 62.4	156.4 ± 114.0	260.3 ± 153.0

表 9-5-55　儿科用复方中药擦剂 DDD 皮肤涂布 13 周对雌鼠性激素水平的影响（恢复期结束；$\overline{X} \pm SD$）

检测指标	动物数（只/组）	阴性对照组	低剂量组	中剂量组	高剂量组
E_2（ng/L）	5	50.2 ± 18.5	53.9 ± 9.9	47.2 ± 3.8	49.2 ± 16.7
T（nmol/L）	5	72.5 ± 73.9	38.9 ± 33.2	80.8 ± 72.1	75.1 ± 88.1

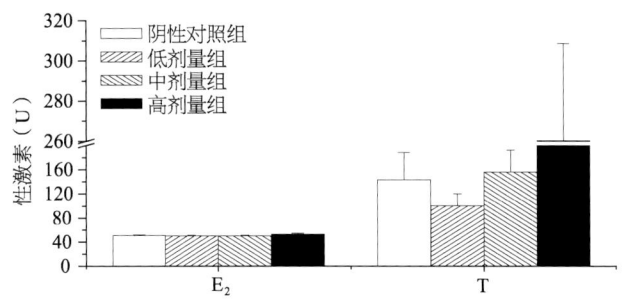

图 9-5-17　儿科用复方中药擦剂 DDD 皮肤涂布 13 周对雌鼠性激素水平的影响（给药 13 周；$\overline{X} \pm SD$）

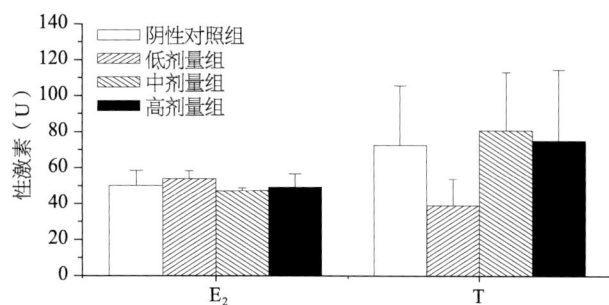

图 9-5-18　儿科用复方中药擦剂 DDD 皮肤涂布 13 周对雌鼠性激素水平的影响（恢复期结束；$\overline{X} \pm SD$）

（3）动情周期：雌鼠动情周期分为动情间期、动情前期、动情期、动情后期，分别在给药期 $D_{29} \sim D_{69}$ 和恢复期 $D_{70} \sim D_{95}$ 进行观察，与阴性对照组相比，低、中和高剂量组雌鼠动情周期未观察到明显异常，各组间无统计学差异（$P > 0.05$，表 9-5-56）。

12. 对幼龄大鼠性发育标志的影响

（1）雄鼠性发育：给药 D_{17} 开始检查龟头包皮分离情况。龟头包皮分离时间以给药 D_1 为起始时间计算。与阴性对照组相比，低、中和高剂量组龟头包皮分离时间均未观察到明显异常，各组间未见统计学差异（$P > 0.05$，表 9-5-57）。

（2）雌鼠性发育：给药 D_7 开始检查阴道张开情况。阴道张开时间以给药 D_1 为起始时间计算。与阴性对照组相比，低、中和高剂量组阴道张开时间均未观察到明显异常，未见统计学差异（$P > 0.05$，表 9-5-57）。

表 9-5-56　儿科用复方中药擦剂 DDD 皮肤涂布 13 周对大鼠动情周期的影响（$\overline{X} \pm SD$）

检测指标	动物数（只/组）	阴性对照组	低剂量组	中剂量组	高剂量组
给药期 $D_{29} \sim D_{69}$ 观察					
动情间期（天）	12	47.8 ± 2.6	47.6 ± 2.6	47.6 ± 2.3	48.2 ± 2.9
动情前期（天）	12	8.8 ± 1.6	8.0 ± 1.5	8.8 ± 1.3	7.6 ± 1.4
动情期（天）	12	4.2 ± 1.3	4.8 ± 1.3	5.2 ± 1.6	5.6 ± 2.5
动情后期（天）	12	8.3 ± 1.8	8.6 ± 1.6	7.4 ± 2.7	7.7 ± 2.0
恢复期 $D_{70} \sim D_{95}$ 观察					
动情间期（天）	5	18.6 ± 0.9	18.8 ± 2.5	18.4 ± 1.5	18.0 ± 2.9
动情前期（天）	5	3.2 ± 1.5	3.4 ± 1.5	3.2 ± 1.6	4.0 ± 1.6
动情期（天）	5	1.6 ± 0.9	2.4 ± 1.1	2.2 ± 0.8	1.8 ± 1.5
动情后期（天）	5	2.6 ± 1.5	1.4 ± 0.5	2.2 ± 0.8	2.2 ± 1.1

表 9-5-57　儿科用复方中药擦剂 DDD 皮肤涂布 13 周对大鼠性发育标志的影响（$\bar{X} \pm SD$）

检测指标	动物数（只/组）	阴性对照组	低剂量组	中剂量组	高剂量组
阴道张开时间（天）	25	10.0 ± 2.4	10.3 ± 2.6	10.6 ± 2.0	10.5 ± 2.7
龟头包皮分离时间（天）	25	23.3 ± 1.5	23.8 ± 1.6	23.4 ± 1.5	23.4 ± 1.5

注：龟头包皮分离时间、阴道张开时间均以给药 D_1 为起始时间计算

13. 对幼龄大鼠骨骼系统的影响·包括顶臀长、胫骨长、胫骨总密度、小梁密度和皮质密度情况（表 9-5-58 ～表 9-5-63）。

（1）雄鼠：① 顶臀长：给药 4 周、13 周及恢复期（4 周）结束时，与阴性对照组相比，低、中和高剂量组雄鼠顶臀长未见统计学差异（$P > 0.05$）；② 胫骨长：给药 4 周、13 周及恢复期（4 周）结束时，与阴性对照组相比，低、中和高剂量组雄鼠胫骨长未见统计学差异（$P > 0.05$）；③ 骨密度：给药 4 周、13 周及恢复期（4 周）结束时，与阴性对照组相比，低、中和高剂量组雄鼠骨密度未见统计学差异（$P > 0.05$）。

（2）雌鼠：① 顶臀长：给药 4 周、13 周及恢复期（4 周）结束时，与阴性对照组相比，低、中和高剂量组雌鼠顶臀长未见统计学差异（$P > 0.05$）；② 胫骨长：给药 4 周、13 周及恢复期（4 周）结束时，与阴性对照组相比，低、中和高剂量组雌鼠胫骨长未见统计学差异（$P > 0.05$）；③ 骨密度：给药 4 周、13 周及恢复期（4 周）结束时，与阴性对照组相比，低、中和高剂量组雌鼠骨密度未见统计学差异（$P > 0.05$）。

表 9-5-58　儿科用复方中药擦剂 DDD 皮肤涂布 13 周对雄鼠生长发育指标的影响（给药 4 周；$\bar{X} \pm SD$）

检测指标	动物数（只/组）	阴性对照组	低剂量组	中剂量组	高剂量组
顶臀长（cm）	10	17.3 ± 0.5	17.3 ± 0.2	17.4 ± 0.3	17.5 ± 0.4
胫骨长（mm）	10	35.91 ± 0.84	36.34 ± 0.91	36.27 ± 0.66	36.44 ± 0.70
胫骨总密度（mg/cm³）	10	345.0 ± 14.1	330.8 ± 10.9	329.9 ± 21.1	338.8 ± 17.8
胫骨小梁密度（mg/cm³）	10	241.0 ± 15.9	232.7 ± 29.7	226.5 ± 18.6	242.6 ± 25.8
胫骨皮质密度（mg/cm³）	10	798.9 ± 16.3	795.5 ± 15.6	794.8 ± 16.4	794.1 ± 14.1

表 9-5-59　儿科用复方中药擦剂 DDD 皮肤涂布 13 周对雄鼠生长发育指标的影响（给药 13 周；$\bar{X} \pm SD$）

检测指标	动物数（只/组）	阴性对照组	低剂量组	中剂量组	高剂量组
顶臀长（cm）	10	21.7 ± 0.8	21.7 ± 0.9	21.9 ± 0.7	21.8 ± 0.8
胫骨长（mm）	10	43.06 ± 1.29	42.81 ± 0.74	42.25 ± 1.44	42.84 ± 0.94
胫骨总密度（mg/cm³）	10	493.0 ± 22.7	520.5 ± 22.9	512.1 ± 25.2	511.7 ± 19.0
胫骨小梁密度（mg/cm³）	10	210.6 ± 16.0	204.9 ± 29.0	206.5 ± 46.8	198.0 ± 19.3
胫骨皮质密度（mg/cm³）	10	1 003.6 ± 19.8	1 025.2 ± 33.5	1 026.8 ± 48.4	1 027.3 ± 36.1

表 9-5-60　儿科用复方中药擦剂 DDD 皮肤涂布 13 周对雄鼠生长发育指标的影响（恢复期结束；$\bar{X} \pm SD$）

检测指标	动物数（只/组）	阴性对照组	低剂量组	中剂量组	高剂量组
顶臀长（cm）	5	22.8 ± 0.2	23.0 ± 0.7	22.6 ± 0.8	23.0 ± 0.5
胫骨长（mm）	5	43.42 ± 1.31	44.13 ± 0.98	43.76 ± 1.00	43.82 ± 1.38

（续表）

检测指标	动物数（只/组）	阴性对照组	低剂量组	中剂量组	高剂量组
胫骨总密度（mg/cm³）	5	561.5 ± 17.9	544.1 ± 26.5	549.2 ± 29.6	551.3 ± 37.9
胫骨小梁密度（mg/cm³）	5	220.9 ± 19.4	233.6 ± 28.6	236.9 ± 34.3	212.1 ± 24.1
胫骨皮质密度（mg/cm³）	5	1 085.1 ± 40.3	1 052.7 ± 26.6	1 048.5 ± 17.1	1 077.9 ± 33.4

表 9-5-61　儿科用复方中药擦剂 DDD 皮肤涂布 13 周对雌鼠生长发育指标的影响（给药 4 周；$\bar{X}$ ± SD）

检测指标	动物数（只/组）	阴性对照组	低剂量组	中剂量组	高剂量组
顶臀长（cm）	10	15.0 ± 0.5	14.8 ± 0.5	14.8 ± 0.4	14.9 ± 0.5
胫骨长（mm）	10	33.21 ± 0.70	33.98 ± 0.64	34.04 ± 0.63	33.85 ± 0.78
胫骨总密度（mg/cm³）	10	449.3 ± 32.4	440.3 ± 37.9	440.3 ± 23.9	444.1 ± 44.8
胫骨小梁密度（mg/cm³）	10	317.5 ± 37.9	305.6 ± 32.9	303.9 ± 23.6	299.7 ± 37.4
胫骨皮质密度（mg/cm³）	10	842.9 ± 16.3	837.7 ± 22.7	839.7 ± 16.7	842.1 ± 18.8

表 9-5-62　儿科用复方中药擦剂 DDD 皮肤涂布 13 周对雌鼠生长发育指标的影响（给药 13 周；$\bar{X}$ ± SD）

检测指标	动物数（只/组）	阴性对照组	低剂量组	中剂量组	高剂量组
顶臀长（cm）	10	17.9 ± 0.3	18.0 ± 0.6	17.8 ± 0.6	18.0 ± 0.5
胫骨长（mm）	10	38.41 ± 0.70	38.23 ± 0.75	38.16 ± 0.88	37.76 ± 0.73
胫骨总密度（mg/cm³）	10	739.5 ± 52.4	780.5 ± 88.7	734.9 ± 67.3	731.7 ± 41.2
胫骨小梁密度（mg/cm³）	10	407.3 ± 55.1	446.0 ± 69.3	433.9 ± 54.0	430.2 ± 47.5
胫骨皮质密度（mg/cm³）	10	1 071.8 ± 36.2	1 070.5 ± 18.5	1 049.3 ± 11.8	1 061.2 ± 17.0

表 9-5-63　儿科用复方中药擦剂 DDD 皮肤涂布 13 周对雌鼠生长发育指标的影响（恢复期结束；$\bar{X}$ ± SD）

检测指标	动物数（只/组）	阴性对照组	低剂量组	中剂量组	高剂量组
顶臀长（cm）	5	18.9 ± 0.8	19.0 ± 0.4	19.4 ± 0.7	19.3 ± 0.6
胫骨长（mm）	5	38.83 ± 0.51	38.57 ± 0.93	39.33 ± 0.68	39.43 ± 0.64
胫骨总密度（mg/cm³）	5	756.8 ± 22.4	764.8 ± 82.9	739.2 ± 48.0	779.6 ± 20.6
胫骨小梁密度（mg/cm³）	5	401.8 ± 38.5	412.7 ± 65.6	410.4 ± 32.0	443.9 ± 33.0
胫骨皮质密度（mg/cm³）	5	1 119.5 ± 23.6	1 103.2 ± 16.4	1 092.5 ± 21.6	1 097.8 ± 14.6

14. 毒代动力学检测方法的建立 · ① 建立的测定 SD 大鼠血浆中 XXX 浓度的方法具有较好的准确度、精密度、灵敏度和特异性；② XXX 的典型色谱保留时间为 3.32 min；SD 大鼠血浆样品的生物基质不影响样品中 XXX 的 LC-MS/MS 测定（图 9-5-19）；③ 分别以 XXX 的峰面积（A_i，Y）对相应的浓度（C，X）进行加权（$1/X$）线性回归，得 XXX SD 大鼠血浆标准曲线方程为：$Y = 126.319\,77X + 145.056\,09$（$r = 0.998\,90$），线性范围为 10 ～ 1 000 ng/mL（图 9-5-20）；④ 本法测定 SD 大鼠血浆中 XXX 最低定量限（LLOQ）为 10 ng/mL（信噪比 S/N > 10）；⑤ 血浆中 XXX 的准确度为 91.921% ～ 106.725%，绝对

回收率为97.825%～102.853%，低、中和高QC样品的精密度为3.560%～5.541%（表9-5-64、表9-5-65）；⑥血浆样品在一定贮存条件下的稳定性良好（表9-5-66）。

15. 对幼龄动物血药浓度的影响·①建立的方法学中血浆XXX最低定量限为10 ng/mL（信噪比S/N > 10）；本试验中动物幼龄（PND_{21-22}）首次给药，分别在首次给药、给药4周和给药13周（末次给药）采集血样检测血药浓度，部分时间点血药浓度低于检测限LLOQ；②首次给药、给药4周和给药13周（末次给药）时，SD幼龄大鼠皮肤涂布给药后，随着时间延长，无论雄鼠还是雌鼠，XXX血药浓度呈现逐渐增加趋势，达峰后，逐渐减少。各剂量组XXX血药浓度变化见表9-5-67和表9-5-68，XXX血药浓度个体值略；平均血药浓度-时间曲线见图9-5-21和图9-5-22。

16. 对幼龄动物毒代动力学参数的影响

（1）由于部分时间点血药浓度低于检测限LLOQ。因此，毒代动力学参数的计算采用各时间点血药浓度均值。

（2）首次给药

1）雄鼠：低、中和高剂量组SD幼龄大鼠的平均$AUC_{(0-t)}$值分别为38.80 μg/（L·h）、477.897 μg/（L·h）和886.301 μg/（L·h）；平均$AUC_{(0-\infty)}$值分别为154.044 μg/（L·h）、1 591.580 μg/（L·h）和896.663 μg/（L·h）；平均$t_{1/2z}$值分别为2.920 h、1.889 h和1.402 h；平均C_{max}值分别为27.210 μg/L、195.700 μg/L和297.720 μg/L（表9-5-69）。

2）雌鼠：低、中和高剂量组SD幼龄大鼠的平均$AUC_{(0-t)}$值分别为18.376 μg/（L·h）、195.973 μg/（L·h）和487.772 μg/（L·h）；平均$AUC_{(0-\infty)}$值分别为86.381 μg/（L·h）、208.421 μg/（L·h）和622.173 μg/（L·h）；平均$t_{1/2z}$值分别为5.268 h、1.844 h和4.139 h；平均C_{max}值分别为10.920 μg/L、60.300 μg/L和141.690 μg/L（表9-5-70）。

（3）给药4周

1）雄鼠：低、中和高剂量组SD幼龄大鼠的平

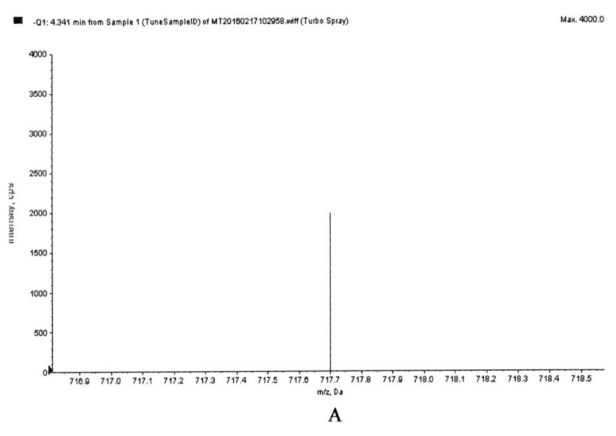

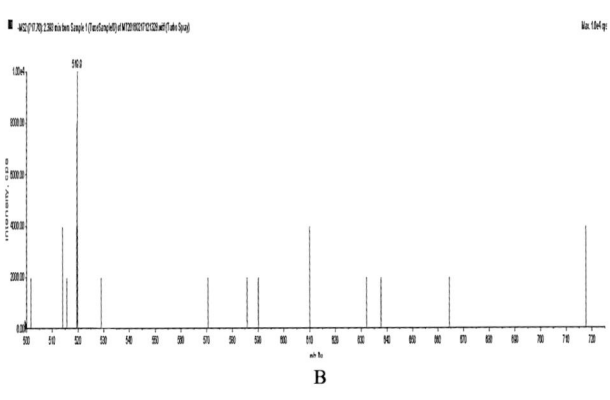

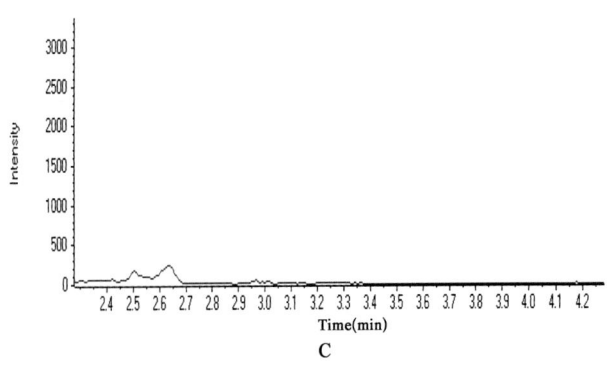

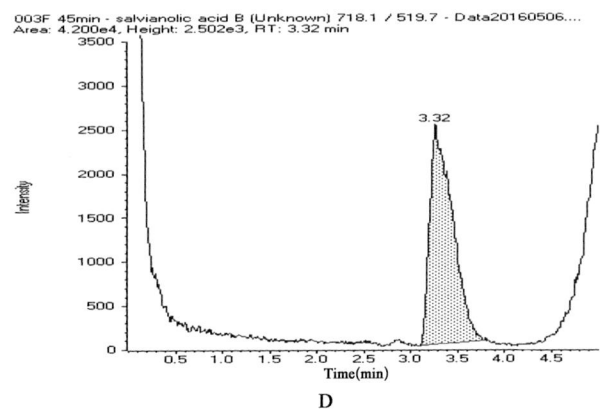

图9-5-19　SD大鼠血浆中XXX的LC-MS/MS典型色谱图

A. XXX一级质谱图；B. XXX二级质谱图；C. SD大鼠空白血浆样品；D. 实测首次给药后003#0.75 h血浆样品

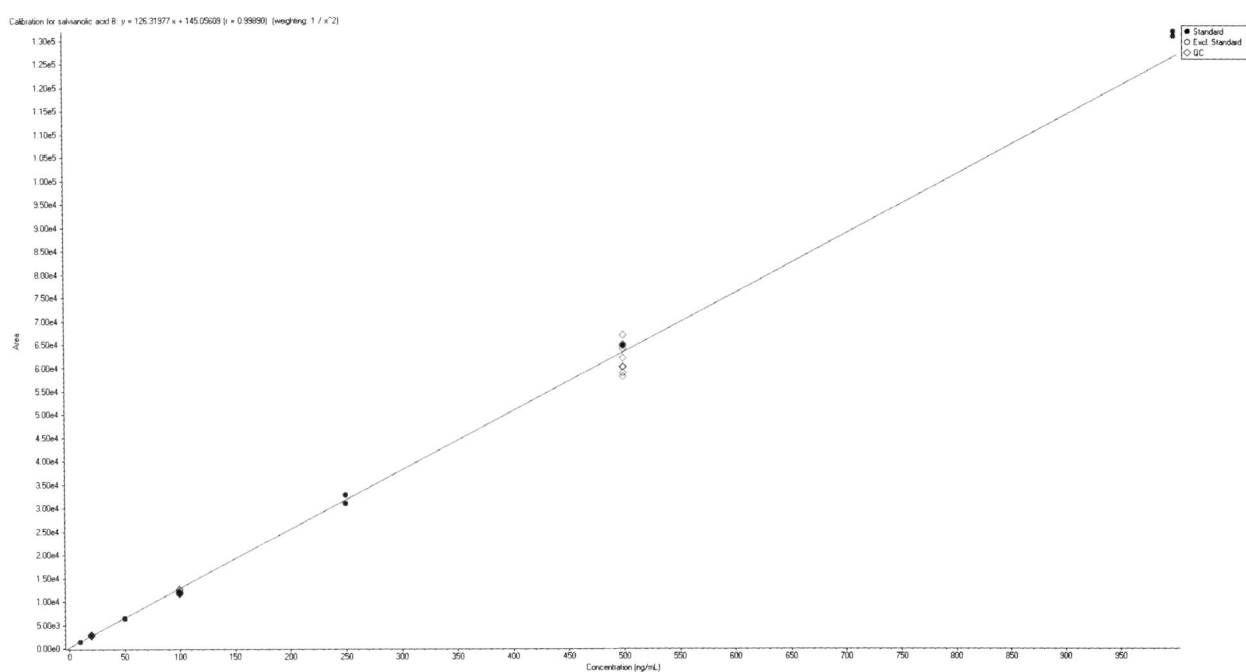

图9-5-20　XXX在SD大鼠血浆中的标准曲线

表 9-5-64　SD 大鼠血浆样品批内及批间精密度和准确度（$n = 15$）

重复次数		浓度（ng/mL）							
		样品 1（20 ng/mL）			样品 2（100 ng/mL）			样品 3（500 ng/mL）		
1		21.678	19.704	19.266	93.841	100.023	95.719	529.629	500.333	513.315
2		21.683	20.604	19.771	91.322	100.996	102.646	511.147	489.819	529.871
3		21.077	20.672	19.071	91.810	100.460	105.850	506.677	477.089	511.653
4		20.996	20.701	19.554	92.186	102.070	104.068	474.311	472.388	499.430
5		21.292	20.867	19.629	90.445	103.276	104.635	490.169	502.667	494.401
	$\overline{X}$	21.345	20.510	19.458	91.921	101.365	102.584	502.387	488.459	509.734
批内	准确度（%）	106.725	102.550	97.290	91.921	101.365	102.584	100.477	97.692	101.947
	n	5	5	5	5	5	5	5	5	5
	$\overline{X}$		20.438			98.623			500.193	
批间	RSD（%）		4.244			5.541			3.560	
	n		15			15			15	

表 9-5-65　SD 大鼠血浆样品中 XXX 的绝对回收率

参　　数	样品 1（20 ng/mL）	样品 2（100 ng/mL）	样品 3（500 ng/mL）
检测值 1（ng/mL）	20.091	103.192	485.411
检测值 2（ng/mL）	20.875	102.514	492.842
绝对回收率（%）	102.415	102.853	97.825

表 9-5-66　SD 大鼠血浆样品中 XXX 的稳定性考察

参　数	不同状态下浓度（ng/mL）											
	自动进样器放置 24 h			室温放置 4 h			冻融 3 次			−20℃放置 3 天		
检测值 1	19.600	95.971	518.446	19.652	91.335	502.959	20.305	98.999	458.249	18.729	91.248	460.032
检测值 2	20.023	94.313	491.280	19.615	92.972	503.171	19.478	97.660	465.090	18.760	92.798	459.184
RE%	101.095	95.142	100.973	98.168	92.154	100.613	99.458	98.330	92.334	93.723	92.023	91.922

注：RE%（relative deviation），相对偏差

表 9-5-67　儿科用复方中药擦剂 DDD 皮肤涂布 13 周雄鼠血药浓度（n=5，$\overline{X}$ ±SD）

组　别	血药浓度（ng/mL）									
	0	0.17 h	0.33 h	0.50 h	0.75 h	1 h	2 h	4 h	8 h	24 h
首次给药										
低剂量组	0	13.51 ± 3.13	24.60 ± 11.91	18.67 ± 4.31	20.97 ± 6.18	15.58 ± 4.34	34.01 ± 26.50	0	0	0
中剂量组	0	40.90 ± 8.60	105.96 ± 24.55	111.80 ± 54.10	125.79 ± 62.45	155.12 ± 61.45	195.70 ± 68.69	20.60 ± 11.82	0	0
高剂量组	0	95.72 ± 39.79	176.95 ± 91.24	202.74 ± 159.53	185.61 ± 113.27	297.72 ± 278.35	297.58 ± 315.70	60.88 ± 33.79	8.58 ± 7.44	0
中次给药										
低剂量组	0	0	14.31 ± 4.59	20.58 ± 8.60	14.09 ± 1.89	27.19	45.10 ± 9.98	0	0	11.68 ± 14.11
中剂量组	0	13.12 ± 18.55	11.12 ± 9.91	0	23.50 ± 28.02	14.06 ± 24.35	4.59 ± 7.94	7.42 ± 10.49	0	3.44 ± 5.96
高剂量组	0	0	/	32.90	5.56 ± 7.86	16.85	21.45 ± 13.15	/	/	0
末次给药										
低剂量组	0	9.85 ± 7.43	8.72 ± 11.69	67.25 ± 30.92	163.70 ± 167.14	59.42 ± 57.12	5.02 ± 7.09	2.13 ± 4.76	0	0
中剂量组	0	29.26 ± 50.69	82.00 ± 117.27	59.33 ± 60.94	42.81 ± 44.68	34.97 ± 35.26	20.24 ± 23.76	29.05 ± 20.22	48.95 ± 52.69	9.22 ± 15.97
高剂量组	22.33 ± 28.03	89.08 ± 136.46	78.60 ± 94.27	83.30 ± 115.44	25.33 ± 11.10	32.33 ± 28.32	55.44 ± 32.97	21.55 ± 10.24	32.64 ± 27.89	27.62 ± 48.36

注：部分时间点血药浓度低于检测限 LLOQ，不纳入统计

表 9-5-68　儿科用复方中药擦剂 DDD 皮肤涂布 13 周雌鼠血药浓度（n=5，$\overline{X}$ ±SD）

组　别	血药浓度（ng/mL）									
	0	0.17 h	0.33 h	0.50 h	0.75 h	1 h	2 h	4 h	8 h	24 h
首次给药										
低剂量组	0	8.73 ± 5.89	12.13 ± 2.26	13.65 ± 2.96	13.14 ± 2.29	13.25 ± 4.93	14.92 ± 5.93	/	0	0
中剂量组	0	39.47 ± 20.29	43.45 ± 17.12	43.46 ± 16.45	53.63 ± 29.75	60.30 ± 40.76	48.56 ± 30.81	16.66 ± 7.42	23.08	0
高剂量组	0	58.99 ± 22.11	74.61 ± 47.53	84.50 ± 73.10	75.28 ± 56.55	64.76 ± 67.57	141.69 ± 212.09	44.44 ± 64.13	37.32 ± 38.02	0
中次给药										
低剂量组	2.52 ± 5.05	0	80.03	10.09	14.90 ± 3.01	/	20.96 ± 11.71	4.63 ± 6.35	0	0
中剂量组	0	19.93 ± 10.39	15.49 ± 2.68	32.08 ± 24.10	13.04 ± 4.21	16.27 ± 7.13	11.89 ± 0.82	0	0	0
高剂量组	4.17 ± 7.22	30.06 ± 15.97	34.88 ± 10.79	57.16 ± 48.84	34.45 ± 15.86	28.27 ± 9.66	15.87 ± 3.05	12.75 ± 0.50	0	0
末次给药										

（续表）

组　别	血药浓度（ng/mL）									
	0	0.17 h	0.33 h	0.50 h	0.75 h	1 h	2 h	4 h	8 h	24 h
低剂量组	3.76±7.51	28.42±17.34	141.56±102.54	45.09±14.09	37.79±40.61	29.35±18.48	16.42	8.38±7.62	28.16	2.85±5.70
中剂量组	0	97.62±73.69	49.39±51.39	18.77±8.60	16.81±4.53	17.53±5.09	21.18±7.24	22.95±26.27	5.42±9.39	0
高剂量组	0	46.28±44.05	28.02±17.78	29.68±23.26	35.06±26.57	34.50±31.52	20.18±8.80	16.48±7.35	0	0

注：部分时间点血药浓度低于检测限 LLOQ，不纳入统计

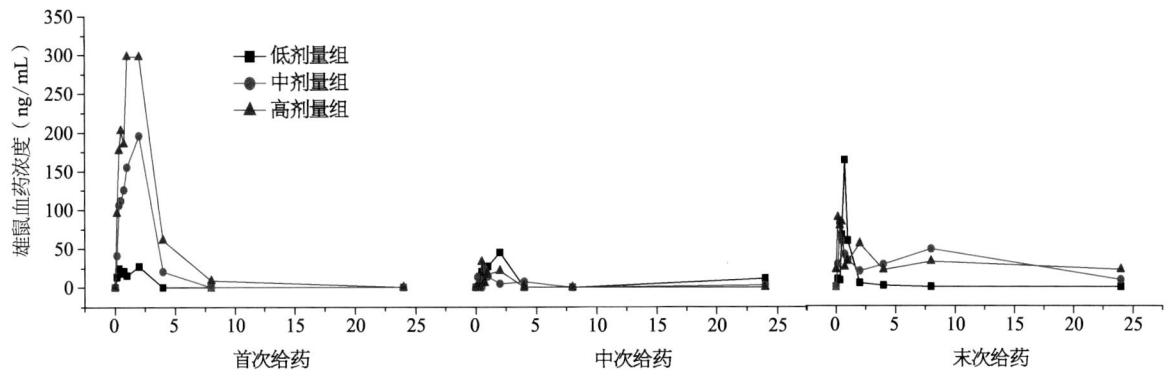

图 9-5-21　儿科用复方中药擦剂 DDD 皮肤涂布 13 周雄鼠血药浓度（$n=5$，$\overline{X}\pm SD$）

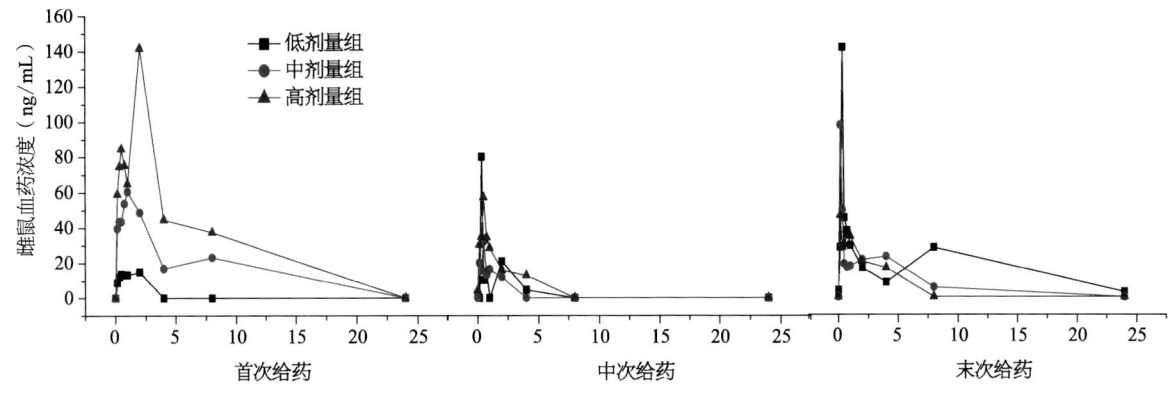

图 9-5-22　儿科用复方中药擦剂 DDD 皮肤涂布 13 周雌鼠血药浓度（$n=5$，$\overline{X}\pm SD$）

均 $AUC_{(0-t)}$ 值分别为 421.896 μg/（L·h）、71.769 μg/（L·h）和 11.564 μg/（L·h）；平均 $AUC_{(0-\infty)}$ 值分别为 834.755 μg/（L·h）、207.776 μg/（L·h）和 20.916 μg/（L·h）；平均 $t_{1/2z}$ 值分别为 30.640 h、45.520 h 和 0.500 h；平均 C_{max} 值分别为 27.060 μg/L、18.800 μg/L 和 12.870 μg/L（表 9-5-69）。

2）雌鼠：低、中和高剂量组 SD 幼龄大鼠的平均 $AUC_{(0-t)}$ 值分别为 34.303 μg/（L·h）、21.908 μg/（L·h）和 71.213 μg/（L·h）；平均 $AUC_{(0-\infty)}$ 值分别为 49.175 μg/（L·h）、27.117 μg/（L·h）和 85.528 μg/（L·h）；平均 $t_{1/2z}$ 值分别为 2.019 h、0.711 h 和 1.315 h；平均 C_{max}

值分别为 16.010 μg/L、19.250 μg/L 和 57.160 μg/L（表 9-5-70）。

（4）给药 13 周（末次给药）

1）雄鼠：低、中和高剂量组 SD 幼龄大鼠的平均 $AUC_{(0-t)}$ 值分别为 88.771 μg/（L·h）、438.315 μg/（L·h）、653.780 μg/（L·h）；平均 $AUC_{(0-\infty)}$ 值分别为 88.771 μg/（L·h）、590.753 μg/（L·h）和 2054.388 μg/（L·h）；平均 $t_{1/2z}$ 值分别为 0.207 h、19.077 h、44.757 h；平均 C_{max} 值分别为 130.960 μg/L、59.330 μg/L、89.070 μg/L（表 9-5-69）。

2）雌鼠：低、中和高剂量组 SD 幼龄大鼠的平

均 AUC$_{(0-t)}$ 值分别为 127.510 µg/（L·h）、102.232 µg/（L·h）和 72.222 µg/（L·h）；平均 AUC$_{(0-\infty)}$ 值分别为 159.217 µg/（L·h）、114.397 µg/（L·h）和 111.935 µg/（L·h）；平均 $t_{1/2z}$ 值分别为 10.087 h、2.410 h 和 2.785 h；平均 C_{max} 值分别为 56.620 µg/L、58.570 µg/L 和 37.020 µg/

L（表 9-5-70）。

（5）蓄积情况：雄鼠低、中、高剂量组 AUC$_{(0-t)}$ 比值（末次/首次）分别为 2.288、0.917 和 0.738；雌鼠 AUC$_{(0-t)}$ 比值（末次/首次）分别为 6.939、0.522 和 0.148（表 9-5-69、表 9-5-70）。

表 9-5-69　儿科用复方中药擦剂 DDD 皮肤涂布 13 周雄鼠毒代动力学参数测定结果

组别	$t_{1/2z}$（h）			C_{max}（µg/L）			AUC$_{(0-t)}$ [µg/（L·h）]			AUC$_{(0-\infty)}$ [µg/（L·h）]			AUC$_{(0-t)}$ 比值 末次/首次
	首次	中次	末次	首次	中次	末次	首次	中次	末次	首次	中次	末次	
低剂量组	2.920	30.640	0.207	27.210	27.060	130.960	38.800	421.896	88.771	154.044	834.755	88.771	2.288
中剂量组	1.889	45.520	19.077	195.700	18.800	59.330	477.897	71.769	438.315	1591.580	207.776	590.753	0.917
高剂量组	1.402	0.500	44.757	297.720	12.870	89.070	886.301	11.564	653.780	896.663	20.916	2054.388	0.738

注：由于部分时间点血药浓度低于检测限 LLOQ，故毒代动力学参数的计算采用各时间点血药浓度均值

表 9-5-70　儿科用复方中药擦剂 DDD 皮肤涂布 13 周雌鼠毒代动力学参数测定结果

组别	$t_{1/2z}$（h）			C_{max}（µg/L）			AUC$_{(0-t)}$ [µg/（L·h）]			AUC$_{(0-\infty)}$ [µg/（L·h）]			AUC$_{(0-t)}$ 比值 末次/首次
	首次	中次	末次	首次	中次	末次	首次	中次	末次	首次	中次	末次	
低剂量组	5.268	2.019	10.087	10.920	16.010	56.620	18.376	34.303	127.510	86.381	49.175	159.217	6.939
中剂量组	1.844	0.711	2.410	60.300	19.250	58.570	195.973	21.908	102.232	208.421	27.117	114.397	0.522
高剂量组	4.139	1.315	2.785	141.690	57.160	37.020	487.772	71.213	72.222	622.173	85.528	111.935	0.148

注：由于部分时间点血药浓度低于检测限 LLOQ，故毒代动力学参数的计算采用各时间点血药浓度均值

17. 对幼龄动物给药局部的影响

（1）给药前：给药前观察去毛部位皮肤，各动物去毛区域均无红斑、水肿、溃疡和瘢痕等异常情况，可用作皮肤刺激给药区；皮肤破损前和破损后给药情况见图 9-5-23～图 9-5-26。

（2）给药 1～4 周：① 每天给药前、给药结束后 30～60 min 及 4 周给药后 24 h，肉眼观察给药部位，未见红斑及水肿，未发现色素沉着、出血点、皮肤粗糙或皮肤菲薄情况；② 镜下观察皮肤组织结构正常，皮肤内皮脂腺、汗腺呈散在分布，表皮和真皮界限清晰，未见明显病变。

（3）给药 5～13 周：① 每天给药前，肉眼观察给药部位，未见红斑及水肿，未发现色素沉着、出血点、皮肤粗糙或皮肤菲薄情况；② 末次（13 周）给药后 24 h、48 h 和 72 h（仅对末次给药后未解剖的动物观察 48 h 和 72 h），肉眼观察给药部位，未见红斑和水肿；③ 镜下观察皮肤组织结构正常，皮肤内皮脂腺、汗腺呈散在分布，表皮和真皮界限清晰，未见明显病变。

（4）恢复期结束：剩余动物恢复期 4 周后，再进行病理组织学检查，镜下观察皮肤组织结构正常，皮肤内皮脂腺、汗腺呈散在分布，表皮和真皮界限清晰，未见明显病变。

（5）参照红斑及水肿的评分标准，首先计算每一观察时间点各组积分均值，然后计算观察期限内每天

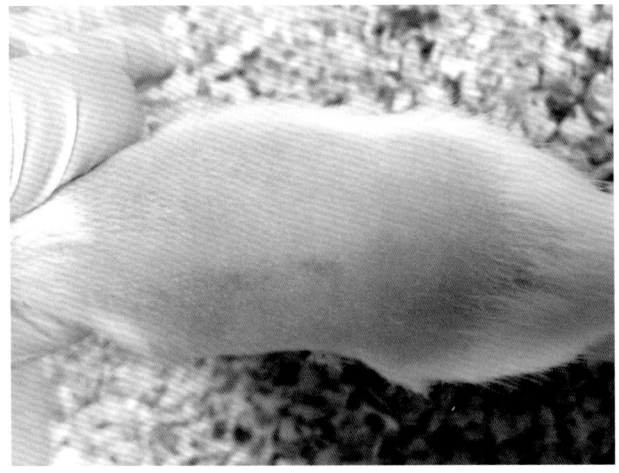

图9-5-23 皮肤破损前

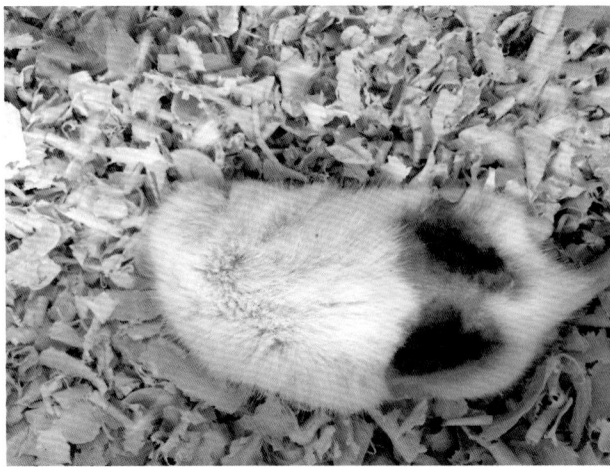

图9-5-24 皮肤破损D₁

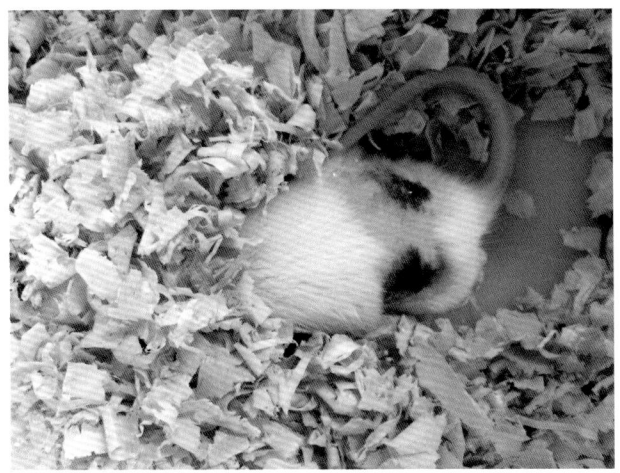

图9-5-25 皮肤破损D₂

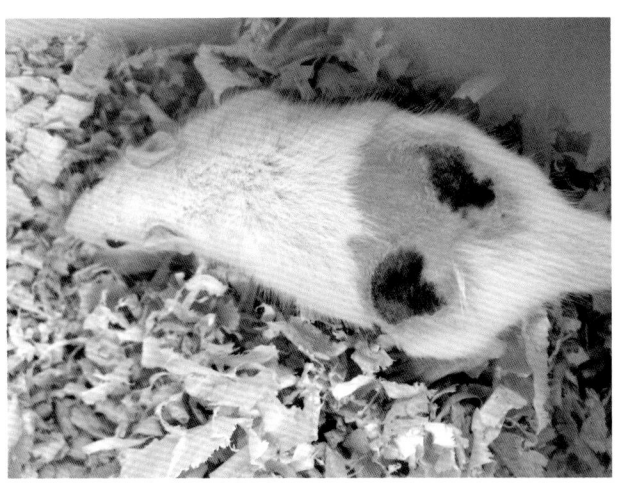

图9-5-26 皮肤破损D₃

每只动物积分均值，进行刺激强度评价。给药1～4周、5～13周，刺激强度评价总评分为0分，属无刺激性。

18. 对幼龄动物脏器重量、脏体比和脏脑比的影响

（1）雄鼠

1）给药4周（表9-5-71）：① 脏器重量：低、中和高剂量组各脏器重量与阴性对照组相比未见统计学差异（$P > 0.05$）；② 脏体比：低、中和高剂量组各脏体比与阴性对照组相比未见统计学差异（$P > 0.05$）；③ 脏脑比：与阴性对照组相比，高剂量组心脏、肾上腺脏脑比升高（$P < 0.05$），其余指标未见统计学差异（$P > 0.05$）。

2）给药13周（表9-5-72）：① 脏器重量：中和高剂量组胸腺重量升高（$P < 0.05$），其余各脏器重量与阴性对照组相比未见统计学差异（$P >$

0.05）；② 脏体比：中和高剂量组胸腺脏体比升高（$P < 0.05$），其余各脏体比与阴性对照组相比未见统计学差异（$P > 0.05$）；③ 脏脑比：高剂量组胸腺脏脑比升高（$P < 0.05$），其余指标未见统计学差异（$P > 0.05$）。

3）恢复期结束（表9-5-73）：① 脏器重量：与阴性对照组相比，各脏器重量未见统计学差异（$P > 0.05$）；② 脏体比：低、中和高剂量组各脏体比与阴性对照组相比未见统计学差异（$P > 0.05$）；③ 脏脑比：低、中和高剂量组各脏脑比与阴性对照组相比未见统计学差异（$P > 0.05$）。

（2）雌鼠

1）给药4周（表9-5-74）：① 脏器重量：与阴性对照组相比，中剂量组胸腺重量升高（$P < 0.01$），其余各脏器重量未见统计学差异（$P > 0.05$）；② 脏体比：与阴性对照组相比，中剂量组胸腺脏体比升高

（$P < 0.05$），高剂量组肺脏脏体比降低（$P < 0.05$），其余指标未见统计学差异（$P > 0.05$）；③ 脏脑比：与阴性对照组相比，中剂量组胸腺脏脑比升高（$P < 0.05$），其余指标未见统计学差异（$P > 0.05$）。

2）给药13周（表9-5-75）：① 脏器重量：与阴性对照组相比，各脏器重量未见统计学差异（$P > 0.05$）；② 脏体比：低、中和高剂量组各脏体比与阴性对照组相比未见统计学差异（$P > 0.05$）；③ 脏脑比：低、中和高剂量组各脏脑比与阴性对照组相比未见统计学差异（$P > 0.05$）。

3）恢复期结束（表9-5-76）：① 脏器重量：低、中和高剂量组各脏器重量与阴性对照组相比未见统计学差异（$P > 0.05$）；② 脏体比：低、中和高剂量组各脏器脏体比与阴性对照组相比未见统计学差异（$P > 0.05$）；③ 脏脑比：低、中和高剂量组各脏器脏脑比与阴性对照组相比未见统计学差异（$P > 0.05$）。

表 9-5-71　儿科用复方中药擦剂 DDD 皮肤涂布 13 周对雄鼠脏器重量和系数的影响（给药 4 周；$\bar{X} \pm SD$）

检测指标	动物数（只/组）	阴性对照组	低剂量组	中剂量组	高剂量组
脑					
脏器重量（g）	10	1.872 ± 0.080	1.802 ± 0.093	1.844 ± 0.083	1.811 ± 0.076
脏体比	10	0.758 ± 0.042	0.712 ± 0.048	0.724 ± 0.049	0.705 ± 0.061
心脏					
脏器重量（g）	10	1.022 ± 0.103	1.094 ± 0.083	1.102 ± 0.097	1.140 ± 0.102
脏体比	10	0.413 ± 0.029	0.432 ± 0.028	0.432 ± 0.028	0.442 ± 0.036
脏脑比	10	0.547 ± 0.064	0.608 ± 0.045	0.600 ± 0.067	0.630 ± 0.050[*]
肝脏					
脏器重量（g）	10	8.931 ± 0.785	8.405 ± 0.626	8.826 ± 0.487	9.061 ± 1.642
脏体比	10	3.610 ± 0.257	3.315 ± 0.174	3.459 ± 0.108	3.495 ± 0.455
脏脑比	10	4.777 ± 0.436	4.675 ± 0.417	4.790 ± 0.271	5.021 ± 1.021
脾脏					
脏器重量（g）	10	0.732 ± 0.056	0.741 ± 0.109	0.749 ± 0.080	0.771 ± 0.175
脏体比	10	0.296 ± 0.021	0.292 ± 0.038	0.294 ± 0.032	0.296 ± 0.051
脏脑比	10	0.392 ± 0.029	0.413 ± 0.066	0.406 ± 0.041	0.426 ± 0.097
肺					
脏器重量（g）	10	1.229 ± 0.133	1.223 ± 0.128	1.281 ± 0.107	1.241 ± 0.143
脏体比	10	0.498 ± 0.054	0.482 ± 0.037	0.503 ± 0.052	0.481 ± 0.043
脏脑比	10	0.658 ± 0.078	0.682 ± 0.092	0.696 ± 0.072	0.686 ± 0.085
肾脏					
脏器重量（g）	10	2.171 ± 0.193	2.261 ± 0.189	2.267 ± 0.174	2.278 ± 0.252
脏体比	10	0.878 ± 0.067	0.891 ± 0.050	0.888 ± 0.040	0.880 ± 0.038
脏脑比	10	1.160 ± 0.099	1.256 ± 0.101	1.231 ± 0.103	1.260 ± 0.148
肾上腺					
脏器重量（g）	10	0.051 ± 0.007	0.055 ± 0.009	0.058 ± 0.008	0.063 ± 0.013
脏体比	10	0.020 ± 0.003	0.022 ± 0.004	0.023 ± 0.004	0.024 ± 0.004
脏脑比	10	0.027 ± 0.003	0.031 ± 0.006	0.031 ± 0.004	0.035 ± 0.007[*]

（续表）

检测指标	动物数（只/组）	阴性对照组	低剂量组	中剂量组	高剂量组
胸腺					
脏器重量（g）	10	0.702 ± 0.079	0.725 ± 0.068	0.720 ± 0.082	0.617 ± 0.174
脏体比	10	0.283 ± 0.025	0.286 ± 0.023	0.282 ± 0.025	0.237 ± 0.056
脏脑比	10	0.376 ± 0.049	0.403 ± 0.040	0.390 ± 0.041	0.341 ± 0.093
睾丸					
脏器重量（g）	10	2.201 ± 0.218	2.166 ± 0.156	2.280 ± 0.123	2.216 ± 0.167
脏体比	10	0.889 ± 0.063	0.856 ± 0.066	0.895 ± 0.056	0.860 ± 0.058
脏脑比	10	1.177 ± 0.114	1.204 ± 0.097	1.239 ± 0.086	1.225 ± 0.085
附睾					
脏器重量（g）	10	0.505 ± 0.123	0.455 ± 0.109	0.547 ± 0.114	0.487 ± 0.112
脏体比	10	0.204 ± 0.047	0.180 ± 0.046	0.215 ± 0.045	0.189 ± 0.039
脏脑比	10	0.269 ± 0.060	0.252 ± 0.053	0.295 ± 0.054	0.269 ± 0.057

注：与阴性对照组相比，$^*P < 0.01$；脏体比=脏器重量（g）×100/体重（g），脏脑比=脏器重量（g）/脑重（g）

表 9-5-72　儿科用复方中药擦剂 DDD 皮肤涂布 13 周对雄鼠脏器重量和系数的影响（给药 13 周；$\bar{X} \pm SD$）

检测指标	动物数（只/组）	阴性对照组	低剂量组	中剂量组	高剂量组
脑					
脏器重量（g）	10	1.934 ± 0.210	1.905 ± 0.085	1.969 ± 0.080	1.970 ± 0.097
脏体比	10	0.447 ± 0.047	0.435 ± 0.028	0.446 ± 0.030	0.445 ± 0.032
心脏					
脏器重量（g）	10	1.489 ± 0.187	1.501 ± 0.170	1.564 ± 0.235	1.536 ± 0.184
脏体比	10	0.340 ± 0.037	0.342 ± 0.031	0.351 ± 0.034	0.346 ± 0.036
脏脑比	10	0.767 ± 0.108	0.788 ± 0.087	0.793 ± 0.109	0.779 ± 0.084
肝脏					
脏器重量（g）	10	11.877 ± 1.755	11.297 ± 0.840	11.686 ± 1.113	12.321 ± 1.067
脏体比	10	2.715 ± 0.340	2.574 ± 0.137	2.638 ± 0.205	2.781 ± 0.230
脏脑比	10	6.118 ± 0.839	5.938 ± 0.488	5.932 ± 0.483	6.274 ± 0.709
脾脏					
脏器重量（g）	10	0.821 ± 0.092	0.812 ± 0.144	0.854 ± 0.116	0.928 ± 0.134
脏体比	10	0.186 ± 0.023	0.184 ± 0.026	0.192 ± 0.022	0.209 ± 0.028
脏脑比	10	0.420 ± 0.060	0.425 ± 0.068	0.433 ± 0.053	0.472 ± 0.073
肺					
脏器重量（g）	10	1.578 ± 0.148	1.578 ± 0.126	1.647 ± 0.222	1.681 ± 0.248
脏体比	10	0.358 ± 0.038	0.361 ± 0.034	0.371 ± 0.036	0.378 ± 0.042

（续表）

检测指标	动物数（只/组）	阴性对照组	低剂量组	中剂量组	高剂量组
脏脑比	10	0.807 ± 0.105	0.829 ± 0.067	0.838 ± 0.116	0.855 ± 0.129
肾脏					
脏器重量（g）	10	2.930 ± 0.387	2.780 ± 0.345	3.050 ± 0.386	2.941 ± 0.187
脏体比	10	0.666 ± 0.076	0.633 ± 0.059	0.688 ± 0.077	0.664 ± 0.029
脏脑比	10	1.500 ± 0.184	1.458 ± 0.156	1.546 ± 0.167	1.495 ± 0.104
肾上腺					
脏器重量（g）	10	0.059 ± 0.021	0.064 ± 0.029	0.069 ± 0.016	0.065 ± 0.014
脏体比	10	0.014 ± 0.005	0.014 ± 0.006	0.016 ± 0.004	0.015 ± 0.003
脏脑比	10	0.030 ± 0.009	0.033 ± 0.014	0.035 ± 0.007	0.033 ± 0.007
胸腺					
脏器重量（g）	10	0.472 ± 0.133	0.545 ± 0.059	0.585 ± 0.078*	0.602 ± 0.074*
脏体比	10	0.108 ± 0.029	0.124 ± 0.013	0.132 ± 0.016*	0.136 ± 0.014*
脏脑比	10	0.243 ± 0.069	0.287 ± 0.035	0.297 ± 0.040	0.306 ± 0.041*
睾丸					
脏器重量（g）	10	2.863 ± 0.243	2.689 ± 0.193	3.177 ± 1.083	2.854 ± 0.185
脏体比	10	0.651 ± 0.051	0.613 ± 0.040	0.716 ± 0.236	0.645 ± 0.045
脏脑比	10	1.466 ± 0.143	1.414 ± 0.123	1.612 ± 0.539	1.448 ± 0.051
附睾					
脏器重量（g）	10	1.473 ± 0.308	1.466 ± 0.282	1.318 ± 0.319	1.289 ± 0.247
脏体比	10	0.333 ± 0.071	0.333 ± 0.056	0.297 ± 0.069	0.291 ± 0.057
脏脑比	10	0.744 ± 0.124	0.769 ± 0.139	0.666 ± 0.143	0.654 ± 0.118

注：与阴性对照组相比，$*P < 0.05$；脏体比=脏器重量（g）×100/体重（g），脏脑比=脏器重量（g）/脑重（g）

表 9-5-73　儿科用复方中药擦剂 DDD 皮肤涂布 13 周对雄鼠脏器重量和系数的影响（恢复期结束；$\overline{X}$ ± SD）

检测指标	动物数（只/组）	阴性对照组	低剂量组	中剂量组	高剂量组
脑					
脏器重量（g）	5	1.953 ± 0.100	1.996 ± 0.095	1.955 ± 0.107	2.111 ± 0.030
脏体比	5	0.442 ± 0.036	0.402 ± 0.032	0.400 ± 0.016	0.437 ± 0.059
心脏					
脏器重量（g）	5	1.569 ± 0.177	1.577 ± 0.160	1.514 ± 0.107	1.558 ± 0.189
脏体比	5	0.352 ± 0.016	0.317 ± 0.022	0.310 ± 0.009	0.319 ± 0.016
脏脑比	5	0.802 ± 0.077	0.789 ± 0.055	0.775 ± 0.040	0.739 ± 0.094
肝脏					

（续表）

检测指标	动物数（只/组）	阴性对照组	低剂量组	中剂量组	高剂量组
脏器重量（g）	5	11.233 ± 0.854	12.268 ± 1.451	12.726 ± 0.996	12.399 ± 2.553
脏体比	5	2.542 ± 0.032	2.458 ± 0.141	2.601 ± 0.118	2.522 ± 0.317
脏脑比	5	5.762 ± 0.437	6.135 ± 0.517	6.513 ± 0.407	5.875 ± 1.212
脾脏					
脏器重量（g）	5	0.864 ± 0.092	0.951 ± 0.157	0.891 ± 0.115	0.928 ± 0.208
脏体比	5	0.195 ± 0.030	0.191 ± 0.026	0.183 ± 0.027	0.190 ± 0.038
脏脑比	5	0.443 ± 0.036	0.475 ± 0.066	0.458 ± 0.072	0.440 ± 0.103
肺					
脏器重量（g）	5	1.674 ± 0.227	1.366 ± 0.203	1.550 ± 0.195	1.609 ± 0.181
脏体比	5	0.378 ± 0.050	0.275 ± 0.044	0.318 ± 0.046	0.330 ± 0.029
脏脑比	5	0.859 ± 0.152	0.685 ± 0.100	0.798 ± 0.135	0.762 ± 0.087
肾脏					
脏器重量（g）	5	2.846 ± 0.270	2.951 ± 0.298	3.023 ± 0.229	3.100 ± 0.415
脏体比	5	0.643 ± 0.034	0.592 ± 0.023	0.618 ± 0.024	0.634 ± 0.046
脏脑比	5	1.457 ± 0.100	1.477 ± 0.108	1.547 ± 0.101	1.469 ± 0.204
肾上腺					
脏器重量（g）	5	0.066 ± 0.010	0.051 ± 0.011	0.060 ± 0.013	0.069 ± 0.009
脏体比	5	0.015 ± 0.002	0.010 ± 0.002	0.012 ± 0.003	0.014 ± 0.002
脏脑比	5	0.034 ± 0.007	0.025 ± 0.005	0.031 ± 0.008	0.033 ± 0.004
胸腺					
脏器重量（g）	5	0.558 ± 0.102	0.520 ± 0.052	0.455 ± 0.046	0.469 ± 0.064
脏体比	5	0.126 ± 0.014	0.105 ± 0.010	0.093 ± 0.007	0.097 ± 0.017
脏脑比	5	0.286 ± 0.047	0.260 ± 0.015	0.233 ± 0.019	0.222 ± 0.028
睾丸					
脏器重量（g）	5	2.714 ± 0.138	2.818 ± 0.317	2.917 ± 0.182	2.928 ± 0.147
脏体比	5	0.614 ± 0.073	0.567 ± 0.066	0.599 ± 0.059	0.603 ± 0.055
脏脑比	5	1.389 ± 0.075	1.410 ± 0.120	1.498 ± 0.149	1.387 ± 0.074
附睾					
脏器重量（g）	5	1.414 ± 0.391	1.158 ± 0.149	1.299 ± 0.214	1.566 ± 0.250
脏体比	5	0.319 ± 0.086	0.232 ± 0.017	0.267 ± 0.049	0.324 ± 0.070
脏脑比	5	0.720 ± 0.168	0.581 ± 0.072	0.669 ± 0.133	0.742 ± 0.122

注：$P < 0.05$；脏体比 = 脏器重量（g）× 100/体重（g），脏脑比 = 脏器重量（g）/脑重（g）

表 9-5-74　儿科用复方中药擦剂 DDD 皮肤涂布 13 周对雌鼠脏器重量的影响（给药 4 周；$\bar{X}$ ± SD）

检测指标	动物数（只/组）	阴性对照组	低剂量组	中剂量组	高剂量组
脑					
脏器重量（g）	10	1.689 ± 0.101	1.741 ± 0.083	1.730 ± 0.124	1.734 ± 0.074
脏体比	10	0.995 ± 0.084	0.963 ± 0.089	0.959 ± 0.054	0.957 ± 0.059
心脏					
脏器重量（g）	10	0.729 ± 0.074	0.760 ± 0.084	0.751 ± 0.075	0.765 ± 0.100
脏体比	10	0.430 ± 0.055	0.419 ± 0.043	0.416 ± 0.034	0.421 ± 0.045
脏脑比	10	0.434 ± 0.061	0.438 ± 0.053	0.434 ± 0.035	0.441 ± 0.054
肝脏					
脏器重量（g）	10	5.313 ± 1.860	6.427 ± 0.884	6.154 ± 0.700	6.139 ± 0.768
脏体比	10	3.106 ± 1.087	3.523 ± 0.233	3.403 ± 0.266	3.370 ± 0.204
脏脑比	10	3.117 ± 1.082	3.695 ± 0.481	3.558 ± 0.323	3.534 ± 0.350
脾脏					
脏器重量（g）	10	0.464 ± 0.058	0.497 ± 0.112	0.504 ± 0.079	0.536 ± 0.138
脏体比	10	0.273 ± 0.039	0.271 ± 0.043	0.279 ± 0.042	0.294 ± 0.063
脏脑比	10	0.275 ± 0.036	0.286 ± 0.064	0.293 ± 0.050	0.308 ± 0.074
肺					
脏器重量（g）	10	1.028 ± 0.131	1.007 ± 0.102	0.987 ± 0.082	0.970 ± 0.113
脏体比	10	0.604 ± 0.070	0.554 ± 0.036	0.547 ± 0.044	0.534 ± 0.047[*]
脏脑比	10	0.609 ± 0.067	0.579 ± 0.054	0.574 ± 0.067	0.560 ± 0.059
肾脏					
脏器重量（g）	10	1.464 ± 0.079	1.562 ± 0.164	1.540 ± 0.161	1.545 ± 0.204
脏体比	10	0.864 ± 0.083	0.859 ± 0.053	0.852 ± 0.073	0.849 ± 0.090
脏脑比	10	0.870 ± 0.071	0.898 ± 0.091	0.891 ± 0.083	0.889 ± 0.092
肾上腺					
脏器重量（g）	10	0.054 ± 0.008	0.052 ± 0.011	0.059 ± 0.003	0.060 ± 0.009
脏体比	10	0.032 ± 0.004	0.028 ± 0.004	0.033 ± 0.002	0.033 ± 0.004
脏脑比	10	0.032 ± 0.005	0.030 ± 0.006	0.034 ± 0.003	0.035 ± 0.005
胸腺					
脏器重量（g）	10	0.522 ± 0.062	0.590 ± 0.076	0.633 ± 0.072[**]	0.588 ± 0.059
脏体比	10	0.307 ± 0.032	0.324 ± 0.024	0.351 ± 0.037[*]	0.326 ± 0.042
脏脑比	10	0.310 ± 0.036	0.340 ± 0.050	0.368 ± 0.053[*]	0.339 ± 0.032
子宫					

（续表）

检测指标	动物数（只/组）	阴性对照组	低剂量组	中剂量组	高剂量组
脏器重量（g）	10	0.414 ± 0.115	0.444 ± 0.135	0.457 ± 0.144	0.441 ± 0.098
脏体比	10	0.243 ± 0.068	0.244 ± 0.070	0.251 ± 0.065	0.242 ± 0.047
脏脑比	10	0.246 ± 0.069	0.257 ± 0.087	0.263 ± 0.072	0.254 ± 0.053
卵巢					
脏器重量（g）	10	0.104 ± 0.013	0.108 ± 0.017	0.111 ± 0.013	0.119 ± 0.028
脏体比	10	0.061 ± 0.007	0.060 ± 0.011	0.061 ± 0.006	0.065 ± 0.015
脏脑比	10	0.062 ± 0.009	0.062 ± 0.009	0.064 ± 0.006	0.068 ± 0.015

注：与阴性对照组相比，$^*P < 0.05$，$^{**}P < 0.01$；脏体比＝脏器重量（g）×100/体重（g），脏脑比＝脏器重量（g）/脑重（g）

表 9-5-75　儿科用复方中药擦剂 DDD 皮肤涂布 13 周对雌鼠脏器重量的影响（给药 13 周；$\bar{X} \pm SD$）

检测指标	动物数（只/组）	阴性对照组	低剂量组	中剂量组	高剂量组
脑					
脏器重量（g）	10	1.986 ± 0.378	1.786 ± 0.075	1.824 ± 0.121	1.934 ± 0.404
脏体比	10	0.827 ± 0.185	0.744 ± 0.086	0.773 ± 0.060	0.852 ± 0.169
心脏					
脏器重量（g）	10	0.892 ± 0.065	0.898 ± 0.100	1.010 ± 0.314	0.904 ± 0.115
脏体比	10	0.370 ± 0.034	0.370 ± 0.022	0.428 ± 0.131	0.399 ± 0.059
脏脑比	10	0.459 ± 0.067	0.504 ± 0.064	0.559 ± 0.196	0.482 ± 0.098
肝脏					
脏器重量（g）	10	6.682 ± 1.043	6.669 ± 0.899	6.420 ± 0.570	6.130 ± 0.550
脏体比	10	2.748 ± 0.232	2.746 ± 0.169	2.719 ± 0.223	2.701 ± 0.242
脏脑比	10	3.457 ± 0.744	3.746 ± 0.584	3.529 ± 0.332	3.258 ± 0.562
脾脏					
脏器重量（g）	10	0.501 ± 0.067	0.548 ± 0.086	0.576 ± 0.098	0.516 ± 0.058
脏体比	10	0.207 ± 0.021	0.228 ± 0.045	0.243 ± 0.034	0.228 ± 0.032
脏脑比	10	0.257 ± 0.044	0.309 ± 0.060	0.317 ± 0.058	0.276 ± 0.055
肺					
脏器重量（g）	10	1.209 ± 0.171	1.206 ± 0.142	1.210 ± 0.120	1.250 ± 0.079
脏体比	10	0.499 ± 0.051	0.499 ± 0.055	0.512 ± 0.043	0.552 ± 0.052
脏脑比	10	0.625 ± 0.124	0.678 ± 0.100	0.665 ± 0.062	0.663 ± 0.097
肾脏					
脏器重量（g）	10	1.783 ± 0.183	1.785 ± 0.228	1.774 ± 0.198	1.724 ± 0.143

（续表）

检测指标	动物数（只/组）	阴性对照组	低剂量组	中剂量组	高剂量组
脏体比	10	0.737 ± 0.045	0.737 ± 0.065	0.750 ± 0.066	0.759 ± 0.051
脏脑比	10	0.916 ± 0.138	1.002 ± 0.142	0.972 ± 0.075	0.917 ± 0.154
肾上腺					
脏器重量（g）	10	0.089 ± 0.026	0.085 ± 0.028	0.085 ± 0.021	0.089 ± 0.023
脏体比	10	0.037 ± 0.012	0.035 ± 0.011	0.036 ± 0.010	0.039 ± 0.009
脏脑比	10	0.045 ± 0.012	0.048 ± 0.015	0.046 ± 0.011	0.048 ± 0.015
胸腺					
脏器重量（g）	10	0.398 ± 0.065	0.365 ± 0.081	0.414 ± 0.053	0.365 ± 0.030
脏体比	10	0.165 ± 0.022	0.150 ± 0.025	0.175 ± 0.015	0.161 ± 0.008
脏脑比	10	0.206 ± 0.044	0.206 ± 0.051	0.227 ± 0.021	0.193 ± 0.028
子宫					
脏器重量（g）	10	0.854 ± 0.323	0.584 ± 0.169	0.565 ± 0.133	0.744 ± 0.329
脏体比	10	0.353 ± 0.135	0.242 ± 0.073	0.241 ± 0.067	0.333 ± 0.161
脏脑比	10	0.428 ± 0.148	0.327 ± 0.098	0.309 ± 0.069	0.396 ± 0.177
卵巢					
脏器重量（g）	10	0.136 ± 0.029	0.131 ± 0.039	0.135 ± 0.044	0.160 ± 0.034
脏体比	10	0.056 ± 0.014	0.054 ± 0.014	0.057 ± 0.019	0.071 ± 0.015
脏脑比	10	0.069 ± 0.013	0.073 ± 0.021	0.074 ± 0.021	0.086 ± 0.023

注：脏体比=脏器重量（g）×100/体重（g），脏脑比=脏器重量（g）/脑重（g）

表 9-5-76　儿科用复方中药擦剂 DDD 皮肤涂布 13 周对雌鼠脏器重量的影响（恢复期结束；$\bar{X}$ ± SD）

检测指标	动物数（只/组）	阴性对照组	低剂量组	中剂量组	高剂量组
脑					
脏器重量（g）	5	1.829 ± 0.096	1.860 ± 0.093	1.834 ± 0.138	1.901 ± 0.103
脏体比	5	0.751 ± 0.108	0.719 ± 0.040	0.712 ± 0.060	0.752 ± 0.092
心脏					
脏器重量（g）	5	0.983 ± 0.084	0.979 ± 0.179	1.019 ± 0.145	0.984 ± 0.088
脏体比	5	0.402 ± 0.057	0.375 ± 0.048	0.393 ± 0.021	0.392 ± 0.072
脏脑比	5	0.538 ± 0.044	0.525 ± 0.084	0.556 ± 0.067	0.519 ± 0.056
肝脏					
脏器重量（g）	5	6.134 ± 0.628	6.658 ± 0.505	6.556 ± 0.357	6.685 ± 0.724
脏体比	5	2.494 ± 0.194	2.567 ± 0.086	2.545 ± 0.168	2.623 ± 0.146

（续表）

检测指标	动物数（只/组）	阴性对照组	低剂量组	中剂量组	高剂量组
脏脑比	5	3.366 ± 0.424	3.578 ± 0.174	3.581 ± 0.161	3.523 ± 0.409
脾脏					
脏器重量（g）	5	0.476 ± 0.069	0.595 ± 0.079	0.585 ± 0.134	0.602 ± 0.029
脏体比	5	0.193 ± 0.015	0.229 ± 0.023	0.224 ± 0.026	0.238 ± 0.029
脏脑比	5	0.261 ± 0.041	0.319 ± 0.032	0.318 ± 0.062	0.317 ± 0.024
肺					
脏器重量（g）	5	1.246 ± 0.202	1.277 ± 0.095	1.258 ± 0.082	1.373 ± 0.186
脏体比	5	0.504 ± 0.047	0.493 ± 0.041	0.489 ± 0.038	0.540 ± 0.066
脏脑比	5	0.684 ± 0.127	0.688 ± 0.059	0.689 ± 0.062	0.724 ± 0.106
肾脏					
脏器重量（g）	5	1.748 ± 0.093	1.891 ± 0.195	1.859 ± 0.188	1.923 ± 0.159
脏体比	5	0.715 ± 0.082	0.729 ± 0.061	0.719 ± 0.050	0.757 ± 0.065
脏脑比	5	0.958 ± 0.063	1.016 ± 0.082	1.013 ± 0.065	1.011 ± 0.060
肾上腺					
脏器重量（g）	5	0.069 ± 0.006	0.078 ± 0.012	0.082 ± 0.014	0.082 ± 0.015
脏体比	5	0.028 ± 0.004	0.030 ± 0.004	0.032 ± 0.005	0.033 ± 0.008
脏脑比	5	0.038 ± 0.002	0.042 ± 0.006	0.044 ± 0.005	0.043 ± 0.009
胸腺					
脏器重量（g）	5	0.311 ± 0.093	0.322 ± 0.047	0.327 ± 0.066	0.329 ± 0.095
脏体比	5	0.124 ± 0.024	0.125 ± 0.023	0.126 ± 0.020	0.128 ± 0.026
脏脑比	5	0.172 ± 0.058	0.173 ± 0.028	0.179 ± 0.037	0.175 ± 0.058
子宫					
脏器重量（g）	5	0.704 ± 0.120	0.784 ± 0.137	0.742 ± 0.316	0.736 ± 0.197
脏体比	5	0.285 ± 0.034	0.304 ± 0.060	0.292 ± 0.134	0.293 ± 0.090
脏脑比	5	0.386 ± 0.070	0.424 ± 0.087	0.401 ± 0.148	0.389 ± 0.113
卵巢					
脏器重量（g）	5	0.143 ± 0.023	0.147 ± 0.020	0.182 ± 0.082	0.163 ± 0.039
脏体比	5	0.059 ± 0.014	0.057 ± 0.006	0.070 ± 0.031	0.065 ± 0.016
脏脑比	5	0.078 ± 0.009	0.079 ± 0.010	0.097 ± 0.037	0.086 ± 0.018

注：脏体比=脏器重量（g）×100/体重（g），脏脑比=脏器重量（g）/脑重（g）

19. 病理诊断结果

（1）给药4周：阴性对照组及低、中和高剂量组动物剖检时，大体解剖检查各脏器未见明显异常。组织病理学检查如下（表9-5-77，图9-5-27～图9-5-32）。

1）大脑：阴性对照组和高剂量组大脑皮质和灰质神经元分层排列整齐，未见明显病变。

2）小脑：阴性对照组和高剂量组小脑皮质分子

表 9-5-77　儿科用复方中药擦剂 DDD 幼龄大鼠皮肤涂布 13 周长期毒性伴随毒代动力学和局部刺激性试验组织病理学检查汇总表

脏器名称	病变描述	病变程度	给药 4 周		给药期 13 周		恢复期结束	
			阴性对照组	高剂量组	阴性对照组	高剂量组	阴性对照组	高剂量组
心脏	小灶性慢性炎症细胞浸润	±	0/20	0/20	2/20	2/20	2/10	2/10
肺	慢性间质性肺炎	+	0/20	0/20	0/20	0/20	1/10	0/10
	血栓机化	+	0/20	0/20	0/20	0/20	1/10	0/10
	泡沫细胞增多	±	0/20	0/20	0/20	1/20	1/10	3/10
肾脏	间质慢性炎症细胞浸润	±	1/20	1/20	1/20	1/20	1/10	1/10
	肾小管上皮细胞变性	±	0/20	0/20	0/20	0/20	1/10	1/10
肝脏	肝细胞空泡变性	±	0/20	0/20	3/20	5/20	2/10	2/10
	小灶性慢性炎症细胞浸润	±	3/20	4/20	3/20	5/20	3/10	3/10
	胆小管、血管上皮细胞增生，间质纤维化	+	0/20	0/20	0/20	0/20	1/10	0/10
前列腺	间质慢性炎症细胞浸润		0/10	0/10	2/10	2/10	1/5	2/5
胸腺	髓窦扩张	+	0/20	0/20	1/20	1/20	0/10	0/10
	囊肿形成	±	0/20	0/20	0/20	1/20	0/10	0/10
哈氏腺	间质慢性炎症细胞浸润	+	2/20	1/20	1/20	1/20	1/10	0/10
	腺上皮细胞空泡变性	±	0/20	0/20	0/20	1/20	0/10	0/10
肠系膜淋巴结	髓窦扩张	+	0/20	0/20	2/20	0/20	0/10	0/10

注：±，轻微；+，轻度；++，中度；+++，重度。表中数据以病变比例表示，即病变动物数量/该组在该时间点解剖时的动物数量

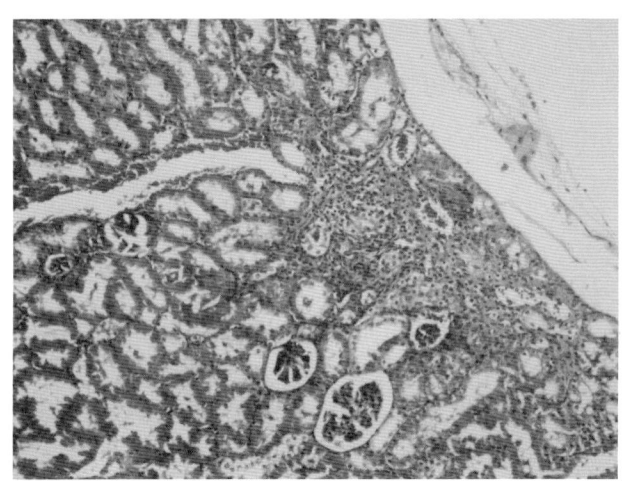

图9-5-27　阴性对照组036#肾脏间质局部慢性炎症细胞浸润（×100）

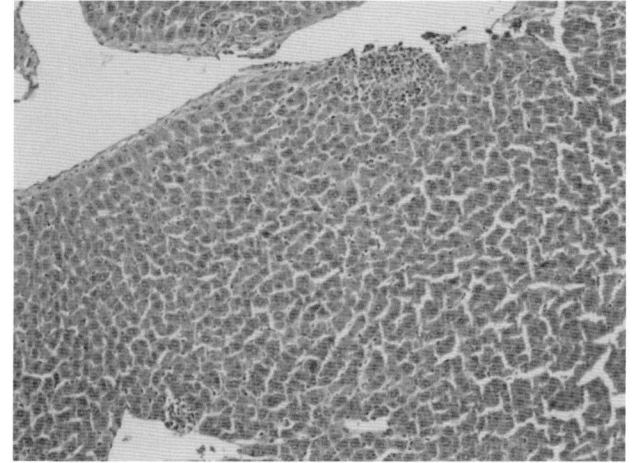

图9-5-28　阴性对照组172#肝脏局部小灶性慢性炎症细胞浸润（×100）

层、浦肯野细胞层和颗粒层分层排列整齐，形态正常，未见明显病变。

3）脑干：阴性对照组和高剂量组脑干神经元和

神经胶质细胞形态正常，未见明显病变。

4）脊髓：颈段、胸段和腰段阴性对照组与高剂量组脊髓灰质和白质分界清楚，神经元细胞内可见粗

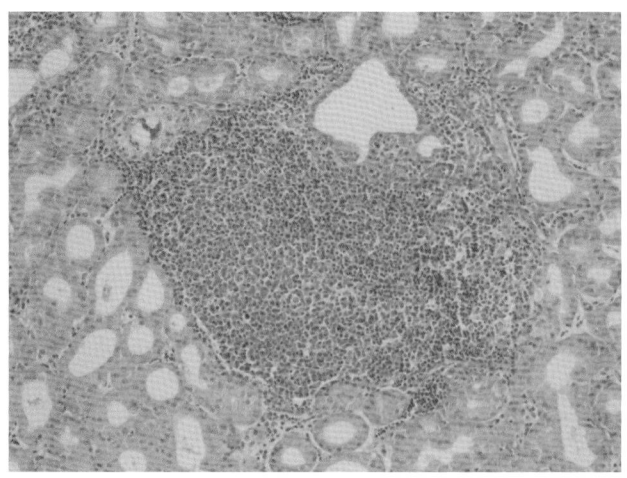

图9-5-29　阴性对照组188#哈氏腺间质中淋巴滤泡形成（×100）

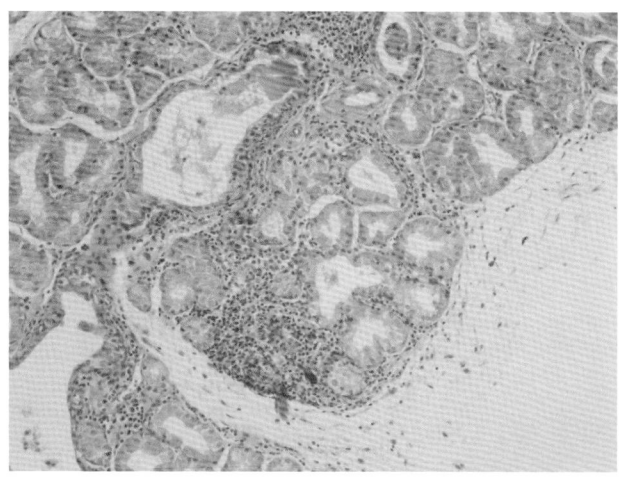

图9-5-30　阴性对照组172#哈氏腺间质慢性炎症细胞浸润（×100）

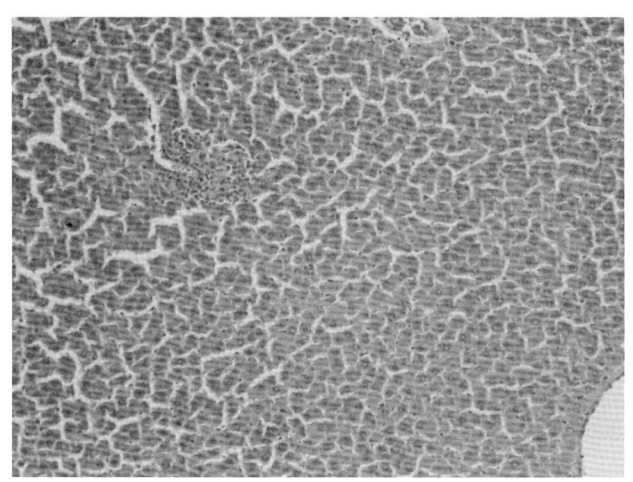

图9-5-31　高剂量组049#肝脏局部小灶性慢性炎症细胞浸润（×100）

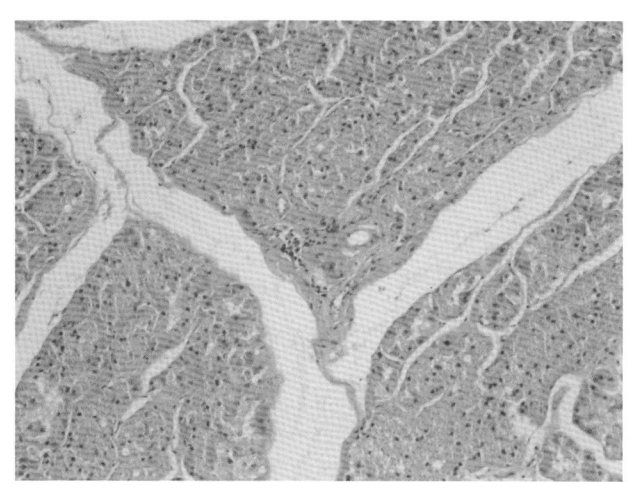

图9-5-32　高剂量组049#哈氏腺间质慢性炎症细胞浸润（×100）

大的尼氏体，未见明显病变。

5）垂体：阴性对照组和高剂量组腺垂体和神经垂体内细胞成分、形态正常，未见明显病变。

6）胸腺：阴性对照组和高剂量组胸腺小叶结构清晰，皮髓质发育良好，未见明显病变。

7）甲状腺：阴性对照组和高剂量组甲状腺滤泡内充满胶质，滤泡上皮形态正常，未见明显病变。

8）甲状旁腺：阴性对照组和高剂量组甲状旁腺细胞排列成索团状，形态完整，未见明显病变。

9）食管：阴性对照组和高剂量组黏膜、黏膜下层、肌层和外膜界限分明，形态清晰，未见明显病变。

10）唾液腺：阴性对照组和高剂量组唾液腺内可见腺泡小叶结构，小叶内浆液性腺泡和黏液性腺泡混合存在，未见明显病变。

11）胃：阴性对照组和高剂量组黏膜、黏膜下层、肌层和浆膜排列整齐，未见明显病变。

12）十二指肠：阴性对照组和高剂量组十二指肠黏膜、黏膜下层、肌层和外膜排列整齐，未见明显病变。

13）空肠和回肠：阴性对照组和高剂量组黏膜、黏膜下层、肌层和外膜排列整齐，肠绒毛形态正常，未见明显病变。

14）盲肠、结肠和直肠：阴性对照组和高剂量组黏膜、黏膜下层、肌层和外膜排列整齐，未见明显病变。

15）肝脏：阴性对照组3只（036#、056#雄性和172#雌性）、高剂量组4只（018#、049#、072#雄性和191#雌性）局部小灶性慢性炎症细胞浸润。其他动物肝脏小叶结构清晰，肝细胞板层样规则排列，未见明显病变。

16）肾脏：阴性对照组1只（036#雄性）、高剂量组1只（072#雄性）间质局部慢性炎症细胞浸润。其他动物肾脏肾小球散在分布于肾小管之间，肾小管上皮细胞排列整齐，未见明显异常。

17）肾上腺：阴性对照组和高剂量组肾上腺皮质和髓质排列规则，未见明显病变。

18）脾脏：阴性对照组和高剂量组脾脏白髓和红髓比例正常，未见明显病变。

19）胰腺：阴性对照组和高剂量组均未见明显病变，小叶结构完整、清晰，外分泌部的导管及腺泡未见病变，胰岛散在分布于胰腺中。

20）气管：阴性对照组和高剂量组黏膜层、黏膜下层和外膜三层分界清楚，未见明显病变。

21）肺：阴性对照组和高剂量组支气管上皮由假复层纤毛柱状逐渐过渡为单层纤毛柱状上皮，肺泡和肺间质内结缔组织、血管未见明显病变。

22）主动脉：阴性对照组和高剂量组弹性纤维纹理清晰，未见明显病变。

23）心脏：阴性对照组和高剂量组心肌细胞横纹清晰，未见明显病变。

24）子宫：阴性对照组和高剂量组子宫内膜、肌层和外膜分界明显，子宫内膜被覆单层柱状上皮。

25）宫颈：阴性对照组和高剂量组子宫颈柱状上皮与复层扁平上皮移行，分界清晰，未见明显病变。

26）阴道：阴性对照组和高剂量组阴道黏膜、肌层和外膜完整，黏膜突起形成皱襞，未见明显病变。

27）卵巢：阴性对照组和高剂量组卵巢可见处于不同发育阶段的卵泡，未见明显病变。

28）输卵管：阴性对照组和高剂量组输卵管黏膜、肌层和浆膜层结构完整，上皮形态正常。

29）乳腺：阴性对照组和高剂量组乳腺小叶内可见腺泡和导管分布于结缔组织内，腺泡和导管上皮形态正常。

30）睾丸：阴性对照组和高剂量组曲精小管由支持细胞和生精细胞组成的复层生精上皮构成，各级生精细胞发育正常，未见明显病变。

31）附睾：阴性对照组和高剂量组附睾管黏膜为假复层柱状上皮，管壁可见较多平滑肌，管内充满精子，未见明显病变。

32）前列腺：阴性对照组和高剂量组腺上皮呈单层扁平、立方或假复层柱状，腔内充满分泌物，未见

明显病变。

33）精囊腺：阴性对照组和高剂量组腺上皮为假复层柱状上皮，黏膜形成皱褶突向腔内，腔内充满分泌物，未见明显病变。

34）膀胱：阴性对照组和高剂量组膀胱黏膜形成皱褶突向腔内，变移上皮形态正常，未见明显病变。

35）坐骨神经：阴性对照组和高剂量组可见圆形轴突和髓鞘，形态正常，未见明显病变。

36）骨骼肌：阴性对照组和高剂量组骨骼肌肌纤维呈长带状，平行排列，肌纤维间可见少量结缔组织和毛细血管，未见明显病变。

37）眼睛：阴性对照组和高剂量组眼球壁纤维膜、血管膜和视网膜依次排列，结构清晰，未见明显病变。

38）哈氏腺：阴性对照组1只（188#雌性）间质中淋巴滤泡形成；阴性对照组2只（172#、188#雌性）、高剂量组1只（049#雄性）间质慢性炎症细胞浸润。其他动物哈氏腺腺泡呈不规则团状排列，腺上皮结构完整，未见明显病变。

39）颈部淋巴结：阴性对照组和高剂量组颈部淋巴结皮质可见散在淋巴小结，髓质内髓索和淋巴窦呈网状分布，未见明显病变。

40）肠系膜淋巴结：阴性对照组和高剂量组淋巴结皮质可见散在淋巴小结，髓质内髓索和淋巴窦呈网状分布，未见明显病变。

41）皮肤：阴性对照组和高剂量组皮肤内皮脂腺、汗腺呈散在分布，表皮和真皮界限清晰，未见明显病变。

42）给药局部：阴性对照组和高剂量组皮肤内皮脂腺、汗腺呈散在分布，表皮和真皮界限清晰，未见明显病变。

43）胸骨：阴性对照组和高剂量组骨髓内含红系、粒系，多核巨细胞含量合理，未见明显病变。

44）股骨：阴性对照组和高剂量组股骨生长板软骨细胞柱呈长条状排列，骨小梁呈条索状排列，未见明显病变。

（2）给药13周：阴性对照组及低、中和高剂量组动物剖检时，大体解剖检查均未见明显异常。组织病理学检查如下（图9-5-33～图9-5-38）。

1）大脑：阴性对照组和高剂量组大脑皮质和灰质神经元分层排列整齐，未见明显病变。

2）小脑：阴性对照组和高剂量组小脑皮质分子

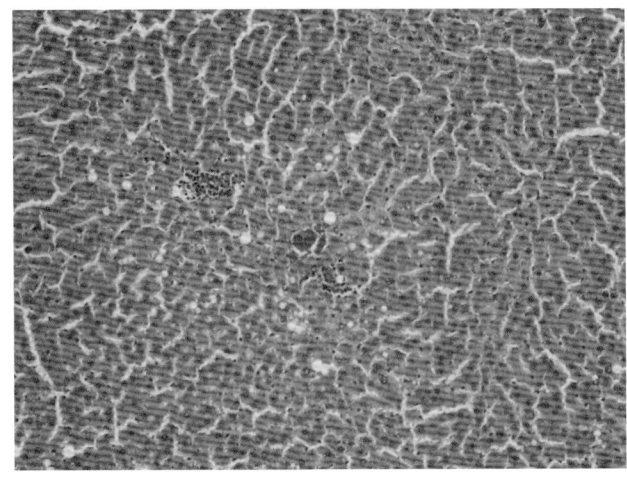

图9-5-33　阴性对照组092#肝小叶内少量肝细胞空泡变性，局部小
　　　　　灶性慢性炎症细胞浸润（×100）

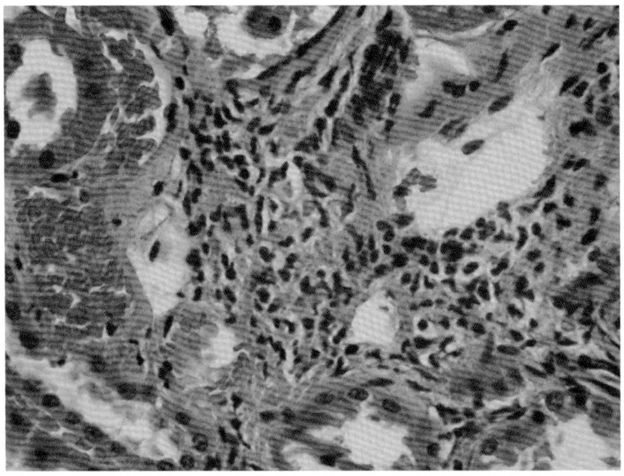

图9-5-34　阴性对照组112#肾脏间质局部慢性炎症细胞浸润
　　　　　（×100）

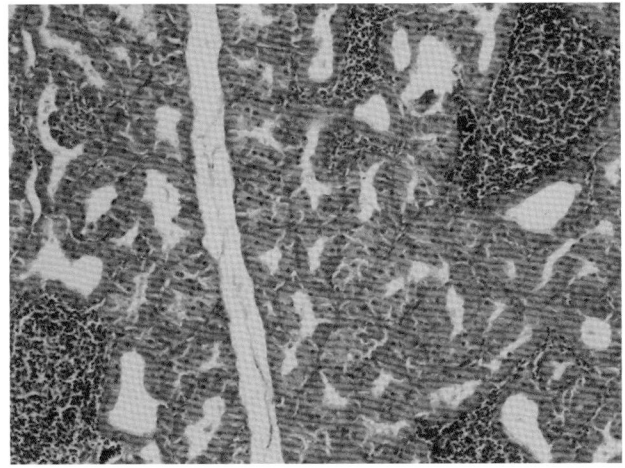

图9-5-35　阴性对照组255#哈氏腺间质中淋巴滤泡形成（×100）

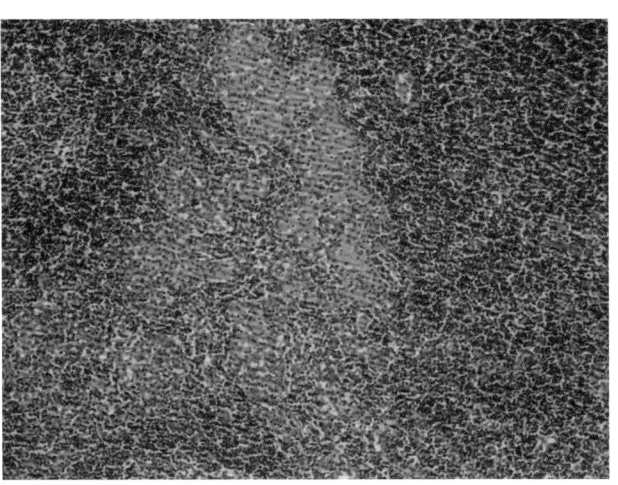

图9-5-36　阴性对照组232#肠系膜淋巴结髓窦扩张（×100）

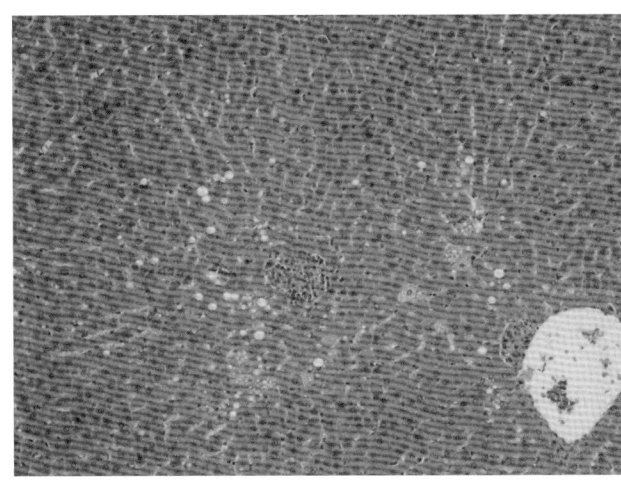

图9-5-37　高剂量组090#肝小叶内少量肝细胞空泡变性，局部小灶
　　　　　性慢性炎症细胞浸润（×100）

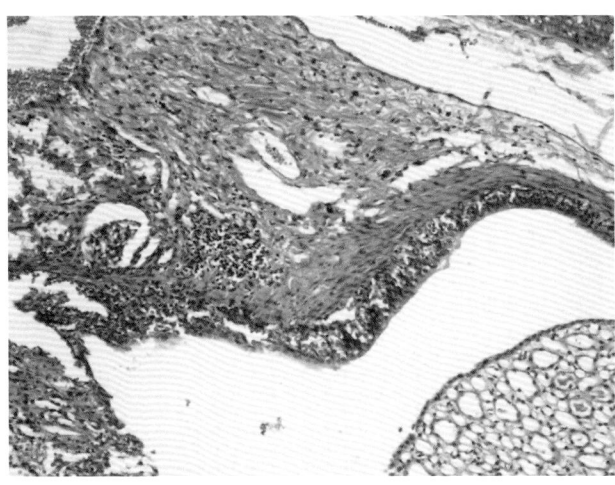

图9-5-38　高剂量组260#肾脏间质局部慢性炎症细胞浸润（×100）

层、浦肯野细胞层和颗粒层分层排列整齐，形态正常，未见明显病变。

3）脑干：阴性对照组和高剂量组脑干神经元和神经胶质细胞形态正常，未见明显病变。

4）脊髓（颈段、胸段和腰段）：阴性对照组和高剂量组脊髓灰质和白质分界清楚，神经元细胞内可见粗大的尼氏体，未见明显病变。

5）垂体：阴性对照组和高剂量组腺垂体和神经垂体内细胞成分、形态正常，未见明显病变。

6）胸腺：阴性对照组1只（208#雌性）、高剂量组1只（245#雌性）胸腺髓窦扩张，高剂量组1只（203#雌性）胸腺轻度囊肿形成。其他动物胸腺小叶结构清晰，皮髓质发育良好，未见明显病变。

7）甲状腺：阴性对照组和高剂量组甲状腺滤泡内充满胶质，滤泡上皮形态正常，未见明显病变。

8）甲状旁腺：阴性对照组和高剂量组甲状旁腺细胞排列成索团状，形态完整，未见明显病变。

9）食管：阴性对照组和高剂量组黏膜、黏膜下层、肌层和外膜界限分明，形态清晰，未见明显病变。

10）唾液腺：阴性对照组和高剂量组唾液腺内可见腺泡小叶结构，小叶内浆液性腺泡和黏液性腺泡混合存在，未见明显病变。

11）胃：阴性对照组和高剂量组黏膜、黏膜下层、肌层和浆膜排列整齐，未见明显病变。

12）十二指肠：阴性对照组和高剂量组十二指肠黏膜、黏膜下层、肌层和外膜排列整齐，未见明显病变。

13）空肠和回肠：阴性对照组和高剂量组黏膜、黏膜下层、肌层和外膜排列整齐，肠绒毛形态正常，未见明显病变。

14）盲肠、结肠和直肠：阴性对照组和高剂量组黏膜、黏膜下层、肌层和外膜排列整齐，未见明显病变。

15）肝脏：阴性对照组3只（069#、077#、092#雄性）、高剂量组5只（076#、090#、096#、108#雄性；203#雌性）肝小叶内少量肝细胞空泡变性，局部小灶性慢性炎症细胞浸润。其他动物肝脏小叶结构清晰，肝细胞板层样规则排列，未见明显病变。

16）肾脏：阴性对照组1只（112#雄性）、高剂量组1只（260#雌性）间质局部慢性炎症细胞浸润。其他动物肾脏肾小球散在分布于肾小管之间，肾小管上皮细胞排列整齐，未见明显异常。

17）肾上腺：阴性对照组和高剂量组肾上腺皮质和髓质排列规则，未见明显病变。

18）脾脏：阴性对照组和高剂量组脾脏白髓和红髓比例正常，未见明显病变。

19）胰腺：阴性对照组和高剂量组均未见明显病变，小叶结构完整、清晰，外分泌部的导管及腺泡未见病变，胰岛散在分布于胰腺中。

20）气管：阴性对照组和高剂量组黏膜层、黏膜下层和外膜三层分界清楚，未见明显病变。

21）肺：高剂量组1只（203#雌性）肺泡腔中泡沫细胞轻微增多。其他动物肺泡内可见各级支气管被覆假复层柱状纤毛上皮，肺泡和肺间质内结缔组织、血管未见明显病变。

22）主动脉：阴性对照组和高剂量组弹性纤维纹理清晰，未见明显病变。

23）心脏：阴性对照组2只（100#、117#雄性）、高剂量组2只（086#、087#雄性）心肌小灶性慢性炎症细胞浸润。其他动物心肌细胞横纹清晰，未见明显病变。

24）子宫：阴性对照组和高剂量组子宫内膜、肌层和外膜分界明显，子宫内膜被覆单层柱状上皮。

25）宫颈：阴性对照组和高剂量组子宫颈柱状上皮与复层扁平上皮移行，分界清晰，未见明显病变。

26）阴道：阴性对照组和高剂量组阴道黏膜、肌层和外膜完整，黏膜突起形成皱襞，未见明显病变。

27）卵巢：阴性对照组和高剂量组卵巢可见处于不同发育阶段的卵泡，未见明显病变。

28）输卵管：阴性对照组和高剂量组输卵管黏膜、肌层和浆膜层结构完整，上皮形态正常。

29）乳腺：阴性对照组和高剂量组乳腺小叶内可见腺泡和导管分布于结缔组织内，腺泡和导管上皮形态正常。

30）睾丸：阴性对照组和高剂量组曲精小管由支持细胞和生精细胞组成的复层生精上皮构成，各级生精细胞发育正常，未见明显病变。

31）附睾：阴性对照组和高剂量组附睾管黏膜为假复层柱状上皮，管壁可见较多平滑肌，管内充满精子，未见明显病变。

32）前列腺：阴性对照组2只（067#、112#雄性）、高剂量组2只（078#、090#雄性）间质增宽、水肿和慢性炎症细胞浸润。其他动物腺上皮呈单层扁平、立方或假复层柱状，腔内充满分泌物，未见明显病变。

33）精囊腺：阴性对照组和高剂量组腺上皮为假复层柱状上皮，黏膜形成皱褶突向腔内，腔内充满分泌物，未见明显病变。

34）膀胱：阴性对照组和高剂量组膀胱黏膜形成皱褶突向腔内，变移上皮态正常，未见明显病变。

35）坐骨神经：阴性对照组和高剂量组可见圆形轴突和髓鞘，形态正常，未见明显病变。

36）骨骼肌：阴性对照组和高剂量组骨骼肌肌纤维呈长带状，平行排列，肌纤维间可见少量结缔组织和毛细血管，未见明显病变。

37）眼睛：阴性对照组和高剂量组眼球壁纤维膜、血管膜和视网膜依次排列，结构清晰，未见明显病变。

38）哈氏腺：阴性对照组1只（255#雌性）间质中淋巴滤泡形成，高剂量组1只（108#雄性）腺泡上皮细胞轻微空泡变性。其他动物哈氏腺腺泡呈不规则团状排列，腺上皮结构完整，未见明显病变。

39）颈部淋巴结：阴性对照组和高剂量组颈部淋巴结皮质可见散在淋巴小结，髓质内髓索和淋巴窦呈网状分布，未见明显病变。

40）肠系膜淋巴结：阴性对照组2只（232#、254#雌性）淋巴结髓窦扩张。其他动物淋巴结皮质可见散在淋巴小结，髓质内髓索和淋巴窦呈网状分布，未见明显病变。

41）皮肤：阴性对照组和高剂量组皮肤内皮脂腺、汗腺呈散在分布，表皮和真皮界限清晰，未见明显病变。

42）给药局部：阴性对照组和高剂量组皮肤内皮脂腺、汗腺呈散在分布，表皮和真皮界限清晰，未见明显病变。

43）胸骨：阴性对照组和高剂量组骨髓内含红系、粒系，多核巨细胞含量合理，未见明显病变。

44）股骨：阴性对照组和高剂量组股骨生长板软骨细胞柱呈长条状排列，骨小梁呈条索状排列，未见明显病变。

（3）恢复期结束：阴性对照组及低、中和高剂量组动物剖检时，大体解剖检查均未见明显异常。组织病理学检查如下（图9-5-39～图9-5-44）。

1）大脑：阴性对照组和高剂量组大脑皮质和灰质神经元分层排列整齐，未见明显病变。

2）小脑：阴性对照组和高剂量组小脑皮质分子层、浦肯野细胞层和颗粒层分层排列整齐，形态正常，未见明显病变。

3）脑干：阴性对照组和高剂量组脑干神经元和神经胶质细胞形态正常，未见明显病变。

4）脊髓（颈段、胸段和腰段）：阴性对照组和高剂量组脊髓灰质和白质分界清楚，神经元细胞内可见粗大的尼氏体，未见明显病变。

5）垂体：阴性对照组和高剂量组腺垂体和神经垂体内细胞成分、形态正常，未见明显病变。

6）胸腺：阴性对照组和高剂量组胸腺小叶结构清晰，皮髓质发育良好，未见明显病变。

7）甲状腺：阴性对照组和高剂量组甲状腺滤泡内充满胶质，滤泡上皮形态正常，未见明显病变。

8）甲状旁腺：阴性对照组和高剂量组甲状旁腺细胞排列成索团状，形态完整，未见明显病变。

9）食管：阴性对照组和高剂量组黏膜、黏膜下层、肌层和外膜界限分明，形态清晰，未见明显病变。

10）唾液腺：阴性对照组和高剂量组唾液腺内可见腺泡小叶结构，小叶内浆液性腺泡和黏液性腺泡混合存在，未见明显病变。

11）胃：阴性对照组和高剂量组黏膜、黏膜下层、肌层和浆膜排列整齐，未见明显病变。

12）十二指肠：阴性对照组和高剂量组十二指肠黏膜、黏膜下层、肌层和外膜排列整齐，未见明显病变。

13）空肠和回肠：阴性对照组和高剂量组黏膜、黏膜下层、肌层和外膜排列整齐，肠绒毛形态正常，未见明显病变。

14）盲肠、结肠和直肠：阴性对照组和高剂量组黏膜、黏膜下层、肌层和外膜排列整齐，未见明显病变。

15）肝脏：阴性对照组2只（134#、140#雄性）、高剂量组2只（119#、122#雄性）肝小叶内少量肝细胞空泡变性，局部小灶性慢性炎症细胞浸润；阴性对照组1只（264#雌性）、高剂量组1只（278#雌性）局部小灶性慢性炎症细胞浸润；阴性对照组1只（120#雄性）胆小管上皮细胞轻微增生。其他动物肝小叶结构清晰，肝细胞板层样规则排列，未见明显病变。

16）肾脏：阴性对照组1只（138#雄性）肾脏间质局部慢性炎症细胞浸润。其他动物肾小球散在分布

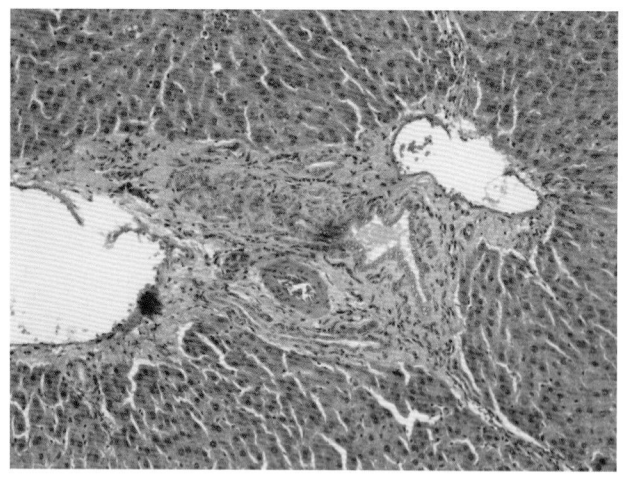

图9-5-39　阴性对照组120#肝脏胆小管上皮细胞轻微增生（×100）

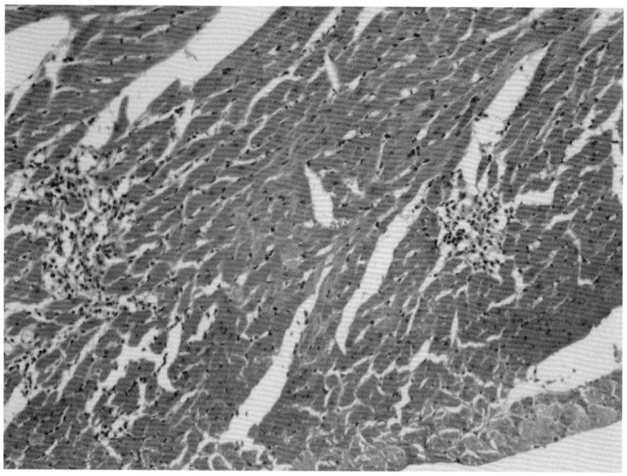

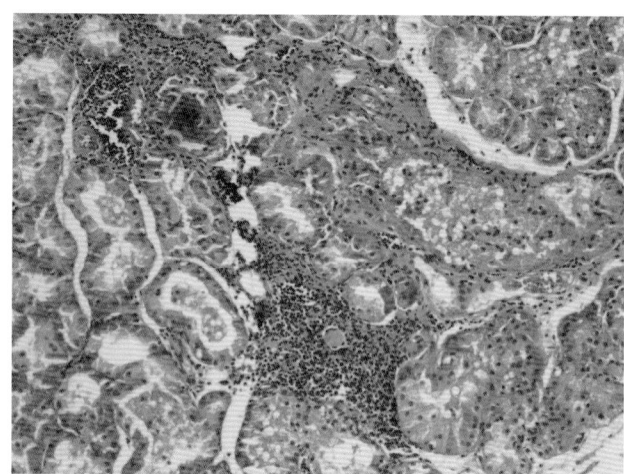

图9-5-40　阴性对照组138#心肌小灶性慢性炎症细胞浸润（×100）

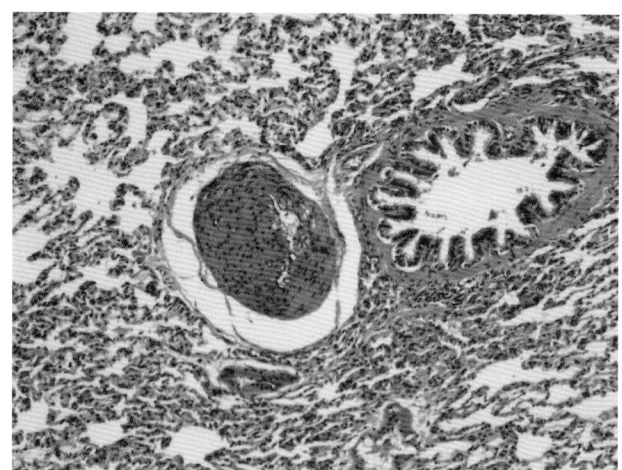

图9-5-41　阴性对照组140#肺血栓机化（×100）

图9-5-42　阴性对照组120#哈氏腺间质慢性炎症细胞浸润（×100）

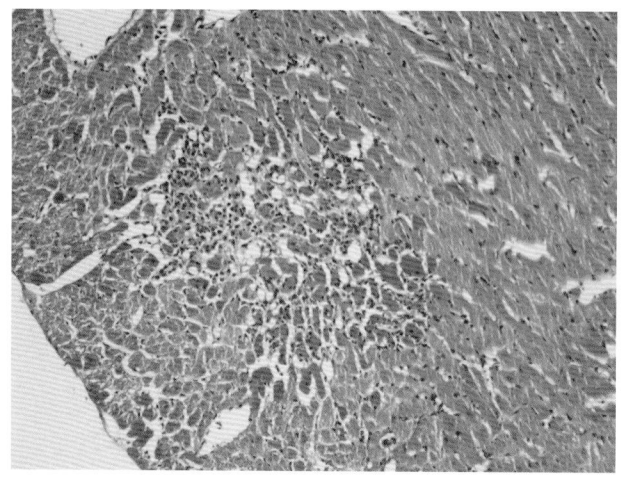

图9-5-43　高剂量组118#心肌小灶性慢性炎症细胞浸润（×100）

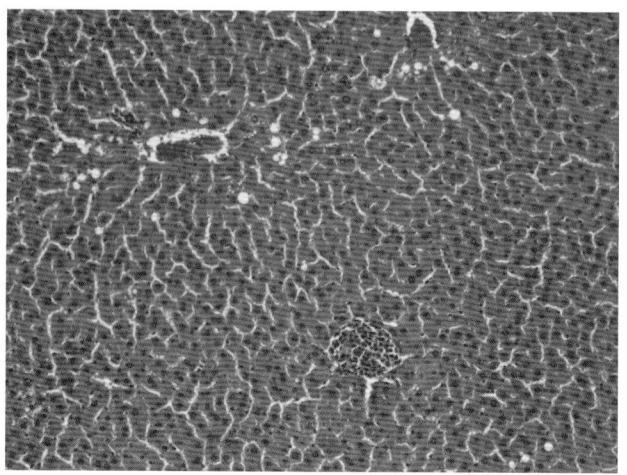

图9-5-44　高剂量组119#肝小叶内少量肝细胞空泡变性，局部小灶性慢性炎症细胞浸润（×100）

于肾小管之间，肾小管上皮细胞排列整齐，未见明显异常。

17）肾上腺：阴性对照组和高剂量组肾上腺皮质和髓质排列规则，未见明显病变。

18）脾脏：阴性对照组和高剂量组脾脏白髓和红髓比例正常，未见明显病变。

19）胰腺：阴性对照组和高剂量组均未见明显病变，小叶结构完整、清晰，外分泌部的导管及腺泡未见病变，胰岛散在分布于胰腺中。

20）气管：阴性对照组和高剂量组黏膜层、黏膜下层和外膜三层分界清楚，未见明显病变。

21）肺：阴性对照组1只（140#雄性）慢性间质性肺炎及血栓机化；阴性对照组1只（273#雌性）、高剂量组3只（118#雄性；280#、288#雌性）肺泡腔中泡沫细胞轻微增多。肺泡内可见各级支气管被覆假复层柱状纤毛上皮，肺泡和肺间质内结缔组织、血管未见明显病变。

22）主动脉：阴性对照组和高剂量组弹性纤维纹理清晰，未见明显病变。

23）心脏：阴性对照组2只（134#、138#雄性）、高剂量组2只（118#、144#雄性）心肌小灶性慢性炎症细胞浸润。其他动物心肌细胞横纹清晰，未见明显病变。

24）子宫：阴性对照组和高剂量组子宫内膜、肌层和外膜分界明显，子宫内膜被覆单层柱状上皮。

25）宫颈：阴性对照组和高剂量组子宫颈柱状上皮与复层扁平上皮移行，分界清晰，未见明显病变。

26）阴道：阴性对照组和高剂量组阴道黏膜、肌层和外膜完整，黏膜突起形成皱襞，未见明显病变。

27）卵巢：阴性对照组和高剂量组卵巢可见处于不同发育阶段的卵泡，未见明显病变。

28）输卵管：阴性对照组和高剂量组输卵管黏膜、肌层和浆膜层结构完整，上皮形态正常。

29）乳腺：阴性对照组和高剂量组乳腺小叶内可见腺泡和导管分布于结缔组织内，腺泡和导管上皮形态正常。

30）睾丸：阴性对照组和高剂量组曲精小管由支持细胞和生精细胞组成的复层生精上皮构成，各级生精细胞发育正常，未见明显病变。

31）附睾：阴性对照组和高剂量组附睾管黏膜为假复层柱状上皮，管壁可见较多平滑肌，管内充满精子，未见明显病变。

32）前列腺：阴性对照组1只（134#雄性）、高剂量组2只（119#、122#雄性）间质增宽、水肿、慢性炎症细胞浸润。其他动物腺上皮呈单层扁平、立方或假复层柱状，腔内充满分泌物，未见明显病变。

33）精囊腺：阴性对照组和高剂量组腺上皮为假复层柱状上皮，黏膜形成皱褶突向腔内，腔内充满分泌物，未见明显病变。

34）膀胱：阴性对照组和高剂量组膀胱黏膜形成皱褶突向腔内，变移上皮态正常，未见明显病变。

35）坐骨神经：阴性对照组和高剂量组可见圆形轴突和髓鞘，形态正常，未见明显病变。

36）骨骼肌：阴性对照组和高剂量组骨骼肌肌纤维呈长带状，平行排列，肌纤维间可见少量结缔组织和毛细血管，未见明显病变。

37）眼睛：阴性对照组和高剂量组眼球壁纤维膜、血管膜和视网膜依次排列，结构清晰，未见明显病变。

38）哈氏腺：阴性对照组1只（120#雄性）间质慢性炎症细胞浸润。其他动物哈氏腺腺泡呈不规则团状排列，腺上皮结构完整，未见明显病变。

39）颈部淋巴结：阴性对照组和高剂量组颈部淋巴结皮质可见散在淋巴小结，髓质内髓索和淋巴窦呈网状分布，未见明显病变。

40）肠系膜淋巴结：阴性对照组和高剂量组淋巴结皮质可见散在淋巴小结，髓质内髓索和淋巴窦呈网状分布，未见明显病变。

41）皮肤：阴性对照组和高剂量组皮肤内皮脂腺、汗腺呈散在分布，表皮和真皮界限清晰，未见明显病变。

42）给药局部：阴性对照组和高剂量组皮肤内皮脂腺、汗腺呈散在分布，表皮和真皮界限清晰，未见明显病变。

43）胸骨：阴性对照组和高剂量组骨髓内含红系、粒系，多核巨细胞含量合理，未见明显病变。

44）股骨：阴性对照组和高剂量组股骨生长板软骨细胞柱呈长条状排列，骨小梁呈条索状排列，未见明显病变。

（十二）影响研究可靠性和造成研究工作偏离试验方案的异常情况

（1）因毒代检测安排在采血当天进行，首次和末次给药当天的受试物-介质混合浓度和含量检测时间上与之冲突，故在首次和末次给药前进行了该项检测，结果均符合要求，认为该项偏离不会影响研究的可靠性。

（2）由于统计分析数据有所延误，故总结报告完成时间推迟，该项偏离不会影响研究的可靠性。

（十三）讨论

1. 一般状况·给药期4周、13周和恢复期（4周），阴性对照组及低、中和高剂量组动物一般状况均未见明显异常，认为皮肤涂布给予儿科用复方中药擦剂DDD 13周，不会对大鼠的外观、行为、对刺激的反应和排泄物等造成明显影响。

2. 生长发育

（1）体重和增重：① 体重：给药期（13周）和恢复期（4周），低、中和高剂量组雌雄大鼠体重均呈逐渐增高趋势，增重幅度逐渐变缓，阴性对照组与之变化一致，该现象与幼龄动物体重增长规律一致；② 增重：中和高剂量组雄鼠$D_{27} \sim D_{31}$增重明显增高（$P < 0.05$或$P < 0.01$），为一过性表现；主要是由于恢复期观察留存的雄性动物体重本底值比较高，故而产生统计学差异，无明确的毒理学意义。雌鼠增重在给药器和恢复期均未见统计学差异（$P > 0.05$）。综合分析，认为皮肤涂布儿科用复方中药擦剂DDD 13周对雌雄幼龄大鼠的体重无明显影响。

（2）生长相关激素：① 与阴性对照组相比，给药期（13周）结束时，雄鼠低剂量组IGF-1升高；但幅度较小（阴性对照组16.4 ng/L ± 2.7 ng/L，低剂量组27.5 ng/L ± 9.2 ng/L）；其余各组GH、IGF-1和IGFBP-3水平均未见统计学差异（$P > 0.05$）；恢复期结束时，各剂量组生长相关激素均未见明显波动，无统计学差异（$P > 0.05$）。整体看来，上述激素变化未见时间-反应和剂量-反应关系，同时也未偏离本中心同龄大鼠相应的整体数值范围；② 与阴性对照组相比，给药期（4周）结束时，雌鼠低、中和高剂量组GH降低，具有统计学差异（$P < 0.01$或$P < 0.05$），但幅度较小；其余各组GH、IGF-1和IGFBP-3水平均未见统计学差异（$P > 0.05$）；恢复期结束时，各剂量组生长相关激素均未见明显波动，无统计学差异（$P > 0.05$）。整体看来，上述激素变化未见时间-反应和剂量-反应关系，同时也均未偏离本中心同龄大鼠相应的整体数值范围。综合分析，认为皮肤涂布儿科用复方中药擦剂DDD 13周对雌雄幼龄大鼠的生长相关激素水平无明显影响。

3. 摄食量·给药期至恢复期结束，低、中和高剂量组雌雄大鼠摄食量均呈缓慢增加趋势，阴性对照组亦表现出相似变化，该现象与动物体重和增重指标具有较好一致性，为正常的生理性增加，表明皮肤涂布儿科用复方中药擦剂DDD 13周对雌雄幼龄大鼠摄食量不会产生明显影响。

4. 眼科检查·给药期4周、13周和恢复期（4周），阴性对照、低、中和高剂量组雌雄大鼠眼科检查均无异常，表明皮肤涂布儿科用复方中药擦剂DDD 13周对雌雄幼龄大鼠眼睑、眼球和瞳孔等不会产生影响。

5. 血液学指标

（1）雄鼠：与阴性对照组相比，给药4周时，低剂量组HCT、$LY^{\#}$、MPV和PDW升高（$P < 0.05$或$P < 0.01$）；高剂量组Hb、$RET^{\#}$升高（$P < 0.05$）；恢复期结束时，中和高剂量组MPV和PDW升高（$P < 0.05$或$P < 0.01$）。

（2）雌鼠：与阴性对照组相比，给药4周时，低剂量组MCHC和PLT（$P < 0.05$），中剂量组MCHC、WBC、$LY^{\#}$、$MO^{\#}$和MO（$P < 0.05$或$P < 0.01$），高剂量组MCH、RDW升高（$P < 0.05$）。给药13周时，中剂量组MO、高剂量组$MO^{\#}$和MO升高（$P < 0.05$或$P < 0.01$）。

（3）综合分析，上述指标均波动幅度较小（$< 10\%$，大多数的统计学差异是由于标准差较小所致），未发现明显的剂量-反应和时间-反应关系；而且均在本中心同龄幼鼠的相应数值变化范围之内 [PND_{49-51}雄鼠$RET^{\#}$（$300.2 \sim 488.2$）$\times 10^9$/L；RET 5.56% $\sim$ 9.39%；RBC（$4.79 \sim 5.68$）$\times 10^{12}$/L；HCT 30.4% $\sim$ 37.6%；RDW 27.1 $\sim$ 33.5 fL；PND_{49-51}雌鼠，$RET^{\#}$（$188.4 \sim 340.3$）$\times 10^9$/L和RET 3.65% $\sim$ 7.15%]。组织病理学检查显示骨髓内含红系、粒系，多核巨细胞含量合理，未见明显病变。认为皮肤涂布儿科用复方中药擦剂DDD 13周，不会对雌雄幼龄大鼠的血液学指标产生明显影响。

6. 凝血指标

（1）雄鼠：与阴性对照组相比，给药4周时，中剂量组Fbg降低（$P < 0.05$）；高剂量组PT降低（$P < 0.05$）。给药13周时，低剂量组PT降低（$P < 0.01$）；中剂量组PT升高（$P < 0.05$）。恢复期结束时，中剂量组Fbg升高（$P < 0.01$）。

（2）雌鼠：与阴性对照组相比，给药4周时，低剂量组PT和APTT升高（$P < 0.05$或$P < 0.01$）；中

剂量组 PT 和 TT 升高（$P < 0.05$ 或 $P < 0.01$）。给药 13
周时，低、中剂量组 PT 降低，Fbg 升高（$P < 0.05$ 或
$P < 0.01$）。恢复期结束时，中和高剂量组 PT 升高
（$P < 0.01$）。

（3）综合分析，上述指标均波动幅度较小（约 0.9 s，
< 10%，大多数的统计学差异是由于标准差较小所
致），上述检测值均未偏离本中心同龄大鼠相应的
整体数值范围（PND_{49-51} 雌鼠，PT 7.1 ～ 10.0 s，TT
31.5 ～ 64.3 s），未发现明显的剂量-反应和时间-反应
趋势；而且均在本中心同龄幼鼠的相应数值变化范围
之内。故认为皮肤涂布儿科用复方中药擦剂 DDD 13
周，不会对雌雄幼龄大鼠的凝血指标产生明显影响。

7. 血液生化学指标

（1）雄鼠：与阴性对照组相比，给药 4 周时，
低 剂 量 组 TRIG 和 Cl^- 降 低（$P < 0.05$）；中剂量组
ALP、CK、TBIL、CHOL 和 TRIG 降低（$P < 0.05$ 或
$P < 0.01$）；高 剂 量 组 ALP、Alb、TBIL 和 Cl^- 降 低
（$P < 0.05$ 或 $P < 0.01$）。给药 13 周时，低剂量组 Cl^- 升
高（$P < 0.01$）；中剂量组 Na^+ 和 Cl^- 升高（$P < 0.01$）；
高剂量组 Na^+ 和 Cl^- 升高（$P < 0.05$ 或 $P < 0.01$）。恢复
期结束时，中剂量组 Na^+ 升高（$P < 0.05$）；高剂量组
Na^+ 和 Cl^- 升高（$P < 0.05$ 或 $P < 0.01$）。

（2）雌鼠：与阴性对照组相比，给药 4 周时，高
剂量组 Alb 和 Ca^{2+} 降低（$P < 0.05$），GLU 和 Na^+ 升高
（$P < 0.01$）。给药 13 周时，中剂量组 CK 降低、Na^+
和 Cl^- 升高（$P < 0.05$ 或 $P < 0.01$），高剂量组 CK 和
CREA 降低（$P < 0.05$ 或 $P < 0.01$）。恢复期结束时，
低剂量组 GLU 升高（$P < 0.05$）；高剂量组 CK、K^+ 和
BUN 降 低（$P < 0.05$）；Na^+ 和 Cl^- 升 高（$P < 0.05$ 或
$P < 0.01$）。

（3）综合分析，上述生化指标波动幅度很
小（< 10%，大多数的统计学差异是由于标准差较
小所致），未发现明显的剂量-反应和时间-反应关
系，而且在本中心同龄幼鼠的相应数值变化范围之
内（PND_{49-51} 雄 鼠，BUN 3.5 ～ 6.3 mmol/L，GLU
4.72 ～ 8.34 mmol/L，TRIG 0.28 ～ 1.08 mmol/L，Ca^{2+}
2.14 ～ 2.69 mmol/L，CREA 12 ～ 20 μmol/L，TP
45.6 ～ 54.0 g/L，GOT 80 ～ 217 U/L，CK 179 ～
1 264 U/L，Alb 27.8 ～ 32.3 g/L 和 Na^+ 146 ～
149 mmol/L。PND_{49-51} 雌 鼠，CREA 17 ～ 26 μmol/L，
Cl^- 95 ～ 110 mmol/L，Na^+ 142 ～ 149 mmol/L，Alb
27.2 ～ 33.4 g/L，Ca^{2+} 2.20 ～ 2.66 mmol/L，K^+

3.51 ～ 4.95 mmol/L）。组织病理学检查结果显示心
脏、肝脏和肾脏等主要脏器均未见明显病理性改变，
故认为皮肤涂布儿科用复方中药擦剂 DDD 13 周不会
对雌雄幼龄大鼠的血液生化指标产生明显影响。

8. 免疫指标 给药 4 周、13 周和恢复期（4 周）
结束时，低和中剂量组雌雄大鼠 IgM 及 IgG 与阴性对
照组相比均未见明显差异（$P > 0.05$）。表明皮肤涂布
给予儿科用复方中药擦剂 DDD 13 周，不会对雌雄幼
龄大鼠的免疫指标产生明显影响。

9. 尿液指标 给药 4 周、13 周和恢复期（4 周）
结束时，雌雄大鼠尿液的部分指标有所波动，均在本
中心历史背景值范围内，未见其他相关性异常变化，
亦未发现明显的剂量-反应和时间-反应关系，表明皮
肤涂布给予儿科用复方中药擦剂 DDD 13 周，不会对
雌雄幼龄大鼠的尿液指标造成明显影响。

10. 行为学测试 与阴性对照组相比，给药 2 周、
4 周、13 周和恢复期（4 周）结束时，低、中和高剂量
组动物平衡协调能力（跌落潜伏期）、自发活动次数、
学习记忆能力（避暗学习测试错误次数、错误潜伏
期，以及避暗记忆测试错误率、错误次数和错误潜伏
期）均未见明显异常，无统计学差异（$P > 0.05$），表
明皮肤涂布儿科用复方中药擦剂 DDD 13 周对雌雄幼
龄大鼠的平衡协调、自发活动和学习记忆等行为学能
力不会产生明显影响。

11. 生殖功能指标

（1）睾丸精子头计数：与阴性对照组相比，给药
4 周、13 周和恢复期（4 周）结束时，低、中和高剂量
组雄鼠睾丸精子头计数未见统计学差异（$P > 0.05$）。

（2）性激素水平：与阴性对照组相比，给药 4
周、13 周后，各剂量组雄鼠雌二醇（E_2）、睾酮（T）
均未见明显异常，无统计学差异（$P > 0.05$），恢复
期（4 周）结束时，低剂量组 E_2（31.4 ng/L ± 9.8 ng/
L）降低，具有统计学差异（$P < 0.01$）；上述其他时
间点，各剂量组雌鼠 E_2 和 T 均未见明显异常，无统
计学差异（$P > 0.05$）；整体看来，上述激素变化未见时
间-反应和剂量-反应关系，同时也均未偏离本中心同
龄大鼠相应的整体数值范围（PND_{49-51} 雄鼠，E_2 26.7 ～
91.4 ng/L）。综合分析，认为皮肤涂布儿科用复方中药擦
剂 DDD 13 周对雌雄幼龄大鼠的性激素改变无明显影响。

（3）动情周期：雌鼠动情周期分为动情间期、动
情前期、动情期、动情后期，由于是幼龄大鼠，故
分别在给药期 $D_{29} ～ D_{69}$ 和恢复期 $D_{70} ～ D_{95}$ 进行观

察，与阴性对照组相比，低、中和高剂量组雌鼠动情周期未观察到明显异常，各组间无统计学差异（$P > 0.05$），表明皮肤涂布儿科用复方中药擦剂DDD 13周对雌性幼龄大鼠的动情周期不会产生明显影响。

12. 性发育标志·雄鼠以龟头包皮分离作为性发育标志，雌鼠以阴道张开作为性发育标志。与阴性对照组相比，低、中和高剂量组龟头包皮分离时间和阴道张开时间均未观察到明显异常，各组间未见统计学差异（$P > 0.05$），表明皮肤涂布儿科用复方中药擦剂DDD 13周对雌雄幼龄大鼠的性发育不会产生明显影响。

13. 骨骼系统·包括顶臀长、胫骨长、胫骨总密度、小梁密度和皮质密度情况。给药4周、13周及恢复期（4周）结束时，与阴性对照组相比，低、中和高剂量组雌雄大鼠顶臀长、胫骨长和骨密度（胫骨总密度、小梁密度和皮质密度）均未见明显差异（$P > 0.05$），表明皮肤涂布儿科用复方中药擦剂DDD 13周对雌雄幼龄大鼠骨骼生长不会产生明显影响。

14. 毒代动力学

（1）方法学：建立的方法学中血浆XXX最低定量限为10 ng/mL（信噪比S/N > 10）；本试验中动物幼龄（PND_{21-22}）首次给药，分别在首次给药、给药4周和给药13周（末次给药）采集血样检测血药浓度，末次给药采血时动物已经成年，由于幼龄动物与成年动物的暴露和代谢有所不同，皮肤给药途径中药物在体内的暴露量有一定限制，部分时间点血药浓度低于检测限LLOQ。

（2）血药浓度：首次给药、给药4周和给药13周（末次给药），低、中和高剂量组SD雌雄大鼠XXX血药浓度均呈现逐渐增加趋势。

（3）蓄积因子：首末次给药比较，低、中和高剂量组雄鼠蓄积因子$AUC_{(0-t)}$比值（末次/首次）分别为2.288、0.917和0.738，雌鼠蓄积因子$AUC_{(0-t)}$比值（末次/首次）分别为6.939、0.522和0.148。首次给药为幼龄大鼠（PND_{21-22}），末次给药时为成年大鼠（$PND_{112-113}$），可以看出，幼龄动物与成年动物的暴露量具有一定差异，雌雄大鼠之间的暴露量也有一定差异；低剂量特别是雌鼠，蓄积因子略高，主要考虑为首次给药时低剂量组部分动物血药浓度中XXX难以测得；而中、高剂量组尽管部分时间点血药浓度低于检测限LLOQ，但是从得到的个体数据分析未见明显的毒代动力学参数的变化，综合分析，受试物无明显

蓄积。

15. 局部刺激·给药4周、13周和恢复期（4周）结束时，肉眼观察给药部位，未见红斑和水肿；镜下观察皮肤组织结构正常，皮肤内皮脂腺、汗腺呈散在分布，表皮和真皮界限清晰，未见明显病变；刺激强度评价总评分为0分，属无刺激性。表明皮肤涂布给予儿科用复方中药擦剂DDD 13周不会对雌雄幼龄大鼠的给药皮肤局部产生明显刺激作用。

16. 脏器重量、脏体比和脏脑比

（1）雄鼠：给药4周，高剂量组心脏、肾上腺脏脑比升高（$P < 0.05$），给药13周，中和高剂量组胸腺重量、胸腺脏体比和高剂量组脏脑比升高（$P < 0.05$）；恢复期结束时，各剂量组脏器重量、脏体比和脏脑比与阴性对照组相比均未见统计学差异（$P > 0.05$）。

（2）雌鼠：给药4周，中剂量组胸腺重量、胸腺脏体比和脏脑比均升高（$P < 0.05$或$P < 0.01$）；给药13周和恢复期结束时，各剂量组脏器重量、脏体比和脏脑比与阴性对照组相比均未见统计学差异（$P > 0.05$）。

（3）综合分析，血液生化指标未见异常，镜下观察高剂量组心肌细胞横纹清晰，肾上腺皮质和髓质排列规则，胸腺小叶结构清晰，皮髓质发育良好，均未见明显病变；而且上述数值的波动幅度均较小（10% ~ 20%），同时也在本中心同龄幼鼠的相应数值变化范围之内（PND_{49-51}雄鼠，脑重量1.718 ~ 1.964 g，睾丸脏体比0.757 ~ 1.125，肝脏脏体比3.182 ~ 4.152，肾脏脏体比0.778 ~ 1.036，胸腺重量0.471 ~ 0.844 g，胸腺脏体比0.244 ~ 0.364，胸腺脏脑比0.274 ~ 0.472，附睾脏脑比0.172 ~ 0.374。PND_{49-51}雌鼠，肝脏重量5.360 ~ 8.782 g，肝脏脏体比3.002 ~ 4.661，肝脏脏脑比3.063 ~ 5.443）。故认为皮肤涂布给予儿科用复方中药擦剂DDD 13周不会对雌雄幼龄大鼠的脏器重量、脏体比和脏脑比产生明显影响。

17. 病理学检查

（1）给药4周：阴性对照组和高剂量组部分动物（分别有3/20和4/20）肝脏局部小灶性慢性炎症细胞浸润；阴性对照组和高剂量组各有1只动物（1/20）肾脏间质局部慢性炎症细胞浸润。阴性对照组2只动物（2/20）、高剂量组1只动物（1/20）哈氏腺间质慢性炎症细胞浸润。

（2）给药13周：阴性对照组和高剂量组部分动物（分别有3/20和5/20）肝小叶内少量肝细胞空泡变性，局部小灶性慢性炎症细胞浸润；高剂量组1只动物（1/20）肺泡腔中泡沫细胞轻微增多；阴性对照组和高剂量组均有2只动物（2/20）心肌小灶性慢性炎症细胞浸润；阴性对照组和高剂量组均有1只动物（1/20）胸腺髓窦扩张，高剂量组1只动物（1/20）胸腺轻度囊肿形成；阴性对照组2只动物（2/20）淋巴结髓窦扩张。

（3）恢复期结束：阴性对照组2只动物（2/20）、高剂量组2只动物（2/20）肝小叶内少量肝细胞空泡变性，局部小灶性慢性炎症细胞浸润；阴性对照组1只动物（1/20）、高剂量组1只动物（1/20）肝脏局部小灶性慢性炎症细胞浸润；阴性对照组1只动物（1/20雄性）胆小管上皮细胞轻度增生。阴性对照组1只动物（1/20）慢性间质性肺炎及血栓机化；阴性对照组1只动物（1/20）、高剂量组3只动物（3/20）肺泡腔中泡沫细胞轻微增多。阴性对照组2只动物（2/20）、高剂量组2只动物（2/20）心肌小灶性慢性炎症细胞浸润。阴性对照组1只动物（1/20）局部肾小管上皮细胞肿胀变性，间质慢性炎症细胞浸润。

（4）综合分析，上述镜下表现均程度轻微或较轻，在给药4周、13周和恢复期结束时，出现病变动物的数量和病变程度未见明显差异，未见明显的时间-反应关系。此外，上述表现在阴性对照组中亦存在，在给药4周、13周和恢复期结束各时间点出现病变动物的数量和病变程度与阴性对照组对比，未见明显差异，无明显剂量-反应关系。结合血液生化指标未见明显异常，以及参考文献报道和本实验室病理诊断背景数据，考虑上述表现属于动物自发病变。

（十四）结论

对刚离乳（PND$_{21-22}$）SD幼龄大鼠连续13周皮肤涂布给予20 mg/kg、60 mg/kg和200 mg/kg剂量的儿科用复方中药擦剂DDD，以皮肤涂布给予等量的生理盐水作为阴性对照。各剂量组均未发现与受试物有关的明显毒性特征，给药期4周、13周和恢复期（4周），各剂量组动物生长发育指标（体重和增重、GH、IGF-1和IGFBP-3等生长相关激素和摄食量）、眼科指标、血液学指标、凝血指标、血液生化指标、免疫指标（IgM和IgG）、尿液指标、行为学指标（平衡协调能力、自发活动次数和学习记忆能力）、生殖功能指标（睾丸精子头计数、E$_2$和T等性激素水平

和动情周期）、性发育标志（雄鼠龟头包皮分离和雌鼠阴道张开）、骨骼系统（包括顶臀长、胫骨长、胫骨总密度、小梁密度和皮质密度等）、脏器重量及相应的系数（脏体比和脏脑比），以及各主要脏器的镜下组织结构均未见与受试物有关的明显变化，也未见对雌雄幼龄大鼠给药局部皮肤产生明显的刺激作用；毒代动力学研究表明，幼龄动物与成年动物之间及雌雄大鼠之间的暴露量具有一定差异，但无明显蓄积。在本试验条件下，认为SD幼龄大鼠皮肤涂布儿科用复方中药擦剂DDD 13周的安全剂量为200 mg/kg（高剂量），相当于等效剂量（根据给药阶段及相应的年龄折算所得）的30.5±5.1倍、临床剂量182.9±31.0倍。

（十五）参考文献

［1］孙祖越，周莉，韩玲.儿科用药非临床安全性评价要则及中药评价的特殊性［J］.中国药理学与毒理学杂志，2016，30（1）：13-20.

［2］周莉，孙祖越.儿科用药幼龄动物发育毒性研究中指标设定及中药安评的特别关注点［J］.中国药理学与毒理学杂志，2016，30（1）：21-28.

［3］孙祖越，周莉.儿科用药非临床安全性评价中方案设计的策略［J］.中国新药杂志，2016，25（21）：2473-2482.

［4］周莉，孙祖越.非临床安全性评价中离乳前给药的幼龄动物分组设计［J］.中国新药杂志，2016，25（21）：2483-2488.

［5］Karl-Heinz Diehl, Robin Hull, David Morton, et al. A good practice guide to the administration of substances and removal of blood, including routes and volumes［J］. J Appl Toxicol, 2001, 21: 15-23.

［6］蒋一方，Tim Cole，潘蕙琦，等.上海市区0～18岁年龄别身高及体重标准研制［J］.上海预防医学杂志，2007，19（11）：544-547.

［7］邢丽梅，邢孔庚.小儿临床应用药物剂量计算法数理医药学杂志［J］.1999，12（3）：221-222.

［8］苏晓鸥，戴益民，弓雪莲，等.毒性试验中SD大鼠常见自发性病变［J］.中国药理学与毒理学杂志，2013，27（3）：518.

［9］Buelke Sam J.Comparative schedules of development in rats and humans: implications for developmental neurotoxicity testing［J］. Toxicological Sciences, 2003, 72: 169.

（十六）记录保存

（1）除计算机或自动化仪器直接采集的数据外，其他所有在实际研究中产生的数据均记录在表格或记录纸上，并随时整理装订。所有数据记录都注明记录日期，并由记录人签字。对原始记录进行更改时按要求进行。

（2）记录的所有数据都由另一人（非做记录的人）进行核查、签字，保证数据可靠。研究结束后，递交最终报告时，所有原始资料、文件等材料均交档案室保存。具体管理内容、程序和方法按本中心制定的标准操作规程执行。

（十七）资料归档时间和地点

保存单位：XXX。

地址：XXX。

邮编：XXX。

保管人：XXX。

电话：XXX。

归档时间：XXX。

保存时间：XXX。

（周　莉）

第六节
儿科用中药注射液 EEE 离乳前 SD 大鼠
重复注射毒性试验

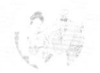

摘 要

目的

通过儿科用中药注射液 EEE 对离乳前（PND_{15}）SD 大鼠静脉注射 4 周毒性试验，观察其能引起的毒性反应，包括毒性反应的性质、程度、剂量-反应关系、时间-反应关系和可逆性等；判断毒性靶器官或靶组织；确定无毒反应的安全剂量，为儿童用药风险评估提供参考信息。

方法

取 PND_{15} SD 大鼠 160 只，按体重随机分入溶媒对照及儿科用中药注射液 EEE 低（原液 3.2 mL/kg）、中（原液 6.4 mL/kg）和高（原液 10.0 mL/kg）剂量组，30 只/组，雌雄各半。各组动物按 20 mL/kg 给药量每天尾静脉注射给予相应剂量的受试物（溶媒对照组给予等量的 0.9% 氯化钠注射液）1 次，共 4 周。试验期间检查动物阴道张开和龟头包皮分离情况，制作阴道涂片，每天至少观察 1 次一般状况，每周至少称量 2 次体重和摄食量；D_{29} 时剖杀 2/3 动物，剩余动物恢复观察 2 周后剖杀；注射中期、注射期结束和恢复期结束时进行自发活动、机体协调能力和学习记忆能力检查；解剖前进行眼科检查，采集尿液进行检测；解剖时测量身长，采集血液进行一般血液学、凝血、血液生化、激素和免疫球蛋白指标检测，取材、观察和称量脏器，并进行睾丸精子头计数、胫骨长和密度测量及组织病理学检查。

结果

（1）一般状况：$D_{21} \sim D_{22}$ 时，高剂量组 1 只仔鼠出现轻度稀便体征；$D_{24} \sim D_{27}$ 时，低剂量组 1 只仔鼠耳背部皮肤存在线条状破损和血性结痂现象；低和高剂量组发生率与溶媒对照组相比均无统计学差异（$P > 0.05$）。认为均呈散发和一过性，原液 3.2 mL/kg、6.4 mL/kg 和 10.0 mL/kg 的受试物均不会对幼龄大鼠一般状况检查指征产生明显影响。

（2）体重和摄食：$D_1 \sim D_{42}$ 时，低、中和高剂量组雌雄动物体重均呈逐增趋势，$D_{7-10} \sim D_{38-42}$，低、中和高剂量组雌雄动物摄食量均呈逐增趋势，与溶媒对照组相比均无统计学差异（$P > 0.05$）。认为符合该年龄段动物体重和摄食变化规律，原液 3.2 mL/kg、6.4 mL/kg 和 10.0 mL/kg 的受试物均不会对幼龄大鼠体重和摄食产生明显影响。

（3）生长激素和性激素：注射期结束时，低剂量组雌性动物 FSH 显著高于溶媒对照组（$P < 0.05$），认为无生物学意义，原液 3.2 mL/kg、6.4 mL/kg 和 10.0 mL/kg 的受试物均不会对幼龄大鼠激素指标产生明显影响。

（4）行为学：注射中期、注射期结束和恢复期结束时，低、中和高剂量组雌雄动物自发活动、机体协调能力和学习记忆能力所有检测指标与溶媒对照组相比均未见明显差异，认为原液3.2 mL/kg、6.4 mL/kg和10.0 mL/kg的受试物均不会对幼龄大鼠神经发育指标产生明显影响。

（5）体格发育和性发育：注射期结束和恢复期结束时，低、中和高剂量组雌雄动物身长、胫骨长及密度、雌性动物阴道张开，以及雄性动物龟头包皮分离达标时间与溶媒对照组相比均无明显差异，结合体重、脏器重量和系数指标、发情周期、睾丸精子头密度、子宫、卵巢、睾丸和附睾组织病理学指标检查时均未见明显异常等结果，认为原液3.2 mL/kg、6.4 mL/kg和10.0 mL/kg剂量的受试物均不会对幼龄大鼠体格发育和性发育指标产生明显影响。

（6）一般血液学：注射期结束时，雌性动物中，低剂量组LY#和LY、中剂量组Hb及中和高剂量组RBC显著高于溶媒对照组（$P < 0.05$或$P < 0.01$），低和中剂量组MO、中剂量组MPV和PDW及高剂量组MCH显著低于溶媒对照组（$P < 0.05$或$P < 0.01$）；雄性动物中，低剂量组Hb和HCT、低和中剂量组MCHC显著高于溶媒对照组（$P < 0.05$或$P < 0.01$），低和中剂量组MO、MPV和PDW及中剂量组RET显著低于溶媒对照组（$P < 0.05$或$P < 0.01$）；恢复期结束时，低剂量组雌性动物Hb和HCT显著高于溶媒对照组（$P < 0.05$），认为无生物学意义，原液3.2 mL/kg、6.4 mL/kg和10.0 mL/kg的受试物均不会对幼龄大鼠一般血液学指标产生明显影响。

（7）凝血：注射期结束时，低剂量组雌性动物PT及低、中和高剂量组雌性动物APTT显著低于溶媒对照组（$P < 0.05$或$P < 0.01$），认为无生物学意义，原液3.2 mL/kg、6.4 mL/kg和10.0 mL/kg的受试物均不会对幼龄大鼠凝血指标产生明显影响。

（8）血液生化：注射期结束时，低剂量组雌性动物K+和Na+显著高于溶媒对照组（$P < 0.05$），雌性动物GPT和BUN及雄性动物GPT、BUN和GLU显著低于溶媒对照组（$P < 0.05$或$P < 0.01$）；恢复期结束时，低剂量组雌性动物GOT和CREA、低和高剂量组雌性动物GPT和TBIL，以及低和中剂量组雄性动物GOT显著低于溶媒对照组（$P < 0.05$或$P < 0.01$），认为无生物学意义，原液3.2 mL/kg、6.4 mL/kg和10.0 mL/kg的受试物均不会对幼龄大鼠血液生化指标产生明显影响。

（9）免疫球蛋白：注射期结束和恢复期结束时，低、中和高剂量组雌雄动物所有指标与溶媒对照组相比均无统计学差异（$P > 0.05$），认为原液3.2 mL/kg、6.4 mL/kg和10.0 mL/kg剂量的受试物均不会对幼龄大鼠免疫球蛋白指标产生明显影响。

（10）尿液：注射期结束和恢复期结束时，低、中和高剂量组雌雄动物所有指标与溶媒对照组相比均无统计学差异（$P > 0.05$），认为原液3.2 mL/kg、6.4 mL/kg和10.0 mL/kg剂量的受试物均不会对幼龄大鼠尿液指标产生明显影响。

（11）脏器组织大体观察：注射期结束和恢复期结束时，低、中和高剂量组雌雄动物所有脏器组织均未见明显异常，认为原液3.2 mL/kg、6.4 mL/kg和10.0 mL/kg剂量的受试物均不会对幼龄大鼠脏器组织大体观察指标产生明显影响。

（12）脏器重量：注射期结束和恢复期结束时，低、中和高剂量组雌雄动物脏器重量、脏体比和脏脑比与溶媒对照组相比均无统计学差异（$P > 0.05$），认为原液3.2 mL/kg、6.4 mL/kg和10.0 mL/kg的受试物均不会对幼龄大鼠脏器重量产生明显影响。

（13）组织病理学检查：注射期结束时，高剂量组雌性动物中，1/10存在胃黏膜下水肿、直肠鳞状上皮化生和固有层炎症细胞浸润、肝细胞核固缩、气管黏膜上皮细胞变性、肺泡扩张、子宫腔扩张、子宫内膜脱落和腺腔内炎症细胞浸润、子宫颈上皮炎症细胞浸润、阴道黏膜炎症细胞浸润、卵巢出血及尾血管周围炎症细胞浸润现象；2/10 存在肝脏髓外造血和肺血管周围小灶性炎症细胞浸润现象；4/10 存在肝脏小灶性炎症细胞浸润和肝细胞脂肪变性、肾小管管腔内管型、肾小管上皮空泡化和心肌细胞空泡化现象。雄性动物中，1/10 存在盲肠黏膜下层小灶性炎症细胞浸润、肝小叶中心性肝细胞肥大和血管周围肝细胞空泡化、肾脏间质炎症细胞浸润、肺泡扩张、心肌细胞空泡化、睾丸间质水肿和生精小管内细胞碎片增多、前列腺间质水肿和腺上皮空泡化及尾血管周围炎症细胞浸润现象；2/10 存在胃黏膜下水肿、肾小管上皮空泡化、肺泡内及间质泡沫细胞聚集和前列腺上皮细胞萎缩现象；4/10 存在肝脏髓外造血和小灶性炎症细胞浸润及肺血管周围小灶性炎症细胞浸润现象；5/10 存在肾小管管腔内管型。恢复期结束时，高剂量组雌性动物中，1/5 存在肝小叶中心性肝细胞肥大、气管黏膜上皮细胞变性、肺泡内及间质泡沫细胞聚集、心肌内灶性炎症细胞浸润、子宫腔扩张和黄体细胞空泡化现象；2/5 存在胃黏膜下水肿、肝细胞脂肪变性、肾小管管腔内管型、肾小管上皮空泡化、肺血管周围小灶性炎症细胞浸润和心肌细胞空泡化现象；3/5 存在肝脏小灶性炎症细胞浸润现象。雄性动物中，1/5 存在胃黏膜下水肿、十二指肠黏膜坏死、肝脏髓外造血、肾小管上皮空泡化、肾脏间质炎症细胞浸润、肺出血、心肌内灶性炎症细胞浸润和生精小管萎缩现象；2/5 存在肝脏小灶性炎症细胞浸润和小叶中心性肝细胞肥大、肺血管周围小灶性炎症细胞浸润及睾丸间质水肿现象；3/5 存在肾小管管腔内管型和心肌细胞空泡化现象。高剂量组雌雄动物所有病变类型出现数与溶媒对照组相比均无统计学差异（$P > 0.05$）。认为上述异常均归属自发病变，受试物不会对上述脏器产生明显影响。

▪ **结论**

对 PND_{15} 至 PND_{42} SD 大鼠连续 4 周静脉注射给予原液 3.2 mL/kg、6.4 mL/kg 和 10.0 mL/kg 剂量的儿科用中药注射液 EEE，并给予 0.9% 氯化钠注射液作为对照时，各剂量均不会引起雌雄动物一般状况、摄食、体格发育、性发育、神经发育、尿液、眼科检查、一般血液学、凝血、血液生化、激素、免疫球蛋白、动情周期、睾丸精子头密度、脏器重量和病理学检查指标的明显异常。在本试验条件下，认为幼龄 SD 大鼠静脉注射给予儿科用中药注射液 EEE 的安全剂量为原液 10.0 mL/kg（高剂量），相当于生药 3.35 g/kg，为临床拟用剂量的 25.0 倍、临床等效剂量的 4.8 倍、药效学剂量的 3.4 倍。

（一）目的

通过儿科用中药注射液 EEE 对离乳前（PND_{15}）SD 大鼠静脉注射 4 周毒性试验，观察其能引起的毒性反应，包括毒性反应的性质、程度、剂量-反应关系、时间-反应关系和可逆性等；判断毒性靶器官或靶组织；确定无毒反应的安全剂量，为儿童用药风险评估提供参考信息。

（二）受试物

（1）名称：儿科用中药注射液 EEE。

（2）受试物号：2017-XXX。

（3）批号：S20170901。

（4）稳定性：常温稳定。

（5）浓度或含量：每 1 mL 含 XX 以 XXX 计为 65 μg。

（6）性状：棕红色澄明液体，pH 7～8。

（7）提供单位：XXX 药业股份有限公司。

（8）规格：每支装 10 mL。

（9）有效期：2019 年 8 月。

（10）保存条件：密封、避光。

（11）配制方法：用 0.9% 氯化钠注射液配制。

（三）溶媒

（1）名称：氯化钠注射液。

（2）批号：A17021801。

（3）提供单位：XXX 药业股份有限公司。

（4）规格：500 mL : 4.5 g。

（5）组分：NaCl。

（6）使用浓度：0.9%。

（7）有效期：2019年1月。

（8）保存条件：密闭。

（9）配制方法：无需配制。

（四）特殊药品

（1）名称：戊巴比妥钠。

（2）提供单位：XXX。

（3）批号：201701。

（4）规格：25 g/瓶。

（5）含量：99.03%。

（6）使用浓度：30 mg/mL（3%）。

（7）有效期：5年。

（8）保存条件：室温、密闭。

（9）配制方法：用0.9%氯化钠注射液配制。

（五）动物资料

（1）种：大鼠。

（2）系：SD。

（3）性别和数量：购入F_0代孕鼠30只，初步选择每窝含幼仔8只以上（4雌4雄）的孕鼠，以满足交叉抚育的要求；实际使用仔鼠160只。

（4）年龄：接收时F_0代孕鼠GD_{14-16}；购入后检疫并适应性饲养5天，F_1代幼鼠出生第15天（PND_{15}）开始注射。

（5）体重范围：接收时F_0代孕鼠315.8～468.5 g；首次注射时F_1代动物雌性30.1～40.0 g，雄性29.5～41.0 g。

（6）来源：XXX实验动物有限公司。

（7）等级：SPF级。

（8）合格证号及发证单位：实验动物质量合格证序号0315866；实验动物生产许可证号SCXK（X）2013-0016，XXX科学技术委员会颁发；实验动物使用许可证号SYXK（X）2013-0027，XXX科学技术委员会颁发。

（9）动物接收日期：2017-XX-XX。

（10）实验系统选择说明：SD大鼠是毒理学研究中公认的标准动物之一。按照国家食品药品监督管理总局制定的《药物重复注射毒性试验技术指导原则》（2014年5月）和《儿科用药非临床安全性研究技术指导原则（征求意见稿）》（2017年3月）规定，根据试验期限和临床拟用人群确定动物年龄，

由于受试物拟用于1岁左右儿童，故本试验使用幼龄离乳前（PND_{15}）SD大鼠。委托方同意使用该种动物。

（11）实验动物识别方法：动物到达后，按照要求接收，交叉抚育分组前，孕鼠采用耳标记法进行编号；交叉抚育分组后，孕鼠按本中心统一的编号方法编号；交叉抚育分组前仔鼠进行临时标记，PND_{14}仔鼠使用文身设备于尾部皮肤文入号码进行编号，离乳后使用耳标记法进行再次标记，为每只孕鼠和仔鼠指定一个单一的研究动物号。原始资料中使用研究动物号来识别。

（12）饲料、垫料及饮用水：饲料为XXX生物科技有限公司生产的繁殖鼠料，批号为20171002、20171107和20171207；本中心每年度抽检饲料一次，委托XXX饲料质量监督检验站检测，依据相应的GB和GB/T，检验粗蛋白质、粗脂肪、粗纤维、水分、钙、总磷含量，以及细菌总数、大肠菌群、黄曲霉毒素B_1、砷、铅、镉和汞等，质量均合格，经高温高压消毒；木屑垫料由XXX实验用品供应站提供，经高温高压消毒；饮用水为高温高压灭菌生活饮用水，每年度检测一次，委托XXX疾病预防控制中心检测，参照生活饮用水卫生标准，检测浑浊度、菌落总数、游离余氯和总大肠菌群等，所检项目均符合评价依据的要求。

（13）饲养条件和环境：动物在XXX SPF级动物房内饲养，饲养于400 mm×350 mm×200 mm塑料笼内。孕鼠单笼饲养，分娩后母鼠与仔鼠同窝饲养，哺育至仔鼠离乳日（PND_{21}），仔鼠离乳后每笼饲养同性别动物不多于5只。自由饮水、摄食；室温基本为21.3～25.8℃，相对湿度基本为41.1%～69.3%，光照12 h，黑暗12 h，换气12次/h，全新风。

（六）分组和剂量设置

1. 分组方法

（1）本试验采用离乳前（PND_{15}）大鼠，设溶媒对照组（0.9%生理盐水）及XXX低、中和高剂量组，共4组。

（2）仔鼠和母鼠按交叉抚育表和动物随机分组方法分入各窝和各组，考虑到试验中途幼鼠可能会有损失，故每组约由40只仔鼠构成，来自至少5个交叉抚育窝（8只仔鼠/窝），雌雄各半。通过交叉抚育分入各窝的仔鼠给予相同剂量（表9-6-1）。

（3）分组考虑

表 9-6-1　　各组动物分配和解剖数量计划表　　（单位：只）

组　别	注射 28 天（注射期）	第 57 天（恢复期）	动物数合计
溶媒对照组	14♀，14♂	6♀，6♂	5 窝（20♀，20♂）
低剂量组	14♀，14♂	6♀，6♂	5 窝（20♀，20♂）
中剂量组	14♀，14♂	6♀，6♂	5 窝（20♀，20♂）
高剂量组	14♀，14♂	6♀，6♂	5 窝（20♀，20♂）

1）采用交叉抚育设计（fostering design）进行分组，幼仔出生后（PND$_{1-2}$）立刻由新的母鼠抚养，每窝胎仔都是由来自其他窝的幼仔组成，新的抚育窝内不使用任何同性兄弟姐妹，窝内所有幼仔接受相同剂量，在理论上最小化了窝效应和遗传倾向。

2）如果孕鼠集中在 1 天内分娩会造成交叉抚育的工作量加大，而如果分娩的时间间距太长（超过 4 天），可能又使得每天符合交叉抚育要求的孕鼠窝数不够，故购买的孕鼠最好集中在 2～3 天分娩；根据符合交叉抚育要求的孕鼠窝情况，最终决定购买的孕鼠数。

3）为了满足 5 窝/天进行交叉抚育，需要当天分娩的孕鼠数量为 8 只/天；为了满足 6 窝/次进行交叉抚育，需要当天分娩的孕鼠数量为 9 只/天；以此类推；这样，当天的分娩数量也就决定了当天可以交叉抚育的窝数。

4）GD$_{20-21}$ 开始，注意观察孕鼠并记录孕鼠分娩时间（精确到小时），将幼仔总数不足 8 个及不支持交叉抚育设计（交叉抚育由 4 或 5 雄性，4 或 5 雌性幼仔组成）的窝排除在分组之外；PND$_0$ 和 PND$_1$ 分娩的窝，可以一并进行交叉抚育分组，但注射时间以 PND$_1$ 的幼鼠达到 PND$_{15}$ 为注射起始时间。

5）交叉抚育窝形成后，每窝仔鼠称重，各窝按照母鼠的随机号进行分组，如果分组后各组体重具有统计学差异，则对于体重离均差较大的组进行微调，并说明理由。

6）如果有多余的孕鼠和窝，暂时保留至 PND$_{15}$，以作为意外情况的补充，如实记录，并评估其对研究结果的影响。

7）制定交叉抚育计划（图 9-6-1）。

2. 剂量设置依据

（1）委托单位提供的临床使用方案：① 成人一般一次 20 mL，重症患者一次可用 40 mL，加入 5% 葡萄糖注射液或 0.9% 氯化钠注射液 250～500 mL，静

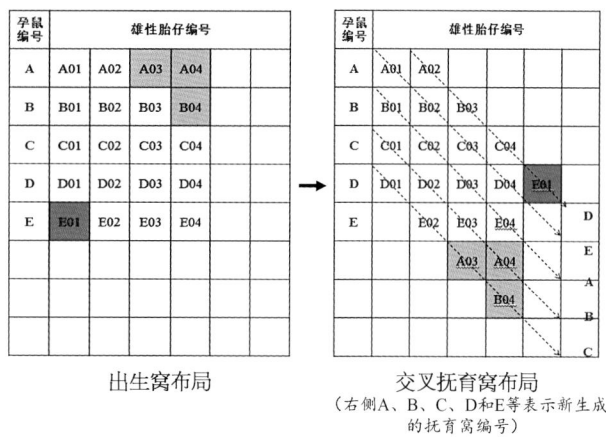

出生窝布局　　交叉抚育窝布局
（右侧A、B、C、D和E等表示新生成的抚育窝编号）

图 9-6-1　以雄性胎仔为例交叉抚育设计举例
左边出生的 5 窝结果交叉抚育设计变成右边新的 5 个窝，每窝 4 雌 4 雄

脉滴注，控制滴数每分钟不超过 60 滴，每天 1 次；② 儿童按体重 0.3～0.5 mL/kg 给予，最高剂量不超过 20 mL，加入 5% 葡萄糖注射液或 0.9% 氯化钠注射液 100～200 mL，静脉滴注，控制滴数每分钟 30～60 滴，每天 1 次；或遵医嘱。

（2）委托单位提供的药效学研究资料：使用儿科用中药注射液 EEE（生药含量为 0.335 g/mL）、20 g ± 4 g 昆明小鼠和 170 g ± 10 g Wistar 大鼠。

1）抑菌试验：儿科用中药注射液 EEE 2.27 g/kg 可明显降低金黄色葡萄球菌感染小鼠的死亡率。

2）抗病毒试验：儿科用中药注射液 EEE 4.16 g/kg 能明显减少流感病毒所致的小鼠死亡。

3）抗炎试验：儿科用中药注射液 EEE 0.60 g/kg 和 1.20 g/kg 对小鼠，以及 1.00 g/kg 对大鼠有明显抗炎作用。

4）抗惊厥镇静试验中，儿科用中药注射液 EEE 1.20 g/kg 剂量可明显降低小鼠惊厥发生率，并可减少其自发活动，与戊巴比妥钠具有协同作用。

5）镇咳祛痰试验：儿科用中药注射液 EEE 1.20 g/kg 剂量可明显延长小鼠咳嗽反应潜伏期，并能增加肺内酚红排出量。

6）解热试验：儿科用中药注射液EEE 1.00 g/kg剂量对内毒素与酵母致热大鼠存在明显降温作用。综上，大鼠药效学剂量以生药1.00 g/kg计算。

（3）委托单位提供的安全性评价研究资料：大鼠静脉注射3个月长期毒性试验中，使用儿科用中药注射液EEE（生药0.335 g/mL）和Wistar大鼠（注射开始时体重150～180 g），原液2.50 mL/kg、4.00 mL/kg和6.67 mL/kg可导致动物肾小管上皮细胞内黄褐色色素沉着发生率呈剂量相关性增加，未见其他明显的毒性反应。

（4）本中心开展的大鼠单次注射毒性试验初步结果：PND_{15}大鼠可用于尾静脉重复注射操作，受试物以原液静脉注射给予时局部刺激反应较大，以50%及以下浓度静脉注射给予时局部刺激反应较小。

（5）年龄选择依据：① 根据文献：大鼠10日龄（PND_{10}）相当于人1个月（0.08年），大鼠21日龄相当于人2岁，45天大鼠，相当于人的年龄为12岁左右；② 受试物临床拟用于1岁左右幼儿。由于未发现"1岁左右幼儿与大鼠出生日龄直接对应关系"的文献，故根据相关文献及表9-6-2的"基于中枢神经系统和生殖系统差异的大鼠与人类年龄对比"，推算得出15日龄（PND_{15}）大鼠相当于人的婴儿/幼儿年龄为12个月；因此，本试验拟采用PND_{15}（离乳前）幼龄大鼠首次注射；③ 注射28天时（PND_{43}），相当于人的年龄不足12岁。

（6）剂量换算：① ≤30 kg儿童体表面积=体重×0.035+0.1，1～12岁儿童体重=年龄×2+8；大鼠体表面积=0.09×体重$^{2/3}$；② PND_{15}大鼠体重以30 g计算，1岁左右婴幼儿体重以10 kg，PND_{42}大鼠体重以200 g计，11岁左右学龄期儿童体重以30 kg计，PND_{15}大鼠和相应年龄人表面积比值约为6.4，PND_{42}大鼠和相应年龄人表面积比值约为4.1，注射期大鼠和相应年龄人表面积平均比值约为5.25；③ 受试物临床使用剂量为儿童0.3～0.5 mL/kg，生药0.335 g/mL，取中间剂量0.4 mL/kg计算，则1～11岁儿童临床使用剂量以平均值2.1 mL/kg计算［0.4 mL/kg×5.25=2.1 mL/kg（原液）］；④ 大鼠药效学有效剂量生药1.00 g/kg（以生药0.335 g/mL计算，即原液3.0 mL/kg），根据文献大鼠缓慢静脉注射的最大给药体积为20 mL/kg。

（7）《药物重复给药毒性试验技术指导原则》要求：高剂量原则上使动物产生明显的毒性反应，低剂量原则上相当或高于动物药效剂量或临床使用剂量的等效剂量，中剂量应结合毒性作用机制和特点在高剂量和低剂量之间设立，以考察毒性的剂量-反应关系。

3. 剂距·1.6～2.0倍。

4. 剂量·综上，设置本试验低、中和高剂量分别为3.2 mL/kg（16%浓度）、6.4 mL/kg（32%浓度）和原液10.0 mL/kg（50%浓度），分别相当于临床等效剂量平均值的1.5、3.0和4.8倍（表9-6-3）。

（七）给药方法
（1）给药频率：1次/天。
（2）给药途径：静脉注射。
（3）给药量：20 mL/kg。
（4）给药时间：09:00～13:55。
（5）给药期限：4周。
（6）给予受试物的途径说明：与临床使用途径相同。

表9-6-2 基于中枢神经系统和生殖系统差异的大鼠与人类年龄对比

大 鼠	对应人的年龄[a]	本试验大鼠注射或恢复时间段	对应人的年龄
PND_0至PND_9	早产新生儿	孕38周前出生	/	孕38周前出生
PND_9至PND_{10}	新生儿	出生～1个月	/	出生～1个月
PND_{10-21}	婴儿/幼儿	1个月～2岁	PND_{15}（首次注射）	1岁
PND_{21-45}	儿童	2～12岁	PND_{21}（注射7天） PND_{43}（注射28天）	2～12岁
PND_{45-90}	青少年	12～16岁	PND_{44-71}（恢复期28天）	12～16岁

注：大鼠年龄90天之前与人年龄对应的依据：Buelke-Sam J. Comparative schedules of development in rats and humans: implications for developmental neurotoxicity testing. Toxicological Sciences, 2003, 72: 169-169。[a]来源于FDA

表 9-6-3　儿科用中药注射液 EEE 离乳前 SD 大鼠静脉注射 4 周重复注射毒性试验剂量分组

组　别	剂量（原液 mL/kg）	剂量（生药 mL/kg）	等效剂量的倍数	临床剂量的倍数	药效学剂量的倍数	动物数（只） ♀	动物数（只） ♂
溶媒对照组	–	–	–	–	–	20	20
低剂量组	3.2	1.07	1.5	8.0	1.1	20	20
中剂量组	6.4	2.14	3.0	16.0	2.1	20	20
高剂量组	10.0	3.35	4.8	25.0	3.4	20	20

注：受试物儿童拟用剂量为 0.3～0.5 mL/kg，取中间剂量 0.4 mL/kg 计算，则表中"临床剂量的倍数"以平均值 0.4 mL/kg 计算，"等效剂量的倍数"以平均值 2.1 mL/kg 计算；"药效学剂量的倍数"以生药 1.00 g/kg 计算

（7）受试物配制方法：按受试物和对照品的配制要求，在超净工作台内无菌配制，用 0.9% 氯化钠注射液稀释至所需浓度；现用现配（表 9-6-4）。

（8）受试物配制地点：本中心配制室。

（9）受试物配制仪器：超净工作台。

（10）受试物的给予方法：按大鼠尾静脉注射给药方法进行操作。

（八）实验方法和观察指标

1. 主要检测仪器：XXX-1A 多功能小鼠自主活动记录仪、XXX 动物转棒分析系统、XXX-8 避暗实验视频分析系统、XXX 全自动生化分析仪、XXX XT 2000i 血球分析仪、XXXCA500 SERIES 凝血分析仪、XXX CLINITEK STATUS 尿液化学分析仪、XXX 型酶标仪、XXX RM2126 石蜡切片机和 XXX eclipse 50i 型病理显微镜。

2. 实验方法

（1）检疫：采用幼龄离乳前（PND$_{15}$）动物进行试验，孕鼠购进后按实验动物检疫管理规定检疫观察 5 天。

（2）适应性饲养：检疫期结束后按动物适应性饲养规定，对母鼠和（或）仔鼠进行适应性饲养观察，每天至少观察 1 次一般状况。

（3）受试物检测：注射前采用高效液相色谱法检测受试物-溶媒混合浓度及其稳定性（6 h）；首次和末次注射当天按上述方法检测受试物-溶媒混合浓度。

（4）分组：选择符合交叉抚育要求的 20 窝母鼠及其幼鼠，PND$_{1-2}$ 按照母鼠随机号分组；仔鼠 PND$_{14}$ 前以窝为单位进行观察和记录，PND$_{14}$ 及以后以个体为单位进行观察。

（5）给药：PND$_{15}$ 时，仔鼠尾静脉注射给予相应浓度的受试物，溶媒对照组给予等量的 0.9% 氯化钠注射液。

（6）试验期间每天观察动物的一般状况，定期称量体重和摄食量，并进行生长发育指标、自发活动、平衡协调能力和学习记忆能力检查。

（7）给药 4 周后 24 h（D$_{29}$）剖杀 2/3 的动物，剩余动物恢复观察 2 周后剖杀；并于末次注射后采集尿液进行检测，解剖时采集血样进行血液学、凝血、血液生化、激素和免疫等指标检测，称量脏器，计算脏器系数，测量胫骨长度和密度，并进行病理学

表 9-6-4　儿科用中药注射液 EEE 离乳前 SD 大鼠静脉注射 4 周重复注射毒性试验受试物配制方法

分　组	剂量（原液 mL/kg）	受试物量（mL）	溶液量（mL）	目标浓度（原液 mL/mL）
溶媒对照组	–	–	100	–
低剂量组	3.2	16	100	0.16
中剂量组	6.4	32	100	0.32
高剂量组	10.0	50	100	0.50

注：各组别配制的总药量可随动物体重和数量的变动而相应改变，此表是第一次配制时的方法举例

检查。

（8）剩余动物恢复观察2周后（D_{43}）剖杀剩余的1/3动物，观察指标同上，即观察结束后采集尿液进行检测，解剖时采集血样进行血液学、凝血、血液生化、激素和免疫等指标检测，称量脏器，计算脏器系数，测量胫骨长度和密度，并进行病理学检查。

3. 给药期观察指标（表9-6-5）

（1）一般状况：按实验动物一般状况观察规定，每天观察1～2次母鼠和仔鼠的外观体征，行为活动及有无死亡等情况。

（2）生长发育：① 体重：按小动物体重测定方法测定动物体重，注射第1周隔天测定1次，之后每周测定2次；② 生长激素：D_{29}和D_{43}取计划解剖动物采集血液，取3～4 mL静置1 h左右，3 000 r/min离心15 min后吸取上清，采用酶联免疫法用酶标仪检测生长激素水平，包括生长激素（GH）、类胰岛素生长因子-1（IGF-1）、类胰岛素生长因子结合蛋白-3（IGFBP-3），具体指标及其检测方法见表9-6-6和表9-6-7。

（3）摄食量：按小动物摄食量测定方法测定动物摄食量，每周测定1次，计算食物利用率（增重×100/摄食量）。

（4）眼科检查：D_{29}和D_{43}时取计划解剖动物进行眼科检查，至少包括眼睑、结膜、角膜、瞳孔和虹膜；必要时用裂隙灯显微镜进行检查。

（5）行为学测试：① 平衡协调能力：按YLS-31A大小鼠转棒测试仪操作规程，于D_{13}和D_{27}每组幼鼠全部检测3 min内从转棒仪上跌落的情况，包括掉落时转速、掉落时间、路程和平均速度；② 自发活动：按YLS-1A多功能小鼠活动记录仪操作规程，于D_{14}和D_{28}每组幼鼠全部检测5 min的自发活动情况；③ 学习记忆能力：按PAF-8M小鼠避暗实验视频分析系统操作规程，于D_{13}和D_{27}每组幼鼠全部检测学习能力，并于24 h后检测其记忆能力，包括进入暗室潜伏期、错误反应次数和明室活动时间。

（6）生殖功能：① 精子头计数：D_{29}取计划解剖动物，麻醉后取雄鼠一侧睾丸，匀浆后进行精子头计数；② 性激素水平：D_{29}和D_{43}取计划解剖动物采集血液，取3～4 mL静置1 h左右，3 000 r/min离心15 min后吸取上清，采用酶联免疫法用酶标仪检测性激素水平，包括E_2、T、LH、FSH、孕酮（P）和抑制素B（INH-B）（表9-6-6、表9-6-7）。

（7）性发育标志：按胎仔生理发育指标测试方法进行检查，① 雌鼠性发育：注射D_7开始检查雌鼠阴道张开情况；② 雄鼠性发育：注射D_{17}开始检查雄鼠龟头包皮分离情况；③ 动情周期：注射D_{23}开始进行阴道涂片，检查动情周期（动情间期、动情前期、动情期和动情后期）变化情况。

（8）骨骼系统：① 顶臀长：D_{29}取计划解剖动物，麻醉后测量其顶臀长；② 骨密度：D_{29}取计划解剖动物，麻醉后取雌雄动物一侧胫骨，测量长度和骨密度，及时分离、去除骨周围组织，固定于75%乙醇中，检测受试物对骨组织不同部位结构的影响，以总骨密度、小梁骨密度和皮质骨密度表示。

（9）血液学指标：于D_{29}取计划解剖动物按大鼠采血方法采集血液，取约0.4 mL加入预先含有0.1 mL EDTA-K_2（5%）的抗凝管中，充分混匀后用血球分析仪测定一般血液学指标（表9-6-6和表9-6-7）。

（10）凝血指标：于D_{29}取计划解剖动物采集血液约1 mL，用3.8%枸橼酸钠以1:9比例抗凝，充分混匀后3 000 r/min离心10 min，用凝血分析仪测定凝血指标（表9-6-6和表9-6-7）。

（11）血液生化指标：于D_{29}取计划解剖动物采集血液，取3～4 mL静置1 h左右，3 000 r/min离心15 min后吸取上清，用全自动生化分析仪检测血液生化指标（考虑到D_{29}检测动物数量和指标较多，包括血糖、总胆红素和肌苷在内的多数指标当天检测，其他少量生化指标可在D_{30}检测）。

（12）免疫指标：于D_{29}取计划解剖动物采集血液，取3～4 mL静置1 h左右，3 000 r/min离心15 min后吸取上清，用全自动生化分析仪检测免疫指标，包括免疫球蛋白G（IgG）、免疫球蛋白M（IgM）和免疫球蛋白E（IgE）（表9-6-6和表9-6-7）。

（13）尿液指标：于D_{28}取计划解剖动物按啮齿类动物尿液采集方法采集尿液，用尿液化学分析仪干试纸条法检测尿液指标（表9-6-6）。

（14）骨髓指标：于D_{29}取计划解剖动物取股骨骨髓，按动物骨髓涂片及检查方法进行骨髓涂片，必要时进行镜检（表9-6-6）。

（15）病理检查：试验期间发现动物死亡时及时剖检，濒死者可即时处死进行剖检；末次注射24 h后取计划解剖动物用3%戊巴比妥钠按动物麻醉方法腹腔注射麻醉，放血处死后按动物解剖和取材要求解剖取材，对取材组织或脏器进行大体观察和称重（表

表 9-6-5　儿科用中药注射液 EEE 离乳前 SD 大鼠静脉注射 4 周重复注射毒性试验仔鼠检测指标和时间安排

检测指标	具 体 指 标	注射时间 / 频率
一般状况	母鼠外观、体征、行为、活动及有无死亡等所有出现的异常情况	$D_1 \sim D_7$ 每天至少观察 2 次
	仔鼠外观、体征、行为、活动及有无死亡等所有出现的异常情况	$D_1 \sim D_{28}$ 每天至少观察 2 次，$D_{29} \sim D_{43}$ 每天至少观察 1 次
体重	母鼠体重	D_1 和 D_7
	母鼠增重	$D_1 \sim D_7$
	仔鼠体重	D_1、D_3、D_5、D_7、D_{10}、D_{14}、D_{17}、D_{21}、D_{24}、D_{28}、D_{29}、D_{31}、D_{35}、D_{38}、D_{42} 和 D_{43}
	仔鼠增重	$D_1 \sim D_3$、$D_3 \sim D_5$、$D_5 \sim D_7$、$D_7 \sim D_{10}$、$D_{10} \sim D_{14}$、$D_{14} \sim D_{17}$、$D_{17} \sim D_{21}$、$D_{21} \sim D_{24}$、$D_{24} \sim D_{28}$、$D_{28} \sim D_{31}$、$D_{31} \sim D_{35}$、$D_{35} \sim D_{38}$ 和 $D_{38} \sim D_{42}$
摄食	母鼠摄食量和食物利用率	$D_1 \sim D_7$
	仔鼠摄食量和食物利用率	$D_7 \sim D_{10}$、$D_{10} \sim D_{14}$、$D_{14} \sim D_{17}$、$D_{17} \sim D_{21}$、$D_{21} \sim D_{24}$、$D_{24} \sim D_{28}$、$D_{28} \sim D_{31}$、$D_{31} \sim D_{35}$、$D_{35} \sim D_{38}$ 和 $D_{38} \sim D_{42}$
阴道张开情况	达标时间	D_{16} 至达标日
龟头包皮分离情况	达标时间	D_{26} 至达标日
动情周期	动情周期	$D_{21} \sim D_{43}$
自发活动	自发活动次数	D_{14}、D_{28} 和 D_{42}
机体协调能力	掉落时转速、掉落时间、路程和平均速度	D_{14}、D_{28} 和 D_{42}
学习记忆能力	进入暗室潜伏期、错误反应次数和明室活动时间	D_{14}、D_{28} 和 D_{42}
尿液	颜色、透明度、比重（SG）、pH、尿糖（GLU）、尿蛋白（PRO）、尿胆红素（BIL）、尿胆原（URO）、酮体（KET）、潜血（BLO）、白细胞（LEU）和亚硝酸盐（NIT）	D_{29} 和 D_{43}
眼科检查	至少包括眼睑、结膜、角膜、瞳孔和虹膜	D_{29} 和 D_{43}
身长	身长	D_{29} 和 D_{43}
一般血液学	红细胞计数（RBC）、血红蛋白（Hb）、血细胞比容（HCT）、平均红细胞体积（MCV）、平均血红蛋白含量（MCH）、平均血红蛋白浓度（MCHC）、红细胞体积分布宽度（RDW）、网织红细胞计数（RET#）、网织红细胞比率（RET）、白细胞计数（WBC）、中性粒细胞数（NE#）、淋巴细胞计数（LY#）、单核细胞计数（MO#）、嗜酸性粒细胞计数（EO#）、嗜碱性粒细胞计数（BA#）、中性粒细胞比率（NE）、淋巴细胞比率（LY）、单核细胞比率（MO）、嗜酸性粒细胞比率（EO）、嗜碱性粒细胞比率（BA）、血小板计数（PLT）、血小板压积（PCT）、平均血小板体积（MPV）和血小板分布宽度（PDW）	D_{29} 和 D_{43}
凝血	凝血酶原时间（PT）和活化部分凝血活酶时间（APTT）	D_{29} 和 D_{43}
血液生化	谷草转氨酶（GOT）、谷丙转氨酶（GPT）、碱性磷酸酶（ALP）、磷酸激酶（CK）、尿素氮（BUN）、肌酐（CREA）、总蛋白（TP）、白蛋白（Alb）、葡萄糖（GLU）、总胆红素（TBIL）、总胆固醇（CHOL）、甘油三酯（TRIG）、γ谷氨酰转移酶（γ-GGT）、钾离子浓度（K^+）、氯离子浓度（Cl^-）、钠离子浓度（Na^+）和钙离子浓度（Ca^{2+}）	D_{29} 和 D_{43}

（续表）

检测指标	具 体 指 标	注射时间 / 频率
激素	生长激素（GH）、类胰岛素样生长因子-1（IGF-1）、类胰岛素样生长因子结合蛋白-3（IGFBP-3）、雌二醇（E_2）、睾酮（T）、黄体生成素（LH）、卵泡刺激素（FSH）、孕酮（P）和抑制素 B（INH-B）	D_{29} 和 D_{43} 冻存解冻后
免疫球蛋白	IgG、IgM 和 IgE	D_{29} 和 D_{43}
脏器重量	脑、胸腺、心脏、肺、肝脏、脾脏、肾脏、肾上腺、睾丸、附睾、子宫和卵巢重量及其脏器重量/体重系数和脏器重量/脑重量系数	D_{29} 和 D_{43}
睾丸精子头	睾丸精子头密度	D_{29} 和 D_{43} 冻存解冻后
胫骨长	胫骨长	D_{29} 和 D_{43}
胫骨密度	胫骨密度	D_{29} 和 D_{43}
脏器组织大体观察和组织病理学检查	脑（大脑、小脑和脑干）、垂体、眼、哈氏腺、颈部淋巴结、脊髓（颈、胸和腰段）、甲状腺（含甲状旁腺）、唾液腺、胸腺、食管、气管、主动脉、心脏、肺（附主支气管）、肝脏、脾脏、胰腺、胃、十二指肠、空肠、回肠、盲肠、结肠、直肠、肠系膜淋巴结、肾脏、肾上腺、膀胱、坐骨神经、睾丸、附睾、前列腺、精囊腺、阴道、子宫和子宫颈、卵巢和输卵管、乳腺、骨（股骨）、骨骼肌、皮肤、骨髓（胸骨）、尾、异常组织和组织肿块肉眼和镜下观察到的所有异常变化	D_{29} 和 D_{43}

表 9-6-6　儿科用中药注射液 EEE 离乳前 SD 大鼠静脉注射 4 周重复给药毒性试验血液学检测指标和方法

指标（参数）	缩 写 名	单 位	方 法
红细胞计数	RBC	$\times 10^{12}$/L	鞘流 DC 检测方法
血红蛋白	Hb	g/L	SLS 血红蛋白检测法
血细胞比容	HCT	%	RBC 累积脉冲高度检测法
平均红细胞体积	MCV	fL	由 RBC 和 HCT 算出
平均血红蛋白含量	MCH	pg	由 RBC 和 Hb 算出
平均血红蛋白浓度	MCHC	g/L	由 HCT 和 Hb 算出
红细胞体积分布宽度	RDW	fL	根据红细胞直方图算出
网织红细胞计数	RET#	$\times 10^9$/L	流式细胞计数
网织红细胞比率	RET	%	流式细胞计数
白细胞计数	WBC	$\times 10^9$/L	流式细胞计数
中性粒细胞数	NE#	$\times 10^9$/L	流式细胞计数
淋巴细胞计数	LY#	$\times 10^9$/L	流式细胞计数
单核细胞计数	MO#	$\times 10^9$/L	流式细胞计数
嗜酸性粒细胞计数	EO#	$\times 10^9$/L	流式细胞计数
嗜碱性粒细胞计数	BA#	$\times 10^9$/L	流式细胞计数
中性粒细胞比率	NE	%	流式细胞计数
淋巴细胞比率	LY	%	流式细胞计数
单核细胞比率	MO	%	流式细胞计数
嗜酸性粒细胞比率	EO	%	流式细胞计数

（续表）

指标（参数）	缩　写　名	单　　位	方　　法
嗜碱性粒细胞比率	BA	%	流式细胞计数
血小板计数	PLT	$\times 10^9/L$	鞘流 DC 检测方法
血小板压积	PCT	%	根据血小板直方图算出
平均血小板体积	MPV	fL	根据血小板直方图和 PLT 算出
血小板分布宽度	PDW	fL	根据血小板直方图算出
凝血酶原时间	PT	s	凝固法
活化部分凝血活酶时间	APTT	s	凝固法

表 9-6-7　儿科用中药注射液 EEE 离乳前 SD 大鼠静脉注射 4 周重复给药毒性试验血液生化、激素、免疫指标和方法

指标（参数）	缩　写　名	单　　位	方　　法
谷草转氨酶	GOT	U/L	连续监测法
谷丙转氨酶	GPT	U/L	连续监测法
碱性磷酸酶	ALP	U/L	AMP 缓冲液法
磷酸激酶	CK	U/L	DKGC 法
尿素氮	BUN	mmol/L	紫外酶法
肌酐	CREA	μmol/L	肌氨酸氧化酶法
总蛋白	TP	g/L	双缩脲法
白蛋白	Alb	g/L	溴甲酚绿法
葡萄糖	GLU	mmol/L	葡萄糖氧化酶法
总胆红素	TBIL	μmol/L	二氯苯重氮盐法
总胆固醇	CHOL	mmol/L	胆固醇过氧化酶法
甘油三酯	TRIG	mmol/L	甘油三酯过氧化酶法
γ 谷氨酰转移酶	γ-GGT	U/L	连续监测法
钾	K^+	mmol/L	酶法
钠	Na^+	mmol/L	酶法
氯	Cl^-	mmol/L	硫氰酸汞终点法
钙	Ca^{2+}	mmol/L	偶氮胂Ⅲ法
生长激素	GH	μg/L	酶联免疫法
类胰岛素样生长因子-1	IGF-1	ng/L	酶联免疫法
类胰岛素样生长因子结合蛋白-3	IGFBP-3	μg/L	酶联免疫法
雌二醇	E_2	ng/L	酶联免疫法
睾酮	T	nmol/L	酶联免疫法
黄体生成素	LH	ng/L	酶联免疫法
卵泡刺激素	FSH	U/L	酶联免疫法

指标（参数）	缩 写 名	单 位	方 法
孕酮	P	μg/L	酶联免疫法
抑制素 B	INH-B	ng/L	酶联免疫法
免疫球蛋白 G	IgG	g/L	透射比浊法
免疫球蛋白 M	IgM	g/L	透射比浊法
免疫球蛋白 E	IgE	g/L	透射比浊法

9-6-6），然后固定于10%福尔马林固定液（睾丸固定于改良的Davidson固定液）中，常规包埋、切片及染色后镜检。

4. 恢复期观察指标·末次注射24 h后剖杀2/3的动物，剩余动物恢复观察2周；恢复期动物的一般状况观察、体重、摄食量测定方法及频率与注射期一致；并于 D_{41} 进行平衡协调能力和尿液检测，D_{42} 进行自发活动检测，D_{41}/D_{42} 进行学习记忆能力检测，恢复期结束时（D_{43}）进行顶臀长、胫骨长和密度、血液学指标、凝血指标、血液生化学指标、激素指标、免疫指标、尿液指标、睾丸精子头计数、骨髓指标（必要时）及病理学检查，检查方法及内容与注射期相同。

（九）统计分析

按多次给药毒性试验（啮齿类）数据统计处理方法，使用SPSS统计软件进行统计分析。体重等计量资料以 $\bar{X} \pm SD$ 形式表示，组间比较时用单因素方差分析或非参数检验；阳性数（率）等计数资料以频数（构成比）形式表示，组间比较时用 χ^2 检验；病变程度等级资料以频数或构成比形式表示，组间比较时用非参数检验。

（十）结果

1. 受试物分析

（1）注射前：① 原料药检测：注射前按委托方提供的检测方法检测受试物中XXX苷含量为87.32 μg/mL，符合要求；② 按受试物配制方法配制16%、32%和50%浓度的受试物，浓度配制误差分别为-2.47%、-0.28%和-0.29%，均符合SOP要求；③ 稳定性：按受试物配制方法配制16%、32%和50%浓度的受试物，室温放置6 h后稳定性分别为97.95%、99.20%和99.41%，稳定性良好。

（2）首次注射：按受试物配制方法配制16%、32%和50%浓度的受试物，配制误差分别为-3.70%、-2.57%和-3.14%，均符合SOP要求。

（3）末次注射：按受试物配制方法配制16%、32%和50%浓度的受试物，配制误差分别为-1.65%、-2.67%和-3.31%，均符合要求。

2. 一般状况

（1）死亡情况：注射期（4周）和恢复期（4周）期间，溶媒对照、低、中和高剂量组母鼠和幼鼠无死亡，外观、体征、行为和活动等均正常。

（2）注射期（4周）：① 雌性仔鼠：注射 D_{16} 至 D_{18}，溶媒对照组1只雌性仔鼠（246#）出现轻度稀便体征，未见其他明显异常；② 雄性仔鼠：注射 D_{21} 至 D_{22}，高剂量组1只雄鼠（137#）出现轻度稀便体征，未见其他明显异常；D_{24} 至 D_{27}，低剂量组1只雄鼠（184#）耳背部皮肤存在线条状破损和血性结痂现象，未见其他明显异常。

（3）恢复期（2周）：溶媒对照组及低、中和高剂量组动物的外观、体征、行为、活动和排泄物等均未见明显异常。

3. 生长发育

（1）体重和增重

1）雌鼠：① 体重：D_1 至 D_{42}，溶媒对照、低、中和高剂量组均呈逐增趋势，低、中和高剂量组与溶媒对照组相比均无统计学差异（$P > 0.05$）（表9-6-8和图9-6-2）；② 增重：$D_1 \sim D_3$ 至 $D_{38} \sim D_{42}$，溶媒对照、低、中和高剂量组均呈M形变化趋势，其中，注射期峰值位于 $D_{17} \sim D_{21}$，恢复期峰值位于 $D_{28} \sim D_{31}$；$D_1 \sim D_3$ 至 $D_{38} \sim D_{42}$，低、中和高剂量组与溶媒对照组相比均无统计学差异（$P > 0.05$）（表9-6-9和图9-6-3）。

2）雄鼠：① 体重：D_1 至 D_{42}，溶媒对照、低、中和高剂量组均呈逐增趋势，低、中和高剂量组与溶媒对照组相比均无统计学差异（$P > 0.05$）（表9-6-10和图9-6-4）；② 雄鼠增重：$D_1 \sim D_3$ 至 $D_{38} \sim D_{42}$，溶媒对照、低、中和高剂量组均呈M形变化趋势，其中，注射期峰值位于 $D_{17} \sim D_{21}$，恢复期峰值位于 $D_{31} \sim D_{38}$；$D_1 \sim D_3$ 至 $D_{38} \sim D_{42}$，低、中和高剂量组与溶媒对照组相比均无统计学差异（$P > 0.05$）（表9-6-11和图9-6-5）。

表 9-6-8　儿科用中药注射液 EEE 离乳前 SD 大鼠静脉注射 4 周对雌鼠体重的影响（$\bar{X} \pm SD$）

时　间	动物数（只）	体重（g）			
		溶媒对照组	低剂量组	中剂量组	高剂量组
D_1	14	34.9 ± 2.7	35.5 ± 2.7	35.0 ± 1.8	35.1 ± 2.6
D_3	14	39.0 ± 2.8	39.6 ± 3.0	38.9 ± 2.2	38.8 ± 2.5
D_5	14	44.9 ± 3.4	46.2 ± 4.1	44.6 ± 2.6	44.8 ± 3.2
D_7	14	51.7 ± 3.8	52.9 ± 5.0	50.9 ± 2.9	51.5 ± 4.2
D_{10}	14	63.9 ± 5.1	65.7 ± 5.3	63.6 ± 3.2	64.3 ± 4.3
D_{14}	14	83.7 ± 6.5	85.4 ± 6.6	82.1 ± 3.2	82.3 ± 5.8
D_{17}	14	98.9 ± 7.0	100.8 ± 7.0	97.6 ± 4.5	97.6 ± 6.2
D_{21}	14	124.2 ± 8.0	125.2 ± 8.8	122.7 ± 6.2	121.3 ± 6.9
D_{24}	14	137.5 ± 8.7	141.2 ± 9.8	136.6 ± 6.9	136.9 ± 7.8
D_{28}	14	155.3 ± 8.6	158.6 ± 10.8	154.6 ± 6.6	154.1 ± 10.0
D_{31}	6	168.6 ± 10.5	167.3 ± 15.5	173.1 ± 8.0	172.5 ± 7.6
D_{35}	6	186.9 ± 12.6	185.9 ± 16.6	188.0 ± 10.3	191.3 ± 5.8
D_{38}	6	200.2 ± 11.6	197.3 ± 19.2	203.4 ± 7.5	203.3 ± 5.5
D_{42}	6	211.2 ± 13.7	206.9 ± 18.4	214.8 ± 7.3	213.8 ± 7.4

表 9-6-9　儿科用中药注射液 EEE 离乳前 SD 大鼠静脉注射 4 周对雌鼠体重增重的影响（$\bar{X} \pm SD$）

阶　段	动物数（只）	体重增重（g/ 天）			
		溶媒对照组	低剂量组	中剂量组	高剂量组
$D_1 \sim D_3$	14	2.0 ± 0.4	2.1 ± 0.4	2.0 ± 0.6	1.9 ± 0.3
$D_3 \sim D_5$	14	3.0 ± 0.7	3.3 ± 0.7	2.8 ± 1.0	3.0 ± 0.8
$D_5 \sim D_7$	14	3.4 ± 0.6	3.3 ± 0.8	3.2 ± 0.5	3.3 ± 0.7
$D_7 \sim D_{10}$	14	4.1 ± 0.6	4.3 ± 0.4	4.2 ± 0.5	4.3 ± 0.4
$D_{10} \sim D_{14}$	14	4.9 ± 0.6	4.9 ± 0.5	4.6 ± 0.5	4.5 ± 0.5
$D_{14} \sim D_{17}$	14	5.1 ± 0.9	5.1 ± 0.7	5.1 ± 0.6	5.1 ± 0.7
$D_{17} \sim D_{21}$	14	6.3 ± 0.6	6.1 ± 0.7	6.3 ± 0.7	5.9 ± 0.7
$D_{21} \sim D_{24}$	14	4.4 ± 1.4	5.3 ± 1.4	4.6 ± 1.0	5.2 ± 0.9
$D_{24} \sim D_{28}$	14	4.5 ± 1.0	4.4 ± 1.0	4.5 ± 1.0	4.3 ± 0.9
$D_{28} \sim D_{31}$	14	4.9 ± 1.2	4.8 ± 1.6	5.5 ± 1.2	5.3 ± 1.0
$D_{31} \sim D_{35}$	6	4.6 ± 0.8	4.6 ± 0.6	3.7 ± 1.5	4.7 ± 0.6
$D_{35} \sim D_{38}$	6	4.4 ± 1.0	3.8 ± 2.0	5.1 ± 1.8	4.0 ± 1.2
$D_{38} \sim D_{42}$	6	2.8 ± 1.1	2.4 ± 1.1	2.8 ± 0.8	2.6 ± 0.6

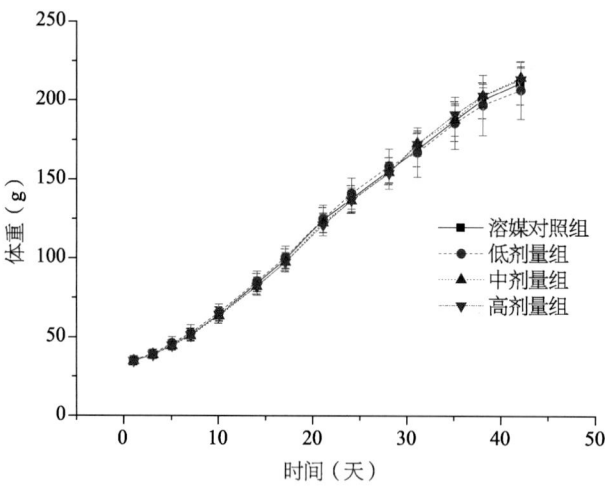

图 9-6-2 儿科用中药注射液 EEE 离乳前 SD 大鼠静脉注射 4 周对雌鼠体重的影响

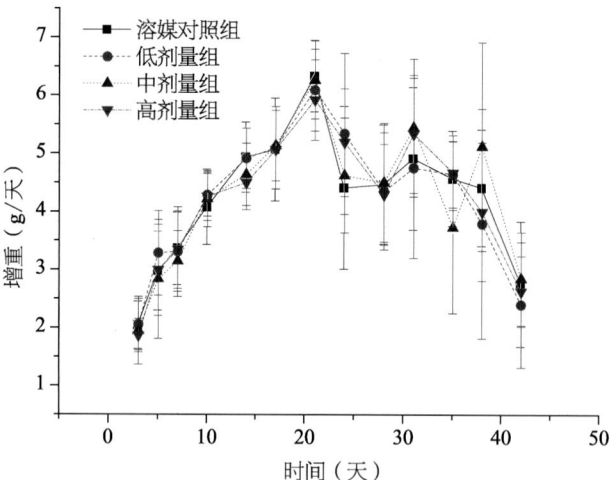

图 9-6-3 儿科用中药注射液 EEE 离乳前 SD 大鼠静脉注射 4 周对雌鼠体重增重的影响

表 9-6-10　儿科用中药注射液 EEE 离乳前 SD 大鼠静脉注射 4 周对雄鼠体重的影响（$\bar{X} \pm SD$）

时　间	动物数（只）	体重（g）			
		溶媒对照组	低剂量组	中剂量组	高剂量组
D_1	14	36.2 ± 3.2	36.0 ± 2.4	36.1 ± 2.6	36.3 ± 2.8
D_3	14	40.1 ± 3.4	40.0 ± 2.8	39.9 ± 2.6	40.4 ± 2.9
D_5	14	45.8 ± 3.6	45.9 ± 3.7	45.6 ± 3.2	46.2 ± 3.2
D_7	14	52.7 ± 4.2	53.1 ± 5.0	52.1 ± 4.2	53.1 ± 4.1
D_{10}	14	66.7 ± 5.0	67.4 ± 4.7	65.6 ± 5.2	66.9 ± 4.6
D_{14}	14	89.1 ± 8.4	90.4 ± 8.1	87.9 ± 5.8	89.1 ± 5.6
D_{17}	14	109.1 ± 8.5	110.6 ± 10.3	106.5 ± 6.9	108.3 ± 6.6
D_{21}	14	140.9 ± 11.0	142.0 ± 14.1	136.1 ± 7.6	139.7 ± 8.3
D_{24}	14	164.5 ± 12.0	165.5 ± 17.0	157.8 ± 9.5	161.4 ± 10.4
D_{28}	14	194.0 ± 11.3	192.8 ± 18.7	185.9 ± 10.8	190.6 ± 12.6
D_{31}	6	220.7 ± 7.9	218.0 ± 10.0	215.3 ± 15.9	215.2 ± 15.9
D_{35}	6	259.4 ± 11.6	254.7 ± 13.8	254.2 ± 16.2	254.2 ± 18.8
D_{38}	6	286.9 ± 8.8	282.6 ± 17.3	281.3 ± 16.3	281.2 ± 18.8
D_{42}	6	310.7 ± 14.7	306.6 ± 16.1	307.5 ± 18.5	306.0 ± 21.3

表 9-6-11　儿科用中药注射液 EEE 离乳前 SD 大鼠静脉注射 4 周对雌鼠体重增重的影响（$\bar{X} \pm SD$）

阶　段	动物数（只）	体重增重（g/天）			
		溶媒对照组	低剂量组	中剂量组	高剂量组
$D_1 \sim D_3$	14	2.0 ± 0.4	2.0 ± 0.6	1.9 ± 0.7	2.0 ± 0.4
$D_3 \sim D_5$	14	2.8 ± 0.5	3.0 ± 0.8	2.8 ± 0.6	2.9 ± 0.6
$D_5 \sim D_7$	14	3.4 ± 0.7	3.6 ± 1.0	3.3 ± 0.7	3.4 ± 0.8

（续表）

阶　　段	动物数（只）	体重增重（g/天）			
		溶媒对照组	低剂量组	中剂量组	高剂量组
$D_7 \sim D_{10}$	14	4.7 ± 0.6	4.8 ± 1.2	4.5 ± 0.7	4.6 ± 0.5
$D_{10} \sim D_{14}$	14	5.6 ± 1.2	5.8 ± 1.3	5.6 ± 0.5	5.5 ± 0.6
$D_{14} \sim D_{17}$	14	6.7 ± 0.6	6.7 ± 0.9	6.2 ± 1.2	6.4 ± 0.6
$D_{17} \sim D_{21}$	14	8.0 ± 1.0	7.9 ± 1.3	7.4 ± 0.6	7.8 ± 0.7
$D_{21} \sim D_{24}$	14	7.9 ± 1.2	7.8 ± 1.2	7.2 ± 1.3	7.2 ± 0.9
$D_{24} \sim D_{28}$	14	7.4 ± 1.0	6.8 ± 1.1	7.0 ± 1.1	7.3 ± 1.0
$D_{28} \sim D_{31}$	14	8.6 ± 1.0	8.2 ± 2.0	7.2 ± 1.9	7.6 ± 1.9
$D_{31} \sim D_{35}$	6	9.7 ± 1.1	9.2 ± 1.1	9.7 ± 0.7	9.8 ± 1.1
$D_{35} \sim D_{38}$	6	9.2 ± 1.8	9.3 ± 1.2	9.0 ± 0.9	9.0 ± 1.6
$D_{38} \sim D_{42}$	6	6.0 ± 1.9	6.0 ± 1.6	6.5 ± 1.2	6.2 ± 0.9

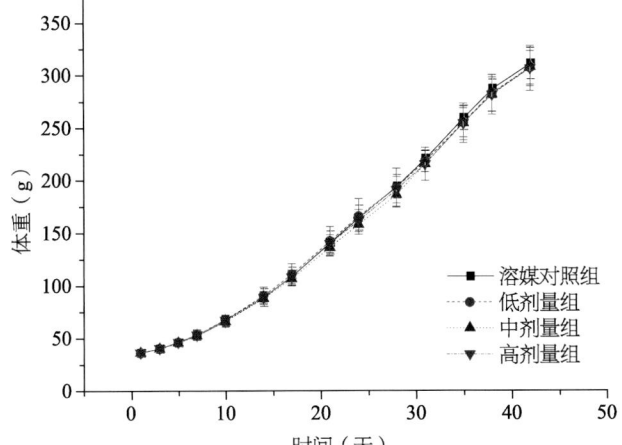

图9-6-4　儿科用中药注射液 EEE 离乳前 SD 大鼠静脉注射 4 周对雄鼠体重的影响

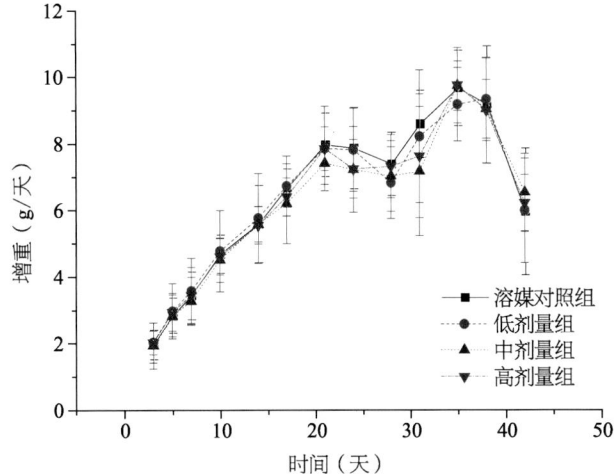

图9-6-5　儿科用中药注射液 EEE 离乳前 SD 大鼠静脉注射 4 周对雌鼠体重增重的影响

（2）生长相关激素：① 注射期结束：低、中和高剂量组 GH、IGF-1、IGFBP-3 与溶媒对照组相比，均无统计学差异（$P > 0.05$）（表9-6-12）；② 恢复期结束：低、中和高剂量组生长 GH、IGF-1、IGFBP-3 与溶媒对照组相比，均无统计学差异（$P > 0.05$）（表9-6-13）。

4. 摄食量

（1）雌鼠摄食量：$D_7 \sim D_{10}$ 至 $D_{38} \sim D_{42}$，溶媒对照、低、中和高剂量组均呈逐增趋势，其中，$D_{28} \sim D_{31}$ 出现较明显陡增现象；$D_7 \sim D_{10}$ 至 $D_{38} \sim D_{42}$，低、中和高剂量组与溶媒对照组相比均无统计学差异

（$P > 0.05$）（表9-6-14和图9-6-6）。

（2）雌鼠食物利用率：$D_7 \sim D_{10}$ 至 $D_{38} \sim D_{42}$，溶媒对照、低、中和高剂量组均呈逐减趋势，低、中和高剂量组与溶媒对照组相比均无统计学差异（$P > 0.05$）（表9-6-15和图9-6-7）。

（3）雄鼠摄食量：$D_7 \sim D_{10}$ 至 $D_{38} \sim D_{42}$，溶媒对照、低、中和高剂量组均呈逐增趋势，其中，$D_{28} \sim D_{31}$ 出现较明显陡增现象；$D_7 \sim D_{10}$ 至 $D_{38} \sim D_{42}$，低、中和高剂量组与溶媒对照组相比均无统计学差异（$P > 0.05$）（表9-6-16和图9-6-8）。

（4）雄鼠食物利用率：$D_7 \sim D_{10}$ 至 $D_{38} \sim D_{42}$，溶

媒对照、低、中和高剂量组均呈逐减趋势，低、中和高剂量组与溶媒对照组相比均无统计学差异（$P >$　0.05）（表9-6-17和图9-6-9）。

5. 眼科检查 · ① 雌鼠：注射期结束和恢复

表9-6-12　儿科用中药注射液 EEE 离乳前 SD 大鼠静脉注射 4 周对生长激素指标的影响（注射期结束，$\bar{X} \pm SD$）

检测指标	动物数（只）	溶媒对照组	低剂量组	中剂量组	高剂量组
雌鼠					
GH（μg/L）	14	29.9 ± 15.8	27.7 ± 14.6	30.3 ± 12.9	23.7 ± 14.3
IGF-1（ng/L）	14	24.1 ± 24.1	42.3 ± 21.1	39.6 ± 23.0	22.6 ± 24.1
IGFBP-3（μg/L）	14	34.3 ± 16.1	27.9 ± 8.1	26.3 ± 6.6	28.7 ± 7.4
雄鼠					
GH（μg/L）	14	23.4 ± 9.0	31.3 ± 13.6	26.9 ± 16.0	31.6 ± 15.4
IGF-1（ng/L）	14	33.8 ± 18.1	33.9 ± 24.2	37.6 ± 37.8	35.3 ± 19.9
IGFBP-3（μg/L）	14	25.1 ± 5.7	31.9 ± 13.2	39.2 ± 19.1	24.9 ± 7.1

表9-6-13　儿科用中药注射液 EEE 离乳前 SD 大鼠静脉注射 4 周对生长激素指标的影响（恢复期结束，$\bar{X} \pm SD$）

检测指标	动物数（只）	溶媒对照组	低剂量组	中剂量组	高剂量组
雌鼠					
GH（μg/L）	6	22.4 ± 6.0	22.9 ± 10.0	29.0 ± 10.8	24.8 ± 13.7
IGF-1（ng/L）	6	27.6 ± 19.4	14.7 ± 38.0	47.7 ± 21.2	28.8 ± 20.2
IGFBP-3（μg/L）	6	22.5 ± 5.2	20.8 ± 3.7	23.5 ± 4.5	31.8 ± 10.2
雄鼠					
GH（μg/L）	6	30.0 ± 11.2	33.1 ± 19.1	20.8 ± 11.0	31.7 ± 15.0
IGF-1（ng/L）	6	14.1 ± 29.2	31.9 ± 23.1	29.3 ± 12.4	44.8 ± 25.6
IGFBP-3（μg/L）	6	31.9 ± 12.4	27.5 ± 13.0	23.9 ± 3.7	25.8 ± 10.8

表9-6-14　儿科用中药注射液 EEE 离乳前 SD 大鼠静脉注射 4 周对雌鼠摄食量的影响（$\bar{X} \pm SD$）

阶　段	动物数（只）	每天摄食量（g/只）			
		溶媒对照组	低剂量组	中剂量组	高剂量组
$D_7 \sim D_{10}$	14	6.9 ± 0.7	7.2 ± 0.5	6.9 ± 0.6	7.2 ± 0.6
$D_{10} \sim D_{14}$	14	9.5 ± 0.4	9.8 ± 0.2	9.3 ± 0.4	9.3 ± 0.4
$D_{14} \sim D_{17}$	14	11.4 ± 0.4	11.7 ± 0.1	11.1 ± 0.4	11.0 ± 0.4
$D_{17} \sim D_{21}$	14	14.1 ± 0.6	14.0 ± 0.5	13.9 ± 0.6	13.9 ± 0.6
$D_{21} \sim D_{24}$	14	14.7 ± 0.4	15.2 ± 0.7	14.9 ± 1.3	14.6 ± 1.2
$D_{24} \sim D_{28}$	14	16.7 ± 1.4	16.7 ± 0.4	16.5 ± 1.1	16.7 ± 1.4
$D_{28} \sim D_{31}$	6	19.9 ± 0.8	19.2 ± 2.2	19.9 ± 1.6	19.8 ± 1.4
$D_{31} \sim D_{35}$	6	18.2 ± 0.7	17.8 ± 1.0	17.6 ± 1.2	18.8 ± 0.9

（续表）

阶　　段	动物数（只）	每天摄食量（g/只）			
		溶媒对照组	低剂量组	中剂量组	高剂量组
$D_{35} \sim D_{38}$	6	19.2 ± 0.6	19.3 ± 2.2	19.3 ± 1.3	19.4 ± 0.9
$D_{38} \sim D_{42}$	6	19.9 ± 1.5	19.8 ± 1.6	20.2 ± 1.0	20.4 ± 1.3

表 9-6-15　儿科用中药注射液 EEE 离乳前 SD 大鼠静脉注射 4 周对雌鼠食物利用率的影响（ $\bar{X}$ ±SD ）

阶　　段	动物数（只）	食物利用率（%）			
		溶媒对照组	低剂量组	中剂量组	高剂量组
$D_7 \sim D_{10}$	14	59.3 ± 2.7	59.7 ± 5.6	61.1 ± 5.4	59.6 ± 4.4
$D_{10} \sim D_{14}$	14	52.0 ± 3.5	50.3 ± 3.6	49.7 ± 2.5	48.4 ± 2.4
$D_{14} \sim D_{17}$	14	44.7 ± 3.3	43.6 ± 4.9	46.1 ± 2.4	45.9 ± 4.8
$D_{17} \sim D_{21}$	14	45.1 ± 1.9	43.5 ± 2.7	45.1 ± 3.0	42.7 ± 3.1
$D_{21} \sim D_{24}$	14	29.9 ± 8.2	35.2 ± 5.0	31.2 ± 6.1	35.7 ± 2.2
$D_{24} \sim D_{28}$	14	26.6 ± 4.3	26.0 ± 3.8	27.4 ± 5.4	25.8 ± 3.0
$D_{28} \sim D_{31}$	6	24.6 ± 5.7	24.8 ± 8.0	27.6 ± 6.7	27.0 ± 4.4
$D_{31} \sim D_{35}$	6	25.3 ± 5.2	26.1 ± 2.9	21.1 ± 8.1	24.8 ± 3.0
$D_{35} \sim D_{38}$	6	23.0 ± 4.8	19.0 ± 7.7	26.6 ± 9.1	20.7 ± 6.6
$D_{38} \sim D_{42}$	6	13.7 ± 4.4	12.2 ± 5.8	14.2 ± 4.3	12.9 ± 2.6

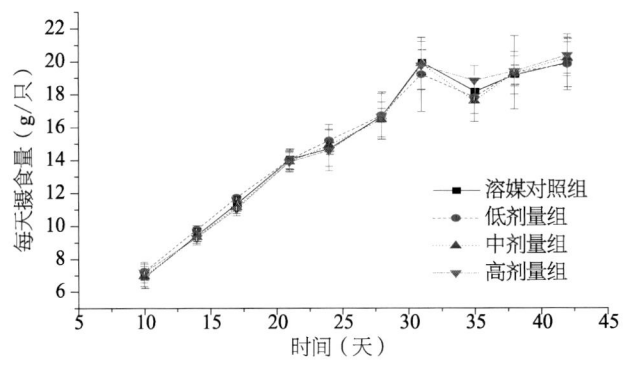

图 9-6-6　儿科用中药注射液 EEE 离乳前 SD 大鼠静脉注射 4 周对雌鼠摄食量的影响

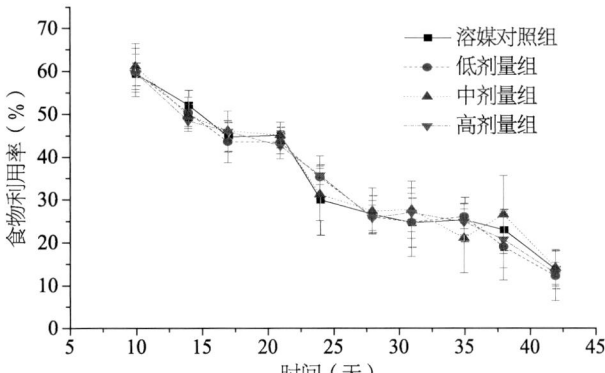

图 9-6-7　儿科用中药注射液 EEE 离乳前 SD 大鼠静脉注射 4 周对雌鼠食物利用率的影响

表 9-6-16　儿科用中药注射液 EEE 离乳前 SD 大鼠静脉注射 4 周对雄鼠摄食量的影响（ $\bar{X}$ ±SD ）

阶　　段	动物数（只）	每天摄食量（g/只）			
		溶媒对照组	低剂量组	中剂量组	高剂量组
$D_7 \sim D_{10}$	14	7.1 ± 0.8	7.4 ± 0.5	7.0 ± 0.8	7.3 ± 0.4
$D_{10} \sim D_{14}$	14	10.4 ± 0.6	10.6 ± 0.8	10.3 ± 0.4	10.3 ± 0.5

（续表）

阶　　段	动物数（只）	每天摄食量（g/ 只）			
		溶媒对照组	低剂量组	中剂量组	高剂量组
$D_{14} \sim D_{17}$	14	13.2 ± 0.4	13.3 ± 1.1	12.5 ± 0.4	12.8 ± 0.4
$D_{17} \sim D_{21}$	14	16.5 ± 0.5	16.0 ± 1.3	15.5 ± 0.5	16.4 ± 0.5
$D_{21} \sim D_{24}$	14	18.7 ± 0.8	19.0 ± 1.5	17.7 ± 1.2	18.2 ± 1.3
$D_{24} \sim D_{28}$	14	20.8 ± 0.9	20.9 ± 0.7	19.8 ± 1.2	20.8 ± 1.7
$D_{28} \sim D_{31}$	6	24.6 ± 2.2	25.1 ± 2.9	24.2 ± 2.6	25.0 ± 1.8
$D_{31} \sim D_{35}$	6	25.0 ± 1.6	24.3 ± 1.6	24.7 ± 1.3	25.1 ± 1.9
$D_{35} \sim D_{38}$	6	27.8 ± 1.5	27.2 ± 2.5	27.5 ± 1.5	27.9 ± 2.4
$D_{38} \sim D_{42}$	6	30.8 ± 1.8	29.0 ± 2.3	29.8 ± 1.0	29.5 ± 2.0

表 9-6-17　儿科用中药注射液 EEE 离乳前 SD 大鼠静脉注射 4 周对雄鼠食物利用率的影响（$\bar{X}$ ± SD）

阶　　段	动物数（只）	食物利用率（%）			
		溶媒对照组	低剂量组	中剂量组	高剂量组
$D_7 \sim D_{10}$	14	66.3 ± 6.9	64.5 ± 3.8	64.6 ± 7.1	63.3 ± 7.8
$D_{10} \sim D_{14}$	14	53.4 ± 9.0	54.5 ± 3.0	54.1 ± 1.8	53.7 ± 1.3
$D_{14} \sim D_{17}$	14	50.5 ± 3.4	50.7 ± 2.4	49.6 ± 3.4	49.9 ± 1.6
$D_{17} \sim D_{21}$	14	48.4 ± 5.6	49.1 ± 3.9	47.7 ± 2.9	47.8 ± 1.8
$D_{21} \sim D_{24}$	14	42.0 ± 4.6	41.1 ± 2.2	40.7 ± 5.0	39.7 ± 2.3
$D_{24} \sim D_{28}$	14	35.5 ± 2.1	32.7 ± 4.4	35.5 ± 2.8	35.2 ± 1.0
$D_{28} \sim D_{31}$	6	35.0 ± 4.2	33.0 ± 9.1	29.7 ± 7.9	31.0 ± 9.5
$D_{31} \sim D_{35}$	6	38.8 ± 6.4	37.8 ± 2.8	39.4 ± 2.4	38.8 ± 3.0
$D_{35} \sim D_{38}$	6	32.9 ± 6.0	34.2 ± 2.2	32.9 ± 3.3	32.5 ± 6.6
$D_{38} \sim D_{42}$	6	19.1 ± 5.3	20.6 ± 5.1	21.8 ± 3.4	21.0 ± 1.7

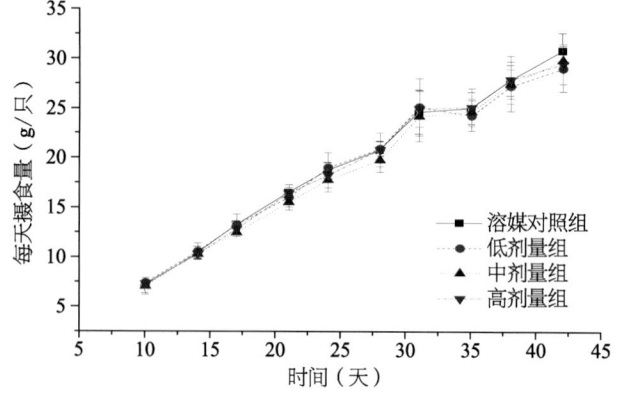

图 9-6-8　儿科用中药注射液 EEE 离乳前 SD 大鼠静脉注射 4 周对雄鼠摄食量的影响

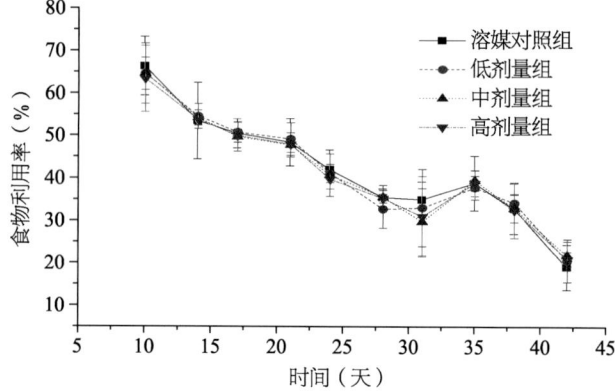

图 9-6-9　儿科用中药注射液 EEE 离乳前 SD 大鼠静脉注射 4 周对雄鼠食物利用率的影响

期结束，溶媒对照组、低、中和高剂量组眼科检查（眼睑、眼球和瞳孔等）均无异常；② 雄鼠：注射期结束和恢复期结束，溶媒对照组、低、中和高剂量组眼科检查（眼睑、眼球和瞳孔等）均无异常。

6. 行为学

（1）自发活动：① 雌鼠：与溶媒对照组相比，注射中期（注射14天）、注射期结束（注射28天）和恢复期结束，低、中和高剂量组动物自发活动次数未见明显异常，无统计学差异（$P > 0.05$，表9-6-18）；② 雄鼠：与溶媒对照组相比，注射中期（注射14天）、注射期结束（注射28天）和恢复期结束，低、

中和高剂量组动物自发活动次数未见明显异常，无统计学差异（$P > 0.05$，表9-6-18）。

（2）机体协调能力：① 雌鼠：与溶媒对照组相比，注射中期（注射14天）、注射期结束（注射28天）和恢复期结束，低、中和高剂量组动物掉落时转速、掉落时间、路程和平均速度未见明显异常，无统计学差异（$P > 0.05$，表9-6-19）；② 雄鼠：与溶媒对照组相比，注射中期（注射14天）、注射期结束（注射28天）和恢复期结束，低、中和高剂量组动物掉落时转速、掉落时间、路程和平均速度未见明显异常，无统计学差异（$P > 0.05$，表9-6-20）。

表 9-6-18　儿科用中药注射液 EEE 离乳前 SD 大鼠静脉注射 4 周对雌鼠自发活动的影响（$\bar{X} \pm SD$）

时　　间	动物数（只）	自发活动（次）			
		溶媒对照组	低剂量组	中剂量组	高剂量组
雌鼠					
注射中期	14	83.8 ± 12.9	82.3 ± 14.4	90.9 ± 12.6	84.3 ± 10.6
注射期结束	14	76.0 ± 28.1	77.4 ± 30.6	88.7 ± 28.6	83.5 ± 18.4
恢复期结束	6	80.0 ± 17.4	97.6 ± 31.6	101.8 ± 34.7	90.0 ± 17.1
雄鼠					
注射中期	14	78.5 ± 21.7	84.3 ± 15.0	74.5 ± 22.2	80.7 ± 10.6
注射期结束	14	76.9 ± 28.5	86.5 ± 22.6	72.3 ± 37.3	66.7 ± 35.9
恢复期结束	6	74.3 ± 35.0	83.6 ± 23.0	71.7 ± 34.2	85.4 ± 20.8

表 9-6-19　儿科用中药注射液 EEE 对离乳前 SD 大鼠静脉注射 4 周雌鼠机体协调能力的影响（$\bar{X} \pm SD$）

检测指标	动物数（只）	溶媒对照组	低剂量组	中剂量组	高剂量组
注射中期					
掉落时转速（转/min）	14	16.5 ± 4.7	13.5 ± 4.2	14.9 ± 4.9	13.9 ± 3.6
掉落时间（s）	14	78.6 ± 57.4	43.3 ± 49.7	58.5 ± 58.0	48.0 ± 42.9
路程（cm）	14	486.01 ± 426.24	250.00 ± 387.43	351.83 ± 435.47	265.46 ± 294.94
平均速度（cm/s）	14	5.53 ± 0.97	4.81 ± 0.92	4.98 ± 1.17	4.83 ± 0.87
注射期结束					
掉落时转速（转/min）	14	12.2 ± 3.4	12.2 ± 2.5	12.3 ± 2.7	12.9 ± 2.9
掉落时间（s）	14	27.3 ± 40.1	27.3 ± 29.3	30.1 ± 32.8	35.5 ± 32.9
路程（cm）	14	151.53 ± 288.33	136.78 ± 171.31	156.60 ± 213.25	183.95 ± 206.55

（续表）

检测指标	动物数（只）	溶媒对照组	低剂量组	中剂量组	高剂量组
平均速度（cm/s）	14	4.54 ± 0.77	4.35 ± 0.71	4.53 ± 0.87	4.70 ± 0.60
恢复期结束					
掉落时转速（转/min）	6	11.4 ± 0.5	12.4 ± 1.1	12.2 ± 1.8	12.0 ± 1.4
掉落时间（s）	6	16.6 ± 7.9	27.8 ± 10.8	26.6 ± 22.1	24.0 ± 16.9
路程（cm）	6	69.35 ± 37.36	127.24 ± 57.47	125.31 ± 117.67	109.89 ± 88.42
平均速度（cm/s）	6	4.14 ± 0.28	4.53 ± 0.26	4.46 ± 0.48	4.41 ± 0.38

表 9-6-20　儿科用中药注射液 EEE 离乳前 SD 大鼠静脉注射 4 周对雄鼠机体协调能力的影响（$\bar{X}$ ± SD）

检测指标	动物数（只）	溶媒对照组	低剂量组	中剂量组	高剂量组
注射中期					
掉落时转速（转/min）	14	12.2 ± 2.0	12.1 ± 2.3	13.4 ± 3.8	13.5 ± 3.2
掉落时间（s）	14	26.9 ± 23.2	27.7 ± 27.4	41.9 ± 46.7	44.1 ± 37.2
路程（cm）	14	127.95 ± 129.30	137.85 ± 155.33	238.35 ± 340.23	235.84 ± 228.15
平均速度（cm/s）	14	4.32 ± 0.61	4.53 ± 0.61	4.84 ± 0.84	4.69 ± 0.90
注射期结束					
掉落时转速（转/min）	14	11.2 ± 0.7	11.5 ± 1.6	11.9 ± 1.1	11.8 ± 1.6
掉落时间（s）	14	16.5 ± 9.1	19.9 ± 16.9	21.4 ± 12.6	23.0 ± 18.0
路程（cm）	14	69.66 ± 41.85	89.35 ± 85.33	95.92 ± 64.73	105.50 ± 92.58
平均速度（cm/s）	14	4.13 ± 0.36	4.11 ± 0.54	4.32 ± 0.35	4.23 ± 0.71
恢复期结束					
掉落时转速（转/min）	6	11.6 ± 1.5	11.0 ± 0.7	12.0 ± 1.7	12.0 ± 2.0
掉落时间（s）	6	18.4 ± 15.7	14.4 ± 6.3	26.2 ± 17.4	25.4 ± 22.4
路程（cm）	6	80.24 ± 78.58	59.57 ± 30.05	121.87 ± 95.44	119.01 ± 116.02
平均速度（cm/s）	6	4.08 ± 0.51	4.06 ± 0.27	4.46 ± 0.40	4.36 ± 0.62

（3）学习记忆能力：① 雌鼠：与溶媒对照组相比，注射中期（注射14天）、注射期结束（注射28天）和恢复期结束，低、中和高剂量组动物潜伏期、错误反应次数、明室活动时间和明室活动时间百分比未见明显异常，无统计学差异（$P > 0.05$，表9-6-21）；② 雄鼠：与溶媒对照组相比，注射中期（注射14天）、注射期结束（注射28天）和恢复期结束，低、中和高剂量组动物潜伏期、错误反应次数、明室活动时间和明室活动时间百分比未见明显异常，

无统计学差异（$P > 0.05$，表9-6-22）。

7. 生殖功能和性发育（表9-6-23）

（1）睾丸精子头：注射期结束和恢复期结束时，低、中和高剂量组睾丸精子头密度与溶媒对照组相比，均无统计学差异（$P > 0.05$）。

（2）雌鼠阴道张开情况：低、中和高剂量组幼鼠达标时间与溶媒对照组相比均无统计学差异（$P > 0.05$）。

（3）雄鼠龟头包皮分离情况：低、中和高剂量

表 9-6-21 　儿科用中药注射液 EEE 离乳前 SD 大鼠静脉注射 4 周对雌鼠学习记忆能力的影响（$\bar{X}$ ±SD ）

检测指标	动物数（只）	溶媒对照组	低剂量组	中剂量组	高剂量组
注射中期					
潜伏期（s）	14	90.4 ± 116.9	57.0 ± 75.2	72.7 ± 118.3	107.8 ± 122.4
错误反应次数（次）	14	0.1 ± 0.4	0.7 ± 1.1	0.5 ± 0.6	0.1 ± 0.3
明室活动时间（s）	14	291.2 ± 6.6	285.1 ± 9.8	288.5 ± 8.7	294.1 ± 5.5
明室活动时间百分比（%）	14	97.1 ± 2.2	95.0 ± 3.3	96.2 ± 2.9	98.1 ± 1.8
注射期结束					
潜伏期（s）	14	300.0 ± 0	280.7 ± 74.5	300.0 ± 0	300.0 ± 0
错误反应次数（次）	14	0 ± 0	0 ± 0	0 ± 0	0 ± 0
明室活动时间（s）	14	299.9 ± 0	299.7 ± 0.7	299.9 ± 0	299.9 ± 0.1
明室活动时间百分比（%）	14	100 ± 0	99.9 ± 0.2	100 ± 0	100 ± 0
恢复期结束					
潜伏期（s）	6	300.0 ± 0	299.9 ± 0	300.0 ± 0	300.0 ± 0
错误反应次数（次）	6	0 ± 0	0 ± 0	0 ± 0	0 ± 0
明室活动时间（s）	6	299.9 ± 0.1	299.8 ± 0	299.9 ± 0.1	299.9 ± 0.1
明室活动时间百分比（%）	6	100 ± 0	100 ± 0	100 ± 0	100 ± 0

表 9-6-22 　儿科用中药注射液 EEE 离乳前 SD 大鼠静脉注射 4 周对雄鼠学习记忆能力的影响（$\bar{X}$ ±SD ）

检测指标	动物数（只）	溶媒对照组	低剂量组	中剂量组	高剂量组
注射中期					
潜伏期（s）	14	145.8 ± 134.8	95.9 ± 119.1	58.8 ± 100.4	94.3 ± 113.5
错误反应次数（次）	14	0.1 ± 0.3	0.3 ± 0.6	0.4 ± 0.8	0.1 ± 0.4
明室活动时间（s）	14	287.5 ± 25.4	288.6 ± 9.3	287.9 ± 9.3	290.8 ± 6.5
明室活动时间百分比（%）	14	95.8 ± 8.5	96.2 ± 3.1	96.0 ± 3.1	96.9 ± 2.2
注射期结束					
潜伏期（s）	14	300.0 ± 0	300.0 ± 0	300.0 ± 0	300.0 ± 0
错误反应次数（次）	14	0 ± 0	0 ± 0	0 ± 0	0 ± 0
明室活动时间（s）	14	299.9 ± 0.1	299.9 ± 0	299.9 ± 0	299.9 ± 0
明室活动时间百分比（%）	14	100 ± 0	100 ± 0	100 ± 0	100 ± 0
恢复期结束					
潜伏期（s）	6	300.0 ± 0	300.0 ± 0	299.9 ± 0	299.9 ± 0
错误反应次数（次）	6	0 ± 0	0 ± 0	0 ± 0	0 ± 0
明室活动时间（s）	6	299.9 ± 0	299.9 ± 0	299.9 ± 0.1	299.9 ± 0.1
明室活动时间百分比（%）	6	100 ± 0.1	100 ± 0	100 ± 0	100 ± 0

组幼鼠达标时间与溶媒对照组相比均无统计学差异（$P > 0.05$）。

（4）动情周期：注射期至恢复期时，溶媒对照、低、中和高剂量组幼鼠动情间期、动情前期、动情期和动情后期时长均无明显异常，低、中和高剂量组与溶媒对照组相比均无统计学差异（$P > 0.05$）。

（5）性激素水平

1）雌鼠：① 注射期结束：低剂量组FSH显著高于溶媒对照组（$P < 0.05$）；低剂量组其余指标及中和高剂量组性激素水平与溶媒对照组相比，均无统计学差异（$P > 0.05$，表9-6-24）；② 恢复期结束：低、中和高剂量组性激素水平与溶媒对照组相比，均无统计学差异（$P > 0.05$，表9-6-25）。

2）雄鼠：① 注射期结束：低、中和高剂量组性激素水平与溶媒对照组相比，均无统计学差异（$P > 0.05$，表9-6-26）；② 雄鼠恢复期结束：低、中和高剂量组性激素水平与溶媒对照组相比，均无统计学差异（$P > 0.05$，表9-6-27）。

表 9-6-23　儿科用中药注射液 EEE 离乳前 SD 大鼠静脉注射 4 周对生殖功能和性发育的影响（$\bar{X} \pm SD$）

检测指标	动物数（只）	溶媒对照组	低剂量组	中剂量组	高剂量组
睾丸精子计数（$\times 10^7$/g）					
D_{29}	14	2.32 ± 0.48	2.39 ± 0.35	2.27 ± 0.51	2.32 ± 0.43
D_{43}	6	7.11 ± 0.60	6.96 ± 0.66	7.07 ± 0.36	7.21 ± 0.52
阴道张开达标时间（PND）	14	34.3 ± 2.1	33.8 ± 3.0	33.6 ± 1.9	34.7 ± 2.5
动情周期（天）	14	4.4 ± 0.5	4.4 ± 0.4	4.5 ± 0.5	4.6 ± 0.5
龟头包皮分离达标时间（PND）	14	41.3 ± 1.0	41.1 ± 1.0	41.7 ± 1.1	41.6 ± 1.1

表 9-6-24　儿科用中药注射液 EEE 离乳前 SD 大鼠静脉注射 4 周对雌鼠性激素指标的影响（注射期结束，$\bar{X} \pm SD$）

检测指标	动物数（只）	溶媒对照组	低剂量组	中剂量组	高剂量组
E_2（ng/L）	14	44.6 ± 8.9	41.6 ± 3.8	40.6 ± 5.2	38.9 ± 2.9
T（nmol/L）	14	85.2 ± 20.8	90.0 ± 25.2	78.8 ± 19.2	84.9 ± 22.7
LH（ng/L）	14	48.8 ± 5.3	52.0 ± 7.2	50.4 ± 6.1	49.5 ± 5.0
FSH（IU/L）	14	27.7 ± 4.2	$33.0 \pm 5.0^*$	29.4 ± 4.7	28.8 ± 3.0
P（μg/L）	14	26.6 ± 3.2	28.9 ± 5.1	30.1 ± 5.6	28.5 ± 4.1
INH-B（ng/L）	14	82.5 ± 15.0	83.8 ± 21.6	83.1 ± 17.5	81.0 ± 12.3

注：与溶媒对照组比较，$^*P < 0.05$

表 9-6-25　痰热清注射液离乳前 SD 大鼠静脉注射 4 周对雌鼠性激素指标的影响（恢复期结束，$\bar{X} \pm SD$）

检测指标	动物数（只）	溶媒对照组	低剂量组	中剂量组	高剂量组
E_2（ng/L）	6	39.6 ± 3.2	38.4 ± 1.7	37.7 ± 1.5	40.9 ± 2.8
T（nmol/L）	6	92.6 ± 31.7	75.8 ± 12.0	74.3 ± 24.5	95.9 ± 43.8
LH（ng/L）	6	47.6 ± 9.7	49.6 ± 9.0	42.9 ± 7.3	46.1 ± 8.0
FSH（IU/L）	6	24.9 ± 4.8	31.7 ± 8.1	26.7 ± 8.2	26.1 ± 3.3
P（μg/L）	6	24.7 ± 3.0	25.1 ± 2.8	28.2 ± 5.5	25.0 ± 4.0
INH-B（ng/L）	6	67.3 ± 8.6	72.8 ± 7.2	68.7 ± 14.6	70.1 ± 8.7

表 9-6-26　儿科用中药注射液 EEE 离乳前 SD 大鼠静脉注射 4 周对雄鼠性激素指标的影响（注射期结束，$\bar{X} \pm SD$）

检测指标	动物数（只）	溶媒对照组	低剂量组	中剂量组	高剂量组
E_2（ng/L）	14	45.2 ± 12.4	39.3 ± 2.9	46.5 ± 12.6	39.7 ± 1.7
T（nmol/L）	14	89.6 ± 24.4	83.9 ± 54.9	86.9 ± 28.2	83.5 ± 13.3
LH（ng/L）	14	50.3 ± 6.7	50.7 ± 5.5	45.3 ± 5.4	47.9 ± 6.9
FSH（IU/L）	14	30.2 ± 5.2	28.0 ± 5.7	28.3 ± 4.0	29.8 ± 4.3
P（μg/L）	14	31.4 ± 5.8	28.4 ± 3.2	29.1 ± 5.5	29.2 ± 3.5
INH-B（ng/L）	14	85.4 ± 9.2	85.8 ± 14.0	90.9 ± 19.4	78.0 ± 13.6

表 9-6-27　儿科用中药注射液 EEE 离乳前 SD 大鼠静脉注射 4 周对雄鼠性激素指标的影响（恢复期结束，$\bar{X} \pm SD$）

检测指标	动物数（只）	溶媒对照组	低剂量组	中剂量组	高剂量组
E_2（ng/L）	6	40.1 ± 3.9	38.6 ± 1.7	39.8 ± 4.0	43.4 ± 10.4
T（nmol/L）	6	88.8 ± 41.1	73.8 ± 34.2	77.1 ± 11.4	79.1 ± 22.0
LH（ng/L）	6	44.6 ± 9.5	54.9 ± 11.9	49.7 ± 9.6	57.5 ± 11.3
FSH（IU/L）	6	31.1 ± 6.0	28.2 ± 11.5	25.7 ± 4.5	33.9 ± 11.1
P（μg/L）	6	24.4 ± 1.7	24.7 ± 4.3	26.7 ± 4.0	26.3 ± 1.2
INH-B（ng/L）	6	75.1 ± 15.7	66.5 ± 12.8	64.6 ± 9.8	74.7 ± 13.5

8. 骨骼系统·① 雌鼠：注射期结束和恢复期结束，低、中和高剂量组顶臀长、胫骨长和胫骨密度与溶媒对照组相比均无统计学差异（$P > 0.05$，表9-6-28）；② 雄鼠：注射期结束和恢复期结束，低、中和高剂量组顶臀长、胫骨长和胫骨密度与溶媒对照组相比均无统计学差异（$P > 0.05$，表9-6-29）。

表 9-6-28　儿科用中药注射液 EEE 离乳前 SD 大鼠静脉注射 4 周对雌鼠骨骼系统的影响（$\bar{X} \pm SD$）

检测指标	动物数（只）	溶媒对照组	低剂量组	中剂量组	高剂量组
注射期结束					
身长（cm）	14	14.6 ± 0.2	14.7 ± 0.3	14.8 ± 0.3	14.7 ± 0.3
胫骨长（mm）	14	32.88 ± 0.54	33.11 ± 0.36	32.64 ± 0.42	32.87 ± 0.68
胫骨密度（mg/cm²）	14	121.4 ± 18.1	120.1 ± 14.1	122.0 ± 22.7	134.5 ± 31.1
恢复期结束					
身长（cm）	6	16.4 ± 0.3	16.5 ± 0.4	16.7 ± 0.2	16.7 ± 0.2
胫骨长（mm）	6	35.59 ± 0.43	36.18 ± 0.77	35.94 ± 0.85	35.80 ± 0.62
胫骨密度（mg/cm²）	6	145.4 ± 4.8	147.6 ± 5.3	147.1 ± 4.3	145.3 ± 4.1

表 9-6-29　儿科用中药注射液 EEE 离乳前 SD 大鼠静脉注射 4 周对雄鼠骨骼系统的影响（$\bar{X} \pm SD$）

检测指标	动物数（只）	溶媒对照组	低剂量组	中剂量组	高剂量组
注射期结束					
身长（cm）	14	16.0 ± 0.4	15.9 ± 0.7	15.7 ± 0.5	15.8 ± 0.5

（续表）

检测指标	动物数（只）	溶媒对照组	低剂量组	中剂量组	高剂量组
胫骨长（mm）	14	34.29 ± 0.79	34.15 ± 0.71	34.05 ± 0.54	34.02 ± 0.45
胫骨密度（mg/cm²）	14	113.0 ± 8.1	122.8 ± 17.2	109.2 ± 2.9	116.1 ± 11.4
恢复期结束					
身长（cm）	6	18.6 ± 0.3	18.8 ± 0.3	18.8 ± 0.4	18.4 ± 0.5
胫骨长（mm）	6	39.17 ± 0.89	38.89 ± 0.39	38.93 ± 0.25	38.45 ± 0.74
胫骨密度（mg/cm²）	6	139.1 ± 3.8	148.6 ± 9.8	139.9 ± 3.0	139.4 ± 5.8

9. 血液学

（1）雌性幼鼠：① 注射期结束：低剂量组 LY# 和 LY、中剂量组 Hb 及中和高剂量组 RBC 显著高于溶媒对照组（$P < 0.05$ 或 $P < 0.01$）；低和中剂量组 MO、中剂量组 MPV 和 PDW 及高剂量组 MCH 显著低于溶媒对照组（$P < 0.05$ 或 $P < 0.01$）；低剂量组 PT 及低、中和高剂量组 APTT 显著低于溶媒对照组（$P < 0.05$ 或 $P < 0.01$）；低、中和高剂量组其余指标与溶媒对照组相比均无统计学差异（$P > 0.05$，表9-6-30）；② 恢复期结束：低剂量组 Hb 和 HCT 显著高于溶媒对照组（$P < 0.05$）；低剂量组其余指标以及中和高剂量

组所有指标与溶媒对照组相比均无统计学差异（$P > 0.05$，表9-6-31）。

（2）雄性幼鼠：① 注射期结束：低剂量组 Hb 和 HCT 及低和中剂量组 MCHC 显著高于溶媒对照组（$P < 0.05$ 或 $P < 0.01$）；低和中剂量组 MO、MPV 和 PDW 及中剂量组 RET 显著低于溶媒对照组（$P < 0.05$ 或 $P < 0.01$）；低和中剂量组其余指标及高剂量组所有指标与溶媒对照组相比均无统计学差异（$P > 0.05$，表9-6-32）；② 恢复期结束：低、中和高剂量组所有指标与溶媒对照组相比均无统计学差异（$P > 0.05$，表9-6-33）。

表 9-6-30　儿科用中药注射液 EEE 离乳前 SD 大鼠静脉注射 4 周对雌鼠血液学指标的影响（注射期结束，$\bar{X} \pm SD$）

检测指标	动物数（只）	溶媒对照组	低剂量组	中剂量组	高剂量组
RBC（×10¹²/L）	14	4.47 ± 0.22	4.68 ± 0.18	4.79 ± 0.20*	4.62 ± 0.14**
Hb（g/L）	14	94 ± 4	96 ± 4	98 ± 4*	94 ± 2
HCT（%）	14	29.0 ± 1.2	29.6 ± 1.1	30.1 ± 1.1	29.3 ± 0.9
MCV（fL）	14	65.0 ± 2.5	63.3 ± 1.6	63.0 ± 1.2	63.4 ± 2.0
MCH（pg）	14	21.0 ± 0.7	20.5 ± 0.5	20.5 ± 0.5	20.4 ± 0.3*
MCHC（g/L）	14	323 ± 4	324 ± 3	326 ± 3	321 ± 8
RDW（fL）	14	29.2 ± 1.4	28.6 ± 1.0	28.1 ± 0.7	29.0 ± 2.4
RET#（×10⁹/L）	14	427.6 ± 65.7	437.2 ± 40.3	409.9 ± 48.0	439.8 ± 50.4
RET（%）	14	9.59 ± 1.64	9.36 ± 1.07	8.58 ± 1.07	9.53 ± 1.22
WBC（×10⁹/L）	14	3.26 ± 0.67	3.88 ± 0.69	3.51 ± 0.54	3.04 ± 0.55
NE#（×10⁹/L）	14	0.29 ± 0.07	0.27 ± 0.05	0.37 ± 0.13	0.29 ± 0.07
LY#（×10⁹/L）	14	2.85 ± 0.62	3.51 ± 0.63*	3.04 ± 0.44	2.64 ± 0.52
MO#（×10⁹/L）	14	0.09 ± 0.02	0.06 ± 0.03	0.07 ± 0.02	0.09 ± 0.03
EO#（×10⁹/L）	14	0.03 ± 0.01	0.03 ± 0.01	0.03 ± 0.01	0.02 ± 0.01
BA#（×10⁹/L）	14	0 ± 0	0 ± 0	0 ± 0	0 ± 0

（续表）

检测指标	动物数（只）	溶媒对照组	低剂量组	中剂量组	高剂量组
NE（%）	14	9.02 ± 2.43	6.94 ± 1.10	10.32 ± 2.93	9.70 ± 2.60
LY（%）	14	87.24 ± 2.55	90.57 ± 1.43*	86.78 ± 2.92	86.74 ± 2.77
MO（%）	14	2.98 ± 0.91	1.64 ± 0.63**	2.09 ± 0.51*	2.74 ± 0.76
EO（%）	14	0.76 ± 0.28	0.85 ± 0.20	0.78 ± 0.39	0.78 ± 0.24
BA（%）	14	0 ± 0	0 ± 0	0 ± 0	0 ± 0
PLT（×10⁹/L）	14	1 092 ± 109	1 139 ± 109	1 122 ± 128	1 027 ± 106
PCT（%）	14	0.79 ± 0.08	0.82 ± 0.08	0.78 ± 0.09	0.73 ± 0.07
MPV（fL）	14	7.2 ± 0.2	7.2 ± 0.3	6.9 ± 0.2**	7.1 ± 0.1
PDW（fL）	14	7.4 ± 0.3	7.5 ± 0.4	7.0 ± 0.2*	7.3 ± 0.2
PT（s）	14	8.2 ± 0.2	7.7 ± 0.4*	7.8 ± 0.5	8.1 ± 0.2
APTT（s）	10	22.3 ± 0.8	19.8 ± 1.4**	20.7 ± 1.2**	19.2 ± 1.1**

注：与溶媒对照组比较，*$P < 0.05$，**$P < 0.01$

表 9-6-31　儿科用中药注射液 EEE 离乳前 SD 大鼠静脉注射 4 周对雌鼠血液学指标的影响（恢复期结束，$\bar{X} \pm SD$）

检测指标	动物数（只）	溶媒对照组	低剂量组	中剂量组	高剂量组
RBC（×10¹²/L）	6	5.23 ± 0.13	5.51 ± 0.26	5.41 ± 0.16	5.23 ± 0.17
Hb（g/L）	6	106 ± 3	110 ± 3*	107 ± 3	106 ± 2
HCT（%）	6	31.8 ± 0.6	33.1 ± 0.7*	32.1 ± 0.8	32.0 ± 0.4
MCV（fL）	6	60.8 ± 2.0	60.2 ± 1.8	59.4 ± 0.6	61.3 ± 1.3
MCH（pg）	6	20.3 ± 0.6	20.1 ± 0.5	19.8 ± 0.3	20.2 ± 0.4
MCHC（g/L）	6	334 ± 4	333 ± 4	333 ± 2	329 ± 3
RDW（fL）	6	26.1 ± 0.9	25.3 ± 1.3	25.6 ± 0.8	26.1 ± 0.7
RET#（×10⁹/L）	6	224.5 ± 29.7	220.7 ± 42.7	221.8 ± 52.0	196.6 ± 24.7
RET（%）	6	4.30 ± 0.62	4.03 ± 0.86	4.11 ± 0.99	3.76 ± 0.45
WBC（×10⁹/L）	6	3.29 ± 0.62	2.94 ± 0.65	3.23 ± 0.84	3.40 ± 0.59
NE#（×10⁹/L）	6	0.34 ± 0.11	0.36 ± 0.12	0.40 ± 0.15	0.39 ± 0.06
LY#（×10⁹/L）	6	2.81 ± 0.51	2.46 ± 0.55	2.72 ± 0.68	2.87 ± 0.55
MO#（×10⁹/L）	6	0.10 ± 0.03	0.08 ± 0.02	0.07 ± 0.02	0.11 ± 0.02
EO#（×10⁹/L）	6	0.04 ± 0.02	0.04 ± 0.01	0.04 ± 0.01	0.04 ± 0.01
BA#（×10⁹/L）	6	0 ± 0	0 ± 0	0 ± 0	0 ± 0
NE（%）	6	10.28 ± 2.23	12.20 ± 2.34	12.22 ± 2.62	11.54 ± 1.78
LY（%）	6	85.58 ± 2.01	83.54 ± 2.62	84.58 ± 2.27	84.12 ± 2.55
MO（%）	6	3.06 ± 0.74	2.76 ± 0.74	2.04 ± 0.46	3.20 ± 0.67
EO（%）	6	1.08 ± 0.53	1.50 ± 0.56	1.16 ± 0.13	1.14 ± 0.36
BA（%）	6	0 ± 0	0 ± 0	0 ± 0	0 ± 0

（续表）

检测指标	动物数（只）	溶媒对照组	低剂量组	中剂量组	高剂量组
PLT（×10⁹/L）	6	987 ± 59	1 004 ± 64	1 027 ± 122	1 057 ± 104
PCT（%）	6	0.71 ± 0.03	0.72 ± 0.05	0.74 ± 0.12	0.75 ± 0.08
MPV（fL）	6	7.2 ± 0.2	7.2 ± 0.1	7.2 ± 0.2	7.1 ± 0.1
PDW（fL）	6	7.6 ± 0.3	7.6 ± 0.2	7.7 ± 0.3	7.4 ± 0.2
PT（s）	6	8.1 ± 0.3	8.0 ± 0.1	8.1 ± 0.2	8.0 ± 0.2
APTT（s）	6	21.1 ± 1.3	21.8 ± 1.3	22.5 ± 2.0	22.1 ± 1.9

注：与溶媒对照组比较，$^*P < 0.05$

表 9-6-32　儿科用中药注射液 EEE 离乳前 SD 大鼠静脉注射 4 周对雄鼠血液学指标的影响（注射期结束，$\bar{X} \pm SD$）

检测指标	动物数（只）	溶媒对照组	低剂量组	中剂量组	高剂量组
RBC（×10¹²/L）	14	4.70 ± 0.34	4.95 ± 0.16	4.78 ± 0.18	4.66 ± 0.10
Hb（g/L）	14	98 ± 4	104 ± 3**	98 ± 3	97 ± 2
HCT（%）	14	31.2 ± 1.3	32.4 ± 1.0*	30.6 ± 0.8	30.7 ± 0.6
MCV（fL）	14	66.4 ± 3.9	65.5 ± 2.2	64.1 ± 1.8	65.8 ± 2.1
MCH（pg）	14	21.0 ± 1.0	21.0 ± 0.6	20.6 ± 0.5	20.9 ± 0.6
MCHC（g/L）	14	316 ± 6	321 ± 4*	321 ± 3*	317 ± 4
RDW（fL）	14	32.8 ± 4.6	31.0 ± 1.3	30.2 ± 1.6	30.9 ± 1.4
RET#（×10⁹/L）	14	551.5 ± 35.5	525.1 ± 29.6	494.1 ± 54.9	524.4 ± 76.5
RET（%）	14	11.79 ± 1.29	10.62 ± 0.48	10.34 ± 1.09*	11.25 ± 1.67
WBC（×10⁹/L）	14	3.34 ± 0.71	3.57 ± 0.88	3.49 ± 0.41	3.72 ± 0.94
NE#（×10⁹/L）	14	0.32 ± 0.07	0.30 ± 0.10	0.33 ± 0.07	0.38 ± 0.10
LY#（×10⁹/L）	14	2.92 ± 0.65	3.20 ± 0.82	3.07 ± 0.40	3.23 ± 0.88
MO#（×10⁹/L）	14	0.08 ± 0.04	0.05 ± 0.01	0.06 ± 0.02	0.08 ± 0.04
EO#（×10⁹/L）	14	0.02 ± 0.01	0.02 ± 0.01	0.02 ± 0.01	0.03 ± 0.01
BA#（×10⁹/L）	14	0 ± 0	0 ± 0	0 ± 0	0 ± 0
NE（%）	14	9.76 ± 2.32	8.39 ± 2.34	9.57 ± 1.88	10.70 ± 2.75
LY（%）	14	87.27 ± 2.27	89.62 ± 2.57	88.04 ± 2.16	86.51 ± 3.03
MO（%）	14	2.35 ± 0.59	1.48 ± 0.42**	1.65 ± 0.73*	2.04 ± 0.64
EO（%）	14	0.62 ± 0.26	0.51 ± 0.20	0.74 ± 0.34	0.73 ± 0.26
BA（%）	14	0 ± 0	0 ± 0	0 ± 0	0 ± 0
PLT（×10⁹/L）	14	943 ± 284	994 ± 89	1 041 ± 82	1 086 ± 231
PCT（%）	14	0.68 ± 0.20	0.69 ± 0.07	0.73 ± 0.05	0.80 ± 0.21

（续表）

检测指标	动物数（只）	溶媒对照组	低剂量组	中剂量组	高剂量组
MPV（fL）	14	7.3 ± 0.2	7.0 ± 0.2*	7.0 ± 0.2*	7.3 ± 0.3
PDW（fL）	14	7.5 ± 0.2	7.1 ± 0.3*	7.1 ± 0.3*	7.5 ± 0.5
PT（s）	14	8.4 ± 0.3	8.1 ± 0.3	8.4 ± 0.3	8.7 ± 0.3
APTT（s）	14	22.5 ± 2.3	23.7 ± 4.9	22.4 ± 2.0	20.6 ± 1.1

注：与溶媒对照组比较，*$P < 0.05$，**$P < 0.01$

表 9-6-33　儿科用中药注射液 EEE 离乳前 SD 大鼠静脉注射 4 周对雄鼠血液学指标的影响（恢复期结束，$\overline{X} \pm SD$）

检测指标	动物数（只）	溶媒对照组	低剂量组	中剂量组	高剂量组
RBC（×10^12/L）	6	5.66 ± 0.16	5.78 ± 0.22	5.68 ± 0.20	5.77 ± 0.24
Hb（g/L）	6	116 ± 4	116 ± 3	117 ± 4	118 ± 2
HCT（%）	6	35.7 ± 1.2	35.6 ± 1.0	35.3 ± 0.9	35.9 ± 1.0
MCV（fL）	6	63.1 ± 2.4	61.7 ± 1.3	62.2 ± 1.2	62.3 ± 1.4
MCH（pg）	6	20.5 ± 0.7	20.2 ± 0.3	20.5 ± 0.3	20.4 ± 0.5
MCHC（g/L）	6	325 ± 5	327 ± 4	330 ± 4	327 ± 6
RDW（fL）	6	29.3 ± 0.5	29.2 ± 1.0	28.1 ± 1.1	28.0 ± 1.3
RET#（×10^9/L）	6	340.2 ± 30.8	355.7 ± 46.9	351.4 ± 38.6	360.8 ± 16.7
RET（%）	6	6.02 ± 0.68	6.17 ± 0.87	6.19 ± 0.65	6.25 ± 0.20
WBC（×10^9/L）	6	4.75 ± 1.09	5.25 ± 0.93	4.75 ± 0.88	4.70 ± 0.39
NE#（×10^9/L）	6	0.55 ± 0.06	0.60 ± 0.10	0.58 ± 0.04	0.62 ± 0.12
LY#（×10^9/L）	6	3.99 ± 1.00	4.46 ± 0.85	4.03 ± 0.88	3.89 ± 0.28
MO#（×10^9/L）	6	0.17 ± 0.06	0.16 ± 0.05	0.11 ± 0.02	0.16 ± 0.06
EO#（×10^9/L）	6	0.04 ± 0.01	0.04 ± 0.01	0.03 ± 0.01	0.03 ± 0.01
BA#（×10^9/L）	6	0 ± 0	0 ± 0	0 ± 0	0 ± 0
NE（%）	6	12.02 ± 2.31	11.52 ± 1.76	12.54 ± 2.49	13.04 ± 1.65
LY（%）	6	83.64 ± 1.95	84.78 ± 2.69	84.44 ± 2.84	82.84 ± 2.18
MO（%）	6	3.58 ± 0.68	3.02 ± 1.11	2.34 ± 0.24	3.52 ± 1.16
EO（%）	6	0.76 ± 0.17	0.68 ± 0.16	0.68 ± 0.33	0.60 ± 0.34
BA（%）	6	0 ± 0	0 ± 0	0 ± 0	0 ± 0
PLT（×10^9/L）	6	1 099 ± 341	1 061 ± 77	1 060 ± 104	991 ± 56
PCT（%）	6	0.82 ± 0.26	0.78 ± 0.06	0.80 ± 0.10	0.72 ± 0.03
MPV（fL）	6	7.4 ± 0.1	7.4 ± 0.1	7.5 ± 0.3	7.3 ± 0.2
PDW（fL）	6	7.8 ± 0.2	7.8 ± 0.2	8.1 ± 0.4	7.8 ± 0.2
PT（s）	6	9.2 ± 0.7	8.9 ± 0.7	9.9 ± 1.2	9.9 ± 1.1
APTT（s）	6	28.8 ± 4.1	28.3 ± 3.4	31.0 ± 3.3	30.6 ± 3.7

10. 血液生化

（1）雌性幼鼠：① 注射期结束：低剂量组 K^+ 和 Na^+ 显著高于溶媒对照组（$P < 0.05$），GPT和BUN显著低于溶媒对照组（$P < 0.05$）；低剂量组其余指标及中和高剂量组所有指标与溶媒对照组相比均无统计学差异（$P > 0.05$，表9-6-34）；② 恢复期结束：低剂量组GOT和CREA，以及低和高剂量组GPT及TBIL显著低于溶媒对照组（$P < 0.05$ 或 $P < 0.01$）；低和高剂量组其余指标及中剂量组所有指标与溶媒对照组相比均无统计学差异（$P > 0.05$，表9-6-35）。

（2）雄性幼鼠：① 注射期结束：低剂量组GPT、BUN和GLU显著低于溶媒对照组（$P < 0.05$ 或

$P < 0.01$）；低剂量组其余指标及中和高剂量组所有指标与溶媒对照组相比均无统计学差异（$P > 0.05$，表9-6-36）；② 恢复期结束：低和中剂量组GOT显著低于溶媒对照组（$P < 0.05$）；低和中剂量组其余指标及高剂量组所有指标与溶媒对照组相比均无统计学差异（$P > 0.05$，表9-6-37）。

11. 免疫球蛋白

（1）雌鼠：注射期结束和恢复期结束，低、中和高剂量组所有指标与溶媒对照组相比，均无统计学差异（$P > 0.05$，表9-6-34、表9-6-35）。

（2）雄鼠：注射期结束和恢复期结束，低、中和高剂量组所有指标与溶媒对照组相比均无统计学差异（$P > 0.05$，表9-6-36、表9-6-37）。

表 9-6-34　儿科用中药注射液 EEE 离乳前 SD 大鼠静脉注射 4 周对雌鼠血液生化指标的影响（注射期结束，$\bar{X} \pm SD$）

检测指标	动物数（只）	溶媒对照组	低剂量组	中剂量组	高剂量组
GOT（U/L）	14	147 ± 19	137 ± 14	143 ± 20	139 ± 17
GPT（U/L）	14	48 ± 5	40 ± 4*	42 ± 6	48 ± 6
ALP（U/L）	14	197 ± 67	200 ± 51	208 ± 56	211 ± 61
CK（U/L）	14	558 ± 131	488 ± 117	546 ± 148	483 ± 108
BUN（mmol/L）	14	5.1 ± 0.9	4.2 ± 0.6*	4.7 ± 0.6	4.9 ± 0.8
CREA（μmol/L）	14	14 ± 1	14 ± 1	14 ± 1	15 ± 1
TP（g/L）	14	48.3 ± 2.4	47.5 ± 0.9	47.7 ± 1.9	47.8 ± 0.8
Alb（g/L）	14	29.6 ± 1.6	28.8 ± 0.8	29.3 ± 1.1	29.7 ± 0.5
GLU（mmol/L）	14	5.36 ± 0.72	4.96 ± 1.04	4.60 ± 0.83	5.12 ± 0.59
TBIL（μmol/L）	14	1.50 ± 0.83	1.29 ± 0.78	1.10 ± 0.77	1.63 ± 0.61
CHOL（mmol/L）	14	2.13 ± 0.29	2.14 ± 0.29	1.96 ± 0.22	2.02 ± 0.19
TRIG（mmol/L）	14	0.73 ± 0.20	0.73 ± 0.10	0.61 ± 0.19	0.65 ± 0.12
γ-GGT（U/L）	14	0 ± 0	1 ± 1	0 ± 1	0 ± 0
K^+（mmol/L）	14	4.13 ± 0.20	4.34 ± 0.20*	4.32 ± 0.14	4.18 ± 0.22
Na^+（mmol/L）	14	139 ± 2	141 ± 2*	139 ± 2	140 ± 2
Cl^-（mmol/L）	14	107 ± 2	106 ± 1	105 ± 2	107 ± 2
Ca^{2+}（mmol/L）	14	1.92 ± 0.04	1.92 ± 0.05	1.94 ± 0.06	1.96 ± 0.04
IgG（g/L）	14	1.06 ± 0.07	1.01 ± 0.04	1.02 ± 0.05	1.01 ± 0.05
IgM（g/L）	14	0.07 ± 0.01	0.07 ± 0.01	0.07 ± 0.01	0.08 ± 0.02
IgE（g/L）	14	18.00 ± 8.81	13.39 ± 10.87	16.86 ± 8.00	10.57 ± 10.05

注：与溶媒对照组比较，*$P < 0.05$

表 9-6-35　儿科用中药注射液 EEE 离乳前 SD 大鼠静脉注射 4 周对雌鼠血液生化指标的影响（恢复期结束，$\bar{X}$ ± SD）

检测指标	动物数（只）	溶媒对照组	低剂量组	中剂量组	高剂量组
GOT（U/L）	6	159 ± 16	126 ± 22[*]	130 ± 17	157 ± 17
GPT（U/L）	6	50 ± 1	41 ± 5[*]	44 ± 4	41 ± 2[**]
ALP（U/L）	6	163 ± 40	173 ± 55	144 ± 47	160 ± 43
CK（U/L）	6	546 ± 45	377 ± 134	408 ± 169	613 ± 103
BUN（mmol/L）	6	5.8 ± 0.6	4.8 ± 0.2	5.4 ± 0.9	5.9 ± 0.2
CREA（μmol/L）	6	18 ± 2	15 ± 1[*]	18 ± 1	20 ± 2
TP（g/L）	6	50.6 ± 1.5	52.0 ± 1.0	51.6 ± 1.9	52.4 ± 1.4
Alb（g/L）	6	30.3 ± 0.4	30.9 ± 0.7	30.9 ± 0.9	30.9 ± 0.7
GLU（mmol/L）	6	5.18 ± 0.40	5.62 ± 0.53	5.81 ± 0.39	5.76 ± 0.86
TBIL（μmol/L）	6	2.14 ± 0.73	1.12 ± 0.33[*]	1.30 ± 0.72	1.06 ± 0.39[*]
CHOL（mmol/L）	6	1.68 ± 0.47	1.41 ± 0.28	1.53 ± 0.28	1.60 ± 0.24
TRIG（mmol/L）	6	0.50 ± 0.13	0.33 ± 0.06	0.35 ± 0.10	0.53 ± 0.21
γ-GGT（U/L）	6	0 ± 0	0 ± 1	−1 ± 1	−1 ± 1
K^+（mmol/L）	6	3.96 ± 0.13	4.00 ± 0.21	3.90 ± 0.17	4.07 ± 0.32
Na^+（mmol/L）	6	139 ± 1	140 ± 2	142 ± 3	141 ± 3
Cl^-（mmol/L）	6	107 ± 1	107 ± 1	107 ± 2	107 ± 1
Ca^{2+}（mmol/L）	6	2.23 ± 0.17	2.20 ± 0.06	2.18 ± 0.05	2.23 ± 0.07
IgG（g/L）	6	1.47 ± 0.17	1.30 ± 0.29	1.50 ± 0.21	1.45 ± 0.18
IgM（g/L）	6	0.09 ± 0.01	0.09 ± 0.02	0.09 ± 0.00	0.09 ± 0.01
IgE（g/L）	6	9.46 ± 10.27	11.26 ± 7.37	19.84 ± 6.94	19.66 ± 4.79

注：与溶媒对照组比较，[*]$P < 0.05$，[**]$P < 0.01$

表 9-6-36　儿科用中药注射液 EEE 离乳前 SD 大鼠静脉注射 4 周对雄鼠血液生化指标的影响（注射期结束，$\bar{X}$ ± SD）

检测指标	动物数（只）	溶媒对照组	低剂量组	中剂量组	高剂量组
GOT（U/L）	14	141 ± 21	148 ± 18	145 ± 11	129 ± 19
GPT（U/L）	14	60 ± 8	50 ± 7[*]	55 ± 12	53 ± 7
ALP（U/L）	14	321 ± 84	319 ± 43	278 ± 78	306 ± 91
CK（U/L）	14	463 ± 106	546 ± 137	519 ± 80	404 ± 108
BUN（mmol/L）	14	4.2 ± 0.4	3.5 ± 0.5[**]	4.0 ± 0.5	4.0 ± 0.4
CREA（μmol/L）	14	12 ± 2	12 ± 2	12 ± 2	13 ± 1
TP（g/L）	14	46.3 ± 1.0	47.7 ± 1.9	45.7 ± 1.1	46.5 ± 1.2

（续表）

检测指标	动物数（只）	溶媒对照组	低剂量组	中剂量组	高剂量组
Alb（g/L）	14	28.2 ± 0.8	28.7 ± 0.9	28.0 ± 0.7	28.3 ± 0.5
GLU（mmol/L）	14	4.62 ± 0.53	3.61 ± 0.68[**]	4.06 ± 0.48	4.44 ± 0.58
TBIL（μmol/L）	14	1.77 ± 0.67	1.42 ± 0.57	1.16 ± 0.76	1.36 ± 0.68
CHOL（mmol/L）	14	2.15 ± 0.18	2.05 ± 0.23	2.12 ± 0.13	2.03 ± 0.28
TRIG（mmol/L）	14	0.94 ± 0.17	0.74 ± 0.12	0.76 ± 0.10	0.82 ± 0.30
γ-GGT（U/L）	14	−1 ± 1	0 ± 1	0 ± 1	0 ± 1
K^+（mmol/L）	14	4.38 ± 0.40	4.34 ± 0.19	4.43 ± 0.34	4.45 ± 0.25
Na^+（mmol/L）	14	139 ± 1	141 ± 3	139 ± 2	140 ± 1
Cl^-（mmol/L）	14	106 ± 1	105 ± 2	106 ± 2	107 ± 1
Ca^{2+}（mmol/L）	14	1.92 ± 0.04	1.92 ± 0.05	1.91 ± 0.04	1.93 ± 0.02
IgG（g/L）	14	1.00 ± 0.05	1.01 ± 0.05	0.99 ± 0.06	1.00 ± 0.05
IgM（g/L）	14	0.07 ± 0.00	0.08 ± 0.01	0.07 ± 0.00	0.08 ± 0.01
IgE（g/L）	14	9.43 ± 5.57	13.70 ± 8.94	14.48 ± 9.12	13.00 ± 8.73

注：与溶媒对照组比较，[*]$P < 0.05$，[**]$P < 0.01$

表 9-6-37　儿科用中药注射液 EEE 离乳前 SD 大鼠静脉注射 4 周对雄鼠血液生化指标的影响（恢复期结束，$\bar{X}$ ± SD）

检测指标	动物数（只）	溶媒对照组	低剂量组	中剂量组	高剂量组
GOT（U/L）	6	154 ± 21	126 ± 17[*]	124 ± 14[*]	145 ± 7
GPT（U/L）	6	49 ± 3	50 ± 6	52 ± 3	54 ± 7
ALP（U/L）	6	248 ± 58	246 ± 45	265 ± 47	277 ± 58
CK（U/L）	6	586 ± 160	379 ± 59	374 ± 107	466 ± 17
BUN（mmol/L）	6	5.0 ± 0.4	5.4 ± 0.8	4.7 ± 0.5	5.2 ± 0.5
CREA（μmol/L）	6	14 ± 2	15 ± 1	15 ± 2	15 ± 2
TP（g/L）	6	52.0 ± 1.6	50.8 ± 0.5	51.5 ± 1.0	51.6 ± 1.1
Alb（g/L）	6	30.5 ± 0.9	30.0 ± 0.3	30.3 ± 0.6	30.5 ± 0.4
GLU（mmol/L）	6	5.15 ± 0.55	5.92 ± 0.78	5.56 ± 0.88	5.13 ± 0.45
TBIL（μmol/L）	6	1.40 ± 0.62	1.66 ± 0.61	0.92 ± 0.54	0.92 ± 0.70
CHOL（mmol/L）	6	1.33 ± 0.40	1.42 ± 0.25	1.25 ± 0.24	1.33 ± 0.44
TRIG（mmol/L）	6	0.52 ± 0.10	0.51 ± 0.09	0.53 ± 0.13	0.54 ± 0.10
γ-GGT（U/L）	6	−1 ± 2	−1 ± 1	−1 ± 0	−1 ± 1
K^+（mmol/L）	6	4.32 ± 0.35	4.36 ± 0.19	4.29 ± 0.14	4.21 ± 0.14
Na^+（mmol/L）	6	140 ± 2	141 ± 1	142 ± 2	143 ± 2

（续表）

检测指标	动物数（只）	溶媒对照组	低剂量组	中剂量组	高剂量组
Cl⁻（mmol/L）	6	106 ± 1	105 ± 1	105 ± 2	106 ± 2
Ca²⁺（mmol/L）	6	2.33 ± 0.29	2.40 ± 0.38	2.29 ± 0.11	2.24 ± 0.09
IgG（g/L）	6	1.14 ± 0.23	1.28 ± 0.18	1.25 ± 0.17	1.21 ± 0.08
IgM（g/L）	6	0.08 ± 0.01	0.08 ± 0.01	0.09 ± 0.01	0.09 ± 0.01
IgE（g/L）	6	9.86 ± 11.65	12.78 ± 12.08	8.30 ± 4.37	15.48 ± 10.19

注：与溶媒对照组比较，$^*P < 0.05$

12. 尿液·① 雌鼠：注射期结束和恢复期结束，低、中和高剂量组所有指标与溶媒对照组相比均无统计学差异（$P > 0.05$，表9-6-38、表9-6-39）；② 雄鼠：注射期结束和恢复期结束，低、中和高剂量组所有指标与溶媒对照组相比均无统计学差异（$P > 0.05$，表9-6-40、表9-6-41）。

表 9-6-38　儿科用中药注射液 EEE 离乳前 SD 大鼠静脉注射 4 周对雌鼠尿液指标的影响（注射期结束，$n=14$）

检测指标	分级	动物数量（只）			
		溶媒对照组	低剂量组	中剂量组	高剂量组
颜色	黄色	10	10	10	10
	其他	0	0	0	0
透明度	清澈	10	10	10	10
	其他	0	0	0	0
GLU	−	10	10	10	10
	+	0	0	0	0
BIL	−	6	3	7	5
	1+	4	7	3	5
KET	−	6	3	9	6
	微量	3	6	1	4
	1+	1	1	0	0
SG	1.015	2	1	1	0
	1.020	2	3	1	5
	1.025	2	4	4	3
	≥ 1.030	4	2	4	2
BLO	−	10	9	8	9
	微量−完整	0	1	2	1
pH	6.5	1	0	0	0
	7.0	1	2	1	1
	7.5	0	0	1	1
	8.0	1	0	1	0

（续表）

检测指标	分 级	动物数量（只）			
		溶媒对照组	低剂量组	中剂量组	高剂量组
pH	8.5	6	4	6	7
	≥9.0	1	4	1	1
PRO	−	2	0	2	2
	微量	2	1	2	1
	1+	5	7	5	3
	2+	1	2	1	4
URO（μmol/L）	3.2	1	1	1	1
	16	8	8	9	7
	33	1	1	0	2
NIT	−	10	10	10	10
	+	0	0	0	0
LEU	−	9	9	10	9
	微量	1	1	0	1

表 9-6-39　儿科用中药注射液 EEE 离乳前 SD 大鼠静脉注射 4 周对雌鼠尿液指标的影响（恢复期结束，$n=6$）

检测指标	分 级	动物数量（只）			
		溶媒对照组	低剂量组	中剂量组	高剂量组
颜色	黄色	5	5	5	5
	其他	0	0	0	0
透明度	清澈	5	5	5	5
	其他	0	0	0	0
GLU	−	5	5	5	5
	+	0	0	0	0
BIL	−	2	4	3	4
	1+	3	1	2	1
KET	−	2	2	3	3
	微量	1	3	2	1
	1+	2	0	0	1
SG	1.015	1	1	1	1
	1.020	0	1	1	2
	1.025	2	3	3	2
	≥1.030	2	0	0	0
BLO	−	4	3	2	3

（续表）

检测指标	分　级	动物数量（只）			
		溶媒对照组	低剂量组	中剂量组	高剂量组
BLO	微量-完整	0	1	1	0
	微量-溶血	0	0	1	2
	1+	0	1	1	0
	2+	1	0	0	0
pH	6.0	1	0	0	0
	6.5	1	0	0	0
	7.0	0	1	1	2
	7.5	1	2	1	0
	8.5	2	2	1	1
	≥9.0	0	0	2	2
PRO	−	0	1	0	0
	微量	2	1	2	2
	1+	1	2	0	1
	2+	2	1	3	1
	3+	0	0	0	1
URO（μmol/L）	3.2	1	2	2	1
	16	3	3	3	4
	33	1	0	0	0
NIT	−	5	5	5	5
	+	0	0	0	0
LEU	−	4	5	5	5
	微量	1	0	0	0

表 9-6-40　儿科用中药注射液 EEE 离乳前 SD 大鼠静脉注射 4 周对雄鼠尿液指标的影响（注射期结束，$n=14$）

检测指标	分　级	动物数量（只）			
		溶媒对照组	低剂量组	中剂量组	高剂量组
颜色	黄色	10	10	10	10
	其他	0	0	0	0
透明度	清澈	10	10	10	10
	其他	0	0	0	0
GLU	−	10	10	10	10
	+	0	0	0	0
BIL	−	3	3	3	1

（续表）

检测指标	分 级	动物数量（只）			
		溶媒对照组	低剂量组	中剂量组	高剂量组
BIL	1+	7	7	7	9
	−	4	4	5	2
KET	微量	2	2	3	6
	1+	4	4	2	2
SG	1.015	1	0	0	1
	1.020	2	3	2	5
	1.025	5	2	2	2
	≥ 1.030	2	5	6	2
BLO	−	8	8	7	8
	微量−完整	1	2	3	1
	1+	0	0	0	1
	3+	1	0	0	0
pH	7.0	1	0	0	0
	7.5	0	2	1	2
	8.5	6	7	6	6
	≥ 9.0	3	1	3	2
PRO	−	0	0	0	0
	微量	0	1	0	0
	1+	4	6	2	2
	2+	6	3	8	7
	3+	0	0	0	1
URO（μmol/L）	3.2	0	1	1	0
	16	7	7	9	8
	33	3	2	0	2
NIT	−	10	10	10	10
	+	0	0	0	0
LEU	−	2	3	3	5
	微量	8	7	7	5

表 9-6-41　儿科用中药注射液 EEE 离乳前 SD 大鼠静脉注射 4 周对雄鼠尿液指标的影响（恢复期结束，$n=6$）

检测指标	分 级	动物数量（只）			
		溶媒对照组	低剂量组	中剂量组	高剂量组
颜色	黄色	5	5	5	5
	其他	0	0	0	0

（续表）

（续表）

检测指标	分　级	动物数量（只）			
		溶媒对照组	低剂量组	中剂量组	高剂量组
透明度	清澈	5	5	5	5
	其他	0	0	0	0
GLU	−	5	5	5	5
	+	0	0	0	0
BIL	−	2	1	3	4
	1+	3	4	2	1
KET	−	0	0	2	2
	微量	3	2	0	0
	1+	2	2	3	3
	2+	0	1	0	0
SG	1.015	0	0	0	1
	1.020	0	0	2	3
	1.025	0	2	1	0
	≥1.030	5	3	2	1
BLO	−	4	4	5	5
	微量−完整	0	1	0	0
	1+	1	0	0	0
pH	6.0	1	0	0	1
	6.5	2	1	0	0
	7.0	1	2	1	0
	7.5	0	1	0	1
	8.5	1	1	4	2
	≥9.0	0	0	0	1
PRO	−	0	0	0	0
	微量	0	0	0	1
	1+	1	1	1	1
	2+	3	2	4	2
	3+	1	2	0	1
	3.2	0	0	0	1
URO（μmol/L）	16	4	3	4	4
	33	1	2	1	0
NIT	−	5	5	5	5
	+	0	0	0	0

检测指标	分级	动物数量（只）			
		溶媒对照组	低剂量组	中剂量组	高剂量组
LEU	−	1	0	0	1
	微量	4	5	5	4

13. 脏器组织大体观察　① 注射期结束：溶媒对照、低、中和高剂量组动物所有脏器组织均未见明显异常；② 恢复期结束：溶媒对照、低、中和高剂量组动物所有脏器组织均未见明显异常。

14. 脏器重量、脏体比及脏脑比

（1）脏器重量：① 注射期结束：低、中和高剂量组所有脏器重量与溶媒对照组相比，均无统计学差异（$P > 0.05$，表9-6-42、表9-6-43）；② 恢复期结束：低、中和高剂量组所有脏器重量与溶媒对照组相比，均无统计学差异（$P > 0.05$，表9-6-44、表9-6-45）。

（2）脏体比：① 注射期结束：低、中和高剂量组所有脏体比与溶媒对照组相比，均无统计学差异（$P > 0.05$，表9-6-42、表9-6-43）；② 恢复期结束：低、中和高剂量组所有脏体比与溶媒对照组相比，均无统计学差异（$P > 0.05$，表9-6-44、表9-6-45）。

（3）脏脑比：① 注射期结束：低、中和高剂量组所有脏脑比与溶媒对照组相比，均无统计学差异（$P > 0.05$，表9-6-42、表9-6-43）；② 恢复期结束：低、中和高剂量组所有脏脑比与溶媒对照组相比，均无统计学差异（$P > 0.05$，表9-6-44、表9-6-45）。

表9-6-42　儿科用中药注射液 EEE 离乳前 SD 大鼠静脉注射 4 周对雌鼠脏器重量的影响（注射期结束，$\bar{X} \pm SD$）

检测指标	动物数（只）	溶媒对照组	低剂量组	中剂量组	高剂量组
脑					
脏器重量（g）	14	1.739 ± 0.112	1.723 ± 0.066	1.740 ± 0.116	1.732 ± 0.073
脏体比	14	1.182 ± 0.073	1.136 ± 0.051	1.204 ± 0.103	1.195 ± 0.102
心脏					
脏器重量（g）	14	0.752 ± 0.055	0.762 ± 0.061	0.726 ± 0.070	0.742 ± 0.085
脏体比	14	0.511 ± 0.027	0.502 ± 0.029	0.504 ± 0.071	0.510 ± 0.045
脏脑比	14	43.3 ± 3.1	44.3 ± 4.3	42.0 ± 5.6	42.9 ± 4.8
肝脏					
脏器重量（g）	14	5.732 ± 0.594	5.991 ± 0.568	5.368 ± 0.366	5.632 ± 0.489
脏体比	14	3.888 ± 0.281	3.942 ± 0.248	3.705 ± 0.161	3.868 ± 0.168
脏脑比	14	329.6 ± 25.9	347.8 ± 31.0	310.0 ± 31.1	325.3 ± 25.7
脾脏					
脏器重量（g）	14	0.558 ± 0.090	0.555 ± 0.078	0.496 ± 0.042	0.543 ± 0.105
脏体比	14	0.378 ± 0.051	0.365 ± 0.041	0.342 ± 0.024	0.371 ± 0.056
脏脑比	14	32.0 ± 4.0	32.3 ± 4.9	28.5 ± 2.1	31.2 ± 5.3
肺					
脏器重量（g）	14	1.042 ± 0.083	1.021 ± 0.084	1.005 ± 0.069	0.969 ± 0.107
脏体比	14	0.711 ± 0.083	0.674 ± 0.067	0.696 ± 0.071	0.665 ± 0.049

（续表）

检测指标	动物数（只）	溶媒对照组	低剂量组	中剂量组	高剂量组
脏脑比	14	60.2 ± 6.9	59.4 ± 6.3	58.1 ± 6.3	56.0 ± 6.2
肾脏					
脏器重量（g）	14	1.442 ± 0.131	1.436 ± 0.117	1.396 ± 0.053	1.448 ± 0.162
脏体比	14	0.979 ± 0.070	0.946 ± 0.062	0.965 ± 0.054	0.993 ± 0.054
脏脑比	14	83.1 ± 7.5	83.4 ± 5.7	80.6 ± 6.7	83.7 ± 9.2
肾上腺					
脏器重量（g）	14	0.043 ± 0.004	0.045 ± 0.006	0.043 ± 0.009	0.042 ± 0.007
脏体比	14	0.029 ± 0.004	0.030 ± 0.004	0.030 ± 0.006	0.029 ± 0.004
脏脑比	14	2.5 ± 0.3	2.6 ± 0.3	2.5 ± 0.6	2.4 ± 0.4
胸腺					
脏器重量（g）	14	0.621 ± 0.085	0.618 ± 0.053	0.582 ± 0.073	0.570 ± 0.103
脏体比	14	0.422 ± 0.056	0.408 ± 0.032	0.402 ± 0.048	0.391 ± 0.060
脏脑比	14	35.7 ± 4.0	35.9 ± 2.9	33.5 ± 4.1	32.9 ± 5.7
子宫					
脏器重量（g）	14	0.377 ± 0.198	0.494 ± 0.156	0.262 ± 0.056	0.295 ± 0.107
脏体比	14	0.258 ± 0.139	0.327 ± 0.106	0.181 ± 0.040	0.205 ± 0.078
脏脑比	14	22.2 ± 13.0	28.7 ± 8.8	15.2 ± 3.7	17.1 ± 6.3
卵巢					
脏器重量（g）	14	0.088 ± 0.016	0.093 ± 0.020	0.100 ± 0.018	0.088 ± 0.017
脏体比	14	0.060 ± 0.012	0.061 ± 0.012	0.069 ± 0.013	0.060 ± 0.010
脏脑比	14	5.1 ± 1.0	5.4 ± 1.1	5.8 ± 1.3	5.1 ± 1.0

表 9-6-43　儿科用中药注射液 EEE 离乳前 SD 大鼠静脉注射 4 周对雄鼠脏器重量的影响（注射期结束，$\bar{X}$ ± SD）

检测指标	动物数（只）	溶媒对照组	低剂量组	中剂量组	高剂量组
脑					
脏器重量（g）	14	1.852 ± 0.055	1.803 ± 0.090	1.740 ± 0.157	1.811 ± 0.082
脏体比	14	1.010 ± 0.079	0.998 ± 0.141	1.014 ± 0.102	1.013 ± 0.083
心脏					
脏器重量（g）	14	0.905 ± 0.119	0.908 ± 0.117	0.820 ± 0.036	1.070 ± 0.472
脏体比	14	0.491 ± 0.050	0.496 ± 0.032	0.477 ± 0.017	0.605 ± 0.305
脏脑比	14	49.0 ± 7.2	50.5 ± 7.0	47.5 ± 4.7	59.1 ± 26.2
肝脏					
脏器重量（g）	14	6.975 ± 0.749	6.640 ± 0.925	6.242 ± 0.513	6.494 ± 0.497
脏体比	14	3.787 ± 0.296	3.618 ± 0.181	3.625 ± 0.190	3.619 ± 0.195
脏脑比	14	377.3 ± 46.9	368.9 ± 53.5	360.5 ± 37.5	359.1 ± 29.5

（续表）

检测指标	动物数（只）	溶媒对照组	低剂量组	中剂量组	高剂量组
脾脏					
脏器重量（g）	14	0.759 ± 0.123	0.677 ± 0.150	0.639 ± 0.139	0.660 ± 0.092
脏体比	14	0.413 ± 0.071	0.367 ± 0.051	0.370 ± 0.069	0.367 ± 0.045
脏脑比	14	41.0 ± 6.9	37.8 ± 9.4	37.2 ± 9.9	36.5 ± 5.1
肺					
脏器重量（g）	14	1.126 ± 0.093	1.182 ± 0.114	1.110 ± 0.116	1.125 ± 0.088
脏体比	14	0.613 ± 0.055	0.648 ± 0.042	0.646 ± 0.067	0.627 ± 0.034
脏脑比	14	60.9 ± 6.4	65.8 ± 8.3	64.3 ± 9.2	62.2 ± 4.8
肾脏					
脏器重量（g）	14	1.768 ± 0.171	1.796 ± 0.119	1.643 ± 0.162	1.684 ± 0.084
脏体比	14	0.961 ± 0.073	0.989 ± 0.104	0.954 ± 0.072	0.940 ± 0.051
脏脑比	14	95.6 ± 10.6	99.9 ± 8.5	95.0 ± 12.0	93.1 ± 5.7
肾上腺					
脏器重量（g）	14	0.046 ± 0.005	0.046 ± 0.007	0.044 ± 0.008	0.039 ± 0.009
脏体比	14	0.025 ± 0.003	0.025 ± 0.003	0.025 ± 0.004	0.022 ± 0.005
脏脑比	14	2.5 ± 0.3	2.6 ± 0.4	2.5 ± 0.4	2.2 ± 0.5
胸腺					
脏器重量（g）	14	0.618 ± 0.090	0.661 ± 0.082	0.636 ± 0.124	0.677 ± 0.073
脏体比	14	0.336 ± 0.043	0.363 ± 0.048	0.370 ± 0.073	0.379 ± 0.051
脏脑比	14	33.5 ± 5.6	36.7 ± 4.6	36.5 ± 5.9	37.4 ± 3.7
睾丸					
脏器重量（g）	14	1.753 ± 0.116	1.719 ± 0.227	1.728 ± 0.121	1.713 ± 0.193
脏体比	14	0.953 ± 0.035	0.941 ± 0.096	1.006 ± 0.078	0.955 ± 0.106
脏脑比	14	94.7 ± 7.2	95.8 ± 15.5	100.3 ± 14.9	94.7 ± 10.6
附睾					
脏器重量（g）	14	0.288 ± 0.053	0.330 ± 0.081	0.266 ± 0.029	0.278 ± 0.077
脏体比	14	0.156 ± 0.019	0.181 ± 0.046	0.155 ± 0.016	0.156 ± 0.048
脏脑比	14	15.6 ± 3.3	18.3 ± 4.6	15.5 ± 2.8	15.4 ± 4.2

表 9-6-44　儿科用中药注射液 EEE 离乳前 SD 大鼠静脉注射 4 周对雌鼠脏器重量的影响（恢复期结束，$\bar{X}$ ± SD）

检测指标	动物数（只）	溶媒对照组	低剂量组	中剂量组	高剂量组
脑					
脏器重量（g）	6	1.874 ± 0.073	1.915 ± 0.026	1.868 ± 0.082	1.850 ± 0.056
脏体比	6	0.944 ± 0.064	0.982 ± 0.088	0.917 ± 0.044	0.906 ± 0.035
心脏					

（续表）

检测指标	动物数（只）	溶媒对照组	低剂量组	中剂量组	高剂量组
脏器重量（g）	6	0.902 ± 0.054	0.875 ± 0.105	0.838 ± 0.098	0.903 ± 0.064
脏体比	6	0.455 ± 0.046	0.453 ± 0.099	0.413 ± 0.059	0.442 ± 0.022
脏脑比	6	48.2 ± 3.8	45.8 ± 6.0	45.1 ± 7.4	48.8 ± 2.6
肝脏					
脏器重量（g）	6	6.482 ± 0.571	6.589 ± 0.641	6.820 ± 0.768	7.191 ± 0.428
脏体比	6	3.257 ± 0.187	3.392 ± 0.556	3.347 ± 0.362	3.520 ± 0.190
脏脑比	6	345.8 ± 23.5	344.4 ± 36.0	366.4 ± 51.2	389.2 ± 31.1
脾脏					
脏器重量（g）	6	0.559 ± 0.071	0.529 ± 0.073	0.566 ± 0.064	0.555 ± 0.036
脏体比	6	0.280 ± 0.026	0.274 ± 0.064	0.278 ± 0.030	0.272 ± 0.021
脏脑比	6	29.9 ± 3.8	27.6 ± 4.1	30.4 ± 4.1	30.0 ± 2.5
肺					
脏器重量（g）	6	1.155 ± 0.150	1.059 ± 0.165	1.109 ± 0.127	1.152 ± 0.102
脏体比	6	0.579 ± 0.051	0.543 ± 0.091	0.543 ± 0.045	0.564 ± 0.048
脏脑比	6	61.6 ± 7.0	55.3 ± 8.6	59.4 ± 6.7	62.2 ± 4.8
肾脏					
脏器重量（g）	6	1.622 ± 0.076	1.742 ± 0.223	1.762 ± 0.069	1.776 ± 0.105
脏体比	6	0.816 ± 0.036	0.898 ± 0.171	0.866 ± 0.059	0.870 ± 0.053
脏脑比	6	86.6 ± 3.3	91.1 ± 12.5	94.5 ± 5.7	96.2 ± 8.2
肾上腺					
脏器重量（g）	6	0.064 ± 0.008	0.060 ± 0.006	0.062 ± 0.004	0.068 ± 0.006
脏体比	6	0.032 ± 0.005	0.031 ± 0.005	0.030 ± 0.002	0.033 ± 0.004
脏脑比	6	3.4 ± 0.4	3.1 ± 0.3	3.3 ± 0.3	3.7 ± 0.4
胸腺					
脏器重量（g）	6	0.579 ± 0.058	0.637 ± 0.045	0.674 ± 0.126	0.693 ± 0.104
脏体比	6	0.291 ± 0.029	0.327 ± 0.045	0.329 ± 0.050	0.341 ± 0.059
脏脑比	6	30.9 ± 2.8	33.3 ± 2.7	36.0 ± 6.3	37.4 ± 5.1
子宫					
脏器重量（g）	6	0.369 ± 0.131	0.346 ± 0.120	0.416 ± 0.149	0.460 ± 0.131
脏体比	6	0.188 ± 0.074	0.176 ± 0.057	0.207 ± 0.082	0.226 ± 0.070
脏脑比	6	19.7 ± 7.0	18.1 ± 6.3	22.4 ± 8.2	24.9 ± 7.0
卵巢					
脏器重量（g）	6	0.136 ± 0.029	0.112 ± 0.023	0.127 ± 0.020	0.142 ± 0.017
脏体比	6	0.068 ± 0.015	0.058 ± 0.015	0.062 ± 0.009	0.069 ± 0.007
脏脑比	6	7.2 ± 1.6	5.9 ± 1.2	6.8 ± 1.3	7.7 ± 1.0

表 9-6-45　儿科用中药注射液 EEE 离乳前 SD 大鼠静脉注射 4 周对雄鼠脏器重量的影响（恢复期结束，$\overline{X} \pm SD$）

检测指标	动物数（只）	溶媒对照组	低剂量组	中剂量组	高剂量组
脑					
脏器重量（g）	6	1.970 ± 0.103	2.005 ± 0.062	2.011 ± 0.048	1.987 ± 0.090
脏体比	6	0.667 ± 0.054	0.686 ± 0.030	0.687 ± 0.035	0.687 ± 0.053
心脏					
脏器重量（g）	6	1.333 ± 0.129	1.245 ± 0.031	1.235 ± 0.076	1.357 ± 0.144
脏体比	6	0.451 ± 0.043	0.427 ± 0.027	0.421 ± 0.022	0.468 ± 0.037
脏脑比	6	67.9 ± 8.2	62.2 ± 2.2	61.4 ± 3.7	68.2 ± 5.9
肝脏					
脏器重量（g）	6	10.492 ± 1.022	10.313 ± 1.176	10.026 ± 1.161	9.921 ± 0.908
脏体比	6	3.541 ± 0.275	3.517 ± 0.205	3.414 ± 0.291	3.422 ± 0.237
脏脑比	6	535.6 ± 77.4	513.5 ± 43.7	499.0 ± 61.1	499.8 ± 47.0
脾脏					
脏器重量（g）	6	0.779 ± 0.095	0.800 ± 0.118	0.760 ± 0.115	0.788 ± 0.081
脏体比	6	0.264 ± 0.038	0.273 ± 0.032	0.258 ± 0.028	0.272 ± 0.021
脏脑比	6	39.7 ± 5.5	39.8 ± 5.0	37.8 ± 5.7	39.7 ± 4.6
肺					
脏器重量（g）	6	1.584 ± 0.140	1.473 ± 0.131	1.408 ± 0.213	1.389 ± 0.204
脏体比	6	0.536 ± 0.054	0.504 ± 0.035	0.478 ± 0.048	0.477 ± 0.040
脏脑比	6	80.5 ± 7.3	73.4 ± 4.7	70.0 ± 10.6	70.0 ± 9.7
肾脏					
脏器重量（g）	6	2.569 ± 0.200	2.502 ± 0.134	2.434 ± 0.145	2.406 ± 0.158
脏体比	6	0.869 ± 0.073	0.855 ± 0.016	0.830 ± 0.027	0.830 ± 0.026
脏脑比	6	131.1 ± 16.8	124.8 ± 5.5	121.0 ± 6.5	121.4 ± 10.8
肾上腺					
脏器重量（g）	6	0.060 ± 0.009	0.063 ± 0.010	0.054 ± 0.005	0.058 ± 0.009
脏体比	6	0.020 ± 0.003	0.022 ± 0.003	0.019 ± 0.002	0.020 ± 0.004
脏脑比	6	3.1 ± 0.6	3.1 ± 0.4	2.7 ± 0.3	2.9 ± 0.5
胸腺					
脏器重量（g）	6	0.699 ± 0.039	0.788 ± 0.202	0.744 ± 0.048	0.690 ± 0.091
脏体比	6	0.237 ± 0.020	0.268 ± 0.060	0.254 ± 0.014	0.239 ± 0.035
脏脑比	6	35.6 ± 2.8	39.1 ± 8.9	37.0 ± 2.4	34.7 ± 4.1
睾丸					
脏器重量（g）	6	2.662 ± 0.213	2.497 ± 0.427	2.615 ± 0.170	2.626 ± 0.116
脏体比	6	0.900 ± 0.077	0.850 ± 0.107	0.892 ± 0.058	0.910 ± 0.088

（续表）

检测指标	动物数（只）	溶媒对照组	低剂量组	中剂量组	高剂量组
脏脑比	6	135.4 ± 11.8	124.4 ± 19.7	130.0 ± 8.0	132.3 ± 6.7
附睾					
脏器重量（g）	6	0.624 ± 0.058	0.619 ± 0.073	0.557 ± 0.048	0.574 ± 0.092
脏体比	6	0.212 ± 0.029	0.212 ± 0.026	0.190 ± 0.011	0.197 ± 0.019
脏脑比	6	31.8 ± 3.4	30.9 ± 3.0	27.7 ± 2.3	28.9 ± 4.5

15. 组织病理学检查

（1）注射期结束（表9-6-46、表9-6-47，图9-6-10～图9-6-27）：

1）大脑：溶媒对照组和高剂量组所有动物大脑皮质和灰质神经元分层排列整齐，未见明显病变。

2）小脑：溶媒对照组和高剂量组所有动物小脑皮质分子层、浦肯野细胞层和颗粒层分层排列整齐，形态正常，未见明显病变。

3）脑干：溶媒对照组和高剂量组所有动物脑干神经元和神经胶质细胞形态正常，未见明显病变。

4）脊髓（颈段、胸段和腰段）：溶媒对照组和高剂量组所有动物脊髓灰质和白质分界清楚，神经元细胞内可见粗大的尼氏体，未见明显病变。

5）垂体：溶媒对照组1只动物（雌性224#）轻微囊肿；其他动物腺垂体和神经垂体内细胞成分、形态正常，未见明显病变。

6）胸腺：溶媒对照组和高剂量组所有动物胸腺小叶结构清晰，皮髓质发育良好，未见明显病变。

7）甲状腺：溶媒对照组和高剂量组所有动物甲状腺滤泡内充满胶质，滤泡上皮形态正常，未见明显病变。

8）甲状旁腺：溶媒对照组1只动物（雌性148#）轻微纤维增生；其他动物甲状旁腺细胞排列成索团状，形态完整，未见明显病变。

9）食管：溶媒对照组和高剂量组所有动物黏膜、黏膜下层、肌层和外膜界限分明，形态清晰，未见明显病变。

10）唾液腺：溶媒对照组和高剂量组所有动物唾液腺内可见腺泡小叶结构，小叶内浆液性腺泡和黏液性腺泡混合存在，未见明显病变。

11）胃：溶媒对照组2只动物（雄性103#、雌性170#）和高剂量组3只动物（雄性051#、101#、雌性156#）轻微黏膜下水肿；其他动物黏膜、黏膜下层、肌层和浆膜排列整齐，未见明显病变。

12）十二指肠：溶媒对照组和高剂量组所有动物十二指肠黏膜、黏膜下层、肌层和外膜排列整齐，未见明显病变。

13）空肠、回肠和结肠：溶媒对照组和高剂量组所有动物黏膜、黏膜下层、肌层和外膜排列整齐，肠绒毛形态正常，未见明显病变。

14）盲肠：高剂量组1只动物（雄性051#）黏膜下层轻微小灶性炎症细胞浸润；其他动物盲肠黏膜、黏膜下层、肌层和外膜排列整齐，未见明显病变。

15）直肠：高剂量组1只动物（雌性083#）轻微鳞状上皮化生；高剂量组1只动物（雌性233#）固有层轻微炎症细胞浸润；其他动物直肠黏膜、黏膜下层、肌层和外膜排列整齐，未见明显病变。

16）肝脏：溶媒对照组6只动物（雄性049#、198#、217#，雌性148#、170#、224#）和高剂量组6只动物（雄性137#、220#、226#、279#，雌性269#、286#）轻微髓外造血；溶媒对照组8只动物（雄性093#、103#、268#，雌性070#、109#、158#、246#、272#）和高剂量组8只动物（雄性051#、101#、150#、288#，雌性039#、129#、191#、269#）轻微小灶性炎症细胞浸润；溶媒对照组4只动物（雄性268#，雌性158#、170#、262#）和高剂量组4只动物（雌性039#、105#、129#、156#）肝细胞轻微脂肪变性；溶媒对照组2只动物（雄性189#，雌性158#）和高剂量组1只动物（雄性279#）小叶中心性轻微肝细胞肥大；溶媒对照组2只动物（雄性073#，雌性070#）和高剂量组1只动物（雌性083#）肝细胞轻微核固缩；高剂量组1只动物（雄性226#）血管周围肝细胞轻微空泡化；其他动物肝小叶结构清晰，肝细胞板层样规则排列，未见明显病变。

17）肾脏：溶媒对照组8只动物（雄性049#、073#、165#、198#、275#，雌性109#、148#、272#）和

高剂量组9只动物（雄性033#、150#、174#、220#、288#，雌性083#、105#、129#、269#）肾小管管腔内轻微管型；溶媒对照组4只动物（雄性049#，雌性079#、224#、262#）和高剂量组6只动物（雄性051#、174#，雌性105#、156#、191#、286#）肾小管上皮轻微空泡化；溶媒对照组1只动物（雄性049#）肾盂轻微扩张；溶媒对照组1只动物（雄性217#）间质轻微增生；溶媒对照组1只动物（雄性275#）肾小管轻微扩张；溶媒对照组1只动物（雄性275#）和高剂量组1只动物（雄性226#）间质轻微炎症细胞浸润；其他动物肾脏肾小球散在分布于肾小管之间，肾小管上皮细胞排列整齐，未见明显异常。

18）肾上腺：溶媒对照组和高剂量组所有动物肾上腺皮质和髓质排列规则，未见明显病变。

19）脾脏：溶媒对照组和高剂量组所有动物脾脏白髓和红髓比例正常，未见明显病变。

20）胰腺：溶媒对照组和高剂量组所有动物胰腺结构完整、清晰，外分泌部的导管及腺泡未见病变，胰岛散在分布于胰腺中。

21）气管：高剂量组1只动物（雌性129#）黏膜上皮细胞轻微变性；其他动物黏膜层、黏膜下层和外膜三层分界清楚，未见明显病变；高剂量组与溶媒对照组相比无统计学差异（$P > 0.05$）。

22）肺：溶媒对照组5只动物（雄性073#，雌性109#、158#、224#、262#）和高剂量组6只动物（雄性033#、051#、220#、279#，雌性129#、203#）血管周围轻微小灶性炎症细胞浸润；溶媒对照组3只动物（雄性217#，雌性079#、158#）和高剂量组2只动物（雄性174#，雌性156#）肺泡轻微扩张；溶媒对照组1只动物（雌性109#）和高剂量组2只动物（雄性033#、226#）肺泡内及间质泡沫细胞轻微聚集；溶媒对照组1只动物（雌性158#）轻微出血；溶媒对照组1只动物（雌性170#）间质轻微增宽；其他动物支气管上皮由假复层纤毛柱状逐渐过渡为单层纤毛柱状上皮，肺泡和肺间质内结缔组织、血管未见明显病变。

23）主动脉：溶媒对照组和高剂量组所有动物弹性纤维纹理清晰，未见明显病变。

24）心脏：溶媒对照组5只动物（雄性093#、198#，雌性079#、170#、272#）和高剂量组5只动物（雄性220#，雌性129#、156#、203#、269#）心肌细胞轻微空泡化；其他动物心肌细胞横纹清晰，未见明显病变。

25）子宫：溶媒对照组1只动物（雌性158#）和高剂量组1只动物（雌性286#）子宫腔轻度扩张；高剂量组1只动物（雌性083#）子宫内膜轻度脱落；高剂量组1只动物（雌性203#）腺腔内轻微炎症细胞浸润；其他动物子宫内膜、肌层和外膜分界明显，子宫内膜被覆单层柱状上皮，未见明显病变。

26）子宫颈：高剂量组1只动物（雌性083#）上皮轻度炎症细胞浸润；其他动物子宫颈柱状上皮与复层扁平上皮移行，分界清晰，未见明显病变。

27）阴道：高剂量组1只动物（雌性233#）阴道黏膜轻微炎症细胞浸润；其他动物阴道黏膜、肌层和外膜完整，黏膜突起形成皱襞，未见明显病变。

28）卵巢：高剂量组1只动物（雌性083#）轻微出血；其他动物卵巢可见处于不同发育阶段的卵泡，未见明显病变。

29）输卵管：溶媒对照组和高剂量组所有动物输卵管黏膜、肌层和浆膜层结构完整，上皮形态正常，未见明显病变。

30）乳腺：溶媒对照组和高剂量组所有动物乳腺小叶内可见腺泡和导管分布结缔组织内，腺泡和导管上皮形态正常，未见明显病变。

31）睾丸：溶媒对照组2只动物（雄性093#、198#）和高剂量组1只动物（雄性137#）间质轻微水肿；高剂量组1只动物（雄性137#）生精小管内细胞碎片轻微增多；其他动物睾丸曲细精管由支持细胞和生精细胞组成的复层生精上皮构成，各级生精细胞发育正常，未见明显病变。

32）附睾：溶媒对照组和高剂量组所有动物附睾管黏膜为假复层柱状上皮，管壁可见较多平滑肌，管内可见精子，未见明显病变。

33）前列腺：高剂量组1只动物（雄性101#）间质轻微水肿；高剂量组1只动物（雄性137#）腺上皮轻微空泡化；溶媒对照组1只动物（雄性165#）和高剂量组2只动物（雄性051#、279#）腺上皮细胞轻微萎缩；其他动物腺上皮呈单层立方或假复层柱状，腔内充满分泌物，未见明显病变。

34）精囊腺：溶媒对照组1只动物（雄性268#）腺腔中细胞碎片轻微增多；其他动物腺上皮为假复层柱状上皮，黏膜形成皱褶突向腔内，腔内充满分泌物，未见明显病变。

35）膀胱：溶媒对照组和高剂量组所有动物膀胱黏膜形成皱褶突向腔内，变移上皮形态正常，未见明显病变。

36）坐骨神经：溶媒对照组和高剂量组所有动物可见圆形轴突和髓鞘，形态正常，未见明显病变。

37）骨骼肌：溶媒对照组和高剂量组所有动物骨骼肌肌纤维呈长带状，平行排列，肌纤维间可见少量结缔组织和毛细血管，未见明显病变。

38）眼：溶媒对照组和高剂量组所有动物眼球壁纤维膜、血管膜和视网膜依次排列，结构清晰，未见明显病变。

39）哈氏腺：溶媒对照组和高剂量组所有动物哈氏腺腺泡呈不规则团状排列，腺上皮结构完整，未见明显病变。

40）颈部淋巴结：溶媒对照组和高剂量组所有动物颈部淋巴结皮质可见散在淋巴小结，髓质内髓索和淋巴窦呈网状分布，未见明显病变。

41）肠系膜淋巴结：溶媒对照组1只动物（雄性093#）轻微淤血；其他动物淋巴结皮质可见散在淋巴小结，髓质内髓索和淋巴窦呈网状分布，未见明显病变。

42）皮肤：溶媒对照组和高剂量组所有动物皮肤内皮脂腺、汗腺呈散在分布，表皮和真皮界限清晰，未见明显病变。

43）胸骨：溶媒对照组和高剂量组所有动物骨髓内含红系、粒系，多核巨细胞含量合理，未见明显病变。

44）股骨：溶媒对照组和高剂量组所有动物股骨生长板软骨细胞柱呈长条状排列，骨小梁呈条索状排列，未见明显病变。

45）尾：高剂量组2只动物（雄性174#，雌性191#）血管周围轻微炎症细胞浸润；其他动物尾部皮肤、肌肉、血管和尾椎，形态正常，未见明显病变。

表 9-6-46　儿科用中药注射液 EEE 离乳前 SD 大鼠静脉注射 4 周对雌鼠组织／器官的影响（注射期结束）

脏器名称	病变类型	病变程度	动物数量（只）	
			溶媒对照组	高剂量组
垂体	囊肿	±	1	0
甲状旁腺	纤维增生	±	1	0
胃	黏膜下水肿	±	1	1
直肠	鳞状上皮化生	±	0	1
	固有层炎症细胞浸润	±	0	1
	髓外造血	±	3	2
	小灶性炎症细胞浸润	±	5	4
肝脏	肝细胞脂肪变性	±	3	4
	小叶中心性肝细胞肥大	±	1	0
	肝细胞核固缩	±	1	1
肾脏	肾小管管腔内管型	±	3	4
	肾小管上皮空泡化	±	3	4
气管	黏膜上皮细胞变性	±	0	1
	血管周围小灶性炎症细胞浸润	±	4	2
	肺泡扩张	±	2	1
肺	肺泡内及间质泡沫细胞聚集	±	1	0
	出血	±	1	0
	间质增宽	±	1	0

（续表）

脏器名称	病变类型	病变程度	动物数量（只）	
			溶媒对照组	高剂量组
心脏	心肌细胞空泡化	±	3	4
子宫	子宫腔扩张	+	1	1
	子宫内膜脱落	+	0	1
	腺腔内炎症细胞浸润	±	0	1
子宫颈	上皮炎症细胞浸润	+	0	1
阴道	阴道黏膜炎症细胞浸润	±	0	1
卵巢	出血	±	0	1
尾	血管周围炎症细胞浸润	±	0	1

注："±"代表轻微；"+"代表轻度

表 9-6-47　儿科用中药注射液 EEE 离乳前 SD 大鼠静脉注射 4 周雄鼠组织／器官的影响（注射期结束）

脏器名称	病变类型	病变程度	动物数量（只）	
			溶媒对照组	高剂量组
胃	黏膜下水肿	±	1	2
盲肠	黏膜下层小灶性炎症细胞浸润	±	0	1
肝脏	髓外造血	±	3	4
	小灶性炎症细胞浸润	±	3	4
	肝细胞脂肪变性	±	1	0
	小叶中心性肝细胞肥大	±	1	1
	肝细胞核固缩	±	1	0
	血管周围肝细胞空泡化	±	0	1
肾脏	肾小管管腔内管型	±	5	5
	肾小管上皮空泡化	±	1	2
	肾盂扩张	±	1	0
	间质增生	±	1	0
	肾小管扩张	±	1	0
	间质炎症细胞浸润	±	1	1
	血管周围小灶性炎症细胞浸润	±	1	4
肺	肺泡扩张	±	1	1
	肺泡内及间质泡沫细胞聚集	±	0	2

（续表）

脏器名称	病变类型	病变程度	动物数量（只）	
			溶媒对照组	高剂量组
心脏	心肌细胞空泡化	±	2	1
睾丸	间质水肿	±	2	1
	生精小管内细胞碎片增多	±	0	1
	间质水肿	±	0	1
前列腺	腺上皮空泡化	±	0	1
	腺上皮细胞萎缩	±	1	2
精囊腺	腺腔中细胞碎片增多	±	1	0
肠系膜淋巴结	淤血	±	1	0
尾	血管周围炎症细胞浸润	±	0	1

注："±"代表轻微

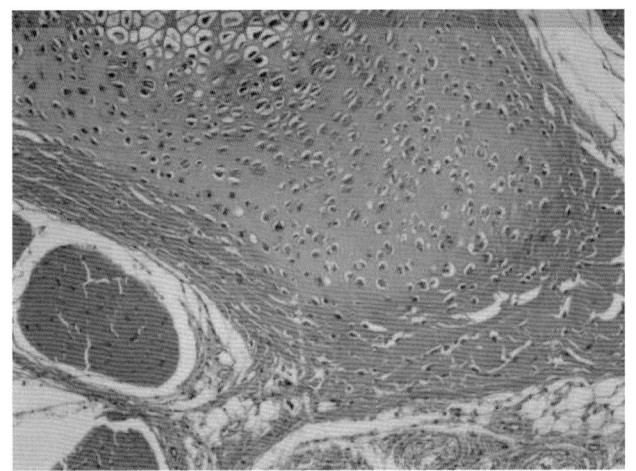

图9-6-10　溶媒对照组049#尾正常（×100）

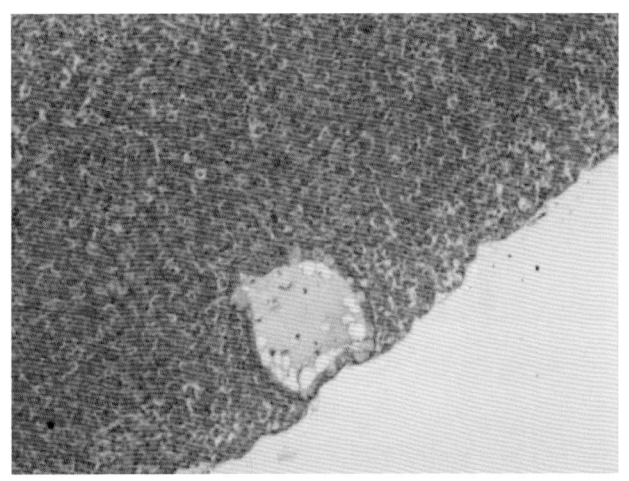

图9-6-11　溶媒对照组224#垂体轻微囊肿（×100）

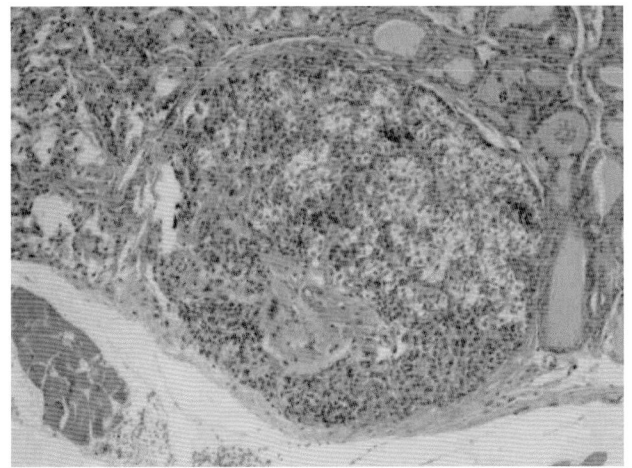

图9-6-12　溶媒对照组148#甲状旁腺轻微纤维增生（×100）

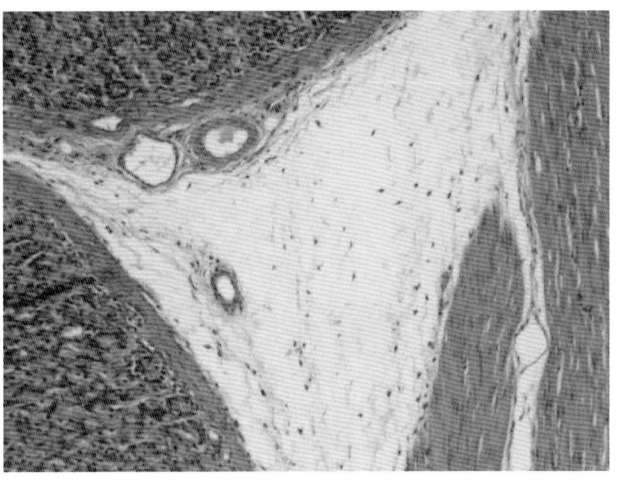

图9-6-13　溶媒对照组103#胃轻微黏膜下水肿（×100）

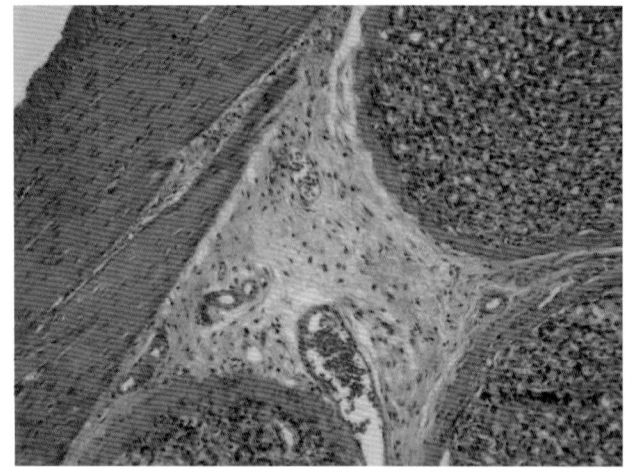 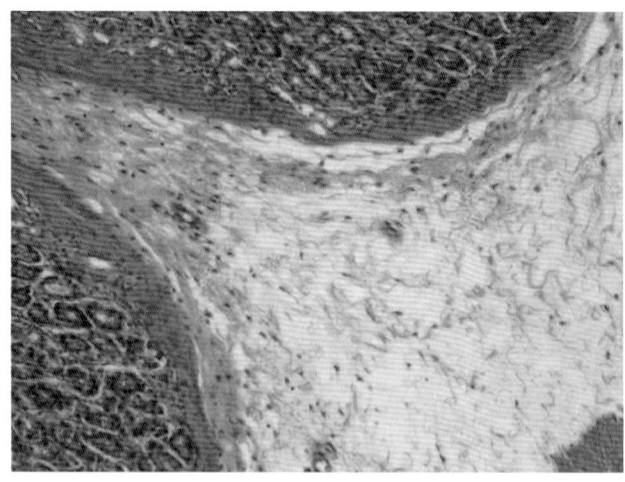

图9-6-14 溶媒对照组170#胃轻微黏膜下水肿（×100） 　图9-6-15 高剂量组051#胃轻微黏膜下水肿（×100）

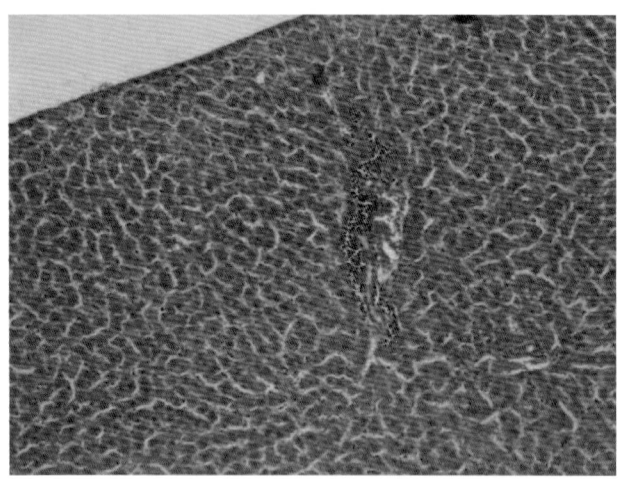 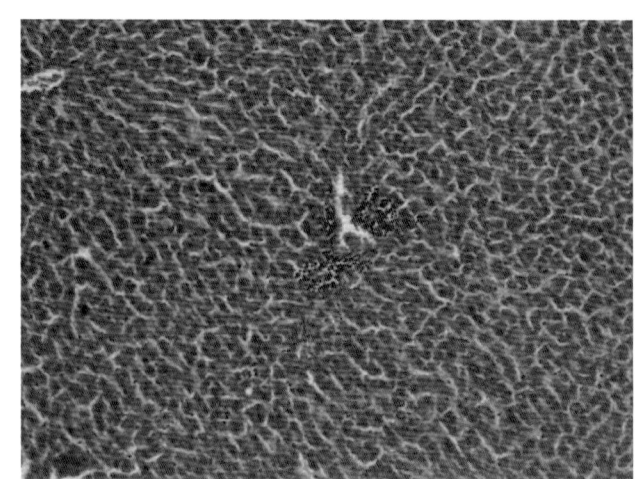

图9-6-16 溶媒对照组224#肝脏轻微髓外造血（×100）　图9-6-17 高剂量组137#肝脏轻微髓外造血（×100）

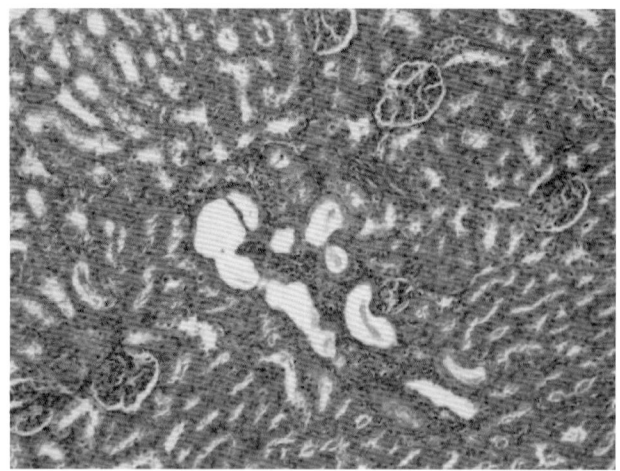 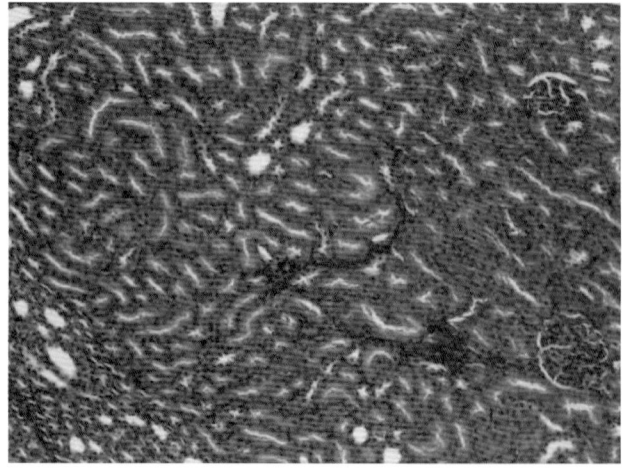

图9-6-18 溶媒对照组275#肾小管轻微扩张及间质轻微炎症细胞浸润（×100）　图9-6-19 高剂量组226#肾脏间质轻微炎症细胞浸润（×100）

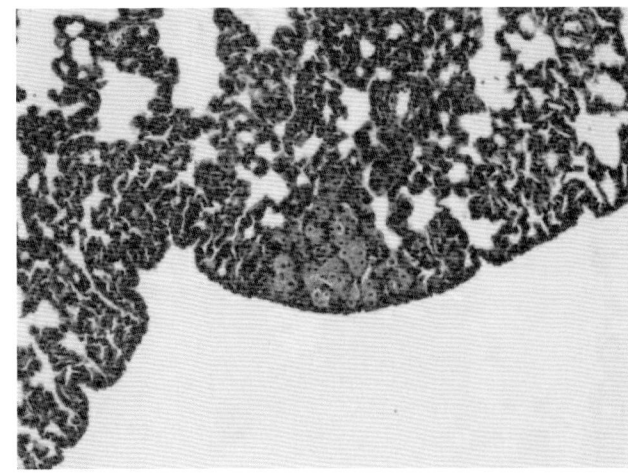

图9-6-20　高剂量组226#肺泡内及间质泡沫细胞轻微聚集（×100）

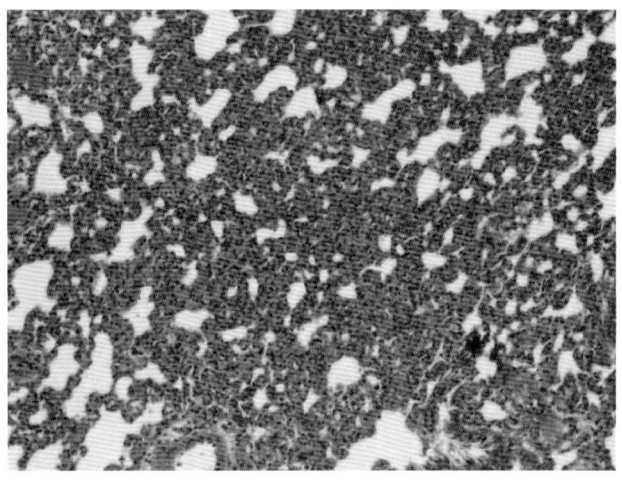

图9-6-21　溶媒对照组170#肺间质轻微增宽（×100）

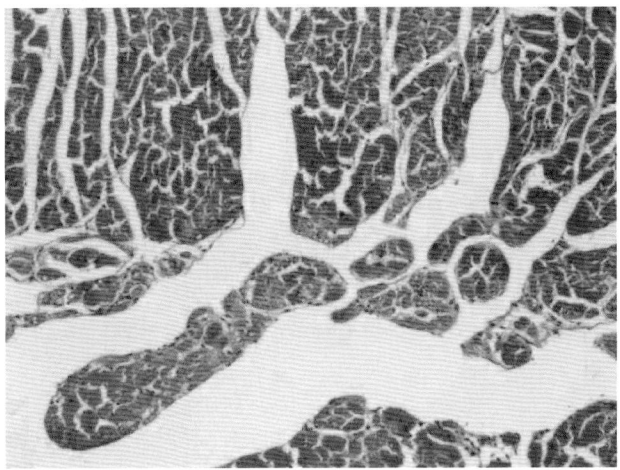

图9-6-22　溶媒对照组093#心肌细胞轻微空泡化（×100）

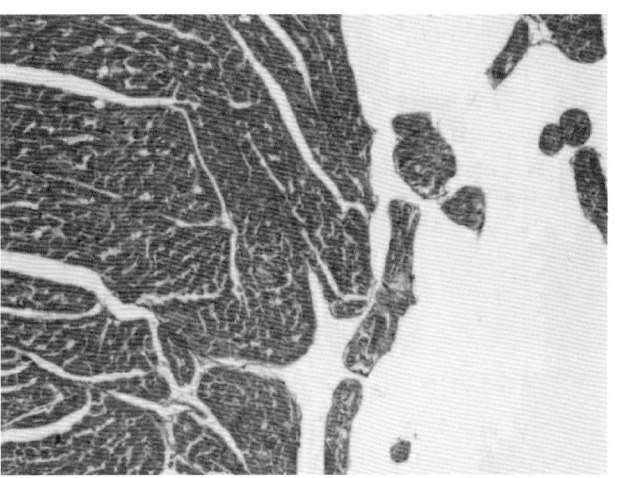

图9-6-23　溶媒对照组198#心肌细胞轻微空泡化（×100）

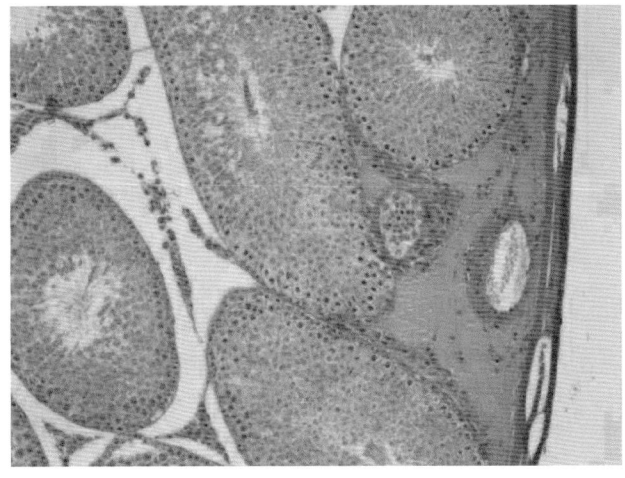

图9-6-24　溶媒对照组198#睾丸间质轻微水肿（×100）

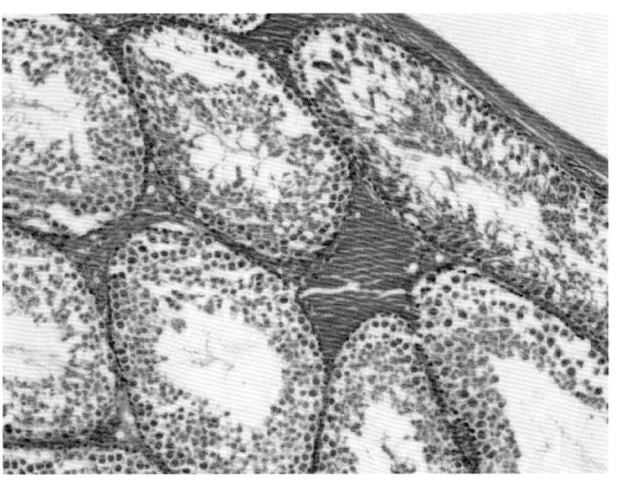

图9-6-25　高剂量组137#睾丸间质轻微水肿（×100）

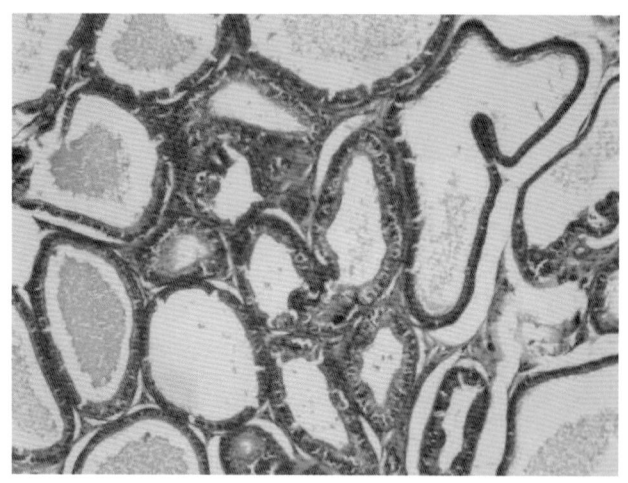

图9-6-26　高剂量组137#前列腺腺上皮轻微空泡化（×100）

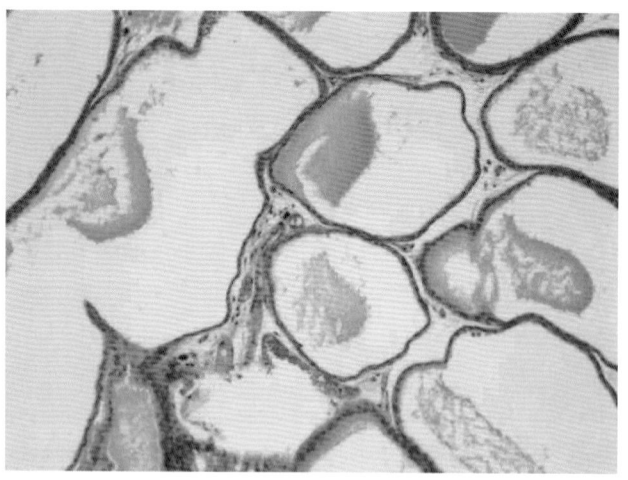

图9-6-27　溶媒对照组165#前列腺腺上皮细胞轻微萎缩（×100）

（2）恢复期结束（表9-6-48、表9-6-49及图9-6-28～图9-6-39）

1）大脑：溶媒对照组和高剂量组所有动物大脑皮质和灰质神经元分层排列整齐，未见明显病变。

2）小脑：溶媒对照组和高剂量组所有动物小脑皮质分子层、浦肯野细胞层和颗粒层分层排列整齐，形态正常，未见明显病变。

3）脑干：溶媒对照组和高剂量组所有动物脑干神经元和神经胶质细胞形态正常，未见明显病变。

4）脊髓（颈段、胸段和腰段）：溶媒对照组和高剂量组所有动物脊髓灰质和白质分界清楚，神经元细胞内可见粗大的尼氏体，未见明显病变。

5）垂体：溶媒对照组1只动物（雄性142#）轻微囊肿；其他动物腺垂体和神经垂体内细胞成分、形态正常，未见明显病变。

6）胸腺：溶媒对照组和高剂量组所有动物胸腺小叶结构清晰，皮髓质发育良好，未见明显病变。

7）甲状腺：溶媒对照组和高剂量组所有动物甲状腺滤泡内充满胶质，滤泡上皮形态正常，未见明显病变。

8）甲状旁腺：溶媒对照组和高剂量组所有动物甲状旁腺细胞排列成索团状，形态完整，未见明显病变。

9）食管：溶媒对照组和高剂量组所有动物黏膜、黏膜下层、肌层和外膜界限分明，形态清晰，未见明显病变。

10）唾液腺：溶媒对照组和高剂量组所有动物唾液腺内可见腺泡小叶结构，小叶内浆液性腺泡和黏液性腺泡混合存在，未见明显病变。

11）胃：溶媒对照组2只动物（雄性242#，雌性056#）和高剂量组3只动物（雄性077#，雌性225#、293#）轻微黏膜下水肿；其他动物黏膜、黏膜下层、肌层和浆膜排列整齐，未见明显病变。

12）十二指肠：高剂量组1只动物（雄性195#）黏膜轻微坏死；其他动物十二指肠黏膜、黏膜下层、肌层和外膜排列整齐，未见明显病变；高剂量组与溶媒对照组相比无统计学差异（$P > 0.05$）。

13）空肠、回肠和结肠：溶媒对照组和高剂量组所有动物黏膜、黏膜下层、肌层和外膜排列整齐，肠绒毛形态正常，未见明显病变。

14）盲肠：溶媒对照组2只动物（雄性152#，雌性193#）黏膜轻微坏死；其他动物盲肠黏膜、黏膜下层、肌层和外膜排列整齐，未见明显病变。

15）直肠：溶媒对照组和高剂量组所有动物直肠黏膜、黏膜下层、肌层和外膜排列整齐，未见明显病变。

16）肝脏：溶媒对照组1只动物（雄性254#）和高剂量组1只动物（雄性123#）轻微髓外造血；溶媒对照组4只动物（雄性142#、152#、254#，雌性099#）和高剂量组5只动物（雄性185#、195#，雌性145#、225#、293#）轻微小灶性炎症细胞浸润；溶媒对照组2只动物（雌性056#、287#）和高剂量组2只动物（雌性225#、293#）肝细胞轻微脂肪变性；溶媒对照组3只动物（雄性152#、242#，雌性099#）和高剂量组3只动物（雄性123#、195#，雌性145#）小叶中心性轻微肝细胞肥大；溶媒对照组1只动物（雄性152#）肝细胞轻微坏死；其他动物肝小叶结构清晰，肝细胞板层样规则排列，未见明显病变；高剂量组雌雄动物所有病变类型与溶媒对照组相比均无统计学差异（$P > 0.05$）。

17）肾脏：溶媒对照组5只动物（雄性063#、152#、242#、254#，雌性204#）和高剂量组5只动物（雄性185#、195#、265#，雌性058#、293#）肾小管管腔内轻微管型；溶媒对照组2只动物（雌性099#、204#）和高剂量组3只动物（雄性195#，雌性145#、225#）肾小管上皮轻微空泡化；溶媒对照组1只动物（雄性142#）轻微肾小管再生；溶媒对照组1只动物（雄性152#）和高剂量组1只动物（雄性123#）间质轻微炎症细胞浸润；其他动物肾脏肾小球散在分布于肾小管之间，肾小管上皮细胞排列整齐，未见明显异常。

18）肾上腺：溶媒对照组和高剂量组所有动物肾上腺皮质和髓质排列规则，未见明显病变。

19）脾脏：溶媒对照组和高剂量组所有动物脾脏白髓和红髓比例正常，未见明显病变。

20）胰腺：溶媒对照组和高剂量组所有动物胰腺结构完整、清晰，外分泌部的导管及腺泡未见病变，胰岛散在分布于胰腺中。

21）气管：高剂量组1只动物（雌性145#）黏膜上皮细胞轻微变性；溶媒对照组1只动物（雄性152#）黏膜下层轻微炎症细胞浸润；其他动物黏膜层、黏膜下层和外膜三层分界清楚，未见明显病变。

22）肺：溶媒对照组3只动物（雄性063#、152#，雌性193#）和高剂量组4只动物（雄性195#、265#，雌性058#、178#）血管周围轻微小灶性炎症细胞浸润；溶媒对照组1只动物（雄性142#）肺泡轻微扩张；溶媒对照组2只动物（雄性242#，雌性056#）和高剂量组1只动物（雌性058#）肺泡内及间质泡沫细胞轻微聚集；高剂量组1只动物（雄性185#）轻微出血；溶媒对照组1只动物（雄性142#）间质轻微增宽；其他动物支气管上皮由假复层纤毛柱状逐渐过渡为单层纤毛柱状上皮，肺泡和肺间质内结缔组织、血管未见明显病变。

23）主动脉：溶媒对照组和高剂量组所有动物弹性纤维纹理清晰，未见明显病变。

24）心脏：溶媒对照组4只动物（雄性063#、142#，雌性193#、204#）和高剂量组5只动物（雄性077#、185#、195#，雌性145#、293#）心肌细胞轻微空泡化；溶媒对照组3只动物（雄性063#、142#，雌性193#）和高剂量组2只动物（雄性077#、058#）心

肌内轻微灶性炎症细胞浸润；其他动物心肌细胞横纹清晰，未见明显病变；高剂量组雌雄动物所有病变类型与溶媒对照组相比均无统计学差异（$P > 0.05$）。

25）子宫：溶媒对照组1只动物（雌性287#）和高剂量组1只动物（雌性145#）子宫腔轻微扩张；溶媒对照组1只动物（雌性204#）腺腔轻微扩张；其他动物子宫内膜、肌层和外膜分界明显，子宫内膜被覆单层柱状上皮，未见明显病变。

26）子宫颈：溶媒对照组和高剂量组所有动物子宫颈柱状上皮与复层扁平上皮移行，分界清晰，未见明显病变。

27）阴道：溶媒对照组和高剂量组所有动物阴道黏膜、肌层和外膜完整，黏膜突起形成皱襞，未见明显病变。

28）卵巢：高剂量组1只动物（雌性225#）黄体细胞轻微空泡化；其他动物卵巢可见处于不同发育阶段的卵泡，未见明显病变；高剂量组与溶媒对照组相比无统计学差异（$P > 0.05$）。

29）输卵管：溶媒对照组和高剂量组所有动物输卵管黏膜、肌层和浆膜层结构完整，上皮形态正常，未见明显病变。

30）乳腺：溶媒对照组和高剂量组所有动物乳腺小叶内可见腺泡和导管分布结缔组织内，腺泡和导管上皮形态正常，未见明显病变。

31）睾丸：溶媒对照组1只动物（雄性254#）和高剂量组2只动物（雄性077#、185#）间质轻微水肿；高剂量组1只动物（雄性185#）生精小管轻微萎缩；其他动物睾丸曲细精管由支持细胞和生精细胞组成的复层生精上皮构成，各级生精细胞发育正常，未见明显病变。

32）附睾：溶媒对照组和高剂量组所有动物附睾管黏膜为假复层柱状上皮，管壁可见较多平滑肌，管内可见精子，未见明显病变。

33）前列腺：溶媒对照组和高剂量组所有动物腺上皮呈单层立方或假复层柱状，腔内充满分泌物，未见明显病变。

34）精囊腺：溶媒对照组1只动物（雄性142#）腺腔中细胞碎片轻微增多；其他动物腺上皮为假复层柱状上皮，黏膜形成皱褶突向腔内，腔内充满分泌物，未见明显病变。

35）膀胱：溶媒对照组和高剂量组所有动物膀胱黏膜形成皱褶突向腔内，变移上皮形态正常，未见明

显病变。

36）坐骨神经：溶媒对照组和高剂量组所有动物可见圆形轴突和髓鞘，形态正常，未见明显病变。

37）骨骼肌：溶媒对照组和高剂量组所有动物骨骼肌肌纤维呈长带状，平行排列，肌纤维间可见少量结缔组织和毛细血管，未见明显病变。

38）眼：溶媒对照组和高剂量组所有动物眼球壁纤维膜、血管膜和视网膜依次排列，结构清晰，未见明显病变。

39）哈氏腺：溶媒对照组和高剂量组所有动物哈氏腺腺泡呈不规则团状排列，腺上皮结构完整，未见明显病变。

40）颈部淋巴结：溶媒对照组和高剂量组所有动物颈部淋巴结皮质可见散在淋巴小结，髓质内髓索和淋巴窦呈网状分布，未见明显病变。

41）肠系膜淋巴结：溶媒对照组和高剂量组所有动物淋巴结皮质可见散在淋巴小结，髓质内髓索和淋巴窦呈网状分布，未见明显病变。

42）皮肤：溶媒对照组和高剂量组所有动物皮肤内皮脂腺、汗腺呈散在分布，表皮和真皮界限清晰，未见明显病变。

43）胸骨：溶媒对照组和高剂量组所有动物骨髓内含红系、粒系，多核巨细胞含量合理，未见明显病变。

44）股骨：溶媒对照组和高剂量组所有动物股骨生长板软骨细胞柱呈长条状排列，骨小梁呈条索状排列，未见明显病变。

45）尾部：溶媒对照组和高剂量组所有动物尾部皮肤、肌肉、血管和尾椎，形态正常，未见明显病变。

表 9-6-48　儿科用中药注射液 EEE 离乳前 SD 大鼠静脉注射 4 周对雌鼠组织／器官的影响（恢复期结束）

脏器名称	病变类型	病变程度	动物数量（只）	
			溶媒对照组	高剂量组
胃	黏膜下水肿	±	1	2
盲肠	黏膜坏死	±	1	0
	小灶性炎症细胞浸润	±	1	3
肝脏	肝细胞脂肪变性	±	2	2
	小叶中心性肝细胞肥大	±	1	1
肾脏	肾小管管腔内管型	±	1	2
	肾小管上皮空泡化	±	2	2
气管	黏膜上皮细胞变性	±	0	1
肺	血管周围小灶性炎症细胞浸润	±	1	2
	肺泡内及间质泡沫细胞聚集	±	1	1
心脏	心肌细胞空泡化	±	2	2
	心肌内灶性炎症细胞浸润	±	1	1
子宫	子宫腔扩张	±	1	1
	腺腔扩张	±	1	0
卵巢	黄体细胞空泡化	±	0	1

注："±"代表轻微

表 9-6-49　　儿科用中药注射液 EEE 离乳前 SD 大鼠静脉注射 4 周对雄鼠组织／器官的影响（恢复期结束）

脏器名称	病变类型	病变程度	动物数量（只）	
			溶媒对照组	高剂量组
垂体	囊肿	±	1	0
胃	黏膜下水肿	±	1	1
十二指肠	黏膜坏死	±	0	1
盲肠	黏膜坏死	±	1	0
肝脏	髓外造血	±	1	1
	小灶性炎症细胞浸润	±	3	2
	小叶中心性肝细胞肥大	±	2	2
	肝细胞坏死	±	1	0
肾脏	肾小管管腔内管型	±	4	3
	肾小管上皮空泡化	±	0	1
	肾小管再生	±	1	0
	间质炎症细胞浸润	±	1	1
气管	黏膜下层炎症细胞浸润	±	1	0
肺	血管周围小灶性炎症细胞浸润	±	2	2
	肺泡扩张	±	1	0
	肺泡内及间质泡沫细胞聚集	±	1	0
	出血	±	0	1
	间质增宽	±	1	0
心脏	心肌细胞空泡化	±	2	3
	心肌内灶性炎症细胞浸润	±	2	1
睾丸	间质水肿	±	1	2
	生精小管萎缩	±	0	1
精囊腺	腺腔中细胞碎片增多	±	1	0

注："±"代表轻微

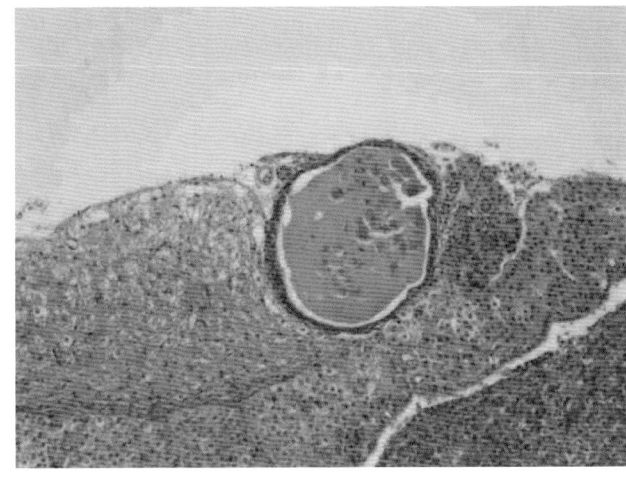

图 9-6-28　溶媒对照组 142# 垂体轻微囊肿（×100）

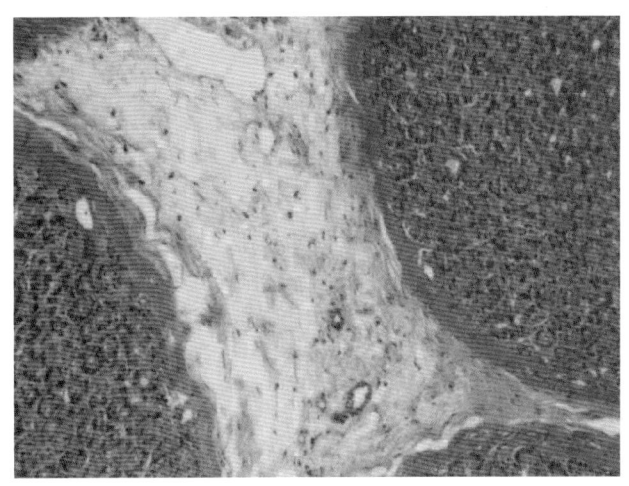

图 9-6-29　溶媒对照组 242# 胃轻微黏膜下水肿（×100）

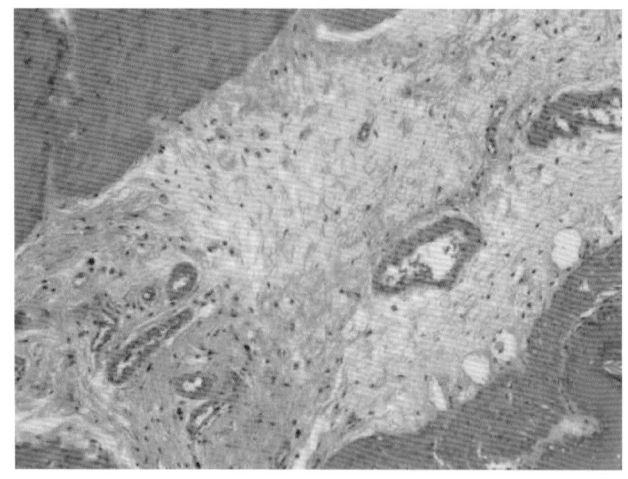

图9-6-30　溶媒对照组056#胃轻微黏膜下水肿（×100）

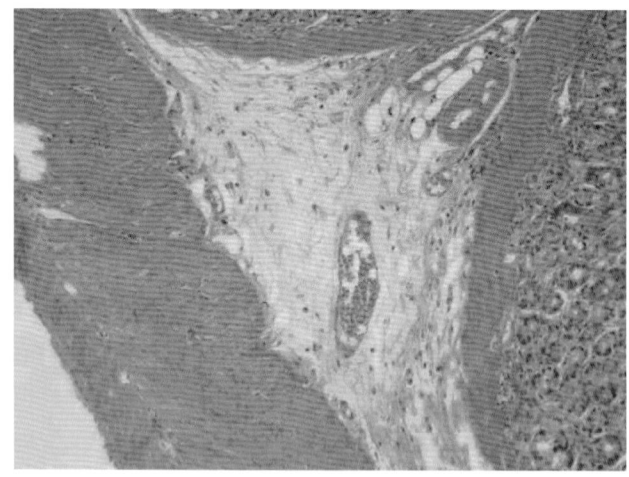

图9-6-31　高剂量组077#胃轻微黏膜下水肿（×100）

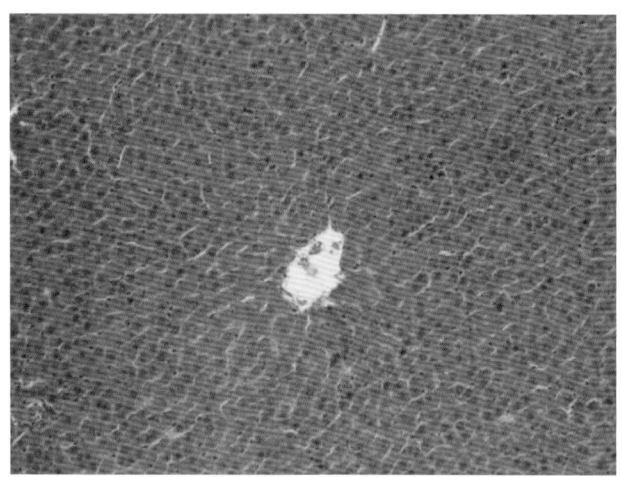

图9-6-32　溶媒对照组099#肝小叶中心性轻微肝细胞肥大（×100）

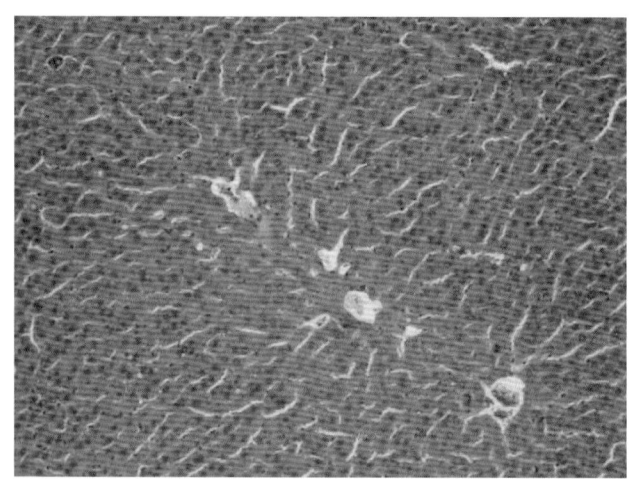

图9-6-33　高剂量组123#肝小叶中心性轻微肝细胞肥大（×100）

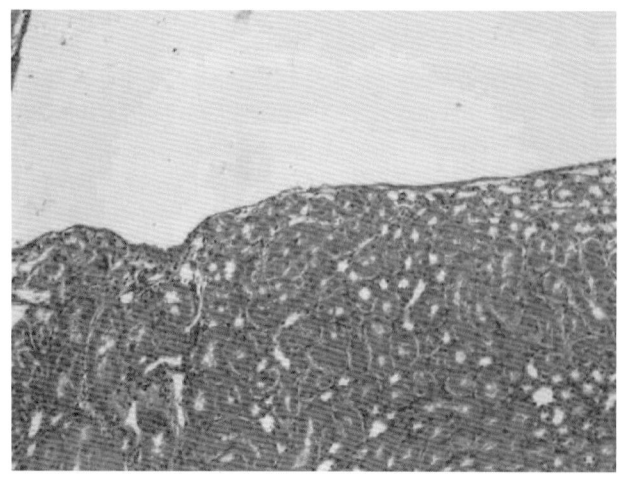

图9-6-34　溶媒对照组204#肾小管上皮轻微空泡化（×100）

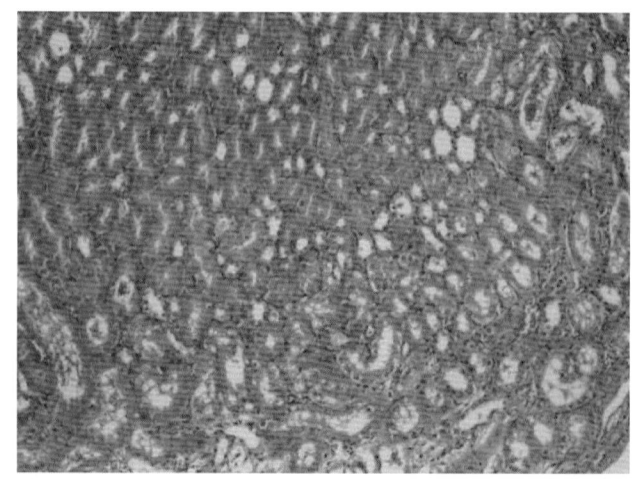

图9-6-35　高剂量组195#肾小管上皮轻微空泡化（×100）

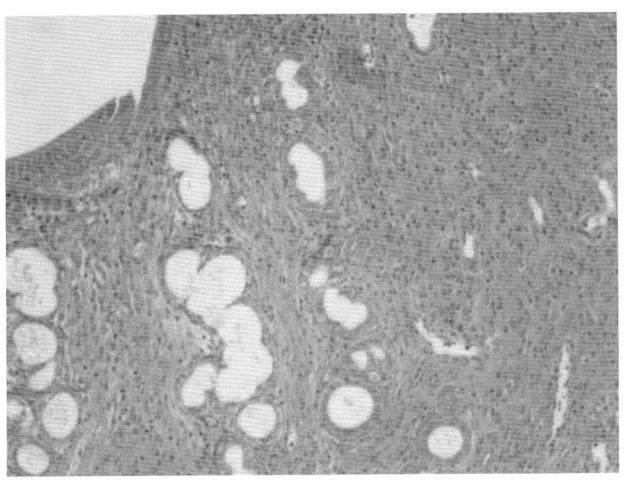

图9-6-36　溶媒对照组204#子宫腺腔轻微扩张（×100）

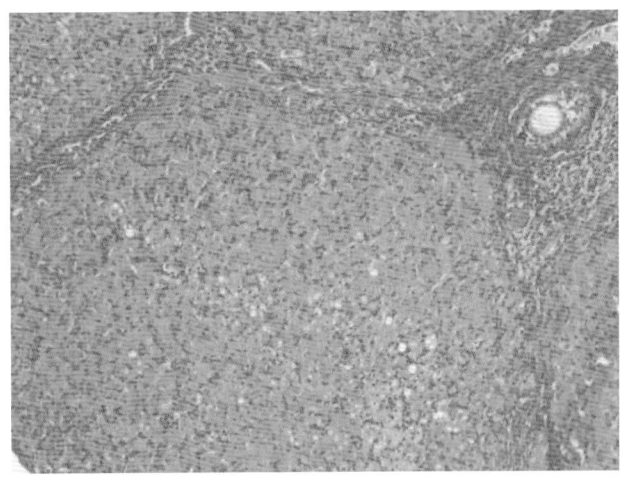

图9-6-37　高剂量组225#卵巢黄体细胞轻微空泡化（×100）

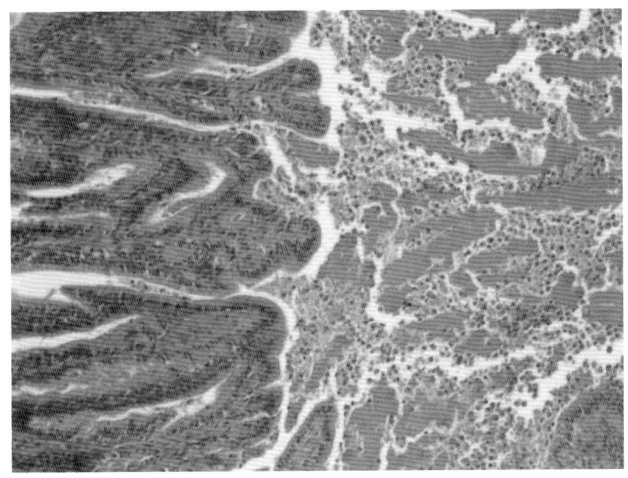

图9-6-38　溶媒对照组142#精囊腺腺腔中细胞碎片轻微增多（×100）

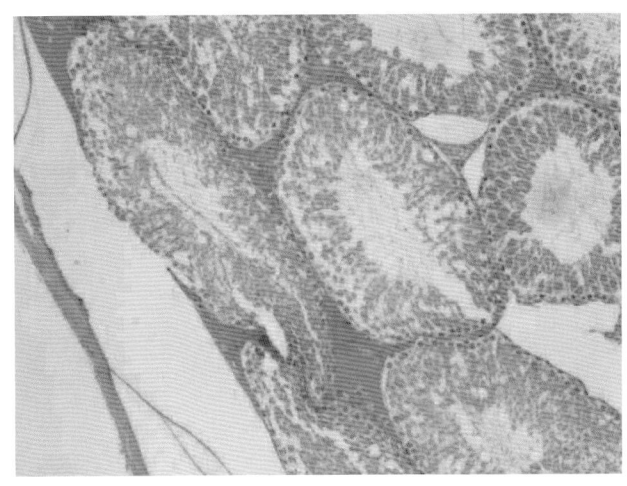

图9-6-39　高剂量组077#睾丸间质轻微水肿（×100）

（十一）影响研究可靠性和造成研究工作偏离试验方案的异常情况

2017年12月24日、12月26日、12月27日及12月29日，个别时间点饲养温度超出20～26℃范围，和（或）湿度低于40%，因及时采取升/降温和（或）加湿措施，异常持续时间较短（＜1h），认为不会影响研究结果的可靠性。

（十二）讨论

1. 一般状况　注射期，低剂量组1/15比例雄性仔鼠耳背部皮肤存在线条状破损和血性结痂现象，持续4天，认为与笼内其他动物打斗相关；溶媒对照组1/15雌性仔鼠和高剂量组1/15雄性仔鼠出现轻度稀便体征，持续2～3天。因上述情况发生率较低，程度较轻或范围较小，持续时间较短，未见其他相关异

常，且时间-反应或剂量-反应关系不明显，亦未见明显性别一致性，故认为属散发和一过性，与受试物无关，低、中和高剂量的受试物均不会对幼龄大鼠一般状况的检查指征产生明显影响，未发现明显的性别毒性差异和时间-反应关系。

2. 生长发育

（1）体重和摄食：恢复期时，低、中和高剂量组增重和摄食量均出现陡增现象，溶媒对照组亦表现出相似变化，认为该现象与给药和检测操作应激的解除相关，与受试物无关。注射期至恢复期，低、中和高剂量组雌雄动物体重和摄食量均呈逐增趋势，增重均呈M形变化趋势，食物利用率呈逐减趋势，溶媒对照组亦呈现出相似变化，低、中和高剂量组与溶媒对照组相比均无统计学差异，结合SD大鼠生长曲线及上

述恢复期变化分析，认为该现象符合该年龄段动物生长、体重和摄食变化规律，与受试物无关，低、中和高剂量的受试物均不会对大鼠体重、增重和摄食产生明显影响，未发现明显的性别毒性差异和时间-反应关系。

（2）生长激素和性激素：注射期结束时，低剂量组雌性动物FSH显著高于溶媒对照组，雄性动物则未见明显异常。因未见明显的剂量-反应关系或性别一致性，认为无生物学意义。结合恢复期结束时低、中和高剂量组激素均正常，雌性动物发情周期、子宫和卵巢组织病理学，雄性动物睾丸精子头密度、睾丸和附睾组织病理学，以及雌雄动物身长、胫骨长和密度指标检查时均未见明显异常等结果，综合认为低、中和高剂量的受试物均不会对幼龄大鼠激素指标产生明显影响，未发现明显的性别毒性差异和时间-反应关系。

3. 行为学·注射中期、注射期结束和恢复期结束时，低、中和高剂量组雌雄动物自发活动、机体协调能力和学习记忆能力所有检测指标与溶媒对照组相比均未见明显差异，认为低、中和高剂量的受试物均不会对幼龄大鼠神经发育指标产生明显影响，未发现明显的性别毒性差异和时间-反应关系。

4. 体格发育和性发育·注射期结束和恢复期结束时，低、中和高剂量组雌雄动物身长、胫骨长及密度、雌性动物阴道张开，以及雄性动物龟头包皮分离达标时间与溶媒对照组相比均无明显差异，结合体重、脏器重量和系数指标、发情周期、睾丸精子头密度、子宫、卵巢、睾丸和附睾组织病理学指标检查时均未见明显异常等结果，认为低、中和高剂量的受试物均不会对幼龄大鼠体格发育和性发育指标产生明显影响，未发现明显的性别毒性差异和时间-反应关系。

5. 一般血液学

（1）红细胞相关指标：注射期结束时，中和高剂量组雌性动物RBC显著高于溶媒对照组，升高幅度分别为7.2%和3.4%，中剂量组雌性动物Hb显著高于溶媒对照组，升高幅度为4.3%，雄性动物与溶媒对照组相比则无明显差异；低剂量组雄性动物Hb和HCT显著高于溶媒对照组，升高幅度分别为6.1%和3.8%，雌性动物与溶媒对照组相比则无明显差异；恢复期结束时，低剂量组雌性动物Hb和HCT显著高于溶媒对照组，升高幅度分别为3.8%和4.1%，雄性动物与溶媒对照组相比则无明显差异。因未见明显的剂量-反

应关系和性别一致性，且变化幅度较小，亦未见RET等其他红细胞相关血液学指标明显异常，结合骨髓、脾脏和肝脏等造血器官组织病理学检查时造血功能均正常等结果，认为上述差异无生物学意义。另外，注射期结束时，高剂量组雌性动物MCH显著低于溶媒对照组，降低幅度为2.9%，低和中剂量组雄性动物MCHC显著高于溶媒对照组，升高幅度均为1.6%，中剂量组雄性动物RET显著低于溶媒对照组，降低幅度为12.3%。因变化幅度较小，考虑上述RBC、Hb、HCT和RET#等变化情况，认为该异常主要受Hb和RBC、Hb和HCT及RET#和RBC比值放大作用影响，无生物学意义；综合认为低、中和高剂量的受试物均不会对幼龄大鼠红细胞相关指标产生明显影响，未发现明显的性别毒性差异和时间-反应关系。

（2）白细胞相关指标：注射期结束时，低剂量组雌性动物LY#显著高于溶媒对照组，雄性动物与溶媒对照组相比则未见明显差异。因未见明显的剂量-反应关系和性别一致性，亦未见WBC、NE#、MO#和EO#等其他白细胞相关血液学指标的明显异常，结合骨髓、脾脏和肝脏等造血器官组织病理学检查时造血功能均正常等结果，认为上述差异无生物学意义。另外，注射期结束时，低剂量组雌性动物LY显著高于溶媒对照组，低和中剂量组雌雄动物MO显著低于溶媒对照组，因未见明显的剂量-反应关系，考虑上述WBC、LY#和MO#等变化情况，认为该异常主要受LY#和WBC及MO#和WBC比值放大作用影响，无生物学意义；结合恢复期结束时，低、中和高剂量组白细胞相关血液学指标均正常的检测结果，综合认为低、中和高剂量的受试物均不会对幼龄大鼠白细胞相关指标产生明显影响，未发现明显的性别毒性差异和时间-反应关系。

（3）血小板相关指标：注射期结束时，中剂量组雌雄动物MPV和PDW显著低于溶媒对照组，降低幅度分别为4.2%、5.4%、4.1%和5.3%，低剂量组雄性动物MPV和PDW亦显著低于溶媒对照组，降低幅度为4.1%和5.3%。因未见明显的剂量-反应关系，且变化幅度较小，亦未见PLT和PCT明显异常，结合骨髓、脾脏和肝脏等造血器官组织病理学检查时造血功能均正常等结果，认为该异常主要受PCT和PLT比值放大作用等因素影响，无生物学意义。结合恢复期结束时，低、中和高剂量组血小板相关血液学指标均正常的检测结果，综合认为低、中和高剂量的受试物均不会对幼龄大鼠血小板相关指标产生明显影响，未发

现明显的性别毒性差异和时间–反应关系。

6. 凝血·注射期结束时，低剂量组雌性动物 PT 及低、中和高剂量组雌性动物 APTT 显著低于溶媒对照组，雄性动物与溶媒对照组相比则未见明显差异。因未见明显的剂量–反应关系和性别一致性，认为上述差异无生物学意义。结合恢复期结束时，低、中和高剂量组凝血指标均正常的检测结果，综合认为低、中和高剂量的受试物均不会对幼龄大鼠凝血指标产生明显影响，未发现明显的性别毒性差异和时间–反应关系。

7. 血液生化学

（1）酶学指标：注射期结束时，低剂量组雌雄动物 GPT 显著低于溶媒对照组，中和高剂量组则未见明显异常；恢复期结束时，低剂量组雌性动物 GOT、低和高剂量组雌性动物 GPT 及低和中剂量组雄性动物 GOT 显著低于溶媒对照组。因异常情况均为检测值降低，且未见明显的剂量–反应关系或性别一致性，结合心脏、肝脏和肾脏组织病理学检查时均未见明显异常等结果，认为上述差异无生物学意义，低、中和高剂量的受试物均不会对大鼠血清酶学指标产生明显影响，未发现明显的性别毒性差异和时间–反应关系。

（2）BUN 和 CREA：注射期结束时，低剂量组雌雄动物 BUN 显著低于溶媒对照组；恢复期结束时，低剂量组雌性动物 CREA 显著低于溶媒对照组，中和高剂量组雌雄动物则未见明显异常。因异常情况均为检测值降低，且未见明显的剂量–反应关系或 BUN 及 CREA 的一致性变化，结合肾脏组织病理学检查时未见明显异常等结果，认为上述差异无生物学意义，低、中和高剂量的受试物均不会对大鼠 BUN 和 CREA 产生明显影响，未发现明显的性别毒性差异和时间–反应关系。

（3）血糖：注射期结束时，低剂量组雄性动物 GLU 显著低于溶媒对照组，低剂量组雌性动物及中和高剂量组雌雄动物则未见明显异常。因未见明显的剂量–反应关系和性别一致性，结合尿液检查时 GLU 未见明显异常等结果，认为上述差异无生物学意义。结合恢复期结束时，低、中和高剂量组血糖均正常的检测结果，综合认为低、中和高剂量的受试物均不会对幼龄大鼠血糖产生明显影响，未发现明显的性别毒性差异和时间–反应关系。

（4）无机离子：注射期结束时，低剂量组雌性动物 K^+ 和 Na^+ 显著高于溶媒对照组，雄性动物则未见明显异常。因未见明显的剂量–反应关系和性别一致性，

且未见其他相关性异常变化，认为上述差异无生物学意义。结合恢复期结束时，低、中和高剂量组无机离子均正常的检测结果，综合认为低、中和高剂量的受试物均不会对幼龄大鼠血清无机离子产生明显影响，未发现明显的性别毒性差异和时间–反应关系。

8. 病理学检查·注射期结束时，高剂量组雌性动物中，1/10 存在胃黏膜下水肿、直肠鳞状上皮化生和固有层炎症细胞浸润、肝细胞核固缩、气管黏膜上皮细胞变性、肺泡扩张、子宫腔扩张、子宫内膜脱落和腺腔内炎症细胞浸润、子宫颈上皮炎症细胞浸润、阴道黏膜炎症细胞浸润、卵巢出血及尾血管周围炎症细胞浸润现象；2/10 存在肝脏髓外造血和肺血管周围小灶性炎症细胞浸润现象；4/10 存在肝脏小灶性炎症细胞浸润和肝细胞脂肪变性、肾小管管腔内管型、肾小管上皮空泡化和心肌细胞空泡化现象；雄性动物中，1/10 存在盲肠黏膜下层小灶性炎症细胞浸润、肝小叶中心性肝细胞肥大和血管周围肝细胞空泡化、肾脏间质炎症细胞浸润、肺泡扩张、心肌细胞空泡化、睾丸间质水肿和生精小管内细胞碎片增多、前列腺间质水肿和腺上皮空泡化及尾血管周围炎症细胞浸润现象；2/10 存在胃黏膜下水肿、肾小管上皮空泡化、肺泡内及间质泡沫细胞聚集和前列腺腺上皮细胞萎缩现象；4/10 存在肝脏髓外造血和小灶性炎症细胞浸润及肺血管周围小灶性炎症细胞浸润现象；5/10 存在肾小管管腔内管型。恢复期结束时，高剂量组雌性动物中，1/5 存在肝小叶中心性肝细胞肥大、气管黏膜上皮细胞变性、肺泡内及间质泡沫细胞聚集、心肌内灶性炎症细胞浸润、子宫腔扩张和黄体细胞空泡化现象；2/5 存在胃黏膜下水肿、肝细胞脂肪变性、肾小管管腔内管型、肾小管上皮空泡化、肺血管周围小灶性炎症细胞浸润和心肌细胞空泡化现象；3/5 存在肝脏小灶性炎症细胞浸润现象；雄性动物中，1/5 存在胃黏膜下水肿、十二指肠黏膜坏死、肝脏髓外造血、肾小管上皮空泡化、肾脏间质炎症细胞浸润、肺出血、心肌内灶性炎症细胞浸润和生精小管萎缩现象；2/5 存在肝脏小灶性炎症细胞浸润和小叶中心性肝细胞肥大、肺血管周围小灶性炎症细胞浸润及睾丸间质水肿现象；3/5 存在肾小管管腔内管型和心肌细胞空泡化现象。考虑溶媒对照组亦有相应比例动物出现异常，高剂量组异常动物数与溶媒对照组相比未见明显差异，且高剂量组和溶媒对照组异常发生率较低或程度较轻，未见其他相关性异常、时间–反应关系或性别一

致性不明显等因素，认为上述异常均归属自发病变，受试物不会对上述脏器产生明显影响，未发现明显的性别毒性差异和时间–反应关系。

（十三）结论

对PND_{15}至PND_{42} SD大鼠连续4周静脉注射给予原液3.2 mL/kg、6.4 mL/kg和10.0 mL/kg剂量的儿科用中药注射液EEE，并给予0.9%氯化钠注射液作对照时，原液3.2 mL/kg、6.4 mL/kg和10.0 mL/kg均未导致雌雄动物一般状况、摄食、体格发育、性发育、神经发育、尿液、眼科检查、一般血液学、凝血、血液生化、激素、免疫球蛋白、动情周期、睾丸精子头密度、脏器重量和病理学检查指标的明显异常。在本试验条件下，认为幼龄SD大鼠静脉注射给予儿科用中药注射液EEE的安全剂量为原液10.0 mL/kg（高剂量），相当于生药3.35 g/kg，为临床拟用剂量的25.0倍、临床等效剂量的4.8倍、药效学剂量的3.4倍。

（十四）参考文献

［1］Diehl KH, Hull R, Morton D, et al. A good practice guide to the administration of substances and removal of blood, including routes and volumes［J］. J Appl Toxicol, 2001, 21(1): 15–23.

［2］Sengupta P. A scientific review of age determination for a laboratory rat: How old is it in comparison with human age?［J］. Biomed Internatl, 2011, 2: 81–89.

［3］孙祖越，周莉.儿科用药非临床安全性评价中方案设计的策略［J］.中国新药杂志，2016，25（20）：2473–2482.

［4］周莉，孙祖越.非临床安全性评价中离乳前给药的幼龄动物分组设计［J］.中国新药杂志，2016，25（20）：2483–2488.

［5］孙祖越，周莉，韩玲.儿科用药非临床安全性评价要则及中药评价的特殊性［J］.中国药理学与毒理学杂志，2016，30（1）：13–20.

［6］周莉，孙祖越.儿科用药发育毒性研究指标设定及中药安全性评价的特别关注点［J］.中国药理学与毒理学杂志，2016，30（1）：21–28.

［7］Buelke Sam J. Comparative schedules of development in rats and humans: implications for developmental neurotoxicity testing［J］. Toxicological Sciences, 2003, 72: 169.

（十五）记录保存

（1）除计算机或自动化仪器直接采集的数据外，其他所有在实际研究中产生的数据均记录在表格或记录纸上，并随时整理装订。所有数据记录都注明记录日期，并由记录人签字。对原始记录进行更改时按要求进行。

（2）记录的所有数据都由另一人（非做记录的人）进行核查、签字，保证数据可靠。研究结束后，递交最终报告时，所有原始资料、文件等材料均交档案室保存。具体管理内容、程序和方法按本中心制定的标准操作规程执行。

（十六）资料归档时间和地点

保存单位：XXX。

地址：XXX。

邮编：XXX。

保管人：XXX。

电话：XXX。

归档时间：XXX。

保存时间：> 10年。

（崇立明）

第七节
儿科用中药注射液 AAA 刚离乳 SD 大鼠
体外溶血试验

摘　要

▪ **目的**

观察受试物儿科用中药注射液AAA是否能够引起溶血和红细胞凝聚等反应。

▪ **方法**

本实验采用体外试管法，在不同的试管中加入制备好的4种类型的2%红细胞混悬液（幼龄雄性和雌性大鼠红细胞悬液），再分别加入0.9%氯化钠注射液（阴性对照组）、纯水（阳性对照组）或不同浓度的受试物溶液（辅料对照、原液0.2 mL/mL和1 mL/mL的儿科用中药注射液AAA），置37℃恒温箱中进行温育，定时观察至3 h，肉眼观察是否有溶血和红细胞凝聚现象。

▪ **结果**

（1）采用幼龄雌雄大鼠的红细胞进行体外溶血试验，0.9%氯化钠注射液阴性对照组上清液肉眼观察均呈无色澄明，镜下观察均可见红细胞呈散在、均匀分布，表明幼龄雌雄大鼠的体外溶血试验结果均为阴性，证明采用幼龄大鼠进行体外溶血试验的可靠性。

（2）纯水（阳性对照组）上清液肉眼观察均呈澄明红色，镜下观察发现视野内的完整红细胞均基本不可见，细胞边缘不清晰，并出现大量碎片。因此，纯水（阳性对照组）可导致幼龄大鼠的红细胞溶血，进一步证明试验系统的可靠。

（3）辅料对照和原液0.2 mL/mL的儿科用中药注射液AAA均未观察到明显的溶血和凝聚反应，与0.9%氯化钠注射液对照组的溶血反应大体一致。中药注射液AAA（原液1 mL/mL）均可导致幼龄雌雄大鼠红细胞明显的凝聚反应，随着用药量从0.5 mL逐渐降低到0.2 mL，凝聚程度逐渐降低，至用药量为0.1 mL时凝聚现象消失。上述两种浓度的受试物溶血反应的明显差异可能源于受试物浓度的变化，进而引起渗透压改变和不溶性微粒改变。

▪ **结论**

采用幼龄雌雄SD大鼠的红细胞进行体外溶血试验，浓度为原液0.2 mL/mL的儿科用中药注射液AAA（相当于生药0.52 g/mL，临床拟用的可能最大浓度）未引起明显的溶血和凝聚反应，而浓度为原液1 mL/mL的中药注射液AAA（相当于生药2.6 g/mL，是临床拟用可能最大浓度的5倍）可导致明显的红细胞凝聚反应。

（一）目的

观察儿科用中药注射液 AAA 是否能够引起溶血和红细胞凝聚等反应。

（二）受试物

（1）名称：儿科用中药注射液 AAA。

（2）受试物号：2018-XXX。

（3）批号：180709。

（4）稳定性：避光保存，置阴凉处 18 个月内稳定。

（5）浓度或含量：本品每 1 mL 含 AAA-1 0.2 mg、AAA-2 1.0 mg、AAA-3 5.9 mg、AAA-4 1.9 mg、AAA-5 2.0 mg。以 XXX 计每 1 mL 含总酸为 13.8 mg。

（6）组分：XXX1、XXX2、XXX3，辅料为 XXX4。

（7）性状：淡黄棕色至红棕色的澄明液体。

（8）提供单位：XXX 股份有限公司。

（9）规格：10 mL/支（生药 2.6 g/mL）。

（10）有效期：至 XXXX 年 XX 月。

（11）保存条件：置阴凉处避光保存。

（12）配制方法：用 5% 葡萄糖注射液或 0.9% 氯化钠注射液配制。

（三）辅料对照品

（1）名称：儿科用中药注射液 AAA 辅料对照。

（2）受试物号：2018-XXX。

（3）批号：180701。

（4）稳定性：置阴凉处 XX 个月内稳定。

（5）浓度或含量：XXXX。

（6）组分：主要组分为 AAA-1。

（7）性状：无色的澄明液体。

（8）提供单位：XXX 股份有限公司。

（9）规格：5 mL/支。

（10）有效期：至 XXXX 年 XX 月。

（11）保存条件：置阴凉处保存。

（12）配制方法：无需配制。

（四）溶媒一

（1）名称：氯化钠注射液。

（2）批号：K17081706。

（3）提供单位：XXX 有限公司。

（4）规格：500 mL/瓶。

（5）成分：XXXX。

（6）保存条件：室温、密闭保存。

（五）溶媒二

（1）名称：纯水（XXX 纯水一体化系统）。

（2）批号：XXXX。

（3）提供单位：XXX。

（4）规格：XXXX。

（5）成分：XXXX。

（6）保存条件：室温放置。

（六）特殊药品

（1）名称：戊巴比妥钠。

（2）提供单位：XXXX 有限公司。

（3）批号：XXX。

（4）规格：25 g/瓶。

（5）成分：XXX。

（6）含量：≥99.03%。

（7）使用浓度：XXX%。

（8）保存条件：常温、密闭保存。

（9）配制方法：用 0.9% 氯化钠注射液配制。

（七）动物资料

（1）种：大鼠。

（2）系：SD。

（3）性别和数量：大鼠 1 窝，含母鼠 1 只，同窝幼龄大鼠雌雄各 6 只。

（4）年龄：动物接收时幼龄大鼠 PND$_{17}$（出生后 17 天）。

（5）体重范围：母鼠体重 262.3 g。幼龄 SD 大鼠，雄性 35.6～44.6 g，雌性 30.9～35.2 g。

（6）来源：XXX 实验动物有限公司。

（7）等级：SPF 级。

（8）合格证号及发证单位：合格证号 0009398。实验动物生产许可证号 SCXK（沪）2013-0016，XXX 科学技术委员会。实验动物使用许可证号 SYXK（沪）2013-0027，XXX 科学技术委员会。

（9）动物接收日期：2018-XX-XX。

（10）实验系统选择说明：国家食品药品监督管理总局制定的《药物刺激性、过敏性和溶血性研究技术指导原则》推荐采用兔血或羊血进行 2% 红细胞悬液的制备，由于后续毒性试验采用幼龄大鼠，故选择幼龄 SD 大鼠进行溶血试验。幼龄大鼠血容量较少，因此本试验采集刚离乳（PND$_{21}$）同窝同一性别 SD 大鼠的血液进行红细胞悬液的制备，充分探讨受试物的溶血性，为后续的刚离乳 SD 大鼠毒性试验提供参考。

（11）实验动物识别方法：动物到达后，孕鼠和仔鼠均按本中心统一的打耳标的编号方法进行编号，为每只幼龄大鼠指定一个单一的研究动物号。原始资料中使用研究动物号来识别。

（12）饲料、垫料及饮用水：饲料为XXX生物科技有限公司生产的繁殖鼠料，批号为20180807。该饲料每年度委托XXX饲料质量监督检验站抽检一次，依据相应的GB和GB/T检验粗蛋白质、粗脂肪、粗纤维、水分、钙、总磷含量，以及细菌总数、大肠菌群、黄曲霉毒素 B_1、砷、铅、镉和汞等指标。木屑垫料由XXX实验用品供应站提供，每周更换至少2次，笼盒中一旦发生漏水、污损等异常情况时，随时更换。饮用水为生活饮用水，每年度委托XXX疾病预防控制中心检测一次，参照生活饮用水卫生标准检测浑浊度、菌落总数、游离余氯和总大肠菌群等指标。垫料为XXX实验用品供应站提供的木屑垫料。三者均经高温高压灭菌后使用。

（13）饲养条件和环境：动物在XXX SPF级动物房内饲养，室温24.8～25℃，相对湿度46%～54.2%，光照12 h，黑暗12 h。该窝SD大鼠饲养于同一400 mm×350 mm×200 mm塑料笼内，实验开始前检疫2天后再适应性饲养2天至离乳日（PND_{21}），自由饮水、摄食。

（14）试验期间动物管理和使用遵循 *Guide for the Care and Use of Laboratory Animals*（2011年）及国家科学技术委员会2017年修订的《实验动物管理条例》。本试验所涉及的动物管理、使用和相关操作均经过XXX实验动物管理和使用委员会（IACUC）批准，批准号为IACUC-2018XXXX-01。委托方同意使用该种动物。

（八）分组和剂量设置

1. 分组方法·仅需采集动物血液进行红细胞悬液的制备，无需分组。

2. 剂量设置依据

（1）根据国家食品药品监督管理总局制定的《药物刺激性、过敏性和溶血性研究技术指导原则》采用体外试管法，以临床拟用最大浓度进行溶血性试验。

（2）受试物临床拟用给药途径：静脉输注。

（3）委托方提供的临床使用剂量

1）成人剂量：每次20 mL，以5%葡萄糖注射液或0.9%氯化钠注射液250 mL稀释后使用，滴速为每分钟30～60滴，每天1次。上呼吸道感染患者疗程为3天，急性气管-支气管炎患者疗程为5天。或遵医嘱。

2）儿童剂量：3～5岁，最高剂量不超过10 mL，

以5%葡萄糖注射液或0.9%氯化钠注射液50～100 mL稀释后静脉滴注，滴速为每分钟30～40滴，每天1次。6～10岁，每次10 mL，以5%葡萄糖注射液或0.9%氯化钠注射液100～200 mL稀释后静脉滴注，滴速为每分钟30～60滴，每天1次。11～13岁，每次15 mL，以5%葡萄糖注射液或0.9%氯化钠注射液200～250 mL稀释后静脉滴注，滴速为每分钟30～60滴，每天1次。14～17岁，每次20 mL，以5%葡萄糖注射液或0.9%氯化钠注射液250 mL稀释后静脉滴注，滴速为每分钟30～60滴，每天1次。或遵医嘱。

3）Ⅳ期临床试验：研究普通人群和儿童用中药注射液AAA的安全性和有效性，给药方法为静脉滴注。3～5岁儿童剂量按0.5～0.8 mL/kg，每天最高剂量不超过10 mL。

4）受试物的pH：4.5。

（4）浓度选择依据

1）根据上述受试物的儿童临床剂量，2岁幼儿临床使用剂量同样参照3～5岁儿童对应的0.5～0.8 mL/kg计算（取其平均值0.65 mL/kg进行计算），剂量为每人7.8 mL（2岁幼儿的平均体重为12 kg，相当于每天每人生药20.28 g），采用的受试物浓度为原液0.094 2 mL/mL，相当于生药0.244 9 g/mL（6.0～9.6 mL受试物以5%葡萄糖注射液或0.9%氯化钠注射液50～100 mL稀释，取其平均值7.8 mL受试物以5%葡萄糖注射液或0.9%氯化钠注射液75 mL稀释计算所得，表9-7-1）。

2）根据上述受试物的儿童临床剂量，3～5岁儿童采用的受试物浓度为生药0.305 9 g/mL。6～10岁儿童采用的受试物浓度为生药0.162 5 g/mL。11～13岁儿童采用的受试物浓度为生药0.162 5 g/mL。14～17岁儿童采用的受试物浓度为生药0.192 6 g/mL。因此，受试物的临床使用最高浓度为3～5岁儿童对应的原液0.117 6 mL/mL（相当于生药0.305 9 g/mL，表9-7-1）。

3）委托方提供的受试物说明书"注意事项6"明确注明"药品稀释应严格按照说明书用法用量配制，稀释液用量须为药液的4倍以上（含4倍），不得改变稀释液的种类。配药应即配即用，不宜长时间放置"，说明受试物临床使用的可能最大浓度为原液0.2 mL/mL，相当于生药0.52 g/mL［药液：稀释液=1:4，1÷5×2.6=0.52（生药g/mL）］。

表 9-7-1　中药注射液 AAA 临床推荐使用浓度表

不同年龄 人群	受试物量 （原液 mL）	稀释液 （mL）	稀释后总体积 （mL）	受试物终浓度 （原液 mL/mL）	受试物终浓度 （生药 g/mL）
成人	20.0	250	270.0	0.074 1	0.192 6
14～17岁儿童	20.0	250	270.0	0.074 1	0.192 6
11～13岁儿童	15.0	225	240.0	0.062 5	0.162 5
6～10岁儿童	10.0	150	160.0	0.062 5	0.162 5
3～5岁儿童	10.0	75	85.0	0.117 6	0.305 9
2岁儿童	7.8	75	82.8	0.094 2	0.244 9

注：采用PND$_{21}$大鼠（雌、雄各6只）进行采血，制备获得2种2%红细胞悬液

4）用于血管内给药的注射剂以使用说明书规定的临床使用浓度作为受试浓度。参考以上资料，因此采用中药注射液AAA临床使用的可能最大浓度原液0.2 mL/mL（相当于生药0.52 g/mL）进行溶血性试验。

5）受试物为中药注射剂，考虑到重复给药毒性试验中可能会采用原液作为高剂量，因此，增加一组原液（原液1 mL/mL，相当于生药2.6 g/mL）进行溶血性试验。

（5）动物年龄选择依据：刚离乳（PDN$_{21}$）大鼠，相当于人的年龄为2岁左右。本试验采用PND$_{21}$幼龄大鼠开展体外溶血试验，相当于人的年龄2岁左右。鉴于委托方拟开发该受试物用于较低年龄段（2岁）的幼儿，故本试验采用刚离乳大鼠（PDN$_{21}$）采血进行体外溶血试验。

3. 剂量·见表9-7-2。

（九）实验方法和观察指标

1. 主要检测仪器·XXX振荡培养箱，XXX-12R离心机和XXX显微镜。

2. 实验方法

（1）受试物检测：给药前检测规格为原液1 mL/mL（相当于生药2.6 g/mL）和原液0.2 mL/mL（生药0.52 g/mL）两个浓度的受试物含量。

（2）检疫及适应性饲养：采用幼龄大鼠，与母鼠一并接收，幼鼠检疫2天并适应性饲养2天至刚离乳PND$_{21}$。期间每天至少观察1次动物一般状况，并称重。

（3）红细胞悬液的制备：① 用3%戊巴比妥钠以30 mg/kg剂量对上述选定的幼龄SD大鼠（同窝雌雄幼鼠各6只）行腹腔注射麻醉，然后从腹主动脉采集

表 9-7-2　儿科用中药注射液 AAA 体外溶血试验剂量分组

分　组　情　况	试　管　编　号						
	1	2	3	4	5	6	7
2%红细胞悬液（mL）	2.5	2.5	2.5	2.5	2.5	2.5	2.5
氯化钠注射液（mL）	2.0	2.1	2.2	2.3	2.4	2.5	—
纯水（mL）	—	—	—	—	—	—	2.5
剂量分组							
原液1 mL/mL中药注射液AAA（mL）	0.5	0.4	0.3	0.2	0.1	—	—
原液0.2 mL/mL中药注射液AAA（mL）	0.5	0.4	0.3	0.2	0.1	—	—
辅料对照（mL）	0.5	0.4	0.3	0.2	0.1	—	—

注：采用PND$_{21}$大鼠（雌、雄各6只）进行采血，制备获得4种2%红细胞悬液，即幼龄雄性和雌性大鼠红细胞悬液

1.5 mL 血液,同一性别的 6 只动物血液共约 9 mL 分别置于烧杯中合并;② 将上述烧杯中取好的血液,用玻璃珠或玻璃棒除去纤维蛋白原,使其成为脱纤血液。加入 10 倍量的氯化钠注射液,摇匀,1 500 r/min 离心 15 min,除去上清液,沉淀的红细胞再用 0.9%氯化钠注射液按上述方法洗涤 3 次,至上清液不显红色为止。将所得红细胞用氯化钠注射液配成 2 种不同来源的 2%红细胞混悬液,分别为幼龄雄性和雌性大鼠 2%红细胞混悬液,供试验用。

(4)受试物制备:取生药 2.6 g/mL 的儿科用中药注射液 AAA 1 支(共 10 mL),置于 50 mL 容量瓶中,以 0.9%氯化钠注射液定容至刻度线即得到浓度为原液 0.2 mL/mL 的溶液。儿科用中药注射液 AAA 原液组和辅料对照组均无需配制(表 9-7-3)。

(5)试验操作方法:取洁净试管 7 只,进行编号,其中 1 ~ 5 号管为加入不同体积的受试物管,6 号管为阴性对照管,7 号管为阳性对照管。按表 9-7-1 和表 9-7-2 所示依次加入 2%红细胞悬液、0.9%氯化钠注射液或纯水及对应的 3 种不同受试物(原液 0.2 mL/mL 和 1 mL/mL 的中药注射液 AAA 及 1.77 mg/mL 的辅料对照),混匀后,立即置 37℃的恒温下进行温育,开始每隔 15 min 观察 1 次,1 h 后,每隔 1 h 观察 1 次,持续观察 3 h。如有红细胞凝聚的现象,可按下法进一步判断是真凝聚还是假凝聚。

(6)血细胞真假凝聚的判断:若凝聚物在试管振荡后又能均匀分散,或将凝聚物放在载玻片上,在载玻片边缘滴加 2 滴氯化钠注射液,置显微镜下观察,凝聚红细胞能被冲散为假凝聚,若凝聚物不被摇散或在玻片上不被冲散为真凝聚。

3. 观察指标·若试验中的溶液呈澄明红色,管底无细胞残留或有少量红细胞残留,表明有溶血发生。如红细胞全部下沉,上清液体无色澄明,表明无溶血发生。若溶液中有棕红色或红棕色絮状沉淀,振摇后不分散,表明有红细胞凝聚发生。

(十)统计分析

定性分析受试物的溶血性,不需要统计分析。

(十一)结果

1. 受试物检测结果

(1)给药前受试物原液即生药 26 g/10 mL 的儿科用中药注射液 AAA 含量检测结果为 10.5 mg/mL(以 AA 计),与委托方提供的"药品检验报告书"检测结果含 AA 10.2 mg/mL 误差为 2.9%,且符合委托方提供的受试物含量测定标准(含 AA 7.2 ~ 12.6 mg/mL)。

(2)浓度为原液 0.2 mL/mL 的儿科用中药注射液 AAA 含量检测误差为 0.67%,同时经室温放置 4 h 后,稳定性检测结果为 99.82%,均符合规定。

2. 溶血结果

(1)辅料对照

1)肉眼观察:如图 9-7-1 所示,辅料对照(含 1.77 mg/mL 的 XXX 80)在对应的 4 种类型红细胞悬液下于 37℃温育 15 min 至 3 h,可见 2 ~ 5 号管的红细胞下沉状态和 0.9%氯化钠注射液(阴性对照组,6 号管)大体一致,上清液呈无色澄明。1 号管上清液的无色澄明程度虽低于 2 ~ 5 号管,但明显未达到阳性对照组(7 号管)上清液的澄明红色,且上述液体中均未见棕红色或红棕色絮状沉淀。

2)镜下观察:纯水(阳性对照组)视野内的完整红细胞数目基本不可见、细胞边缘不清晰,并出现大量碎片(图 9-7-2A),而 0.9%氯化钠注射液阴性对照组红细胞散在、均匀分布(图 9-7-2B)。辅料对照组的镜下红细胞特征与阴性对照组一致,未见明显的凝聚状态(图 9-7-2C 和图 9-7-2D)。

3)分别采用幼龄雌雄大鼠的红细胞进行体外溶血试验,均未观察到辅料对照具有明显的溶血和凝聚反应,与 0.9%氯化钠注射液对照组大体一致。而纯水(阳性对照组)则有明显的溶血作用(表 9-7-4)。

表 9-7-3 儿科用中药注射液 AAA 溶血试验受试物配制方法

分　　　组	受试物量（原液 mL）	溶液量（mL）	目 标 浓 度	目标浓度（生药 g/mL）
原液 1 mL/mL 中药注射液 AAA	10	10	1.00原液 mL/mL	2.60
原液 0.2 mL/mL 中药注射液 AAA	10	50	0.20原液 mL/mL	0.52
辅料对照	10	10	1.77 mg/mL	/

注:生药当量为 2.6 g/mL(1 mL 注射液相当于 2.6 g 生药)

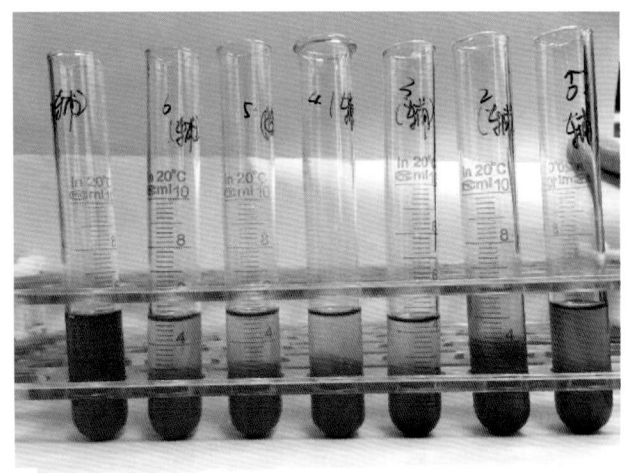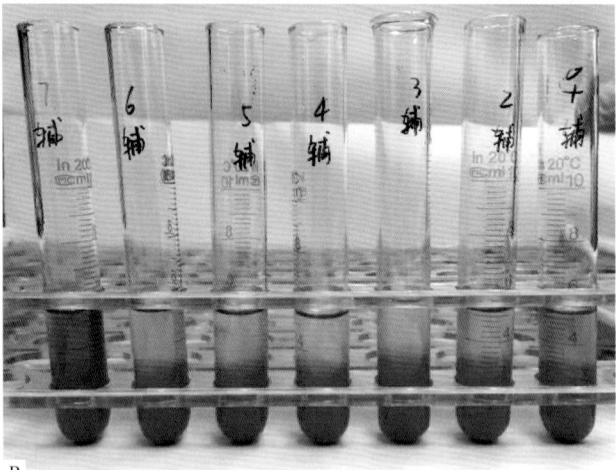

图9-7-1 儿科用中药注射液AAA体外溶血试验肉眼观察（辅料对照）

A.幼龄雄性大鼠红细胞3 h；B.幼龄雌性大鼠红细胞3 h

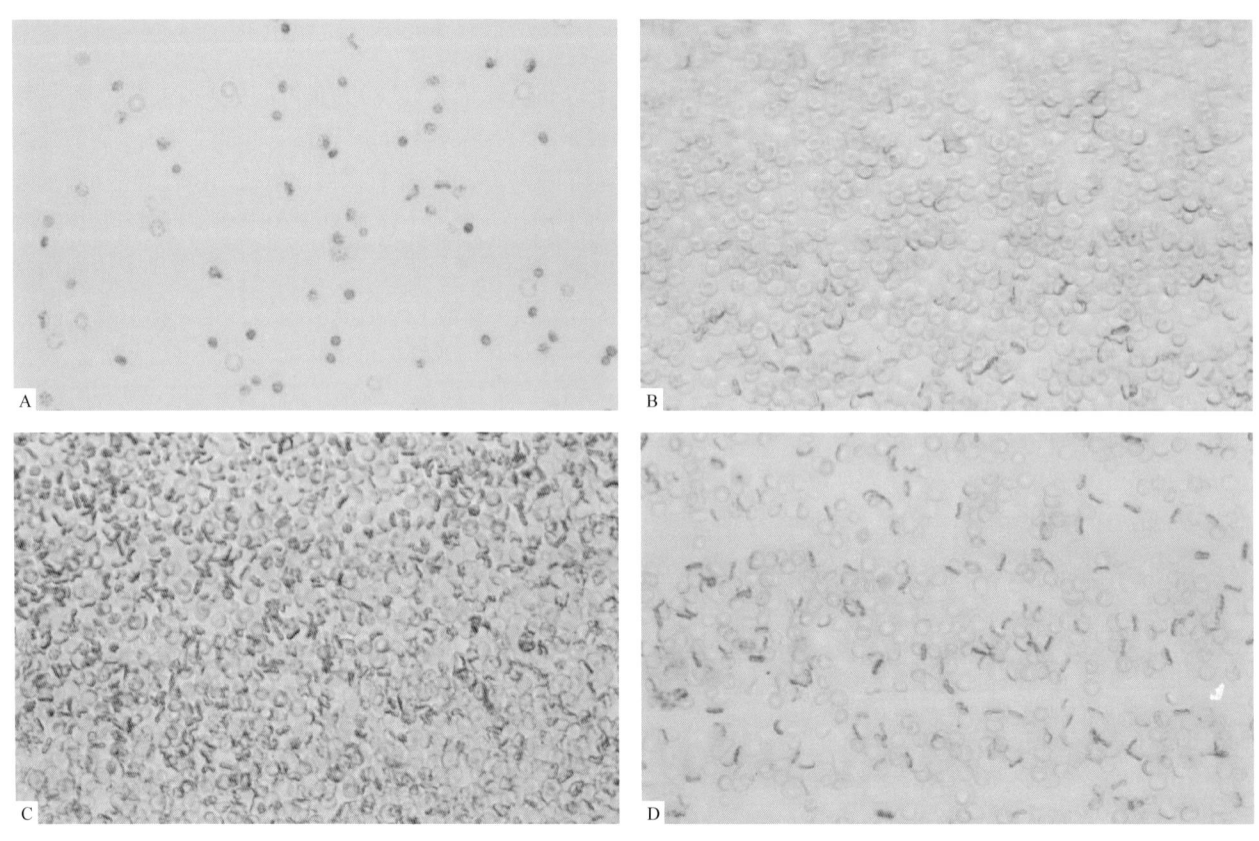

图9-7-2 儿科用中药注射液AAA体外溶血试验镜下观察（辅料对照）

A.阳性对照7号管,细胞边缘不清晰，出现碎片；B.阴性对照6号管，细胞边缘清晰，散在分部；
C.辅料对照1号管，细胞边缘清晰，散在分布；D.辅料对照5号管，细胞散在分布

（2）儿科用中药注射液AAA（原液0.2 mL/mL）

1）肉眼观察：如图9-7-3所示，中药注射液AAA（原液0.2 mL/mL）在对应的4种类型红细胞悬液下于37℃温育15 min至3 h，均可见2～5号管的红细胞下沉状态与0.9%氯化钠注射液阴性对照组（6号管）大体一致，上清液呈无色澄明。1号管上清液的无色澄明程度虽低于2～5号管，但明显未达到阳性对照组（7号管）上清液的澄明红色，且上述液体中均未见棕红色或红棕色絮状沉淀。

2）镜下观察：纯水（阳性对照组）视野内的完

表 9-7-4　辅料对照的体外溶血试验结果

时间 （h）	幼龄雄性大鼠红细胞							幼龄雌性大鼠红细胞						
	辅料对照（mL）					氯化钠 注射液 （mL）	纯水 （mL）	辅料对照（mL）					氯化钠 注射液 （mL）	纯水 （mL）
	0.5	0.4	0.3	0.2	0.1	2.5	2.5	0.5	0.4	0.3	0.2	0.1	2.5	2.5
0.25	−N	−N	−N	−N	−N	−N	+	−N	−N	−N	−N	−N	−N	+
0.50	−N	−N	−N	−N	−N	−N	+	−N	−N	−N	−N	−N	−N	+
0.75	−N	−N	−N	−N	−N	−N	+	−N	−N	−N	−N	−N	−N	+
1.00	−N	−N	−N	−N	−N	−N	+	−N	−N	−N	−N	−N	−N	+
2.00	−N	−N	−N	−N	−N	−N	+	−N	−N	−N	−N	−N	−N	+
3.00	−N	−N	−N	−N	−N	−N	+	−N	−N	−N	−N	−N	−N	+

注：“−”表示未溶血，“+”表示溶血，“N”表示红细胞不凝聚，“Y”表示红细胞凝聚

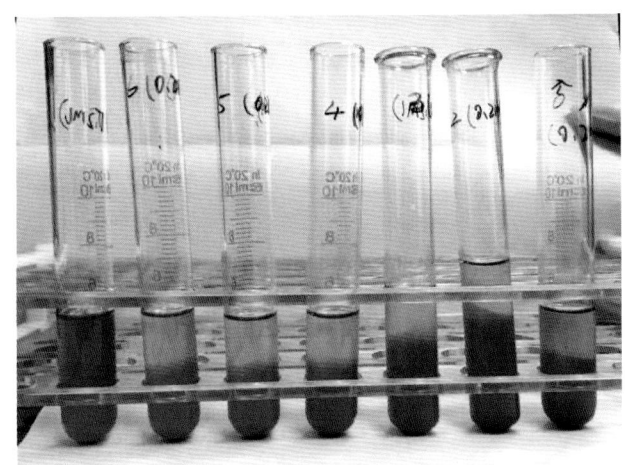

图 9-7-3　儿科用中药注射液AAA体外溶血试验肉眼观察（原液0.2 mL/mL）

整红细胞基本不可见，细胞边缘不清晰，并出现大量碎片，而0.9%氯化钠注射液阴性对照组红细胞散在、均匀分布。中药注射液AAA（原液0.2 mL/mL）可以导致4种类型的红细胞均未呈现明显的凝聚状态，表现在镜下红细胞特征与阴性对照组具有一致性，红细胞呈散在分布（图9-7-4）。

3）采用幼龄雌雄大鼠的红细胞进行体外溶血试验，未观察到儿科用中药注射液AAA（原液0.2 mL/mL）具有明显的溶血和凝聚反应，与0.9%氯化钠注射液组大体一致。而纯水则有明显的溶血作用，结果见表9-7-5。

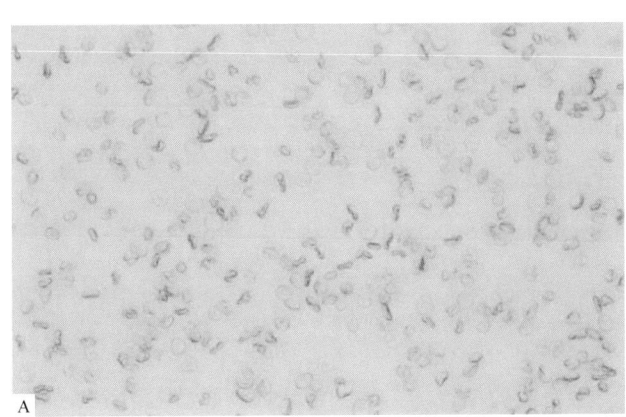
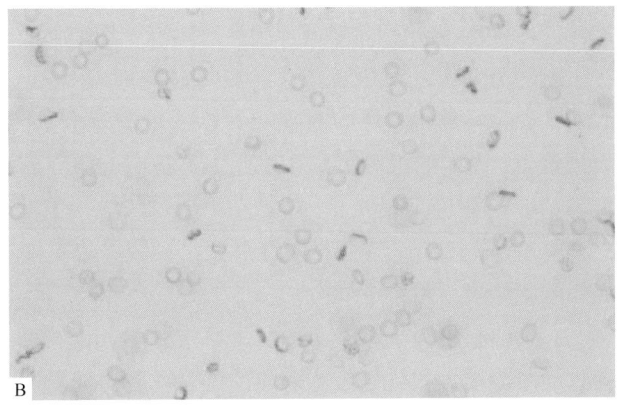

图 9-7-4　儿科用中药注射液AAA体外溶血试验镜下观察（原液0.2 mL/mL）

A.幼龄大鼠红细胞1号管，细胞散在分布；B.幼龄大鼠红细胞5号管，细胞散在分布

表 9-7-5　中药注射液 AAA（原液 0.2 mL/mL）体外溶血试验结果

时间（h）	幼龄雄性大鼠红细胞悬液							幼龄雌性大鼠红细胞悬液						
	中药注射液 AAA（mL）					氯化钠注射液（mL）	纯水（mL）	中药注射液 AAA（mL）					氯化钠注射液（mL）	纯水（mL）
	0.5	0.4	0.3	0.2	0.1	2.5	2.5	0.5	0.4	0.3	0.2	0.1	2.5	2.5
0.25	−N	−N	−N	−N	−N	−N	+	−N	−N	−N	−N	−N	−N	+
0.50	−N	−N	−N	−N	−N	−N	+	−N	−N	−N	−N	−N	−N	+
0.75	−N	−N	−N	−N	−N	−N	+	−N	−N	−N	−N	−N	−N	+
1.00	−N	−N	−N	−N	−N	−N	+	−N	−N	−N	−N	−N	−N	+
2.00	−N	−N	−N	−N	−N	−N	+	−N	−N	−N	−N	−N	−N	+
3.00	−N	−N	−N	−N	−N	−N	+	−N	−N	−N	−N	−N	−N	+

注："−"表示未溶血，"+"表示溶血，"N"表示红细胞不凝聚，"Y"表示红细胞凝聚

（3）儿科用中药注射液 AAA（原液 1 mL/mL）

1）肉眼观察：如图 9-7-5 所示，儿科用中药注射液 AAA（原液 1 mL/mL）在对应的 4 种类型红细胞悬液下于 37℃温育 15 min 至 3 h，均可见 1 ～ 4 号管的红细胞呈现明显的异常溶血特征，表现为红细胞的下沉速度明显快于阴性对照组，上层液体呈现澄明状态，而中间层液体呈棕色或棕褐色，且下层可见明显的棕色或棕褐色絮状或鳞片状沉淀，沉积的红细胞颜色明显异于阴性对照组，呈褐色。上述沉积的红细胞振摇后很难分散。5 号管上清液的无色澄明程度与阴性对照组（6 号管）类似，而阳性对照组（7 号管）上清液呈澄明红色，且上述液体中均未见絮状沉淀。

2）镜下观察：纯水（阳性对照组）视野内的完整红细胞基本不可见，细胞边缘不清晰，并出现大量碎片，而 0.9% 氯化钠注射液（阴性对照组）红细胞散在、均匀分布。儿科用中药注射液 AAA（原液 1 mL/mL）1 ～ 4 号管的镜下红细胞呈现明显的凝聚状态，表现为 2 个以上的细胞聚集在一起，不透明，边界轮廓不清，且颜色呈现明显的褐色（图 9-7-6A ～ E）。5 号管的镜下红细胞特征与阴性对照组一致，未见明显的细胞凝聚（图 9-7-6F）。

3）儿科用中药注射液 AAA（原液 1 mL/mL）可导致幼龄雌雄大鼠的红细胞明显的凝聚反应，随着用药量从 0.5 mL 逐渐降低到 0.2 mL，凝聚程度逐渐降低，至剂量为 0.1 mL 时凝聚现象消失（表 9-7-6）。

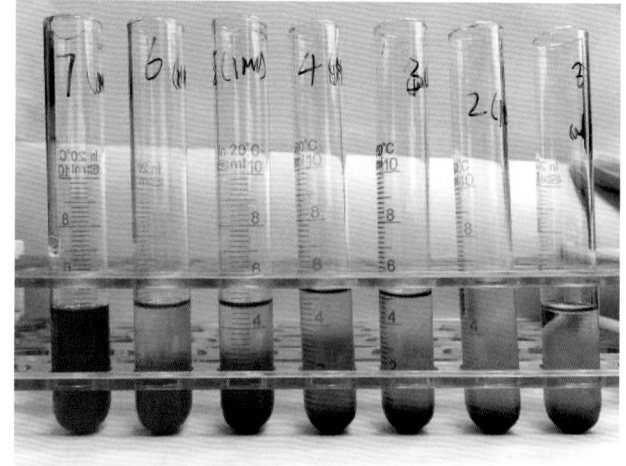

图 9-7-5　儿科用中药注射液 AAA 体外溶血试验肉眼观察（原液 1 mL/mL）

（十二）讨论

（1）本试验的受试物儿科用中药注射液 AAA 为拟用于较低年龄段（2 岁）幼儿的中药注射剂，故本试验采用相当于人年龄 2 岁左右的幼龄（PND$_{21}$）大鼠开展体外溶血试验，考察受试物的溶血反应。

（2）本试验采用刚离乳雌性和雄性大鼠获取 2 种类型的 2% 红细胞悬液进行体外溶血试验。

（3）刚离乳雌雄大鼠：0.9% 氯化钠注射液（阴性对照组）和儿科用中药注射液 AAA（原液 0.2 mL/mL）的溶血反应结果均为阴性，纯水（阳性对照组）的溶血反应结果均为阳性，证明本试验采用幼龄大鼠进行体外溶血试验以验证受试物的溶血反应是可靠的。

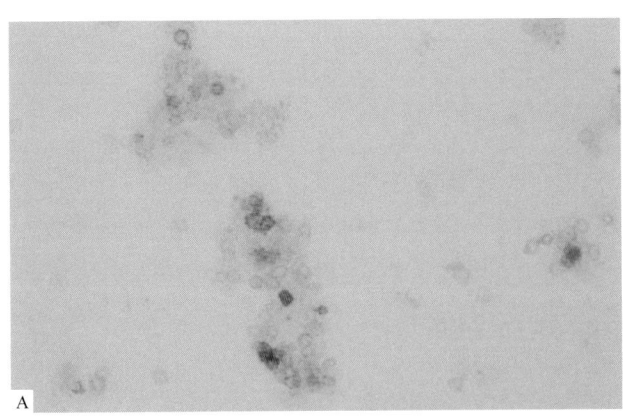
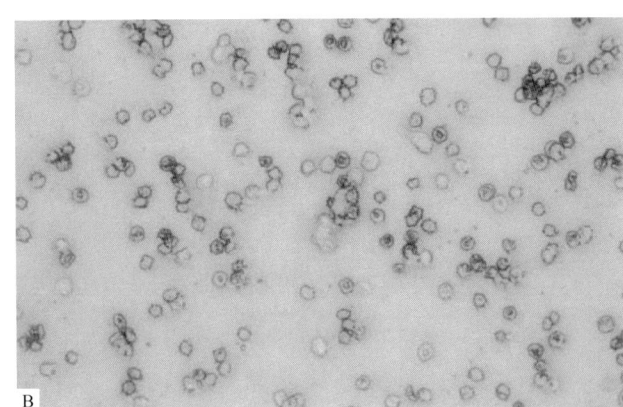
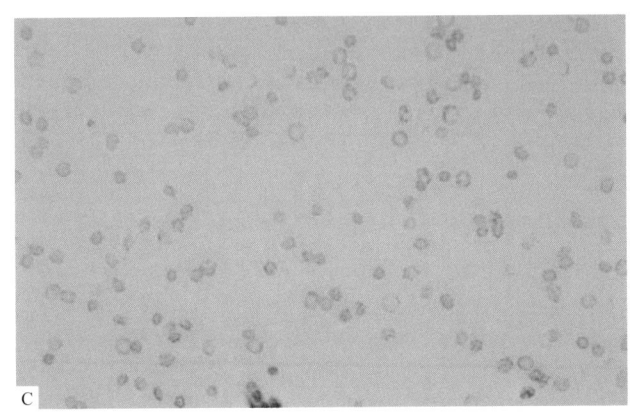

图9-7-6 儿科用中药注射液AAA体外溶血试验镜下观察（原液 1 mL/mL）

A. 幼龄大鼠红细胞1号管，细胞凝聚；B. 幼龄大鼠红细胞3号管，细胞凝聚；C. 幼龄大鼠红细胞5号管，细胞散在分布

表 9-7-6 儿科用中药注射液 AAA（原液 1 mL/mL）体外溶血试验结果

时间（h）	幼龄雄性大鼠红细胞							幼龄雌性大鼠红细胞						
	中药注射液 AAA（mL）					氯化钠注射液（mL）	纯水（mL）	中药注射液 AAA（mL）					氯化钠注射液（mL）	纯水（mL）
	0.5	0.4	0.3	0.2	0.1	2.5	2.5	0.5	0.4	0.3	0.2	0.1	2.5	2.5
0.25	Y	Y	Y	Y	−N	−N	+	Y	Y	Y	Y	−N	−N	+
0.50	Y	Y	Y	Y	−N	−N	+	Y	Y	Y	Y	−N	−N	+
0.75	Y	Y	Y	Y	−N	−N	+	Y	Y	Y	Y	−N	−N	+
1.00	Y	Y	Y	Y	−N	−N	+	Y	Y	Y	Y	−N	−N	+
2.00	Y	Y	Y	Y	−N	−N	+	Y	Y	Y	Y	−N	−N	+
3.00	Y	Y	Y	Y	−N	−N	+	Y	Y	Y	Y	−N	−N	+

注："−"表示未溶血，"+"表示溶血，"N"表示红细胞不凝聚，"Y"表示红细胞凝聚

（4）凝聚现象

1）儿科用中药注射液AAA原液，即本试验采用的浓度为原液 1 mL/mL 的受试物，可导致刚离乳雌雄大鼠的红细胞均出现明显的凝聚反应，随着受试物体积从 0.5 mL 逐渐降低到 0.2 mL，凝聚程度逐渐降低，至受试物量为 0.1 mL 时凝聚现象消失（该剂量等同于浓度为原液 0.2 mL/mL 受试物的 0.5 mL）。

2）随着受试物浓度的增加，其渗透压呈现逐渐增加的趋势。同时随着受试物浓度（原液 0.02～0.167 mL/mL）的增加，其不溶性微粒呈明显递增趋势。在其浓度达到原液0.2 mL/mL（50 mL原液加入250 mL 5%葡萄糖注射液中）时，在配伍后4 h和6 h检测到的不溶性微粒（≥10 μm和≥25 μm）已经出现不合格现象。因此，我们认为2种浓度的受试物溶血反应的差异可能源于受试物浓度的变化而引起的渗透压改变和不溶性微粒的改变。

3）本试验为体外溶血试验，红细胞和受试物混合的试验体系会长时间（观察时间为3 h）保持恒定的稳态浓度。该体系相对于临床上受试物进入体内血液循环后，随着血液的流动而导致受试物浓度降低的程度和速度会呈现不一样的状态，因此本试验得到的溶血结果可能会和体内的溶血结果具有不一致性。鉴于该受试物组分的复杂性，临床使用时应严格控制给药浓度、用量及注射速度。

（十三）影响研究可靠性和造成研究工作偏离试验方案的异常情况

无。

（十四）结论

采用幼龄雌雄SD大鼠的红细胞进行体外溶血试验，浓度为原液0.2 mL/mL（临床拟用的可能最大浓度）的儿科用中药注射液AAA未引起明显的溶血和凝聚反应，而浓度为原液1 mL/mL（临床拟用的可能最大浓度5倍时）的儿科用中药注射液AAA可导致明显的红细胞凝聚反应。

（十五）参考文献

［1］孙祖越，周莉，韩玲.儿科用药非临床安全性评价要则及中药评价的特殊性［J］.中国药理学与毒理学杂志，2016，30（1）：13-20.

［2］周莉，孙祖越.儿科用药幼龄动物发育毒性研究中指标设定及中药安评的特别关注点［J］.中国药理学与毒理学杂志，2016，30（1）：21-28.

［3］孙祖越，周莉.儿科用药非临床安全性评价中方案设计的策略［J］.中国新药杂志，2016，25（20）：2473-2482.

［4］周莉，孙祖越.非临床安全性评价中离乳前给药的幼龄动物分组设计［J］.中国新药杂志，2016，25（20）：2483-2488.

（十六）记录保存

（1）除计算机或自动化仪器直接采集的数据外，其他所有在实际研究中产生的数据均记录在表格或记录纸上。并随时整理装订。所有数据记录都注明记录日期，并由记录人签字。对原始记录进行更改时按要求进行。

（2）记录的所有数据都由另一人（非做记录的人）进行核查、签字。保证数据可靠。研究结束后，递交最终报告时，所有原始资料、文件等材料均交档案室保存。具体管理内容、程序和方法按本中心制定的标准操作规程执行。

（十七）资料归档时间和地点

保存单位：XXXX。

地址：XXXX。

邮编：XXXX。

保管人：XXXX。

电话：XXXX。

归档时间：XXXX-XX-XX。

保存时间：>10年。

（骆永伟）

第八节
儿科用中药注射液 AAA 刚离乳豚鼠静脉注射主动过敏试验

摘要

■ **目的**

观察刚离乳（PND$_{14}$）豚鼠静脉给予中药注射液 AAA 后是否产生主动全身过敏反应。

■ **方法**

42 只出生后 9 日龄（PND$_9$）豚鼠检疫适应性饲养 5 天后（PND$_{13}$），根据体重剔除离均差较大的 12 只豚鼠（雌雄各半），留作末次致敏后第 14 天激发和末次致敏后第 21 天激发时备用。剩余 30 只豚鼠根据体重随机分为 5 组，分别为阴性对照组、阳性对照组 1（末次致敏后第 14 天激发）和阳性对照组 2（末次致敏后第 21 天激发）、低剂量组和高剂量组，每组 6 只，雌雄各半。致敏阶段，每组 6 只豚鼠分别静脉注射给予原液 0.2 mL/mL（受试物低剂量组，生药 0.52 g/mL）和原液（受试物高剂量组，生药 2.6 g/mL）的儿科用中药注射液 AAA 0.5 mL，阴性对照组和阳性对照组分别给予同体积的氯化钠注射液和牛血清白蛋白，隔天一次，共 3 次（PND$_{14}$、PND$_{16}$ 和 PND$_{18}$）；激发阶段，分别于末次致敏后第 14 天（PND$_{32}$）和末次致敏后第 21 天（PND$_{39}$）激发，激发剂量为致敏剂量的 2 倍。致敏期间，每天观察每只动物的症状。激发阶段，静脉注射后即刻至 30 min 仔细观察每只动物是否出现过敏症状并计算过敏反应的发生率。

■ **结果**

（1）一般状况：① 注射前各剂量组所有动物一般状况良好，其外观体征、行为活动正常，被毛光滑，饮食正常，粪便成形，每只动物未见其他异常体征，表明试验所选用的豚鼠符合试验要求；② 致敏阶段：各剂量组所有动物一般状况良好，均未见明显异常。

（2）体重：首次致敏前（PND$_{14}$）、末次致敏前（PND$_{18}$）和激发当天（PND$_{32}$ 和 PND$_{39}$）注射前对动物称重，各组动物体重与阴性对照组比较均未见显著性差异。

（3）过敏反应

1）第 14 天激发：① 阳性对照组 6 只动物在激发后 2 min 内均出现了不同程度的过敏反应，症状包括不安宁、竖毛、搔鼻、喷嚏、咳嗽、呼吸急促、排尿、排粪、呼吸困难、步态不稳、跳跃、喘息、痉挛、旋转、潮式呼吸和（或）旋转及死亡（1 只，026#），过敏反应判定为弱阳性（029#）、强阳性（4 只，007#、017#、020# 和 030#）和极强阳性（026#），过敏反应发生率为 6/6。② 阴性对照组、低剂量组和高剂量组的 6 只动物在激发后 30 min 内均未观察到全身过敏反应，并持续观察至注射结束后 3 h 均未观察到全身过敏反应，过敏反应判定为阴性。③ 阳性对照组过敏反应发生率为6/6，而阴性对照组、受试物低和高剂量组过敏反应发生率均为0/6，与阳性对照组比较具有统计学差异（$P < 0.01$）；阳性对照组过敏反应强度为弱阳性、强阳性和极强阳性的动物数分别为1只、4只和1只，而阴性对照组、受试物低和高剂量组6只动物的过敏反应强度均为阴性，与阳性对照组比较具有统计学差异。

2）第21天激发：① 阳性对照组6只动物在激发注射过程中（041#）及2 min内均出现了不同程度的过敏反应，症状包括不安宁、竖毛、搔鼻、喷嚏、咳嗽、排尿、排粪、呼吸困难、哮鸣音、步态不稳、跳跃、痉挛、旋转、旋转和（或）潮式呼吸及死亡（4只，013#、028#、034#和041#），过敏反应判定为阳性（1只，003#）、强阳性（1只，005#）和极强阳性（4只，013#、028#、034#和041#），过敏反应发生率为6/6。② 阴性对照组、低剂量组和高剂量组的6只动物在激发后30 min内均未观察到全身过敏反应，并持续观察至注射结束后3 h均未观察到全身过敏反应，过敏反应判定为阴性。③ 阳性对照组过敏反应发生率为6/6，而阴性对照组、受试物低和高剂量组过敏反应发生率均为0/6，与阳性对照组比较具有统计学差异（$P < 0.01$）；阳性对照组过敏反应强度为阳性、强阳性和极强阳性的动物数分别为1只、1只和4只，而阴性对照组、受试物低和高剂量组6只动物的过敏反应强度均为阴性，与阳性对照组比较具有统计学差异。

（4）综合过敏体征观察、过敏反应发生率和过敏反应强度结果，判定儿科用中药注射液AAA低剂量组和高剂量组主动全身过敏反应均为阴性。

■ **结论**

在本实验设定的条件下，采用幼龄刚离乳的Hartley豚鼠进行主动全身过敏试验，浓度为原液0.2 mL/mL（低剂量组，临床拟用的可能最大浓度）和浓度为原液1 mL/mL（高剂量组，临床拟用的可能最大浓度5倍时）的儿科用中药注射液AAA主动全身过敏反应结果均为阴性。

（一）目的

观察刚离乳（PND_{14}）豚鼠静脉给予儿科用中药注射液AAA后是否产生主动全身过敏反应。

（二）受试物

（1）名称：儿科用中药注射液AAA。

（2）受试物号：2018-XXX。

（3）批号：180709。

（4）稳定性：避光保存，置阴凉处18个月内稳定。

（5）浓度或含量：本品每1 mL含AA1 0.2 mg、AA2 1.0 mg、AA3 5.9 mg、AA4 1.9 mg、AA5 2.0 mg。以绿原酸计每毫升含总酸为13.8 mg。

（6）组分：XX1、XX2、XX3，辅料为XX4。

（7）性状：淡黄棕色至红棕色的澄明液体。

（8）提供单位：XXX股份有限公司。

（9）规格：10 mL/支（生药2.6 g/mL）。

（10）有效期：至XXXX年XX月。

（11）保存条件：置阴凉处避光保存。

（12）配制方法：用5%葡萄糖注射液或0.9%氯化钠注射液配制。

（三）阳性对照品

（1）名称：牛血清白蛋白。

（2）缩写名：BSA。

（3）批号：XXXX。

（4）稳定性：稳定，与强氧化剂和强酸不相容。

（5）含量：≥98%。

（6）组分：白蛋白。

（7）性状：粉末。

（8）提供单位：XXXX有限公司。

（9）规格：100 g/瓶。

（10）有效期：至XXXX年9月。

（11）保存条件：2～8℃。

（12）配制方法：用氯化钠注射液配制。

（四）阴性对照品（溶媒）

（1）名称：氯化钠注射液。

（2）批号：K17093304。

（3）提供单位：XXX有限公司。

（4）规格：500 mL/瓶。

（5）成分：XXXX。

（6）保存条件：室温下密闭保存。

（五）动物资料

（1）种：豚鼠。

（2）系：Hartley品系。

（3）性别和数量：42只，雌雄各半。

（4）年龄：PND_9，出生后9日龄。

（5）体重范围：雄性114～164 g，雌性124～164 g，均为动物接收日龄时体重（PND_9）。

（6）来源：XXXX有限公司。

（7）等级：SPF级。

（8）合格证号及发证单位：合格证号201834222。实验动物生产许可证号SCXK（X）2017-0003，XXX科学技术委员会。实验动物使用许可证号SYXK（X）2018-0017，XXX科学技术委员会。

（9）动物接收日期：2018-XX-XX。

（10）实验系统选择说明：豚鼠是毒理学局部毒性试验研究中公认的标准动物之一。依据国家食品药品监督管理总局制定的《药物刺激性、过敏性和溶血性研究技术指导原则》（2014年）和《儿科用药非临床安全性研究技术指导原则（征求意见稿）》（2017年），根据试验期限和临床拟用人群确定动物年龄，由于受试物拟用于儿童，故本试验使用刚离乳豚鼠。委托方同意使用该种动物。

（11）实验动物识别方法：动物到达后，按要求接收，按机构统一的打耳标编号方法进行编号，为每只动物指定一个单一的研究动物号。原始资料中使用研究动物号来识别。

（12）饲料、垫料及饮用水：豚鼠食用一般饲料，由XXX生物科技有限公司提供，饲料批号20181208。该饲料每年度委托XXX饲料质量监督检验站抽检一次，依据相应的GB和GB/T检验粗蛋白质、粗脂肪、粗纤维、水分、钙、总磷含量，以及细菌总数、大肠菌群、黄曲霉毒素B_1、砷、铅、镉和汞等指标。饮用水为生活饮用水，每年度委托XXX疾病预防控制中心检测一次，参照生活饮用水卫生标准检测浑浊度、菌落总数、游离余氯和总大肠菌群等指标。木屑垫料由XXX实验用品供应站提供，每周更换至少2次，笼盒中一旦发生漏水、污损等异常情况时，要随时更换。

（13）饲养条件和环境：豚鼠饲养在XXX普通级动物房，室温21～24℃，相对湿度42%～60%，光照12 h，黑暗12 h。豚鼠饲养于865 mm×565 mm×240 mm塑料笼内，每笼6～12只。

（14）试验期间动物管理和使用遵循 *Guide for the Care and Use of Laboratory Animals*（2011年）及国家科学技术委员会2017年修订的《实验动物管理条例》。本试验所涉及的动物管理、使用和相关操作均经过XXX实验动物管理和使用委员会（IACUC）批准，批准号IACUC-XXXX-01。

（六）分组和剂量设置

1. 分组方法

（1）本试验采用刚离乳豚鼠（PND_{14}，出生第14天），根据实验动物供应商提供的资料及预实验结果，豚鼠在PND_9虽然尚未完全离乳，但已经可以自主进食，因此本试验不考虑窝别因素进行分组，直接根据各性别的体重进行分组。

（2）42只豚鼠检疫适应性饲养5天后（PND_{13}），根据体重剔除离均差较大的12只豚鼠（雌雄各半），留作末次致敏后第14天激发和末次致敏后第21天激发时备用。

（3）剩余30只豚鼠根据体重随机分为5组，分别为阴性对照组、阳性对照组1（末次致敏后第14天激发）和阳性对照组2（末次致敏后第21天激发）、低剂量组和高剂量组，每组6只，雌雄各半。

2. 剂量设置依据

（1）根据《药物刺激性、过敏性和溶血性研究技术指导原则》的要求，设阴性、阳性对照组和受试物不同剂量组，至少应包括临床拟用最高剂量或浓度。致敏注射体积为0.5 mL，激发剂量为致敏剂量的2倍。

（2）受试物临床适应证：清热、疏风、解毒。用于外感风热所致感冒、咳嗽，症见高热、微恶风寒、头痛身痛、咳嗽、痰黄；上呼吸道感染、急性支气管炎见上述证候者。

（3）委托方提供的临床使用剂量

1）成人剂量：一次20 mL，以5%葡萄糖注射液或0.9%氯化钠注射液250 mL稀释后使用，滴速为每分钟30～60滴，每天1次。上呼吸道感染患者疗程为

3天，急性气管-支气管炎患者疗程为5天。或遵医嘱。

2）儿童剂量：3～5岁，最高剂量不超过10 mL，以5%葡萄糖注射液或0.9%氯化钠注射液50～100 mL稀释后静脉滴注，滴速为每分钟30～40滴，每天1次。6～10岁，每次10 mL，以5%葡萄糖注射液或0.9%氯化钠注射液100～200 mL稀释后静脉滴注，滴速为每分钟30～60滴，每天1次。11～13岁，每次15 mL，以5%葡萄糖注射液或0.9%氯化钠注射液200～250 mL稀释后静脉滴注，滴速为每分钟30～60滴，每天1次。14～17岁，每次20 mL，以5%葡萄糖注射液或0.9%氯化钠注射液250 mL稀释后静脉滴注，滴速为每分钟30～60滴，每天1次。或遵医嘱。

3）Ⅳ期临床试验：研究普通人群和儿童使用儿科用中药注射液AAA的安全性和有效性，注射方法为静脉滴注。3～5岁儿童剂量按0.5～0.8 mL/kg，每天最高剂量不超过10 mL。

4）受试物pH：4.5。

（4）临床注射途径：静脉滴注。

（5）委托单位提供的药效学资料

1）解热实验：分别采用2，4-二硝基苯酚和大肠埃希菌观察中药注射液AAA的解热作用。生药2.54 g/kg、5.08 g/kg和10.15 g/kg对2，4-二硝基苯酚引起的发热均具有明显的解热作用；2.34 g/kg、4.68 g/kg和9.76 g/kg对大肠埃菌引起大鼠发热均具有明显的解热作用。

2）抗炎实验：采用大鼠足跖肿胀试验来观察中药注射液AAA的抗炎消肿作用。中药注射液AAA生药10.15 g/kg、5.08 g/kg和2.54 g/kg三个剂量组。于致炎前每天静脉注射一次，连续5天；结果显示，中药注射液AAA生药10.15 g/kg和5.08 g/kg，均能明显减轻肿胀度。中药注射液AAA各组与对照组比较均有显著性差异（$P < 0.05$）。

3）综上，大鼠药效学起效剂量为生药2.34 g/kg，折算成豚鼠的药效学剂量为生药2.34 g/kg。

（6）委托单位提供的毒性资料

1）大小鼠单次注射：分别采用ICR小鼠和Wistar大鼠，3次/天以最大注射体积和最大浓度注射后，无动物死亡，亦未见任何毒性反应。结果显示，ICR小鼠iv和ip的最大耐受量均为生药210 g/kg，相当于成人临床拟用药量的241倍。Wistar大鼠3次/天腹腔注射的最大耐受量为生药105 g/kg，相当于成人临床拟用药量的121倍。中药注射液AAA对大、小鼠未见明显的毒性作用。

2）大鼠重复注射：成年大鼠腹腔注射本品生药5.2 g/kg、17.3 g/kg和41.6 g/kg（临床用量的6倍、20倍和48倍），连续28天，结果显示，高剂量脾脏系数较正常对照组显著增加；注射组中性粒细胞较正常对照组均显著下降，低和中剂量组LY和RBC较正常对照组有显著性的升高，其他未见明显改变；高剂量组TBIL显著升高，其余各项指标均未见异常；病理结果显示高剂量组肝脏可见轻到中度损害，其他脏器未见明显改变。

3）犬重复注射：中药注射液AAA生药3.5 g/kg、17.4 g/kg和30.45 g/kg三个剂量（分别相当于成人临床拟日用量0.87 g/kg的4、20、35倍）静脉推注28天，结果显示，中药注射液AAA可剂量依赖性地升高血WBC，停药后各指标没有显著性差异；也可剂量依赖性地升高血GOT、GPT，但组间统计未见显著性差异（$P > 0.05$）；对尿常规、心电图没有明显影响；尸检结果表明高剂量组有1条犬脾脏系数明显增加，其他各脏器系数组间统计未见显著性差异（$P > 0.05$）；病理学检查结果显示高剂量组肝脏受到轻度的损害，停药后可恢复正常。

（7）本中心幼龄大鼠单次静脉注射毒性试验结果：静脉给予刚离乳SD大鼠儿科用中药注射液AAA，3次/24 h，间隔3～4 h，每次原液20 mL/kg，结果表明，无动物死亡，注射后幼龄大鼠出现短暂（约0.5 h）俯卧体征，最大耐受量≥原液60 mL/kg，相当于生药156 g/kg，相当于等效剂量的20倍、临床剂量的120倍。

（8）本中心刚离乳豚鼠静脉注射主动全身过敏预实验结果如下。

1）将16只刚离乳（PND$_{14}$）豚鼠分为BSA低剂量组（2.5 mg/mL，2雄2雌）、BSA高剂量组（10 mg/mL，2雄2雌）、卵白蛋白组（OVA，10 mg/mL，2雄1雌）、儿科用中药注射液AAA组（原液，1雄2雌）及阴性对照组（氯化钠注射液，1雄1雌）。分别静脉给予刚离乳Hartley豚鼠（PND$_{14}$）上述受试物进行致敏：隔天一次，共3次（PND$_{14}$、PND$_{16}$和PND$_{18}$），每次0.5 mL/只；并于PND$_{29}$激发，0.5 mL/只。

2）致敏阶段：上述各剂量组所有动物一般状况良好，均未见明显异常。

3）激发后，儿科用中药注射液AAA组未见明显过敏反应症状；BSA 高剂量组 2 只动物（1 雄 1 雌）在激发后 1 min 内均出现了不同程度的过敏反应，症状包括不安宁、搔鼻、喷嚏、咳嗽、呼吸困难、哮鸣音、步态不稳、痉挛和（或）旋转及死亡（1 雄在 30 s 内死亡，1 雌在 3 min 内死亡），过敏反应程度为极强阳性；BSA 低剂量组 2 只动物（1 雄 1 雌）在激发后 1 min 内可见不安宁、搔鼻、喷嚏、咳嗽、呼吸困难、哮鸣音、步态不稳等过敏反应症状，1 雄于 2 min 内死亡，另 1 雌于 25 min 内症状得以缓解，过敏反应程度为强阳性和极强阳性。OVA 组 2 动物（1 雄 1 雌）激发后 1 min 内均同样出现了不安宁、搔鼻、喷嚏、咳嗽、呼吸困难、哮鸣音、步态不稳、痉挛和（或）旋转，均在 2 min 内死亡，过敏反应程度为极强阳性。

综上，本试验阳性对照组选择浓度为 2.5 mg/mL 的 BSA 进行主动全身过敏试验。

（9）年龄选择：① 刚离乳（PDN21）大鼠，相当于人的年龄为 2 岁左右；② 与其他啮齿类动物不同而又与人相似的是豚鼠具有早期的宫内发育阶段，在出生前大脑已经历一定的发育。由于仅有少量的文献报道豚鼠和人类发育对比，没有全面系统的发育对比数据及对应的年龄比对，目前仅有的文献表明 3 月龄的豚鼠相当于人的 12 岁左右；③ 豚鼠的离乳时间为出生后第 14 天（PND14）；④ 因此，根据上述资料推算刚离乳（PND14）豚鼠，相当于人的年龄为 2 岁左右。

（10）剂量换算

1）受试物的临床使用剂量：3 ～ 5 岁儿童，按体重 0.5 ～ 0.8 mL/kg。据此，2 岁幼儿临床使用剂量同样参照 3 ～ 5 岁儿童对应的 0.5 ～ 0.8 mL/kg 计算，取其平均值 0.65 mL/kg 进行计算，剂量为 7.8 mL/人（2 岁幼儿的平均体重为 12 kg，相当于每天每人生药

20.28 g），采用的受试物浓度为原液 0.094 2 mL/mL，相当于生药 0.244 9 g/mL（6.0 ～ 9.6 mL 受试物以 5% 葡萄糖注射液或 0.9% 氯化钠注射液 50 ～ 100 mL 稀释，取其平均值 7.8 mL 受试物以 5% 葡萄糖注射液或 0.9% 氯化钠注射液 75 mL 稀释计算所得，表 9-8-1）。

2）根据上述受试物的儿童临床剂量，3 ～ 5 岁儿童采用的受试物浓度为生药 0.305 9 g/mL，6 ～ 10 岁儿童为生药 0.162 5 g/mL，11 ～ 13 岁儿童为生药 0.162 5 g/mL，14 ～ 17 岁儿童为生药 0.192 6 g/mL。因此，受试物的临床使用最高浓度为 3 ～ 5 岁儿童对应的原液 0.117 6 mL/mL（相当于生药 0.305 9 g/mL，表 9-8-1）。

3）委托方提供的受试物说明书"注意事项 6"明确注明"药品稀释应严格按照说明书用法用量配制，稀释液用量须为药液的 4 倍以上（含 4 倍），不得改变稀释液的种类。配药应即配即用，不宜长时间放置"，说明受试物临床使用的可能最大浓度为原液 0.2 mL/mL，相当于生药 0.52 g/mL［药液∶稀释液 = 1∶4，1÷4×2.6=0.52（生药 g/mL）］。

4）豚鼠等效剂量：原液 0.5 ～ 0.8 mL/kg，相当于生药 1.3 ～ 2.08 g/kg（1 mL=2.6 g 生药），折算成豚鼠的等效剂量为生药 7.8 ～ 12.48 g/kg（表 9-8-2）。

5）根据以上资料，采用儿科用中药注射液 AAA 临床使用的可能最大浓度原液 0.2 mL/mL（受试物低剂量组，生药 0.52 g/mL）和原液（受试物高剂量组，生药 2.6 g/mL）进行主动全身过敏试验。

3. 剂距·5 倍。

4. 剂量·见表 9-8-3。

（七）给药方法

（1）注射频率：致敏时隔天一次，共 3 次（PND14、PND16 和 PND18），并于末次致敏后第 14 天（PND32）和第 21 天（PND39）进行激发。

表 9-8-1　儿科用中药注射液 AAA 临床推荐使用浓度

不同年龄人群	受试物量（原液 mL）	稀释液（mL）	稀释后总体积（mL）	受试物终浓度（原液 mL/mL）	受试物终浓度（生药 g/mL）
成人	20	250	270	0.074 1	0.192 6
14 ～ 17 岁儿童	20	250	270	0.074 1	0.192 6
11 ～ 13 岁儿童	15	225	240	0.062 5	0.162 5
6 ～ 10 岁儿童	10	150	160	0.062 5	0.162 5
3 ～ 5 岁儿童	10	75	85	0.117 6	0.305 9
2 岁儿童	7.8	75	82.8	0.094 2	0.244 9

表 9-8-2　儿科用中药注射液 AAA 刚离乳豚鼠静脉注射主动全身过敏试验临床剂量换算

人年龄 （岁）	平均体重 （kg）	临床剂量 （原液 mL/ 人）	临床剂量 （生药 g/ 人）	临床剂量 （生药 g/kg）	豚鼠等效剂量 （生药 g/kg）
2	12	7.8	20.28	1.69	10.14

注：儿童剂量，3 ～ 5 岁，按体重 0.5 ～ 0.8 mL/kg；据此，2 岁儿童临床使用剂量按照原液 0.5 mL/kg 计算，临床使用剂量为原液 6.0 ～ 9.6 mL/ 人，换算成生药量为生药 15.6 ～ 24.96 g/ 人，相当于生药 1.3 ～ 2.08 g/kg，折算成豚鼠的等效剂量为生药 7.8 ～ 12.48 g/kg

表 9-8-3　儿科用中药注射液 AAA 刚离乳豚鼠静脉注射主动全身过敏试验剂量分组

阶段	组别	致敏剂量 （原液 mL/ 只）	致敏剂量 （原液 mL/kg）	致敏剂量 （生药 g/ kg）	等效剂量 倍数	临床剂量 倍数	动物数 ♀	动物数 ♂
致敏	阴性对照组	－	－	0	－	－	3	3
	低剂量组	0.1	0.59	1.53	0.15	0.91	3	3
	高剂量组	0.5	2.94	7.65	0.75	4.53	3	3
	阳性对照组 1	－	－	7.35	－	－	3	3
	阳性对照组 2	－	－	7.35	－	－	3	3

阶段	组别	激发剂量（原液 mL/ 只）	激发剂量（原液 mL/kg）	激发剂量（生药 g/kg）	等效剂量倍数	临床剂量倍数	动物数 ♀	动物数 ♀
激发	阴性对照组	－	－	0	－	－	3	3
	低剂量组	0.2	0.57	1.48	0.15	0.88	3	3
	高剂量组	1.0	2.86	7.43	0.73	4.40	3	3
	阳性对照组 1	－	－	7.14	－	－	3	3
	阳性对照组 2	－	－	7.14	－	－	3	3

注：① PND$_{14}$ 和 PND$_{32}$ 的豚鼠体重分别按 170 g 和 350 g 计算；② 按受试物的临床拟用剂量原液 0.5 ～ 0.8 mL/kg，相当于每天生药 1.3 ～ 2.08 g/kg［1 mL=2.6 g 生药（平均值为生药 1.69 g/kg）］，折算成豚鼠的等效剂量为生药 7.8 ～ 12.48 g/kg（平均值为生药 10.14 g/kg），表中"临床剂量倍数"和"等效剂量倍数"分别以生药 1.69 g/kg 和生药 10.14 g/kg 计算；③ 阳性对照组 1 和 2 致敏时给予受试物相同，配制的受试物相同，不同之处在于阳性对照组 1 于末次致敏后第 14 天激发，阳性对照组 2 于末次致敏后第 21 天激发；④ 阳性对照组 1 和 2 的致敏和激发剂量单位均为 mg/kg

（2）注射途径：致敏和激发时均为静脉注射。

（3）注射量：致敏时 0.5 mL/ 只，激发时 1.0 mL/ 只。

（4）注射速度：受试物致敏时的注射速度为 1.5 ～ 3.0 mL/min（10 ～ 20 s/ 只）。

（5）注射时间：每天 14：01 ～ 15：52。

（6）注射期限：3 次致敏，隔天一次。分别末次致敏后第 14 天和第 21 天进行激发。

（7）给予受试物的途径说明：与临床拟用途径一致。

（8）受试物配制方法见表 9-8-4。

（9）受试物：取儿科用中药注射液 AAA 原液（生药 2.6 g/mL）1 支，移取 2 mL 置于 10 mL 容量瓶中，以 0.9% 氯化钠注射液定容至刻度线即得到浓度为原液 0.2 mL/mL 的溶液。儿科用中药注射液 AAA 原液无需配制。

（10）阳性对照品：称取阳性对照品 BSA 0.025 g，置于 10 mL 无菌 EP 管中，加入 3 ～ 5 mL 0.9% 氯化钠注射液，轻轻振摇溶解后，转移至 10 mL 容量瓶中，以 0.9% 氯化钠注射液定容至刻度线即得到浓度为 25 mg/mL 的阳性对照溶液。具体配制方见表 9-8-4。

（11）受试物配制地点：本中心 6 楼配制室。

（12）受试物配制仪器和设备：移液枪和 10 mL 容量瓶。

（13）受试物的给予方法：按照有关豚鼠静脉注射的 SOP 进行操作。

（八）实验方法和观察指标

1. 主要检测仪器：XXX 天平。

2. 实验方法

（1）受试物检测：受试物到达后，即检测受试物原液的含量。本试验在首次注射当天和末次注射结束当天检测原液 0.2 mL/mL（生药 0.52 g/mL）的受试物介质混合浓度。

表 9-8-4　儿科用 AAA 注射液刚离乳豚鼠静脉给药主动全身过敏试验受试物配制方法

阶　段	分　组	剂量 （原液 mL/ 只）	受试物量 （mL）	溶液量 （mL）	目标浓度 （生药 g/mL）
致　敏	阴性对照组	0	－	6	0
	低剂量组	0.1	2	10	0.52
	高剂量组	0.5	10	10	2.6
	阳性对照组 1	0.5	25 mg	10	2.5 mg/mL
	阳性对照组 2	0.5	25 mg	10	2.5 mg/mL
激　发	阴性对照组	0	－	10	0
	低剂量组	0.2	2	10	0.52
	高剂量组	1.0	10	10	2.6
	阳性对照组 1	1.0	25 mg	10	2.5 mg/mL
	阳性对照组 2	1.0	25 mg	10	2.5 mg/mL

注：① 儿科用 AAA 注射液原液相当于的生药量为 2.6 g/mL（1 mL 注射液相当于 2.6 g 生药）；② 阳性对照组 1 和 2 致敏时给予受试物浓度相同，不同之处在于阳性对照组 1 于末次致敏后第 14 天激发，阳性对照组 2 于末次致敏后第 21 天激发；③ 阳性对照的目标浓度单位为 mg/mL

（2）检疫及适应性饲养：采用幼龄豚鼠（PND$_9$），动物接收后称重并检疫，适应性饲养 5 天至刚离乳 PND$_{13}$；期间每天至少观察 1 次动物一般状况。

（3）致敏阶段（PND$_{14}$ ～ PND$_{18}$），豚鼠分别静脉给予儿科用中药注射液 AAA，低剂量组和高剂量组分别给予原液 0.2 mL/mL 和原液受试物各 0.5 mL，隔天一次，共 3 次（PND$_{14}$、PND$_{16}$ 和 PND$_{18}$）。阴性对照组和阳性对照组分别给予同体积的氯化钠注射液和牛血清白蛋白。

（4）激发阶段（PND$_{32}$ ～ PND$_{39}$），末次致敏后第 14 天（PND$_{32}$）和第 21 天（PND$_{39}$）分别快速静脉注射原液 0.2 mL/mL 和原液受试物各 1.0 mL，为致敏剂量的 2 倍。阴性对照组和阳性对照组分别给予氯化钠注射液和牛血清白蛋白，体积同样为 1.0 mL。

3. 观察指标

（1）致敏期间，每天观察各动物的一般症状。

（2）首次致敏前（PND$_{14}$）、末次致敏前（PND$_{18}$）和激发当天（PND$_{32}$ 和 PND$_{39}$）注射前测定各动物体重。

（3）激发阶段，静脉注射后即刻观察动物反应至 30 min，并按表 9-8-5 详细观察每只动物的反应、症状出现及消失的时间，并注意观察阴性对照组和受试物组过敏反应的不同；根据动物反应状况，一般应观

表 9-8-5　过敏反应症状

0	正常	7	呼吸急促	14	步态不稳
1	不安宁	8	排尿	15	跳跃
2	竖毛	9	排粪	16	喘息
3	发抖	10	流泪	17	痉挛
4	搔鼻	11	呼吸困难	18	旋转
5	喷嚏	12	哮鸣音	19	潮式呼吸
6	咳嗽	13	紫癜	20	死亡

察至 3 h。

4. 结果评价

（1）按表 9-8-6 判断过敏反应的发生程度。计算过敏反应的发生率。根据过敏反应发生率和发生程度综合判断儿科用中药注射液 AAA 引起全身过敏反应的程度。

（2）激发注射后，若发现有过敏反应症状时，可取健康未致敏豚鼠 2 只（1 雌 1 雄），自静脉注射激发剂量的受试物，观察是否出现由于受试物毒性作用而引起的类过敏反应症状，以供结果判断时参考。

（九）统计分析

采用 SPSS 19.0 统计软件，体重等计量资料以单因素方差分析进行检验，结果用 $\bar{X} \pm SD$ 表示；过敏反应发生率采用卡方检验，过敏反应强度采用秩和检验。

表 9-8-6　主动全身过敏试验致敏性评价标准

症　状	分　级	过敏反应强度
0	−	过敏反应阴性
1～4症状	+	过敏反应弱阳性
5～10症状	++	过敏反应阳性
11～19症状	+++	过敏反应强阳性
20症状	++++	过敏反应极强阳性

（十）结果

1. 受试物检测结果

（1）注射前检测受试物原液即每支生药26 g/10 mL的儿科用中药注射液AAA，含量检测结果为10.5 mg/mL（以AA计），与委托方提供的"药品检验报告书"检测结果含AA 10.2 mg/mL误差为2.9%且符合委托方提供的受试物含量测定标准（含AA 7.2～12.6 mg/mL），检验结果均合格。

（2）首次注射时，浓度为原液0.2 mL/mL的儿科用中药注射液AAA含量检测误差为0.12%（以AA计），检验结果合格。

（3）末次注射时，浓度为原液0.2 mL/mL的儿科用中药注射液AAA含量检测误差为−2.59%（以AA计），检验结果合格。

2. 一般状况·① 注射前各剂量组所有动物一般状况良好，其外观体征、行为活动正常，被毛光滑，饮食正常，粪便成形，每只动物未见其他异常体征，表明试验所选用的豚鼠符合试验要求。② 致敏阶段：各剂量组所有动物一般状况良好，均未见明显异常。

3. 体重·首次致敏前（PND$_{14}$）、末次致敏前（PND$_{18}$）和激发当天（PND$_{32}$和PND$_{39}$）注射前对动物称重，各组动物体重与阴性对照组比较均未见显著性差异（表9-8-7和表9-8-8）。

4. 过敏反应结果

（1）第14天激发

1）阳性对照组6只动物在激发后2 min内均出现了不同程度的过敏反应，症状包括不安宁、竖毛、搔鼻、喷嚏、咳嗽、呼吸急促、排尿、排粪、呼吸困难、步态不稳、跳跃、喘息、痉挛、旋转、潮式呼吸

表 9-8-7　儿科用中药注射液 AAA 刚离乳豚鼠静脉注射对雄性豚鼠体重的影响（$\bar{X}$ ±SD）

组　别	动物数（只）	体重（g）				
		PND$_{13}$	PND$_{14}$	PND$_{18}$	PND$_{32}$	PND$_{39}$
阴性对照组	3	169.3 ± 11.5	172.0 ± 13.1	226.7 ± 20.5	371.3 ± 24.0	410.7 ± 16.3
低剂量组	3	168.7 ± 14.2	173.3 ± 16.7	223.3 ± 14.7	360.0 ± 15.9	440.7 ± 14.5
高剂量组	3	170.7 ± 15.5	175.3 ± 14.7	234.7 ± 7.0	390.0 ± 9.2	474.7 ± 11.7
阳性对照组1	3	171.3 ± 9.5	178.7 ± 9.9	222.7 ± 6.4	373.3 ± 8.3	/
阳性对照组2	3	170.7 ± 13.6	175.3 ± 14.0	220.7 ± 10.3	364.7 ± 13.6	429.3 ± 24.0

注：方差齐时采用Bonferroni分析，方差不齐时采用Games-Howell分析

表 9-8-8　儿科用中药注射液 AAA 刚离乳豚鼠静脉注射对雌性豚鼠体重的影响（$\bar{X}$ ±SD）

组　别	动物数（只）	体重（g）				
		PND$_{13}$	PND$_{14}$	PND$_{18}$	PND$_{32}$	PND$_{39}$
阴性对照组	3	172.7 ± 8.3	175.3 ± 8.1	218.0 ± 12.2	362.0 ± 21.2	434.0 ± 17.4
低剂量组	3	175.3 ± 13.3	178.7 ± 9.2	226.7 ± 10.3	362.7 ± 27.6	438.0 ± 27.1
高剂量组	3	172.0 ± 15.1	171.3 ± 16.0	220.7 ± 11.4	333.3 ± 6.1	396.0 ± 14.0
阳性对照组1	3	175.3 ± 12.2	178.0 ± 13.1	234.0 ± 12.0	377.3 ± 11.7	/
阳性对照组2	3	172.0 ± 12.2	178.0 ± 10.4	221.3 ± 12.1	349.3 ± 23.4	412.0 ± 19.1

注：方差齐时采用Bonferroni分析，方差不齐时采用Games-Howell分析

和（或）旋转及死亡（1只，026#），过敏反应判定为弱阳性（029#）、强阳性（4只，007#、017#、020#和030#）和极强阳性（1只，026#），过敏反应发生率为6/6。详见表9-8-9。

2）阴性对照组6只动物在激发后30 min内均未观察到全身过敏反应，过敏反应发生率为0/6。低剂量组6只动物和高剂量组6只动物在激发后30 min内均未观察到全身过敏反应，并持续至注射结束后3 h均未观察到全身过敏反应，过敏反应判定为阴性，过敏反应发生率均为0/6。

3）过敏反应强度：阳性对照组过敏反应强度为弱阳性、强阳性和极强阳性的动物数分别为1只、4只和1只，而阴性对照组、受试物低和高剂量组6只动物的过敏反应强度均为阴性，与阳性对照组比较具有统计学差异（P < 0.01）。

4）过敏反应发生率：阳性对照组过敏反应发生率为6/6，而阴性对照组、受试物低和高剂量组过敏反应发生率均为0/6，与阳性对照组比较具有统计学差异（P < 0.01）。

（2）第21天激发

1）阳性对照组6只动物在激发注射过程中（041#）及2 min内均出现了不同程度的过敏反应，症状包括不安宁、竖毛、搔鼻、喷嚏、咳嗽、排尿、排粪、呼吸困难、哮鸣音、步态不稳、跳跃、痉挛、旋转、旋转和（或）潮式呼吸及死亡（4只，013#、028#、034#和041#），过敏反应判定为阳性（1只，003#）、强阳性（1只，005#）和极强阳性（4只，

013#、028#、034#和041#），过敏反应发生率为6/6（表9-8-9）。

2）阴性对照组6只动物在激发后30 min内均未观察到全身过敏反应，过敏反应发生率为0/6。低剂量组6只动物和高剂量组6只动物在激发后30 min内均未观察到全身过敏反应，并持续至注射结束后3 h均未观察到全身过敏反应，过敏反应判定为阴性，过敏反应发生率均为0/6。

3）过敏反应强度：阳性对照组过敏反应强度为阳性、强阳性和极强阳性的动物数分别为1只、1只和4只，而阴性对照组、受试物低和高剂量组6只动物的过敏反应强度均为阴性，与阳性对照组比较具有统计学差异（P < 0.01）。

4）过敏反应发生率：阳性对照组过敏反应发生率为6/6，而阴性对照组、受试物低和高剂量组过敏反应发生率均为0/6，与阳性对照组比较具有统计学差异（P < 0.01）。

（十一）讨论

（1）本试验的受试物儿科用中药注射液AAA为拟用于较低年龄段（2岁）幼儿的中药注射剂，故本试验采用相当于人年龄2岁左右的刚离乳幼龄（PND$_{14}$）豚鼠开展主动全身过敏试验，考察受试物的主动全身过敏反应。

（2）在末次致敏后第14天激发和第21天激发的结果均表明，阴性对照组在激发后30 min内均未观察到全身过敏反应，阳性对照组在激发后30 min内均出现弱阳性、强阳性和极强阳性的过敏症状。与阴性对

表 9-8-9　儿科用中药注射液 AAA 豚鼠静脉注射主动过敏试验过敏反应结果

激发阶段	组　别	动物数（只）	过敏反应动物数（只）					过敏反应发生率
			−	+	++	+++	++++	
第14天激发	阴性对照组	6	6	0	0	0	0	0/6
	低剂量组	6	6	0	0	0	0	0/6
	高剂量组	6	6	0	0	0	0	0/6
	阳性对照组1	6	0	1	0	4	1	6/6**
第21天激发	阴性对照组	6	6	0	0	0	0	0/6
	低剂量组	6	6	0	0	0	0	0/6
	高剂量组	6	6	0	0	0	0	0/6
	阳性对照组2	6	0	0	1	1	4	6/6**

注：① 过敏反应发生率为计数资料，采用Fisher精确卡方检验，与阴性对照组比较，**P < 0.01；② 过敏反应强度为多组等级资料，经非参数秩和检验（Krusal-Wallis检验），与阴性对照组比较，**P < 0.01

照组相比，阳性对照组的过敏反应发生率和过敏反应强度均具有统计学差异，表明试验系统可靠。

（3）受试物低和高剂量组在末次致敏后第14天激发和第21天两次激发，结果均未发现明显过敏反应症状；与阴性对照组相比，过敏反应发生率和过敏反应强度均无统计学差异。因此，综合过敏体征观察、过敏反应发生率和过敏反应强度结果，判定儿科用中药注射液AAA低剂量组和高剂量组主动全身过敏反应均为阴性。

（十二）影响研究可靠性和造成研究工作偏离试验方案的异常情况

本试验原定请购幼龄（PND$_9$）豚鼠的体重范围为100～160 g，但动物接收当天年龄为PND$_9$的豚鼠体重范围为114～164 g（雄性）和124～164 g（雌性），个别动物体重稍大于160 g。由于本试验主要考察受试物对幼龄刚离乳豚鼠的主动全身过敏反应，动物的年龄相对于体重更为重要，且动物在检疫和适应性饲养期间状态良好，体重正常增长至刚离乳（PND$_{14}$）进行正式试验，综合考虑认为该同一日龄的豚鼠体重范围的偏差不会影响试验的整体结果。

（十三）结论

在本实验设定的条件下，采用幼龄刚离乳的Hartley豚鼠进行主动全身过敏试验，浓度为原液0.2 mL/mL（低剂量组，临床拟用的可能最大浓度）和浓度为原液1 mL/mL（高剂量组，临床拟用的可能最大浓度5倍时）的儿科用中药注射液AAA主动全身过敏反应结果均为阴性。

（十四）参考文献

［1］孙祖越，周莉，韩玲.儿科用药非临床安全性评价要则及中药评价的特殊性［J］.中国药理学与毒理学杂志，2016，30（1）：13-20.

［2］孙祖越，周莉.儿科用药非临床安全性评价中方案设计的策略［J］.中国新药杂志，2016，25（21）：2473-2482.

［3］周莉，孙祖越.非临床安全性评价中离乳前给药的幼龄动物分组设计［J］.中国新药杂志，2016，25（21）：2483-2488.

［4］孙祖越，周莉，韩玲.儿科用药非临床安全性评价要则及中药评价的特殊性［J］.中国药理学与毒理学杂志，2016，30（1）：13-20.

［5］Nora Shero, Sylvain Fiset, Helene Plamondon, et al. Increase serum cortisol in young guinea pig offspring in response to maternal iron deficiency［J］. J Nutr Res, 2018, 54: 69-79.

［6］Gericke A, Gille U, Trautvetter T, et al. Postnatal growth in male Dunkin-Hartley guinea pigs (Cavia cutleri f. porcellus)［J］. J Exper Animal, 2005, 43: 87-99.

［7］蒋一方，Tim Cole，潘蕙琦，等.上海市区0～18岁年龄别身高及体重标准研制［J］.上海预防医学杂志，2007，19（11）：544-547.

［8］李红星，南庆华.549例新生儿满月体重身高及其影响因素分析［J］.中国妇幼保健，2011，26（31）：4858-4859.

（十五）记录保存

（1）除计算机或自动化仪器直接采集的数据外，其他所有在实际研究中产生的数据均记录在表格或记录纸上。并随时整理装订。所有数据记录都注明记录日期，并由记录人签字。对原始记录进行更改时按要求进行。

（2）记录的所有数据都由另一人（非做记录的人）进行核查、签字。保证数据可靠。研究结束后，递交最终报告时，所有原始资料、文件等材料均交档案室保存。具体管理内容、程序和方法按本中心制定的标准操作规程执行。

（十六）资料归档时间和地点

保存单位：XXX。

地址：XXX。

邮编：XXX。

保管人：XXX。

电话：XXX。

归档时间：2019-XX-XX。

保存时间：＞10年。

（骆永伟）

第九节
儿科用中药注射液 AAA 刚离乳 SD 大鼠
静脉注射被动过敏试验

摘 要

▪ **目的**

观察刚离乳（PND_{21}）SD 大鼠注射儿科用中药注射液 AAA 后是否产生被动皮肤过敏反应。

▪ **方法**

致敏抗体制备阶段，16 只出生后 20 日龄（PND_{20}）大鼠根据体重随机分为 4 组，分别为阴性对照组、阳性对照组、低剂量组和高剂量组，每组 4 只，雌雄各半。每组 4 只动物于 PND_{21} 分别静脉注射给予原液 0.2 mL/mL（受试物低剂量组，生药 0.52 g/mL）和原液（受试物高剂量组，生药 2.6 g/mL）的儿科用中药注射液 AAA 0.5 mL，阴性对照组和阳性对照组分别给予同体积的氯化钠注射液和牛血清白蛋白，隔天一次，共 3 次（PND_{21}、PND_{23} 和 PND_{25}）；末次致敏注射后第 10 天（PND_{35}）采血，2 000 r/min 离心 10 min，制备抗血清；被动致敏和激发阶段，另 24 只 PND_{21} SD 大鼠，在预先剃毛的大鼠两侧背部剃毛皮内（剃毛范围左右侧各 2 cm×4 cm，分为左上、左下、右上和右下四个区域）分别注射各相应组别的原液（左上和右上）和用氯化钠注射液稀释成 1:1 的抗血清（左下和右下）0.1 mL，注射时左上和左下间隔 1.5 cm，左上和右上分别距脊柱各 0.5 cm 左右；被动致敏 24 h 后（PND_{22}），各组尾静脉注射与致敏剂量相同的激发抗原加等量的 0.5% 伊文思蓝染料共 1 mL，进行激发；激发 30 min 后将各组动物脱颈椎处死并放血，剪取背部皮肤，测量皮肤内层的斑点大小，直径大于 5 mm 者判定为阳性。不规则斑点的直径为长径与短径之和的一半。

▪ **结果**

（1）一般状况：① 注射前（PND_{18} ~ PND_{20}）所有动物一般状况良好，其外观体征、行为活动正常，被毛光滑，可正常饮食、饮水，粪便成形，每只动物未见其他异常体征，表明试验所选用的大鼠符合试验要求。② 抗体制备、致敏和激发阶段：各剂量组均未观察到动物出现明显异常。

（2）过敏反应：① 阳性对照组 SD 大鼠在原液和 1:1 抗血清注射点均未出现明显的直径 > 5 mm 的蓝斑，因此阳性对照组被动皮肤过敏反应总阳性率为 0/6；② 阴性对照组、低剂量组和高剂量组每组中的 6 只动物皮肤内层均未见蓝斑，过敏反应发生率为 0/6；③ 阴性对照组和阳性对照组的过敏反应结果均为阴性，认为本试验设定的条件下，采用刚离乳大鼠进行被动皮肤过敏反应无法准确判定受试物儿科用中药注射液 AAA 的被动皮肤过敏反应结果。

■ 结论

在本实验设定的条件下，采用幼龄刚离乳（PND_{21}）SD大鼠进行被动皮肤过敏试验，浓度为原液 0.2 mL/mL（低剂量组，临床拟用的可能最大浓度）和浓度为原液 1 mL/mL 的儿科用中药注射液 AAA（高剂量组，临床拟用的可能最大浓度 5 倍时）被动皮肤过敏反应结果均无法准确判定。

（一）目的

观察刚离乳（PND_{21}）SD大鼠注射儿科用中药注射液 AAA 后是否产生被动皮肤过敏反应。

（二）受试物

（1）名称：儿科用中药注射液 AAA。

（2）受试物号：2018-XXX。

（3）批号：180709。

（4）稳定性：避光保存，置阴凉处 18 个月内稳定。

（5）浓度或含量：本品每 1 mL 含 AAA1 0.2 mg、AAA2 1.0 mg、AAA3 5.9 mg、AAA4 1.9 mg、AAA5 2.0 mg。以 XXX 计每毫升含总酸为 13.8 mg。

（6）组分：XX1、XX2、XX3，辅料为 XX4。

（7）性状：淡黄棕色至红棕色的澄明液体。

（8）提供单位：XXX 股份有限公司。

（9）规格：10 mL/ 支（生药 2.6 g/mL）。

（10）有效期：至 XXXX 年 XX 月。

（11）保存条件：置阴凉处避光保存。

（12）配制方法：用 5% 葡萄糖注射液或 0.9% 氯化钠注射液配制。

（三）阳性对照品

（1）名称：牛血清白蛋白。

（2）缩写名：BSA。

（3）批号：XXXX。

（4）稳定性：稳定，与强氧化剂和强酸不相容。

（5）含量：≥98%。

（6）组分：白蛋白。

（7）性状：粉末。

（8）提供单位：XXXX 有限公司。

（9）规格：100 g/ 瓶。

（10）有效期：至 XXXX 年 9 月。

（11）保存条件：2 ～ 8℃。

（12）配制方法：用氯化钠注射液配制。

（四）阴性对照品（溶媒）

（1）名称：氯化钠注射液。

（2）批号：K17081706。

（3）提供单位：XXX 有限公司。

（4）规格：500 mL/ 瓶。

（5）成分：XXXX。

（6）保存条件：室温下密闭保存。

（五）特殊药品一

（1）名称：弗氏完全佐剂。

（2）缩写名：FAC。

（3）批号：1002741071。

（4）成分：每毫升含 1 mg 热灭活的干燥结核分枝杆菌（H37Ra，ATCC52177）、0.85 mL 石蜡油和 0.15 mL 二缩甘露醇一油酸。

（5）提供单位：XXXX 有限公司。

（6）规格：6×10 mL/ 瓶。

（7）保存条件：2 ～ 8℃保存。

（8）配制方法：无需配制。

（六）特殊药品二

（1）名称：戊巴比妥钠。

（2）提供单位：XXXX。

（3）批号：XXXX。

（4）规格：25 g/ 瓶。

（5）成分：戊巴比妥钠。

（6）含量：≥99.03%。

（7）使用浓度：3%。

（8）保存条件：常温下密闭保存。

（9）配制方法：用氯化钠注射液配制。

（七）动物资料

（1）种：大鼠。

（2）系：SD 品系。

（3）性别和数量：① 抗体制备阶段：雄性 10

只（实验动物供应商多送2只），雌性8只。雌雄实际使用各8只，共16只；② 被动致敏和激发阶段：雄性14只（实验动物供应商多送2只），雌性13只（实验动物供应商多送1只）。雌雄实际使用各12只，共24只。

（4）年龄：① 抗体制备阶段：接收时为出生第18天（PND_{18}）刚离乳的大鼠，后经检疫2天并适应性饲养3天，至第4天注射，即注射时幼鼠年龄为PND_{21}；② 被动致敏和激发阶段：接收时为出生第19天（PND_{19}）刚离乳的大鼠，后经检疫并适应性饲养2天，至第3天注射，即注射时幼鼠年龄为PND_{21}。

（5）体重范围：① 抗体制备阶段：32.0～41.2 g（雄性）和27.2～35.9 g（雌性），均为动物接收当天体重；② 被动致敏和激发阶段：37.1～47.1 g（雄性）和35.0～46.1 g（雌性），均为动物接收当天体重。

（6）来源：XXX实验动物有限公司。

（7）等级：SPF级。

（8）合格证号及发证单位：合格证号为0014601（抗体制备阶段动物）和0015189（被动致敏和激发阶段动物）；实验动物生产许可证号SCXK（X）2018-0006，XXX科学技术委员会；实验动物使用许可证号SYXK（X）2018-0017，XXX科学技术委员会。

（9）动物接收日期：2019-XX-XX（抗体制备阶段）和2019-XX-XX（被动致敏和激发阶段）。

（10）实验系统选择说明：大鼠是毒理学局部毒性试验（被动皮肤过敏试验）研究中公认的标准动物之一。国家食品药品监督管理总局制定的《药物刺激性、过敏性和溶血性研究技术指导原则》（2014年）和《儿科用药非临床安全性研究技术指导原则（征求意见稿）》（2017年）要求应根据试验期限和临床拟用人群来确定动物年龄，由于受试物拟用于2岁左右儿童，故本试验使用刚离乳大鼠（PND_{21}）。委托方同意使用该种动物。

（11）实验动物识别方法：动物到达后，按要求接收，按机构统一的苦味酸标记编号方法进行编号，为每只动物指定一个单一的研究动物号。原始资料中使用研究动物号来识别。

（12）饲料、垫料及饮用水：饲料为XXX生物科技有限公司生产的繁殖鼠料，饲料批号20190204和20190306。该饲料每年度委托XXX饲料质量监督检验站抽检一次，依据相应的GB和GB/T检验粗蛋白质、粗脂肪、粗纤维、水分、钙、总磷含量，以及细菌总数、大肠菌群、黄曲霉毒素B_1、砷、铅、镉和汞等指标。饮用水为生活饮用水，每年度委托XXX疾病预防控制中心检测一次，参照生活饮用水卫生标准检测浑浊度、菌落总数、游离余氯和总大肠菌群等指标。木屑垫料由XXX实验用品供应站提供，每周更换至少2次，笼盒中一旦发生漏水、污损等异常情况时，要随时更换；三者均经高温高压灭菌。

（13）饲养条件和环境：在XXX SPF级动物房内饲养，实验开始前检疫和适应性饲养2天，SD大鼠饲养于400 mm×350 mm×200 mm塑料笼内，每笼饲养同性大鼠2只或3只，自由饮水、摄食；室温20.1～25.9℃，相对湿度30.0%～63.2%，光照12 h，黑暗12 h，换气12次/h，全新风。

（14）试验期间动物管理和使用遵循 *Guide for the Care and Use of Laboratory Animals*（2011）及国家科学技术委员会2017年修订的《实验动物管理条例》。本试验所涉及的动物管理、使用和相关操作均经过XXX实验动物管理和使用委员会（IACUC）批准，批准号IACUC-20190315-01。

（八）分组和剂量设置

1. 分组方法

（1）抗体制备阶段：16只幼龄大鼠，根据体重随机分为4组：阴性对照组、阳性对照组、低剂量组和高剂量组，每组4只，雌雄各半。

（2）被动致敏和激发阶段：另取24只幼龄大鼠，根据体重随机分为4组：阴性对照组、阳性对照组、低剂量组和高剂量组，每组6只，雌雄各半。

2. 剂量设置依据

（1）根据《药物刺激性、过敏性和溶血性研究技术指导原则》的要求，设阴性对照组、阳性对照组和受试物不同剂量组，至少应包括临床拟用最高剂量或浓度。

（2）受试物临床适应证：清热、疏风、解毒。用于外感风热所致感冒、咳嗽，症见高热、微恶风寒、头痛身痛、咳嗽、痰黄；上呼吸道感染、急性支气管炎见上述证候者。

（3）委托方提供的临床使用剂量

1）成人剂量：一次20 mL，以5%葡萄糖注射液或0.9%氯化钠注射液250 mL稀释后使用，滴速为每分钟30～60滴，每天1次。上呼吸道感染患者疗程为3天，急性气管-支气管炎患者疗程为5天。或遵医嘱。

2）儿童剂量：3～5岁，最高剂量不超过10 mL，以5%葡萄糖注射液或0.9%氯化钠注射液50～100 mL稀释后静脉滴注，滴速为每分钟30～40滴，每天1次。6～10岁，每次10 mL，以5%葡萄糖注射液或0.9%氯化钠注射液100～200 mL稀释后静脉滴注，滴速为每分钟30～60滴，每天1次。11～13岁，每次15 mL，以5%葡萄糖注射液或0.9%氯化钠注射液200～250 mL稀释后静脉滴注，滴速为每分钟30～60滴，每天1次。14～17岁，每次20 mL，以5%葡萄糖注射液或0.9%氯化钠注射液250 mL稀释后静脉滴注，滴速为每分钟30～60滴，每天1次。或遵医嘱。

3）Ⅳ期临床试验：研究普通人群和儿童使用中药注射液AAA的安全性和有效性，注射方法为静脉滴注。3～5岁儿童，按0.5～0.8 mL/kg，每天最高剂量不超过10 mL。

4）受试物pH：4.5。

（4）临床给药途径：静脉滴注。

（5）委托单位提供的药效学资料

1）解热实验：分别采用2,4-二硝基苯酚和大肠埃希菌观察中药注射液AAA的解热作用。生药2.54 g/kg、5.08 g/kg和10.15 g/kg对2,4-二硝基苯酚引起的发热均具有明显的解热作用；生药2.34 g/kg、4.68 g/kg和9.76 g/kg对大肠埃希菌引起的大鼠发热均具有明显的解热作用。

2）抗炎实验：采用大鼠足跖肿胀试验来观察中药注射液AAA的抗炎消肿作用。中药注射液AAA生药10.15 g/kg、5.08 g/kg和2.54 g/kg三个剂量组于致炎前每天静脉注射1次，连续5天；结果显示，中药注射液AAA生药10.15 g/kg和5.08 g/kg均能明显减轻肿胀度。中药注射液AAA各组与对照组比较均有显著性差异（$P < 0.05$）。

3）综上，大鼠药效学起效剂量为生药2.34 g/kg，折算成豚鼠的药效学剂量为生药2.34 g/kg。

（6）委托单位提供的毒性资料

1）大小鼠单次给药：分别采用ICR小鼠和Wistar大鼠，3次/天以最大体积和最大浓度注射后，无动物死亡，亦未见任何毒性作用。结果显示，ICR小鼠iv和ip的最大耐受量均为生药210 g/kg，相当于成人临

床拟用药量的241倍。Wistar大鼠3次/天腹腔注射的最大耐受量为生药105 g/kg，相当于成人临床拟用药量的121倍。中药注射液AAA对大鼠和小鼠均未见明显的毒性作用。

2）大鼠重复给药：成年大鼠腹腔注射本品每天生药5.2 g/kg、17.3 g/kg和41.6 g/kg（临床用量的6倍、20倍和48倍），连续28天，结果显示，高剂量脾脏系数较正常对照组显著增加；给药组中性粒细胞较正常对照组都有显著性下降，低和中剂量组的LY和RBC较正常对照组显著升高，其他未见明显改变；高剂量组的TBIL显著升高，其余各项指标均未见异常；病理结果显示高剂量组肝脏可见轻到中度损害，其他脏器未见明显改变。

3）犬重复给药：中药注射液AAA生药3.5 g/kg、17.4 g/kg和30.45 g/kg三个剂量（分别相当于成人临床拟日用量0.87 g/kg的4、20、35倍）静脉推注28天，结果显示，中药注射液AAA可剂量依赖性地升高血WBC，停药后各指标没有显著性差异；也可剂量依赖性地升高血GOT、GPT，但组间统计未见显著性差异（$P > 0.05$）；对尿常规、心电图没有明显影响；尸检结果表明高剂量组有1条犬脾脏系数明显增加，其他各脏器系数组间统计未见显著性差异（$P > 0.05$）；病理学检查结果显示高剂量组肝脏受到轻度损害，停药后可恢复正常。

（7）本中心幼龄大鼠单次静脉注射毒性试验结果：静脉给予刚离乳SD大鼠儿科用中药注射液AAA，3次/24 h，间隔3～4 h，每次原液20 mL/kg，结果表明：无动物死亡，注射后幼龄大鼠出现短暂（约0.5 h）俯卧体征，最大耐受量≥原液60 mL/kg，相当于生药156 g/kg，相当于等效剂量的20倍、临床剂量的120倍。

（8）年龄选择：刚离乳（PDN$_{21}$）大鼠，相当于人的年龄为2岁左右，因此本试验采用PND$_{21}$幼龄大鼠开展被动过敏试验。

（9）剂量换算

1）受试物的临床使用剂量：3～5岁儿童剂量为0.5～0.8 mL/kg。据此，2岁幼儿临床使用剂量同样参照3～5岁儿童对应的0.5～0.8 mL/kg，取其平均值0.65 mL/kg进行计算，剂量为每人7.8 mL（2岁幼儿的平均体重为12 kg，相当于每人每天生药20.28 g），采用的受试物浓度为原液0.094 2 mL/mL，相当于生药0.244 9 g/mL（6.0～9.6 mL受试物以5%葡萄糖注

射液或0.9%氯化钠注射液50～100 mL稀释，取其平均值7.8 mL受试物以5%葡萄糖注射液或0.9%氯化钠注射液75 mL稀释计算所得，见表9-9-1）。

2）根据上述受试物的儿童临床剂量，3～5岁儿童采用的受试物浓度为生药0.305 9 g/mL，6～10

岁儿童为生药0.162 5 g/mL，11～13岁儿童为生药0.162 5 g/mL，14～17岁儿童为生药0.192 6 g/mL。因此，受试物的临床使用最高浓度为3～5岁儿童对应的原液0.117 6 mL/mL（相当于生药0.305 9 g/mL，表9-9-1）。

表 9-9-1　儿科用中药注射液 AAA 临床推荐使用浓度

不同年龄人群	受试物量（原液 mL）	稀释液（mL）	稀释后总体积（mL）	受试物终浓度（原液 mL/mL）	受试物终浓度（生药 g/mL）
成人	20	250	270	0.074 1	0.192 6
14～17岁儿童	20	250	270	0.074 1	0.192 6
11～13岁儿童	15	225	240	0.062 5	0.162 5
6～10岁儿童	10	150	160	0.062 5	0.162 5
3～5岁儿童	10	75	85	0.117 6	0.305 9
2岁儿童	7.8	75	82.8	0.094 2	0.244 9

3）委托方提供的受试物说明书"注意事项6"明确注明"药品稀释应严格按照说明书用法用量配制，稀释液用量须为药液的4倍以上（含4倍），不得改变稀释液的种类。配药应即配即用，不宜长时间放置"，说明受试物临床使用的可能最大浓度为原液0.2 mL/mL，相当于生药0.52 g/mL［药液:稀释液=1:4，1÷5×2.6=0.52（生药 g/mL）］。

4）大鼠等效剂量：2岁幼儿临床使用剂量为原

液0.5 mL/kg，相当于每天生药1.3 g/kg（1 mL=2.6 g生药），折算成大鼠的等效剂量为生药7.8 g/kg（表9-9-2）。

5）根据以上资料，采用儿科用中药注射液AAA临床使用的可能最大浓度原液0.2 mL/mL（受试物低剂量组，生药0.52 g/mL）和原液（受试物高剂量组，生药2.6 g/mL）进行被动全身过敏试验。激发剂量同致敏剂量。

表 9-9-2　儿科用中药注射液 AAA 刚离乳大鼠静脉注射被动过敏试验临床剂量换算

人年龄（岁）	平均体重（kg）	临床剂量（原液 mL/人）	临床剂量（生药 g/人）	临床剂量（生药 g/kg）	大鼠药效起始剂量（生药 g/kg）	大鼠等效剂量（生药 g/kg）
2	12.5	6.25	16.25	1.3	2.34	7.8

注：临床拟用方案：3～5岁儿童按0.5～0.8 mL/kg，每天最高剂量不超过10 mL；因此2岁儿童临床使用剂量按0.5 mL/kg推算，以生药量计为生药1.3 g/kg，故表中"临床剂量"以生药1.3 g/kg计算，折算成大鼠（刚离乳）等效剂量为生药7.8 g/kg

（10）注射体积选择：大鼠单次静脉快速注射可能的最大注射体积为20 mL/kg。刚离乳大鼠（PND_{21}）的平均体重以50 g计算，则静脉注射的可能最大注射体积为1.0 mL/50 g。由于激发时需静脉注射与致敏剂量相同的激发抗原加等量的0.5%伊文思蓝染料共1 mL，故致敏阶段受试物静脉注射的注射体积为0.5 mL/只。

（11）根据以上资料，采用儿科用中药注射液

AAA临床使用的可能最大浓度原液0.2 mL/mL（受试物低剂量组，生药0.52 g/mL）和原液（受试物高剂量组，生药2.6 g/mL）进行被动过敏试验，则儿科用中药注射液AAA的致敏剂量分别约为生药5.2 g/kg（低剂量组）和26 g/kg（高剂量组）。激发剂量同致敏剂量。

3. 剂距：5倍。

4. 实验剂量：见表9-9-3。

表 9-9-3 儿科用中药注射液 AAA 刚离乳大鼠静脉注射被动过敏试验剂量分组

阶 段	组 别	致敏剂量（原液 mL/ 只）	致敏剂量（原液 mL/kg）	致敏剂量（生药 g/kg）	临床剂量倍数	药效剂量倍数	动物数（只）♀	动物数（只）♂
致敏血清制备	阴性对照组	–	–	0	–	–	2	2
	低剂量组	0.1	2	5.2	4	2.22	2	2
	高剂量组	0.5	10	26	20	11.11	2	2
	阳性对照组	–	–	0.5	–	–	2	2

阶 段	组 别	激发剂量（原液 mL/ 只）	激发剂量（原液 mL/kg）	激发剂量（生药 g/kg）	临床剂量倍数	药效剂量倍数	动物数（只）♀	动物数（只）♀
激 发	阴性对照组	–	–	0	–	–	3	3
	低剂量组	0.1	2	5.2	4	2.22	3	3
	高剂量组	0.5	10	26	20	11.11	3	3
	阳性对照组	–	–	0.5	–	–	3	3

注：① PND_{21} 大鼠体重按 50 g 计算；② 按受试物的临床拟用剂量（2 岁儿童）为原液 0.5 mL/kg（1 mL 原液 =2.6 生药），相当于每天生药 1.3 g/kg，表中"临床剂量倍数"以生药 1.3 g/kg 计算；③ 大鼠的药效剂量按生药 2.34 g/kg 计算；④ 阳性对照组的致敏和激发剂量单位均为 g/kg

（九）给药方法

（1）给药频率：抗体制备阶段隔天 1 次，共 3 次（PND_{21}、PND_{23} 和 PND_{25}）；被动致敏于第 21 天（PND_{21}）一次致敏并于 24 h 后（PND_{22}）进行激发。

（2）给药途径：抗体制备和激发时均为静脉注射（佐剂为皮下注射），致敏时为皮内注射。

（3）给药量：抗体制备阶段 0.5 mL/ 只，被动致敏抗血清 0.1 mL/ 点，激发时 1.0 mL/ 只。

（4）给药速度：受试物致敏时的注射速度为 1.5 ～ 3.0 mL/min（10 ～ 20 s/ 只）。

（5）给药时间：抗体制备阶段 09：49 ～ 10：41。激发时为 10：50 ～ 11：16。

（6）给药期限：3 次致敏进行抗体制备，隔天一次，末次致敏后第 10 天制备致敏血清；被动致敏 24 h 后激发。

（7）给予受试物的途径说明：与临床拟用途径一致。

（8）受试物配制方法

1）受试物：取儿科用中药注射液 AAA 原液（生药 2.6 g/mL）1 支，移取 2 mL 置于 10 mL 容量瓶中，以 0.9% 氯化钠注射液定容至刻度线即得到浓度为原液 0.2 mL/mL 的溶液。儿科用中药注射液 AAA 原液无需配制。

2）阳性对照品：称取阳性对照品 BSA 0.5 g，置于 10 mL 无菌 EP 管中，加入 3 ～ 5 mL 0.9% 氯化钠注射液，轻轻振摇溶解后，转移至 10 mL 容量瓶中，以 0.9% 氯化钠注射液定容至刻度线即得到浓度为 0.05 g/mL 的阳性对照溶液。具体配制方见表 9-9-4。

（9）受试物配制地点：XXX 配制室。

（10）受试物配制仪器和设备：移液枪和 10 mL 容量瓶。

（11）受试物的给予方法：按照有关大鼠静脉注射给药方法、大鼠皮下注射给药方法和大鼠皮内注射给药方法的 SOP 进行操作。

（十）实验方法和观察指标

1. 主要检测仪器·XXX-12R 离心机和 XXX-104 天平。

2. 实验方法

（1）受试物检测：受试物到达后，即检测受试物原液的含量。本试验在首次注射当天和末次注射结束当天检测原液 0.2 mL/mL（生药 0.52 g/mL）的受试物介质混合浓度。

（2）检疫及适应性饲养：PND_{18}（抗体制备阶段动物）和 PND_{19}（致敏和激发阶段动物）动物接收后检疫并进行适应性饲养时间 2 ～ 3 天，至刚离乳 PND_{20} 时根据体重随机分组后，于 PND_{21} 开始注射；检疫期同时进行适应性饲养观察。其间每天至少观察 1 次动物一般状况。

表 9-9-4　儿科用中药注射液 AAA 刚离乳大鼠静脉注射被动过敏试验受试物配制方法

阶段	分组	剂量（原液 mL/ 只）	受试物量（mL）	溶液量（mL）	目标浓度（生药 g/mL）
致敏	阴性对照组	0	–	10	0
	低剂量组	0.1	2	10	0.52
	高剂量组	0.5	10	10	2.6
	阳性对照组	0.5	500 mg	10	0.05 g/mL
激发	阴性对照组	0	–	10	0
	低剂量组	0.1	2	10	0.52
	高剂量组	0.5	10	10	2.6
	阳性对照组	0.5	500 mg	10	0.05 g/mL

注：① 儿科用中药注射液 AAA 原液相当于生药量为 2.6 g/mL（1 mL 注射液原液相当于 2.6 g 生药）；② 阳性对照的目标浓度单位为 g/mL

（3）抗体制备阶段（$PND_{21}\sim PND_{25}$）：低剂量组和高剂量组 SD 大鼠分别尾静脉注射原液 0.2 mL/mL 和受试物原液，注射体积为 0.5 mL；然后于动物脊背部分别皮下注射 FAC 0.2 mL/ 只，隔天一次，共 3 次（PND_{21}、PND_{23} 和 PND_{25}）。阴性对照组和阳性对照组分别给予氯化钠注射液和牛血清白蛋白，注射方式相同。

（4）抗血清制备：末次致敏注射后第 10 天（PND_{35}）采用 3% 戊巴比妥钠麻醉，腹主动脉采集血液约 2 mL/ 只，以 2 000 r/min 离心 10 min，分离血清，混匀后，−20℃保存，2 周内备用。

（5）被动致敏阶段（PND_{21}）：大鼠脊柱两侧背部剃毛（剃毛范围左右侧各 2 cm×4 cm，分为左上、左下、右上和右下四个区域）；将已经制备好的各组雌雄大鼠的抗血清分别以 1∶1 的比例混合后即得各组抗血清母液。然后用氯化钠注射液稀释成 1∶1（抗血清母液∶氯化钠注射液，下同），后在预先剃毛的左侧和右侧背部皮肤皮内分别注射各相应组别的原液（左上和右上）和稀释成 1∶1 的抗血清（左下和右下）0.1 mL，注射时左上和左下间隔 1.5 cm，左上和右上分别距脊柱各 0.5 cm 左右。

（6）激发阶段（PND_{22}）：被动致敏 24 h 后，各组尾静脉注射与致敏剂量相同的激发抗原加等量的 0.5% 伊文思蓝染料共 1 mL，进行激发。

3. 观察指标·① 致敏期间，每天观察各组动物的一般症状；② 激发 30 min 后将各组动物脱颈椎处死并放血，剪取背部皮肤，测量皮肤内层的斑点大小，直径 > 5 mm 者判定为阳性。不规则斑点的直径为长径与短径之和的一半。

（十一）统计分析

采用 SPSS 19.0 统计软件，蓝斑直径等计量资料以单因素方差分析进行检验，结果用 $\bar{X}\pm SD$ 表示；过敏反应发生率采用卡方检验。

（十二）结果

1. 受试物检测结果

（1）注射前受试物原液即每支生药 26 g/10 mL 的儿科用中药注射液 AAA 含量检测结果为 10.5 mg/mL（以 AA 计），与委托方提供的"药品检验报告书"检测结果含 AA 10.2 mg/mL 误差为 2.9%，且符合委托方提供的受试物含量测定标准（含 AA 7.2～12.6 mg/mL），检验结果均合格。

（2）首次注射时，浓度为原液 0.2 mL/mL 的儿科用中药注射液 AAA 含量检测误差为 −1.84%（以 AA 计）。4 h 稳定性检测结果为 100.50%。检验结果合格。

（3）末次注射时，浓度为原液 0.2 mL/mL 的儿科用中药注射液 AAA 含量检测误差为 −2.84%（以 AA 计），检验结果合格。

2. 一般状况·① 注射前（$PND_{18}\sim PND_{20}$）所有动物一般状况良好，其外观体征、行为活动正常，被毛光滑，可正常饮食、饮水，粪便成形，每只动物未见其他异常体征，表明试验所选用的大鼠符合试验要求；② 抗体制备阶段、致敏阶段和激发阶段：各剂量组均未观察到动物出现明显异常。

3. 过敏反应结果·① 阳性对照组 SD 大鼠在原液和 1∶1 抗血清注射点均未出现明显的直径 > 5 mm 的

蓝斑，因此阳性对照组被动皮肤过敏反应总阳性率为 0/6；② 阴性对照组6只动物、低剂量组6只动物及高剂量组6只动物皮肤内层均未见蓝斑，过敏反应发生率为0/6（表9-9-5、表9-9-6，图9-9-1）。

表 9-9-5　儿科用中药注射液 AAA 刚离乳大鼠静脉注射被动过敏试验蓝斑直径（mm, $\bar{X} \pm SD$）

组　别	动物数（只）	抗体制备剂量（生药 g/kg）	激发剂量（生药 g/kg）	原　　液		1：1	
				右上	左上	右下	左下
阴性对照组	6	0	0	0±0	0±0	0±0	0±0
低剂量组	6	5.2	5.2	0±0	0±0	0±0	0±0
高剂量组	6	26	26	0±0	0±0	0±0	0±0
阳性对照组	6	0.5	0.5	0±0	0±0	0±0	0±0

注：阳性对照组的致敏和激发剂量单位均为 g/kg；方差齐时采用 Bonferroni 分析，方差不齐时采用 Games-Howell 分析

表 9-9-6　儿科用中药注射液 AAA 刚离乳大鼠静脉注射被动过敏试验过敏反应阳性率

组　　别	动物数（只）	抗体制备剂量（生药 g/kg）	激发剂量（生药 g/kg）	原　　液		1：1		总阳性率
				阳性动物数（只）	阳性率	阳性动物数（只）	阳性率	
阴性对照组	6	0	0	0	0/6	0	0/6	0/6
低剂量组	6	5.2	5.2	0	0/6	0	0/6	0/6
高剂量组	6	26	26	0	0/6	0	0/6	0/6
阳性对照组	6	0.5	0.5	0	0/6	0	0/6	0/6

注：阳性对照组的致敏和激发剂量单位均为 g/kg；过敏反应总阳性率为计数资料，采用 Fisher 精确卡方检验

（十三）讨论

（1）本试验的受试物儿科用中药注射液 AAA 为拟用于较低年龄段（2岁）幼儿的中药注射剂，故本试验采用相当于人年龄2岁左右的幼龄刚离乳（PND$_{21}$）SD 大鼠开展试验，考察受试物的被动皮肤过敏反应。

（2）过敏反应

1）阴性对照组及受试物低和高剂量组的各6只动物皮肤内层均未见蓝斑，过敏反应发生率为0，同时阳性对照组 SD 大鼠在抗血清原液和1：1稀释抗血清注射点均未出现直径 > 5 mm 的蓝斑，说明在本试验系统下，上述阴性和阳性对照组的过敏反应结果均为阴性。

2）文献报道，采用无特殊病原体的 SD 大鼠，以人血清白蛋白作为阳性致敏物进行被动皮肤过敏反应时，PCA 特异性抗体滴度可以在3周龄雄性动物体内检测到，并在11～13周龄动物体内达到高峰，之后维持不变，并可维持至40周龄，且雄性动物被推荐作

为 PCA 反应的动物，但文献中关于 PCA 结果的评价未见对蓝斑的任何描述。

3）本实验室采用成年 SD 大鼠（给药时间相同，阳性对照致敏物剂量和给药途径均一致），同时进行的 PCA 结果显示同等剂量的阳性对照物可见明显的直径 > 5 mm 的蓝斑，过敏反应发生率可达3/6。

4）本实验采用3周龄（PND$_{15}$）雌雄各半的刚离乳 SD 大鼠（阳性致敏物为牛血清白蛋白），综合本试验过敏反应结果、文献结果及成年大鼠过敏反应对照结果，认为本试验设定的条件下，采用刚离乳大鼠无法准确判定受试物儿科用中药注射液 AAA 的过敏反应结果。

（十四）影响研究可靠性和造成研究工作偏离试验方案的异常情况

（1）本试验原定请购出生后19日龄（PND$_{19}$）大鼠的体重范围为"40～60 g"，但接收当天动物体重范围为"抗体制备阶段（PND$_{18}$）：32.0～41.2 g（雄性）和27.2～35.9 g（雌性）；被动致敏和激发阶段

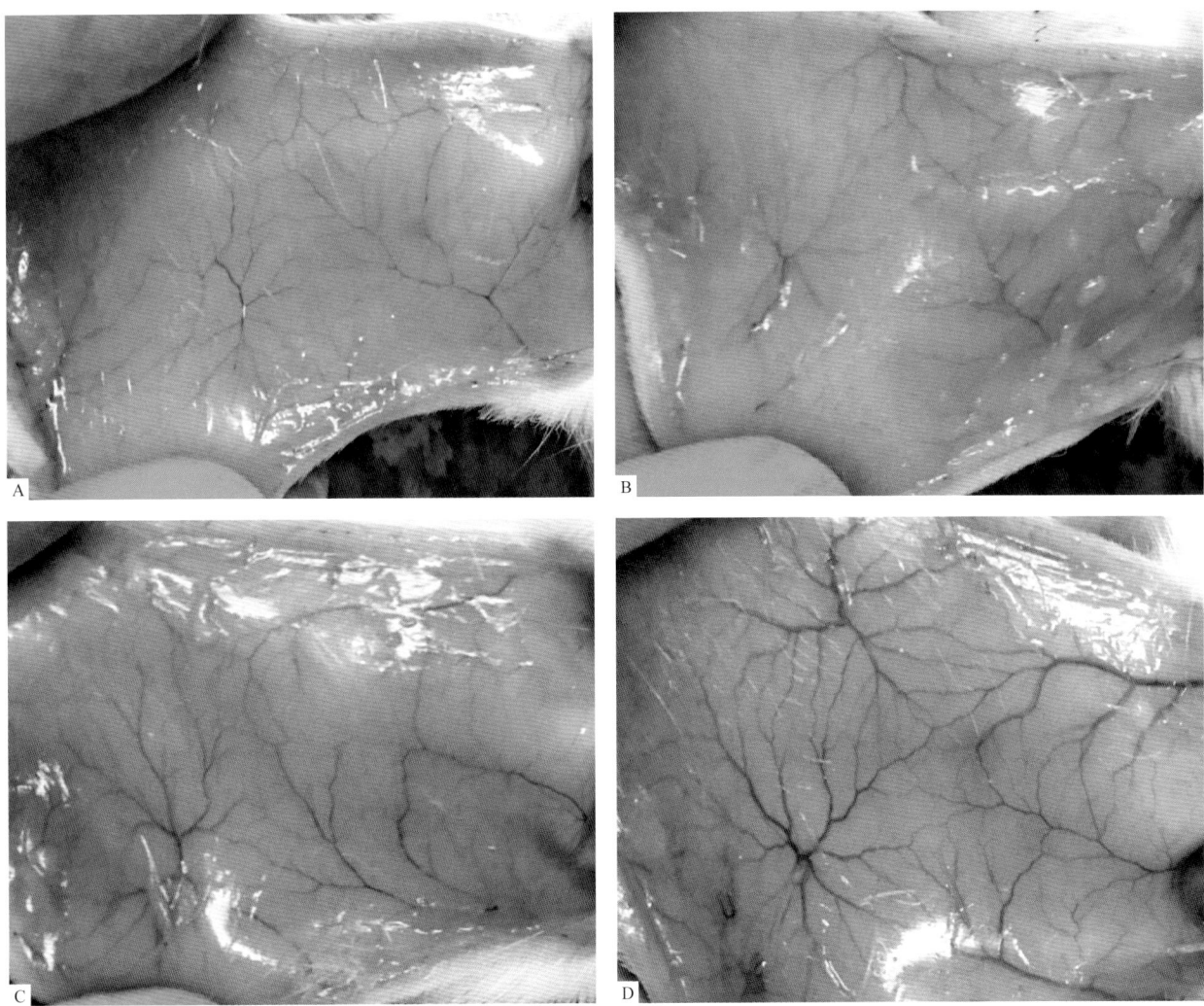

图9-9-1　儿科用中药注射液 AAA 刚离乳大鼠静脉注射被动过敏试验蓝斑图

A. 阳性对照组无蓝斑（$E^{\#}_{03}$）；B. 阴性对照组无蓝斑（$F^{\#}_{01}$）；C. 低剂量组无蓝斑（$G^{\#}_{01}$）；D. 高剂量组无蓝斑（$H^{\#}_{01}$）

（PND_{19}）：37.1 ～ 47.1 g（雄性）和35.0 ～ 46.1 g（雌性）"，个别动物体重稍小于40 g。由于本试验主要考察受试物对刚离乳 SD 大鼠（PND_{21}）的被动皮肤过敏反应，年龄相对于体重为主要因素，同时动物在检疫和适应性饲养至刚离乳时体重均正常增长且一般状况良好。因此认为接收当天部分动物的体重偏差不会影响试验的整体结果。

（2）本实验原定"末次注射结束当天检测原液0.2 mL/mL（生药0.52 g/mL）的受试物介质混合浓度"，由于受试物检测人员无法当天检测，实际检测日期为末次注射后第二天（2019-XX-XX，配制方式一致）。受试物的检测结果合格，因此认为该偏离不会影响实验的整体结果。

（3）本试验开展过程中，SD 大鼠所在的饲养二室部分时间的湿度低于标准的40%，具体为

"2019 -XX -XX 为30.1%，2019 -XX -XX 为30.0%，2019-XX-XX 为30.1%"，实验员及饲养员在第一时间已经做出加湿措施，且相对于整个实验周期此次偏离的时间较短（1 h 左右）。同时本实验严格遵循"随机、对照和重复"的科学三要素，综合认定该短暂时间段的湿度偏离对整个实验结果影响较轻微。

（十五）结论

本实验设定的条件下，采用幼龄刚离乳（PND_{21}）SD 大鼠进行被动皮肤过敏试验，浓度为原液0.2 mL/mL（低剂量组，临床拟用的可能最大浓度）和浓度为原液1 mL/mL（高剂量组，临床拟用的可能最大浓度5倍时）的儿科用中药注射液 AAA 被动皮肤过敏反应结果均无法准确判定。

（十六）参考文献

［1］Diehl KH, Robin Hull, David Morton, et al. A

good practice guide to the administration of substances and removal of blood, including routes and volumes [J]. J Appl Toxicol, 2001, 21: 15-23.

［2］Hirokazu Okudaira, Tatsuo Suzuki, Tadaatsu Ogita. A study of the rat passive cutaneous anaphylaxis (PCA) reaction for the assay of mouse IgE antibody [J]. J Immunological Methods, 1980, 33: 369-377.

［3］孙祖越，周莉.药物生殖与发育毒理学 [M].上海：上海科学技术出版社，2015.

［4］周莉，孙祖越.儿科用药幼龄动物发育毒性研究中指标设定及中药安评的特别关注点 [J].中国药理学与毒理学杂志，2016，30（1）：21-28.

［5］孙祖越，周莉，韩玲.儿科用药非临床安全性评价要则及中药评价的特殊性 [J].中国药理学与毒理学杂志，2016，30（1）：13-20.

［6］孙祖越，周莉.儿科用药非临床安全性评价中方案设计的策略 [J].中国新药杂志，2016，25（21）：2473-2482.

［7］周莉，孙祖越.非临床安全性评价中离乳前给药的幼龄动物分组设计 [J].中国新药杂志，2016，25（21）：2483-2488.

［8］蒋一方，Tim Cole，潘蕙琦，等.上海市区0～18岁年龄别身高及体重标准研制 [J].上海预防医学杂志，2007，19（11）：544-547.

［9］李红星，南庆华.549例新生儿满月体重身高及其影响因素分析 [J].中国妇幼保健，2011，26（31）：4858-4859.

（十七）记录保存

（1）除计算机或自动化仪器直接采集的数据外，其他所有在实际研究中产生的数据均记录在表格或记录纸上。并随时整理装订。所有数据记录都注明记录日期，并由记录人签字。对原始记录进行更改时按要求进行。

（2）记录的所有数据都由另一人（非做记录的人）进行核查、签字。保证数据可靠。研究结束后，递交最终报告时，所有原始资料、文件等材料均交档案室保存。具体管理内容、程序和方法按本中心制定的标准操作规程执行。

（十八）资料归档时间和地点

保存单位：XXX。

邮编：XXX。

保管人：XXX。

电话：XXX。

归档时间：2019-XX-XX。

保存时间：＞10年。

（骆永伟）

第十节
儿科用中药注射液 AAA 离乳前 SD 大鼠
静脉注射被动过敏试验

摘要

■ 目的

观察离乳前 SD 大鼠注射儿科用中药注射液 AAA 后是否产生被动皮肤过敏反应。

■ 方法

（1）采用离乳前（PND₁₅）大鼠，拟设4个剂量组，分别为阴性对照组、阳性对照组、低剂量组和高剂量组。采用交叉抚育设计，根据交叉抚育表和动物随机分组方法进行分组，幼仔出生后（PND₁₋₂）由新的母鼠抚养，每窝胎仔都是由来自其他窝的幼仔组成，新的抚育窝内不使用任何同性兄弟姐妹，窝内所有幼仔接受相同剂量。

（2）致敏抗体制备阶段，4个交叉抚育窝动物（均来自其他窝的幼仔2雌2雄）于PND₁₅分别静脉注射给予原液 0.2 mL/mL（受试物低剂量组，生药 0.52 g/mL）和原液（受试物高剂量组，生药 2.6 g/mL）的儿科用中药注射液 AAA 0.3 mL，阴性对照组和阳性对照组分别给予同体积的氯化钠注射液和牛血清白蛋白，隔天1次，共3次（PND₁₅、PND₁₇和PND₁₉）；末次致敏注射后第10天（PND₂₉）采血，2 000 r/min 离心 10 min，制备抗血清。

（3）被动致敏和激发阶段，4个交叉抚育窝动物（均来自其他窝的幼仔3雌3雄）于PND₁₅在预先剃毛的大鼠两侧背部剃毛皮内（剃毛范围左右侧各2 cm×4 cm，分为左上、左下、右上和右下四个区域）分别注射各相应组别的原液（左上和右上）和用氯化钠注射液稀释成1∶1的抗血清（左下和右下）0.1 mL，注射时左上和左下间隔1.5 cm，左上和右上分别距脊柱各0.5 cm左右；被动致敏24 h后（PND₂₂），各组尾静脉注射与致敏剂量相同的激发抗原加等量的0.5% 伊文思蓝染料共 0.6 mL，进行激发；激发 30 min 后将各组动物脱颈椎处死并放血，剪取背部皮肤，测量皮肤内层的斑点大小，直径 > 5 mm 者判定为阳性。不规则斑点的直径为长径与短径之和的一半。

■ 结果

（1）一般状况：① 所有孕鼠一般状况良好，哺乳能力、筑巢能力均未见明显异常，抗体制备阶段的动物于GD₂₁分娩成功并于PND₂进行交叉抚育。满足致敏和激发阶段的动物GD₂₁分娩成功并于PND₁进行交叉抚育。在上述交叉抚育过程中未见仔鼠死亡或丢失等异常，表明试验交叉抚育获得的仔鼠可以满足试验要求；② 抗体制备、致敏及激发阶段：各剂量组均未观察到动物出现明显异常。

（2）体重

1）抗体制备阶段：① 给予受试物前（交叉抚育过程，PND$_{15}$前），阳性对照组和高剂量组雄性动物在PND$_{14}$的体重与阴性对照组相比均明显升高（$P < 0.05$和$P < 0.01$），各组雌性动物PND$_7$和PND$_{14}$的体重与阴性对照组相比明显升高（$P < 0.05$和$P < 0.01$）；② 给予受试物后，高剂量组PND$_{21}$的雄性动物体重与阴性对照组相比明显升高（$P < 0.05$）。阳性对照组和高剂量组PND$_{21}$的雌性动物体重与阴性对照组相比明显升高（$P < 0.05$）；③ 进一步分析动物体重增重发现，给予受试物前仅阳性对照组和高剂量组雌雄动物在PND$_{7-14}$的体重增重与阴性对照组相比明显升高（$P < 0.05$和$P < 0.01$）。给予受试物后，各剂量组的雌雄动物体重增重与阴性对照组相比均无统计学差异（$P > 0.05$）。因此认为各剂量组雌雄动物的体重差异为注射前交叉抚育过程中本体的抚育差异，与受试物无关。综上，各剂量组注射前（PND$_7$和PND$_{14}$）及注射后（PND$_{21}$）的体重差异源自注射前交叉抚育过程中仔鼠自身的抚育差异，与受试物无关。

2）致敏和激发阶段：各组动物的体重及PND$_{7-14}$的体重增重与阴性对照组相比均未见统计学差异（$P > 0.05$）。

（3）过敏反应：① 阳性对照组SD大鼠在原液和1:1抗血清注射点均未出现明显的直径 > 5 mm的蓝斑，因此阳性对照组被动皮肤过敏反应总阳性率为0/6；② 阴性对照组、低剂量组和高剂量组6只动物皮肤内层均未见蓝斑，过敏反应发生率为0/6；③ 由于阴性和阳性对照组的过敏反应结果均为阴性，认为本试验设定的条件下，采用离乳前大鼠无法准确判定受试物儿科用中药注射液AAA的被动皮肤过敏反应结果。

▪ **结论**

在本实验设定的条件下，采用幼龄离乳前（PND$_{15}$）SD大鼠进行被动皮肤过敏试验，浓度为原液 0.2 mL/mL（低剂量组，临床拟用的可能最大浓度）和浓度为原液 1 mL/mL（高剂量组，临床拟用的可能最大浓度5倍时）的儿科用中药注射液AAA被动皮肤过敏反应结果均无法准确判定。

（一）目的

观察离乳前SD大鼠注射儿科用中药注射液AAA后是否产生被动皮肤过敏反应。

（二）受试物

（1）名称：儿科用中药注射液AAA。

（2）受试物号：2018-004。

（3）批号：180709。

（4）稳定性：避光保存，置阴凉处18个月内稳定。

（5）浓度或含量：本品每1 mL含AA1 0.2 mg、AA2 1.0 mg、AA3 5.9 mg、AA4 1.9 mg、AA5 2.0 mg。以XXX计每毫升含总酸为13.8 mg。

（6）组分：XX1、XX2、XX3，辅料为XX4。

（7）性状：淡黄棕色至红棕色的澄明液体。

（8）提供单位：XXX股份有限公司。

（9）规格：10 mL/支（生药2.6 g/mL）。

（10）有效期：至XXXX年XX月。

（11）保存条件：置阴凉处避光保存。

（12）配制方法：用0.9%氯化钠注射液配制。

（三）阳性对照品

（1）名称：牛血清白蛋白。

（2）缩写名：BSA。

（3）批号：XXX。

（4）稳定性：稳定，与强氧化剂和强酸不相容。

（5）含量：≥98%。

（6）组分：白蛋白。

（7）性状：粉末。

（8）提供单位：XXXX有限公司。

（9）规格：100 g/瓶。

（10）有效期：至XXXX年9月。

（11）保存条件：2～8℃。

（12）配制方法：用氯化钠注射液配制。

（四）阴性对照品（溶媒）

（1）名称：氯化钠注射液（生理盐水）。

（2）批号：K18053402。

（3）组分：本品活性成分为氯化钠，辅料为稀盐酸和注射用水。

（4）提供单位：XXX制药有限公司。

（5）规格：500 mL：4.5 g。

（6）有效期：至2021年4月。

（7）保存条件：密闭保存。

（五）特殊药品一

（1）名称：弗氏完全佐剂。

（2）缩写名：FAC。

（3）批号：1002741071。

（4）成分：每毫升含1 mg热灭活的干燥结核分枝杆菌（H37Ra，ATCC52177）、0.85 mL石蜡油和0.15 mL二缩甘露醇—油酸。

（5）提供单位：XXX有限公司。

（6）规格：6×10 mL/瓶。

（7）保存条件：2～8℃保存。

（8）配制方法：无需配制。

（六）特殊药品二

（1）名称：戊巴比妥钠。

（2）提供单位：XXXX。

（3）批号：XXXX。

（4）规格：25 g/瓶。

（5）成分：戊巴比妥钠。

（6）含量：≥99.03%。

（7）使用浓度：3%。

（8）保存条件：常温下密闭保存。

（9）配制方法：用氯化钠注射液配制。

（七）动物资料

（1）种：大鼠。

（2）系：SD品系。

（3）性别和数量：① 抗体制备阶段：实际请购8只 GD_{16-17} 孕鼠。抗体制备阶段所需16只仔鼠，实际来源于上述8只孕鼠中满足交叉抚育的其中4窝母鼠；② 被动致敏和激发阶段：实际请购8只 GD_{16-17} 孕鼠。被动致敏和激发阶段所需24只仔鼠，实际来源于交叉

抚育后的5窝母鼠（实际请购8只 GD_{16-17} 孕鼠）。

（4）年龄：① 抗体制备阶段：实际请购8只 GD_{16-17} 孕鼠。所需16只仔鼠，来源于4窝母鼠，每窝至少4雌4雄幼龄大鼠；分娩后选择满足交叉抚育要求的4窝孕鼠，每窝选择2雌2雄仔鼠于 PND_{15} 开始注射，孕鼠不注射；② 被动致敏和激发阶段：实际请购8只 GD_{16-17} 孕鼠。所需24只仔鼠，来源于5窝母鼠，每窝至少4雌4雄幼龄大鼠；分娩后选择满足交叉抚育要求的5窝孕鼠，每窝选择3雌3雄仔鼠于 PND_{15} 开始注射，孕鼠不注射。

（5）体重范围：① 抗体制备阶段：365.5～426.2 g（ GD_{16-17} 孕鼠），均为动物接收当天体重；② 被动致敏和激发阶段：296.5～373.2 g（ GD_{16-17} 孕鼠），均为动物接收当天体重。

（6）来源：XXX实验动物有限公司。

（7）等级：SPF级。

（8）合格证号及发证单位：合格证号为33000800001245（抗体制备阶段动物）和33000800002009（被动致敏和激发阶段动物）；实验动物生产许可证号SCXK（浙）2018-0001（抗体制备阶段）和SCXK（X）2019-0001（被动致敏和激发阶段），XXX科学技术委员会；实验动物使用许可证号SYXK（X）2018-0017，XXX科学技术委员会。

（9）动物接收日期：2019-XX-XX（抗体制备阶段）和2019-XX-XX（被动致敏和激发阶段）。

（10）实验系统选择说明：大鼠是毒理学局部毒性试验（被动皮肤过敏试验）研究中公认的标准动物之一。依据国家食品药品监督管理总局制定的《药物刺激性、过敏性和溶血性研究技术指导原则》（2014年）和《儿科用药非临床安全性研究技术指导原则（征求意见稿）》（2017年），应根据试验期限和临床拟用人群确定动物年龄，由于受试物拟用于1岁左右的婴幼儿，故本试验使用离乳前（ PND_{15} ）大鼠。

（11）实验动物识别方法：动物到达后，按要求接收，按机构统一的苦味酸标记编号方法进行编号，为每只动物指定一个单一的研究动物号。原始资料中使用研究动物号来识别。

（12）饲料、垫料及饮用水：饲料为XXX生物科技有限公司生产的繁殖鼠料，饲料批号20190204和20190306。该饲料每年度委托XXX饲料质量监督检验站抽检一次，依据相应的GB和GB/T检验粗蛋白

质、粗脂肪、粗纤维、水分、钙、总磷含量，以及细菌总数、大肠菌群、黄曲霉毒素B_1、砷、铅、镉和汞等指标。饮用水为生活饮用水，每年度委托XXX疾病预防控制中心检测一次，参照生活饮用水卫生标准检测浑浊度、菌落总数、游离余氯和总大肠菌群等指标。木屑垫料由XXX实验用品供应站提供，每周更换至少2次，笼盒中一旦发生漏水、污损等异常情况时，要随时更换；三者均经高温高压灭菌。

（13）饲养条件和环境：在XXX SPF级动物房内饲养，实验开始前检疫和适应性饲养2天，SD大鼠饲养于400 mm×350 mm×200 mm塑料笼内，每笼饲养同性大鼠2只或3只，自由饮水、摄食；室温20.0～25.9℃，相对湿度30.0～66.5%，光照12 h，黑暗12 h，换气12次/h，全新风。

（14）试验期间动物管理和使用遵循 *Guide for the Care and Use of Laboratory Animals*（2011年）及国家科学技术委员会2017年修订的《实验动物管理条例》。本试验所涉及的动物管理、使用和相关操作均经过XXX实验动物管理和使用委员会（IACUC）批准，批准号IACUC-20190315-02。

（八）分组和剂量设置

1. 分组方法

（1）本试验采用离乳前（PND_{15}）大鼠，拟设4个剂量组，分别为阴性对照组、阳性对照组、低剂量组和高剂量组。

（2）仔鼠和母鼠按交叉抚育表和动物随机分组方法分入各窝和各组，考虑到每窝孕鼠出生数量有差异，以及试验中途幼鼠可能会有损失，故来自4个交叉抚育窝（至少4～6只仔鼠/窝，雌雄各半）的仔鼠分入各组时，每组至少4～6只仔鼠，每组动物数量因此而增多，在总结报告中详细说明，不作为偏离处理。通过交叉抚育分入各窝的仔鼠给予相同剂量；各组动物数量计划详见表9-10-1。

（3）分组考虑

1）采用交叉抚育设计进行分组，幼仔出生后（PND_{1-2}）立刻由新的母鼠抚养，每窝胎仔都是由来自其他窝的幼仔组成，新的抚育窝内不使用任何同性兄弟姐妹，窝内所有幼仔接受相同剂量，在理论上最小化了窝效应和遗传倾向。

2）如果购入的孕鼠分娩时，每窝只要含幼仔4只或以上（2雌2雄），则4窝16只仔鼠即分为4个剂量组；这样的话，只需要4窝满足要求的（4只仔鼠，2雌2雄）孕鼠进行交叉抚育，根据我们的经验，需要同一天或相差一天分娩的孕鼠数量为4～5只/天。

3）如果购入的孕鼠分娩时，每窝只要含幼仔6只或以上（3雌3雄），则4窝24只仔鼠即分为4个剂量组；这样的话，只需要4窝满足要求的（6只仔鼠，3

表 9-10-1　儿科用中药注射液 AAA 离乳前大鼠静脉注射被动过敏试验动物数量计划表

阶段	组别	仔鼠总数合计至少（只）	窝数（窝 = 母鼠 + 至少仔鼠数）	动物编号 ♂	♀
致敏血清制备	阴性对照组	2♀；2♂	4窝（母鼠+3♀+3♂）	B_1、C_2、D_5；B_3、C_4、D_6	
	低剂量组	2♀；2♂	4窝（母鼠+3♀+3♂）	C_1、D_2、A_5；C_3、D_4、A_6	
	高剂量组	2♀；2♂	4窝（母鼠+3♀+3♂）	D_1、A_2、B_5；D_3、A_4、B_6	
	阳性对照组	2♀；2♂	4窝（母鼠+3♀+3♂）	A_1、B_2、C_5；A_3、B_4、C_6	
激发	阴性对照组	3♀；3♂	5窝（母鼠+4♀+4♂）	F_1、G_2、H_3、I_5；F_6、G_7、H_8、I_{10}	
	低剂量组	3♀；3♂	5窝（母鼠+4♀+4♂）	G_1、H_2、I_3、E_5；G_6、H_7、I_8、E_{10}	
	高剂量组	3♀；3♂	5窝（母鼠+4♀+4♂）	H_1、I_2、E_4、F_5；H_6、I_7、E_9、F_{10}	
	阳性对照组	3♀；3♂	5窝（母鼠+4♀+4♂）	I_1、E_3、F_4、G_5；I_8、E_9、F_6、G_{10}	

注：① 仔鼠总数为交叉抚育窝形成后每个新窝的实际注射动物数，该新窝动物均来自不同的母鼠；② 窝数为交叉抚育窝形成前需要的动物数；③ 致敏血清制备的动物编号中，A、B、C和D分别对应母鼠编号为$002^{\#}$、$003^{\#}$、$004^{\#}$和$008^{\#}$。交叉抚育动物数目为雌雄各3只，实际注射动物为雌雄各2只（每组动物编号的雌雄最大编号为备用动物，诸如阴性对照组的雄性D_5和雌性D_6，以此类推）；④ 激发动物编号中，E、F、G、H和I分别对应母鼠编号为$009^{\#}$、$010^{\#}$、$011^{\#}$、$012^{\#}$和$014^{\#}$。交叉抚育动物数目为雌雄各4只，实际注射动物为雌雄各3只（每组动物编号的雌雄最大编号为备用动物，诸如阴性对照组的雄性I_5和雌性I_{10}，以此类推）

雌 3 雄）孕鼠进行交叉抚育，根据我们的经验，需要同一天或相差一天分娩的孕鼠数量为 5～6 只/天。

4）GD_{20-21} 开始，注意观察孕鼠并记录孕鼠分娩时间，将幼仔总数不足 4 个（或 6 个）及不支持交叉抚育设计的窝（交叉抚育由 2 或 3 雄性，2 或 3 雌性幼仔组成）排除在分组之外；PND_0 和 PND_1 分娩的窝，可以一并进行交叉抚育分组，但注射时间以 PND_1 的仔鼠达到 PND_{15} 为注射起始时间。

5）交叉抚育窝形成后，每窝仔鼠称重，各窝按照母鼠的随机号进行分组，如果某些窝中的仔鼠数量多于 2 雌 +2 雄或 3 雌 +3 雄，则剔除窝中体重离均差较远的仔鼠，选择体重接近的动物；如果分组后各组体重具有统计学差异，则对于体重离均差较大的组进行微调，并说明理由。

6）如果有多余的孕鼠和窝，暂时保留至 PND_{15}，以作为意外情况的补充，如实记录，并评估其对研究结果的影响。

7）制定交叉抚育计划（图 9-10-1）。

（4）抗体制备阶段：选取同一天分娩的 4 窝（A 窝、B 窝、C 窝、D 窝）（3 雌和 3 雄）共 24 只大鼠，根据上述交叉抚育表随机分为 4 组，分别为阴性对照组、阳性对照组、低剂量组和高剂量组，每组 6 只（每组 2 雌和 2 雄给予相应受试物，编号最大的 1 只备用），雌雄各半（表 9-10-1）。

（5）被动致敏和激发阶段：选取同一天分娩的 5 窝（E 窝、F 窝、G 窝、H 窝和 I 窝），根据上述交叉抚育表随机分为 4 组，分别为阴性对照组、阳性对照组、低剂量组和高剂量组，每组 6 只（每组 3 雌和 3 雄给予

相应受试物，编号最大的 1 只备用），每组 6 只，雌雄各半（表 9-10-1）。

2. 剂量设置依据

（1）根据《药物刺激性、过敏性和溶血性研究技术指导原则》的要求，设阴性对照组、阳性对照组和受试物不同剂量组，至少应包括临床拟用最高剂量或浓度。

（2）受试物临床适应证：清热、疏风、解毒。用于外感风热所致感冒、咳嗽，症见高热、微恶风寒、头痛身痛、咳嗽、痰黄；上呼吸道感染、急性支气管炎见上述证候者。

（3）受试物的临床使用方案

1）成人剂量：一次 20 mL，以 5% 葡萄糖注射液或 0.9% 氯化钠注射液 250 mL 稀释后使用，滴速为每分钟 30～60 滴，每天 1 次。上呼吸道感染患者疗程为 3 天，急性气管 - 支气管炎患者疗程为 5 天；或遵医嘱。

2）儿童剂量：3～5 岁，最高剂量不超过 10 mL，以 5% 葡萄糖注射液或 0.9% 氯化钠注射液 50～100 mL 稀释后静脉滴注，滴速为每分钟 30～40 滴，每天 1 次；6～10 岁，每次 10 mL，以 5% 葡萄糖注射液或 0.9% 氯化钠注射液 100～200 mL 稀释后静脉滴注，滴速为每分钟 30～60 滴，每天 1 次；11～13 岁，每次 15 mL，以 5% 葡萄糖注射液或 0.9% 氯化钠注射液 200～250 mL 稀释后静脉滴注，滴速为每分钟 30～60 滴，每天 1 次；14～17 岁，每次 20 mL，以 5% 葡萄糖注射液或 0.9% 氯化钠注射液 250 mL 稀释后静脉滴注，滴速为每分钟 30～60 滴，每天 1 次；或

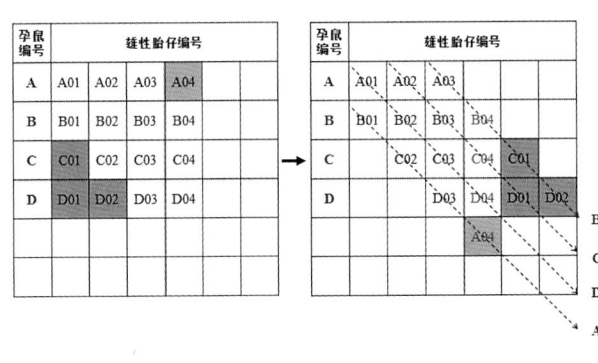
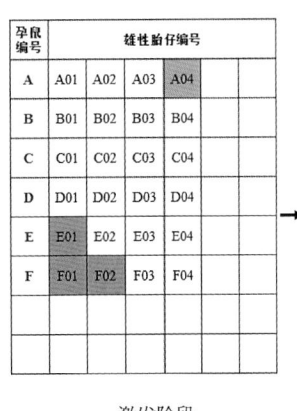
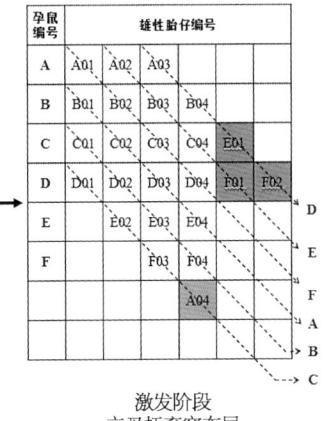

致敏血清制备阶段 出生窝布局 （以4只雄鼠为例）

致敏血清制备阶段 交叉抚育窝布局 （右侧A、B、C和D表示新生成的抚育窝编号，其中红色编号的仔鼠弃去，以保证"每窝胎仔都是由来自其他窝的幼仔组成"）

激发阶段 出生窝布局 （以4只雄鼠为例）

激发阶段 交叉抚育窝布局 （右侧A、B、C、D、E和F等表示新生成的抚育窝编号）

图 9-10-1   儿科用中药注射液 AAA 离乳前大鼠静脉注射被动过敏试验动物交叉抚育计划

遵医嘱。

3）Ⅳ期临床试验：研究普通人群和儿童使用中药注射液AAA的安全性和有效性，注射方法为静脉滴注。儿童剂量：3～5岁，按0.5～0.8 mL/kg，每天最高剂量不超过10 mL。

（4）临床给药途径：静脉滴注。

（5）委托单位提供的药效学资料

1）解热实验：分别采用2，4-二硝基苯酚和大肠埃希菌观察中药注射液AAA的解热作用。生药2.54 g/kg、5.08 g/kg和10.15 g/kg对2，4-二硝基苯酚引起的发热均具有明显的解热作用；生药2.34 g/kg、4.68 g/kg和9.76 g/kg对大肠埃希菌引起大鼠发热均具有明显的解热作用。

2）抗炎实验：采用大鼠足跖肿胀试验来观察中药注射液AAA的抗炎消肿作用。中药注射液AAA生药10.15 g/kg、5.08 g/kg和2.54 g/kg三个剂量组于致炎前每天静脉注射1次，连续5天；结果显示，中药注射液AAA生药10.15 g/kg和5.08 g/kg均能明显减轻肿胀度。中药注射液AAA各组与对照组比较均有显著性差异（$P < 0.05$）。

3）综上，大鼠药效学起效剂量为生药2.34 g/kg。

（6）委托单位提供的毒性资料

1）大小鼠单次给药：分别采用ICR小鼠和Wistar大鼠，3次/天以最大给药体积和最大浓度给药后，无动物死亡，亦未见任何毒性反应。结果显示，ICR小鼠iv和ip的最大耐受量均为生药210 g/kg，相当于成人临床拟用药量的241倍。Wistar大鼠3次/天腹腔注射给药的最大耐受量为生药105 g/kg，相当于成人临床拟用药量的121倍。中药注射液AAA对大鼠和小鼠未见明显的毒性作用。

2）大鼠重复给药：成年大鼠每天腹腔注射本品生药5.2 g/kg、17.3 g/kg和41.6 g/kg（临床用量的6倍、20倍和48倍），连续28天。结果显示，高剂量

脾脏系数较正常对照组显著增加；给药组NE[#]较正常对照组均显著性下降，低和中剂量组LY[#]和RBC较正常对照组有显著升高，其他未见明显改变；高剂量组TBIL显著升高，其余各项指标均未见异常；病理结果显示高剂量组肝脏可见轻到中度损害，其他脏器未见明显改变。

3）犬重复给药：中药注射液AAA生药3.5 g/kg、17.4 g/kg和30.45 g/kg三个剂量（分别相当于成人临床拟日用量0.87 g/kg的4倍、20倍、35倍）静脉推注28天，结果显示，中药注射液AAA可剂量依赖性升高血WBC，停药后各指标没有显著性差异；也可剂量依赖性升高血GOT、GPT，但组间统计未见显著性差异（$P > 0.05$）；对尿常规、心电图没有明显影响；尸检结果表明高剂量组有1条犬脾脏系数明显增加，其他各脏器系数组间统计未见显著性差异（$P > 0.05$）；病理学检查结果显示高剂量组肝脏受到轻度的损害，停药后可恢复正常。

（7）本中心幼龄大鼠单次静脉给药毒性试验结果：静脉给予刚离乳SD大鼠儿科用中药注射液AAA，3次/24 h，间隔3～4 h，每次原液20 mL/kg，结果表明：无动物死亡，给药后幼龄大鼠出现短暂（约0.5 h）俯卧体征，最大耐受量≥原液60 mL/kg，相当于生药156 g/kg，相当于等效剂量的20倍、临床剂量的120倍。

（8）年龄选择

1）根据文献，大鼠10日龄（PND_{10}）相当于人1个月（0.08岁），大鼠21日龄相当于人2岁。

2）受试物临床拟用于1岁左右幼儿。由于未发现"1岁左右幼儿与大鼠出生日龄直接对应关系"有关的文献，本试验根据相关文献及表9-10-2的"基于中枢神经系统和生殖系统差异的大鼠与人类年龄对比"数据，推算得出15日龄（PND_{15}）大鼠相当于人的婴儿/幼儿年龄为12个月；因此，本试验拟采用PND_{15}

表 9-10-2　基于中枢神经系统和生殖系统差异的大鼠与人类年龄对比

大 鼠 （天）	对应人的年龄[a]（月/岁）	本试验大鼠 注射或恢复时间段（天）	对应人的年龄（月/岁）
PND_0至PND_9	早产新生儿	孕38周前出生 /	孕38周前出生
PND_9至PND_{10}	新生儿	出生～1个月 /	出生～1个月
PND_{10-21}	婴儿/幼儿	1个月～2岁 PND_{15}（首次注射）	1岁

注：大鼠年龄90天之前与人年龄对应的依据：Buelke-Sam J. Comparative schedules of development in rats and humans：implications for developmental neurotoxicity testing. Toxicological Sciences, 2003, 72: 169-169。[a] 来源于FDA

的幼龄离乳前大鼠给药。

（9）剂量换算

1）受试物的临床使用剂量：3 ～ 5 岁儿童，按 0.5 ～ 0.8 mL/kg。本试验 1 岁幼儿的临床使用剂量以 0.5 mL/kg 推算，则剂量为 6.0 mL/ 人（1 岁幼儿的平均体重以 10 kg 计算，相当于每天每人生药 13 g），采用的受试物浓度为原液 0.069 3 mL/mL，相当于生药 0.180 0 g/mL（5.0 mL 受试物以 5% 葡萄糖注射液或 0.9% 氯化钠注射液 50 ～ 100 mL 稀释，表 9-10-3）。

2）根据上述受试物的儿童临床剂量，3 ～ 5 岁儿童采用的受试物浓度为生药 0.305 9 g/mL。6 ～ 10 岁儿童为生药 0.162 5 g/mL。11 ～ 13 岁儿童为生药 0.162 5 g/mL。14 ～ 17 岁儿童为生药 0.192 6 g/mL。因此，受试物的临床使用最高浓度为 3 ～ 5 岁儿童对应的原液 0.117 6 mL/mL（相当于生药 0.305 9 g/mL，表 9-10-3）。

3）委托方提供的受试物说明书"注意事项6"明确注明"药品稀释应严格按照说明书用法用量配制，稀释液用量须为药液的 4 倍以上（含 4 倍），不得改变稀释液的种类。配药应即配即用，不宜长时间放置"，说明受试物临床使用的可能最大浓度为原液 0.2 mL/mL，相当于生药 0.52 g/mL〔药液：稀释液 =1：4，1÷5×

2.6=0.52（生药 g/mL）〕。

4）离乳前大鼠等效剂量：1 岁幼儿临床使用剂量为原液 0.5 mL/kg，相当于每天生药 1.3 g/kg（1 mL=2.6 g 生药），折算成大鼠（离乳前）的等效剂量为生药 7.8 g/kg（表 9-10-4）。

（10）给药体积选择：根据文献，大鼠单次静脉快速给药可能的最大给药体积为 20 mL/kg。离乳前大鼠（PND$_{15}$）的平均体重以 30 g 计算，则静脉注射的可能最大给药体积为 0.6 mL/30 g。由于激发时需静脉注射与致敏剂量相同的激发抗原加等量的 0.5% 伊文思蓝染料共 0.6 mL，故致敏阶段受试物的静脉注射给药体积为 0.3 mL/ 只。

（11）根据以上资料，采用儿科用中药注射液 AAA 临床使用的可能最大浓度原液 0.2 mL/mL（受试物低剂量组，生药 0.52 g/mL）和原液（受试物高剂量组，生药 2.6 g/mL）进行被动过敏试验，则儿科用中药注射液 AAA 的致敏剂量分别约为生药 5.2 g/kg（低剂量组）和生药 26 g/kg（高剂量组）。激发剂量同致敏剂量。

3. 剂距·5倍。

4. 实验剂量·见表 9-10-5。

（九）给药方法

（1）给药频率：抗体制备阶段隔天 1 次，共 3 次

表 9-10-3　儿科用中药注射液 AAA 临床推荐使用浓度

不同年龄人群	受试物量（原液 mL）	稀释液（mL）	稀释后总体积（mL）	受试物终浓度（原液 mL/mL）	受试物终浓度（生药 g/mL）
成人	20	250	270	0.074 1	0.192 6
14 ～ 17 岁儿童	20	250	270	0.074 1	0.192 6
11 ～ 13 岁儿童	15	225	240	0.062 5	0.162 5
6 ～ 10 岁儿童	10	150	160	0.062 5	0.162 5
3 ～ 5 岁儿童	10	75	85	0.117 6	0.305 9
2 岁儿童	7.8	75	82.8	0.094 2	0.244 9
1 岁儿童	5	75	80	0.069 3	0.180 0

表 9-10-4　儿科用中药注射液 AAA 离乳前大鼠静脉注射被动过敏试验临床剂量换算

人年龄（岁）	平均体重（kg）	临床剂量（原液 mL/ 人）	临床剂量（生药 g/ 人）	临床剂量（生药 g/kg）	大鼠药效起始剂量（生药 g/kg）	大鼠等效剂量（生药 g/kg）
1	10	5.0	13.0	1.3	2.34	7.8
2	12.5	6.25	16.25	1.3	2.34	7.8

注：① 1 岁婴幼儿体重为 10 kg，按原液 0.5 mL/kg 体重推算；② 2 岁儿童体重以 12.5 kg 计算，临床使用剂量按照原液 0.5 mL/kg 计算

表 9-10-5　儿科用中药注射液 AAA 离乳前大鼠静脉注射被动过敏试验剂量分组

阶　段	组　别	致敏剂量（原液 mL/只）	致敏剂量（原液 mL/kg）	致敏剂量（生药 g/kg）	临床剂量倍数	药效剂量倍数	动物数（只）♀	动物数（只）♂
致敏血清制备	阴性对照组	－	－	0	－	－	2	2
	低剂量组	0.06	2	5.2	4	2.22	2	2
	高剂量组	0.3	10	26	20	11.11	2	2
	阳性对照组	－	－	0.5	－	－	2	2

阶　段	组　别	激发剂量（原液 mL/只）	激发剂量（原液 mL/kg）	激发剂量（生药 g/kg）	临床剂量倍数	药效剂量倍数	动物数（只）♀	动物数（只）♀
激　发	阴性对照组	－	－	0	－	－	3	3
	低剂量组	0.06	2	5.2	4	2.22	3	3
	高剂量组	0.3	10	26	20	11.11	3	3
	阳性对照组	－	－	0.5	－	－	3	3

注：① 离乳前（PND_{15}）大鼠体重按 30 g 计算（本实验室背景数据）；② 受试物的临床拟用剂量（1 岁儿童）为原液 0.5 mL/kg，相当于每天生药 1.3 g/kg（1 mL 注射液原液含 2.6 g 生药），表中"临床剂量倍数"以生药 1.3 g/kg 计算；③ 大鼠的药效剂量按生药 2.34 g/kg 计算；④ 阳性对照组的致敏和激发剂量单位均为 g/kg

（PND_{15}、PND_{17} 和 PND_{19}）；另外一批动物采用上述致敏血清于 PND_{15} 致敏 24 h 后（PND_{16}）激发。

（2）给药途径：抗体制备和激发时均为静脉注射（佐剂为皮下注射），致敏时为皮内注射。

（3）给药量：抗体制备阶段 0.3 mL/只；被动致敏抗血清 0.1 mL/点；激发时 0.6 mL/只。

（4）给药速度：受试物致敏时的给药速度为 1.5 ～ 3.0 mL/min（10 ～ 20 s/只）。

（5）给药时间：抗体制备阶段 09:02 ～ 11:50。激发阶段 14:30 ～ 14:53。

（6）给药期限：3 次（PND_{15}、PND_{17} 和 PND_{19}）致敏进行抗体制备，隔天 1 次，末次致敏后第 10 天（PND_{29}）制备致敏血清；被动致敏 24 h 后激发。

（7）给予受试物的途径说明：与临床拟用途径一致。

（8）受试物配制方法：① 受试物：取儿科用中药注射液 AAA 原液（生药 2.6 g/mL）1 支，移取 2 mL 置于 10 mL 容量瓶中，以 0.9% 氯化钠注射液定容至刻度线即得到浓度为原液 0.2 mL/mL 的溶液。中药注射液 AAA 原液无需配制；② 阳性对照品：称取阳性对照品 BSA 0.5 g，置于 10 mL 无菌 EP 管中，加入 3 ～ 5 mL 0.9% 氯化钠注射液，轻轻振摇溶解后，转移至 10 mL 容量瓶中，以 0.9% 氯化钠注射液定容至刻度线

即得到浓度为 0.05 g/mL 的阳性对照溶液。具体配制方见表 9-10-6。

（9）受试物配制地点：XXX 配制室。

（10）受试物配制仪器和设备：移液枪和 10 mL 容量瓶。

（11）受试物的给予方法：按照有关大鼠静脉注射给药方法、大鼠皮下注射给药方法和大鼠皮内注射给药方法的 SOP 进行操作。

（十）实验方法和观察指标

1. 主要检测仪器·XXX-12R 离心机和 XXX-104 天平。

2. 实验方法

（1）受试物检测：受试物到达后，即检测受试物原液的含量。本试验在首次注射当天和末次注射结束当天检测原液 0.2 mL/mL（生药 0.52 g/mL）的受试物介质混合浓度。

（2）检疫及适应性饲养：孕鼠（GD_{15-16}）接收后称重，并检疫 5 天。根据每窝孕鼠的分娩数量选择合适的孕鼠（至少 4 ～ 6 只仔鼠/窝，雌雄各半）进行后续的交叉抚育。期间每天至少观察 1 次动物一般状况。

（3）体重：孕鼠于 GD_{16} 或 GD_{17} 及 GD_{20} 称重，母鼠分娩后的仔鼠于 PND_0、PND_7、PND_{14} 及 PND_{21} 和 PND_{29}（仅抗体制备阶段动物）称重。

表 9-10-6　儿科用中药注射液 AAA 离乳前大鼠静脉注射被动过敏试验受试物配制方法

阶　段	分　组	剂　量 （原液 mL/ 只）	受试物量 （mL）	溶液量 （mL）	目标浓度 （生药 g/mL）
致敏	阴性对照组	0	–	10	0
	低剂量组	0.06	2	10	0.52
	高剂量组	0.3	10	10	2.6
	阳性对照组	0.3	500 mg	10	0.05 g/mL
激发	阴性对照组	0	–	10	0
	低剂量组	0.06	2	10	0.52
	高剂量组	0.3	10	10	2.6
	阳性对照组	0.3	500 mg	10	0.05 g/mL

注：① 儿科用中药注射液 AAA 原液相当于生药量为 2.6 g/mL（1 mL 注射液相当于 2.6 g 生药）；② 阳性对照的目标浓度单位为 g/mL

（4）抗体制备阶段（PND_{15} ～ PND_{19}）：低剂量组和高剂量组 SD 大鼠分别尾静脉注射浓度为原液 0.2 mL/mL 和原液的中药注射液 AAA，注射体积为 0.3 mL；然后于动物脊背部分别皮下注射 FAC 0.2 mL/ 只，隔天 1 次，共 3 次（PND_{15}、PND_{17} 和 PND_{19}）。阴性对照组和阳性对照组分别给予氯化钠注射液和牛血清白蛋白，给药方式相同。

（5）抗血清制备：末次致敏注射后第 10 天（PND_{29}）采用 3% 戊巴比妥钠麻醉，腹主动脉采集血液约 1.5 mL/ 只，以 2 000 r/min 离心 10 min，分离血清，混匀后，−20℃ 保存，2 周内备用。

（6）被动致敏阶段（PND_{15}）：大鼠脊柱两侧背部剃毛（剃毛范围左右侧各 2 cm×4 cm，分为左上、左下、右上和右下四个区域）；上述各组抗血清用氯化钠注射液稀释成 1:1，后在预先剃毛区域分别皮内注射各相应组别的原液（左上和右上）和用氯化钠注射液稀释成 1:1 的抗血清（左下和右下）0.1 mL，注射时左上和左下间隔 1.5 cm，左上和右上分别距脊柱各 0.5 cm 左右。

（7）激发阶段（PND_{16}）：被动致敏 24 h 后，各组尾静脉注射与致敏剂量相同的激发抗原加等量的 0.5% 伊文思蓝染料共 0.6 mL，进行激发。

3. 观察指标

（1）一般状况观察：按实验动物一般状况观察规定每天观察 1 ～ 2 次动物的外观体征，记录动物外观、行为或异常体征；若发现死亡或濒死动物，及时剖检；分娩后动物在哺乳期内除上述内容外，还需要观察哺乳能力、筑巢能力等。

（2）体重：记录孕鼠 GD_{15} 或 GD_{16} 及 GD_{20} 体重并分析，记录母鼠 PND_0、PND_{14}、PND_{21} 和 PND_{29}（激发阶段的动物）体重并分析。

（3）观察分娩：动物自妊娠 GD_{21} 进行自然分娩的观察，每天分别在 8:30 ～ 9:30 和 16:30 ～ 17:30 进行观察，记录母鼠分娩时间、分娩情况、产仔数和死亡率等。如果动物到 GD_{25} 仍未自然分娩的，在 GD_{25} 当天 17:00 以后通过剖宫产结束妊娠。

（4）激发结果：激发 30 min 后将各组动物脱颈椎处死并放血，剪取背部皮肤，测量皮肤内层的斑点大小，直径 > 5 mm 者判定为阳性。不规则斑点的直径为长径与短径之和的一半。

（十一）统计分析

采用 SPSS 19.0 for Windows 统计软件，蓝斑直径等计量资料以单因素方差分析进行检验，结果用 $\bar{X}$ ± SD 表示；过敏反应发生率采用卡方检验。

（十二）结果

1. 受试物检测·① 注射前受试物原液即每支生药 26 g/10 mL 的儿科用中药注射液 AAA 含量检测结果为 10.5 mg/mL（以 XXX 计），与委托方提供的"药品检验报告书"检测结果含 XXX 10.2 mg/mL 误差为 2.9%，符合委托方提供的受试物含量测定标准（含 XXX 7.2 ～ 12.6 mg/mL），检验结果均合格；② 首次注射时，浓度为原液 0.2 mL/mL 的儿科用中药注射液 AAA 含量检测误差为 −2.84%（以 XXX 计），检验结果合格；③ 末次注射时，浓度为原液 0.2 mL/mL 的儿科用中药注射液AAA含量检测误差为−3.9%（以XXX计），检验结果合格。

2. 一般状况 ① 所有孕鼠一般状况良好，哺乳能力、筑巢能力均未见明显异常，抗体制备阶段的动物于GD_{21}分娩成功并于PND_2进行交叉抚育。满足致敏和激发阶段的动物GD_{21}分娩成功并于PND_1进行交叉抚育。在上述交叉抚育过程中未见仔鼠死亡或丢失等异常，表明试验交叉抚育获得的仔鼠可以满足试验要求；② 抗体制备致敏和激发阶段：各剂量组均未观察到动物出现明显异常。

3. 体重

（1）抗体制备阶段：交叉抚育过程中，各组动物体重均正常增长。

1）雄性动物：① 体重：在PND_7，各组雄性动物体重与阴性对照组相比均未见统计学差异（$P > 0.05$）；在PND_{14}，阳性对照组和高对照组雄性动物体重与阴性对照组相比明显升高（$P < 0.05$和$P < 0.01$）；在PND_{15}给予相应受试物后至PND_{21}发现仅高剂量组雄性动物体重与阴性对照组相比明显升高（$P < 0.05$）（表9-10-7）。② 体重增重：仅阳性对照组和高剂量组动物在PND_{7-14}体重增重与阴性对照组相比明显升高（$P < 0.05$和$P < 0.01$）。注射后（PND_{15}、PND_{17}和PND_{19}），PND_{14-21}体重增重与阴性对照组相比均未见统计学差异（$P > 0.05$）（表9-10-8）。

2）雌性动物：① 体重：在注射前PND_7和PND_{14}，各组动物体重与阴性对照组相比明显升高（$P < 0.05$和$P < 0.01$）；PND_{15}给予相应受试物后至PND_{21}发现仅阳性对照组和高剂量组动物体重与阴性对照组相比明显升高（$P < 0.05$）（表9-10-9）。② 体重增重：仅阳性对照组和高剂量组动物在PND_{7-14}体重增重与阴性对照组相比明显升高（$P < 0.05$和$P < 0.01$）。注射（PND_{15}、PND_{17}和PND_{19}）后，阳性对照组和高剂量组动物在PND_{7-14}体重增重与阴性对照组相比明显升高（$P < 0.05$和$P < 0.01$）（表9-10-10）。

表 9-10-7 儿科用中药注射液 AAA 离乳前大鼠静脉注射被动过敏试验对雄性大鼠体重的影响（$\bar{X} \pm SD$）

（单位：g）

组 别	动物数（只）	抗体制备阶段					致敏和激发阶段		
		PND_0	PND_7	PND_{14}	PND_{21}	PND_{29}	PND_0	PND_7	PND_{14}
阴性对照组	3	6.7 ± 0.3	16.4 ± 3.0	34.8 ± 3.6	61.1 ± 5.0	100.0	6.4 ± 0.4	25.7 ± 1.0	41.1 ± 1.8
低剂量组	3	6.2 ± 0.3	18.5 ± 1.5	37.7 ± 1.4	59.1 ± 3.1	90.8	6.2 ± 0.5	21.0 ± 0.7	40.2 ± 4.4
高剂量组	3	7.1 ± 0.2	19.9 ± 0.8	48.3 ± 1.1**	76.4 ± 1.8*	101.2	5.7 ± 0.4	22.9 ± 2.4	42.6 ± 4.8
阳性对照组	3	6.4 ± 0.3	17.0 ± 1.3	43.4 ± 4.1*	71.4 ± 6.3	101.1	6.8 ± 0.5	22..6 ± 4.0	36.8 ± 3.2

注：① 方差齐时采用Bonferroni分析，方差不齐时采用Games-Howell分析，与阴性对照组比较，*$P < 0.05$，**$P < 0.01$；② PND_0时尚未交叉抚育，动物数为各孕鼠实际分娩的4～8只；抗体制备阶段PND_7和PND_{29}动物数为交叉抚育后尚未给药的3只，PND_{21}动物数为交叉抚育后（离乳前）的3只，PND_{29}动物数为交叉抚育后开始给药的2只，仅列其平均数

表 9-10-8 儿科用中药注射液 AAA 离乳前大鼠静脉注射被动过敏试验对雄性大鼠体重增重的影响（$\bar{X} \pm SD$）

（单位：g）

组 别	动物数（只）	抗体制备阶段			致敏和激发阶段
		PND_{7-14}	PND_{14-21}	PND_{21-29}	PND_{7-14}
阴性对照组	3	18.4 ± 0.7	26.3 ± 2.6	36.5	15.4 ± 1.9
低剂量组	3	19.2 ± 0.9	21.5 ± 3.7	32.7	19.2 ± 3.8
高剂量组	3	28.4 ± 1.2**	28.1 ± 2.7	25.8	19.7 ± 2.6
阳性对照组	3	26.4 ± 3.2*	28.0 ± 5.3	29.7	14.2 ± 1.0

注：① 方差齐时采用Bonferroni分析，方差不齐时采用Games-Howell分析，与阴性对照组比较，*$P < 0.05$，**$P < 0.01$；② 抗体制备阶段PND_{21-29}动物数为交叉抚育后开始给药的2只，仅列其平均值

表 9-10-9　儿科用中药注射液 AAA 离乳前大鼠静脉注射被动过敏试验对雌性大鼠体重的影响（$\bar{X}$ ± SD）

（单位：g）

组　别	动物数（只）	抗体制备阶段					致敏和激发阶段		
		PND$_0$	PND$_7$	PND$_{14}$	PND$_{21}$	PND$_{29}$	PND$_0$	PND$_7$	PND$_{14}$
阴性对照组	3	6.5 ± 0.3	16.4 ± 0.7	35.0 ± 0.5	60.9 ± 1.6	98.0	6.2 ± 0.5	22.2 ± 5.3	35.5 ± 3.6
低剂量组	3	6.3 ± 0.3	19.3 ± 1.2[*]	38.2 ± 0.8[*]	59.2 ± 1.3	94.9	6.0 ± 0.2	20.4 ± 1.6	40.1 ± 5.0
高剂量组	3	6.8 ± 0.2	20.3 ± 0.9[**]	48.5 ± 0.7[**]	73.1 ± 0.8[*]	95.0	5.4 ± 0.5	21.8 ± 1.4	37.7 ± 2.3
阳性对照组	3	6.3 ± 0.3	19.4 ± 0.8[*]	48.8 ± 3.2[*]	77.6 ± 7.1[**]	105.6	6.6 ± 0.7	20.5 ± 2.1	37.6 ± 2.2

注：① 方差齐时采用Bonferroni分析，方差不齐时采用Games-Howell分析，与阴性对照组比较，$^*P < 0.05$，$^{**}P < 0.01$；② PND$_0$时尚未交叉抚育，动物数为各孕鼠实际分娩的4～7只；抗体制备阶段PND$_7$和PND$_{14}$动物数为交叉抚育后尚未给药的3只，PND$_{21}$动物数为交叉抚育后（离乳前）的3只，PND$_{29}$动物数为交叉抚育后开始给药的2只，仅列其平均值

（2）致敏和激发阶段：交叉抚育过程中，各组动物体重均正常增长。

1）雄性动物：① 体重：注射前，各组雄性动物体重与阴性对照组比较均未见统计学差异（$P>0.05$）（表9-10-7）；② 体重增重：注射前，各组动物PND$_{7-14}$体重增重与阴性对照组相比均未见统计学差异（$P>0.05$）（表9-10-8）。

2）雌性动物：① 体重：注射前，各组雄性动物体重与阴性对照组比较均未见统计学差异（$P>0.05$）（表9-10-9）；② 体重增重：注射前，各组动物PND$_{7-14}$体重增重与阴性对照组相比均未见统计学差异（$P>0.05$）（表9-10-10）。

4. 过敏反应结果·① 阳性对照组SD大鼠在原液和1:1抗血清注射点均未出现明显的直径 > 5 mm的蓝斑，因此阳性对照组被动皮肤过敏反应总阳性率为0/6；② 阴性对照组6只动物、低剂量组6只动物及高剂量组6只动物皮肤内层均未见蓝斑，过敏反应发生率为0/6（表9-10-11、表9-10-12、图9-10-2）。

（十三）影响研究可靠性和造成研究工作偏离试验方案的异常情况

（1）本试验原定请购孕鼠（GD$_{15-16}$）的体重范围为"330～450 g"，但被动致敏和激发阶段接收动物体重范围为"296.5～373.2 g（GD$_{16-17}$孕鼠）"，个别动物体重稍小于330 g。由于本试验主要考察受试物对孕鼠子代离乳前仔鼠（PND$_{15}$）的被动皮肤过敏反应，而非直接考察受试物对孕鼠的过敏反应。因此认为接收当天部分动物的体重偏差不会影响试验的整体结果。

（2）本实验原定注射开始和结束日期分别为"2019-XX-XX和2019-XX-XX"。由于本试验所需的出生后15日龄（PND$_{15}$）的仔鼠需要通过自行购买GD$_{16-17}$孕鼠分娩的子代经交叉抚育后获得，该分娩过程和交叉抚育过程延后导致注射开始和结束日期分别延迟为"2019-XX-XX"和"2019-XX-XX"，认定该注射时间的偏离不会影响实验的整体结果。

（3）本实验原定注射时间为"09:00～12:00"，实际激发时（2019-XX-XX）的注射时间为"14:30～

表 9-10-10　儿科用中药注射液 AAA 离乳前大鼠静脉注射被动过敏试验对雌性大鼠体重增重的影响（$\bar{X}$ ± SD）

（单位：g）

组　别	动物数（只）	抗体制备阶段			致敏和激发阶段
		PND$_{7-14}$	PND$_{14-21}$	PND$_{21-29}$	PND$_{7-14}$
阴性对照组	3	18.6 ± 0.6	25.9 ± 2.1	36.1	13.3 ± 2.2
低剂量组	3	18.9 ± 0.6	21.0 ± 0.9	35.4	19.7 ± 3.4
高剂量组	3	28.3 ± 0.4[**]	24.6 ± 0.7	22.3	15.9 ± 1.3
阳性对照组	3	29.4 ± 2.5[*]	28.8 ± 9.7	24.8	17.1 ± 2.7

注：① 方差齐时采用Bonferroni分析，方差不齐时采用Games-Howell分析，与阴性对照组比较，$^*P < 0.05$，$^{**}P < 0.01$；② 抗体制备阶段PND$_{21-29}$动物数为交叉抚育后开始给药2只，仅列其平均值

表 9-10-11　儿科用中药注射液 AAA 离乳前大鼠静脉注射被动过敏试验蓝斑直径（$\bar{X}$ ± SD）

（单位：mm）

组　别	动物数（只）	抗体制备剂量（生药 g/kg）	激发剂量（生药 g/kg）	原　　液		1:1	
				右上	左上	右下	左下
阴性对照组	6	0	0	0 ± 0	0 ± 0	0 ± 0	0 ± 0
低剂量组	6	5.2	5.2	0 ± 0	0 ± 0	0 ± 0	0 ± 0
高剂量组	6	26	26	0 ± 0	0 ± 0	0 ± 0	0 ± 0
阳性对照组	6	0.5	0.5	0 ± 0	0 ± 0	0 ± 0	0 ± 0

注：阳性对照组的致敏和激发剂量单位均为 g/kg；方差齐时采用 Bonferroni 分析，方差不齐时采用 Games-Howell 分析

表 9-10-12　儿科用中药注射液 AAA 离乳前大鼠静脉注射被动过敏试验过敏反应阳性率

组　别	动物数（只）	抗体制备剂量（生药 g/kg）	激发剂量（生药 g/kg）	原　　液		1:1		总阳性率
				阳性动物数（只）	阳性率	阳性动物数（只）	阳性率	
阴性对照组	6	0	0	0	0/6	0	0/6	0/6
低剂量组	6	5.2	5.2	0	0/6	0	0/6	0/6
高剂量组	6	26	26	0	0/6	0	0/6	0/6
阳性对照组	6	0.5	0.5	0	0/6	0	0/6	0/6

注：阳性对照组的致敏和激发剂量单位均为 g/kg；过敏反应总阳性率为计数资料，采用 Fisher 精确卡方检验

14:53"，该注射时间的偏离不会影响实验的整体结果。

（4）本试验开展过程中，SD 大鼠所在的饲养二室部分时间的湿度低于标准的 40%，具体为 "2019 -XX -XX 为 30.1%，2019 -XX -XX 为 30.0%，2019 -XX -XX 为 30.1%，2019 -XX -XX 为 31.7%，2019-XX-XX 为 34.5%"，实验员及饲养员在第一时间已经做出加湿措施，且相对于整个实验周期此次偏离的时间较短。同时本实验严格遵循 "随机、对照和重复" 的科学三要素，综合认定该短暂时间段的湿度偏离对整个实验结果影响较轻微。

（十四）讨论

（1）本试验的受试物儿科用中药注射液 AAA 为拟用于较低年龄段（1 岁左右）婴幼儿的中药注射剂，故本试验采用相当于人年龄 1 岁左右的幼龄（PND$_{15}$）离乳前大鼠开展试验，考察受试物的被动皮肤过敏反应。

（2）体重

1）抗体制备阶段：① 给予受试物前（交叉抚育过程，PND$_{15}$前），阳性对照组和高剂量组雄性动物在 PND$_{14}$ 的体重与阴性对照组相比均明显升高（$P < 0.05$ 和 $P < 0.01$），各组雌性动物 PND$_7$ 和 PND$_{14}$ 体重与阴性对照组相比明显升高（$P < 0.05$ 和 $P < 0.01$）；② 给予受试物后，高剂量组 PND$_{21}$ 的雄性动物体重与阴性对照组相比明显升高（$P < 0.05$）。阳性对照组和高剂量组 PND$_{21}$ 雌性动物体重与阴性对照组相比明显升高（$P < 0.05$）；③ 进一步分析动物体重增重发现，给予受试物前仅阳性对照组和高剂量组雌雄动物在 PND$_{7-14}$ 的体重增重与阴性对照组相比明显升高（$P < 0.05$ 和 $P < 0.01$）。给予受试物后，各剂量组的雌雄动物体重增重与阴性对照组相比均无统计学差异（$P > 0.05$）。因此认为各剂量组雌雄动物的体重差异为注射前交叉抚育过程中本体的抚育差异，与受试物无关；④ 综上，各剂量组注射前（PND$_7$ 和 PND$_{14}$）及注射后（PND$_{21}$）的体重差异源自注射前交叉抚育过程中仔鼠自身的抚育差异，与受试物无关。

2）致敏和激发阶段：各组动物的体重及 PND$_{7-14}$ 的体重增重与阴性对照组相比均未见统计学差异（$P > 0.05$）。

（3）过敏反应

1）阴性对照组、受试物低和高剂量组的各 6 只动

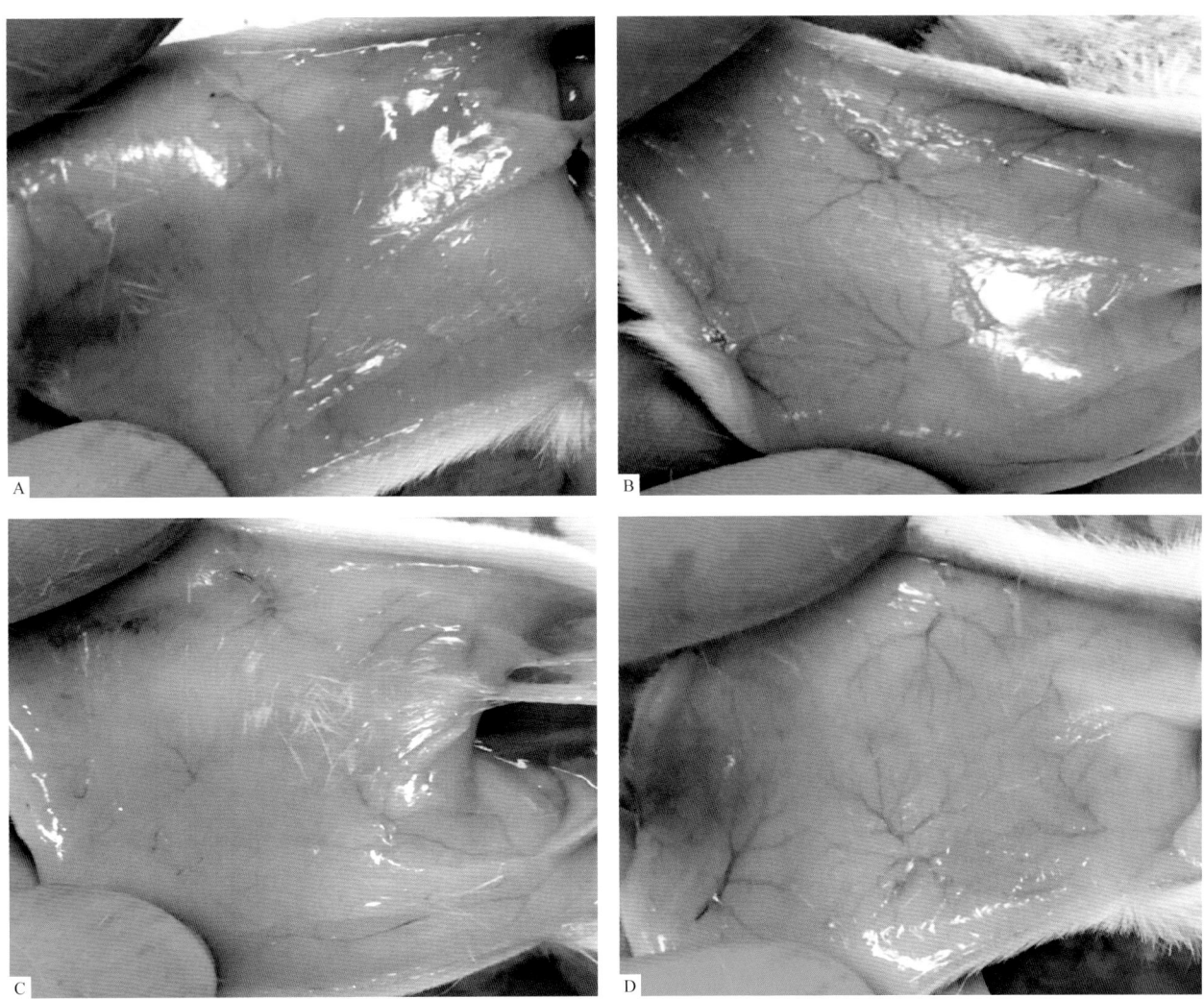

图 9-10-2　儿科用中药注射液 AAA 离乳前大鼠静脉注射被动过敏试验蓝斑图
A. 阳性对照组无蓝斑（024#）；B. 阴性对照组无蓝斑（023#）；C. 低剂量组无蓝斑（019#）；D. 高剂量组无蓝斑（022#）

物皮肤内层均未见蓝斑，过敏反应发生率为 0，同时阳性对照组 SD 大鼠在抗血清原液和 1 : 1 稀释抗血清注射点均未出现直径 > 5 mm 的蓝斑，说明在本试验系统下，阴性对照组和阳性对照组的过敏反应结果均为阴性。

2）有文献报道采用无特殊病原体的 SD 大鼠，以人血清白蛋白作为阳性致敏物进行被动皮肤过敏反应时，PCA 特异性抗体滴度可以在 3 周龄雄性动物体内检测到，并在 11 ～ 13 周龄动物体内达到高峰，之后位维持不变，并可以持续至 40 周龄，且雄性动物被推荐作为 PCA 反应的动物，但文献中关于 PCA 结果的评价未见对蓝斑的任何描述。

3）在本实验室采用成年 SD 大鼠（注射时间相同，阳性对照致敏物剂量和注射途径均一致），同时进行的 PCA 结果显示同等剂量的阳性对照物可见明显

的直径 > 5 mm 的蓝斑，过敏反应发生率可达 3/6，而同等剂量的阳性致敏物对刚离乳大鼠的过敏反应结果却为阴性。

4）由于本实验采用的为小于 3 周龄（PND15）的离乳前 SD 大鼠，故综合本试验过敏反应结果、文献结果及刚离乳大鼠和成年大鼠过敏反应对照结果，认为本试验设定的条件下，采用离乳前（PND15）大鼠无法准确判定受试物儿科用中药注射液 AAA 的过敏反应结果。

（十五）结论

在本实验设定的条件下，采用幼龄离乳前（PND15）SD 大鼠进行被动皮肤过敏试验，浓度为原液 0.2 mL/mL（低剂量组，临床拟用的可能最大浓度）和浓度为原液 1 mL/mL（高剂量组，临床拟用的可能最大浓度 5 倍时）的儿科用中药注射液 AAA 被动皮肤

过敏反应结果均无法准确判定。

（十六）参考文献

［1］Diehl KH, Robin Hull, David Morton, et al. A good practice guide to the administration of substances and removal of blood, including routes and volumes［J］. J Appl Toxicol, 2001, 21: 15-23.

［2］Hirokazu Okudaira, Tatsuo Suzuki, Tadaatsu Ogita. A study of the rat passive cutaneous anaphylaxis (PCA) reaction for the assay of mouse IgE antibody［J］. J Immunological Methods, 1980, 33: 369-377.

［3］Buelke-Sam, J. Comparative schedules of development in rats and humans: implications for developmental neurotoxicity testing［J］. Toxicological Sciences, 2003, 72: 169.

［4］孙祖越，周莉.药物生殖与发育毒理学［M］.上海：上海科学技术出版社，2015.

［5］周莉，孙祖越.儿科用药幼龄动物发育毒性研究中指标设定及中药安评的特别关注点［J］.中国药理学与毒理学杂志，2016，30（1）：21-28.

［6］孙祖越，周莉，韩玲.儿科用药非临床安全性评价要则及中药评价的特殊性［J］.中国药理学与毒理学杂志，2016，30（1）：13-20.

［7］孙祖越，周莉.儿科用药非临床安全性评价中方案设计的策略［J］.中国新药杂志，2016，25（21）：2473-2482.

［8］周莉，孙祖越.非临床安全性评价中离乳前给药的幼龄动物分组设计［J］.中国新药杂志，2016，25（21）：2483-2488.

［9］蒋一方，Tim Cole，潘蕙琦，等.上海市区0～18岁年龄别身高及体重标准研制［J］.上海预防医学杂志，2007，19（11）：544-547.

（十七）记录保存

（1）除计算机或自动化仪器直接采集的数据外，其他所有在实际研究中产生的数据均记录在表格或记录纸上。并随时整理装订。所有数据记录都注明记录日期，并由记录人签字。对原始记录进行更改时按要求进行。

（2）记录的所有数据都由另一人（非做记录的人）进行核查、签字。保证数据可靠。研究结束后，递交最终报告时，所有原始资料、文件等材料均交档案室保存。具体管理内容、程序和方法按本中心制定的标准操作规程执行。

（十八）资料归档时间和地点

保存单位：XXX。

邮编：XXX。

保管人：XXXX。

电话：XXX。

归档时间：2019-XX-XX。

保存时间：>10年。

（骆永伟）

第十章

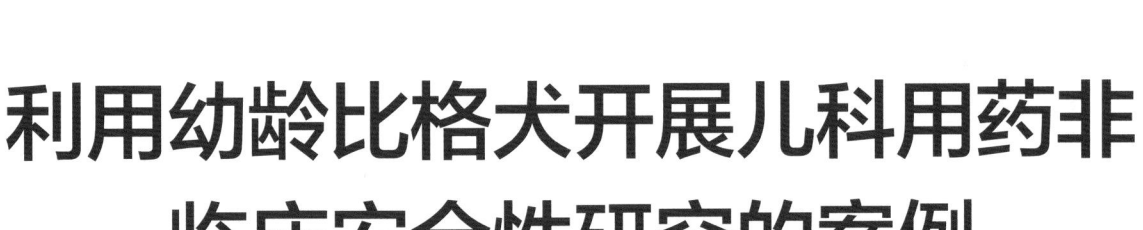

利用幼龄比格犬开展儿科用药非临床安全性研究的案例

第一节

儿科用中药注射液 EEE 刚离乳比格犬
静脉注射安全药理学试验

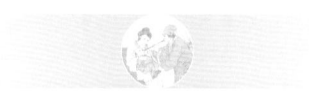

摘 要

■ 目的

通过儿科用中药注射液EEE对刚离乳（PND_{49}）的比格犬呼吸及心血管系统的影响，考察药物可能关系到人安全性的非期望出现的药理作用。

■ 方法

采用窝间设计分组，24只幼龄比格犬分为低（原液0.8 mL/kg）、中（原液1.6 mL/kg）、高剂量组（原液4.0 mL/kg）和溶媒对照组，每组6只动物，雌雄各半；平行测定动物给药前（0 h）和给药后10 min（0.17 h）、30 min（0.5 h）、1 h、4 h和8 h的心电图、呼吸、血压及肛温。

■ 结果

（1）一般状况：给药后高剂量组出现排稀便、呕吐等反应，给药结束后均恢复正常。符合高剂量以不产生严重毒性反应为限的要求。

（2）心电指标：相同时间点各剂量组与溶媒对照组比较，以及各剂量组与给药前自身比较，虽然有轻微波动，个别时间点具有统计学差异，但是波动范围均很小（10%左右），认为给予儿科用中药注射液EEE未对幼龄比格犬心电指标产生明显影响。

（3）呼吸指标：相同时间点各剂量组与溶媒对照组比较，均在正常范围内轻微波动，未见统计学差异；各剂量组与给药前自身比较，在个别时间点潮气量轻微波动，尽管具有统计学差异，除了中剂量组1 h时潮气量与给药前比较降低33.6%，其余波动范围在20%左右，认为给予儿科用中药注射液EEE未对幼龄比格犬呼吸频率和潮气量产生明显影响。

（4）血压指标：相同时间点各剂量组与溶媒对照组比较，以及各剂量组与给药前自身比较，均在正常范围内轻微波动，未见统计学差异；认为给予儿科用中药注射液EEE未对幼龄比格犬血压产生明显影响。

（5）体温变化：各剂量组动物体温在个别时间点轻微波动，但均在正常范围内，也未见统计学差异；认为给予儿科用中药注射液EEE未对幼龄比格犬体温产生明显影响。

（6）个别动物心电指标轻微波动，该现象也出现于溶媒对照组，未见剂量及时间相关性；考虑由于动物顺应性不同，不同动物检测过程中精神紧张程度及配合程度均有差异而使检测指标有一定程度的波动，但未出现一定的趋势，综合动物一般反应情况，认为这些波动的出现是动物正常的生物学差异，与给予受试物无关。

▪ 结论

在本试验条件下，单次给药静脉给予幼龄比格犬（PND$_{49}$）儿科用中药注射液 EEE 原液 0.8 mL/kg、1.6 mL/kg 和 4.0 mL/kg（以生药量计算分别为生药 0.27 g/kg、0.54 g/kg 和 1.34 g/kg）对比格犬的呼吸、心血管系统及体温无明显影响，其安全剂量为犬等效剂量的 5 倍、临床剂量的 10 倍、药效学剂量的 6.70 倍。

（一）目的

通过儿科用中药注射液 EEE 对刚离乳（PND$_{49}$）比格犬呼吸及心血管系统的影响，考察药物可能关系到人安全性的非期望出现的药理作用。

（二）受试物

（1）名称：儿科用中药注射液 EEE。

（2）受试物号：2017-XXX。

（3）批号：S20170901。

（4）稳定性：常温稳定。

（5）含量：XXX 含量 50 ～ 150 μg/mL。

（6）性状：棕红色澄明液体，pH 7 ～ 8。

（7）提供单位：XXX 药业股份有限公司。

（8）规格：5 mL/支（生药 0.335 g/mL）。

（9）有效期：XXXX 年 X 月。

（10）保存条件：密封、避光保存。

（11）配制方法：用 0.9% 氯化钠注射液配制。

（三）溶媒对照

（1）名称：氯化钠注射（生理盐水）液。

（2）批号：A17021801。

（3）成分：氯化钠。

（4）使用浓度：4.5 g : 500 mL（0.9%）。

（5）提供单位：XXX 药业股份有限公司。

（6）有效期至：XXXX-01。

（7）规格：500 mL/瓶。

（8）保存条件：密闭保存。

（9）配制方法：无需配制。

（四）特殊药品

（1）名称：戊巴比妥钠。

（2）批号：201701。

（3）成分：戊巴比妥钠。

（4）含量：≥99.03%。

（5）提供单位：XXX。

（6）规格：25 g/瓶。

（7）使用浓度：0.03 g/mL。

（8）保存条件：常温，密闭。

（9）配制方法：用氯化钠注射液配制。

（五）动物资料

（1）种：犬。

（2）系：比格犬。

（3）性别和数量：12 窝母犬，38 只雄性幼龄犬，30 只雌性幼龄犬。

（4）年龄：幼龄犬接收时 4 ～ 5 周龄（PND$_{28-30}$），给药时 PND$_{49}$（刚离乳）。

（5）体重范围：接收时雌雄幼犬体重均为 0.88 ～ 2.50 kg。

（6）来源：XXX 实验动物研究中心。

（7）等级：普通级。

（8）合格证号及发证单位：合格证号 201825135；实验动物生产许可证 SCXK（X）2016-0009，XXX 科学技术委员会；实验动物使用许可证 SYXK（X）2018-0017，XXX 科学技术委员会。

（9）动物接收日期：XXXX-06-09。

（10）实验系统选择说明：比格犬是毒理学安全性药理研究中公认的标准动物之一。根据国家食品药品监督管理总局制定的《药物安全药理学研究技术指导原则》（2014 年）和《儿科用药非临床安全性研究技术指导原则（征求意见稿）》（2017 年）应根据试验期限和临床拟用人群确定动物年龄，由于受试物拟用于儿童，故本试验使用幼龄（刚离乳）比格犬。委托方同意使用该种动物。

（11）实验动物识别方法：动物到达后，按要求接收，母犬采用其自带的原始编号，幼犬按机构统一的编号方法，为每只动物指定一个单一的研究动物号。原始资料中使用研究动物号来识别。

（12）饲料及饮用水：饲料为由XXX生物科技有限公司生产的犬料，批号20180508（幼犬）、20180604（母犬）；本中心每年度抽检饲料一次，委托XXX饲料质量监督检验站检测，依据相应的GB和GB/T，检验粗蛋白质、粗脂肪、粗纤维、水分、钙、总磷含量，以及细菌总数、大肠菌群、黄曲霉毒素B₁、砷、铅、镉和汞等，质量均合格。饮用水为自来水，每年度检测一次，委托XXX疾病预防控制中心检测，参照生活饮用水卫生标准，检测浑浊度、菌落总数、游离余氯和总大肠菌群等，所检项目均符合评价依据的要求。

（13）饲养条件和环境：动物饲养在XXX大动物（犬、猴）实验室，饲养于不锈钢笼内，离乳前1窝/笼；每天每只母犬喂犬专用饲料250 g左右。上午、下午和晚上各喂食1次，自由饮水；室温23～24℃，相对湿度58%～69%，空调通风，光照明暗各12 h。

（六）分组和剂量设置

1. 分组方法

（1）设溶媒对照组（0.9%氯化钠注射液）及儿科用中药注射液EEE低、中和高剂量组，共4组，每组6只动物，雌雄各半；各组动物数量和解剖计划详见表10-1-1。

（2）分组考虑：① 采用窝间设计（between litter design）或称整窝设计（whole litter design）分组，即窝内所有幼仔接受相同剂量，基于"3R"原则，以及避免窝内污染；② 理想的情况下，每窝包含母犬和4～6只幼犬（2/3雌性+2/3雄性），则每窝至少提供1雌性1雄性（根据出生数量的不同，也许提供2雌性1雄性或1雌性2雄性或2雌性2雄性）幼龄犬分配至给药4周（给药期）；如果某些窝中的幼犬数量和性别达不到理想化的要求，则增加窝数和幼犬数以满足表10-1-1的分组和数量需求。

（3）具体分组：① 母犬采用其自带的原始编号，首先，按照每窝母犬分娩的日期归类划分区组，同一

天分娩或邻近日期的，每4窝犬分在相同区组，然后按照进入动物房的先后顺序号，随机分入4组；② 在儿科用中药注射液EEE刚离乳比格犬静脉滴注4周重复给药毒性试验项目中，根据每窝幼龄犬的数量和性别分别排序，再根据体重和窝别随机分配入溶媒对照组和儿科用中药注射液EEE低、中和高剂量组，每组12只幼龄犬，雌雄各半，共计48只；每组雌雄幼龄犬按编号从小到大排序，选择每窝雌雄编号小的动物在重复给药毒性试验首次给药时，进行一般药理学指标检测；③ 本试验与重复给药毒性试验共用溶媒对照组，将"重复给药毒性试验"的低和中剂量组设置为本试验的中和高剂量组，再从各窝剩余的幼犬中选择编号在前的6只动物（雌雄各3只）作为低剂量组。

2. 剂量设置依据

（1）功能主治：清热、化痰、解毒；用于风温肺热病痰热阻肺证，症见发热、咳嗽、咳痰不爽、咽喉肿痛、口渴、舌红、苔黄；肺炎早期、急性支气管炎、慢性支气管炎急性发作及上呼吸道感染属上述证候者。

（2）委托单位提供的临床使用方案：儿科用中药注射液EEE的临床使用剂量为成人一般一次20 mL，重症患者一次可用40 mL，加入5%葡萄糖注射液或0.9%氯化钠注射液250～500 mL，静脉滴注，控制滴数每分钟不超过60滴，每天1次；儿童按0.3～0.5 mL/kg，最高剂量不超过20 mL，加入5%葡萄糖注射液或0.9%氯化钠注射液100～200 mL，静脉滴注，控制滴数每分钟30～60滴，每天1次；或遵医嘱；药液稀释倍数不低于1∶10（药液∶溶媒），稀释后药液必须在4 h内使用。

（3）委托单位提供的药效学资料：① 儿科用中药注射液EEE生药1.0 g/kg对内毒素与酵母菌致热大鼠有降温作用（$P < 0.01$），折算成犬的药效学剂量为生药0.33 g/kg；② 儿科用中药注射液EEE生药1.2 g/kg

表 10-1-1　各组动物数量计划表

组　别	幼犬总数合计（只）	理想状态窝数（窝＝母犬＋幼犬）	实际窝数（窝＝母犬＋幼犬）
溶媒对照组	3♀；3♂	3～4窝（母犬+3/2♀+3/2♂）	3窝（母犬+2♀+2♂）
低剂量组	3♀；3♂	3～4窝（母犬+3/2♀+3/2♂）	3窝（母犬+2♀+2♂）
中剂量组	3♀；3♂	3～4窝（母犬+3/2♀+3/2♂）	3窝（母犬+2♀+2♂）
高剂量组	3♀；3♂	3～4窝（母犬+3/2♀+3/2♂）	3窝（母犬+2♀+2♂）

对氨水与二氧化硫致咳小鼠有一定的镇咳作用（$P < 0.01$），折算成犬的药效学剂量为生药0.2 g/kg；③ 在抗炎作用方面，儿科用中药注射液 EEE 生药1.0 g/kg 能够抑制大鼠慢性炎症（肉芽肿）的产生，折算成犬的药效学剂量为生药0.17 g/kg；④ 综上，犬的药效学剂量取中间数，以生药0.2 g/kg 计算。

（4）委托单位提供的毒性资料

1）比格犬急性毒性：按儿科用中药注射液 EEE 原液和最大给药容量（20 mL/kg）给予犬（9～10月龄/7～8 kg）静脉滴注，单次给药的剂量为20 mL/kg，约相当于人临床单日剂量（mL/kg）的69倍；无动物死亡，部分动物在开始给药后30 min 左右发生呕吐，可能对胃肠道有一定刺激作用。体重、体温、心电图、血液学等观察和检测指标均未见明显异常。

2）比格犬长期毒性：① 给药预试时发现如果以原液进行静脉滴注，对血管刺激较大。所以高剂量组采用犬静脉滴注最大给药容量（20 mL/kg），EEE 原液进行1∶1稀释给予比格犬静脉滴注，相当于给予原液10 mL/kg；② 比格犬（8～10月龄/6～8 kg）按试验剂量原液2.50 mL/kg（低剂量）、5.00 mL/kg（中剂量）和10.00 mL/kg（高剂量）连续静脉注射给予3个月，各剂量组均未见明显毒性反应。其中雄性比格犬

给药组血浆纤维蛋白原含量在给药13周出现降低，但相关凝血-时间指标变化不明显；给药13周和恢复期末多数中、高剂量给药组动物肝血窦内吞噬黄褐色色素的库普弗细胞增多，但对肝脏功能无不良影响；高浓度的受试样品对给药局部也有额外的刺激作用。

（5）年龄依据：① 根据文献，犬49～63日龄（7～9周）离乳；22～42日龄（3～6周）幼龄犬，相当于人的婴儿/幼儿时期，年龄为28天～23个月之间；② 本试验采用刚离乳（PND49）幼龄犬首次给药，预计相当于人的年龄2～3岁，由于未发现 PND49 与人年龄直接对应关系的文献，故根据相关文献报道的"犬6周龄相当于人2岁，犬20周龄相当于人12岁"，以及表10-1-2，按照"周龄"与"岁"对应来推断，预估刚离乳 PND49 幼犬相当于人的2～3岁。

（6）剂量换算：① 受试物临床使用剂量为儿童0.3～0.5 mL/kg，取中间剂量0.4 mL/kg 计算（表10-1-3）；② 1个月幼儿临床使用剂量2.0 mL/人（=0.4 mL/kg×5 kg/人），以生药含量计算则剂量为每天生药0.67 g/人（=生药0.335 g/mL×2.0 mL/人）；③ 2岁幼儿临床使用剂量5.2 mL/人（=0.4 mL/kg×13 kg/人），以生药含量计算则剂量为每天生药1.74 g/人（=生药0.335 g/mL×5.2 mL/人）；④ 12岁儿童临

表 10-1-2　比格犬与人类年龄对比

比格犬（天）	对应人的年龄[a]（月/岁）		本试验比格犬给药或恢复时间段（天）	本试验对应人的年龄（月/岁）
1至（4～10）	早产新生儿	孕38周前出生	/	孕38周前出生
5至（11～21）	新生儿	出生～1个月	/	出生～1个月
22～42	婴儿/幼儿	1个月～2岁	/	1个月～2岁
43～140（F）/170（M）	儿童	2～12岁	PND49	预估2～3岁

注：F，雌性；M，雄性。[a] 来源于FDA。

表 10-1-3　儿科用中药注射液 EEE 刚离乳比格犬静脉注射一般药理学试验临床剂量换算

人年龄（岁）	平均体重（kg）	临床小儿剂量（原液mL/人）	临床小儿剂量（生药g/人）	临床小儿剂量（生药g/kg）	折算成犬剂量（生药g/kg）
1个月	5	2.0	0.67	0.13	0.27
2岁	13	5.2	1.74	0.13	0.27
12岁	43	17.2	5.76	0.13	0.27

注：儿童按体重0.3～0.5 mL/kg，取中间剂量0.4 mL/kg 计算，则1个月幼儿临床使用剂量2.0 mL/人，以生药含量计算则剂量为每天生药0.67 g/人。2岁幼儿临床使用剂量5.2 mL/人，以生药含量计算则剂量为每天生药1.74 g/人。12岁儿童临床使用剂量17.2 mL/人，以生药含量计算则剂量为每天生药5.76 g/人

床使用剂量17.2 mL/人（=0.4 mL/kg×43 kg/人），以生药含量计算则剂量为每天生药5.76 g/人（=生药0.335 g/mL×17.2 mL/人）。

（7）给药体积选择

1）根据文献报道，犬（成年）单次静脉快速给药可能的最大给药体积为2.5 mL/kg，静脉缓慢给药可能的最大给药体积为5.0 mL/kg；另一方面，成年比格犬的循环血量为79～90 mL/kg；2 h内单次给药的给药体积应小于循环血量的10%。考虑到幼龄犬的承受能力，单次静脉快速给药体积选择不大于8.0 mL/kg。

2）同时，文献报道，犬（成年）快速静脉内注射生理盐水6 mL/kg（<1 min）时，犬的血细胞容量及心率方面没有发现可观察到的改变。

3）根据文献，幼龄犬静脉滴注可能的最早时间为PND_{56}；在此之前，可采用静脉推注给药。

4）综上，为了达到可能的最大给药量，根据预试验给药体积的尝试（8.0 mL/kg）及考虑到幼龄犬的

承受能力，结合给药期间幼龄犬的年龄成长因素和静脉对重复给药的承受能力，本试验重复给药的静脉推注给药体积选择10 mL/kg。

（8）根据《药物安全药理学研究技术指导原则》要求，安全药理学试验的剂量应包括或超过主要药效学的有效剂量或治疗范围。如果安全药理学研究中缺乏不良反应的结果，试验的最高剂量应设定为相似给药途径和给药时间的其他毒理试验中产生毒性反应的剂量。

（9）根据现有资料，拟定刚离乳比格犬静脉注射一般药理学低、中和高剂量分别为0.8 mL/kg、1.6 mL/kg和4.0 mL/kg，以生药量计算分别为生药0.27 g/kg、0.54 g/kg和1.34 g/kg，相当于犬等效剂量的2倍、5倍和10倍；溶媒对照组动物给予等容量生理盐水。

3. 剂距·2～2.5倍。

4. 剂量·见表10-1-4。

表 10-1-4　儿科用中药注射液 EEE 刚离乳比格犬静脉注射一般药理学试验剂量分组

组　　别	剂量（原液 mL/kg）	剂量（生药 g/kg）	等效剂量倍数（约）	临床剂量倍数（约）	药效学剂量倍数（约）	动物数（只）♀	动物数（只）♂
溶媒对照组	–	–	–	–	–	3	3
低剂量组	0.8	0.27	1	2	1.34	3	3
中剂量组	1.6	0.54	2	4	2.68	3	3
高剂量组	4.0	1.34	5	10	6.70	3	3

注：受试物临床儿童使用剂量为每天生药0.13 g/kg，表中"等效剂量倍数"以不同年龄"折算犬等效剂量每天生药0.27 g/kg"计算，"临床剂量倍数"以不同年龄"小儿剂量为每天生药0.13 g/kg"计算，"药效学剂量倍数"以折算的犬药效学剂量生药0.2 g/kg计算

（七）给药方法

（1）给药频率：1次/天。

（2）给药途径：静脉推注。

（3）给药速度：3～5 mL/min。

（4）给药量：10.0 mL/kg。

（5）给药时间：09:26～09:50。

（6）给药期限：1天。

（7）给予受试物的途径说明：与临床使用途径一致。

（8）受试物配制方法：① 受试物到达后，检测受试物原料药的含量；首次给药时，检测受试物介质混合浓度；② 按受试物配制要求，在超净工作台内无菌配制受试物，受试物采用生理盐水稀释至所需浓

度；现用现配。具体配制方法见表10-1-5。

（9）受试物配制地点：本中心配制室。

（10）受试物配制仪器：超净工作台，药物混悬器。

（11）受试物的给予方法：按照有关犬静脉注射给药的SOP进行操作。

（八）实验方法和观察指标

1. 主要检测仪器·XX-2006心电图解析系统、XXX遥测系统和XX-98E智能无创血压计。

2. 实验方法和观察指标

（1）动物接收：4～5周龄（PND_{31-34}）幼犬随母犬一并送达本中心，母犬采用其自带的原始编号，幼犬按照机构统一的编号方法进行编号，并详细观察幼

表 10-1-5　儿科用中药注射液 EEE 刚离乳比格犬静脉注射一般药理学试验受试物配制方法

分　　组	剂量（原液 mL/kg）	受试物量（mL）	溶液量（mL）	目标浓度（原液 mL/mL）
溶媒对照组	–	–	–	–
低剂量组	0.8	0.8	10	0.08
中剂量组	1.6	1.6	10	0.16
高剂量组	4.0	4.0	10	0.40

注：各个剂量组配制的总药量随动物体重的增加而相应改变，此表表示的是第一次且每只动物体重不超过 1.0 kg 时的配制举例

犬外观、体征和行为活动等一般状况，选取无明显异常的动物进行后续试验。

（2）检疫和适应性饲养：幼龄犬接收后按实验动物检疫管理规定检疫并适应性饲养观察 2 周，于第 2 周偏晚时间（由于动物年龄小，检测适当推迟）对体重、体温（肛温）、血压、心电图进行检测。

（3）受试物检测：首次给药前进行受试物检测的方法学验证，检测受试物浓度（或含量）和稳定性；给药当天检测受试物−溶媒混合浓度。

（4）给予受试物：选择符合试验要求的动物，分组后静脉给药 1 次。

（5）观察指标：① 检测指标：给药前后不同时间点动物清醒状态下呼吸（频率、深度和幅度）、血压（收缩压、舒张压，计算平均动脉压）、心电图（心律、心率、P 波、PR 间期、R 波、QRS、ST 段、T 波、QT 间期和 QTc）及体温（肛温），检测期间同时观察动物一般状况；② 检测时间：给药前（0 h）和给药后 10 min、30 min、1 h、4 h 和 8 h。

（九）统计分析

采用 SPSS 统计软件分析各类数据。组间比较以单因素方差分析或非参数检验，结果用 $\bar{X} \pm SD$ 表示；组内给药前后比较以重复测量的方差分析进行统计分析；如每组样本量≤2 或出现异常时，分析个体资料，进行描述性分析，统计结果取其均值或个体值表述。

（十）结果

1. 受试物检测·试验期间检测受试物含量、受试物−介质混合浓度及其稳定性，均符合试验要求。

（1）原料药检测：试验给药前，进行原料药检测，含量以 XXX 计为 87.32 μg/mL，符合要求（委托方提供的含量测定标准：以 XXX 计，应为 50 ～ 150 μg/mL）。

（2）受试物配制后浓度检测：首次给药当天，误差为 −1.63%（0.08 mL/mL）、2.03%（0.16 mL/mL）、−1.52%（0.40 mL/mL）；末次给药，误差为 −1.59%（0.16 mL/mL）、 −3.82%（0.40 mL/mL）、 −2.70%（0.80 mL/mL），均符合要求。

（3）稳定性检测：首次给药前 2 天检测，三个浓度的受试物溶液室温放置 6 h 后稳定性分别为 97.99%（0.08 mL/mL）、99.90%（0.16 mL/mL）、98.48%（0.40 mL/mL），均符合要求。

2. 动物一般状况·高剂量组 003#、014#、029#、067# 给药后排稀便，014#、048# 给药后呕吐；其余组别未观察到明显异常反应。

3. 心电检查·包括心率（HR）、P 波、R 波、ST 段、T 波、QRS、PR 间期及 QT 间期，检测时间点为给药前及给药后 10 min、30 min、1 h、4 h 和 8 h。各组间比较统计结果见表 10-1-6 和图 10-1-1 ～图 10-1-8（部分图谱示例）。

（1）相同时间点各剂量组与溶媒对照组比较：① 给药 10 min 后，高剂量组 P 波增加（$P < 0.01$）；② 给药 30 min 后，中剂量组 R 波增加（$P < 0.05$）；③ 给药 4 h 后，中剂量组 ST 段增加（$P < 0.05$）；④ 给药 8 h 后，中剂量组 QRS 降低（$P < 0.05$）；⑤ 其余时间点未见统计学差异（$P > 0.05$）。

（2）各剂量组与给药前自身比较：① 给药 10 min 后，低剂量组 HR、P 波降低（$P < 0.05$），PR 间期增加（$P < 0.01$）；② 给药 1 h 后，溶媒对照组 R 波降低（$P < 0.05$），中剂量组 QTcF、QTcV 增加（$P < 0.05$ 或 $P < 0.01$）；③ 给药 4 h 后，低剂量组 R 波降低（$P < 0.01$），中剂量组 QTcF 增加（$P < 0.05$），高剂量组 T 波降低（$P < 0.01$）；④ 给药 8 h 后，溶媒对照组 HR、R 波降低（$P < 0.05$），QRS、QT 间期和 QTcV 延长（$P < 0.05$）；⑤ 其余时间点各组动物给药后心律、心率、ST 段及 QT 间期等未见明显改变。

表 10-1-6　儿科用中药注射液 EEE 对刚离乳比格犬心电图的影响（$\bar{X}$±SD）

检测指标	时间	动物数（只）	溶媒对照组	低剂量组	中剂量组	高剂量组
HR（次/min）	给药前	6	195±28	219±23	185±31	192±16
	10 min	6	190±15	179±20#	167±35	183±46
	30 min	6	175±23	190±25	173±36	192±29
	1 h	6	181±30	188±30	168±38	190±33
	4 h	6	172±14	190±17	166±48	203±29
	8 h	6	161±21#	188±24	155±43	181±29
P波（1/100 mV）	给药前	6	18±10	19±6	16±8	18±3
	10 min	6	13±2	13±4#	15±8	19±3**
	30 min	6	15±6	14±5	19±6	16±5
	1 h	6	14±5	13±4	13±6	16±4
	4 h	6	15±6	12±4	12±2	14±7
	8 h	6	12±3	12±3	13±5	15±7
R波（1/100 mV）	给药前	6	146±36	134±21	153±35	139±22
	10 min	6	107±29	148±45	142±42	156±27
	30 min	6	125±32	133±30	169±42	151±16
	1 h	6	117±28#	117±31	166±56	146±24
	4 h	6	108±14	102±40##	157±27*	119±22
	8 h	6	108±10#	107±34	174±56	134±19
ST段（1/100 mV）	给药前	6	0±9	−2±7	1±9	2±3
	10 min	6	3±5	2±5	2±3	3±6
	30 min	6	−1±5	−2±3	5±3*	4±4
	1 h	6	−1±7	−1±3	−1±4	2±6
	4 h	6	−1±3	−2±4	1±4	3±5
	8 h	6	2±6	3±5	0±4	1±4
T波（1/100 mV）	给药前	6	33±11	31±7	37±16	36±6
	10 min	6	31±10	28±5	33±11	38±11
	30 min	6	31±13	32±10	38±10	35±6
	1 h	6	31±10	32±15	31±11	30±8
	4 h	6	29±9	25±7	29±10	28±5##
	8 h	6	29±7	30±9	34±11	33±13
QRS（ms）	给药前	6	38±2	37±3	36±2	36±2
	10 min	6	37±4	37±2	37±2	37±2
	30 min	6	39±2	38±3	38±3	36±3
	1 h	6	42±4	37±4	37±2	38±1

（续表）

检测指标	时 间	动物数（只）	溶媒对照组	低剂量组	中剂量组	高剂量组
QRS（ms）	4 h	6	39 ± 3	38 ± 3	38 ± 2	37 ± 2
	8 h	6	40 ± 1#	37 ± 4	37 ± 1*	37 ± 2
PR 间期（ms）	给药前	6	76 ± 10	68 ± 6	71 ± 7	71 ± 4
	10 min	6	76 ± 6	86 ± 8##	75 ± 11	76 ± 12
	30 min	6	81 ± 9	80 ± 18	80 ± 21	79 ± 19
	1 h	6	79 ± 12	78 ± 11	82 ± 16	73 ± 10
	4 h	6	76 ± 9	76 ± 9	85 ± 11	70 ± 11
	8 h	6	77 ± 7	74 ± 5	77 ± 18	74 ± 13
QT 间期（ms）	给药前	6	171 ± 10	167 ± 7	172 ± 9	174 ± 13
	10 min	6	176 ± 12	179 ± 15	183 ± 20	177 ± 19
	30 min	6	183 ± 16	178 ± 14	190 ± 24	176 ± 20
	1 h	6	183 ± 15	187 ± 24	194 ± 20	177 ± 18
	4 h	6	187 ± 19	181 ± 8	190 ± 23	171 ± 14
	8 h	6	190 ± 18#	173 ± 12	185 ± 19	175 ± 15
QTcF（ms）	给药前	6	252 ± 5	256 ± 12	250 ± 10	257 ± 20
	10 min	6	258 ± 17	257 ± 15	255 ± 14	253 ± 10
	30 min	6	261 ± 21	258 ± 15	267 ± 21	257 ± 16
	1 h	6	263 ± 23	272 ± 23	270 ± 15##	258 ± 15
	4 h	6	265 ± 21	265 ± 8	262 ± 13#	256 ± 12
	8 h	6	262 ± 20	253 ± 18	250 ± 11	252 ± 14
QTcV（ms）	给药前	6	231 ± 6	230 ± 7	231 ± 6	235 ± 13
	10 min	6	235 ± 12	237 ± 12	238 ± 13	234 ± 13
	30 min	6	240 ± 15	236 ± 12	246 ± 8	235 ± 15
	1 h	6	240 ± 14	246 ± 20	248 ± 15#	236 ± 14
	4 h	6	244 ± 17	240 ± 7	244 ± 16	232 ± 10
	8 h	6	244 ± 16#	232 ± 11	236 ± 12	233 ± 12

注：① QTcF=QT/$\sqrt[3]{RR}$，RR 单位为秒（s）；QTcV=QT−0.087（RR−1 000），RR 单位为毫秒（ms）；② 0 h 心率，0.5 h T 波，以及 4 h 心率和 T 波数据方差不齐，采用 Dunnett T3 分析，其余时间点数据采用 Dunnett-t（2-sided）分析；③ 与溶媒对照组比较，*$P < 0.05$，**$P < 0.01$；与给药前自身比较，#$P < 0.05$，##$P < 0.01$

4. 呼吸指标·测定给药前后不同时间点动物的呼吸（频率、潮气量），检测时间点为给药前及给药后 10 min、30 min、1 h、4 h 和 8 h。各组间比较统计结果见表 10-1-7 和图 10-1-9。

（1）相同时间点各剂量组与溶媒对照组比较：各组动物呼吸频率及潮气量均有一定程度的波动，但均未见明显差异。

（2）各剂量组与给药前自身比较：① 给药 10 min 后，中、高剂量组潮气量降低（$P < 0.05$ 或 $P < 0.01$）；② 给药 30 min 后，高剂量组潮气量降低（$P < 0.05$）；③ 给药 1 h 后，中剂量组潮气量降低（$P < 0.05$），高剂量组频率降低（$P < 0.05$）；④ 给药

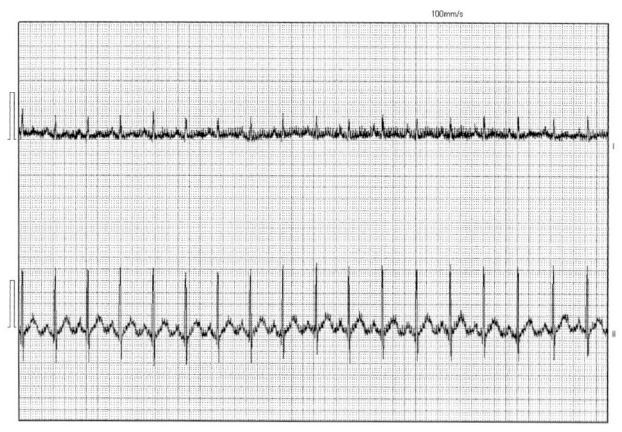

图10-1-1 溶媒对照组024# 0 h心电图

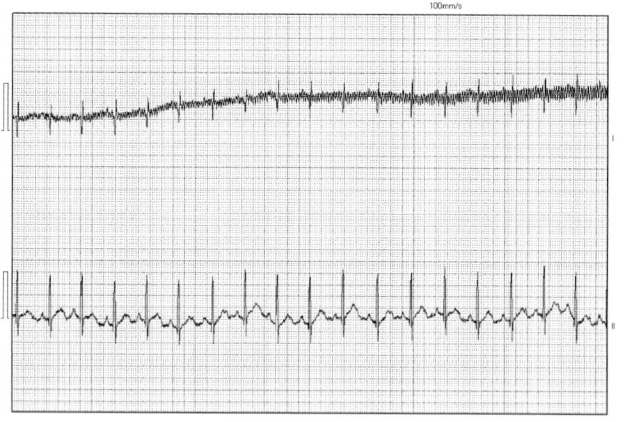

图10-1-2 溶媒对照组024# 10 min心电图

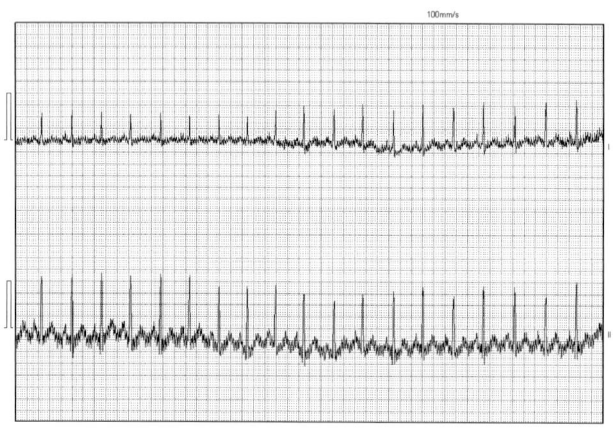

图10-1-3 低剂量组034# 0 h心电图

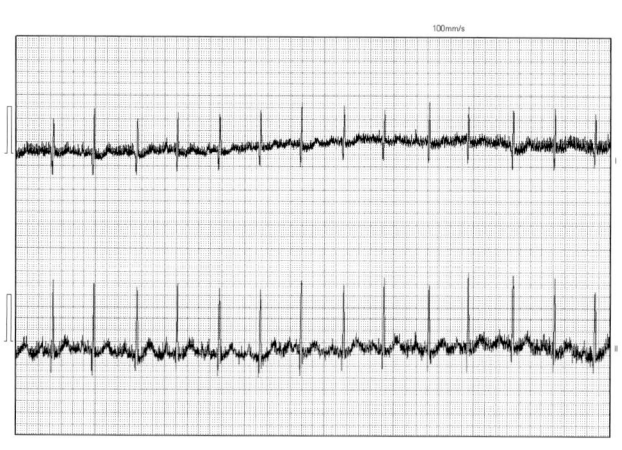

图10-1-4 低剂量组034# 10 min心电图

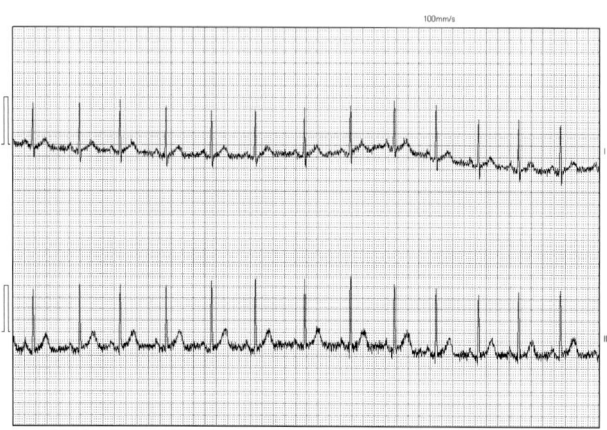

图10-1-5 中剂量组026# 0 h心电图

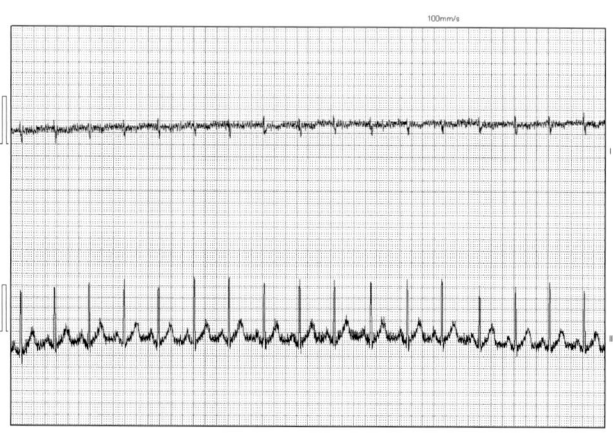

图10-1-6 中剂量组026# 10 min心电图

8 h后，中剂量组潮气量降低（$P < 0.05$）。

5. 血压指标 · 血压检测包括收缩压、舒张压和平均动脉压（平均动脉压 = 舒张压 + 1/3脉压差），各组间比较统计结果见表10-1-8。① 相同时间点各剂量组与溶媒对照组比较，各剂量组之间均未见明显变化，无统计学差异（$P > 0.05$）；② 各剂量组与给药

前自身比较，各组动物检测收缩压、舒张压和平均动脉压未见明显变化，无统计学差异（$P > 0.05$）。

6. 体温 · 各组间比较统计结果见表10-1-9。① 相同时间点各剂量组与溶媒对照组比较，各组动物未见体温明显变化，无统计学差异（$P > 0.05$）；② 各剂量组与给药前自身比较，各组动物给药后体

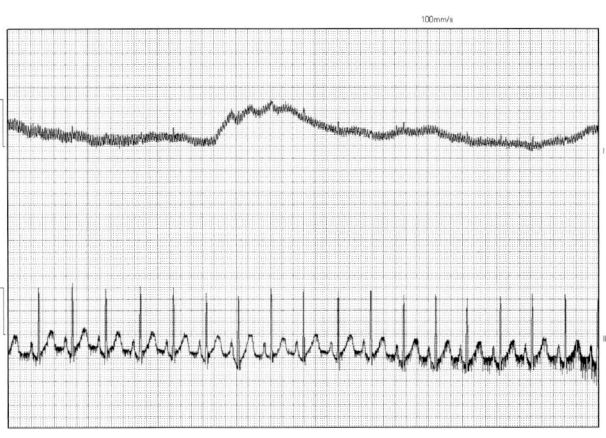

图10-1-7　高剂量组048#0 h心电图

图10-1-8　高剂量组048#10 min心电图

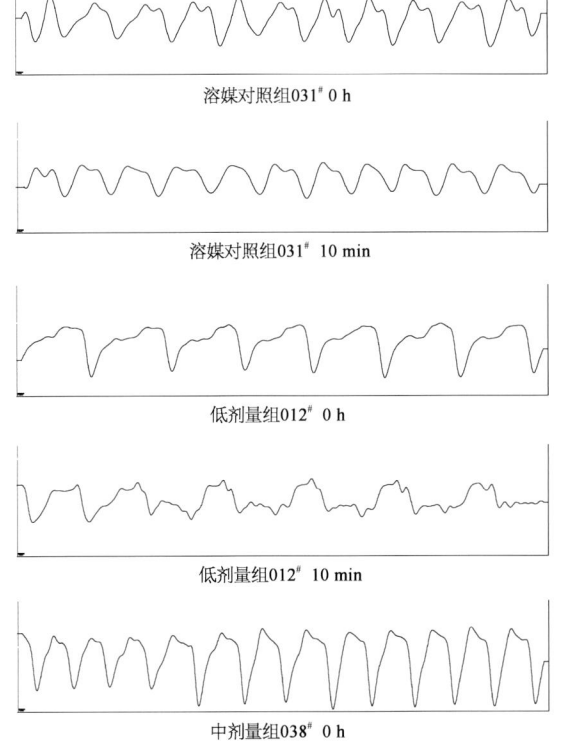

溶媒对照组031#0 h

溶媒对照组031#10 min

低剂量组012#0 h

低剂量组012#10 min

中剂量组038#0 h

中剂量组038#10 min

高剂量组003#0 h

高剂量组003#10 min

图10-1-9　代表性呼吸图示

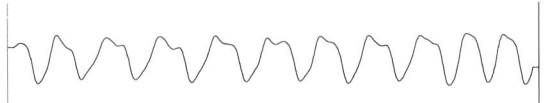

温未见明显变化，无统计学差异（$P > 0.05$）。

（十一）影响研究可靠性和造成研究工作偏离试验方案的异常情况

无。

（十二）讨论

（1）一般状况：给药后高剂量组出现排稀便、呕吐等反应，给药结束后均恢复正常。符合高剂量以不产生严重毒性反应为限的要求。

（2）心电指标：相同时间点各剂量组与溶媒对照组比较，以及各剂量组与给药前自身比较，虽然有轻微波动，个别时间点具有统计学差异，但是波动范围均很小（10%左右），认为给予儿科用中药注射液 EEE 未对幼龄比格犬心电指标产生明显影响。

（3）呼吸指标：相同时间点各剂量组与溶媒对照组比较，均在正常范围内轻微波动，未见统计学差异；各剂量组与给药前自身比较，在个别时间点潮气量轻微波动，尽管具有统计学差异，除了中剂量组1 h时潮气量与给药前比较降低33.6%左右，其余波动范围在20%左右，认为给予儿科用中药注射液 EEE 未对幼龄比格犬呼吸频率和潮气量产生明显影响。

（4）血压指标：相同时间点各剂量组与溶媒对照组比较，以及各剂量组与给药前自身比较，均在正常范围内轻微波动，未见统计学差异；认为给予儿科用中药注射液 EEE 未对幼龄比格犬血压产生明显影响。

（5）体温：各剂量组动物体温在个别时间点轻微波动，但均在正常范围内，也未见统计学差异；认为给予儿科用中药注射液 EEE 未对幼龄比格犬体温产生明显影响。

（6）个别动物心电指标轻微波动，该现象也出现

表 10-1-7　儿科用中药注射液 EEE 对刚离乳比格犬呼吸的影响（$\bar{X} \pm SD$）

检测指标	时间	动物数（只）	溶媒对照组	低剂量组	中剂量组	高剂量组
频率（次/min）	给药前	6	80 ± 31	91 ± 39	91 ± 23	104 ± 26
	10 min	6	96 ± 42	95 ± 51	80 ± 26	105 ± 27
	30 min	6	81 ± 21	92 ± 59	74 ± 21	97 ± 21
	1 h	6	69 ± 21	73 ± 33	62 ± 23	70 ± 9[#]
	4 h	6	76 ± 32	78 ± 32	73 ± 25	93 ± 25
	8 h	6	78 ± 29	87 ± 50	67 ± 25	99 ± 14
潮气量（mL）	给药前	6	111 ± 22	102 ± 25	134 ± 42	111 ± 21
	10 min	6	100 ± 21	94 ± 19	105 ± 17[#]	91 ± 19[##]
	30 min	6	101 ± 28	87 ± 26	108 ± 18	83 ± 17[#]
	1 h	6	98 ± 28	79 ± 13	89 ± 19[#]	87 ± 24
	4 h	6	92 ± 26	96 ± 24	105 ± 28	104 ± 31
	8 h	6	100 ± 25	89 ± 15	104 ± 25[#]	93 ± 15

注：与给药前自身比较，[#]$P < 0.05$，[##]$P < 0.01$

表 10-1-8　儿科用中药注射液 EEE 对刚离乳比格犬血压指标的影响（$\bar{X} \pm SD$）

检测指标	时间	动物数（只）	溶媒对照组	低剂量组	中剂量组	高剂量组
收缩压（mmHg）	给药前	6	126 ± 17	120 ± 10	128 ± 21	130 ± 25
	10 min	6	118 ± 11	122 ± 5	120 ± 11	119 ± 15
	30 min	6	119 ± 24	115 ± 11	112 ± 18	127 ± 10
	1 h	6	123 ± 10	118 ± 11	129 ± 12	131 ± 8
	4 h	6	121 ± 12	125 ± 13	116 ± 16	127 ± 14
	8 h	6	122 ± 15	120 ± 9	125 ± 14	123 ± 13
舒张压（mmHg）	给药前	6	72 ± 12	64 ± 10	67 ± 13	77 ± 15
	10 min	6	79 ± 11	76 ± 7	73 ± 2	77 ± 13
	30 min	6	78 ± 13	72 ± 10	68 ± 13	71 ± 6
	1 h	6	73 ± 8	69 ± 10	76 ± 9	73 ± 5
	4 h	6	75 ± 10	77 ± 13	72 ± 11	76 ± 12
	8 h	6	76 ± 11	68 ± 13	76 ± 11	70 ± 11
平均动脉压（mmHg）	给药前	6	90 ± 13	83 ± 8	87 ± 14	95 ± 17
	10 min	6	92 ± 10	91 ± 6	88 ± 5	91 ± 12
	30 min	6	92 ± 14	87 ± 10	83 ± 14	90 ± 6
	1 h	6	89 ± 4	85 ± 9	93 ± 9	92 ± 4
	4 h	6	90 ± 9	93 ± 13	86 ± 12	93 ± 12
	8 h	6	91 ± 11	85 ± 9	92 ± 12	88 ± 11

表 10-1-9　儿科用中药注射液 EEE 对刚离乳比格犬体温的影响（$\bar{X} \pm SD$）

时间	动物数（只）	体温（℃）			
		溶媒对照组	低剂量组	中剂量组	高剂量组
给药前	6	38.4 ± 0.3	38.6 ± 0.3	38.4 ± 0.3	38.5 ± 0.2
10 min	6	38.4 ± 0.4	38.6 ± 0.3	38.5 ± 0.3	38.3 ± 0.3
30 min	6	38.5 ± 0.2	38.6 ± 0.2	38.4 ± 0.1	38.5 ± 0.2
1 h	6	38.4 ± 0.2	38.5 ± 0.4	38.3 ± 0.4	38.6 ± 0.1
4 h	6	38.4 ± 0.1	38.5 ± 0.3	38.5 ± 0.2	38.4 ± 0.2
8 h	6	38.5 ± 0.2	38.5 ± 0.3	38.5 ± 0.3	38.4 ± 0.3

于溶媒对照组，未见剂量及时间相关性；考虑由于动物顺应性不同，不同动物检测过程中精神紧张程度及配合程度均有差异而使检测指标有一定程度的波动，但未出现一定的趋势，综合动物一般反应情况，认为这些波动的出现是动物正常的生物学差异，与给予受试物无关。

（十三）结论

在本试验条件下，单次静脉给药给予幼龄比格犬（PND$_{49}$）儿科用中药注射液 EEE 原液 0.8 mL/kg、1.6 mL/kg 和 4.0 mL/kg（以生药量计算分别为 0.27 g/kg、0.54 g/kg 和 1.34 g/kg）对比格犬的呼吸、心血管系统及体温均无明显影响，其安全剂量原液 4.0 mL/kg（高剂量）为犬等效剂量的 5 倍、临床剂量的 10 倍、药效学剂量的 6.70 倍。

（十四）参考文献

［1］孙祖越，周莉，韩玲.儿科用药非临床安全性评价要则及中药评价的特殊性［J］.中国药理学与毒理学杂志，2016，30（1）：13-20.

［2］周莉，孙祖越.儿科用药发育毒性研究指标设定及中药安全性评价的特别关注点［J］.中国药理学与毒理学杂志，2016，30（1）：21-28.

［3］孙祖越，周莉.儿科用药非临床安全性评价中方案设计的策略［J］.中国新药杂志，2016，25（21）：2473-2482.

［4］周莉，孙祖越.非临床安全性评价中离乳前给药的幼龄动物分组设计［J］.中国新药杂志，2016，25（21）：2483-2488.

［5］Karl-Heinz Diehl, Robin Hull, David Morton, et al. A good practice guide to the administration of substances and removal of blood, including routes and volumes［J］. J Appl Toxicol, 2001, 21: 15-23.

［6］蒋一方，Tim Cole，潘蕙琦，等.上海市区 0～18 岁年龄别身高及体重标准研制［J］.上海预防医学杂志，2007，19（11）：544-547.

［7］李红星，南庆华.549 例新生儿满月体重身高及其影响因素分析［J］.中国妇幼保健，2011，26（31）：4858-4859.

（十五）记录保存

（1）除计算机或自动化仪器直接采集的数据外，其他所有在实际研究中产生的数据均记录在表格或记录纸上，并随时整理装订。所有数据记录都注明记录日期，并由记录人签字。对原始记录进行更改时按要求进行。

（2）记录的所有数据都由另一人（非做记录的人）进行核查、签字，保证数据可靠。研究结束后，递交最终报告时，所有原始资料、文件等材料均交档案室保存。具体管理内容、程序和方法按本中心制定的标准操作规程执行。

（十六）资料归档时间和地点

保存单位：XXX。

地址：XXX。

邮编：XXX。

保管人：XXX。

电话：XXX。

归档时间：XXXX-XX-XX。

保存时间：＞10 年。

（周　莉）

第二节

儿科用中药注射液 EEE 离乳前比格犬
静脉注射安全药理学试验

摘 要

· 目的

通过儿科用中药注射液EEE对离乳前（PND$_{31}$）比格犬呼吸及心血管系统的影响，考察药物可能关系到人安全性的非期望出现的药理作用。

· 方法

采用窝间设计分组，24只幼龄比格犬分为低（原液0.8 mL/kg）、中（原液1.6 mL/kg）、高剂量组（原液4.0 mL/kg）和溶媒对照组，每组6只动物，雌雄各半；平行测定动物给药前（0 h）和给药后10 min（0.17 h）、30 min（0.5 h）、1 h、4 h和8 h的心电图、呼吸、血压及肛温。

· 结果

（1）一般状况：给药后高剂量组出现呕吐、排便等反应，给药结束后均恢复正常。符合高剂量以不产生严重毒性反应为限的要求。

（2）心电指标：① 给药前：与溶媒对照组相比，中剂量组QT间期、QTcF和QTcV增加（$P < 0.05$），范围为9.3%～15.2%；高剂量组R波、PR间期和QT间期增加（$P < 0.01$或$P < 0.05$），范围为13.9%～31.3%；属于动物正常的生理学差异，与给予受试物无关；② 给药后及各剂量组与给药前自身比较，HR、R波、T波、ST段、QRS、PR间期、QT间期、QTcF和QTcV等指标有一定范围的波动，但变化范围均很小，而且与给药前的各组数值接近，而且这种差异未见剂量-反应关系，因此认为是动物正常的生理学差异，与给予受试物无关。

（3）呼吸指标：① 各剂量组与给药前自身比较，低、中和高剂量组呼吸频率降低范围在22.2%～45.2%，潮气量降低范围在14.7%～16.0%，幅度很小；② 相同时间点各剂量组与溶媒对照组比较均未见统计学差异（$P > 0.05$），也未见剂量-反应关系和时间-反应关系，因此认为是动物正常的生理学差异，与给予受试物无关。

（4）血压指标：① 各剂量组与给药前自身比较，仅低剂量组收缩压、舒张压和平均动脉压有小范围的波动（10.5%～22.5%，数值为12～25 mmHg），幅度很小；② 与同期溶媒对照组比较，均未见明显差异（$P > 0.05$），与给药前的溶媒对照组和其他各剂量组对比，数值接近，同时也未见剂量-反应关系和时间-反应关系；分析数据可见具有统计学差异的原因主要是低剂量组本底值较低，故认为属于动物正常的生理性变化，与受试物无关。

（5）体温指标：与给药前自身比较（38.2℃ ±0.1℃），给药1 h后中剂量组体温（38.5℃ ±

0.2℃）升高（$P < 0.05$），波动幅度很小，在正常范围内，认为与受试物无关。

■ 结论

在本试验条件下，单次静脉给予幼龄比格犬（PND_{31}）儿科用中药注射液 EEE 原液 0.8 mL/kg、1.6 mL/kg 和 4.0 mL/kg（以生药量计算分别为生药 0.27 g/kg、0.54 g/kg 和 1.34 g/kg）对离乳前比格犬的呼吸、心血管系统及体温无明显影响，其安全剂量为犬等效剂量的 5 倍、临床剂量的 10 倍、药效学剂量的 6.7 倍。

（一）目的

通过儿科用中药注射液 EEE 对离乳前（PND_{31}）比格犬呼吸及心血管系统的影响，考察药物可能关系到人安全性的非期望出现的药理作用。

（二）受试物

（1）名称：儿科用中药注射液 EEE。

（2）受试物号：2017-XXX。

（3）批号：S20170901。

（4）稳定性：常温稳定。

（5）含量：XXX 含量 50 ～ 150 μg/mL。

（6）性状：棕红色澄明液体，pH 7 ～ 8。

（7）提供单位：XXX 药业股份有限公司。

（8）规格：5 mL/支（生药 0.335 g/mL）。

（9）有效期：XXXX 年 X 月。

（10）保存条件：密封，避光保存。

（11）配制方法：用 0.9% 氯化钠注射液配制。

（三）溶媒对照

（1）名称：氯化钠注射（生理盐水）液。

（2）批号：A17021801。

（3）成分：氯化钠。

（4）使用浓度：4.5 g : 500 mL（0.9%）。

（5）提供单位：XXX 药业股份有限公司。

（6）有效期至：XXXX-01。

（7）规格：500 mL/瓶。

（8）保存条件：密闭保存。

（9）配制方法：无需配制。

（四）特殊药品

（1）名称：戊巴比妥钠。

（2）批号：201701。

（3）成分：戊巴比妥钠。

（4）含量：≥ 99.03%。

（5）提供单位：XXX。

（6）规格：25 g/瓶。

（7）使用浓度：0.03 g/mL。

（8）保存条件：常温、密闭。

（9）配制方法：用氯化钠注射液配制。

（五）动物资料

（1）种：犬。

（2）系：比格犬。

（3）性别和数量：12 窝母犬，33 只雄性幼龄犬，27 只雌性幼龄犬。

（4）年龄：接收时 2 ～ 3 周龄（PND_{13-16}），给药时 PND_{31}。

（5）体重范围：接收时雌性 0.32 ～ 1.52 kg，雄性 0.38 ～ 1.66 kg。

（6）来源：XXX 实验动物研究中心。

（7）等级：普通级。

（8）合格证号及发证单位：合格证号 201726239、201726240、201726241、201726242；实验动物生产许可证 SCXK（X）2013-0001，XXX 科学技术委员会；实验动物使用许可证 SYXK（X）2018-0017，XXX 科学技术委员会。

（9）动物接收日期：XXXX-12-10。

（10）实验系统选择说明：比格犬是毒理学安全性药理研究中公认的标准动物之一。依据国家食品药品监督管理总局制定的《药物安全药理学研究技术指导原则》（2014 年）和《儿科用药非临床安全性研究技术指导原则（征求意见稿）》（2017 年），应根据试验期限和临床拟用人群确定动物年龄，由于受试物拟用于儿童，故本试验使用幼龄（离乳前）比格犬。委托方同意使用该种动物。

（11）实验动物识别方法：动物到达后，按要求接收，母犬采用其自带的原始编号，幼犬按机构统一的编号方法，为每只动物指定一个单一的研究动物号。原始资料中使用研究动物号来识别。

（12）饲料及饮用水：饲料为由XXX生物科技有限公司生产的犬料，批号20171104（幼犬）、20171205（母犬）；本中心每年度抽检饲料一次，委托XXX饲料质量监督检验站检测，依据相应的GB和GB/T，检验粗蛋白质、粗脂肪、粗纤维、水分、钙、总磷含量，以及细菌总数、大肠菌群、黄曲霉毒素B$_1$、砷、铅、镉和汞等，质量均合格。饮用水为自来水，每年度检测一次，委托XXX疾病预防控制中心检测，参照生活饮用水卫生标准，检测浑浊度、菌落总数、游离余氯和总大肠菌群等，所检项目均符合评价依据的要求。

（13）饲养条件和环境：动物饲养在XXX大动物（犬、猴）实验室，饲养于不锈钢笼内，离乳前1窝/笼；每天每只母犬喂犬专用饲料250 g左右。上午、下午和晚上各喂食1次，自由饮水；室温24℃，相对湿度65%～68%，空调通风，光照明暗各12 h。

（六）分组和剂量设置

1. 分组方法

（1）设溶媒对照组（0.9%氯化钠注射液）及儿科用中药注射液EEE低、中和高剂量组，共4组，每组6只动物，雌雄各半；各组动物数量和解剖计划详见表10-2-1。

（2）分组考虑：① 采用窝间设计或称整窝设计分组，即窝内所有幼仔接受相同剂量，基于"3R"原则，以及避免窝内污染；② 理想的情况下，每窝包含母犬和4～6只幼犬（2/3雌+2/3雄），则每窝至少提供1雌1雄（根据出生数量的不同，也许提供2雌1雄或1雌2雄或2雌2雄）幼龄犬分配至给药4周（给药期）；如果某些窝中的幼犬数量和性别达不到理想化的要求，则增加窝数和幼犬数以满足表10-2-1的分组和数量需求。

（3）具体分组：① 母犬采用其自带的原始编号，首先，按照每窝母犬分娩的日期归类划分区组，

同一天分娩或邻近日期的，每4窝犬分在相同区组，然后按照进入动物房的先后顺序号，随机分入4组；② 在儿科用中药注射液EEE离乳前比格犬静脉滴注4周重复给药毒性试验项目中，根据每窝幼龄犬的数量和性别分别排序，再根据体重和窝别随机分配入溶媒对照组和儿科用中药注射液EEE低、中和高剂量组，每组12只幼龄犬，雌雄各半，共计48只；每组雌雄幼龄犬按编号从小到大排序，选择每窝雌雄编号小的动物在重复给药毒性试验首次给药时，进行一般药理学指标检测；③ 本试验与重复给药毒性试验共用溶媒对照组，将"重复给药毒性试验"的低和中剂量组设置为本试验的中和高剂量组，再从各窝剩余的幼犬中选择编号在前的6只动物作为低剂量组。

2. 剂量设置依据

（1）功能主治：清热、化痰、解毒；用于风温肺热病痰热阻肺证，症见发热、咳嗽、咳痰不爽、咽喉肿痛、口渴、舌红、苔黄；肺炎早期、急性支气管炎、慢性支气管炎急性发作及上呼吸道感染属上述证候者。

（2）委托单位提供的临床使用方案：儿科用中药注射液EEE的临床使用剂量为成人一般一次20 mL，重症患者一次可用40 mL，加入5%葡萄糖注射液或0.9%氯化钠注射液250～500 mL，静脉滴注，控制滴数每分钟不超过60滴，每天1次；儿童按0.3～0.5 mL/kg，最高剂量不超过20 mL，加入5%葡萄糖注射液或0.9%氯化钠注射液100～200 mL，静脉滴注，控制滴数每分钟30～60滴，每天1次；或遵医嘱；药液稀释倍数不低于1∶10（药液∶溶媒），稀释后药液必须在4 h内使用。

（3）委托单位提供的药效学资料：① 儿科用中药注射液EEE生药1.0 g/kg对内毒素与酵母菌致热大鼠有降温作用（$P < 0.01$），折算成犬的药效学剂量为生药0.33 g/kg；② 儿科用中药注射液EEE生药

表 10-2-1　各组动物数量计划表

组　　别	幼犬总数合计（只）	理想状态窝数（窝＝母犬＋幼犬）	实际窝数（窝＝母犬＋幼犬）
溶媒对照组	3♀；3♂	3～4窝（母犬+3/2♀+3/2♂）	3窝（母犬+2♀+2♂）
低剂量组	3♀；3♂	3～4窝（母犬+3/2♀+3/2♂）	3窝（母犬+2♀+2♂）
中剂量组	3♀；3♂	3～4窝（母犬+3/2♀+3/2♂）	3窝（母犬+2♀+2♂）
高剂量组	3♀；3♂	3～4窝（母犬+3/2♀+3/2♂）	3窝（母犬+2♀+2♂）

1.2 g/kg 对氨水与二氧化硫致咳小鼠有一定的镇咳作用（$P < 0.01$），折算成犬的药效学剂量为生药 0.2 g/kg；③ 在抗炎作用方面，儿科用中药注射液 EEE 生药 1.0 g/kg 能够抑制大鼠慢性炎症（肉芽肿）的产生，折算成犬的药效学剂量为生药 0.17 g/kg；④ 综上，犬的药效学剂量取中间数，以生药 0.2 g/kg 计算。

（4）委托单位提供的毒性资料

1）比格犬急性毒性：按儿科用中药注射液 EEE 原液和最大给药容量（20 mL/kg）给予犬（9～10 月龄/7～8 kg）静脉滴注，单次给药的剂量为 20 mL/kg，约相当于人临床单日剂量（mL/kg）的 69 倍；无动物死亡，部分动物在开始给药后 30 min 左右发生呕吐，可能对胃肠道有一定刺激作用。体重、体温、心电图、血液学等观察和检测指标均未见明显异常。

2）比格犬长期毒性：① 给药预试时发现如果以原液进行静脉滴注，对血管刺激较大。所以高剂量组采用犬静脉滴注最大给药容量（20 mL/kg），EEE 原液进行 1∶1 稀释给予比格犬静脉滴注，相当于给予原液 10 mL/kg；② 比格犬（8～10 月龄/6～8 kg）按试验剂量原液 2.50 mL/kg（低剂量）、原液 5.00 mL/kg（中剂量）和原液 10.00 mL/kg（高剂量）连续静脉注射给予 3 个月，各剂量组均未见明显毒性反应。其中雄性比格犬给药组血浆纤维蛋白原含量在给药 13 周出现降低，但相关凝血-时间指标变化不明显；给药 13 周和恢复期末多数中、高剂量给药组动物肝血窦内吞噬黄褐色色素的库普弗细胞增多，但对肝脏功能无不良影响；高浓度的受试样品对给药局部也有额外的刺激作用。

（5）年龄依据：① 根据文献，犬 49～63 日龄（7～9 周）离乳；22～42 日龄（3～6 周）幼龄犬，相当于人的婴儿/幼儿时期，年龄为 28 天～23 个月；② 本试验采用离乳前（PND$_{31}$）幼龄犬首次给药，相当于人的年龄 12 个月，由于未发现 PND$_{31}$ 与人年龄直接对应关系的文献，故根据相关文献"犬 3 周龄相当于人 1 个月，犬 6 周龄相当于人 2 岁"及表 10-2-2，推算得出 31 日龄犬相当于人的婴儿/幼儿年龄为 12 个月。

（6）剂量换算：① 受试物临床使用剂量为儿童按 0.3～0.5 mL/kg，取中间剂量 0.4 mL/kg 计算（表 10-2-3）；② 1 个月幼儿临床使用剂量 2.0 mL/人（=0.4 mL/kg×5 kg/人），以生药含量计算则剂量为每天生药 0.67 g/人（=生药 0.335 g/mL×2.0 mL/人）；③ 2 岁幼儿临床使用剂量 5.2 mL/人（=0.4 mL/kg×13 kg/人），以生药含量计算则剂量为每天生药 1.74 g/人（=生药 0.335 g/mL×5.2 mL/人）；④ 12 岁儿童临床使用剂量 17.2 mL/人（=0.4 mL/kg×43 kg/人），以生药含量计算则剂量为每天生药 5.76 g/人（=生药 0.335 g/mL×17.2 mL/人）。

表 10-2-2　比格犬与人类年龄对比

比格犬（天）	对应人的年龄 [a]（月/岁）	本试验比格犬给药或恢复时间段（天）	本试验对应人的年龄（月/岁）
1 至（4～10）	早产新生儿　孕 38 周前出生	/	孕 38 周前出生
5 至（11～21）	新生儿　出生～1 个月	/	出生～1 个月
22～42	婴儿/幼儿　1 个月～2 岁	PND$_{31}$	12 个月

注：[a] 来源于 FDA

表 10-2-3　儿科用中药注射液 EEE 离乳前比格犬静脉注射一般药理学试验临床剂量换算

人年龄（岁）	平均体重（kg）	临床小儿剂量（原液 mL/人）	临床小儿剂量（生药 g/人）	临床小儿剂量（生药 g/kg）	折算成犬剂量（生药 g/kg）
1 个月	5	2.0	0.67	0.13	0.27
2 岁	13	5.2	1.74	0.13	0.27
12 岁	43	17.2	5.76	0.13	0.27

注：儿童按体重 0.3～0.5 mL/kg，取中间剂量 0.4 mL/kg 计算，1 个月幼儿临床使用剂量 2.0 mL/人，以生药含量计算则剂量为每天生药 0.67 g/人。2 岁幼儿临床使用剂量 5.2 mL/人，以生药含量计算则剂量为每天生药 1.74 g/人。12 岁儿童临床使用剂量 17.2 mL/人，以生药含量计算则剂量为每天生药 5.76 g/人

（7）给药体积选择：① 根据文献，犬（成年）单次静脉快速给药可能的最大给药体积为2.5 mL/kg，静脉缓慢给药可能的最大给药体积为5.0 mL/kg；另一方面，成年比格犬的循环血量为79～90 mL/kg；2 h内单次给药的给药体积应小于循环血量的10%。考虑到幼龄犬的承受能力，单次静脉快速给药体积选择不大于8.0 mL/kg；② 同时，文献报道，犬（成年）快速静脉内注射生理盐水6 mL/kg（＜1 min）时，犬的血细胞容量及心率方面没有发现可观察到的改变；③ 根据文献报道，幼龄犬静脉滴注可能的最早时间为PND$_{56}$；在此之前，可采用静脉推注给药；④ 综上，考虑到幼龄犬的承受能力，结合幼龄犬的年龄成长和重复静脉给药的承受能力，本试验静脉给药体积选择8.0 mL/kg。

（8）根据《药物安全药理学研究技术指导原则》要求，安全药理学试验的剂量应包括或超过主要药效学的有效剂量或治疗范围。如果安全药理学研究中缺乏不良反应的结果，试验的最高剂量应设定为相似给药途径和给药时间的其他毒理试验中产生毒性反应的剂量。

（9）根据现有资料，拟定离乳前比格犬静脉注射一般药理学低、中和高剂量分别为原液0.8 mL/kg、1.6 mL/kg和4.0 mL/kg，以生药量计算分别为生药0.27 g/kg、0.54 g/kg和1.34 g/kg，相当于犬等效剂量的2倍、5倍和10倍；溶媒对照组动物给予等容量生理盐水。

3. 剂距：2～2.5倍。

4. 剂量：见表10-2-4。

表10-2-4　儿科用中药注射液 EEE 离乳前比格犬静脉注射一般药理学试验剂量分组

组　别	剂量（原液 mL/kg）	剂量（生药 g/kg）	等效剂量倍数（约）	临床剂量倍数（约）	药效学剂量倍数（约）	动物数（只）♀	动物数（只）♂
溶媒对照组	−	−	−	−	−	3	3
低剂量组	0.8	0.27	1	2	1.34	3	3
中剂量组	1.6	0.54	2	4	2.68	3	3
高剂量组	4.0	1.34	5	10	6.70	3	3

注：受试物临床儿童使用剂量为每天生药0.13 g/kg，表中"等效剂量倍数"以不同年龄"折算犬等效剂量每天生药0.27 g/kg"计算，"临床剂量倍数"以不同年龄"小儿剂量为每天生药0.13 g/kg"计算，"药效学剂量倍数"以折算的犬药效学剂量生药0.2 g/kg计算

（七）给药方法

（1）给药频率：1次/天。

（2）给药途径：静脉推注。

（3）给药速度：3～5 mL/min。

（4）给药量：8.0 mL/kg。

（5）给药时间：09:28～09:48。

（6）给药期限：1天。

（7）给予受试物的途径说明：与临床使用途径一致。

（8）受试物配制方法：① 受试物到达后，检测受试物原料药的含量；首次给药时，检测受试物介质混合浓度；② 按受试物配制要求，在超净工作台内无菌配制受试物，受试物采用生理盐水稀释至所需浓度；现用现配。具体配制方法见表10-2-5。

（9）受试物配制地点：本中心配制室。

（10）受试物配制仪器：超净工作台，药物混悬器。

（11）受试物的给予方法：按照有关犬静脉注射给药的SOP进行操作。

（八）实验方法和观察指标

1. 主要检测仪器：XX-2006心电图解析系统、XXX遥测系统和XX-98E智能无创血压计。

2. 实验方法和观察指标

（1）动物接收：2～3周龄（PND$_{13-16}$）幼犬随母犬一并送达本中心，母犬采用其自带的原始编号，幼犬按照机构统一的编号方法进行编号，并详细观察幼犬外观、体征和行为活动等一般状况，选取无明显异常的动物进行后续试验。

（2）检疫和适应性饲养：幼龄犬接收后按实验动物检疫管理规定检疫并适应性饲养观察2周，于第2周偏晚时间（由于动物年龄小，检测适当推迟）对体重、体温（肛温）、血压、心电图进行检测。

表 10-2-5　儿科用中药注射液 EEE 离乳前比格犬静脉注射一般药理学试验受试物配制方法

分　　组	剂量 （原液 mL/kg）	受试物量 （mL）	溶液量 （mL）	目标浓度 （原液 mL/mL）
溶媒对照组	–	–	–	–
低剂量组	0.8	0.8	8.0	0.1
中剂量组	1.6	1.6	8.0	0.2
高剂量组	4.0	4.0	8.0	0.5

注：各个剂量组配制的总药量随动物体重的增加而相应改变，此表表示的是第一次且每只动物体重不超过 1.0 kg 时的配制举例

（3）受试物检测：首次给药前进行受试物检测的方法学验证，检测受试物浓度（或含量）和稳定性；给药当天检测受试物-溶媒混合浓度。

（4）给予受试物：选择符合试验要求的动物，分组后静脉给药 1 次。

（5）观察指标：① 检测指标：给药前后不同时间点动物清醒状态下呼吸（频率和潮气量）、血压（收缩压、舒张压，并计算平均动脉压，平均动脉压＝舒张压+1/3 脉压）、心电图（心律、心率、P 波、PR 间期、R 波、QRS、ST 段、T 波、QT 间期和 QTc）及体温（肛温），检测期间同时观察动物一般状况；② 检测时间：给药前（0 h）和给药后 10 min（0.17 h）、30 min（0.5 h）、1 h、4 h 和 8 h。

（九）统计分析

采用 SPSS 统计软件分析各类数据。组间比较以单因素方差分析或非参数检验，结果用 $\bar{X} \pm SD$ 表示；组内给药前后比较以重复测量的方差分析进行统计分析；如每组样本量≤2 或出现异常时，分析个体资料，进行描述性分析，统计结果取其均值或个体值表述。

（十）结果

1. 受试物检测·试验期间检测受试物含量、受试物-介质混合浓度及其均一性，均符合试验要求。

（1）原料药检测：试验给药前，进行原料药检测，含量以 XXX 计为 87.32 μg/mL，符合要求（委托方提供的含量测定标准：以 XXX 计，应为 50～150 μg/mL）。

（2）受试物配制后浓度检测：首次给药当天，误差为−1.63%（0.08 mL/mL）、2.03%（0.16 mL/mL）、−1.52%（0.40 mL/mL）；末次给药，误差为−1.59%（0.16 mL/mL）、−3.82%（0.40 mL/mL）、−2.70%（0.80 mL/mL），均符合要求。

（3）稳定性检测：首次给药前 2 天检测，三个浓度的受试物溶液室温放置 6 h 后稳定性分别为 97.99%（0.08 mL/mL）、99.90%（0.16 mL/mL）、98.48%（0.40 mL/mL），均符合要求。

2. 动物一般状况·高剂量组 037# 给药途中呕吐，005#、013#、029# 给药后 5 min 内有排便行为；其余组别未观察到明显异常反应。

3. 心电检查·包括心率（HR）、P 波、R 波、ST 段、T 波、QRS、PR 间期及 QT 间期，检测时间点为给药前（0 h）和给药后 10 min（0.17 h）、30 min（0.5 h）、1 h、4 h 和 8 h。各组间比较统计结果见表 10-2-6 和图 10-2-1～图 10-2-8（部分图谱示例）。

（1）相同时间点各剂量组与溶媒对照组比较：① 给药前：中剂量组 QT 间期、QTcF 和 QTcV 增加，具有统计学差异（$P < 0.05$），高剂量组 R 波、PR 间期和 QT 间期增加，具有统计学差异（$P < 0.01$ 或 $P < 0.05$）；② 给药后 0.17 h：低剂量组 QRS 增加，具有统计学差异（$P < 0.05$）；③ 给药后 0.5 h：低剂量组 HR 降低，QRS、QT 间期延长，中剂量组 QT 间期、QTcF、QTcV 增加，高剂量组 R 波、T 波、QT 间期、QTcF 和 QTcV 增加，均具有统计学差异（$P < 0.05$）；④ 给药 1 h、4 h 和 8 h 后，各组心电各项指标均无统计学差异。

（2）各剂量组与给药前自身比较（表 10-2-7）：① 给药后 0.17 h：中、高剂量组 PR 间期降低，高剂量组 HR 增加（$P < 0.05$），均具有统计学差异；② 给药后 0.5 h：溶媒对照组 T 波、中剂量组 QTcF 降低，高剂量组 HR 增加，PR 间期缩短，均具有统计学差异（$P < 0.05$）；③ 给药后 1 h：低剂量组 R 波，高剂量组 HR 增加，具有统计学差异（$P < 0.05$），PR 间期缩短，具有统计学差异（$P < 0.01$）；④ 给药后 4 h：溶媒对照组 P 波降低，低剂量组 P 波、R 波降低，均具有统计学差异（$P < 0.05$），ST 段增加，具有统计学差异（$P < 0.01$）；中剂量组 HR 增加，高剂量组 T

表 10-2-6　儿科用中药注射液 EEE 对离乳前比格犬心电指标的影响（$\overline{X}$ ±SD）（与溶媒对照组比较）

检测指标	时间（h）	动物数（只）	溶媒对照组	低剂量组	中剂量组	高剂量组
HR（次/min）	0	6	233 ± 50	202 ± 25	200 ± 15	179 ± 19
	0.17	6	238 ± 25	195 ± 24	214 ± 37	202 ± 31
	0.5	6	240 ± 38	187 ± 39*	202 ± 30	210 ± 27
	1	6	228 ± 14	193 ± 24	209 ± 16	226 ± 40
	4	6	210 ± 20	199 ± 38	216 ± 16	214 ± 44
	8	6	207 ± 14	199 ± 26	205 ± 27	185 ± 48
P波（1/100 mV）	0	6	17 ± 5	18 ± 3	15 ± 3	14 ± 6
	0.17	6	19 ± 6	18 ± 5	18 ± 3	17 ± 7
	0.5	6	15 ± 4	13 ± 4	15 ± 3	16 ± 4
	1	6	17 ± 5	16 ± 6	14 ± 7	16 ± 5
	4	6	11 ± 1	12 ± 4	17 ± 7	16 ± 4
	8	6	16 ± 3	13 ± 4	16 ± 5	11 ± 2
R波（1/100 mV）	0	6	118 ± 30	174 ± 45	128 ± 35	155 ± 29*
	0.17	6	129 ± 30	152 ± 48	123 ± 37	158 ± 27
	0.5	6	109 ± 24	142 ± 36	132 ± 14	156 ± 32*
	1	6	118 ± 50	147 ± 33	136 ± 29	156 ± 22
	4	6	122 ± 35	144 ± 34	126 ± 28	131 ± 34
	8	6	111 ± 38	152 ± 49	128 ± 17	141 ± 27
ST段（1/100 mV）	0	6	4 ± 4	1 ± 4	5 ± 2	4 ± 3
	0.17	6	1 ± 7	2 ± 5	2 ± 5	1 ± 6
	0.5	6	2 ± 4	3 ± 5	5 ± 4	1 ± 5
	1	6	5 ± 2	0 ± 8	2 ± 4	4 ± 4
	4	6	5 ± 4	5 ± 4	4 ± 4	1 ± 5
	8	6	5 ± 5	6 ± 6	4 ± 3	4 ± 4
T波（1/100 mV）	0	6	44 ± 11	42 ± 15	36 ± 14	52 ± 14
	0.17	6	37 ± 10	37 ± 7	37 ± 15	47 ± 11
	0.5	6	36 ± 8	36 ± 16	37 ± 3	52 ± 10*
	1	6	39 ± 9	33 ± 8	32 ± 5	48 ± 12
	4	6	39 ± 16	35 ± 7	32 ± 5	39 ± 8
	8	6	39 ± 9	34 ± 8	34 ± 5	42 ± 10
QRS（ms）	0	6	31 ± 4	35 ± 6	34 ± 4	33 ± 2
	0.17	6	29 ± 3	35 ± 4*	31 ± 2	32 ± 2
	0.5	6	28 ± 3	32 ± 2*	31 ± 2	31 ± 2
	1	6	32 ± 2	34 ± 4	34 ± 2	33 ± 2

（续表）

检测指标	时 间（h）	动物数（只）	溶媒对照组	低剂量组	中剂量组	高剂量组
QRS（ms）	4	6	30 ± 3	32 ± 4	34 ± 3	32 ± 4
	8	6	31 ± 3	31 ± 4	33 ± 2	33 ± 3
	0	6	62 ± 12	65 ± 7	74 ± 7	80 ± 8**
	0.17	6	64 ± 9	65 ± 7	63 ± 7	67 ± 9
PR 间期（ms）	0.5	6	62 ± 12	64 ± 8	67 ± 6	63 ± 7
	1	6	65 ± 9	69 ± 4	67 ± 7	63 ± 6
	4	6	65 ± 7	67 ± 9	69 ± 8	69 ± 7
	8	6	67 ± 6	70 ± 8	68 ± 5	74 ± 7
	0	6	151 ± 20	164 ± 15	174 ± 10*	172 ± 9*
	0.17	6	150 ± 14	170 ± 10	167 ± 17	171 ± 17
QT 间期（ms）	0.5	6	143 ± 10	165 ± 18*	166 ± 13*	164 ± 12*
	1	6	156 ± 13	164 ± 15	165 ± 8	154 ± 16
	4	6	152 ± 11	156 ± 22	164 ± 10	162 ± 18
	8	6	154 ± 15	159 ± 11	158 ± 10	162 ± 15
	0	6	234 ± 17	245 ± 20	259 ± 10*	247 ± 8
	0.17	6	237 ± 16	251 ± 14	253 ± 14	255 ± 22
QTcF（ms）	0.5	6	227 ± 15	239 ± 16	247 ± 13*	248 ± 9*
	1	6	243 ± 19	242 ± 16	250 ± 8	239 ± 16
	4	6	230 ± 13	230 ± 22	252 ± 11	245 ± 14
	8	6	233 ± 21	236 ± 9	238 ± 9	234 ± 22
	0	6	215 ± 16	225 ± 14	235 ± 8*	230 ± 7
	0.17	6	215 ± 12	230 ± 9	229 ± 14	232 ± 16
QTcV（ms）	0.5	6	208 ± 9	223 ± 14	227 ± 10*	226 ± 9*
	1	6	220 ± 13	224 ± 12	227 ± 7	218 ± 13
	4	6	214 ± 10	216 ± 18	227 ± 9	224 ± 14
	8	6	216 ± 14	219 ± 9	220 ± 8	219 ± 14

注：① $QTcF = QT / \sqrt[3]{RR}$，RR 单位为秒（s）；$QTcV = QT - 0.087（RR - 1\,000）$，RR 单位为毫秒（ms）；② 0 h 心率、0.5 h T 波，以及 4 h 心率和 T 波数据方差不齐，采用 Dunnett T3 分析，其余时间点数据采用 Dunnett-t（2-sided）分析；③ 与溶媒对照组比较，$^*P < 0.05$，$^{**}P < 0.01$

波、PR 间期缩短，均具有统计学差异（$P < 0.05$）；⑤ 给药后 8 h：低剂量组 P 波降低，具有统计学差异（$P < 0.05$）；中剂量组 QT 间期、QTcF 和 QTcV 缩短，具有统计学差异（$P < 0.01$）；⑥ 其余时间点各组动物给药后心律、心率、ST 段及 QT 间期等未见明显变化，无统计学差异（$P > 0.05$）。

4. 呼吸指标 · 测定给药前后不同时间点动物的呼吸（频率和潮气量），检测时间点为给药前（0 h）和给药后 10 min（0.17 h）、30 min（0.5 h）、1 h、4 h 和 8 h。各组间比较统计结果见表 10-2-8 和图 10-2-9（部分图谱示例）。

（1）相同时间点各剂量组与溶媒对照组比较：各组动物呼吸频率及潮气量均有小范围的波动，但未见明显变化，无统计学差异（$P > 0.05$）。

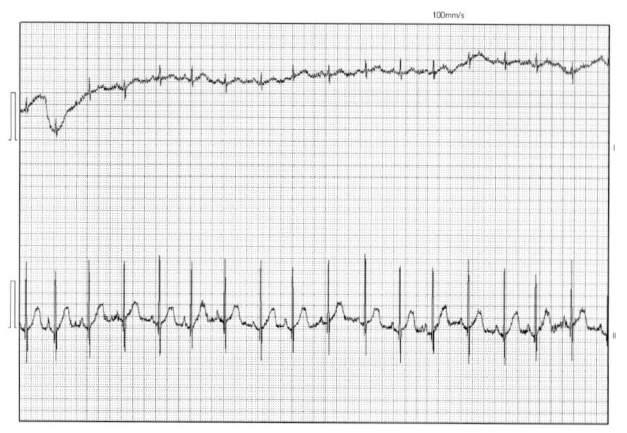

图10-2-1　溶媒对照组021#0 h心电图

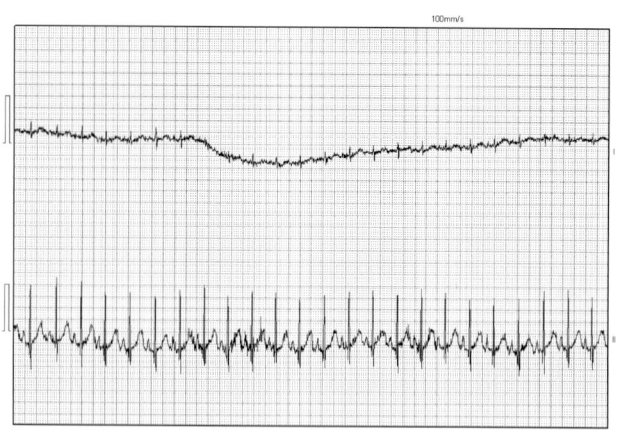

图10-2-2　溶媒对照组021#0.17 h心电图

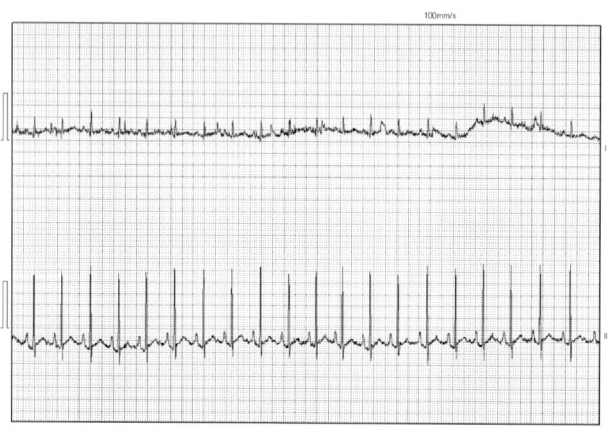

图10-2-3　低剂量组060#0 h心电图

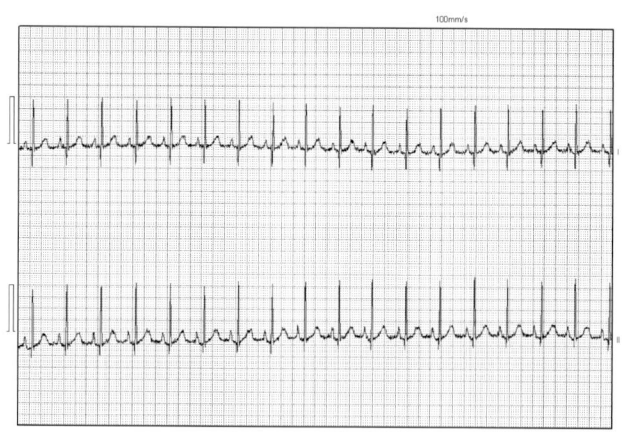

图10-2-4　低剂量组060#0.17 h心电图

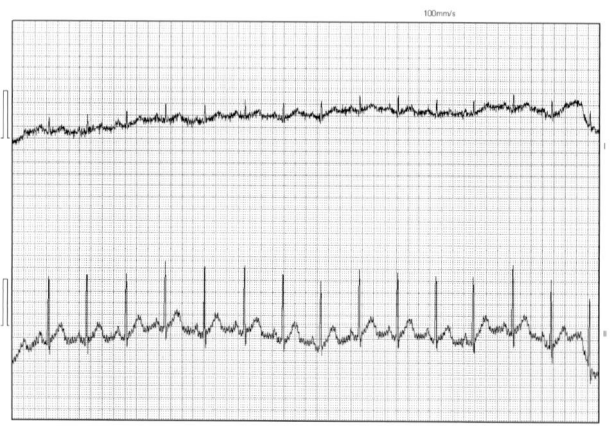

图10-2-5　中剂量组047#0 h心电图

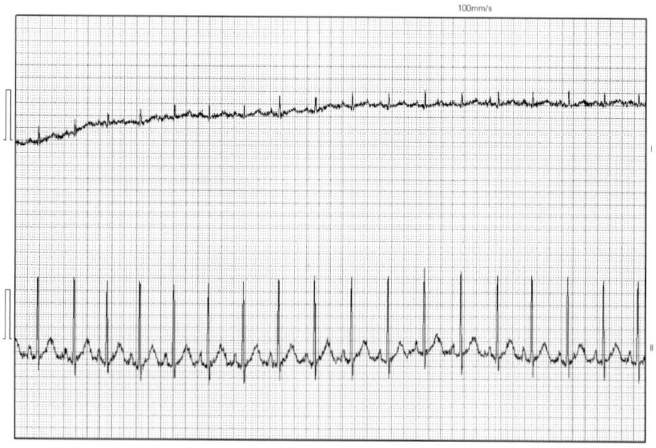

图10-2-6　中剂量组047#0.17 h心电图

（2）各剂量组与给药前自身比较：① 给药后0.5 h，低、中和高剂量组呼吸频率降低，中剂量组潮气量降低，具有统计学差异（$P < 0.05$）；② 给药后1 h，溶媒对照组、低和高剂量组呼吸频率降低，具有统计学差异（$P < 0.05$或$P < 0.01$）；③ 给药后4 h，高剂量组呼吸频率降低、中剂量组潮气量降低，具有统计学差异（$P < 0.05$）；④ 给药后8 h，低和高剂量组频率降

低，具有统计学差异（$P < 0.01$）。

5. 血压指标·血压检测包括收缩压、舒张压和平均动脉压（平均动脉压 = 舒张压 + 1/3脉压）。各组间比较统计结果见表10-2-9。

（1）相同时间点各剂量组与溶媒对照组比较：各剂量组之间均未见明显变化，无统计学差异（$P > 0.05$）。

（2）各剂量组与给药前自身比较：① 给药后

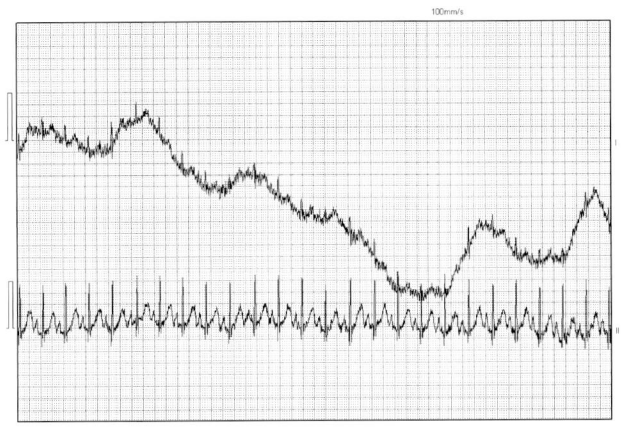

图 10-2-7　高剂量组 013# 0 h 心电图

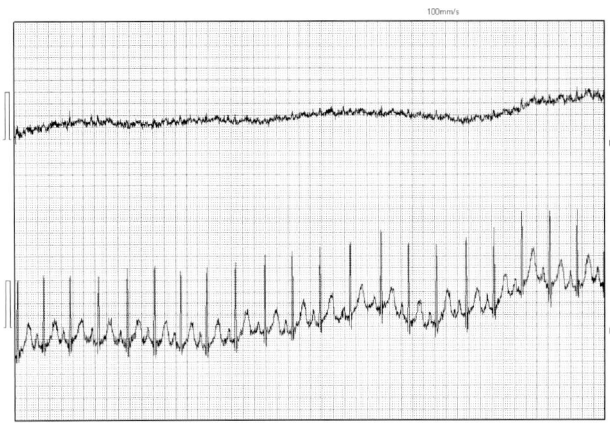

图 10-2-8　高剂量组 013# 0.17 h 心电图

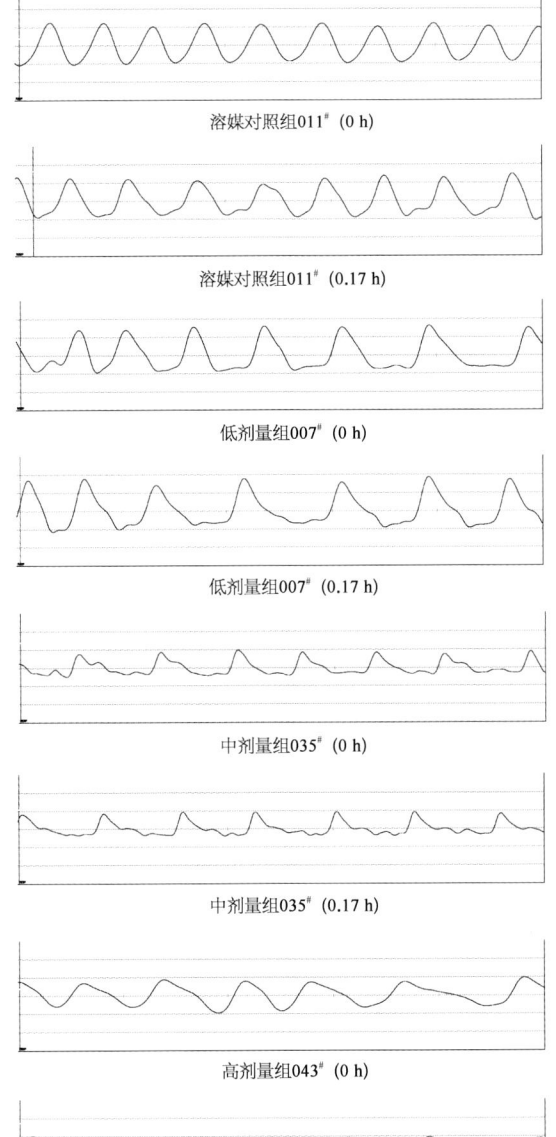

溶媒对照组 011# (0 h)

溶媒对照组 011# (0.17 h)

低剂量组 007# (0 h)

低剂量组 007# (0.17 h)

中剂量组 035# (0 h)

中剂量组 035# (0.17 h)

高剂量组 043# (0 h)

高剂量组 043# (0.17 h)

图 10-2-9　代表性呼吸图示

0.17 h，低剂量组平均动脉压上升，具有统计学差异（$P < 0.05$）；② 给药后 0.5 h，低剂量组收缩压上升，具有统计学差异（$P < 0.05$）；③ 给药后 4 h，低剂量组收缩压、舒张压和平均动脉压上升，具有统计学差异（$P < 0.05$ 或 $P < 0.01$）；④ 给药后 8 h，低剂量组收缩压、舒张压和平均动脉压上升，具有统计学差异（$P < 0.05$）；⑤ 其余时间点各组动物检测收缩压、舒张压和平均动脉压未见明显改变。

6. 体温·各组间比较统计结果见表 10-2-10。

（1）相同时间点各剂量组与溶媒对照组比较：各组动物未见体温明显改变。

（2）各剂量组与给药前自身比较：① 给药 0.5 h 后，溶媒对照组体温升高，具有统计学差异（$P < 0.05$）；② 给药 1 h 后，中剂量组体温升高，具有统计学差异（$P < 0.05$）；③ 其余时间点各组动物给药后体温未见明显变化，无统计学差异（$P > 0.05$）。

（十一）影响研究可靠性和造成研究工作偏离试验方案的异常情况

无。

（十二）讨论

1. 一般状况·给药后高剂量组出现呕吐、排便等反应，给药结束后均恢复正常。符合高剂量以不产生严重毒性反应为限的要求。

2. 对离乳前比格犬心电指标的影响

（1）相同时间点各剂量组与溶媒对照组比较

1）给药前：与溶媒对照组相比，中剂量组 QT 间期、QTcF 和 QTcV 增加（$P < 0.05$），范围为 9.3% ～ 15.2%；高剂量组 R 波、PR 间期和 QT 间期增加（$P < 0.01$ 或 $P < 0.05$），范围为 13.9% ～ 31.3%；属于动物正常的生理学差异，与给予受试物无关。

表 10-2-7　儿科用中药注射液 EEE 对离乳前比格犬心电指标的影响（$\bar{X}$ ±SD）（与给药前比较）

检测指标	时间（h）	动物数（只）	溶媒对照组	低剂量组	中剂量组	高剂量组
HR（次/min）	0	6	233 ± 50	202 ± 25	200 ± 15	179 ± 19
	0.17	6	238 ± 25	195 ± 24	214 ± 37	202 ± 31[#]
	0.5	6	240 ± 38	187 ± 39	202 ± 30	210 ± 27[#]
	1	6	228 ± 14	193 ± 24	209 ± 16	226 ± 40[#]
	4	6	210 ± 20	199 ± 38	216 ± 16[#]	214 ± 44
	8	6	207 ± 14	199 ± 26	205 ± 27	185 ± 48
P波（1/100 mV）	0	6	17 ± 5	18 ± 3	15 ± 3	14 ± 6
	0.17	6	19 ± 6	18 ± 5	18 ± 3	17 ± 7
	0.5	6	15 ± 4	13 ± 4	15 ± 3	16 ± 4
	1	6	17 ± 5	16 ± 6	14 ± 7	16 ± 5
	4	6	11 ± 1[#]	12 ± 4[#]	17 ± 7	16 ± 4
	8	6	16 ± 3	13 ± 4[#]	16 ± 5	11 ± 2
R波（1/100 mV）	0	6	118 ± 30	174 ± 45	128 ± 35	155 ± 29
	0.17	6	129 ± 30	152 ± 48	123 ± 37	158 ± 27
	0.5	6	109 ± 24	142 ± 36	132 ± 14	156 ± 32
	1	6	118 ± 50	147 ± 33[#]	136 ± 29	156 ± 22
	4	6	122 ± 35	144 ± 34[#]	126 ± 28	131 ± 34
	8	6	111 ± 38	152 ± 49	128 ± 17	141 ± 27
ST段（1/100 mV）	0	6	4 ± 4	1 ± 4	5 ± 2	4 ± 3
	0.17	6	1 ± 7	2 ± 5	2 ± 5	1 ± 6
	0.5	6	2 ± 4	3 ± 5	5 ± 4	1 ± 5
	1	6	5 ± 2	0 ± 8	2 ± 4	4 ± 4
	4	6	5 ± 4	5 ± 4[##]	4 ± 4	1 ± 5
	8	6	5 ± 5	6 ± 6	4 ± 3	4 ± 4
T波（1/100 mV）	0	6	44 ± 11	42 ± 15	36 ± 14	52 ± 14
	0.17	6	37 ± 10	37 ± 7	37 ± 15	47 ± 11
	0.5	6	36 ± 8[#]	36 ± 16	37 ± 3	52 ± 10
	1	6	39 ± 9	33 ± 8	32 ± 5	48 ± 12
	4	6	39 ± 16	35 ± 7	32 ± 5	39 ± 8[#]
	8	6	39 ± 9	34 ± 8	34 ± 5	42 ± 10
QRS（ms）	0	6	31 ± 4	35 ± 6	34 ± 4	33 ± 2
	0.17	6	29 ± 3	35 ± 4	31 ± 2	32 ± 2
	0.5	6	28 ± 3	32 ± 2	31 ± 2	31 ± 2
	1	6	32 ± 2	34 ± 4	34 ± 2	33 ± 2

（续表）

检测指标	时间（h）	动物数（只）	溶媒对照组	低剂量组	中剂量组	高剂量组
QRS（ms）	4	6	30 ± 3	32 ± 4	34 ± 3	32 ± 4
	8	6	31 ± 3	31 ± 4	33 ± 2	33 ± 3
PR 间期（ms）	0	6	62 ± 12	65 ± 7	74 ± 7	80 ± 8
	0.17	6	64 ± 9	65 ± 7	63 ± 7##	67 ± 9#
	0.5	6	62 ± 12	64 ± 8	67 ± 6	63 ± 7#
	1	6	65 ± 9	69 ± 4	67 ± 7#	63 ± 6##
	4	6	65 ± 7	67 ± 9	69 ± 8	69 ± 7#
	8	6	67 ± 6	70 ± 8	68 ± 5	74 ± 7
QT 间期（ms）	0	6	151 ± 20	164 ± 15	174 ± 10	172 ± 9
	0.17	6	150 ± 14	170 ± 10	167 ± 17	171 ± 17
	0.5	6	143 ± 10	165 ± 18	166 ± 13	164 ± 12
	1	6	156 ± 13	164 ± 15	165 ± 8	154 ± 16
	4	6	152 ± 11	156 ± 22	164 ± 10	162 ± 18
	8	6	154 ± 15	159 ± 11	158 ± 10##	162 ± 15
QTcF（ms）	0	6	234 ± 17	245 ± 20	259 ± 10	247 ± 8
	0.17	6	237 ± 16	251 ± 14	253 ± 14	255 ± 22
	0.5	6	227 ± 15	239 ± 16	247 ± 13#	248 ± 9
	1	6	243 ± 19	242 ± 16	250 ± 8	239 ± 16
	4	6	230 ± 13	230 ± 22	252 ± 11	245 ± 14
	8	6	233 ± 21	236 ± 9	238 ± 9##	234 ± 22
QTcV（ms）	0	6	215 ± 16	225 ± 14	235 ± 8	230 ± 7
	0.17	6	215 ± 12	230 ± 9	229 ± 14	232 ± 16
	0.5	6	208 ± 9	223 ± 14	227 ± 10	226 ± 9
	1	6	220 ± 13	224 ± 12	227 ± 7	218 ± 13
	4	6	214 ± 10	216 ± 18	227 ± 9	224 ± 14
	8	6	216 ± 14	219 ± 9	220 ± 8##	219 ± 14

注：① QTcF=QT/$\sqrt[3]{RR}$，RR 单位为秒（s）；QTcV=QT-0.087（RR-1 000），RR 单位为毫秒（ms）；② 0 h 心率、0.5 h T 波，以及 4 h 心率和 T 波数据方差不齐，采用 Dunnett T3 分析，其余时间点数据采用 Dunnett-t（2-sided）分析；③ 与给药前自身比较，#$P < 0.05$，##$P < 0.01$

表 10-2-8　儿科用中药注射液 EEE 对离乳前比格犬呼吸指标的影响（$\overline{X}$ ±SD）

检测指标	时间（h）	动物数（只）	溶媒对照组	低剂量组	中剂量组	高剂量组
频率（次/min）	0	6	128 ± 37	113 ± 23	117 ± 54	126 ± 29
	0.17	6	92 ± 32	92 ± 39	91 ± 31	115 ± 26
	0.5	6	101 ± 45	77 ± 31#	74 ± 28#	98 ± 19#

（续表）

检测指标	时间（h）	动物数（只）	溶媒对照组	低剂量组	中剂量组	高剂量组
频率（次/min）	1	6	86 ± 23#	67 ± 28##	86 ± 34	83 ± 12##
	4	6	90 ± 17	83 ± 32	83 ± 20	78 ± 20#
	8	6	95 ± 38	68 ± 17##	74 ± 13	69 ± 20##
潮气量（mL）	0	6	73 ± 27	73 ± 26	75 ± 15	86 ± 21
	0.17	6	72 ± 34	76 ± 31	77 ± 14	91 ± 38
	0.5	6	74 ± 30	73 ± 24	63 ± 11#	88 ± 33
	1	6	71 ± 30	65 ± 17	75 ± 32	84 ± 28
	4	6	70 ± 31	64 ± 32	64 ± 16#	77 ± 27
	8	6	70 ± 24	65 ± 18	74 ± 21	73 ± 22

注：与给药前自身比较，#$P < 0.05$，##$P < 0.01$

表 10-2-9　儿科用中药注射液 EEE 对离乳前比格犬血压指标的影响（$\bar{X}$ ± SD）

检测指标	时间（h）	动物数（只）	溶媒对照组	低剂量组	中剂量组	高剂量组
收缩压（mmHg）	0	6	142 ± 30	133 ± 23	156 ± 27	139 ± 30
	0.17	6	159 ± 37	159 ± 28	160 ± 29	141 ± 18
	0.5	6	149 ± 23	158 ± 36#	150 ± 32	133 ± 37
	1	6	132 ± 24	133 ± 20	155 ± 22	136 ± 25
	4	6	156 ± 30	154 ± 29##	151 ± 15	126 ± 19
	8	6	138 ± 16	147 ± 23#	126 ± 28	127 ± 18
舒张压（mmHg）	0	6	87 ± 21	80 ± 17	95 ± 10	87 ± 16
	0.17	6	100 ± 25	86 ± 18	97 ± 22	82 ± 17
	0.5	6	100 ± 16	100 ± 36	92 ± 21	85 ± 32
	1	6	84 ± 15	87 ± 17	92 ± 19	80 ± 18
	4	6	92 ± 26	98 ± 18#	90 ± 20	88 ± 14
	8	6	84 ± 21	97 ± 15#	83 ± 20	80 ± 18
平均动脉压（mmHg）	0	6	105 ± 24	98 ± 19	115 ± 15	104 ± 20
	0.17	6	120 ± 29	110 ± 11#	118 ± 24	101 ± 15
	0.5	6	116 ± 17	120 ± 36	111 ± 23	101 ± 33
	1	6	100 ± 16	102 ± 17	113 ± 13	99 ± 18
	4	6	113 ± 21	117 ± 21##	110 ± 18	101 ± 15
	8	6	102 ± 18	114 ± 17#	97 ± 22	96 ± 17

注：① 平均动脉压＝舒张压+1/3脉压；② 与给药前自身比较，#$P < 0.05$，##$P < 0.01$

表 10-2-10   儿科用中药注射液 EEE 对离乳前比格犬体温的影响（$\overline{X} \pm SD$）

时间（h）	动物数（只）	体温（℃）			
		溶媒对照组	低剂量组	中剂量组	高剂量组
0	6	38.3 ± 0.2	38.3 ± 0.2	38.2 ± 0.1	38.3 ± 0.1
0.17	6	38.3 ± 0.2	38.3 ± 0.2	38.2 ± 0.3	38.3 ± 0.1
0.5	6	38.5 ± 0.2$^{\#}$	38.4 ± 0.2	38.3 ± 0.2	38.3 ± 0.2
1	6	38.3 ± 0.2	38.4 ± 0.2	38.5 ± 0.2$^{\#}$	38.3 ± 0.1
4	6	38.4 ± 0.1	38.4 ± 0.2	38.3 ± 0.2	38.4 ± 0.2
8	6	38.3 ± 0.2	38.4 ± 0.2	38.4 ± 0.1	38.2 ± 0.1

注：与给药前自身比较，$^{\#}P < 0.05$

2）给药后：① HR：低剂量组 0.5 h 时 HR 降低（$P < 0.05$），从 240 次 /min 降低至 187 次 /min，降低了 22.1%；② R 波和 T 波：高剂量组 0.5 h 幅度增加（$P < 0.05$），分别为 43.1% 和 44.4%；③ QRS：低剂量组 0.17 h 和 0.5 h 时 QRS 增加（$P < 0.05$），分别从 29 ms 和 28 ms 增加至 35 ms 和 32 ms，增加了 20.7% 和 14.3%；④ QT 间期：0.5 h，低、中和高剂量组 QT 间期增加（$P < 0.05$），范围为 14.7% ~ 16.1%；⑤ QTcF 和 QTcV：中和高剂量组 0.5 h，QTcF 和 QTcV 增加（$P < 0.05$），范围分别为 8.8% ~ 6.3% 和 8.7% ~ 9.1%。

3）上述波动变化范围均很小，而且与给药前的各组数值接近，同时这种差异未见剂量–反应关系，因此认为是动物正常的生理学差异，与给予受试物无关。

（2）各剂量组与给药前自身比较：① R 波、T 波和 ST 段：1 h，4 h 低剂量组 R 波振幅降低，0.5 h 溶媒对照组、4 h 高剂量组 T 波振幅降低，4 h 低剂量组 ST 段增加（$P < 0.05$ 或 $P < 0.01$），分析数据可见，上述变化与同期溶媒对照组无差异，而系该组给药前本底数值略高所致；② PR 间期和 QT 间期 0.17 h、0.5 h、1 h 和 4 h，高剂量组 PR 间期缩短（$P < 0.05$ 或 $P < 0.01$），0.17 h 和 1 h 中剂量组 PR 间期缩短；8 h 中剂量组 QT 间期缩短（$P < 0.01$）；缩短范围为 9.2% ~ 21.3%，分析数据可见，上述变化与同期溶媒对照组无差异，而是该组给药前本底数值略高所致；③ HR：0.17 h、0.5 h、1 h 高剂量组 HR 增加，4 h 中剂量组 HR 增加（$P < 0.05$），增加范围为 8.0% ~ 26.3%；④ P 波：溶媒对照组 4 h、低剂

量组 4 h 和 8 h P 波振幅降低（$P < 0.05$），分别从 17 和 18（1/100 mV）降低至 11、12 和 13（1/100 mV），降低了 27.8% ~ 35.3%；⑤ QTcF 和 QTcV：0.5 h 和 8 h 中剂量组 QTcF 降低（$P < 0.05$ 或 $P < 0.01$），8 h 中剂量组 QTcV 降低（$P < 0.05$），降低范围为 4.6% ~ 8.1%；⑥ 上述波动变化范围总体很小，而且与给药前的各组数值及溶媒对照组接近，同时这种差异未见剂量–反应关系和时间–反应关系，因此认为是动物正常的生理学差异，与给予受试物无关。

3. 对离乳前比格犬呼吸的影响·① 各剂量组与给药前自身比较，低、中和高剂量组呼吸频率降低范围为 22.2% ~ 45.2%，潮气量降低范围为 14.7% ~ 16.0%，幅度很小；② 相同时间点各剂量组与溶媒对照组比较均未见统计学差异（$P > 0.05$），也未见剂量–反应关系和时间–反应关系，因此认为是动物正常的生理学差异，与给予受试物无关。

4. 对离乳前比格犬血压指标的影响·① 各剂量组与给药前自身比较，仅低剂量组收缩压、舒张压和平均动脉压有小范围的波动（10.5% ~ 22.5%，数值在 12 ~ 25 mmHg 之间），幅度很小；② 与同期溶媒对照组比较，均未见明显差异（$P > 0.05$），与给药前的溶媒对照组和其他各剂量组对比，数值接近；同时也未见剂量–反应关系和时间–反应关系，分析数据可见具有统计学差异的原因主要是低剂量组本底值较低，故认为属于动物正常的生理性变化，与受试物无关。

5. 对离乳前比格犬体温的影响·与给药前自身比较（38.2℃ ±0.1℃），给药 1 h 后中剂量组体温（38.5℃ ±0.2℃）升高（$P < 0.05$），波动幅度很小，

在正常范围内，认为与受试物无关。

6. 个别动物有心律不齐及T波倒置现象·由于该现象也出现于溶媒对照组，且未见剂量及时间相关性，且在动物清醒状态下进行检测，认为可能是受精神紧张所引起。另外，由于动物顺应性不同，不同动物检测过程中精神紧张程度及配合程度均有差异，致使心电、呼吸、血压和体温等检测指标有一定程度的波动，但未出现一定的趋势，综合动物一般反应情况，认为这些波动的出现是动物正常的生物学差异，与给予受试物无关。

（十三）结论

在本试验条件下，单次静脉给予幼龄比格犬（PND_{31}）儿科用中药注射液EEE原液0.8 mL/kg、1.6 mL/kg和4.0 mL/kg（以生药量计算分别为生药0.27 g/kg、0.54 g/kg和1.34 g/kg）对离乳前比格犬的呼吸、心血管系统及体温无明显影响，其安全剂量为犬等效剂量的5倍、临床剂量的10倍、药效学剂量的6.7倍。

（十四）参考文献

［1］孙祖越，周莉，韩玲.儿科用药非临床安全性评价要则及中药评价的特殊性［J］.中国药理学与毒理学杂志，2016，30（1）：13-20.

［2］周莉，孙祖越.儿科用药发育毒性研究指标设定及中药安全性评价的特别关注点［J］.中国药理学与毒理学杂志，2016，30（1）：21-28.

［3］孙祖越，周莉.儿科用药非临床安全性评价中方案设计的策略［J］.中国新药杂志，2016，25（21）：2473-2482.

［4］周莉，孙祖越.非临床安全性评价中离乳前给药的幼龄动物分组设计［J］.中国新药杂志，2016，25（21）：2483-2488.

［5］Karl-Heinz Diehl, Robin Hull, David Morton, et al. A good practice guide to the administration of substances and removal of blood, including routes and volumes［J］. J Appl Toxicol, 2001, 21：15-23.

［6］蒋一方，Tim Cole，潘蕙琦，等.上海市区0～18岁年龄别身高及体重标准研制［J］.上海预防医学杂志，2007，19（11）：544-547.

［7］李红星，南庆华.549例新生儿满月体重身高及其影响因素分析［J］.中国妇幼保健，2011，26（31）：4858-4859.

（十五）记录保存

（1）除计算机或自动化仪器直接采集的数据外，其他所有在实际研究中产生的数据均记录在表格或记录纸上，并随时整理装订。所有数据记录都注明记录日期，并由记录人签字。对原始记录进行更改时按要求进行。

（2）记录的所有数据都由另一人（非做记录的人）进行核查、签字，保证数据可靠。研究结束后，递交最终报告时，所有原始资料、文件等材料均交档案室保存。具体管理内容、程序和方法按本中心制定的标准操作规程执行。

（十六）资料归档时间和地点

保存单位：XXX。

地址：XXX。

邮编：XXX。

保管人：XXX。

电话：XXX。

归档时间：XXXX-XX-XX。

保存时间：＞10年。

（周 莉）

第三节
儿科用中药注射液 EEE 刚离乳比格犬
静脉注射单次给药毒性试验

摘 要

▪ 目的

通过儿科用中药注射液 EEE 对刚离乳（PND_{49}）比格犬静脉注射单次给药毒性试验，观察给药后产生的急性毒性反应，包括毒性反应的性质、程度和给药局部的刺激作用；确定无毒反应的安全剂量，为临床儿童用药风险评估提供参考信息。

▪ 方法

刚离乳（PND_{49}）幼龄犬，设 1 个受试物组，采用最大给药量法，24 h 内 3 次给药，合计原液 24 mL/kg（相当于生药 8.04 g/kg），另设阴性对照组（生理盐水），给予等体积生理盐水；每组 4 只幼龄犬，雌雄各半，共计 8 只。

▪ 结果

（1）动物一般观察：刚离乳幼龄比格犬 24 h 内 3 次静脉给予儿科用中药注射液 EEE，采用最大给药量法，即原液 24 mL/kg（相当于生药 8.04 g/kg），第一次给药后幼龄犬出现呕吐、排稀便、排泄深褐色尿液；第二次和第三次给药后未出现呕吐，但可见排出少量深褐色稀便和尿液；偶有活动减少，俯卧等体征，20 min ～ 1 h 后均恢复；随着给药次数增加，幼犬的适应能力增加，上述各种体征减少，提示受试物静脉给药后对胃肠道动力和自主神经等有一定的影响，但恢复较快。未出现动物死亡。所有幼龄犬连续 14 天观察其外观体征、行为活动等均未见明显异常。

（2）局部刺激：给药前及给药结束后 10 ～ 15 min、24 h、48 h 和 72 h，肉眼观察给药部位情况，未见红肿、破溃等表现。

（3）体重变化：为了达到可能的最大给药量，刚离乳幼龄犬 3 次 /24 h，每次间隔 3 ～ 4 h，且每次静脉注射后称重；结果显示，阴性对照组和痰热清组给药第 1 天（D_0）体重均有所波动，给药第 2 天（D_1）至 D_{14} 体重持续增加。

（4）解剖检查结果：幼犬观察 14 天结束后，麻醉后放血处死，进行大体解剖检查，肉眼观察主要脏器组织及给药局部未见明显病变，其颜色、质地及体积等均未见明显异常。

▪ 结论

在本试验确定的条件下，采用最大给药量法，刚离乳幼龄比格犬 24 h 内 3 次静脉给予儿科用中药注射液 EEE，其最大耐受量（maximun tolerated dose，MTD）大于原液 24 mL/kg（相当于生药 8.04 g/kg）。

（一）目的

通过儿科用中药注射液EEE对刚离乳（PND$_{49}$）比格犬静脉注射单次给药毒性试验，观察给药后产生的急性毒性反应，包括毒性反应的性质、程度和给药局部的刺激作用；确定无毒反应的安全剂量，为临床儿童用药风险评估提供参考信息。

（二）供试品

（1）名称：儿科用中药注射液EEE。

（2）受试物号：2017-XXX。

（3）批号：S20170901。

（4）稳定性：常温稳定。

（5）含量：XXX含量50～150 μg/mL。

（6）性状：棕红色澄明液体，pH 7～8。

（7）提供单位：XXX药业股份有限公司。

（8）规格：5 mL/支（生药0.335 g/mL）。

（9）有效期：XXXX年X月。

（10）保存条件：密封，避光保存。

（11）配制方法：原液给药，无需配制。

（三）阴性对照

（1）名称：氯化钠注射液（生理盐水）。

（2）提供单位：XXX药业股份有限公司。

（3）批号：A17021801。

（4）有效期至：XXXX年1月。

（5）规格：500 mL/瓶。

（6）成分：氯化钠。

（7）使用浓度：4.5 g∶500 mL（0.9%）。

（8）保存条件：密闭保存。

（9）配制方法：无需配制。

（四）动物资料

（1）种：犬。

（2）系：比格犬。

（3）性别和数量：2窝母犬，A728#母犬窝中含幼龄犬3雌2雄，A1571#母犬窝中含幼龄犬3雌3雄。

（4）年龄：幼龄犬接收时PND$_{32}$（A728#）和PND$_{34}$（A1571#），给药时PND$_{49}$（刚离乳）。

（5）体重范围：幼龄犬接收时雌性1.04～1.72 kg，雄性1.40～1.78 kg。

（6）来源：XXX实验动物技术开发有限公司。

（7）等级：普通级。

（8）合格证号及发证单位：质量合格证序号35002100000161（母犬）和35002100000162（幼犬）。实验动物生产许可证SCXK（X）2012-0002，XXX

科学技术委员会；实验动物使用许可证SYXK（X）2013-0027，XXX科学技术委员会。

（9）动物接收日期：XXXX-11-27。

（10）实验系统选择说明：比格犬是毒理学长期毒性研究中公认的标准动物之一。依据国家食品药品监督管理总局制定的《药物重复给药研究技术指导原则》（2014年）和《儿科用药非临床安全性研究技术指导原则（征求意见稿）》，应根据试验期限和临床拟用人群确定动物年龄，由于受试物拟用于儿童，故本试验使用幼龄（刚离乳）比格犬。委托方同意使用该种动物。

（11）实验动物识别方法：动物到达后，按要求接收，母犬采用其自带的原始编号，幼犬按照机构统一的编号方法，为每只动物指定一个单一的研究动物号。原始资料中使用研究动物号来识别。

（12）饲料及饮用水：饲料为由XXX生物科技有限公司生产的犬料，批号20171101（幼犬）、20171104（幼犬）、20171104（母犬）、20171205（母犬）；本中心每年度抽检饲料一次，委托XXX饲料质量监督检验站检测，依据相应的GB和GB/T，检验粗蛋白质、粗脂肪、粗纤维、水分、钙、总磷含量，以及细菌总数、大肠菌群、黄曲霉毒素B$_1$、砷、铅、镉和汞等，质量均合格。饮用水为自来水，每年度检测一次，委托XXX疾病预防控制中心检测，参照生活饮用水卫生标准，检测浑浊度、菌落总数、游离余氯和总大肠菌群等，所检项目均符合评价依据的要求。

（13）饲养条件和环境：动物饲养在XXX大动物（犬、猴）实验室，饲养于不锈钢笼内，离乳前1窝/笼；每天每只母犬喂犬专用饲料250 g左右，离乳前一周（PND$_{40}$）幼犬少量补充幼犬专用饲料。上午、下午各喂食1次，自由饮水；室温23～24℃，相对湿度40%～68%，空调通风，光照明暗各12 h。

（五）分组和剂量设置

1. 分组方法

（1）试验采用刚离乳（PND$_{49}$）幼龄犬，综合委托方提供的前期成年比格犬毒理学资料结果，采用最大给药量法。

（2）设1个剂量组，为原液24 mL/kg（相当于生药8.04 g/kg），另设阴性对照组（生理盐水），给予等体积生理盐水；每组4只幼龄犬，雌雄各半，共计8只；母犬采用其自带的原始编号，幼犬以"体重"和"窝"作为非处理因素进行随机化分组；各组动物数

表 10-3-1   各组动物数量表

组　　别	幼犬总数合计（只）	窝数（窝＝母犬＋幼犬）
阴性对照组	2♀，2♂	2窝（母犬＋1♀＋1♂）
EEE组	2♀，2♂	2窝（母犬＋1♀＋1♂）

量计划详见表10-3-1。

（3）分组考虑：① 采用窝内设计或裂窝设计分组，即每窝内包含阴性对照组和受试物组；阴性对照组每窝幼仔的构成为1雌和1雄，受试物组为1雌和1雄；② 理论上，每窝包含母犬和至少2雌+2雄幼犬，则每窝的1雌1雄幼龄犬分别分配在阴性对照组和受试物组中；③ 本试验两窝母犬，分别为3雌2雄和3雌3雄，剔除窝中体重离均差较远的幼犬，选择体重接近的动物，每窝选择2雌+2雄幼犬。

2. 剂量设置依据

（1）功能主治：清热、化痰、解毒；用于风温肺热病痰热阻肺证，症见发热、咳嗽、咳痰不爽、咽喉肿痛、口渴、舌红、苔黄；肺炎早期、急性支气管炎、慢性支气管炎急性发作及上呼吸道感染属上述证候者。

（2）委托单位提供的临床使用方案：儿科用中药注射液EEE的临床使用剂量为成人一般一次20 mL，重症患者一次可用40 mL，加入5%葡萄糖注射液或0.9%氯化钠注射液250～500 mL，静脉滴注，控制滴数每分钟不超过60滴，每天1次；儿童按0.3～0.5 mL/kg，最高剂量不超过20 mL，加入5%葡萄糖注射液或0.9%氯化钠注射液100～200 mL，静脉滴注，控制滴数每分钟30～60滴，每天1次；或遵医嘱；药液稀释倍数不低于1：10（药液：溶媒），稀释后药液必须在4 h内使用。

（3）委托单位提供的药效学资料：① 儿科用中药注射液EEE 1.0 g/kg对内毒素与酵母菌致热大鼠有降温作用（$P < 0.01$），折算成犬的药效学剂量为0.33 g/kg；② 儿科用中药注射液EEE 1.2 g/kg对氨水与二氧化硫致咳小鼠有一定的镇咳作用（$P < 0.01$），折算成犬的药效学剂量为0.2 g/kg；③ 在抗炎作用方面，儿科用中药注射液EEE 1.0 g/kg能够抑制大鼠慢性炎症（肉芽肿）的产生，折算成犬的药效学剂量为0.17 g/kg；④ 综上，犬的药效学剂量取中间数，以生药0.2 g/kg计算。

（4）委托单位提供的毒性资料

1）比格犬急性毒性：按儿科用中药注射液EEE原液和最大给药容量（20 mL/kg）给予犬（9～10月龄/7～8 kg）静脉滴注，单次给药的剂量为20 mL/kg，约相当于人临床单日剂量（mL/kg）的69倍；无动物死亡，部分动物在开始给药后30 min左右发生呕吐，可能对胃肠道有一定刺激作用，体重、体温、心电图、血液学等观察和检测指标均未见明显异常。

2）比格犬长期毒性：① 给药预试时发现如果以原液进行静脉滴注，对血管刺激较大。所以高剂量组采用犬静脉滴注最大给药容量（20 mL/kg），中药注射液EEE进行1：1稀释给予比格犬静脉滴注，相当于给予原液10 mL/kg；② 比格犬（8～10月龄/6～8 kg）按试验剂量原液2.50 mL/kg（低剂量）、5.00 mL/kg（中剂量）和10.00 mL/kg（高剂量）连续静脉注射给予3个月，各剂量组均未见明显毒性反应。其中雄性比格犬给药组血浆纤维蛋白原含量在给药13周出现降低，但相关凝血-时间指标变化不明显；给药13周和恢复期末多数中、高剂量给药组动物肝血窦内吞噬黄褐色色素的库普弗细胞增多，但对肝脏功能无不良影响；高浓度的受试样品对给药局部也有额外的刺激作用。

（5）年龄依据：① 根据文献，犬49～63日龄（7～9周）离乳；22～42日龄（3～6周）幼龄犬，相当于人的婴儿/幼儿时期，年龄为28天～23个月之间；② 本试验采用刚离乳（PND$_{49}$）幼龄犬给药，预计相当于人的年龄2～3岁（未发现PND$_{49}$与人年龄直接对应关系的参考文献，故根据相关文献"犬6周龄相当于人2岁，犬20周龄相当于人12岁"及表10-3-2，按照"周龄"与"岁"对应来推断，预估刚离乳PND$_{49}$幼犬相当于人的2～3岁）。

（6）剂量换算：① 受试物临床使用剂量为儿童0.3～0.5 mL/kg，取中间剂量0.4 mL/kg计算（表10-3-3）；② 1个月幼儿临床使用剂量2.0 mL/人（=0.4 mL/kg×5 kg/人），以生药含量计算则剂量为每天生药0.67 g/人（=生药0.335 g/mL×2.0 mL/人）；③ 2岁幼儿临床使用剂量5.2 mL/人（=0.4 mL/kg×13 kg/人），以生药含量计算则剂量为每天生药1.74 g/

表 10-3-2　　比格犬与人类年龄对比

比格犬（天）	对应人的年龄 [a]（月/岁）		本试验比格犬给药或恢复时间段（天）	本试验对应人的年龄（月/岁）
22～42	婴儿/幼儿	1个月～2岁	/	1个月～2岁
43～140（F）/170（M）	儿童	2～12岁	PND$_{49}$	预估2～3岁

注：F，雌性；M，雄性。[a] 来源于FDA

表 10-3-3　　儿科用中药注射液 EEE 刚离乳比格犬静脉注射单次给药毒性试验临床剂量换算

人年龄（岁）	人平均体重（kg）	临床小儿剂量（原液 mL/人）	临床小儿剂量（生药 g/人）	临床小儿剂量（生药 g/kg）	折算成犬剂量（生药 g/kg）
1个月	5	2.0	0.67	0.13	0.27
2岁	13	5.2	1.74	0.13	0.27
12岁	43	17.2	5.76	0.13	0.27

注：儿童按体重0.3～0.5 mL/kg，取中间剂量0.4 mL/kg计算，则1个月幼儿临床使用剂量2.0 mL/人，以生药含量计算则剂量为每天生药0.67 g/人。2岁幼儿临床使用剂量5.2 mL/人，以生药含量计算则剂量为每天生药1.74 g/人。12岁儿童临床使用剂量17.2 mL/人，以生药含量计算则剂量为每天生药5.76 g/人

人（=生药0.335 g/mL×5.2 mL/人）；④ 12岁儿童临床使用剂量17.2 mL/人（=0.4 mL/kg×43 kg/人），以生药含量计算则剂量为每天生药5.76 g/人（=生药0.335 g/mL×17.2 mL/人）。

（7）给药体积选择：① 根据文献，犬（成年）单次静脉快速给药可能的最大给药体积为2.5 mL/kg，静脉缓慢给药可能的最大给药体积为5.0 mL/kg；另一方面，成年比格犬的循环血量在79～90 mL/kg；2 h内单次给药的给药体积应小于循环血量的10%。考虑到幼龄犬的承受能力，单次静脉给药体积选择不大于8.0 mL/kg；② 同时，文献报道犬（成年）快速静脉注射生理盐水6 mL/kg（＜1 min），犬的血细胞容量及心率没有发现可观察到的改变；③ 根据文献报道，幼龄犬静脉滴注可能的最早时间为PND$_{56}$；在此之前，可采用静脉推注给药；④ 综上，考虑到幼龄犬的承受能力，单次静脉给药体积选择8.0 mL/kg；为了达到可能的最大给药量，考虑3次/24 h，间隔3～4 h，这样，总的给药体积为24 mL/kg。

（8）根据《药物单次给药研究技术指导原则》要求，单次给药毒性试验的重点在于观察动物出现的毒性反应，根据受试物的特点选择合适的方法。原则上给药剂量应包括从未见毒性反应的剂量到出现严重毒性反应的剂量，或达到最大给药量。根据现有资料，拟定刚离乳比格犬静脉注射单次给药剂量为24 mL/kg（以生药量计算为生药8.04 g/kg，相当于犬等效剂量的

29.8倍），24 h内3次给药；阴性对照组动物给予等容量生理盐水。

3. 剂距·无。

4. 剂量·如表10-3-4。

（六）给药方法

（1）给药频率：3次/24 h，间隔3～4 h。

（2）给药途径：静脉推注。

（3）给药速度：3～5 mL/min。

（4）给药量：24.0 mL/kg（8 mL/kg/次）。

（5）给药时间：09:10～17:38。

（6）给予受试物的途径说明：与临床使用途径一致。

（7）受试物配制方法：受试物到达后，检测受试物原料药的含量；采用原液给药，无需检测受试物介质混合浓度；具体配制方法如表10-3-5。

（8）受试物配制地点：本中心配制室。

（9）受试物配制仪器：超净工作台、药物混悬器。

（10）受试物的给予方法：按照有关犬静脉注射给药的SOP进行操作。

（七）实验方法和观察指标

1. 实验方法

（1）动物接收：PND$_{32}$日龄和PND$_{34}$日龄的幼犬随母犬一并送达本中心，母犬采用其自带的原始编号，幼犬按照机构统一的编号方法进行编号，并详细观察幼犬外观、体征和行为活动等一般状况，选取无明显异常的动物进行后续试验。

表 10-3-4   儿科用中药注射液 EEE 刚离乳比格犬静脉注射单次给药毒性试验剂量分组

组　别	给药阶段（天）	剂量（原液 mL/kg）	剂量（生药 g/kg）	等效剂量倍数（约）	临床剂量倍数（约）	药效学剂量倍数（约）	动物数（只）	
							♀	♂
阴性对照组	PND₃₁	–	–	–	–	–	2	2
EEE 组	PND₃₁	24.0	8.04	29.8	61.8	40.2	2	2

注：受试物临床儿童使用剂量为每天生药 0.13 g/kg，表中"等效剂量倍数"以不同年龄"折算犬等效剂量每天生药 0.27 g/kg"计算，"临床剂量倍数"以不同年龄"小儿剂量为每天生药 0.13 g/kg"计算，"药效学剂量倍数"以折算的犬药效学剂量生药 0.2 g/kg计算

表 10-3-5   儿科用中药注射液 EEE 刚离乳比格犬静脉注射单次给药毒性试验受试物配制方法

分　　组	剂量（原液 mL/kg）	受试物量（mL）	溶液量（mL）	目标浓度（原液 mL/mL）
阴性对照组	–	–	–	–
EEE 组	24.0	24.0	24.0	1.0

注：各个剂量组配制的总药量随动物体重的增加而相应改变，此表表示的是第一次且每只动物体重不超过 1.0 kg 时的配制举例

（2）检疫和适应性饲养：犬接收后按实验动物检疫管理规定检疫并适应性饲养观察 2 周。

（3）给予受试物：选择符合试验要求的动物分组，静脉给药 3 次 /24 h；观察给药过程中及给药后幼龄比格犬的急性毒性反应情况。

2. 观察指标

（1）一般状况观察：按实验动物一般状况观察规定，每天观察 1 ～ 2 次动物的外观体征、行为活动、腺体分泌、呼吸、粪便性状、摄食情况、体重、给药局部反应及有无死亡等情况，发现死亡或濒死动物，及时剖检。

（2）毒性反应：观察动物外观、步态、行为、进食、粪便、分泌物、对刺激的反应、死亡情况等；分别于给药前及给药后 D_1、D_2、D_3、D_4、D_7、D_{10} 和 D_{14} 称量动物体重；记录所有给予受试物后出现的体征，以及体征起始的时间、严重程度、持续时间及死亡情况等。

（3）解剖检查：动物出现死亡时即时尸检；出现严重毒性反应的动物在观察期结束后，麻醉处死进行大体解剖检查；组织器官出现质地、颜色或体积等异常时，取材进行病理检查。

（4）局部刺激：给药前及给药结束后 10 ～ 15 min、24 h、48 h 和 72 h，进行肉眼观察并记录给药部位情况，根据刺激性反应情况决定是否需要组织病理学检查。

（八）统计分析

分析动物体重变化、反应情况等，估计动物毒性反应情况与剂量之间的关系。

（九）结果

1. 受试物检测·试验给药前，进行原料药检测，含量以 XXX 计为 87.32 μg/mL（委托方提供的含量测定标准：以 XXX 计，应为 50 ～ 150 μg/mL）。

2. 动物一般观察

（1）A728#（母犬编号）窝中幼犬

1）第一次给药：① 阴性对照组幼犬（002# 和 006#）给药后约 10 min 可见排出成形的浅黄色粪便，浅黄色尿液，未见其他异常；② EEE 组幼犬（001#，雄性）给药后 1 min 呕吐，呕吐物为已基本消化的饲料，约 6 min 和 15 min 时再次呕吐少量胃液，排深褐色尿液；③ EEE 组幼犬（008#，雌性）给药后 1 min 可见排出成形的浅黄色粪便，约 3 min 后再次排出少量水样液体，约 6 min 和 10 min 时呕吐出已消化的饲料，约 30 min 时排出深褐色稀便和尿液。

2）第二次给药：① 阴性对照组幼犬（002# 和 006#）给药后未见异常；② EEE 组幼犬（001#，雄性）给药后约 1 min 时排出深褐色稀便，约 10 min 时排出深褐色尿液，偶有拟排便动作但未见粪便；③ EEE 组幼犬（008#，雌性）给药后约 2 min 时排出深褐色稀便和尿液，约 10 min 后俯卧、活动减少，约 1 h 后恢复正常。

3）第三次给药：① 阴性对照组幼犬（002# 和 006#）给药后未见异常；② EEE 组幼犬（001#，雄性）给药后 1 min 排出深褐色稀便和尿液；③ EEE 组

幼犬（008#，雌性）给药后1 min排出深褐色稀便和尿液；约5 min时排出少量深褐色稀便，约20 min时排出深褐色尿液。

（2）A1571#（母犬编号）窝中幼犬

1）第一次给药：① 阴性对照组幼犬（003#和010#）给药后未见异常；② EEE组幼犬（004#，雄性）给药后1 min可见排出成形的浅黄色粪便，第2～11 min内3次排出少量水样稀便，约20 min时恢复正常；③ EEE组幼犬（011#，雌性）给药后1 min可见排出成形的浅黄色粪便，3～27 min内3次排出少量水样稀便，约35 min时恢复正常。

2）第二次给药：① 阴性对照组幼犬（003#、010#）给药后未见异常；② EEE组幼犬（004#，雄性）给药后约1 min排出深褐色稀便，第2～5 min内3次排出少量水样稀便，约15 min俯卧，40 min恢复正常；③ EEE组幼犬（011#，雌性）给药后约1 min排出深褐色稀便，2 min、4 min排出少量水样稀便，约10 min俯卧，约30 min恢复正常。

3）第三次给药：① 阴性对照组幼犬（003#和010#）给药后未见异常；② EEE组幼犬（004#，雄性）给药后10 min内4次排出少量深褐色稀便，未见其他异常体征；③ EEE组幼犬（011#，雌性）给药后10 min排出深褐色稀便；约12 min排出少量水样稀便，约15 min有拟排便动作，但未见粪便，约20 min恢复正常。

（3）所有幼犬连续14天观察其外观体征、行为活动等，均未见明显异常体征。

3. 局部刺激·给药前及给药结束后10～15 min、24 h、48 h和72 h，肉眼观察给药部位情况，未见红肿、破溃等表现。

4. 体重变化·为了达到可能的最大给药量，刚离乳幼龄犬3次/24 h，每次间隔3～4 h，且每次静脉注射后称重；结果显示，阴性对照组和EEE组给药第1天（D_0）体重均有所波动，给药第2天（D_1）至D_{14}体重持续增加（表10-3-6，图10-3-1）。

5. 解剖检查结果·幼犬观察14天结束后，麻醉后放血处死，进行大体解剖检查，肉眼观察主要脏器组织及给药局部未见明显病变，其颜色、质地及体积等均未见明显异常。

（十）影响研究可靠性和造成研究工作偏离试验方案的异常情况

无。

（十一）讨论

刚离乳幼龄比格犬24 h内3次静脉给予儿科用中药注射液EEE，采用最大给药量法，即原液24 mL/kg（相当于生药8.04 g/kg），第一次给药后幼龄犬出现呕吐、排稀便、排泄深褐色尿液；第二次和第三次给药后未出现呕吐，但可见排出少量深褐色稀便和尿液；偶有活动减少，俯卧等体征，20 min～1 h后均恢复；随着给药次数增加，幼犬的适应能力增加，上述各种体征减少。给药后观察至72 h，给药部位未见红肿、破溃等表现；未出现动物死亡。所有幼龄犬观察14天后解剖检查，

表10-3-6 儿科用中药注射液EEE刚离乳比格犬静脉注射单次给药毒性试验动物体重变化（个体值）

| 母犬编号 | 幼犬编号 | 幼犬性别 | 剂量（mg/kg） | 体重（kg） | | | | | | | | | | | 增重（D_0～D_{14}） |
				D_0 第一次给药前	D_0 第二次给药前	D_0 第三次给药前	D_1	D_2	D_3	D_4	D_7	D_{10}	D_{14}	
A728#	002#	♂	0	2.94	2.90	3.08	3.02	3.10	3.22	3.30	3.46	3.60	3.92	0.98
	006#	♀		2.10	2.10	2.16	2.14	2.20	2.26	2.24	2.34	2.60	2.74	0.64
	001#	♂	24	2.40	2.30	2.30	2.40	2.50	2.54	2.60	2.54	2.72	2.78	0.38
	008#	♀		2.14	2.06	2.04	2.10	2.16	2.24	2.26	2.26	2.38	2.50	0.36
A1571#	003#	♂	0	2.20	2.12	2.14	2.26	2.28	2.30	2.38	2.62	2.78	2.84	0.64
	010#	♀		1.76	1.70	1.74	1.80	1.82	1.80	1.84	1.98	2.22	2.46	0.70
	004#	♂	24	1.92	1.92	1.86	1.98	1.98	2.00	2.04	2.20	2.52	2.74	0.82
	011#	♀		2.52	2.46	2.40	2.50	2.54	2.58	2.72	2.88	3.08	3.58	1.06

注：增重D_0体重按照第一次给药前计算

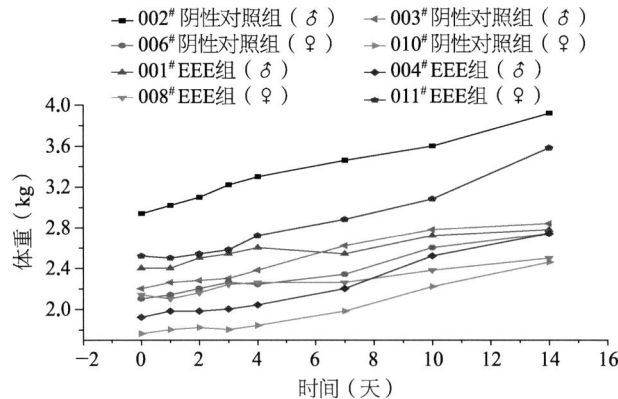

图 10-3-1　儿科用中药注射液 EEE 刚离乳比格犬静脉注射单次给药毒性试验动物体重变化（个体值）

注：D_0 体重按照第一次给药前称量值画图

各主要脏器组织均未见明显异常，提示受试物静脉给药后对胃肠道动力和自主神经等有一定的影响，但恢复较快，体重持续增加，提示刚离乳幼龄比格犬对儿科用中药注射液 EEE 的 MTD 大于原液 24 mL/kg（相当于生药 8.04 g/kg）。

（十二）结论

在本试验确定的条件下，采用最大给药量法，刚离乳幼龄比格犬 24 h 内 3 次静脉给予儿科用中药注射液 EEE，其 MTD 大于原液 24 mL/kg（相当于生药 8.04 g/kg）。

（十三）参考文献

［1］孙祖越，周莉，韩玲.儿科用药非临床安全性评价要则及中药评价的特殊性［J］.中国药理学与毒理学杂志，2016，30（1）：13-20.

［2］周莉，孙祖越.儿科用药发育毒性研究指标设定及中药安全性评价的特别关注点［J］.中国药理学与毒理学杂志，2016，30（1）：21-28.

［3］孙祖越，周莉.儿科用药非临床安全性评价中方案设计的策略［J］.中国新药杂志，2016，25（21）：2473-2482.

［4］周莉，孙祖越.非临床安全性评价中离乳前给药的幼龄动物分组设计［J］.中国新药杂志，2016，25（21）：2483-2488.

［5］Karl-Heinz Diehl, Robin Hull, David Morton, et al. A good practice guide to the administration of substances and removal of blood, including routes and volumes［J］. J Appl Toxicol, 2001, 21：15-23.

［6］蒋一方，Tim Cole，潘蕙琦，等.上海市区 0～18 岁年龄别身高及体重标准研制［J］.上海预防医学杂志，2007，19（11）：544-547.

［7］李红星，南庆华.549 例新生儿满月体重身高及其影响因素分析［J］.中国妇幼保健，2011，26（31）：4858-4859.

（十四）记录保存

（1）除计算机或自动化仪器直接采集的数据外，其他所有在实际研究中产生的数据均记录在表格或记录纸上。并随时整理装订。所有数据记录都注明记录日期，并由记录人签字。对原始记录进行更改时按要求进行。

（2）记录的所有数据都由另一人（非做记录的人）进行核查、签字。保证数据可靠。研究结束后，递交最终报告时，所有原始资料、文件等材料均交档案室保存。具体管理内容、程序和方法按本中心制定的标准操作规程执行。

（十五）资料归档时间和地点

保存单位：XXX。

地址：XXX。

邮编：XXX。

保管人：XXX。

电话：XXX。

归档时间：XXXX-XX-XX。

保存时间：>10 年。

（周　莉）

第四节
儿科用中药注射液 EEE 离乳前比格犬
静脉注射单次给药毒性试验

摘 要

目的

通过儿科用中药注射液 EEE 对离乳前（PND$_{31}$）比格犬静脉注射单次给药毒性试验，观察给药后产生的急性毒性反应，包括毒性反应的性质、程度和给药局部的刺激作用；确定无毒反应的安全剂量，为临床儿童用药风险评估提供参考信息。

方法

离乳前（PND$_{31}$）幼龄犬，设1个受试物组，采用最大给药量法，24 h 内3次给药，合计原液 24 mL/kg（相当于生药 8.04 g/kg），另设阴性对照组（生理盐水），给予等体积生理盐水；每组4只幼龄犬，雌雄各半，共计8只。

结果

（1）动物一般观察：离乳前幼龄比格犬24 h 内3次静脉给予儿科用中药注射液 EEE，采用最大给药量法，即原液 24 mL/kg（相当于生药 8.04 g/kg），第一次给药后2 min 幼龄犬出现排浅黄色粪便、浅黄色水样稀便、流唾液、干呕和呕吐等体征，30 ～ 40 min 恢复正常；第二次和第三次给药后未出现呕吐，但给药后2 min 开始可见排出少量浅黄色或褐色稀便、水样便和尿液等，20 ～ 40 min 恢复；随着给药次数增加，幼犬的适应能力增加，上述各种体征减少，提示受试物静脉给药后对胃肠道动力和自主神经等有一定的影响，但恢复较快。未出现动物死亡。所有幼龄犬连续14天观察其外观体征、行为活动等均未见明显异常。

（2）局部刺激：给药前及给药结束后10 ～ 15 min、24 h、48 h 和72 h，肉眼观察给药部位情况，未见红肿、破溃等表现。

（3）体重变化：为了达到可能的最大给药量，离乳前幼龄犬3次/24 h，每次间隔3 ～ 4 h，且每次静脉注射后称重；结果显示，阴性对照组和 XXX 组给药第1天（D$_0$）体重均有所波动，给药第2天（D$_1$）至 D$_{14}$ 体重持续增加。

（4）解剖检查结果：幼犬观察14天结束后，麻醉后放血处死，进行大体解剖检查，肉眼观察主要脏器组织及给药局部未见明显病变，其颜色、质地及体积等均未见明显异常。

结论

在本试验确定的条件下，采用最大给药量法，离乳前幼龄比格犬24 h 内3次静脉给予儿科用中药注射液 EEE，其最大耐受量（MTD，maximun tolerated dose）大于原液 24 mL/kg（相当于生药 8.04 g/kg）。

（一）目的

通过儿科用中药注射液EEE对离乳前（PND$_{31}$）比格犬静脉注射单次给药毒性试验，观察给药后产生的急性毒性反应，包括毒性反应的性质、程度和给药局部的刺激作用；确定无毒反应的安全剂量，为临床儿童用药风险评估提供参考信息。

（二）受试物

（1）名称：儿科用中药注射液EEE。

（2）受试物号：2017-XXX。

（3）批号：S20170901。

（4）稳定性：常温稳定。

（5）含量：XXX含量50～150 μg/mL。

（6）性状：棕红色澄明液体，pH 7～8。

（7）提供单位：XXX药业股份有限公司。

（8）规格：5 mL/支（生药0.335 g/mL）。

（9）有效期：XXXX年X月。

（10）保存条件：密封，避光保存。

（11）配制方法：原液给药，无需配制。

（三）阴性对照

（1）名称：氯化钠中药注射液（生理盐水）。

（2）批号：A17021801。

（3）成分：氯化钠。

（4）使用浓度：4.5 g：500 mL（0.9%）。

（5）提供单位：XXX药业股份有限公司。

（6）有效期至：XXXX-01。

（7）规格：500 mL/瓶。

（8）保存条件：密闭保存。

（9）配制方法：无需配制。

（四）动物资料

（1）种：犬。

（2）系：比格犬。

（3）性别和数量：2窝母犬，A1202$^\#$母犬窝中含幼龄犬3雌2雄，A1937$^\#$母犬窝中含幼龄犬2雌2雄。

（4）年龄：幼龄犬接收时PND$_{12}$（A1202$^\#$）和PND$_{15}$（A1937$^\#$），给药时PND$_{31}$（离乳前）。

（5）体重范围：幼龄犬接收时雌性0.70～1.02 kg，雄性0.86～1.00 kg。

（6）来源：XXX实验动物技术开发有限公司。

（7）等级：普通级。

（8）合格证号及发证单位：质量合格证序号35002100000161（母犬）和35002100000162（幼犬）。实验动物生产许可证SCXK（X）2012-0002，XXX

科学技术委员会；实验动物使用许可证SYXK（X）2013-0027，XXX科学技术委员会。

（9）动物接收日期：XXXX-11-27。

（10）实验系统选择说明：比格犬是毒理学长期毒性研究中公认的标准动物之一。依据国家食品药品监督管理总局制定的《药物重复给药研究技术指导原则》（2014年）和《儿科用药非临床安全性研究技术指导原则（征求意见稿）》，应根据试验期限和临床拟用人群确定动物年龄，由于受试物拟用于儿童，故本试验使用幼龄（离乳前）比格犬。委托方同意使用该种动物。

（11）实验动物识别方法：动物到达后，按要求接收，母犬保留其自带的原始编号，幼犬按照机构统一的编号方法，为每只动物指定一个单一的研究动物号。原始资料中使用研究动物号来识别。

（12）饲料及饮用水：饲料为由XXX生物科技有限公司生产的犬料，批号20171101（幼犬）、20171104（幼犬）、20171104（母犬）、20171205（母犬）；本中心每年度抽检饲料一次，委托XXX饲料质量监督检验站检测，依据相应的GB和GB/T，检验粗蛋白质、粗脂肪、粗纤维、水分、钙、总磷含量，以及细菌总数、大肠菌群、黄曲霉毒素B$_1$、砷、铅、镉和汞等，质量均合格。饮用水为自来水，每年度检测一次，委托XXX疾病预防控制中心检测，参照生活饮用水卫生标准，检测浑浊度、菌落总数、游离余氯和总大肠菌群等，所检项目均符合评价依据的要求。

（13）饲养条件和环境：动物饲养在XXX大动物（犬、猴）实验室，饲养于不锈钢笼内，离乳前1窝/笼；每天每只母犬喂犬专用饲料250 g左右，拟离乳前一周（PND$_{40}$）幼犬少量补充幼犬专用饲料。上午、下午各喂食1次，自由饮水；室温23～24℃，相对湿度40%～68%，空调通风，光照明暗各12 h。

（五）分组和剂量设置

1. 分组方法

（1）试验采用离乳前（PND$_{31}$）幼龄犬，综合委托方提供的前期成年比格犬毒理学资料结果，采用最大给药量法。

（2）设1个剂量组，为原液24 mL/kg（相当于生药8.04 g/kg），另设阴性对照组（生理盐水），给予等体积生理盐水；每组4只幼龄犬，雌雄各半，共计8只；母犬采用其自带的原始编号，幼犬以"体重"和

"窝"作为非处理因素进行随机化分组；各组动物数量计划见表10-4-1。

（3）分组考虑：① 采用窝内设计或裂窝设计分组，即每窝内包含阴性对照组和受试物组；每窝幼仔的构成为阴性对照组1雌和1雄、受试物组1雌和1雄；② 理论上，每窝包含母犬和至少2雌+2雄幼犬，则每窝的1雌1雄幼龄犬分别分配在阴性对照组和受试物组中；③ 本试验两窝母犬，分别为3雌2雄和3雌2雄，剔除窝中体重离均差较远的幼犬，选择体重接近的动物，每窝选择2雌+2雄幼犬。

表 10-4-1　各组动物数量表

组 别	幼犬总数合计（只）	窝数（窝 = 母犬 + 幼犬）
阴性对照组	2♀，2♂	2窝（母犬+1/1♀+1/1♂）
EEE组	2♀，2♂	2窝（母犬+1/1♀+1/1♂）

2. 剂量设置依据

（1）功能主治：清热、化痰、解毒；用于风温肺热病痰热阻肺证，症见发热、咳嗽、咳痰不爽、咽喉肿痛、口渴、舌红、苔黄；肺炎早期、急性支气管炎、慢性支气管炎急性发作及上呼吸道感染属上述证候者。

（2）委托单位提供的临床使用方案：儿科用中药注射液EEE的临床使用剂量为成人一般一次20 mL，重症患者一次可用40 mL，加入5%葡萄糖中药注射液或0.9%氯化钠中药注射液250～500 mL，静脉滴注，控制滴数每分钟不超过60滴，每天1次；儿童按体重0.3～0.5 mL/kg，最高剂量不超过20 mL，加入5%葡萄糖中药注射液或0.9%氯化钠中药注射液100～200 mL，静脉滴注，控制滴数每分钟30～60滴，每天1次；或遵医嘱；药液稀释倍数不低于1:10（药液:溶媒），稀释后药液必须在4 h内使用。

（3）委托单位提供的药效学资料：① 儿科用中药注射液EEE 1.0 g/kg对内毒素与酵母菌致热大鼠有降温作用（$P < 0.01$），折算成犬的药效学剂量为0.33 g/kg；② 儿科用中药注射液EEE 1.2 g/kg对氨水与二氧化硫致咳小鼠有一定的镇咳作用（$P < 0.01$），折算成犬的药效学剂量为0.2 g/kg；③ 在抗炎作用方面，儿科用中药注射液EEE 1.0 g/kg能够抑制大鼠慢性炎症（肉芽肿）的产生，折算成犬的药效学剂量为0.17 g/kg；④ 综上，犬的药效学剂量取中间数，以生药0.2g/kg计算。

（4）委托单位提供的毒性资料

1）比格犬急性毒性：按儿科用中药注射液EEE原液和最大给药容量（20 mL/kg）给予犬（9～10月龄/7～8 kg）静脉滴注，单次给药的剂量为20 mL/kg，约相当于人临床单日剂量（mL/kg）的69倍；无动物死亡，部分动物在开始给药后30 min左右发生呕吐，可能对胃肠道有一定刺激作用，体重、体温、心电图、血液学等观察和检测指标均未见明显异常。

2）比格犬长期毒性：① 给药预试时发现如果以原液进行静脉滴注，对血管刺激较大。所以高剂量组采用犬静脉滴注最大给药容量（20 mL/kg），中药注射液EEE原液进行1:1稀释给予比格犬静脉滴注，相当于给予原液10 mL/kg；② 比格犬（8～10月龄/6～8 kg）按试验剂量原液2.50 mL/kg（低剂量）、5.00 mL/kg（中剂量）和10.00 mL/kg（高剂量）连续静脉注射给予3个月，各剂量组均未见明显毒性反应。其中雄性比格犬给药组血浆纤维蛋白原含量在给药13周出现降低，但相关凝血-时间指标变化不明显；给药13周和恢复期末多数中、高剂量给药组动物肝血窦内吞噬黄褐色色素的库普弗细胞增多，但对肝脏功能无不良影响；高浓度的受试样品对给药局部也有额外的刺激作用。

（5）年龄依据：① 根据文献，犬49～63日龄（7～9周）离乳；22～42日龄（3～6周）幼龄犬，相当于人的婴儿/幼儿时期，年龄为28天～23个月；② 本试验采用离乳前（PND_{31}）幼龄犬给药，相当于人的年龄12个月（未发现PND_{31}与人年龄直接对应关系的参考文献，故根据相关文献报道的"犬3周龄相当于人1个月，犬6周龄相当于人2岁"，以及表10-4-2，推算得出31日龄犬相当于人的婴儿/幼儿年龄为12个月）。

（6）剂量换算：① 受试物临床使用剂量为儿童按体重0.3～0.5 mL/kg，取中间剂量0.4 mL/kg计算（表10-4-3）；② 1个月幼儿临床使用剂量2.0 mL/人

表 10-4-2 比格犬与人类年龄对比

比格犬（天）	对应人的年龄 [a]（月/岁）		本试验比格犬给药或恢复时间段（天）	本试验对应人的年龄（月/岁）
1至（4～10）	早产新生儿	孕38周前出生	/	孕38周前出生
5至（11～21）	新生儿	出生～1个月	/	出生～1个月
22～42	婴儿/幼儿	1个月～2岁	PND_{31}	12个月

注：[a] 来源于FDA

表 10-4-3 儿科用中药注射液 EEE 离乳前比格犬静脉注射单次给药毒性试验临床剂量换算

人年龄（岁）	人平均体重（kg）	临床小儿剂量（原液 mL/人）	临床小儿剂量（生药 g/人）	临床小儿剂量（生药 g/kg）	折算成犬剂量（生药 g/kg）
1个月	5	2.0	0.67	0.13	0.27
2岁	13	5.2	1.74	0.13	0.27
12岁	43	17.2	5.76	0.13	0.27

注：儿童按体重0.3～0.5 mL/kg计算，取中间剂量0.4 mL/kg计算，则1个月幼儿临床使用剂量2.0 mL/人，以生药含量计算则剂量为每天生药0.67 g/人。2岁幼儿临床使用剂量5.2 mL/人，以生药含量计算则剂量为每天生药1.74 g/人。12岁儿童临床使用剂量17.2 mL/人，以生药含量计算则剂量为每天生药5.76 g/人

（=0.4 mL/kg×5 kg/人），以生药含量计算则剂量为每天生药0.67 g/人（=生药0.335 g/mL×2.0 mL/人）；③ 2岁幼儿临床使用剂量5.2 mL/人（=0.4 mL/kg×13 kg/人），以生药含量计算则剂量为每天生药1.74 g/人（=生药0.335 g/mL×5.2 mL/人）；④ 12岁儿童临床使用剂量17.2 mL/人（=0.4 mL/kg×43 kg/人），以生药含量计算则剂量为每天生药5.76 g/人（=生药0.335 g/mL×17.2 mL/人）。

（7）给药体积选择：① 根据文献，犬（成年）单次静脉快速给药可能的最大给药体积为2.5 mL/kg，静脉缓慢给药可能的最大给药体积为5.0 mL/kg；另一方面，成年比格犬的循环血量在79～90 mL/kg；2 h内单次给药的给药体积应小于循环血量的10%。考虑到幼龄犬的承受能力，单次静脉给药体积选择不大于8.0 mL/kg；② 同时，文献报道，犬（成年）快速静脉内注射生理盐水6 mL/kg（<1 min），犬的血细胞容量及心率方面没有发现可观察到的改变；③ 根据文献报道，幼龄犬静脉滴注可能的最早时间为PND_{56}；在此之前，可采用静脉推注给药；④ 综上，考虑到幼龄犬的承受能力，单次静脉给药体积选择8.0 mL/kg；为了达到可能的最大给药量，考虑3次/24 h，间隔3～4 h，这样，总的给药体积为24 mL/kg。

（8）根据《药物单次给药研究技术指导原则》要求，单次给药毒性试验的重点在于观察动物出现的毒性反应，根据受试物的特点选择合适的方法。原则上给药剂量应包括从未见毒性反应的剂量到出现严重毒性反应的剂量，或达到最大给药量。根据现有资料，拟定离乳前比格犬静脉注射单次给药剂量为24 mL/kg（以生药量计算为生药8.04 g/kg，相当于犬等效剂量的29.8倍），24 h内3次给药；阴性对照组动物给予等容量生理盐水。

3. 剂距 · 无。

4. 剂量 · 见表10-4-4。

（六）给药方法

（1）给药频率：3次/24 h，间隔3～4 h/次。

（2）给药途径：静脉推注。

（3）给药速度：3～5 mL/min。

（4）给药量：24.0 mL/kg（每次8 mL/kg）。

（5）给药时间：09：10～17：20。

（6）给予受试物的途径说明：与临床使用途径一致。

（7）受试物配制方法：受试物到达后，检测受试物原料药的含量；采用原液给药，无需检测受试物介质混合浓度；具体配制方法见表10-4-5。

（8）受试物配制地点：本中心配制室。

（9）受试物配制仪器：超净工作台、药物混悬液。

（10）受试物的给予方法：按照有关犬静脉注射

表 10-4-4　儿科用中药注射液 EEE 离乳前比格犬静脉注射单次给药毒性试验剂量分组

组　别	给药阶段（天）	剂量（原液 mL/kg）	剂量（生药 g/kg）	等效剂量倍数（约）	临床剂量倍数（约）	药效学剂量倍数（约）	动物数（只）♀	动物数（只）♂
阴性对照组	PND₃₁	–	–	–	–	–	2	2
EEE组	PND₃₁	24.0	8.04	29.8	61.8	40.2	2	2

注：受试物临床儿童使用剂量为每天生药 0.13 g/kg，表中"等效剂量倍数"以不同年龄"折算犬等效剂量每天生药 0.27 g/kg"计算，"临床剂量倍数"以不同年龄"小儿剂量为每天生药 0.13 g/kg"计算，"药效学剂量倍数"以折算的犬药效学剂量生药 0.2 g/kg 计算

表 10-4-5　儿科用中药注射液 EEE 离乳前比格犬静脉注射单次给药试验受试物配制方法

分　　组	剂量（原液 mL/kg）	受试物量（mL）	溶液量（mL）	目标浓度（原液 mL/mL）
阴性对照组	–	–	–	–
EEE组	24.0	24.0	24.0	1.0

注：各个剂量组配制的总药量随动物体重的增加而相应改变，此表表示的是第一次且每只动物体重不超过 1.0 kg 时的配制举例

给药的 SOP 进行操作。

（七）实验方法和观察指标

1. 实验方法

（1）动物接收：PND₁₂ 日龄和 PND₁₅ 日龄的幼犬随母犬一并送达本中心，母犬采用其自带的原始编号，幼犬按照机构统一的编号方法进行编号，并详细观察幼犬外观、体征和行为活动等一般状况，选取无明显异常的动物进行后续试验。

（2）检疫和适应性饲养：犬接收后按实验动物检疫管理规定检疫并适应性饲养观察 2 周。

（3）给予受试物：选择符合试验要求的动物分组，静脉给药 3 次/24 h；观察给药过程中及给药后幼龄比格犬的急性毒性反应情况。

2. 观察指标

（1）一般状况观察：按实验动物一般状况观察规定，每天观察 1～2 次动物的外观体征、行为活动、腺体分泌、呼吸、粪便性状、摄食情况、体重、给药局部反应及有无死亡等情况，发现死亡或濒死动物，及时剖检。

（2）毒性反应：观察动物外观、步态、行为、进食、粪便、分泌物、对刺激的反应、死亡情况等；分别于给药前及给药后 D₁、D₂、D₃、D₄、D₇、D₁₀ 和 D₁₄ 称量动物体重；记录所有给予受试物后出现的体征，以及体征起始的时间、严重程度、持续时间和死亡情况等。

（3）解剖检查：动物出现死亡时即时尸检；出现严重毒性反应的动物在观察期结束后，麻醉处死进行大体解剖检查；组织器官出现质地、颜色或体积等异常时，取材进行病理检查。

（4）局部刺激：给药前及给药结束后 10～15 min、24 h、48 h 和 72 h，进行肉眼观察并记录给药部位情况，根据刺激性反应情况决定是否需要组织病理学检查。

（八）统计分析

分析动物体重变化、反应情况等，估计动物毒性反应情况与剂量之间的关系。

（九）结果

1. 受试物检测·试验给药前，进行原料药检测，含量以 XXX 计为 87.32 μg/mL（委托方提供的含量测定标准：以 XXX 计，应为 50～150 μg/mL）。

2. 动物一般观察

（1）A1202# （母犬编号）窝中幼犬

1）第一次给药：① 阴性对照组幼犬（001# 和 007#）给药后未见异常；② XXX组幼犬（002#，雄性）给药后 2 min 可见排出成形的浅黄色粪便，约 3 min 排出少量粪便，约 1 h 呕吐少量黄色液体；③ XXX组幼犬（005#，雌性）给药过程中嘴角流出少量唾液，给药后 10 min 可见排出成形的浅黄色粪便，约 15 min 呕吐少量白色液体。

2）第二次给药：① 阴性对照组幼犬（001# 和 007#）给药后未见异常；② XXX组幼犬（002#，雄性）给药后约 2 min 时排出少量浅黄色稀便，约 3 min

再次排出少量浅黄色稀便；③ EEE组幼犬（005#，雌性）给药后约2 min时排出少量浅黄色尿液，其他未见异常。

3）第三次给药：① 阴性对照组幼犬（001#和007#）给药后未见异常；② EEE组幼犬（002#，雄性）给药后1 min排出黄色粪便，约2 min排出少量黄色粪便，4 min排出少量水样便，约15 min可见少量黄色尿液；③ EEE组幼犬（005#，雌性）给药后未见异常。

（2）A1937#（母犬编号）窝中幼犬

1）第一次给药：① 阴性对照组幼犬（003#和009#）给药后未见异常；② EEE组幼犬（004#，雄性）给药后约2 min排出成形的浅黄色粪便，约3 min排出少量浅黄色水样稀便，约5 min持续干呕，6 min呕吐大量白色液体，约30 min恢复正常行走、进食；③ EEE组幼犬（008#，雌性）给药后约2 min排出成形的浅黄色粪便，约4 min排出少量浅黄色粪便，5 min呕吐大量白色液体，7 min再次呕吐少量白色液体，约10 min排出少量水样稀便，14 min呕吐少量白色液体，约40 min时恢复正常。

2）第二次给药：① 阴性对照组幼犬（003#、009#）给药后未见异常；② EEE组幼犬（004#，雄性）给药后约1 min排出成形的黄色粪便，2 min排出水样稀便，约5 min少量褐色稀便，约20 min恢复正常；③ EEE组幼犬（008#，雌性）给药后约3 min排出成形的黄色粪便，约5 min排出少量水样稀便，约

10 min排出少量深褐色稀便，约30 min恢复正常。

3）第三次给药：① 阴性对照组幼犬（003#和009#）给药后未见异常；② EEE组幼犬（004#，雄性）给药后约2 min排出少量褐色稀便，3 min排出少量水样稀便，约5 min有多次排便行为但未见粪便，约20 min恢复正常；③ EEE组幼犬（008#，雌性）给药后约1 min排出成形的深褐色粪便；2～3 min内2次排出少量水样稀便，约15 min恢复正常。

（3）所有幼犬连续14天观察其外观体征、行为活动等，均未见明显异常体征。

3. 局部刺激·给药前及给药结束后10～15 min、24 h、48 h和72 h，肉眼观察给药部位情况，未见红肿、破溃等表现。

4. 体重变化·为了达到可能的最大给药量，离乳前幼龄犬3次/24 h，每次间隔3～4 h，且每次静脉注射后称重；结果显示，阴性对照组和EEE组给药第1天（D_0）体重均有所波动，给药第2天（D_1）至D_{14}体重持续增加；具体结果见表10-4-6和图10-4-1。

5. 解剖检查结果·幼犬观察14天结束后，麻醉后放血处死，进行大体解剖检查，肉眼观察主要脏器组织及给药局部未见明显病变，其颜色、质地及体积等均未见明显异常。

（十）影响研究可靠性和造成研究工作偏离试验方案的异常情况

无。

表 10-4-6 　儿科用中药注射液 EEE 离乳前比格犬静脉注射单次给药毒性试验动物体重变化（个体值）

母犬编号	幼犬编号	幼犬性别	剂量（mg/kg）	体重（kg）										
				D_0 第一次给药前	D_0 第二次给药前	D_0 第三次给药前	D_1	D_2	D_3	D_4	D_7	D_{10}	D_{14}	增重（$D_0 \sim D_{14}$）
A1202#	001#	♂	0	1.18	1.18	1.18	1.22	1.24	1.26	1.24	1.24	1.34	1.54	0.36
	007#	♀		1.14	1.16	1.16	1.18	1.24	1.26	1.32	1.38	1.44	1.58	0.44
	002#	♂	24	1.26	1.26	1.26	1.32	1.34	1.40	1.42	1.54	1.64	1.78	0.52
	005#	♀		1.02	1.04	1.02	1.02	1.06	1.12	1.12	1.12	1.20	1.32	0.30
A1937#	003#	♂	0	1.40	1.38	1.38	1.42	1.44	1.48	1.50	1.62	1.72	1.82	0.42
	009#	♀		1.46	1.42	1.48	1.48	1.50	1.58	1.60	1.74	1.90	2.10	0.64
	004#	♂	24	1.42	1.38	1.42	1.42	1.44	1.52	1.56	1.74	1.90	2.06	0.64
	008#	♀		1.60	1.56	1.60	1.64	1.62	1.74	1.78	1.92	2.12	2.32	0.72

注：增重D_0体重按照第一次给药前计算

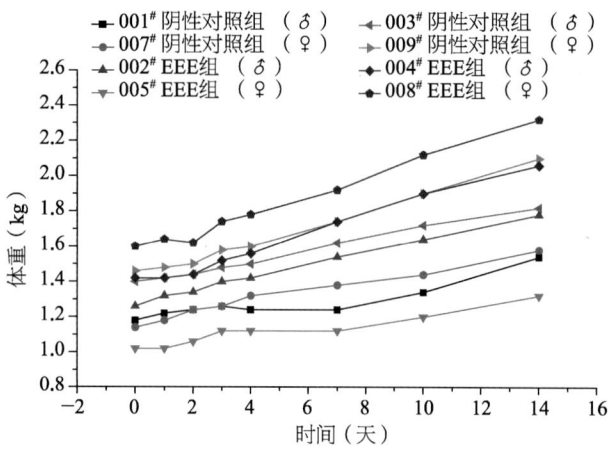

图10-4-1 儿科用中药注射液EEE离乳前比格犬静脉注射单次给
药毒性试验动物体重变化（个体值）

注：D₀体重按照第一次给药前称量值画图

（十一）讨论

离乳前幼龄比格犬24 h内3次静脉给予儿科用中药注射液EEE，采用最大给药量法，即原液24 mL/kg（相当于生药8.04 g/kg），第一次给药后2 min幼龄犬出现排浅黄色粪便和浅黄色水样稀便、流涎、干呕和呕吐等体征，30～40 min恢复正常；第二次和第三次给药后未出现呕吐，但给药后2 min开始可见排出少量浅黄色或褐色稀便、水样便和尿液等，20～40 min恢复；随着给药次数增加，幼犬的适应能力增加，上述各种体征减少。给药后观察至72 h，给药部位未见红肿、破溃等表现；未出现动物死亡。所有幼龄犬观察14天后解剖检查，各主要脏器组织均未见明显异常，提示受试物静脉给药后对胃肠道动力和自主神经等有一定的影响，但恢复较快，体重持续增加，提示离乳前幼龄比格犬对儿科用中药注射液EEE的最大耐受量大于原液24 mL/kg（相当于生药8.04 g/kg）。

（十二）结论

在本试验确定的条件下，采用最大给药量法，离乳前幼龄比格犬24 h内3次静脉给予儿科用中药注射液EEE，其最大耐受量大于原液24 mL/kg（相当于生药8.04 g/kg）。

（十三）参考文献

[1] 孙祖越，周莉，韩玲.儿科用药非临床安全性评价要则及中药评价的特殊性［J］.中国药理学与毒理学杂志，2016，30（1）：13-20.

［2］周莉，孙祖越.儿科用药发育毒性研究指标设定及中药安全性评价的特别关注点［J］.中国药理学与毒理学杂志，2016，30（1）：21-28.

［3］孙祖越，周莉.儿科用药非临床安全性评价中方案设计的策略［J］.中国新药杂志，2016，25（21）：2473-2482.

［4］周莉，孙祖越.非临床安全性评价中离乳前给药的幼龄动物分组设计［J］.中国新药杂志，2016，25（21）：2483-2488.

［5］Karl-Heinz Diehl, Robin Hull, David Morton, et al. A good practice guide to the administration of substances and removal of blood, including routes and volumes［J］. J Appl Toxicol, 2001, 21 : 15-23.

［6］蒋一方，Tim Cole，潘蕙琦，等.上海市区0～18岁年龄别身高及体重标准研制［J］.上海预防医学杂志，2007，19（11）：544-547.

［7］李红星，南庆华.549例新生儿满月体重身高及其影响因素分析［J］.中国妇幼保健，2011，26（31）：4858-4859.

（十四）记录保存

（1）除计算机或自动化仪器直接采集的数据外，其他所有在实际研究中产生的数据均记录在表格或记录纸上。并随时整理装订。所有数据记录都注明记录日期，并由记录人签字。对原始记录进行更改时按要求进行。

（2）记录的所有数据都由另一人（非做记录的人）进行核查、签字。保证数据可靠。研究结束后，递交最终报告时，所有原始资料、文件等材料均交档案室保存。具体管理内容、程序和方法按本中心制定的标准操作规程执行。

（十五）资料归档时间和地点

保存单位：XXX。

地址：XXX。

邮编：XXX。

保管人：XXX。

电话：XXX。

归档时间：XXXX-XX-XX。

保存时间：＞10年。

（周 莉）

第五节
儿科用中药注射液 EEE 刚离乳比格犬
静脉滴注 4 周重复给药毒性试验

摘 要

■ 目的

通过儿科用中药注射液 EEE 刚离乳（PND_{49}）比格犬静脉注射 4 周长期毒性试验，观察其可能引起的毒性反应，包括毒性反应的性质、程度、剂量–反应关系和时间–反应关系、可逆性等以及给药局部的刺激作用，判断儿科用中药注射液 EEE 重复给药的毒性靶器官或靶组织，确定无毒反应的安全剂量，为临床儿童用药风险评估提供参考信息。

■ 方法

48 只幼龄比格犬，采用窝间设计分组（窝内所有幼仔接受相同剂量），分为溶媒对照组及儿科用中药注射液 EEE 低、中和高剂量组（分别为原液 1.6 mL/kg、4.0 mL/kg 和 8.0 mL/kg）；每组 12 只动物，雌雄各半；静脉注射给药，1 次/天，共 4 周；恢复观察 4 周；每天观察记录动物的一般状况，每周检查动物体重、摄食、体温、肩高、体长、一般行为、认知能力和神经行为变化；于给药前、给药期结束和恢复期结束后对动物眼科指标、生长激素、性激素、骨骼系统、血液学、凝血指标、血清生化、免疫指标、尿液、心电指标、血压、局部刺激等指标进行检测，考察给药前后变化；末次给药结束及恢复期结束后每组分别解剖 2/3 和 1/3（均雌雄各半）动物，观察动物脏器病变、称量脏器重量及进行病理切片检查。

■ 结果

（1）动物一般状况：低、中和高剂量组幼龄犬给药后均出现间歇性排便体征，部分动物出现呕吐（溶媒 1/12、低 5/12、中 10/12 和高 10/12）和流涎（中 3/12 和高 9/12），停药后上述异常体征均可恢复，呈现出一定的剂量–反应关系；恢复期有少数动物出现间歇性排便体征，综合分析，儿科用中药注射液 EEE 的主要成分有黄芩、熊胆粉、山羊角、金银花和连翘，主要的作用是清热、化痰和解毒，给药后上述体征的出现主要与药理作用有关，连续较长时间大剂量给予受试物，可对幼龄犬的胃肠动力和自主神经有一定影响，但该影响是可逆的。

（2）生长发育：① 体重和体重增重：给药期（4 周）和恢复期（4 周），各剂量组雌雄幼龄犬体重均呈缓慢增长趋势，仅高剂量组雄性幼龄犬 D_{5-7} 体重增重一过性减缓，无剂量–反应关系和时间反应关系，认为与受试物无关；但高剂量组体重增长趋势缓慢，表明长期大剂量给予儿科用中药注射液 EEE 对刚离乳比格犬体重增长可能会有轻微影响；② 肩高和体长：给药期和恢复期，与溶媒对照组比较，各剂量组雌雄幼龄犬的肩高和体长均未见明显变化（$P > 0.05$），表明儿科用中药注射液EEE对刚离乳比格犬肩高和体长不会产生明显影响；③　生长激素：综合给药前后自身比较及同期组间比较情况，虽然GH和IGF-1水平有轻微波动，但未见明显的剂量-反应关系，结合动物体重、增重、肩高和体长结果，综合考虑，静脉注射4周儿科用中药注射液EEE对刚离乳比格犬的生长发育不会产生明显影响。

（3）摄食量、体温变化和眼科指标：给药期和恢复期，各组雌雄幼龄犬均未出现摄食量减少情况，体温均未见明显变化（$P > 0.05$），眼科检查各项指标（眼睑、眼球和瞳孔等）均未见明显变化，表明儿科用中药注射液EEE对刚离乳比格犬摄食、体温和眼科指标不会产生明显影响。

（4）行为、认知能力和神经行为：各剂量组雌雄幼龄犬行为或认知能力，如对声音的反应、使用各种面部神态、整体动作协调、对离乳的适应、逐渐经历恐惧和快速学习等情况均未见明显不同，认为儿科用中药注射液EEE对刚离乳比格犬的行为、认知能力和神经行为不会产生明显影响。

（5）生殖功能指标：睾丸下降，与溶媒对照组比较，各剂量组雄性幼龄犬睾丸下降时间均未见明显异常（$P > 0.05$）；综合给药前后自身比较及同期组间比较情况，虽然P、INH-B、E_2和FSH水平有轻微波动（在20.3%～58.4%之间），但未见明显的剂量-反应关系，结合动物体重、增重和睾丸下降时间的检查结果，认为静脉注射4周儿科用中药注射液EEE对刚离乳比格犬的性发育不会产生明显影响，但提醒临床长期大剂量用药时注意监测性激素水平的变化。

（6）骨骼系统：给药期结束（D_{28}）和恢复期结束（D_{56}）各剂量组雌雄幼龄犬的胫骨长和骨密度均未见明显变化（$P > 0.05$），认为儿科用中药注射液EEE对刚离乳比格犬的骨骼系统的生长发育不会产生明显影响。

（7）血液学和凝血指标：①　组间比较：与溶媒对照组比较，给药前雄犬中剂量组RDW升高（$P < 0.05$），认为是动物正常的生理性波动；给药期结束（D_{28}），各剂量组血液学和凝血指标均无统计学差异（$P > 0.05$），因此，初步认为静脉注射4周儿科用中药注射液EEE对刚离乳比格犬的血液学和凝血指标不会产生明显影响；②　部分指标如MCV、$RET^{\#}$和RET降低、MCHC、WBC、NE、$LY^{\#}$、$MO^{\#}$、$BA^{\#}$和APTT升高，给药期结束和恢复期结束时，包括溶媒对照组在内的这些指标，均呈现一致性的降低或增加趋势，因此认为这些变化与动物的年龄增长有关，与受试物无关；③　另外，根据文献，犬的$RET^{\#}$、WBC等指标随着年龄的增加而降低或增加，虽然本中心目前暂无幼龄比格犬上述血液学指标的背景值，文献数据也很少，但从少量的文献数据发现，出生10～12周时，$RET^{\#}$雄性（117±30.1）10^9/L，雌性（107±18.4）10^9/L；本试验中这些指标的变化也在文献报道的部分指标的背景值范围内；综合分析，因此认为静脉注射4周儿科用中药注射液EEE对刚离乳比格犬的血液学和凝血指标不会产生明显影响。

（8）血液生化指标：①　组间比较：与溶媒对照组比较，给药前雄性幼龄犬低和高剂量组TP降低（$P < 0.05$），认为是动物正常的生理性波动；给药期（4周）结束，雌雄幼龄犬各剂量组血液生化指标均未见明显变化（$P > 0.05$）；因此，初步认为静脉注射4周儿科用中药注射液EEE对刚离乳比格犬的血液生化指标不会产生明显影响；②　部分指标如ALP、Alb、GLU、Na^+和Ca^{2+}降低、BUN、TP和TRIG升高，给药结束和恢复期结束时，这些指标包括溶媒对照组在内，均呈现一致性的降低或增加趋势，因此认为这些变化与动物的年龄增长有关，与受试物无关。虽然本中心目前暂无幼龄比格犬上述血液生化指标的背景值，文献数据也很少，但从少量的文献数据发现，出生10～12周时，GPT雄性（22±6.4）U/L，TP雄性（51±2.4）g/L，雌性（51±1.4）g/L；另外，根据文献，犬的GPT和GLU等指标随着年龄的增加而降低或增加，本试验中这些指标的变化也在文献报道的部分指标的背景值范围内；综合分析，因此认为静脉注射 4 周儿科用中药注射液 EEE 对刚离乳比格犬的血液生化指标不会产生明显影响。

（9）免疫指标：① 给药前和给药期结束（D_{28}），与溶媒对照组比较，雌雄幼龄犬各剂量组免疫指标均未见明显变化（$P > 0.05$）；但与给药前自身比较，包括溶媒对照组的各组雌雄幼龄犬 IgG 和（或）IgM 升高（$P < 0.05$ 或 $P < 0.01$），呈现一致性的增加，认为与动物的年龄增长有关；② 恢复期结束（D_{56}）时，各剂量组雌雄各 2 只动物，免疫指标仅列其均值进行描述性分析，可见 IgG 水平仍在增加，数值也仍然比较接近，未见明显趋势性改变；③ 综上，考虑上述免疫指标的变化是随着动物年龄增长的生理性免疫能力增加，与受试物无关。

（10）尿液指标：给药期结束（D_{28}）时部分指标如 PRO、BIL 和 KET 等级间数量有所变化（$P < 0.05$ 或 $P < 0.01$），但变化波动幅度很小，未见其他相关性异常变化，各组间亦未发现明显的剂量-反应和时间-反应关系，结合组织病理学检查结果，认为静脉注射 4 周儿科用中药注射液 EEE 对刚离乳比格犬的尿液指标不会产生明显影响。

（11）心电指标：给药期结束（D_{28}）时部分指标虽然具有统计学差异，但变化幅度较小，且与同期溶媒对照组接近，未见其他相关性异常变化，未发现明显的剂量-反应和时间-反应关系，结合血清离子和组织病理学检查未见明显变化，认为是正常范围内的波动，与受试物无关；认为静脉注射 4 周儿科用中药注射液 EEE 对刚离乳比格犬的尿液指标不会产生明显影响。

（12）血压指标：给药期结束（D_{28}），组间比较或与给药前自身比较，雄性各剂量组收缩压、舒张压和平均动脉压均无明显变化（$P > 0.05$）；仅高剂量组雌性幼龄犬收缩压、舒张压和平均动脉压均升高（增加幅度 16.1%、36.4% 和 27.1%）（$P < 0.05$），综合考虑，可能与长期重复给药体积（10 mL/kg）略大有关。

（13）局部刺激作用：各剂量组雄雌幼龄犬的给药局部皮肤均未观察到红肿、充血、渗出、变性或坏死等反应，表明儿科用中药注射液 EEE 对刚离乳比格犬的静脉给药 4 周对于注射局部不会产生明显刺激作用。

（14）脏器重量、脏体比和脏脑比：给药期结束时，与溶媒对照组比较，低剂量组雄性幼龄犬睾丸重量增加，高剂量组雌性幼龄犬肺脏重量增加（$P < 0.05$），但各剂量组雌雄幼龄犬脏器系数均未见统计学差异（$P > 0.05$）；尽管个别脏器重量具有统计学差异，但未见剂量-反应关系，同时血液学和血生化指标未见明显变化，组织病理学检查结果显示低和高剂量组肺部变化与溶媒对照组相当，睾丸未见组织病理学器质性改变；目前本中心暂无该年龄段幼龄比格犬上述脏器重量的背景值，文献中该年龄段幼龄比格犬的睾丸和肺部数据也缺失；但考虑到不同窝别之间体重具有一定差异，脏器系数和脏脑系数的比较更为准确，综合考虑，认为这些波动是属于幼龄动物正常发育的生理变化范围。

（15）组织病理学改变：① 给药期结束（D_{29}），溶媒对照组和各剂量组部分动物均出现一些轻微或轻度病理改变，如溶媒对照组（1/8）和高剂量组（1/8）食管轻微炎症细胞浸润；溶媒对照组及低、中和高剂量组（分别 2/8、1/8、2/8 和 4/8）肝细胞轻微空泡变性；溶媒对照组及低、中和高剂量组（分别 1/8、3/8、3/8 和 0/8）肝脏轻微小灶性炎症细胞浸润等；其他如食管轻微炎症细胞浸润，阴道黏膜上皮和管腔内轻度炎症细胞浸润，子宫内膜轻度脱落、轻度炎症细胞浸润等表现在溶媒对照组中亦存在，动物数量及病变程度未见组间明显差异；② 恢复期结束（D_{57}），溶媒对照组和各剂量组部分动物也分别有一些轻微或轻度病理改变，如溶媒对照组、低、中和高剂量组（分别 2/4、1/4、4/4 和 1/4）肝脏轻微小灶性炎症细胞浸润；溶媒对照组、低和中剂量组（均为

1/4）和高剂量组（2/4）肺泡及间质轻度炎症细胞浸润等；这些表现在溶媒对照组中亦存在，动物数量及病变程度未见组间明显差异；③ 综合分析，上述病变镜下表现的程度轻微或较轻，在给药期结束和恢复期结束时，出现病变动物的数量和病变程度各组间未见明显差异，无明显剂量-反应关系；此外，上述表现在溶媒对照组中亦存在，给药组出现病变动物的数量和病变程度与溶媒对照组相比，未见明显差异，结合血液生化指标未见明显异常，以及相关文献报道幼龄动物组织学特点，考虑上述表现基本属于动物自发病变，与受试物无关。

■ **结论**

对刚离乳（PND$_{49}$）比格犬连续4周静脉注射1.6 mL/kg、4.0 mL/kg和8.0 mL/kg剂量（分别相当于生药0.54 g/kg、1.34 g/kg和2.68 g/kg）的儿科用中药注射液EEE，以静脉给予等量的生理盐水作为溶媒对照。各剂量组幼龄犬出现间歇性排稀便、呕吐和流涎等与药理作用放大有关的体征，未发现与受试物有关的明显毒性体征；幼龄犬、生长发育指标（肩高、体长、GH、IGF-1和IGFBP-3等生长相关激素）、摄食量、体温变化、眼科指标、行为、认知能力和神经行为指标（如对声音的反应、动作协调、离乳适应、恐惧意识、一般行为和步态、姿势反射和脑神经功能等）、生殖功能指标（睾丸下降时间、LH、FSH、E$_2$、P、T和INH-B等性激素水平）、骨骼系统（胫骨长和骨密度）、血液学指标、凝血指标、血液生化指标、免疫指标（IgM和IgG）、尿液指标、心电指标、血压指标、给药局部、脏器重量、脏体比和脏脑比及组织病理学等均未见与受试物有关的明显改变；主要影响考虑高剂量组体重增长趋势缓慢。综合分析，在本试验条件下，刚离乳（PND$_{49}$）比格犬连续4周静脉给予儿科用中药注射液EEE的安全剂量为4.0 mL/kg（中剂量，相当于生药1.34 g/kg），为犬药效学剂量的6.7倍、等效剂量的5倍、临床剂量的10倍。

（一）目的

通过儿科用中药注射液EEE刚离乳（PND$_{49}$）比格犬静脉注射4周长期毒性试验，观察其可能引起的毒性反应，包括毒性反应的性质、程度、剂量-反应关系和时间-反应关系、可逆性等，以及给药局部的刺激作用，判断儿科用中药注射液EEE重复给药的毒性靶器官或靶组织，确定无毒反应的安全剂量，为临床儿童用药风险评估提供参考信息。

（二）受试物

（1）名称：儿科用中药注射液EEE。

（2）受试物号：2017-XXX。

（3）批号：S20170901。

（4）稳定性：常温稳定。

（5）含量：XXX含量50～150 μg/mL。

（6）性状：棕红色澄明液体，pH 7～8。

（7）提供单位：XXX药业股份有限公司。

（8）规格：5 mL/支（生药0.335 g/mL）。

（9）有效期：XXXX年X月。

（10）保存条件：密封、避光保存。

（11）配制方法：用0.9%氯化钠注射液配制。

（三）溶媒

（1）名称：氯化钠注射（生理盐水）液。

（2）批号：A17021801。

（3）成分：氯化钠。

（4）使用浓度：4.5 g：500 mL（0.9%）。

（5）提供单位：XXX药业股份有限公司。

（6）有效期至：XXXX-01。

（7）规格：500 mL/瓶。

（8）保存条件：密闭保存。

（9）配制方法：无需配制。

（四）特殊药品

（1）名称：戊巴比妥钠。

（2）批号：201701。

（3）成分：戊巴比妥钠。

（4）含量：≥99.03%。

（5）提供单位：XXX。

（6）规格：25 g/瓶。

（7）使用浓度：0.03 g/mL（3%）。

（8）保存条件：常温、密闭。

（9）配制方法：用氯化钠注射液配制。

（五）动物资料

（1）种：犬。

（2）系：比格犬。

（3）性别和数量：12窝母犬，38只雄性幼龄犬，30只雌性幼龄犬，实际使用48只幼龄犬，雌雄各半。

（4）年龄：接收时4～5周龄（PND$_{28-30}$），给药时PND$_{49}$（刚离乳）。

（5）体重范围：接收时雄性1.00～2.30 kg，雌性0.88～2.50 kg。

（6）来源：XXX试验动物研究中心。

（7）等级：普通级。

（8）合格证号及发证单位：合格证号201825135；实验动物生产许可证SCXK（X）2016-0009，XXX科学技术委员会；实验动物使用许可证SYXK（X）2018-0017，XXX科学技术委员会。

（9）动物接收日期：XXXX-06-09。

（10）实验系统选择说明：比格犬是毒理学重复给药毒性研究中公认的标准动物之一。依据国家食品药品监督管理总局制定的《药物重复给药研究技术指导原则》（2014年）和《儿科用药非临床安全性研究技术指导原则（征求意见稿）》（2017年），应根据试验期限和临床拟用人群确定动物年龄，由于受试物拟用于儿童，故本试验使用幼龄（刚离乳）比格犬。委托方同意使用该种动物。

（11）实验动物识别方法：动物到达后，按要求接收，母犬采用其自带的原始编号，幼犬按机构统一的编号方法进行编号，为每只动物指定一个单一的研究动物号。原始资料中幼犬使用研究动物号来识别。

（12）饲料及饮用水：饲料为由XXX生物科技有限公司生产的犬料，批号母犬为20180604、20180708、20180806，幼犬为20180508；本中心每年度抽检饲料一次，委托XXX饲料质量监督检验站检测，依据相应的GB和GB/T，检验粗蛋白质、粗脂肪、粗纤维、水分、钙、总磷含量，以及细菌总数、大肠菌群、黄曲霉毒素B$_1$、砷、铅、镉和汞等，质量均合格。饮用水为自来水，每年度检测一次，委托XXX疾病预防控制中心检测，参照生活饮用水卫生标准，检测浑浊度、菌落总数、游离余氯和总大肠菌群

等，所检项目均符合评价依据的要求。

（13）饲养条件和环境：动物饲养在XXX大动物（犬、猴）实验室，饲养于不锈钢笼内，离乳前1窝/笼；每天每只母犬喂犬专用饲料250 g左右，拟离乳前一周左右（PND$_{40-42}$）幼犬补充少量幼犬专用饲料。上午、下午各喂食1次，自由饮水；室温22～25℃，相对湿度58%～69%，空调通风，光照明暗各12 h。

（六）分组和剂量设置

1. 分组方法

（1）设溶媒对照组（0.9%氯化钠注射液）及儿科用中药注射液EEE低、中和高剂量组，共4组，每组12只动物，雌雄各半；各组动物数量和解剖计划详见表10-5-1；多余动物随机选择编号在前面的6只幼龄犬（雌雄各3只）开展安全性药理试验，其余动物剔除。

（2）分组考虑：① 采用窝间设计或称整窝设计分组，即窝内所有幼仔接受相同剂量；② 理想的情况下，每窝包含母犬和4～6只幼犬（2/3雌+2/3雄），则每窝至少提供1雌1雄（根据出生数量不同，也许提供2雌1雄或1雌2雄或2雌2雄）幼龄犬分配至给药4周（给药期）；如果某些窝中的幼犬数量和性别达不到理想化的要求，则增加窝数和幼犬数以满足表10-5-1的分组和数量需求。

（3）具体分组：① 母犬采用其自带的原始编号，首先，按照每窝母犬分娩的日期归类划分区组，同一天分娩或邻近日期的，每4窝犬分在相同区组，然后按照进入动物房的先后顺序号，随机分入4组；② 根据每窝幼龄犬的数量和性别分别编号，根据母犬的组别分入相应的溶媒对照组和EEE低、中和高剂量组，每组12只幼龄犬，雌雄各半，共计48只；每窝实际幼犬数量详见表10-5-1。

2. 剂量设置依据

（1）功能主治：清热、化痰、解毒；用于风温肺热病痰热阻肺证，症见发热、咳嗽、咳痰不爽、咽喉肿痛、口渴、舌红、苔黄；肺炎早期、急性支气管炎、慢性支气管炎急性发作及上呼吸道感染属上述证候者。

（2）委托单位提供的临床使用方案：儿科用中药注射液EEE的临床使用剂量成人一般一次20 mL，重症患者一次可用40 mL，加入5%葡萄糖注射液或0.9%氯化钠注射液250～500 mL，静脉滴注，控制滴数每分钟不超过60滴，每天1次；儿童按0.3～

表 10-5-1　各组动物数量和解剖表

组　　别	给药 4 周（给药期）	恢复 4 周（恢复期）	幼犬总数合计（只）	理想状态窝数（窝 = 母犬 + 幼犬）	实际窝数（窝 = 母犬 + 幼犬）
溶媒对照组	4♀；4♂	2♀；2♂	6♀；6♂	3 窝（母犬 +3/2 ♀ +3/2 ♂）	3 窝（母犬 +2 ♀ +2 ♂）
低剂量组	4♀；4♂	2♀；2♂	6♀；6♂	3 窝（母犬 +3/2 ♀ +3/2 ♂）	3 窝（母犬 +2 ♀ +2 ♂）
中剂量组	4♀；4♂	2♀；2♂	6♀；6♂	3 窝（母犬 +3/2 ♀ +3/2 ♂）	3 窝（母犬 +2 ♀ +2 ♂）
高剂量组	4♀；4♂	2♀；2♂	6♀；6♂	3 窝（母犬 +3/2 ♀ +3/2 ♂）	3 窝（母犬 +2 ♀ +2 ♂）

0.5 mL/kg，最高剂量不超过 20 mL，加入 5% 葡萄糖注射液或 0.9% 氯化钠注射液 100 ～ 200 mL，静脉滴注，控制滴数每分钟 30 ～ 60 滴，每天 1 次；或遵医嘱；药液稀释倍数不低于 1 : 10（药液 : 溶媒），稀释后药液必须在 4 h 内使用。

（3）委托单位提供的药效学资料：① 儿科用中药注射液 EEE 1.0 g/kg 对内毒素与酵母菌致热大鼠有降温作用（$P < 0.01$），折算成犬的药效学剂量为 0.33 g/kg；② 儿科用中药注射液 EEE 1.2 g/kg 对氨水与二氧化硫致咳小鼠有一定的镇咳作用（$P < 0.01$），折算成犬的药效学剂量为 0.2 g/kg；③ 在抗炎作用方面，儿科用中药注射液 EEE 1.0 g/kg 能够抑制大鼠慢性炎症（肉芽肿）的产生，折算成犬的药效学剂量为 0.17 g/kg；④ 综上，犬的药效学剂量取中间数，以生药 0.2 g/kg 计算。

（4）委托单位提供的毒性资料

1）比格犬急性毒性：按儿科用中药注射液 EEE 原液和最大给药容量（20 mL/kg）给予犬（9 ～ 10 月龄/7 ～ 8 kg）静脉滴注，单次给药的剂量为 20 mL/kg，约相当于人临床单日剂量的 69 倍；无动物死亡，部分动物在开始给药后 30 min 左右发生呕吐，可能对胃肠道有一定刺激作用，体重、体温、心电图、血液学等观察和检测指标均未见明显异常。

2）比格犬长期毒性：① 给药预试时发现以原液进行静脉滴注，对血管刺激较大。所以高剂量组采用犬静脉滴注最大给药容量（20 mL/kg），EEE 原液进行 1 : 1 稀释给予比格犬静脉滴注，相当于给予原液 10 mL/kg；② 比格犬（8 ～ 10 月龄/6 ～ 8 kg）按试验剂量原液 2.50 mL/kg（低剂量）、5.00 mL/kg（中剂量）和 10.00 mL/kg（高剂量）连续静脉注射给予 3 个

月，各剂量组均未见明显毒性反应。其中雄性比格犬给药组血浆纤维蛋白原含量在给药 13 周出现降低，但相关凝血-时间指标变化不明显；给药 13 周和恢复期末多数中、高剂量给药组动物肝血窦内吞噬黄褐色色素的库普弗细胞增多，但对肝脏功能无不良影响；高浓度受试样品对给药局部也有额外刺激作用。

（5）年龄选择依据：① 根据文献，犬 49 ～ 63 日龄（7 ～ 9 周）离乳；22 ～ 42 日龄（3 ～ 6 周）幼龄犬，相当于人的婴儿/幼儿时期，年龄为 28 天～ 23 个月之间；② 试验采用刚离乳（PND$_{49}$）幼龄犬首次给药，预计相当于人的年龄 2 ～ 3 岁，由于未发现 PND$_{49}$ 与人年龄直接对应关系的文献，故根据相关文献"犬 6 周龄相当于人 2 岁，犬 20 周龄相当于人 12 岁"及表 10-5-2，按照"周龄"与"岁"对应来推断，预估刚离乳 PND$_{49}$ 幼犬相当于人的 2 ～ 3 岁；③ 末次给药时年龄为 PND$_{77}$，未发现幼龄犬 PND$_{77}$ 与人年龄直接对应关系的文献，故给药结束和恢复期幼龄犬与人年龄对应关系是通过相关文献"6 周龄犬相当于人 2 岁和 20 周龄犬相当于人 12 岁"及表 10-5-2，推断得出 PND$_{77}$ 犬相当于人 5 ～ 6 岁。

（6）剂量换算：① 受试物临床使用剂量为儿童 0.3 ～ 0.5 mL/kg，取中间剂量 0.4 mL/kg 计算（表 10-5-3）；② 1 个月幼儿临床使用剂量 2.0 mL/人（=0.4 mL/kg × 5 kg/人），以生药含量计算则剂量为每天生药 0.67 g/人（=生药 0.335 g/mL × 2.0 mL/人）；③ 2 岁幼儿临床使用剂量 5.2 mL/人（=0.4 mL/kg × 13 kg/人），以生药含量计算则剂量为每天生药 1.74 g/人（=生药 0.335 g/mL × 5.2 mL/人）；④ 12 岁儿童临床使用剂量 17.2 mL/人（=0.4 mL/kg × 43 kg/人），以生药含量计算则剂量为每天生药 5.76 g/人（=生药

表 10-5-2　比格犬与人类年龄对比

比格犬（天）	对应人的年龄 [a]（月/岁）		本试验比格犬给药或恢复时间段（天）	本试验对应人的年龄（月/岁）
1 至（4～10）	早产新生儿	孕 38 周前出生	/	孕 38 周前出生
5 至（11～21）	新生儿	出生～1 个月	/	出生～1 个月
22～42	婴儿/幼儿	1 个月～2 岁	/	1 个月～2 岁
43～140（F）/170（M）	儿童	2～12 岁	PND_{49}（首次给药）	2～3 岁 [b]
			PND_{77}（给药 4 周）	5～6 岁 [b]
			PND_{105}（第 8 周，恢复期）	9 岁 [b]

注：F，雌性；M，雄性。[a] 来源于 FDA；[b] 通过文献推断得出

0.335 g/mL×17.2 mL/人）。

（7）给药体积选择：① 根据文献，犬（成年）单次静脉快速给药可能的最大给药体积为 2.5 mL/kg，静脉缓慢给药可能的最大给药体积为 5.0 mL/kg；单次给药超过 2 h 的，给药体积应小于循环血量的 10%，重复静脉给药（4 h/天）推荐的给药体积和最大给药速度分别为 20 mL/（kg·h）和 5 mL/（kg·h）；另外，成年比格犬的循环血量在 79～90 mL/kg；② 同时，文献报道，犬（成年）快速静脉内注射生理盐水 6 mL/kg（＜1 min），犬的血细胞容量及心率没有发现可观察到的改变，而以 20 mL/kg 给药时，血液被稀释 15%，且会出现短暂的心动过速（1 min 增加 46%）；③ 根据文献报道，幼龄犬静脉滴注可能的最早时间为 PND_{56}；在此之前，可采用静脉推注给药；④ 综上，为了达到可能的最大给药量，根据预试验对给药体积的尝试（8.0 mL/kg）及考虑到幼龄犬的承受能力，结合给药期间幼龄犬的年龄成长因素和静脉对重复给药的承受能力，本试验重复给药的静脉推注给药体积选择 10 mL/kg。

（8）根据《药物重复给药研究技术指导原则》要求，高剂量原则上使动物产生明显的毒性反应，低剂量原则上相当或高于动物药效剂量或临床使用剂量的等效剂量，中剂量应结合毒性作用机制和特点在高剂量和低剂量之间设立，以考察毒性的剂量-反应关系。

（9）根据委托方提供的成年犬试验结果（原液1:1 稀释，连续给药 3 个月）及预试验结果，给予 8.0 mL/kg（原液）会对给药局部血管产生明显的刺激作用。综合考虑剂量、幼龄犬对给药体积和给药期限的承受能力，采用 4:1 稀释（原液 4:生理盐水 1）。

（10）根据现有资料，拟定刚离乳比格犬静脉滴注 4 周重复给药低、中和高剂量分别为 1.6 mL/kg、4.0 mL/kg 和 8.0 mL/kg，以生药量计算分别为生药 0.54 g/kg、1.34 g/kg 和 2.68 g/kg，相当于犬等效剂量的 2 倍、5 倍和 10 倍；溶媒对照组动物给予等容量生理盐水。

3. 剂距·2～2.5 倍。

4. 剂量·见表 10-5-4。

（七）给药方法

（1）给药频率：1 次/天。

（2）给药途径：静脉推注。

（3）给药速度：3～5 mL/min。

表 10-5-3　临床剂量换算

人年龄（岁）	人平均体重（kg）	临床小儿剂量（原液 mL/人）	临床小儿剂量（生药 g/人）	临床小儿剂量（生药 g/kg）	折算成犬剂量（生药 g/kg）
1 个月	5	2.0	0.67	0.13	0.27
2 岁	13	5.2	1.74	0.13	0.27
12 岁	43	17.2	5.76	0.13	0.27

注：儿童按体重 0.3～0.5 mL/kg，取中间剂量 0.4 mL/kg 计算，则 1 个月幼儿临床使用剂量 2.0 mL/人，以生药含量计算则剂量为每天生药 0.67 g/人。2 岁幼儿临床使用剂量 5.2 mL/人，以生药含量计算则剂量为每天生药 1.74 g/人。12 岁儿童临床使用剂量 17.2 mL/人，以生药含量计算则剂量为每天生药 5.76 g/人

表 10-5-4　**剂量分组**

组　别	剂量（原液 mL/kg）	剂量（生药 g/kg）	等效剂量倍数（约）	临床剂量倍数（约）	药效学剂量倍数（约）	动物数（只）	
						♀	♂
溶媒对照组	–	–	–	–	–	12	12
低剂量组	1.6	0.54	2	4	2.7	12	12
中剂量组	4.0	1.34	5	10	6.7	12	12
高剂量组	8.0	2.68	10	20	13.4	12	12

注：受试物临床儿童使用剂量为每天生药 0.13 g/kg，表中"等效剂量倍数"以不同年龄"折算犬等效剂量每天生药 0.27 g/kg"计算，"临床剂量倍数"以不同年龄"小儿剂量为每天生药 0.13 g/kg"计算，"药效学剂量倍数"以折算的犬药效学剂量生药 0.2 g/kg 计算

（4）给药量：10 mL/kg。

（5）给药时间：09:16 ～ 13:00。

（6）给药期限：4 周。

（7）给予受试物的途径说明：与临床使用途径一致。

（8）受试物配制方法：① 受试物到达后，检测受试物原料药的含量；首次给药前检测配制后稳定性，给药当天检测受试物介质混合浓度；② 按受试物配制要求，在超净工作台内无菌配制受试物，受试物采用 0.9% 氯化钠注射液稀释至所需浓度；现用现配。具体配制方法如表 10-5-5。

（9）受试物配制地点：本中心配制室。

（10）受试物配制仪器：超净工作台、药物混悬器。

（11）受试物的给予方法：按照有关犬静脉注射给药的 SOP 进行操作。

（八）实验方法和观察指标

1. 主要检测仪器：XXX 全自动生化分析仪、XXX 血球分析仪、XXX SERIES 凝血分析仪、XX-2006 心电图解析系统、XX-98E 智能无创血压计、XXX STATUS 尿液化学分析仪、XXX 型酶标仪、XXXRM2126 石蜡切片机、XXXeclipse 50i 型病理显微镜。

2. 实验方法

（1）动物接收：4 ～ 5 周龄（PND_{28-30}）幼犬随母犬一并送达本中心，母犬采用其自带的原始编号，幼犬按照机构统一的编号方法进行编号，并详细观察幼犬外观、体征和行为活动等一般状况，选取无明显异常的动物进行后续试验。

（2）检疫和适应性饲养：幼龄犬接收后按实验动物检疫管理规定检疫并适应性饲养观察 2 周，于第 2 周检疫结束后（由于动物年龄小，检测适当推迟，在适应性饲养期间进行检测）对体重、体温（肛温）、行为或认知能力、神经行为测试、吸吮反射、瞳孔反射、血压、心电图、眼科、尿液、血液学及血液生化学和性激素等指标进行检测，为避免频繁采血对幼龄犬一般状况产生影响，检疫期间仅进行一次背景指标的检测。

（3）受试物检测：首次给药前进行受试物检测的方法学验证，检测受试物浓度（或含量）；首次给药前检测配制后稳定性，给药当天检测受试物-溶媒混合浓度；末次给药时亦需按上述方法检测受试物-溶

表 10-5-5　**受试物配制方法**

分　　组	剂量（原液 mL/kg）	受试物量（mL）	溶液量（mL）	目标浓度（原液 mL/mL）
溶媒对照组	–	–	–	–
低剂量组	1.6	1.6	10	0.16
中剂量组	4.0	4.0	10	0.40
高剂量组	8.0	8.0	10	0.80

注：各个剂量组配制的总药量随动物体重的增加而相应改变，此表表示的是第一次且每只动物体重不超过 1.0 kg 时的配制举例

媒混合浓度。

（4）给予受试物：选择符合试验要求的动物，分组后每天静脉给药 1 次，共 4 周。

（5）主要步骤：① 给予受试物期间，每天观察动物的一般状况，定期称量体重、体温（肛温），并进行生长发育指标、反射指标、性发育指标等检测；② 给药 4 周后 24 h（D_{29}）每组解剖 2/3 动物，按照 SOP 用 3% 戊巴比妥钠约 1.0 mL/kg 静脉注射麻醉动物，颈总动脉或腹股沟处动脉放血处死；解剖前（D_{28}）进行体重、体温（肛温）、血压、心电图、眼科、尿液、血液学及血液生化等指标的检测，采集血液保存在 -20℃ 或 -80℃ 冰箱以检测激素等指标；解剖时测量胫骨长度，保留胫骨检测骨密度；称量脏器，计算脏器系数；进行组织病理学检查；③ 剩余动物恢复观察 4 周后（D_{57}）每组解剖剩余的 1/3 动物，按照 SOP 用 3% 戊巴比妥钠约 1.0 mL/kg 静脉注射麻醉动物，颈总动脉或腹股沟处动脉放血处死；解剖前（D_{56}）进行体重、体温（肛温）、血压、心电图、眼科、尿液、血液学及血液生化等指标的检测，采集血液保存在 -20℃ 或 -80℃ 冰箱以检测激素等指标；解剖时测量胫骨长度，保留胫骨检测骨密度；称量脏器，计算脏器系数；进行组织病理学检查。

3. 观察指标

（1）一般状况观察：按实验动物一般状况观察规定，每天观察 1～2 次动物的外观体征、行为活动、腺体分泌、呼吸、粪便性状、摄食情况、体重、牙齿生长或更换情况、给药局部反应及有无死亡等情况，发现死亡或濒死动物，及时剖检；具体指标如表 10-5-6。

（2）生长发育：① 体重和体重增重：按小动物体重测定方法测定动物体重，给药第 1 周隔天测定 1 次，之后 2 次/周；② 肩高和体长：按幼龄犬肩高和体长测定方法，测定肩高和体长，1 次/周；③ 生长相关激素：D_{28} 和 D_{56} 从计划解剖动物上/下肢静脉丛采集血液，取约 1 mL 静置 1 h 左右，3 000 r/min 离心 15 min 后吸取上清，置 -20℃ 或 -80℃ 冰箱待测或冻存留样；采用酶联免疫法用酶标仪检测生长激素（GH）、类胰岛素生长因子-1（IGF-1）、类胰岛素生长因子结合蛋白-3（IGFBP-3）水平，具体指标及其检测方法见表 10-5-6～表 10-5-8。

（3）体温：测量肛温，1 次/周。

（4）眼科检查：给药 D_{28} 和 D_{56} 对计划解剖动物进行眼科检查，必要时采用裂隙灯显微镜操作，具体指标如表 10-5-6。

（5）行为或认知能力：即社会化行为，从检疫和适应性饲养开始，每天检测，主要从以下几方面观察。① 第一阶段：幼犬学会玩耍并开始对声音做出反应（PND_{21-35}）；② 第二阶段：开始使用面部表情并有耳朵的系列动作，整体变得更加协调，形成窝内的主导地位，并逐渐离乳（PND_{35-56}）；③ 第三阶段：幼犬开始经历恐惧和快速学习（PND_{56-84}）。

（6）神经行为测试：给药前的检疫和适应性饲养期间检测 1 次/周，共 2 次；给药后检测 1 次/周。① 步态：一般行为和步态观察；② 姿势反射：本体定位反射、手推车运动、单足测试、单侧站立和单侧行走、后体位伸肌推进和放置反射等；③ 脑神经功能：头部运动/对称、头部肌张力、眼睛反应、眼睛对称、会阴反射、前庭眼球震颤、眼睛位置、角膜反射、瞳孔对光反射、鼻中隔测试、舌部测试和咽测试等。

（7）生殖功能：① 龟头包皮分离/睾丸下降：给药 D_1 开始检查直至龟头包皮分离（PND_{36-51}）；② 性激素水平：D_{29} 和 D_{56} 取计划解剖动物采集血液，取约 1 mL 静置 1 h 左右，3 000 r/min 离心 15 min 后吸取上清，采用酶联免疫法用酶标仪检测黄体生成素（LH）、卵泡刺激素（FSH）、雌二醇（E_2）、孕酮（P）、睾酮（T）和抑制素 B 等性激素水平。

（8）骨骼系统：① 胫骨长：D_{29} 和 D_{57} 取计划解剖动物，麻醉后测量其胫骨长度；② 骨密度：D_{29} 和 D_{57} 取计划解剖动物，麻醉后取一侧胫骨，测量长度后及时分离、去除骨周围组织，固定于 75% 乙醇中，检测受试物对骨组织不同部位结构的影响，以总骨密度、小梁骨密度和皮质骨密度表示。

（9）血液学指标：D_{28} 和 D_{56} 从计划解剖动物上/下肢静脉丛采集血液，取约 0.4 mL 加到预先含有 0.1 mL EDTA-K_2（5%）的抗凝管中，充分混匀后用血球分析仪测定一般血液学指标，具体指标及其检测方法见表 10-5-6～表 10-5-7。

（10）凝血指标：D_{28} 和 D_{56} 从计划解剖动物采集血液，用 3.8% 枸橼酸钠以 1:9 比例抗凝，充分混匀后 3 000 r/min 离心 10 min，用凝血分析仪测定凝血指标，具体指标及其检测方法见表 10-5-6～表 10-5-7。

（11）血液生化：D_{28} 和 D_{56} 从计划解剖动物采

表 10-5-6　观察及检测指标和时间

项　目	具体指标	检测或采样时间
一般状况	外观体征、行为活动、腺体分泌、呼吸、粪便性状、摄食情况等	1～2次/天
给药局部	观察注射部位是否出现红肿、充血、渗出或坏死等刺激性情况	1～2次/天
生长发育	体重	给药第1周隔天测定1次，之后2次/周
	肩高和体长	1次/周
	生长激素（GH）、类胰岛素生长因子-1（IGF-1）、类胰岛素生长因子结合蛋白-3（IGFBP-3）	D_{28}、D_{56}
体　温	测量肛温	1次/周
眼科检查	眼睑、眼球、瞳孔；必要时采用检眼镜检查屈光间质和眼底	给药前1次、D_{28}、D_{56}
血液学指标	红细胞计数（RBC）、血红蛋白（Hb）、血细胞比容（HCT）、平均红细胞体积（MCV）、平均红细胞血红蛋白（MCH）、平均红细胞血红蛋白浓度（MCHC）、红细胞体积分布宽度（RDW）、网织红细胞计数及比率、白细胞计数（WBC），淋巴细胞、中性粒细胞、单核细胞、嗜酸性粒细胞、嗜碱性粒细胞计数及比率，血小板计数（PLT）、平均血小板体积（MPV）和血小板分布宽度（PDW）	给药前1次、D_{28}、D_{56}
凝血指标	活化部分凝血活酶时间（APTT）、凝血酶原时间（PT）、血浆纤维蛋白原（Fbg）和凝血酶时间（TT）	给药前1次、D_{28}、D_{56}
血液生化指标	谷草转氨酶（GOT）、谷丙转氨酶（GPT）、碱性磷酸酶（ALP）、肌酸激酶（CK）、尿素氮（BUN）、肌酐（CREA）、总蛋白（TP）、白蛋白（Alb）、白/球（A/G）、血糖（GLU）、总胆红素（TBIL）、总胆固醇（CHOL）、甘油三酯（TRIG）、γ谷氨酰转移酶（γ-GGT）、钾（K^+）、钠（Na^+）、氯（Cl^-）和钙（Ca^{2+}）	给药前1次、D_{28}、D_{56}
免疫指标	免疫球蛋白G（IgG）和免疫球蛋白M（IgM）	D_{28}、D_{56}
尿液指标	外观、比重（SG）、pH、尿糖（GLU）、尿蛋白（PRO）、尿胆红素（BIL）、尿胆原（URO）、酮体（KET）、潜血（BLD）、白细胞（LEU）	给药前1次、D_{28}、D_{56}
行为或认知能力	类似人类的社会化行为和青少年行为	每天
神经行为测试	步态	
	姿势反射：本体定位反射、手推车运动、单足测试、单侧站立和单侧行走、后体位伸肌推进和放置反射等	
	脑神经功能：头部运动/对称、头部肌张力、眼睛反应、眼睛对称、会阴反射、前庭眼球震颤、眼睛位置、角膜反射、瞳孔对光反射、鼻中隔测试、舌部测试、咽测试等	1次/周
生殖功能	睾丸下降	D_1
	性激素水平：黄体生成素（LH）、卵泡刺激素（FSH）、雌二醇（E_2）、孕酮（P）、睾酮（T）和抑制素B	D_{29}、D_{57}
心电图	心率（HR）、P波、R波、ST段、T波、QRS、PR间期及QT/QTc	给药前1次、D_{28}、D_{56}
血　压	收缩压（SBP）、舒张压（DBP）及平均动脉压（AMP）	给药前1次、D_{28}、D_{56}
骨骼系统	胫骨长和胫骨密度	D_{29}、D_{57}
骨髓指标	增生程度、原粒、早幼粒、中性中幼粒、中性晚幼粒、中性杆状核、中性分叶核、嗜酸/嗜碱粒、原红、早幼红、中幼红、晚幼红、粒系、红系、淋巴/浆细胞、单核细胞、巨核细胞和其他类型细胞	D_{29}、D_{57}
脏器重量	脑（大脑、小脑和脑干）、心脏、肝脏、肺、肾脏、肾上腺、胸腺、脾脏、甲状腺（含甲状旁腺）、睾丸、附睾、卵巢、子宫	D_{29}、D_{57}

（续表）

项　目	具 体 指 标	检测或采样时间
病理检查	脑（大脑、小脑、脑干）、垂体、脊髓（胸、颈、腰段）、骨髓（胸骨）、股骨、唾液腺、颈部淋巴结、甲状腺（含甲状旁腺）、气管、食管、胸腺（或胸腺区域）、肺（含主支气管）、主动脉、心脏、脾脏、胰腺、肾脏、肾上腺、肝脏、胆囊、肠系膜淋巴结、胃、十二指肠、空肠、回肠、盲肠、结肠、直肠、膀胱、睾丸、附睾、前列腺、精囊腺、卵巢和输卵管、子宫（含子宫颈）、阴道、乳腺、骨骼肌、坐骨神经、皮肤（非给药部位）、眼、视神经、给药局部（含皮肤、肌肉和血管）及其他异常组织	D_{29}、D_{57}

注：表中给药前1次、D_{28}、D_{56}分别表示检疫期第2周、给药期4周及恢复期4周

表 10-5-7　血液学及凝血检测指标和方法

指标（参数）	缩　写　名	单　　位	方　　法
红细胞计数	RBC	$\times 10^{12}/L$	鞘流DC检测方法
血红蛋白	Hb	g/L	SLS血红蛋白检测法
血细胞比容	HCT	%	RBC累积脉冲高度检测法
平均红细胞体积	MCV	fL	由RBC和HCT算出
平均血红蛋白含量	MCH	pg	由RBC和Hb算出
平均血红蛋白浓度	MCHC	g/L	由HCT和Hb算出
红细胞体积分布宽度	RDW	fL	根据红细胞直方图算出
网织红细胞计数	RET#	$\times 10^{9}/L$	流式细胞计数
网织红细胞比率	RET	%	流式细胞计数
白细胞计数	WBC	$\times 10^{9}/L$	流式细胞计数
中性粒细胞计数	NE#	$\times 10^{9}/L$	流式细胞计数
淋巴细胞计数	LY#	$\times 10^{9}/L$	流式细胞计数
单核细胞计数	MO#	$\times 10^{9}/L$	流式细胞计数
嗜酸性粒细胞计数	EO#	$\times 10^{9}/L$	流式细胞计数
嗜碱性粒细胞计数	BA#	$\times 10^{9}/L$	流式细胞计数
中性粒细胞比率	NE	%	流式细胞计数
淋巴细胞比率	LY	%	流式细胞计数
单核细胞比率	MO	%	流式细胞计数
嗜酸性粒细胞比率	EO	%	流式细胞计数
嗜碱性粒细胞比率	BA	%	流式细胞计数
血小板计数	PLT	$\times 10^{9}/L$	鞘流DC检测方法
血小板压积	PCT	%	根据血小板直方图算出
平均血小板体积	MPV	fL	根据血小板直方图和PLT算出
血小板分布宽度	PDW	fL	根据血小板直方图算出
凝血酶原时间	PT	s	凝固法
活化部分凝血活酶时间	APTT	s	凝固法

（续表）

指标（参数）	缩 写 名	单 位	方 法
凝血酶时间	TT	s	凝固法
血浆纤维蛋白原	Fbg	g/L	凝固法

表 10-5-8 血液生化检测指标和方法

指标（参数）	缩 写 名	单 位	方 法
谷草转氨酶	GOT	U/L	连续监测法
谷丙转氨酶	GPT	U/L	连续监测法
碱性磷酸酶	ALP	U/L	AMP缓冲液法
肌酸激酶	CK	U/L	DKGC法
尿素氮	BUN	mmol/L	紫外酶法
肌酐	CREA	μmol/L	肌氨酸氧化酶法
总蛋白	TP	g/L	双缩脲法
白蛋白	Alb	g/L	溴甲酚绿法
血糖	GLU	mmol/L	葡萄糖氧化酶法
总胆红素	TBIL	μmol/L	二氯苯重氮盐法
总胆固醇	CHOL	mmol/L	胆固醇过氧化酶法
甘油三酯	TRIG	mmol/L	甘油三酯过氧化酶法
γ 谷氨酰转移酶	γ-GGT	U/L	连续监测法
钾	K^+	mmol/L	酶法
钠	Na^+	mmol/L	酶法
氯	Cl^-	mmol/L	硫氰酸汞终点法
钙	Ca^{2+}	mmol/L	偶氮胂Ⅲ法
雌二醇	E_2	ng/L	酶联免疫法
睾酮	T	nmol/L	酶联免疫法
孕酮	P	pg/mL	酶联免疫法
抑制素B	INH-B	ng/mL	酶联免疫法
黄体生成素	LH	pg/mL	酶联免疫法
卵泡刺激素	FSH	pg/mL	酶联免疫法
生长激素	GH	μg/L	酶联免疫法
类胰岛素生长因子-1	IGF-1	ng/L	酶联免疫法
类胰岛素生长因子结合蛋白-3	IGFBP-3	μg/L	酶联免疫法
免疫球蛋白G	IgG	g/L	透射比浊法
免疫球蛋白M	IgM	g/L	透射比浊法

集血液，取 2～3 mL 静置 1 h 左右，3 000 r/min 离心 15 min 后吸取上清，用全自动生化分析仪检测血液生化指标，具体指标及其检测方法见表 10-5-6 和表 10-5-8。

（12）免疫指标：D_{28} 和 D_{56} 从计划解剖动物采集血液，取约 1 mL 静置 1 h 左右，3 000 r/min 离心 15 min 后吸取上清，用全自动生化分析仪检测免疫指标，具体指标及其检测方法见表 10-5-6 和表 10-5-8。

（13）尿液指标：D_{28} 和 D_{56} 将托盘和集尿瓶洗净擦干，置于动物笼下方，动物禁食、禁水。收集尿液（通常 8 h 内）足够后静置 10～30 min，取上清用尿液化学分析仪干试纸条法检测尿液各项指标；具体指标见表 10-5-6。

（14）心电图和血压：D_{28} 和 D_{56} 时检测动物心电图（心率 HR、P 波、R 波、ST 段、T 波、QRS、PR 间期及 QT/QTc）和血压（收缩压、舒张压、平均动脉压）。

（15）骨髓指标：于 D_{29} 和 D_{57} 解剖动物后剥离出胸骨，将胸骨剪断，用止血钳挤出少量骨髓液与玻片一端的小牛血清混匀，常规涂片后晾干，吉姆萨染液染色，按动物骨髓涂片及检查方法进行骨髓涂片，血液学检查发现异常时进行镜检，具体指标见表 10-5-6。

（16）局部刺激：每天给药前及给药结束后 15～30 min，进行肉眼观察并记录给药部位情况，根据肉眼观察和组织病理学检查结果综合判断受试物的血管刺激性及刺激恢复情况。

（17）病理学检查：试验期间发现动物死亡及时剖检，濒死者做好记录后可即时处死进行剖检；分别在给药 4 周和末次给药 24 h 后，取计划解剖动物用 3% 戊巴比妥钠按动物麻醉方法静脉注射麻醉后，放血处死后按动物解剖和取材要求解剖取材，对取材组织或脏器进行大体观察和称重（具体指标如表 10-5-4），然后固定于 10% 福尔马林固定液（睾丸固定于改良的 Davidson 固定液）中，常规包埋、切片及染色后镜检。

4. 恢复期观察指标·剩余动物恢复观察 2 周；恢复期动物的一般状况观察、体重、体温（肛温）测定方法及频率与给药期一致；并于 D_{56} 时进行血液学指标、凝血指标、血液生化指标、免疫指标、尿液指标检测；采集血液保存在 −20℃ 或 −80℃ 冰箱以检测激素等指标；恢复期结束解剖时（D_{57}）进行骨髓指标（必要时）及病理学检查，检查方法及内容与给药期相同。

（九）统计分析

采用 SPSS 统计软件分析各类数据。组间比较，体重计量资料以单因素方差分析或非参数检验，结果用 $\bar{X} \pm SD$ 表示；生长发育指标达标率及阳性率等计数资料用百分比例表示，组间比较时用 χ^2 检验，其他计数资料（如尿液部分指标）采用秩和检验，描述其变化趋势；给药前后比较以配对 T 检验进行统计分析；如每组样本量 ≤ 2 或出现异常时，分析个体资料，进行描述性分析，统计结果取其均值或个体值表述。

（十）结果

1. 受试物检测·试验期间检测受试物含量、受试物 - 介质混合浓度及其稳定性，均符合试验要求。① 原料药检测：试验给药前，进行原料药检测，含量以 XXX 计为 87.32 μg/mL，符合要求（委托方提供的含量测定标准：以 XXX 计，应为 50～150 μg/mL）；② 受试物配制后浓度检测：首次给药当天，误差为 2.03%（0.16 mL/mL）、−1.52%（0.40 mL/mL）和 1.28%（0.80 mL/mL）；末次给药，误差为 −1.59%（0.16 mL/mL）、−3.82%（0.40 mL/mL）和 −2.70%（0.80 mL/mL），均符合要求；③ 稳定性检测：首次给药前 2 天检测，三个浓度的受试物溶液室温放置 6 h 后稳定性分别为 99.90%（0.16 mL/mL）、98.48%（0.40 mL/mL）和 99.32%（0.80 mL/mL），均符合要求。

2. 一般状况·试验期间雌雄幼龄犬一般症状观察见表 10-5-9～表 10-5-16。

（1）给药期（4 周）：① 溶媒对照组：给药后出现间歇性排稀便（8/12 只）；1 只幼犬 033# 在给药 28 天期间有 2 天出现呕吐（简称 2/28 d，以下描述类似）；② 低剂量组：给药后出现间歇性排稀便（12/12 只）；其中 5 只幼犬出现呕吐：019#（1/28 d）、056#（1/28 d）、057#（2/28 d）、065#（2/28 d）和 027#（1/28 d）；③ 中剂量组：给药后出现间歇性排稀便（12/12），其中 10 只幼犬出现呕吐：003#（4/28 d）、004#（4/28 d）、035#（2/28 d）、036#（1/28 d）、014#（1/28）、015#（2/28 d）、048#（2/28 d）、030#（2/28）、067#（4/28）和 068#（1/28 d）；3 只幼犬出现流涎：003#（7/28）、004#（11/28）、067#（18/28 d）；④ 高剂量组：给药后出现连续排稀便（12/12）；其中 10 只幼犬出现呕吐：008#（2/28 d）、043#（2/28 d）、044#（2/28 d）、011#（2/28 d）、013#（25/28 d）、045#（25/28 d）、046#（18/28 d）、022#（5/28 d）、059#（7/28 d）和 060#（1/28 d）；9 只幼犬出

表 10-5-9　儿科用中药注射液 EEE 刚离乳比格犬静脉注射 4 周溶媒对照组动物一般状况观察结果（给药期）

动物编号	时间（天）													
	1	2	3	4	5	6	7	8	9	10	11	12	13	14
001#	−	−	−	−	−	−	−	−	−	−	−	−	−	−
002#	−	−	−	B	−	−	−	B	−	−	B	−	B	−
031#	−	−	−	−	−	−	−	−	−	−	B	−	−	−
033#	C	BC	−	−	−	B	−	−	−	−	−	−	−	B
016#	−	−	−	−	−	−	−	B	−	−	B	−	−	−
017#	−	−	−	−	−	−	−	−	−	−	−	−	−	−
052#	−	−	−	−	−	B	−	−	−	−	−	−	−	−
054#	−	−	−	−	−	−	−	−	−	−	−	−	−	−
024#	−	−	−	−	−	−	−	−	−	−	−	−	−	−
025#	−	−	−	B	−	−	−	−	−	B	−	−	−	−
061#	−	−	−	−	−	−	B	−	−	−	−	−	−	B
062#	−	−	−	−	−	−	B	−	−	−	−	B	−	−

动物编号	时间（天）													
	15	16	17	18	19	20	21	22	23	24	25	26	27	28
001#	−	−	−	−	−	−	−	−	−	−	−	−	−	−
002#	−	−	−	B	−	−	−	B	−	−	B	−	B	−
031#	−	−	−	−	−	−	−	−	−	−	−	−	−	−
033#	−	−	B	−	−	−	−	−	−	−	−	−	−	−
016#	−	−	B	−	−	−	−	−	−	−	−	−	−	−
017#	−	−	−	−	−	−	−	−	−	−	−	−	−	−
052#	−	−	B	−	−	−	−	−	−	−	−	−	−	−
054#	−	−	−	−	−	−	−	−	−	−	−	−	−	−
024#	−	−	−	−	−	−	−	−	−	−	−	−	−	−
025#	−	B	−	−	B	−	−	−	−	−	−	−	−	−
061#	−	−	B	−	−	−	B	−	−	B	−	B	−	−
062#	B	−	−	−	B	−	−	−	−	−	−	−	−	−

注：D$_{1-28}$，给药期；−，无明显异常；B，稀便；C，呕吐

表 10-5-10　儿科用中药注射液 EEE 刚离乳比格犬静脉注射 4 周溶媒对照组动物一般状况观察结果（恢复期）

动物编号	时间（天）													
	29	30	31	32	33	34	35	36	37	38	39	40	41	42
033#	−	−	−	−	−	B	−	−	−	−	−	−	−	−
017#	−	−	−	−	−	−	−	−	−	−	−	−	−	−

（续表）

动物编号	时间（天）													
	29	30	31	32	33	34	35	36	37	38	39	40	41	42
025#	－	－	－	－	－	－	－	－	－	－	－	－	－	－
062#	－	－	－	－	－	B	－	－	－	－	－	－	－	－

动物编号	时间（天）													
	43	44	45	46	47	48	49	50	51	52	53	54	55	56
033#	－	－	－	－	－	－	－	－	－	－	－	－	－	－
017#	－	－	－	－	－	－	－	－	－	－	－	－	－	－
025#	－	－	－	－	－	－	－	－	－	－	－	－	－	－
062#	－	－	B	－	－	－	－	－	－	－	－	－	－	－

注：D$_{29\sim56}$，恢复期；－，无明显异常；B，稀便

表 10-5-11　**儿科用中药注射液 EEE 刚离乳比格犬静脉注射 4 周低剂量组动物一般状况观察结果（给药期）**

动物编号	时间（天）													
	1	2	3	4	5	6	7	8	9	10	11	12	13	14
006#	－	AB	－	－	AB	AB	AB	AB	AB	AB	AB	AB	AB	AB
007#	－	－	－	－	AB	－	－	－	－	－	－	－	－	－
038#	－	AB	－	－	AB	AB	AB	AB	AB	－	－	AB	AB	AB
039#	－	AB	－	－	－	－	－	－	－	AB	－	－	－	－
019#	－	AB	－	AB	AB	AB	ABC	－	AB	AB	AB	－	－	－
020#	－	AB	－	－	－	－	－	AB	AB	AB	－	AB	AB	－
056#	－	AB	－	－	AB	AB	AB	－	－	AB	AB	AB	AB	AB
057#	AB	AB	－	AB	AB	－	－	－	－	－	－	－	－	－
026#	－	－	－	－	AB	AB	－	AB	－	－	－	AB	－	－
027#	－	－	－	－	AB	－	－	－	－	ABC	－	AB	AB	AB
063#	－	－	－	－	－	－	－	－	－	－	－	－	AB	AB
065#	－	－	－	－	－	AB	－	－	－	－	－	－	－	－

动物编号	时间（天）													
	15	16	17	18	19	20	21	22	23	24	25	26	27	28
006#	AB	AB	AB	AB	AB	AB	AB	AB	AB	AB	AB	AB	AB	AB
007#	－	－	－	－	－	－	－	－	－	－	A	－	－	－
038#	AB	－	－	－	－	－	AB	AB	AB	AB	AB	AB	AB	AB
039#	－	－	－	－	－	AB	AB	－	－	－	－	－	－	－
019#	－	－	－	－	－	AB	AB	－	－	－	AB	AB	－	－

（续表）

动物编号	时间（天）													
	15	16	17	18	19	20	21	22	23	24	25	26	27	28
020#	AB	AB	AB	AB		AB	AB	−	−	AB	AB	AB	−	−
056#	C	−	AB	AB	AB	AB	AB	−	AB	AB	AB	−	−	
057#	AB	−	−	−	−	−	−	−	C	ABC	−	AB	−	−
026#	−	AB	AB											
027#	AB					AB	AB	AB	AB	AB			AB	
063#	−	−	−	−	−	−	−	AB						
065#	−	−	−	−	−	−	−	−	−	AB	−	ABC	ABC	

注：D$_{1-28}$，给药期；−，无明显异常；A，给药后排便；B，稀便；C，呕吐

表 10-5-12　儿科用中药注射液 EEE 刚离乳比格犬静脉注射 4 周低剂量组动物一般状况观察结果（恢复期）

动物编号	时间（天）													
	29	30	31	32	33	34	35	36	37	38	39	40	41	42
039#	−	−	−	−	−	−	−	−	−	−	−	−	−	−
020#	−	−	B	−	−	−	−	−	−	B	−	−	−	−
027#	−	−	B	−	−	−	−	−	−	−	−	−	−	B
065#	−	−	−	−	−	−	−	−	−	−	−	−	−	−

动物编号	时间（天）													
	43	44	45	46	47	48	49	50	51	52	53	54	55	56
039#	−	−	−	−	−	−	−	−	−	−	−	−	−	−
020#	−	−	−	−	−	−	−	−	−	−	−	−	−	−
027#	−	−	−	−	−	−	−	−	−	−	−	−	−	−
065#	−	−	−	−	−	−	−	−	−	−	−	−	−	−

注：D$_{29-56}$，恢复期；−，无明显异常；B，稀便

表 10-5-13　儿科用中药注射液 EEE 刚离乳比格犬静脉注射 4 周中剂量组动物一般状况观察结果（给药期）

动物编号	时间（天）													
	1	2	3	4	5	6	7	8	9	10	11	12	13	14
003#	AB	AB	AB	AB	AB	AB	ABC	AB	−	ABC	AB	AB	AB	ABC
004#	−	AB	AB	AB	ABC	AB	ABC	ABC	AB	AB	AB	ABC	AB	ABD
035#	−	AB	−	−	ABC	AB	AB	AB	AB	AB	ABC	−	−	AB
036#	AB	AB	AB	AB	AB	AB	AB	AB	AB	AB	AB	AB	AB	AB
014#	ABC	−	−	AB	AB	AB	AB							
015#	−	−	−	ABC	−	−	−							C

（续表）

动物编号	时间（天）													
	1	2	3	4	5	6	7	8	9	10	11	12	13	14
048#	C	—	—	AB	AB	ABC	AB	AB	AB	—	—	—	—	—
050#	—	—	—	AB	AB	AB	AB	AB	AB	AB	AB	AB	—	—
029#	AB	AB	AB	AB	AB	AB	AB	AB	AB	AB	AB	AB	AB	AB
030#	AB	AB	AB	AB	AB	AB	AB	AB	AB	AB	AB	AB	AB	AB
067#	AB	AB	AB	AB	ABC	AB	AB	AB	ABD	ABD	ABD	ABD	ABD	ABD
068#	AB	AB	AB	AB	ABC	AB	AB	AB	AB	AB	AB	AB	AB	AB

动物编号	时间（天）													
	15	16	17	18	19	20	21	22	23	24	25	26	27	28
003#	AB	AB	AB	AB	AB	AB	ABC	ABD	ABD	ABD	ABD	ABD	ABD	ABD
004#	ABD	AB	AB	AB	AB	ABD	ABD	ABD	ABD	ABD	ABD	ABD	ABD	ABD
035#	—	—	—	—	—	—	—	—	—	—	—	—	—	—
036#	AB	AB	—	AB	AB	—	AB	—	ABC	AB	AB	AB	AB	AB
014#	—	—	—	—	—	AB	—	—	—	—	—	—	—	—
015#	AB	AB	AB	AB	AB	AB	AB	AB	AB	AB	AB	AB	AB	AB
048#	—	—	—	—	—	—	—	—	—	—	—	AB	AB	AB
050#	—	—	—	—	—	—	—	—	AB	AB	AB	AB	AB	AB
029#	AB	AB	AB	AB	AB	AB	AB	AB	AB	AB	AB	AB	AB	AB
030#	AB	AB	AB	AB	AB	AB	AB	ABC	ABC	AB	AB	AB	AB	AB
067#	ABD	ABD	ABD	ABD	ABD	ABD	ABD	ABCD	ABD	ABD	ABCD	ABCD	AB	AB
068#	AB	AB	AB	AB	AB	AB	AB	AB	AB	AB	AB	AB	AB	AB

注：D_{1-28}，给药期；—，无明显异常；A，给药后排便；B，稀便；C，呕吐；D，流涎

表 10-5-14　**儿科用中药注射液 EEE 刚离乳比格犬静脉注射 4 周中剂量组动物一般状况观察结果（恢复期）**

动物编号	时间（天）													
	29	30	31	32	33	34	35	36	37	38	39	40	41	42
036#	—	—	B	—	—	—	B	—	—	—	—	—	—	—
015#	B	B	—	—	—	B	—	—	—	—	—	—	—	—
030#	—	—	B	—	—	—	—	—	B	—	—	B	—	—
068#	B	—	—	—	B	—	—	—	—	—	—	—	—	—

动物编号	时间（天）													
	43	44	45	46	47	48	49	50	51	52	53	54	55	56
036#	—	—	—	—	—	—	—	—	—	B	—	—	—	—

（续表）

动物编号	时间（天）													
	43	44	45	46	47	48	49	50	51	52	53	54	55	56
015#	–	–	–	–	–	–	–	–	–	–	–	–	–	–
030#	–	–	–	–	–	–	–	–	–	–	–	–	–	–
068#	–	–	–	–	–	–	–	–	–	–	–	B	–	–

注：D$_{29-56}$，恢复期；–，无明显异常；B，稀便

表 10-5-15　儿科用中药注射液 EEE 刚离乳比格犬静脉注射 4 周高剂量组动物一般状况观察结果（给药期）

动物编号	时间（天）													
	1	2	3	4	5	6	7	8	9	10	11	12	13	14
008#	AB	AB	AB	AB	ABC	AB	AB	AB	AB	AB	AB	ABD	AB	ABC
009#	–	AB	AB	AB	AB	AB	AB	AB	AB	AB	AB	AB	AB	AB
043#	ABC	ABC	AB	AB	AB	AB	AB	AB	AB	AB	AB	AB	ABD	ABD
044#	AB	AB	AB	AB	AB	AB	AB	AB	AB	AB	AB	AB	AB	AB
011#	AB	AB	AB	AB	AB	AB	AB	AB	AB	AB	AB	AB	AB	AB
013#	AB	AB	AB	ABC	ABC	ABC	ABC	ABCD	ABCD	ABCD	ABCD	ABCD	ABCD	ABCD
045#	AB	AB	AB	ABC	ABC	ABC	ABCD	ABCD	ABCD	ABCD	ABCD	ABCD	ABCD	ABCD
046#	AB	AB	AB	ABC	ABC	ABC	AB	AB	AB	AB	AB	ABD	ABC	ABCD
022#	AB	AB	AB	ABC	ABC	AB	AB	AB	ABD	ABC	ABC	AB	AB	AB
023#	AB	AB	AB	AB	AB	AB	AB	AB	AB	AB	AB	AB	AB	AB
059#	ABC	ABC	ABC	ABC	ABC	ABC	AB	AB	AB	ABC	AB	AB	AB	AB
060#	AB	AB	AB	AB	AB	AB	AB	AB	AB	AB	AB	AB	AB	AB

动物编号	时间（天）													
	15	16	17	18	19	20	21	22	23	24	25	26	27	28
008#	AB	AB	AB	AB	AB	AB	ABD	AB	AB	AB	AB	AB	AB	AB
009#	AB	AB	AB	AB	AB	AB	AB	AB	AB	AB	AB	AB	AB	AB
043#	ABD	ABD	ABD	ABD	ABD	ABD	ABD	ABD	ABD	ABD	ABD	ABD	ABD	ABD
044#	AB	AB	AB	AB	AB	AB	AB	AB	AB	AB	AB	AB	ABC	ABC
011#	AB	AB	AB	AB	AB	AB	AB	ABC	AB	AB	AB	ABC	AB	AB
013#	ABCD	ABCD	ABCD	ABCD	ABCD	ABCD	ABCD	ABCD	ABCD	ABCD	ABCD	ABCD	ABCD	ABCD
045#	ABCD	ABCD	ABCD	ABCD	ABCD	ABCD	ABCD	ABCD	ABCD	ABCD	ABCD	ABCD	ABCD	ABCD
046#	ABCD	ABCD	ABC	ABD	ABC	ABC	ABCD	ABCD	ABCD	ABCD	ABCD	ABCD	ABCD	ABCD
022#	AB	AB	ABC	AB	AB	AB	AB	AB	AB	AB	AB	AB	AB	AB
023#	AB	AB	AB	AB	AB	AB	ABD	ABD	ABD	ABD	ABD	ABD	ABD	ABD

（续表）

动物编号	时间（天）													
	15	16	17	18	19	20	21	22	23	24	25	26	27	28
059#	AB	AB	AB	AB	AB	AB	AB	AB	AB	AB	ABD	ABD	ABD	ABD
060#	AB	AB	AB	ABD	ABCD	AB	AB	AB	AB	AB	AB	AB	AB	AB

注：D₁₋₂₈，给药期；－，无明显异常；A，给药后排便；B，稀便；C，呕吐；D，流涎

表 10-5-16　儿科用中药注射液 EEE 刚离乳比格犬静脉注射 4 周高剂量组动物一般状况观察结果（恢复期）

动物编号	时间（天）													
	29	30	31	32	33	34	35	36	37	38	39	40	41	42
044#	－	－	B	－	－	－	－	－	－	－	－	－	－	－
013#	B	B	－	－	－	B	－	－	－	－	－	－	－	－
023#	B	B	－	－	－	－	－	－	－	－	－	－	－	－
060#	B	－	－	－	－	－	－	－	－	－	－	－	－	B

动物编号	时间（天）													
	43	44	45	46	47	48	49	50	51	52	53	54	55	56
044#	－	－	－	B	－	－	－	－	－	－	－	－	－	－
013#	－	－	－	－	－	－	－	－	－	－	B	－	－	－
023#	－	－	－	－	－	－	－	－	－	－	－	－	－	－
060#	－	－	－	－	－	－	－	－	B	－	－	－	－	－

注：D₂₉₋₅₆，恢复期；－，无明显异常；B，稀便

现流涎：008#（2/28 d）、043#（16/28 d）、013#（21/28 d）、045#（22/28 d）、046#（13/28 d）、022#（1/28 d）、023#（8/28 d）、059#（4/28 d）和060#（2/28 d）；⑤ 各组雌雄幼龄犬其他外观、行为、摄食情况、牙齿生长或更换情况和给药局部等均未见明显异常。

（2）恢复期（4周）：溶媒对照组（2/4只）、低剂量组（2/4只）、中剂量组（4/4）和高剂量组（4/4只）动物间歇性排稀便，其他外观、行为、摄食情况、牙齿生长或更换情况及给药局部等均未见明显异常。

（3）死亡情况：给药期（4周）和恢复期（4周）期间，溶媒对照组、低、中和高剂量组均未见动物死亡。

3. 对幼龄犬生长发育的影响

（1）体重和体重增重：各组间比较统计结果见表 10-5-17 ～表 10-5-20 和图 10-5-1 ～图 10-5-4；个体数据略。① 与溶媒对照组相比，给药期（4周）各剂量组雌雄幼龄犬体重均无明显波动，未见统计学差异（$P > 0.05$）；② 与溶媒对照组相比，高剂量组雄性幼龄犬 D_{5-7} 体重增重减缓，具有统计学差异（$P < 0.05$）；各剂量组雌性幼龄犬体重增重未见统计学差异（$P > 0.05$）；③ 恢复期（4周），各组分别剩余 2 只/性别动物，体重和体重增重的趋势与溶媒对照组动物一致，未见明显异常。

（2）肩高和体长：给药期（4周）和恢复期（4

表 10-5-17　儿科用中药注射液 EEE 静脉注射 4 周对刚离乳雄性比格犬体重的影响（$\bar{X} \pm SD$）

时间（天）	动物数（只）	体重（kg）			
		溶媒对照组	低剂量组	中剂量组	高剂量组
D_1	6	2.05 ± 0.40	1.89 ± 0.34	1.84 ± 0.49	2.01 ± 0.26
D_3	6	2.02 ± 0.40	1.95 ± 0.33	1.86 ± 0.48	2.02 ± 0.21
D_5	6	2.11 ± 0.45	2.00 ± 0.30	1.85 ± 0.46	2.04 ± 0.17
D_7	6	2.14 ± 0.39	2.11 ± 0.30	1.90 ± 0.45	1.91 ± 0.22
D_{10}	6	2.22 ± 0.37	2.22 ± 0.33	1.97 ± 0.42	2.01 ± 0.28
D_{14}	6	2.36 ± 0.35	2.32 ± 0.37	2.03 ± 0.41	2.11 ± 0.19
D_{17}	6	2.47 ± 0.39	2.45 ± 0.43	2.12 ± 0.43	2.20 ± 0.23
D_{21}	6	2.52 ± 0.37	2.50 ± 0.41	2.20 ± 0.55	2.23 ± 0.26
D_{24}	6	2.57 ± 0.38	2.57 ± 0.43	2.22 ± 0.49	2.29 ± 0.27
D_{28}	6	2.62 ± 0.36	2.67 ± 0.53	2.38 ± 0.55	2.44 ± 0.28
D_{31}	2	3.29	3.48	2.09	2.83
D_{35}	2	3.59	3.72	2.36	3.09
D_{38}	2	3.68	3.83	2.48	3.25
D_{42}	2	3.82	3.92	2.59	3.54
D_{45}	2	3.92	3.93	2.63	3.54
D_{49}	2	4.13	4.09	2.86	3.79
D_{52}	2	4.16	4.17	3.03	3.91
D_{56}	2	4.49	4.46	3.32	4.12

表 10-5-18　儿科用中药注射液 EEE 静脉注射 4 周对刚离乳雌性比格犬体重的影响（$\bar{X} \pm SD$）

时间（天）	动物数（只）	体重（kg）			
		溶媒对照组	低剂量组	中剂量组	高剂量组
D_1	6	1.73 ± 0.27	2.18 ± 0.46	1.93 ± 0.58	2.26 ± 0.55
D_3	6	1.76 ± 0.26	2.19 ± 0.47	1.97 ± 0.65	2.28 ± 0.53
D_5	6	1.82 ± 0.26	2.20 ± 0.44	1.99 ± 0.60	2.28 ± 0.55
D_7	6	1.84 ± 0.24	2.19 ± 0.37	2.02 ± 0.67	2.20 ± 0.54
D_{10}	6	1.91 ± 0.33	2.33 ± 0.40	2.13 ± 0.74	2.25 ± 0.57
D_{14}	6	2.00 ± 0.42	2.48 ± 0.51	2.21 ± 0.76	2.26 ± 0.61
D_{17}	6	2.05 ± 0.42	2.59 ± 0.48	2.35 ± 0.80	2.39 ± 0.53
D_{21}	6	2.09 ± 0.41	2.69 ± 0.59	2.37 ± 0.81	2.42 ± 0.53
D_{24}	6	2.17 ± 0.46	2.71 ± 0.54	2.46 ± 0.85	2.51 ± 0.57
D_{28}	6	2.28 ± 0.46	2.91 ± 0.67	2.57 ± 0.84	2.72 ± 0.59

（续表）

时间（天）	动物数（只）	体重（kg）			
		溶媒对照组	低剂量组	中剂量组	高剂量组
D_{31}	2	2.96	3.45	3.63	2.94
D_{35}	2	3.18	3.68	3.89	3.09
D_{38}	2	3.26	3.73	4.01	3.30
D_{42}	2	3.40	3.98	4.18	3.52
D_{45}	2	3.47	4.03	4.27	3.56
D_{49}	2	3.61	4.19	4.38	3.64
D_{52}	2	3.66	4.30	4.50	3.79
D_{56}	2	3.90	4.52	4.70	3.99

表 10-5-19　儿科用中药注射液 EEE 静脉注射 4 周对刚离乳雄性比格犬体重增重的影响（$\bar{X} \pm SD$）

时间（天）	动物数（只）	增重（kg）			
		溶媒对照组	低剂量组	中剂量组	高剂量组
D_{1-3}	6	-0.02 ± 0.07	0.06 ± 0.03	0.02 ± 0.04	0.01 ± 0.06
D_{3-5}	6	0.09 ± 0.12	0.05 ± 0.04	-0.01 ± 0.05	0.02 ± 0.06
D_{5-7}	6	0.03 ± 0.08	0.11 ± 0.05	0.06 ± 0.06	$-0.13 \pm 0.15^{*}$
D_{7-10}	6	0.08 ± 0.10	0.11 ± 0.07	0.07 ± 0.05	0.10 ± 0.12
D_{10-14}	6	0.14 ± 0.07	0.10 ± 0.08	0.06 ± 0.08	0.10 ± 0.14
D_{14-17}	6	0.11 ± 0.06	0.13 ± 0.08	0.09 ± 0.04	0.10 ± 0.08
D_{17-21}	6	0.05 ± 0.06	0.06 ± 0.05	0.08 ± 0.12	0.03 ± 0.03
D_{21-24}	6	0.05 ± 0.08	0.06 ± 0.10	0.02 ± 0.09	0.06 ± 0.05
D_{24-28}	6	0.05 ± 0.05	0.11 ± 0.10	0.15 ± 0.11	0.15 ± 0.07
D_{28-31}	2	0.40 ± 0.06	0.34 ± 0.03	0.15 ± 0.01	0.33 ± 0.01
D_{31-35}	2	0.30	0.24	0.27	0.26
D_{35-38}	2	0.09	0.11	0.12	0.16
D_{38-42}	2	0.14	0.09	0.11	0.29
D_{42-45}	2	0.10	0.01	0.04	0.00
D_{45-49}	2	0.21	0.16	0.23	0.25
D_{49-52}	2	0.03	0.08	0.17	0.12
D_{52-56}	2	0.33	0.29	0.29	0.21

注：与溶媒对照组相比，$^{*}P < 0.05$

表 10-5-20　儿科用中药注射液 EEE 静脉注射 4 周对刚离乳雌性比格犬体重增重的影响（$\bar{X}$ ± SD）

时间（天）	动物数（只）	增重（kg）			
		溶媒对照组	低剂量组	中剂量组	高剂量组
D_{1-3}	6	0.02 ± 0.07	0.00 ± 0.18	0.03 ± 0.09	0.03 ± 0.05
D_{3-5}	6	0.06 ± 0.04	0.01 ± 0.14	0.03 ± 0.07	−0.01 ± 0.06
D_{5-7}	6	0.03 ± 0.05	−0.01 ± 0.11	0.03 ± 0.09	−0.08 ± 0.08
D_{7-10}	6	0.07 ± 0.09	0.14 ± 0.08	0.11 ± 0.11	0.05 ± 0.09
D_{10-14}	6	0.09 ± 0.12	0.14 ± 0.13	0.08 ± 0.06	0.01 ± 0.11
D_{14-17}	6	0.04 ± 0.05	0.11 ± 0.05	0.14 ± 0.08	0.13 ± 0.16
D_{17-21}	6	0.05 ± 0.08	0.10 ± 0.12	0.01 ± 0.11	0.03 ± 0.05
D_{21-24}	6	0.08 ± 0.09	0.02 ± 0.08	0.09 ± 0.08	0.09 ± 0.07
D_{24-28}	6	0.11 ± 0.09	0.21 ± 0.15	0.11 ± 0.06	0.21 ± 0.06
D_{28-31}	2	0.31 ± 0.10	0.35 ± 0.01	0.31 ± 0.10	0.30 ± 0.03
D_{31-35}	2	0.22	0.23	0.26	0.15
D_{35-38}	2	0.08	0.05	0.12	0.21
D_{38-42}	2	0.14	0.25	0.17	0.22
D_{42-45}	2	0.07	0.05	0.09	0.04
D_{45-49}	2	0.14	0.17	0.11	0.08
D_{49-52}	2	0.05	0.11	0.12	0.15
D_{52-56}	2	0.25	0.22	0.20	0.20

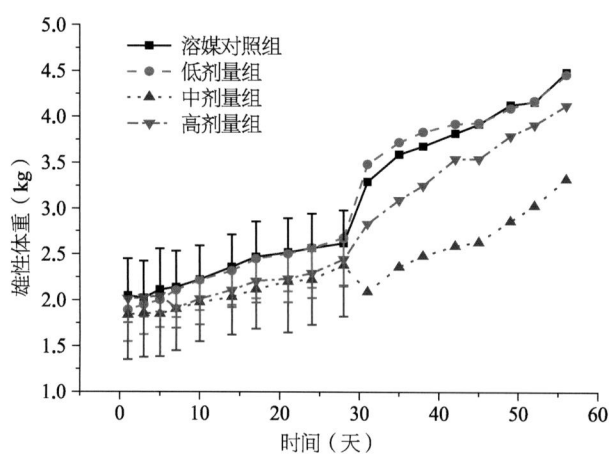

图 10-5-1　儿科用中药注射液 EEE 静脉注射 4 周对刚离乳雄性比格犬体重的影响（$\bar{X}$ ± SD）

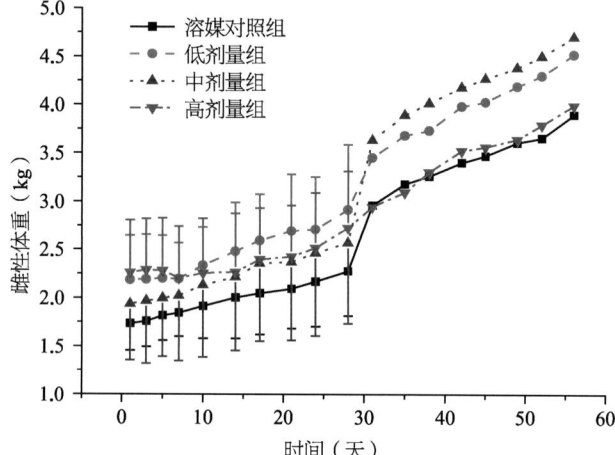

图 10-5-2　儿科用中药注射液 EEE 静脉注射 4 周对刚离乳雌性比格犬体重的影响（$\bar{X}$ ± SD）

周）期间，1 次/周测定肩高和体长。各组间比较统计结果见表 10-5-21 ～ 表 10-5-24；① 给药期结束（D_{28}）：与溶媒对照组比较，各剂量组雌雄幼龄犬

的肩高和体长均未见明显变化，无统计学差异（$P >$ 0.05）；② 恢复期结束（D_{56}）：与溶媒对照组比较，各剂量组雌雄幼龄犬的肩高和体长均未见明显变化，

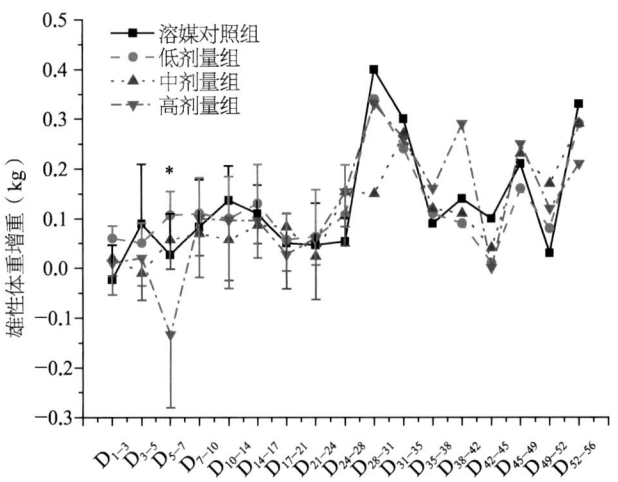

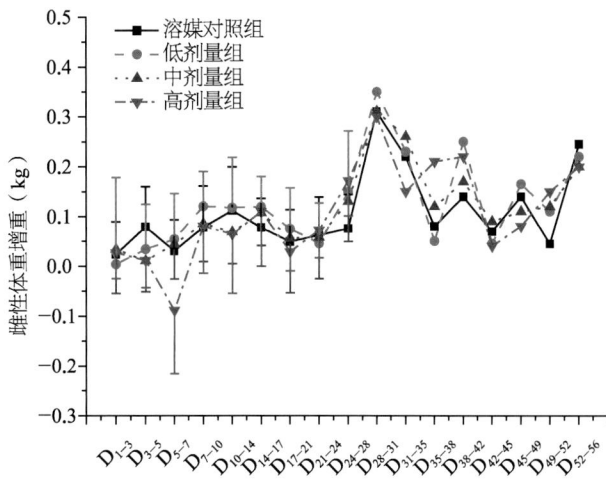

图 10-5-3　儿科用中药注射液 EEE 静脉注射 4 周对刚离乳雄性比格犬体重增重的影响（$\bar{X} \pm$ SD）

图 10-5-4　儿科用中药注射液 EEE 静脉注射 4 周对刚离乳雌性比格犬体重增重的影响（$\bar{X} \pm$ SD）

表 10-5-21　儿科用中药注射液 EEE 静脉注射 4 周对刚离乳雄性比格犬肩高的影响（$\bar{X} \pm$ SD）

时间（周）	动物数（只）	肩高（cm）			
		溶媒对照组	低剂量组	中剂量组	高剂量组
W_1	6	16.2 ± 1.1	16.5 ± 1.6	15.7 ± 1.9	16.6 ± 1.1
W_2	6	17.2 ± 1.6	17.1 ± 1.5	16.1 ± 1.8	17.0 ± 0.8
W_3	6	18.0 ± 1.3	18.0 ± 1.3	16.8 ± 1.5	17.5 ± 1.0
W_4	6	18.5 ± 1.5	18.8 ± 1.6	17.3 ± 1.5	18.0 ± 1.2
W_5	2	20.5	21.4	16.6	18.9
W_6	2	22.6	22.1	17.2	20.2
W_7	2	23.6	22.3	17.7	21.0
W_8	2	24.6	23.4	18.8	22.6

表 10-5-22　儿科用中药注射液 EEE 静脉注射 4 周对刚离乳雄性比格犬体长的影响（$\bar{X} \pm$ SD）

时间（周）	动物数（只）	体长（cm）			
		溶媒对照组	低剂量组	中剂量组	高剂量组
W_1	6	22.2 ± 1.5	21.1 ± 1.9	21.7 ± 2.4	22.2 ± 1.2
W_2	6	23.2 ± 1.1	22.1 ± 1.4	22.0 ± 2.3	22.6 ± 1.1
W_3	6	24.2 ± 1.2	23.3 ± 1.5	22.8 ± 2.3	23.0 ± 1.3
W_4	6	24.9 ± 1.2	24.4 ± 1.7	23.2 ± 2.3	23.4 ± 1.2
W_5	2	26.2	26.5	21.8	24.1
W_6	2	28.0	28.8	22.8	25.8
W_7	2	29.2	30.5	24.4	27.4
W_8	2	30.3	32.0	26.6	29.9

表 10-5-23　儿科用中药注射液 EEE 静脉注射 4 周对刚离乳雌性比格犬肩高的影响（$\bar{X}$ ± SD）

时间（周）	动物数（只）	肩高（cm）			
		溶媒对照组	低剂量组	中剂量组	高剂量组
W_1	6	15.3 ± 1.1	17.2 ± 2.1	16.2 ± 2.7	17.6 ± 1.5
W_2	6	15.8 ± 0.9	17.6 ± 2.0	16.7 ± 2.7	18.1 ± 1.4
W_3	6	16.4 ± 1.3	18.5 ± 2.7	17.3 ± 3.2	18.4 ± 1.8
W_4	6	17.1 ± 1.2	19.4 ± 3.3	18.3 ± 3.3	18.9 ± 1.9
W_5	2	19.5	21.1	21.8	20.1
W_6	2	20.7	22.5	23.4	21.1
W_7	2	21.3	23.2	24.3	22.3
W_8	2	22.4	23.9	24.9	22.6

表 10-5-24　儿科用中药注射液 EEE 静脉注射 4 周对刚离乳雌性比格犬体长的影响（$\bar{X}$ ± SD）

时间（周）	动物数（只）	体长（cm）			
		溶媒对照组	低剂量组	中剂量组	高剂量组
W_1	6	20.7 ± 1.3	22.8 ± 1.7	22.3 ± 3.2	22.6 ± 2.5
W_2	6	21.3 ± 1.2	23.1 ± 1.7	22.7 ± 3.2	22.7 ± 2.7
W_3	6	22.6 ± 1.9	24.1 ± 1.8	23.5 ± 3.1	23.1 ± 2.9
W_4	6	23.1 ± 2.1	24.8 ± 2.1	24.3 ± 3.2	24.2 ± 2.9
W_5	2	26.0	26.4	27.7	25.0
W_6	2	27.4	28.9	30.1	26.0
W_7	2	29.5	31.2	32.1	27.7
W_8	2	30.5	32.2	33.1	29.7

无统计学差异（$P > 0.05$）。

（3）生长激素：给药前、给药结束（D_{28}）和恢复期结束（D_{56}），采集样本检测生长激素（GH）、类胰岛素生长因子-1（IGF-1）和类胰岛素生长因子结合蛋白-3。各组间比较统计结果见表 10-5-25、表 10-5-26 和图 10-5-5 ～图 10-5-6。

表 10-5-25　儿科用中药注射液 EEE 静脉注射 4 周对刚离乳雄性比格犬生长激素的影响（$\bar{X}$ ± SD）

检查项目	时间（周）	动物数（只）	溶媒对照组	低剂量组	中剂量组	高剂量组
GH（μg/L）	0	6	23.18 ± 4.48	24.02 ± 2.13	23.51 ± 3.40	21.96 ± 6.08
	4	6	20.52 ± 2.44	19.30 ± 6.57	19.19 ± 2.62	22.76 ± 1.85
	8	2	25.36	25.69	15.63	25.26
IGF-1（ng/L）	0	6	29.47 ± 13.14	19.28 ± 3.88	21.45 ± 7.24	23.45 ± 5.73
	4	6	24.18 ± 4.89	15.40 ± 3.54[**]	11.77 ± 2.10[**#]	12.04 ± 1.06[**##]
	8	2	25.73	22.47	17.58	20.53

（续表）

检查项目	时间（周）	动物数（只）	溶媒对照组	低剂量组	中剂量组	高剂量组
	0	6	84.74 ± 39.55	51.14 ± 10.21	51.27 ± 10.31	53.02 ± 11.83
IGFBP-3（μg/L）	4	6	44.89 ± 11.19[#]	56.06 ± 15.49	47.35 ± 10.81	49.38 ± 6.32
	8	2	62.44	46.86	33.27	39.69

注：与溶媒对照组相比，$^{**}P < 0.01$；与同组给药前相比，$^{\#}P < 0.05$，$^{\#\#}P < 0.01$

表 10-5-26　儿科用中药注射液 EEE 静脉注射 4 周对刚离乳雌性比格犬生长激素的影响（$\bar{X}$ ± SD）

检查项目	时间（周）	动物数（只）	溶媒对照组	低剂量组	中剂量组	高剂量组
	0	6	28.38 ± 11.87	25.08 ± 2.71	27.64 ± 3.20	23.83 ± 2.88
GH（μg/L）	4	6	19.42 ± 5.89	16.54 ± 4.64[#]	20.15 ± 2.80[##]	23.34 ± 3.18
	8	2	16.19	23.25	20.88	18.18
	0	6	19.57 ± 2.97	19.95 ± 3.07	22.80 ± 4.38	22.68 ± 4.06
IGF-1（ng/L）	4	6	19.26 ± 5.38	13.09 ± 4.27[#]	9.14 ± 2.05[**##]	14.00 ± 3.48[##]
	8	2	18.46	16.44	17.40	18.67
	0	6	56.02 ± 7.57	64.77 ± 17.83	46.40 ± 8.58	45.83 ± 6.64
IGFBP-3（μg/L）	4	6	38.47 ± 10.80[#]	52.25 ± 4.90	40.13 ± 11.33	48.57 ± 7.69
	8	2	41.70	54.56	28.98	45.60

注：与溶媒对照组相比，$^{**}P < 0.01$；与同组给药前相比，$^{\#}P < 0.05$，$^{\#\#}P < 0.01$

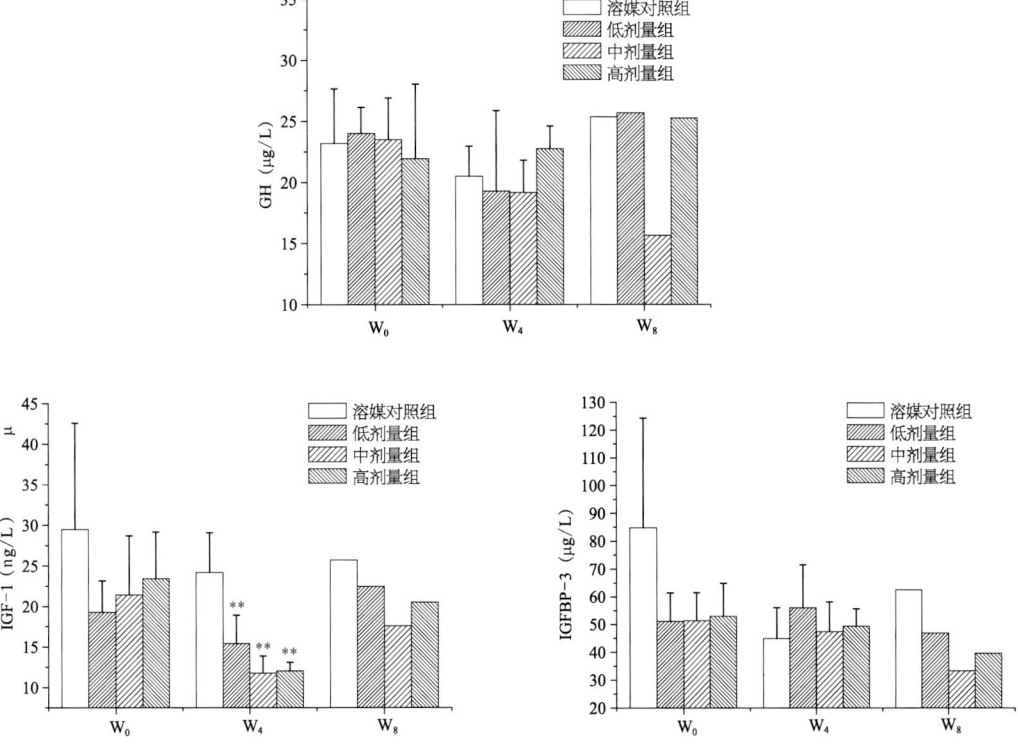

图 10-5-5　儿科用中药注射液 EEE 静脉注射 4 周对刚离乳雄性比格犬生长激素的影响（$\bar{X}$ ± SD）

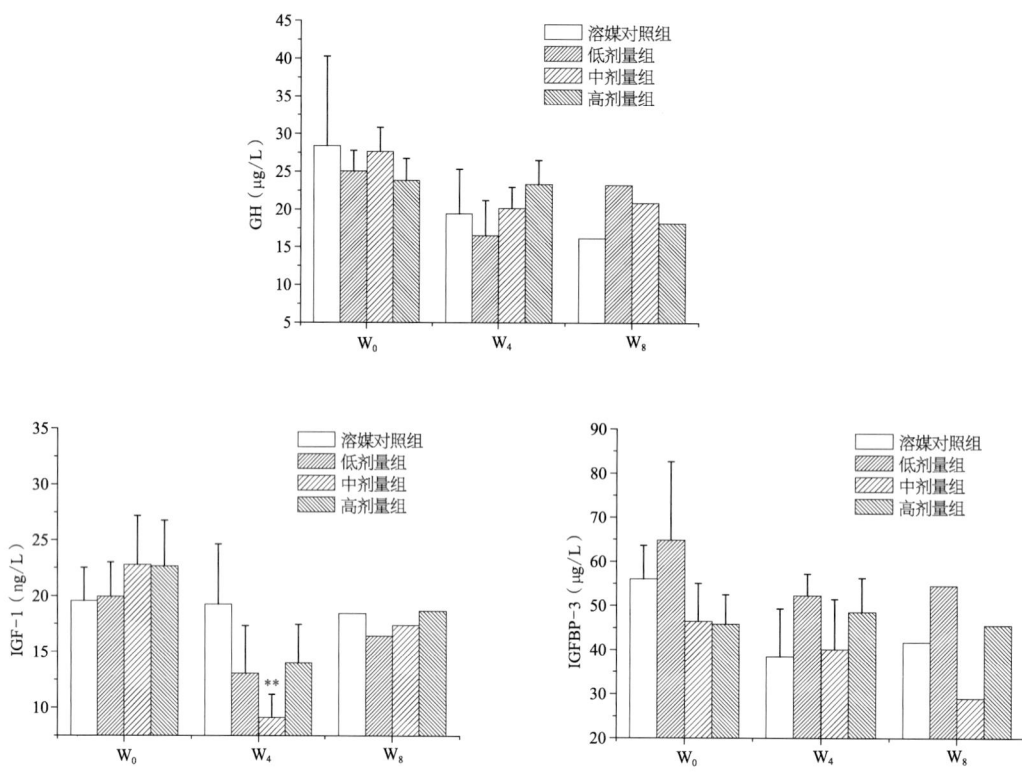

图10-5-6 儿科用中药注射液EEE静脉注射4周对刚离乳雌性比格犬生长激素的影响（$\bar{X} \pm SD$）

1）与给药前自身比较：① 雄性：溶媒对照组IGFBP-3水平降低，具有统计学差异（$P < 0.05$），中、高剂量组IGF-1水平下降，具有统计学差异（$P < 0.05$或$P < 0.01$）；② 雌性：与给药前比较，溶媒对照组IGFBP-3水平、低和中剂量组GH水平降低，均具有统计学差异（$P < 0.05$或$P < 0.01$），低、中和高剂量组IGF-1水平降低，均具有统计学差异（$P < 0.05$或$P < 0.01$）。

2）雄性组间比较：① 给药前：与溶媒对照组比较，GH、IGF-1和IGFBP-3激素水平均未见变化，无统计学差异（$P > 0.05$）；② 给药期结束（D_{28}）：与溶媒对照组比较，低、中和高剂量组IGF-1水平下降，具有统计学差异（$P < 0.01$）。

3）雌性组间比较：① 给药前：与溶媒对照组比较，GH、IGF-1和IGFBP-3激素水平均未见变化，无统计学差异（$P > 0.05$）；② 给药期结束（D_{28}）：与溶媒对照组比较，中剂量组IGF-1水平降低，具有统计学差异（$P < 0.01$）。

4）恢复期结束（D_{56}）：各剂量组雌雄各2只动物，生长激素水平仅列其均值进行描述性分析，未见明显趋势性改变。

4. 对幼龄犬摄食的影响·幼龄犬在PND_{49}左右逐

渐离乳，离乳前1周左右（PND_{40-42}）少量补充幼犬专用饲料，离乳后考虑到幼龄犬的年龄和心理特点，仍然以窝为整体群养，直至给药结束；故不统计具体摄食量，仅观察雌雄幼龄犬摄食状况，各组均未出现摄食量减少情况。

5. 对幼龄犬体温的影响·给药期（4周）和恢复期（4周）期间，1次/周测定肛温。与溶媒对照组比较，各剂量组雌雄幼龄犬的体温在38.2～38.5℃，未见明显变化，无统计学差异（$P > 0.05$）；各组间比较统计结果见表10-5-27、表10-5-28和图10-5-7～图10-5-8。

6. 对幼龄犬眼科指标的影响·① 雄性：给药期结束（D_{28}）和恢复期结束（D_{56}），对溶媒对照组和低、中和高剂量组进行眼科检查（眼睑、眼球和瞳孔等）均无异常；② 雌性：给药期结束（D_{28}）和恢复期结束（D_{56}），对溶媒对照组和低、中和高剂量组眼科检查（眼睑、眼球和瞳孔等）均无异常。

7. 对幼龄犬行为或认知能力·① 从检疫和适应性饲养开始，每天考察雌雄幼龄犬的行为或认知能力；② PND_{28}开始，考察幼龄犬对声音做出的反应；各剂量组雌雄幼龄犬均可对声音做出反应，与溶媒对照组比较，组间未见明显不同；③ PND_{35}开始，

表 10-5-27　儿科用中药注射液 EEE 静脉注射 4 周对刚离乳雄性比格犬体温的影响（$\bar{X}$ ± SD）

时间（周）	动物数（只）	体温（℃）			
		溶媒对照组	低剂量组	中剂量组	高剂量组
W₁	6	38.2 ± 0.1	38.3 ± 0.1	38.4 ± 0.2	38.2 ± 0.1
W₂	6	38.3 ± 0.2	38.4 ± 0.2	38.2 ± 0.2	38.4 ± 0.2
W₃	6	38.3 ± 0.1	38.3 ± 0.2	38.3 ± 0.1	38.2 ± 0.3
W₄	6	38.3 ± 0.1	38.3 ± 0.1	38.3 ± 0.2	38.3 ± 0.1
W₅	2	38.5	38.4	38.4	38.2
W₆	2	38.3	38.3	38.4	38.2
W₇	2	38.4	38.2	38.3	38.3
W₈	2	38.3	38.5	38.3	38.4

表 10-5-28　儿科用中药注射液 EEE 静脉注射 4 周对刚离乳雌性比格犬体温的影响（$\bar{X}$ ± SD）

时间（周）	动物数（只）	体温（℃）			
		溶媒对照组	低剂量组	中剂量组	高剂量组
W₁	6	38.5 ± 0.1	38.3 ± 0.3	38.3 ± 0.1	38.3 ± 0.2
W₂	6	38.4 ± 0.3	38.2 ± 0.2	38.3 ± 0.2	38.2 ± 0.1
W₃	6	38.3 ± 0.2	38.5 ± 0.1	38.2 ± 0.2	38.3 ± 0.2
W₄	6	38.3 ± 0.3	38.3 ± 0.1	38.3 ± 0.2	38.1 ± 0.2
W₅	2	38.4	38.3	38.4	38.4
W₆	2	38.4	38.5	38.3	38.3
W₇	2	38.3	38.5	38.4	38.4
W₈	2	38.3	38.3	38.4	38.4

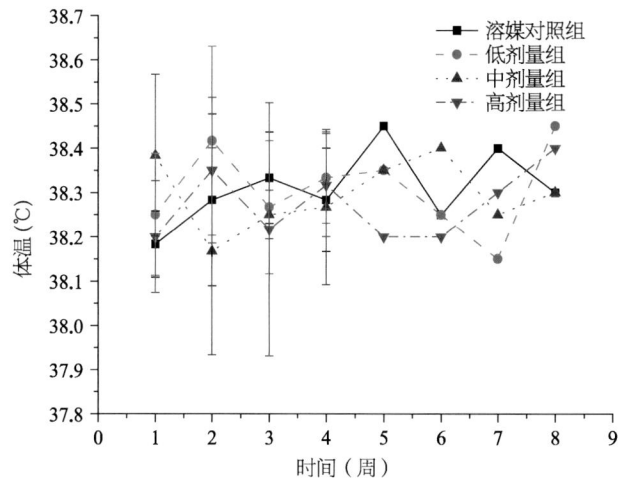

图 10-5-7　儿科用中药注射液 EEE 静脉注射 4 周对刚离乳雄性比格犬体温的影响（$\bar{X}$ ± SD）

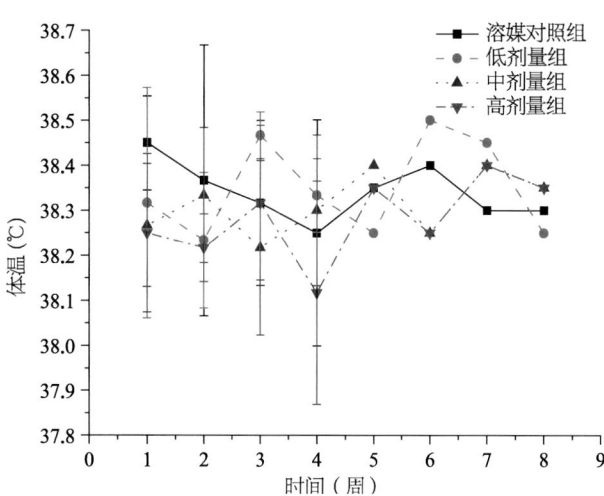

图 10-5-8　儿科用中药注射液 EEE 静脉注射 4 周对刚离乳雌性比格犬体温的影响（$\bar{X}$ ± SD）

各剂量组雌雄幼龄犬开始使用各种面部神态，以及出现耳朵的系列动作，整体动作变得更加协调，并逐渐形成窝内的主导地位；④ PND$_{49}$开始，各剂量组雌雄幼龄犬逐渐少量补充幼犬专用饲料，以适应离乳生活，离乳前后一般状况各组未见明显不同；

⑤ PND$_{56}$开始，各剂量组雌雄幼龄犬逐渐经历恐惧和快速学习阶段，可见幼龄犬表现出对于较大声响和动作会受到惊吓，意识到恐惧并开始躲闪的体征；经训练后在固定地点大小便（表10-5-29、表10-5-30）。

表 10-5-29　儿科用中药注射液 EEE 静脉注射 4 周对刚离乳雄性比格犬行为或认知的影响（$\bar{X} \pm SD$）

检测指标	动物数（只/组）	溶媒对照组	低剂量组	中剂量组	高剂量组
对声音做出反应（天）	6	29.5 ± 0.5	29.5 ± 1.4	30.3 ± 1.2	29.7 ± 0.8
使用外观表情并有耳朵的动作，变得更加协调、窝内主导（天）	6	48.7 ± 1.2	48.3 ± 2.1	49.5 ± 2.8	48.3 ± 1.6
经历恐惧和快速学习（天）	6	56.5 ± 0.8	57.0 ± 1.7	58.2 ± 2.3	57.3 ± 2.0

表 10-5-30　儿科用中药注射液 EEE 静脉注射 4 周对刚离乳雌性比格犬行为或认知的影响（$\bar{X} \pm SD$）

检测指标	动物数（只/组）	溶媒对照组	低剂量组	中剂量组	高剂量组
对声音做出反应（天）	6	30.2 ± 1.3	29.7 ± 0.5	30.0 ± 1.3	29.8 ± 1.2
使用外观表情并有耳朵的动作，变得更加协调、窝内主导（天）	6	49.0 ± 1.5	49.0 ± 1.7	49.8 ± 1.9	49.2 ± 1.6
经历恐惧和快速学习（天）	6	57.7 ± 1.5	57.5 ± 1.0	56.8 ± 1.6	57.5 ± 1.9

8. 对幼龄犬神经行为测试·给药前的检疫和适应性饲养期间检测1次/周，共2次；给药后检测1次/周（表10-5-31）。① 步态：观察各剂量组雌雄幼龄犬给药前后的一般行为和步态观察，均未见明显异常；② 姿势反射：观察各剂量组雌雄幼龄犬给药前后的本体定位反射、手推车运动、单足测试、单侧站立和单侧行走、后体位伸肌推进和放置反射等体征，均未见明显异常；③ 脑神经功能：观察各剂量组雌雄幼龄犬给药前后的头部运动/对称、头部肌张力、眼睛反应、眼睛对称、会阴反射、前庭眼球震颤、眼睛位置、角膜反射、瞳孔对光反射、鼻中隔测试、舌部测试和咽测试等体征，均未见明显异常。

表 10-5-31　儿科用中药注射液 EEE 静脉注射 4 周对刚离乳比格犬神经行为的影响

检查项目	时间（周）	动物数（只）	溶媒对照组	低剂量组	中剂量组	高剂量组
行为和步态	−1	48	N	N	N	N
	0	48	N	N	N	N
	1	48	N	N	N	N
	2	48	N	N	N	N
	3	48	N	N	N	N
	4	48	N	N	N	N
	5	16	N	N	N	N
	6	16	N	N	N	N
	7	16	N	N	N	N
	8	16	N	N	N	N

（续表）

检查项目	时间（周）	动物数（只）	溶媒对照组	低剂量组	中剂量组	高剂量组
本体定位反射	−1	48	N	N	N	N
	0	48	N	N	N	N
	1	48	N	N	N	N
	2	48	N	N	N	N
	3	48	N	N	N	N
	4	48	N	N	N	N
	5	16	N	N	N	N
	6	16	N	N	N	N
	7	16	N	N	N	N
	8	16	N	N	N	N
手推车运动	−1	48	N	N	N	N
	0	48	N	N	N	N
	1	48	N	N	N	N
	2	48	N	N	N	N
	3	48	N	N	N	N
	4	48	N	N	N	N
	5	16	N	N	N	N
	6	16	N	N	N	N
	7	16	N	N	N	N
	8	16	N	N	N	N
单侧站立	−1	48	N	N	N	N
	0	48	N	N	N	N
	1	48	N	N	N	N
	2	48	N	N	N	N
	3	48	N	N	N	N
	4	48	N	N	N	N
	5	16	N	N	N	N
	6	16	N	N	N	N
	7	16	N	N	N	N
	8	16	N	N	N	N
单侧行走	−1	48	N	N	N	N
	0	48	N	N	N	N
	1	48	N	N	N	N
	2	48	N	N	N	N

（续表）

检查项目	时间（周）	动物数（只）	溶媒对照组	低剂量组	中剂量组	高剂量组
单侧行走	3	48	N	N	N	N
	4	48	N	N	N	N
	5	16	N	N	N	N
	6	16	N	N	N	N
	7	16	N	N	N	N
	8	16	N	N	N	N
后体位伸肌推进	−1	48	N	N	N	N
	0	48	N	N	N	N
	1	48	N	N	N	N
	2	48	N	N	N	N
	3	48	N	N	N	N
	4	48	N	N	N	N
	5	16	N	N	N	N
	6	16	N	N	N	N
	7	16	N	N	N	N
	8	16	N	N	N	N
放置反射	−1	48	N	N	N	N
	0	48	N	N	N	N
	1	48	N	N	N	N
	2	48	N	N	N	N
	3	48	N	N	N	N
	4	48	N	N	N	N
	5	16	N	N	N	N
	6	16	N	N	N	N
	7	16	N	N	N	N
	8	16	N	N	N	N
头部运动/对称	−1	48	N	N	N	N
	0	48	N	N	N	N
	1	48	N	N	N	N
	2	48	N	N	N	N
	3	48	N	N	N	N
	4	48	N	N	N	N
	5	16	N	N	N	N
	6	16	N	N	N	N

（续表）

检查项目	时间（周）	动物数（只）	溶媒对照组	低剂量组	中剂量组	高剂量组
头部运动/对称	7	16	N	N	N	N
	8	16	N	N	N	N
	−1	48	N	N	N	N
	0	48	N	N	N	N
	1	48	N	N	N	N
	2	48	N	N	N	N
	3	48	N	N	N	N
头部肌张力	4	48	N	N	N	N
	5	16	N	N	N	N
	6	16	N	N	N	N
	7	16	N	N	N	N
	8	16	N	N	N	N
	−1	48	N	N	N	N
	0	48	N	N	N	N
	1	48	N	N	N	N
	2	48	N	N	N	N
	3	48	N	N	N	N
眼睛反应	4	48	N	N	N	N
	5	16	N	N	N	N
	6	16	N	N	N	N
	7	16	N	N	N	N
	8	16	N	N	N	N
	−1	48	N	N	N	N
	0	48	N	N	N	N
	1	48	N	N	N	N
	2	48	N	N	N	N
	3	48	N	N	N	N
眼睛对称	4	48	N	N	N	N
	5	16	N	N	N	N
	6	16	N	N	N	N
	7	16	N	N	N	N
	8	16	N	N	N	N
会阴反射	−1	24	N	N	N	N
	0	24	N	N	N	N

（续表）

检查项目	时间（周）	动物数（只）	溶媒对照组	低剂量组	中剂量组	高剂量组
会阴反射	1	24	N	N	N	N
	2	24	N	N	N	N
	3	24	N	N	N	N
	4	24	N	N	N	N
	5	8	N	N	N	N
	6	8	N	N	N	N
	7	8	N	N	N	N
	8	8	N	N	N	N
前庭眼球震颤	−1	48	N	N	N	N
	0	48	N	N	N	N
	1	48	N	N	N	N
	2	48	N	N	N	N
	3	48	N	N	N	N
	4	48	N	N	N	N
	5	16	N	N	N	N
	6	16	N	N	N	N
	7	16	N	N	N	N
	8	16	N	N	N	N
眼睛位置	−1	48	N	N	N	N
	0	48	N	N	N	N
	1	48	N	N	N	N
	2	48	N	N	N	N
	3	48	N	N	N	N
	4	48	N	N	N	N
	5	16	N	N	N	N
	6	16	N	N	N	N
	7	16	N	N	N	N
	8	16	N	N	N	N
角膜反射	−1	48	N	N	N	N
	0	48	N	N	N	N
	1	48	N	N	N	N
	2	48	N	N	N	N
	3	48	N	N	N	N
	4	48	N	N	N	N

（续表）

（续表）

检查项目	时间（周）	动物数（只）	溶媒对照组	低剂量组	中剂量组	高剂量组
角膜反射	5	16	N	N	N	N
	6	16	N	N	N	N
	7	16	N	N	N	N
	8	16	N	N	N	N
瞳孔对光反射	−1	48	N	N	N	N
	0	48	N	N	N	N
	1	48	N	N	N	N
	2	48	N	N	N	N
	3	48	N	N	N	N
	4	48	N	N	N	N
	5	16	N	N	N	N
	6	16	N	N	N	N
	7	16	N	N	N	N
	8	16	N	N	N	N
鼻中隔测试	−1	48	N	N	N	N
	0	48	N	N	N	N
	1	48	N	N	N	N
	2	48	N	N	N	N
	3	48	N	N	N	N
	4	48	N	N	N	N
	5	16	N	N	N	N
	6	16	N	N	N	N
	7	16	N	N	N	N
	8	16	N	N	N	N
舌部测试	−1	48	N	N	N	N
	0	48	N	N	N	N
	1	48	N	N	N	N
	2	48	N	N	N	N
	3	48	N	N	N	N
	4	48	N	N	N	N
	5	16	N	N	N	N
	6	16	N	N	N	N
	7	16	N	N	N	N
	8	16	N	N	N	N

（续表）

检查项目	时间（周）	动物数（只）	溶媒对照组	低剂量组	中剂量组	高剂量组
咽测试	−1	48	N	N	N	N
	0	48	N	N	N	N
	1	48	N	N	N	N
	2	48	N	N	N	N
	3	48	N	N	N	N
	4	48	N	N	N	N
	5	16	N	N	N	N
	6	16	N	N	N	N
	7	16	N	N	N	N
	8	16	N	N	N	N

注：N，正常

9. 对幼龄犬生殖功能的影响·给药 D_1 开始检查直至龟头包皮分离，给药期结束和恢复期结束，检测各剂量组雌雄幼龄犬的黄体生成素（LH）、卵泡刺激素（FSH）、雌二醇（E_2）、孕酮（P）、睾酮（T）和抑制素B（INH-B）等性激素水平，各组间比较统计结果见表10-5-32、表10-5-33和图10-5-9、图10-5-10。

表 10-5-32　儿科用中药注射液 EEE 静脉注射 4 周对刚离乳雄性比格犬性激素的影响（$\overline{X}$ ±SD）

检查项目	时间（周）	动物数（只）	溶媒对照组	低剂量组	中剂量组	高剂量组
LH（ng/L）	0	6	61.39 ± 2.99	55.92 ± 3.35	59.44 ± 4.60	70.52 ± 11.04
	4	6	56.56 ± 8.12	68.20 ± 20.19	63.60 ± 8.04	64.97 ± 9.83
	8	2	56.93	62.90	59.06	55.47
FSH（U/L）	0	6	8.20 ± 1.13	8.76 ± 1.13	9.52 ± 2.23	8.40 ± 0.99
	4	6	7.92 ± 1.36	11.64 ± 2.16*	9.42 ± 2.04	9.48 ± 1.73#
	8	2	8.61	6.96	7.54	9.52
E_2（ng/L）	0	6	82.33 ± 11.22	109.36 ± 12.00*	93.30 ± 6.02	89.85 ± 5.41
	4	6	100.24 ± 8.37	85.04 ± 39.86	87.26 ± 11.02	87.66 ± 11.93
	8	2	87.33	90.87	99.61	73.57
P（pmol/L）	0	6	507.22 ± 87.23	414.75 ± 56.50	399.93 ± 56.33*	442.93 ± 27.83
	4	6	444.57 ± 89.45	656.95 ± 182.56*##	568.04 ± 103.63#	615.87 ± 76.97##
	8	2	418.35	356.34	352.26	332.41
T（nmol/L）	0	6	10.41 ± 2.48	7.33 ± 2.64	9.86 ± 1.27	10.85 ± 2.75
	4	6	9.03 ± 0.77	9.58 ± 2.84	8.62 ± 0.66	9.29 ± 0.75
	8	2	9.84	8.15	7.38	9.98
INH-B（ng/L）	0	6	35.71 ± 8.25	25.47 ± 4.53	29.71 ± 2.34	24.40 ± 2.09
	4	6	24.47 ± 2.49#	33.39 ± 11.16	31.32 ± 4.44	30.57 ± 3.18#
	8	2	23.61	20.71	20.71	24.59

注：与溶媒对照组相比，*$P < 0.05$；与同组给药前相比，#$P < 0.05$，##$P < 0.01$

表 10-5-33　　儿科用中药注射液 EEE 静脉注射 4 周对刚离乳雌性比格犬性激素的影响（$\bar{X}$ ± SD）

检查项目	时间（周）	动物数（只）	溶媒对照组	低剂量组	中剂量组	高剂量组
	0	6	56.63 ± 5.67	55.78 ± 2.81	61.10 ± 4.76	64.86 ± 5.08*
LH（ng/L）	4	6	56.10 ± 6.87	55.75 ± 12.79	62.81 ± 5.48	66.49 ± 4.66
	8	2	58.24	55.79	54.27	50.01
	0	6	8.22 ± 0.95	9.75 ± 0.94*	8.50 ± 0.75	7.98 ± 0.93
FSH（U/L）	4	6	8.20 ± 1.88	8.87 ± 2.67	9.06 ± 2.29	10.03 ± 1.95#
	8	2	7.09	6.82	6.92	8.71
	0	6	98.00 ± 29.05	108.33 ± 7.12	96.89 ± 11.36	101.80 ± 9.95
E_2（ng/L）	4	6	86.46 ± 12.37	68.47 ± 18.05##	77.21 ± 10.04#	90.82 ± 11.03
	8	2	83.74	90.97	92.71	76.69
	0	6	442.98 ± 22.80	471.81 ± 47.07	450.12 ± 38.73	487.29 ± 42.71
P（pmol/L）	4	6	408.64 ± 85.93	574.58 ± 161.23	631.59 ± 60.15*##	619.39 ± 133.89*
	8	2	331.16	386.73	316.33	364.55
	0	6	8.78 ± 0.55	9.60 ± 0.84	8.95 ± 0.63	9.56 ± 0.83
T（nmol/L）	4	6	9.76 ± 1.39	8.86 ± 1.88	7.35 ± 1.90	9.44 ± 0.82
	8	2	8.01	8.14	8.61	8.21
	0	6	30.90 ± 5.08	27.99 ± 1.17	26.18 ± 3.03	26.11 ± 2.58
INH-B（ng/L）	4	6	25.41 ± 2.49	28.27 ± 6.31	25.00 ± 5.71	34.67 ± 8.05#
	8	2	20.85	24.39	23.52	20.88

注：与溶媒对照组相比，*$P < 0.05$；与同组给药前相比，#$P < 0.05$，##$P < 0.01$

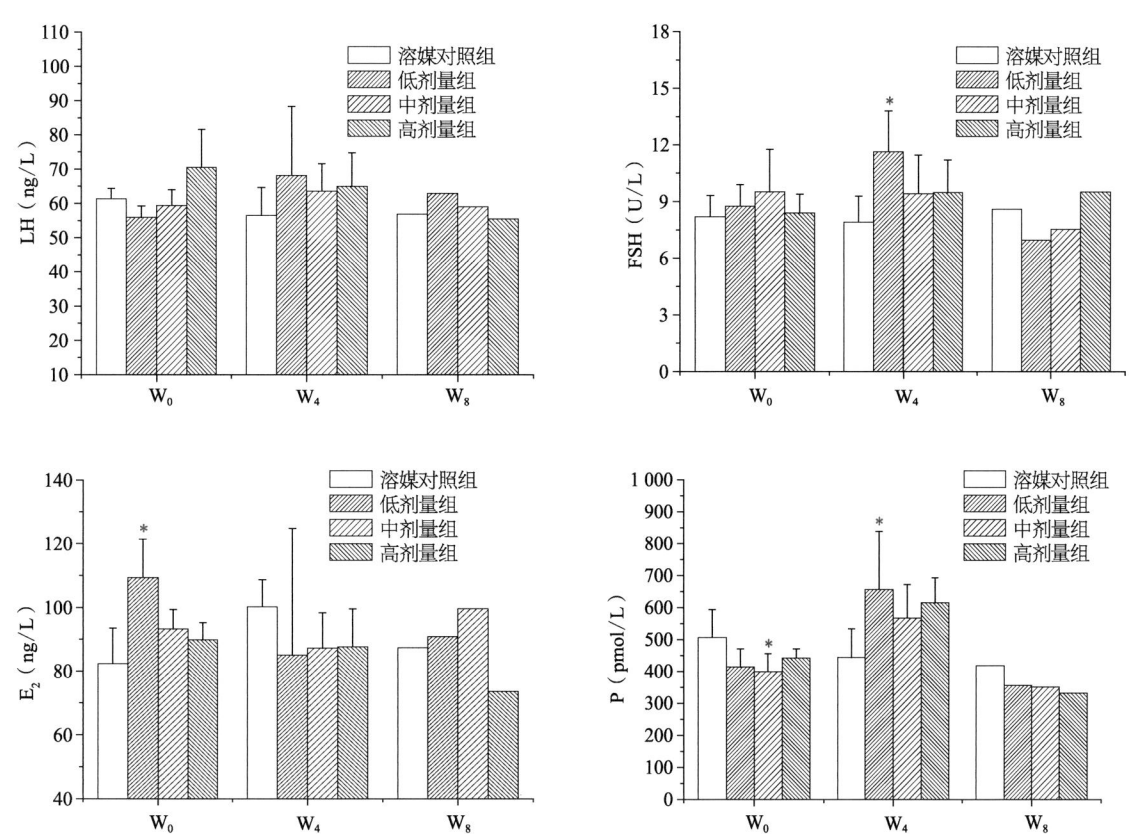

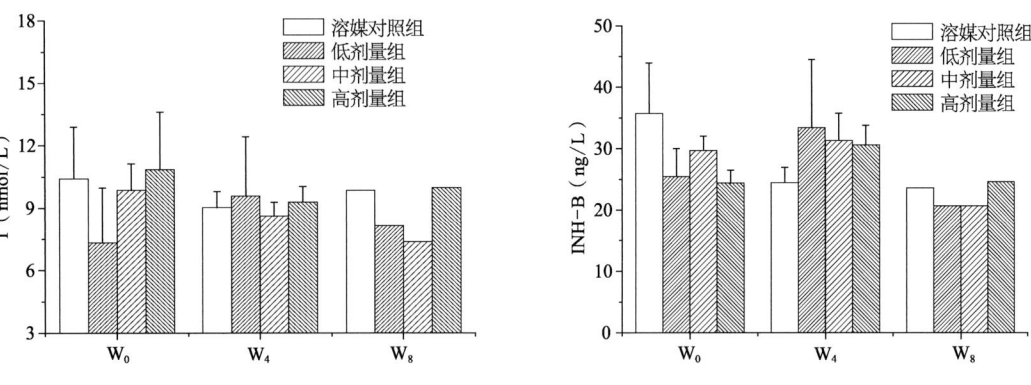

图 10-5-9　儿科用中药注射液EEE静脉注射4周对刚离乳雄性比格犬性激素的影响（$\bar{X}\pm$ SD）

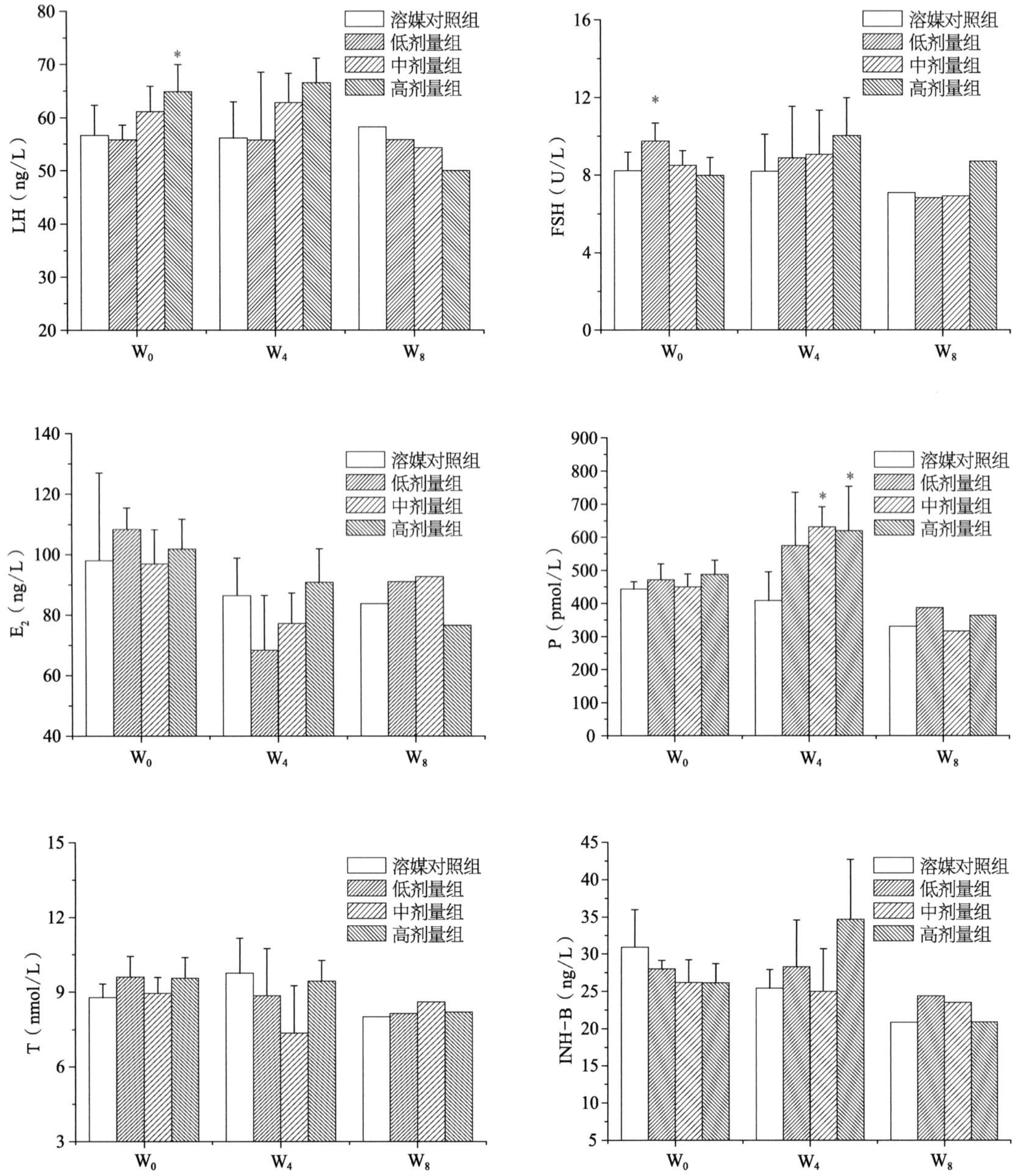

图 10-5-10　儿科用中药注射液EEE静脉注射4周对刚离乳雌性比格犬性激素的影响（$\bar{X}\pm$ SD）

（1）睾丸下降：与溶媒对照组比较，各剂量组睾丸下降时间无明显变化，未见统计学差异（$P > 0.05$）。

（2）性激素水平：① 雄性自身比较：与给药前比较，给药期结束时（D_{28}）溶媒对照组 INH-B 水平降低（$P < 0.05$），低、中和高剂量组 P 水平升高（$P < 0.01$ 或 $P < 0.05$），高剂量组 INH-B 水平升高（$P < 0.01$）；② 雄性组间比较：给药前，与溶媒对照组比较，低剂量组 E_2 水平升高，中剂量组 P 水平降低，均具有统计学差异（$P < 0.05$）；给药期结束（D_{28}），与溶媒对照组比较，低剂量组 FSH 和 P 水平升高，具有统计学差异（$P < 0.05$）。③ 雌性自身比较：与给药前比较，给药期结束时（D_{28}），低、中剂量组 E_2 水平降低，具有统计学差异（$P < 0.05$），中

剂量组 P 水平升高，具有统计学差异（$P < 0.01$），高剂量组 FSH 和 INH-B 水平升高，具有统计学差异（$P < 0.05$）；④ 雌性组间比较：给药前，与溶媒对照组比较，低剂量组 FSH、高剂量组 LH 水平升高，具有统计学差异（$P < 0.05$）；给药期结束（D_{28}），与溶媒对照组比较，中、高剂量组 P 水平升高，具有统计学差异（$P < 0.05$）。⑤ 恢复期结束（D_{56}）：各剂量组雌雄各 2 只动物，性激素水平仅列其均值进行描述性分析，未见明显趋势性改变。

10. 对幼龄犬骨骼系统的影响 给药期结束和恢复期结束，测量各剂量组雌雄幼龄犬的胫骨长和骨密度，各组间比较统计结果见表 10-5-34、表 10-5-35；胫骨长和骨密度个体数据略。

表 10-5-34　儿科用中药注射液 EEE 静脉注射 4 周对刚离乳雄性比格犬生长发育指标的影响（$\bar{X} \pm SD$）

检查项目	时间（周）	动物数（只）	溶媒对照组	低剂量组	中剂量组	高剂量组
胫骨长（mm）	4	4	48.01 ± 0.57	49.19 ± 6.65	48.72 ± 8.79	49.83 ± 7.91
	8	2	70.02	71.82	58.91	65.81
BMC（g）	4	4	0.912 ± 0.110	0.890 ± 0.220	0.970 ± 0.361	0.959 ± 0.339
	8	2	2.064	2.415	1.527	1.699
BMD（mg/cm²）	4	4	196.725 ± 34.901	171.675 ± 24.463	181.076 ± 16.662	175.484 ± 40.330
	8	2	280.060	289.743	248.116	219.401

表 10-5-35　儿科用中药注射液 EEE 静脉注射 4 周对刚离乳雌性比格犬生长发育指标的影响（$\bar{X} \pm SD$）

检查项目	时间（周）	动物数（只）	溶媒对照组	低剂量组	中剂量组	高剂量组
胫骨长（mm）	4	4	41.12 ± 4.97	54.27 ± 8.70	45.29 ± 7.13	56.27 ± 7.00
	8	2	66.33	77.60	75.39	69.35
BMC（g）	4	4	0.754 ± 0.166	1.153 ± 0.386	0.756 ± 0.178	1.109 ± 0.240
	8	2	1.842	2.740	2.736	1.909
BMD（mg/cm²）	4	4	184.964 ± 47.441	190.382 ± 35.637	153.383 ± 16.401	193.071 ± 19.958
	8	2	268.291	306.675	289.090	245.613

（1）胫骨长：① 给药期结束（D_{28}）：与溶媒对照组比较，各剂量组动物的胫骨长均无明显变化，未见统计学差异（$P > 0.05$）；② 恢复期结束（D_{56}）：各剂量组雌雄各 2 只动物，胫骨长指标仅列其均值进行描述性分析，未见明显趋势性改变。

（2）骨密度：① 给药期结束（D_{28}）：与溶媒对照组比较，各剂量组动物的 BMC、BMD 均无明显变化，

未见统计学差异（$P > 0.05$）；② 恢复期结束（D_{56}）：各剂量组雌雄各 2 只动物，骨密度指标仅列其均值进行描述性分析，未见明显趋势性改变。

11. 对幼龄犬血液学和凝血指标的影响 各时期检测的血液学和凝血指标，采用方差分析进行组间比较。各组间比较统计结果见表 10-5-36、表 10-5-37；血液学和凝血指标个体数据略。

表 10-5-36　儿科用中药注射液 EEE 静脉注射 4 周对刚离乳雄性比格犬血液学指标的影响（$\overline{X} \pm SD$）

检查项目	时间（周）	动物数（只）	溶媒对照组	低剂量组	中剂量组	高剂量组
RBC（$\times 10^{12}$/L）	0	6	3.77 ± 0.36	3.78 ± 0.10	4.01 ± 0.34	3.63 ± 0.40
	4	6	3.89 ± 0.53	3.88 ± 0.31	3.87 ± 0.28	3.89 ± 0.46
	8	2	4.84	4.27	3.97	4.21
Hb（g/L）	0	6	79 ± 7	81 ± 6	83 ± 5	77 ± 9
	4	6	80 ± 15	80 ± 8	78 ± 9	81 ± 9
	8	2	100	88	84	91
HCT（%）	0	6	26.7 ± 2.0	27.7 ± 1.3	28.8 ± 1.9	26.9 ± 2.6
	4	6	25.5 ± 4.2	24.7 ± 1.7##	24.9 ± 2.3#	25.2 ± 2.4
	8	2	29.9	27.0	27.1	28.6
MCV（fL）	0	6	71.1 ± 4.8	73.2 ± 3.7	72.0 ± 3.3	74.2 ± 2.4
	4	6	65.4 ± 4.6	63.7 ± 2.4##	64.2 ± 3.3##	64.8 ± 2.4##
	8	2	61.9	63.5	68.4	68.0
MCH（pg）	0	6	20.9 ± 1.1	22.3 ± 2.4	20.6 ± 0.7	21.2 ± 0.9
	4	6	20.4 ± 1.5	20.7 ± 1.3	20.0 ± 1.4	20.8 ± 0.5
	8	2	20.7	20.7	21.1	21.7
MCHC（g/L）	0	6	294 ± 7	291 ± 8	287 ± 9	286 ± 8
	4	6	311 ± 16#	325 ± 14##	312 ± 18##	321 ± 9##
	8	2	335	326	308	319
RDW（fL）	0	6	39.9 ± 2.7	45.7 ± 3.6	49.0 ± 7.6*	47.7 ± 3.9
	4	6	36.7 ± 1.3#	39.5 ± 4.5#	40.3 ± 3.3#	36.2 ± 4.8##
	8	2	39.6	40.3	45.2	41.7
RET#（$\times 10^9$/L）	0	6	161.7 ± 65.1	179.8 ± 54.9	226.5 ± 88.4	144.3 ± 76.7
	4	6	49.7 ± 53.8#	103.2 ± 57.1##	105.5 ± 77.3#	51.5 ± 39.9#
	8	2	88.8	123.9	141.1	145.9
RET（%）	0	6	4.38 ± 1.91	4.77 ± 1.56	5.75 ± 2.59	3.86 ± 1.82
	4	6	1.20 ± 1.23#	2.70 ± 1.59##	2.76 ± 2.04	1.26 ± 0.90
	8	2	1.84	2.91	3.73	3.47
WBC（$\times 10^9$/L）	0	6	11.30 ± 3.01	7.61 ± 1.58	9.54 ± 2.31	11.73 ± 6.00
	4	6	18.00 ± 6.92	27.44 ± 10.63##	25.60 ± 19.72	34.02 ± 16.31#
	8	2	11.04	19.58	22.64	15.26
NE#（$\times 10^9$/L）	0	6	8.00 ± 3.48	4.41 ± 0.88	5.36 ± 1.59	8.25 ± 5.68
	4	6	14.44 ± 6.16	18.42 ± 9.02#	19.58 ± 15.46	25.62 ± 15.22
	8	2	6.43	11.64	15.53	9.23
LY#（$\times 10^9$/L）	0	6	2.21 ± 0.95	2.46 ± 0.65	2.85 ± 0.80	2.41 ± 0.89

（续表）

检查项目	时间（周）	动物数（只）	溶媒对照组	低剂量组	中剂量组	高剂量组
LY[#]（×10⁹/L）	4	6	1.86 ± 0.97	4.61 ± 1.50[#]	3.22 ± 2.48	4.53 ± 2.79
	8	2	2.91	4.63	3.58	3.76
	0	6	0.95 ± 0.41	0.58 ± 0.30	1.08 ± 0.23	0.93 ± 0.54
MO[#]（×10⁹/L）	4	6	1.40 ± 1.52	3.80 ± 2.04[#]	3.79 ± 3.01	3.50 ± 3.02
	8	2	1.32	2.63	3.13	1.60
	0	6	0.18 ± 0.19	0.16 ± 0.09	0.22 ± 0.06	0.13 ± 0.08
EO[#]（×10⁹/L）	4	6	0.28 ± 0.32	0.51 ± 0.55	0.45 ± 0.53	0.16 ± 0.16
	8	2	0.37	0.65	0.35	0.65
	0	6	0.01 ± 0.01	0.01 ± 0.01	0.03 ± 0.02	0.01 ± 0.01
BA[#]（×10⁹/L）	4	6	0.03 ± 0.03	0.11 ± 0.09[#]	0.06 ± 0.05[#]	0.05 ± 0.04[#]
	8	2	0.02	0.04	0.05	0.03
	0	6	68.5 ± 14.0	58.2 ± 5.2	56.0 ± 4.5	66.3 ± 11.5
NE（%）	4	6	79.5 ± 12.8	63.3 ± 14.0	56.1 ± 29.7	73.3 ± 14.2
	8	2	58.4	59.9	67.8	58.6
	0	6	19.0 ± 9.3	32.2 ± 4.5	30.1 ± 5.7	24.1 ± 11.1
LY（%）	4	6	11.9 ± 8.9	19.3 ± 10.0[#]	21.7 ± 22.0	15.4 ± 10.5
	8	2	26.2	22.3	17.5	27.5
	0	6	8.6 ± 3.1	7.4 ± 3.5	11.5 ± 2.0	8.1 ± 4.3
MO（%）	4	6	7.0 ± 6.1	13.5 ± 4.4	13.7 ± 4.4	10.5 ± 6.0
	8	2	12.0	14.0	12.7	9.8
	0	6	2.0 ± 2.3	2.1 ± 1.3	2.5 ± 1.0	2.6 ± 2.7
EO（%）	4	6	1.5 ± 1.5	3.2 ± 5.5	4.1 ± 6.1	0.7 ± 0.8
	8	2	3.3	3.7	1.8	4.0
	0	6	0.1 ± 0.0	0.2 ± 0.1	0.4 ± 0.2	0.1 ± 0.1
BA（%）	4	6	0.1 ± 0.1	0.6 ± 0.9	1.0 ± 2.0	0.2 ± 0.2
	8	2	0.2	0.2	0.2	0.2
	0	6	165 ± 49	222 ± 127	285 ± 75	175 ± 150
PLT（×10⁹/L）	4	6	251 ± 87	342 ± 147	240 ± 164	310 ± 171
	8	2	259	341	170	294
	0	6	—	—	—	—
PCT（%）	4	6	—	0.63 ± 0.18	—	0.59 ± 0.06
	8	2	—	—	0.31	0.37
	0	6	—	—	—	—
MPV（fL）	4	6	—	12.60 ± 0.57	—	12.75 ± 0.78

（续表）

检查项目	时间（周）	动物数（只）	溶媒对照组	低剂量组	中剂量组	高剂量组
MPV（fL）	8	2	—	—	12.8	12.6
PDW（fL）	0	6	—	—	—	—
	4	6	—	16.05 ± 1.34	—	16.40 ± 1.98
	8	2	—	—	15.8	16.9
PT（s）	0	6	6.1 ± 0.3	6.4 ± 0.5	5.8 ± 0.6	6.8 ± 0.7
	4	6	6.7 ± 1.2	6.3 ± 0.5	6.9 ± 0.8$^{\#}$	7.1 ± 1.6
	8	2	6.3	6.7	6.1	5.8
APTT（s）	0	6	13.8 ± 4.4	12.7 ± 1.0	13.3 ± 1.4	14.4 ± 2.1
	4	6	16.0 ± 4.0	14.6 ± 1.2$^{\#}$	19.2 ± 7.3	16.5 ± 5.1
	8	2	10.0	12.0	12.0	11.6
Fbg（g/L）	0	6	3.264 ± 1.049	2.614 ± 0.622	2.652 ± 0.637	2.951 ± 0.832
	4	6	4.314 ± 2.252	2.960 ± 0.389	4.550 ± 2.226	2.920 ± 1.396
	8	2	2.491	2.404	2.941	2.232
TT（s）	0	6	16.3 ± 1.1	15.4 ± 1.4	15.9 ± 1.1	15.2 ± 0.7
	4	6	15.3 ± 2.4	15.1 ± 0.4	13.8 ± 2.3$^{\#}$	14.5 ± 1.8
	8	2	14.9	15.8	15.1	14.7

注：① 方差齐时采用Bonferroni分析，方差不齐时采用Tamhane分析。与溶媒对照组比较，$^{*}P < 0.05$；与同组给药前相比，$^{\#}P < 0.05$，$^{\#\#}P < 0.01$；② 当各组动物数为2只时，各指标仅作描述性分析，列其均值

表 10-5-37　儿科用中药注射液 EEE 静脉注射 4 周对刚离乳雌性比格犬血液学指标的影响（$\bar{X}$ ± SD）

检查项目	时间（周）	动物数（只）	溶媒对照组	低剂量组	中剂量组	高剂量组
RBC（×10^{12}/L）	0	6	3.70 ± 0.47	4.18 ± 0.64	3.89 ± 0.25	3.76 ± 0.73
	4	6	4.29 ± 0.21$^{\#}$	4.14 ± 0.59	4.14 ± 0.11$^{\#}$	4.05 ± 0.33
	8	2	4.67	5.04	3.54	4.60
Hb（g/L）	0	6	79 ± 7	86 ± 10	81 ± 8	79 ± 12
	4	6	87 ± 4	85 ± 10	84 ± 4	85 ± 9
	8	2	96	102	75	100
HCT（%）	0	6	27.1 ± 2.2	28.1 ± 4.8	27.8 ± 3.0	27.8 ± 3.0
	4	6	27.3 ± 1.3	25.7 ± 3.1	25.9 ± 1.1	26.6 ± 3.2
	8	2	29.0	30.3	23.0	29.7
MCV（fL）	0	6	73.6 ± 5.0	72.0 ± 7.6	71.3 ± 4.9	74.9 ± 6.7
	4	6	63.9 ± 5.4$^{\#\#}$	62.4 ± 6.0$^{\#\#}$	62.6 ± 1.1$^{\#\#}$	65.4 ± 3.6$^{\#}$
	8	2	62.2	60.6	65.1	64.7
MCH（pg）	0	6	21.4 ± 0.8	20.7 ± 1.0	20.9 ± 0.9	21.0 ± 1.0

（续表）

检查项目	时间（周）	动物数（只）	溶媒对照组	低剂量组	中剂量组	高剂量组
MCH（pg）	4	6	20.3 ± 1.2	20.6 ± 1.0	20.3 ± 0.7#	20.9 ± 1.0
	8	2	20.5	20.2	21.4	21.7
MCHC（g/L）	0	6	291 ± 11	288 ± 19	294 ± 18	281 ± 16
	4	6	320 ± 22#	331 ± 17##	324 ± 12##	320 ± 8##
	8	2	330	335	328	335
RDW（fL）	0	6	42.1 ± 3.2	45.3 ± 3.9	45.7 ± 6.8	47.0 ± 1.9
	4	6	44.7 ± 8.0	40.2 ± 4.4#	38.8 ± 7.6	38.0 ± 4.0#
	8	2	44.2	44.5	47.3	38.6
RET#（×10⁹/L）	0	6	177.8 ± 90.6	216.1 ± 66.4	164.3 ± 60.6	188.1 ± 98.7
	4	6	149.6 ± 115.5	110.6 ± 47.6##	116.4 ± 58.5	85.7 ± 51.6
	8	2	97.9	146.4	101.1	108.0
RET（%）	0	6	5.01 ± 2.86	5.35 ± 2.13	4.22 ± 1.50	4.94 ± 2.59
	4	6	3.48 ± 2.72	2.77 ± 1.42##	2.85 ± 1.52	2.12 ± 1.29
	8	2	2.12	2.94	2.84	2.37
WBC（×10⁹/L）	0	6	8.95 ± 2.20	8.21 ± 1.95	9.50 ± 2.18	8.35 ± 2.12
	4	6	21.91 ± 3.01##	24.66 ± 10.00#	29.13 ± 9.58##	21.48 ± 9.85#
	8	2	14.29	9.18	11.02	14.04
NE#（×10⁹/L）	0	6	6.63 ± 2.83	5.18 ± 2.02	6.15 ± 1.41	5.67 ± 2.21
	4	6	15.08 ± 3.94#	17.60 ± 6.63#	20.39 ± 8.49#	14.24 ± 7.92#
	8	2	8.31	5.00	6.72	7.82
LY#（×10⁹/L）	0	6	1.48 ± 0.48	1.94 ± 0.68	2.04 ± 0.91	1.84 ± 0.91
	4	6	2.86 ± 1.62	3.48 ± 1.73	4.39 ± 0.88#	4.21 ± 1.40##
	8	2	3.39	3.06	2.61	3.98
MO#（×10⁹/L）	0	6	0.68 ± 0.34	0.67 ± 0.37	1.05 ± 0.39	0.62 ± 0.21
	4	6	3.17 ± 1.93#	3.27 ± 2.06#	4.16 ± 2.32#	2.68 ± 1.54#
	8	2	1.96	0.77	1.19	1.29
EO#（×10⁹/L）	0	6	0.14 ± 0.10	0.40 ± 0.41	0.25 ± 0.16	0.22 ± 0.07
	4	6	0.24 ± 0.22	0.25 ± 0.12	0.27 ± 0.05	0.32 ± 0.34
	8	2	0.62	0.34	0.47	0.94
BA#（×10⁹/L）	0	6	0.01 ± 0.01	0.02 ± 0.03	0.02 ± 0.01	0.01 ± 0.01
	4	6	0.06 ± 0.07	0.06 ± 0.04	0.07 ± 0.02##	0.04 ± 0.02#
	8	2	0.03	0.02	0.03	0.02
NE（%）	0	6	71.8 ± 12.8	62.2 ± 11.9	64.9 ± 5.1	66.6 ± 12.7
	4	6	69.1 ± 17.7	72.9 ± 7.1	67.9 ± 5.2	64.6 ± 9.9

（续表）

检查项目	时间（周）	动物数（只）	溶媒对照组	低剂量组	中剂量组	高剂量组
NE（%）	8	2	57.4	54.3	60.8	55.7
LY（%）	0	6	18.0 ± 8.0	25.0 ± 10.5	21.2 ± 7.6	23.2 ± 12.7
	4	6	13.1 ± 7.4	14.3 ± 4.2	16.0 ± 4.4	21.3 ± 8.9
	8	2	24.2	33.5	24.1	28.3
MO（%）	0	6	8.3 ± 4.6	7.8 ± 3.5	11.1 ± 3.8	7.5 ± 2.0
	4	6	16.5 ± 10.4	11.7 ± 5.6	14.0 ± 5.6	12.3 ± 2.3$^{\#\#}$
	8	2	13.8	8.3	10.6	9.2
EO（%）	0	6	1.8 ± 1.4	4.7 ± 4.3	2.6 ± 1.8	2.7 ± 0.9
	4	6	1.1 ± 1.0	1.0 ± 0.4	1.0 ± 0.4	1.7 ± 2.1
	8	2	4.5	3.7	4.5	6.7
BA（%）	0	6	0.1 ± 0.1	0.2 ± 0.3	0.1 ± 0.1	0.1 ± 0.1
	4	6	0.3 ± 0.3	0.2 ± 0.1	0.3 ± 0.1$^{\#}$	0.2 ± 0.1$^{\#}$
	8	2	0.2	0.2	0.2	0.1
PLT（×10^9/L）	0	6	211 ± 73	269 ± 106	259 ± 126	180 ± 153
	4	6	320 ± 141	279 ± 41	252 ± 69	285 ± 138
	8	2	267	166	295	425
PCT（%）	0	6	—	—	—	—
	4	6	—	—	—	—
	8	2	—	—	—	0.47
MPV（fL）	0	6	—	—	—	—
	4	6	—	—	—	—
	8	2	—	—	—	11.1
PDW（fL）	0	6	—	—	—	—
	4	6	—	—	—	—
	8	2	—	—	—	13.65
PT（s）	0	6	6.7 ± 0.8	6.5 ± 0.3	6.7 ± 0.6	6.7 ± 1.1
	4	6	6.2 ± 0.5$^{\#}$	7.0 ± 0.6$^{\#}$	6.4 ± 0.4	7.2 ± 2.5
	8	2	6.3	6.1	6.6	5.9
APTT（s）	0	6	15.8 ± 5.8	14.9 ± 1.1	13.5 ± 2.1	14.6 ± 1.7
	4	6	15.5 ± 2.7	24.3 ± 21.9	14.7 ± 2.4	20.4 ± 16.9
	8	2	11.1	8.6	11.6	10.0
Fbg（g/L）	0	6	3.519 ± 0.849	2.903 ± 0.735	2.811 ± 0.461	2.308 ± 0.456
	4	6	3.794 ± 1.973	3.693 ± 1.960	3.068 ± 0.678	3.011 ± 0.922
	8	2	2.350	1.907	2.710	2.671

（续表）

检查项目	时间（周）	动物数（只）	溶媒对照组	低剂量组	中剂量组	高剂量组
	0	6	14.7 ± 0.6	15.9 ± 1.5	16.1 ± 1.2	15.5 ± 1.3
TT（s）	4	6	15.5 ± 1.6	15.9 ± 1.8	$14.8 \pm 1.5^{\#}$	$13.6 \pm 0.6^{\#}$
	8	2	15.1	14.1	15.4	15.0

注：① 方差齐时采用Bonferroni分析，方差不齐时采用Tamhane分析。与同组给药前相比，$^{\#}P < 0.05$，$^{\#\#}P < 0.01$；② 当各组动物数为2只时，各指标仅作描述性分析，列其均值

（1）组间比较：① 给药前：与溶媒对照组比较，中剂量组雄性幼龄犬RDW升高，具有统计学差异（$P < 0.05$），其余各剂量组血液学指标均未见明显变化，无统计学差异（$P > 0.05$）；② 给药期结束（D_{28}）：与溶媒对照组比较，各剂量组血液学指标均未见明显变化，无统计学差异（$P > 0.05$）。

（2）与给药前自身比较：给药期结束（D_{28}）时与给药前相比，采用配对T检验进行比较。

1）雄性：① 溶媒对照组：MCHC升高（$P < 0.05$），RDW、$RET^{\#}$和RET降低，具有统计学差异（$P < 0.05$）；② 低剂量组：HCT、MCV、RDW、$RET^{\#}$、RET和LY降低，具有统计学差异（$P < 0.05$或$P < 0.01$），MCHC、WBC、$NE^{\#}$、$LY^{\#}$、$MO^{\#}$、$BA^{\#}$和APTT升高，具有统计学差异（$P < 0.05$或$P < 0.01$）；③ 中剂量组：HCT、MCV、RDW、$RET^{\#}$和TT降低（$P < 0.05$或$P < 0.01$），MCHC、$BA^{\#}$和PT升高（$P < 0.05$或$P < 0.01$）；④ 高剂量组：MCV、RDW和$RET^{\#}$降低，具有统计学差异（$P < 0.05$或$P < 0.01$），MCHC、WBC和$BA^{\#}$升高，具有统计学差异（$P < 0.05$或$P < 0.01$）；⑤ 其余各项血液学指标均未见明显变化，无统计学差异（$P > 0.05$）。

2）雌性：① 溶媒对照组：RBC、MCHC、WBC、$NE^{\#}$和$MO^{\#}$升高，具有统计学差异（$P < 0.05$或$P < 0.01$），MCV和PT降低，具有统计学差异（$P < 0.05$或$P < 0.01$）；② 低剂量组：MCHC、WBC、$NE^{\#}$、$MO^{\#}$和PT升高，具有统计学差异（$P < 0.05$或$P < 0.01$），MCV、RDW、$RET^{\#}$和RET降低，具有统计学差异（$P < 0.05$或$P < 0.01$）；③ 中剂量组：RBC、MCHC、WBC、$NE^{\#}$、$LY^{\#}$、$MO^{\#}$、$BA^{\#}$和BA升高，具有统计学差异（$P < 0.05$或$P < 0.01$），MCV、MCH和TT降低，具有统计学差异（$P < 0.05$或$P < 0.01$）；④ 高剂量组：MCHC、WBC、$NE^{\#}$、$LY^{\#}$、$MO^{\#}$、$BA^{\#}$、MO和BA升高，具有统计学差异（$P < 0.05$或$P < 0.01$），

MCV、RDW和TT降低，具有统计学差异（$P < 0.05$或$P < 0.01$）；⑤ 其余各项血液学指标均未见明显变化，无统计学差异（$P > 0.05$）。

（3）恢复期结束（D_{56}）：各剂量组雌雄各2只动物，血液学指标仅列其均值进行描述性分析，未见明显趋势性变化。

12. 对幼龄犬血液生化指标的影响·各个时期检测的血液生化指标，采用方差分析进行组间比较。各组间比较统计结果见表10-5-38、表10-5-39；血液生化指标个体数据略。

（1）组间比较：① 给药前：与溶媒对照组比较，低和高剂量组雄性幼龄犬TP降低，具有统计学差异（$P < 0.05$）；各剂量组雌雄幼龄犬其余血液生化指标均未见明显变化，无统计学差异（$P > 0.05$）；② 给药期结束（D_{28}）：与溶媒对照组比较，各剂量组雌雄幼龄犬血液生化指标均未见明显变化，无统计学差异（$P > 0.05$）。

（2）与给药前自身比较：给药期结束（D_{28}）时与给药前相比，采用配对T检验进行比较。

1）雄性：① 溶媒对照组：Alb、GLU、Na^+和Ca^{2+}降低，具有统计学差异（$P < 0.01$或$P < 0.05$）；② 低剂量组：BUN、TP和TRIG升高，具有统计学差异（$P < 0.01$或$P < 0.05$），Na^+和Ca^{2+}降低，具有统计学差异（$P < 0.01$）；③ 中剂量组：BUN、TP和TRIG升高，具有统计学差异（$P < 0.01$或$P < 0.05$），GPT、ALP、Alb和Na^+降低，具有统计学差异（$P < 0.01$或$P < 0.05$）；④ 高剂量组：BUN升高、Na^+和Ca^{2+}降低，均具有统计学差异（$P < 0.05$）；⑤ 其余各项血液学指标均未见明显变化，无统计学差异（$P > 0.05$）。

2）雌性：① 溶媒对照组：Na^+和Ca^{2+}降低，具有统计学差异（$P < 0.01$或$P < 0.05$）；② 低剂量组：TP升高，具有统计学差异（$P < 0.01$），K^+、Na^+和

表 10-5-38　儿科用中药注射液 EEE 静脉注射 4 周对刚离乳雄性比格犬血清生化指标的影响（$\bar{X}$ ± SD）

检查项目	时间（周）	动物数（只）	溶媒对照组	低剂量组	中剂量组	高剂量组
GOT（U/L）	0	6	34 ± 17	23 ± 5	25 ± 4	36 ± 15
	4	6	51 ± 26	42 ± 16	30 ± 11	56 ± 48
	8	2	50	94	44	102
GPT（U/L）	0	6	31 ± 11	29 ± 6	30 ± 5	26 ± 8
	4	6	31 ± 13	34 ± 27	21 ± 6##	24 ± 10
	8	2	31	42	30	41
ALP（U/L）	0	6	186 ± 47	171 ± 24	209 ± 64	175 ± 59
	4	6	152 ± 69	150 ± 89	175 ± 48#	129 ± 27
	8	2	116	90	189	132
CK（U/L）	0	6	452 ± 165	361 ± 65	346 ± 42	422 ± 128
	4	6	709 ± 409	354 ± 150	447 ± 163	891 ± 853
	8	2	664	1117	392	1 265
BUN（mmol/L）	0	6	3.0 ± 1.1	3.2 ± 0.9	3.2 ± 1.7	3.8 ± 0.8
	4	6	4.2 ± 1.1	5.6 ± 1.4##	5.2 ± 1.2##	5.2 ± 1.3#
	8	2	3.6	4.2	4.4	3.4
CREA（μmol/L）	0	6	18 ± 3	19 ± 2	20 ± 6	23 ± 3
	4	6	24 ± 10	27 ± 9	22 ± 9	24 ± 11
	8	2	29	31	26	27
TP（g/L）	0	6	44.3 ± 5.2	38.4 ± 2.9*	40.0 ± 1.8	37.9 ± 2.7*
	4	6	42.0 ± 3.3	44.4 ± 2.2#	44.1 ± 3.2#	42.2 ± 6.7
	8	2	49.7	48.3	51.3	50.8
Alb（g/L）	0	6	23.7 ± 2.6	22.0 ± 2.5	22.3 ± 1.1	20.9 ± 2.9
	4	6	19.2 ± 1.7#	18.9 ± 2.2	19.0 ± 1.5##	18.9 ± 2.4
	8	2	22.3	22.3	23.5	23.4
GLU（mmol/L）	0	6	5.52 ± 0.58	5.60 ± 0.99	5.91 ± 0.75	5.14 ± 1.42
	4	6	3.95 ± 1.52#	4.09 ± 1.41	3.30 ± 2.41	3.35 ± 1.59
	8	2	5.78	3.77	4.59	4.27
TBIL（μmol/L）	0	6	0.43 ± 0.27	0.52 ± 0.23	0.25 ± 0.41	−0.03 ± 0.20
	4	6	0.23 ± 0.45	0.20 ± 0.57	0.05 ± 0.58	0.65 ± 0.89
	8	2	0.45	0.40	0.75	0.40
CHOL（mmol/L）	0	6	5.42 ± 1.46	4.24 ± 0.98	4.77 ± 1.27	4.22 ± 0.24
	4	6	4.31 ± 1.00	3.92 ± 0.82	4.79 ± 1.77	4.47 ± 0.12
	8	2	4.73	3.48	3.42	4.46
TRIG（mmol/L）	0	6	0.90 ± 0.57	0.50 ± 0.13	0.64 ± 0.08	0.68 ± 0.19

（续表）

检查项目	时间（周）	动物数（只）	溶媒对照组	低剂量组	中剂量组	高剂量组
TRIG（mmol/L）	4	6	0.86 ± 0.38	$1.00 \pm 0.21^{\#}$	$0.97 \pm 0.33^{\#}$	0.95 ± 0.25
	8	2	0.76	0.72	0.67	0.63
γ-GGT（U/L）	0	6	2 ± 2	2 ± 1	3 ± 2	2 ± 2
	4	6	2 ± 2	4 ± 2	2 ± 3	1 ± 9
	8	2	4	−1	3	3
K^+（mmol/L）	0	6	5.33 ± 0.46	5.51 ± 0.35	5.73 ± 0.42	5.72 ± 0.54
	4	6	5.04 ± 0.54	5.17 ± 0.55	5.20 ± 0.75	5.15 ± 1.12
	8	2	5.54	5.05	5.09	5.35
Na^+（mmol/L）	0	6	153 ± 3	152 ± 2	151 ± 1	154 ± 7
	4	6	$141 \pm 3^{\#\#}$	$146 \pm 3^{\#\#}$	$144 \pm 5^{\#}$	$144 \pm 5^{\#}$
	8	2	153	159	160	158
Cl^-（mmol/L）	0	6	112 ± 4	112 ± 2	112 ± 3	114 ± 4
	4	6	111 ± 4	114 ± 2	110 ± 4	113 ± 1
	8	2	109	113	112	109
Ca^{2+}（mmol/L）	0	6	2.39 ± 0.11	2.33 ± 0.03	2.40 ± 0.13	2.34 ± 0.14
	4	6	$2.08 \pm 0.06^{\#\#}$	$2.11 \pm 0.03^{\#\#}$	2.20 ± 0.23	$2.10 \pm 0.12^{\#}$
	8	2	2.02	2.00	2.08	2.07
IgG（g/L）	0	6	1.94 ± 0.69	1.74 ± 0.66	1.78 ± 0.78	1.66 ± 0.59
	4	6	$4.00 \pm 1.66^{\#}$	$4.84 \pm 1.04^{\#\#}$	$3.84 \pm 1.36^{\#}$	$3.59 \pm 1.45^{\#}$
	8	2	5.69	5.79	5.97	6.01
IgM（g/L）	0	6	0.93 ± 0.28	0.93 ± 0.22	1.09 ± 0.15	1.16 ± 0.39
	4	6	1.16 ± 0.28	1.23 ± 0.29	1.46 ± 0.40	1.08 ± 0.24
	8	2	0.75	0.82	1.34	0.90

注：① 方差齐时采用 Bonferroni 分析，方差不齐时采用 Tamhane 分析。与溶媒对照组比较，$^{*}P < 0.05$；与同组给药前相比，$^{\#}P < 0.05$，$^{\#\#}P < 0.01$；② 当各组动物数为 2 只时，各指标仅作描述性分析，列其均值

表 10-5-39　儿科用中药注射液 EEE 静脉注射 4 周对刚离乳雌性比格犬血清生化指标的影响（$\overline{X} \pm SD$）

检查项目	时间（周）	动物数（只）	溶媒对照组	低剂量组	中剂量组	高剂量组
GOT（U/L）	0	6	48 ± 36	30 ± 16	27 ± 9	35 ± 14
	4	6	68 ± 46	59 ± 39	34 ± 6	32 ± 6
	8	2	70	31	46	36
GPT（U/L）	0	6	30 ± 9	118 ± 158	33 ± 4	26 ± 7
	4	6	30 ± 12	31 ± 8	27 ± 4	22 ± 4
	8	2	36	35	32	27

（续表）

检查项目	时间（周）	动物数（只）	溶媒对照组	低剂量组	中剂量组	高剂量组
ALP（U/L）	0	6	173 ± 40	376 ± 242	197 ± 35	152 ± 35
	4	6	129 ± 49	157 ± 55	158 ± 21#	176 ± 40
	8	2	79	177	117	102
CK（U/L）	0	6	532 ± 246	453 ± 177	331 ± 79	473 ± 172
	4	6	681 ± 471	464 ± 242	277 ± 98	360 ± 101
	8	2	979	374	356	311
BUN（mmol/L）	0	6	3.4 ± 1.9	4.4 ± 0.8	4.2 ± 1.4	3.4 ± 1.4
	4	6	5.6 ± 1.1	5.1 ± 1.1	5.6 ± 1.2	4.9 ± 1.3
	8	2	4.2	3.8	4.6	3.2
CREA（μmol/L）	0	6	19 ± 5	22 ± 3	25 ± 7	20 ± 6
	4	6	24 ± 12	25 ± 7	32 ± 6	26 ± 8#
	8	2	28	29	32	31
TP（g/L）	0	6	41.0 ± 3.8	40.8 ± 2.3	41.1 ± 2.7	39.4 ± 3.0
	4	6	47.7 ± 5.6	46.1 ± 1.1##	41.9 ± 6.6	39.5 ± 4.6
	8	2	53.2	48.4	50.5	51.2
Alb（g/L）	0	6	22.4 ± 2.4	22.2 ± 2.1	22.1 ± 2.4	21.5 ± 2.4
	4	6	20.5 ± 3.6	20.8 ± 2.1	18.4 ± 3.0	17.7 ± 3.0
	8	2	24.5	25.7	23.4	23.7
GLU（mmol/L）	0	6	6.19 ± 1.09	4.88 ± 1.65	6.07 ± 0.64	5.63 ± 0.85
	4	6	4.19 ± 1.94	3.53 ± 1.56	4.14 ± 1.45##	3.09 ± 1.77#
	8	2	4.76	5.81	5.22	5.35
TBIL（μmol/L）	0	6	0.12 ± 0.46	0.62 ± 0.78	0.22 ± 0.38	0.13 ± 0.51
	4	6	0.07 ± 0.26	0.00 ± 0.31	−0.08 ± 0.22	0.12 ± 1.09
	8	2	0.15	0.90	0.70	0.55
CHOL（mmol/L）	0	6	5.24 ± 1.56	5.10 ± 1.63	4.05 ± 0.50	4.55 ± 0.89
	4	6	3.92 ± 1.19	4.10 ± 0.75	3.60 ± 0.93	4.50 ± 0.98
	8	2	3.49	5.27	3.97	3.38
TRIG（mmol/L）	0	6	0.66 ± 0.14	0.71 ± 0.21	0.64 ± 0.23	0.71 ± 0.11
	4	6	0.88 ± 0.26	1.00 ± 0.30	1.01 ± 0.19#	0.87 ± 0.15
	8	2	0.73	0.78	0.77	0.63
γ-GGT（U/L）	0	6	1 ± 2	4 ± 1	2 ± 2	2 ± 1
	4	6	3 ± 3	5 ± 3	3 ± 3	4 ± 1
	8	2	2	3	3	4
K+（mmol/L）	0	6	5.34 ± 0.27	5.44 ± 0.21	5.49 ± 0.23	5.42 ± 0.48

（续表）

检查项目	时间（周）	动物数（只）	溶媒对照组	低剂量组	中剂量组	高剂量组
K⁺（mmol/L）	4	6	5.17 ± 0.47	$4.86 \pm 0.46^{\#}$	5.50 ± 0.27	5.40 ± 0.93
	8	2	5.06	4.86	5.14	5.05
Na⁺（mmol/L）	0	6	152 ± 1	152 ± 1	153 ± 2	153 ± 1
	4	6	$146 \pm 5^{\#}$	$146 \pm 2^{\#\#}$	$147 \pm 2^{\#\#}$	$144 \pm 3^{\#\#}$
	8	2	155	155	155	156
Cl⁻（mmol/L）	0	6	114 ± 2	111 ± 2	112 ± 1	113 ± 2
	4	6	112 ± 4	113 ± 3	114 ± 3	113 ± 1
	8	2	113	110	112	112
Ca²⁺（mmol/L）	0	6	2.38 ± 0.10	2.36 ± 0.08	2.39 ± 0.07	2.33 ± 0.14
	4	6	$2.07 \pm 0.06^{\#\#}$	$2.11 \pm 0.07^{\#\#}$	$2.12 \pm 0.06^{\#\#}$	$2.10 \pm 0.10^{\#}$
	8	2	2.05	2.13	2.04	2.11
IgG（g/L）	0	6	1.51 ± 0.58	1.76 ± 0.79	2.07 ± 0.37	1.60 ± 0.40
	4	6	$5.04 \pm 1.53^{\#\#}$	$4.31 \pm 1.55^{\#}$	$4.46 \pm 0.70^{\#\#}$	$3.76 \pm 0.73^{\#\#}$
	8	2	6.01	4.04	5.05	6.22
IgM（g/L）	0	6	0.80 ± 0.11	1.07 ± 0.43	0.99 ± 0.18	1.21 ± 0.40
	4	6	$1.30 \pm 0.40^{\#}$	1.45 ± 0.19	$1.29 \pm 0.12^{\#}$	1.00 ± 0.19
	8	2	0.77	0.97	0.94	0.72

注：① 方差齐时采用Bonferroni分析，方差不齐时采用Tamhane分析。与同组给药前相比，$^{\#}P < 0.05$，$^{\#\#}P < 0.01$；② 当各组动物数为2只时，各指标仅作描述性分析，列其均值

Ca^{2+}降低，具有统计学差异（$P < 0.01$或$P < 0.05$）；③ 中剂量组：TRIG升高（$P < 0.05$），ALP、GLU、Na^+和Ca^{2+}降低，具有统计学差异（$P < 0.01$或$P < 0.05$）；④ 高剂量组：CREA升高，具有统计学差异（$P < 0.05$），GLU、Na^+和Ca^{2+}降低，具有统计学差异（$P < 0.01$或$P < 0.05$）；⑤ 其余各项血液生化指标均未见明显变化，无统计学差异（$P > 0.05$）。

（3）恢复期结束（D_{56}）：各剂量组雌雄各2只动物，血液生化指标仅列其均值进行描述性分析，未见明显趋势性改变。

13. 对幼龄犬免疫指标的影响·各个时期检测的免疫指标，采用方差分析进行组间比较。各组间比较统计结果见表10-5-38、表10-5-39；免疫指标个体数据略。

（1）组间比较：① 给药前：与溶媒对照组比较，雌雄幼龄犬各剂量组免疫指标均未见明显变化，无统计学差异（$P > 0.05$）；② 给药结束（D_{28}）：与溶媒对照组比较，雌雄幼龄犬各剂量组免疫指标均未见明显变化，无统计学差异（$P > 0.05$）。

（2）与给药前自身比较：给药期结束（D_{28}）时与给药前相比，采用配对T检验进行比较。① 雄性：溶媒对照组IgG升高，具有统计学差异（$P < 0.05$）；低剂量组IgG升高，具有统计学差异（$P < 0.01$）；中剂量组IgG升高，具有统计学差异（$P < 0.05$）；高剂量组IgG升高，具有统计学差异（$P < 0.05$）；各剂量组IgM均未见明显变化，无统计学差异（$P > 0.05$）。② 雌性：溶媒对照组IgG和IgM升高，具有统计学差异（$P < 0.01$或$P < 0.05$）；低剂量组IgG升高，具有统计学差异（$P < 0.05$）；中剂量组IgG和IgM升高（$P < 0.01$）；高剂量组IgG升高，具有统计学差异（$P < 0.01$）。

（3）恢复期结束（D_{56}）：各剂量组雌雄各2只动物，免疫指标仅列其均值进行描述性分析，未见明显趋势性改变。

14. 对幼龄犬尿液检查指标的影响·尿液检查指标采用等级资料秩和检验，结果如下，各组间比较统计结果见表10-5-40至表10-5-45；尿液个体数据略。

表 10-5-40　儿科用中药注射液 EEE 静脉注射 4 周对刚离乳雄性比格犬尿液指标的影响（给药前）

检测指标	动物数（只/组）	分级	溶媒对照组	低剂量组	中剂量组	高剂量组
GLU	6	−	6	6	6	6
BIL	6	−	6	6	6	6
KET	6	−	6	6	6	6
SG	6	≤ 1.005	0	3	3	0
		1.010	3	2	2	0
		1.015	3	1	1	1
		1.025	0	0	0	5**
BLO	6	−	1	0	0	2
		微量−完整	0	1	0	2
		微量−溶血	0	0	5	1
		1+	5	3	1	1
		2+	0	2	0	0
pH	6	5.5	0	0	1	0
		6.0	0	3	2	0
		6.5	0	2	0	0
		7.0	4	1	0	6
		7.5	1	0	3	0
		8.5	1	0**	0	0
PRO	6	−	5	6	6	1
		1+	1	0	0	5*
URO（μmol/L）	6	3.2	6	6	6	6
NIT	6	−	6	6	6	6
LEU	6	1+	1	2	4	5
		2+	0	0	1	0
		3+	5	4	1*	1*

注：与溶媒对照组相比，*P < 0.05，**P < 0.01；*表示秩和检验结果，与溶媒对照组相比该组在阳性例数的整体上有差异，并不针对单个级别的阳性数

表 10-5-41　儿科用中药注射液 EEE 静脉注射 4 周对刚离乳雌性比格犬尿液指标的影响（给药前）

检测指标	动物数（只/组）	分级	溶媒对照组	低剂量组	中剂量组	高剂量组
GLU	6	−	6	6	6	6
BIL	6	−	6	6	6	6

（续表）

检测指标	动物数（只/组）	分级	溶媒对照组	低剂量组	中剂量组	高剂量组
KET	6	−	6	6	6	6
SG	6	≤ 1.005	2	3	3	0
		1.010	3	3	3	0
		1.015	1	0	0	2
		1.025	0	0	0	4**
BLO	6	−	2	0	0	1
		微量-完整	0	3	0	1
		微量-溶血	0	1	6	2
		1+	2	2	0	2
		2+	2	0	0	0
pH	6	5.5	0	0	1	0
		6.0	3	3	1	0
		6.5	0	3	1	0
		7.0	1	0	0	6
		7.5	0	0	2	0
		8.0	0	0	1	0
		8.5	1	0	0	0
		≥ 9.0	1	0	0	0
PRO	6	−	4	6	6	2
		微量	2	0	0	1
		1+	0	0	0	3
URO（μmol/L）	6	3.2	6	6	6	6
NIT	6	−	6	6	6	6
LEU	6	1+	2	5	4	4
		3+	4	1	2	2

注：与溶媒对照组相比，$**P < 0.01$；$**$表示秩和检验结果，与溶媒对照组相比该组在阳性例数的整体上有差异，并不针对单个级别的阳性数

表 10-5-42　儿科用中药注射液 EEE 静脉注射 4 周对刚离乳雄性比格犬尿液指标的影响（给药期结束）

检测指标	动物数（只/组）	分级	溶媒对照组	低剂量组	中剂量组	高剂量组
GLU	6	−	6	6	6	6
BIL	6	−	4	6	3	0
		1+	2	0	2	5
		2+	0	0	1	1*
KET	6	−	5	4	5	1

（续表）

检测指标	动物数（只/组）	分级	溶媒对照组	低剂量组	中剂量组	高剂量组
KET	6	微量	1	2	0	2
		1+	0	0	0	2
		4+	0	0	1	1*
SG	6	1.015	0	2	1	0
		1.020	1	0	0	2
		1.025	0	0	2	0
		≥1.030	5	4	3	4
		−	3	1	4	2
BLO	6	微量-完整	1	0	1	1
		微量-溶血	0	1	0	1
		1+	1	0	1	2
		2+	1	4	0	0
pH	6	5.0	0	0	1	0
		5.5	4	0	2	4
		6.0	0	2	0	0
		6.5	1	2	0	0
		7.0	0	0	1	2
		7.5	1	0	1	0
		8.5	0	1	1	0
		≥9.0	0	1	0	0
		−	1	4	1	0
PRO	6	微量	2	2	2	2
		1+	1	0	0	3
		2+	2	0	2	0
		3+	0	0*	1	1
URO（μmol/L）	6	3.2	6	6	4	6
		66	0	0	2	0
NIT	6	−	6	5	5	6
		+	0	1	1	0
LEU	6	−	3	0	1	6
		微量	1	1	0	0
		1+	2	5	3	0
		3+	0	0	2	0

注：与溶媒对照组相比，*$P < 0.05$；*表示秩和检验结果，与溶媒对照组相比该组在阳性例数的整体上有差异，并不针对单个级别的阳性数

（续表）

表 10-5-43　儿科用中药注射液 EEE 静脉注射 4 周对刚离乳雌性比格犬尿液指标的影响（给药期结束）

检测指标	动物数（只/组）	分级	溶媒对照组	低剂量组	中剂量组	高剂量组
GLU	6	−	6	6	6	5
		微量	0	0	0	1
BIL	6	−	4	6	1	4
		1+	2	0	2	1
		2+	0	0	3*	1
KET	6	−	6	5	5	3
		微量	0	1	0	2
		1+	0	0	1	1
SG	6	1.010	0	0	0	1
		1.015	0	4	0	0
		1.020	2	0	0	2
		1.025	0	2	1	1
		≥1.030	4	0*	5	2
BLO	6	−	2	2	5	4
		微量-完整	2	2	1	0
		微量-溶血	0	1	0	0
		1+	0	1	0	1
		2+	2	0	0	1
pH	6	5.5	1	0	2	2
		6.0	3	0	4	3
		7.0	1	0	0	0
		7.5	1	2	0	0
		8.5	0	2	0	1
		≥9.0	0	2**	0	0
PRO	6	−	0	2	1	0
		微量	1	2	0	3
		1+	3	0	1	1
		2+	2	2	4	2
URO（μmol/L）	6	3.2	6	6	3	5
		16	0	0	1	1
		66	0	0	2	0
NIT	6	−	6	4	6	6
		+	0	2	0	0
LEU	6	−	4	1	3	2

（续表）

检测指标	动物数（只/组）	分级	溶媒对照组	低剂量组	中剂量组	高剂量组
		微量	2	2	1	3
LEU	6	1+	0	2	0	1
		3+	0	1*	2	0

注：与溶媒对照组相比，*P < 0.05，**P < 0.01；*表示秩和检验结果，与溶媒对照组相比该组在阳性例数的整体上有差异，并不针对单个级别的阳性数

表 10-5-44　儿科用中药注射液 EEE 静脉注射 4 周对刚离乳雄性比格犬尿液指标的影响（恢复期结束）

检测指标	动物数（只/组）	分级	溶媒对照组	低剂量组	中剂量组	高剂量组
GLU	2	−	2	2	2	2
BIL	2	−	2	2	2	2
KET	2	−	2	2	2	2
SG	2	1.010	0	0	1	0
		1.015	2	2	1	2
		−	0	1	1	2
BLO	2	微量−完整	2	0	1	0
		1+	0	1	0	0
		7.0	0	0	1	0
pH	2	8.5	1	0	0	1
		≥ 9.0	1	2	1	1
PRO	2	−	2	2	2	2
URO（μmol/L）	2	3.2	2	2	2	2
NIT	2	−	1	0	1	0
		+	1	2	1	2
		−	0	1	1	0
LEU	2	微量	1	0	0	2
		1+	1	0	1	0
		3+	0	1	0	0

表 10-5-45　儿科用中药注射液 EEE 静脉注射 4 周对刚离乳雌性比格犬尿液指标的影响（恢复期结束）

检测指标	动物数（只/组）	分级	溶媒对照组	低剂量组	中剂量组	高剂量组
GLU	2	−	2	2	2	2
BIL	2	−	2	2	2	2
KET	2	−	2	2	2	2
SG	2	1.010	1	0	1	0

（续表）

检测指标	动物数（只/组）	分级	溶媒对照组	低剂量组	中剂量组	高剂量组
SG	2	1.015	1	2	1	2
		−	1	2	1	1
BLO	2	微量−完整	0	0	0	1
		1+	1	0	1	0
pH	2	8.5	1	1	1	0
		≥9.0	1	1	1	2
PRO	2	−	2	2	2	2
URO（µmol/L）	2	3.2	2	2	2	2
NIT	2	−	0	1	0	0
		+	2	1	2	2
		−	1	0	0	1
LEU	2	微量	0	2	2	1
		1+	1	0	0	0

（1）雄性：① 给药前：溶媒对照组及低、中和高剂量组尿液颜色均为黄色，透明度均清澈；与溶媒对照组比较，低剂量组pH、中剂量组LEU和高剂量组SG、PRO、LEU等级间数量有所变化，具有统计学差异（$P<0.05$ 或 $P<0.01$）；其余各剂量组检测指标未见明显异常，无统计学差异（$P>0.05$）；② 给药期结束（D_{28}）：溶媒对照组及低、中和高剂量组尿液颜色均为黄色，透明度均清澈；与溶媒对照组比较，低剂量组PRO、高剂量组BIL和KET等级间数量有所变化，具有统计学差异（$P<0.05$ 或 $P<0.01$）；其余各剂量组检测指标未见明显异常，无统计学差异（$P>0.05$）；③ 恢复期结束（D_{56}）：溶媒对照组及低、中和高剂量组尿液颜色均为黄色，透明度均清澈；各剂量组雄性幼龄犬2只，仅列其均值进行描述性分析，与溶媒对照组相比，未见明显趋势性变化。

（2）雌性：① 给药前：溶媒对照组及低、中和高剂量组尿液颜色均为黄色，透明度均为清澈；与溶媒对照组比较，高剂量组SG等级间数量有所变化，具有统计学差异（$P<0.01$）；其余各剂量组间检测指标未见明显异常，无统计学差异（$P>0.05$）；② 给药期结束（D_{28}）：溶媒对照组及低、中和高剂量组尿液颜色均为黄色，透明度均为清澈；与溶媒对照组比较，低剂量组SG和pH、中剂量组BIL等级间数量有所变化，具有统计学差异（$P<0.05$ 或 $P<0.01$）；其余各剂量组间检测指标未见明显异常，无统计学差异（$P>0.05$）；③ 恢复期结束（D_{56}）：溶媒对照组及低、中和高剂量组尿液颜色均为黄色，透明度均为清澈；各剂量组雌性幼龄犬2只，仅列其均值进行描述性分析，与溶媒对照组相比，未见明显趋势性变化。

15. 对幼龄犬心电指标的影响·心电图检查指标包括：心率（HR）、P波、R波、ST段、T波、QRS、PR间期和QT间期（包括QT、QTcF和QTcV）；给药前（第0周）、给药期结束（D_{28}）和恢复期结束（D_{56}）各进行1次心电图检测；各组间比较统计结果见表10-5-46、表10-5-47；心电个体数据略。

（1）组间比较：各个时期测定的心电图，采用方差分析进行组间比较（图10-5-11～图10-5-22）。① 给药前：各组雄雌幼龄犬的各项心电图检测结果组间比较，均未见明显变化，无统计学差异（$P>0.05$）；② 给药期结束（D_{28}）：与溶媒对照组相比，仅高剂量组雄性幼龄犬的QTcV缩短（$P<0.05$），其余各组雄雌幼龄犬的各项心电图检测结果组间比较，均未见明显变化，无统计学差异（$P>0.05$）；③ 恢

表 10-5-46　儿科用中药注射液 EEE 静脉注射 4 周对刚离乳雄性比格犬心电图的影响（$\overline{X}$ ± SD）

检查项目	时间（周）	动物数（只）	溶媒对照组	低剂量组	中剂量组	高剂量组
HR（次/min）	0	6	193 ± 31	175 ± 24	198 ± 25	179 ± 25
	4	6	176 ± 21	161 ± 33	184 ± 50	192 ± 44
	8	2	146	155	206	158
P波（mV）	0	6	19 ± 6	16 ± 7	15 ± 5	17 ± 3
	4	6	14 ± 3	18 ± 7	20 ± 6	15 ± 4
	8	2	24	19	20	14
R波（mV）	0	6	152 ± 33	154 ± 38	132 ± 22	134 ± 29
	4	6	174 ± 51	163 ± 32	151 ± 44	149 ± 24
	8	2	185	134	175	191
ST段（mV）	0	6	2 ± 4	1 ± 5	1 ± 4	2 ± 6
	4	6	−1 ± 3	0 ± 4	−4 ± 3	−2 ± 5
	8	2	5	1	3	−2
T波（mV）	0	6	33 ± 11	44 ± 13	33 ± 13	29 ± 6
	4	6	24 ± 15	26 ± 17	28 ± 13	32 ± 3
	8	2	32	51	37	36
QRS（ms）	0	6	37 ± 8	33 ± 6	33 ± 4	36 ± 7
	4	6	40 ± 6	37 ± 4	38 ± 6	34 ± 4
	8	2	33	33	27	34
PR间期（ms）	0	6	79 ± 16	77 ± 10	72 ± 2	76 ± 15
	4	6	72 ± 13	82 ± 14	81 ± 15	75 ± 9
	8	2	94	80	74	62
QT间期（ms）	0	6	177 ± 6	188 ± 6	173 ± 15	179 ± 12
	4	6	183 ± 8	178 ± 12	172 ± 10	168 ± 7
	8	2	181	174	165	172
QTcF（ms）	0	6	261 ± 14	268 ± 8	256 ± 14	257 ± 15
	4	6	261 ± 10	246 ± 18	247 ± 16	246 ± 12
	8	2	242	237	245	237
QTcV（ms）	0	6	236 ± 6	245 ± 4	233 ± 12	237 ± 10
	4	6	240 ± 7	232 ± 10	229 ± 6	227 ± 4[#]
	8	2	232	226	225	225

注：① 组间比较采用单因素方差分析，方差齐时采用Bonferroni分析，方差不齐时采用Tamhane分析；② 自身比较采用配对样本T检验分析；给药期（D_{28}）与给药前检测结果比较，[#]$P < 0.05$；③ 恢复期结束（D_{56}）各组动物数雌雄各2只，仅列其均值

表 10-5-47　儿科用中药注射液 EEE 静脉注射 4 周对刚离乳雌性比格犬心电图的影响（$\bar{X}$ ±SD）

检查项目	时间（周）	动物数（只）	溶媒对照组	低剂量组	中剂量组	高剂量组
HR（次/min）	0	6	196 ± 24	196 ± 20	188 ± 13	192 ± 53
	4	6	193 ± 23	200 ± 52	176 ± 27	168 ± 19
	8	2	147	156	135	145
P波（mV）	0	6	20 ± 7	20 ± 7	21 ± 4	18 ± 12
	4	6	25 ± 14	13 ± 2	18 ± 8	20 ± 7
	8	2	21	18	15	11
R波（mV）	0	6	161 ± 23	153 ± 44	156 ± 41	161 ± 21
	4	6	160 ± 62	139 ± 27	172 ± 49	144 ± 20
	8	2	146	177	147	189
ST段（mV）	0	6	1 ± 5	2 ± 7	3 ± 4	2 ± 10
	4	6	1 ± 4	2 ± 2	4 ± 4	−4 ± 3
	8	2	1	3	10	−4
T波（mV）	0	6	34 ± 10	32 ± 14	48 ± 22	37 ± 8
	4	6	40 ± 40	35 ± 21	35 ± 15	22 ± 9[*]
	8	2	20	11	30	14
QRS（ms）	0	6	39 ± 3	41 ± 10	34 ± 8	38 ± 3
	4	6	38 ± 5	37 ± 7	41 ± 9[*]	36 ± 2
	8	2	36	36	31	38
PR间期（ms）	0	6	71 ± 7	71 ± 8	77 ± 6	74 ± 15
	4	6	84 ± 6[**]	82 ± 10	85 ± 17	82 ± 7
	8	2	80	86	89	70
QT间期（ms）	0	6	176 ± 11	180 ± 10	175 ± 12	174 ± 24
	4	6	165 ± 7	172 ± 15	174 ± 14	170 ± 15
	8	2	166	157	182	187
QTcF（ms）	0	6	261 ± 12	267 ± 11	256 ± 17	253 ± 15
	4	6	243 ± 12	255 ± 18[*]	248 ± 19	240 ± 20
	8	2	224	215	238	251
QTcV（ms）	0	6	236 ± 9	240 ± 9	234 ± 11	232 ± 17
	4	6	224 ± 7	232 ± 12[*]	230 ± 14	226 ± 14
	8	2	217	210	230	238

注：① 组间比较采用单因素方差分析，方差齐时采用 Bonferroni 分析，方差不齐时采用 Tamhane 分析。与同期溶媒对照组比较，[*]$P < 0.05$，[**]$P < 0.01$；② 自身比较采用配对样本 T 检验分析；③ 恢复期结束（D_{56}）各组动物数雌雄各 2 只，仅列其均值

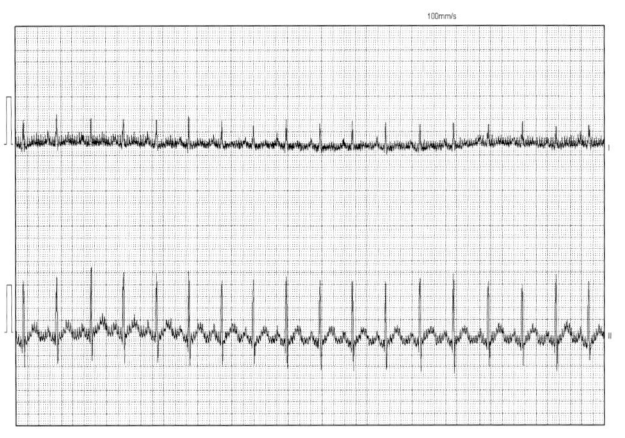

图 10-5-11　溶媒对照组 024# 适应性饲养期心电图

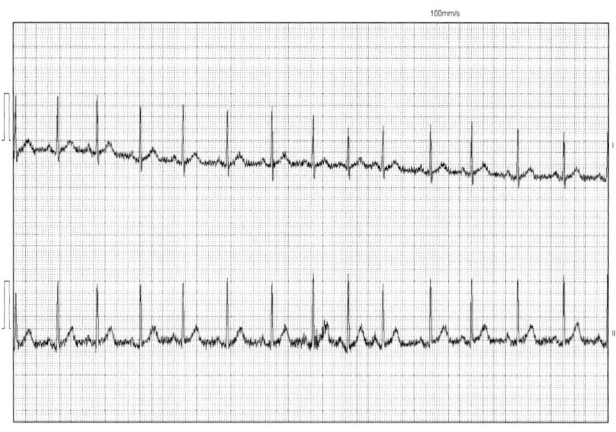

图 10-5-12　低剂量组 026# 适应性饲养期心电图

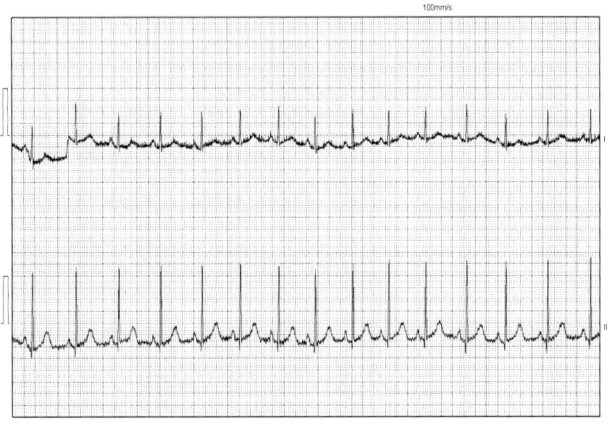

图 10-5-13　中剂量组 029# 适应性饲养期心电图

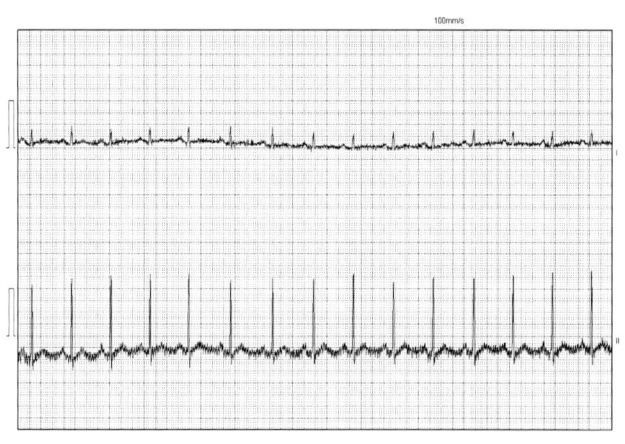

图 10-5-14　高剂量组 022# 适应性饲养期心电图

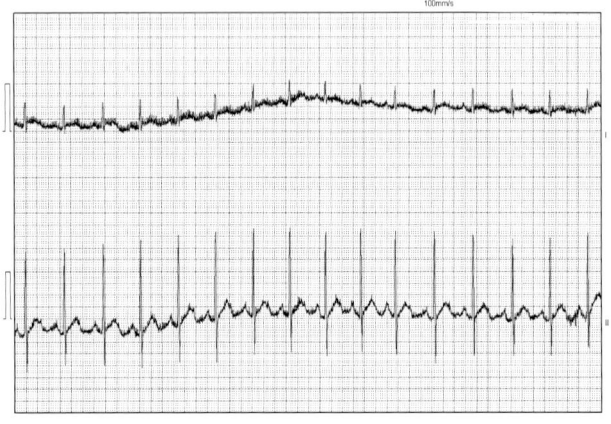

图 10-5-15　溶媒对照组 024# 给药期结束心电图

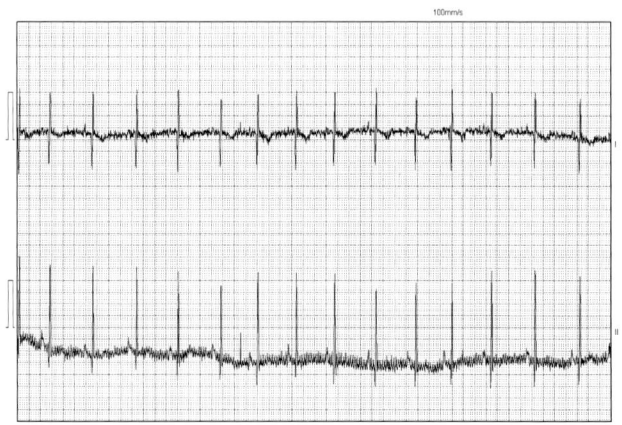

图 10-5-16　低剂量组 027# 给药期结束心电图

复期结束（D_{56}）：各组雌雄幼龄犬数均为 2 只，仅列其均值进行描述性分析，未见明显的趋势一致的升高或降低变化。

（2）给药前后自身比较：给药期结束（D_{28}）时与给药前相比，采用配对 T 检验进行比较。① 雄性：与给药前相比，各组动物心电指标均未见明显变化，无统计学差异（$P > 0.05$）；② 雌性：与给药前相比，溶媒对照组 PR 间期延长（$P < 0.01$），低剂量组 QTcF 和 QTcV 缩短（$P < 0.05$），中剂量组 QRS 间期延长（$P < 0.05$），高剂量组 T 波降低（$P < 0.05$）。

（3）恢复期：各组雌雄均为 2 只动物，仅列其均值进行描述性分析，未见心电指标的明显变化趋势。

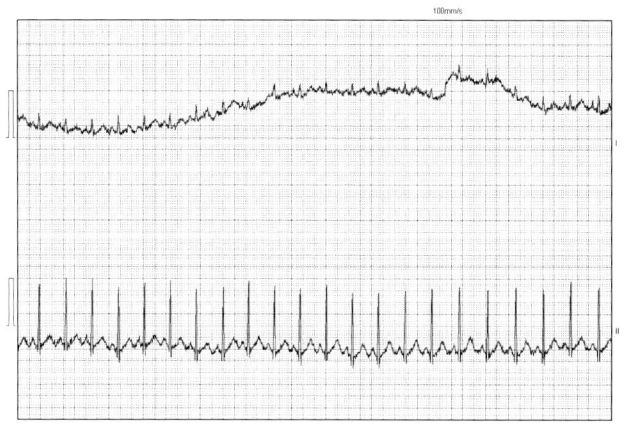

图 10-5-17　中剂量组 029# 给药期结束心电图

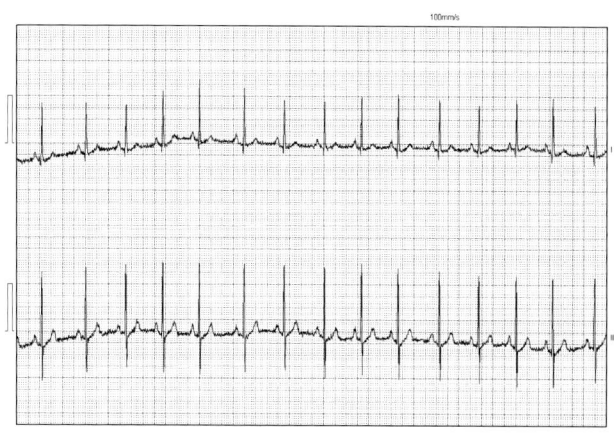

图 10-5-18　高剂量组 023# 给药期结束心电图

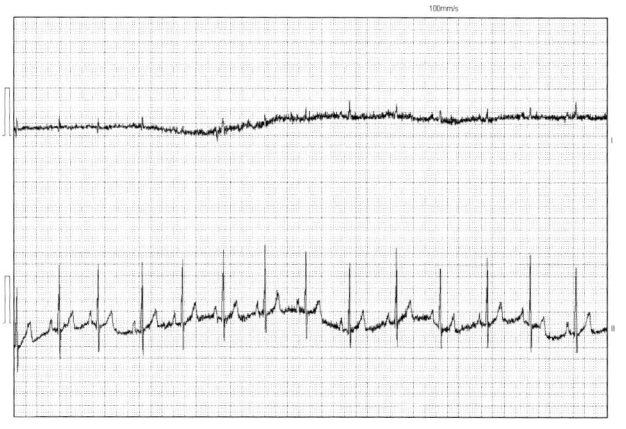

图 10-5-19　溶媒对照组 062# 恢复期结束心电图

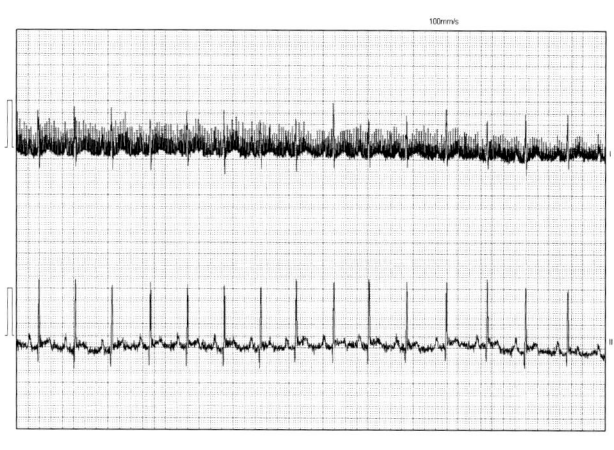

图 10-5-20　低剂量组 065# 恢复期结束心电图

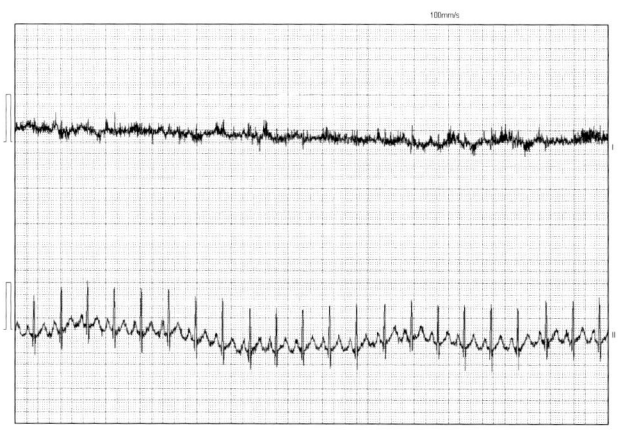

图 10-5-21　中剂量组 030# 恢复期结束心电图

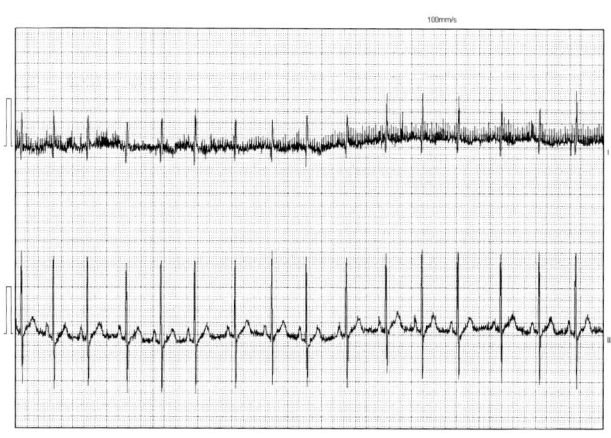

图 10-5-22　高剂量组 023# 恢复期结束心电图

16. 对幼龄犬血压指标的影响·血压检测包括收缩压、舒张压和平均动脉压（平均动脉压＝舒张压＋1/3 脉压）。各组间比较统计结果见表 10-5-48 和表 10-5-49；动物血压指标的个体数据略。

（1）组间比较：给药结束时，采用方差分析进行组间比较，各组动物均未见明显变化；① 给药前：

与溶媒对照组比较，各组雄雌幼龄犬的血压指标，均未见明显变化，无统计学差异（$P > 0.05$）；② 给药期结束（D_{28}）：与溶媒对照组比较，各组雄雌幼龄犬的各项血压检测值，均未见明显变化，无统计学差异（$P > 0.05$）；③ 恢复期结束（D_{56}）各组雄雌幼龄犬均为 2 只，仅列其均值进行描述性分析，未见明显的

表 10-5-48　　儿科用中药注射液 EEE 静脉注射 4 周对刚离乳雄性比格犬血压的影响（$\bar{X}$ ±SD）

检查项目	时间（周）	动物数（只）	溶媒对照组	低剂量组	中剂量组	高剂量组
收缩压（mmHg）	0	6	137 ± 14	126 ± 15	118 ± 17	134 ± 27
	4	6	129 ± 9	128 ± 15	129 ± 18	142 ± 20
	8	2	117	135	148	133
舒张压（mmHg）	0	6	73 ± 20	69 ± 15	71 ± 19	80 ± 18
	4	6	65 ± 12	71 ± 21	62 ± 14	83 ± 19
	8	2	61	64	87	75
平均动脉压（mmHg）	0	6	94 ± 17	88 ± 13	86 ± 18	98 ± 19
	4	6	87 ± 10	90 ± 15	85 ± 10	102 ± 17
	8	2	79	88	107	94

注：① 组间比较采用单因素方差分析，方差齐时采用Bonferroni分析，方差不齐时采用Tamhane分析；② 自身比较采用配对样本T检验分析；③ 恢复期结束（D_{56}）各组动物数雌雄各2只，仅列其均值

表 10-5-49　　儿科用中药注射液 EEE 静脉注射 4 周对刚离乳雌性比格犬血压的影响（$\bar{X}$ ±SD）

检查项目	时间（周）	动物数（只）	溶媒对照组	低剂量组	中剂量组	高剂量组
收缩压（mmHg）	0	6	120 ± 14	124 ± 26	137 ± 20	124 ± 15
	4	6	127 ± 28	124 ± 9	131 ± 17	144 ± 13[#]
	8	2	148	162	121	147
舒张压（mmHg）	0	6	67 ± 12	65 ± 13	80 ± 13	66 ± 9
	4	6	83 ± 32	74 ± 16	75 ± 21	90 ± 22[#]
	8	2	87	91	76	90
平均动脉压（mmHg）	0	6	85 ± 13	84 ± 16	99 ± 14	85 ± 10
	4	6	98 ± 30	90 ± 12	94 ± 15	108 ± 19[#]
	8	2	107	114	91	109

注：① 组间比较采用单因素方差分析，方差齐时采用Bonferroni分析，方差不齐时采用Tamhane分析；② 自身比较采用配对样本T检验分析；给药期（第4周）与给药前（第0周）检测结果比较，[#]$P < 0.05$；③ 恢复期结束（D_{56}）各组动物数雌雄各2只，仅列其均值

趋势一致的升高或降低变化。

（2）给药前后自身比较：给药期结束（D_{28}）时与给药前相比，采用配对T检验进行比较。① 雄性：与给药前相比，给药期结束时各组雄幼龄犬收缩压、舒张压和平均动脉压均未见明显变化，无统计学差异（$P > 0.05$）；② 雌性：与给药前相比，高剂量组雌性幼龄犬收缩压、舒张压和平均动脉压均升高（增加幅度16.1%、36.4%和27.1%），具有统计学差异（$P < 0.05$）；其余各组动物给药前后收缩压、舒张压和平均动脉压未见明显变化，无统计学差异（$P > 0.05$）。

（3）恢复期结束，各组雌性和雄性动物数均为2只，仅列其均值进行描述性分析，各剂量组雄雌幼龄犬的收缩压、舒张压和平均动脉压未见明显的趋势一致的升高或降低变化。

17. 局部刺激作用·每天给药前、给药结束后15 ～ 30 min对注射部位进行肉眼观察，各剂量组雄雌幼龄犬的给药局部皮肤均未观察到红肿、充血、渗出、变性或坏死等反应。

18. 对幼龄犬脏器重量、脏体系数和脏脑系数的影响·对给药期结束、恢复期结束进行解剖，取动物的脑、心脏、肝脏、脾脏、肺、肾脏、肾上腺、胸腺、睾丸、附睾、卵巢、子宫和甲状腺称重，计算脏体比和脏脑比；各组间比较统计结果见表10-5-50 ～表10-5-53。

表 10-5-50　儿科用中药注射液 EEE 静脉注射 4 周对刚离乳雄性比格犬脏器重量和系数的影响（$\overline{X}$ ±SD，给药期结束）

检 查 项 目		溶媒对照组	低剂量组	中剂量组	高剂量组
脑	重量（g）	56.32 ± 3.34	60.01 ± 9.68	62.60 ± 8.66	58.91 ± 4.38
	脏体比	2.277 ± 0.218	2.517 ± 0.588	2.450 ± 0.324	2.469 ± 0.332
	脏脑比	—	—	—	—
心	重量（g）	14.68 ± 2.13	16.18 ± 2.19	17.39 ± 5.28	15.10 ± 4.25
	脏体比	0.590 ± 0.070	0.670 ± 0.056	0.664 ± 0.114	0.626 ± 0.152
	脏脑比	0.260 ± 0.031	0.276 ± 0.062	0.273 ± 0.048	0.255 ± 0.062
肝 脏	重量（g）	102.39 ± 8.68	110.94 ± 21.69	111.97 ± 25.90	108.34 ± 17.50
	脏体比	4.122 ± 0.177	4.565 ± 0.595	4.307 ± 0.193	4.531 ± 0.827
	脏脑比	1.825 ± 0.209	1.909 ± 0.623	1.777 ± 0.206	1.833 ± 0.189
脾	重量（g）	7.84 ± 2.00	7.37 ± 1.53	8.53 ± 2.28	6.13 ± 2.82
	脏体比	0.312 ± 0.059	0.311 ± 0.097	0.330 ± 0.065	0.251 ± 0.105
	脏脑比	0.139 ± 0.034	0.123 ± 0.016	0.135 ± 0.020	0.105 ± 0.052
肺	重量（g）	23.73 ± 4.44	23.74 ± 5.62	29.60 ± 7.27	26.68 ± 3.78
	脏体比	0.950 ± 0.107	0.971 ± 0.108	1.136 ± 0.034	1.118 ± 0.209
	脏脑比	0.423 ± 0.084	0.396 ± 0.067	0.471 ± 0.069	0.453 ± 0.055
肾	重量（g）	19.45 ± 4.04	19.42 ± 3.09	20.21 ± 4.29	18.48 ± 3.43
	脏体比	0.784 ± 0.164	0.800 ± 0.031	0.782 ± 0.091	0.777 ± 0.190
	脏脑比	0.349 ± 0.088	0.330 ± 0.072	0.320 ± 0.027	0.313 ± 0.051
肾上腺	重量（g）	0.379 ± 0.068	0.442 ± 0.123	0.425 ± 0.053	0.437 ± 0.093
	脏体比	0.015 ± 0.003	0.018 ± 0.003	0.017 ± 0.004	0.018 ± 0.005
	脏脑比	0.007 ± 0.001	0.007 ± 0.001	0.007 ± 0.001	0.008 ± 0.002
胸 腺	重量（g）	1.568 ± 0.635	1.773 ± 0.363	1.797 ± 0.510	1.203 ± 0.416
	脏体比	0.064 ± 0.028	0.073 ± 0.011	0.069 ± 0.006	0.049 ± 0.011
	脏脑比	0.028 ± 0.013	0.030 ± 0.008	0.028 ± 0.005	0.020 ± 0.006
睾 丸	重量（g）	0.290 ± 0.017	0.340 ± 0.015	0.343 ± 0.152	0.317 ± 0.059
	脏体比	0.012 ± 0.000	0.014 ± 0.003	0.013 ± 0.003	0.013 ± 0.002
	脏脑比	0.005 ± 0.000	0.006 ± 0.001	0.005 ± 0.002	0.005 ± 0.001
附 睾	重量（g）	0.303 ± 0.072	0.408 ± 0.102	0.370 ± 0.083	0.298 ± 0.077
	脏体比	0.012 ± 0.002	0.017 ± 0.001	0.015 ± 0.004	0.012 ± 0.002
	脏脑比	0.005 ± 0.001	0.007 ± 0.002	0.006 ± 0.002	0.005 ± 0.001
甲状腺	重量（g）	0.361 ± 0.047	0.418 ± 0.122	0.414 ± 0.101	0.321 ± 0.147
	脏体比	0.014 ± 0.001	0.017 ± 0.004	0.016 ± 0.003	0.013 ± 0.004
	脏脑比	0.006 ± 0.001	0.007 ± 0.003	0.007 ± 0.001	0.005 ± 0.002

表 10-5-51　儿科用中药注射液 EEE 静脉注射 4 周对刚离乳雌性比格犬脏器重量和系数的影响（$\bar{X}$ ±SD，给药期结束）

检 查 项 目		溶媒对照组	低剂量组	中剂量组	高剂量组
脑	重量（g）	52.38 ± 1.31	63.73 ± 10.07	56.35 ± 5.00	59.09 ± 3.49
	脏体比	2.588 ± 0.555	2.291 ± 0.220	2.649 ± 0.498	2.244 ± 0.550
	脏脑比	—	—	—	—
心	重量（g）	13.23 ± 2.38	17.74 ± 5.67	14.15 ± 1.62	15.74 ± 3.38
	脏体比	0.646 ± 0.144	0.624 ± 0.069	0.659 ± 0.091	0.599 ± 0.182
	脏脑比	0.252 ± 0.041	0.275 ± 0.051	0.253 ± 0.039	0.265 ± 0.041
肝 脏	重量（g）	78.67 ± 5.36	116.02 ± 34.12	92.87 ± 9.17	110.71 ± 14.02
	脏体比	3.887 ± 0.883	4.103 ± 0.531	4.340 ± 0.677	4.128 ± 0.681
	脏脑比	1.502 ± 0.102	1.805 ± 0.309	1.661 ± 0.245	1.873 ± 0.208
脾	重量（g）	6.07 ± 2.14	7.94 ± 3.19	6.33 ± 1.13	8.32 ± 0.97
	脏体比	0.284 ± 0.051	0.279 ± 0.087	0.296 ± 0.064	0.314 ± 0.069
	脏脑比	0.116 ± 0.043	0.122 ± 0.038	0.114 ± 0.027	0.140 ± 0.008
肺	重量（g）	20.34 ± 2.91	31.50 ± 9.90	29.49 ± 9.82	30.12 ± 2.50[*]
	脏体比	0.982 ± 0.061	1.109 ± 0.162	1.364 ± 0.437	1.157 ± 0.347
	脏脑比	0.389 ± 0.058	0.487 ± 0.085	0.525 ± 0.174	0.511 ± 0.044
肾	重量（g）	16.84 ± 1.37	24.36 ± 5.96	18.25 ± 4.17	20.44 ± 3.95
	脏体比	0.836 ± 0.222	0.871 ± 0.130	0.869 ± 0.314	0.760 ± 0.153
	脏脑比	0.322 ± 0.032	0.384 ± 0.073	0.329 ± 0.099	0.344 ± 0.050
肾上腺	重量（g）	0.451 ± 0.183	0.531 ± 0.165	0.320 ± 0.046	0.454 ± 0.117
	脏体比	0.022 ± 0.010	0.020 ± 0.008	0.015 ± 0.005	0.017 ± 0.003
	脏脑比	0.009 ± 0.004	0.009 ± 0.003	0.006 ± 0.001	0.008 ± 0.002
胸 腺	重量（g）	1.780 ± 0.378	2.664 ± 1.315	1.449 ± 0.549	1.680 ± 0.437
	脏体比	0.085 ± 0.011	0.091 ± 0.022	0.065 ± 0.017	0.065 ± 0.028
	脏脑比	0.034 ± 0.007	0.041 ± 0.014	0.025 ± 0.008	0.029 ± 0.009
子 宫	重量（g）	0.270 ± 0.125	0.466 ± 0.157	0.405 ± 0.112	0.438 ± 0.121
	脏体比	0.012 ± 0.004	0.018 ± 0.009	0.019 ± 0.006	0.016 ± 0.004
	脏脑比	0.005 ± 0.002	0.008 ± 0.004	0.007 ± 0.002	0.007 ± 0.002
卵 巢	重量（g）	0.490 ± 0.066	0.510 ± 0.064	0.482 ± 0.091	0.569 ± 0.199
	脏体比	0.024 ± 0.003	0.018 ± 0.003	0.022 ± 0.001	0.022 ± 0.009
	脏脑比	0.009 ± 0.001	0.008 ± 0.001	0.009 ± 0.002	0.010 ± 0.003
甲状腺	重量（g）	0.378 ± 0.079	0.468 ± 0.051	0.399 ± 0.064	0.414 ± 0.023
	脏体比	0.018 ± 0.001	0.017 ± 0.003	0.018 ± 0.002	0.016 ± 0.005
	脏脑比	0.007 ± 0.002	0.007 ± 0.001	0.007 ± 0.001	0.007 ± 0.000

表 10-5-52　儿科用中药注射液 EEE 静脉注射 4 周对刚离乳雄性比格犬脏器重量和系数的影响（$\overline{X}$ ±SD，恢复期结束）

检 查 项 目		溶媒对照组	低剂量组	中剂量组	高剂量组
脑	重量（g）	75.03	69.59	55.51	68.27
	脏体比	1.684	1.560	1.683	1.657
心	重量（g）	27.32	31.63	26.53	26.48
	脏体比	0.614	0.708	0.804	0.641
	脏脑比	0.364	0.453	0.478	0.388
肝 脏	重量（g）	141.39	149.21	120.12	136.81
	脏体比	3.175	3.370	3.624	3.318
	脏脑比	1.885	2.159	2.182	2.003
脾	重量（g）	9.55	9.44	7.69	9.48
	脏体比	0.213	0.212	0.231	0.231
	脏脑比	0.127	0.136	0.141	0.139
肺	重量（g）	48.02	55.64	41.72	46.89
	脏体比	1.073	1.234	1.255	1.137
	脏脑比	0.640	0.791	0.761	0.686
肾	重量（g）	29.74	25.11	22.21	25.48
	脏体比	0.675	0.563	0.668	0.618
	脏脑比	0.397	0.361	0.405	0.373
肾上腺	重量（g）	0.598	0.555	0.575	0.637
	脏体比	0.013	0.013	0.017	0.015
	脏脑比	0.008	0.008	0.010	0.009
胸 腺	重量（g）	9.870	10.830	7.645	9.340
	脏体比	0.219	0.242	0.233	0.226
	脏脑比	0.131	0.155	0.137	0.137
睾 丸	重量（g）	0.921	0.861	0.697	0.777
	脏体比	0.021	0.020	0.021	0.019
	脏脑比	0.012	0.013	0.013	0.011
附 睾	重量（g）	1.093	0.915	0.626	0.812
	脏体比	0.024	0.021	0.019	0.020
	脏脑比	0.015	0.013	0.011	0.012
甲状腺	重量（g）	0.759	0.686	0.540	0.651
	脏体比	0.017	0.015	0.016	0.016
	脏脑比	0.010	0.010	0.010	0.010

表 10-5-53　儿科用中药注射液 EEE 静脉注射 4 周对刚离乳雌性比格犬脏器重量和系数的影响（$\overline{X}$ ±SD，恢复期结束）

检查项目		溶媒对照组	低剂量组	中剂量组	高剂量组
脑	重量（g）	61.42	71.26	71.58	64.10
	脏体比	1.585	1.609	1.555	1.617
心	重量（g）	27.78	33.54	30.75	26.20
	脏体比	0.711	0.750	0.663	0.658
	脏脑比	0.452	0.470	0.429	0.409
肝 脏	重量（g）	140.81	151.79	149.96	134.73
	脏体比	3.604	3.392	3.246	3.373
	脏脑比	2.294	2.127	2.092	2.101
脾	重量（g）	8.63	10.99	10.80	9.04
	脏体比	0.220	0.245	0.227	0.226
	脏脑比	0.141	0.154	0.149	0.141
肺	重量（g）	43.29	46.25	62.76	45.54
	脏体比	1.114	1.027	1.295	1.138
	脏脑比	0.705	0.647	0.863	0.710
肾	重量（g）	23.99	28.10	26.06	24.70
	脏体比	0.619	0.633	0.567	0.617
	脏脑比	0.391	0.394	0.364	0.385
肾上腺	重量（g）	0.623	0.583	0.573	0.488
	脏体比	0.016	0.013	0.013	0.012
	脏脑比	0.010	0.008	0.008	0.008
胸 腺	重量（g）	9.290	11.705	11.400	8.955
	脏体比	0.232	0.255	0.235	0.222
	脏脑比	0.152	0.163	0.157	0.140
子 宫	重量（g）	0.574	0.459	0.440	0.458
	脏体比	0.015	0.010	0.010	0.012
	脏脑比	0.009	0.006	0.006	0.007
卵 巢	重量（g）	0.442	0.793	0.738	0.682
	脏体比	0.012	0.017	0.016	0.017
	脏脑比	0.007	0.011	0.010	0.011
甲状腺	重量（g）	0.529	0.625	0.640	0.623
	脏体比	0.013	0.014	0.014	0.016
	脏脑比	0.009	0.009	0.009	0.010

（1）给药期结束（D_{29}）：① 脏器重量：与溶媒对照组（0.29 g ± 0.017 g）比较，低剂量组雄性幼龄犬睾丸重量增加（0.34 g ± 0.015 g），高剂量组雌性幼龄犬肺脏重量增加，具有统计学差异（$P < 0.05$，20.34 g ± 2.91 g 增加至 30.12 g ± 2.50 g），其余脏器重量未见明显变化，无统计学差异（$P > 0.05$）；② 脏体比：与溶媒对照组比较，各剂量组雌雄幼龄犬脏器系数未见明显变化，无统计学差异（$P > 0.05$）；③ 脏脑比：与溶媒对照组比较，各剂量组雌雄幼龄犬脏脑比未见明显变化，无统计学差异（$P > 0.05$）。

（2）恢复期结束（D_{57}）：各组雌性和雄性动物数均为 2 只，仅列其均值进行描述性分析，各剂量组动物的脏器重量、脏体比和脏脑比均未见明显趋势性变化。

19. 病理组织学检查

（1）给药期结束（D_{29}）：溶媒对照组及低、中和高剂量组动物剖检时大体解剖各脏器未见明显异常；组织病理学检查如下（表 10-5-54、表 10-5-55 和图

表 10-5-54　儿科用中药注射液 EEE 刚离乳比格犬静脉滴注 4 周重复给药毒性试验给药期结束（D_{29}）组织病理学检查汇总

（单位：只）

脏器名称	病变描述	病变程度	溶媒对照组	低剂量组	中剂量组	高剂量组
垂体	轻微囊肿形成	±	0/8	1/8	1/8	0/8
	轻度囊肿形成	+	0/8	1/8	1/8	0/8
甲状旁腺	轻度囊肿形成	+	0/8	0/8	1/8	0/8
	轻微纤维化	±	0/8	0/8	0/8	1/8
食管	轻微炎症细胞浸润	±	1/8	0/8	0/8	1/8
	黏膜层轻度脱落	+	0/8	0/8	0/8	1/8
胃	轻微炎症细胞浸润	±	0/8	0/8	1/8	0/8
十二指肠	腺上皮轻度变性、脱落，轻度炎症细胞浸润	+	0/8	0/8	1/8	0/8
	轻度囊肿形成	+	0/8	0/8	0/8	1/8
空肠	腺上皮轻度变性、脱落，轻度炎症细胞浸润	+	0/8	2/8	1/8	0/8
	轻度囊肿形成	+	0/8	0/8	0/8	2/8
回肠	腺上皮轻度变性、脱落，轻度炎症细胞浸润	+	0/8	1/8	1/8	0/8
肝脏	肝细胞轻微空泡变性	±	2/8	1/8	2/8	4/8
	肝细胞轻度空泡、变性，轻度水肿	+	2/8	3/8	2/8	3/8
	轻微小灶性炎症细胞浸润	±	1/8	3/8	3/8	0/8
	轻微血管炎	±	0/8	1/8	0/8	2/8
	肝窦轻度扩张，轻度充血	+	3/8	0/8	0/8	0/8
	胆管轻微增生	±	0/8	2/8	0/8	0/8
胆囊	黏膜轻微炎症细胞浸润	±	2/8	3/8	2/8	1/8
	黏膜轻度炎症细胞浸润	+	0/8	1/8	0/8	0/8
	轻度囊性黏液性增生	+	0/8	0/8	0/8	1/8

（续表）

脏器名称	病变描述	病变程度	溶媒对照组	低剂量组	中剂量组	高剂量组
肾 脏	轻微透明管型	±	1/8	0/8	0/8	0/8
	间质轻微炎症细胞浸润	±	0/8	0/8	0/8	1/8
	轻微肾小球肾炎	±	0/8	0/8	1/8	1/8
	肾盂轻微增生	±	1/8	0/8	0/8	0/8
	肾小管轻微空泡变性	±	0/8	0/8	1/8	0/8
	集合管轻度扩张，上皮轻度水肿	+	0/8	0/8	1/8	0/8
气 管	轻微炎症细胞浸润	±	2/8	0/8	1/8	1/8
	轻度炎症细胞浸润	+	0/8	0/8	0/8	1/8
肺	肺泡及间质轻度炎症细胞浸润	+	2/8	2/8	1/8	2/8
	肺泡及间质中度炎症细胞浸润	++	0/8	0/8	0/8	0/8
	间质轻度纤维化	+	0/8	0/8	1/8	0/8
	泡沫细胞轻微增多	±	0/8	0/8	0/8	1/8
主动脉	弹性纤维轻度空泡、变性	+	0/8	1/8	0/8	0/8
心 脏	心肌轻微坏死及空泡化，轻微炎症细胞浸润	±	0/8	1/8	0/8	0/8
泪 腺	间质轻微炎症细胞浸润	±	1/8	0/8	1/8	0/8
给药局部	真皮层轻微炎症细胞浸润	±	1/8	0/8	0/8	0/8
阴 道	黏膜上皮及管腔内轻度炎症细胞浸润	+	1/4	1/4	0/4	1/4
子 宫	子宫内膜轻度脱落，轻度炎症细胞浸润	+	1/4	0/4	0/4	0/4
	子宫内膜轻度增生，子宫腔轻度扩张	+	0/4	0/4	1/4	0/4
前列腺	轻微纤维化及炎症细胞浸润	±	0/4	1/4	0/4	0/4

注：以病变比例表示（±，轻微；+，轻度；++，中度），即病变动物数量/该组在该时间点解剖时的动物数量

表 10-5-55 儿科用中药注射液 EEE 刚离乳比格犬静脉滴注 4 周重复给药毒性试验恢复期结束（D_{57}）组织病理学检查汇总

（单位：只）

脏器名称	病变描述	病变程度	溶媒对照组	低剂量组	中剂量组	高剂量组
垂 体	轻微囊肿形成	±	1/4	0/4	0/4	1/4
甲状腺	滤泡轻度囊性扩张	+	0/4	1/4	0/4	0/4
	滤泡上皮轻微增生	±	0/4	1/4	0/4	0/4
甲状旁腺	轻微囊肿形成	±	0/4	0/4	1/4	0/4
唾液腺	轻微纤维化及炎症细胞浸润	±	0/4	1/4	0/4	0/4
空 肠	轻度囊肿形成	+	0/4	1/4	0/4	1/4

（续表）

脏器名称	病变描述	病变程度	溶媒对照组	低剂量组	中剂量组	高剂量组
回 肠	轻度囊肿形成	+	0/4	1/4	0/4	0/4
	轻微小灶性炎症细胞浸润	±	2/4	1/4	4/4	1/4
肝 脏	肝细胞轻微水肿	±	2/4	0/4	0/4	0/4
	肝细胞轻微空泡、变性	±	3/4	0/4	1/4	0/4
胆 囊	黏膜轻微炎症细胞浸润	±	0/4	0/4	2/4	0/4
	间质轻微炎症细胞浸润	±	0/4	0/4	1/4	0/4
肾 脏	轻微肾小球肾炎	±	0/4	0/4	1/4	1/4
	轻微钙化	±	0/4	0/4	1/4	0/4
胰 腺	轻微空泡变	±	0/4	1/4	0/4	1/4
	轻度纤维化及炎症细胞浸润	+	0/4	0/4	1/4	0/4
气 管	轻微炎症细胞浸润	±	1/4	0/4	0/4	0/4
	黏膜轻度脱落及炎症细胞浸润	+	0/4	0/4	1/4	0/4
	肺泡及间质轻微炎症细胞浸润	±	1/4	1/4	1/4	2/4
肺 脏	肺泡及间质轻度炎症细胞浸润	+	0/4	1/4	1/4	0/4
	间质轻度纤维化	+	0/4	1/4	0/4	0/4
	泡沫细胞轻微增多	±	1/4	1/4	1/4	0/4
泪 腺	间质轻微炎症细胞浸润	±	1/4	0/4	2/4	1/4
皮 肤	真皮层轻微炎症细胞浸润	±	0/4	0/4	1/4	0/4
给药局部	真皮层轻微炎症细胞浸润	±	1/4	0/4	0/4	0/4
阴 道	上皮及管腔轻微炎症细胞浸润	±	1/2	1/2	1/2	2/2
子 宫	轻微炎症细胞浸润	±	1/2	0/2	0/2	0/2
宫 颈	上皮轻微脱落及炎症细胞浸润	±	1/2	0/2	0/2	0/2

注：以病变比例表示（±，轻微；+，轻度），即病变动物数量/该组在该时间点解剖时的动物数量

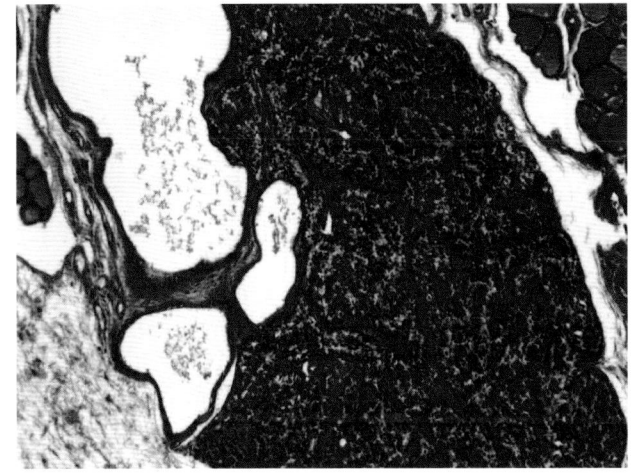

图 10-5-23　中剂量组 004# 甲状旁腺轻度囊肿形成（×100）

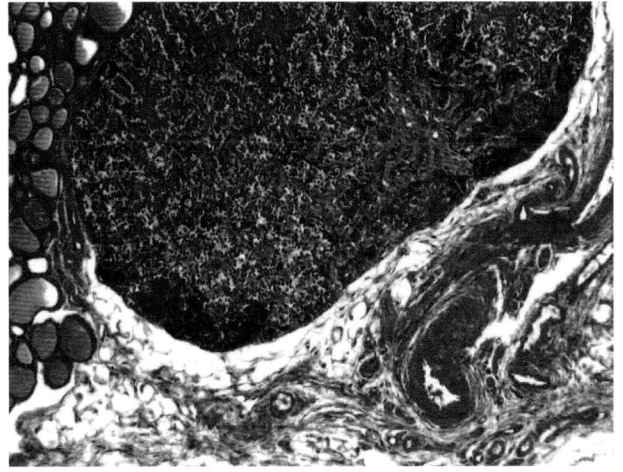

图 10-5-24　高剂量组 008# 甲状旁腺轻微纤维化（×100）

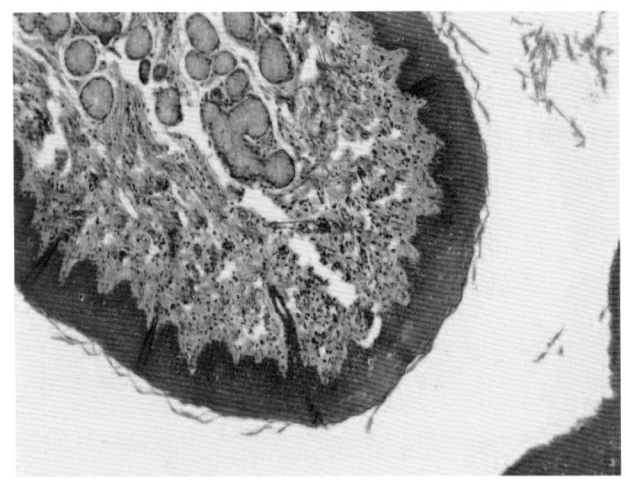

图10-5-25　溶媒对照组016#食管轻微炎症细胞浸润（×100）

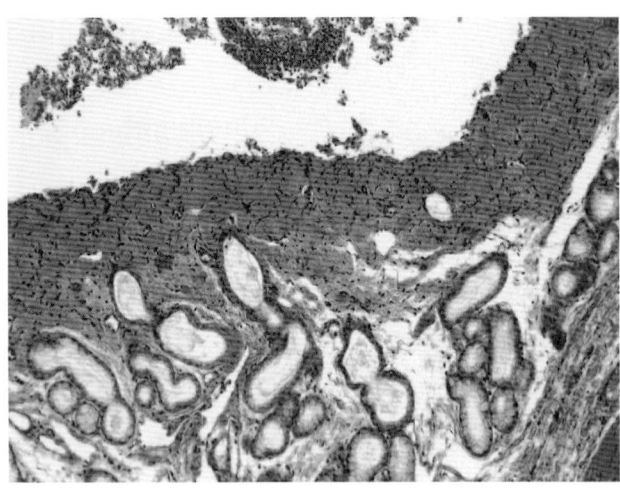

图10-5-26　高剂量组009#食管黏膜层轻度脱落，轻微炎症细胞浸润（×100）

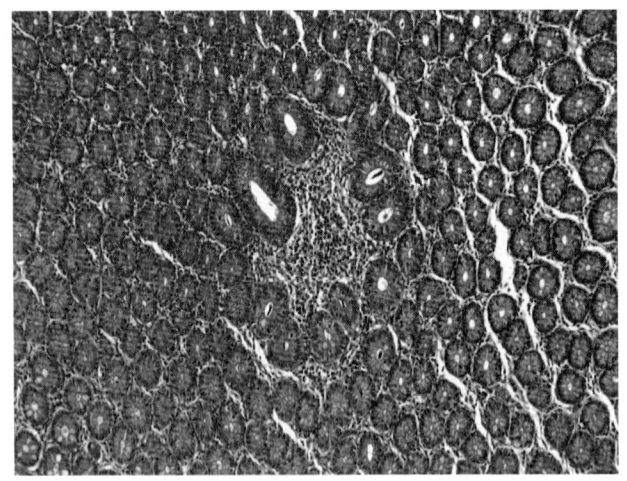

图10-5-27　中剂量组048#胃轻微炎症细胞浸润（×100）

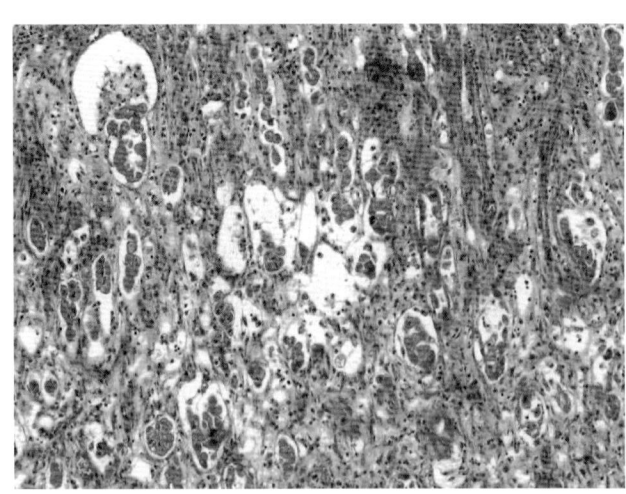

图10-5-28　中剂量组050#十二指肠腺上皮轻度变性，脱落，轻度炎症细胞浸润（×100）

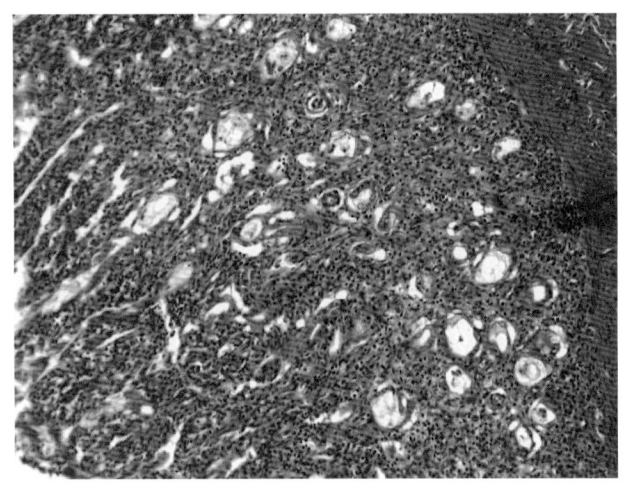

图10-5-29　低剂量组063#回肠腺上皮轻度变性，脱落，轻度炎症细胞浸润（×100）

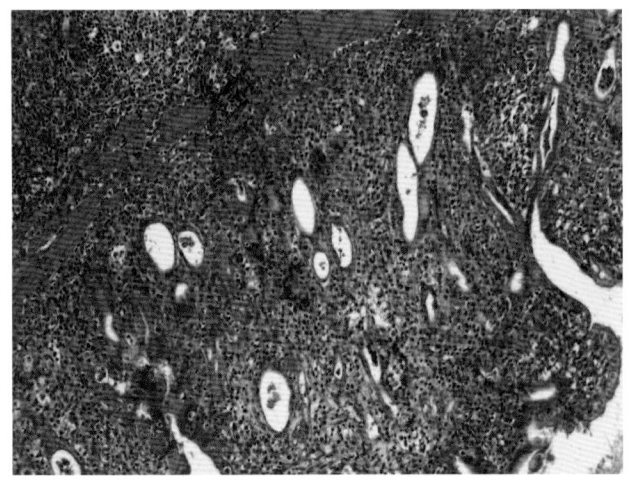

图10-5-30　中剂量组050#回肠腺上皮轻度变性，脱落，轻度炎症细胞浸润（×100）

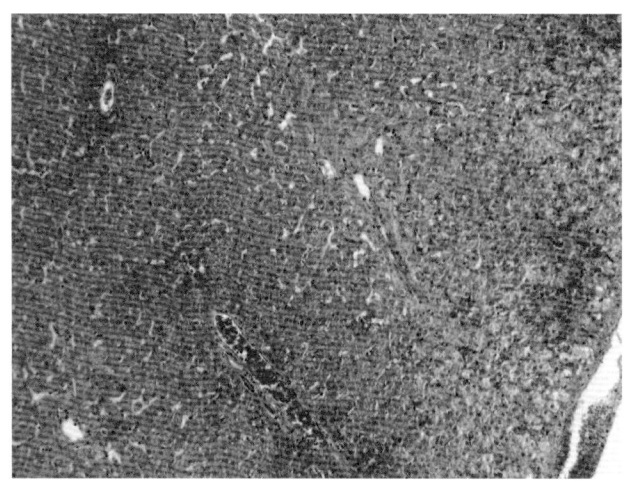

图10-5-31　溶媒对照组001#肝细胞轻微空泡、变性；肝窦轻度扩张，轻度充血（×100）

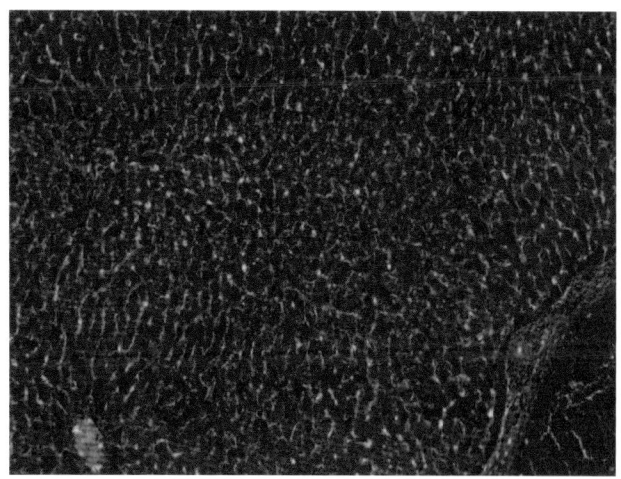

图10-5-32　溶媒对照组002#肝细胞轻微空泡、变性（×100）

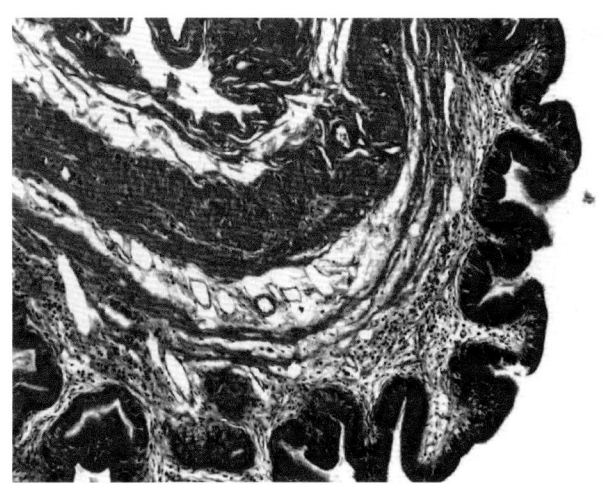

图10-5-33　中剂量组048#胆囊黏膜轻微炎症细胞浸润（×100）

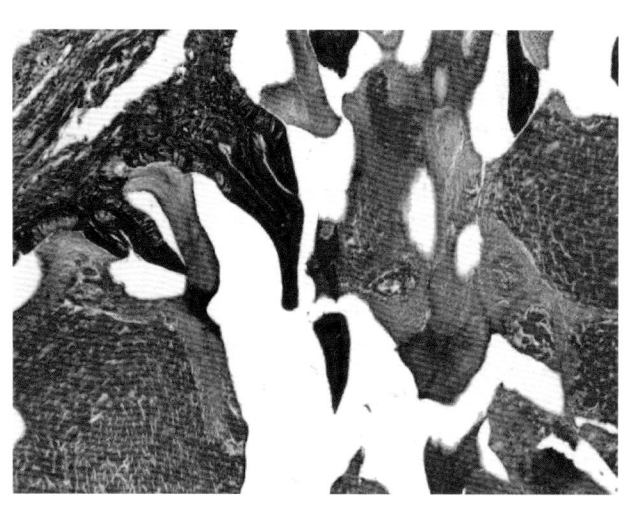

图10-5-34　高剂量组011#胆囊轻度囊性黏液性增生（×100）

10-5-23～图10-5-34）。

1）大脑：溶媒对照组及低、中和高剂量组大脑皮质和灰质神经元分层排列整齐，未见明显病变。

2）小脑：溶媒对照组及低、中和高剂量组小脑皮质分子层、浦肯野细胞层和颗粒层分层排列整齐，形态正常，未见明显病变。

3）脑干：溶媒对照组及低、中和高剂量组脑干神经元和神经胶质细胞形态正常，未见明显病变。

4）脊髓（颈段、胸段和腰段）：溶媒对照组及低、中和高剂量组脊髓灰质和白质分界清楚，神经元细胞内可见粗大的尼氏体，未见明显病变。

5）垂体：低剂量组1只（雌性063#）、中剂量组1只（雄性014#）轻微囊肿形成；低剂量组1只（雄性026#）、中剂量组1只（雌性048#）轻度囊肿形成；其他动物腺垂体和神经垂体内细胞成分、形态正常，未

见明显病变。

6）胸腺：溶媒对照组及低、中和高剂量组胸腺小叶结构清晰，皮髓质发育良好，未见明显病变。

7）甲状腺：溶媒对照组及低、中和高剂量组甲状腺滤泡内充满胶质，滤泡上皮形态正常，未见明显病变。

8）甲状旁腺：中剂量组1只（雄性004#）轻度囊肿形成；高剂量组1只（雄性008#）轻微纤维化；其他动物甲状旁腺细胞排列成索团状，形态完整，未见明显病变。

9）食管：溶媒对照组1只（雄性016#）、高剂量组1只（雄性009#）轻微炎症细胞浸润；高剂量组1只（雄性009#）黏膜层轻度脱落；其他动物黏膜层、黏膜下层、肌层和外膜界限分明，形态清晰，未见明显病变。

10）唾液腺：溶媒对照组及低、中和高剂量组唾液腺内可见腺泡小叶结构，小叶内浆液性腺泡和黏液性腺泡混合存在，未见明显病变。

11）胃：中剂量组1只（雌性048#）轻微炎症细胞浸润；其他动物黏膜层、黏膜下层、肌层和浆膜排列整齐，未见明显病变。

12）十二指肠：中剂量组1只（雌性050#）腺上皮轻度变性、脱落，轻度炎症细胞浸润；高剂量组1只（雄性009#）轻度囊肿形成；其他动物十二指肠黏膜层、黏膜下层、肌层和外膜排列整齐，未见明显病变。

13）空肠：低剂量组2只（雌性057#、063#）、中剂量组1只（雌性050#）腺上皮轻度变性、脱落，轻度炎症细胞浸润；高剂量组2只（雄性009#；雌性059#）轻度囊肿形成；其他动物空肠黏膜层、黏膜下层、肌层和外膜排列整齐，肠绒毛形态正常，未见明显病变。

14）回肠：低剂量组1只（雌性063#）、中剂量组1只（雌性050#）腺上皮轻度变性、脱落，轻度炎症细胞浸润；其他动物回肠黏膜层、黏膜下层、肌层和外膜排列整齐，肠绒毛形态正常，未见明显病变。

15）盲肠、结肠和直肠：溶媒对照组及低、中和高剂量组黏膜层、黏膜下层、肌层和外膜排列整齐，未见明显病变。

16）肝脏：溶媒对照组1只（雌性061#）、低剂量组3只（雄性007#、026#，雌性056#）、中剂量组3只（雄性003#、014#，雌性035#）轻微小灶性炎症细胞浸润；低剂量组1只（雌性056#）、高剂量组2只（雄性011#，雌性045#）轻微血管炎；溶媒对照组2只（雄性001#、002#）、低剂量组1只（雄性007#）、中剂量组2只（雄性003#、014#）、高剂量组4只（雄性009#，雌性045#、046#、059#）肝细胞轻微空泡变性；溶媒对照组2只（雌性031#、061#）、低剂量组3只（雄性006#、019#，雌性038#）、中剂量组2只（雌性035#、048#）、高剂量组3只（雄性008#、022#，雌性043#）肝细胞轻度空泡变性，轻度水肿；溶媒对照组3只（雄性001#、016#，雌性054#）肝窦轻度扩张，轻度充血；低剂量组2只（雌性056#、057#）胆管轻微增生；其他动物肝脏小叶结构清晰，肝细胞板层样规则排列，未见明显病变。

17）胆囊：溶媒对照组2只（雌性031#、061#）、低剂量组3只（雄性007#、019#、026#）、中剂量组2

只（雌性035#、048#）、高剂量组1只（雄性022#）黏膜轻微炎症细胞浸润；低剂量组1只（雄性006#）黏膜轻度炎症细胞浸润；高剂量组1只（雄性011#）轻度囊性黏液性增生；其他动物黏膜层、肌层和外膜排列整齐，黏膜层突向管腔，形成许多皱襞，未见明显病变。

18）肾脏：溶媒对照组1只（雌性052#）轻微透明管型；高剂量组1只（雄性008#）间质轻微炎症细胞浸润；中剂量组1只（雌性067#）、高剂量组1只（雄性011#）轻微肾小球肾炎；溶媒对照组1只（雄性002#）肾盂轻微增生；中剂量组1只（雌性048#）肾小管轻微空泡、变性；中剂量组1只（雌性067#）集合管轻度扩张，上皮轻度水肿；其他动物肾脏肾小球散在分布于肾小管之间，肾小管上皮细胞排列整齐，未见明显异常。

19）肾上腺：溶媒对照组及低、中和高剂量组肾上腺皮质和髓质排列规则，未见明显病变。

20）脾脏：溶媒对照组及低、中和高剂量组脾脏白髓和红髓比例正常，未见明显病变。

21）胰腺：溶媒对照组及低、中和高剂量组胰腺小叶结构完整、清晰，外分泌部的导管及腺泡未见病变，胰岛散在分布于胰腺中。

22）气管：溶媒对照组2只（雄性016#、024#）、中剂量组1只（雌性048#）、高剂量组1只（雌性059#）轻微炎症细胞浸润；高剂量组1只（雌性043#）轻度炎症细胞浸润；其他动物黏膜层、黏膜下层和外膜三层分界清楚，未见明显病变。

23）肺脏：溶媒对照组2只（雄性016#，雌性052#）、低剂量组2只（雄性007#、019#）、中剂量组1只（雌性050#）、高剂量组2只（雄性008#、009#）肺泡及间质轻度炎症细胞浸润；中剂量组1只（雄性014#）肺泡及间质中度炎症细胞浸润；中剂量组1只（雌性050#）间质轻度纤维化；高剂量组1只（雌性059#）泡沫细胞轻微增多；其他动物支气管上皮由假复层纤毛柱状上皮逐渐过渡为单层纤毛柱状上皮，肺泡和肺间质内结缔组织、血管未见明显病变。

24）主动脉：低剂量组1只（雌性056#）弹性纤维轻度空泡、变性；其他动物弹性纤维纹理清晰，未见明显病变。

25）心脏：低剂量组1只（雌性057#）心肌轻微坏死及空泡化，轻微炎症细胞浸润；其他动物心肌细胞横纹清晰，未见明显病变。

26）子宫：溶媒对照组1只（雌性061#）子宫内膜轻度脱落，轻度炎症细胞浸润；中剂量组1只（雌性035#）子宫内膜轻度增生，子宫腔轻度扩张；其他动物子宫内膜、肌层和外膜分界明显，子宫内膜被覆单层柱状上皮。

27）宫颈：溶媒对照组及低、中和高剂量组子宫颈柱状上皮与复层扁平上皮移行，分界清晰，未见明显病变。

28）阴道：溶媒对照组1只（雌性061#）、低剂量组1只（雌性038#）、高剂量组1只（雌性045#）黏膜上皮及管腔内轻度炎症细胞浸润；其他动物阴道黏膜、肌层和外膜完整，黏膜突起形成皱襞，未见明显病变。

29）卵巢：溶媒对照组及低、中和高剂量组卵巢可见处于不同发育阶段的卵泡，未见明显病变。

30）输卵管：溶媒对照组及低、中和高剂量组输卵管黏膜、肌层和浆膜层结构完整，上皮形态正常。

31）乳腺：溶媒对照组及低、中和高剂量组乳腺小叶内可见腺泡和导管分布结缔组织内，腺泡和导管上皮形态正常。

32）睾丸：溶媒对照组及低、中和高剂量组睾丸曲细精管由支持细胞和生精细胞组成的复层生精上皮构成，各级生精细胞发育正常，未见明显病变。

33）附睾：溶媒对照组及低、中和高剂量组附睾管黏膜为假复层柱状上皮，管壁可见较多平滑肌，管内可见精子，未见明显病变。

34）前列腺：低剂量组1只（雄性006#）轻微纤维化及炎症细胞浸润；其他动物腺上皮呈单层扁平、立方或假复层柱状上皮，腔内充满分泌物，未见明显病变。

35）膀胱：溶媒对照组及低、中和高剂量组膀胱黏膜形成皱褶突向腔内，变移上皮形态正常，未见明显病变。

36）坐骨神经：溶媒对照组及低、中和高剂量组可见圆形轴突和髓鞘，形态正常，未见明显病变。

37）视神经：溶媒对照组及低、中和高剂量组可见圆形轴突和髓鞘，形态正常，未见明显病变。

38）骨骼肌：溶媒对照组及低、中和高剂量组动物骨骼肌肌纤维呈长带状，平行排列，肌纤维间可见少量结缔组织和毛细血管，未见明显病变。

39）眼睛：溶媒对照组及低、中和高剂量组眼球壁纤维膜、血管膜和视网膜依次排列，结构清晰，未见明显病变。

40）泪腺：溶媒对照组1只（雌性031#）、中剂量组1只（雄性003#）间质轻微炎症细胞浸润；其他动物泪腺腺泡为混合腺，腺泡呈不规则团状排列，腺上皮结构完整，未见明显毒性病理变化。

41）颈部淋巴结：溶媒对照组及低、中和高剂量组颈部淋巴结皮质可见散在淋巴小结，髓质内髓索和淋巴窦呈网状分布，未见明显病变。

42）肠系膜淋巴结：溶媒对照组及低、中和高剂量组淋巴结皮质可见散在淋巴小结，髓质内髓索和淋巴窦呈网状分布，未见明显病变。

43）皮肤：溶媒对照组及低、中和高剂量组皮肤内皮脂腺、汗腺呈散在分布，表皮和真皮界限清晰，未见明显病变。

44）胸骨：溶媒对照组及低、中和高剂量组骨髓内含红系、粒系，多核巨细胞含量合理，未见明显病变。

45）股骨：溶媒对照组及低、中和高剂量组股骨生长板软骨细胞柱呈长条状排列，骨小梁呈条索状排列，未见明显病变。

46）给药局部：溶媒对照组1只（雄性001#）真皮层轻微炎症细胞浸润；其他动物皮肤内皮脂腺、汗腺呈散在分布，表皮和真皮界限清晰，未见明显病变。

（2）恢复期结束（D_{57}）：溶媒对照组及低、中和高剂量组动物剖检时大体解剖各脏器未见明显异常；组织病理学检查如下。

1）大脑：溶媒对照组及低、中和高剂量组大脑皮质和灰质神经元分层排列整齐，未见明显病变。

2）小脑：溶媒对照组及低、中和高剂量组小脑皮质分子层、浦肯野细胞层和颗粒层分层排列整齐，形态正常，未见明显病变。

3）脑干：溶媒对照组及低、中和高剂量组脑干神经元和神经胶质细胞形态正常，未见明显病变。

4）脊髓（颈段、胸段和腰段）：溶媒对照组、低、中和高剂量组脊髓灰质和白质分界清楚，神经元细胞内可见粗大的尼氏体，未见明显病变。

5）垂体：溶媒对照组1只（雌性033#）、高剂量组1只（雌性044#）轻微垂体囊肿形成；其他动物腺垂体和神经垂体内细胞成分、形态正常，未见明显病变。

6）胸腺：溶媒对照组及低、中和高剂量组胸腺小叶结构清晰，皮髓质发育良好，未见明显病变。

7）甲状腺：低剂量组1只（雌性039#）甲状腺滤泡轻度囊性扩张，滤泡上皮轻微增生；其他动物甲状腺滤泡内充满胶质，滤泡上皮形态正常，未见明显病变。

8）甲状旁腺：中剂量组1只（雄性015#）轻微囊肿形成；其他动物甲状旁腺细胞排列成索团状，形态完整，未见明显病变。

9）食管：溶媒对照组及低、中和高剂量组黏膜层、黏膜下层、肌层和外膜界限分明，形态清晰，未见明显病变。

10）唾液腺：低剂量组1只（雄性027#）间质轻微纤维化，轻微炎症细胞浸润；其他动物唾液腺内可见腺泡小叶结构，小叶内浆液性腺泡和黏液性腺泡混合存在，未见明显病变。

11）胃：溶媒对照组及低、中和高剂量组黏膜层、黏膜下层、肌层和浆膜排列整齐，未见明显病变。

12）十二指肠：溶媒对照组及低、中和高剂量组十二指肠黏膜层、黏膜下层、肌层和外膜排列整齐，未见明显病变。

13）空肠：低剂量组1只（雄性027#）、高剂量组1只（雌性060#）轻度囊肿形成；其他动物空肠黏膜层、黏膜下层、肌层和外膜排列整齐，肠绒毛形态正常，未见明显病变。

14）回肠：低剂量组1只（雄性027#）轻度囊肿形成；其他动物回肠黏膜层、黏膜下层、肌层和外膜排列整齐，肠绒毛形态正常，未见明显病变。

15）盲肠、结肠和直肠：溶媒对照组及低、中和高剂量组黏膜层、黏膜下层、肌层和外膜排列整齐，未见明显病变。

16）肝脏：溶媒对照组2只（雄性017#，雌性033#）、低剂量组1只（雄性027#）、中剂量组4只（雄性015#、030#、雌性036#、068#）、高剂量组1只（雌性044#）轻微小灶性炎症细胞浸润；溶媒对照组2只（雄性017#、025#）肝细胞轻微水肿；溶媒对照组3只（雄性017#、025#、雌性033#）、中剂量组1只（雄性030#）肝细胞轻微空泡、变性；其他动物肝脏小叶结构清晰，肝细胞板层样规则排列，未见明显病变。

17）胆囊：中剂量组2只（雄性030#、雌性068#）黏膜轻微炎症细胞浸润；其他动物黏膜层、肌层和外膜排列整齐，黏膜层突向管腔，形成许多皱襞，未见明显病变。

18）肾脏：中剂量组1只（雄性015#）间质轻微炎症细胞浸润；中剂量组1只（雌性068#）、高剂量组1只（雄性044#）轻微肾小球肾炎；中剂量组1只（雌性068#）轻微钙化；其他动物肾脏肾小球散在分布于肾小管之间，肾小管上皮细胞排列整齐，未见明显异常。

19）肾上腺：溶媒对照组及低、中和高剂量组肾上腺皮质和髓质排列规则，未见明显病变。

20）脾脏：溶媒对照组及低、中和高剂量组脾脏白髓和红髓比例正常，未见明显病变。

21）胰腺：低剂量组1只（雌性039#）、高剂量组1只（雌性060#）轻微空泡变；中剂量组1只（雄性030#）轻度炎症细胞浸润，轻度纤维化；其他动物胰腺小叶结构完整、清晰，外分泌部的导管及腺泡未见病变，胰岛散在分布于胰腺中。

22）气管：溶媒对照组1只（雌性033#）轻微炎症细胞浸润；中剂量组1只（雄性030#）黏膜层轻度脱落，轻度炎症细胞浸润；其他动物黏膜层、黏膜下层和外膜三层分界清楚，未见明显病变。

23）肺脏：溶媒对照组1只（雌性033#）、低剂量组1只（雄性020#）、中剂量组1只（雌性068#）、高剂量组2只（雄性013#、023#）肺泡及间质轻微炎症细胞浸润；低剂量组1只（雄性027#）、中剂量组1只（雄性030#）肺泡及间质轻度炎症细胞浸润；低剂量组1只（雄性027#）间质轻度纤维化；溶媒对照组1只（雄性017#）、低剂量组1只（雌性065#）、中剂量组1只（雌性036#）泡沫细胞轻微增多；其他动物支气管上皮由假复层纤毛柱状上皮逐渐过渡为单层纤毛柱状上皮，肺泡和肺间质内结缔组织、血管未见明显病变。

24）主动脉：溶媒对照组及低、中和高剂量组弹性纤维纹理清晰，未见明显病变。

25）心脏：溶媒对照组及低、中和高剂量组心肌细胞横纹清晰，未见明显病变。

26）子宫：溶媒对照组1只（雌性033#）轻微炎症细胞浸润；其他动物子宫内膜、肌层和外膜分界明显，子宫内膜被覆单层柱状上皮。

27）宫颈：溶媒对照组1只（雌性033#）上皮轻微脱落，轻微炎症细胞浸润；其他动物子宫颈柱状上皮与复层扁平上皮移行，分界清晰，未见明显病变。

28）阴道：溶媒对照组1只（雌性033#）、低剂量组1只（雌性039#）、中剂量组1只（雌性068#）、高剂量组 2 只（雌性 044#、060#）黏膜上皮及管腔内轻微炎症细胞浸润；其他动物阴道黏膜、肌层和外膜完整，黏膜突起形成皱襞，未见明显病变。

29）卵巢：溶媒对照组及低、中和高剂量组卵巢可见处于不同发育阶段的卵泡，未见明显病变。

30）输卵管：溶媒对照组及低、中和高剂量组输卵管黏膜、肌层和浆膜层结构完整，上皮形态正常。

31）乳腺：溶媒对照组及低、中和高剂量组乳腺小叶内可见腺泡和导管分布结缔组织内，腺泡和导管上皮形态正常。

32）睾丸：溶媒对照组及低、中和高剂量组睾丸曲细精管由支持细胞和生精细胞组成的复层生精上皮构成，各级生精细胞发育正常，未见明显病变。

33）附睾：溶媒对照组及低、中和高剂量组附睾管黏膜为假复层柱状上皮，管壁可见较多平滑肌，管内可见精子，未见明显病变。

34）前列腺：溶媒对照组及低、中和高剂量组腺上皮呈单层扁平、立方或假复层柱状上皮，腔内充满分泌物，未见明显病变。

35）膀胱：溶媒对照组及低、中和高剂量组膀胱黏膜形成皱褶突向腔内，变移上皮形态正常，未见明显病变。

36）坐骨神经：溶媒对照组及低、中和高剂量组可见圆形轴突和髓鞘，形态正常，未见明显病变。

37）视神经：溶媒对照组及低、中和高剂量组可见圆形轴突和髓鞘，形态正常，未见明显病变。

38）骨骼肌：溶媒对照组及低、中和高剂量组动物骨骼肌肌纤维呈长带状，平行排列，肌纤维间可见少量结缔组织和毛细血管，未见明显病变。

39）眼睛：溶媒对照组及低、中和高剂量组眼球壁纤维膜、血管膜和视网膜依次排列，结构清晰，未见明显病变。

40）泪腺：溶媒对照组 1 只（雄性 017#）、中剂量组 2 只（雌性 036#、068#）、高剂量组 1 只（雄性 023#）间质轻微炎症细胞浸润；其他动物泪腺腺泡为混合腺，腺泡呈不规则团状排列，腺上皮结构完整，未见明显毒性病理变化。

41）颈部淋巴结：溶媒对照组及低、中和高剂量组颈部淋巴结皮质可见散在淋巴小结，髓质内髓索和淋巴窦呈网状分布，未见明显病变。

42）肠系膜淋巴结：溶媒对照组及低、中和高剂量组淋巴结皮质可见散在淋巴小结，髓质内髓索和淋巴窦呈网状分布，未见明显病变。

43）皮肤：中剂量组 1 只（雌性 036#）真皮层轻微炎症细胞浸润；其他动物皮肤内皮脂腺、汗腺呈散在分布，表皮和真皮界限清晰，未见明显病变。

44）胸骨：溶媒对照组及低、中和高剂量组骨髓内含红系、粒系，多核巨细胞含量合理，未见明显病变。

45）股骨：溶媒对照组及低、中和高剂量组股骨生长板软骨细胞柱呈长条状排列，骨小梁呈条索状排列，未见明显病变。

46）给药局部：溶媒对照组 1 只（雌性 062#）真皮层轻微炎症细胞浸润；其他动物皮肤内皮脂腺、汗腺呈散在分布，表皮和真皮界限清晰，未见明显病变。

（十一）影响研究可靠性和造成研究工作偏离试验方案的异常情况

（1）根据试验计划书，动物接受年龄时要求是 PND_{31-34}。动物到达时，年龄为 PND_{28-30}。尽管偏离计划书，但延长适应性饲养时间即可满足 PND_{49} 给药的需求，故认为这种偏离不会对试验整体结果造成影响。

（2）根据试验计划书，检测红细胞计数（RBC）、血红蛋白（Hb）、红细胞容积（HCT）、平均红细胞容积（MCV）、平均红细胞血红蛋白（MCH）、平均红细胞血红蛋白浓度（MCHC）、红细胞体积分布宽度（RDW）等血液学指标，实际检测中部分血液学指标如血小板压积（PCT）、平均血小板体积（MPV）和血小板分布宽度（PDW）未能检测出结果，主要原因在于幼龄犬年龄较小，血液系统未发育完全，尽管偏离计划书，但主要的血液学指标全部检测，认为不会对试验整体结果造成不良影响。

（3）由于统计工作延误，导致总结报告完成日期推迟，但不会对试验整体结果造成不良影响。

（十二）讨论

1. 动物一般状况·低、中和高剂量组幼龄犬给药后均出现间歇性排便体征，部分动物出现呕吐（溶媒 1/12、低 5/12、中 10/12 和高 10/12）和流涎（中 3/12 和高 9/12），停药后上述异常体征均可恢复，呈现出一定的剂量-反应关系；恢复期有少数动物仅出现间歇性排便体征，综合分析，儿科用中药注射液 EEE 的主要成分有 XXX 等，主要的作用是清热、化痰和解毒，给药后上述体征的出现主要与药理作用有关，连续较长时间大剂量给予受试物，可对幼龄犬的胃肠动力和自主神经有一定影响，但该影响是可逆的。

2. 生长发育情况

（1）体重和体重增重：给药期和恢复期，各剂量组雌雄幼龄犬体重均呈缓慢增长趋势，仅高剂量组雄性幼龄犬D_{5-7}体重增重一过性减缓，无剂量-反应关系和时间-反应关系，认为与受试物无关。但高剂量组体重增长趋势缓慢，表明长期大剂量给予儿科用中药注射液EEE对刚离乳比格犬体重增长可能会有轻微影响。

（2）肩高和体长：给药期和恢复期，与溶媒对照组比较，各剂量组雌雄幼龄犬的肩高和体长均未见明显变化（$P > 0.05$）；表明儿科用中药注射液EEE对刚离乳比格犬肩高和体长不会产生明显影响。

（3）生长激素

1）与给药前自身比较：① 溶媒对照组：与给药前比较，给药期结束时（D_{28}）雌雄幼龄犬IGFBP-3水平降低，雄犬下降幅度47.0%，从84.74 µg/L ± 39.55 µg/L降至44.89 µg/L ± 11.19 µg/L（$P < 0.05$），雌犬下降幅度31.3%，从56.02 µg/L ± 7.57 µg/L降至38.47 µg/L ± 10.80 µg/L（$P < 0.05$），溶媒对照组动物仅给予生理盐水，故认为此波动属于动物正常的生理性波动；② 其他剂量组：A. 给药期结束时（D_{28}），雄犬中、高剂量组IGF-1水平与给药前比较下降幅度45.1% ～ 48.7%，分别从21.45 ng/L ± 7.24 ng/L降至11.77 ng/L ± 2.10 ng/L及从23.45 ng/L ± 5.73 ng/L降至12.04 ng/L ± 1.06 ng/L，具有统计学差异（$P < 0.05$或$P < 0.01$）；B. 给药期结束时（D_{28}），雌犬低和中剂量组GH水平与给药前比较降低，下降幅度34.1% ～ 27.1%，分别从25.08 µg/L ± 2.71 µg/L降至16.54 µg/L ± 4.64 µg/L及从27.64 µg/L ± 3.20 µg/L降至20.15 µg/L ± 2.80 µg/L，具有统计学差异（$P < 0.05$）；C. 给药期结束时（D_{28}），雌犬低、中和高剂量组IGF-1水平与给药前比较降低，下降幅度34.4% ～ 59.9%，分别从19.95 ng/L ± 3.07 ng/L降至13.09 ng/L ± 4.27 ng/L，从22.80 ng/L ± 4.38 ng/L降至9.14 ng/L ± 2.05 ng/L，以及从22.68 ng/L ± 4.06 ng/L降至14.00 ng/L ± 3.48 ng/L，均具有统计学差异（$P < 0.01$）。

2）组间比较：与溶媒对照组比较，给药期结束（D_{28}）时雄犬低、中和高剂量组IGF-1水平下降，下降幅度36.3% ～ 51.3%，从24.18 ng/L ± 4.89 ng/L分别降至15.40 ng/L ± 3.54 ng/L、11.77 ng/L ± 2.10 ng/L和12.04 ng/L ± 1.06 ng/L；雌犬中剂量组IGF-1水平降低，下降幅度52.5%（$P < 0.01$）。

3）恢复期结束（D_{56}）：各剂量组雌雄各2只动物，生长激素水平仅列其均值进行描述性分析，可见数值比较接近，均未见明显趋势性改变。

4）目前暂无幼龄比格犬上述生长激素的背景值及文献数据，综合考虑，虽然GH和IGF-1水平有轻微波动，但未见明显的剂量-反应关系，结合动物体重、增重、肩高和体长结果，综合考虑，静脉注射4周儿科用中药注射液EEE对刚离乳比格犬的生长发育不会产生明显影响。

3. 摄食量：给药期（4周）和恢复期（4周）期间，各组雌雄幼龄犬均未出现摄食量减少情况，表明静脉注射4周儿科用中药注射液EEE对刚离乳比格犬摄食不会产生明显影响。

4. 体温变化：给药期和恢复期，与溶媒对照组比较，各剂量组雌雄幼龄犬的体温均未见明显变化（$P > 0.05$），表明静脉注射4周儿科用中药注射液EEE对刚离乳比格犬体温不会产生明显影响。

5. 眼科指标：各剂量组雌雄幼龄犬眼科检查各项指标（眼睑、眼球和瞳孔等）均未见明显变化，认为静脉注射4周儿科用中药注射液EEE对刚离乳比格犬的眼科指标不会产生明显影响。

6. 行为、认知能力：各剂量组雌雄幼龄犬行为或认知能力，如对声音的反应、使用各种面部神态、整体动作协调、对离乳的适应、逐渐经历恐惧和快速学习等情况均未见明显不同，认为静脉注射4周儿科用中药注射液EEE对刚离乳比格犬的行为和认知能力不会产生明显影响。

7. 神经行为：各剂量组雌雄幼龄犬一般行为和步态观察、姿势反射（本体定位反射、手推车运动、单足测试、单侧站立和单侧行走、后体位伸肌推进和放置反射等）、脑神经功能（头部运动/对称、头部肌张力、眼睛反应、眼睛对称、会阴反射、前庭眼球震颤、眼睛位置、角膜反射、瞳孔对光反射、鼻中隔测试、舌部测试和咽测试等）均未见明显不同，认为静脉注射4周儿科用中药注射液EEE对刚离乳比格犬的神经行为不会产生明显影响。

8. 生殖功能指标

（1）睾丸下降：与溶媒对照组比较，各剂量组雄性幼龄犬睾丸下降时间均未见明显异常（$P > 0.05$）。

（2）性激素

1）与给药前自身比较：① 溶媒对照组：与给药前比较，给药期结束时（D_{28}）溶媒对照组雄犬 INH-B 水平降低，下降幅度 31.5%（$P < 0.05$）；溶媒对照组动物仅给予生理盐水，故认为此波动属于动物正常的生理性波动；② 其他剂量组：A. 给药期结束时（D_{28}），雄犬低、中和高剂量组 P 水平升高，升高幅度 39.0%～58.4%（$P < 0.01$ 或 $P < 0.05$），高剂量组 INH-B 水平升高，升高幅度 25.3%（$P < 0.01$）；B. 给药期结束时（D_{28}），雌犬低、中剂量组 E_2 水平降低，降低幅度 20.3%～36.8%（$P < 0.05$），中剂量组 P 水平升高，升高幅度 40.3%（$P < 0.01$），高剂量组 FSH 和 INH-B 水平升高，幅度分别为 25.7% 和 32.8%（$P < 0.05$）。

2）组间比较：① 溶媒对照组：给药前，雄犬低剂量组 E_2 水平升高，升高幅度 32.8%，中剂量组 P 水平降低，降低幅度 21.2%（$P < 0.05$）；雌犬低剂量组 FSH、高剂量组 LH 水平升高，升高幅度分别为 18.6% 和 14.5%（$P < 0.05$）；溶媒对照组动物仅给予生理盐水，故认为此波动属于动物正常的生理性波动；② 其他剂量组：A. 雄犬：与溶媒对照组比较，给药期结束（D_{28}）时低剂量组 FSH 和 P 水平升高，升高幅度为 47.0%～47.8%（$P < 0.05$）；B. 雌犬：与溶媒对照组比较，给药期结束（D_{28}）时中和高剂量组 P 水平升高，升高幅度为 51.6%～54.6%（$P < 0.05$）。

3）恢复期结束（D_{56}）：各剂量组雌雄各 2 只动物，性激素水平仅列其均值进行描述性分析，数值均比较接近，未见明显趋势性改变。

4）目前暂无幼龄比格犬上述性激素的背景值及文献数据，综合考虑，虽然 P、INH-B、E_2 和 FSH 水平有轻微波动（20.3%～58.4%），但未见明显的剂量-反应关系，结合动物体重、增重和睾丸下降时间的检查结果，认为静脉注射 4 周儿科用中药注射液 EEE 对刚离乳比格犬的性发育不会产生明显影响，但提醒临床长期大剂量用药时注意监测性激素水平的变化。

9. 骨骼系统·给药期结束（D_{28}）和恢复期结束（D_{56}）各剂量组雌雄幼龄犬的胫骨长和骨密度均未见明显变化（$P > 0.05$），认为静脉注射 4 周儿科用中药注射液 EEE 对刚离乳比格犬的骨骼系统不会产生明显影响。

10. 血液学和凝血指标

（1）组间比较：与溶媒对照组比较，给药前雄犬中剂量组 RDW 升高（$P < 0.05$），认为是动物正常的生理性波动；给药期结束（D_{28}），各剂量组血液学和凝血指标均无统计学差异（$P > 0.05$），因此，初步认为静脉注射 4 周儿科用中药注射液 EEE 对刚离乳比格犬的血液学和凝血指标不会产生明显影响。

（2）与给药前自身比较：① 雄性：溶媒对照组 MCHC 升高，RDW、$RET^{\#}$ 和 RET 降低（$P < 0.05$）；低剂量组 HCT、MCV、RDW、$RET^{\#}$、RET 和 LY 降低，MCHC、WBC、$NE^{\#}$、$LY^{\#}$、$MO^{\#}$、$BA^{\#}$ 和 APTT 升高（$P < 0.05$ 或 $P < 0.01$）；中剂量组 HCT、MCV、RDW、$RET^{\#}$ 和 TT 降低，MCHC、$BA^{\#}$ 和 PT 升高（$P < 0.05$ 或 $P < 0.01$）；高剂量组 MCV、RDW 和 $RET^{\#}$ 降低，MCHC、WBC 和 $BA^{\#}$ 升高（$P < 0.05$ 或 $P < 0.01$）；② 雌性：溶媒对照组 RBC、MCHC、WBC、$NE^{\#}$ 和 $MO^{\#}$ 升高，MCV 和 PT 降低（$P < 0.05$ 或 $P < 0.01$）；低剂量组 MCHC、WBC、$NE^{\#}$、$MO^{\#}$ 和 PT 升高，MCV、RDW、$RET^{\#}$ 和 RET 降低（$P < 0.05$ 或 $P < 0.01$）；中剂量组 RBC、MCHC、WBC、$NE^{\#}$、$LY^{\#}$、$MO^{\#}$、$BA^{\#}$ 和 BA 升高，MCV、MCH 和 TT 降低（$P < 0.05$ 或 $P < 0.01$）；高剂量组 MCHC、WBC、$NE^{\#}$、$LY^{\#}$、$MO^{\#}$、$BA^{\#}$、MO 和 BA 升高，MCV、RDW 和 TT 降低（$P < 0.05$ 或 $P < 0.01$）；③ 恢复期结束（D_{56}），各剂量组雌雄各 2 只动物，血液学和凝血指标仅列其均值进行描述性分析，数值均比较接近，未见明显趋势性变化。

（3）分析与给药前自身比较结果：① 溶媒对照组动物仅给予生理盐水，故认为上述波动属于动物正常的生理性波动；② 各剂量组 RBC、HCT、MCV、MCHC 和 TT 等指标与给药前比较尽管有统计学差异，但波动较小（6.4%～13.6%），且无剂量相关趋势；③ RDW 等指标的降低无明确的毒理学意义；④ 其他指标如 MCV、$RET^{\#}$ 和 RET 降低，MCHC、WBC、$NE^{\#}$、$LY^{\#}$、$MO^{\#}$、$BA^{\#}$ 和 APTT 升高，给药结束和恢复期结束时，这些指标包括溶媒对照组在内，各组雌雄幼龄犬均呈现一致性的降低或增加趋势，因此认为这些变化与动物的年龄增长有关，与受试物无关；⑤ 另外根据文献，犬的 $RET^{\#}$、WBC 等指标随着年龄的增加而降低或增加，虽然本中心目前暂无幼龄比格犬上述血液学指标的背景值，文献数据也很少，但从少量的文献数据发现，出生 10～12 周时，$RET^{\#}$ 雄性（117 ± 30.1）$\times 10^9$/L；雌性（107 ± 18.4）$\times 10^9$/L；

66

本试验中这些指标的变化也在文献报道的部分指标的背景值范围内；⑥ 综合分析，认为静脉注射4周儿科用中药注射液EEE对刚离乳比格犬的血液学和凝血指标不会产生明显影响。

11. 血液生化指标

（1）组间比较：与溶媒对照组比较，给药前雄性幼龄犬低和高剂量组TP降低（$P < 0.05$），认为是动物正常的生理性波动；给药期（4周）结束，雌雄幼龄犬各剂量组血液生化指标均未见明显变化（$P > 0.05$）；因此，初步认为静脉注射4周儿科用中药注射液EEE对刚离乳比格犬的血液生化指标不会产生明显影响。

（2）与给药前自身比较：① 雄性：溶媒对照组Alb、GLU、Na$^+$和Ca^{2+}降低（$P < 0.05$或$P < 0.01$）；低剂量组BUN、TP和TRIG升高，Na$^+$和Ca^{2+}降低（$P < 0.01$或$P < 0.05$）；中剂量组BUN、TP和TRIG升高，GPT、ALP、Alb和Na$^+$降低（$P < 0.01$或$P < 0.05$）；高剂量组BUN升高、Na$^+$和Ca^{2+}降低（$P < 0.05$）；② 雌性：溶媒对照组Na$^+$和Ca^{2+}降低（$P < 0.01$或$P < 0.05$）；低剂量组TP升高，K$^+$、Na$^+$和Ca^{2+}降低（$P < 0.01$或$P < 0.05$）；中剂量组TRIG升高，ALP、GLU、Na$^+$和Ca^{2+}降低（$P < 0.05$或$P < 0.01$）；高剂量组CREA升高，GLU、Na$^+$和Ca^{2+}降低（$P < 0.01$或$P < 0.05$）；③ 恢复期结束：各剂量组雌雄各2只动物，血液生化指标仅列其均值进行描述性分析，数值均比较接近，未见明显趋势性改变。

（3）分析与给药前自身比较结果：① 溶媒对照组动物仅给予生理盐水，故认为上述波动属于动物正常的生理性波动；② GPT等指标的降低无明确的毒理学意义；③ 其他指标如ALP、Alb、GLU、Na$^+$和Ca^{2+}降低，BUN、TP和TRIG升高，给药结束和恢复期结束时，这些指标包括溶媒对照组在内，均呈现一致性的降低或增加趋势，因此认为这些变化与动物的年龄增长有关，与受试物无关；④ 虽然本中心目前暂无幼龄比格犬上述血液生化指标的背景值，文献数据也很少，但从少量的文献数据发现，出生10～12周时，GPT雄性22 U/L±6.4 U/L；TP雄性51 g/L±2.4 g/L，雌性51 g/L±1.4 g/L；另外，根据文献，犬的GPT和GLU等指标随着年龄的增加而降低或增加，本试验中这些指标的变化也在文献报道的部分指标的背景值范围内；⑤ 综合分析，认为静脉注射4周儿科用中药注射液EEE对刚离乳比格犬的血液生化指标不会产生明显影响。

会产生明显影响。

12. 免疫指标 ① 给药前和给药期结束（D$_{28}$），与溶媒对照组比较，雌雄幼龄犬各剂量组免疫指标均未见明显变化（$P > 0.05$），初步认为静脉注射4周儿科用中药注射液EEE对刚离乳比格犬的免疫指标不会产生明显影响；② 给药期结束（D$_{28}$）时，与给药前自身比较，包括溶媒对照组的各组雌雄幼龄犬IgG和（或）IgM升高（$P < 0.05$或$P < 0.01$），呈现一致性的增加，认为与动物的年龄增长有关；③ 恢复期结束（D$_{56}$）时，各剂量组雌雄各2只动物，免疫指标仅列其均值进行描述性分析，可见IgG水平仍在增加，数值也仍然比较接近，未见明显趋势性改变；④ 综上，考虑上述免疫指标的变化是随着动物年龄增长的生理性免疫能力增加，与受试物无关。

13. 尿液指标 ① 给药前：溶媒对照组及低、中和高剂量组尿液颜色均为黄色，透明度均清澈；与溶媒对照组比较，雄犬低剂量组pH、中剂量组LEU和高剂量组SG、PRO、LEU及雌犬高剂量组SG等级间数量有所变化（$P < 0.05$或$P < 0.01$）；② 给药期结束（D$_{28}$）：与溶媒对照组比较，雄犬低剂量组PRO、高剂量组BIL和KET，雌犬低剂量组SG和pH、中剂量组BIL等级间数量有所变化（$P < 0.05$或$P < 0.01$）；③ 恢复期结束（D$_{56}$），各剂量组雌雄各2只动物，尿液指标均比较接近，未见明显趋势性变化；④ 综上，上述变化波动幅度很小，未见其他相关性异常变化，各组间亦未发现明显的剂量-反应和时间-反应关系，结合组织病理组织学检查结果，认为静脉注射4周儿科用中药注射液EEE对刚离乳比格犬的尿液指标不会产生明显影响。

14. 心电指标

（1）组间比较：给药期结束（D$_{28}$），仅高剂量组雄性幼龄犬的QTcV缩短（$P < 0.05$，240 ms±7 ms缩短至227 ms±4 ms，变化幅度为5.4%），各组各项心电图参数均无统计学上的显著性差异，个别动物心律不齐或T波倒置，未见剂量及时间相关性；ST段未见明显改变，初步认为静脉注射4周儿科用中药注射液EEE对刚离乳比格犬的心电指标不会产生明显影响。

（2）给药前后自身比较：① 雄性：与给药前相比，各组雄性幼龄犬犬各项心电图参数均无统计学上的显著性差异（$P > 0.05$）；② 雌性：溶媒对照组PR间期延长（$P < 0.01$，71 ms±7 ms延长至84 ms±6 ms，变化幅度为18.3%），认为属于动物正常的生

理性波动；低剂量组 QTcF 和 QTcV 缩短（$P < 0.05$，QTcF 从 267 ms ± 11 ms 缩短 255 ms ± 18 ms，变化幅度为 4.5%；QTcV 从 240 ms ± 9 ms 缩短至 232 ms ± 12 ms，变化幅度为 3.3%）；中剂量组 QRS 间期延长（$P < 0.05$，34 ms ± 8 ms 延长至 41 ms ± 9 ms，变化幅度为 20.6%）；高剂量组 T 波降低（$P < 0.05$，37 mV ± 8 mV 降低至 22 mV ± 9 mV，变化幅度为 40.5%）。

（3）恢复期结束时，各组雌雄各 2 只动物，心电指标为描述性分析，数值均比较接近，未见其他心电指标的异常波动。

（4）给药期结束（D_{28}）时部分指标虽然具有统计学差异，但变化幅度较小，且与同期溶媒对照组接近，未见其他相关性异常变化，未发现明显的剂量-反应和时间-反应关系，结合血清离子和组织病理组织学检查未见明显变化，认为是正常范围内的波动，与受试物无关；认为静脉注射 4 周儿科用中药注射液 EEE 对刚离乳比格犬的心电指标不会产生明显影响。

15. 血压指标·给药期结束（D_{28}），组间比较或与给药前自身比较，雄性各剂量组收缩压、舒张压和平均动脉压均无明显变化（$P > 0.05$）；仅高剂量组雌性幼龄犬收缩压、舒张压和平均动脉压均升高（增加幅度为 16.1%、36.4% 和 27.1%）（$P < 0.05$）；恢复期结束（D_{56}）时，各组雌性和雄性动物数均为 2 只，收缩压、舒张压和平均动脉压未见明显的趋势性变化；综合考虑，可能与长期重复给药体积（10 mL/kg）略大有关。

16. 局部刺激·各剂量组雄雌幼龄犬的给药局部皮肤均未观察到红肿、充血、渗出、变性或坏死等反应，表明静脉给药 4 周儿科用中药注射液 EEE 对刚离乳比格犬的注射局部不会产生明显刺激作用。

17. 脏器重量、脏体比和脏脑比·给药期结束，与溶媒对照组比较，低剂量组雄性幼龄犬睾丸重量增加，高剂量组雌性幼龄犬肺脏重量增加（$P < 0.05$），尽管个别脏器重量具有统计学差异，但未见剂量-反应关系，同时血液学和血生化指标未见明显变化，组织病理学检查结果显示低和高剂量组肺脏变化与溶媒对照组相当，睾丸未见组织病理学器质性改变；目前本中心暂无该年龄段幼龄比格犬上述脏器重量的背景值，文献中该年龄段幼龄比格犬的睾丸和肺部数据也缺失；但考虑到不同窝别之间体重具有

一定差异，脏体比和脏脑比的比较更为准确，综合分析，认为这些波动是属于幼龄动物正常发育的生理变化范围。

18. 组织病理学改变

（1）给药期结束（D_{29}），溶媒对照组和各剂量组部分动物均出现一些轻微或轻度病理改变，如溶媒对照组（1/8）和高剂量组（1/8）食管轻微炎症细胞浸润；溶媒对照组及低、中和高剂量组（分别 2/8、1/8、2/8 和 4/8）肝细胞轻微空泡变性；溶媒对照组、低、中和高剂量组（分别 1/8、3/8、3/8 和 0/8）肝脏轻微小灶性炎症细胞浸润；溶媒对照组及低、中和高剂量组（分别 2/8、3/8、2/8 和 1/8）胆囊黏膜轻微炎症细胞浸润；溶媒对照组（2/8）及中和高剂量组（均为 1/8）气管轻微炎症细胞浸润；溶媒对照组及低和高剂量组（均为 2/8）和中剂量组（1/8）肺泡及间质轻度炎症细胞浸润等；其他如食管轻微炎症细胞浸润、阴道黏膜上皮和管腔内轻度炎症细胞浸润、子宫内膜轻度脱落和轻度炎症细胞浸润等表现在溶媒对照组中亦存在，动物数量及病变程度未见明显组间差异。

（2）恢复期结束（D_{57}），溶媒对照组和各剂量组部分动物分别也有一些轻微或轻度病理改变，如溶媒对照组及低、中和高剂量组（分别 2/4、1/4、4/4 和 1/4）肝脏轻微小灶性炎症细胞浸润；溶媒对照组及低、中剂量组（均为 1/4）和高剂量组（2/4）肺泡及间质轻微炎症细胞浸润；溶媒对照组及低和中剂量组（均为 1/4）肺脏泡沫细胞轻微增多；溶媒对照组及低、中剂量组（均为 1/2）和高剂量组（2/2）阴道上皮及管腔轻微炎症细胞浸润等；这些表现在溶媒对照组中亦存在，动物数量及病变程度未见明显组间差异。

（3）综合分析，上述病变镜下表现的程度轻微或较轻，在给药期结束和恢复期结束时，出现病变动物的数量和病变程度各组间未见明显差异，无明显剂量-反应关系；此外，上述表现在溶媒对照组中亦存在，给药组出现病变动物的数量和病变程度与溶媒对照组对比，未见明显差异，结合血液生化指标未见明显异常，以及参考文献报道幼龄动物组织学特点，考虑上述表现基本属于动物自发病变，与受试物无关。

（十三）结论

对刚离乳（PND_{49}）比格犬连续 4 周静脉注射 1.6 mL/kg、4.0 mL/kg 和 8.0 mL/kg 剂量（分别相当于生药 0.54 g/kg、1.34 g/kg 和 2.68 g/kg）的儿科用中药

注射液EEE，以静脉给予等量的生理盐水作为溶媒对照。各剂量组幼龄犬出现间歇性排稀便、呕吐和流涎等与药理作用放大有关的体征，未发现与受试物有关的明显毒性体征；幼龄犬生长发育指标（肩高、体长、GH、IGF-1和IGFBP-3等生长相关激素）、摄食量、体温变化、眼科指标、行为、认知能力和神经行为指标（如对声音的反应、动作协调、离乳适应、恐惧意识、一般行为和步态、姿势反射和脑神经功能等）、生殖功能指标（睾丸下降时间、LH、FSH、E_2、P、T和INH-B等性激素水平）、骨骼系统（胫骨长和骨密度）、血液学指标、凝血指标、血液生化指标、免疫指标（IgM和IgG）、尿液指标、心电指标、血压指标、给药局部、脏器重量、脏体比和脏脑比及病理组织学等均未见与受试物有关的明显改变；主要影响考虑高剂量组体重增长趋势缓慢。综合分析，在本试验条件下，刚离乳（PND_{49}）比格犬连续4周静脉给予儿科用中药注射液EEE的安全剂量为4.0 mL/kg（中剂量，相当于生药1.34 g/kg），为犬药效学剂量的6.7倍、等效剂量的5倍、临床剂量的10倍。

（十四）参考文献

［1］孙祖越，周莉，韩玲.儿科用药非临床安全性评价要则及中药评价的特殊性［J］.中国药理学与毒理学杂志，2016，30（1）：13-20.

［2］周莉，孙祖越.儿科用药发育毒性研究指标设定及中药安全性评价的特别关注点［J］.中国药理学与毒理学杂志，2016，30（1）：21-28.

［3］孙祖越，周莉.儿科用药非临床安全性评价中方案设计的策略［J］.中国新药杂志，2016，25（21）：2473-2482.

［4］周莉，孙祖越.非临床安全性评价中离乳前给药的幼龄动物分组设计［J］.中国新药杂志，2016，25（21）：2483-2488.

［5］Karl-Heinz Diehl, Robin Hull, David Morton, et al. A good practice guide to the administration of substances and removal of blood, including routes and volumes［J］. J Appl Toxicol, 2001, 21：15-23.

［6］蒋一方，Tim Cole，潘蕙琦，等.上海市区0～18岁年龄别身高及体重标准研制［J］.上海预防医学杂志，2007，19（11）：544-547.

［7］李红星，南庆华.549例新生儿满月体重身高及其影响因素分析［J］.中国妇幼保健，2011，26（31）：4858-4859.

［8］Hoberman AM, Barnett JF. Juvenile Toxicity Study Design for the Rodent and Rabbit. In: Hoberman AM, Lewis E. Pediatric Nonclinical Drug Testing: Principles, Requirements, and Practices［M］. Hoboken, NJ: John Wiley & Sons, 2012.

（十五）记录保存

（1）除计算机或自动化仪器直接采集的数据外，其他所有在实际研究中产生的数据均记录在表格或记录纸上，并随时整理装订。所有数据记录都注明记录日期，并由记录人签字。对原始记录进行更改时按要求进行。

（2）记录的所有数据都由另一人（非做记录的人）进行核查、签字，保证数据可靠。研究结束后，递交最终报告时，所有原始资料、文件等材料均交档案室保存。具体管理内容、程序和方法按本中心制定的标准操作规程执行。

（十六）资料归档时间和地点

保存单位：XXX。

地址：XXX。

邮编：XXX。

保管人：XXX。

电话：XXX。

归档时间：XXXX-XX-XX。

保存时间：＞10年。

（周　莉）

第六节
儿科用中药注射液 EEE 离乳前比格犬
静脉滴注 4 周重复给药毒性试验

摘　要

▪ 目的

通过儿科用中药注射液 EEE 对离乳前（PND_{31}）比格犬静脉滴注 4 周长期毒性试验，观察其可能引起的毒性反应，包括毒性反应的性质、程度、剂量–反应关系和时间–反应关系、可逆性等以及给药局部的刺激作用；判断儿科用中药注射液 EEE 重复给药的毒性靶器官或靶组织，确定无毒反应的安全剂量，为临床儿童用药风险评估提供参考信息。

▪ 方法

48 只幼龄比格犬，采用窝间设计分组（窝内所有幼仔接受相同剂量），分为溶媒对照组及儿科用中药注射液 EEE 低、中和高剂量组（分别为原液 1.6 mL/kg、4.0 mL/kg 和 8.0 mL/kg）；每组 12 只动物，雌雄各半；静脉注射给药，1 次/天，共 4 周；恢复观察 4 周；每天观察记录动物的一般状况，每周检查动物体重、摄食、体温、肩高、体长、一般行为和认知能力和神经行为变化；于给药前、给药期结束和恢复期结束后对动物眼科指标、生长激素、性激素、骨骼系统、血液学、凝血指标、血清生化、免疫指标、尿液、心电指标、血压、局部刺激等指标进行检测，考察给药前后变化；末次给药结束及恢复期结束后每组分别解剖 2/3 和 1/3（均雌雄各半）动物，观察动物脏器病变、称量脏器重量及进行病理切片检查。

▪ 结果

（1）动物一般状况：低、中和高剂量组幼龄犬给药后均出现间歇性排便体征（溶媒 11/12、低、中和高 12/12），部分动物出现呕吐（中 1/12 和高 7/12）和流涎（高 6/12），停药后呕吐和流涎体征消失，呈现出一定的剂量–反应关系；恢复期有少数动物出现间歇性排便体征，综合分析，儿科用中药注射液 EEE 的主要成分有 XXX 等，主要的作用是清热、化痰和解毒，给药后上述体征的出现主要与药理作用有关，连续较长时间大剂量给予受试物，可对幼龄犬的胃肠动力和自主神经有一定影响，但该影响是可逆的。

（2）生长发育：① 体重和体重增重：给药期（4 周）和恢复期（4 周），各剂量组雌雄幼龄犬体重均呈缓慢增长趋势，高剂量组雄性幼龄犬在整个给药期间体重偏高（$P < 0.05$ 或 $P < 0.01$），主要是高剂量组幼犬在给药前整体体重略高所致；雌性低、中剂量组幼龄犬 D_{21-24} 体重体重增重趋势缓慢，但仅此一个时间点有差异，为一过性的表现，认为静脉注射 4 周儿科用中药注射液 EEE 不会对离乳前比格犬体重增长有明显影响；② 肩高和体长：给药期，与溶媒对照组比

较，高剂量组雄性幼龄犬 W_1、W_2 和 W_3 肩高增加，W_1、W_2、W_3 和 W_4 体长增加（$P < 0.05$ 或 $P < 0.01$），此状况与高剂量组体重略高是一致的，认为与受试物无关；雌性各剂量组幼龄犬的肩高和体长均未见明显变化；表明儿科用中药注射液 EEE 对离乳前比格犬肩高和体长不会产生明显影响；③ 生长激素：给药前、给药期结束（D_{28}）和恢复期结束（D_{56}），雌雄幼龄犬 GH、IGF-1 和 IGFBP-3 激素水平均未见明显变化（$P > 0.05$），认为静脉注射 4 周儿科用中药注射液 EEE 对离乳前比格犬的生长发育不会产生明显影响。

（3）摄食量、体温变化和眼科指标：给药期和恢复期，各组雌雄幼龄犬均未出现摄食量减少情况，体温均未见明显变化（$P > 0.05$），眼科检查各项指标（眼睑、眼球和瞳孔等）均未见明显变化，表明儿科用中药注射液 EEE 对离乳前比格犬摄食、体温和眼科指标不会产生明显影响。

（4）行为、认知能力、神经行为和反射功能：各剂量组雌雄幼龄犬行为或认知能力，如对声音的反应、各种面部神态、整体动作协调、步态观察、姿势反射、吸吮反射和瞳孔反射等情况均未见明显异常，认为儿科用中药注射液 EEE 对离乳前比格犬行为、认知能力、神经行为和反射功能等不会产生明显影响。

（5）生殖功能指标：睾丸与溶媒对照组比较，各剂量组雄性幼龄犬睾丸下降时间均未见明显异常（$P > 0.05$）；给药期结束（D_{28}），与溶媒对照组比较，中剂量组雌性 FSH 水平升高（$P < 0.05$），从（10.10 ± 1.38）U/L 增加至（14.15 ± 1.97）U/L，幅度为 40.1%，虽然目前暂无幼龄比格犬上述性激素指标的背景值及文献数据，但整体分析未见剂量-反应关系，且与给药前后其他各组的均值比较接近；认为静脉注射 4 周儿科用中药注射液 EEE 对离乳前比格犬的性激素指标不会产生明显影响。

（6）骨骼系统：给药期结束（D_{28}）和恢复期结束（D_{56}）各剂量组雌雄幼龄犬动的胫骨长未见明显变化（$P > 0.05$），高剂量组雄性幼龄犬的骨密度 BMC 和 BMD 升高（$P < 0.01$），此状况与高剂量组体重、体长增加以及胫骨长增加趋势是一致的，考虑与受试物无关；综合比较，认为静脉注射 4 周儿科用中药注射液 EEE 对离乳前比格犬的骨骼系统的生长发育不会产生明显影响。

（7）对血液学及凝血指标：① 给药期结束（D_{28}）：低和高剂量组雌性幼龄犬 BA 降低（$P < 0.01$），高剂量组雌性 RDW（$P < 0.01$）升高，从（38.2 ± 5.2）fL 增加至（47.9 ± 4.4）fL（增加幅度 25.4%），整体观察，上述指标与给药前数值也很接近，故认为属于动物自身的生理性变化，与受试物无关；② 给药期结束（D_{28}）：高剂量组雄性幼龄犬 RET# 和 RET 升高、雌性 RET# 升高（$P < 0.01$ 或 $P < 0.05$），虽然目前暂无幼龄比格犬上述血液学指标的背景值，文献数据也很少，但从少量的文献数据发现，RET# 随着幼犬年龄的增加而降低，出生 7 ~ 9 周时雄性（129 ± 39.2）$\times 10^9$/L；雌性（127 ± 39.9）$\times 10^9$/L；本试验中 RET# 的变化大体趋势上也是随着幼犬年龄的增加而呈现一定程度的降低，因此，暂不排除高剂量组（检测时出生 8 ~ 9 周）RET# 和 RET 的升高与受试物有一定关系；③ 综合分析，认为临床上大剂量长期给予儿科用中药注射液 EEE 时注意监控 RET# 的变化。

（8）血液生化指标：① 给药期结束（D_{28}）：与溶媒对照组比较，高剂量组雌性幼龄犬 Ca^{2+} 升高（$P < 0.05$），增加幅度为 7.8%，整体观察该变化与给药前各组数值接近，故认为属于动物自身的生理性变化，与受试物无关；② 给药期结束（D_{28}）：与溶媒对照组比较，高剂量组雄性幼龄犬 ALP 升高（$P < 0.05$），升高幅度为 40.4%，从（146 ± 18）U/L 升高至（205 ± 30）U/L；虽然目前暂无幼龄比格犬上述血液生化指标的背景值，文献数据也很少，但从少量的文献数据发现，ALP 随着幼犬年龄的增加而有所降低，出生 7 ~ 9 周时雄性（136 ± 27）U/L、雌性（151 ± 33）U/L；

本试验 ALP 的变化大体趋势也是随着幼犬年龄的增加而呈现一定程度的降低，虽然暂不排除高剂量组（检测时出生 8 ~ 9 周）ALP 的升高与受试物有一定关系，但结合病理组织学检查结果，认为静脉注射 4 周儿科用中药注射液 EEE 对离乳前比格犬的血液生化指标不会产生明显影响；③ 综合分析，认为静脉注射 4 周儿科用中药注射液 EEE 对离乳前比格犬的血液生化指标不会产生明显影响，但提醒临床上大剂量长期给予儿科用中药注射液 EEE 时注意监测 ALP 的变化。

（9）免疫指标：给药前和给药期结束（D_{28}），与溶媒对照组比较，雌雄幼龄犬各剂量组免疫指标均未见明显变化（$P > 0.05$）；恢复期结束（D_{56}）时，各剂量组雌雄各 2 只动物，免疫指标仅列其均值进行描述性分析，数值比较接近，未见明显趋势性改变。综合分析上述免疫指标的整体变化趋势是随着动物年龄增长的生理性免疫能力增加。认为静脉注射 4 周儿科用中药注射液 EEE 对离乳前比格犬的免疫指标不会产生明显影响。

（10）尿液指标：给药期结束（D_{28}）时部分指标如 PRO、BIL 和 KET 等级间数量有所变化（$P < 0.05$ 或 $P < 0.01$），但变化波动幅度很小，未见其他相关性异常变化，各组间亦未发现明显的剂量-反应和时间-反应关系，结合组织病理组织学检查结果，认为静脉注射 4 周儿科用中药注射液 EEE 对离乳前比格犬的尿液指标不会产生明显影响。

（11）心电指标：给药期结束（D_{28}）时部分指标虽然具有统计学差异，但变化幅度较小，且与同期溶媒对照组接近，未见其他相关性异常变化，未发现明显的剂量-反应和时间-反应关系，结合血清离子和组织病理组织学检查未见明显变化，认为是正常范围内的波动，与受试物无关；认为静脉注射 4 周儿科用中药注射液 EEE 对离乳前比格犬的心电指标不会产生明显影响。

（12）血压指标：给药前和给药结束（D_{28}）：组间比较，雌雄幼龄犬各组收缩压、舒张压和平均动脉压均无明显变化（$P > 0.05$）；与给药前相比，雄性低剂量组收缩压和平均动脉压升高（$P < 0.05$），增加幅度不大（分别为 27.7% 和 20.5%）；雌性溶媒对照组舒张压和平均动脉压升高（$P < 0.05$），增加幅度分别为 24.6% 和 19.1%，溶媒对照组的变化考虑为动物自身的生理性变化，与受试物无关；雌性低剂量组收缩压升高（$P < 0.05$），幅度较小（17.6%），且与同期溶媒对照组数值非常接近，认为是正常范围内的波动，与受试物无关。认为静脉注射 4 周儿科用中药注射液 EEE 对离乳前比格犬的血压指标不会产生明显影响。

（13）局部刺激：各剂量组雄雌幼龄犬的给药局部皮肤均未观察到红肿、充血、渗出、变性或坏死等反应，表明静脉给药 4 周儿科用中药注射液 EEE 对离乳前比格犬的注射局部不会产生明显刺激作用。

（14）脏器重量、脏体比和脏脑比：给药期结束，与溶媒对照组比较，高剂量组雄性幼龄犬心、肾、睾丸和甲状腺脏器重量增加（$P < 0.05$），结合高剂量组雄性幼龄犬在整个给药期间体重偏高的情况，认为属正常现象；同时这些变化未见剂量-反应关系，血液学和血生化指标未见明显变化，组织病理学检查结果显示各剂量组心脏和肾脏变化与溶媒对照组相当，也未见睾丸组织病理学的器质性改变；虽然目前本中心暂无幼龄比格犬上述脏器重量的背景值，文献数据也很少，但从少量的文献数据发现，雄犬心脏重量和脏体比在 PND_{50} 为 18.73 g 和 0.65，在 PND_{66} 为 20.46 g 和 0.65；肾脏重量和脏体比在 PND_{50} 为 22.51 g 和 0.78，在 PND_{66} 为 25.87 g 和 0.82；本试验幼龄犬检测时间为 PND_{59} ［雄犬心脏重量和脏体比分别为（18.85 ± 4.37）g 和 0.692 ± 0.086，肾脏重量和脏体系数分别为（21.98 ± 1.18）g 和 0.819 ± 0.082］，数值与文献接近；同时考虑到不同窝别之间体重具有一定差异，脏体比和脏脑比的比较更为准确，综合考虑，认为这些波动是属于幼龄动物正常发育的生理变化范围。

（15）组织病理学改变：① 给药期间，有3只动物死亡，分别为溶媒对照组1只幼犬027#（♂）在D₁₈死亡，中剂量组1只幼犬012#（♂）在D₁₅死亡，高剂量组1只幼犬005#（♂）在D₁₆死亡；根据文献，幼龄犬离乳前后需精心饲养，通常自然死亡率较高；上述动物死亡前未见任何异常体征，组织病理学检查仅见部分器官和组织轻微或轻度组织自溶，属于死亡后变化，未见其他异常变化，考虑为幼龄动物出生后，离乳前特有的常见死亡；② 给药期结束（D₂₉），溶媒对照组和各剂量组部分动物均出现一些轻微或轻度病理改变，如溶媒对照组及低和中剂量组（均为1/8）胃轻微炎症细胞浸润；溶媒对照组及低、中和高剂量组（分别1/8、3/8、1/8和2/8）肝脏轻微炎症细胞浸润等；其他如轻微肺泡扩张、颈部淋巴结和肠系膜淋巴结轻微髓窦扩张等表现在溶媒对照组中亦存在或仅在溶媒对照组出现，动物数量及病变程度未见明显组间差异；③ 恢复期结束（D₅₇），溶媒对照组和各剂量组部分动物分别也有一些轻微或轻度病理改变，如溶媒对照组及低、中和高剂量组（均为1/4）肺部轻微炎症细胞浸润等；这些表现在溶媒对照组中亦存在，动物数量及病变程度未见明显组间差异；④ 综合分析，上述病变镜下表现的程度轻微或较轻，在给药期结束和恢复期结束时，出现病变动物的数量和病变程度各组间未见明显差异，无明显剂量−反应关系；此外，上述表现在溶媒对照组中亦存在，给药组出现病变动物的数量和病变程度与溶媒对照组相比，未见明显差异，结合血液生化指标未见明显异常及参考文献报道幼龄动物组织学特点，考虑上述表现基本属于动物自发病变，与受试物无关。

■ 结论

对离乳前（PND₃₁）比格犬连续4周静脉注射1.6 mL/kg、4.0 mL/kg和8.0 mL/kg剂量（分别相当于生药0.54 g/kg、1.34 g/kg和2.68 g/kg）的儿科用中药注射液EEE，以静脉给予等量的生理盐水作为溶媒对照。各剂量组幼龄犬出现间歇性排稀便、呕吐和流涎等与药理作用放大有关的体征，未发现与受试物有关的明显毒性体征；幼龄犬、生长发育指标（肩高、体长、GH、IGF−1和IGFBP−3等生长相关激素）、摄食量、体温变化、眼科指标、行为、认知能力和神经行为指标（如对声音的反应、动作协调、离乳适应、恐惧意识、一般行为和步态、姿势反射和脑神经功能等）、生殖功能指标（睾丸下降时间、LH、FSH、E₂、P、T和INH−B等性激素水平）、骨骼系统（胫骨长和骨密度）、血液学指标、凝血指标、血液生化指标、免疫指标（IgM和IgG）、尿液指标、心电指标、血压指标、给药局部、脏器重量、脏体比和脏脑比及病理组织学等均未见与受试物有关的明显改变；主要影响考虑高剂量组RET#和ALP一定程度的升高。综合分析，在本试验条件下，离乳前（PND₃₁）比格犬连续4周静脉给予儿科用中药注射液EEE的安全剂量为4.0 mL/kg（中剂量，相当于生药1.34 g/kg），为犬药效学剂量的6.7倍、等效剂量的5倍、临床剂量的10倍。

（一）目的

通过儿科用中药注射液EEE对离乳前（PND₃₁）比格犬静脉滴注4周长期毒性试验，观察其可能引起的毒性反应，包括毒性反应的性质、程度、剂量−反应关系和时间−反应关系、可逆性等，以及给药局部的刺激作用；判断儿科用中药注射液EEE重复给药的毒性靶器官或靶组织，确定无毒反应的安全剂量，为临床儿童用药风险评估提供参考信息。

（二）供试品

（1）名称：儿科用中药注射液EEE。

（2）受试物号：2017−XXX。

（3）批号：S20170901。

（4）稳定性：常温稳定。

（5）含量：XXX含量50 ～ 150 μg/mL。

（6）性状：棕红色澄明液体，pH 7 ～ 8。

（7）提供单位：XXX药业股份有限公司。

（8）规格：5 mL/支（生药0.335 g/mL）。

（9）有效期：XXXX年X月。

（10）保存条件：密封，避光保存。

（11）配制方法：用0.9%氯化钠注射液配制。

（三）溶媒

（1）名称：氯化钠注射液（生理盐水）。

（2）批号：A17021801。

（3）成分：氯化钠。

（4）使用浓度：4.5 g∶500 mL（0.9%）。

（5）提供单位：XXX药业股份有限公司。

（6）有效期至：XXXX-01。

（7）规格：500 mL/瓶。

（8）保存条件：密闭保存。

（9）配制方法：无需配制。

（四）特殊药品

（1）名称：戊巴比妥钠。

（2）批号：201701。

（3）成分：戊巴比妥钠。

（4）含量：≥99.03%。

（5）提供单位：XXX。

（6）规格：25 g/瓶。

（7）使用浓度：0.03 g/mL（3%）。

（8）保存条件：常温下密闭保存。

（9）配制方法：用氯化钠注射液配制。

（五）动物资料

（1）种：犬。

（2）系：比格犬。

（3）性别和数量：12窝母犬，28只雄性幼龄犬，31只雌性幼龄犬，实际使用48只幼龄犬，雌雄各半。

（4）年龄：接收时2～3周龄（PND_{12-14}），给药时PND_{31}（离乳前）。

（5）体重范围：接收时雄性0.38～1.50 kg，雌性0.34～1.00 kg。

（6）来源：XXX试验动物研究中心。

（7）等级：普通级。

（8）许可证号及发证单位：合格证号201825136；实验动物生产许可证SCXK（X）2016-0009，XXX科学技术委员会；实验动物使用许可证SYXK（X）2018-0017，XXX科学技术委员会。

（9）动物接收日期：XXXX-04-10。

（10）实验系统选择说明：比格犬是毒理学重复毒性研究中公认的标准动物之一。根据国家食品药品

监督管理总局制定的《药物重复给药研究技术指导原则》（2014年）和《儿科用药非临床安全性研究技术指导原则（征求意见稿）》（2017年）应根据试验期限和临床拟用人群确定动物年龄，由于受试物拟用于儿童，故本试验使用幼龄（离乳前）比格犬。委托方同意使用该种动物。

（11）实验动物识别方法：动物到达后，按要求接收，母犬采用其自带的原始编号，幼犬按机构统一的编号方法进行编号，为每只动物指定一个单一的研究动物号。原始资料中使用研究动物号来识别。

（12）饲料及饮用水：饲料为由XXX生物科技有限公司生产的犬料；批号母犬为20180806、20180905、20181006，幼犬为20180508；本中心每年度抽检饲料一次，委托XXX饲料质量监督检验站检测，依据相应的GB和GB/T，检验粗蛋白质、粗脂肪、粗纤维、水分、钙、总磷含量，以及细菌总数、大肠菌群、黄曲霉素B_1、砷、铅、镉和汞等，质量均合格。饮用水为自来水，每年度检测一次，委托XXX疾病预防控制中心检测，参照生活饮用水卫生标准，检测浑浊度、菌落总数、游离余氯和总大肠菌群等，所检项目均符合评价依据的要求。

（13）饲养条件和环境：动物饲养在XXX大动物（犬、猴）实验室，饲养于不锈钢笼内，离乳前1窝/笼；每天每只母犬喂犬专用饲料250 g左右，拟离乳前1周左右（PND_{40-42}）幼犬补充少量专用饲料。上午、下午和晚上各喂食1次，自由饮水；室温22～25℃，相对湿度55%～69%，空调通风，光照明暗各12 h。

（六）分组和剂量设置

1. 分组方法

（1）设溶媒对照组（0.9%氯化钠注射液）及儿科用中药注射液EEE低、中和高剂量组，共4组，每组12只动物，雌雄各半；各组动物数量和解剖计划见表10-6-1；多余动物随机选择编号在前面的6只幼龄犬（雌雄各3只）开展安全性药理，其余剔除。

（2）分组考虑：① 采用窝间设计或称整窝设计分组，即窝内所有幼仔接受相同剂量；② 理想的情况下，每窝包含母犬和4～6只幼犬（2/3雌+2/3雄），则每窝至少提供1雌1雄（根据出生数量不同，也许提供2雌1雄或1雌2雄或2雌2雄）幼龄犬分配至给药4周（给药期）；如果某些窝中的幼犬数量和性别达不到理想化的要求，则增加窝数和幼犬数以满足表

10-6-1 的分组和数量需求。

（3）具体分组：① 母犬采用其自带的原始编号，首先，按照每窝母犬分娩的日期归类划分区组，同一天分娩或邻近日期的，每4窝犬分在相同区组，然后按照进入动物房的先后顺序号，随机分入4组；② 根据每窝幼龄犬的数量和性别分别编号，根据母犬的组别分入相应的溶媒对照组及儿科用中药注射液 EEE 低、中和高剂量组，每组12只幼龄犬，雌雄各半，共计48只；每窝实际幼犬数量见表10-6-1。

2. 剂量设置依据

（1）功能主治：清热、化痰、解毒；用于风温肺热病痰热阻肺证，症见发热、咳嗽、咳痰不爽、咽喉肿痛、口渴、舌红、苔黄；肺炎早期、急性支气管炎、慢性支气管炎急性发作及上呼吸道感染属上述证候者。

（2）委托单位提供的临床使用方案：① 儿科用中药注射液 EEE 的临床使用剂量为成人一般一次20 mL，重症患者一次可用40 mL，加入5%葡萄糖注射液或0.9%氯化钠注射液250 ～ 500 mL，静脉滴注，控制滴数每分钟不超过60滴，每天1次；② 儿童按0.3 ～ 0.5 mL/kg，最高剂量不超过20 mL，加入5%葡萄糖注射液或0.9%氯化钠注射液100 ～ 200 mL，静脉滴注，控制滴数每分钟30 ～ 60滴，每天1次；或遵医嘱；药液稀释倍数不低于1:10（药液:溶媒），稀释后药液必须在4 h内使用。

（3）委托单位提供的药效学资料：① 解热作用：儿科用中药注射液 EEE 1.0 g/kg 对内毒素与酵母菌致热大鼠有降温作用（$P < 0.01$），折算成犬的药效学剂量为0.33 g/kg；② 镇咳作用：儿科用中药注射液 EEE 1.2 g/kg 对氨水与二氧化硫致咳小鼠有一定的镇咳作用（$P < 0.01$），折算成犬的药效学剂量为

0.2 g/kg；③ 抗炎作用：儿科用中药注射液 EEE 1.0 g/kg 能够抑制大鼠慢性炎症（肉芽肿）的产生，折算成犬的药效学剂量为0.17 g/kg；④ 综上，犬的药效学剂量取中间数，以生药0.2 g/kg 计算。

（4）委托单位提供的毒性资料

1）比格犬急性毒性：按儿科用中药注射液 EEE 原液和最大给药容量（20 mL/kg）给予犬（9 ～ 10月龄/7 ～ 8 kg）静脉滴注，单次给药的剂量为20 mL/kg，约相当于人临床单日剂量（0.29 mL/kg）的69倍；无动物死亡，部分动物在开始给药后30 min左右发生呕吐，可能对胃肠道有一定刺激作用；体重、体温、心电图、血液学等观察和检测指标均未见明显异常。

2）比格犬长期毒性：① 给药预试验时发现以原液进行静脉滴注，对血管刺激较大。所以高剂量组采用犬静脉滴注最大给药容量（20 mL/kg），XXX原液进行1:1稀释给予比格犬静脉滴注，相当于给予原液10 mL/kg；② 比格犬（8 ～ 10月龄/6 ～ 8 kg）按试验剂量原液2.50 mL/kg（低剂量）、5.00 mL/kg（中剂量）和10.00 mL/kg（高剂量）连续静脉注射给予3个月，各剂量组均未见明显毒性反应。其中雄性比格犬给药组血浆纤维蛋白原含量在给药13周出现降低，但相关凝血-时间指标变化不明显；给药13周和恢复期末多数中、高剂量给药组动物肝血窦内吞噬黄褐色色素的库普弗细胞增多，但对肝脏功能无不良影响；高浓度受试样品对给药局部也有额外刺激作用。

（5）年龄依据：① 根据文献，犬49 ～ 63日龄（7 ～ 9周）离乳；22 ～ 42日龄（3 ～ 6周）幼龄犬，相当于人的婴儿/幼儿时期，年龄为28天～ 23个月；② 本试验采用离乳前（PND_{31}）幼龄犬首次给药，相当于人的年龄12个月，未发现 PND_{31} 与人年龄直接对

表 10-6-1　各组动物数量和解剖表

组　　别	给药4周（给药期）	恢复2周（恢复期）	幼犬总数合计（只）	理想状态窝数（窝 = 母犬 + 幼犬）	实际窝数情况（窝 = 母犬 + 幼犬）
溶媒对照组	4♀，4♂	2♀，2♂	6♀，6♂	3窝（母犬 +3/2 ♀ +3/2 ♂）	3窝（母犬 +2 ♀ +2 ♂）
低剂量组	4♀，4♂	2♀，2♂	6♀，6♂	3窝（母犬 +3/2 ♀ +3/2 ♂）	3窝（母犬 +2 ♀ +2 ♂）
中剂量组	4♀，4♂	2♀，2♂	6♀，6♂	3窝（母犬 +3/2 ♀ +3/2 ♂）	3窝（母犬 +2 ♀ +2 ♂）
高剂量组	4♀，4♂	2♀，2♂	6♀，6♂	3窝（母犬 +3/2 ♀ +3/2 ♂）	3窝（母犬 +2 ♀ +2 ♂）

应关系的文献，故根据相关文献"犬 3 周龄相当于人 1 个月，犬 6 周龄相当于人 2 岁"及表 10-6-2，推算得出 31 日龄犬相当于人的婴儿/幼儿年龄为 12 个月；③ 末次给药时年龄为 PND_{59}，未发现幼龄犬 PND_{59} 与人年龄直接对应关系的文献，故给药结束和恢复期幼龄犬与人年龄对应关系是通过文献"6 周龄犬相当于人 2 岁和 20 周龄犬相当于人 12 岁"及表 10-6-2，推断得出 PND_{59} 犬相当于人 4～5 岁。

（6）剂量换算：① 受试物临床使用剂量为儿童按 0.3～0.5 mL/kg，取中间剂量 0.4 mL/kg 计算（表 10-6-3）；② 1 个月幼儿临床使用剂量 2.0 mL/人（=0.4 mL/kg×5 kg/人），以生药含量计算则剂量为每天生药 0.67 g/人（=生药 0.335 g/mL×2.0 mL/人）；③ 2 岁幼儿临床使用剂量 5.2 mL/人（=0.4 mL/kg×13 kg/人），以生药含量计算则剂量为每天生药 1.74 g/人（=生药 0.335 g/mL×5.2 mL/人）；④ 12 岁儿童临床使用剂量 17.2 mL/人（=0.4 mL/kg×43 kg/人），以生药含量计算则剂量为每天生药 5.76 g/人（=生药 0.335 g/mL×17.2 mL/人）。

（7）给药体积选择：① 根据文献，犬（成年）单次静脉快速给药可能的最大给药体积为 2.5 mL/kg，静脉缓慢给药可能的最大给药体积为 5.0 mL/kg；单次给药超过 2 h 的，给药体积应小于循环血量的 10%，重复静脉给药（4 h/天）推荐的给药体积和最大给药速度分别为 20 mL/（kg·h）和 5 mL/（kg·h）；另外，成年比格犬的循环血量在 79～90 mL/kg；② 同时，文献报道，犬（成年）快速静脉内注射生理盐水 6 mL/kg（<1 min），犬的血细胞容量及心率没有发现可观察到的改变，而以 20 mL/kg 给药时，血液被稀释 15%，且会出现短暂的心动过速（1 min 增加 46%）；③ 根据文献，幼龄犬静脉滴注可能的最早时间为 PND_{56}；在此之前，可采用静脉推注给药；④ 综上，为了达到可能的最大给药量，结合预试验的给药体积的尝试（8.0 mL/kg）及考虑到幼龄犬的承受能力，结合给药期间幼龄犬的年龄成长因素和静脉对重复给药的承受能力，本试验重复给药的静脉推注给药体积选择 10 mL/kg。

（8）根据《药物重复给药研究技术指导原则》要求，高剂量原则上使动物产生明显的毒性反应，低剂量原则上相当或高于动物药效剂量或临床使用剂量的等效剂量，中剂量应结合毒性作用机制和特点在高剂量和低剂量之间设立，以考察毒性的剂量-反应关系。

（9）根据委托方提供的成年犬试验结果（原液 1:1 稀释，连续给药 3 个月）及预试验结果：给予

表 10-6-2　比格犬与人类年龄对比

比格犬（天）	对应人的年龄 [a]（月/岁）		本试验比格犬给药或恢复时间段（天）	本试验对应人的年龄（月/岁）
1 至（4～10）	早产新生儿	孕 38 周前出生	/	孕 38 周前出生
5 至（11～21）	新生儿	出生～1 个月	/	出生～1 个月
22～42	婴儿/幼儿	1 个月～2 岁	PND_{31}（首次给药）	12 个月
43～140（F）/170（M）	儿童	2～12 岁	PND_{59}（给药 4 周）	4～5 岁 [b]
			PND_{87}（第 8 周，恢复期）	7～8 岁 [b]

注：F，雌性；M，雄性；[a] 来源于 FDA；[b] 通过文献推断得出

表 10-6-3　儿科用中药注射液 EEE 离乳前比格犬静脉滴注 4 周重复给药毒性试验临床剂量换算

人年龄（岁）	平均体重（kg）	临床小儿剂量（原液 mL/人）	临床小儿剂量（生药 g/人）	临床小儿剂量（生药 g/kg）	折算成犬剂量（生药 g/kg）
1 个月	5	2.0	0.67	0.13	0.27
2 岁	13	5.2	1.74	0.13	0.27
12 岁	43	17.2	5.76	0.13	0.27

注：儿童按体重 0.3～0.5 mL/kg，取中间剂量 0.4 mL/kg 计算，则 1 个月幼儿临床使用剂量 2.0 mL/人，以生药含量计算则剂量为每天生药 0.67 g/人。2 岁幼儿临床使用剂量 5.2 mL/人，以生药含量计算则剂量为每天生药 1.74 g/人。12 岁儿童临床使用剂量 17.2 mL/人，以生药含量计算则剂量为每天生药 5.76 g/人

8.0 mL/kg（原液）会对给药局部血管产生明显的刺激作用。综合考虑剂量、幼龄犬对给药体积和给药期限的承受能力，采用4:1稀释（即原液:生理盐水为4:1）。

（10）根据现有资料，拟定离乳前比格犬静脉滴注4周重复给药毒性低、中和高剂量分别为1.6 mL/kg、4.0 mL/kg和8.0 mL/kg，以生药量计算分别为生药0.54 g/kg、1.34 g/kg和2.68 g/kg，相当于犬等效剂量的2倍、5倍和10倍。溶媒对照组动物给予等容量生理盐水。

3. 剂距·2 ～ 2.5倍。

4. 剂量·见表10-6-4。

（七）给药方法

（1）给药频率：1次/天。

（2）给药途径：静脉推注。

（3）给药速度：3 ～ 5 mL/min。

（4）给药量：10 mL/kg。

（5）给药时间：09:20 ～ 11:43。

（6）给药期限：4周。

（7）给予受试物的途径说明：与临床使用途径一致。

（8）受试物配制方法：① 受试物到达后，检测受试物原料药的含量；首次给药时，检测受试物介质混合浓度；② 按受试物配制要求，在超净工作台内无菌配制受试物，受试物采用生理盐水稀释至所需浓度；现用现配。具体配制方法见表10-6-5。

（9）受试物配制地点：XXX。

（10）受试物配制仪器：超净工作台、药物混悬器。

（11）受试物的给予方法：按照有关犬静脉注射给药的SOP进行操作。

（八）实验方法和观察指标

1. 主要检测仪器·XXX全自动生化分析仪、XXX血球分析仪、XXX SERIES凝血分析仪、XX-2006心电图解析系统、XX-98E智能无创血压计、XXX STATUS尿液化学分析仪、XXX型酶标仪、XXXRM2126石蜡切片机、XXXeclipse 50i型病理显微镜。

2. 实验方法

（1）动物接收：2 ～ 3周龄左右（PND$_{12-14}$）幼犬随母犬一并送达本中心，母犬采用其自带的原始编号，幼犬按照机构统一的编号方法进行编号，并详细观察幼犬外观、体征和行为活动等一般状况，选取无

表 10-6-4　儿科用中药注射液 EEE 离乳前比格犬静脉滴注 4 周重复给药毒性试验剂量分组

组　　别	剂量（原液 mL/kg）	剂量（生药 g/kg）	等效剂量倍数（约）	临床剂量倍数（约）	药效学剂量倍数（约）	动物数（只） ♀	动物数（只） ♂
溶媒对照组	–	–	–	–	–	10	10
低剂量组	1.6	0.54	2	4	2.7	10	10
中剂量组	4.0	1.34	5	10	6.7	10	10
高剂量组	8.0	2.68	10	20	13.4	10	10

注：受试物临床儿童使用剂量为每天生药0.13 g/kg，表中"等效剂量倍数"以不同年龄"折算犬等效剂量每天生药0.27 g/kg"计算，"临床剂量倍数"以不同年龄"小儿剂量为每天生药0.13 g/kg"计算，"药效学剂量倍数"以折算的犬药效学剂量生药0.2 g/kg计算

表 10-6-5　儿科用中药注射液 EEE 离乳前比格犬静脉滴注 4 周重复给药毒性试验受试物配制方法

分　　组	剂量（原液 mL/kg）	受试物量（mL）	溶液量（mL）	目标浓度（原液 mL/mL）
溶媒对照组	–	–	–	–
低剂量组	1.6	1.6	10	0.16
中剂量组	4.0	4.0	10	0.40
高剂量组	8.0	8.0	10	0.80

注：各个剂量组配制的总药量随动物体重的增加而相应改变，此表表示的是第一次且每只动物体重不超过1.0 kg时的配制举例

明显异常的动物进行后续试验。

（2）检疫和适应性饲养：幼龄犬接收后按实验动物检疫管理规定检疫并适应性饲养观察2周，于第2周偏晚时间（由于动物年龄小，检测适当推迟）对体重、体温（肛温）、行为或认知能力、神经行为测试、吸吮反射、瞳孔反射、血压、心电图、眼科、尿液、血液学及血液生化和性激素等指标进行检测，按照试验计划书为避免频繁采血对幼龄犬一般状况产生影响，检疫期间仅进行一次背景指标的检测，如果幼犬采血或采尿有困难，可根据情况适当减少每组采血或采尿动物数，并在总结报告中描述；实际采集时，由于给药前动物太小，采血量很少，故各组仅12只幼龄犬（雌雄各半）中血液学和凝血指标的检测，1/2进行血液生化和免疫指标的检测。

（3）受试物检测：首次给药前进行受试物检测的方法学验证，检测受试物浓度（或含量）和稳定性；首次给药当天检测受试物-溶媒混合浓度，末次给药当天亦需按上述方法检测受试物-溶媒混合浓度。

（4）给予受试物：选择符合试验要求的动物，分组后每天静脉给药1次，共4周。

（5）主要步骤：① 给予受试物期间，每天观察动物的一般状况，定期称量体重、体温（肛温），并进行生长发育指标、反射指标、性发育指标等检测；② 给药4周后24 h（D_{29}）每组解剖3/5动物，用3%戊巴比妥钠约1.0 mL/kg静脉注射麻醉动物，颈总动脉或腹股沟处动脉放血处死；解剖前（D_{28}）进行体重、体温（肛温）、血压、心电图、眼科、尿液、血液学及血液生化等指标的检测，采集血液保存在−20℃或−80℃冰箱以检测激素等指标；解剖时测量胫骨长度，保留胫骨检测骨密度；称量脏器，计算脏器系数；进行组织病理学检查；③ 剩余动物恢复观察4周后（D_{57}）每组解剖剩余的2/5动物，用3%戊巴比妥钠约1.0 mL/kg静脉注射麻醉动物，颈总动脉或腹股沟处动脉放血处死；解剖前（D_{56}）进行体重、体温（肛温）、血压、心电图、眼科、尿液、血液学及血液生化等指标的检测，采集血液保存在−20℃或−80℃冰箱以检测激素等指标；解剖时测量胫骨长度，保留胫骨检测骨密度；称量脏器，计算脏器系数；进行组织病理学检查。

3. 观察指标

（1）一般状况观察：按实验动物一般状况观察规定，每天观察1～2次动物的外观体征、行为活动、腺体分泌、呼吸、粪便性状、摄食情况、体重、给药局部反应及有无死亡等情况，发现死亡或濒死动物，及时剖检；具体指标见表10-6-6。

（2）生长发育：① 体重和体重增重：按小动物体重测定方法测定动物体重，给药第1周隔天测定1次，之后2次/周；② 肩高和体长：按幼龄犬肩高和体长测定方法，测定肩高和体长，1次/周；③ 生长相关激素：D_{28}和D_{56}从计划解剖动物上/下肢静脉丛采集血液，取约1 mL静置1 h左右，3 000 r/min离心15 min后吸取上清，置−20℃或−80℃冰箱待测或冻存留样；采用酶联免疫法用酶标仪检测生长激素（GH）、类胰岛素生长因子-1（IGF-1）、类胰岛素生长因子结合蛋白-3（IGFBP-3）的水平，具体指标、检测方法和检测时间见表10-6-6～表10-6-8。

（3）体温：测量肛温，1次/周。

（4）眼科检查：给药D_{28}和D_{56}对计划解剖动物进行眼科检查，必要时采用裂隙灯显微镜操作，具体指标和检测时间见表10-6-6。

（5）行为或认知能力：即社会化行为，从检疫和适应性饲养开始，每天检测，主要从以下几方面观察。① 第一阶段：幼犬学会玩耍并开始对声音做出反应（PDN_{21-35}）；② 第二阶段：开始使用各种面部神态并有耳朵的系列动作，整体变得更加协调，形成窝内的主导地位，并逐渐离乳（PDN_{35-56}）。

（6）神经行为测试：给药前的检疫和适应性饲养期间检测1次/周，共2次；给药后检测1次/周。① 步态：一般行为和步态观察；② 姿势反射：本体定位反射、手推车运动、单足测试、单侧站立和单侧行走、后体位伸肌推进和放置反射等；③ 脑神经功能：头部运动/对称、头部肌张力、眼睛反应、眼睛对称、会阴反射、前庭眼球震颤、眼睛位置、角膜反射、瞳孔对光反射、鼻中隔测试、舌部测试和咽测试等。

（7）反射功能测试：① 吸吮反射：出生即有，PND_{21-35}消失，给药前的检疫和适应性饲养期间检测1次/周，共2次；给药后每天检测直至该反射消失；② 瞳孔反射：出生后2～3周出现，4～5周达成年状态。给药前的检疫和适应性饲养期间检测1次/周，共2次；给药后每天检测直至PND_{35}。

（8）生殖功能：① 龟头包皮分离/睾丸下降：给药D_1开始检查直至龟头包皮分离（PDN_{36-51}）；② 阴

道张开：给药前的检疫和适应性饲养期间开始检查直至阴道张开（PDN$_{18-31}$）；③ 性激素水平：D$_{29}$和D$_{57}$取计划解剖动物采集血液，取约1 mL静置1 h左右，3 000 r/min离心15 min后吸取上清，采用酶联免疫法用酶标仪检测黄体生成素（LH）、卵泡刺激素（FSH）、雌二醇（E$_2$）、孕酮（P）、睾酮（T）和抑制素B等性激素水平。

（9）骨骼系统：① 胫骨长：D$_{29}$和D$_{57}$取计划解剖动物，麻醉后测量其胫骨长；② 骨密度：D$_{29}$和D$_{57}$取计划解剖动物，麻醉后取一侧胫骨，测量长度后及时分离、去除骨周围组织，固定于75%乙醇中，检测受试物对骨组织不同部位结构的影响，以总骨密度、小梁骨密度和皮质骨密度表示。

（10）血液学指标：D$_{28}$和D$_{56}$从计划解剖动物上/下肢静脉丛采集血液，取约0.4 mL加到预先含有0.1 mL EDTA-K$_2$（5%）的抗凝管中，充分混匀后用血球分析仪测定一般血液学指标，具体指标见表10-6-6～表10-6-7。

（11）凝血指标：D$_{28}$和D$_{56}$从计划解剖动物采集血液，用3.8%枸橼酸钠以1∶9比例抗凝，充分混匀后3 000 r/min离心10 min，用凝血分析仪测定凝血指标（表10-6-6和表10-6-7）。

（12）血液生化：D$_{28}$和D$_{56}$从计划解剖动物采集血液，取2～3 mL静置1 h左右，3 000 r/min离心15 min后吸取上清，用全自动生化分析仪检测血液生化指标（表10-6-6和表10-6-8）。

（13）免疫指标：D$_{28}$和D$_{56}$从计划解剖动物采集血液，取约1 mL静置1 h左右，3 000 r/min离心15 min后吸取上清，用全自动生化分析仪检测免疫指标，具体指标见表10-6-6和表10-6-8。

（14）尿液指标：D$_{28}$和D$_{56}$将托盘和集尿瓶洗净擦干，置于动物笼下方，动物禁食禁水。收集尿液（通常8 h内）足够后静置10～30 min，取上清用尿液化学分析仪干试纸条法检测尿液各项指标；具体指标见表10-6-6。

（15）心电图和血压：D$_{28}$和D$_{56}$时检测动物心电图（心率、P波、R波、ST段、T波、QRS、PR间期及QT/QTc）和血压（收缩压、舒张压、平均动脉压）。

（16）骨髓指标：于D$_{29}$和D$_{57}$解剖动物后剥离出胸骨，将胸骨剪断，用止血钳挤出少量骨髓液与玻片一端的小牛血清混匀，常规涂片后晾干，吉姆萨染液染色，按动物骨髓涂片及检查方法进行骨髓涂片，血液学检查发现异常时进行镜检，具体指标见表10-6-6。

（17）局部刺激：每天给药前、给药结束后15～30 min，进行肉眼观察并记录给药部位情况，根据肉眼观察和组织病理学检查结果综合判断受试物的血管刺激性及刺激恢复情况。

（18）病理检查：试验期间发现动物死亡时及时剖检，濒死者做好记录后可即时处死进行剖检；分别在给药4周和末次给药24 h后，取计划解剖动物用3%戊巴比妥钠按动物麻醉方法静脉注射麻醉后，放血处死后按动物解剖和取材要求解剖取材，对取材组织或脏器进行大体观察和称重，然后固定于10%福尔马林固定液（睾丸固定于改良的Davidson固定液）中，常规包埋、切片及染色后镜检。

4. 恢复期观察指标·剩余动物恢复观察4周；恢复期动物的一般状况观察、体重、体温（肛温）测定方法及频率与给药期一致；并于D$_{56}$时进行血液学指标、凝血指标、血液生化指标、免疫指标、尿液指标检测；采集血液保存在-20℃或-80℃冰箱以检测激素等指标；恢复期结束解剖时（D$_{43}$）进行骨髓指标（必要时）及病理学检查，检查方法及内容与给药期相同。

表 10-6-6　观察和检测指标及时间

项　目	具　体　指　标	检测时间
一般状况	外观体征、行为活动、腺体分泌、呼吸、粪便性状、摄食情况等	1～2次/天
给药局部	观察注射部位是否出现红肿、充血、渗出或坏死等刺激性情况	1～2次/天
生长发育	体重	给药第1周隔天测定1次，之后2次/周
	肩高和体长	1次/周
	牙齿	2次/周

（续表）

项　目	具　体　指　标	检测时间
生长发育	生长激素（GH）、类胰岛素生长因子-1（IGF-1）、类胰岛素生长因子结合蛋白-3（IGFBP-3）	D_{28}、D_{56}
体温	测量肛温	1次/周
眼科检查	眼睑、眼球、瞳孔；必要时采用检眼镜检查屈光间质和眼底	给药前1次、D_{28}、D_{56}
血液学指标	红细胞计数（RBC）、血红蛋白（Hb）、血细胞比容（HCT）、平均红细胞体积（MCV）、平均红细胞血红蛋白（MCH）、平均红细胞血红蛋白浓度（MCHC）、红细胞体积分布宽度（RDW）、网织红细胞计数及比率、白细胞计数（WBC）、淋巴细胞、中性粒细胞、单核细胞、嗜酸性粒细胞和嗜碱性粒细胞计数及比率，血小板计数（PLT）、平均血小板体积（MPV）和血小板分布宽度（PDW）	给药前1次、D_{28}、D_{56}
凝血指标	活化部分凝血活酶时间（APTT）、凝血酶原时间（PT）、血浆纤维蛋白原（Fbg）和凝血酶时间（TT）	给药前1次、D_{28}、D_{56}
血液生化指标	谷草转氨酶（GOT）、谷丙转氨酶（GPT）、碱性磷酸酶（ALP）、肌酸激酶（CK）、尿素氮（BUN）、肌酐（CREA）、总蛋白（TP）、白蛋白（Alb）、白/球（A/G）、血糖（GLU）、总胆红素（TBIL）、总胆固醇（CHOL）、甘油三酯（TRIG）、γ 谷氨酰转移酶（γ-GGT）、钾（K^+）、钠（Na^+）、氯（Cl^-）和钙（Ca^{2+}）	给药前1次、D_{28}、D_{56}
免疫指标	免疫球蛋白 G（IgG）和免疫球蛋白 M（IgM）	D_{28}、D_{56}
尿液指标	外观、比重（SG）、pH、尿糖（GLU）、尿蛋白（PRO）、尿胆红素（BIL）、尿胆原（URO）、酮体（KET）、潜血（BLD）、白细胞（LEU）	给药前1次、D_{28}、D_{56}
行为或认知能力	社会化行为	每天
神经行为测试	步态 姿势反射：本体定位反射、手推车运动、单足测试、单侧站立和单侧行走、后体位伸肌推进和放置反射等 脑神经功能：头部运动/对称、头部肌张力、眼睛反应、眼睛对称、会阴反射、前庭眼球震颤、眼睛位置、角膜反射、瞳孔对光反射、鼻中隔测试、舌部测试、咽测试等	1次/周
反射功能测试	吸吮反射和瞳孔反射	给药前1次/周，给药后1次/天，至 PND_{35}
生殖功能	龟头包皮分离 睾丸下降	D_1
	阴道张开	检疫和适应性饲养期间开始至达标
	性激素水平：黄体生成素（LH）、卵泡刺激素（FSH）、雌二醇（E_2）、孕酮（P）、睾酮（T）和抑制素 B	D_{29}、D_{57}
心电图	心率（HR）、P 波、R 波、ST 段、T 波、QRS、PR 间期及 QT/QTc	给药前1次、D_{28}、D_{56}
血压	收缩压（SBP）、舒张压（DBP）及平均动脉压（AMP）	给药前1次、D_{28}、D_{56}
骨骼系统	胫骨长和胫骨密度	D_{29}、D_{57}
骨髓指标	增生程度、原粒、早幼粒、中性中幼粒、中性晚幼粒、中性杆状核、中性分叶核、嗜酸/嗜碱粒、原红、早幼红、中幼红、晚幼红、粒系、红系、淋巴/浆细胞、单核细胞、巨核细胞和其他类型细胞	D_{29}、D_{57}
脏器重量	脑（大脑、小脑和脑干）、心脏、肝脏、肺、肾脏、肾上腺、胸腺、脾脏、甲状腺（含甲状旁腺）、睾丸、附睾、卵巢、子宫	D_{29}、D_{57}
病理检查	脑（大脑、小脑、脑干）、垂体、脊髓（胸、颈、腰段）、骨髓（胸骨）、股骨、唾液腺、颈部淋巴结、甲状腺（含甲状旁腺）、气管、食管、胸腺（或胸腺区域）、肺（含主支气管）、主动脉、心脏、脾脏、胰腺、肾脏、肾上腺、肝脏、胆囊、肠系膜淋巴结、胃、十二指肠、空肠、回肠、盲肠、结肠、直肠、膀胱、睾丸、附睾、前列腺、精囊腺、卵巢和输卵管、子宫（含子宫颈）、阴道、乳腺、骨骼肌、坐骨神经、皮肤（非给药部位）、眼、视神经、给药局部（含皮肤、肌肉和血管）及其他异常组织	D_{29}、D_{57}

注：表中给药前1次、D_{28}、D_{56} 分别表示检疫期第2周、药期4周及恢复期4周

表 10-6-7　血液学及凝血检测指标和方法

指标（参数）	缩 写 名	单 位	方 法
红细胞计数	RBC	$\times 10^{12}$/L	鞘流DC检测方法
血红蛋白	Hb	g/L	SLS血红蛋白检测法
血细胞比容	HCT	%	RBC累积脉冲高度检测法
平均红细胞体积	MCV	fL	由RBC和HCT算出
平均血红蛋白含量	MCH	pg	由RBC和Hb算出
平均血红蛋白浓度	MCHC	g/L	由HCT和Hb算出
红细胞体积分布宽度	RDW	fL	根据红细胞直方图算出
网织红细胞计数	RET#	$\times 10^{9}$/L	流式细胞计数
网织红细胞比率	RET	%	流式细胞计数
白细胞计数	WBC	$\times 10^{9}$/L	流式细胞计数
中性粒细胞计数	NE#	$\times 10^{9}$/L	流式细胞计数
淋巴细胞计数	LY#	$\times 10^{9}$/L	流式细胞计数
单核细胞计数	MO#	$\times 10^{9}$/L	流式细胞计数
嗜酸性粒细胞计数	EO#	$\times 10^{9}$/L	流式细胞计数
嗜碱性粒细胞计数	BA#	$\times 10^{9}$/L	流式细胞计数
中性粒细胞比率	NE	%	流式细胞计数
淋巴细胞比率	LY	%	流式细胞计数
单核细胞比率	MO	%	流式细胞计数
嗜酸性粒细胞比率	EO	%	流式细胞计数
嗜碱性粒细胞比率	BA	%	流式细胞计数
血小板计数	PLT	$\times 10^{9}$/L	鞘流DC检测方法
血小板压积	PCT	%	根据血小板直方图算出
平均血小板体积	MPV	fL	根据血小板直方图和PLT算出
血小板分布宽度	PDW	fL	根据血小板直方图算出
凝血酶原时间	PT	s	凝固法
活化部分凝血活酶时间	APTT	s	凝固法
凝血酶时间	TT	s	凝固法
血浆纤维蛋白原	Fbg	g/L	凝固法

表 10-6-8　血液生化学检测指标和方法

指标（参数）	缩 写 名	单 位	方 法
谷草转氨酶	GOT	U/L	连续监测法
谷丙转氨酶	GPT	U/L	连续监测法
碱性磷酸酶	ALP	U/L	AMP缓冲液法

（续表）

指标（参数）	缩写名	单位	方法
肌酸激酶	CK	U/L	DKGC法
尿素氮	BUN	mmol/L	紫外酶法
肌酐	CREA	μmol/L	肌氨酸氧化酶法
总蛋白	TP	G/L	双缩脲法
白蛋白	Alb	G/L	溴甲酚绿法
血糖	GLU	mmol/L	葡萄糖氧化酶法
总胆红素	TBIL	μmol/L	二氯苯重氮盐法
总胆固醇	CHOL	mmol/L	胆固醇过氧化酶法
甘油三酯	TRIG	mmol/L	甘油三酯过氧化酶法
γ-谷氨酰转移酶	γ-GGT	U/L	连续监测法
钾	K^+	mmol/L	酶法
钠	Na^+	mmol/L	酶法
氯	Cl^-	mmol/L	硫氰酸汞终点法
钙	Ca^{2+}	mmol/L	偶氮胂Ⅲ法
雌二醇	E_2	ng/L	酶联免疫法
睾酮	T	nmol/L	酶联免疫法
孕酮	P	pg/mL	酶联免疫法
抑制素B	INH-B	ng/mL	酶联免疫法
黄体生成素	LH	pg/mL	酶联免疫法
卵泡刺激素	FSH	pg/mL	酶联免疫法
生长激素	GH	μg/L	酶联免疫法
类胰岛素生长因子-1	IGF-1	ng/L	酶联免疫法
类胰岛素生长因子结合蛋白-3	IGFBP-3	μg/L	酶联免疫法
免疫球蛋白G	IgG	g/L	透射比浊法
免疫球蛋白M	IgM	g/L	透射比浊法

（九）统计分析

采用SPSS统计软件分析各类数据。组间比较，体重计量资料以单因素方差分析或非参数检验，结果用 $\bar{X} \pm SD$ 表示；生长发育指标达标率及阳性率等计数资料用百分比例表示，组间比较时用 χ^2 检验，其他计数资料（如尿液部分指标）采用秩和检验，描述其变化趋势；给药前后比较以配对T检验进行统计分析；如每组样本量≤2或出现异常时，分析个体资料，进行描述性分析，统计结果取其均值或个体值表述。

（十）结果

1. 受试物检测·试验期间检测受试物含量、受试物-介质混合浓度及其稳定性，均符合试验要求。① 原料药检测：试验给药前，进行原料药检测，含量以XXX计为87.32 μg/mL（批号S20170901）和74.29 μg/mL（批号1707307）；试验结束后，进行原料药检测，含量以XXX计为73.81 μg/mL（批号1707307），符合要求；（委托方提供的含量测定标准：以XXX计，应为50～150 μg/mL）；② 受试物配制后浓度检测：首次给药当天，批号S20170901配制后误差为-2.94%（0.16 mL/mL）、-2.08%（0.40 mL/mL）、-0.60%（0.80 mL/mL）；末次给药，批号1707307配制后误差为3.75%（0.16 mL/mL）、4.96%（0.40 mL/mL）和3.47%（0.80 mL/mL），均符合要求；③ 稳定性检测：给药前已经检测过批号S20170901稳定性，三个浓度的受试物溶液室温放置6 h后稳定性分别为99.90%（0.16 mL/mL）、98.48%（0.40 mL/mL）和99.32%（0.80 mL/mL）；末次给药后，批号1707307三个浓度的受试物溶液室温放置6 h后稳定性分别为101.06%（0.16 mL/mL）、99.11%（0.40 mL/mL）和99.92%（0.80 mL/mL）均符合要求。

2. 一般状况·试验期间雌雄幼龄犬一般症状观察见表10-6-9～表10-6-16。

表 10-6-9　儿科用中药注射液 EEE 离乳前比格犬静脉注射 4 周溶媒对照组动物一般状况观察结果（给药期）

动物编号	时间（天）													
---	1	2	3	4	5	6	7	8	9	10	11	12	13	14
003#	–	–	–	–	–	–	B	–	–	–	–	–	B	–
004#	–	–	–	–	B	–	–	–	–	–	–	–	B	–
032#	–	–	–	–	–	–	–	–	–	–	B	–	–	–
034#	–	–	–	B	–	–	–	–	–	–	–	–	–	–
015#	B	–	–	–	–	–	–	–	–	–	–	–	–	–
016#	–	–	–	–	–	–	–	–	–	–	–	B	–	–
046#	–	B	–	–	–	–	–	–	–	–	–	–	–	–
047#	–	–	–	–	–	–	–	–	–	–	–	–	–	–
027#	–	–	–	–	–	–	–	B	–	–	–	–	–	–
028#	–	–	–	–	–	–	–	–	–	–	–	–	–	–
058#	–	–	B	–	–	–	–	–	–	–	B	–	–	–
059#	B	–	–	–	B	–	–	–	–	–	–	–	–	–

动物编号	时间（天）													
---	15	16	17	18	19	20	21	22	23	24	25	26	27	28
003#	–	–	–	–	–	–	–	–	–	–	–	–	B	–
004#	–	–	–	–	–	–	–	B	–	–	–	–	–	–
032#	–	–	B	–	–	–	–	–	–	–	–	–	–	–
034#	–	–	–	–	–	–	–	B	–	–	–	–	–	–
015#	B	–	–	–	–	–	B	–	–	–	–	–	–	–
016#	–	–	–	–	–	–	–	–	–	–	B	–	–	–
046#	–	–	–	–	–	–	–	–	–	B	–	–	–	–
047#	–	–	–	–	–	–	–	–	–	–	–	–	–	–
027#	B	B	B	/	/	/	/	/	/	/	/	/	/	/
028#	–	–	B	B	–	–	–	–	–	–	–	–	B	–
058#	–	–	–	–	B	–	–	–	–	–	B	–	–	–
059#	–	–	–	–	–	–	B	–	–	–	–	–	–	–

注：D_{1-28}，给药期；-，无明显异常；/，动物死亡；B，稀便

表 10-6-10　儿科用中药注射液 EEE 离乳前比格犬静脉注射 4 周溶媒对照组动物一般状况观察结果（恢复期）

动物编号	时间（天）													
	29	30	31	32	33	34	35	36	37	38	39	40	41	42
034#	–	–	–	–	–	–	–	B	–	–	–	–	–	–
016#	–	–	–	–	–	–	–	–	–	–	–	B	–	–
028#	–	–	–	–	–	–	–	B	–	–	–	–	–	–
059#	–	–	–	–	–	–	–	–	–	B	–	–	–	–

动物编号	时间（天）													
	43	44	45	46	47	48	49	50	51	52	53	54	55	56
034#	–	–	–	–	–	B	–	–	–	–	–	–	–	–
016#	–	–	–	–	–	–	–	–	–	–	–	–	–	–
028#	–	–	–	–	–	–	–	–	–	–	–	–	B	–
059#	–	–	–	–	B	–	–	–	–	–	–	–	–	–

注：D29~56，恢复期；–，无明显异常；B，稀便

表 10-6-11　儿科用中药注射液 EEE 离乳前比格犬静脉注射 4 周低剂量组动物一般状况观察结果（给药期）

动物编号	时间（天）													
	1	2	3	4	5	6	7	8	9	10	11	12	13	14
001#	–	–	–	–	AB	AB	AB	AB	–	–	–	–	–	–
002#	–	–	–	–	–	–	AB	–	–	–	AB	–	–	–
029#	AB	–	–	–	–	–	–	–	–	–	–	–	–	–
030#	AB	–	–	–	–	–	–	–	–	–	–	–	–	AB
011#	AB	–	–	–	–	–	–	AB	–	–	–	–	–	–
012#	AB	–	–	–	AB	–	–	–	–	–	AB	AB	AB	B
041#	–	–	–	–	–	–	–	AB	–	–	–	–	–	–
042#	AB	–	–	–	–	–	–	AB	–	–	–	–	–	–
018#	AB	–	–	–	–	–	–	–	–	–	–	–	–	–
019#	–	AB	–	–	–	–	–	–	–	AB	–	–	–	–
050#	–	–	–	AB	–	–	–	–	–	–	–	AB	–	–
051#	–	–	–	–	–	–	AB	–	–	–	–	–	–	–

动物编号	时间（天）													
	15	16	17	18	19	20	21	22	23	24	25	26	27	28
001#	–	AB	–	–	–	–	–	–	–	–	–	–	AB	AB
002#	–	–	–	–	–	–	–	–	AB	AB	–	–	–	–
029#	–	–	–	–	–	–	AB	–	–	–	–	–	–	–
030#	–	–	–	–	–	–	–	–	–	–	–	–	–	–

（续表）

动物编号	时间（天）													
	15	16	17	18	19	20	21	22	23	24	25	26	27	28
011#	−	−	−	−	−	−	−	−	−	−	AB	−	−	−
012#	/	/	/	/	/	/	/	/	/	/	/	/	/	/
041#	−	−	−	−	−	−	−	−	−	−	−	−	AB	−
042#	−	−	AB	AB	−	−	−	−	−	−	−	−	−	−
018#	−	−	−	−	AB	−	−	−	−	−	−	−	−	AB
019#	−	−	−	−	−	−	AB	−	−	AB	−	−	−	−
050#	−	−	AB	−	−	−	−	−	−	−	−	−	−	−
051#	−	−	−	−	−	−	AB	−	−	−	AB	−	−	−

注：D$_{1-28}$，给药期；−，无明显异常；/，动物死亡；A，给药后排便；B，稀便

表 10-6-12　儿科用中药注射液 EEE 离乳前比格犬静脉注射 4 周低剂量组动物一般状况观察结果（恢复期）

动物编号	时间（天）													
	29	30	31	32	33	34	35	36	37	38	39	40	41	42
030#	B	−	−	−	−	−	−	−	−	−	−	−	−	−
011#	−	−	−	−	−	−	−	−	−	−	B	−	−	−
019#	−	−	−	B	B	−	−	−	−	−	−	−	−	−
051#	−	−	−	−	−	−	−	−	−	−	−	−	−	−

动物编号	时间（天）													
	43	44	45	46	47	48	49	50	51	52	53	54	55	56
030#	−	−	−	−	−	B	−	−	−	−	−	−	−	−
011#	−	−	−	B	−	−	−	−	−	−	−	−	−	−
019#	−	−	−	−	−	−	−	B	−	−	−	−	−	−
051#	−	−	−	−	−	−	−	−	−	−	−	−	−	−

注：D$_{29-56}$，恢复期；−，无明显异常；B，稀便

表 10-6-13　儿科用中药注射液 EEE 离乳前比格犬静脉注射 4 周中剂量组动物一般状况观察结果（给药期）

动物编号	时间（天）													
	1	2	3	4	5	6	7	8	9	10	11	12	13	14
007#	AB	AB	−	−	−	−	−	AB	−	−	−	AC	−	−
008#	AB	AB	−	−	AB	−	AB	AB	−	−	AB	−	−	−
037#	AB	AB	−	−	AB	AB	−	AB	−	−	−	AB	−	−
038#	AB	AB	−	−	AB	−	−	AB	−	−	−	−	−	−
009#	AB					AB		−	−	−	AB	AB		

（续表）

动物编号	时间（天）													
	1	2	3	4	5	6	7	8	9	10	11	12	13	14
010#	－	－	－	－	－	AB	－	－	－	－	－	－	AB	－
039#	－	－	－	－	AB	－	AB	－	AB	－	－	－	AB	－
040#	－	－	－	－	－	－	－	－	－	－	－	－	－	－
023#	AB	－	－	AB	－	AB	－	－	－	－	－	－	－	－
024#	－	－	－	－	－	－	－	－	－	－	AB	－	－	－
055#	－	－	－	AB	AB	－	－	－	－	－	－	－	AB	AB
057#	AB	－	－	－	－	－	－	－	－	－	－	－	－	AB

动物编号	时间（天）													
	15	16	17	18	19	20	21	22	23	24	25	26	27	28
007#	－	－	－	－	AB	－	－	－	－	－	－	－	AB	－
008#	－	－	－	－	AB	－	－	－	－	－	－	－	－	－
037#	－	－	－	－	－	－	AB	－	－	－	－	AB	AB	－
038#	－	－	AB	－	－	－	AB	－	－	－	－	－	－	－
009#	－	－	AB	－	－	－	－	－	－	－	－	－	－	－
010#	－	－	－	－	－	－	－	－	－	－	AB	－	－	－
039#	－	－	－	－	AB	－	－	－	－	－	－	－	－	－
040#	－	－	－	－	－	－	－	－	－	AB	AB	－	－	－
023#	－	－	AB	－	－	AB	－	－	－	－	－	－	－	－
024#	－	－	－	－	－	－	－	－	－	－	－	AB	－	－
055#	AB	－	－	－	－	－	－	－	AB	－	－	－	－	－
057#	－	－	－	－	－	－	－	－	－	－	－	－	－	AB

注：D₁₋₂₈，给药期；－，无明显异常；A，给药后排便；B，稀便；C，呕吐

表 10-6-14　儿科用中药注射液 EEE 离乳前比格犬静脉注射 4 周中剂量组动物一般状况观察结果（恢复期）

动物编号	时间（天）													
	29	30	31	32	33	34	35	36	37	38	39	40	41	42
038#	－	－	－	－	－	－	－	－	－	－	－	－	－	－
010#	－	－	－	－	－	－	－	B	B	－	－	－	－	－
024#	－	－	－	－	－	B	－	－	－	－	－	－	－	－
057#	B	B	－	－	－	－	－	－	－	－	－	－	－	－

动物编号	时间（天）													
	43	44	45	46	47	48	49	50	51	52	53	54	55	56
038#	－	－	－	－	－	－	－	－	－	－	－	－	－	B

（续表）

动物编号	时间（天）													
	43	44	45	46	47	48	49	50	51	52	53	54	55	56
010#	−	−	−	−	−	−	−	−	−	−	−	−	−	−
024#	−	−	−	−	−	−	−	−	−	−	−	−	−	−
057#	B	−	−	−	−	B	−	−	−	−	−	−	−	−

注：D$_{29-56}$，恢复期；−，无明显异常；B，稀便

表 10-6-15　儿科用中药注射液 EEE 离乳前比格犬静脉注射 4 周高剂量组动物一般状况观察结果（给药期）

动物编号	时间（天）													
	1	2	3	4	5	6	7	8	9	10	11	12	13	14
005#	AB	AB	AB	−	−	AB	AB	−	−	−	AB	AB	AB	AB
006#	AB	AB	AB	−	−	AB	AB	AB	AB	−	AB	−	AB	AB
035#	ABC	−	AB	−	−	−	AD	−	−	ABD	ABD	ABD	ABD	ABD
036#	AB	−	AB	−	−	AB	AB	AB	−	AB	AB	−	−	AC
013#	AB	AB	−	−	−	AB	−	−	AB	ABD	ABD	ABD	ABD	ABD
014#	AB	AB	D	D	−	ABD	ABD	ABD	ABD	ABD	ABD	ABD	ABD	ABCD
044#	AC	−	−	−	−	−	−	AB	−	−	−	−	AB	−
045#	−	−	−	−	−	AB	ABD	ABD	ABD	ABD	ABD	ABD	ABD	ABCD
021#	AB	−	−	AB	−	AB	AB	−	−	ABC	−	−	AB	AB
022#	AB	−	−	AB	−	AB	ABD	ABD	ABD	ABD	ABD	ABD	−	ABD
052#	−	−	−	AB	−	AB	AB	ABC	−	AB	−	ABC	ABD	ABD
053#	AB	−	−	AB	AB	AB	AB	−	−	AB	−	−	−	AB

动物编号	时间（天）													
	15	16	17	18	19	20	21	22	23	24	25	26	27	28
005#	AB	/	/	/	/	/	/	/	/	/	/	/	/	/
006#	−	−	−	−	−	AB	AB	−	−	−	AB	AB	−	−
035#	ABD	ABD	ABD	ABD	ABD	ABD	ABD	ABD	ABD	ABD	ABD	ABD	ABD	ABD
036#	−	−	AB	AB	AB	−	−	−	−	−	AB	−	AB	−
013#	ABD	ABD	ABD	ABD	ABD	ABD	ABD	ABD	ABD	ABD	ABD	ABD	ABD	ABD
014#	ABD	ABD	ABD	ABD	ABD	ABD	ABD	ABD	ABD	ABD	ABD	ABD	ABD	ABD
044#	AB	−	AB	−	−	−	−	−	−	−	−	AB	−	AB
045#	ABD	ABD	ABD	ABD	ABD	ABD	ABD	ABD	ABD	ABD	ABD	ABD	ABD	ABD
021#	AB	−	−	−	−	AB	−	AB	−	−	−	−	−	−
022#	ABD	ABD	ABD	ABD	ABD	ABD	ABD	ABD	ABD	ABD	ABD	ABD	ABD	ABD
052#	ABD	ABD	ABD	ABD	ABD	ABD	ABD	ABD	ABD	ABD	ABD	ABD	ABD	ABD
053#	AB	AB	AB	AB	−	−	−	−	AB	−	−	−	AB	AB

注：D$_{1-28}$，给药期；−，无明显异常；/，动物死亡；A，给药后排便；B，稀便；C，呕吐；D，流涎

表 10-6-16　儿科用中药注射液 EEE 离乳前比格犬静脉注射 4 周高剂量组动物一般状况观察结果（恢复期）

动物编号	时间（天）													
	29	30	31	32	33	34	35	36	37	38	39	40	41	42
036#	−	−	−	−	−	−	−	−	−	−	−	−	−	−
014#	B	−	−	−	B	−	−	−	−	−	−	−	B	−
022#	B	−	−	−	−	−	B	−	−	−	−	−	−	−
053#	B	−	−	−	−	−	−	−	−	−	−	−	−	−

动物编号	时间（天）													
	43	44	45	46	47	48	49	50	51	52	53	54	55	56
036#	−	−	−	−	−	−	−	−	−	−	−	−	−	−
014#	−	−	−	−	−	−	−	−	−	−	−	−	−	−
022#	B	−	−	−	−	−	−	−	−	−	−	−	−	−
053#	−	−	−	−	−	−	B	−	−	B	−	−	B	−

注：D_{29-56}，恢复期；−，无明显异常；B，稀便

（1）给药期（4周）：① 溶媒对照组：给药后出现间歇性排稀便（11/12 只）；② 低剂量组：给药后出现间歇性排稀便（12/12 只）；③ 中剂量组：给药后出现间歇性排稀便（12/12 只）；其中 1 只幼犬 007#在给药 28 天期间有 1 天出现呕吐（简称 1/28 d，以下描述类似）；④ 高剂量组：给药后出现连续排稀便（12/12 只）；其中 7 只幼犬出现呕吐：035#（1/28 d）、036#（1/28 d）、014#（1/28 d）、044#（1/28 d）、045#（1/28 d）、021#（1/28 d）和 052#（2/28 d）；6 只幼犬出现流涎：035#（20/28 d）、013#（19/28 d）、014#（25/28 d）、045#（22/28 d）、022#（22/28 d）和 052#（16/28 d）；⑤ 各组雌雄幼龄犬其他外观、行为、摄食情况、牙齿生长或更换情况和给药局部等均未见明显异常。

（2）恢复期（4周）：溶媒对照组（4/4）、低剂量组（3/4）、中剂量组（4/4）和高剂量组（3/4）动物间歇性排稀便，其他外观、行为、摄食情况、牙齿生长或更换情况及给药局部等均未见明显异常。

（3）死亡情况：溶媒对照组 1 只幼犬 027#在 D_{18} 死亡，低剂量组 1 只幼犬 012#在 D_{15} 死亡，高剂量组 1 只幼犬 005#在 D_{16} 死亡，上述动物死亡前未见任何异常体征。

3. 对幼龄犬生长发育的影响

（1）体重和体重增重：各组间比较统计结果见表 10-6-17～表 10-6-20 及图 10-6-1～图 10-6-4；个体数据略。① 体重：与溶媒对照组相比，高剂量组雄性幼龄犬在整个给药期间体重偏高，具有统计学差异（$P < 0.05$ 或 $P < 0.01$），其余组别未见统计学差异（$P > 0.05$）；各剂量组雌性幼龄犬体重均无明显变化，未见统计学差异（$P > 0.05$）；② 体重增重：与溶媒对照组相比，雌性低、中剂量组幼龄犬 D_{21-24} 体重增重减缓，具有统计学差异（$P < 0.05$ 或 $P < 0.01$）；雄性各剂量组幼龄犬体重增重均无明显变化，未见统计学差异（$P > 0.05$）；③ 恢复期（4周），各组分别剩余 2 只/性别动物，体重和体重增重的趋势与溶媒对照组动物一致，未见明显异常。

表 10-6-17　儿科用中药注射液 EEE 静脉注射 4 周对离乳前雄性比格犬体重的影响（$\bar{X} \pm SD$）

时间（天）	动物数（只）	体重（kg）			
		溶媒对照组	低剂量组	中剂量组	高剂量组
D_1	6	0.89 ± 0.30	1.03 ± 0.20	1.16 ± 0.26	1.53 ± 0.26**

（续表）

时间（天）	动物数（只）	体重（kg）			
		溶媒对照组	低剂量组	中剂量组	高剂量组
D_3	6	0.93 ± 0.33	1.10 ± 0.23	1.23 ± 0.27	1.63 ± 0.27**
D_5	6	0.96 ± 0.33	1.15 ± 0.29	1.29 ± 0.29	1.70 ± 0.28**
D_7	6	1.03 ± 0.35	1.22 ± 0.32	1.39 ± 0.32	1.83 ± 0.27**
D_{10}	6	1.10 ± 0.43	1.33 ± 0.36	1.51 ± 0.36	1.99 ± 0.31**
D_{14}	6	1.24 ± 0.49	1.46 ± 0.42	1.54 ± 0.40	2.05 ± 0.29*
D_{17}[a]	6	1.31 ± 0.51	1.66 ± 0.32	1.66 ± 0.40	2.16 ± 0.35*
D_{21}[b]	6	1.56 ± 0.41	1.79 ± 0.29	1.77 ± 0.39	2.27 ± 0.36*
D_{24}[b]	6	1.66 ± 0.41	1.94 ± 0.36	1.90 ± 0.40	2.41 ± 0.38*
D_{28}[b]	6	1.74 ± 0.41	2.11 ± 0.37	1.99 ± 0.39	2.56 ± 0.43*
D_{31}	2	1.82	2.22	2.12	2.47
D_{35}	2	1.90	2.35	2.25	2.55
D_{38}	2	1.97	2.48	2.34	2.69
D_{42}	2	2.06	2.62	2.41	2.78
D_{45}	2	2.13	2.72	2.54	2.85
D_{49}	2	2.22	2.85	2.67	2.96
D_{52}	2	2.35	3.01	2.81	3.07
D_{56}	2	2.42	3.08	2.94	3.17

注：与溶媒对照组相比，*$P < 0.05$，**$P < 0.01$；[a]低剂量组剩余5只动物；[b]溶媒、低和高剂量组每组剩余5只动物

表 10-6-18　儿科用中药注射液 EEE 静脉注射 4 周对离乳前雌性比格犬体重的影响（$\bar{X}$ ± SD）

时间（天）	动物数（只）	体重（kg）			
		溶媒对照组	低剂量组	中剂量组	高剂量组
D_1	6	1.20 ± 0.11	1.02 ± 0.20	0.98 ± 0.19	1.38 ± 0.20
D_3	6	1.25 ± 0.11	1.09 ± 0.22	1.05 ± 0.16	1.44 ± 0.22
D_5	6	1.32 ± 0.12	1.18 ± 0.25	1.12 ± 0.19	1.48 ± 0.23
D_7	6	1.41 ± 0.12	1.25 ± 0.23	1.21 ± 0.21	1.59 ± 0.26
D_{10}	6	1.52 ± 0.10	1.39 ± 0.22	1.32 ± 0.26	1.71 ± 0.28
D_{14}	6	1.73 ± 0.21	1.51 ± 0.28	1.45 ± 0.22	1.87 ± 0.27
D_{17}	6	1.82 ± 0.20	1.59 ± 0.29	1.52 ± 0.22	1.96 ± 0.27

（续表）

时间（天）	动物数（只）	体重（kg）			
		溶媒对照组	低剂量组	中剂量组	高剂量组
D_{21}	6	1.96 ± 0.20	1.70 ± 0.32	1.61 ± 0.21	2.08 ± 0.28
D_{24}	6	2.12 ± 0.19	1.79 ± 0.34	1.67 ± 0.23	2.20 ± 0.31
D_{28}	6	2.27 ± 0.19	1.86 ± 0.37	1.80 ± 0.23	2.33 ± 0.35
D_{31}	2	2.46	2.00	1.99	2.47
D_{35}	2	2.65	2.21	2.09	2.60
D_{38}	2	2.75	2.31	2.19	2.70
D_{42}	2	2.96	2.41	2.32	2.85
D_{45}	2	3.06	2.50	2.40	2.99
D_{49}	2	3.17	2.59	2.50	3.12
D_{52}	2	3.48	2.71	2.61	3.26
D_{56}	2	3.69	2.79	2.76	3.39

表 10-6-19　儿科用中药注射液 EEE 静脉注射 4 周对离乳前雄性比格犬体重增重的影响（$\bar{X}$ ±SD）

时间（天）	动物数（只）	体重增重（kg）			
		溶媒对照组	低剂量组	中剂量组	高剂量组
D_{1-3}	6	0.04 ± 0.05	0.08 ± 0.03	0.07 ± 0.05	0.10 ± 0.02
D_{3-5}	6	0.04 ± 0.03	0.05 ± 0.09	0.06 ± 0.03	0.08 ± 0.02
D_{5-7}	6	0.07 ± 0.03	0.07 ± 0.04	0.11 ± 0.06	0.13 ± 0.03
D_{7-10}	6	0.07 ± 0.10	0.10 ± 0.04	0.12 ± 0.06	0.16 ± 0.05
D_{10-14}	6	0.13 ± 0.09	0.13 ± 0.07	0.03 ± 0.14	0.07 ± 0.19
$D_{14-17}{}^{a}$	6	0.08 ± 0.06	0.07 ± 0.12	0.12 ± 0.04	0.11 ± 0.05
$D_{17-21}{}^{b}$	6	0.10 ± 0.04	0.14 ± 0.07	0.10 ± 0.03	0.11 ± 0.05
$D_{21-24}{}^{b}$	6	0.09 ± 0.02	0.14 ± 0.08	0.13 ± 0.04	0.14 ± 0.03
$D_{24-28}{}^{b}$	6	0.09 ± 0.01	0.17 ± 0.04	0.10 ± 0.06	0.15 ± 0.07
D_{28-31}	2	0.08	0.16	0.13	0.15
D_{31-35}	2	0.08	0.13	0.13	0.08
D_{35-38}	2	0.07	0.13	0.09	0.14
D_{38-42}	2	0.09	0.14	0.07	0.09
D_{42-45}	2	0.07	0.10	0.13	0.07
D_{45-49}	2	0.09	0.13	0.13	0.11
D_{49-52}	2	0.13	0.16	0.14	0.11
D_{52-56}	2	0.07	0.07	0.13	0.10

注：[a] 低剂量组剩余 5 只动物；[b] 溶媒、低和高剂量组每组剩余 5 只动物

表 10-6-20　儿科用中药注射液 EEE 静脉注射 4 周对离乳前雌性比格犬性动物体重增重的影响（$\overline{X}$ ± SD ）

时间（天）	动物数（只）	体重增重（kg）			
		溶媒对照组	低剂量组	中剂量组	高剂量组
D_{1-3}	6	0.05 ± 0.04	0.07 ± 0.03	0.07 ± 0.03	0.05 ± 0.05
D_{3-5}	6	0.07 ± 0.03	0.09 ± 0.04	0.07 ± 0.03	0.04 ± 0.02
D_{5-7}	6	0.09 ± 0.02	0.07 ± 0.03	0.09 ± 0.04	0.11 ± 0.04
D_{7-10}	6	0.11 ± 0.03	0.14 ± 0.02	0.11 ± 0.08	0.13 ± 0.07
D_{10-14}	6	0.21 ± 0.12	0.12 ± 0.07	0.13 ± 0.07	0.16 ± 0.04
D_{14-17}	6	0.09 ± 0.09	0.08 ± 0.02	0.07 ± 0.04	0.09 ± 0.02
D_{17-21}	6	0.13 ± 0.05	0.11 ± 0.04	0.08 ± 0.02	0.12 ± 0.04
D_{21-24}	6	0.16 ± 0.05	0.09 ± 0.02*	0.06 ± 0.03**	0.11 ± 0.04
D_{24-28}	6	0.15 ± 0.05	0.07 ± 0.06	0.13 ± 0.04	0.13 ± 0.04
D_{28-31}	2	0.12	0.05	0.13	0.17
D_{31-35}	2	0.19	0.21	0.10	0.13
D_{35-38}	2	0.10	0.10	0.10	0.10
D_{38-42}	2	0.21	0.10	0.13	0.15
D_{42-45}	2	0.09	0.09	0.08	0.14
D_{45-49}	2	0.12	0.09	0.10	0.13
D_{49-52}	2	0.31	0.12	0.11	0.14
D_{52-56}	2	0.21	0.08	0.15	0.13

注：与溶媒对照组相比，*$P < 0.05$，**$P < 0.01$

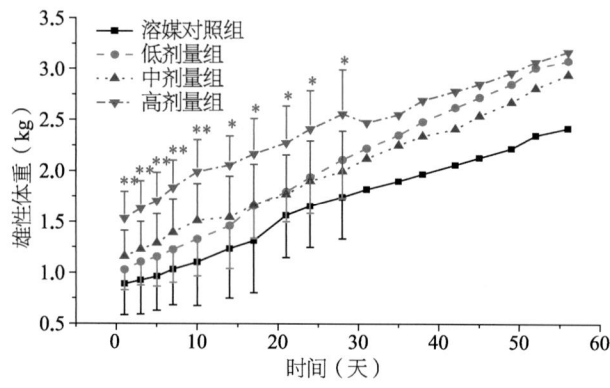

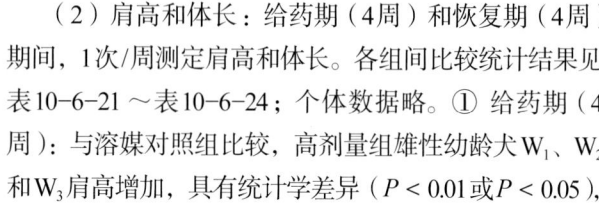

图 10-6-1　儿科用中药注射液 EEE 静脉注射 4 周对离乳前雄性比格犬体重的影响（$\overline{X}$± SD）

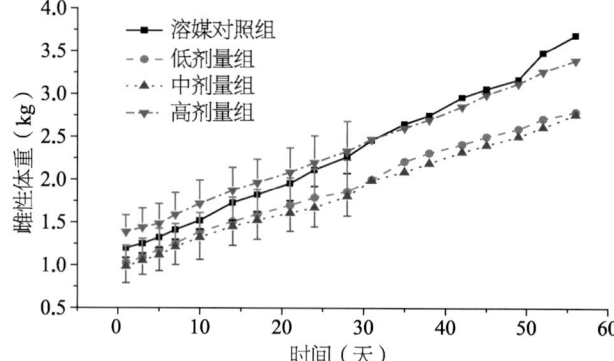

图 10-6-2　儿科用中药注射液 EEE 静脉注射 4 周对离乳前雌性比格犬体重的影响（$\overline{X}$± SD）

（2）肩高和体长：给药期（4周）和恢复期（4周）期间，1次/周测定肩高和体长。各组间比较统计结果见表10-6-21～表10-6-24；个体数据略。① 给药期（4周）：与溶媒对照组比较，高剂量组雄性幼龄犬 W_1、W_2 和 W_3 肩高增加，具有统计学差异（$P < 0.01$ 或 $P < 0.05$），

W_1、W_2、W_3 和 W_4 体长增加，具有统计学差异（$P < 0.05$ 或 $P < 0.01$）；雌性各剂量组幼龄犬的肩高和体长均未见明显变化，无统计学差异（$P > 0.05$）；② 恢复期（4周）：与溶媒对照组比较，各剂量组雌雄幼龄犬的肩高和体长均未见明显变化，无统计学差异（$P > 0.05$）。

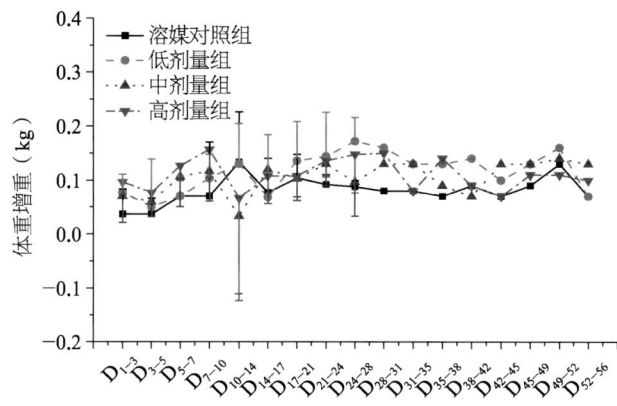

图10-6-3　儿科用中药注射液EEE静脉注射4周对离乳前雄性比格犬体重增重的影响（$\overline{X}\pm SD$）

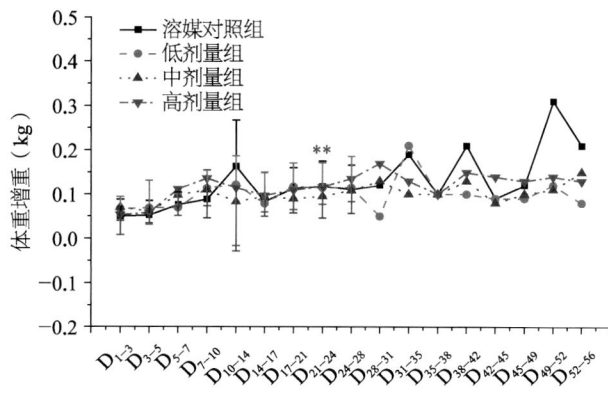

图10-6-4　儿科用中药注射液EEE静脉注射4周对离乳前雌性比格犬体重增重的影响（$\overline{X}\pm SD$）

表 10-6-21　儿科用中药注射液 EEE 静脉注射 4 周对离乳前雄性比格犬肩高的影响（$\overline{X}\pm SD$）

时间（周）	动物数（只）	肩高（cm）			
		溶媒对照组	低剂量组	中剂量组	高剂量组
W_1	6	12.5 ± 1.9	12.6 ± 0.9	13.8 ± 1.3	$16.2 \pm 1.4^{**}$
W_2	6	13.7 ± 2.1	13.4 ± 1.3	14.8 ± 1.1	$16.5 \pm 1.1^{*}$
W_3[a]	6	14.1 ± 1.9	14.4 ± 1.2	15.2 ± 1.1	$16.9 \pm 1.2^{*}$
W_4[b]	6	16.2 ± 1.4	15.8 ± 0.6	16.3 ± 0.9	17.5 ± 1.5
W_5	2	16.3	16.4	17.4	17.5
W_6	2	16.5	17.5	18.1	18.3
W_7	2	16.9	18.9	19.0	19.5
W_8	2	17.8	19.5	20.0	20.4

注：与溶媒对照组相比，$^{*}P < 0.05$，$^{**}P < 0.01$；[a] 低、高剂量组每组5只动物；[b] 溶媒、低和高剂量组每组5只动物

表 10-6-22　儿科用中药注射液 EEE 静脉注射 4 周对离乳前雄性比格犬体长的影响（$\overline{X}\pm SD$）

时间（周）	动物数（只）	体长（cm）			
		溶媒对照组	低剂量组	中剂量组	高剂量组
W_1	6	17.2 ± 1.9	17.5 ± 0.8	18.4 ± 2.1	$20.2 \pm 0.7^{*}$
W_2	6	18.1 ± 1.9	18.9 ± 1.9	19.5 ± 1.6	$22.5 \pm 1.6^{**}$
W_3	6	19.0 ± 2.6	21.0 ± 1.3	20.5 ± 2.0	$24.0 \pm 0.9^{**}$
W_4[a]	6	20.9 ± 2.3	22.7 ± 2.0	21.3 ± 2.0	$25.0 \pm 1.2^{*}$
W_5[b]	2	21.8	22.2	22.3	24.9
W_6	2	22.4	23.1	23.3	25.8
W_7	2	22.9	24.7	24.5	26.3
W_8	2	23.6	25.5	25.4	26.8

注：[a] 低、高剂量组每组5只动物；[b] 溶媒、低和高剂量组每组5只动物

表 10-6-23　儿科用中药注射液 EEE 静脉注射 4 周对离乳前雌性比格犬肩高的影响（$\overline{X}$ ±SD）

时间（周）	动物数（只）	肩高（cm）			
		溶媒对照组	低剂量组	中剂量组	高剂量组
W_1	6	14.1 ± 1.0	12.9 ± 1.2	12.6 ± 0.9	14.8 ± 1.3
W_2	6	14.8 ± 0.8	13.8 ± 0.6	13.7 ± 1.0	15.3 ± 1.0
W_3	6	15.5 ± 0.6	14.8 ± 0.6	14.2 ± 0.9	16.3 ± 1.1
W_4	6	16.8 ± 0.7	15.7 ± 0.8	15.5 ± 0.5	17.0 ± 1.0
W_5	2	17.3	16.4	15.6	17.0
W_6	2	18.5	16.8	16.6	17.9
W_7	2	19.5	17.4	17.5	18.9
W_8	2	20.1	18.1	18.5	19.6

表 10-6-24　儿科用中药注射液 EEE 静脉注射 4 周对离乳前雌性比格犬体长的影响（$\overline{X}$ ±SD）

时间（周）	动物数（只）	体长（cm）			
		溶媒对照组	低剂量组	中剂量组	高剂量组
W_1	6	19.1 ± 0.5	17.3 ± 1.1	17.1 ± 1.7	20.9 ± 1.2
W_2	6	20.2 ± 0.6	19.0 ± 1.0	18.7 ± 1.5	21.9 ± 1.3
W_3	6	21.8 ± 0.5	20.8 ± 1.6	20.1 ± 1.6	22.9 ± 1.2
W_4	6	23.2 ± 0.8	21.7 ± 1.5	21.2 ± 1.7	23.8 ± 1.2
W_5	2	23.4	23.3	21.6	24.9
W_6	2	24.5	23.8	22.8	25.5
W_7	2	25.6	24.6	24.3	26.5
W_8	2	26.3	25.2	25.7	27.4

（3）生长激素：给药前、给药结束（D_{28}）和恢复期结束（D_{56}），采集样本检测生长激素（GH）、类胰岛素生长因子-1（IGF-1）和类胰岛素生长因子结合蛋白-3。各组间比较统计结果见表10-6-25、表10-6-26及图10-6-5、图10-6-6。① 给药前：与溶媒对照组比较，雌雄幼龄犬 GH、IGF-1 和 IGFBP-3 激素水平均未见变化，无统计学差异（$P > 0.05$）；② 给药期结束（D_{28}）：与溶媒对照组比较，雌雄幼龄犬 GH、IGF-1 和 IGFBP-3 激素水平均未见变化，无统计学差异（$P > 0.05$）；③ 恢复期结束（D_{56}）：各剂量组雌雄各2只动物，生长激素水平仅列其均值进行描述性分析，未见明显趋势性改变。

4. 对幼龄犬摄食的影响·幼龄犬在 PND_{31} 开始给药，PND_{49}左右逐渐离乳，离乳前一周左右（PND_{40-42}）补充少量幼犬专用饲料；离乳后，考虑到幼龄犬的年龄和心理特点，仍然以窝为整体群养，直至给药结束；故不统计具体摄食量，仅观察雌雄幼龄犬整体摄食状况，各组均未出现摄食量减少情况。

5. 对幼龄犬体温的影响·给药期（4周）和恢复期（4周）期间，1次/周测定肛温。与溶媒对照组比较，各剂量组雌雄幼龄犬的体温均值在 37.6 ～ 38.1℃，未见明显变化，无统计学差异（$P > 0.05$）；各组间比较统计结果见表10-6-27、表10-6-28及图10-6-7、图10-6-8，每只动物的体温检查结果个体数据略。

表 10-6-25　儿科用中药注射液 EEE 静脉注射 4 周对离乳前雄性比格犬生长激素的影响（$\bar{X} \pm$ SD）

检测指标	时间（周）	动物数（只）	溶媒对照组	低剂量组	中剂量组	高剂量组
GH（μg/L）	0	3	41.96 ± 19.38	51.23 ± 35.88	38.08 ± 3.83	34.57 ± 19.02
	4	6	27.13 ± 3.15	33.81 ± 12.56	32.30 ± 7.82	24.81 ± 6.06
	8	2	45.35	28.38	27.09	37.14
IGF-1（ng/L）	0	3	29.27 ± 9.66	34.49 ± 6.91	18.06 ± 4.52	26.36 ± 17.37
	4	6[a]	17.84 ± 5.26	17.82 ± 2.77	26.96 ± 8.63	25.40 ± 5.51
	8	2	25.90	21.40	18.08	26.82
IGFBP-3（μg/L）	0	3	66.88 ± 9.10	127.95 ± 46.40	74.13 ± 22.82	73.21 ± 11.48
	4	6	83.75 ± 30.13	127.03 ± 78.85	97.23 ± 39.22	84.33 ± 45.29
	8	2	86.88	62.83	66.82	107.86

注：[a] 溶媒、低和高剂量组每组 5 只动物

表 10-6-26　儿科用中药注射液 EEE 静脉注射 4 周对离乳前雌性比格犬生长激素的影响（$\bar{X} \pm$ SD）

检测指标	时间（周）	动物数（只）	溶媒对照组	低剂量组	中剂量组	高剂量组
GH（μg/L）	0	3	45.92 ± 9.17	37.50 ± 9.12	37.93 ± 15.01	29.24 ± 2.15
	4	6	28.81 ± 10.61	35.99 ± 23.04	28.72 ± 5.47	34.48 ± 12.30
	8	2	37.62	32.06	47.90	50.57
IGF-1（ng/L）	0	3	35.20 ± 15.71	32.37 ± 13.14	31.61 ± 8.25	26.86 ± 6.27
	4	6	34.72 ± 23.59	24.21 ± 9.43	20.45 ± 4.94	29.39 ± 8.49
	8	2	23.00	19.72	23.46	39.11
IGFBP-3（μg/L）	0	3	56.33 ± 14.01	216.59 ± 222.53	101.43 ± 11.88	86.26 ± 16.25
	4	6	84.13 ± 54.34	64.48 ± 17.31	104.90 ± 37.50	79.45 ± 22.13
	8	2	94.88	83.00	83.02	164.80

表 10-6-27　儿科用中药注射液 EEE 静脉注射 4 周对离乳前雄性比格犬体温的影响（$\bar{X} \pm$ SD）

时间（周）	动物数（只）	体温（℃）			
		溶媒对照组	低剂量组	中剂量组	高剂量组
W_1	6	37.6 ± 0.4	37.6 ± 0.2	37.6 ± 0.4	37.7 ± 0.2
W_2	6	37.9 ± 0.3	37.7 ± 0.2	37.9 ± 0.5	37.6 ± 0.3
W_3[a]	6	38.0 ± 0.3	37.9 ± 0.2	38.1 ± 0.3	38.1 ± 0.1
W_4[b]	6	38.0 ± 0.2	38.1 ± 0.2	38.0 ± 0.3	37.9 ± 0.2
W_5	2	38.0	38.0	38.1	38.0
W_6	2	38.1	38.1	38.3	38.2
W_7	2	38.0	37.9	38.2	38.1
W_8	2	38.2	38.0	38.5	38.0

注：[a] 低、高剂量组每组 5 只动物；[b] 溶媒、低和高剂量组每组 5 只动物

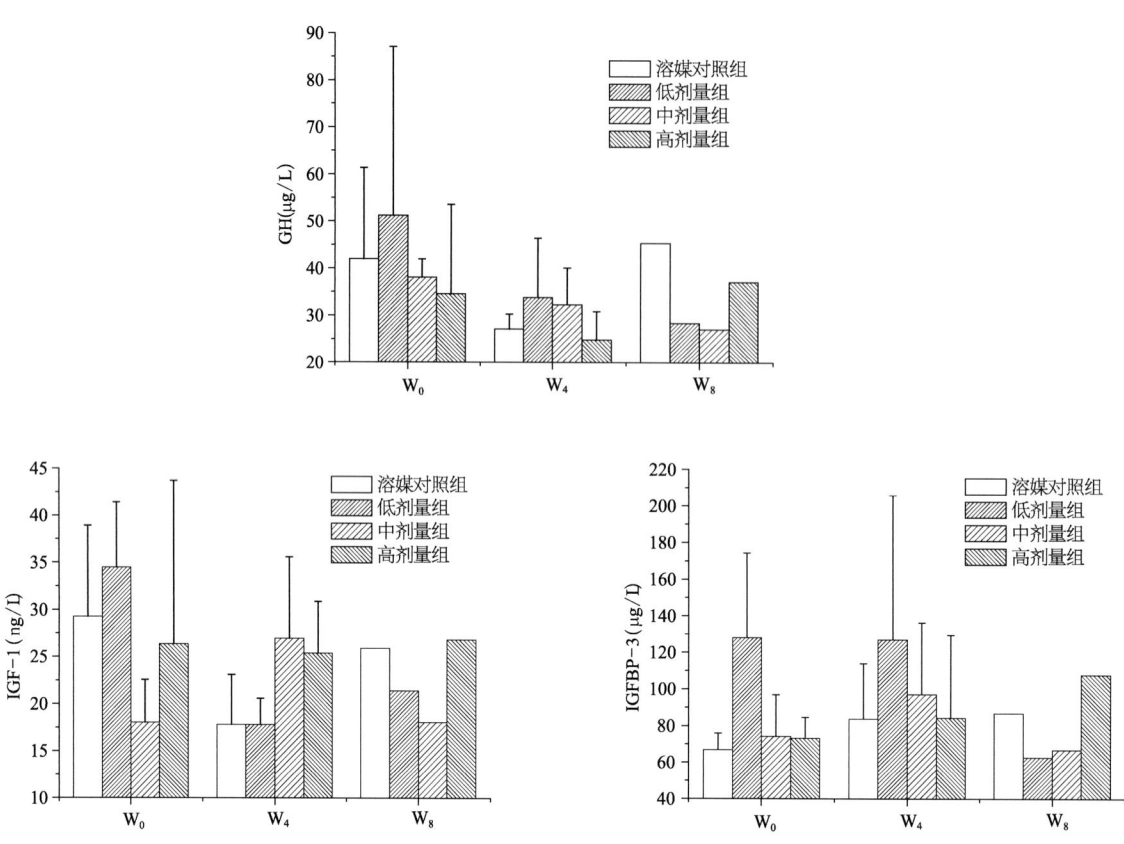

图10-6-5　儿科用中药注射液EEE静脉注射4周对离乳前雄性比格犬生长激素的影响（$\overline{X} \pm$ SD）

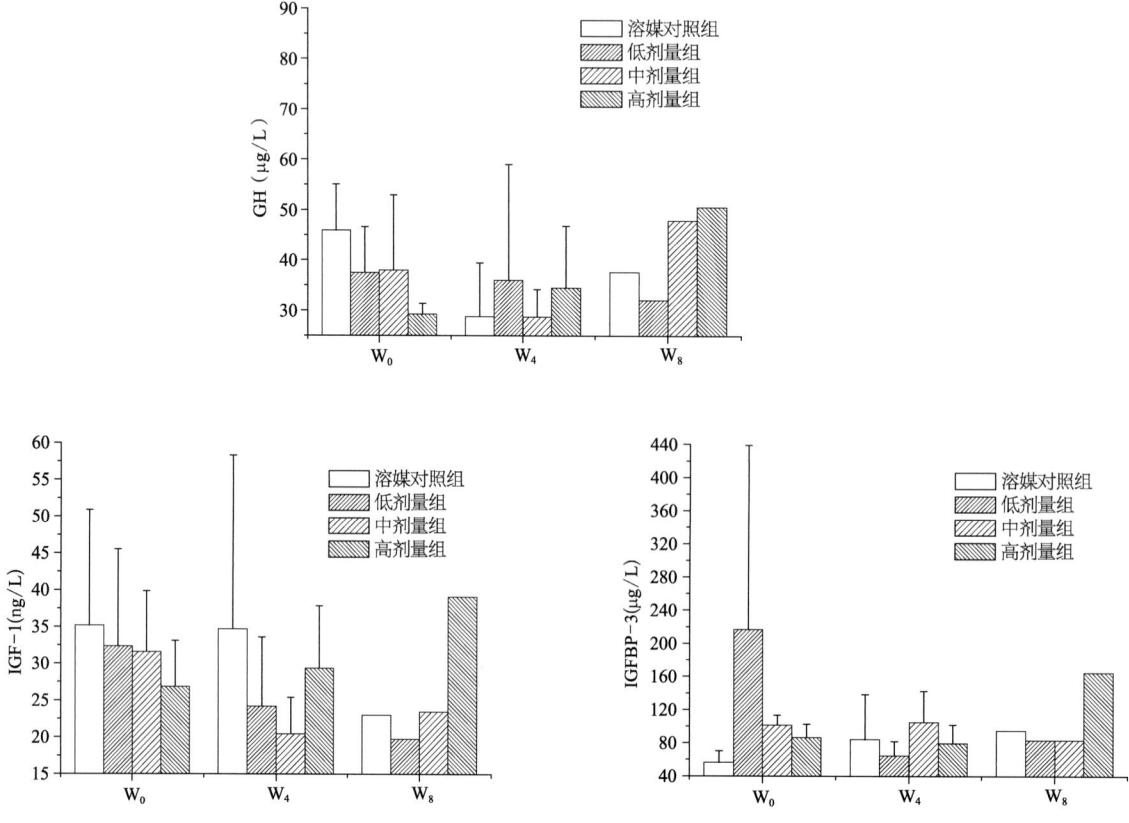

图10-6-6　儿科用中药注射液EEE静脉注射4周对离乳前雌性比格犬生长激素的影响（$\overline{X} \pm$ SD）

表 10-6-28　　儿科用中药注射液 EEE 静脉注射 4 周对离乳前雌性比格犬体温的影响（$\bar{X}$ ± SD ）

时间（周）	动物数（只）	体温（℃）			
		溶媒对照组	低剂量组	中剂量组	高剂量组
W$_1$	6	37.6 ± 0.3	37.5 ± 0.3	37.7 ± 0.4	37.8 ± 0.1
W$_2$	6	37.8 ± 0.2	37.7 ± 0.3	37.8 ± 0.1	37.8 ± 0.4
W$_3$	6	38.2 ± 0.3	37.9 ± 0.2	37.9 ± 0.1	38.1 ± 0.2
W$_4$	6	38.1 ± 0.1	38.0 ± 0.2	37.9 ± 0.2	38.0 ± 0.2
W$_5$	2	38.2	38.1	38.0	38.0
W$_6$	2	38.4	38.2	38.1	37.8
W$_7$	2	38.3	38.2	37.9	38.3
W$_8$	2	38.3	38.3	38.2	38.1

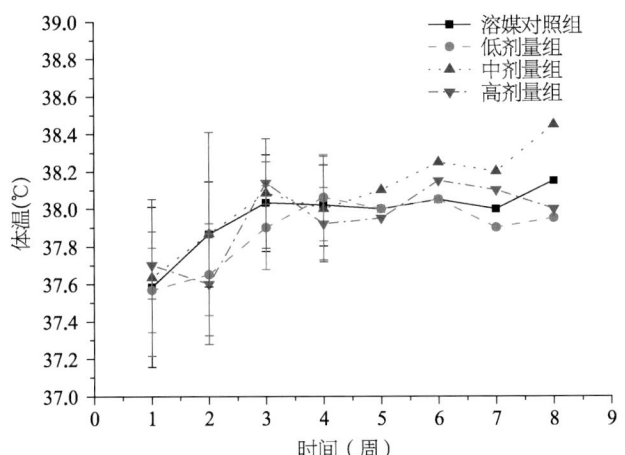

图 10-6-7　儿科用中药注射液 EEE 静脉注射 4 周对离乳前雄性比格犬体温的影响（$\bar{X}$± SD ）

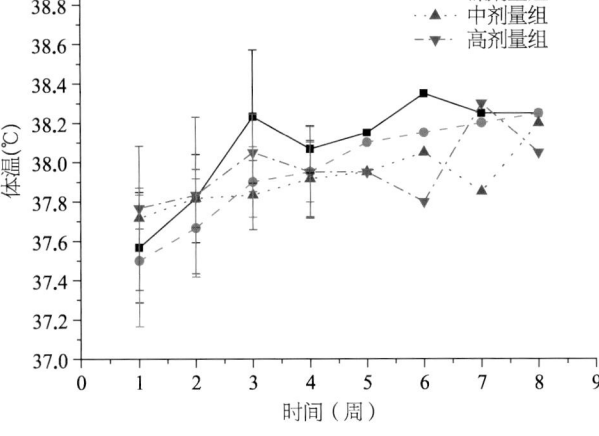

图 10-6-8　儿科用中药注射液 EEE 静脉注射 4 周对离乳前雌性比格犬体温的影响（$\bar{X}$ ± SD ）

6. 对幼龄犬眼科指标的影响·① 雄性：给药期结束（D$_{28}$）和恢复期结束（D$_{56}$），对溶媒对照组及低、中和高剂量组进行眼科检查（眼睑、眼球和瞳孔等）均无异常；② 雌性：给药期结束（D$_{28}$）和恢复期结束（D$_{56}$），对溶媒对照组及低、中和高剂量组眼科检查（眼睑、眼球和瞳孔等）均无异常。

7. 对幼龄犬行为或认知能力·① 从检疫和适应性饲养开始，每天考察雌雄幼龄犬的行为或认知能力；② PND$_{28}$开始，考察幼龄犬对声音做出的反应；各剂量组雌雄幼龄犬均可对声音做出反应，与溶媒对照组比较，组间未见明显不同；③ PND$_{35}$开始，各剂量组雌雄幼龄犬开始使用各种面部神态，以及出现耳朵的系列动作，整体动作变得更加协调，并逐渐形成窝内的主导地位；④ PND$_{49}$开始，各剂量组雌雄幼龄犬逐渐少量补充幼犬专用饲料，以适应离乳生活，离

乳前后一般状况各组幼龄犬未见明显不同；⑤ PND$_{56}$开始，各剂量组雌雄幼龄犬逐渐经历恐惧和快速学习阶段，可见幼龄犬表现出对于较大声响和动作会受到惊吓，意识到恐惧并开始躲闪的体征；经训练后在固定地点大小便（表10-6-29和表10-6-30）；个体数据略。

8. 对幼龄犬神经行为测试·给药前的检疫和适应性饲养期间检测 1 次/周，共 2 次；给药后检测 1 次/周（表10-6-31）。① 步态：观察各剂量组雌雄幼龄犬给药前后的一般行为和步态观察，均未见明显异常；② 姿势反射：观察各剂量组雌雄幼龄犬给药前后的本体定位反射、手推车运动、单足测试、单侧站立和单侧行走、后体位伸肌推进和放置反射等体征，均未见明显异常；③ 脑神经功能：观察各剂量组雌雄幼龄犬给药前后的头部运动/对称、头部肌张力、眼睛

表 10-6-29　儿科用中药注射液 EEE 静脉注射 4 周对刚离乳雄性比格犬行为或认知的影响（ $\overline{X}$ ±SD ）

检测指标	动物数（只 / 组）	溶媒对照组	低剂量组	中剂量组	高剂量组
对声音做出反应（天）	6	29.2 ± 0.8	29.3 ± 0.8	29.2 ± 0.8	28.8 ± 0.8
使用面部表情并有耳朵的动作，变得更加协调、窝内主导（天）	6[a]	48.4 ± 1.1	49.4 ± 1.1	48.2 ± 1.7	48.0 ± 1.6
经历恐惧和快速学习（天）	6[a]	56.2 ± 1.1	56.4 ± 1.5	56.0 ± 1.4	55.2 ± 1.9

注：[a] 溶媒、低和高剂量组每组 5 只动物

表 10-6-30　儿科用中药注射液 EEE 静脉注射 4 周对刚离乳雌性比格犬行为或认知的影响（ $\overline{X}$ ±SD ）

检测指标	动物数（只 / 组）	溶媒对照组	低剂量组	中剂量组	高剂量组
对声音做出反应（天）	6	29.2 ± 1.2	29.3 ± 0.8	29.3 ± 0.8	28.7 ± 1.2
使用面部表情并有耳朵的动作，变得更加协调、窝内主导（天）	6	49.5 ± 2.1	49.7 ± 2.0	49.3 ± 2.6	48.5 ± 2.6
经历恐惧和快速学习（天）	6	56.8 ± 0.8	56.8 ± 1.0	57.0 ± 1.3	55.8 ± 1.2

表 10-6-31　儿科用中药注射液 EEE 静脉注射 4 周对刚离乳比格犬神经行为的影响

检测指标	时间（周）	动物数（只）	溶媒对照组	低剂量组	中剂量组	高剂量组
行为和步态	−1	48	N	N	N	N
	0	48	N	N	N	N
	1	48	N	N	N	N
	2	48	N	N	N	N
	3	47	N	N	N	N
	4	45	N	N	N	N
	5	16	N	N	N	N
	6	16	N	N	N	N
	7	16	N	N	N	N
	8	16	N	N	N	N
本体定位反射	−1	48	N	N	N	N
	0	48	N	N	N	N
	1	48	N	N	N	N
	2	48	N	N	N	N
	3	47	N	N	N	N
	4	45	N	N	N	N
	5	16	N	N	N	N
	6	16	N	N	N	N
	7	16	N	N	N	N

（续表）

检测指标	时间（周）	动物数（只）	溶媒对照组	低剂量组	中剂量组	高剂量组
本体定位反射	8	16	N	N	N	N
	−1	48	N	N	N	N
	0	48	N	N	N	N
	1	48	N	N	N	N
	2	48	N	N	N	N
	3	47	N	N	N	N
手推车运动	4	45	N	N	N	N
	5	16	N	N	N	N
	6	16	N	N	N	N
	7	16	N	N	N	N
	8	16	N	N	N	N
	−1	48	N	N	N	N
	0	48	N	N	N	N
	1	48	N	N	N	N
	2	48	N	N	N	N
	3	47	N	N	N	N
单侧站立	4	45	N	N	N	N
	5	16	N	N	N	N
	6	16	N	N	N	N
	7	16	N	N	N	N
	8	16	N	N	N	N
	−1	48	N	N	N	N
	0	48	N	N	N	N
	1	48	N	N	N	N
	2	48	N	N	N	N
	3	47	N	N	N	N
单侧行走	4	45	N	N	N	N
	5	16	N	N	N	N
	6	16	N	N	N	N
	7	16	N	N	N	N
	8	16	N	N	N	N
	−1	48	N	N	N	N
后体位伸肌推进	0	48	N	N	N	N

（续表）

检测指标	时间（周）	动物数（只）	溶媒对照组	低剂量组	中剂量组	高剂量组
后体位伸肌推进	1	48	N	N	N	N
	2	48	N	N	N	N
	3	47	N	N	N	N
	4	45	N	N	N	N
	5	16	N	N	N	N
	6	16	N	N	N	N
	7	16	N	N	N	N
	8	16	N	N	N	N
放置反射	−1	48	N	N	N	N
	0	48	N	N	N	N
	1	48	N	N	N	N
	2	48	N	N	N	N
	3	47	N	N	N	N
	4	45	N	N	N	N
	5	16	N	N	N	N
	6	16	N	N	N	N
	7	16	N	N	N	N
	8	16	N	N	N	N
头部运动/对称	−1	48	N	N	N	N
	0	48	N	N	N	N
	1	48	N	N	N	N
	2	48	N	N	N	N
	3	47	N	N	N	N
	4	45	N	N	N	N
	5	16	N	N	N	N
	6	16	N	N	N	N
	7	16	N	N	N	N
	8	16	N	N	N	N
头部肌张力	−1	48	N	N	N	N
	0	48	N	N	N	N
	1	48	N	N	N	N
	2	48	N	N	N	N
	3	47	N	N	N	N

（续表）

检测指标	时间（周）	动物数（只）	溶媒对照组	低剂量组	中剂量组	高剂量组
	4	45	N	N	N	N
	5	16	N	N	N	N
头部肌张力	6	16	N	N	N	N
	7	16	N	N	N	N
	8	16	N	N	N	N
	−1	48	N	N	N	N
	0	48	N	N	N	N
	1	48	N	N	N	N
	2	48	N	N	N	N
	3	47	N	N	N	N
眼睛反应	4	45	N	N	N	N
	5	16	N	N	N	N
	6	16	N	N	N	N
	7	16	N	N	N	N
	8	16	N	N	N	N
	−1	48	N	N	N	N
	0	48	N	N	N	N
	1	48	N	N	N	N
	2	48	N	N	N	N
	3	47	N	N	N	N
眼睛对称	4	45	N	N	N	N
	5	16	N	N	N	N
	6	16	N	N	N	N
	7	16	N	N	N	N
	8	16	N	N	N	N
	−1	48	N	N	N	N
	0	48	N	N	N	N
	1	48	N	N	N	N
	2	48	N	N	N	N
会阴反射	3	47	N	N	N	N
	4	45	N	N	N	N
	5	16	N	N	N	N
	6	16	N	N	N	N

（续表）

检测指标	时间（周）	动物数（只）	溶媒对照组	低剂量组	中剂量组	高剂量组
会阴反射	7	16	N	N	N	N
	8	16	N	N	N	N
前庭眼球震颤	−1	48	N	N	N	N
	0	48	N	N	N	N
	1	48	N	N	N	N
	2	48	N	N	N	N
	3	47	N	N	N	N
	4	45	N	N	N	N
	5	16	N	N	N	N
	6	16	N	N	N	N
	7	16	N	N	N	N
	8	16	N	N	N	N
眼睛位置	−1	48	N	N	N	N
	0	48	N	N	N	N
	1	48	N	N	N	N
	2	48	N	N	N	N
	3	47	N	N	N	N
	4	45	N	N	N	N
	5	16	N	N	N	N
	6	16	N	N	N	N
	7	16	N	N	N	N
	8	16	N	N	N	N
角膜反射	−1	48	N	N	N	N
	0	48	N	N	N	N
	1	48	N	N	N	N
	2	48	N	N	N	N
	3	47	N	N	N	N
	4	45	N	N	N	N
	5	16	N	N	N	N
	6	16	N	N	N	N
	7	16	N	N	N	N
	8	16	N	N	N	N
瞳孔对光反射	−1	48	N	N	N	N

（续表）

（续表）

检测指标	时间（周）	动物数（只）	溶媒对照组	低剂量组	中剂量组	高剂量组
瞳孔对光反射	0	48	N	N	N	N
	1	48	N	N	N	N
	2	48	N	N	N	N
	3	47	N	N	N	N
	4	45	N	N	N	N
	5	16	N	N	N	N
	6	16	N	N	N	N
	7	16	N	N	N	N
	8	16	N	N	N	N
鼻中隔测试	−1	48	N	N	N	N
	0	48	N	N	N	N
	1	48	N	N	N	N
	2	48	N	N	N	N
	3	47	N	N	N	N
	4	45	N	N	N	N
	5	16	N	N	N	N
	6	16	N	N	N	N
	7	16	N	N	N	N
	8	16	N	N	N	N
舌部测试	−1	48	N	N	N	N
	0	48	N	N	N	N
	1	48	N	N	N	N
	2	48	N	N	N	N
	3	47	N	N	N	N
	4	45	N	N	N	N
	5	16	N	N	N	N
	6	16	N	N	N	N
	7	16	N	N	N	N
	8	16	N	N	N	N
咽测试	−1	48	N	N	N	N
	0	48	N	N	N	N
	1	48	N	N	N	N
	2	48	N	N	N	N

（续表）

检测指标	时间（周）	动物数（只）	溶媒对照组	低剂量组	中剂量组	高剂量组
咽测试	3	47	N	N	N	N
	4	45	N	N	N	N
	5	16	N	N	N	N
	6	16	N	N	N	N
	7	16	N	N	N	N
	8	16	N	N	N	N

注：N，正常

反应、眼睛对称、会阴反射、前庭眼球震颤、眼睛位置、角膜反射、瞳孔对光反射、鼻中隔测试、舌部测试和咽测试等体征，均未见明显异常。

9. 反射功能·给药前和给药初期，检测各剂量组雌雄幼龄犬的吸吮反射和瞳孔反射功能，均未见明显异常。

10. 对幼龄犬生殖功能的影响·给药 D_1 开始检查直至龟头包皮分离，给药期结束和恢复期结束，检测各剂量组雌雄幼龄犬 LH、FSH、E_2、P、T 和 INH-B 等性激素水平，各组间比较统计结果见表 10-6-32；性激素数据见表 10-6-33、表 10-6-34 及图 10-6-9。

（1）睾丸下降：与溶媒对照组比较，各剂量组睾丸下降时间无明显变化，未见统计学差异（$P > 0.05$）。

表 10-6-32　儿科用中药注射液 EEE 刚离乳比格犬静脉注射 4 周对睾丸下降和阴道张开的影响（$\bar{X} \pm SD$）

检测指标	动物数（只/组）	溶媒对照组	低剂量组	中剂量组	高剂量组
睾丸下降（天）	6	43.5 ± 2.3	43.5 ± 1.5	43.7 ± 2.3	42.5 ± 1.6
阴道张开（天）	6	21.7 ± 1.9	22.7 ± 1.5	22.3 ± 1.8	21.8 ± 0.8

表 10-6-33　儿科用中药注射液 EEE 静脉注射 4 周对离乳前雄性比格犬性激素的影响（$\bar{X} \pm SD$）

检测指标	时间（周）	动物数（只）	溶媒对照组	低剂量组	中剂量组	高剂量组
LH（ng/L）	0	3	66.70 ± 14.78	103.05 ± 26.21	88.41 ± 28.73	67.40 ± 17.92
	4	6[a]	76.97 ± 19.48	66.01 ± 8.71	96.45 ± 17.70	80.91 ± 23.01
	8	2	81.66	81.97	74.61	132.90
FSH（U/L）	0	3	11.59 ± 0.57	19.03 ± 9.54	11.55 ± 2.17	9.78 ± 1.03
	4	6[a]	11.35 ± 2.07	13.12 ± 1.64	15.19 ± 6.09	13.32 ± 4.93
	8	2	14.53	11.98	12.56	19.48
E_2（ng/L）	0	3	151.88 ± 30.32	279.35 ± 129.82	225.73 ± 56.42	207.31 ± 117.42
	4	6[a]	193.14 ± 65.96	199.13 ± 127.36	187.55 ± 24.91	134.64 ± 30.24
	8	2	162.16	199.11	98.59	185.98
P（pmol/L）	0	3	924.28 ± 253.52	801.39 ± 93.31	940.08 ± 114.60	815.67 ± 135.72
	4	6[a]	876.45 ± 127.22	981.86 ± 261.43	1034.59 ± 323.17	932.60 ± 186.69

（续表）

检测指标	时间（周）	动物数（只）	溶媒对照组	低剂量组	中剂量组	高剂量组
P（pmol/L）	8	2	947.24	1023.33	767.06	924.68
T（nmol/L）	0	3	12.90 ± 2.79	13.61 ± 1.43	29.56 ± 15.10	14.71 ± 9.36
	4	6[a]	19.71 ± 7.81	14.97 ± 3.24	18.29 ± 3.88	14.03 ± 1.96
	8	2	19.51	14.87	14.33	22.45
INH-B（ng/L）	0	3	39.91 ± 2.86	35.57 ± 3.79	38.07 ± 9.81	26.57 ± 6.02
	4	6[a]	33.11 ± 5.81	30.00 ± 4.39	34.25 ± 6.36	31.72 ± 5.41
	8	2	39.05	27.63	28.29	39.09

注：[a] 溶媒、低和高剂量组每组 5 只动物

表 10-6-34　儿科用中药注射液 EEE 静脉注射 4 周对离乳前雌性比格犬性激素的影响（$\bar{X}$ ± SD）

检测指标	时间（周）	动物数（只）	溶媒对照组	低剂量组	中剂量组	高剂量组
LH（ng/L）	0	3	86.98 ± 1.12	84.74 ± 17.50	91.88 ± 22.78	60.65 ± 22.83
	4	6	65.59 ± 18.83	64.99 ± 8.12	76.15 ± 9.57	72.05 ± 9.88
	8	2	85.78	86.52	88.34	102.25
FSH（U/L）	0	3	12.07 ± 1.59	13.64 ± 2.78	10.92 ± 3.16	13.60 ± 3.18
	4	6	10.10 ± 1.38	13.53 ± 2.62	14.15 ± 1.97*	12.45 ± 3.03
	8	2	13.77	14.87	15.94	19.22
E₂（ng/L）	0	3	168.24 ± 30.38	193.38 ± 14.52	129.97 ± 4.19	138.11 ± 25.04
	4	6	208.77 ± 78.47	233.01 ± 151.88	152.09 ± 39.88	165.27 ± 19.63
	8	2	166.31	132.37	144.57	219.47
P（pmol/L）	0	3	1 017.77 ± 390.22	1 144.29 ± 303.13	751.32 ± 67.91	904.34 ± 110.74
	4	6	823.52 ± 165.32	899.33 ± 118.53	1 020.80 ± 165.69	952.22 ± 113.49
	8	2	970.52	1085.49	598.55	1 392.96
T（nmol/L）	0	3	21.81 ± 5.90	21.01 ± 1.41	14.82 ± 1.92	13.31 ± 4.18
	4	6	12.54 ± 3.20	15.37 ± 2.39	14.24 ± 2.69	14.88 ± 1.34
	8	2	20.38	15.18	17.93	27.40
INH-B（ng/L）	0	3	25.48 ± 4.92	40.41 ± 8.32	29.19 ± 2.79	35.23 ± 11.25
	4	6	37.83 ± 12.78	26.46 ± 5.46	28.56 ± 5.34	27.13 ± 4.01
	8	2	32.92	26.06	29.17	49.86

注：与溶媒对照组相比，*$P < 0.05$

（2）阴道张开：与溶媒对照组比较，各剂量组阴道张开时间无明显变化，未见统计学差异（$P > 0.05$）。

（3）性激素水平：① 雄性给药前和给药期结束（D_{28}），与溶媒对照组比较，LH、FSH、E₂、P、T 和 INH-B 激素水平均未见变化，无统计学差异（$P > 0.05$）；② 雌性：与溶媒对照组比较，给药前 LH、FSH、E₂、P、T 和 INH-B 激素水平均未见变化，无

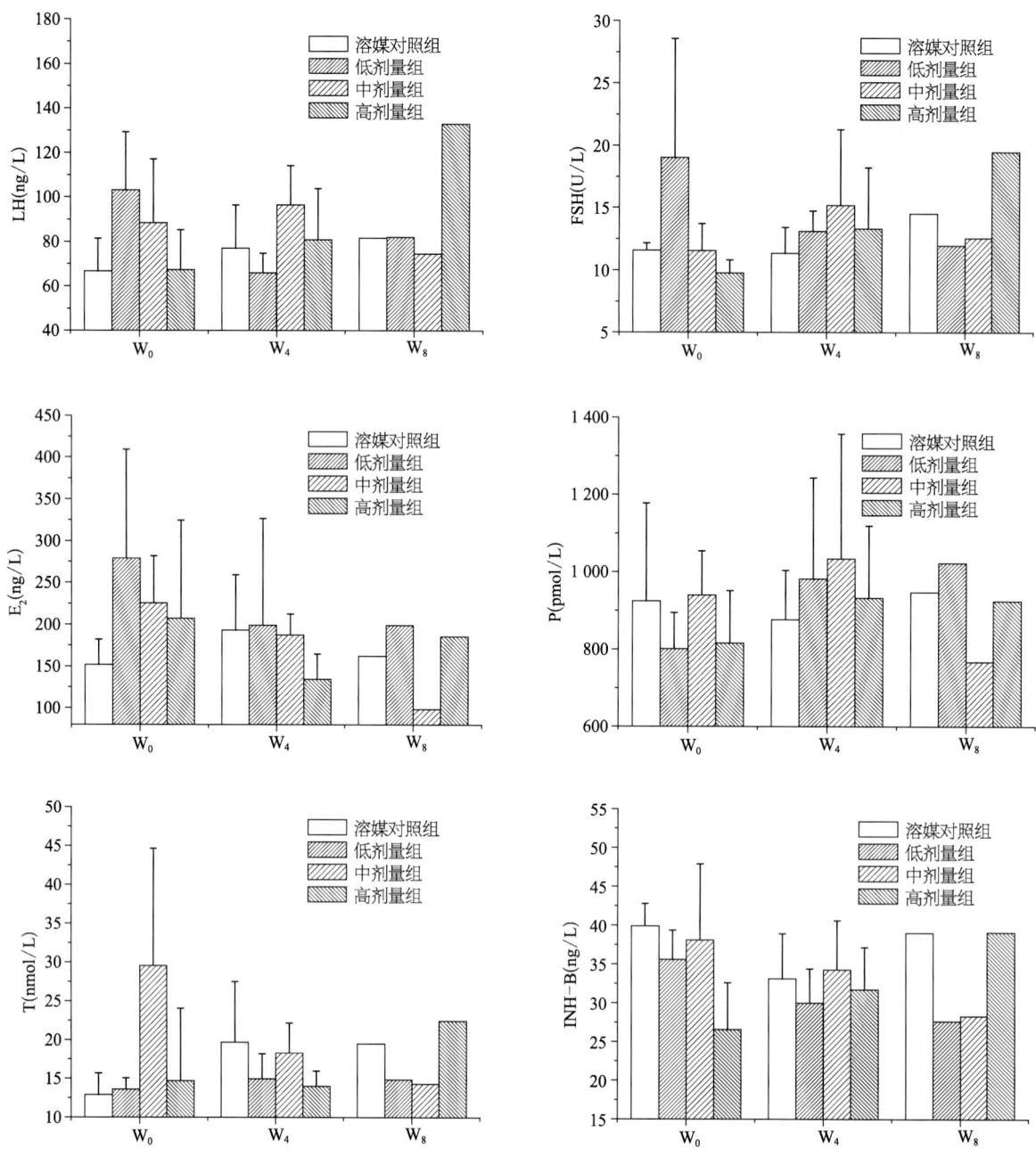

图10-6-9　儿科用中药注射液EEE静脉注射4周对离乳前雄性比格犬性激素的影响（$\bar{X} \pm SD$）

统计学差异（$P > 0.05$）；给药期结束（D_{28}）中剂量组FSH水平升高，具有统计学差异（$P < 0.05$），其余激素水平均未见变化，无统计学差异（$P > 0.05$）；③ 恢复期结束（D_{56}）：各剂量组雌雄各2只动物，性激素水平仅列其均值进行描述性分析，未见明显趋势性改变。

11. 对幼龄犬骨骼系统的影响·给药期结束和恢复期结束，测量各剂量组雌雄幼龄犬的胫骨长和骨密度，各组间比较统计结果见表10-6-35和表10-6-36。

（1）胫骨长：① 给药期结束（D_{29}）：与溶媒对照组比较，各剂量组动物的胫骨长均无明显变化，未见统计学差异（$P > 0.05$）；② 恢复期结束（D_{57}）：各剂量组雌雄各2只动物，胫骨长指标仅列其均值进行描述性分析，未见明显趋势性改变。

（2）骨密度：① 给药期结束（D_{29}）：与溶媒对照组比较，高剂量组雄性幼龄犬BMC和BMD升高，具有统计学差异（$P < 0.01$）；各剂量组雌性幼龄犬的BMC、BMD均无明显变化，未见统计学差异（$P > 0.05$）；② 恢复期结束（D_{57}）：各剂量组雌雄各2只动

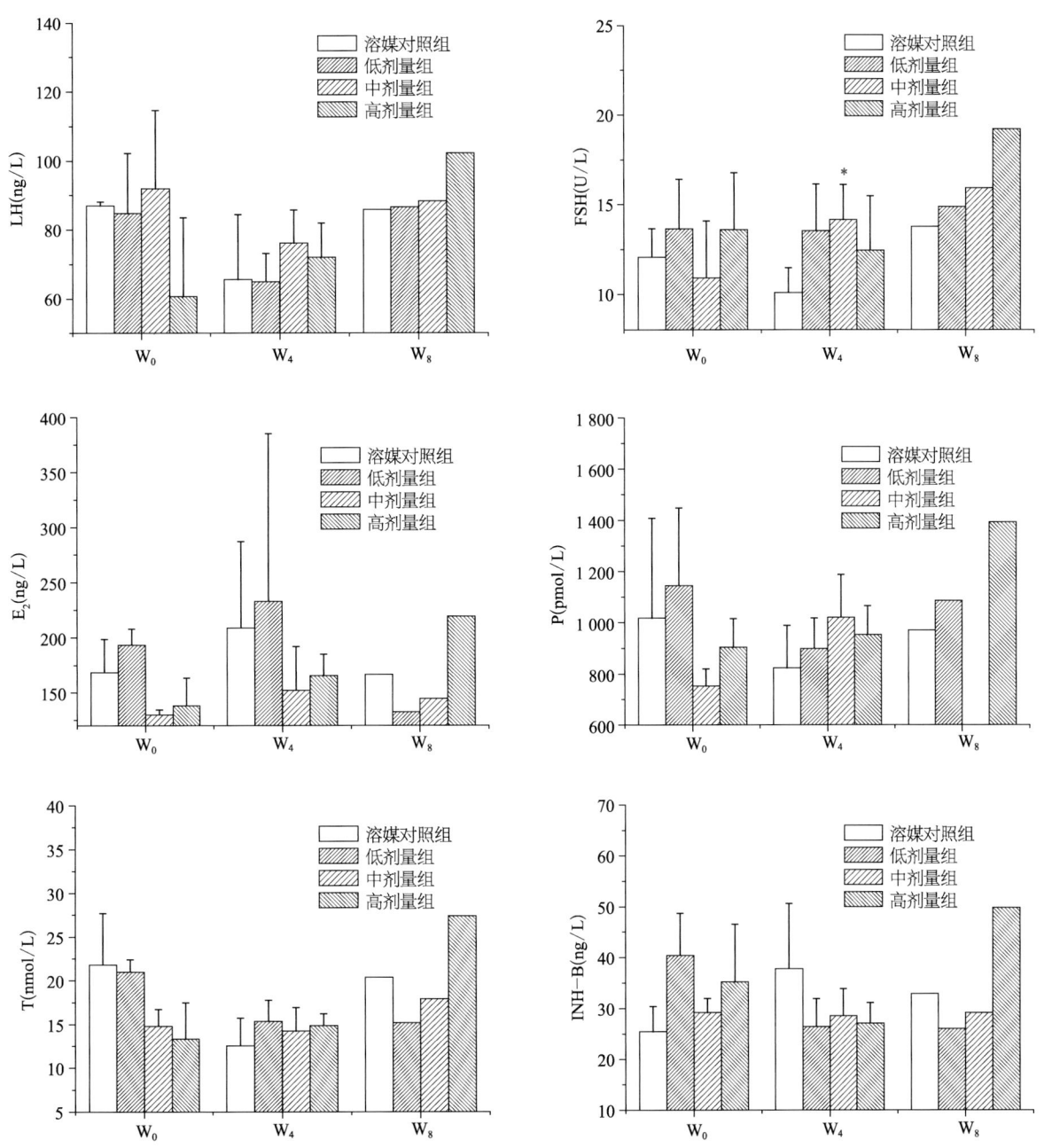

图10-6-10　儿科用中药注射液 EEE 静脉注射 4 周对离乳前雌性比格犬性激素的影响（$\bar{X}\pm$SD）

表 10-6-35　儿科用中药注射液 EEE 静脉注射 4 周对离乳前雄性比格犬生长发育指标的影响（$\bar{X}\pm$SD）

检测指标	时间（周）	动物数（只）	溶媒对照组	低剂量组	中剂量组	高剂量组
胫骨长（mm）	4	4[a]	42.80 ± 2.60	48.26 ± 3.12	46.46 ± 4.64	51.48 ± 2.65
	8	2	49.75	54.09	53.33	58.39
BMC（g）	4	4[a]	0.632 ± 0.108	0.818 ± 0.076	0.762 ± 0.126	1.219 ± 0.131
	8	2	1.061	1.305	1.258	1.552
BMD（mg/cm^2）	4	4[a]	172.482 ± 18.845	180.746 ± 3.585	180.068 ± 12.326	232.855 ± 16.712
	8	2	210.211	230.495	236.659	243.993

注：[a] 溶媒、低和高剂量组每组 3 只动物

表 10-6-36 儿科用中药注射液 EEE 静脉注射 4 周对离乳前雌性比格犬生长发育指标的影响（$\overline{X}$ ± SD）

检测指标	时间（周）	动物数（只）	溶媒对照组	低剂量组	中剂量组	高剂量组
胫骨长（mm）	4	4	48.05 ± 4.04	46.89 ± 3.80	42.10 ± 3.17	49.29 ± 5.73
	8	2	63.76	54.26	57.19	59.03
BMC（g）	4	4	0.893 ± 0.088	0.726 ± 0.212	0.793 ± 0.183	1.092 ± 0.266
	8	2	1.745	1.202	1.282	1.615
BMD（mg/cm²）	4	4	194.200 ± 6.926	180.748 ± 12.532	197.327 ± 23.724	224.344 ± 28.340
	8	2	270.348	218.217	239.559	241.731

物，骨密度指标仅列其均值进行描述性分析，未见明显趋势性改变。

12. 对幼龄犬血液学和凝血指标的影响 各时期检测的血液学和凝血指标，采用方差分析进行组间比较。给药前，由于动物太小，采血量很少，故各组仅6只幼龄犬（雌雄各半）进行血液学和凝血指标的检测。各项指标仅组间比较，统计结果见表10-6-37和表10-6-38；血液学和凝血指标个体数据略。① 给药前：与溶媒对照组比较，高剂量组雄性幼龄犬 LY 升高，低剂量组雌性幼龄犬 Hb 和 HCT 降低，具有统计学差异（$P < 0.05$ 或 $P < 0.01$），其余各剂量组血液学指标均未见明显变化，无统计学差异（$P > 0.05$）；② 给药期结束（D_{28}）：与溶媒对照组比较，低、中和高剂量组雄性幼龄犬 TT 降低（$P < 0.05$ 和 $P < 0.01$），高剂量组雄性幼龄犬 RET# 和 RET 升高（$P < 0.01$ 或 $P < 0.05$），低和高剂量组雌性幼龄犬 BA 降低（$P < 0.01$），高剂量组雌性 RDW 和 RET# 升高（$P < 0.01$ 或 $P < 0.05$）；其余血液学指标均未见明显变化，无统计学差异（$P > 0.05$）；③ 恢复期结束（D_{56}）：各剂量组雌雄各2只动物，血液学指标仅列其均值进行描述性分析，未见明显趋势性变化。

表 10-6-37 儿科用中药注射液 EEE 静脉注射 4 周对离乳前雄性比格犬血液学指标的影响（$\overline{X}$ ± SD）

检测指标	时间（周）	动物数（只）	溶媒对照组	低剂量组	中剂量组	高剂量组
RBC（×10¹²/L）	0	3	3.54 ± 0.29	2.85 ± 0.24	3.14 ± 0.27	3.54 ± 0.22
	4	6ᵃ	3.86 ± 0.48	3.68 ± 0.40	3.71 ± 0.58	4.11 ± 0.38
	8	2	4.73	4.13	4.25	4.59
Hb（g/L）	0	3	80 ± 3	76 ± 21	70 ± 11	76 ± 2
	4	6ᵃ	82 ± 12	76 ± 9	78 ± 13	79 ± 4
	8	2	96	83	85	86
HCT（%）	0	3	26.0 ± 1.4	22.6 ± 2.6	22.4 ± 2.9	25.0 ± 0.6
	4	6ᵃ	27.2 ± 4.3	25.3 ± 2.2	25.7 ± 3.8	26.0 ± 1.8
	8	2	29.5	27.1	27.3	27.5
MCV（fL）	0	3	73.6 ± 3.9	79.1 ± 6.1	71.2 ± 3.4	70.7 ± 3.6
	4	6ᵃ	70.2 ± 3.5	68.8 ± 2.2	69.2 ± 3.0	63.6 ± 5.3
	8	2	62.5	65.8	64.4	60.5
MCH（pg）	0	3	22.6 ± 1.4	26.4 ± 5.9	22.4 ± 1.5	21.5 ± 0.9
	4	6ᵃ	21.3 ± 1.0	20.7 ± 1.1	21.1 ± 1.0	19.3 ± 1.4

（续表）

检测指标	时间（周）	动物数（只）	溶媒对照组	低剂量组	中剂量组	高剂量组
MCH（pg）	8	2	20.3	20.0	19.9	18.7
	0	3	308 ± 6	332 ± 51	314 ± 8	305 ± 6
MCHC（g/L）	4	6[a]	303 ± 8	300 ± 11	304 ± 7	304 ± 6
	8	2	324	305	310	310
	0	3	40.6 ± 3.0	43.9 ± 2.5	41.4 ± 4.7	39.6 ± 2.3
RDW（fL）	4	6[a]	39.9 ± 4.7	43.9 ± 12.7	42.5 ± 5.9	43.6 ± 7.5
	8	2	38.3	46.1	45.0	40.7
	0	3	285.0 ± 26.4	132.8 ± 147.3	197.2 ± 153.6	242.0 ± 26.1
RET[#]（×10⁹/L）	4	6[a]	88.7 ± 39.0	173.6 ± 57.3	127.2 ± 60.3	222.0 ± 50.3**
	8	2	97.4	191.9	226.7	173.3
	0	3	8.10 ± 1.23	4.97 ± 5.81	6.10 ± 4.32	6.83 ± 0.32
RET（%）	4	6[a]	2.40 ± 1.24	4.78 ± 1.89	3.43 ± 1.67	5.44 ± 1.42*
	8	2	2.06	4.69	5.35	3.96
	0	3	14.32 ± 4.63	9.34 ± 4.33	9.35 ± 1.22	13.05 ± 3.84
WBC（×10⁹/L）	4	6[a]	11.24 ± 0.89	13.40 ± 3.88	11.59 ± 3.16	11.14 ± 2.06
	8	2	10.71	15.88	14.74	17.48
	0	3	8.62 ± 3.58	5.65	5.15 ± 1.28	6.28 ± 1.80
NE[#]（×10⁹/L）	4	6[a]	7.19 ± 2.11	8.21 ± 3.86	6.50 ± 1.72	7.05 ± 1.48
	8	2	5.49	9.86	9.82	11.99
	0	3	3.15 ± 1.29	3.34	2.77 ± 0.74	5.07 ± 1.65
LY[#]（×10⁹/L）	4	6[a]	2.54 ± 1.22	3.39 ± 1.20	3.58 ± 1.62	2.82 ± 1.01
	8	2	3.83	3.83	2.98	3.29
	0	3	2.03 ± 0.64	2.17	0.96 ± 0.39	1.35 ± 0.38
MO[#]（×10⁹/L）	4	6[a]	1.15 ± 0.62	1.29 ± 0.47	1.18 ± 0.31	1.04 ± 0.41
	8	2	1.20	1.89	1.72	1.89
	0	3	0.48 ± 0.30	0.28	0.44 ± 0.31	0.32 ± 0.08
EO[#]（×10⁹/L）	4	6[a]	0.32 ± 0.18	0.30 ± 0.40	0.28 ± 0.13	0.20 ± 0.15
	8	2	0.29	0.23	0.17	0.27
	0	3	0.04 ± 0.04	0.07	0.03 ± 0.02	0.03 ± 0.01
BA[#]（×10⁹/L）	4	6[a]	0.05 ± 0.06	0.03 ± 0.01	0.06 ± 0.04	0.03 ± 0.02
	8	2	0.08	0.09	0.06	0.05
	0	3	59.5 ± 7.8	48.9	54.5 ± 6.1	48.2 ± 0.6
NE（%）	4	6[a]	63.7 ± 16.2	62.8 ± 9.2	56.5 ± 6.9	63.4 ± 8.6
	8	2	49.6	60.9	65.9	67.9

（续表）

检测指标	时间（周）	动物数（只）	溶媒对照组	低剂量组	中剂量组	高剂量组
LY（%）	0	3	21.5 ± 2.7	30.6	30.5 ± 10.9	38.6 ± 1.5*
	4	6[a]	22.6 ± 10.3	26.4 ± 7.9	30.1 ± 7.2	25.2 ± 6.3
	8	2	35.8	25.5	21.3	19.6
MO（%）	0	3	15.0 ± 5.4	17.8	10.1 ± 3.1	10.4 ± 1.0
	4	6[a]	10.4 ± 5.6	9.5 ± 1.4	10.5 ± 3.0	9.2 ± 2.4
	8	2	11.2	11.8	11.3	10.5
EO（%）	0	3	3.7 ± 2.3	2.3	4.5 ± 2.6	2.6 ± 0.9
	4	6[a]	2.9 ± 1.7	2.5 ± 3.3	2.4 ± 1.0	2.0 ± 1.9
	8	2	2.7	1.3	1.3	1.7
BA（%）	0	3	0.3 ± 0.3	0.5	0.3 ± 0.2	0.2 ± 0.0
	4	6[a]	0.4 ± 0.5	0.2 ± 0.1	0.5 ± 0.3	0.3 ± 0.1
	8	2	0.8	0.7	0.4	0.3
PLT（×10⁹/L）	0	3	336 ± 85	227 ± 151	203 ± 103	252 ± 20
	4	6[a]	161 ± 166	214 ± 115	293 ± 176	219 ± 103
	8	2	194	256	268	289
PCT（%）	0	3	0.56	0.17	—	—
	4	6[a]	0.33	—	0.44 ± 0.18	—
	8	2	—	—	—	—
MPV（fL）	0	3	13.3	10.6	—	—
	4	6[a]	15.6	—	13.3 ± 1.2	—
	8	2	—	—	—	—
PDW（fL）	0	3	17.4	10.2	—	—
	4	6[a]	19.7	—	17.9 ± 3.4	—
	8	2	—	—	—	—
PT（s）	0	3	4.7 ± 0.8	5.2 ± 0.4	5.0 ± 0.4	5.0 ± 0.8
	4	6[a]	5.7 ± 0.2	6.6 ± 0.7	7.2 ± 1.3	6.5 ± 0.6
	8	2	5.8	6.4	6.3	7.1
APTT（s）	0	3	14.2 ± 0.7	13.7 ± 1.5	13.6 ± 1.0	12.4 ± 1.3
	4	6[a]	15.9 ± 2.6	12.7 ± 1.3	13.7 ± 5.7	11.6 ± 1.4
	8	2	11.0	13.0	13.2	15.0
Fbg（g/L）	0	3	16.3 ± 1.9	13.9 ± 0.3	14.3 ± 1.0	14.7 ± 1.4
	4	6[a]	16.2 ± 3.8	14.5 ± 1.3	14.0 ± 0.9	15.3 ± 0.8
	8	2	16.0	16.4	16.3	17.0
TT（s）	0	3	2.796 ± 0.698	2.252 ± 0.640	2.799 ± 0.265	2.269 ± 0.408

（续表）

检测指标	时间（周）	动物数（只）	溶媒对照组	低剂量组	中剂量组	高剂量组
TT（s）	4	6[a]	3.871 ± 0.594	2.610 ± 0.622[*]	2.087 ± 0.667[**]	2.197 ± 0.347[**]
	8	2	2.369	2.577	2.351	1.909

注：① 方差齐时采用Bonferroni分析，方差不齐时采用Tamhane分析。与溶媒对照组比较，[*]$P < 0.05$，[**]$P < 0.01$；② 当各组动物数为2只或以下时，各指标仅作描述性分析，列其均值或个体值；③ [a]溶媒、低和高剂量组每组5只动物；④ "–"：部分时间点部分动物该指标未能检测出数值

表 10-6-38　儿科用中药注射液 EEE 静脉注射 4 周对离乳前雌性比格犬血液学指标的影响（$\bar{X}$ ± SD）

检测指标	时间（周）	动物数（只）	溶媒对照组	低剂量组	中剂量组	高剂量组
RBC（×10^12/L）	0	3	3.49 ± 0.25	2.77 ± 0.04	3.24 ± 0.33	3.43 ± 0.33
	4	6	3.66 ± 0.64	3.95 ± 0.50	3.95 ± 0.32	4.27 ± 0.26
	8	2	4.71	4.49	4.60	4.78
Hb（g/L）	0	3	76 ± 2	64 ± 3[**]	74 ± 1	73 ± 5
	4	6	74 ± 14	85 ± 10	81 ± 9	82 ± 5
	8	2	95	94	90	98
HCT（%）	0	3	25.7 ± 1.5	21.2 ± 0.8[**]	24.3 ± 0.3	23.7 ± 0.9
	4	6	24.0 ± 4.5	27.6 ± 2.7	27.1 ± 2.7	26.8 ± 1.3
	8	2	29.6	29.7	29.0	29.7
MCV（fL）	0	3	73.8 ± 4.2	76.4 ± 2.5	75.5 ± 7.2	69.5 ± 3.8
	4	6	65.4 ± 3.1	70.1 ± 3.8	68.6 ± 2.9	62.9 ± 2.6
	8	2	62.9	66.4	63.1	62.2
MCH（pg）	0	3	21.8 ± 1.1	23.0 ± 1.2	22.9 ± 2.4	21.3 ± 1.1
	4	6	20.2 ± 1.2	21.6 ± 0.7	20.6 ± 0.9	19.1 ± 0.9
	8	2	20.2	20.9	19.4	20.4
MCHC（g/L）	0	3	296 ± 12	301 ± 6	303 ± 6	306 ± 10
	4	6	308 ± 5	308 ± 9	300 ± 16	304 ± 8
	8	2	321	315	308	328
RDW（fL）	0	3	40.1 ± 4.0	45.2 ± 0.8	44.2 ± 4.6	38.4 ± 3.8
	4	6	38.2 ± 5.2	37.6 ± 0.9	39.6 ± 4.1	47.9 ± 4.4[**]
	8	2	45.0	34.7	35.8	44.1
RET[#]（×10^9/L）	0	3	265.2 ± 27.2	235.1 ± 144.4	328.8 ± 99.2	119.2 ± 48.3
	4	6	107.4 ± 35.7	124.2 ± 82.8	114.3 ± 71.2	233.6 ± 50.5[*]
	8	2	188.1	168.8	180.3	194.3
RET（%）	0	3	7.67 ± 1.30	8.48 ± 5.20	10.40 ± 3.99	3.44 ± 1.28
	4	6	3.10 ± 1.45	3.20 ± 2.27	2.95 ± 1.99	5.51 ± 1.29
	8	2	4.07	3.76	4.08	4.16

（续表）

检测指标	时间（周）	动物数（只）	溶媒对照组	低剂量组	中剂量组	高剂量组
WBC（×10⁹/L）	0	3	11.10±0.97	11.88±2.89	11.44±2.64	9.89±4.16
	4	6	10.36±3.30	11.84±5.50	11.82±5.97	13.38±4.86
	8	2	15.94	11.53	16.36	17.03
NE#（×10⁹/L）	0	3	5.38±0.78	5.80±0.98	6.16±2.74	5.35±2.39
	4	6	6.10±2.65	8.05±3.37	8.20±4.95	9.62±4.25
	8	2	10.96	7.02	11.09	11.97
LY#（×10⁹/L）	0	3	4.21±0.22	4.37±2.46	3.70±0.34	3.24±1.37
	4	6	2.61±1.26	2.39±1.59	1.94±1.48	2.38±0.58
	8	2	3.23	2.94	3.00	3.32
MO#（×10⁹/L）	0	3	1.09±0.10	1.40±0.29	1.35±0.26	1.17±0.44
	4	6	1.39±0.66	1.19±0.87	1.45±0.70	1.22±0.31
	8	2	1.48	1.45	1.92	1.49
EO#（×10⁹/L）	0	3	0.38±0.23	0.29±0.16	0.22±0.07	0.09±0.03
	4	6	0.22±0.18	0.19±0.30	0.20±0.19	0.14±0.09
	8	2	0.20	0.06	0.32	0.17
BA#（×10⁹/L）	0	3	0.04±0.04	0.02±0.01	0.02±0.02	0.04±0.02
	4	6	0.05±0.01	0.02±0.02	0.03±0.03	0.02±0.01
	8	2	0.09	0.06	0.04	0.09
NE（%）	0	3	48.3±3.5	49.9±9.4	51.8±13.9	53.5±3.0
	4	6	57.5±9.3	70.0±7.3	67.7±11.8	70.7±4.7
	8	2	67.1	60.8	67.0	68.6
LY（%）	0	3	38.1±2.8	35.5±12.7	34.0±11.0	33.0±4.0
	4	6	26.3±11.5	19.5±7.4	16.9±8.7	18.5±4.0
	8	2	21.4	25.7	19.1	20.8
MO（%）	0	3	9.9±1.5	11.9±1.9	12.0±2.0	12.0±1.9
	4	6	13.7±6.3	9.2±3.4	12.9±3.6	9.5±2.4
	8	2	9.5	12.6	11.6	8.9
EO（%）	0	3	3.4±1.9	2.5±1.5	2.1±1.3	1.0±0.6
	4	6	2.1±1.7	1.3±1.5	2.3±2.6	1.1±0.9
	8	2	1.6	0.5	2.1	1.2
BA（%）	0	3	0.4±0.3	0.2±0.1	0.2±0.1	0.4±0.1
	4	6	0.5±0.1	0.1±0.1**	0.3±0.2	0.2±0.1*
	8	2	0.6	0.5	0.3	0.6
PLT（×10⁹/L）	0	3	75±115	138±87	216±54	208±67

（续表）

检测指标	时间（周）	动物数（只）	溶媒对照组	低剂量组	中剂量组	高剂量组
PLT（×10⁹/L）	4	6	212 ± 161	240 ± 124	199 ± 106	231 ± 164
	8	2	227	193	241	221
	0	3	—	—	—	—
PCT（%）	4	6	0.60	0.34	0.32	0.52
	8	2	—	—	0.51	—
	0	3	—	—	—	—
MPV（fL）	4	6	12.9	12.8	13.1	12.8
	8	2	—	—	12.1	—
	0	3	—	—	—	—
PDW（fL）	4	6	15.6	16.9	16.5	16.3
	8	2	—	—	14.4	—
	0	3	4.7 ± 0.3	5.8 ± 0.3	5.1 ± 0.3	5.4 ± 0.8
PT（s）	4	6	6.1 ± 0.4	6.7 ± 1.1	9.7 ± 6.6	6.3 ± 0.7
	8	2	5.9	6.1	7.1	5.8
	0	3	14.6 ± 0.7	13.8 ± 1.6	14.3 ± 1.0	14.5 ± 1.9
APTT（s）	4	6	13.4 ± 1.6	19.1 ± 11.0	14.8 ± 6.5	12.4 ± 1.8
	8	2	11.9	9.4	10.3	10.8
	0	3	14.3 ± 1.5	14.0 ± 0.5	14.7 ± 0.8	14.6 ± 0.7
Fbg（g/L）	4	6	14.2 ± 1.1	17.5 ± 2.7	15.6 ± 2.5	14.9 ± 1.5
	8	2	15.5	14.8	15.4	14.8
	0	3	2.263 ± 0.571	2.168 ± 0.389	2.250 ± 0.207	2.525 ± 0.341
TT（s）	4	6	2.635 ± 0.620	4.881 ± 2.861	2.793 ± 0.937	2.621 ± 0.983
	8	2	2.113	1.819	2.212	2.154

注：① 方差齐时采用 Bonferroni 分析，方差不齐时采用 Tamhane 分析，与溶媒对照组比较，$^*P < 0.05$，$^{**}P < 0.01$；② 各组动物数为 2 只或以下时，各指标仅作描述性分析，列其均值或个体值；③ "—"：部分时间点部分动物该指标未能检测出数值

13. 对幼龄犬血液生化指标的影响·各个时期检测的血液生化指标，采用方差分析进行组间比较。给药前，由于动物太小，采血量很少，故各组仅6只幼龄犬（雌雄各半）进行血液生化指标的检测。各项指标仅组间比较，统计结果见表10-6-39和表10-6-40。① 给药前：与溶媒对照组比较，雄性幼龄犬中剂量组 BUN 升高、高剂量组 Na^+ 升高，具有统计学差异（$P < 0.05$）；其余血液生化指标均未见明显变化，无统计学差异（$P > 0.05$）；② 给药期结束（D_{28}）：与溶媒对照组比较，高剂量组雄性幼龄犬 ALP 升高、雌性幼龄犬 Ca^+ 升高，具有统计学差异（$P < 0.05$），其余血液生化指标均未见明显变化，无统计学差异（$P > 0.05$）；③ 恢复期结束（D_{56}）：各剂量组雌雄各 2 只动物，血液生化指标仅列其均值进行描述性分析，未见明显趋势性改变。

14. 对幼龄犬免疫指标的影响·各个时期检测的免疫指标，采用方差分析进行组间比较。给药前，由于动物太小，采血量很少，故各组仅6只幼龄犬（雌雄各半）进行免疫指标的检测。各项指标仅组间比较，统计结果见表10-6-39和表10-6-40。① 给药

表 10-6-39　儿科用中药注射液 EEE 静脉注射 4 周对离乳前雄性比格犬血清生化指标的影响（$\bar{X} \pm SD$）

检测指标	时间（周）	动物数（只）	溶媒对照组	低剂量组	中剂量组	高剂量组
GOT（U/L）	0	3	166 ± 160	90 ± 101	39 ± 6	24 ± 5
	4	6[a]	53 ± 26	26 ± 3	46 ± 25	32 ± 8
	8	2	34	54	55	47
GPT（U/L）	0	3	38 ± 22	34 ± 13	24 ± 5	23 ± 1
	4	6[a]	36 ± 11	33 ± 3	37 ± 4	36 ± 5
	8	2	34	44	39	35
ALP（U/L）	0	3	106 ± 39	109 ± 14	116 ± 22	147 ± 32
	4	6[a]	146 ± 18	161 ± 25	168 ± 25	205 ± 30*
	8	2	165	176	163	214
CK（U/L）	0	3	2 581 ± 2 555	1 650 ± 1 980	522 ± 96	339 ± 17
	4	6[a]	717 ± 403	373 ± 72	694 ± 453	415 ± 115
	8	2	386	604	586	521
BUN（mmol/L）	0	3	3.2 ± 0.7	3.9 ± 0.5	5.9 ± 1.0*	4.3 ± 1.4
	4	6[a]	3.6 ± 2.0	1.8 ± 1.0	2.8 ± 1.0	2.1 ± 0.6
	8	2	1.7	1.3	1.9	1.7
CREA（μmol/L）	0	3	13 ± 4	19 ± 2	19 ± 4	21 ± 2
	4	6[a]	17 ± 2	19 ± 3	21 ± 3	22 ± 3
	8	2	21	20	23	27
TP（g/L）	0	3	36.7 ± 6.1	38.2 ± 5.1	41.5 ± 1.8	42.2 ± 5.8
	4	6[a]	45.6 ± 5	42.9 ± 2.4	43.2 ± 2.5	42.8 ± 3.9
	8	2	46.3	41.6	42.3	43.8
Alb（g/L）	0	3	20.6 ± 2.3	19.5 ± 1.0	19.9 ± 2.2	22.6 ± 3.5
	4	6[a]	22.2 ± 2.7	22.1 ± 2.2	23.2 ± 1.9	23.0 ± 2.8
	8	2	22.5	21.2	21.9	22.3
GLU（mmol/L）	0	3	5.76 ± 0.61	6.79 ± 0.61	6.08 ± 1.85	6.63 ± 0.89
	4	6[a]	4.73 ± 1.26	4.66 ± 0.71	4.77 ± 0.99	5.11 ± 0.74
	8	2	4.13	3.30	3.12	3.07
TBIL（μmol/L）	0	3	−0.13 ± 0.45	0.40 ± 0.17	0.17 ± 0.31	0.23 ± 0.38
	4	6[a]	0.44 ± 0.38	0.16 ± 0.27	0.40 ± 0.40	0.30 ± 0.19
	8	2	0.90	0.65	0.85	0.55
CHOL（mmol/L）	0	3	4.65 ± 0.89	6.96 ± 0.82	7.13 ± 2.55	6.48 ± 1.41
	4	6[a]	4.34 ± 0.76	3.51 ± 0.50	3.74 ± 0.66	4.18 ± 0.52
	8	2	3.61	3.69	3.17	3.42
TRIG（mmol/L）	0	3	0.62 ± 0.10	0.73 ± 0.03	0.95 ± 0.35	0.87 ± 0.24

（续表）

检测指标	时间（周）	动物数（只）	溶媒对照组	低剂量组	中剂量组	高剂量组
TRIG（mmol/L）	4	6[a]	0.76 ± 0.34	0.55 ± 0.11	0.76 ± 0.36	0.62 ± 0.06
	8	2	0.58	0.58	0.63	0.57
γ-GGT（U/L）	0	3	4 ± 6	1 ± 6	2 ± 1	3 ± 2
	4	6[a]	2 ± 5	3 ± 1	3 ± 1	3 ± 1
	8	2	3	4	3	4
K[+]（mmol/L）	0	3	6.09 ± 0.40	5.77 ± 0.89	5.87 ± 0.38	5.85 ± 0.41
	4	6[a]	5.67 ± 0.45	5.65 ± 0.25	5.60 ± 0.73	5.66 ± 0.25
	8	2	5.29	5.53	5.42	5.57
Na[+]（mmol/L）	0	3	150 ± 1	151 ± 2	150 ± 2	155 ± 1[*]
	4	6[a]	145 ± 6	146 ± 3	149 ± 10	148 ± 8
	8	2	146	146	147	147
Cl[-]（mmol/L）	0	3	113 ± 2	110 ± 2	110 ± 2	111 ± 2
	4	6[a]	112 ± 2	113 ± 1	113 ± 1	112 ± 2
	8	2	113	115	114	115
Ca[2+]（mmol/L）	0	3	2.13 ± 0.06	2.17 ± 0.02	2.17 ± 0.07	2.17 ± 0.01
	4	6[a]	2.13 ± 0.13	2.10 ± 0.07	2.09 ± 0.10	2.19 ± 0.07
	8	2	2.12	2.10	2.14	2.12
IgG（g/L）	0	3	2.02 ± 0.83	1.70 ± 0.89	2.41 ± 0.71	1.85 ± 1.14
	4	6[a]	2.89 ± 1.05	3.19 ± 0.73	2.75 ± 0.63	2.49 ± 0.46
	8	2	4.64	3.61	4.16	4.24
IgM（g/L）	0	3	0.96 ± 0.29	1.08 ± 0.54	1.18 ± 0.33	0.75 ± 0.20
	4	6[a]	1.72 ± 0.75	1.27 ± 0.30	1.35 ± 0.29	1.13 ± 0.16
	8	2	1.60	1.19	1.17	1.15

注：① 方差齐时采用 Bonferroni 分析，方差不齐时采用 Tamhane 分析。与溶媒对照组比较，$^*P < 0.05$；② 当各组动物数为 2 只或以下时，各指标仅作描述性分析，列其均值或个体值；③ [a] 溶媒、低和高剂量组每组 5 只动物

表 10-6-40　儿科用中药注射液 EEE 静脉注射 4 周对离乳前雌性比格犬血清生化指标的影响（$\bar{X}$ ± SD）

检测指标	时间（周）	动物数（只）	溶媒对照组	低剂量组	中剂量组	高剂量组
GOT（U/L）	0	3	114 ± 144	32 ± 12	61 ± 47	28 ± 7
	4	6	62 ± 62	84 ± 46	54 ± 32	34 ± 3
	8	2	48	33	63	36
GPT（U/L）	0	3	35 ± 20	24 ± 1	20 ± 4	27 ± 1
	4	6	39 ± 10	34 ± 10	33 ± 5	38 ± 6
	8	2	35	34	47	36

（续表）

检测指标	时间（周）	动物数（只）	溶媒对照组	低剂量组	中剂量组	高剂量组
ALP（U/L）	0	3	135 ± 38	128 ± 16	107 ± 29	150 ± 20
	4	6	162 ± 38	214 ± 108	193 ± 19	304 ± 226
	8	2	154	159	234	214
CK（U/L）	0	3	1 818 ± 2 304	527 ± 222	961 ± 747	395 ± 51
	4	6	818 ± 1 035	962 ± 520	542 ± 249	377 ± 61
	8	2	504	449	635	364
BUN（mmol/L）	0	3	2.6 ± 0.3	3.9 ± 1.3	4.6 ± 0.9	4.6 ± 1.8
	4	6	2.1 ± 0.8	2 ± 2	3 ± 1	2 ± 1
	8	2	1.8	1.1	1.6	2.0
CREA（μmol/L）	0	3	17 ± 2	19 ± 4	18 ± 2	21 ± 1
	4	6	20 ± 5	16 ± 2	21 ± 3	22 ± 4
	8	2	23	20	23	24
TP（g/L）	0	3	38.1 ± 1.2	38.2 ± 3.6	40.6 ± 3.5	42.4 ± 7.8
	4	6	44.9 ± 2.6	41.2 ± 2.9	43.7 ± 2.2	45.1 ± 1.6
	8	2	47.7	43.0	43.7	48.5
Alb（g/L）	0	3	20.9 ± 1.8	20.7 ± 0.7	20.6 ± 1.2	23.3 ± 4.0
	4	6	23.5 ± 1.3	21.3 ± 2.6	23.6 ± 1.3	23.7 ± 1.1
	8	2	24.5	23.6	22.8	25.3
GLU（mmol/L）	0	3	5.31 ± 0.77	7.34 ± 1.06	6.20 ± 1.45	6.76 ± 1.02
	4	6	4.67 ± 0.68	3.90 ± 1.43	5.22 ± 0.92	5.10 ± 0.75
	8	2	3.67	3.90	3.71	3.69
TBIL（μmol/L）	0	3	0.30 ± 0.20	0.33 ± 0.50	−0.03 ± 0.49	0.30 ± 0.35
	4	6	0.25 ± 0.34	0.67 ± 0.50	0.25 ± 0.43	0.25 ± 0.33
	8	2	0.60	0.50	0.50	0.80
CHOL（mmol/L）	0	3	6.00 ± 1.07	7.18 ± 1.01	6.03 ± 2.25	6.34 ± 1.51
	4	6	3.84 ± 0.60	4.35 ± 0.64	3.88 ± 0.58	4.23 ± 0.66
	8	2	3.73	4.00	3.60	4.08
TRIG（mmol/L）	0	3	0.64 ± 0.12	0.82 ± 0.38	1.10 ± 0.35	0.78 ± 0.13
	4	6	0.64 ± 0.14	0.74 ± 0.18	0.66 ± 0.19	0.57 ± 0.09
	8	2	0.61	0.50	0.50	0.44
γ-GGT（U/L）	0	3	0 ± 3	0 ± 2	−1 ± 3	2 ± 3
	4	6	2 ± 4	1 ± 3	2 ± 2	4 ± 2
	8	2	3	2	5	4
K$^+$（mmol/L）	0	3	6.27 ± 0.16	5.84 ± 0.39	5.53 ± 0.53	6.19 ± 0.31

（续表）

检测指标	时间（周）	动物数（只）	溶媒对照组	低剂量组	中剂量组	高剂量组
K⁺（mmol/L）	4	6	5.58 ± 0.35	5.11 ± 0.81	5.42 ± 0.55	5.65 ± 0.56
	8	2	5.30	6.00	5.64	5.49
Na⁺（mmol/L）	0	3	151 ± 1	153 ± 1	151 ± 3	154 ± 1
	4	6	146 ± 3	146 ± 5	149 ± 7	149 ± 7
	8	2	148	149	149	148
Cl⁻（mmol/L）	0	3	111 ± 2	109 ± 2	112 ± 3	112 ± 1
	4	6	111 ± 3	111 ± 3	114 ± 1	111 ± 2
	8	2	113	112	115	113
Ca²⁺（mmol/L）	0	3	2.14 ± 0.05	2.28 ± 0.02	2.26 ± 0.23	2.29 ± 0.13
	4	6	2.05 ± 0.08	2.06 ± 0.13	2.12 ± 0.07	2.21 ± 0.09*
	8	2	2.09	2.08	2.11	2.14
IgG（g/L）	0	3	1.49 ± 0.44	1.25 ± 0.43	1.63 ± 0.07	2.23 ± 1.78
	4	6	3.18 ± 0.75	2.46 ± 0.64	2.70 ± 0.75	2.80 ± 0.52
	8	2	4.82	3.17	4.15	4.44
IgM（g/L）	0	3	0.97 ± 0.09	0.74 ± 0.40	0.99 ± 0.15	0.77 ± 0.25
	4	6	1.07 ± 0.31	0.89 ± 0.22	1.05 ± 0.14	1.16 ± 0.14
	8	2	1.07	1.13	0.76	1.34

注：① 方差齐时采用Bonferroni分析，方差不齐时采用Tamhane分析。与溶媒对照组比较，*P < 0.05；② 当各组动物数为2只或以下时，各指标仅作描述性分析，列其均值或个体值

前：与溶媒对照组比较，雌雄幼龄犬各剂量组免疫指标均未见明显变化，无统计学差异（P > 0.05）；② 给药期结束（D₂₈）：与溶媒对照组比较，雌雄幼龄犬各剂量组免疫指标均未见明显变化，无统计学差异（P > 0.05）；③ 恢复期结束（D₅₆）：各剂量组雌雄各2只动物，免疫指标仅列其均值进行描述性分析，未见明显趋势性改变。

15. 对幼龄犬尿液检查指标的影响·尿液检查指标采用等级资料秩和检验，结果如下，各组间比较统计结果见表10-6-41～表10-6-46；尿液个体数据略。

表 10-6-41 儿科用中药注射液 EEE 静脉注射 4 周对离乳前雄性比格犬尿液指标的影响（给药前）

检测指标	动物数（只/组）	分级	溶媒对照组	低剂量组	中剂量组	高剂量组
GLU	6	—	6	6	6	5
		微量	0	0	0	1
BIL	6	—	6	6	6	6
KET	6	—	6	5	5	5
		微量	0	1	1	1
SG	6	≤ 1.005	0	0	0	1
		1.010	0	1	1	1

（续表）

检测指标	动物数（只/组）	分级	溶媒对照组	低剂量组	中剂量组	高剂量组
SG	6	1.015	0	2	2	2
		1.020	0	3	2	1
		1.025	2	0	1	1
		≥1.030	4	0**	0**	0**
BLO	6	−	4	4	3	2
		微量-完整	2	2	1	2
		微量-溶血	0	0	2	1
		1+	0	0	0	1
pH	6	5.0	2	1	1	0
		5.5	2	0	1	0
		6.0	0	2	1	2
		6.5	0	0	1	1
		7.0	1	2	2	1
		7.5	1	0	0	0
		≥9.0	0	1	0	1
PRO	6	−	4	4	5	4
		微量	0	1	1	0
		1+	2	0	0	1
		2+	0	1	0	1
URO（μmol/L）	6	3.2	6	6	6	6
NIT	6	−	6	6	6	6
LEU	6	−	3	0	0	0
		微量	2	3	2	0
		1+	1	3	4	5
		3+	0	0	0*	1**

注：与溶媒对照组相比，*P < 0.05，**P < 0.01；*表示秩和检验结果，与溶媒对照组相比该组在阳性例数的整体上有差异，并不针对单个级别的阳性数

表 10-6-42　儿科用中药注射液 EEE 静脉注射 4 周对离乳前雌性比格犬尿液指标的影响（给药前）

检测指标	动物数（只/组）	分级	溶媒对照组	低剂量组	中剂量组	高剂量组
GLU	6	−	6	6	6	6
BIL	6	−	6	6	6	6
KET	6	−	6	6	6	4
		微量	0	0	0	2
SG	6	≤1.005	0	1	0	0

（续表）

检测指标	动物数（只/组）	分级	溶媒对照组	低剂量组	中剂量组	高剂量组
SG	6	1.010	1	1	1	0
		1.015	0	1	3	1
		1.020	0	1	2	3
		1.025	1	0	0	2
		≥1.030	4	2	0*	0
		−	5	2	0	2
BLO	6	微量−完整	1	1	5	2
		微量−溶血	0	0	0	1
		1+	0	0	0	1
		2+	0	3	0	0
		3+	0	0	1**	0
pH	6	5.0	1	4	0	0
		5.5	3	0	1	1
		6.0	1	0	3	3
		6.5	0	0	0	1
		7.0	0	0	1	1
		7.5	0	0	1	0
		8.5	1	1	0	0
		≥9.0	0	1	0	0
PRO	6	−	5	4	5	4
		微量	0	0	0	2
		1+	0	2	1	0
		2+	1	0	0	0
URO（μmol/L）	6	3.2	6	6	6	6
NIT	6	−	6	6	6	6
LEU	6	−	5	2	2	0
		微量	1	1	2	4
		1+	0	2	1	2
		3+	0	1	1	0**

注：与溶媒对照组相比，*P < 0.05，**P < 0.01；*表示秩和检验结果，与溶媒对照组相比该组在阳性例数的整体上有差异，并不针对单个级别的阳性数

表 10-6-43　儿科用中药注射液 EEE 静脉注射 4 周对离乳前雄性比格犬尿液指标的影响（给药期结束）

检测指标	动物数[a]（只/组）	分级	溶媒对照组	低剂量组	中剂量组	高剂量组
GLU	6	−	5	5	6	5
BIL	6	−	5	5	6	5

（续表）

检测指标	动物数ª（只/组）	分级	溶媒对照组	低剂量组	中剂量组	高剂量组
KET	6	–	5	5	6	3
		微量	0	0	0	2
SG	6	≤1.005	0	1	0	0
		1.010	0	2	3	3
		1.015	3	2	1	1
		1.020	2	0	0	1
		1.025	0	0	1	0
		≥1.030	0	0*	1	0
BLO	6	–	1	4	2	3
		微量-完整	2	0	0	0
		微量-溶血	1	0	1	1
		1+	0	1	0	1
		2+	0	0	2	0
		3+	1	0	1	0
pH	6	5.0	0	0	2	2
		5.5	1	2	2	0
		6.0	0	0	0	1
		7.0	1	0	0	0
		8.0	1	0	0	0
		8.5	0	1	2	2
		≥9.0	2	2	0	0
PRO	6	–	4	3	3	5
		微量	0	0	1	0
		1+	0	0	2	0
		2+	1	2	0	0
URO（μmol/L）	6	3.2	5	5	6	5
NIT	6	–	5	5	6	5
LEU	6	–	1	2	3	2
		微量	3	1	1	1
		1+	1	2	1	2
		3+	0	0	1	0

注：① 与溶媒对照组相比，*$p < 0.05$；*表示秩和检验结果，与溶媒对照组相比该组在阳性例数的整体上有差异，并不针对单个级别的阳性数。② ª溶媒、低和高剂量组每组5只动物

表 10-6-44　儿科用中药注射液 EEE 静脉注射 4 周对离乳前雌性比格犬尿液指标的影响（给药期结束）

检测指标	动物数（只/组）	分级	溶媒对照组	低剂量组	中剂量组	高剂量组
GLU	6	–	6	6	6	6
BIL	6	–	6	6	6	6

（续表）

（续表）

检测指标	动物数（只/组）	分级	溶媒对照组	低剂量组	中剂量组	高剂量组
KET	6	−	6	6	6	6
		≤1.005	1	2	0	1
		1.010	1	2	5	2
SG	6	1.015	3	1	0	2
		1.020	1	1	1	0
		≥1.030	0	0	0	1
		−	1	3	4	1
		微量−完整	2	2	0	2
BLO	6	微量−溶血	1	1	0	0
		1+	0	0	2	2
		2+	2	0	0	0
		3+	0	0	0	1
		5.0	0	0	1	1
		5.5	0	2	0	2
		6.0	0	1	1	0
		6.5	1	0	1	1
pH	6	7.0	2	0	0	1
		7.5	0	0	0	0
		8.5	1	1	1	1
		≥9.0	2	2	2	0
		−	6	3	4	4
PRO	6	微量	0	2	0	0
		1+	0	0	0	2
		2+	0	1	2	0
URO（μmol/L）	6	3.2	6	6	6	6
NIT	6	−	6	6	6	6
		−	3	2	2	3
		微量	3	0	0	2
LEU	6	1+	0	4	3	0
		3+	0	0	1	1

表 10-6-45　儿科用中药注射液 EEE 静脉注射 4 周对离乳前雄性比格犬尿液指标的影响（恢复期结束）

检测指标	动物数（只/组）	分级	溶媒对照组	低剂量组	中剂量组	高剂量组
GLU	2	−	2	2	2	2
BIL	2	−	2	2	2	2

（续表）

检测指标	动物数（只/组）	分级	溶媒对照组	低剂量组	中剂量组	高剂量组
KET	2	−	2	2	2	2
SG	2	1.010	0	1	1	1
		1.015	0	0	1	0
		1.025	1	1	0	1
		≥1.030	1	0	0	0
BLO	2	−	2	2	1	2
		微量−完整	0	0	1	0
pH	2	5.5	2	1	1	1
		8.5	0	1	1	1
PRO	2	−	2	1	1	1
		1+	0	1	1	1
URO（μmol/L）	2	3.2	2	2	2	2
NIT	2	−	2	2	2	2
LEU	2	−	2	2	2	2

表 10-6-46　儿科用中药注射液 EEE 静脉注射 4 周对离乳前雌性比格犬尿液指标的影响（恢复期结束）

检测指标	动物数（只/组）	分级	溶媒对照组	低剂量组	中剂量组	高剂量组
GLU	2	−	2	2	2	2
BIL	2	−	2	2	2	2
KET	2	−	2	2	2	2
SG	2	1.010	1	0	1	0
		1.015	0	1	0	1
		≥1.030	1	1	1	1
BLO	2	−	1	2	1	2
		微量−完整	1	0	0	0
		1+	0	0	1	0
pH	2	5.0	0	1	1	0
		5.5	0	0	0	1
		6.5	1	0	0	0
		8.5	1	1	0	1
		≥9.0	0	0	1	0
PRO	2	−	2	2	1	1
		1+	0	0	0	1
		2+	0	0	1	0

（续表）

（续表）

检测指标	动物数（只/组）	分级	溶媒对照组	低剂量组	中剂量组	高剂量组
URO（μmol/L）	2	3.2	2	2	2	2
NIT	2	−	2	2	2	2
LEU	2	−	2	2	2	2

（1）雄性：① 给药前：溶媒对照组及低、中和高剂量组尿液颜色均为黄色，透明度均清澈；与溶媒对照组比较，低剂量组 SG，中剂量组 SG、LEU 和高剂量组 SG、LEU 等级间数量有所变化，具有统计学差异（$P < 0.05$ 或 $P < 0.01$）；其余各剂量组检测指标未见明显异常，无统计学差异（$P > 0.05$）；② 给药期结束（D_{28}）：溶媒对照组及低、中和高剂量组尿液颜色均为黄色，透明度均清澈；与溶媒对照组比较，低剂量组 SG 等级间数量有所变化，具有统计学差异（$P < 0.05$）；其余各剂量组检测指标未见明显异常，无统计学差异（$P > 0.05$）；③ 恢复期结束：溶媒对照组及低、中和高剂量组尿液颜色均为黄色，透明度均清澈；各剂量组雄性幼龄犬 2 只，仅列其均值进行描述性分析，与溶媒对照组相比，未见明显趋势性变化。

（2）雌性：① 给药前：溶媒对照组及低、中和高剂量组尿液颜色均为黄色，透明度均为清澈；与溶媒对照组比较，中剂量组 SG、BLO 等级间数量有所变化，具有统计学差异（$P < 0.05$ 或 $P < 0.01$）；其余各剂量组间检测指标未见明显异常，无统计学差异（$P > 0.05$）；② 给药期结束（D_{28}）：溶媒对照组及低、中和高剂量组尿液颜色均为黄色，透明度均为清澈；与溶媒对照组比较，各剂量组间检测指标未见明显异常，无统计学差异（$P > 0.05$）；③ 恢复期结束（D_{56}）：溶媒对照组及低、中和高剂量组尿液颜色均为黄色，透明度均为清澈；各剂量组雌性幼龄犬 2 只，仅列其均值进行描述性分析，与溶媒对照组相比，未见明显趋势性变化。

16. 对幼龄犬心电指标的影响·心电图检查指标包括心率（HR）、P 波、R 波、ST 段、T 波、QRS、PR 间期和 QT 间期（包括 QT、QTcF 和 QTcV）；给药前（第 0 周）、给药期结束（D_{28}）和恢复结束（D_{56}）各进行 1 次心电图检测；各组间比较统计结果见表 10-6-47、表 10-6-48；心电个体数据略。

表 10-6-47　儿科用中药注射液 EEE 静脉注射 4 周对离乳前雄性比格犬心电指标的影响（$\bar{X} \pm SD$）

检测指标	时间（周）	动物数（只）	溶媒对照组	低剂量组	中剂量组	高剂量组
HR（次/min）	0	6	187 ± 21	223 ± 33	206 ± 30	181 ± 18
	4	6[a]	171 ± 33	190 ± 42	174 ± 11	152 ± 19
	8	2	187	185	180	177
P 波（mV）	0	6	13 ± 5	20 ± 6	15 ± 4	12 ± 1
	4	6[a]	17 ± 5	22 ± 6	15 ± 3	16 ± 3[#]
	8	2	16	16	20	16
R 波（mV）	0	6	125 ± 15	109 ± 22	151 ± 31	128 ± 18
	4	6[a]	157 ± 37[#]	176 ± 38[##]	147 ± 31	144 ± 36
	8	2	140	189	213	151
ST 段（mV）	0	6	4 ± 3	3 ± 6	3 ± 5	1 ± 4
	4	6[a]	1 ± 5	5 ± 1	4 ± 6	−2 ± 4
	8	2	4	6	1	3
T 波（mV）	0	6	34 ± 6	29 ± 8	36 ± 8	39 ± 11

（续表）

检测指标	时间（周）	动物数（只）	溶媒对照组	低剂量组	中剂量组	高剂量组
T波（mV）	4	6[a]	45 ± 12	50 ± 13[#]	44 ± 7[##]	36 ± 7
	8	2	37	22	37	23
QRS（ms）	0	6	29 ± 3	33 ± 6	35 ± 4	28 ± 6
	4	6[a]	32 ± 6	26 ± 6[#]	37 ± 7	36 ± 2
	8	2	35	26	36	29
PR间期（ms）	0	6	65 ± 13	74 ± 14	69 ± 5	67 ± 7
	4	6[a]	70 ± 6	83 ± 9	71 ± 14	76 ± 18
	8	2	61	76	78	81
QT间期（ms）	0	6	174 ± 17	166 ± 10	168 ± 12	169 ± 8
	4	6[a]	186 ± 11	166 ± 18	168 ± 12	168 ± 15
	8	2	158	153	167	165
QTcF（ms）	0	6	254 ± 18	256 ± 4	253 ± 9	243 ± 8
	4	6[a]	262 ± 15	242 ± 14	239 ± 18	228 ± 11[**]
	8	2	229	222	240	237
QTcV（ms）	0	6	233 ± 14	229 ± 7	230 ± 9	227 ± 6
	4	6[a]	242 ± 9	225 ± 13	225 ± 12	221 ± 11
	8	2	216	211	225	222

注：① 组间比较采用单因素方差分析，方差齐时采用Bonferroni分析，方差不齐时采用Tamhane分析。与同期溶媒对照组比较，$^*P < 0.05$，$^{**}P < 0.01$；② 自身比较采用配对样本T检验分析；给药期结束（D_{28}）与给药前比较，$^\#P < 0.05$，$^{\#\#}P < 0.01$；③ 恢复期结束（D_{56}）各组剩余动物数雌雄均为2只，仅列其均值；④ ^{a}溶媒、低和高剂量组每组5只动物

表 10-6-48　儿科用中药注射液 EEE 静脉注射 4 周对离乳前雌性比格犬心电指标的影响（$\bar{X} \pm SD$）

检测指标	时间（周）	动物数（只）	溶媒对照组	低剂量组	中剂量组	高剂量组
HR（次/min）	0	6	201 ± 15	220 ± 27	204 ± 37	209 ± 22
	4	6	188 ± 28	216 ± 21	182 ± 11	189 ± 45
	8	2	194	219	198	184
P波（mV）	0	6	14 ± 6	14 ± 4	18 ± 5	15 ± 3
	4	6	18 ± 7	28 ± 11[#]	19 ± 9	14 ± 2
	8	2	26	24	14	19
R波（mV）	0	6	113 ± 29	98 ± 55	118 ± 26	138 ± 28
	4	6	162 ± 19[#]	189 ± 44[#]	184 ± 45[#]	143 ± 41
	8	2	161	136	172	167
ST段（mV）	0	6	4 ± 4	3 ± 2	2 ± 5	6 ± 6
	4	6	4 ± 4	8 ± 4	3 ± 6	0 ± 4
	8	2	5	8	3	−2

（续表）

检测指标	时间（周）	动物数（只）	溶媒对照组	低剂量组	中剂量组	高剂量组
T 波（mV）	0	6	37 ± 10	27 ± 12	36 ± 9	45 ± 10
	4	6	49 ± 9	36 ± 12	45 ± 14	31 ± 8
	8	2	61	23	28	41
QRS（ms）	0	6	30 ± 6	33 ± 7	30 ± 4	31 ± 6
	4	6	34 ± 4	35 ± 7	36 ± 6	31 ± 5
	8	2	33	34	26	33
PR 间期（ms）	0	6	82 ± 11	73 ± 13	68 ± 10	67 ± 10
	4	6	73 ± 9	70 ± 17	69 ± 11	73 ± 17
	8	2	81	76	75	70
QT 间期（ms）	0	6	169 ± 15	161 ± 11	165 ± 11	166 ± 11
	4	6	170 ± 8	166 ± 25	171 ± 12	159 ± 12[#]
	8	2	156	145	149	153
QTcF（ms）	0	6	253 ± 17	247 ± 14	246 ± 19	251 ± 13
	4	6	249 ± 14	255 ± 43	247 ± 15	231 ± 13
	8	2	230	223	220	222
QTcV（ms）	0	6	230 ± 13	224 ± 9	225 ± 11	227 ± 9
	4	6	229 ± 7	229 ± 26	229 ± 10	217 ± 9[#]
	8	2	216	208	209	212

注：① 组间比较采用单因素方差分析，方差齐时采用 Bonferroni 分析，方差不齐时采用 Tamhane 分析；② 自身比较采用配对样本 T 检验分析；给药期结束（D_{28}）与给药前检测结果比较，$^{#}P < 0.05$；③ 恢复期结束（D_{56}）各组剩余动物数雌雄均为 2 只，仅列其均值

（1）组间比较：各个时期测定的心电图，采用方差分析进行组间比较。① 给药前：各组雄雌幼龄犬的各项心电图检测结果组间比较，均未见明显变化，无统计学差异（$P > 0.05$）；② 给药期结束（D_{28}）：与溶媒对照组相比，高剂量组雄性幼龄犬 QTcF 明显缩短（$P < 0.01$），（262 ± 15）ms 缩短至（228 ± 11）ms，变化幅度 13%，其余各组雌雄幼龄犬的各项心电图检测结果组间比较均无统计学差异（$P > 0.05$）。

（2）给药前后自身比较：给药期结束（D_{28}）时与给药前相比，采用配对 T 检验进行比较。① 雄性：与给药前相比，溶媒对照组 R 波升高，低剂量组 R 波、T 波升高，QRS 缩短（$P < 0.05$），中剂量组 T 波升高（$P < 0.01$）；高剂量组 P 波升高，具有统计学差异（$P < 0.05$）；② 雌性：与给药前相比，溶媒对照组、低和中剂量组 R 波升高，低剂量组 P 波升高，具有统

计学差异（$P < 0.05$ 和 $P < 0.01$）；高剂量组 QT 间期和 QTcV 间期缩短，具有统计学差异（$P < 0.05$）。

（3）恢复期结束（D_{56}）：各组雌雄均为 2 只动物，仅列其均值进行描述性分析，未见心电指标明显的趋势性变化。

17. 对幼龄犬血压指标的影响·血压检测包括收缩压、舒张压和平均动脉压（平均动脉压＝舒张压＋1/3 脉压）。各组间比较统计结果见表 10-6-49 和表 10-6-50；动物血压指标的个体数据略。

（1）组间比较：采用方差分析与同期溶媒对照组进行组间比较。① 给药前：与溶媒对照组比较，各组雄雌幼龄犬的血压指标，均未见明显变化，无统计学差异（$P > 0.05$）；② 给药期结束（D_{28}）：与溶媒对照组比较，各组雌雄幼龄犬的各项血压检测值，均未见明显变化，无统计学差异（$P > 0.05$）。

（2）给药前后自身比较：给药期结束（D_{28}）时

表 10-6-49　儿科用中药注射液 EEE 静脉注射 4 周对离乳前雄性比格犬血压的影响（$\bar{X}$ ± SD）

检测指标	时间（周）	动物数（只）	溶媒对照组	低剂量组	中剂量组	高剂量组
收缩压（mmHg）	0	6	121 ± 22	112 ± 16	129 ± 12	135 ± 17
	4	6[a]	142 ± 27	143 ± 13#	126 ± 15	138 ± 22
	8	2	136	140	139	138
舒张压（mmHg）	0	6	71 ± 24	68 ± 15	81 ± 14	74 ± 11
	4	6[a]	79 ± 15	79 ± 11	75 ± 13	77 ± 8
	8	2	88	84	83	76
平均动脉压（mmHg）	0	6	88 ± 22	83 ± 14	97 ± 13	94 ± 13
	4	6[a]	100 ± 18	100 ± 9#	92 ± 13	97 ± 11
	8	2	104	102	102	97

注：① 组间比较采用单因素方差分析，方差齐时采用 Bonferroni 分析，方差不齐时采用 Tamhane 分析；② 自身比较采用配对样本 T 检验分析；给药期结束（D_{28}）与给药前检测结果比较，#$P < 0.05$；③ 恢复期结束（D_{56}），各组剩余动物数雌雄均为 2 只，仅列其均值；④ [a] 溶媒、低和高剂量组每组 5 只动物

表 10-6-50　儿科用中药注射液 EEE 静脉注射 4 周对离乳前雌性比格犬血压的影响（$\bar{X}$ ± SD）

检测指标	时间（周）	动物数（只）	溶媒对照组	低剂量组	中剂量组	高剂量组
收缩压（mmHg）	0	6	129 ± 24	125 ± 16	124 ± 18	133 ± 17
	4	6	144 ± 15	147 ± 24#	132 ± 15	131 ± 18
	8	2	132	132	137	145
舒张压（mmHg）	0	6	69 ± 13	72 ± 9	78 ± 10	76 ± 24
	4	6	86 ± 13#	95 ± 28	78 ± 14	75 ± 14
	8	2	83	75	68	102
平均动脉压（mmHg）	0	6	89 ± 15	89 ± 9	93 ± 12	95 ± 19
	4	6	106 ± 13#	112 ± 26	96 ± 13	94 ± 15
	8	2	99	94	91	116

注：① 组间比较采用单因素方差分析，方差齐时采用 Bonferroni 分析，方差不齐时采用 Tamhane 分析；② 自身比较采用配对样本 T 检验分析；给药期结束（D_{28}）与给药前检测结果比较，#$P < 0.05$；③ 恢复期结束（D_{56}），各组剩余动物数雌雄均为 2 只，仅列其均值

与给药前相比，采用配对 T 检验进行比较。① 雄性：与给药前相比，低剂量组收缩压和平均动脉压升高，具有统计学差异（$P < 0.05$），其余各组动物给药前后收缩压、舒张压和平均动脉压未见明显变化（$P > 0.05$）；② 雌性：与给药前相比，溶媒对照组舒张压和平均动脉压升高，低剂量组收缩压升高，具有统计学差异（$P < 0.05$），其余各组动物给药前后收缩压、舒张压和平均动脉压未见明显变化（$P > 0.05$）。

（3）恢复期结束（D_{56}）：各组雌性和雄性动物数均为 2 只，仅列其均值进行描述性分析，各剂量组雌雄幼龄犬的收缩压、舒张压和平均动脉压未见明显的趋势性变化。

18. 局部刺激作用·每天给药前、给药结束后 15 ~ 30 min 对注射部位进行肉眼观察，各剂量组雌雄幼龄犬的给药局部皮肤均未观察到红肿、充血、渗出、变性或坏死等反应。

19. 对幼龄犬脏器重量、脏体比和脏脑比的影响·对给药期结束、恢复期结束进行解剖，取动物的脑、心脏、肝脏、脾脏、肺、肾脏、肾上腺、胸腺、睾丸、附睾、卵巢、子宫和甲状腺称重，计算脏体比和脏脑比；各组间比较统计结果见表 10-6-51 ~

表 10-6-51   儿科用中药注射液 EEE 静脉注射 4 周对离乳前雄性比格犬脏器重量和系数的影响（$\overline{X} \pm SD$，给药期结束）

检测指标		溶媒对照组	低剂量组	中剂量组	高剂量组
脑	重量（g）	58.83 ± 5.1	58.27 ± 5.14	57.33 ± 6.59	69.35 ± 2.40
	脏体比	3.389 ± 0.240	2.723 ± 0.127	2.927 ± 0.461	2.589 ± 0.306
心	重量（g）	11.38 ± 1.10	16.31 ± 0.40	14.17 ± 0.98	18.85 ± 4.37[*]
	脏体比	0.657 ± 0.081	0.766 ± 0.071	0.725 ± 0.103	0.692 ± 0.086
	脏脑比	0.194 ± 0.023	0.281 ± 0.024	0.249 ± 0.019	0.299 ± 0.044
肝脏	重量（g）	78.91 ± 10.10	93.28 ± 8.33	96.73 ± 14.35	110.38 ± 16.27
	脏体比	4.531 ± 0.263	4.371 ± 0.433	4.888 ± 0.389	4.109 ± 0.703
	脏脑比	1.338 ± 0.054	1.603 ± 0.099	1.692 ± 0.227	1.773 ± 0.303
脾	重量（g）	7.09 ± 2.75	8.83 ± 0.96	8.08 ± 1.18	11.10 ± 0.86
	脏体比	0.396 ± 0.103	0.416 ± 0.075	0.419 ± 0.104	0.419 ± 0.091
	脏脑比	0.119 ± 0.038	0.153 ± 0.025	0.144 ± 0.034	0.180 ± 0.035
肺	重量（g）	17.70 ± 3.78	22.29 ± 2.62	22.68 ± 4.94	26.40 ± 3.46
	脏体比	1.012 ± 0.145	1.044 ± 0.124	1.136 ± 0.113	0.978 ± 0.080
	脏脑比	0.299 ± 0.041	0.385 ± 0.063	0.397 ± 0.086	0.421 ± 0.023
肾	重量（g）	13.63 ± 4.10	19.09 ± 1.67	18.66 ± 3.56	21.98 ± 1.18[*]
	脏体比	0.774 ± 0.151	0.892 ± 0.021	0.937 ± 0.067	0.819 ± 0.082
	脏脑比	0.229 ± 0.049	0.328 ± 0.023	0.327 ± 0.060	0.353 ± 0.026
肾上腺	重量（g）	0.424 ± 0.104	0.478 ± 0.066	0.497 ± 0.147	0.506 ± 0.108
	脏体比	0.024 ± 0.004	0.022 ± 0.002	0.025 ± 0.007	0.019 ± 0.005
	脏脑比	0.007 ± 0.001	0.008 ± 0.001	0.009 ± 0.002	0.008 ± 0.002
胸腺	重量（g）	3.114 ± 1.378	3.475 ± 0.538	3.634 ± 2.427	4.259 ± 3.294
	脏体比	0.173 ± 0.051	0.163 ± 0.023	0.170 ± 0.091	0.147 ± 0.089
	脏脑比	0.052 ± 0.018	0.060 ± 0.006	0.061 ± 0.037	0.064 ± 0.041
睾丸	重量（g）	0.199 ± 0.045	0.261 ± 0.036	0.263 ± 0.068	0.371 ± 0.064[*]
	脏体比	0.011 ± 0.001	0.012 ± 0.001	0.013 ± 0.004	0.014 ± 0.003
	脏脑比	0.003 ± 0.001	0.004 ± 0.000	0.005 ± 0.001	0.006 ± 0.001
附睾	重量（g）	0.286 ± 0.187	0.309 ± 0.052	0.440 ± 0.121	0.348 ± 0.073
	脏体比	0.016 ± 0.008	0.015 ± 0.004	0.022 ± 0.003	0.013 ± 0.004
	脏脑比	0.005 ± 0.003	0.005 ± 0.001	0.008 ± 0.002	0.006 ± 0.002
甲状腺	重量（g）	0.297 ± 0.051	0.338 ± 0.020	0.332 ± 0.073	0.457 ± 0.015[*]
	脏体比	0.017 ± 0.002	0.016 ± 0.002	0.017 ± 0.005	0.017 ± 0.003
	脏脑比	0.005 ± 0.001	0.006 ± 0.001	0.006 ± 0.001	0.007 ± 0.001

注：① 脏体比=脏器重量×100/体重，脏脑比=脏器重量/脑重；② 与溶媒对照组相比，[*]$P < 0.05$

表 10-6-52　儿科用中药注射液 EEE 静脉注射 4 周对离乳前雌性比格犬脏器重量和系数的影响（$\bar{X}$ ± SD，给药期结束）

检 测 指 标		溶媒对照组	低剂量组	中剂量组	高剂量组
脑	重量（g）	55.68 ± 4.16	52.00 ± 4.61	55.19 ± 2.23	56.12 ± 4.22
	脏体比	2.504 ± 0.198	2.962 ± 0.498	3.168 ± 0.432	2.435 ± 0.341
心	重量（g）	15.02 ± 1.10	13.35 ± 2.78	12.12 ± 2.11	16.84 ± 2.72
	脏体比	0.675 ± 0.039	0.743 ± 0.045	0.684 ± 0.027	0.723 ± 0.073
	脏脑比	0.270 ± 0.009	0.255 ± 0.036	0.219 ± 0.033	0.300 ± 0.042
肝 脏	重量（g）	98.09 ± 9.38	80.70 ± 14.48	78.33 ± 13.58	99.43 ± 13.31
	脏体比	4.399 ± 0.181	4.518 ± 0.391	4.431 ± 0.367	4.267 ± 0.214
	脏脑比	1.763 ± 0.129	1.546 ± 0.180	1.418 ± 0.226	1.769 ± 0.169
脾	重量（g）	10.03 ± 1.79	7.29 ± 0.83	7.21 ± 0.43	10.62 ± 3.54
	脏体比	0.448 ± 0.055	0.415 ± 0.076	0.413 ± 0.053	0.445 ± 0.093
	脏脑比	0.181 ± 0.035	0.141 ± 0.017	0.131 ± 0.009	0.188 ± 0.060
肺	重量（g）	26.49 ± 6.88	15.80 ± 4.29	16.89 ± 4.95	23.71 ± 4.46
	脏体比	1.187 ± 0.294	0.872 ± 0.052	0.945 ± 0.160	1.017 ± 0.132
	脏脑比	0.481 ± 0.147	0.302 ± 0.064	0.304 ± 0.076	0.423 ± 0.078
肾	重量（g）	19.44 ± 2.85	14.53 ± 3.07	15.37 ± 2.81	19.80 ± 3.88
	脏体比	0.870 ± 0.074	0.809 ± 0.039	0.869 ± 0.072	0.852 ± 0.133
	脏脑比	0.350 ± 0.052	0.278 ± 0.041	0.277 ± 0.039	0.354 ± 0.068
肾上腺	重量（g）	0.460 ± 0.038	0.392 ± 0.031	0.491 ± 0.035	0.496 ± 0.108
	脏体比	0.021 ± 0.002	0.023 ± 0.006	0.029 ± 0.007	0.021 ± 0.003
	脏脑比	0.008 ± 0.001	0.008 ± 0.001	0.009 ± 0.001	0.009 ± 0.001
胸 腺	重量（g）	3.650 ± 1.730	2.861 ± 2.331	2.946 ± 0.570	3.318 ± 2.401
	脏体比	0.162 ± 0.074	0.146 ± 0.081	0.173 ± 0.061	0.133 ± 0.089
	脏脑比	0.067 ± 0.032	0.053 ± 0.039	0.054 ± 0.011	0.059 ± 0.043
子 宫	重量（g）	0.393 ± 0.126	0.291 ± 0.055	0.317 ± 0.068	0.324 ± 0.091
	脏体比	0.018 ± 0.006	0.017 ± 0.004	0.018 ± 0.004	0.014 ± 0.003
	脏脑比	0.007 ± 0.002	0.006 ± 0.001	0.006 ± 0.001	0.006 ± 0.002
卵 巢	重量（g）	0.495 ± 0.126	0.369 ± 0.192	0.449 ± 0.059	0.518 ± 0.099
	脏体比	0.023 ± 0.007	0.019 ± 0.005	0.026 ± 0.005	0.023 ± 0.007
	脏脑比	0.009 ± 0.002	0.007 ± 0.003	0.008 ± 0.001	0.009 ± 0.002
甲状腺	重量（g）	0.381 ± 0.109	0.338 ± 0.127	0.292 ± 0.060	0.432 ± 0.134
	脏体比	0.017 ± 0.006	0.018 ± 0.004	0.017 ± 0.006	0.018 ± 0.004
	脏脑比	0.007 ± 0.002	0.006 ± 0.002	0.005 ± 0.001	0.008 ± 0.002

注：脏体比=脏器重量×100/体重；脏脑比=脏器重量/脑重

表 10-6-53　儿科用中药注射液 EEE 静脉注射 4 周对离乳前雄性比格犬脏器重量和系数的影响（$\bar{X}$ ±SD，恢复期结束）

检 测 指 标		溶媒对照组	低剂量组	中剂量组	高剂量组
脑	重量（g）	61.610	60.795	66.350	63.810
	脏体比	2.701	2.049	2.292	2.033
心	重量（g）	17.274	22.068	19.168	22.242
	脏体比	0.731	0.717	0.670	0.706
	脏脑比	0.278	0.366	0.289	0.348
肝 脏	重量（g）	112.825	133.650	107.910	127.275
	脏体比	4.737	4.343	3.709	4.096
	脏脑比	1.813	2.214	1.627	2.000
脾	重量（g）	8.264	9.293	7.893	9.127
	脏体比	0.330	0.297	0.270	0.289
	脏脑比	0.131	0.154	0.119	0.143
肺	重量（g）	27.340	34.280	42.640	34.675
	脏体比	1.149	1.130	1.495	1.089
	脏脑比	0.439	0.566	0.642	0.541
肾	重量（g）	16.910	21.037	19.873	21.488
	脏体比	0.730	0.692	0.684	0.686
	脏脑比	0.273	0.348	0.300	0.337
肾上腺	重量（g）	0.546	0.532	0.586	0.525
	脏体比	0.025	0.018	0.020	0.016
	脏脑比	0.009	0.009	0.009	0.008
胸 腺	重量（g）	5.544	6.205	6.385	5.026
	脏体比	0.217	0.200	0.223	0.159
	脏脑比	0.088	0.103	0.096	0.079
睾 丸	重量（g）	0.310	0.590	0.446	0.525
	脏体比	0.013	0.019	0.016	0.017
	脏脑比	0.005	0.010	0.007	0.008
附 睾	重量（g）	0.517	0.803	0.797	0.572
	脏体比	0.023	0.028	0.028	0.018
	脏脑比	0.008	0.013	0.012	0.009
甲状腺	重量（g）	0.348	0.609	0.449	0.491
	脏体比	0.014	0.020	0.015	0.015
	脏脑比	0.006	0.010	0.007	0.008

注：脏体比=脏器重量×100/体重；脏脑比=脏器重量/脑重

表 10-6-54 儿科用中药注射液 EEE 静脉注射 4 周对离乳前雌性比格犬脏器重量和系数的影响（$\overline{X}$ ±SD，恢复期结束）

检 测 指 标		溶媒对照组	低剂量组	中剂量组	高剂量组
脑	重量（g）	63.725	56.365	59.105	64.850
	脏体比	1.747	2.034	2.142	1.912
心	重量（g）	24.266	20.448	20.355	21.697
	脏体比	0.664	0.735	0.737	0.640
	脏脑比	0.381	0.363	0.344	0.335
肝 脏	重量（g）	146.210	113.615	127.555	139.605
	脏体比	3.918	4.123	4.620	4.135
	脏脑比	2.292	2.016	2.159	2.172
脾	重量（g）	13.876	7.861	7.963	11.232
	脏体比	0.386	0.285	0.288	0.332
	脏脑比	0.218	0.139	0.135	0.174
肺	重量（g）	36.310	33.590	30.305	39.055
	脏体比	0.993	1.211	1.098	1.156
	脏脑比	0.570	0.596	0.513	0.607
肾	重量（g）	23.642	19.786	20.649	22.306
	脏体比	0.634	0.709	0.748	0.660
	脏脑比	0.371	0.351	0.349	0.346
肾上腺	重量（g）	0.618	0.480	0.610	0.662
	脏体比	0.017	0.017	0.022	0.020
	脏脑比	0.010	0.009	0.010	0.010
胸 腺	重量（g）	7.668	6.115	5.353	7.209
	脏体比	0.205	0.222	0.194	0.214
	脏脑比	0.120	0.108	0.091	0.112
子 宫	重量（g）	0.562	0.491	0.484	0.564
	脏体比	0.015	0.018	0.018	0.017
	脏脑比	0.009	0.009	0.008	0.009
卵 巢	重量（g）	0.609	0.747	0.690	0.684
	脏体比	0.017	0.027	0.025	0.020
	脏脑比	0.010	0.013	0.012	0.011
甲状腺	重量（g）	0.467	0.554	0.591	0.474
	脏体比	0.013	0.020	0.021	0.014
	脏脑比	0.007	0.010	0.010	0.007

注：脏体比=脏器重量×100/体重；脏脑比=脏器重量/脑重

表10-6-54。

（1）给药期结束（D_{28}）：① 脏器重量：与溶媒对照组比较，高剂量组雄性幼龄犬心、肾、睾丸和甲状腺重量增加，具有统计学差异（$P < 0.05$），其余脏器重量未见明显变化，无统计学差异（$P > 0.05$）；雌性幼龄犬脏器重量未见明显变化，无统计学差异（$P > 0.05$）；② 脏体比：与溶媒对照组比较，各剂量组雌雄幼龄犬脏体比未见明显变化，无统计学差异（$P > 0.05$）；③ 脏脑比：与溶媒对照组比较，各剂量组雌雄幼龄犬脏脑比未见明显变化，无统计学差异（$P > 0.05$）。

（2）恢复期结束（D_{56}）：各组雌性和雄性动物数均为2只，仅列其均值进行描述性分析，各剂量组动物的脏器、脏体比和脏脑比均未见明显趋势性变化。

20. 病理学检查结果

（1）给药期间死亡动物：给药期间3只雄性幼犬死亡，分别为溶媒对照组1只幼犬027#在D_{18}死亡，低剂量组1只幼犬012#在D_{15}死亡，高剂量组1只幼犬005#在D_{16}死亡，上述动物剖检时各脏器未见明显异常。

（2）死亡动物组织病理学检查：① 胃：溶媒对照组1只（雄性027#）和高剂量组1只（雄性005#）轻微黏膜自溶（死后变化）；低剂量组1只（雄性012#）轻度黏膜自溶（死后变化）；其他动物胃黏膜、黏膜下层、肌层和浆膜排列整齐，未见明显病

变。② 十二指肠：死亡动物十二指肠黏膜、黏膜下层、肌层和外膜排列整齐，未见明显病变。③ 空肠和回肠：死亡动物黏膜、黏膜下层、肌层和外膜排列整齐，肠绒毛形态正常，未见明显病变。④ 盲肠、结肠和直肠：死亡动物黏膜、黏膜下层、肌层和外膜排列整齐，未见明显病变。⑤ 肝脏：溶媒对照组1只（雄性027#），低剂量组1只（雄性012#）和高剂量组1只（雄性005#）轻度组织自溶（死后变化）；其他动物肝小叶结构清晰，肝细胞板层样规则排列，未见明显病变。⑥ 肾脏：溶媒对照组1只（雄性027#），低剂量组1只（雄性012#）和高剂量组1只（雄性005#）轻微组织自溶（死后变化）；其他动物肾脏肾小球散在分布于肾小管之间，肾小管上皮细胞排列整齐，未见明显异常。⑦ 脾脏：溶媒对照组1只（雄性027#）、低剂量组1只（雄性012#）和高剂量组1只（雄性005#）轻微组织自溶（死后变化）；其他动物脾脏白髓和红髓比例正常，未见明显病变。⑧ 肺：高剂量组1只（雄性005#）轻度水肿（死后变化）；其他动物支气管上皮由假复层纤毛柱状上皮逐渐过渡为单层纤毛柱状上皮，肺泡和肺间质内结缔组织、血管未见明显病变。⑨ 心脏：死亡动物心肌细胞横纹清晰，未见明显病变。

（3）给药期结束（D_{29}）：溶媒对照组及低、中和高剂量组动物剖检时各脏器未见明显异常。组织病理学检查如下（表10-6-55～表10-6-57，图10-6-11～图10-6-18）。

表 10-6-55　儿科用中药注射液 EEE 离乳前比格犬静脉滴注 4 周重复给药毒性试验死亡动物组织病理学检测指标汇总

脏器名称	病变描述	病变程度	溶媒对照组（只）	低剂量组（只）	高剂量组（只）
胃	轻微黏膜自溶（死后变化）	±	1/8	0/8	1/8
	轻度黏膜自溶（死后变化）	+	0/8	1/8	0/8
肝脏	轻度组织自溶（死后变化）	+	1/8	1/8	1/8
肾脏	轻微组织自溶（死后变化）	±	1/8	1/8	1/8
脾脏	轻微组织自溶（死后变化）	±	1/8	1/8	1/8
肺脏	轻度水肿（死后变化）	+	0/8	0/8	1/8

注：只以病变比例表示（±，轻微；+，轻度）。给药期间，溶媒对照组、低和高剂量组各有1只雄性幼龄犬死亡

表 10-6-56　儿科用中药注射液 EEE 离乳前比格犬静脉注射 4 周重复给药毒性试验给药期（D_{29}）组织病理学检测指标汇总

脏器名称	病变描述	病变程度	溶媒对照组（只）	低剂量组（只）	中剂量组（只）	高剂量组（只）
垂体	轻微囊肿	±	0/7	2/8	0/7	0/7

（续表）

脏器名称	病变描述	病变程度	溶媒对照组（只）	低剂量组（只）	中剂量组（只）	高剂量组（只）
胃	轻微炎症细胞浸润	±	1/7	1/8	1/7	0/7
胆 囊	轻微炎症细胞浸润	±	0/7	1/8	0/7	2/7
肝 脏	轻微炎症细胞浸润	±	1/7	3/8	1/7	2/7
	轻微空泡化	±	1/7	2/8	0/7	0/7
肾 脏	轻微肾小管上皮空泡化	±	1/7	0/8	1/7	1/7
	轻微管型	±	0/7	0/8	0/7	0/7
气 管	轻微炎症细胞浸润	±	0/7	0/8	1/7	0/7
脾 脏	轻微淤血	±	1/7	0/8	2/7	2/7
	轻微炎症细胞浸润	±	0/7	2/8	1/7	2/7
肺	轻度炎症细胞浸润	+	0/7	0/8	1/7	0/7
	轻微肺泡扩张	±	1/7	1/8	0/7	0/7
心 脏	轻微心肌细胞空泡化	±	0/7	0/8	1/7	1/7
膀 胱	轻微上皮增生	±	0/7	0/8	1/7	0/7
骨骼肌	轻微炎症细胞浸润	±	0/7	1/8	0/7	1/7
颈部淋巴结	轻微组织细胞增多	±	0/7	1/8	2/7	1/7
	轻微髓窦扩张	±	1/7	0/8	0/7	0/7
	轻度组织细胞增多	+	0/7	1/8	1/7	1/7
肠系膜淋巴结	轻微髓窦扩张	±	1/7	0/8	0/7	0/7
	轻微淋巴细胞减少	±	0/7	0/8	1/7	0/7
胸 骨	轻度骨髓细胞减少	+	1/7	0/8	0/7	0/7
股 骨	轻度骨髓细胞减少	+	1/7	0/8	0/7	0/7
泪 腺	轻微炎症细胞浸润	±	1/7	0/8	1/7	1/7

注：只以病变比例表示（±，轻微；+，轻度），即病变动物数量/该组在该时间点解剖时的动物数量

表 10-6-57　儿科用中药注射液 EEE 离乳前比格犬静脉滴注 4 周重复给药毒性试验恢复期结束（D₅₇）组织病理学检测指标汇总

脏器名称	病变描述	病变程度	溶媒对照组（只）	低剂量组（只）	中剂量组（只）	高剂量组（只）
垂 体	轻微囊肿	±	2/4	0/4	0/4	0/4
胆 囊	轻微炎症细胞浸润	±	0/4	0/4	1/4	0/4
肝 脏	轻微炎症细胞浸润	±	0/4	0/4	0/4	1/4
肾 脏	轻微炎症细胞浸润	±	1/4	0/4	0/4	0/4
脾 脏	轻微淤血	±	1/4	0/4	0/4	0/4
肺	轻微炎症细胞浸润	±	1/4	1/4	1/4	1/4
	轻度炎症细胞浸润	+	0/4	1/4	0/4	0/4
颈部淋巴结	轻度组织细胞增多	+	0/4	0/4	2/4	0/4
泪 腺	轻微炎症细胞浸润	±	1/4	0/4	1/4	0/4

注：只以病变比例表示（±，轻微；+，轻度），即病变动物数量/该组在该时间点解剖时的动物数量

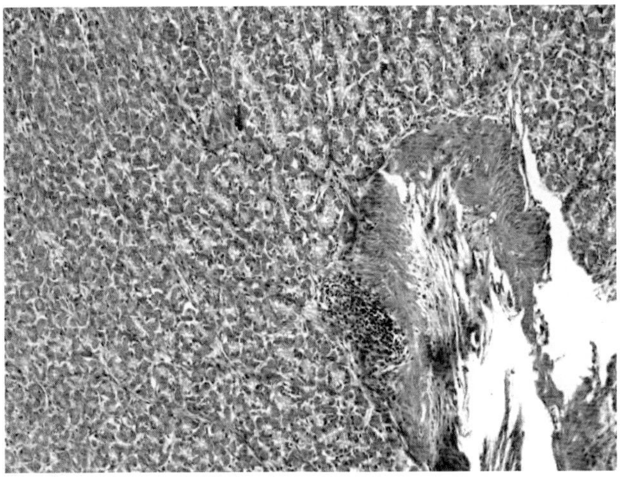

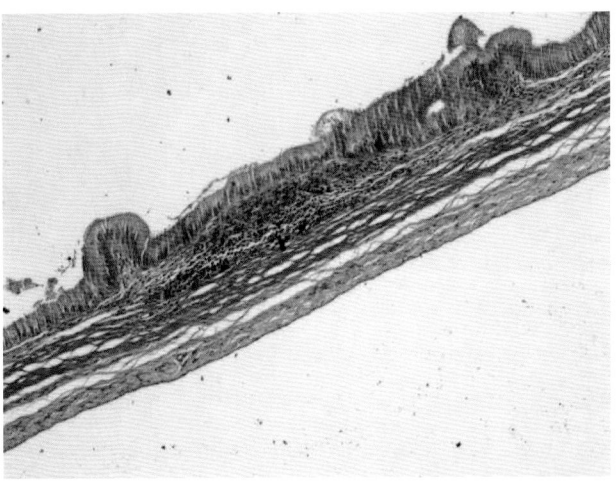

图 10-6-11　中剂量组 009# 胃轻微炎症细胞浸润（×100）

图 10-6-12　低剂量组 001# 胆囊轻微炎症细胞浸润（×100）

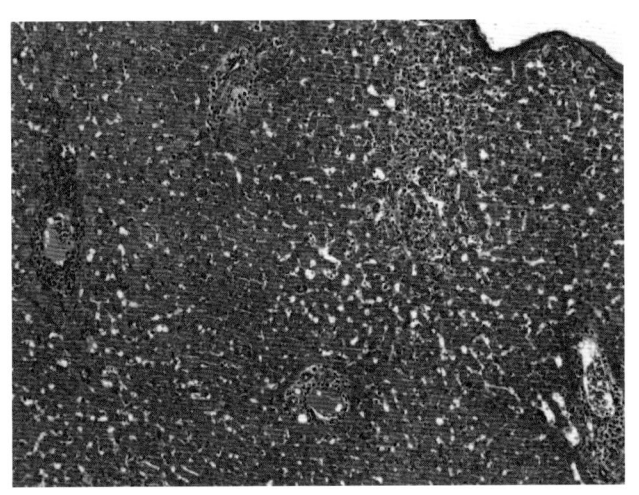

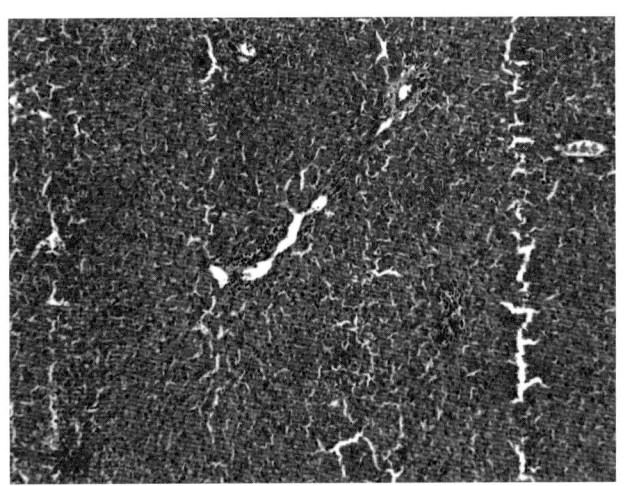

图 10-6-13　中剂量组 039# 肝脏轻微炎症细胞浸润（×100）

图 10-6-14　高剂量组 021# 肝脏轻微炎症细胞浸润（×100）

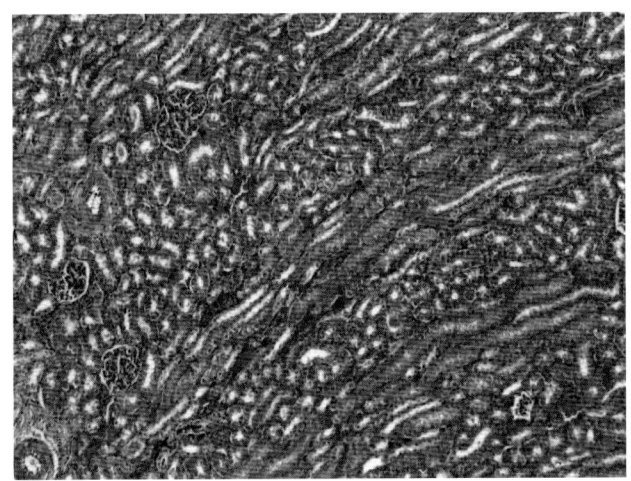

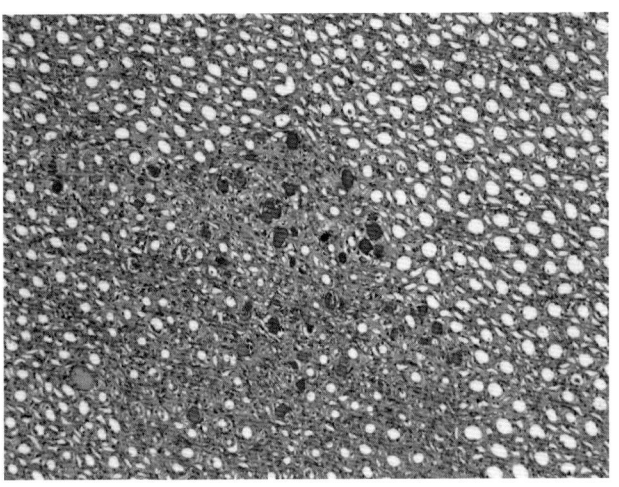

图 10-6-15　高剂量组 035# 肾脏轻微肾小管上皮空泡化（×100）

图 10-6-16　中剂量组 039# 肾脏轻微管型（×100）

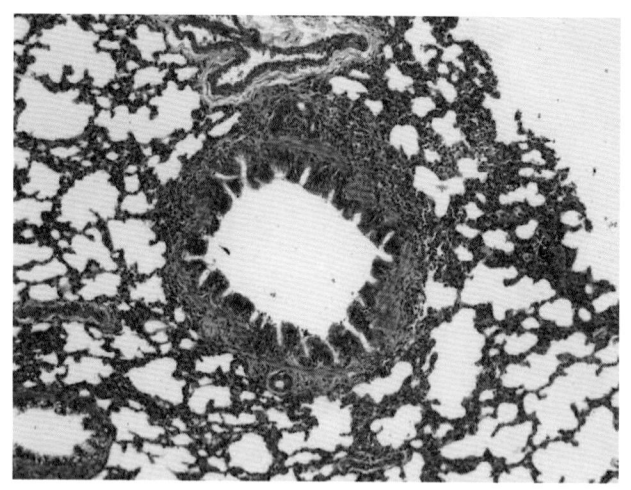

图10-6-17 剂量组001#肺脏轻微炎症细胞浸润（×100）

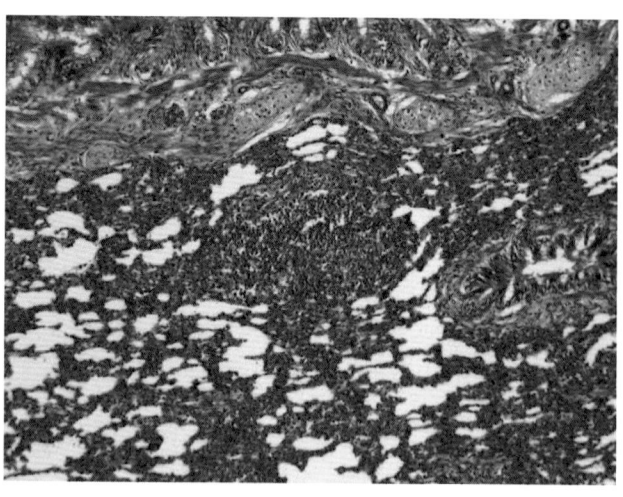

图10-6-18 低剂量组002#肺脏轻微炎症细胞浸润（×100）

1）大脑：溶媒对照组、低剂量组、中剂量组和高剂量组大脑皮质和灰质神经元分层排列整齐，未见明显病变。

2）小脑：溶媒对照组、低剂量组、中剂量组和高剂量组小脑皮质分子层、浦肯野细胞层和颗粒层分层排列整齐，形态正常，未见明显病变。

3）脑干：溶媒对照组、低剂量组、中剂量组和高剂量组脑干神经元和神经胶质细胞形态正常，未见明显病变。

4）脊髓（颈段、胸段和腰段）：溶媒对照组、低剂量组、中剂量组和高剂量组脊髓灰质和白质分界清楚，神经元细胞内可见粗大的尼氏体，未见明显病变。

5）垂体：低剂量组2只（雄性001#和002#）轻微囊肿；其他动物腺垂体和神经垂体内细胞成分、形态正常，未见明显病变。

6）胸腺：溶媒对照组、低剂量组、中剂量组和高剂量组胸腺小叶结构清晰，皮髓质发育良好，未见明显病变。

7）甲状腺：溶媒对照组、低剂量组、中剂量组和高剂量组甲状腺滤泡内充满胶质，滤泡上皮形态正常，未见明显病变。

8）甲状旁腺：溶媒对照组、低剂量组、中剂量组和高剂量组甲状旁腺细胞排列成索团状，形态完整，未见明显病变。

9）食管：溶媒对照组、低剂量组、中剂量组和高剂量组黏膜、黏膜下层、肌层和外膜界限分明，形态清晰，未见明显病变。

10）唾液腺：溶媒对照组、低剂量组、中剂量组和高剂量组唾液腺内可见腺泡小叶结构，小叶内浆液性腺泡和黏液性腺泡混合存在，未见明显病变。

11）胃：溶媒对照组1只（雌性047#），低剂量组1只（雄性002#）和中剂量组1只（雄性009#）轻微炎症细胞浸润；其他动物胃黏膜、黏膜下层、肌层和浆膜排列整齐，未见明显病变。

12）十二指肠、空肠、回肠、盲肠、结肠和直肠：溶媒对照组、低剂量组、中剂量组和高剂量组黏膜、黏膜下层、肌层和外膜排列整齐，未见明显病变。

13）胆囊：低剂量组1只（雄性001#）和高剂量组2只（雄性021#，雌性035#）轻微炎症细胞浸润；其他动物胆囊的黏膜，肌层和外膜，未见明显病变。

14）肝脏：溶媒对照组1只（雌性047#），低剂量组3只（雄性002#和018#，雌性029#），中剂量组1只（雌性039#）和高剂量组2只（雄性021#，雌性045#）轻微炎症细胞浸润；溶媒对照组1只（雄性004#）和低剂量组2只（雌性042#和050#）轻微空泡化；其他动物肝小叶结构清晰，肝细胞板层样规则排列，未见明显病变。

15）肾脏：溶媒对照组1只（雌性032#），中剂量组1只（雌性055#）和高剂量组1只（雌性035#）轻微肾小管上皮空泡化；中剂量组1只（雌性039#）轻微管型；其他动物肾脏肾小球散在分布于肾小管之间，肾小管上皮细胞排列整齐，未见明显异常。

16）肾上腺：溶媒对照组、低剂量组、中剂量组和高剂量组动物肾上腺皮质和髓质排列规则，未见明显病变。

17）脾脏：溶媒对照组1只（雌性032#），中剂量组2只（雄性009#，雌性040#）和高剂量组2只（雌性044#和052#）轻微淤血；其他动物脾脏白髓和红髓比例正常，未见明显病变。

18）胰腺：溶媒对照组、低剂量组、中剂量组和高剂量组胰腺结构完整、清晰，外分泌部的导管及腺泡未见病变，胰岛散在分布于胰腺中。

19）气管：中剂量组1只（雌性039#）轻微炎症细胞浸润；其他动物气管黏膜层、黏膜下层和外膜三层分界清楚，未见明显病变。

20）肺：低剂量组2只（雄性001#和002#），中剂量组1只（雄性009#）和高剂量组2只（雄性006#和013#）轻微炎症细胞浸润；中剂量组1只（雌性055#）轻度炎症细胞浸润；溶媒对照组1只（雄性015#）和低剂量组1只（雌性042#）轻微肺泡扩张；其他动物支气管上皮由假复层纤毛柱状上皮逐渐过渡为单层纤毛柱状上皮，肺泡和肺间质内结缔组织、血管未见明显病变。

21）主动脉：溶媒对照组、低剂量组、中剂量组和高剂量组弹性纤维纹理清晰，未见明显病变。

22）心脏：中剂量组1只（雌性040#）和高剂量组1只（雄性013#）轻微心肌细胞空泡化；其他动物心肌细胞横纹清晰，未见明显病变。

23）子宫：溶媒对照组、低剂量组、中剂量组和高剂量组子宫内膜、肌层和外膜分界明显，子宫内膜被覆单层柱状上皮，未见明显病变。

24）宫颈：溶媒对照组、低剂量组、中剂量组和高剂量组子宫颈柱状上皮与复层扁平上皮移行，分界清晰，未见明显病变。

25）阴道：溶媒对照组、低剂量组、中剂量组和高剂量组阴道黏膜、肌层和外膜完整，黏膜突起形成皱襞，未见明显病变。

26）卵巢：溶媒对照组、低剂量组、中剂量组和高剂量组卵巢可见处于不同发育阶段的卵泡，未见明显病变。

27）输卵管：溶媒对照组、低剂量组、中剂量组和高剂量组输卵管黏膜、肌层和浆膜层结构完整，上皮形态正常。

28）乳腺：溶媒对照组、低剂量组、中剂量组和高剂量组乳腺小叶内可见腺泡和导管分布结缔组织内，腺泡和导管上皮形态正常。

29）睾丸：溶媒对照组、低剂量组、中剂量组和高剂量组睾丸曲细精管由支持细胞和生精细胞组成的复层生精上皮构成，各级生精细胞发育正常，未见明显病变。

30）附睾：溶媒对照组、低剂量组、中剂量组和高剂量组附睾管黏膜为假复层柱状上皮，管壁可见较多平滑肌，管内可见精子，未见明显病变。

31）前列腺：溶媒对照组、低剂量组、中剂量组和高剂量组腺上皮呈单层立方或假复层柱状上皮，腔内充满分泌物，未见明显病变。

32）膀胱：中剂量组1只（雄性009#）轻微上皮增生；其他动物膀胱黏膜形成皱褶突向腔内，变移上皮形态正常，未见明显病变。

33）坐骨神经：溶媒对照组、低剂量组、中剂量组和高剂量组可见圆形轴突和髓鞘，形态正常，未见明显病变。

34）骨骼肌：低剂量组1只（雄性002#）和高剂量组1只（雌性044#）轻微炎症细胞浸润；其他动物骨骼肌肌纤维呈长带状，平行排列，肌纤维间可见少量结缔组织和毛细血管，未见明显病变。

35）眼：溶媒对照组、低剂量组、中剂量组和高剂量组眼球壁纤维膜、血管膜和视网膜依次排列，结构清晰，未见明显病变。

36）视神经：溶媒对照组、低剂量组、中剂量组和高剂量组神经纤维形态正常，未见明显病变。

37）颈部淋巴结：低剂量组1只（雌性050#）、中剂量组2只（雌性037#、055#）和高剂量组1只（雄性013#）轻微组织细胞增多；溶媒对照组1只（雌性032#）轻微髓窦扩张；其他动物颈部淋巴结皮质可见散在淋巴小结，髓质内髓索和淋巴窦呈网状分布，未见明显病变。

38）肠系膜淋巴结：低剂量组1只（雌性050#）、中剂量组1只（雌性039#）和高剂量组1只（雌性035#）轻度组织细胞增多；溶媒对照组1只（雌性032#）轻微髓窦扩张；中剂量组1只（雌性040#）轻微淋巴细胞减少；其他动物淋巴结皮质可见散在淋巴小结，髓质内髓索和淋巴窦呈网状分布，未见明显病变。

39）皮肤：溶媒对照组、低剂量组、中剂量组和高剂量组皮肤内皮脂腺、汗腺呈散在分布，表皮和真皮界限清晰，未见明显病变。

40）胸骨：溶媒对照组1只（雄性004#）轻度骨

髓细胞减少；其他动物骨髓内含红系、粒系，多核巨细胞含量合理，未见明显病变。

41）股骨：溶媒对照组1只（雄性004#）轻度骨髓细胞减少；其他动物股骨生长板软骨细胞柱呈长条状排列，骨小梁呈条索状排列，未见明显病变。

42）泪腺：溶媒对照组1只（雌性046#），中剂量组1只（雄性007#）和高剂量组1只（雌性035#）轻微炎症细胞浸润；其他动物泪腺腺细胞形态正常，未见明显病变。

（4）恢复期结束（D$_{57}$）：溶媒对照组及低、中和高剂量组动物剖检时各脏器未见明显异常。组织病理学检查如下。

1）大脑：溶媒对照组、低剂量组、中剂量组和高剂量组大脑皮质和灰质神经元分层排列整齐，未见明显病变。

2）小脑：溶媒对照组、低剂量组、中剂量组和高剂量组小脑皮质分子层、浦肯野细胞层和颗粒层分层排列整齐，形态正常，未见明显病变。

3）脑干：溶媒对照组、低剂量组、中剂量组和高剂量组脑干神经元和神经胶质细胞形态正常，未见明显病变。

4）脊髓（颈段、胸段和腰段）：溶媒对照组、低剂量组、中剂量组和高剂量组脊髓灰质和白质分界清楚，神经元细胞内可见粗大的尼氏体，未见明显病变。

5）垂体：溶媒对照组2只（雌性034#和059#）轻微囊肿；其他动物腺垂体和神经垂体内细胞成分、形态正常，未见明显病变。

6）胸腺：溶媒对照组、低剂量组、中剂量组和高剂量组胸腺小叶结构清晰，皮髓质发育良好，未见明显病变。

7）甲状腺：溶媒对照组、低剂量组、中剂量组和高剂量组甲状腺滤泡内充满胶质，滤泡上皮形态正常，未见明显病变。

8）甲状旁腺：溶媒对照组、低剂量组、中剂量组和高剂量组甲状旁腺细胞排列成索团状，形态完整，未见明显病变。

9）食管：溶媒对照组、低剂量组、中剂量组和高剂量组黏膜、黏膜下层、肌层和外膜界限分明，形态清晰，未见明显病变。

10）唾液腺：溶媒对照组、低剂量组、中剂量组和高剂量组唾液腺内可见腺泡小叶结构，小叶内浆液性腺泡和黏液性腺泡混合存在，未见明显病变。

11）胃：溶媒对照组、低剂量组、中剂量组和高剂量组胃黏膜、黏膜下层、肌层和浆膜排列整齐，未见明显病变。

12）十二指肠、空肠、回肠、盲肠、结肠和直肠：溶媒对照组、低剂量组、中剂量组和高剂量组黏膜、黏膜下层、肌层和外膜排列整齐，未见明显病变。

13）胆囊：中剂量组1只（雌性038#）轻微炎症细胞浸润；其他动物胆囊的黏膜，肌层和外膜，未见明显病变。

14）肝脏：高剂量组1只（雌性036#）轻微炎症细胞浸润；其他动物肝小叶结构清晰，肝细胞板层样规则排列，未见明显病变。

15）肾脏：溶媒对照组1只（雌性059#）轻微炎症细胞浸润；其他动物肾脏肾小球散在分布于肾小管之间，肾小管上皮细胞排列整齐，未见明显异常。

16）肾上腺：溶媒对照组、低剂量组、中剂量组和高剂量组动物肾上腺皮质和髓质排列规则，未见明显病变。

17）脾脏：溶媒对照组1只（雌性034#）轻微淤血；其他动物脾脏白髓和红髓比例正常，未见明显病变。

18）胰腺：溶媒对照组、低剂量组、中剂量组和高剂量组胰腺结构完整、清晰，外分泌部的导管及腺泡未见病变，胰岛散在分布于胰腺中。

19）气管：溶媒对照组、低剂量组、中剂量组和高剂量组黏膜层、黏膜下层和外膜三层分界清楚，未见明显病变。

20）肺：溶媒对照组1只（雄性016#）、低剂量组1只（雌性030#）、中剂量组1只（雌性038#）和高剂量组1只（雄性022#）轻微炎症细胞浸润；低剂量组1只（雄性011#）轻度炎症细胞浸润；其他动物支气管上皮由假复层纤毛柱状上皮逐渐过渡为单层纤毛柱状上皮，肺泡和肺间质内结缔组织、血管未见明显病变。

21）主动脉：溶媒对照组、低剂量组、中剂量组和高剂量组弹性纤维纹理清晰，未见明显病变。

22）心脏：溶媒对照组、低剂量组、中剂量组和高剂量组心肌细胞横纹清晰，未见明显病变。

23）子宫：溶媒对照组、低剂量组、中剂量组和高剂量组子宫内膜、肌层和外膜分界明显，子宫内膜被覆单层柱状上皮，未见明显病变。

24）宫颈：溶媒对照组、低剂量组、中剂量组和高剂量组子宫颈柱状上皮与复层扁平上皮移行，分界清晰，未见明显病变。

25）阴道：溶媒对照组、低剂量组、中剂量组和高剂量组阴道黏膜、肌层和外膜完整，黏膜突起形成皱襞，未见明显病变。

26）卵巢：溶媒对照组、低剂量组、中剂量组和高剂量组卵巢可见处于不同发育阶段的卵泡，未见明显病变。

27）输卵管：溶媒对照组、低剂量组、中剂量组和高剂量组输卵管黏膜、肌层和浆膜层结构完整，上皮形态正常。

28）乳腺：溶媒对照组、低剂量组、中剂量组和高剂量组乳腺小叶内可见腺泡和导管分布结缔组织内，腺泡和导管上皮形态正常。

29）睾丸：溶媒对照组、低剂量组、中剂量组和高剂量组睾丸曲细精管由支持细胞和生精细胞组成的复层生精上皮构成，各级生精细胞发育正常，未见明显病变。

30）附睾：溶媒对照组、低剂量组、中剂量组和高剂量组附睾管黏膜为假复层柱状上皮，管壁可见较多平滑肌，管内可见精子，未见明显病变。

31）前列腺：溶媒对照组、低剂量组、中剂量组和高剂量组腺上皮呈单层立方或假复层柱状上皮，腔内充满分泌物，未见明显病变。

32）膀胱：溶媒对照组、低剂量组、中剂量组和高剂量组膀胱黏膜形成皱褶突向腔内，变移上皮形态正常，未见明显病变。

33）坐骨神经：溶媒对照组、低剂量组、中剂量组和高剂量组可见圆形轴突和髓鞘，形态正常，未见明显病变。

34）骨骼肌：溶媒对照组、低剂量组、中剂量组和高剂量组骨骼肌肌纤维呈长带状，平行排列，肌纤维间可见少量结缔组织和毛细血管，未见明显病变。

35）眼：溶媒对照组、低剂量组、中剂量组和高剂量组眼球壁纤维膜、血管膜和视网膜依次排列，结构清晰，未见明显病变。

36）视神经：溶媒对照组、低剂量组、中剂量组和高剂量组神经纤维形态正常，未见明显病变。

37）颈部淋巴结：中剂量组 2 只（雄性 024#、雌性 057#）轻度组织细胞增多；其他动物颈部淋巴结皮质可见散在淋巴小结，髓质内髓索和淋巴窦呈网状分布，未见明显病变。

38）肠系膜淋巴结：溶媒对照组、低剂量组、中剂量组和高剂量组淋巴结皮质可见散在淋巴小结，髓质内髓索和淋巴窦呈网状分布，未见明显病变。

39）皮肤：溶媒对照组、低剂量组、中剂量组和高剂量组皮肤内皮脂腺、汗腺呈散在分布，表皮和真皮界限清晰，未见明显病变。

40）胸骨：溶媒对照组、低剂量组、中剂量组和高剂量组骨髓内含红系、粒系，多核巨细胞含量合理，未见明显病变。

41）股骨：溶媒对照组、低剂量组、中剂量组和高剂量组股骨生长板软骨细胞柱呈长条状排列，骨小梁呈条索状排列，未见明显病变。

42）泪腺：溶媒对照组 1 只（雌性 034#）、中剂量组 1 只（雌性 057#）轻微炎症细胞浸润；其他动物泪腺腺细胞形态正常，未见明显病变。

（十一）影响研究可靠性和造成研究工作偏离试验方案的异常情况

（1）给药前检疫期，由于动物太小，采血量很少，故各组仅 6 只幼龄犬（雌雄各半）进行血液学和凝血指标的检测，另外 6 只幼龄犬（雌雄各半）进行血生化和免疫指标的检测，造成对计划书的偏离，仅给药前缺少部分检测指标，认为不会对试验整体结果造成不良影响。

（2）根据试验计划书，检测 RBC、Hb、HCT、MCV、MCH、MCHC、RDW 等血液学指标，实际检测中部分血液学指标 PCT、MPV 和 PDW 未能检测出结果，主要原因在于幼龄犬年龄较小，血液系统未发育完全，尽管偏离计划书，但主要的血液学指标全部检测，认为不会对试验整体结果造成不良影响。

（3）由于失误，批号为 1707307 的受试物，在其给药当天浓度未进行检测，末次给药时进行检测，符合要求；尽管偏离计划书，但整个试验期间，配制人员固定，而且末次给药时进行了检测，综合分析，认为不会对试验整体结果造成不良影响。

（4）由于统计工作延误，导致总结报告签字日期推迟，但不会对试验整体结果造成不良影响。

（十二）讨论

1. 动物一般状况　低、中和高剂量组幼龄犬给药后均出现间歇性排便体征（溶媒 11/12、低、中和高 12/12），部分动物出现呕吐（中 1/12 和高 7/12）

和流涎（高6/12），停药后呕吐和流涎体征消失，呈现出一定的剂量-反应关系；恢复期有少数动物仅出现间歇性排便体征，综合分析，儿科用中药注射液EEE的主要成分有XXX等，主要的作用是清热、化痰和解毒，给药后上述体征的出现主要与药理作用有关，连续较长时间大剂量给予受试物，可对幼龄犬的胃肠道神经系统有一定影响，但该影响是可逆的。

2. 生长发育情况

（1）体重和体重增重：给药期，各剂量组雌雄幼龄犬体重均呈缓慢增长趋势，高剂量组雄性幼龄犬在整个给药期间体重偏高（$P < 0.05$ 或 $P < 0.01$），主要是高剂量组的幼犬在给药前整体体重略高所致，整个给药期间各剂量组雄犬的体重增重未见明显变化（$P > 0.05$），无剂量-反应关系和时间-反应关系，认为与受试物无关。雌性低、中剂量组幼龄犬 D_{21-24} 体重增重趋势缓慢，但仅此一个时间点有差异，为一过性的表现，认为静脉注射4周儿科用中药注射液EEE不会对离乳前比格犬体重增重有明显影响。

（2）肩高和体长：给药期，与溶媒对照组比较，高剂量组雄性幼龄犬 W_1、W_2 和 W_3 肩高增加，W_1、W_2、W_3 和 W_4 体长增加，此状况与高剂量组体重略高是一致的，认为与受试物无关；雌性各剂量组幼龄犬的肩高和体长均未见明显变化；表明儿科用中药注射液EEE对离乳前比格犬肩高和体长不会产生明显影响。

（3）生长激素：给药前、给药期结束（D_{28}）和恢复期结束（D_{56}），雌雄幼龄犬 GH、IGF-1 和 IGFBP-3 激素水平均未见明显变化（$P > 0.05$），认为静脉注射4周儿科用中药注射液EEE对离乳前比格犬的生长发育不会产生明显影响。

3. 摄食量·给药期（4周）和恢复期（4周）期间，各组雌雄幼龄犬均未出现摄食量减少情况，表明静脉注射4周儿科用中药注射液EEE对离乳前比格犬的摄食不会产生明显影响。

4. 体温变化·给药期和恢复期，与溶媒对照组比较，各剂量组雌雄幼龄犬的体温均未见明显变化（$P > 0.05$），表明静脉注射4周儿科用中药注射液EEE对离乳前比格犬的体温不会产生明显影响。

5. 眼科指标·给药前、给药期结束和恢复期结束，各剂量组雌雄幼龄犬眼科检查各项指标（眼睑、眼球和瞳孔等）均未见明显变化，认为静脉注射4周

儿科用中药注射液EEE对离乳前比格犬的眼科指标不会产生明显影响。

6. 一般行为、认知能力·各剂量组雌雄幼龄犬行为或认知能力，如对声音的反应、使用各种面部神态、整体动作协调、对离乳的适应、逐渐经历恐惧和快速学习等情况均未见明显不同，认为静脉注射4周儿科用中药注射液EEE对离乳前比格犬的行为和认知能力不会产生明显影响。

7. 神经行为·各剂量组雌雄幼龄犬一般行为和步态观察、姿势反射（本体定位反射、手推车运动、单足测试、单侧站立和单侧行走、后体位伸肌推进和放置反射等）、脑神经功能（头部运动/对称、头部肌张力、眼睛反应、眼睛对称、会阴反射、前庭眼球震颤、眼睛位置、角膜反射、瞳孔对光反射、鼻中隔测试、舌部测试和咽测试等）均未见明显异常，认为静脉注射4周儿科用中药注射液EEE对离乳前比格犬的神经行为不会产生明显影响。

8. 反射功能·给药前和给药初期，各剂量组雌雄幼龄犬检测吸吮反射和瞳孔反射均未见明显异常，认为静脉注射4周儿科用中药注射液EEE对离乳前比格犬的反射功能不会产生明显影响。

9. 生殖功能指标·① 睾丸下降：与溶媒对照组比较，各剂量组雄性幼龄犬睾丸下降时间均未见明显异常（$P > 0.05$）；② 性激素：给药前、给药结束（D_{28}）和恢复期结束（D_{56}），雌雄幼龄犬 LH、FSH、E_2、P、T 和 INH-B 激素水平均未见明显变化（$P > 0.05$）。给药期结束（D_{28}），与溶媒对照组比较，中剂量组雌性 FSH 水平升高（$P < 0.05$），从（10.10 ± 1.38）U/L 增加至（14.15 ± 1.97）U/L，幅度为 40.1%，虽然目前暂无幼龄比格犬上述性激素指标的背景值及文献数据，但整体分析未见剂量-反应关系，且与给药前后其他各组的均值比较接近；认为静脉注射4周儿科用中药注射液EEE对离乳前比格犬的生殖功能指标不会产生明显影响。

10. 骨骼系统·给药期结束（D_{28}）和恢复期结束（D_{56}）各剂量组雌雄幼龄犬动的胫骨长未见明显变化（$P > 0.05$），高剂量组雄性幼龄犬的骨密度 BMC 和 BMD 升高（$P < 0.01$），综合比较，此状况与高剂量组体重、体长增加以及胫骨长增加趋势是一致的，考虑与受试物无关；认为静脉注射4周儿科用中药注射液EEE对离乳前比格犬的骨骼系统不会产生明显影响。

11. 对血液学及凝血指标的影响

（1）给药前：与溶媒对照组比较，高剂量组雄性幼龄犬 LY 升高，低剂量组雌性幼龄犬 Hb 和 HCT 降低（$P < 0.05$ 或 $P < 0.01$），上述变化属于动物自身的生理性变化，与受试物无关。

（2）给药期结束（D_{28}）：① 与溶媒对照组比较，低、中和高剂量组雄性幼龄犬 TT 缩短（$P < 0.05$ 和 $P < 0.01$），TT 的缩短无毒理学意义；低和高剂量组雌性幼龄犬 BA 降低（$P < 0.01$），高剂量组雌性 RDW（$P < 0.01$）升高，从 38.2 fL ± 5.2 fL 增加至 47.9 fL ± 4.4 fL（增加幅度 25.4%），上述指标与给药前数值也很接近，故认为属于动物自身的生理性变化，与受试物无关；② 高剂量组雄性幼龄犬 RET# 和 RET 升高、雌性 RET# 升高（$P < 0.01$ 或 $P < 0.05$），虽然本中心目前暂无幼龄比格犬上述血液学指标的背景值，文献数据也很少，但从少量的文献数据发现，RET# 随着幼犬年龄的增加而降低，出生 7～9 周时雄性（129 ± 39.2）$\times 10^9$/L；雌性（127 ± 39.9）$\times 10^9$/L；本试验中 RET# 的变化大体趋势上也是随着幼犬年龄的增加而呈现一定程度的降低，因此，暂不排除高剂量组（检测时出生 8～9 周）RET# 和 RET 的升高与受试物有一定关系。

（3）恢复期结束（D_{56}），各剂量组雌雄各 2 只动物，血液学和凝血指标仅列其均值进行描述性分析，未见明显趋势性变化。

（4）综合分析，认为临床上大剂量长期给予儿科用中药注射液 EEE 时注意监控 RET# 的变化。

12. 血液生化指标

（1）给药前：与溶媒对照组比较，雄性幼龄犬中剂量组 BUN 升高、高剂量组 Na+ 升高（$P < 0.05$），上述变化属于动物自身的生理性变化，与受试物无关。

（2）给药期结束（D_{28}）：① 与溶媒对照组比较，高剂量组雌性幼龄犬 Ca2+ 升高（$P < 0.05$）增加幅度为 7.8%，从表 10-6-40 可见，该变化与给药前各组数值接近，故认为属于动物自身的生理性变化，与受试物无关；② 与溶媒对照组比较，高剂量组雄性幼龄犬 ALP 升高（$P < 0.05$），升高幅度为 40.4%，（146 ± 18）U/L 升高至（205 ± 30）U/L；虽然本中心目前暂无幼龄比格犬上述血液生化指标的背景值，文献数据也很少，但从少量的文献数据发现，ALP 随着幼犬年龄的增加而有所降低，出生 7～9 周时雄性（136 ± 27）U/L；雌性（151 ± 33）U/L；本试验中

ALP 的变化大体趋势上也是随着幼犬年龄的增加而呈现一定程度的降低，虽然暂不排除高剂量组（检测时出生 8～9 周）ALP 的升高与受试物有一定关系，但结合组织病理学检查结果，认为静脉注射 4 周儿科用中药注射液 EEE 对离乳前比格犬的血液生化指标不会产生明显影响。

（3）恢复期结束（D_{56}）：各剂量组雌雄各 2 只动物，血液生化指标仅列其均值进行描述性分析，未见明显趋势性改变。

（4）综合分析，认为静脉注射 4 周儿科用中药注射液 EEE 对离乳前比格犬的血液生化指标不会产生明显影响，但提醒临床上大剂量长期给予儿科用中药注射液 EEE 时注意监测 ALP 的变化。

13. 免疫指标·① 给药前和给药结束（D_{28}），与溶媒对照组比较，雌雄幼龄犬各剂量组免疫指标均未见明显变化（$P > 0.05$），初步认为静脉注射 4 周儿科用中药注射液 EEE 对离乳前比格犬的免疫指标不会产生明显影响；② 恢复期结束（D_{56}）时，各剂量组雌雄各 2 只动物，免疫指标仅列其均值进行描述性分析，数值比较接近，未见明显趋势性改变；③ 综合分析，上述免疫指标的整体变化趋势是随着动物年龄增长的生理性免疫能力增加，与受试物无关。

14. 尿液指标·① 给药前：溶媒对照组及低、中和高剂量组尿液颜色均为黄色，透明度均清澈；与溶媒对照组比较，雄性幼龄犬低、中和高剂量组 SG，中和高剂量组 LEU 等级间数量有所变化，中剂量组雌性幼龄犬 SG、BLO 等级间数量有所变化（$P < 0.05$ 或 $P < 0.01$），上述变化属于动物自身的生理性变化，与受试物无关；② 给药期结束（D_{28}）：与溶媒对照组比较，低剂量组雄性幼龄犬 SG 等级间数量有所变化（$P < 0.05$）；③ 恢复期结束（D_{56}）：各剂量组雌雄各 2 只动物，尿液指标均比较接近，未见明显趋势性变化；④ 综合分析，上述变化波动幅度很小，未见其他相关性的异常变化，各组间亦未发现明显的剂量-反应和时间-反应关系，结合组织病理组织学检查结果，认为静脉注射 4 周儿科用中药注射液 EEE 对离乳前比格犬的尿液指标不会产生明显影响。

15. 心电指标

（1）组间比较：给药期结束（D_{28}），仅高剂量组雄性幼龄犬的 QTcV 缩短（$P < 0.05$），由（262 ± 15）ms

缩短至（228±11）ms，变化幅度较小（13%），各组其余各项心电图参数均无统计学差异，个别动物心律不齐或T波倒置，未见剂量及时间相关性；ST段未见明显改变，初步认为静脉注射4周儿科用中药注射液EEE对离乳前比格犬的心电指标不会产生明显影响（图10-6-19～图10-6-30）。

（2）给药前后自身比较：① 雄性：与给药前相比，溶媒对照组R波升高，低剂量组R波、T波升高和QRS缩短（P < 0.05），中剂量组T波升高（P < 0.01）以及高剂量组P波升高（P < 0.05）；② 雌性：与给药前相比，溶媒对照组、低和中剂量组R波升高，低剂量组P波升高（P < 0.05和P < 0.01）；高剂

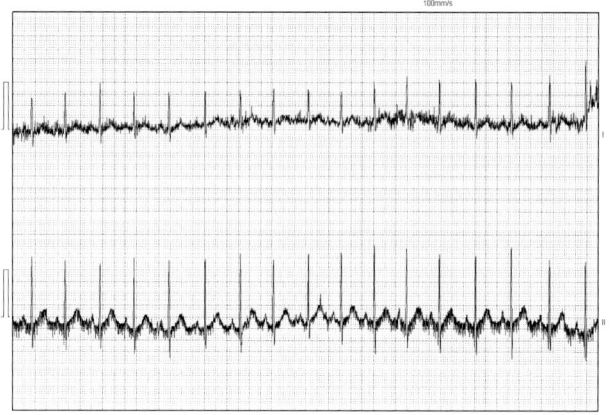

图10-6-19   溶媒对照组004#适应性饲养期心电图

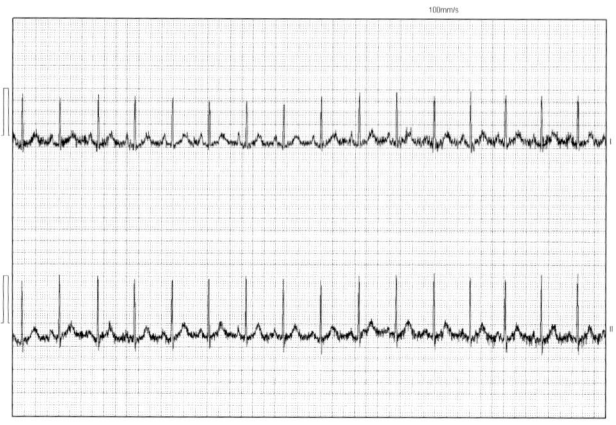

图10-6-20   低剂量组002#适应性饲养期心电图

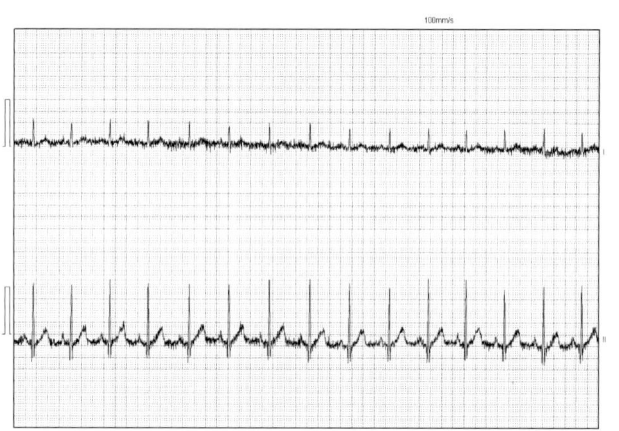

图10-6-21   中剂量组007#适应性饲养期心电图

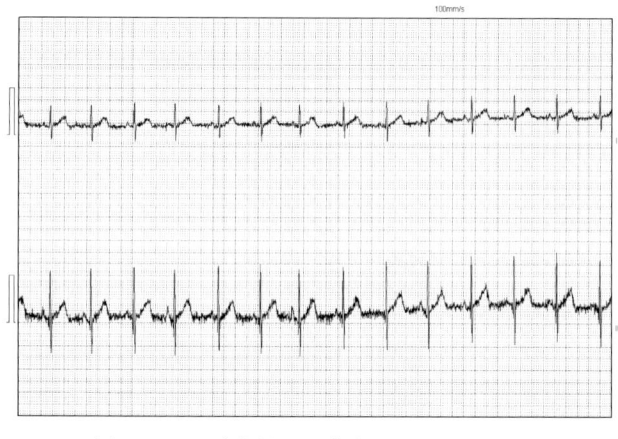

图10-6-22   高剂量组006#适应性饲养期心电图

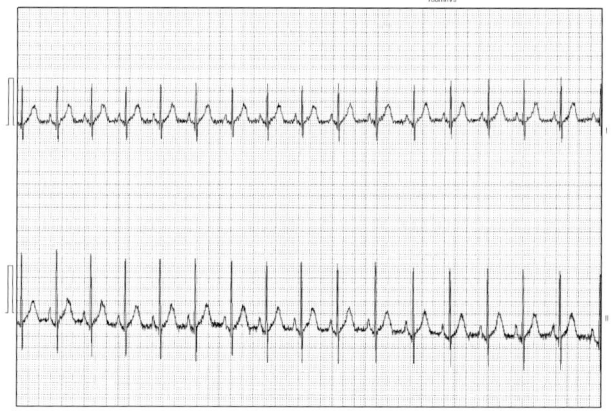

图10-6-23   溶媒对照组004#给药期结束心电图

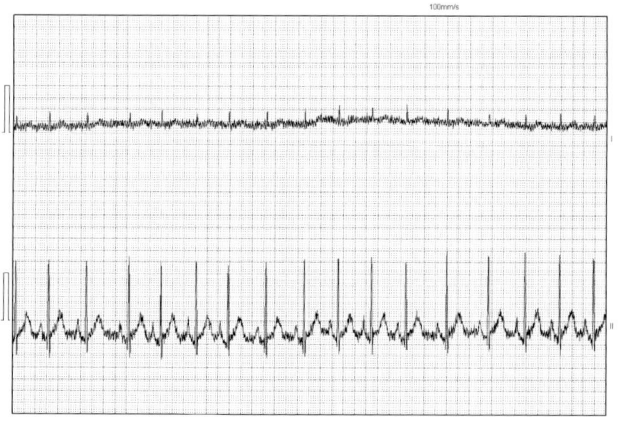

图10-6-24   低剂量组001#给药期结束心电图

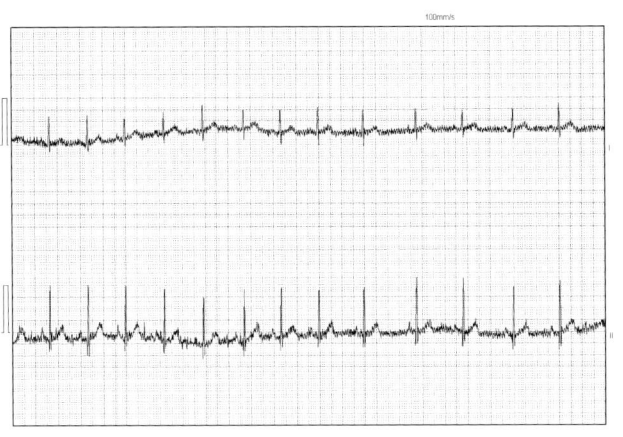

图 10-6-25　中剂量组 008# 给药期结束心电图

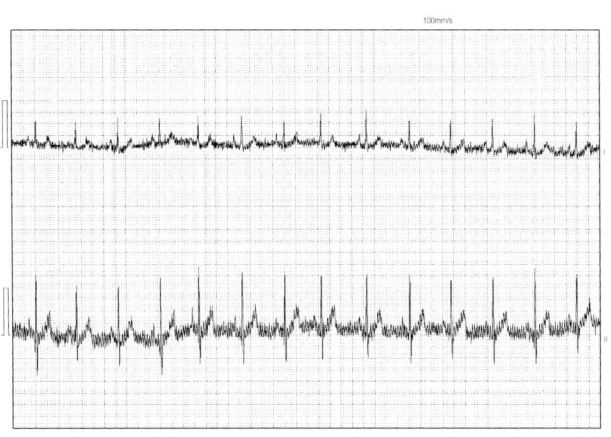

图 10-6-26　高剂量组 006# 给药期结束心电图

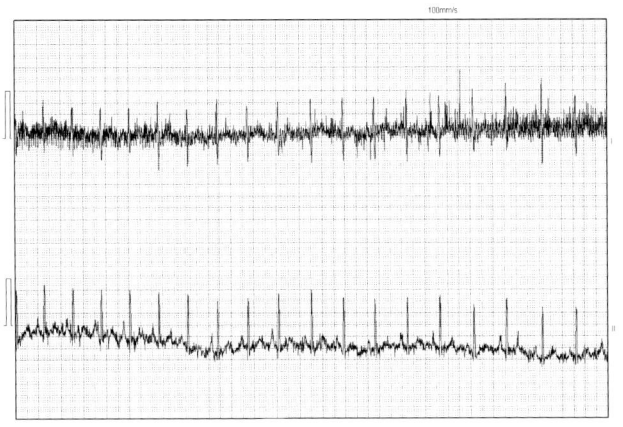

图 10-6-27　溶媒对照组 028# 恢复期结束心电图

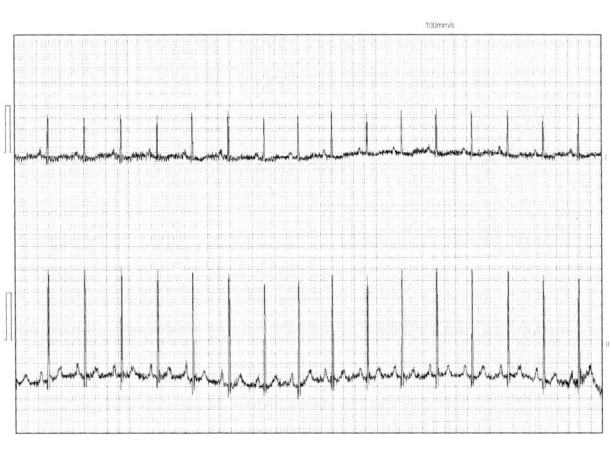

图 10-6-28　低剂量组 011# 恢复期结束心电图

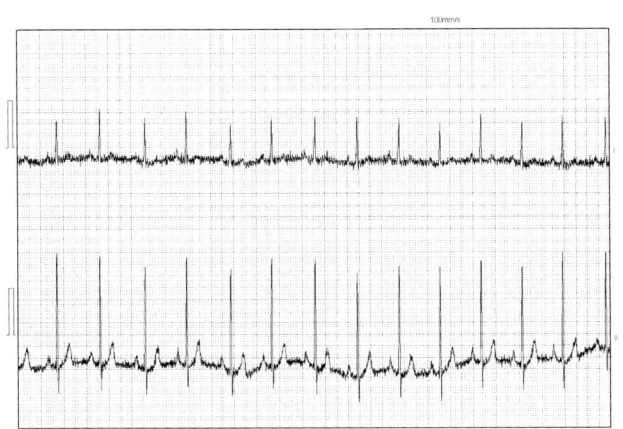

图 10-6-29　中剂量组 010# 恢复期结束心电图

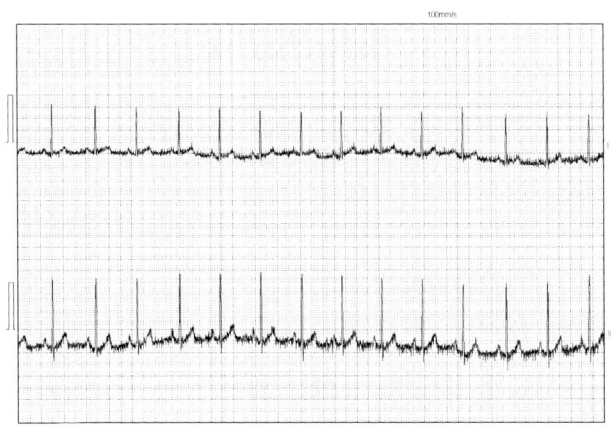

图 10-6-30　高剂量组 014# 恢复期结束心电图

量组 QT 间期和 QTcV 间期缩短（$P < 0.05$）。

（3）恢复期结束（D_{56}），各组雌雄各 2 只动物，心电指标为描述性分析，数值均比较接近，未见明显的趋势性变化。

（4）给药期结束（D_{28}）时部分指标虽然具有统计学差异，但变化幅度较小，且与同期溶媒对照组接近，未见其他相关性异常变化，未发现明显的剂量–反应和时间–反应关系，结合血清离子和组织病理学检查未见明显变化，认为是正常范围内的波动，与受试物无关；认为静脉注射 4 周儿科用中药注射液EEE对离乳前比格犬的心电指标不会产生明显影响。

16. 血压指标

（1）给药前和给药结束（D$_{28}$），组间比较，雌雄幼龄犬各剂量组收缩压、舒张压和平均动脉压均无明显变化（$P > 0.05$），初步认为静脉注射4周儿科用中药注射液EEE对离乳前比格犬的血压指标不会产生明显影响。

（2）给药前后自身比较：① 雄性：与给药前相比，低剂量组收缩压和平均动脉压升高（$P < 0.05$），增加幅度不大（分别为27.7%和20.5%），且与同期溶媒对照组数值非常接近，认为是正常范围内的波动，与受试物无关；② 雌性：与给药前相比，溶媒对照组舒张压和平均动脉压升高（$P < 0.05$），增加幅度分别为24.6%和19.1%，溶媒对照组的变化考虑为动物自身的生理性变化，与受试物无关；低剂量组收缩压升高（$P < 0.05$），幅度较小（17.6%），且与同期溶媒对照组数值非常接近，认为是正常范围内的波动，与受试物无关。

（3）恢复期结束（D$_{56}$）时，各组雌性和雄性动物数均为2只，血压指标为描述性分析，数值均比较接近，未见明显的趋势性变化。

（4）综合考虑上述变化是正常范围内的波动，与受试物无关；认为静脉注射4周儿科用中药注射液EEE对离乳前比格犬的血压指标不会产生明显影响。

17. 局部刺激 · 各剂量组雄雌幼龄犬的给药局部皮肤均未观察到红肿、充血、渗出、变性或坏死等反应，表明静脉给药4周儿科用中药注射液EEE对离乳前比格犬的注射局部不会产生明显刺激作用。

18. 脏器重量、脏体比和脏脑比 · 给药期结束，与溶媒对照组比较，高剂量组雄性幼龄犬心、肾、睾丸和甲状腺脏器重量增加（$P < 0.05$），结合高剂量组雄性幼龄犬在整个给药期间体重偏高的情况，认为属正常现象；同时这些变化未见剂量-反应关系，血液学和血生化指标未见明显变化，组织病理学检查结果显示各剂量组心脏和肾脏变化与溶媒对照组相当，也未见睾丸组织病理学的器质性改变；虽然目前本中心暂无幼龄比格犬上述脏器重量的背景值，文献数据也很少，但从少量的文献数据发现，雄犬心脏重量和脏体比在PND$_{50}$为18.73 g和0.65，在PND$_{66}$为20.46 g和0.65；肾脏重量和脏体比在PND$_{50}$为22.51 g和0.78，在PND$_{66}$为25.87 g和0.82；本试验幼龄犬

检测时间为PND$_{59}$（雄犬心脏重量和脏体比分别为18.85 ± 4.37 g和0.692 ± 0.086，肾脏重量和脏体比分别为21.98 ± 1.18 g和0.819 ± 0.082），数值与文献接近；同时考虑到不同窝别之间体重具有一定差异，脏体比和脏脑比的比较更为准确，综合考虑，认为这些波动是属于幼龄动物正常发育的生理变化范围。

19. 组织病理学改变

（1）给药期间，有3只动物死亡，分别为溶媒对照组1只幼犬027#（♂）在D$_{18}$死亡，中剂量组1只幼犬012#（♂）在D$_{15}$死亡，高剂量组1只幼犬005#（♂）在D$_{16}$死亡；根据文献，幼龄犬离乳前后需精心饲养，通常自然死亡率较高；上述动物死亡前未见任何异常体征，组织病理学检查仅见部分器官和组织轻微或轻度组织自溶，属于死亡后变化，未见其他异常变化，考虑为幼龄犬在出生后及离乳前特有的一种常见死亡。

（2）给药期结束（D$_{29}$），溶媒对照组和各剂量组部分动物均出现一些轻微或轻度病理改变，如溶媒对照组、低和中剂量组（均为1/8）胃轻微炎症细胞浸润；溶媒对照组、低、中和高剂量组（分别1/8、3/8、1/8和2/8）肝脏轻微炎症细胞浸润；溶媒对照组和低剂量组（分别1/8和2/8）肝细胞轻微空泡化；溶媒对照组、中和高剂量组（均为1/8）肾脏轻微肾小管上皮空泡化；溶媒对照组、中和高剂量组（分别1/8、2/8和2/8）脾脏轻微淤血等；其他如轻微肺泡扩张、颈部淋巴结和肠系膜淋巴结轻微髓窦扩张等表现在溶媒对照组中亦存在或仅在溶媒对照组出现，动物数量及病变程度未见明显组间差异。

（3）恢复期结束（D$_{57}$），溶媒对照组和各剂量组部分动物分别也有一些轻微或轻度病理改变，如溶媒对照组、低、中和高剂量组（均为1/4）肺脏轻微炎症细胞浸润；溶媒对照组（1/4）脾脏轻微淤血；溶媒对照组和中剂量组（均为1/4）泪腺轻微炎症细胞浸润等；这些表现在溶媒对照组中亦存在，动物数量及病变程度未见明显组间差异。

（4）综合分析，上述病变镜下表现的程度轻微或较轻，在给药期结束和恢复期结束时，出现病变动物的数量和病变程度各组间未见明显差异，无明显剂量-反应关系；此外，上述表现在溶媒对照组中亦存在，给药组出现病变动物的数量和病变程度与溶媒对照组对比，未见明显差异，结合血液生化指标未见明显异常及参考文献报道幼龄动物组织学特点，考虑上述表现基本属于动物自发病变，与受试物无关。

（十三）结论

对离乳前比格犬（PND$_{31}$）连续 4 周静脉注射 1.6 mL/kg、4.0 mL/kg 和 8.0 mL/kg 剂量（分别相当于生药 0.54 g/kg、1.34 g/kg 和 2.68 g/kg）的儿科用中药注射液 EEE，以静脉给予等量的生理盐水作为溶媒对照。各剂量组幼龄犬出现间歇性排稀便、呕吐和流涎等与药理作用放大有关的体征，未发现与受试物有关的明显毒性体征；幼龄犬生长发育指标（肩高、体长、GH、IGF-1 和 IGFBP-3 等生长相关激素）、摄食量、体温变化、眼科指标、行为、认知能力和神经行为指标（如对声音的反应、动作协调、离乳适应、恐惧意识、一般行为和步态、姿势反射和脑神经功能等）、生殖功能指标（睾丸下降时间、LH、FSH、E$_2$、P、T 和 INH-B 等性激素水平）、骨骼系统（胫骨长和骨密度）、血液学指标、凝血指标、血液生化指标、免疫指标（IgM 和 IgG）、尿液指标、心电指标、血压指标、给药局部、脏器重量、脏体比和脏脑比及病理组织学等均未见与受试物有关的明显改变；主要影响考虑高剂量组 RET$^{\#}$ 和 ALP 一定程度的升高。综合分析，在本试验条件下，离乳前比格犬连续 4 周静脉给予儿科用中药注射液 EEE 的安全剂量为 4.0 mL/kg（中剂量，相当于生药 1.34 g/kg），为犬药效学剂量的 6.7 倍、等效剂量的 5 倍、临床剂量的 10 倍。

（十四）参考文献

［1］孙祖越，周莉，韩玲.儿科用药非临床安全性评价要则及中药评价的特殊性［J］.中国药理学与毒理学杂志，2016，30（1）：13-20.

［2］周莉，孙祖越.儿科用药发育毒性研究指标设定及中药安全性评价的特别关注点［J］.中国药理学与毒理学杂志，2016，30（1）：21-28.

［3］孙祖越，周莉.儿科用药非临床安全性评价中方案设计的策略［J］.中国新药杂志，2016，25（21）：2473-2482.

［4］周莉，孙祖越.非临床安全性评价中离乳前给药的幼龄动物分组设计［J］.中国新药杂志，2016，25（21）：2483-2488.

［5］Karl-Heinz Diehl, Robin Hull, David Morton, et al. A good practice guide to the administration of substances and removal of blood, including routes and volumes［J］. J Appl Toxicol, 2001, 21：15-23.

［6］蒋一方，Tim Cole，潘蕙琦，等.上海市区 0～18 岁年龄别身高及体重标准研制［J］.上海预防医学杂志，2007，19（11）：544-547.

［7］李红星，南庆华.549 例新生儿满月体重身高及其影响因素分析［J］.中国妇幼保健，2011，26（31）：4858-4859.

［8］Hoberman AM, Barnett JF. Juvenile Toxicity Study Design for the Rodent and Rabbit. In: Hoberman AM, Lewis E. Pediatric Nonclinical Drug Testing: Principles, Requirements, and Practices［M］. Hoboken, NJ: John Wiley & Sons, 2012.

（十五）记录保存

（1）除计算机或自动化仪器直接采集的数据外，其他所有在实际研究中产生的数据均记录在表格或记录纸上，并随时整理装订。所有数据记录都注明记录日期，并由记录人签字。对原始记录进行更改时按要求进行。

（2）记录的所有数据都由另一人（非做记录的人）进行核查、签字，保证数据可靠。研究结束后，递交最终报告时，所有原始资料、文件等材料均交档案室保存。具体管理内容、程序和方法按本中心制定的标准操作规程执行。

（十六）资料归档时间和地点

保存单位：XXX。

地址：XXX。

邮编：XXX。

保管人：XXX。

电话：XXX。

归档时间：XXXX-XX-XX。

保存时间：＞10 年。

（周　莉）

第七节
儿科用中药注射液 AAA 刚离乳比格犬
体外溶血试验

摘要

目的

观察儿科用中药注射液AAA是否能够引起溶血和红细胞凝聚等反应。

方法

本实验采用体外试管法，在不同的试管中加入制备好的4种类型的2%红细胞混悬液（PND$_{49}$雄性和雌性犬红细胞悬液），再分别加入0.9%氯化钠注射液（阴性对照组）、纯水（阳性对照组）或不同浓度的受试物溶液（辅料对照、原液0.2 mL/mL和1 mL/mL的儿科用中药注射液AAA），置37℃恒温箱中进行温育，定时观察至3 h，肉眼观察是否有溶血和红细胞凝聚现象。

结果

（1）采用PND$_{49}$（刚离乳）雌、雄犬的红细胞进行体外溶血试验，0.9%氯化钠注射液阴性对照组上清液肉眼观察均呈无色澄明，镜下观察均可见红细胞呈散在、均匀分布，表明幼龄雌、雄犬的体外溶血试验结果均为阴性，证明采用幼龄犬进行体外溶血试验的可靠性。

（2）纯水阳性对照组上清液肉眼观察均呈澄明红色，但幼龄雌、雄犬的红细胞尚有部分下沉。镜下观察发现视野内的完整红细胞数目均基本不可见、细胞边缘不清晰，并出现大量碎片。因此纯水阳性对照组可导致幼龄犬的红细胞部分溶血，进一步证明试验系统的可靠。

（3）辅料对照和原液0.2 mL/mL的儿科用中药注射液AAA均未观察到明显的溶血和凝聚反应，与0.9%氯化钠注射液对照组的溶血反应大体一致。中药注射液AAA（原液1 mL/mL）均可导致幼龄雌、雄犬红细胞明显的凝聚反应，随着用药量从0.5 mL逐渐降低到0.2 mL，凝聚程度逐渐降低，至剂量为0.1 mL时凝聚现象消失。上述两种浓度的受试物溶血反应的明显差异可能源于受试物浓度的变化进而引起渗透压改变和不溶性微粒改变。

结论

采用PND$_{49}$（刚离乳）雌、雄比格犬的红细胞进行体外溶血试验，浓度为原液0.2 mL/mL的儿科用中药注射液AAA（相当于生药0.52 g/mL，临床拟用的可能最大浓度）未引起明显的溶血和凝聚反应，而浓度为原液1 mL/mL的中药注射液AAA（相当于生药2.6 g/mL，临床拟用的可能最大浓度5倍时）可导致明显的红细胞凝聚反应。

（一）目的

观察儿科用中药注射液 AAA 是否能够引起溶血和红细胞凝聚等反应。

（二）受试物

（1）名称：儿科用中药注射液 AAA。

（2）受试物号：2018-XXX。

（3）批号：180709。

（4）稳定性：避光保存，置阴凉处 18 个月内稳定。

（5）浓度或含量：本品每毫升含 AA1 0.2 mg、AA2 1.0 mg、AA3 5.9 mg、AA4 1.9 mg、AA5 2.0 mg。以绿原酸计算每毫升含总酸为 13.8 mg。

（6）组分：XX1、XX2、XX3，辅料为 XX4。

（7）性状：淡黄棕色至红棕色的澄明液体。

（8）提供单位：XXX 股份有限公司。

（9）规格：10 mL/支（生药 2.6 g/mL）。

（10）有效期：至 XXXX 年 XX 月。

（11）保存条件：置阴凉处避光保存。

（12）配制方法：用 5% 葡萄糖注射液或 0.9% 氯化钠注射液配制。

（三）辅料对照品

（1）名称：儿科用中药注射液 AAA 辅料对照。

（2）受试物号：2018-XXX。

（3）批号：180701。

（4）稳定性：置阴凉处 XX 个月内稳定。

（5）浓度或含量：XXXX。

（6）组分：主要组分为 XXX。

（7）性状：无色的澄明液体。

（8）提供单位：XXX 股份有限公司。

（9）规格：5 mL/支。

（10）有效期：至 XXXX 年 XX 月。

（11）保存条件：置阴凉处保存。

（12）配制方法：无需配制。

（四）溶媒一

（1）名称：氯化钠注射液。

（2）批号：K17081706。

（3）提供单位：XXX 有限公司。

（4）规格：500 mL/瓶。

（5）成分：XXXX。

（6）保存条件：室温下密闭保存。

（五）溶媒二

（1）名称：纯水（XXX 纯水一体化系统）。

（2）批号：XXXX。

（3）提供单位：XXX。

（4）规格：XXXX。

（5）成分：XXXX。

（6）保存条件：室温放置。

（六）特殊药品

（1）名称：戊巴比妥钠。

（2）提供单位：XXXX 有限公司。

（3）批号：XXXX。

（4）规格：25 g/瓶。

（5）成分：XXXX。

（6）含量：≥99.03%。

（7）使用浓度：XXXX%。

（8）保存条件：常温下密闭保存。

（9）配制方法：用 0.9% 氯化钠注射液配制。

（七）动物资料

（1）种：犬。

（2）系：比格。

（3）性别和数量：PND49（出生后第 49 天，刚离乳）比格犬，雌雄各 1 只。

（4）年龄：PND49（出生日期为 2018-XX-XX，动物采血当天"2018-XX-XX"年龄为 PND49）。

（5）体重范围：雄性 1.48 kg，雌性 1.28 kg，均为动物采血当天体重。

（6）来源：XXXX 有限公司。

（7）等级：普通级。

（8）合格证号及发证单位：合格证号 XXXX。实验动物生产许可证号 SCXK（X）2016-0009，XXX 科学技术委员会。实验动物使用许可证号 SYXK（X）2013-0027，XXX 科学技术委员会。

（9）动物接收日期：XXXX-08-20。

（10）实验系统选择说明：国家食品药品监督管理总局制定的《药物刺激性、过敏性和溶血性研究技术指导原则》推荐采用兔血或羊血进行 2% 红细胞悬液的制备。由于后续毒性试验采用幼龄犬，故选择幼龄犬开展溶血试验。幼龄犬血容量相对较少，因此本试验采集刚离乳（PND49）的同一性别比格犬采集血液进行红细胞悬液的制备，充分探讨受试物的溶血性，为后续的刚离乳比格犬毒性试验提供参考。

（11）实验动物识别方法：动物到达后，按要求接收，母犬采用其自带的原始编号，幼犬按机构统一的编号方法进行编号，为每只动物指定一个单一的研究动物号。原始资料中使用研究动物号来识别。

（12）饲料及饮用水：饲料为犬料，由XXX生物科技有限公司生产，批号为XXXX。该饲料每年度委托XXX饲料质量监督检验站抽检1次，依据相应的GB和GB/T检验粗蛋白质、粗脂肪、粗纤维、水分、钙、总磷含量，以及细菌总数、大肠菌群、黄曲霉素B_1、砷、铅、镉和汞等指标。饮用水为生活饮用水，每年度委托XXX疾病预防控制中心检测1次，参照生活饮用水卫生标准检测浑浊度、菌落总数、游离余氯和总大肠菌群等指标。

（13）饲养条件和环境：动物饲养在XXX大动物（犬、猴）实验室，饲养于不锈钢笼内，离乳前1窝/笼。每天母犬喂犬专用饲料250～300 g，拟离乳前一周左右（PND_{40-42}）幼犬补充少量幼犬专用饲料。上午、下午各喂食1次，自由饮水。室温19～26℃，相对湿度40%～70%，空调通风，光照明暗各12 h。

（14）试验期间动物管理和使用遵循 Guide for the Care and Use of Laboratory Animals（2011年）及国家科学技术委员会2017年修订的《实验动物管理条例》。本试验所涉及的动物管理、使用和相关操作均经过XXX实验动物管理和使用委员会（IACUC）批准，批准号为IACUC-2018XXXX-01。委托方同意使用该种动物。

（八）分组和剂量设置

1. 分组方法·仅需采集动物血液进行红细胞悬液的制备，无需分组。

2. 剂量设置依据

（1）根据国家食品药品监督管理总局制定的《药物刺激性、过敏性和溶血性研究技术指导原则》采用体外试管法，以临床拟用最大浓度进行溶血性试验。

（2）受试物临床拟用给药途径：静脉输注。

（3）委托方提供的临床使用剂量：① 成人剂量：一次20 mL，以5%葡萄糖注射液或0.9%氯化钠注射液250 mL稀释后使用，滴速为每分钟30～60滴，每天1次。上呼吸道感染患者疗程为3天，急性气管-支气管炎患者疗程为5天，或遵医嘱；② 儿童剂量：3～5岁，最高剂量不超过10 mL，以5%葡萄糖注射液或0.9%氯化钠注射液50～100 mL稀释后静脉滴注，滴速为每分钟30～40滴，每天1次。6～10岁，每次10 mL，以5%葡萄糖注射液或0.9%氯化钠注射液100～200 mL稀释后静脉滴注，滴速为每分钟30～60滴，每天1次。11～13岁，每次15 mL，以5%葡萄糖注射液或0.9%氯化钠注射液200～250 mL稀释后静脉滴注，滴速为每分钟30～60滴，每天1次。14～17岁，每次20 mL，以5%葡萄糖注射液或0.9%氯化钠注射液250 mL稀释后静脉滴注，滴速为每分钟30～60滴，每天1次。或遵医嘱；③ Ⅳ期临床试验：研究普通人群和儿童使用中药注射液AAA的安全性和有效性，给药方法为静脉滴注。3～5岁儿童剂量按0.5～0.8 mL/kg，每天最高剂量不超过10 mL；④ 受试物的pH 4.5。

（4）浓度选择依据

1）根据上述受试物的儿童临床剂量，2岁幼儿临床使用剂量同样参照3～5岁儿童对应的0.5～0.8 mL/kg计算（取其平均值0.65 mL/kg进行计算），剂量为7.8 mL/人（2岁幼儿的平均体重为12 kg，相当于每天生药20.28 g/人），采用的受试物浓度为原液0.094 2 mL/mL，相当于生药0.244 9 g/mL（6.0～9.6 mL受试物以5%葡萄糖注射液或0.9%氯化钠注射液50～100 mL稀释，取其平均值7.8 mL/mL受试物以5%葡萄糖注射液或0.9%氯化钠注射液75 mL稀释计算所得，表10-7-1）。

2）根据上述受试物的儿童临床剂量，3～5岁儿童采用的受试物浓度为生药0.305 9 g/mL。6～10岁儿童采用的受试物浓度为生药0.162 5 g/mL。11～13岁儿童采用的受试物浓度为生药0.162 5 g/mL。14～17岁儿童采用的受试物浓度为生药0.192 6 g/mL。因此，受试物的临床使用最高浓度为3～5岁儿童对应的原液0.117 6 mL/mL（相当于生药0.305 9 g/mL）（表10-7-1）。

3）委托方提供的受试物说明书"注意事项6"明确注明"药品稀释应严格按照说明书用法用量配制，稀释液用量须为药液的4倍以上（含4倍），不得改变稀释液的种类。配药应即配即用，不宜长时间放置"，说明受试物临床使用的可能最大浓度为原液0.2 mL/mL，相当于生药0.52 g/mL［药液∶稀释液=1∶4，1÷5×2.6=0.52（生药g/mL）］。

4）用于血管内给药的注射剂以使用说明书规定的临床使用浓度作为受试浓度。参考以上资料，因此采用中药注射液AAA的临床使用可能最大浓度为原液0.2 mL/mL（相当于生药0.52 g/mL）进行溶血性试验。

5）受试物为中药注射剂，考虑到重复给药毒性试验中可能会采用原液作为高剂量，因此，增加一组原液（原液1 mL/mL，相当于生药2.6 g/mL）进行溶血性试验。

6）受试物辅料为XXX，考虑到后续犬重复给药

毒性试验中可能会增加辅料对照组，故增加一组辅料对照（1.77 mg/mL）进行溶血性试验。

表 10-7-1 中药注射液 AAA 临床推荐使用浓度

不同年龄人群	受试物量 （原液 mL）	稀释液（mL）	稀释后总体积（mL）	受试物终浓度 （原液 mL/mL）	受试物终浓度 （生药 g/mL）
成　　人	20.0	250	270.0	0.074 1	0.192 6
14～17岁儿童	20.0	250	270.0	0.074 1	0.192 6
11～13岁儿童	15.0	225	240.0	0.062 5	0.162 5
6～10岁儿童	10.0	150	160.0	0.062 5	0.162 5
3～5岁儿童	10.0	75	85.0	0.117 6	0.305 9
2岁儿童	7.8	75	82.8	0.094 2	0.244 9

（5）动物年龄选择依据：犬49～63日龄（7～9周）离乳。本试验采用刚离乳（PND_{49}）幼龄犬开展体外溶血试验，预计相当于人的年龄2～3岁，由于未发现PND_{49}与人年龄直接对应关系的参考文献，"犬6周龄相当于人2岁，犬20周龄相当于人12岁"，按照"周龄"与"岁"对应来推断，故预估刚离乳PND_{49}的幼犬相当于人的2～3岁。

鉴于委托方拟开发该受试物用于较低年龄段（2岁）的幼儿，故本试验采用刚离乳比格犬（PDN_{49}）采血进行体外溶血试验。

3. 剂量 · 见表10-7-2。

（九）实验方法和观察指标

1. 主要检测仪器 · XXX震荡培养箱，XXX-12R离心机和XXX显微镜。

2. 实验方法

（1）受试物检测：给药前检测规格为原液1 mL/mL（相当于生药2.6 g/mL）和原液0.2 mL/mL（相当于生药0.52 g/mL）两个浓度的受试物含量。

（2）检疫及适应性饲养：采用幼龄比格犬已经过检疫及适应性饲养期，采血前1天经兽医再次检疫确认合格。

（3）红细胞悬液的制备：① 从上述雌雄各1只幼龄比格犬（PND_{49}）的上肢静脉丛采集8 mL血液，分别置于2个不同的烧杯中。② 将上述烧杯中取好的血液，用玻璃珠或玻璃棒除去纤维蛋白原，使其成为脱纤血液。加入10倍量的氯化钠注射液，摇匀，1 500 r/min离心15 min，除去上清液，沉淀的红细胞再用0.9%氯化钠注射液按上述方法洗涤2次，至上清

表 10-7-2 儿科用中药注射液 AAA 体外溶血试验剂量分组

分组情况	1	2	3	4	5	6	7
2%红细胞悬液（mL）	2.5	2.5	2.5	2.5	2.5	2.5	2.5
氯化钠注射液（mL）	2.0	2.1	2.2	2.3	2.4	2.5	—
纯水（mL）	—	—	—	—	—	—	2.5
剂量分组							
原液1 mL/mL中药注射液AAA	0.5	0.4	0.3	0.2	0.1	—	—
原液0.2 mL/mL中药注射液AAA	0.5	0.4	0.3	0.2	0.1	—	—
辅料对照（mL）	0.5	0.4	0.3	0.2	0.1	—	—

注：采用PND_{49}比格犬（雌、雄各1只）进行采血，制备获得两种2%红细胞悬液，即幼龄雄性和雌性犬红细胞悬液

液不显红色为止。将所得红细胞用氯化钠注射液配成4种不同来源的2%红细胞混悬液，分别为幼龄雄性大鼠2%红细胞混悬液、幼龄雌性大鼠2%红细胞混悬液及幼龄雄性犬2%红细胞混悬液和雌性犬2%红细胞混悬液，供试验用。

（4）受试物制备：取生药2.6 g/mL的儿科用中药注射液AAA 1支共10 mL，置于50 mL容量瓶中，以0.9%氯化钠注射液定容至刻度线即得到浓度为原液0.2 mL/mL的溶液。儿科用中药注射液AAA原液组和辅料对照组均无需配制（表10-7-3）。

（5）试验操作方法：取洁净试管7只，进行编号，其中1～5号管为加入不同体积的受试物管，6号管为阴性对照管，7号管为阳性对照管。按表10-7-1和表10-7-2所示依次加入2%红细胞悬液、0.9%氯化钠注射液或纯水及对应的3种不同受试物（原液0.2 mL/mL和原液1 mL/mL的中药注射液AAA及1.77 mg/mL的辅料对照），混匀后，立即置37℃恒温下进行温育，开始每隔15 min观察1次，1 h后，每隔1 h观察1次，持续观察3 h。如有红细胞凝聚的现象，可按下法进一步判断是真凝聚还是假凝聚。

表 10-7-3　儿科用中药注射液 AAA 溶血试验受试物配制方法

分　　组	受试物量（原液 mL）	溶液量（mL）	目标浓度（原液 mL/mL）	目标浓度（生药 g/mL）
原液 1 mL/mL 中药注射液 AAA	10	10	1.0	2.6
原液 0.2 mL/mL 中药注射液 AAA	10	50	0.2	0.52
辅料对照（1.77 mg/mL）	10	10	1.77 mg/mL	/

注：生药当量为2.6 g/mL（1 mL注射液相当于2.6 g生药）

（6）血细胞真假凝聚的判断：若凝聚物在试管振荡后又能均匀分散，或将凝聚物放在载玻片上，在载玻片边缘滴加2滴氯化钠注射液，置显微镜下观察，凝聚红细胞能被冲散为假凝聚，若凝聚物不被摇散或在玻片上不被冲散为真凝聚。

3. 观察指标：若试验中的溶液呈澄明红色，管底无细胞残留或有少量红细胞残留，表明有溶血发生。如红细胞全部下沉，上清液体无色澄明，表明无溶血发生。若溶液中有棕红色或红棕色絮状沉淀，振摇后不分散，表明有红细胞凝聚发生。

（十）统计分析
定性分析受试物的溶血性，不需要统计分析。

（十一）结果
1. 受试物检测结果
（1）给药前受试物原液即每支生药26 g/10 mL的儿科用中药注射液AAA含量检测结果为10.5 mg/mL（以AA计），与委托方提供的"药品检验报告书"检测结果含AA 10.2 mg/mL误差为2.9%，且符合委托方提供的受试物含量测定标准（含AA 7.2～12.6 mg/mL）。

（2）浓度为原液0.2 mL/mL的儿科用中药注射液AAA含量检测误差为0.67%，同时经室温放置4 h后，稳定性检测结果为99.82%，均符合规定。

2. 溶血结果
（1）辅料对照
1）肉眼观察：如图10-7-1所示，辅料对照（含1.77 mg/mL的XXX）在对应的两种类型红细胞悬液下于37℃温育15 min至3 h，可见2～5号管的红细胞下沉状态和0.9%氯化钠注射液（阴性对照组，6号管）大体一致，上清液呈无色澄明。1号管上清液的无色澄明程度虽低于2～5号管，但明显未达到阳性对照组（7号管）上清液的澄明红色，且上述液体中均未见棕红色或红棕色絮状沉淀。

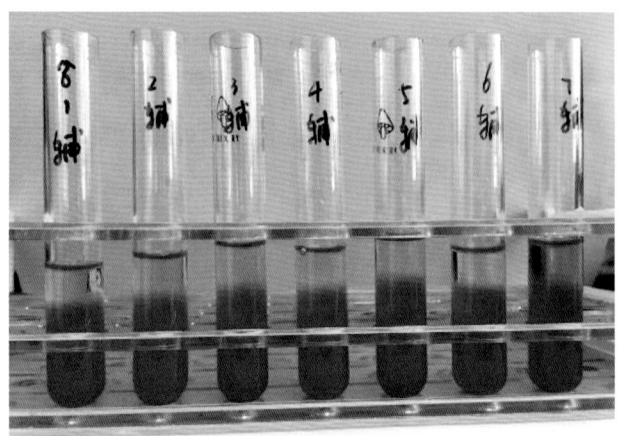

图10-7-1　儿科用中药注射液AAA体外溶血试验肉眼观察图片（辅料对照）

2）镜下观察：纯水（阳性对照组）视野内的完整红细胞基本不可见，细胞边缘不清晰，并出现大量碎片（图10-7-2A），而0.9%氯化钠注射液阴性对照组红细胞散在、均匀分布（图10-7-2B）。辅料对照组的镜下红细胞特征与阴性对照组一致，未见明显的凝聚状态（图10-7-2C和图10-7-2D）。

3）分别采用幼龄雌、雄犬的红细胞进行体外溶血试验，均未观察到辅料对照具有明显的溶血和凝聚反应，与0.9%氯化钠注射液对照组大体一致。而纯水（阳性对照组）则有明显的溶血作用，结果见表10-7-4。

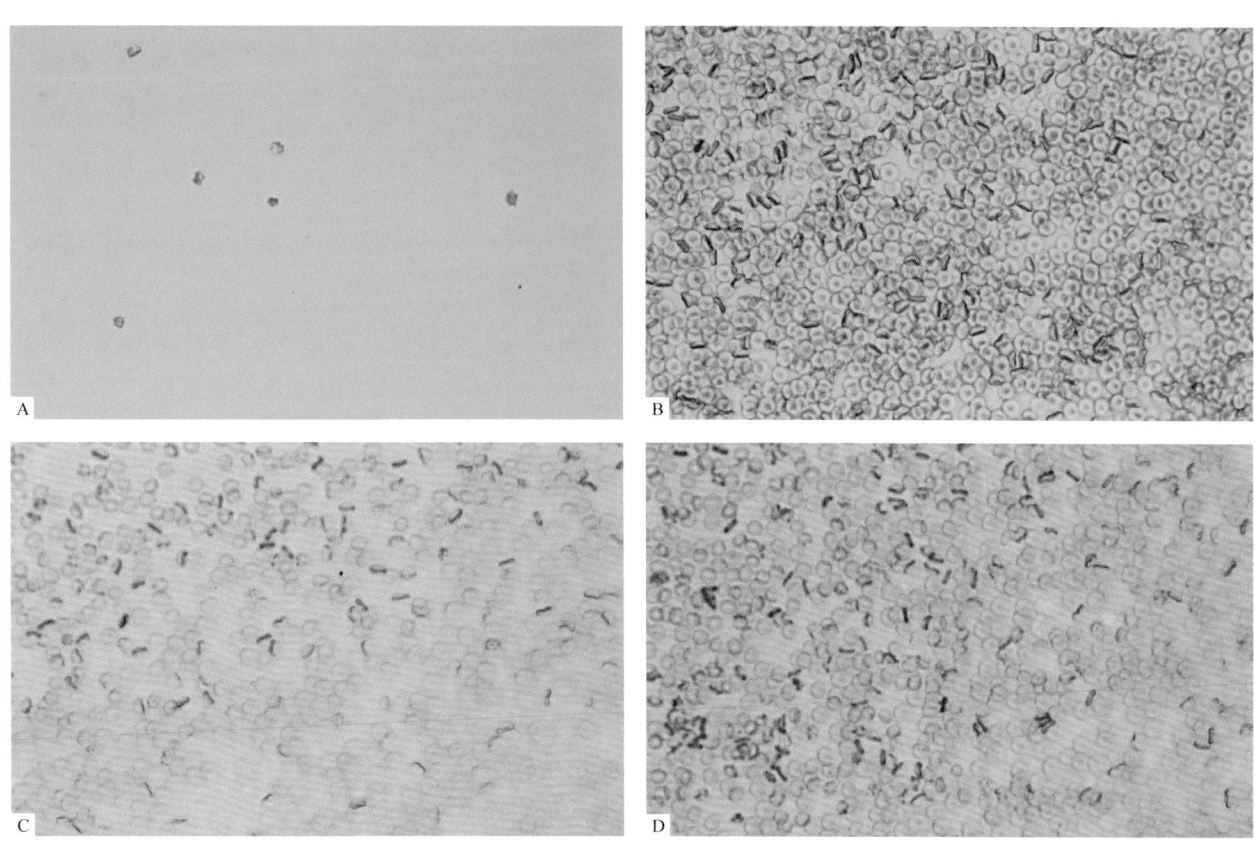

图10-7-2　儿科用中药注射液AAA体外溶血试验镜下观察图片（辅料对照）

A.阳性对照中幼龄犬红细胞7号管，细胞边缘不清晰，出现碎片；B.阴性对照中幼龄犬红细胞6号管，细胞边缘清晰，散在分布；
C.辅料对照中幼龄犬红细胞1号管；D.辅料对照中幼龄犬红细胞5号管

表 10-7-4　辅料对照的体外溶血试验结果（幼龄犬红细胞）

时间（h）	幼龄雄性犬红细胞					氯化钠注射液（mL）	纯水（mL）	幼龄雌性犬红细胞					氯化钠注射液（mL）	纯水（mL）
	辅料对照（mL）							辅料对照（mL）						
	0.5	0.4	0.3	0.2	0.1	2.5	2.5	0.5	0.4	0.3	0.2	0.1	2.5	2.5
0.25	−N	−N	−N	−N	−N	−N	±	−N	−N	−N	−N	−N	−N	±
0.50	−N	−N	−N	−N	−N	−N	±	−N	−N	−N	−N	−N	−N	±
0.75	−N	−N	−N	−N	−N	−N	±	−N	−N	−N	−N	−N	−N	±
1.00	−N	−N	−N	−N	−N	−N	±	−N	−N	−N	−N	−N	−N	±
2.00	−N	−N	−N	−N	−N	−N	±	−N	−N	−N	−N	−N	−N	±
3.00	−N	−N	−N	−N	−N	−N	±	−N	−N	−N	−N	−N	−N	±

注：“−”表示未溶血，“±”表示部分溶血，“N”表示红细胞不凝聚

（2）儿科用中药注射液AAA（原液0.2 mL/mL）

1）肉眼观察：如图10-7-3所示，中药注射液AAA（原液0.2 mL/mL）在对应的两种类型红细胞悬液下于37℃温育15 min至3 h，均可见2～5号管的红细胞下沉状态和0.9%氯化钠注射液阴性对照组（6号管）大体一致，上清液呈无色澄明。1号管上清液的无色澄明程度虽低于2～5号管，但明显未达到阳性对照组（7号管）上清液的澄明红色，且上述液体中均未见棕红色或红棕色絮状沉淀。

2）镜下观察：纯水（阳性对照组）视野内的完整红细胞基本不可见，细胞边缘不清晰，并出现大量碎片，而0.9%氯化钠注射液阴性对照组红细胞散在、均匀分布。中药注射液AAA（原液0.2 mL/mL）可以导致4种类型的红细胞均未呈现明显的凝聚状态，表现在镜下红细胞特征与阴性对照组具有一致性，红细胞呈散在分布（图10-7-4）。

3）采用幼龄雌、雄犬的红细胞进行体外溶血

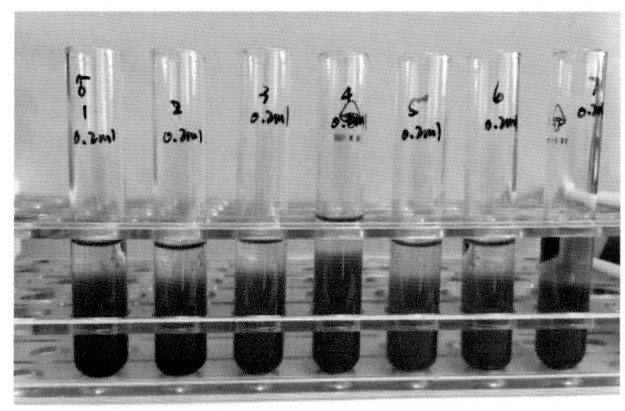

图10-7-3　儿科用中药注射液AAA体外溶血试验肉眼观察图片（原液0.2 mL/mL）

试验，均未观察到儿科用中药注射液AAA（原液0.2 mL/mL）具有明显的溶血和凝聚反应，与0.9%氯化钠注射液组大体一致。而纯水则有明显的溶血作用，结果见表10-7-5。

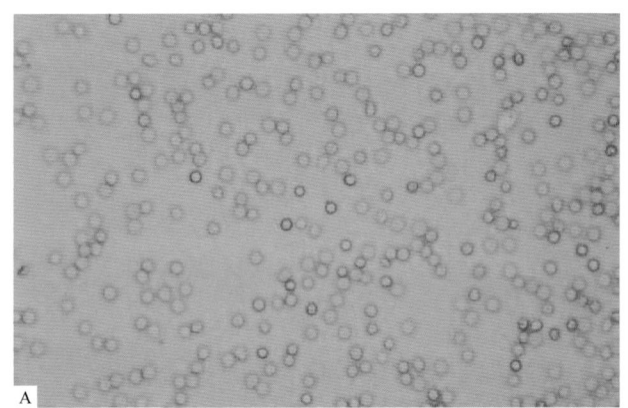
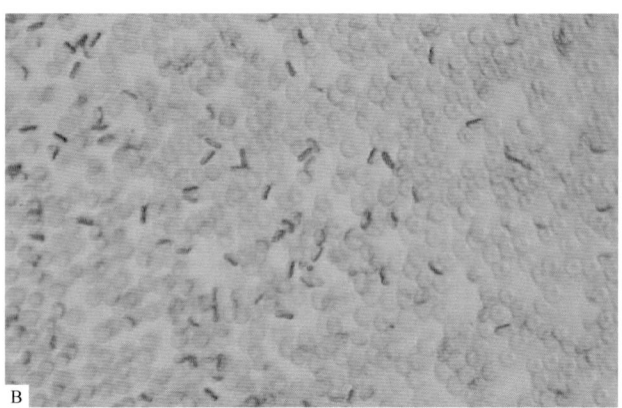

图10-7-4　儿科用中药注射液AAA体外溶血试验镜下观察图片（原液0.2 mL/mL）

A.幼龄犬红细胞1号管，细胞散在分布；B.幼龄犬红细胞5号管，细胞散在分布

表10-7-5　儿科用中药注射液AAA（原液0.2 mL/mL）体外溶血试验结果（幼龄犬红细胞）

时间（h）	幼龄雄性犬红细胞							幼龄雌性犬红细胞						
	中药注射液AAA（mL）					氯化钠注射液（mL）	纯水（mL）	中药注射液AAA（mL）					氯化钠注射液（mL）	纯水（mL）
	0.5	0.4	0.3	0.2	0.1	2.5	2.5	0.5	0.4	0.3	0.2	0.1	2.5	2.5
0.25	−N	−N	−N	−N	−N	−N	±	−N	−N	−N	−N	−N	−N	±
0.50	−N	−N	−N	−N	−N	−N	±	−N	−N	−N	−N	−N	−N	±
0.75	−N	−N	−N	−N	−N	−N	±	−N	−N	−N	−N	−N	−N	±
1.00	−N	−N	−N	−N	−N	−N	±	−N	−N	−N	−N	−N	−N	±

（续表）

时间（h）	幼龄雄性犬红细胞							幼龄雌性犬红细胞						
	中药注射液 AAA（mL）					氯化钠注射液（mL）	纯水（mL）	中药注射液 AAA（mL）					氯化钠注射液（mL）	纯水（mL）
	0.5	0.4	0.3	0.2	0.1	2.5	2.5	0.5	0.4	0.3	0.2	0.1	2.5	2.5
2.00	−N	−N	−N	−N	−N	−N	±	−N	−N	−N	−N	−N	−N	±
3.00	−N	−N	−N	−N	−N	−N	±	−N	−N	−N	−N	−N	−N	±

注："−"表示未溶血，"±"表示部分溶血，"N"表示红细胞不凝聚

（3）儿科用中药注射液 AAA（原液 1 mL/mL）

1）肉眼观察：如图 10-7-5 所示，儿科用中药注射液 AAA（原液 1 mL/mL）在对应的两种类型红细胞悬液下于 37℃温育 15 min 至 3 h，均可见 1～4 号管的红细胞呈现明显的异常溶血特征，表现为红细胞的下沉速度明显快于阴性对照组，上层液体呈现澄明状态，而中间层液体呈棕色或棕褐色，且下层可见明显的棕色或棕褐色絮状或鳞片状沉淀，沉积的红细胞颜色明显异于阴性对照组，呈褐色。上述沉积的红细胞振摇后很难分散。5 号管上清液的无色澄明程度与阴性对照组（6 号管）类似，而阳性对照组（7 号管）上清液呈澄明红色，且上述液体中均未见絮状沉淀。

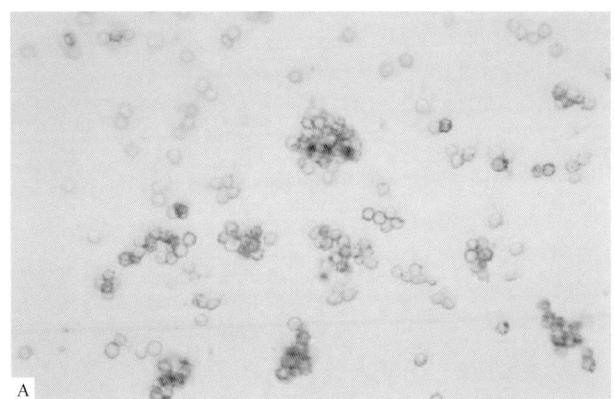

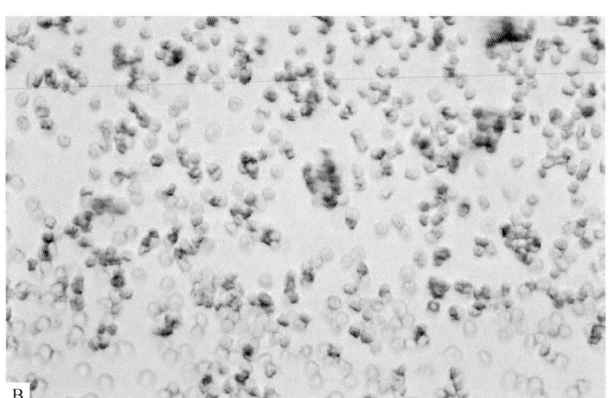

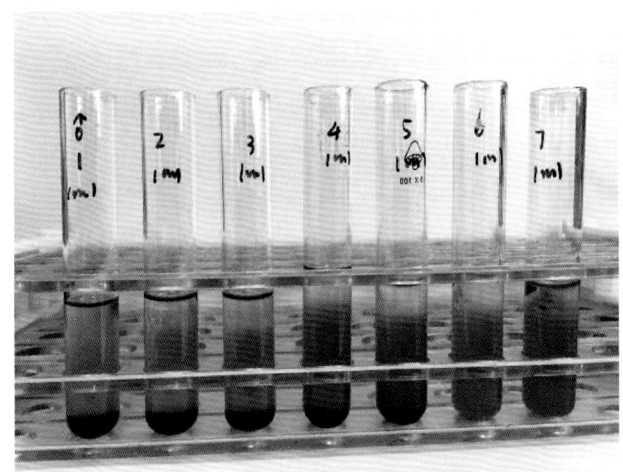

图 10-7-5　儿科用中药注射液 AAA 体外溶血试验肉眼观察图片（原液 1 mL/mL）

2）镜下观察：纯水（阳性对照组）视野内的完整红细胞基本不可见，细胞边缘不清晰，并出现大量碎片，而 0.9% 氯化钠注射液（阴性对照组，图 10-7-6A）红细胞散在、均匀分布。儿科用中药注射液 AAA（原液 1 mL/mL）1～4 号管的镜下红细胞呈

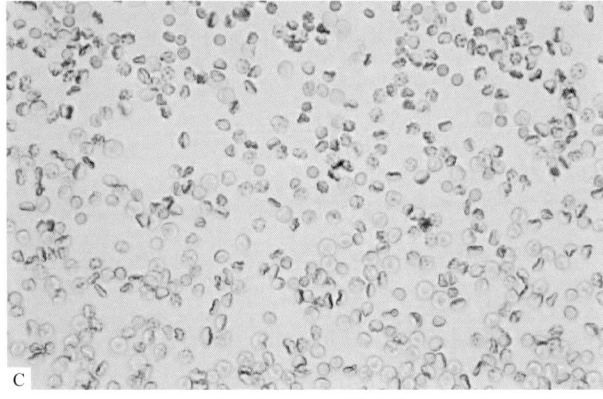

图 10-7-6　儿科用中药注射液 AAA 体外溶血试验镜下观察图片（原液 1 mL/mL）

A.幼龄犬红细胞 1 号管，细胞凝聚；B.幼龄犬红细胞 3 号管，细胞凝聚；C.幼龄犬红细胞 5 号管，细胞散在分布

现明显的凝聚状态，表现为2个以上的细胞聚集在一起，不透明，边界轮廓不清，且颜色呈现明显的褐色（图10-7-6B）。5号管的镜下红细胞特征与阴性对照组一致，未见明显的细胞凝聚（图10-7-6C）。

3）儿科用中药注射液AAA（原液1 mL/mL）均可导致幼龄雌、雄犬的红细胞明显的凝聚反应，随着剂量从0.5 mL逐渐降低到0.2 mL，凝聚程度逐渐降低，至剂量为0.1 mL时凝聚现象消失（表10-7-6）。

表 10-7-6　儿科用中药注射液 AAA（原液 1 mL/mL）体外溶血试验结果（幼龄犬红细胞）

时间（h）	幼龄雄性犬红细胞							幼龄雌性犬红细胞						
	中药注射液 AAA（mL）					氯化钠注射液（mL）	纯水（mL）	中药注射液 AAA（mL）					氯化钠注射液（mL）	纯水（mL）
	0.5	0.4	0.3	0.2	0.1	2.5	2.5	0.5	0.4	0.3	0.2	0.1	2.5	2.5
0.25	Y	Y	Y	Y	–N	–N	±	Y	Y	Y	Y	–N	–N	±
0.50	Y	Y	Y	Y	–N	–N	±	Y	Y	Y	Y	–N	–N	±
0.75	Y	Y	Y	Y	–N	–N	±	Y	Y	Y	Y	–N	–N	±
1.00	Y	Y	Y	Y	–N	–N	±	Y	Y	Y	Y	–N	–N	±
2.00	Y	Y	Y	Y	–N	–N	±	Y	Y	Y	Y	–N	–N	±
3.00	Y	Y	Y	Y	–N	–N	±	Y	Y	Y	Y	–N	–N	±

注："–"表示未溶血，"±"表示部分溶血，"N"表示红细胞不凝聚，"Y"表示红细胞凝聚

（十二）讨论

（1）本试验的受试物儿科用中药注射液AAA为拟用于较低年龄段（2岁）幼儿的中药注射剂，故本试验采用相当于人的年龄2岁左右的刚离乳幼龄（PND$_{49}$）犬开展体外溶血试验，考察受试物的溶血反应。

（2）本试验采用刚离乳雌、雄性比格犬获取两种类型的2%红细胞悬液进行体外溶血试验。

（3）刚离乳雌雄犬：0.9%氯化钠注射液（阴性对照组）和儿科用中药注射液AAA（原液0.2 mL/mL）的溶血反应结果为阴性，纯水（阳性对照组）却不能导致幼龄雌雄犬红细胞完全溶血（上清尚有部分澄明），对于上述两种动物种属的体外溶血结果差异，可能源于两者红细胞的塑性不同。

（4）凝聚现象

1）儿科用中药注射液AAA原液，即本试验采用的浓度为原液1 mL/mL的受试物，可导致刚离乳雌、雄犬的红细胞均出现明显的凝聚反应，随着受试物体积从0.5 mL逐渐降低到0.2 mL，凝聚程度逐渐降低，至受试物量为0.1 mL时凝聚现象消失（该剂量等同于浓度为原液0.2 mL/mL受试物的0.5 mL）。

2）随着受试物浓度的增加，其渗透压呈现逐渐增加的趋势。同时随着受试物浓度（原液 0.02 mL/mL ～ 0.167 mL/mL）的增加，其不溶性微粒呈明显递增趋势。在其浓度达到原液0.2 mL/mL（50 mL原液加到250 mL的5%葡萄糖注射液中）时，在配伍后的4 h和6 h检测到的不溶性微粒（≥10 μm和≥25 μm）已经出现不合格现象。

3）因此，我们认为两种浓度的受试物溶血反应的差异可能源于受试物浓度的变化而引起的渗透压的改变和不溶性微粒的改变。

4）本试验为体外溶血试验，红细胞和受试物混合的试验体系会长时间（观察时间为3 h）保持恒定的稳态浓度。该体系相对于临床上受试物进入体内血液循环后，随着血液的流动而导致受试物浓度降低的程度和速度会呈现不一样的状态，因此本试验得到的溶血结果可能会和体内的溶血结果具有不一致性。鉴于该受试物组分的复杂性，临床使用时应严格控制给药浓度、用量及注射速度。

（十三）影响研究可靠性和造成研究工作偏离试验方案的异常情况

本试验原定进行体外溶血试验的日期为"2018-XX-XX"，需要采集刚离乳（PND$_{49}$）比格犬当天的外周血进行红细胞悬液的制备，而备用的雌雄各1只幼龄犬在"2018-XX-XX"尚处于PND$_{48}$，年

龄尚不满足试验方案的要求。故本试验的"实验终止日期"为"2018-XX-XX"。尽管偏离了实验方案，但这种偏离保证了实验结果的准确性。

（十四）结论

采用幼龄雌、雄比格犬的红细胞进行体外溶血试验，浓度为原液 0.2 mL/mL 的儿科用中药注射液 AAA（临床拟用的可能最大浓度）未引起明显的溶血和凝聚反应，而浓度为原液 1 mL/mL 的儿科用中药注射液 AAA（临床拟用的可能最大浓度 5 倍时）可导致明显的红细胞凝聚反应。

（十五）参考文献

［1］孙祖越，周莉，韩玲.儿科用药非临床安全性评价要则及中药评价的特殊性［J］.中国药理学与毒理学杂志，2016，30（1）：13-20.

［2］周莉，孙祖越.儿科用药发育毒性研究指标设定及中药安全性评价的特别关注点［J］.中国药理学与毒理学杂志，2016，30（1）：21-28.

［3］孙祖越，周莉.儿科用药非临床安全性评价中方案设计的策略［J］.中国新药杂志，2016，25（20）：2473-2482.

［4］周莉，孙祖越.非临床安全性评价中离乳前给药的幼龄动物分组设计［J］.中国新药杂志，2016，25（20）：2483-2488.

（十六）记录保存

（1）除计算机或自动化仪器直接采集的数据外，其他所有在实际研究中产生的数据均记录在表格或记录纸上。并随时整理装订。所有数据记录都注明记录日期，并由记录人签字。对原始记录进行更改时按要求进行。

（2）记录的所有数据都由另一人（非做记录的人）进行核查、签字，保证数据可靠。研究结束后，递交最终报告时，所有原始资料、文件等材料均交档案室保存。具体管理内容、程序和方法按本中心制定的标准操作规程执行。

（十七）资料归档时间和地点

保存单位：XXX。

地址：XXX。

邮编：XXX。

保管人：XXX。

电话：XXX。

归档时间：XXXX-XX-XX。

保存时间：＞10年。

（骆永伟）

附　录

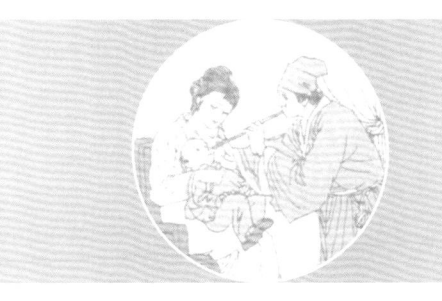

附录一
儿童用药量计算方法

一般常用的药物剂量是指成人的用量。而儿童身体发育尚未成熟，无论在药物的吸收、分布、代谢、排泄，还是对药物的敏感性方面，均不同于成人。目前国内外儿童用药剂量计算方法有多种，各有千秋，现简介如下。

（一）国外曾用的方法

1. Young（杨氏法）

$$小儿剂量 = \frac{成人剂量 \times 小儿年龄}{小儿年龄 + 12}$$

例：复方新诺明片（SMZ-TMP）成人一次口服剂量0.48 g，每天2次，6岁小儿尿路感染，应服多少？

解：已知成人剂量为0.48 g×2=0.96 g，小儿年龄为6岁。代入上式得该小儿一次口服0.32 g，每天2次，首次可加倍。但本法只能用于2～12岁儿童。

2. Cowling（柯氏法）

$$小儿剂量 = \frac{成人剂量 \times 小儿足岁}{24}$$

例：阿米卡星针剂（amikacin）成人每天静滴400 mg，9岁小儿革兰阴性菌感染，应给药剂量多少？

解：已知成人每天剂量400 mg，小儿足岁为9。代入上式得150 mg，则9岁小儿每天静滴该药剂量150 mg。

3. Clark（克氏法）

$$小儿剂量 = \frac{成人剂量 \times 小儿体重（以磅计）}{120}$$

例：30磅小儿发热，已知成人一次口服安乃近片

（analgin）0.5 g，该小儿应服多少？

解：已知小儿体重为30磅，成人一次服药量0.5 g。代入上式得0.125 g，则该小儿应服安乃近片0.125 g。

4. Frid（斐氏法）

$$小儿剂量 = \frac{成人剂量 \times 小儿月数}{150}$$

例：成人一次应用青霉素G（PG）80万U×10抗感染，6个月小儿肺炎，应静滴PG多少？

解：已知成人用量80万U×10=800万U，小儿为6月龄，将代入上式得32万U，则6个月小儿一次静滴PG 32万U。

（二）国内常用的方法

1. 快速心算法·此法较简单，只用成人剂量的2倍，与小儿体重（kg）数相乘，其乘积的小数点向前移两位，即得小儿用药剂量。

例：氨苄西林成人每次静注3 000 mg，5个月小儿及4岁小儿各用药剂量是多少？

解：① 已知5个月小儿体重为7 kg，成人剂量的2倍为3 000 mg×2=6 000 mg（6 g）×7=42 g，向前移两位小数为0.42 g，即得5个月静滴剂量。② 已知4岁小儿体重为16 kg，同理可算得4岁小儿静滴剂量为0.96 g。

使用此法能快速、高效、准确地算出小儿给药剂量，不易发生差错，又可完全不用笔算。而且基本上适用于新生儿至成人，不管药物剂量是何种单位，无论是针剂还是片剂等都可算出。

2. 根据体表面积计算·根据体表面积计算用药剂量比较合理，可避免按体重计算的缺点，用体表每平方米表达用药剂量，能适合于各年龄小儿，同样也适

合于成人。

（1）体重30 kg以下的小儿，小儿体表面积=体重×0.035+0.1；小儿剂量=成人剂量×某体重小儿体表面积/1.7，其中1.7为成人（70 kg）的体表面积。

（2）体重30 kg以上儿童的体表面积，按下法推算，即体重每增加5 kg，体表面积随着增加0.1 m²，如35 kg体表面积为1.1+0.1=1.2 m²，40 kg为1.3 m²，45 kg为1.4 m²……。但要指出，60 kg则为1.6 m²，70 kg为1.7 m²。

此为本书第九章和第十章实验案例中采用的计算方法。

3. 儿童药量快速计算法

（1）1岁以内的用药剂量=0.01×（月龄+3）×成人剂量。

例：成人一次口服阿司匹林片（aspirin）0.5 g，5个月小儿一次用药剂量为：0.01×（5+3）×0.5=40 mg。

（2）1岁以上用药剂量=0.05×（年龄+2）×成人剂量。

例：成人每次静滴头孢哌酮（先锋必针剂）2 g，3岁幼儿应用多少?将已知数据代入上式得0.5 g，即3岁小儿静滴头孢哌酮剂量为0.5 g。

4. 根据年龄折算（附表1）

附表1　小儿剂量及体重的计算表

年　龄	折算剂量（折合成人剂量）	按年龄推算体重（kg）
新生儿	1/10 ～ 1/8	2 ～ 4
6个月	1/8 ～ 1/6	4 ～ 7
1岁	1/6 ～ 1/4	7 ～ 10
4岁	1/3	体重按下式计算：实
8岁	1/2	足年龄×2+8=体重（kg）
12岁	2/3	/

5. 根据体重计算

$$小儿剂量 = \frac{小儿体重 \times 成人剂量}{600}$$

小儿体重的推算见附表1，此法简单易行，但年幼者求得的剂量偏低，年长儿求得的剂量偏高，应根据临床工作者的经验作适当增减。

（本文引自：邢丽梅，邢孔庚.小儿临床应用药物剂量计算法.数理医药学杂志，1999，12（3）：221-222.）

附录二
各种属发育时间表

序号		发育事件	小鼠	大鼠	兔	豚鼠	猪	犬	非人灵长类	人
1		着床	GD_{4-5}	GD_{5-6}	GD_{7-8}	GD_6		GD_{13-14}	GD_9（恒河猴）	$GD_{7.5}$
2		原始胚条	GD_8	GD_9	$GD_{7.25}$	GD_{13}			GD_{17}（恒河猴）	GD_{17}
3	发育关键时间点	10体节	$GD_{10.5}$	$GD_{10.5}$	$GD_{8.5}$	GD_{15}			GD_{23}（恒河猴）	GD_{25}
4		下肢芽	$GD_{10.3}$	GD_{12}	GD_{11}	$GD_{18.5}$			GD_{28}（恒河猴）	GD_{32}
5		前爪（掌）线	$GD_{12.3}$	GD_{14}	$GD_{14.5}$	GD_{22}			GD_{35}（恒河猴）	GD_{37}
6		腭皱襞联合	GD_{15}	GD_{17}	$GD_{19.5}$	GD_{26}			GD_{46}（恒河猴）	GD_{57}
7	神经系统	神经板	GD_7	$GD_{9.5}$	GD_8	$GD_{13.5}$			GD_{20}（恒河猴）	GD_{19}
8		神经孔闭合	$GD_{9.0-9.5}$	$GD_{10.5-11}$	$GD_{9.5-10.5}$	$GD_{15.25-15.5}$			GD_{25-27}（恒河猴）	GD_{25-27}
9		三个脑囊泡	GD_8	$GD_{10.5}$	$GD_{9.5}$	$GD_{15.3}$			GD_{25}（恒河猴）	GD_{26}

（宫内发育）

（续表）

序号		发育事件	小鼠	大鼠	兔	豚鼠	猪	犬	非人灵长类	人
10	神经系统	大脑半球	GD_{10}	GD_{12}	GD_{11}	GD_{17}			GD_{29}（恒河猴）	GD_{30}
11		小脑	GD_{12}	GD_{14}	GD_{15}	GD_{19}			GD_{36}（恒河猴）	GD_{37}
12		嗅球	GD_{11}	$GD_{13.5}$	GD_{14}	GD_{23}			GD_{38}（恒河猴）	GD_{37}
13	眼和耳	视泡形成	$GD_{9.5}$	$GD_{10.5}$	GD_{9}	$GD_{15.5}$			GD_{23}（恒河猴）	GD_{24}
14		晶状体分离	$GD_{11.5}$	$GD_{12.5}$	$GD_{11.5}$	GD_{18}			GD_{32}（恒河猴）	GD_{35}
15		视神经纤维	GD_{13}	GD_{14}	GD_{15}	$GD_{21.5}$			GD_{39}（恒河猴）	GD_{48}
16		耳蜗出现	GD_{12}	$GD_{13.5}$	GD_{13}	$GD_{20.5}$			GD_{37}（恒河猴）	GD_{44}
17	宫内发育	视囊软骨	$GD_{14.5}$	GD_{15}	GD_{20}	GD_{22}			GD_{42}（恒河猴）	GD_{56}
18	肺	肺腺	GD_{14-16}	GD_{13-18}	GD_{19-24}					GD_{42-112}
19		肺管	$GD_{16.5-17.4}$	GD_{19-20}	GD_{24-27}					$GD_{112-196}$
20		肺囊	$GD_{17.4}-PND_5$	$GD_{21}-PND_7$	GD_{24-27}					$GD_{196-252}$
21		肺泡	PND_5	PND_{7-21}	—					GD_{252}~儿童期
22	心脏和大动脉	心管融合	GD_7	$GD_{9.5}$	$GD_{8.5}$	GD_{15}			GD_{22}（恒河猴）	GD_{21}
23		S形心脏	$GD_{8.5}$	GD_{10}	$GD_{9.5}$	GD_{16}			GD_{25}（恒河猴）	GD_{25}
24		心脏发生分隔	$GD_{10.5}$	$GD_{11.5}$	GD_{13}	$GD_{19.5}$			GD_{28}（恒河猴）	GD_{28}
25		卵圆孔	GD_{12}	GD_{13}	GD_{14}	GD_{21}			GD_{34}（恒河猴）	GD_{44}
26		心脏和躯干分隔完成	GD_{14}	$GD_{15.5}$	$GD_{16.5}$	GD_{22}			GD_{36}（恒河猴）	GD_{46}

（续表）

序号	发育事件		小鼠	大鼠	兔	豚鼠	猪	犬	非人灵长类	人
27	心脏和大动脉	主动脉弓形成	$GD_{8.5\sim11}$	$GD_{10\sim12}$	$GD_{9\sim11}$	$GD_{15.5\sim21.5}$			$GD_{22\sim30}$（恒河猴）	$GD_{22\sim32}$
28	胃肠道系统	肠道	前肠 $GD_{7.8}$；后肠 $GD_{8.5}$	前肠 $GD_{9.5}$；后肠 $GD_{11.0}$	前肠 $GD_{8.5}$；后肠 $GD_{9.0}$	前肠 $GD_{14.5}$；后肠 $GD_{15.5}$			前肠 $GD_{20.5}$；后肠—（恒河猴）	前肠 $GD_{20.5}$；后肠 $GD_{21.5}$
29		膜孔贯穿	口腔 $GD_{8.0}$；肛门 GD_{14}	口腔 $GD_{10.0}$；肛门 GD_{15}	口腔 $GD_{10.0}$；肛门 GD_{10}	—			口腔 $GD_{27\sim28}$；肛门—（恒河猴）	口腔 $GD_{28.0}$；肛门 GD_{49}
30		肝脏	肝原基 $GD_{8.8}$；上皮索 $GD_{9.5}$	肝原基 $GD_{11.0}$；上皮索 $GD_{11.5}$	肝原基 $GD_{9.5}$；上皮索 $GD_{10.5}$	肝原基 $GD_{16.0}$；上皮索 $GD_{16.5}$			肝原基 $GD_{24\sim26}$；上皮索—（恒河猴）	肝原基 $GD_{24.0}$；上皮素 $GD_{26.0}$
31		胆囊	$GD_{9.7}$	—	$GD_{11.5}$	$GD_{19.0}$			$GD_{28\sim29}$（恒河猴）	$GD_{26.0}$
32		胃形成	$GD_{11.5}$	$GD_{11.5}$	$GD_{10.5}$	$GD_{16.5}$			$GD_{28\sim29}$（恒河猴）	$GD_{31\sim32}$
33		脐疝	开始：$GD_{11.0}$；缩减：$GD_{16.3}$	开始：$GD_{12.5}$；缩减：$GD_{18.0}$	开始：$GD_{12.5}$；缩减：$GD_{20.0}$	开始：GD_{23}；缩减：—			开始：$GD_{33\sim34}$；缩减：$GD_{47\sim48}$（恒河猴）	开始：$GD_{45.0}$；缩减：$GD_{65.0}$
34	肾	后肾	GD_{11}	$GD_{12.5}$	GD_{14}	GD_{23}	—	—	$GD_{38\sim39}$（恒河猴）	$GD_{35\sim37}$
35	免疫系统	B细胞发育	出生前							出生前
36		T细胞发育	出生前							出生前
37		干细胞形成	GD_8						—	GW_5
38		胎儿肝脏造血功能	GD_{10}	—					—	GW_7
39		脾原基	GD_{13}					GD_{28}	—	GW_{10}
40		脾脏划分	—					GD_{45}	GD_{80}	GW_{26}
41		胸腺原基	GD_{10}					GD_{28}	GD_{35}	GW_6

宫内发育

（续表）

序号	发育事件		小鼠	大鼠	兔	豚鼠	猪	犬	非人灵长类	人
42	宫内发育 免疫系统	骨髓造血功能	GD18					GD45	—	GW12
43		有丝分裂原增殖	GD17					GD50	—	GW12
44	分娩	妊娠期	GD19	GD22	GD32	GD67		GD61	GD167	GD267
45		饮食	出生（GD19）	出生（GD22）	出生（GD32）			出生（GD61）	出生（GD167）	出生GD267
46		嗅觉		出生（GD22）				出生（GD61）	—	
47		味觉		出生（GD22）；辨别能力：出生到PND21				出生（GD61）；辨别能力：出生到PND14	出生（GD167）	出生（GD267）；辨别能力：出生到4岁
48	宫外发育	达到成年脑体型		PND120					恒河猴8岁，黑猩猩11岁左右	男性18岁，女性16岁
49		最大生长速率		雄性PND42左右；雌性PND35左右					—（恒河猴、黑猩猩）	男性出生到2岁，10~17岁；女性出生到2岁，9~12岁
50		P450酶		出生时活性很低					在子宫内发育，胎儿早期的肝脏和肾上腺中检测到（恒河猴）	在子宫内发育，出生时P450酶水平约占成人水平的1/3
51		达成年脑重量		PND60					7岁左右（黑猩猩）	11岁左右
52		生长速率		PND8达顶峰，从出生到出生后2周仍急剧生长					—（恒河猴、黑猩猩）	出生时达顶峰，加速生长持续到2~3岁
53	脑	血脑屏障（BBB）		出生后最初几周BBB的渗透性降低					—（恒河猴、黑猩猩）	子宫内开始发育，妊娠14周时，紧密连接蛋白呈线性表达。BBB出现。BBB不断发育持续到出生后6个月
54		小脑外颗粒层		出生前处于主导地位，厚度增长到PND10，PND21消失				出生到PND70随着时间减少	2~3个月消失（恒河猴）	1岁左右出现，随后退化

（续表）

序号	发育事件	小鼠	大鼠	兔	豚鼠	猪	犬	非人灵长类	人
55	皮质主导建立		PND_{11}				PND_{10}		PND_{90}
56	脑的性别性神经分化		适应期在出生后，睾酮高峰发生在 $GD_{18\sim19}$				雄性睾酮高峰发生在 PND_2 左右	—（恒河猴）雄性睾酮高峰发生在出生后2周内（恒河猴）	适应期在出生前结束，新生儿男性睾酮高峰发生在1～3个月
57	脑功能性神经指标 成熟大脑新陈代谢（有氧代谢）指标		PND_{21}				—	—（恒河猴）	1～10岁左右
58	成人的慢波和REM睡眠模式		$PND_{32\sim34}$				—	—（恒河猴）	10岁
59	完全成熟的前额叶皮质（突触和髓鞘形成）		PND_{90}				—	青春期成成年早期，4～7岁（恒河猴）	17～25岁
60	神经发育和突触形成 出生后神经发育		出生后齿状脑回神经发育达85%；嗅球中的神经发育持续一生					出生后齿状脑回神经发育达20%；神经发育随着年龄增长放缓，但有少量持续一生。小脑在出生后2～3个月完成发育（恒河猴）	
61	宫外发育 整个大脑突触形成的高峰		$GD_{12}\sim PND_{16}$					$GD_{40}\sim PND_{61}$（恒河猴）	妊娠34周到2～3岁
62	突触持续时间		突触形成持续到出生的前3周，在最初的2周达到高峰					突触形成持续到约3.5岁，之后突触缓慢减少（恒河猴）	突触持续到约3.5岁；进行突触发生是最后一个结构是前额叶皮质

（续表）

序号	发育事件	小鼠	大鼠	兔	豚鼠	猪	犬	非人灵长类	人
63	神经发育和突触形成　突触的修剪		—					幼年早期的突触数量是增加的，青春期达到平稳，然后因突触修剪降低到成年的水平。在青春期前，突触的数目达到了峰值，比成年多约40%（恒河猴）	突触修剪持续到约16岁。突触的成人水平达最大值50%～60%。15岁的突触大约占其2岁时的一半
64	谷氨酸受体（最大结合）		PND$_{28}$达最大，28天后逐渐降低到成年水平				—	—	皮质1～2岁达最大，2～16岁逐渐降低到成人水平
65	单胺系统		PND$_{21\sim30}$达成年水平				—	—	2～4年达最大受体密度
66	中枢神经系统（CNS）　宫外发育　眼优势		PND$_{21\sim35}$				—	—	0～3岁
67	小脑持久性外颗粒层		PND$_{0\sim21}$				—	—	0.6～2岁
68	髓鞘形成末端的快速期		PND$_{25\sim30}$				—	—	2岁
69	胖眠体50%髓鞘化		PND$_{25}$				—	—（恒河猴）	18个月
70	髓鞘完成		PND$_{90\sim100}$				—	13岁（恒河猴）	20～30岁
71	CNS功　精细动作发育		PND$_{2\sim32}$				—	11周（恒河猴）	握持反射：2个月内；理解能力：5～9个月；精确抓握：1.5～13岁
72	能性者标检测　平面翻转		PND$_{1\sim11}$				—	出生（GD$_{167}$）	—
73	抓取/紧握		—				—	出生（GD$_{167}$）	出生（GD$_{267}$）到2个月
74	定向		PND$_{9\sim11}$				—	3周	—

（续表）

分类	序号	发育事件	小鼠	大鼠	兔	豚鼠	猪	犬	非人灵长类	人
宫外发育	75	空中翻正		PND$_{15\sim19}$				—	5周	—
	76	触觉	触须反应 PND$_1$；疼痛反应 PND$_{10\sim25}$	触须反应 PND$_{12.5}$；疼痛反应 PND$_{21}$；甩尾 PND$_{10\sim25}$				本体感觉 PND$_1$；粗气 PND$_{10}$；疼痛 PND$_{1\sim18}$；成年疼痛反应 PND$_{21}$	针刺感觉 GD$_{167}$；成熟10周	出生（GD$_{267}$）
	77	听觉		听觉惊愕反应（ASR）PND$_{12}$；抑制 ASR PND$_{21\sim42}$	PND$_{6\sim8}$			ASR PND$_{19\sim25}$	ASR PND$_{14\sim25}$	出生（GD$_{267}$）
	78	视觉		趋光反应 PND$_5$；睁眼 PND$_{14\sim16}$；视觉定位 PND$_{17}$	PND$_{9\sim12}$			视觉定位 PND$_{21\sim25}$	视觉追踪出生 PND$_{13}$；敏锐定位前2个月有所改善，1岁时成熟	视觉追踪出生；视知力2个月内成熟；敏锐力4~6个月成熟
CNS功能性指标检测	79	认知发育	联想学习（嗅觉）PND$_{1\sim6}$；视觉辨别 PND$_{5\sim16}$周龄；延迟反应任务≥12周龄	奖赏性学习 PND$_1$；联想学习（嗅觉）PND$_{3\sim8}$；主动回避 PND$_{9\sim12}$；被动回避 PND$_{10\sim21}$；顺序学习（比尔斯宫）PND$_{17\sim23}$；近端暗示学习（Morris水迷宫）PND$_{17}$；空间学习（Morris水迷宫）PND$_{35\sim40}$				条件性回避反应 PND$_{3\sim8}$；黑白辨别任务 PND$_{9\sim12}$；图案或形状辨别 PND$_{20\sim150}$；延迟反应任务 PND$_{60}$；延迟反应缓行为（初级），PND$_{125\sim135}$，PND$_{200\sim250}$	颜色，图案或形状辨别 PND$_{20\sim30}$；操作性条件反射2~18个月；长期记忆≥13个月；内隐学习<5岁；外显学习5~9岁	经典条件反射；操作性条件反射；内隐学习<5岁；外显学习5~9岁
	80	沟通交流		超声发声 PND$_{7\sim9}$				吠声叫3~3.5周；呜呜叫4~5周	情感发声（1或2个音节）0~6个月；情感发声（3、4或5个音节）6个月~1岁	对声音回应"咕咕"2个月；牙牙学语8个月；模仿声音9~10个月；能理解或说2~3个单词12个月；开始一起讲话21~24个月
	81	社会行为		PND$_{14\sim28}$				3~5周	5~9周	出生40周至1岁
	82	恐惧反应		PND$_{20\sim30}$				3~7周	2.5~4个月	7~9个月
	83	睡眠-觉醒周期		PND$_{15\sim23}$				2~4周	2~8天	3~15个月

（续表）

序号		发育事件	小鼠	大鼠	兔	豚鼠	猪	犬	非人灵长类	人
84		青春期	PND$_{35\sim45}$	PND$_{40\sim60}$				PND$_{180\sim240}$	2.5～3岁	11～12岁
85		出生生长阶段	—	0～7天为新生儿; 8～21天为婴儿; 21～45天为儿童; 45～90天为青少年				出生（GD$_{61}$）至3周为新生儿; 3～6周为婴儿; 6～20周为儿童; 20～48周为青少年	0～2周为新生儿; 2周～6个月为婴儿; 6～36个月为儿童; 36～48个月为青少年	出生（GD$_{267}$）至1个月为新生儿; 1个月～2岁为婴儿; 2～12岁为儿童; 12～16岁为青少年
86	宫外发育	肛门与生殖器的距离（AGD）	—	雄性肛门与生殖器的距离是3.5 mm, 雌性大约为雄性的一半。GD$_{21}$: 雌性为1.29～1.41 mm, 雄性为3.15～4.44 mm。PND$_0$: 雌性为1.29～1.51 mm; 雄性为3.27～3.83 mm。肛门与生殖器的距离随体重的变化而变化				—	与大鼠一致	—
87	雄性生殖系统发育	包皮分离（PPS）	—	PND$_{42\sim46}$				—	—	妊娠晚期开始分离; 9个月至3岁完成分离
88		前列腺	PND$_{1\sim15}$前列腺腹侧和背侧急剧增加, PND$_{30}$左右达成年分泌水平	PND$_{1\sim7}$形成叶, PND$_{7\sim14}$形成管腔, PND$_{14\sim21}$分泌颗粒形成, PND$_{28\sim35}$显示成年细胞学。其分泌活动达到成年水平PND$_{43\sim46}$				4个月时前列腺有分泌功能	—	分叶不清晰, 作为独立腺体分成几个区域: 侧叶, 背（或后）叶, 中（或中间）叶
89		精囊腺（SV）	—	PND$_{10}$开始发育, PND$_{2\sim15}$形成管腔, PND$_{11\sim24}$显著增大达成年大小; PND$_{40\sim50}$具有分泌功能, PND$_{16}$分泌颗粒形成				—	—	妊娠6个月开始发育, 妊娠7个月到达成年水平。SV的发育持续到青春期

（续表）

序号		发育事件	小鼠	大鼠	兔	豚鼠	猪	非人灵长类	人
90	雄性生殖系统	精子	—	PND45存在于精子小管中，PND58-59存在于输精管中				26~28周龄存在于睾丸管中，比格大26~28周在附睾中可首次看到	从出生到10岁精原细胞数目会增加6倍，3岁左右睾丸形成，精子成熟平均年龄为13.4岁
91		间质细胞（LC）	LC增殖依赖于促性腺激素，PND21-33停止增殖	妊娠晚期开始分泌睾酮，出生后分泌水平下降			GD36-46组织学可见。睾丸LH受体在2个月开始增加。睾丸中T和DHT水平在6个月左右升高，12~24个月达稳定	LC在胎儿时期占主导地位。1岁左右数量减少且去分化。3岁左右再次去分化	妊娠7~8周LC开始分泌睾酮。妊娠期12周左右垂体促性腺激素开始合成
92		支持细胞（SC）	分隔受垂体促性腺激素的影响，PND17停止	GD6细胞数目开始增加，GD19细胞有丝分裂达到峰值。GD14-16停止分裂。出生前FSH受体在SC上显著增加，PND18时达到顶峰水平，然后PND40-50下降到成年水平			比格大在GD36-46可见。出生后8周细胞有丝分裂，细胞数量达峰值，而后趋于稳定	—	妊娠早期SC分化，通过Y染色体介导，机制不明
93	宫外发育	睾丸下降	—	GD20-21睾丸属于腹股沟内环。PND15左右下降到阴囊中			PND3-4睾丸通过腹股沟管下降。约在PND35-42完成下降	出生时睾丸下降但出生后很快提升至腹股沟管（出生后回归）。在3岁左右当睾丸生长到一定大小时再次下降	出生前
94		附睾个体发生	—	PND0-15时未分化；PND16-44时分化；>PND44时扩大生长	—		从出生到出生后20周，主要为低柱状上皮；管腔直径缓慢增加到20周，之后有了爆发性增长，大约48周（头），36周（主体），或48周（尾）	—	—

（续表）

序号	发育事件	小鼠	大鼠	兔	豚鼠	猪	犬	非人灵长类	人
95	卵泡成熟		在出生后第二周，卵巢卵泡受到到性腺激素的强烈控制（Wistar或SD大鼠）				5～6个月：原始卵泡形成窦腔（比格犬）	（恒河猴）	86%的女性在青春期前可看到卵泡，99%的女性在青春期可看到卵泡
96	排卵		首次排卵范围为29～38天（Wistar或SD大鼠）				8～9个月至12～14个月（比格犬）	猕猴月经初潮后是无排卵的高发期，以及黄体周期缩短（恒河猴）	大多数年轻女性在月经初潮后的6个月或更久才排卵，在月经初潮后12～24个月或几年后才规律地排卵；卵巢功能持续30年
97（雌性生殖系统·宫外发育）	子宫成熟		肌肉和腺上皮分化：PND$_8$子宫腺体开始出现，持续生长到PND$_{15}$；青春期前，子宫小，湿重低于100 mg且子宫内无液体；青春期后子宫大，湿重大于200 mg。在27天子宫重量增加（Wistar或SD大鼠）				青春期（比格犬）	—	青春期前子宫开始发育
98	阴道张开		SD大鼠31.6～35.1天，平均33.4天（Wistar或SD大鼠）				—	—	—
99	动情周期/月经初潮		5周左右（Wistar或SD大鼠）				8～12个月（比格犬）	2～3岁（恒河猴）	10～16.5岁；平均13.4岁
100	性成熟/生育力		50天±10天（Wistar或SD大鼠）				8～12个月（比格犬）	2.6～3.5岁（恒河猴）	11～16岁
101	肾上腺功能初现		20天				11周	没有肾上腺功能初现	5岁
102	雌激素		新生儿时期和成年时期的雌激素水平相似				—	2.5～3岁，雌激素水平在青春期开始增加	8～10岁，雌激素水平在青春期开始增加

（续表）

序号	发育事件		小鼠	大鼠	兔	豚鼠	猪	犬	非人灵长类	人
103	雌性生殖系统	LH		LH的水平从出生后有短暂的升高，并在PND_3达最高，到幼年结束时大约降低到了PND_{12}时的1/5。青春期前LH的增加发生在初次发情的8～9天				雌二醇对LH分泌负反馈作用在大约在20天时出现，28天时发育完全	月经初潮后获得了雌二醇对LH和FSH分泌的负反馈作用，GnRH的神经内分泌功能在新生儿期已经激活，然后进入休眠状态，从青春期开始呈脉冲式增加	在月经初潮后获得了雌二醇对LH和FSH分泌的负反馈作用。GnRH分泌在新生儿期已经激活，然后进入休眠状态，从青春期开始呈脉冲式增加
104		FSH		FSH的水平从出生后有短暂的增加，至PND_{12}时达到最高。幼年结束时大约降低到了PND_{12}时的1/5				4个月时FSH的水平大约与非发情期的成年水平一致	在月经初潮后获得了雌二醇对LH和FSH分泌的负反馈作用	大约在月经初潮后获得了雌二醇对LH和FSH分泌的负反馈作用
105	宫外发育	催乳素		在大鼠和小鼠中有促黄体生成作用。出生后脑垂体催乳细胞的浓度及相关细胞即开始增加，但直到青春期前催乳素的水平仍然很低				是否具有促黄体生成作用仍不明确	没有促黄体生成作用	没有促黄体生成作用
106		瘦素		维持动情周期的必要条件；足够的瘦素是进入青春期的必要充分条件；进入月经周期及发生育功能需要足够的瘦素				分泌瘦素，但对生殖的作用不明确	足够的瘦素是进入青春期的必要条件；足够的瘦素维持月经和生育功能的基本要求，但还需要其他条件	进入青春期和维持月经周期及发生能需要足够的瘦素
107	运动系统	爬行			$PND_{3\sim12}$				$PND_{4\sim20}$	$PND_{4\sim49}$（恒河猴）	PND_{270}（约9月）
108		行走			$PND_{12\sim16}$				$PND_{20\sim28}$	PND_{49}（恒河猴）	PND_{396}（约13个月）
109	骨骼系统	肱骨近端骨骺	出现：5～10天 融合：6～7周	出现：8天 融合：52～181周	出现：1天 融合：32周			出现：1～2周 融合：10～12个月	出现：出生（GD_{167}）；融合：4～6岁	出现：妊娠36周至4岁；融合：12～20岁

（续表）

序号	发育事件	小鼠	大鼠	兔	豚鼠	猪	犬	非人灵长类	人
110	骨骼系统　肱骨远端骨骺	出现：5~19天；融合：3周	出现：8~30天；融合：31~158天	出现：1天；融合：32周			出现：2~9周；融合：6~8个月	出现：(GD₁₆₇)后1个月；融合：1.75~4.5岁	出现：6个月~10岁；融合：11~19岁
111	股骨近端骨骺	出现：14~15天；融合：13~15周	出现：20~30天；融合：78~156周	出现：1~5天；融合：16周			出现：1周~4个月；融合：6~13个月	出现：(GD₁₆₇)后6个月；融合：2.25~6岁	出现：1~2岁；融合：14~19岁
112	股骨远端骨骺	出现：7~9天；融合：12~13周	出现：8~14天；融合：15~162周	出现：1天；融合：32周			出现：2~4周；融合：8~11个月	出现：(GD₁₆₇)；融合：3.25~5.75岁	出现：36~40周；融合：12~20岁（妊娠）
113	肺脏　肺泡形成开始	1~2天	1~4天						出生前
114	肺泡形成完成	28天	28天						730天
115	免疫系统　NK细胞发育	21天							出生前
116	T淋巴细胞依赖的抗体反应	14天，41~56天达成人水平							0天
117	非T淋巴细胞依赖的抗体反应	0天，14~21天达成人水平							45~90天
118	成年水平的IgG	42~56天							18~25天
119	肾脏功能　肾小球发生/肾发生		8~14天						出生前
120	达成年肾小球滤过率和肾小管分泌		15~21天					45~180天	
121	肾脏解剖学　肾脏发生完成	出生前	出生后4~6周	出生后2~3周	出生前	出生后3周	出生后2周	出生时（GD₁₆₇）	妊娠35周
122	心脏参数　电生理	3~8周	3~8周				—		5~7岁

（宫外发育）

（续表）

序号		发育事件	小鼠	大鼠	兔	豚鼠	猪	犬	非人灵长类	人
123	宫外发育	心输出量（CO）与血流动力学		HR早期增加，随后恒定至成年，CO，低PVR；新生至青春舒张压加倍；10周龄时达到成熟				从1周龄至0.5岁BP逐渐增加，HR逐渐降低		出生时138次/min；成年85次/min（<2岁：与成年比较，心室体积、每搏指数、射血分数较小）出生时BP 62/40 mmHg；2个月时85/47 mmHg；0.5～8岁时舒张压58～62 mmHg
124	心脏参数	心肌细胞		幼仔及成年主要为二倍体。从出生到2个月心肌细胞开始增殖（增加3～4倍）和肥大。心肌细胞直径在14天为5.5～11.8 μm，30天时为10.5～16 μm，成年达15～16 μm				心肌细胞数量相对稳定。增长主要通过心肌细胞肥大。肌细胞直径：出生时7 μm，0.5～0.9岁时13 μm，1～4.2岁时14 μm	/	出生时为二倍体而成年时60%为二倍体（40%为多倍体）。出生时心肌细胞占成年的50%，随着增殖达成年数目需4个月；随着生长心肌细胞肥厚程度：出生时5 μm，6周时8 μm，3岁时11 μm，15岁时13 μm，成年时14 μm
125		冠脉血管		出生时不成熟。毛细血管和微血管新生发生于出生后。1月龄动脉成熟。毛细血管体积分数在第28天达到最大值16%。随着年龄的增长，毛细血管密度随年龄的增加而降低				毛细血管新生在出生后	毛细血管新生在出生后，随着年龄增长密度降低	1岁时动脉直径加倍，30岁时达最大值。出生后毛细血管新生，随着年龄增大密度降低
126		心脏神经支配		出生时其形态学和功能不成熟。3周龄时肾上腺素模式成熟，5周龄时神经密度成熟，胆碱功能出生后成熟				出生时形态学和功能不成熟，2～4个月内仍继续发育		出生时其形态学和功能不成熟。神经数量增加，2～4月龄持续发育达到成人的模式/密度

（续表）

序号	发育事件		小鼠	大鼠	兔	豚鼠	猪	犬	非人灵长类	人
127	心脏大小/形状	宫外发育		心室大小随年龄变化。随着年龄的增长变得像球形				心室大小随着年龄变化。随着年龄的增长变得像球形		心脏位置越来越高，越来越横向；2~6岁达到斜卧。出生时，心室容积是相等的。12个月时右心室容积扩大2倍，左心室容积不变。R/L比例在2年内达到2：1
128	心脏参数：心脏重量			随着年龄的增长心脏相对重量减少。出生后1~5天重量增加很快，之后增长放缓				随着年龄的增长心脏相对重量减少		心脏相对重量不变。6个月时绝对重量增加1倍。1岁时增加2倍，达到成人体重的重量约21年
129	心脏生化			到23天时水含量快速下降。Na^+和K^+在16天时达最大水平。Cl^-和Ca^{2+}水平随着年龄增长而减少。出生后早期细胞色素，线粒体蛋白质和酶的浓度升高。出生前2周糖激酶发生转化				出生后早期细胞色素，线粒体蛋白和酶的浓度升高		含水量轻微下降相对稳定。出生后早期细胞色素和线粒体蛋白质的浓度升高。出生前工酶发生转化
130	胃肠道系统：胃			分为柱状分泌上皮腺区和内衬复层鳞状上皮非腺区	未分区且胃壁很薄		有有有心迹，胃和幽门类黏膜的腺胃。与人类相比，胃黏膜覆盖了大部分的胃	有一个包含贲门，胃及幽门黏膜的腺胃		有一个包含贲门，胃及幽门黏膜的腺胃
131	小肠（SI）			出生时SI发育不成熟。出生后的前3周黏膜的发育成熟	出生时小肠的结构和功能均不成熟，且没有十二指肠和肌层。PND_{1-2}时十二指肠腺体形成。PND_5时小肠肌层形成。PND_{10}时小肠形态学上成熟，但功能性上成熟要到PNW_8		PNW_3时小肠显示出结构和功能上的变化。在离乳期（PNW_2，PNW_3，PNW_4）随着年龄的延长绒毛长度的缩短，隐窝的发育活动发生变化	胃肠道在出生时发育完善，但出生后功能仍在完善。功能的快速发育在出生后晚期，从出生后至PND_{63}即胃肠的绒毛发育时期。从PND_{10}至PND_{63}隐窝和绒毛的长度并没有增加		肠隐窝在妊娠期即基本形成。婴儿期肠蠕动不频繁且不规律。到幼年晚期，大部分的胃肠道功能与成人类似。小肠的面积持续增加，直到约是成熟人小肠面积的40倍

（续表）

序号	发育事件	小鼠	大鼠	豚鼠	兔	猪	犬	非人灵长类	人
132	大肠（LI）		出生时，大肠发育不完善，离乳时（PND$_{22\sim26}$）即达到成年的形态结构		结肠肌厚度在PNW$_{2\sim4}$时增厚，PNW$_8$时降低，PNW$_{16}$表现出边缘的绒毛。盲肠和结肠的绒毛状结构在PNW$_2$左右出现，到PNW$_4$绒毛状结构消失。到PNW$_8$时黏膜和肌层增厚，PNW$_{2\sim16}$盲肠肌层的厚度降低	出生时，结肠中的绒毛状上皮起具有吸收脂类和主动转运氨基酸的能力，类似于小肠的内层绒毛。吸收性和空泡状细胞在PND$_{1\sim3}$，绒毛样结构，空泡细胞和营养吸收消失，并获得了成年特征。到PND$_6$时，上皮表面平坦，含有隐窝和杯状细胞，但没有绒毛	—		肠隐窝的发育在妊娠晚期。出生时，肠隐窝具有柱状细胞。黏液细胞内分泌细胞即出现。与小肠不同，大肠的绒毛在妊娠期出现，出生后消失
133	肝脏		PND$_{8\sim28}$单层肝板结构比例显著增加。PND$_{28}$肝脏基本发育完全，并且与成年人类的肝脏相似。PNW$_{4\sim9}$肝脏的重量显著增加		PNW$_1$时，<5%的细胞不是肝实质细胞。PNW$_{1\sim8}$造血细胞的体积缓慢增加，肝实质细胞的体积在PNW$_1$时逐渐变小	PND，肝脏没有明显生长，从PND$_{2\sim9}$，肝脏重量增加约9.4 g/天，到PND$_{10}$时大肝脏重量增加了大约3倍	大部分肝细胞结构的发育（肝实质细胞和胆管细胞），胆管树和相关通道的发育发生于PND$_3$，PNW$_1$胆管树完全成熟		出生时组成肝细胞索或肝板的肝实质细胞。PNW$_{21\sim25}$时多层板状结构仍然占主导。5岁时肝脏完全成熟
134	胰腺（宫外发育）		出生时，胰腺形态学基本发育成熟。功能上的发育在PND$_{21}$。PND$_{1\sim3}$期间，胰腺重量相对于体重下降48%（绝对重量下降33%）。有人认为，在这段时间内，胰腺重量的下降是由于对哺乳的反应释放了积聚的胰腺酶。离乳后，胰腺重量迅速增加。从PND$_{14}$开始，到PND$_{21}$结束），胰腺重量迅速增加。胰腺重量最快的增加出现在PND$_{17\sim20}$			外分泌胰腺的出生后成熟更多地依赖于离乳，而不是年龄。在出生后发育过程中，离乳前胰腺重量显著增加，发生在PND$_{28}$。在PND$_{1\sim3}$期间，胰腺生长很快，在生命的最初24 h几乎翻了一番。胰腺的重量在出生后重量增加70%（绝对重量增加97%）。平均胰腺细胞大小增加50%发生在出生后的前24 h。到了PND$_{10}$，DNA数量增加到出生时的2倍。离乳后，胰腺重量显著增加			虽然新生儿的胰腺与成人类似，但是一些结构（如胰腺上皮细胞的增殖）的发育一直持续到儿童期初期。人类胰腺的功能到2岁都没有成熟

（续表）

序号	发育事件	小鼠	大鼠	兔	豚鼠	猪	犬	非人灵长类	人
135	宫外发育 胰酶		PND1~3，胰腺酶如淀粉酶、胰蛋白酶、胰凝乳蛋白酶和脂肪酶的活性降低。一旦开始哺乳，幼鼠胰腺的消化酶显著下降。功能成熟度部分取决于离乳和激素分泌。离乳时饮食的变化伴随着胰腺中水解酶（主要是淀粉酶）的迅速增加。如果护理时间延长，则胰淀粉酶的正常增加会延迟；如果食用高脂肪、低碳水化合物的饮食，则胰淀粉酶量会减少。出生后激素水平的变化（如糖皮质激素和甲状腺素）影响胰腺的功能发育。激素（如分泌素、胆囊收缩素、表皮生长因子、胰岛素和垂体激素）也可调节产后胰腺酶的产生。			胰腺中蛋白水解酶分泌增加为 $PND_{4~36}$。出生时的胰蛋白酶、糜蛋白酶和淀粉酶水平低于成人；然而，这些酶的水平足以诱导蛋白质水解。通过 PND_3，猪能够分泌胰液以响应外源性和内源性分泌。在出生后发育过程中，胰蛋白酶、糜蛋白酶和淀粉酶的胰腺活性增加。一些胰腺酶在 PNW_1 时活性增加，如淀粉酶（336%），而胰蛋白酶、糜蛋白酶和脂肪酶活性没有显著变化。糜蛋白酶和淀粉酶迅速增加到 $PNW_{4~50}$。其他酶在离乳时活性增加更多（$PNW_{3~4}$）。胰腺外分泌功能的成熟更依赖于年龄。胰蛋白酶、糜蛋白酶和淀粉酶活性在离乳前升高，随后进一步升高。离乳后胰蛋白酶和淀粉酶下降，糜蛋白酶活性短暂下降（PND_{28}），但此后胰腺脂肪酶活性增加。胰腺脂肪酶在出生时升高，在哺乳期增加，在离乳后减少			出生时，胰腺没有完全的分泌能力，对激素刺激没有反应。在出生后的第一个月，胰腺对胆囊收缩素或对胰脂肪酶的分泌降低（成人水平的1/4，而胰蛋白酶原水平稍低。在出生后前3~4个月，儿乎没有淀粉酶，此后显著增加。在 PNW_{10}，脂肪酶活性开始迅速增加。出生后第9个月，胰脂肪酶和脂肪酶的分泌增加了10倍，而出生时，胰脂肪酶活性大约为儿童水平的90%。在出生后前3周增加，此后没有增加。出生时乳糜蛋白酶的活性为儿童的约60%，并为 PND_4 时表现为增加。出生时的胰蛋白酶水平是儿童的按肤酶水平仅为幼儿的1/4。出生时为幼儿（1~4岁）的17%。由于新生儿胰腺脂肪酶水平低和胆汁酸浓度低，人类婴儿对脂肪容易消化不良。

（续表）

序号	发育事件	小　鼠	大　鼠	兔	豚　鼠	猪	犬	非人灵长类	人
136	CYP2D6		—						0～3岁
137	CYP2E1		4～17天 离乳后 13～35天，35天（雄性＞雌性） 时是成年的2倍	—					0～1岁
138	CYP1A2		7～100天水平低	21～60天					0.5～1岁（高于成人）
139	Ⅰ相、Ⅱ相酶代谢的发育调节（酶活性成熟）CYP2C8		—	—					＜1岁
140	CYP2C9		—	—					＜0.5～9.5岁（高于成人）
141	CYP3A4		—	—					0～2岁
142	乙酰化		—						1岁（成人的35%）
143	甲基化		—	—					＜1岁（成人的50%）
144	葡萄糖苷酸		—	—					0岁（高于成人）、12岁
145	硫酸化		—	—					0岁

注：GD，妊娠日；GW，妊娠周；PND，出生日；BBB，血脑屏障；CNS，中枢神经系统；ASR，听觉惊愕反应；PPS，包皮分离；SV，精囊腺；LC，同质细胞；SC，支持细胞；LH，黄体生成素；FSH，卵泡刺激素；CO，心输出量；SI，小肠；LI，大肠

参 考 文 献

[1] Baker PJ, O'shaughnessy PJ. Role of gonadotrophins in regulating numbers of Leydig and Sertoli cells during fetal and postnatal development in mice [J]. Reproduction, 2001, 122(2): 227−234.

[2] Baldrick P. Developing drugs for pediatric use: a role for juvenile animal studies? [J]. Regulatory Toxicology and Pharmacology, 2004, 39(3): 381−389.

[3] Beckman D A, Feuston M. Landmarks in the development of the female reproductive system [J]. Birth Defects Research Part B: Developmental and Reproductive Toxicology, 2003, 68(2): 137−143.

[4] Bittigau P, Sifringer M, Ikonomidou C. Antiepileptic drugs and apoptosis in the developing brain [J]. Annals of the New York Academy of Sciences, 2003, 993(1): 103−114.

[5] Costa L G, Aschner M, Vitalone A, et al. Developmental neuropathology of environmental agents [J]. Annual Review of Pharmacology and Toxicology, 2004, 44: 87−110.

[6] Cruz DA, Eggan SM, Lewis DA. Postnatal development of pre-and postsynaptic GABA markers at chandelier cell connections with pyramidal neurons in monkey prefrontal cortex [J]. Journal of Comparative Neurology, 2003, 465(3): 385−400.

[7] Hew K W, Keller K A. Postnatal anatomical and functional development of the heart: a species comparison [J]. Birth Defects Research Part B: Developmental and Reproductive Toxicology, 2003, 68(4): 309−320.

[8] Holsapple MP, West LJ, Landreth KS. Species comparison of anatomical and functional immune system development [J]. Birth Defects Research Part B: Developmental and Reproductive Toxicology, 2003, 68(4): 321−334.

[9] Johnston MV, Nishimura A, Harum K, et al. Sculpting the developing brain [J]. Advances in pediatrics, 2000, 48: 1−38.

[10] Juraska JM, Markham JA. The cellular basis for volume changes in the rat cortex during puberty: white and gray matter [J]. Annals of the New York Academy of Sciences, 2004, 1021(1): 431−435.

[11] Klass P E, Needlman R, Zuckerman B. The developing brain and early learning [J]. Archives of Disease in Childhood, 2003, 88(8): 651−654.

[12] Levitt P. Structural and functional maturation of the developing primate brain [J]. The Journal of pediatrics, 2003, 143(4): 35−45.

[13] Machado C J, Bachevalier J. Non-human primate models of childhood psychopathology: the promise and the limitations [J]. Journal of Child Psychology and Psychiatry, 2003, 44(1): 64−87.

[14] Marty M S, Chapin R E, Parks L G, et al. Development and maturation of the male reproductive system [J]. Children, 2003, 12: 16.

[15] Mathern G W, Leiphart J L, De Vera A, et al. Seizures decrease postnatal neurogenesis and granule cell development in the Human Fascia tDentata [J]. Epilepsia, 2002, 43(s5): 68−73.

[16] Plant T M. Neurobiological bases underlying the control of the onset of puberty in the rhesus monkey: a representative higher primate [J]. Frontiers in neuroendocrinology, 2001, 22(2): 107−139.

[17] Pryor J L, Hughes C, Foster W, et al. Critical windows of exposure for children's health: the reproductive system in animals and humans [J]. Environmental Health Perspectives, 2000, 108(Suppl 3): 491−503.

[18] Suzuki T, Sasano H, Takeyama J, et al. Developmental changes in steroidogenic enzymes in human postnatal adrenal cortex: immunohistochemical studies [J]. Clinical endocrinology, 2000, 53(6): 739−747.

[19] Tamura K, Abe Y, Kogo H. Phenytoin inhibits both the first ovulation and uterine development in gonadotropin-primed immature rats [J]. European journal of pharmacology, 2000, 398(2): 317−322.

[20] Virgintino D, Errede M, Robertson D, et al. Immunolocalization of tight junction proteins in the adult and developing human brain [J]. Histochemistry and cell biology, 2004, 122(1): 51−59.

[21] Walthall K, Cappon GD, Hurtt ME, et al. Postnatal development of the gastrointestinal system: a species comparison [J]. Birth Defects Research Part B: Developmental and Reproductive Toxicology, 2005, 74(2): 132−156.

[22] Watson RE, DeSesso JM, Hurtt ME, et al. Postnatal growth and morphological development of the brain: a species comparison [J]. Birth Defects Research Part B: Developmental and Reproductive Toxicology, 2006, 77(5): 471−484.

[23] Wood SL, Beyer BK, Cappon GD. Species comparison of postnatal CNS development: functional measures [J]. Birth Defects Research Part B: Developmental and Reproductive Toxicology, 2003, 68(5): 391−407.

[24] Zoetis T, Hurtt M E. Species comparison of anatomical and functional renal development [J]. Birth Defects Research Part B: Developmental and Reproductive Toxicology, 2003, 68(2): 111−120.

[25] Zoetis T, Hurtt ME. Species comparison of lung development [J]. Birth Defects Research Part B: Developmental and Reproductive Toxicology, 2003, 68(2): 121−124.

[26] Zoetis T, Tassinari MS, Bagi C, et al. Species comparison of postnatal bone growth and development [J]. Birth Defects Research Part B Developmental and Reproductive Toxicology, 2003, 68(2): 86−110.

附录三
用于幼龄动物研究的各种哺乳动物的主要优缺点

种属	优　点	缺　点
大鼠	• 幼龄动物试验中的经典种属，有大量的历史对照数据 • 几个相对一致的发育里程碑（一般生长、包皮分离/阴道张开、青春期） • 常用于成年动物的一般毒理学试验和生殖毒性试验 • 身体体型允许其在离乳前早期进行大部分的试验操作或给药 • 窝的大小允许平衡性别分配，也可将幼仔分配在不同的检查终点和特定的研究群组中 • 发育时间短（约10周），可包含大量的检查终点 • 发育时间短，可涵盖大型动物由于发育时间长而难以观察的检查终点（如发育性神经毒性、免疫毒性、生育力或繁殖） • 体重轻，需要受试物少 • 相对易于运输、饲养和管理 • 幼仔和母体易于哺育 • 易于获得同一出生阶段的大量幼仔 • 出生时就存在被动免疫	• 体型小，代谢率高和生长迅速，导致身体一般状况快速衰退和死亡 • 与人类相比，有些器官系统在出生时尚未完全发育（特别是中枢神经系统、肺、肾、胃肠道和免疫系统；直到PND_{12-14}才睁眼） • 由于胃肠道尚未发育成熟，在离乳前给予口服药物的ADME特性通常难以转化至人类的特征 • 发育时间短使得难以识别易感性窗口 • 通常在试验结束时才能够采集常规血样，特别是离乳前动物 • 由于大多数检查终点或采集样本需要专门的幼仔组群，很容易成为较大规模的试验 • 对生育力干扰的敏感度低于人类 • 对外源蛋白的应用有限 • 对于高靶向性治疗药物通常无药理学相关 • 具有免疫原性的潜在影响
小鼠	• 优点通常与大鼠相似，但是出生后的发育稍快 • 广泛的CYP酶；对于某些化合物，可能新陈代谢相关性比大鼠更好 • 小鼠有胆囊（不同于大鼠） • 有详细的文献资料，特别是有关中枢神经系统和免疫系统的发育和特征 • 有许多转基因模型可用，包括一些增加高靶向治疗的药理学相关模型	类似于大鼠，另外还有以下缺点： • 幼仔体型小，从最开始就比大鼠更不易试验操作或不易给药 • 每个检查终点或采样需要专门的幼仔群体，可能需要样本集混合 • 历史背景数据比大鼠少
犬	• 常用于成年动物的一般毒理学试验 • 出生时体型相对较大 • 相对容易操作 • 窝的大小允许把幼仔分配到不同的检查终点 • 幼犬可以数小时与母体分离 • 可以提前计划繁殖 • 几个器官系统的出生后发育，可以与人类婴儿相媲美（心血管、肺、免疫系统） • 中枢神经系统成熟特征相对较好，具有明确的学习/认知发育的关键窗口	• 发育期长（5～12个月性成熟，12～18个月骨骼成熟），且在生长和发育里程碑方面存在个体差异 • 出生时需要母犬照顾（即出生后约2周才睁开眼睛和站立） • 母犬体内免疫球蛋白需经初乳被动转移至幼犬 • 窝的大小和性别分布的变异大，可能使得难以以组间最小偏差进行试验（遗传/窝效应、性别分布） • 有限的历史背景数据，特别是对于非标准的检查终点 • 季节性繁殖（供给和开始试验需要数周或数月） • 不易哺育 • 与啮齿类动物相比，体型较大，需要大量的受试物
小型猪/猪	• 有许多与人类相似的发育里程碑 • 出生时体型相对较大 • 相对容易操作 • 可以提前计划繁殖 • 窝的大小允许将仔猪分配到不同的检查终点 • 易于哺育	• 与犬或NHP毒理学种属相比，历史对照数据尚不完善 • 母体体内免疫球蛋白需经初乳被动转移 • 与人类婴儿相比，某些器官或系统在出生时相对成熟（如肺、肌肉、骨骼） • 与啮齿类动物相比，体型较大，需要的受试物较多 • 对仔猪来说，静脉注射和灌胃给药具有挑战性

（续表）

种属	优 点	缺 点
小型猪/猪	<ul><li>相对较大的窝通常可以平衡性别分配</li><li>新生仔猪消化道与人类相似，适合口服给药</li><li>所有给药途径可行（吸入除外）；皮肤试验的最佳模型（附属物和毛囊密度低，表皮厚度相似）</li><li>与其他大型非啮齿类动物相比，发育期短（6～9个月），运输和饲养相对容易</li></ul>	
NHP	<ul><li>通常是食蟹猴，但恒河猴和狨猴也可行</li><li>许多与人类相似的发育里程碑</li><li>胃肠道、免疫系统、心血管、肾脏和特殊感官（眼、耳）发育方面类似于人类的新生儿/婴儿</li><li>猕猴出生时体型较大</li><li>从出生起，即具有丰富的参考资料和历史背景数据</li><li>常用于成年动物的一般毒理学试验和生殖毒性试验（如ePPND），特别是生物制品</li><li>母体传递的免疫球蛋白类似于人类，婴儿天生就有被动免疫（血清IgG）</li><li>通常是药理学上高靶向治疗最相关的动物模型</li></ul>	<ul><li>发育期长（恒河猴性成熟3～6年，骨骼成熟5～8年），使得大量的幼龄试验无法涵盖所有的发育阶段</li><li>猕猴只有单只幼仔，个体之间在生长发育方面存在较大差异</li><li>绒猴通常有双胞胎，在离乳前需要父母护理；子代体型相对较小</li><li>子代在第一个月，高度依赖母亲护理（建议采取最小的干预措施；离乳前操作和给药可能有母体排斥的风险），并在出生3～6个月与母亲共同生活；由于运输和检疫的要求，对年龄小于9个月的幼猴进行研究几乎是不可行的</li><li>相对于人类新生儿而言，新生NHP肌肉、骨骼、中枢神经系统、内分泌和呼吸系统早熟</li><li>不能同步繁殖（对于恒河猴等季节性繁殖，其供应和研究跨越数周或数月）</li><li>伦理受限（需要强有力的理由证明使用幼龄NHP进行毒性试验是合理的）</li></ul>
兔	<ul><li>发育时间短（5～6个月），体型小，需要受试物数量较少</li><li>相对容易操作</li><li>常用于生殖毒性试验，可用于眼部给药和骨骼增长评价</li><li>窝的大小可实现性别均衡分配，以将幼仔分配到不同的检查终点</li><li>运输和饲养相对容易</li><li>出生时就存在被动免疫</li></ul>	<ul><li>相比其他非啮齿类动物，发育里程碑不完善</li><li>在成年动物的一般毒理学研究中未被常规使用/广泛接受</li><li>与犬或NHP这些毒理学种属相比，历史对照数据较少</li><li>经过试验操作的幼仔可能会引起同类相食或被母体排斥</li><li>对外来蛋白的限制与大鼠相似，免疫原性可导致急性过敏反应</li><li>对胃肠道紊乱敏感</li><li>一般的身体状况难以通过临床体征监测</li></ul>
其他种属	基于药理学和毒理学相关原因也可采用其他种属。替代的哺乳动物测试系统包括仓鼠、豚鼠、树鼩、雪貂、猫、绵羊和山羊。<ul><li>种属和方案是特异性的，但往往反映在遗传或疾病模型中对该种属的使用，或当有数据支持特异性终点的解释和转化时</li></ul>	<ul><li>与大鼠、小鼠、犬、小型猪/猪和NHP相比，发育里程碑的建立尚不完善</li><li>在成年动物的一般毒理学研究中未被常规使用或广泛接受</li><li>毒理学数据有限的历史对照</li><li>用途有限（适用于心力衰竭等特殊适应证）</li><li>在围产期需要经初乳被动转移母体免疫球蛋白</li><li>用于特殊目的繁殖的动物和合适的实验室饲养推荐，使得可获得性非常有限</li></ul>

（引自：European Medicines Agency. ICH guideline S11 on nonclinical safety testing in support of development of paediatric pharmaceuticals）